古今中草药验方秘方大全

（下册）

胥玉贤　编

陕西新华出版
陕西科学技术出版社
Shaanxi Science and Technology Press
西安

图书在版编目(CIP)数据

古今中草药验方秘方大全：上、中、下册／胥玉贤编. — 西安：陕西科学技术出版社，2023.9

ISBN 978-7-5369-6526-3

Ⅰ.①古… Ⅱ.①胥… Ⅲ.①中草药-验方-汇编 Ⅳ.①R289.5

中国版本图书馆 CIP 数据核字(2022)第 054557 号

古今中草药验方秘方大全：上、中、下册

GUJIN ZHONGCAOYAO YANFANG MIFANG DAQUAN

胥玉贤　编

责任编辑　孙雨来
封面设计　曾　珂

出 版 者　陕西科学技术出版社
西安市曲江新区登高路 1388 号　陕西新华出版传媒产业大厦 B 座
电话(029)81205187　传真(029)81205155　邮编 710061
http://www.snstp.com
发 行 者　陕西科学技术出版社
电话(029)81205180　81206809
印　　刷　西安五星印刷有限公司
规　　格　889mm × 1194mm　16 开本
印　　张　97.25
字　　数　2886 千字
版　　次　2023 年 9 月第 1 版
2023 年 9 月第 1 次印刷
书　　号　ISBN 978-7-5369-6526-3
定　　价　2180.00 元(共三册)

目　录

（下册）

外感病、传染病、寄生虫病

呼吸系统病证

循环系统病证

消化系统病证

泌尿生殖系统病证

血液系统病证

新陈代谢与内分泌系统病证

神经与精神系统病证

结缔组织与骨关节病证

肿瘤病证

其他病证

儿科病证

妇科病证

外科病证

皮肤科病证

眼科病证

五官科病证

外感病、传染病、寄生虫病

感冒6方

★ 1. **治感冒**:取葱白、生姜各15克,食盐3克。用法:捣成糊状,用纱布包裹,涂擦五心及前胸、后背、腘窝、肘窝一遍后,让患者安卧。部分病例30分钟后退热,自觉症状减轻,次日可完全恢复。治疗107例,均在1~2天内见效。一般用1次,少数病例用2次。(宋立人 总编·《中华本草》8册27)

★ 2. **治感冒**:板蓝根六钱。用法:水煎,连服三天为一个疗程。(中医研究院革命委员会编·《常见病验方研究参考资料》10)

★ 3. **治感冒**:青蒿6克,藿香9克。用法:水煎服。(吴静 陈宇飞 主编·《传世金方·民间秘方》9)

★ 4. **治感冒**:鲜鱼腥草60克。用法:绞汁冲蜂蜜服,饮3~4次。(吴静 陈宇飞 主编·《传世金方·民间秘方》9)

★ 5. **治感冒**:野菊花、金银花、紫花地丁各9~15克。水煎服。(宋立人 总编·《中华本草》7册804)

★ 6. **治平日经常容易感冒**:黄芪100克。用法:取上药,加水3000毫升,取上清液加适量防腐剂,备用。用时每侧鼻孔滴3~4滴,揉鼻使药液分布均匀,每天2次。功能:益气固表,预防感冒。附注:据王鲁周报道,应用本方防治123人,用药组发生感冒者只有8人,病程平均3~4天,且症状轻微,不发热,2个月的发病率为6.5%。而对照组2个月的发病率为34.6%,平均病程5~6天,且有4例发热。显示出较好的防感冒作用。(薛建国 李缨 主编·《实用单方大全》508)

风热感冒4方

★ 1. **治风热感冒**:鲜鱼腥草50~150克,冰糖(黄砂糖亦可)40~60克。用法:先把鱼腥草洗净,盛于碗内捣烂,然后将冰糖放入200~500毫升水中煎沸,再将冰糖水冲入碗内,加盖5~7分钟后即可。每日1~2次,连服2天为1个疗程。疗效:治疗66例患者,在4天内痊愈53例,好转12例,无效1例,总有效率为98.5%。疗程最长为2.5天,最短8小时,平均为1.4天。[刘有缘 编著·《一两味中药祛顽疾》6引《广西中医药》1994,17(2):7]

★ 2. **治风热感冒**:蝉蜕5~10克,薄荷7.5克。水煎服。(张金鼎 邹治文 编著·《虫类中药与效方》156)

★ 3. **治感冒风热,咽喉肿痛**:蒲公英、板蓝根各五钱至一两,羌活三至五钱。用法:水煎服。(彭怀仁 主编·《中医方剂大辞典》5册767引《辨证施治》)

★ 4. **治感冒**:板蓝根15克,甘草5克。水煎服,每日1次。适用于风热感冒。(胡郁坤 陈志鹏 主编·《中医单方全书》2)

风寒感冒2方

★ 1. **治风寒感冒,症见发热恶寒、头项强痛**:麻黄20克,桂枝20克,杏仁20克,甘草6克。用法:将上药放锅内加水煮沸,然后倒入盆内,熏洗头面,得汗而解。功效:发汗解表,祛风散寒。医师嘱咐:熏洗时注意不要烫伤;出汗后注意避风,防止重感。(刘道清 主编·《中国民

间神效秘方》11)

★ 2. **治肺感寒邪,咳嗽喘急:【麻黄汤】**麻黄、甘草、杏仁、五味子、茯苓各等分,橘红倍之。宜忌:有汗者及虚劳咳嗽者忌服。(彭怀仁 主编·《中医方剂大辞典》9册649引《易简方》)

感冒咳嗽3方

★ 1. **治感冒咳嗽:**蝉蜕、胖大海、桔梗各10克,冰糖少许。水煎服。(胡晓峰 编著·《虫蛇药用巧治百病》124)

★ 2. **治感冒后咳嗽:**鲜鱼腥草25克。用法:上药洗净,加食盐或酱油拌匀当菜吃,连服1~3天。疗效:治疗感冒后遗留咳嗽患者39例,采用本方1~3日全部治愈。验案:胡某,女,29岁。因着凉感冒,反复发作咳嗽达两月之久。拟方:鱼腥草鲜品洗净,加少量食盐拌匀,每餐食用25克,患者连吃5次即痊愈。1年后随访,反映效果特好。[刘有缘 编著·《一两味中药祛顽疾》5引《农村新技术》2008 (5): 48]

★ 3. **治因风寒衣服薄致嗽:【麻黄汤】**麻黄(不去节)、甘草(生用)、杏仁(生用)。用法:上为粗末,每服二三钱,水煎,温服。(彭怀仁 主编·《中医方剂大辞典》9册649引《儒门事亲》)

预防流感2方

★ 1. **预防流感:**米醋不拘量。用法:米醋加水适量,文火慢熬,在室内烧熏约1小时。功效:消毒杀菌。有预防流行性感冒、脑膜炎之功效。验证:本方系民间方,被广大群众广泛应用。(良石 主编·《名医珍藏秘方大全》31)

★ 2. **预防流感、猩红热、流脑、乙脑:**板蓝根、贯众各9克。水煎服,连服3天。(宋立人 总编·《中华本草》3册711)

流感2方

★ 1. **流行性感冒初起,高烧头痛,口干咽痛:**板蓝根30克,羌活15克。煎汤,每日2次分服,连服2~3天。(宋立人 总编·《中华本草》3册711)

★ 2. **治流感:**大青叶、板蓝根、紫草各50克。用法:将上药用温水浸泡半小时后,用文火煎,煮沸后3~5分钟即可,忌煎时间过长,每日1剂,分2次服。小儿以少量昼夜服。验证:用本方治疗流行性感冒患者156例,均获痊愈。一般服药2剂而愈,少数服3~4剂痊愈。愈后观察,未发现反复和不良反应。(良石 主编·《名医珍藏秘方大全》32)

夏月感冒1方

★ **治夏月感冒:**麻黄(去根节)25克,连皮绿豆30克。用法:上药研为细末。强壮者服4.5克,次者服3克,10岁以下服1.5克,用水调服。(吴素玲 李俭 主编·《实用偏方大全》2引《内经拾遗方论》)

温病9方

★ 1. **预防风温:**板蓝根15克。用法:水煎。每日1剂,分2~3次服。功能:清热解毒,养阴润燥。注意事项:连服3~5剂后,停药3~5日,再重复使用。板蓝根最大剂量可用到20克。(易法银 喻斌 主编·《湖南省中医单方验方精选·内科》下册2325)

★ 2. **治温病初得,其脉浮而有力,身体壮热,并治感冒初起,身不恶寒而心中发热者:【石膏粳米汤】**石膏二两(轧碎),生粳米二两半。用法:上二味,用水三大碗,煎至米烂熟,约可得清汁两大碗。趁热尽量饮之,使周身皆汗出,病无不愈者。若阳明腑热已实，不必趁热顿饮之，徐徐温饮下，以消其热可也。（宋立人 总编·《中华本草》1 册 298 引《医学衷中参西录》）

★ 3. **治温热病呕吐：**生石膏（研）一两，生赭石（研）三钱。用法：水煎徐徐服。（中医研究院革命委员会 编·《常见病验方研究参考资料》123）

★ 4. **治温病泄泻验案：**一人年四十，得温病十余日，外感之火已消十之八九，后大便忽然滑泻，喘逆迫促，且有烦渴之意，其脉甚虚，两尺微按即无。急投生山药六两，煎汁两大碗，徐徐温饮下，以之当茶，饮完煎渣再服，两日共服山药十八两，喘与烦渴皆愈。大便亦不滑泻。（张锡纯 著·《张锡纯医学全书之二·中药亲试记》64）

★ 5. **治湿温多汗，妄言烦渴：**石膏、炙甘草等分。为末。每服二钱匕，浆水调下。（江苏新医学院 编·《中药大辞典》上册 593 引《伤寒总病论》）

★ 6. **治暑温高热：**生石膏 60 克，芫荽 30 克。用法：上药用清水 1500 毫升煎至 400 毫升，分 2 次饮用，每隔 4 小时 1 次。10 岁以下小儿减半量。疗效：用本方治疗暑温高热患者 30 例，治愈 27 例，无效 3 例，治愈率为 90%。退热时间最短 5 小时，最长 3 天，平均 20 小时。（刘有缘 编著·《一两味中药祛顽疾》5）

★ 7. **治大头瘟、蛤蟆瘟：**僵蚕二钱，姜黄一钱五分，蝉蜕一钱，大黄四钱。用法：水煎服。（沈洪瑞 主编·《重订十万金方》49）

★ 8. **治肿项大头病、蛤蟆瘟病：**僵蚕二两，姜黄二钱半，蝉蜕二钱半，大黄四两。用法：上为细末，姜汁打糊为丸，重一钱一枚。大人服一丸，小儿半丸，蜜水调下。（彭怀仁 主编·《中医方剂大辞典》2 册 570 引《万病回春》）

★ 9. **治大头瘟、丹毒等，症见头面肿大，二目不能睁开，发热：**活地龙十条，白砂糖一两。用法：将地龙埋于白砂糖内，即化为水，以此水涂抹肿处。（沈洪瑞 主编·《重订十万金方》52）

温疫 5 方

★ 1. **治瘟疫发热不退：**地龙 10 余条浸在酒中，取蘸白矾末，将地龙敷在患者脐中包扎固定。（胡晓峰 编著·《虫蛇药用巧治百病》129）

★ 2. **治瘟疫斑疹，时毒发颐，毒火上升，口疮牙痛，咽肿，眼胞赤烂，翳障，花柳毒，腹满胀痛，男淋浊，女带下，小儿胎毒，二不通等症：【升降败毒丸】**野大黄八两，姜黄、蝉蜕、僵蚕各四两。用法：上为极细末，炼蜜为丸，二钱重。每服一丸，元酒二盅，调蜜一匙，冷服。病重者，三小时后如法续服。功能：清瘟毒，祛邪热。（彭怀仁 主编·《中医方剂大辞典》2 册 837 引《全国中药成药处方集》（沈阳方））

★ 3. **治耳后腮边突然肿痛，属阳明蕴热者，兼治发颐：【三清救苦丹】**大黄二两，僵蚕一两。用法：上为末，加枯矾一钱，炼蜜为丸，如弹子大。噙化。（彭怀仁 主编·《中医方剂大辞典》1 册 631 引《杂病源流犀烛》）

★ 4. **辟一切疫疠不正之气：【椒柏酒】**椒三十七粒，东向侧柏叶七枝。用法：除夕浸酒一瓶。元旦饮之。功能：辟一切疫疠不正之气。（彭怀仁 主编·《中医方剂大辞典》10 册 66 引《本草纲目》卷二十五）

★ 5. **治时气疫疠：**青蒿、石膏各等份。用法：上药研为散。食前服。（孙世发 主编·《中医小方大辞典》427）

中暑 19 方

★ 1. **预防中暑：**夏枯草 4 钱，白茅根 2 扎，红糖少许。用法：煎汤代茶，时饮。（中医研究院革命委员会 编·《常见病验方研究参考资料》233）

★ 2. **预防中暑：【鱼金薄荷饮】**鱼腥草、金银花各 1 两，薄荷、甘草各 5 钱。用法：水煎。每日 1 剂，频服。方解：鱼腥草、金银花清热解毒；薄荷疏散风热，行气化湿；甘草益气解毒。诸药相合，共奏疏风散热，行气化湿之功。（易法银 喻斌 主编·《湖南省中医单方验方精选·内科》下册 2305）

★ 3. **治中暑：**大蒜、路热土各等分。用法：烂研水调，去渣，饮之即活。说明：本方主治中暑热渴死。（王富春 段育华 主编·《葱姜蒜治百病》83）

★ 4. **治中暑**:鲜马齿苋一至二两,水煎服。(中医研究院革命委员会 编·《常见病验方研究参考资料》233)

★ 5. **治中暑发热**:蒲公英 30 克(鲜品加倍),马齿苋(鲜品)100 克,白糖 15 克。用法:前 2 味药加水煮沸 20 分钟,滤取药液,加入白糖,搅匀待凉,1 次服完,每日 2 次。功效:清热解暑,清利湿热。医师嘱咐:糖尿病患者可不加白糖。(刘道清 主编·《中国民间神效秘方》321)

★ 6. **治中暑**:石膏 30 克,生姜 6 克,水煎服,每日 2 次。(金福男 编著·《古今奇方》87)

★ 7. **治中暑**:干百合 100 克。与蜂蜜 150 克蒸 1 小时,趁热调匀,待冷装瓶,常服。适用于下虚上盛者。(胡郁坤 陈志鹏 主编·《中医单方全书》161)

★ 8. **治中暑**:刘寄奴 50～100 克(鲜品加倍),水煎,口服。儿童用量酌减。据报道,应用本方治疗轻、中、重度中暑 16 例,均获痊愈。(薛建国 李缨 主编·《实用单方大全》386)

★ 9. **治中暑**:赤小豆 500 克。用法:取上药,加水 5000 毫升、食盐 30 克煮至豆烂。冷却后随意饮用。功能:防暑降温。附注:据左国栋报道,应用本方防治中暑效果良好。(薛建国 李缨 主编·《实用单方大全》221)

★ 10. **治中暑**:鱼腥草(全株)60 克。用法:洗净,另加红糖少许,开水泡服。(吴静 陈宇飞 主编·《传世金方·民间秘方》132)

★ 11. **治中暑状热**:鲜鱼腥草捣烂取汁服。(楼锦英 编著·《中药临床妙用锦囊》360 引《鲜药的研究与应用》)

★ 12. **治长夏受热头昏,心热小便赤**:生鱼腥草、生车前草各适量。用法:将上药捣汁,去渣取汁。每日 1 剂,分 2 次服。功能:清热养阴,化湿利水。(易法银 喻斌 主编·《湖南省中医单方验方精选·内科》下册 2276)

★ 13. **治中暑发热**:石膏一两,冰片二分。用法:共为细末,每服五分,开水送下。(中医研究院革命委员会 编·《常见病验方研究参考资料》234)

★ 14. **治夏月热闷不止**:捣小蓟叶取汁半升。服之立瘥。(电子版·《中华医典·普济方》卷一百一十七)

★ 15. **治中暑**:用青蒿嫩叶捣烂,手捻成丸,黄豆大。新汲水吞下,数丸立愈。(宋立人 总编·《中华本草》7 册 662 引《本草汇言》)

★ 16. **治中暑**:鲜青蒿 60 克。开水冲泡,代茶饮。(胡郁坤 陈志鹏 主编·《中医单方全书》161)

★ 17. **治伏暑验案**:钱经纶乃康熙年间浙江秀水人,一年隆冬腊月,冰天雪地,一人病,寒热不已,久治不效。后谓钱氏,细察辨证,独言伏暑而病。众医愕然,暑从何来。钱云:"诸公不信,看我用药,保管药到病除。"果然用青蒿一味煎饮而愈,无不称奇。(彭先鼍 主编·《百草养生逸闻》237)

★ 18. **治伤暑,发热,无汗:【青蒿薄荷饮】**青蒿 15 克,薄荷 5 克。用法:洗净,切碎,开水泡,去渣。每日 1 剂,分 2～3 次服。功能:清热解暑,发表解肌。(易法银 喻斌 主编·《湖南省中医单方验方精选·内科》下册,2274)

★ 19. **治暑毒热痢**:青蒿叶一两,甘草一钱,水煎服。(江苏新医学院 编·《中药大辞典》上册 1229 引《圣济总录》)

疰夏虚病 1 方

★ **治疰夏虚病**:枸杞子、五味子。研细,滚水泡封三日,代茶饮。(江苏新医学院 编·《中药大辞典》下册 1519 引《摄生众妙方》)

发热 13 方

★ 1. **治高热**:石膏 120 克以上,武火速煎,药温频服,不拘时限,热退为止。(孟凡红 刘从明 杨建宇 主编·《单味中药临床应用新进展》473)

★ 2. **治病在脏腑,骨蒸内热之病:【太白散】**白石膏(火煅)不拘多少。用法:上药研为末。每次 6 克,新汲水调下,以身无热为度。主治:病在脏腑,骨蒸内热之病,时发外寒,寒过内热,附骨蒸盛之时,四肢微瘠,足趺肿者。(孙世发 主编·《中医小方大辞典》30 引《寿世保元》卷二)

★ 3. **治伏热验案**:鲁某某,患“寒”疾,时方盛暑,寝门重闭,床施毡帷,悬貂帐,身复貂被三重,而犹呼冷,中梓视之曰:伏热也。古有冷水灌顶法,今姑通变用之,乃以石膏三斤,浓煎作三次服,一服去貂被,再服去帐,三服尽去外围,体蒸蒸流汗,遂呼进粥,寒若失。(杨鹏举 主编·《中医单药奇效真传》9)

★ 4. **治发热甚剧验案**:1924 年 8 月,友人张某某之女,发热甚剧,来询方。为开生石膏一两半,煎汤饮之。其热仍不稍退,又来询方。答以多服石膏水饮之,必能见愈。张某某购石膏数两,煎汤若干,渴则饮之,数日而愈。(杨鹏举 主编·《中医单药奇效真传》8 引《医学衷中参西录》)

★ 5. **治高热**:冰片适量。用法:取上药,研成细末,加入 3 ~4 倍蒸馏水,混合调匀。用消毒纱布蘸药液擦浴全身皮肤和颈部、腋部、腹股沟、腘窝、肘窝部表浅大血管等处,以皮肤发红为度。功能:退热降温。据熊家平报道,应用本方治疗高热多获良效。在仅退热效果快,在凉爽身体、减轻或消除高热带来的头痛、全身肌肉关节酸痛方面,优于酒精擦浴,而且无酒精擦浴后怕冷的副作用。(薛建国 李缨 主编·《实用单方大全》488)

★ 6. **治高热**:鼠妇 7 个。炒焦研末,白开水送服。(胡晓峰 编著·《虫蛇药用巧治百病》165)

★ 7. **治高热抽搐**:地龙 10 克,全蝎 3 克,钩藤、金银花各 12 克,连翘 10 克。水煎服。(胡晓峰 编著·《虫蛇药用巧治百病》129)

★ 8. **治发热验案**:夏大儿年友,苏中陈雍喈,身热谵语,不甚辨人。太守苕溪陆祝三,因赴补在京,邀柴诊视,其脉大而无力,此阳虚发热,拟用人参,陆惊而咋舌,以为断不可用,(柴)乃力任方从。一剂后身和。三剂热全退。调理月余而瘥。(杨鹏举 主编·《中医单方奇效真传》12 引《续名医类案》)

★ 9. **治五脏积热,干涩难开:【青金散】**用青蒿。三月三日采。阴干。捣罗为散。每服三钱。用井花水调下。(电子版·《中华医典·普济方》卷七十二)

★ 10. **治烦热:【独圣汤】**麦门冬、乌梅(去核)各等分。用法:上切碎。用水一碗,煎至八分,露一宿,清晨服之。(彭怀仁 主编·《中医方剂大辞典》7 册 765 引《普济方》卷三五三)

★ 11. **治头目风热上攻**:用龙脑末 15 克,南蓬砂末 30 克,频嗜两鼻。(滕佳林 米杰 编著·《外治中药的研究与应用》279 引《御药院方》)

★ 12. **石膏善清头面之热**:愚在德州时,一军士年二十余,得瘟疫,三四日间,头面悉肿,其肿处皮肤内含黄水,破后且溃烂,身上间有斑点。闻人言此证名大头瘟,其溃烂之状,又似瓜瓤瘟,最不易治。惧甚,求为诊视。其脉洪滑而长,舌苔白而微黄,问其心中,唯觉烦热,嗜食凉物。遂晓之曰:“此证不难治,头面之肿烂,周身之斑点,无非热毒入胃,而随胃气外观之象,能放胆服生石膏可保痊愈。”遂投以拙拟青盂汤(方载三期七卷,系荷叶一个用周遭边,生石膏一两,羚羊角二钱,知母六钱,蝉蜕、僵蚕、金线重楼、粉甘草各钱半),方中石膏改为三两,知母改为八钱,煎汁一大碗,分数次温饮下,一剂病愈强半。翌日于方中减去荷叶、蝉蜕,又服一剂痊愈。(张锡纯 著·《张锡纯医学全书之二·中药亲试记》6)

★ 13. **治脑热鼻塞,头目昏重:【石膏散】**石膏(水飞)9 克,冰片(另研)3 克。用法:上药研为细末。每用少许,鼻内搐之。(孙世发 主编·《中医小方大辞典》302 引《御药院方》卷十)

中毒 12 方

★ 1. **治中毒**:鱼腥草 250 克。用法:捣烂,水煎,过滤,调红糖服。备注:用于阿托品过量中毒。(吴静 陈宇飞 主编·《传世金方·民间秘方》131)

★ 2. **治中毒**:绿豆粉加鸡蛋清灌下。适用于中毒不久者。(吴静 陈宇飞 主编·《传世金方·民间秘方》128)

★ 3. **误食中毒**:曾有报道,4 例误食生半夏 0.1 ~0.2 克、1.4 克、1.8 克、2.4 克而引起中毒者,症状表现主要为口腔及咽喉部黏膜的烧灼感和麻辣味,胃部不适、恶心及胸前压迫感。4 例中除 1 例因误食量甚少而自愈外,其余 3 例均经服生姜而痊愈。(江苏新医学院 编·《中药大辞典》上册 778)

★ 4. **治食物发霉米面中毒**:大蒜头1个,食盐适量。共捣烂,温水冲服。(吴静 主编·《祛百病大蒜秘方》117)

★ 5. **治铅中毒**:症见脸色苍白,四肢无力。大蒜适量。用法:将大蒜去皮捣烂如泥,开水冲服。(吴静 主编·《祛百病大蒜秘方》118)

★ 6. **解乌头毒**:白蜂蜜每次一至四汤匙,温开水冲服。(江苏新医学院 编·《中药大辞典》下册2482)

★ 7. **解砒毒及巴豆毒**:用板蓝根、砂糖二味相合,擂水服之。更入薄荷汁尤妙。(宋立人 总编·《中华本草》3册711引《医学纲目》)

★ 8. **治硫黄中毒**:乌梅(焙)30克。用法:取上药,砂糖15克,浆水1000毫升共煎至700毫升,呷之。功能:解硫黄毒。(薛建国 李缨 主编·《实用单方大全》599引《圣济总录》)

★ 9. **治煤气中毒**:乌梅适量。用法:水煎。频服。功能:化痰解毒,化积利尿。注意事项:乌梅用量宜大,不拘多少。(易法银 喻斌 主编·《湖南省中医单方验方精选·内科》下册2416)

★ 10. **治中河豚毒**:五倍子、白矾末各等分,水调下。(何清湖 主编·《历代医学名著全书·本草纲目》4册3325引《事林广记》)

★ 11. **解一切药毒**:白僵蚕(直者炒)。用法:上为散。每服一钱匕,粥饮调下。吐出毒,愈。(彭怀仁 主编·《中医方剂大辞典》10册1332引《圣济总录》)

★ 12. **治抢救一氧化碳中毒昏迷**:抢救时先使患者口鼻通畅,然后将陈米醋150~200毫升放入碗内。迅即将石灰石在炉火上灼红,钳夹投入碗内,同时将醋碗移近中毒者口鼻,当灼热的石灰石淬入米醋时,即会产生浓烈的醋蒸气,往往会刺激患者发生深呼吸运动。一般中毒者只要能吸入此种蒸气2~3口,即可望获救。据笔者观察,轻度昏迷的15~20分钟,重者约30分钟,多能复苏。在抢救过程中,要特别强调大开门窗。最好将患者移入空气新鲜、没有炉火之处,但要盖好被子,注意保温。共抢救36例,全部神志转清,无1例留下后遗症。(滕佳林 米杰 编著·《外治中药的研究与应用》34)

疟疾27方

★ 1. **治疟疾寒热**:青蒿一握,以水二升渍,绞取汁,尽服之。(江苏新医学院 编·《中药大辞典》上册1229引《补缺肘后方》)

★ 2. **治疟疾**:鲜青蒿捣汁,每次服3克,日服1次。发作前4小时服用,连服5日。(《全国中草药汇编》编写组 编·《全国中草药汇编》上册483)

★ 3. **治疟疾**:鲜青蒿120克,洗净,绞汁加水后服,或用60摄氏度开水浸泡24小时后服。或水煎服,入煎时间不能超过15分钟,鲜品用量不能低于120克,在疟疾发作前3小时服用。药店有青蒿素成药,病人可直接购用。(薛建国 李缨 主编·《实用单方大全》134)

★ 4. **治疟疾**:常山9克,青蒿6克。用法:水煎服。在流行期间,每日服1次。连服3~5天。孕妇忌服。治恶性疟、间日疟、三日疟。备注:又方①加姜半夏9克;②加川贝6克。水煎服。(吴静 陈宇飞 主编·《传世金方·民间秘方》324)

★ 5. **治疟疾**:醋鳖甲、青蒿等分。用法:研细末,每服三钱。(中医研究院革命委员会 编·《常见病验方研究参考资料》70)

★ 6. **治疟疾**:五倍子(微炒)二个,黑糖一两。用法:将五倍子捣细末,入黑糖,开水冲服。(中医研究院革命委员会 编·《常见病验方研究参考资料》68)

★ 7. **治疟疾**:乌梅、槟榔、红花各4钱。用法:水煎服。(中医研究院革命委员会 编·《常见病验方研究参考资料》67)

★ 8. **治疟疾**:鲜鱼腥草1握,捣烂绢包,周身摩擦。得睡有汗即愈,临发前1时作之。(滕佳林 米杰 编著·《外治中药的研究与应用》381引《救急易方》)

★ 9. **治疟疾**:胡椒粉3份,小膏药1张。把胡椒撒在膏药上,于发作前2小时,在第3胸椎或大椎穴处用针浅刺几下,然后把膏药贴上,一般贴1~3日取下。(《全国中草药汇编》编写组 编·《全国中草药汇编》下册435)

★ 10. **治疟疾**:大蒜、巴豆、胡椒各适量。用法:共捣烂如泥,涂肚脐上,过 2 ~ 3 小时即愈。(吴静 主编·《祛百病大蒜秘方》125)

★ 11. **治疟疾**:鼠妇虫 14 枚。用法:各以糟封裹之,凡 14 丸。临发服 7 丸,便愈。(孙世发 主编·《中医小方大辞典》7 引《太平御览》)

★ 12. **治久疟**:因鼠妇“善通经脉,能化瘀癖”(黄元御语),所以凡疟疾反复发作,脾脏肿大,而舌有瘀斑或衬紫者,均可以本品制丸治之,或采用鳖甲煎丸,每服 8 克,日 2 次。(朱良春 主编·《朱良春虫类药的应用》77)

★ 13. **治疟疾**:生半夏 2 钱,捣烂置于胶布上。于疟疾发作前 3 ~4 小时贴于脐部,可控制发作。(江苏新医学院 编·《中药大辞典》上册 777)

★ 14. **治疟疾**:斑蝥一只,小膏药一张。用法:将斑蝥去头、足、翅,研为细末,放在膏药中央,贴第三椎骨上。备注:斑蝥用量一般为一个,个别用二个。敷贴时间多在发作前一至三小时,等形成小水泡后即去掉敷药。(中医研究院革命委员会 编·《常见病验方研究参考资料》73)

★ 15. **治疟疾**:斑蝥七个,麻黄、雄黄各一钱二分,朱砂半钱。共研细末,每次用一至三分,调放在膏药上,贴头颈项第二骨节处。(江苏新医学院 编·《中药大辞典》下册 2281)

★ 16. **治疟疾**:大枣二个(去皮核),斑蝥二个(焙干)。用法:上为末,以熟猪油调,捏成饼,指头大。贴在印堂。一宿即愈。(彭怀仁 主编·《中医方剂大辞典》1 册 720 引《仙拈集》)

★ 17. **治间日疟验案**:我儿时曾患间日疟疾(间日一发),在疟疾发前两小时,用红枣去核,裹一小斑蝥于内,塞在我左鼻中就痊愈了。后用此法,治愈多人。(杨鹏举 主编·《中医单药奇效真传》210)

★ 18. **治间日疟**:将蜘蛛包于纸内,于疟未发前 2 小时,将包于纸内的蜘蛛塞于鼻中。近时常用,愈人不少。(杨仓良 主编·《毒药本草》732)

★ 19. **治但热不寒疟**:穿山甲一两,干枣十枚。上同烧灰留性,研为细末。每服二钱,当日发,日未出时井水调下。(江苏新医学院 编·《中药大辞典》下册 1727 引《杨氏家藏方》)

★ 20. **祛疟**:蛇蜕。研末,塞两耳内,效。(陆锦燧 辑·《鲟溪秘传简验方》162)

★ 21. **治疟疾**:蛇蜕 1 条。于疟发前 2 小时,用蛇蜕搓成小团,纳患者鼻中。适用于久疟不愈,用以断疟。(胡郁坤 陈志鹏 主编·《中医单方全书》149)

★ 22. **治疟疾**:蛇蜕 1 条。烧化存性研末,纳素面中(即不放调料和油的面)拌服,小儿减半。适用于久疟不愈,用以断疟。(胡郁坤 陈志鹏 主编·《中医单方全书》149)

★ 23. **治截疟**:生鳖甲(不见汤煮,酢炙黄)。为末,乌梅肉为丸。每服三钱,效。(陆锦燧 辑·《鲟溪秘传简验方》7)

★ 24. **治疟疾验案**:刘某某,男,25 岁。疟疾久延不愈,面黄肌瘦,食少浮肿,曾用中西药品多次治疗,未曾痊愈,已经卧床不起,用鳖甲研末,每服 3 钱,每日 3 次,白水送下,服用 3 周,完全治愈。(杨鹏举 主编·《中医单药奇效真传》210)

★ 25. **治疟疾验案**:孙某某,25 岁,1977 年 7 月 20 日就诊。上午突发寒战,高热,体温 40 摄氏度,头痛,血涂片间日疟原虫(+),治以青蒿 120 克,煎水于疟发前 3 小时 1 次服,连服 2 天。第 3 天愈。(杨鹏举 主编·《中医单药奇效真传》209)

★ 26. **治间日疟**:青蒿片(每片 0.3 克,含生药 10 克)72 克,分 3 日服,体温下降后酌减。四川中药研究所用青蒿片治疗间日疟 390 例,治愈率为 100%,近期复发率为 30.3%。(王辉武 主编·《中药临床新用》368)

★ 27. **治恶性疟**:青蒿素片(总量 2.5 克),首次口服 1 克,6 ~8 小时后,服 0.5 克,第 2、第 3 日各服 0.5 克。昆明医学院用青蒿素片治疗恶性疟 20 例,近期治愈率达 100%。(王辉武 主编·《中药临床新用》368)

疟母 2 方

★ 1. **治久疟不愈,胁下有块,俗名疟母:【鳖甲丸】**鳖甲(酒炙)半斤,蓬术(醋煮)三两,青皮(醋煮)三两,穿山甲(土炒)二两。用法:上为末,用醋煮当归为膏,拌煎药末为丸,如黍米大。

每服二钱,煎药送下。(彭怀仁 主编·《中医方剂大辞典》10 册 1589 引《明医指掌》)

★ 2. **治疟母:【双甲散】**鳖甲(九肋者,醋炙)、穿山甲(蛤粉炒成珠)各等分。用法:上为细末。每服三钱,白汤调下。方论选录:鳖甲破结,穿山甲直透所结之处,疟母用此治之,因名双甲。(彭怀仁 主编·《中医方剂大辞典》2 册 1089 引《增补内经拾遗方论》)

流行性乙型脑炎 7 方

★ 1. **防治乙型脑炎:**生石膏一两,辰砂、制南星各二钱,白颈蚯蚓不拘数。用法:石膏、辰砂、南星共为细末,蚯蚓捣成液团,面糊为丸,如绿豆大。一岁以内每服一丸,一至三岁每次二至三丸,十至十五岁每次二十五丸。(中医研究院革命委员会 编·《常见病验方研究参考资料》45)

★ 2. **治流行性乙型脑炎:**仙人掌(鲜品)500 克,蜂蜜 100 毫升。用法:将仙人掌洗净,去除皮、刺,切碎捣烂,绞榨取汁,与蜂蜜混合,分早、中、晚 3 次口服,每日 1 剂。功效:清热解毒,健脾润肺。主治流行性乙型脑炎,症见口干口渴、头痛神昏者。(刘道清 主编·《中国民间神效秘方》940)

★ 3. **治流行性乙型脑炎:**板蓝根适量。用法:取上药 60~120 克(5 岁以内每天 60 克,6~14 岁每天 90 克,成人每天 120 克),按每 30 克加水 500 毫升煎至 100 毫升的比例煎取。分 2 次服用,每天 1 剂。治疗过程中需配合西医降温、镇痉、抗呼吸衰竭等对症处理。据广西北海市人民医院传染科报道,应用本方治疗 106 例,治愈率为 95.3%。(薛建国 李缨 主编·《实用单方大全》95)

★ 4. **治乙型脑炎,发热头痛,神昏谵语,抽搐不息:**青蒿虫 7 个,朱砂、轻粉各 5 分,乳汁适量。用法:捣和丸,如粟米大。每日 1 剂,分 2 次服,1 岁 1 丸。功能:清热止痉,开窍醒神。方解:青蒿虫清热镇痉;朱砂镇心安神,清热解毒;人乳补虚润燥。轻粉与二药合用,共奏清热止痉,开窍醒神之功。注意事项:乳汁调服。如无此丸,用牛黄清心丸亦可。(易法银 喻斌 主编·《湖南省中医单方验方精选·内科》下册 2364)

★ 5. **治乙脑高热烦渴,神昏谵语:**用生石膏 30 克,绿豆 30 克,生栀子 30 克。用法:上药研细末。用鸡蛋清调匀成糊状,分 4 份备用。分敷于手心、足心,包扎固定,热退后洗去。(滕佳林 米杰 编著·《外治中药的研究与应用》36)

★ 6. **治乙型脑炎抽搐:**全蝎 50 克,蜈蚣 50 克,僵蚕 100 克,天麻 50 克。合研细末,每次服 1~1.5 克。严重者先服 3 克,以后每隔 4~6 小时服 1~1.5 克。(胡晓峰 编著·《虫蛇药用巧治百病》62)

★ 7. **用于乙脑高热:**用中等大蚯蚓 10 条,白矾末少许。将蚯蚓收入 75% 的乙醇或白酒内浸泡约 3 分钟,取出,撒少许极细的白矾末。把蚯蚓卷曲成团状,直接敷于肚脐上,外面覆盖塑料薄膜,绷带围腰包扎,2 小时左右取下。若体温不降,可重复敷贴。(滕佳林 米杰 编著·《外治中药的研究与应用》530)

脑膜炎 2 方

★ 1. **治脑膜炎:**水蛭虫一二两。用法:磨粉末,用水调敷后发际处至第二椎上。切忌入口。(中医研究院革命委员会 编·《常见病验方研究参考资料》44)

★ 2. **治脑膜炎:**石膏八钱,龙胆草三钱。用法:水煎服。每次不拘量,可连服三次或四次。(中医研究院革命委员会 编·《常见病验方研究参考资料》44)

流行性脑膜炎 3 方

★ 1. **治流行性脑膜炎:**野菊花 4 钱,熟石膏 3 钱。用法:煎水 1 碗,1 日服 1 次,连服 5 日。(中医研究院革命委员会 编·《常见病验方研究参考资料》43)

★ 2. **治流行性脑膜炎:**夏枯草一握。用法:水煎,当茶饮。(中医研究院革命委员会 编·

《常见病验方研究参考资料》43）

★ 3. **治流行性脑膜炎：**板蓝根或大青叶一两。煎汤代茶饮。（中医研究院革命委员会编·《常见病验方研究参考资料》43）

流行性脑脊髓膜炎 3 方

★ 1. **治流行性脑脊髓膜炎：**土茯苓 15 克，黄连 6 克，炙甘草 3 克。水煎服，每日 1～2 次。（金福男 编著·《古今奇方》140）

★ 2. **治流行性脑脊髓膜炎：**小蓟 15 克，金银花 15 克，生地 10 克。水煎服，每日 1～2 次。（金福男 编著·《古今奇方》140）

★ 3. **治流行性脑脊髓膜炎：**板蓝根 125 克。水煎服。2 小时 1 次。（宋立人 总编·《中华本草》3 册 711）

破伤风 30 方

★ 1. **治破伤风：**用蜈蚣碾细末，擦牙吐出涎沫，立瘥。（［明］董宿 辑录·《奇效良方》35）

★ 2. **治破伤风：**蜈蚣黄、赤足者各一条。研为细末。防风汤调服。（彭怀仁 主编·《中医方剂大辞典》10 册 893）

★ 3. **治破伤风抽搐，角弓反张：**蜈蚣（去毒，炒）一个，全蝎二个（炒，去毒并头足）。用法：共研细末，发时用一字擦牙缝内，或吹鼻中。（彭怀仁 主编·《中医方剂大辞典》1 册 11 引《古今医鉴》）

★ 4. **治破伤风：**蜈蚣 10 条，白僵蚕 15 克，大蜘蛛 6 个。共研细末，每次服 1～2 克，每日 1～2 次，用酒送服。（金福男 编著·《古今奇方》105）

★ 5. **治破伤风口噤咬牙：【蜈蚣星风散】**蜈蚣 2 条，江鳔 9 克，南星、防风各 8 克。合研细末，每次 6 克，黄酒调服，1 日 2 次。（胡晓峰 编著·《虫蛇药用巧治百病》150）

★ 6. **治破伤风：**蜈蚣 2 钱，麦芽 5 钱，白芷 3 钱，天麻 1 钱，全虫 7 个。用法：共研细末。黄酒冲服，发汗。（沈洪瑞 主编·《重订十万金方》481）

★ 7. **治破伤风，游入四肢，口不能语及四肢强硬：**蜈蚣一条（全者，去头足，炙黄），天南星（生用）、防风（去芦头，生用）、草乌头（生，去皮尖）各二钱半，热酒调下，不拘时候。（彭怀仁 主编·《中医方剂大辞典》2 册 101 引《杨氏家藏方》卷十四）

★ 8. **治破伤风：【一字散】**金头蜈蚣一枚（去头足，炙），草乌头（去芦头）半两，天麻半两，全蝎十个，香白芷少许。用法：上为末。每服一字，发热，茶清调下；发寒，温酒或半夏茯苓煎汤调下。（彭怀仁 主编·《中医方剂大辞典》1 册 10 引《袖珍方》）

★ 9. **治破伤风：**祛风解痉汤灌肠，配合西药综合治疗。基本方：蜈蚣 6 条，蝉蜕 15 克，全蝎、僵蚕、胆南星、防风各 10 克，并随证加味。上药加水煎至 400 毫升，每次 200 毫升，每日 2 次保留灌肠，连用 5～7 天。共治 29 例，治愈 28 例，占 96.6%，死亡 1 例。较单纯西药对照组有显著性差异。（滕佳林 米杰 编著·《外治中药的研究与应用》576）

★ 10. **治破伤风：**全蝎 10 克。炒黄研细末，再将黄酒烧开浸药取汁顿服。（吴大真 高留泉 魏素丽 等 主编·《灵验单方秘典》201）

★ 11. **治破伤风：【全蝎散】**蝎梢七个。用法：上为末，热酒调服。功能：开关定搐。（彭怀仁 主编·《中医方剂大辞典》4 册 643 引《医学入门》卷八）

★ 12. **治破伤风：**干蝎、麝香各一分。用法：上为末。有疮者敷之。令追风速愈。（宋立人 总编·《中华本草》10 册 1653 引《圣济总录》）

★ 13. **治外风入疮口，肿痛：【全蝎散】**全蝎一个，白僵蚕一个（去丝），蝉蜕三个。用法：上为末。擂生姜自然汁调，涂之。（孙世发 主编·《中医小方大辞典》899 引《普济方》卷二七二）

★ 14. **治破伤风：【干蝎丸】**干蝎（酒炒）、天麻各半两，蟾酥二钱（汤浸化如稀糊）。将前 2 味研极细末，用蟾酥糊丸如绿豆大，每服 1～3 丸，豆淋酒下，甚者加至 3～5 丸。（宋立人 总编·《中华本草》9 册 365 引《普济方》）

★ 15. **治破伤风：**干蝎（炒）、天南星（炮）、白僵蚕（炒）、鳔（炮）各等分。用法：上为细末。

每服半钱,酒调灌之。(彭怀仁 主编·《中医方剂大辞典》8 册 965 引《医方类聚》)

★ 16. **治破伤风**:将蝉蜕去头足,焙干研细末,成人每次 9 ~ 15 克,以黄酒 60 克冲服,小儿酌减。临床治疗 29 例破伤风,仅 1 例死亡。(王辉武 主编·《中药临床新用》651)

★ 17. **治破伤风**:蝉蜕适量。去头足,焙干后研成细末。成人每天 2 次,每次 45 ~ 60 克,用黄酒 90 ~ 120 毫升调成稀糊状,口服或经胃管注入,新生儿用 5 ~ 6 克,黄酒 10 ~ 15 毫升,入稀粥内调成稀糊状,作 1 次或数次喂之。儿童用量按年龄增减。在整个治疗过程中蝉蜕末用量随痉挛症状缓解而递减。据王明琛报道,应用本方治疗 8 例,均于 7 ~ 17 天内痊愈。无 1 例使用过破伤风抗毒血清。(薛建国 李缨 主编·《实用单方大全》30)

★ 18. **治破伤风**:蝉蜕(去土)不以多少。为细末。掺在伤口上,毒气自散。(江苏新医学院 编·《中药大辞典》下册 2558 引《杨氏家藏方》)

★ 19. **治破伤风**:蝉蜕适量,为末。葱涎调,涂破处。即时取去恶水,立效。(滕佳林 米杰 编著·《外治中药的研究与应用》574 引《普济方》)

★ 20. **治破伤风**:蝉蜕、僵蚕各三钱,葱白二钱。捣研贴患处。(中医研究院革命委员会 编·《常见病验方研究参考资料》292)

★ 21. **治破伤风**:蝉蜕 50 克,朱砂 2.5 克。共研为细末,每次 25 克,酒冲服。孕妇忌服。(吴大真 高留泉 魏素丽 等 主编·《灵验单方秘典》201)

★ 22. **治破伤风**:蝉蜕一两,天南星二钱,明天麻二钱,全虫(带尾)七个,僵蚕(炒)七条。用法:水煎服。用黄酒二两为引。服前先将朱砂面五分冲下,每服后五心出汗即有效。但出汗与否,应于第二日再服,每日一副,服完三副后,每二日用艾灸伤口。功能:祛风痰,止痉抽。(彭怀仁 主编·《中医方剂大辞典》2 册 425)

★ 23. **治破伤风**:蛤蟆二两半,切烂如泥,入花椒一两,同酒炒热,再入酒二盏半温热,去渣服之,通身汗出效。(江苏新医学院 编·《中药大辞典》下册 2718 引《奇效良方》)

★ 24. **治破伤风**:巴豆二十一个,胡椒七个,肉蔻一个,葱白七个,鲜姜一两。共捣如泥,不可沾手,用布包好。放在患者手中见汗(男左女右)。(沈洪瑞 主编·《重订十万金方》482)

★ 25. **治破伤风,身肿,牙关不开:【白僵蚕散】**白僵蚕(直者)不拘多少,生研为末。每用生姜自然汁调,以鸡翎于疮口上扫之,勿令干;仍以生姜汁调半钱服。(宋立人 总编·《中华本草》9 册 181 引《圣济总录》)

★ 26. **治破伤风**:红皮大蒜一头,雄黄三钱。用法:将大蒜去皮捣烂,再将雄黄研面捣和一处。摊贴患处,盖被取汗。(沈洪瑞 主编·《重订十万金方》475)

★ 27. **治破伤风:【夺命散】**天南星、防风各一两。用法:上二味,捣罗为末。先用童子小便洗疮口,后以此药末酒调贴之。(宋立人 总编·《中华本草》8 册 509 引《圣济总录》)

★ 28. **治破伤风:【立效散】**雄黄、香白芷各等份。用法:上药研为粗散。黄酒浓煎服之。如牙关紧闭者,灌之。(孙世发 主编·《中医小方大辞典》332 引《鲁府禁方》卷四)

★ 29. **治破伤风**:鱼鳔胶 10 ~ 15 克,黄酒 120 克。用法:将鱼鳔胶用线捆扎数周,用草燃烧,烧焦后,放土地上晾干,研末。用黄酒煎开冲服,见汗即愈。(李川 主编·《民间祖传秘方》150)

★ 30. **治破伤风,久不愈,项背强直,牙关紧闭者**:天南星(姜汁制)一两,防风一两,蝉蜕五钱。上为细末,每服三钱,滚黄酒一碗调服,再吃生葱三四根,以被蒙头出汗,汗尽为止。忌烧酒。病重者,加鱼鳔一两,炒存性,研末,每服三钱,黄酒调下,其风自退。(陆士谔 编·《叶天士手集秘方》214)

蛔虫病 8 方

★ 1. **治蛔虫病**:乌梅十个。用法:水煎服,或用乌梅丸一至二钱吞服亦可。(中医研究院革命委员会 编·《常见病验方研究参考资料》74)

★ 2. **治蛔虫病**:乌梅适量。取上药,冷水洗净,敲碎去核,置石臼内捣烂,用粗白布绞去汁(汁暴晒成膏,另作别用),取其残渣,晒干,研成细末,8 岁以下小儿每次 5 克,早、晚各服 1 次。

功能：驱杀蛔虫。表现为腹痛、营养欠佳、消瘦、大便镜检有蛔卵。备注：据朱步云等报道，应用本方治疗72例4～8岁患儿，获效满意。最多的3天内排虫达126条，最少的亦有14条。（薛建国 李缨 主编·《实用单方大全》599）

★ 3. **治蛔虫病**：乌梅、杏仁各三钱。用法：水煎服。（中医研究院革命委员会 编·《常见病验方研究参考资料》74）

★ 4. **治蛔虫病**：乌梅三个，川椒二钱，生姜三片。用法：水煎服。（中医研究院革命委员会 编·《常见病验方研究参考资料》76）

★ 5. **治蛔虫病**：生丝瓜子（以黑色者为佳）50粒。用法：将丝瓜子去皮取仁，捣烂如泥，早晨空腹1次服完，连服2日，儿童酌减。功效：杀虫驱蛔。医师嘱咐：腹痛时不要服药驱虫，以防蛔虫窜扰，引起胆道蛔虫症等并发症。待腹痛症状消除后再驱虫。丝瓜子的驱虫作用，早在唐代孟诜的《食疗本草》中就有记载。近代药理实验证实，本药有杀虫作用。据临床报道，用生丝瓜仁治疗蛔虫病患者857例，结果均驱出蛔虫。（刘道清 主编·《中国民间神效秘方》289）

★ 6. **治蛔虫病**：白胡椒6克。用法：取上药，煎水，分2次服。疗效：据穗颖报道，应用本方共治疗蛔虫病3例，全部治愈，未见毒性反应。（周海荣 李永春 编著·《实用中医单方》121）

★ 7. **治蛔积**：花椒15克，贯众、苦楝皮各30克。加水熬成膏。外包患儿脐眼，即下蛔虫。（滕佳林 米杰 编著·《外治中药的研究与应用》299）

★ 8. **治蛔虫病、蛲虫病**：白矾五分，红葱三寸，花椒二十一粒。用法：每日一剂，煎服二次。（江苏新医学院 编·《中药大辞典》上册681）

蛲虫病20方

★ 1. **治蛲虫**：猪苦胆一个。用法：将胆汁用笔杆挤入直肠内（肛门内），即将猪胆套在笔杆上用线系住，以手挤苦胆汁，苦胆汁由笔杆流入直肠。（沈洪瑞 主编·《重订十万金方》182）

★ 2. **治蛲虫**：猪苦胆1个，大葱白根1节。用法：猪苦胆翻开，捅入大葱白根上，将制好的葱根塞入肛门，2～3次即愈。并须将被褥烫洗干净，以免再次感染。（刘有缘 编著·《一两味中药祛顽疾》181）

★ 3. **治寸白虫**：蛇蜕。将蛇蜕用砂锅焙焦，研细面。用法：每服三钱，白水送下，空心服用，无副作用。禁用牛肉、鸡子二十日。（沈洪瑞 主编·《重订十万金方》180）

★ 4. **治蛲虫**：蛇蜕二钱（焙黄），冰片一分。共研细末。临睡前抹肛门处。（江苏新医学院 编·《中药大辞典》下册2119）

★ 5. **治寸白、蛔虫**：蜂窠烧存性，酒服一匙，虫即死出。（江苏新医学院 编·《中药大辞典》下册2737引《生生编》）

★ 6. **治蛲虫病**：花椒30克，加水1000毫升，煮沸40～50分钟过滤。取滤液25～30毫升保留灌肠，每日1次，连用3～4次。治疗108例，临床症状均消失，粪检3次，虫卵皆为阴性。（宋立人 总编·《中华本草》4册981）

★ 7. **治蛲虫病**：马齿苋60克，花椒15克。用法：煎汤，熏洗肛门。（吴静 陈宇飞 主编·《传世金方·民间秘方》329）

★ 8. **治蛲虫病验案**：培某，男，2岁。每晚因肛门部奇痒而睡眠不宁，并于肛门周围发现乳白色小虫，诊断为蛲虫病。经涂药1次，能安静入睡，连续涂3天，症状消失，肛门周围未再见有乳白色小虫，临床治愈。治疗方法：雄黄15克，研为细末，与医用凡士林100克混合均匀。每晚临睡前涂适量于肛门内及周围，次日晨用干净的布拭去，连用3～7日。（黄国健 程革 主编·《中医单方应用大全》469）

★ 9. **治蛲虫病**：雄黄3克，苦参3克，樟脑少许。共研细末，用布包成小团，浸蘸香油或食醋，于晚间睡前塞入肛门。每晚1次。（杨仓良 主编·《毒药本草》1008）

★ 10. **治蛲虫病**：雄黄6克，雷丸10克，凡士林适量。用法：前2味药共研粗末，用凡士林调和成膏，涂在纱布敷料上，敷于肛门，然后包扎固定。晚上睡觉前敷药，清早起床后除药洗净。每日1次，连用5日。每次敷药前要用温水洗净肛门。功效：杀虫。医师嘱咐：雄黄有毒，只可外用，不可内服。孕妇慎用。（刘道清 主编·《中国民间神效秘方》302）

★ 11. **治蛲虫病**：取冰片1.5克，香油3克，混匀调成糊状。用一棉棒蘸糊剂在肛门内涂抹，再换一棉棒蘸糊剂在肛门口涂抹。每日晚上10时以后涂抹1次，连涂3天。共治50例，在抹药后，患儿均能安静入睡；3天后，每晚10时以后检查肛门，连续4天，49例未再发现蛲虫。（宋立人 总编·《中华本草》3册553）

★ 12. **治蛲虫有效验**：笔者用穿山甲治蛲虫方法为病友所授。即用穿山甲、槟榔、五加皮各9克，焙干研末，晚上1次吞服。笔者用该方视患者年龄和体质，各用6～10克不等，治疗14例蛲虫病皆获佳效。后经易方验证，方中若去穿山甲则不效，若穿山甲单味研末冲服，疗效亦佳。今治蛲虫病，功在其性味与归经。肝胃热郁则疏泄不利，瘀滞阻络，使肠道成为蛲虫生衍的适地。穿山甲通经活络，清泻肝胃之热，咸或直接作用于虫体，化疳积驱虫，使蛲虫失去生存之宜，不得繁殖而愈。[《中医杂志》编辑部 整理·《中医杂志》"专题笔谈"文萃（1995—2004，第一辑）274]

★ 13. **蛲虫病，肛门作痒**：黄连2钱，五倍子5钱。用法：水煎。洗肛门。功能：清热燥湿，杀虫止痒。（易法银 喻斌 主编·《湖南省中医单方验方精选·内科》下册2508）

★ 14. **治蛲虫病**：苦参适量。用法：研面，凡士林调涂于肛门上。（中医研究院革命委员会 编·《常见病验方研究参考资料》76）

★ 15. **治蛲虫病**：苦参200克，百部150克，川椒60克，白矾10克，加水500毫升。煮沸20～30分钟，去渣过滤，每晚睡前用40毫升保留灌肠，儿童酌减。王俊侠用上方治疗蛲虫病50例，均用药2～4次而愈。（王辉武 主编·《中药临床新用》389）

★ 16. **治蛲虫病**：白矾一块。用法：临睡时塞入肛门内，次晨取出，虫即集聚一层在白矾周围，连用数次，至虫尽为度。（中医研究院革命委员会 编·《常见病验方研究参考资料》77）

★ 17. **治蛲虫病**：黑、白丑各等份。炒熟研成细末，用鸡蛋1个煎至将成块时，把药粉撒在蛋面上，早上空腹服用。成人每次用药粉3～4.5克，小儿酌减，每隔3天服1次，严重者可服3次，一般2次即可。治疗蛲虫41例，全部治愈。（王辉武 主编·《中药临床新用》457）

★ 18. **治蛲虫病**：黑白丑10克（儿童减半）。碾成细粉，加入面粉100克，烙成薄饼，空腹1次服完，半月后重复治疗1次。35例经一次性治愈后，症状均全消。（王辉武 主编·《中药临床新用》457）

★ 19. **治蛲虫病**：炒黑、白丑各50克，炒槟榔15克，炒使君子10克。诸药共研细后调匀。用麻油煎鸡蛋，趁热将药面撒在蛋面上，蒸熟后卷成筒，早晨空腹1次服完。药用量：6～9岁每次4克，10～14岁每次6克，15～19岁每次8克。每隔2天服1次，3次为1个疗程，若1个疗程不愈者，可间隔20天行第2个疗程。阎承序报道，用上方治疗蛲虫病300例，1个疗程痊愈290例，2个疗程痊愈者10例。痊愈率为100%。（王辉武 主编·《中药临床新用》457）

★ 20. **治蛲虫病**：用食醋灌肠治疗58例，经1～3次即愈，无不良反应。方法：将食醋用凉开水稀释（每30毫升醋加凉水至100毫升），于睡眠前用消毒导尿管1根插入肛门内约20厘米，然后以消毒注射器将药液注入肠内，每次100～140毫升（小儿酌减），每日1次。（江苏新医学院 编·《中药大辞典》下册2601）

丝虫病4方

★ 1. **治丝虫病**：鲜刘寄奴根120克。加水煎汁。口服，每天1剂，15～20天为1个疗程。据詹成坤报道，应用本方治疗4例，全部治愈。（薛建国 李缨 主编·《实用单方大全》387）

★ 2. **治丝虫病**：急性子（凤仙花子）五分，蛇蜕一钱。用法：共研细末，于血丝虫病发作时，以热酒一次吞服，连服二至三日。孕妇忌服。备注：少数病例服药后有发热口渴反应，很快即消失。本方对象皮肿无效。（中医研究院革命委员会 编·《常见病验方研究参考资料》85）

★ 3. **治丝虫病**：鸦胆子20粒，去壳。每天于饭后2小时用浓白糖水送服，连服7天，同时可辨证服用其他中草药。据张自强报道，应用本方治疗96例，痊愈85例，有效9例，无效2例，有效率为97.9%。（薛建国 李缨 主编·《实用单方大全》109）

★ 4. **治丝虫病、象皮肿**：急性子（凤仙花子)60克,苍术60克,蝎尾10只,蛇蜕30克,蜈蚣2条。研粉。每日3次,每次吞服1.5~3克,连服3个月。(宋立人 总编·《中华本草》5册137)

绦虫病2方

★ 1. **治绦虫病:**鲜山楂1000克,槟榔100克。用法:将鲜山楂洗净,捣烂去核,加水煎煮1小时,待温服用。于下午3时开始服用,每小时服1次,至晚上10时服完,晚饭禁食。次日清晨将槟榔加水煮沸1小时,煎取药液150毫升,1次服完,卧床休息,随后绦虫即排出。儿童酌减。功效:杀虫消积。医师嘱咐:此为山东潍坊市中医院某老中医献出的家传秘方。据临床观察,治疗绦虫病人40例,全部有效。孕妇忌服。(刘道清 主编·《中国民间神效秘方》307)

★ 2. **治绦虫病:**乌梅60克,槟榔120克,白酒5毫升。用法:前2味药加水煎煮1小时,滤取药液约150毫升,加入白酒,待温空腹1次服完,每日1次。儿童酌减。功效:杀虫消积。医师嘱咐:孕妇忌服。(刘道清 主编·《中国民间神效秘方》309)

钩虫病2方

★ 1. **治钩虫病:**商陆适量。水煎服。(胡郁坤 陈志鹏 主编·《中医单方全书》152)

★ 2. **治钩虫病:**苦参二斤,刘寄奴一斤。用法:加水十斤,浓煎成三斤,去渣过滤,每服三十至五十毫升。(中医研究院革命委员会 编·《常见病验方研究参考资料》80)

血吸虫病8方

★ 1. **治血吸虫病:**花椒炒研成粉装胶囊,每日5克,分3次服。治疗早、中期血吸虫病。(孟凡红 刘从明 杨建宇 主编·《单味中药临床应用新进展》216)

★ 2. **治血吸虫病腹水:**每日苦参6~8克煎服。观察25例,大多在服药后2日内小便次数增多,腹围减小,为进行脾切除术创造了条件。(江苏新医学院 编·《中药大辞典》上册1285)

★ 3. **治血吸虫病:**苦参60克,栀子、胆草各30克。用法:共研细末,以猪胆汁和丸如梧桐子大。先煎服茵陈蒿汤(茵陈、栀子各9克,大黄6克),再服上丸,每服6克,开水送服。备注:用于晚期血吸虫病兼有黄疸。(吴静 陈宇飞 主编·《传世金方·民间秘方》326)

★ 4. **治血吸虫病:**鸦胆仁10粒,装入胶囊。吞服,每天3次,40天为1个疗程。据俞豪民报道,应用本方治疗30余例,效果满意。(薛建国 李缨 主编·《实用单方大全》109)

★ 5. **治血吸虫病:**苍耳全草20克,地榆15克。水煎服,每日1~2次。(金福男 编著·《古今奇方》37)

★ 6. **治血吸虫病:**炒二丑6克,生姜10克,红糖30克。水煎服,每日2次。(金福男 编著·《古今奇方》37)

★ 7. **治晚期血吸虫病:**活蟾蜍一个,甘遂四钱。用法:甘遂用大枣汤浸透(冬三日,夏一日,每日换一次水),取出晒干,将活蟾蜍腹部剖开,纳入甘遂,缝合其腹,用泥包裹成团,放火中炕焦,碾细末,过筛备用(加少量麝香亦可)。一日一次,每次五分至一钱,温开水送下。禁盐三至四个月(中医研究院革命委员会 编·《常见病验方研究参考资料》90)

★ 8. **治晚期血吸虫病:**二丑2两(糖炒焦),广木香2钱(生研),甘遂1钱(麦衣炒)。用法:共研细末,以水为丸,每日或隔日1次,每服2~4钱,清晨空腹服。备注:本品有一定毒性,试用时注意。(中医研究院革命委员会 编·《常见病验方研究参考资料》89)

脑囊虫病2方

★ 1. **治脑囊虫病:**将蛇蜕研成细粉,开水送服,每次1钱,日服2次。同时配服大戟汤(槟榔2两,大戟1钱,木瓜6钱,钩藤4钱,头晕加菊花4钱,有肝炎者去槟榔加雷丸6钱,加水500毫升,煎成150毫升,每日2次,每次50毫升,可连服30剂左右)。据10余年来千余例的观察,大多在用药后3～4个月内出现效果:脑压迫症状(抽搐、失明、失语、头痛等)减轻,结节减少或消失;用药治疗1年以上,有的病人症状可完全消失,坚持服药2年以上的可收到更好的效果。其中250例经1年以上治疗,结果显效38例(15.2%),有效160例(64%),无效50例(20%),死亡2例(0.8%)。(江苏新医学院 编·《中药大辞典》下册2119)

★ 2. **治囊虫病,尤以脑囊虫病为最宜:**白矾500克,黄蜡120克,珍珠4.5克,蜂蜜60毫升。用法:先将珍珠放入豆腐中,盛于碗内,置笼里蒸1～2小时,取出珍珠,研成细末。另将白矾研成细末,与珍珠粉混合备用。再将黄蜡微火熔化,加入蜂蜜,共熔搅匀,然后将珍珠白矾搅入蜡蜂溶液中,搅拌均匀,趁热做成绿豆大小的丸剂,晾干收藏备用。每次服3克,每日3次,饭前1小时(空腹)用温开水送服。儿童酌减。功效:杀灭囊虫。(刘道清 主编·《中国民间神效秘方》312)

其他寄生虫病9方

★ 1. **治鞭虫病:**吴茱萸、槟榔各三钱,雄黄二分。用法:雄黄装胶囊吞服,另用吴茱萸、槟榔,水煎服。可连用三四天。(中医研究院革命委员会 编·《常见病验方研究参考资料》91)

★ 2. **治大肠滴虫:**口服苦参胶囊或苦参片,每次生药1.2～4克(小儿酌减),每日3次。如疗效不显,可另用50%的苦参煎剂60～100毫升保留灌肠,每日1次。(孟凡红 刘从明 杨建宇 主编·《单味中药临床应用新进展》292)

★ 3. **治小儿弓形虫病:**黄芪10～30克,白术10～20克,青蒿10～15克,草果5～10克,槟榔5～10克。水煎服,每日1剂。邓吉华等用上方治疗小儿弓形虫病50例,结果总有效率达92%。(王辉武 主编·《中药临床新用》542)

★ 4. **治虫肚痛:**用马齿苋(盐炒)一大碗。空心食之,虫自出。(陆锦燧 辑·《鲟溪秘传简验方》63)

★ 5. **治虫证:**华佗云:“有人患胃脘作痛,遇饥更甚,尤畏大寒,日日作楚。余以大蒜三两捣汁灌之,忽吐蛇一条而愈。盖蛇最畏蒜气。此余亲手治人者也。”(杨鹏举 主编·《中医单药奇效真传》110引《奇症汇》)

★ 6. **治一切虫积:**牵牛子二两(炒,研为末),槟榔一两,使君子肉五十个(微炒)。俱为末,每服二钱,砂糖调下,小儿减半。(江苏新医学院 编·《中药大辞典》下册1627引《永类钤方》)

★ 7. **治一切腹内诸虫:**黑丑、白丑(头末)各五钱,尖槟榔一两(研末)。用法:上药和匀听用。遇有虫症,于上半月空心先饮砂糖水一盏,再用药三钱,砂糖水调服。连服三次,其虫尽出。小儿减半。宜忌:孕妇勿服。(彭怀仁 主编·《中医方剂大辞典》2册690引《良朋汇集》)

★ 8. **治小儿虫痛,妇人气痛,胸膈连腹俱痛者:【乌梅定痛汤】**乌梅三个,杏仁(去油)七粒。用法:以上共打碎,用滚水泡服。(彭怀仁 主编·《中医方剂大辞典》2册986引《万氏家传点点经》卷一)

★ 9. **治脾胃虫痛:【川椒乌梅汤】**川椒(去合口的)4.5克,乌梅2枚。用法:加生姜3片,水煎服。(孙世发 主编·《中医小方大辞典》242引《不知医必要》卷二)

黑热病2方

★ 1. **治痞积(黑热病):【化痞散】**五倍子六钱为末。五倍子末分为二包,用干醋调成糊摊白布上,贴百会穴(顶门)。贴时先将头发剃光。(沈洪瑞 主编·《重订十万金方》150)

★ 2. **治痞疾(黑热病):**五倍子四钱(瓦上焙黄研细末)。用法:醋调摊布上,小儿贴囟门,贴时先将头发剃光;大人贴肚脐。(沈洪瑞 主编·《重订十万金方》148)

呼吸系统病证

肺结核23方

★ 1. **治肺结核**:蜈蚣2条,枸杞15克。水煎服,每日1~2次。(金福男 编著·《古今奇方》50)

★ 2. **治肺结核**:夏枯草1000克。加水2500毫升左右,煎煮去渣取汁,再浓缩至500毫升左右,加红糖适量制成膏,每天3次,每次15毫升,口服。据刘继生报道,应用本方治疗27例,效果良好。(薛建国 李缨 主编·《实用单方大全》53)

★ 3. **治肺结核**:夏枯草500克,黄酒1000毫升。用法:将夏枯草去除杂质,切碎,加冷开水适量浸泡,再加入黄酒,隔水蒸至无酒味时过滤,去渣滤液,取药酒瓶装备用。每次30毫升,每日3次,口服。3个月为1个疗程。服完再制,连服3~5个疗程。功效:杀菌抗结核。医师嘱咐:该酒方治疗肺结核效果甚佳。但夏枯草苦寒,故脾虚便溏者慎服。(刘道清 主编·《中国民间神效秘方》92)

★ 4. **治肺结核**:夏枯草1两,煎液。浓缩成膏,晒干,再加青蒿粉1钱,鳖甲粉5分,拌匀为1日量(亦可制成丸剂服用),分3次服。(《全国中草药汇编》编写组 编·《全国中草药汇编》上册676)

★ 5. **治肺结核**:黄精、夏枯草各15克,北沙参、百合各9克,百部12克。水煎服。(宋立人 总编·《中华本草》8册146)

★ 6. **治肺结核**:壁虎炒黑色,研细末,每次服2.5~5克,白水送下。(胡晓峰 编著·《虫蛇药用巧治百病》198)

★ 7. **治肺结核验案**:黄某某,女,3岁。每天午后发烧,咳嗽,盗汗,食欲减少,已1年半。经X线检查确诊肺门淋巴结核。经抗结核药物治疗年余效不佳。发育营养欠佳,形瘦神疲,毛发憔悴,两肺呼吸音减弱,脉细数,舌质红。遂取壁虎放瓦上焙干研细,装入胶囊,每日3次,每次3~4粒,小儿1~2粒(如小孩服用胶丸有困难,则每次用壁虎1只,剁碎炒鸡蛋食,日2次)。经治2个月后,自觉症状消失,精神好转,饮食增加。X线复查肺门片状阴影消失,追访3年未见复发。(杨鹏举 主编·《中医单药奇效真传》52)

★ 8. **治肺结核**:白及研粉,每日各服6克。用药3个月。治疗用抗劳药无效或疗效缓慢的各型肺结核患者60例,取得较好效果。42例临床治愈,X线显示病灶完全吸收或纤维化,空洞闭合,血沉正常,痰菌阴性,临床症状消失;13例显著进步,其余无改变。(宋立人 总编·《中华本草》8册677)

★ 9. **治肺结核**:百合30克,白及6克。用法:先将白及研为细面;再将百合加水煎汤,用百合汤冲服药面。以上为1次量,日服2次,1个月为1个疗程,连服5个疗程。功效:杀菌抗痨,止咳止血。主治:肺结核,症见咯血、咳嗽、喘促、乏力、心烦等。医师嘱咐:因为肺结核为慢性传染病,需要较长时间的治疗才能痊愈。任何急于求成的想法,只能是幻想,是根本不可能的。所以患者要做好充分的心理准备,与病魔长期斗争。已婚者要节制房事,加强营养,注意休息,戒除烟酒,忌食辛辣。(刘道清 主编·《中国民间神效秘方》87)

★ 10. **治肺结核**:白及、百部、百合各120克。用法:共研细末,炼蜜为丸,每丸重9克,1日2次,每服1丸,开水送服。(吴静 陈宇飞 主编·《传世金方·民间秘方》20)

★ 11. **治肺结核**:白及1两,百合、桃仁各3钱,醋适量。用法:共为细末,用醋为引。每日1剂,分3次服。方解:白及收敛止血,百合养阴润肺,桃仁活血祛瘀,醋收敛止血。诸药合用,共奏

收敛止血,滋阴润肺之功。(易法银 喻斌 主编·《湖南省中医单方验方精选·内科》上册343)

★ 12. **治肺结核**:地鳖虫120克,制首乌、白及各450克。研末,炼蜜为丸,每次服9克,每日3次,白开水送下。(胡晓峰 编著·《虫蛇药用巧治百病》214)

★ 13. **治肺结核**:白及250克,川贝母60克,紫河车60克,海螵蛸15克。用法:上药共研细末,贮瓶备用。每次取10克,放入杯内,开水冲服,日服2次。功效:滋阴补阳,止咳生肌。(程爵棠 程功文 编著·《单方验方治百病》48)

★ 14. **治肺结核**:鲜紫河车适量。切碎喂老肥水鸭。3日后宰杀,用白炭或桑柴火淡盐煮食。适用于肺结核咳嗽发热、盗汗面赤、咯血、失眠。(胡郁坤 陈志鹏 主编·《中医单方全书》147)

★ 15. **治肺结核**:胎盘一个(须选用健康产妇胎盘)。用法:洗净后,用瓦焙干,研细末,每服一钱至一钱半,一日二至三次黄酒下。(中医研究院革命委员会 编·《常见病验方研究参考资料》113)

★ 16. **治肺结核**:鲜胎盘一至二个,红枣(去核)一至二斤,冰糖一斤。用法:熬炼成膏,每服一汤匙,一日三次。(中医研究院革命委员会 编·《常见病验方研究参考资料》113)

★ 17. **治肺结核**:怀山药30克,黄花鱼鳔20克。用法:将上药混合后共加水煎煮,每日服1次。功能与主治:补气,润肺,适于肺结核,有促进结核灶化作用。(竭宝峰 江磊 主编·《中华偏方大全》108)

★ 18. **治肺结核**:干蟾,每日6~9克,水煎服。(胡晓峰 编著·《虫蛇药用巧治百病》221)

★ 19. **治肺结核**:新鲜大蒜,每次1~2头,捣碎后以深呼吸吸其挥发气,每日2次,每次1~3小时。(江苏新医学院 编·《中药大辞典》下册112)

★ 20. **治肺结核**:鱼腥草30~60克。煎服,每天1剂,连服3个月。(《上海常用中草药》编写组 编·《上海常用中草药》26)

★ 21. **治肺结核**:鱼腥草120克。置入猪肚内炖汤,以喝汤为主,每日1剂,连用3天后可减轻肺结核的咳嗽、盗汗症状。(楼锦英 编著·《中药临床妙用锦囊》362)

★ 22. **治肺结核(肺痨)**:大蒜对肺痨颇有效验,内服外用均可,或每次以30克佐餐,每日3次,或以鲜大蒜泥,置纱布贴涌泉穴20~30分钟,局部疼痛时取下。(王永炎 鲁兆麟 主编·《中医内科学》227)

★ 23. **治肺结核(肺痨)**:黄芩18克,百部、丹参各9克。水煎服,或按此比例制成膏剂或片剂。(王永炎 鲁兆麟 主编·《中医内科学》227)

空洞型肺结核7方

★ 1. **治空洞型肺结核**:蜈蚣270条。去头足,烘干,研细末。开水送服,每次3克,每日3次,连服1个月为1个疗程,如进行第2个疗程,中间停药休息1周。适用于空洞型肺结核。(胡郁坤 陈志鹏 主编·《中医单方全书》147)

★ 2. **治肺结核验案**:闫某某,女,35岁,农民。患肺结核已10多年,反复发作,经大量链霉素、异烟肼、利福平等长期治疗,无效。1981年9月23日X线摄片,左肺上野见大片状阴影及斑片状阴影,边缘界限不清,密度不均,左上肺锁骨下可见圆形3厘米×3厘米左右透明区。诊为左肺空洞型肺结核。于1982年1月15日开始停止一切中西药品,服用蜈蚣(蜈蚣去头足焙干研末,每次3条,每日3次)。1周后食欲大增,2周后体力迅速改善,3周后体重增加3千克。服药2个月后,临床症状消失。4月22日X线片复查,确证左上肺空洞已闭合。前后共服蜈蚣800余条。在治疗期间未见任何中毒现象及不良反应。空洞闭合后,患者又减量自服蜈蚣3个多月,约400条。(杨鹏举 主编·《中医单药奇效真传》52引《陕西中医》1983年第4期)

★ 3. **治空洞型肺结核**:白及五两。用法:研细末,每服二钱,一日三次,饭后服,本方须连续服用。(中医研究院革命委员会 编·《常见病验方研究参考资料》114)

★ 4. **治空洞型肺结核**:僵蚕、白及各等分。共研细末,每服二钱,日服二次。(江苏新医学院 编·《中药大辞典》上册740引《吉林中草药》)

★ 5. **治空洞型肺结核**:白及、蜜炙百部各

12克，黄芩6克，黄精15克。水煎服。（宋立人总编·《中华本草》8册193）

★ 6. **治空洞型肺结核：【独胜丸】**白及500克，川贝母200克，麦芽100克。以上3味混合粉碎，过100目筛，按药粉与蜜1∶1.2的比例兑入炼蜜制丸，每丸重7.5克。口服，每次1丸，每日2次。（宋立人 总编·《中华本草》8册677）

★ 7. **治空洞型肺结核：**白及粉8两，川贝母粉2两，胎盘粉2两，乌贼骨粉5钱。用法：上药研匀，每日早、晚各服1次，每次3钱，开水送下。（中医研究院革命委员会 编·《常见病验方研究参考资料》114）

浸润型肺结核3方

★ 1. **治浸润型肺结核：**胎盘（紫河车）四份，百部二份，白及二份。用法：共研细末，水泛为丸（蜜丸更好），每服二钱，一日三次，开水送服。蜜丸可按分量酌加。以三个月为一个疗程。（中医研究院革命委员会 编·《常见病验方研究参考资料》114）

★ 2. **治浸润型肺结核验案：**沈某某，女，38岁。1958年8月去宁波第一医院检查为浸润型肺结核和右肋膜炎，用雷米封、钙片等药未瘥，且有咽干、失音现象，经服用紫河车1具后，潮热渐减，睡眠渐佳，咽干、失音渐有转变。再服1具，寒热完全消失，精神日佳，胃口亦开，并能处理轻便家务。去年又服1具，体重增加，能步行，已痊愈，可无须服药。治疗方法：新鲜紫河车用米泔水漂，长流水洗极净，酒蒸，瓦上焙干为末；或煮熟捣烂，炼蜜为丸，每天服3次。（黄国健等 主编·《中医单方应用大全》527）

★ 3. **治浸润型肺结核、慢性纤维空洞型肺结核、血行播散型肺结核：**夏枯草5000克，冰糖1000克。用法：先将夏枯草加水煮沸2次，每次50分钟，合并煎液，澄清沉淀，除去泥滓，加入冰糖，微火煎煮，浓缩成膏，冷贮备用。每次10～15克，每日2次，温开水送服。功效：杀结核菌。医师嘱咐：此方经吉林化工医院和湖北黄冈康复医院临床验证，对浸润型肺结核、慢性纤维空洞型肺结核和血行播散型肺结核均有效。有效率达96%以上，服药后咳嗽、胸痛、咯痰、发热、咯血等症状均见消失或减轻，结核病灶亦见不同程度吸收好转。效果极佳。糖尿病患者可将冰糖换成蜂蜜，效果相同。（刘道清 主编·《中国民间神效秘方》84）

肺结核咯血3方

★ 1. **治肺结核咯血：**取旱莲草全草、白茅根茎制成注射液，每毫升含旱莲草0.5克，白茅根0.5克。每天肌注2～3次，每次4毫升；对大咯血患者，可用注射液4毫升加入50%葡萄糖20毫升中静注，每天2～3次。用药时间一般为4～5天或稍长些。副作用：偶有寒战、高热，待出汗后即消失，多为制剂不纯所致。（江苏新医学院 编·《中药大辞典》下册2616）

★ 2. **治肺结核咯血：**海螵蛸10克，白及10克，藕节10克，仙鹤草10克。水煎去渣，加蜂蜜调服，每日3次。（张可堂·《中国中医药报》2011年6月9日）

★ 3. **治肺结核咯血：**可见面色无华、午后潮热、颧稍红、神疲厌食、夜卧不宁、舌质红、苔薄白、脉虚细数，多属气阴两虚，损及肺络所致。鲜地龙20条（不切断），洗净置于碗内，撒上冰糖30克，加凉开水1小碗，盖好放在锅里，用大火炖至地龙僵化、冰糖溶解为度。除掉地龙，取汤液空腹服之，每天2次，连服1周。据蒋序学报道，应用本方治疗本病效果很好。（薛建国 李缨 主编·《实用单方大全》474）

结核病7方

★ 1. **治结核病：**蜈蚣去头足，焙干，研末内服，每次为3～5条，每日2～3次。王宇润用上方治疗7例不同类型的结核病：结核性胸膜炎、肺结核、散发性结核、肋骨结核、乳腺结核和颈淋巴结核，都获痊愈，服药2周后，首先见到食欲增加，面色转红，其后体重、体力亦见增加。（王辉武 主编·《中药临床新用》636）

★ 2. **治结核病:**蜈蚣3条,甘草3克。各研末,为1次量口服,1日3次,4周为1个疗程,休息1周。据报道,本法对肺胸膜、肠、乳腺、淋巴等各部位的结核,均可治愈。(王辉武 主编·《中药临床新用》638)

★ 3. **治结核病、肿瘤、骨髓炎、百日咳:**鸡蛋110克,蜈蚣1条。用法:将鸡蛋打碎去壳,置碗中,加入蜈蚣并用筷子搅均匀,倒入锅中炒蛋饼。1次服完,每日服2次。疗程应长,短期服食效果不显。(吴静 主编·《祛百病醋蛋秘方》24)

★ 4. **治结核:**鸡蛋110克,全蝎6个,黑蜘蛛6个,蛇蜕1克。用法:将全蝎、黑蜘蛛、蛇蜕研成细末(先分别焙干),打入鸡蛋并调匀,然后用麻油煎成蛋饼。每日空腹食用1剂,7天为1个疗程。说明:此方流传于民间,经高允旺18例验证,其中10例于1周后获效,8例因病程长于15天左右获效。个别病人曾用抗痨西药,如雷米封、利福平、乙胺丁醇等同用,可增强疗效。(高允旺 编著·《偏方治大病》42)

★ 5. **治结核病:**取壁虎置瓦上焙干研末,装入胶囊。日服3次,每次3~4粒,小儿1~3粒(如小儿服胶囊困难,可改用壁虎一只,剁碎炒鸡蛋吃,每日2次),连服3个月为1个疗程。治疗50例,其中肺结核5例,痊愈4例,好转1例;肺门淋巴结核20例,痊愈16例,显效3例,无效1例;胸椎结核15例,痊愈10例,好转4例,无效1例;腰椎结核10例,痊愈8例,好转2例。所有病例治疗前均经X线摄片或透视确诊,服药1个疗程后,再经X线摄片复查。(宋立人 总编·《中华本草》9册402)

★ 6. **治各种结核病:【结核散】**炮山甲45克,蜈蚣2条,僵蚕15克,火硝1克,守宫2只,全蝎2只,白附子45克。共研细装胶囊内,每服3~4粒,1日3次,儿童及体弱者酌减,孕妇忌服。治疗结核病93例(淋巴结核55例,骨结核33例,肠系膜淋巴结核5例),结果全身症状明显好转、局部病灶愈合者80例,占86%;其余13例好转。(方药中 邓铁涛 李克光 等 主编·《实用中医内科学》187)

★ 7. **治胸壁结核和淋巴结核破溃成漏孔:**蟾蜍1个,白胡椒3钱,硫黄2钱。先将胡椒、硫黄塞入蟾蜍腹内,后用黄泥包裹蟾蜍厚一二寸,火内煨透,取出去泥,研细末,香油调成糊状,灭菌后,涂于无菌纱条放入漏孔内,外盖纱布,每2~4天换药1次。(江苏新医学院 编·《中药大辞典》下册2718)

肺炎10方

★ 1. **治肺炎:**金荞麦15~30克,蒲公英10克,大青叶10克,鱼腥草10克。用法:水煎服。每日1剂,分3次服用。适用于病毒性肺炎。(李川 主编·《民间祖传秘方》27)

★ 2. **治肺炎:**麻黄2钱,杏仁3钱,石膏(打,先煎)8钱,甘草2钱。用法:水煎服,1日1~2剂。(中医研究院革命委员会 编·《常见病验方研究参考资料》106)

★ 3. **治肺炎:**鱼腥草不拘量。用法:上药煲鸭蛋。疗效:连服数次可愈。(李德新 董自强 杨万中 等 编著·《祖传秘方大全》12)

★ 4. **治肺炎:**鱼腥草、桔梗各30克,杏仁6克。用法:先将桔梗、杏仁煎半小时,然后加入鱼腥草同煎5分钟,每日1剂,分3次服。(吴静 陈宇飞 主编·《传世金方·民间秘方》23)

★ 5. **治肺炎:**鱼腥草、白茅根各30克,金银花15克,连翘10克。用法:水煎内服。每日1剂,日服3次,连服3天。备注:本方清热解毒,消炎的效果较好,主治肺炎。(吴静 陈宇飞 主编·《传世金方·民间秘方》23)

★ 6. **治肺炎:【青鱼合剂】**大青叶、鱼腥草、马兰草、淡竹叶各30克。每日1剂,重症2剂(小儿减半)。朱国城用青鱼合剂治疗肺部急性感染76例,治愈75例。一般在服药后1~2天内退烧,咳嗽吐痰和肺啰音明显好转。(吴静 陈宇飞 主编·《传世金方·民间秘方》421)

★ 7. **治肺炎:**白及5克。研末,与蜂蜜1匙、鸡蛋1个共入1碗稀粥拌匀,每日晨服1次,可久服。适用于肺炎吐血、咳嗽、潮热盗汗、咽痛者。(胡郁坤 陈志鹏 主编·《中医单方全书》7)

★ 8. **治肺炎:**夏枯草60克,白茅根60克。水煎服,每日1剂,2次分服。(胡郁坤 陈志鹏 主编·《中医单方全书》7)

★ 9. **治肺炎:**紫花地丁适量。焙干研末,每次15~30克,水煎服,每日3~4次。适用于大

叶性肺炎。(胡郁坤 陈志鹏 主编·《中医单方全书》7)

★ 10. **治肺炎咯血、吐血者**:三七草全草25~50克。水煎或捣汁冲烧酒服。(胡郁坤 陈志鹏 主编·《中医单方全书》7)

肺脓疡(肺痈)34方

★ 1. **治肺脓疡**:金荞麦250克。用法:切碎,装入瓦罐中,加水或黄酒1250毫升,罐口密封,隔水小火蒸煮3小时,煎成约1000毫升,每次20~40毫升,每日服3次。(胥)按语:本方是成云龙献给南通市中医院治疗肺痈(肺脓疡)的“祖传秘方”。20世纪70年代该院曾观察总结506例,效果奇佳,其排脓消痈、清热解毒的作用,似非他药所可替代,后来广泛用于痰热咳嗽、肺炎、咽喉肿痛等病证,效果也不错。常与鱼腥草、葎草配伍使用。(宋立人 总编·《中华本草》2册631引《湖北中草药志》)

★ 2. **治肺痈**:金荞麦60克,水煎服,每日1~2次。(王永炎 鲁兆麟 主编·《中医内科学》215)

★ 3. **治肺痈、咯吐脓痰**:金荞麦30克,鱼腥草30克,甘草6克。水煎服。(宋立人 总编·《中华本草》2册631引《四川中药志》)

★ 4. **治肺痈验案**:孙某某,女,13岁。1969年5月23日入院,肺脓疡,第113号。病史摘要:于5月5日发热恶寒,咳嗽痰少夹血,伴有胸痛,至当地公社医院进行胸部X线透视,发现左肺有大块昏暗阴影,并见有液平面和半圆透亮区,诊断为左肺化脓症,经使用青、链霉素等,治疗半月,病情未见好转,转来我院治疗。检查:体温37.9℃,一般情况较差,难以平卧,呼吸气促。听诊:左肺呼吸音明显减低。化验:白细胞7000个/mm^3,中性粒细胞72%,淋巴细胞28%,血红蛋白95g/L,红细胞360万个/mm^3,血沉55mm/h,入院时胸片,左肺上叶见大片致密阴影,上缘有一较大透亮区及液平面。诊断为左肺上叶肺脓疡。治疗经过:入院后服“肺痈药水”(以金荞麦半斤,加水1250ml,罐口密封,隔水文火蒸煮3h,后取汁约1000ml,加防腐剂,即得肺痈药水),每服30ml,1日3次,服药后,排出较多脓痰,病情逐渐好转,于6月11日X线左胸正位片报告,左上肺原有大片致密影显著吸收,较大透明区及液平面已完全消失,目前仅有残留细条影可见。经住院20d,于6月12日痊愈出院。(杨鹏举 主编·《中医单药奇效真传》55引《中草药通讯》)

★ 5. **治肺脓肿**:金荞麦20克,虎杖15克,生薏仁20克,鱼腥草15克,鲜芦根30克,羊蹄根10克(回族方)。用法:水煎4次,合并药液,分4次服,每次1茶杯,每日1剂。说明:本方具有清热解毒、消痈排脓作用。本方是治肺脓肿的有效方剂。病例:董某某,男,38岁,因发热恶寒,咳嗽胸痛咯吐脓痰1周入院。体温39摄氏度,右上肺呼吸音低,可闻及湿性啰音。用本方1周,咳嗽减轻,胸痛及脓痰消除而治愈。(张力群 张翔华 郭博信 主编·《中国民族民间秘方大全》63)

★ 6. **治肺脓肿**:鱼腥草120克。用法:水煎服。每日1剂,日服2次(浓煎服)。功效:清热解毒。(程爵棠 程功文 编著·《单方验方治百病》53)

★ 7. **治肺痈**:鲜鱼腥草100克,捣烂取汁,用热豆浆冲服,每日2次。(王永炎 鲁兆麟 主编·《中医内科学》215)

★ 8. **治肺痈**:鱼腥草、蒲公英各30克,水煎服。(王永炎 鲁兆麟 主编·《中医内科学》215)

★ 9. **治肺脓疡**:鱼腥草(干),每天30~60克,先用冷水浸泡一段时间,煎一沸服用(不宜久煎)。治疗5例肺脓疡,最短者用药1周,脓疡即吸收,仅留轻度胸膜增厚,一般均于2周完全吸收。发热于用药后2~8天下降至正常,在疗程第2~3天大部分患者出现较剧烈之呛咳,咳出大量脓痰,5天后咳即减轻,不再有脓痰。1周后仅偶有咳嗽。采用本品治疗能使痰臭味减轻,血象可在10天内恢复正常。(杨仓良 主编·《毒药本草》218)

★ 10. **治肺脓疡**:鱼腥草50克,鸡蛋1个。用法:先将鱼腥草用1碗水浸1小时后用火煎沸即可,不可久煎,滤去药渣,打入鸡蛋,调匀待用。将上药液缓缓服下,如患者正在咯血,药液不可太热。以上为1日量,可连服15~20天。备注:清热解毒,化脓生肌。用治肺痈。(吴静 陈宇飞 主编·《传世金方·民间秘方》25)

★ 11. **治肺脓疡**:鱼腥草120克,鲜芦根60克。用法:捣汁,温服。备注:本方用于肺痈咳脓臭痰。(吴静 陈宇飞 主编·《传世金方·民间秘方》25)

★ 12. **治肺脓疡**:**【桔梗鱼腥草汤】**鱼腥草4两,桔梗、甘草各5钱。用法:水煎。每日1剂,分2次服。方解:桔梗、鱼腥草宣肺排脓;甘草清热解毒,调和药性。诸药合用,共奏宣肺排脓、清热解毒之效。(易法银 喻斌 主编·《湖南省中医单方验方精选·内科》上册314)

★ 13. **治肺痈咳脓臭痰**:鱼腥草一斤,桔梗、甘草各三钱。用法:将桔梗、甘草加水半斤,煎成四两。再将鱼腥草用二次米泔水洗净,布外搓揉取汁,加入前药内调服。(中医研究院革命委员会 编·《常见病验方研究参考资料》108)

★ 14. **治肺脓疡**:鲜垂盆草30~60克,鱼腥草、苡仁、冬瓜子各15克。水煎服。(王琦 主编·《王琦临床医学丛书》下册1341)

★ 15. **治肺脓疡**:鱼腥草、鲜芦根各30克,蒲公英、冬瓜子各15克,桃仁9克。水煎服。(宋立人 总编·《中华本草》7册990)

★ 16. **治肺痈,发热恶寒,胸部隐痛,咳嗽,吐腥臭痰或兼血,不能侧卧,右脉滑数**:鲜桔梗、鱼腥草各1两。用法:水煎。每日1剂,分2次服。功能:清热消痈,化痰止咳。(易法银 喻斌 主编·《湖南省中医单方验方精选·内科》上册296)

★ 17. **治肺脓疡、化脓性胸膜炎**:笔者曾用马鞭草鲜品治疗肺脓疡并发化脓性胸膜炎重症1例,取得很好疗效,现举例介绍如下。

患者孔某某,女,5岁,1963年2月因发热咳嗽,至某医院诊为肺炎,即用青、链霉素治疗5天,发热39.5摄氏度不退,咳嗽加重,遂转至某医院就诊,诊断为肺炎、肺脓疡。用抗生素治疗1周,右胸肋又发脓胸,插管做闭塞引流,每日引流排出脓性分泌物150毫升左右,10天后,患儿仍发热、咳嗽脓血,动则气喘,精神萎靡,消瘦。因家庭经济困难,即自动出院回家,用鲜马鞭草梗约150克,捣烂加冷开水约60毫升再拌捣片刻,用纱布包裹取汁,每次以少许给患者频频饮咽,分2日服完。连服1周,患儿发热全退,咳嗽气喘明显减轻,咳吐与引流管脓血消失,饮食增进。于是拔除引流管,给予饮食调养,1个月后身体恢复正常,随访30年病未复发。[《中医杂志》编辑部 整理·《中医杂志》"专题笔谈"文萃(1995—2004,第一辑)69]

★ 18. **治肺脓疡**:败酱草(又称苦菜)适量。洗净,早晨空腹嚼服,每次2~3根,每日2次,连服3~4周。(胡郁坤 陈志鹏 主编·《中医单方全书》9)

★ 19. **治肺脓疡**:败酱草90克,川贝母3个,红枣5枚。用法:水煎服。(吴静 陈宇飞 主编·《传世金方·民间秘方》24)

★ 20. **治肺脓肿**:百合30克,小蓟30克,白僵蚕10克。水煎服,每日2次。(金福男 编著·《古今奇方》55)

★ 21. **治肺脓肿**:白及500克,猪肺500克。各洗净,同煮烂,食肺喝汤,每剂4日分服。或以白及500克,与糯米90克、粳米250克共研细末,用冰糖适量调羹,可经常食用。或以白及30克,焙干为末,调入鸡蛋内,以香油煎食,不加盐,每日1次,3日服完,连服3剂。(胡郁坤 陈志鹏 主编·《中医单方全书》9)

★ 22. **治肺痈咳吐脓血**:白及1两,蒲公英、银花各5钱,糯米1两。用法:水煎,1日早、晚2次服。(中医研究院革命委员会 编·《常见病验方研究参考资料》109)

★ 23. **治肺痈(肺脓疡初期)**:芦根20克,僵蚕10克,薄荷10克,蝉蜕5克,银花20克,甘草10克。上药煎15分钟去渣取汁约250毫升,每日1剂,分3次服。咳嗽吐汁样脓痰者,加桔梗10克,黄芩10克,冬瓜仁30克;病重者,每日服2剂。疗效:治疗肺痈48例,服药5天病情缓解,大部分10天治愈。(史书达 编著·《中国民间秘验偏方大成》107)

★ 24. **治肺痈,咳吐脓血,体质瘦弱已极**:紫河车1具,阿胶2两。用法:紫河车洗净,阿胶加入同蒸。每次适量,每日服2次。功能:补肺益气,化痰止咳。注意事项:2天服完。(易法银 喻斌 主编·《湖南省中医单方验方精选·内科》上册296)

★ 25. **治肺痈已成未成,胸中隐痛,咯吐脓血**:**【金鱼汤】**活鲤鱼1条(约4两重),贝母1钱。先将鲤鱼连鳞剖去肚肠,勿经水气,用贝母细末掺在鱼肚内,线扎住。用上白童便半大碗,将鱼浸童便内,重汤炖煮,鱼眼突出为度。少顷取出,去鳞、骨,取净鱼肉浸入童便内炖热。肉与

童便作二三次1日食尽。(宋立人 总编·《中华本草》9册287引《外科正宗》)

★ 26. **治肺脓疡**:白及、苡仁各240克,忍冬藤60克。用法:共研细末,白糖调服,每服9克。备注:用于肺痈咳脓臭痰。(吴静 陈宇飞 主编·《传世金方·民间秘方》25)

★ 27. **治肺脓疡**:土茯苓150克。用法:取上药,水煎。分2次服,每天1剂。功效:清肺排脓。附注:据徐义潮报道,应用本方治疗本病有较满意疗效。(薛建国 李缨 主编·《实用单方大全》118)

★ 28. **治肺痈吐脓、吐血**:鱼腥草、天花粉、侧柏叶各等分。煎汤服之。(宋立人 总编·《中华本草》3册417引《滇南本草》)

★ 29. **治肺痈喘不得卧**:葶苈1两,大枣10枚。用法:水煎服。(中医研究院革命委员会 编·《常见病验方研究参考资料》109)

★ 30. **治肺痈咳吐脓血**:大栝楼1个,浙贝末9克。用法:栝楼用黄泥包上(泥厚一指左右),放在木柴火上,烧至里外干为止。去泥碾成细面,加入浙贝末搅匀,每天早晚各6克,酒送下。(吴静 陈宇飞 主编·《传世金方·民间秘方》25)

★ 31. **治肺痈**:白石榴花七枚,夏枯草三钱。用法:水煎服。(中医研究院革命委员会 编·《常见病验方研究参考资料》108)

★ 32. **治肺脓疡**:苡仁200克,百合50克。用法:用水5碗,煎至2碗半。1日分3~4次服完。备注:健脾益气,润肺化痰。用治肺痈咳嗽胸痛等。(吴静 陈宇飞 主编·《传世金方·民间秘方》25)

★ 33. **治咳嗽胸痛,发热,吐脓臭痰:【鱼腥败酱草汤】**鱼腥草30克,败酱草15克。用法:水煎。每日1剂,分2次服。功能:清热解毒,化痰止咳。注意事项:连服5~7剂。(易法银 喻斌 主编·《湖南省中医单方验方精选·内科》上册113)

★ 34. **治肺咳吐脓血**:败酱草、鲜芦根各30克。用法:水煎服。(吴静 陈宇飞 主编·《传世金方·民间秘方》25)

肺痿3方

★ 1. **治肺痿肺烂**:猪肺一具,白及片一两。将猪肺挑去血筋血膜,同白及入瓦罐,加酒煮熟,食肺饮汤。或稍用盐亦可。或将肺蘸白及末更好。(江苏新医学院 编·《中药大辞典》上册668)

★ 2. **治肺痿,胸前有孔,兼治腰痛:【鹿子丸】**嫩鹿茸(去毛,酥炙微黄)、大附子(炮,去皮脐)、盐花各等分。用法:上为末,枣肉为丸。每服三十丸,空心好酒送下。(彭怀仁 主编·《中医方剂大辞典》9册588引《万病回春》)

★ 3. **治肺叶痿败、喘咳夹红者**:嫩白及12克研末,陈阿胶6克。冲汤调服。(宋立人 总编·《中华本草》8册677)

肺病吐血4方

★ 1. **治肺热吐血**:白及研细末,每服6克,白汤下。(江苏新医学院 编·《中药大辞典》上册668)

★ 2. **治肺热吐血**:白及3克,川贝母3克,知母3克。用法:共为细面,每次白开水送服3克,日服3次,吐血停止时,接服白茅根汤数次。验案:本县各上村董某某,男,32岁;周屯村倪某,女,20岁;双坦村董某,男,29岁;小屯村刘某某,男,35岁,这些患者都是肺热吐血症,经本方1~3剂,症状基本消失。继服白茅根(剂量多少均可)煎汤,连服数日痊愈。(李德新 董自强 杨万中等 编著·《祖传秘方大全》12)

★ 3. **治肺损,呕血紫黑色不止:【蜡酥煎】**黄蜡、酥、牛乳各120克。用法:黄蜡先熔令消,倾入水内拨去渣,上同合于铫内煎,以柳木篦搅匀,倾瓷盒内。每次15克,含化,不拘时候。(孙世发 主编·《中医小方大辞典》1206引《圣济总录》)

★ 4. **治吐肺血,血吐在水内浮者**:羊肺1个,白及适量。用法:羊肺1个煮熟,蘸白及后焙干,研末,开水冲。不拘时服。功能:补肺止血,化痰止咳。注意事项:吐血最忌用参,无论人参、高丽参、党参,均不可服。(易法银 喻斌 主编·《湖南省中医单方验方精选·内科》下册1770)

咯血19方

★ 1. **治咯血**:三七适量。用法:研为细粉。每次用0.6~0.9克,每天2~3次,口服。功能:化瘀止血,镇咳祛痰。据郑喜文报道,应用本方治疗各种原因所致的反复咯血10例,服药后5天止血者1例,10~30天止血者6例,31~60天止血者3例,有效率为100%。(薛建国 李缨 主编·《实用单方大全》333)

★ 2. **治咯血**:三七3克。用法:口服。备注:各种原因所致的咯血。(李川 主编·《民间祖传秘方》15)

★ 3. **治咯血、吐血**:三七参、白及各等分。用法:共研极细末,贮瓶备用。每次服3克,1日服2~3次。疗效:本方止血不留瘀,服后1~2日一般均可获效。(刘有缘 编著·《一两味中药祛顽疾》15)

★ 4. **治咯血**:栝楼5~15克。水煎服。适用于热咳咯血。(胡郁坤 陈志鹏 主编·《中医单方全书》22)

★ 5. **治咯血**:新鲜大蒜。用法:去皮捣泥,贴于双侧足底涌泉穴,隔日换药1次。敷药前先在穴位上擦少许石蜡油或其他油类,以防起泡。(孟凡红 刘从明 杨建宇 主编·《单味中药临床应用新进展》125)

★ 6. **治咯血**:白及30克,五倍子5克。加水至200毫升,煎煮至50毫升左右,倾出药液,2煎加水100毫升,2次药液合并煎至20毫升。过滤后立即倾入雾化吸入器的药杯内,雾化吸入。柴良田等治疗咯血44例。结果:显效30例,占68.2%;有效12例,无效4例。止血时间为1~48小时。(杨仓良 主编·《毒药本草》874)

★ 7. **治咯血**:【**万金散**】槐花不拘多少。用法:上为末,每服二钱,食后热酒调服。(彭怀仁 主编·《中医方剂大辞典》1册967引《世医得效方》)

★ 8. **治咯血**:鱼腥草注射液4毫升,肌注,日2次,鱼腥草60克煎汤,分2次服。另加大黄粉5~20克/日,分2次口服,止血后再服3日。(孟凡红 刘从明 杨建宇 主编·《单味中药临床应用新进展》609)

★ 9. **治咯血**:鲜小蓟适量。洗净,切碎,包布绞汁饮服,每次1碗,连用2周。(胡郁坤 陈志鹏 主编·《中医单方全书》23)

★ 10. **治咯血**:乌梅不以多少,煎汤,调百草霜。一服愈。(宋立人 总编·《中华本草》4册89引《朱氏集验方》)

★ 11. **治咯血、尿血**:茜草9克,白茅根30克。水煎服。(宋立人 总编·《中华本草》6册473)

★ 12. **治咯血**:血余炭2克,藕节25克,白及25克。用法:将藕节、白及加水煮2小时,取出药液,再加血余炭口服,1日2次。备注:血余炭制法,取人发用肥皂水洗净晒干,锅中炒成炭(只许炭化,不可灰化)即成。本方对内脏出血、咯血、牙龈出血、鼻出血均有效。(吴静 陈宇飞 主编·《传世金方·民间秘方》7)

★ 13. **治咯血**:百合9克,藕节6克。用法:水煎服。(吴静 陈宇飞 主编·《传世金方·民间秘方》7)

★ 14. **治咯血**:蛤蚧1对,白及60克。研末,每次10克,开水送下,每日服1次。(胡晓峰 编著·《虫蛇药用巧治百病》144)

★ 15. **治咳嗽咯血**:生白及3钱,百合5钱,白茅根适量。用法:水煎。每日1剂,分2次服。方解:百合润肺止咳;生白及收敛止血;茅根凉血止血,清肺热。诸药合用,共奏润肺止咳,收敛止血之功。注意事项:连服2周。(易法银 喻斌 主编·《湖南省中医单方验方精选·内科》上册156)

★ 16. **治咯血验案**:李某某,余之远亲,在京从事油漆业,其体素不健壮,经常咳嗽。1961年夏患咯血,晨吐尤多,甚惧,几经诊治,无所效验。后经北京某医院介绍一偏方:鲜小蓟洗净、切碎,布包绞汁,每服一大碗。惜当时京中无此物,乃回河北老家,家中田野遍地皆有,随处可得(河北俗呼青青菜者是也)。照法服之,经服半月,咯血果止,返京后相叙于余,随录之。此人后调陕西汉中某厂,余多年未晤其面,从其家人口中得知,自愈之后,未再复发。(杨鹏举 主编·《中医单

药奇效真传》40)

★ 17. **治难治性咯血**:采用白及治疗难治性咯血患者,疗效满意。用法:白及末5克,每天早、中、晚各1次,温开水冲服或和粥服。疗效:治疗难治性咯血患者67例,经用药3~5次后,治愈者60例,好转者4例,无效者3例。总有效率为95.52%。治疗过程中未见不良反应。(李世文 康满珍 主编·《一味中药祛顽疾》173)

★ 18. **治肺热咯血,亦治热泻:【黄连阿胶丸】**黄连(净)三两,赤茯苓二两,阿胶(炒)一两。上黄连、茯苓为末,水调阿胶和丸,如梧子大。每服三十丸,食后米饮下。(宋立人 总编·《中华本草》3册220引《世医得效方》)

★ 19. **治肺热咯血**:瓦花30克,仙鹤草12克,藕节12克。水煎服。(宋立人 总编·《中华本草》3册760)

咳血11方

★ 1. **治咳血:【咳血散】**白及、血余炭、花蕊石各等份。用法:上药共研细末。每次服6~9克,日服2次,开水冲服。功效:祛瘀止血生肌。主治:各种咳血。(程爵棠 程功文 编著·《单方验方治百病》43)

★ 2. **治咳血:【白及粥方】**白及粉15克,糯米100克,大枣5枚,蜂蜜25克。用法:先用糯米、大枣加水适量煮粥至将熟时,将蜂蜜、白及粉入粥中拌匀,改文火稍煮片刻,待粥稠黏时即可。温热食用,日服2次,每日1剂。10天为1个疗程。功效:补肺止血,养胃生肌。主治:如肺结核咳血、支气管扩张咳血、复合性胃和十二指肠溃疡出血等。禁忌:不得与附子粥、乌头粥同吃。(程爵棠 程功文 编著·《单方验方治百病》62)

★ 3. **治咳血**:猪肺250克,白及30克,酒适量。用法:将猪肺挑去筋、膜,洗净,同白及入瓦罐,加酒适量煮熟。每日1剂,分2次食肺饮汤。功能:清热润肺,止咳止血。方解:猪肺清热润肺,止咳止血;白及收敛止血;白酒行药势。诸药合用,共奏清热润肺,止咳止血之功。注意事项:感冒者忌用。或稍加盐调味,佐餐用。(易法银 喻斌 主编·《湖南省中医单方验方精选·内科》下册1763)

★ 4. **治咳嗽吐血**:白及粉、猪肝、蜂蜜各适量。用法:将白及研末和猪肝蒸熟后,切薄片焙干碾粉,和蜜为丸。每日2次,每次2~3钱。功能:益肺养阴,收敛止血。方解:白及粉收敛止血;猪肝养血补肝;蜂蜜滋阴润燥,调和诸药。诸药合用,共奏益肺养阴,收敛止血之功。注意事项:开水吞服。(易法银 喻斌 主编·《湖南省中医单方验方精选·内科》上册175)

★ 5. **治咳血、便血**:旱莲草、白及各10克。研末,开水冲服。(宋立人 总编·《中华本草》7册820)

★ 6. **治咳血**:三七末3克,鸡蛋1个,藕汁1小杯,陈酒半小杯。用法:将鸡蛋打开,和其余各药混匀,隔汤炖熟食。日服1次或2次,至愈为止。附记:治疗数例,均治愈。一般2~3剂见效。(程爵棠 程功文 编著·《单方验方治百病》43)

★ 7. **治咳血,兼治吐衄,理瘀血及二便下血:【化血丹】**花蕊石三钱(煅存性),三七二钱,血余一钱(煅存性)。用法:共研细末。分两次,开水送服。(江苏新医学院 编·《中药大辞典》上册55引《医学衷中参西录》)

★ 8. **治咳血,痰带血丝**:黑豆0.5升,胎盘1个。用法:黑豆炒半生半熟,胎盘焙枯,共研末,开水冲。每次1两,分2次服。功能:补元健脾,润肺止血。(易法银 喻斌 主编·《湖南省中医单方验方精选·内科》下册1755)

★ 9. **治咳血,属阴虚火旺型**:五倍子60克,枯矾30克,米粉适量。用法:上药共研细末,米粉糊为丸,如梧桐子大。每日2~3次,每次10~20粒。功能:敛肺止汗,滋阴润燥。方解:五倍子敛肺降火,收敛止血;枯矾燥湿消痰。诸药合用,共奏敛肺止汗,滋阴润燥之功。注意事项:食后米汤送下。(易法银 喻斌 主编·《湖南省中医单方验方精选·内科》下册1762)

★ 10. **治久咳伤肺,咯血呕血;外用治创伤止血、皮肤皲裂**:白及不拘多少。用法:制成片剂。嚼碎服,每次10~30片。外用研粉敷患处。功效:收敛止血,生肌定痛。(孙世发 主编·《中医小方大辞典》50)

★ 11. **治肺热咳血**:大蓟鲜根一两。洗净后杵碎,酌加冰糖半两,和水煎成半碗,温服,日服

二次。(江苏新医学院 编·《中药大辞典》上册116)

胸膜炎4方

★ 1. **治胸膜炎:**蜈蚣三条,鸡蛋一个。将鸡蛋打一孔,蜈蚣末装入蛋内蒸熟吃,隔日一次。(金福男 编著·《古今奇方》49)

★ 2. **治胸膜炎:**夏枯草30克,泽泻18克,炙甘草3克。水煎服,每日2次。(金福男 编著·《古今奇方》49)

★ 3. **治渗出性胸膜炎:**夏枯草1斤。加水2000毫升,煎至1000毫升。每次口服30~50毫升,每天3次。应用本方治疗9例,除2例自动出院外,余均获痊愈。平均住院35.6天,退热7.7天,积液吸收24.7天。(江苏新医学院 编·《中药大辞典》下册1828)

★ 4. **治渗出性胸膜炎:**夏枯草30~50克,葶苈子12克,大枣10枚,川芎12克,鱼腥草15克。治疗渗出性胸膜炎20例,痊愈18例,2例胸水减少。平均住院36天。夏枯草,朱震亨谓之有补养厥阴血脉之功,李时珍《本草纲目》述其治疗血崩。笔者用该药治疗顽固性咯血疗效佳,故认为该药有止血之功。肺位于胸中,为足厥阴肝经循行之路线所过之处,夏枯草苦辛,寒,入肝胆经,其药力循经可直达病所。辛能散结,寒能清热泄火,有药理研究证实,夏枯草有抗菌作用,对结核杆菌有抑菌作用,故治疗肺门淋巴结核、胸膜炎等肺部疾病效果良好。[《中医杂志》编辑部 整理·《中医杂志》"专题笔谈"文萃(1995—2004,第一辑)61]

脓胸1方

★ **治脓胸:**全栝楼一个,杏仁一百个(去皮尖炒),川贝一两(研细末)。用法:先将栝楼开一小孔(如小指头大),把杏仁入栝楼内,用纸糊口,再用盐水和泥,把栝楼周围用泥包好,炭火烧焦(不要枯焦应存性),去泥,研为细末,加川贝母末和匀。成人一日三次,每服一钱,白水送下,空腹服,患儿酌减。忌辛、辣、酒等刺激性食物。(中医研究院革命委员会 编·《常见病验方研究参考资料》112)

胸腔积液3方

★ 1. **治胸腔积液:**葶苈子15克,红枣10枚。用法:水煎。每日1剂,分2次服。功能:逐水化积,健脾益气。注意事项:连服10天。(易法银 喻斌 主编·《湖南省中医单方验方精选·内科》下册1880)

★ 2. **胸腔积液:**用生甘遂末,每日1次,每次1.5~2克,冲服(用散剂,不能入煎)。连续服用7~20天。治疗胸腔积液18例,获得满意疗效。(杨仓良 主编·《毒药本草》499)

★ 3. **治胸腔积液、腹水:**甘遂、大戟、芫花各等量。共研细粉,每服0.5~1钱,大枣10枚煎汤送服。(《全国中草药汇编》编写组 编·《全国中草药汇编》上册240)

水饮内停1方

★ **治水饮内停:【大枣汤】**芫花(炒)、甘遂、大戟等分。用法:上各为散。以水一升半,先煮大枣肥者十个,取八合,去滓,纳药末。强人服一钱匕,羸人服半钱,平旦温服之。不下者,明日更加半钱。得快下利后,糜粥自养。(宋立人 总编·《中华本草》5册259引《伤寒论》)

胸痛3方

★ 1. **治胸痛:**百合、鱼腥草各五钱,红花一钱半。用法:水煎服。(中医研究院革命委员会 编·《常见病验方研究参考资料》110)

★ 2. **治胸痛:**槐角20克,猪皮30克。水煎服,每日1~2次。(金福男 编著·《古今奇方》48)

★ 3. **治胸痛**：山楂10克，黑豆叶20克，柴胡12克。用法：水煎服，每日1剂，分2～3次温服。（吴大真 高留泉 魏素丽等 主编·《灵验单方秘典》114）

支气管扩张12方

★ 1. **治支气管扩张症，咳嗽吐脓血**：金荞麦30克（鲜品加倍）。用法：上药加水煮沸20分钟，滤液温服，1次服完，每日2次。功效：清热止血。医师嘱咐：忌烟酒及辛辣食物。（刘道清 主编·《中国民间神效秘方》53）

★ 2. **治支气管扩张**：成人每次服白及粉2～4克，每日3次，3个月为1个疗程。21例患者经1～2个疗程，痰量显著减少，咳嗽减轻，咯血得到控制。（江苏新医学院 编·《中药大辞典》上册669）

★ 3. **治支气管扩张**：三七适量。每次3～5克，冲服，每日3次，连服3～4日。适用于支气管扩张咯血。（胡郁坤 陈志鹏 主编·《中医单方全书》11）

★ 4. **治支气管扩张**：三七10克，白及10克。用法：共研细末，每次6克，每日2次，温开水送服。（贯海生 贯俊 李鑫等 编著·《走入家庭的偏方——小处方治大病》）

★ 5. **治支气管扩张**：紫河车1个。洗净焙干，另取黑豆适量，炒到半熟，共研末，每次50克，以开水冲服。按：本病中医学属于“咯血”“肺络胀”“咳嗽”等范畴。（胡郁坤 陈志鹏 主编·《中医单方全书》11）

★ 6. **治支气管扩张**：百合60克，红糖30克。水煎服。（吴静 陈宇飞 主编·《传世金方·民间秘方》2）

★ 7. **治支气管扩张咯血**：白及15克，萸肉10克，龙骨12克，牡蛎12克。水煎服。此方名为补络补管汤，甚效。（范其云 编著·《家用偏方二百三》38）

★ 8. **治支气管扩张症**：鱼腥草20克，薏苡仁20克，山药（鲜品）30克。用法：先将鱼腥草淘洗干净，加水煮沸15分钟，去除药渣，留取药液。再将新鲜山药洗净去皮，切成碎块。然后与薏苡仁同放药液中煮成药粥，1次服完，每日2次，连服30日。功效主治：清热消炎，润肺健脾。主治支气管扩张症，表现为咳吐脓痰、身体虚弱、食量减少、气喘乏力者。禁忌：孕妇不宜服。（刘道清 主编·《中国民间神效秘方》57）

★ 9. **治支气管扩张咯血、肺结核咯血**：白及、海螵蛸、三七各180克。共研细末，每服9克，每日3次。（宋立人 总编·《中华本草》8册677）

★ 10. **治支气管扩张咯血**：鲜大蓟2500克。用法：鲜大蓟捣烂，压汁，每次服200毫升，每日2～3次。验案：某老妇，66岁，患支气管扩张大咯血，住院2天治疗无效而主动出院。服用鲜大蓟汁1天咯血止，随访未再复发，现80高龄仍健在。按语：本方为天津市已故名老中医张先五师传秘方。鲜大蓟具有清热、解毒、止血之功，于夏秋季在田间地头采集，洗净即可应用。（刘有缘 编著·《一两味中药祛顽疾》13）

★ 11. **治支气管扩张咯血验案**：沈某某，男，56岁。患者于入院前2天早晨开始咳痰，痰中带血，当晚突然大量咯血，约200毫升，鲜红，纯血，无食物残渣，咯血后即感头昏、心悸，经当地医院注射安络血2支，效果不显。次日上午仍大量咯血，病情加重而来院诊治。入院后仍继续咯血，先后共咯血300～400毫升，给予景天三七糖浆首剂100毫升，以后50毫升，每天4次，次日病情明显好转，仅咯血3块，第3天痰中带血，至第6天痰中完全无血，X线全胸片见肺纹理增多。诊断：支气管扩张症，合并中等量咯血。病人于第8天出院。（黄国健等 主编·《中医单方应用大全》374）

★ 12. **治支气管扩张、咯血**：百合60克，白及120克，蛤粉60克，百部30克。共为细末，炼蜜为丸，每丸重6克，每次1丸，日3次。（宋立人 总编·《中华本草》8册116）

支气管炎20方

★ 1. **治慢性支气管炎**：鲜百合2～3个。洗净、捣汁，以温开水送服，每日2次。适用于老人慢性支气管炎伴有肺气肿或肺病咳嗽咯血者。

(胡郁坤 陈志鹏 主编·《中医单方全书》5)

★ 2. **治慢性支气管炎:**百合9克,梨1个,白糖15克(一方用蜂蜜20毫升)。用法:混合蒸2小时,冷后顿服。(吴静 陈宇飞 主编·《传世金方·民间秘方》13)

★ 3. **治支气管炎:**百合10克,枇杷叶10克,陈皮10克,炙甘草10克。水煎服,每日1~2次。(金福男 编著·《古今奇方》42)

★ 4. **治支气管炎:**百合15克,沙参15克,川贝母3克。水煎服。此方适于燥热型急性支气管炎。(金福男 编著·《古今奇方》43)

★ 5. **治支气管炎:**地龙适量。研细粉,装胶囊,每粒0.5克。用法:口服。每日服3次,每次3克。(张金鼎 邹治文 编著·《虫类中药与效方》167)

★ 6. **治支气管炎:**地龙末4.5克,猪胆粉、大枣粉、胎盘粉各1.5克。混合均匀,早、中、晚分3次服下,连服7日。(胡晓峰 编著·《虫蛇药用巧治百病》130)

★ 7. **治慢性气管炎:**取活蟾蜍将皮完整剥下。烤干研末,陈蜜制成丸或装胶囊,每次口服1克,每日2次。10天为1个疗程,停药5天,续服第2个疗程。观察334例,经第1个疗程后,有效率为69.7%,2个疗程的有效率为70%。(宋立人 总编·《中华本草》9册361)

★ 8. **治慢性气管炎:【蟾胆胶囊】**取活蟾蜍(去头、皮、内脏,焙干研粉),猪胆汁与等量面粉混合均匀,低温炒松研粉。按7:3比例将蟾粉与猪胆面粉混合均匀,装入胶囊,每粒0.3克。用法:每次口服1.5克,日3次,饭后服,10天1个疗程,一般用2个疗程。功能:止咳平喘,祛痰消炎。(张金鼎 邹治文 编著·《虫类中药与效方》293)

★ 9. **治慢性气管炎:**取活癞蛤蟆一个(大者为佳),生鸡蛋一个。将鸡蛋从癞蛤蟆口里塞进腹腔内(若癞蛤蟆口小,蛋塞不进去,可将癞蛤蟆口角两边剪开一些),其嘴巴用白棉线缝好,外用黄泥涂裹,再把它放在烧柴草的灶膛里烧烤。以外涂的黄泥开裂为度。待冷却剥去泥,癞蛤蟆也随之剥去,去蛋壳,趁热吃蛋,每天按此法吃一个鸡蛋,一般儿童连吃三个,成人连吃五个蛋即可见效。(高允旺 编著·《偏方治大病》41)

★ 10. **治急性支气管炎:**仙人掌(鲜品)150克,冰糖30克。用法:先将仙人掌用清水冲洗干净,然后捣烂,再与冰糖一起,加水共煮沸20分钟,滤出药液,分3次1日内喝完。每日1剂,连服5日。功效:清热解毒,润肺止咳。主治:急性支气管炎,症见发热咳嗽、吐黄痰、咽干痛、咳嗽吐血者。医师嘱咐:忌烟酒及辛辣腥荤之物。(刘道清 主编·《中国民间神效秘方》29)

★ 11. **治急性支气管炎:**蝉蜕20克,紫苏15克。用法:上药加水煮沸20分钟,滤取药液,1次服完。再服再制,每日2次,早、晚饭后服用。儿童酌减。功效主治:化痰止咳。主治急性支气管炎,症见咳嗽痰喘、发热恶寒、咽喉干痒、声音嘶哑、胃脘胀满者。禁忌:忌烟酒及刺激性气味。(刘道清 主编·《中国民间神效秘方》28)

★ 12. **治急性支气管炎(风热型):**鱼腥草30克,栝楼10克,黄芩10克。用法:水煎服。每日1剂,日服2次。功效:清热,化痰,止咳。(程爵棠 程功文 编著·《单方验方治百病》25)

★ 13. **治慢性气管炎:**五倍子、牡蛎、大黄各等量。共为细末。食醋调为膏。外敷双肺俞穴、膻中穴,每穴用药膏0.3~5克,每周1次,每4次为1个疗程,可用2~4个疗程。(张金鼎 邹治文 编著·《虫类中药与效方》265)

★ 14. **治慢性气管炎:**五倍子30克,远志肉15克,茯苓30克。用法:共研细末,加蜜糖制成丸,每服9克,1日3次。(吴静 陈宇飞 主编·《传世金方·民间秘方》13)

★ 15. **治慢性气管炎:**海螵蛸15克,地龙10克,百部25克,白糖20克。共研细末,每次服10克,每日3次。(张可堂·《中国中医药报》2011年6月9日)

★ 16. **治支气管炎:**鲜紫河车煮食,每周1个。或焙干研末,每日20克,分2次服,1个月为1个疗程。潘家旺用上方防治慢性支气管炎50例,平均经3个疗程治疗,年均发病次数减少为1.5次,急性发作日平均缩短为86天,且在急性发作时症状较治疗前减轻、易控制,其中以女性及喘息型效果更佳。(王辉武 主编·《中药临床新用》604)

★ 17. **治慢性支气管炎:**胎盘1个,百合1000克,白蜂蜜500克,蛤蚧2对。用法:先将胎盘洗净焙干研粉,蛤蚧焙干研粉。然后用1两清油炒百合至微黄,再倒入白蜜,烧热拌匀出锅,置瓷器皿中，服时用小匙挖2匙，再加入胎盘、蛤蚧粉冲服(约9克)，每日2次。说明：以冬季服药效果最佳。慢性支气管炎合并感染者，待感染控制后服用。(张力群 张翔华 郭博信 主编·《中国民族民间秘方大全》51)

★ 18. **治慢性气管炎验案**：武某某，女，12岁。3岁时患喘咳病，每感寒，喘益甚，多方治疗无效，我将乌贼骨放在瓦上焙枯为止，与红糖等量拌匀后，每次10克，每天2次，服用6天而愈，未曾再发。(黄国健等 主编·《中医单方应用大全》441)

★ 19. **治慢性支气管炎验案**：杨某，女，62岁，工人。旧有慢性支气管炎，经常举发，咳呛频仍，气逆痰少。苔少质淡，脉细而虚散，气失降纳之候，治宜敛肺定咳。五倍子、五味子、核桃肉各150克，共研细，蜜丸如绿豆大，早、晚各服6克，一日3次。连服5日，咳呛略稀继服旬日渐复。嗣后虽仍偶见发作，继服上丸亦效。(朱良春 主编·《朱良春虫类药的应用》377)

★ 20. **治气管炎**：蜈蚣10克，甘草15克。将蜈蚣研细末，用甘草煎水冲服，每日2次。(李永明·《中国中医药报》2010年8月18日第5版)

支气管哮喘12方

★ 1. **治支气管哮喘**：紫河车适量(干品)。研成细末，备用。每次2～4克，每天3次，饭后服。功能：补益肺肾，纳气平喘。据顾剑萍报道，应用本方治疗19例，17例症状消失，2例症状减轻。(薛建国 李缨 主编·《实用单方大全》590)

★ 2. **治支气管哮喘**：河车粉1.5克。开水送服，每日2～3次。或以鲜紫河车1个，洗净后置砂锅内煮熟，取出用手撕成细丝，再放入原汤，加入龙眼肉、大枣各500克，冰糖250克，熬成冻样，冷后入瓷器收藏，每次1匙，每日3次，宜常吃。适用于气喘。(胡郁坤 陈志鹏 主编·《中医单方全书》15)

★ 3. **治支气管哮喘**：取活蟾蜍一只，口内放入二十粒白胡椒，外用黄胶泥封固，烧至红色为度，去泥研粉，一日内分二次服完，一周为一个疗程，连服二至三个疗程。(杨仓良 主编·《毒药本草》57)

★ 4. **治支气管哮喘**：蟾蜍15只(每只重125克，剖腹去内脏)，加入黄酒1500毫升，放入瓷罐内密闭，再放入铝锅加水，用水煮2小时，将药液过滤即成。用法：口服。成人每次15～30毫升，日服3次。(张金鼎 邹治文 编著·《虫类中药与效方》292)

★ 5. **治支气管炎及哮喘**：大蒜、醋、红糖各适量。用法：整个大蒜浸醋，并加入红糖，1周后每天早晨空腹吃糖醋大蒜1～2瓣，并喝一些糖醋汁。连服10～15天。(吴静 主编·《祛百病大蒜秘方》16)

★ 6. **治支气管哮喘**：大雪梨去皮后挖一小洞，纳入去壳的巴豆1～2粒，蒸成梨浆，去巴豆仁，每日清晨空腹服1个，15天为1个疗程。李启珊用上方治疗哮喘27例，结果治愈22例，好转3例，无效2例。(王辉武 主编·《中药临床新用》146)

★ 7. **治支气管哮喘**：凤仙花全株，捣烂敷背脊骨下至尾骨，用大棉纸盖住，见热气即除去。(吴静 陈宇飞 主编·《传世金方·民间秘方》15)

★ 8. **治支气管喘息**：地龙研细末，装入胶囊，每次一钱，日服三次，温开水下。(江苏新医学院 编·《中药大辞典》下册2113)

★ 9. **治支气管哮喘**：表现为咳嗽、哮喘，入夜更甚，痰稠色黄，伴发热等。地龙18克，加白糖。每次服3克，每天3次。据梁远立报道，应用本方治疗10例，近期治愈9例，有效1例，疗效颇为满意。对偏热小儿哮喘效果更佳。(薛建国 李缨 主编·《实用单方大全》481)

★ 10. **治支气管哮喘**：鹅不食草、栝楼、莱菔子各9克。用法：煎服。(宋立人 总编·《中华本草》7册771)

★ 11. **治支气管哮喘**：细茶叶、白僵蚕各15克。用法：共研细末，饭后用开水或酒冲服，每日早、晚各服1次，每服6克，患儿酌减。(吴静 陈宇飞 主编·《传世金方·民间秘方》15)

★ 12. **治支气管哮喘**：僵蚕15克，全蝎3克，地龙10克，桃仁10克。将上药共研细末，混匀，水泛为丸。每次6克，每日2次。连用15天为1个疗程。(李永明 张可堂·《中国中医药

报》2011 年 1 月 7 日)

哮喘 15 方

★ 1. **治虚喘**:胎盘一个。用法:洗净、煮熟,连汤分数次服。或将胎盘焙干研末,每服三钱,温开水送下。(中医研究院革命委员会 编·《常见病验方研究参考资料》104)

★ 2. **治哮喘**:蜈蚣 1 条,白芥子 6 克,炙甘草 10 克。水煎服,每日 2 次。(金福男 编著·《古今奇方》44)

★ 3. **治哮喘**:海螵蛸、红糖各等份。用法:新瓦焙为末,大人 15 克,小儿 6 克,以红糖拌匀,沸水调下服。疗效:连服数次特效。(李德新 董自强 杨万中等 编著·《祖传秘方大全》7)

★ 4. **治寒喘**:海螵蛸一两四钱,苏子一两,麻黄五钱。用法:共研细末,白糖适量拌和,每服三钱,开水送下。(中医研究院革命委员会 编·《常见病验方研究参考资料》103)

★ 5. **治痰喘**:半夏、化橘红各 15 克,川贝母 9 克。用法:共研细末,每服 6 克,开水送下。(杨仓良 主编·《毒药本草》769)

★ 6. **治哮喘**:半夏、陈皮、白芥子各一钱。用法:共研末,细纱布包与猪肺同炖烂后,食猪肺及汤。(中医研究院革命委员会 编·《常见病验方研究参考资料》102)

★ 7. **治哮喘**:皂角五钱,半夏三钱,麻黄二钱。用法:共为细末,每服三至八分,开水送下。(中医研究院革命委员会 编·《常见病验方研究参考资料》102)

★ 8. **治哮喘**:鱼腥草 60 克,苏子 30 克,五味子 20 克,地龙 30 克,沉香(后下)10 克,鸡蛋 2 个。上药与鸡蛋同煎 30 分钟,去渣。食蛋,以汤液洗双足,每晚 1 次。(滕佳林 米杰 编著·《外治中药的研究与应用》381)

★ 9. **治喘证**:栝楼二个,白矾一块(如枣子大)。用法:将白矾入栝楼内,烧灰存性,为末。将萝卜煮烂,蘸药末服之。汁过口,药尽病除。(彭怀仁 主编·《中医方剂大辞典》8 册 142)

★ 10. **治哮喘**:百合一斤,枸杞四两。用法:共研细末,炼白蜜为丸,如梧桐子大,每服三钱,开水送下。(中医研究院革命委员会 编·《常见病验方研究参考资料》101)

★ 11. **治喘**:鲤鱼 1 条,糯米 200 克。用法:将鲤鱼去鳞,纸裹蒸熟,去刺研末,同糯米煮粥。空腹食之。备注:痈疮患者忌食。(李川 主编·《民间祖传秘方》17)

★ 12. **治哮喘,吐稀白痰,属风寒型**:鲤鱼 1 条,紫苏 15 克。用法:将鲤鱼、紫苏处理干净,合炖。每日 1 剂,分 2~3 次服。功能:温中补虚,理气化痰。注意事项:表虚自汗者忌服。连服 2~3 剂。(易法银 喻斌 主编·《湖南省中医单方验方精选·内科》上册 256)

★ 13. **治哮喘**:大白僵蚕七枚。放瓦上焙,研成极细末,作为一次量。米饮调服,每日一次。病重者可加服一次。(彭怀仁 主编·《中医方剂大辞典》1 册 42 引《外科十三方考》)

★ 14. **治肺喘**:**【四神汤】**麻黄(去根节,汤浸去沫)30 克,杏仁(去皮、尖,麸炒)25 枚,甘草(炙)15 克,五味子 30 克。用法:上药研为散,如麻豆大。每次 15 克,水煎,去渣温服。仰卧片时。(孙世发 主编·《中医小方大辞典》1327 引《圣济总录》)

★ 15. **治喘证验案**:患者王某,男,83 岁。喘息反复发作 20 余年,近来出现下肢浮肿,行动困难。症见喘息咳逆,吐黄痰,难以咯出,心悸,胸闷,面色晦暗发紫,小便黄,大便干,两侧下肢浮肿,唇甲青紫,舌边尖红,舌苔黄厚腻,脉结代。西医诊断为"肺心病""肺部感染""心律失常"。经西医治疗后未见好转,且舌苔上出现大片白色覆盖物,涂片检查发现霉菌。予熊胆粉 0.2 克,每日 3 次。15 天后喘息得到缓解,舌苔薄白。(杨鹏举 主编·《中医单药奇效真传》44)

咳嗽 5 方

★ 1. **治咳嗽**:水梨一只,麻黄五分。用法:水梨挖去心,将麻黄填入,在饭锅内炖熟,去麻黄吃梨及饮汁。(中医研究院革命委员会 编·《常见病验方研究参考资料》94)

★ 2. **治咳嗽**:梨 2 个,蜂蜜适量。用法:梨挖去核,放入蜂蜜少许,蒸熟。每日 1 剂,分 2 次

喝汤吃梨。功能：清热润肺，化痰止咳。（易法银 喻斌 主编·《湖南省中医单方验方精选·内科》上册 116）

★ 3. **治咳嗽**：【**太极丹**】五倍子不拘多少。用法：打碎去虫，煮白元米，如下酱法，干则再添，晒至如面筋状，或切薄片，或研细为丸。每噙少许。功能：生津止渴，宁嗽。（孙世发 主编·《中医小方大辞典》30 引《何氏济生论》卷二）

★ 4. **治咳嗽**：鱼腥草 150 克，麻黄 50 克，细辛 50 克。将上药用纱布包扎好，置适量水中浸泡一段时间。取药液放入浴盆内，浸泡全身，每次 1～2 小时。适用于慢性支气管炎引起的咳嗽。（滕佳林 米杰 编著·《外治中药的研究与应用》381）

★ 5. **治诸咳嗽**：大栝楼 1 个，川贝 1～3 钱。用法：将栝楼剖开，纳川贝末入栝楼壳内，外用泥包好，放火上烧至微红时取出去泥，冷透后研细末。白糖水送下，饭前服 1 钱，1 日服 2 次。（中医研究院革命委员会 编·《常见病验方研究参考资料》94）

肺虚久咳 7 方

★ 1．**治肺虚久咳**：五倍子、五味子各 10 克，人参、紫菀各 15 克。水煎，日服 2 次，日 1 剂。（张金鼎 邹治文 编著·《虫类中药与效方》262）

★ 2．**治肺虚久咳**：五倍子、五味子、罂粟壳各 6 克。水煎服。（宋立人 总编·《中华本草》5 册 89）

★ 3. **治肺虚久咳**：五倍子、胡桃肉、麦冬、五味子各 100 克。共研细末，蜜丸如绿豆大，每天早、晚各服 6 克。方中五倍子敛肺降火；胡桃肉、麦冬甘润养阴补肾；五味子滋肾润肺，敛肺止咳。近两年来笔者采用上方治疗肺虚久咳患者共 22 例，其中男性 16 例，女性 6 例，年龄在 45～68 岁，病程 2～8 年，经过 2～8 周后的治疗，均可收到较好的治疗效果。笔者根据多年临床观察，采用五倍子治疗肺气虚散的久咳患者，在临证时对本品的应用注意掌握两点：其一，宜用于久咳后肺气虚散的患者；其二，宜用于因气失降纳所致的气逆痰少，火气浮入肺，多为黄昏咳嗽的患者。由于五倍子的收敛作用较强，故对新感暴咳的患者不宜使用。肺为娇脏又属燥金，为水之母。阴损于下则阳孤于上浮入肺中，故治之要在敛肺降水，以固其本。[《中医杂志》编辑部 整理·《中医杂志》“专题笔谈”文萃（1995—2004，第一辑）57]

★ 4. **治肺肾虚咳嗽**：胎盘一个。用法：漂洗干净，炖服。（中医研究院革命委员会 编·《常见病验方研究参考资料》96）

★ 5. **治咳嗽，属肺虚**：五倍子、凡士林各适量。用法：研细末，调凡士林。敷于脐部，覆盖纱布，外用胶布固定，24 小时换药 1 次。注意事项：1 个月为 1 个疗程。（易法银 喻斌 主编·《湖南省中医单方验方精选·内科》上册 111）

★ 6. **治肺虚咳嗽**：【**立效丸**】黄蜡（熔滤令净，浆水煮过）250 克，再化作 120 丸，用蛤粉 125 克为衣养药，每次服 1 丸，胡核半个，细嚼温水送下，立刻躺下，闭口不语，每日 2 次。（胡晓峰 编著·《虫蛇药用巧治百病》180）

★ 7. **治虚劳咳嗽**：百合、冰糖各 1 两，鸡蛋 1 枚。功能：养阴润肺，顺气止咳。方解：百合养阴润肺，清心安神；冰糖补中益气，和胃润肺；鸡蛋补肺养血，滋阴润燥。3 药合用，共奏养阴润肺，顺气止咳之功。水煎。用法：每日 1 剂，顿服。注意事项：每天清晨空腹服下。连服 10～30 次。（易法银 喻斌 主编·《湖南省中医单方验方精选·内科》下册 1988）

肺热咳嗽 3 方

★ 1. **治肺热咳嗽**：熊胆 1 个。用法：取鲜熊胆汁少许，兑蜂蜜水内服；或将干熊胆研末，取 1 克兑蜂蜜水服。早、晚各 1 次。功能：清肺热，化痰，止咳。止咳效果好，特别是对肺热咳嗽疗效显著。可用于肺结核、百日咳等。熊胆置干燥通风阴凉处保存。（吴静 主编·《祛百病祖传秘方》3）

★ 2. **治肺热咳嗽**：熟栝楼一只。用法：洗去子，加蜜一小杯，蒸熟，每服三汤匙，一日二三次。（中医研究院革命委员会 编·《常见病验方研究参考资料》95）

★ 3. **治风热咳嗽:【桔鱼饮】**鱼腥草 20 克,桔梗 15 克。用法:先将桔梗加水文火煮沸 10~20 分钟,后加鱼腥草再煮沸 5 分钟过滤取汁 150 毫升。每次服 20~30 毫升,每日 3~4 次。功能:清热宣肺,化痰止咳。(易法银 喻斌 主编·《湖南省中医单方验方精选·内科》上册 195)

久咳不愈 4 方

★ 1. **治年久咳嗽者:**百合 200 克。与冰糖 20 克,早、晚蒸服,连续服用 10~15 日。(胡郁坤 陈志鹏 主编·《中医单方全书》12)

★ 2. **治久咳不愈:**大栝楼剖开去子,加贝母、半夏各适量。用法:将栝楼剖开去子,纳贝母、半夏于栝楼内,外用泥包好,放火上烧至微红时取出去泥,冷透后研细末。白糖水送下,饭前服 1 钱,日 2 次。(中医研究院革命委员会 编·《常见病验方研究参考资料》94)

★ 3. **治久咳不止:**五倍子研末,取适量撒在膏药中,贴肚脐中。(吴大真 高留泉 魏素丽等 主编·《灵验单方秘典》38)

★ 4. **治顽固性咳嗽:**马齿苋 30 克,蜜麻黄、苦杏仁、生甘草各 10 克。王云翔等报道,用上方治疗顽固性咳嗽 43 例,结果痊愈 38 例,好转 3 例,无效 2 例,总有效率为 95.3%。(王辉武 主编·《中药临床新用》80)

其他咳嗽 11 方

★ 1. **治干咳:**栝楼与白蜜熬膏,放少许白矾,每用一或二匙,口内含化。(中医研究院革命委员会 编·《常见病验方研究参考资料》95)

★ 2. **治胸闷咳嗽:**栝楼果皮 15 克,陈皮 9 克,枇杷叶(去毛)9 克。水煎服,冰糖为引。(宋立人 总编·《中华本草》5 册 586)

★ 3. **治咳嗽,属久咳气急,体质羸瘦,耳鸣,惊悸:**紫河车 1 具。用法:漂净血水,微火焙干,研末。分 2 次服,每次 5 钱。功能:温补肺肾,化痰止咳。(易法银 喻斌 主编·《湖南省中医单方验方精选·内科》上册 108)

★ 4. **治咳嗽,发热,盗汗面赤,咯血:**鲜紫河车 1 具,老鸭 1 只。用法:河车切碎喂鸭,3 日后将鸭宰杀,用木炭或桑柴火煮,加盐。每日 1 剂,分 2 次服。功能:补肾填精,益气养血。(易法银 喻斌 主编·《湖南省中医单方验方精选·内科》上册 109)

★ 5. **治冬温初起,咳嗽,微热微汗,脉浮大者:**薄荷一钱,甘草五分,桔梗一钱五分,杏仁(去皮尖)三钱。用法:水煎服。(彭怀仁 主编·《中医方剂大辞典》10 册 1442)

★ 6. **治咳嗽痰清稀而色白如泡者:**胡椒 6 克,麻黄 6 克,白芥子 3 克。共研细末。贴敷于足心涌泉穴和背部肺俞穴。(滕佳林 米杰 编著·《外治中药的研究与应用》406)

★ 7. **治一切咳嗽,夜不得卧眠:【安眠散】**罂粟壳(去蒂瓤)、杏仁、乌梅、甘草各等分。用法:上切碎。每服半两,水煎,卧服。(彭怀仁 主编·《中医方剂大辞典》4 册 749 引《普济方》卷一六二)

★ 8. **治咳嗽无问新久:**麻黄(不去节)二两,甘草(炒)一两,御米壳四两(去顶,炒黄)。用法:上为末。每服三钱,水一盏,乌梅一个,煎至七分,去滓,临卧温服。(彭怀仁 主编·《中医方剂大辞典》4 册 727 引《卫生宝鉴》)

★ 9. **用于痰壅喉间:【祛痰散】**半夏 150 克,陈皮 150 克,桔梗 250 克,莱菔子 50 克。用法:以上 4 味,粉碎成细粉,混匀,过 100 目筛,即得。本品为浅黄色粉末,味辛微苦。功能:祛痰止咳。用于痰壅喉间。用温开水送服。1~3 岁,每次 1.5~2 克,每日 3 次。(宋立人 总编·《中华本草》8 册 518)

★ 10. **治酒后咳嗽:**白僵蚕焙干研末,每次服 3 克。(吴大真 高留泉 魏素丽等 主编·《灵验单方秘典》41 引《怪证奇方》)

★ 11. **治肺燥咳嗽:**黄精 15 克,北沙参 12 克,杏仁、桑叶、麦门冬各 9 克,生甘草 6 克。水煎服。(宋立人 总编·《中华本草》8 册 146)

其他肺病证11方

★ 1. **治阻塞性肺气肿**:猪肺100克,鱼腥草60克。用法:水煎服,每日1剂,分3次服。备注:本方具有清热润肺、止咳化痰、平喘之功。(吴静 陈宇飞 主编·《传世金方·民间秘方》18)

★ 2. **治慢性阻塞性肺病**:本病中医学属于"肺胀""咳嗽""喘证""痰饮"等范畴。紫河车1.5克。开水送服,每日2~3次。适用于肾精亏虚证。(胡郁坤 陈志鹏 主编·《中医单方全书》12)

★ 3. **治脾肺精虚劳伤:【参苓河车丸】**河车一具。用法:酒煮烂,收干,打白茯苓五六两为丸。加人参更妙。(彭怀仁 主编·《中医方剂大辞典》6册920引《症因脉治》)

★ 4. **治肺、胃出血**:白及、海螵蛸各三钱(去外面硬壳)。用法:共研细末,每服三钱,一日二次,开水送服。备注:本方亦可用于十二指肠溃疡。(中医研究院革命委员会 编·《常见病验方研究参考资料》119)

★ 5. **治肺脏壅热烦闷**:新百合四两,用蜜半盏,拌和百合,蒸令软,时时含如枣大,咽津。(宋立人 总编·《中华本草》8册116引《圣惠方》)

★ 6. **治肺脏实热,喘促上气,胸膈不利,烦躁鼻干:【地骨皮汤】**地骨皮二两,桑根白皮(锉)一两半,甘草(炙,锉)、紫苏茎叶各一两。上四味,粗捣筛。每服三钱匕,水一盏,煎至七分,去滓,食后临卧温服。(宋立人 总编·《中华本草》7册276引《圣济总录》)

★ 7. **治矽肺,咳嗽少痰,胸痛**:鲜白及根(去须根)60克(干品15~30克),加桔梗15~30克。水煎,冲白糖,早、晚饭前各服1次。宜忌:忌食酸辣、芥菜。(宋立人 总编·《中华本草》8册677)

★ 8. **治虚劳,属午后潮热,咳嗽喘急,口燥声哑,痰中带血,属五劳七伤,酒色过度,虚火妄动,诸虚百损**:百合、款冬花各适量。用法:共研细末,炼蜜为丸,如龙眼大。临卧,细嚼1丸,开水送下。功能:润肺养阴,止咳化痰。注意事项:切忌房事,及助火之物。(易法银 喻斌 主编·《湖南省中医单方验方精选·内科》下册1974)

★ 9. **治干燥综合征**:无花果5个,苦杏仁15克(去皮),雪梨1个(去皮洗净,切细)。共捣烂,再加入山药粉、白糖及清水调成糊状,倒入沸水锅内煮熟服食。本方可滋阴清热,润肺止咳。(胡郁坤 陈志鹏 主编·《中医单方全书》111)

★ 10. **治老人久病喘息**:(咳嗽,吐少量清稀痰,动则喘甚,张口抬肩,心悸少寐,虚羸消瘦,舌淡,两寸尺脉弱。)胎盘一个(取新鲜者,清水漂净污血,切块),杏仁五钱(去皮尖),百合一两(渍一宿,当白沫出,去其水),胡桃仁(净者)一两。上四味,加水四碗,熟炖至两碗,入盐、酱等调味品,分二次食之,早、晚各服一次。(宋立人 总编·《中华本草》9册538引《养老奉亲书》)

★ 11. **治百合病验案**:(吴才伦医案)王某,女,13岁,学生。1960年4月15日在看解剖尸体时受惊吓,随后因要大便跌倒在厕所内,经扶起抬到医院治疗。据代诉查无病,到家后颈项不能竖起,头向左右转动,不能说话,问其痛苦,亦不知答。曾用镇静剂2日无效,转来中医诊治。脉浮数,舌赤无苔,无其他病状,当即从"百合病"处理。百合7枚,知母4.5克。服药1剂后,颈项已能竖起十分之七,问她痛苦亦稍知道一些,左右转动也减少,但仍不能说话。再服1剂,颈项已能竖起,不向左右转动,自称口干燥大渴。改用栝楼牡蛎散,服1剂痊愈。(《江西中医药》1960(12):14)

按语:本案病起于惊吓,证如鬼神所作,故断为百合病。因脉来浮数,舌赤无苔,示其阴虚有热,故选百合知母汤以滋阴清热。后口干燥大渴,显为津伤已甚,改投栝楼牡蛎散,则正中其鹄,果1剂而愈。(陈明 主编·《金匮名医验案精选》26)

循环系统病证

冠心病 13 方

★ 1. **治冠心病**:三七粉 6 克。用法:每日 2 次冲服。孙建军等用上方治疗 11 例经其他中、西药常规治疗 1 个月以上,不能满意控制其发作的患者,1 周后,10 例均满意控制。(王辉武 主编·《中药临床新用》15)

★ 2. **治冠心病**:三七粉、红花各 15 克。用法:研末混匀,温水或黄酒冲服,每日早、晚各服 3 克,15 天为 1 个疗程。(李永明等·《中国中医药报》2010 年 10 月 14 日第 5 版)

★ 3. **治冠心病**:生山楂 50 克。用法:洗净,除去果柄、果核,放在锅内加适量清水,煎煮至七成熟,水将耗干时加入蜂蜜,再以小火煎煮到熟透,收汁即可服用。(吴大真 高留泉 魏素丽等 主编·《灵验单方秘典》53)

★ 4. **治冠心病**:山楂 15 克,毛冬青 6 克。用法:水煎服,每日 1 剂,分 2 ~3 次温服。(吴大真 高留泉 魏素丽等 主编·《灵验单方秘典》52)

★ 5. **治冠心病合并高血压**:生山楂、菊花各 15 ~20 克。用法:水煎或开水冲服,每日 1 剂,不限量,代茶饮用。(吴大真 高留泉 魏素丽等 主编·《灵验单方秘典》52)

★ 6. **治冠心病心绞痛、高甘油三酯血症**:**【玉楂冲剂】**山楂、玉竹。用法:冲剂。每服 1 袋,1 日 2 ~3 次。功能:降低甘油三酯。(彭怀仁 主编·《中医方剂大辞典》3 册 109)

★ 7. **治冠心病,属气滞血瘀**:鲜山楂 1000 克,桃仁 60 克,蜂蜜 250 克。用法:山楂拍碎与桃仁水煎 2 次,去渣后加入蜂蜜,隔水蒸 1 小时,冷却后装瓶备用。每日 2 次,每次 1 匙。功能:活血行气,化瘀止痛。方解:山楂行气散瘀止痛;桃仁活血化瘀止痛;蜂蜜益气健脾,滋阴润燥。三药合用,共奏活血行气,化瘀止痛之功。注意事项:饭后开水冲服。(易法银 喻斌 主编·《湖南省中医单方验方精选·内科》中册 878)

★ 8. **治冠心病**:生南星、生半夏水泛为丸,服 3 ~5 克,每日 3 次。(孟凡红 刘从明 杨建宇 主编·《单味中药临床应用新进展》503)

★ 9. **治冠心病**:水蛭片(每片含水蛭 0.75 克)。每次口服 2 ~4 片,每日 3 次。(胡晓峰 编著·《虫蛇药用巧治百病》30)

★ 10. **治冠心病**:将旱莲草制成浸膏服用。据报道,用上方治疗冠心病患者 30 例,有效率为 96.7%。(王辉武 主编·《中药临床新用》660)

★ 11. **治冠心病**:鲜蚯蚓 2 条,五倍子 6 克。蚯蚓洗净去泥,与五倍子同煎服,每日 1 ~2 次。(金福男 编著·《古今奇方》68)

★ 12. **治冠心病**:穿山甲肉 250 克。洗净,切碎,放入砂锅内煲汁炖透,加入何首乌、黑豆各 60 克,再加清水约 1200 毫升,先用武火煎沸改用文火熬汤,最后加油盐调味,饮汤吃肉,每日 2 次。适用于冠心病瘀血证。(胡郁坤 陈志鹏 主编·《中医单方全书》36)

★ 13. **治隐性冠心病**:鲜月季花 30 克。洗净后加冰糖或蜂蜜,沸水冲泡,加盖。待水温稍降即频频饮服,可续冲 3 遍。上、下午各 1 剂,每天总冲水量为 800 ~1000 毫升。据顾铭康报道,应用本方治疗 3 例,平均用药 47 天,效果甚佳。(薛建国 李缨 主编·《实用单方大全》384)

肺心病 5 方

★ 1. **治肺心病**:胎盘 1 具,红参 100 克。用法:先将胎盘洗净焙干,然后与红参一起,共研细末,瓶装备用。每次 6 克,每日 3 次,温开水冲服。功效主治:益气养血,补虚填精。主治肺心病，迁延日久，症见气短喘促、神疲乏力、纳差烦躁，属于精亏气虚者。医师嘱咐：痰热壅肺，痰黄胶黏者不宜服。（刘道清 主编·《中国民间神效秘方》347）

★ 2. **治肺心病：**黄芪 30 克，附子 9 克，白术 12 克。水煎服（加减从略）。用上方共治疗肺心病合并心源性腹泻 7 例，一般服药 2～3 剂，症状即可明显好转。服 3～7 剂治愈者 6 例，服 10 剂治愈者 1 例。（王辉武 主编·《中药临床新用》535）

★ 3. **治肺源性心脏病：**水蛭适量。用法：取上药，除去杂质，自然风干，粉碎后过筛，制成细粉。每次服 1 克，每天 3 次，疗程为 2 周。功能：活血通脉。附注：据洪用森等报道，在常规治疗肺心病的同时加用水蛭粉，有效率明显提高，而死亡率明显下降。（薛建国 李缨 主编·《实用单方大全》382）

★ 4. **治肺源性心脏病：**本病中医学属于"咳嗽""喘证""痰饮""水肿""肺胀""心悸"等范畴。紫河车适量。焙干研末吞服，每次 3 克，每日 3 次。（胡郁坤 陈志鹏 主编·《中医单方全书》17）

★ 5. **治肺源性心脏病：**熊胆粉适量。口服，每次 0.2 克，每日 3 次，10 日为 1 个疗程。按：本病中医学属于"咳嗽""喘证""痰饮""水肿""肺胀""心悸"等范畴。（胡郁坤 陈志鹏 主编·《中医单方全书》17）

心绞痛 5 方

★ 1. **治心绞痛：**三七粉适量。研细粉，开水送服，每次 3 克，早、晚各 1 次。（胡郁坤 陈志鹏 主编·《中医单方全书》37）

★ 2. **治心绞痛：**三七。用法：将三七研末备用。口服，每次服 6 克，每日 2 次，温开水冲服。疗效：对 11 例用其他中药及西药常规治疗 1 个月以上，不能满意控制发作的冠心病心绞痛患者，改用三七粉治疗后，其中 10 例 1 周后均获满意控制。（刘有缘 编著·《一两味中药祛顽疾》41）

★ 3. **治心绞痛：**栝楼 1 两，薤白 4 钱，半夏 3 钱。水煎服。（中医研究院革命委员会 编·《常见病验方研究参考资料》176）

★ 4. **治心绞痛：**水蛭适量。烘干，研细末，开水送服，每次 3 克，每日 3 次，连服 4 周为 1 个疗程。按：本病中医学属于"胸痹""心痛"等范畴。（胡郁坤 陈志鹏 主编·《中医单方全书》36）

★ 5. **治心脏病所致的心绞痛：【三七沉金散】**三七 15 克，沉香 15 克，郁金 15 克，元胡 15 克，冰片 7.5 克。用法：以上 5 味，冰片单独研碎，其余药物混合粉碎，过 80～100 目筛，混匀，即得。口服，每次 2.5 克，每日 2 次。功能：活血化瘀，理气止痛。（宋立人 总编·《中华本草》5 册 845）

胸痹心痛病证 13 方

★ 1. **治胸痹或心脉瘀阻所致的胸闷、心痛、气促、心悸等：【三七冠心宁片】**三七根适量。用法：制成片剂，包糖衣，即得。口服，每次 2～4 片，每日 3 次。功能：活血益气，宣畅心阳，疏通心脉，蠲除瘀阻。宜忌：本品不适用于心绞痛急性发作者。（孙世发 主编·《中医小方大辞典》10）

★ 2. **治胸痹：【雄黄丸】**雄黄、巴豆。用法：先捣雄黄，细筛，纳巴豆，务熟捣，相入丸如小豆大。每服 1 丸，不效，稍益之。主治：胸痹之病。令人心中坚痞急痛，肌中苦痹，绞急如刺，不得俯仰，其胸前皮皆痛，不得手犯，胸满短气，咳嗽引痛，烦闷自汗出，或彻引背膂。（彭怀仁 主编·《中医方剂大辞典》10 册 232 引《肘后备急方》）

★ 3. **治胸痹及心气痛：**丝瓜络 15 克，橘络 3 克，丹参 10 克，薤白 12 克。水煎服。（宋立人 总编·《中华本草》5 册 553）

★ 4. **治胸痹，喘息咳唾，胸背痛，短气：**栝楼实一枚（捣），薤白半斤，白酒七升。用法：上同煮，取二升，分温再服。方论选录：《古方选注》：君以薤白，滑利通阳；臣以栝楼实，润下通阴；佐以白酒，熟谷之气上行药性，助其通经活络，而痹自开。（彭怀仁 主编·《中医方剂大辞典》8 册 150 引《金匮要略》）

★ 5. **治胸痹,胸中痞闷疼痛,胸痛彻背,咳嗽痰多,气短,不能平卧,苔白腻,舌质淡:【栝楼薤白半夏汤】**栝楼实 20～30 克,薤白 9 克,半夏 7.5 克,白酒 30～60 毫升。上 4 味以水 800 毫升,煮取 300 毫升,日 3 服,每次 100 毫升。亦可 1 日分 2 次服。(李文瑞 主编·《经方化裁》366 引《金匮要略》)

★ 6. **治胸痹验案:**邻村高某某子,年 13 岁,于数日之间,痰涎郁于胸中,烦闷异常,剧时气不上达,呼吸即停,目翻身挺,有危在顷刻之状。连次用药,分毫无效,敢乞往为诊视,施以良方。时愚有急务未办,欲迟数点钟再去,彼谓此病已至极点,若稍迟延恐无及矣。于是遂与急往诊视,其脉关前浮滑,舌苔色白,肌肤有热,知其为温病结胸,俾用栝楼仁四两,炒熟(新炒者其气香而能通),捣碎,煎汤两茶盅,分两次温饮下,其病顿愈。(杨鹏举 主编·《中医单药奇效真传》28 引《医学衷中参西录》)

★ 7. **治心痹不得卧,心痛彻背:**栝楼一枚,桂心一两(去粗皮)。用法:上为散。每服二钱,温酒橘皮调下;汤亦可,分二次,空心卧时服。(彭怀仁 主编·《中医方剂大辞典》8 册 142)

★ 8. **治用于血瘀气滞,心胸痹痛,眩晕头痛,经期腹痛:【丹七片】**丹参、三七各 150 克。用法:制成片剂。口服,每次 3～5 片,每日 3 次。功能:活血化瘀。(孙世发 主编·《中医小方大辞典》279)

★ 9. **治心痛:**全蝎、蜈蚣各 3 克,黄芪 30 克。用法:全蝎、蜈蚣焙,与黄芪共研末,开水冲。每日 3 次,每次服 12 克。功能:通络止痛,益气通脉。方解:全蝎、蜈蚣通络散结止痛,黄芪益气通脉止痛。诸药合用,共奏通络止痛,益气通脉之功。注意事项:病情重者,上方加至每天 4 次;病情缓解后,仍须服上方巩固疗效,剂量可减半。气短者,加红参 15 克煎汤冲服;口干者,加麦冬 15 克,玉竹 12 克煎汤冲服;恶寒者,加参附汤冲服;便结者,加大黄 12 克煎服。(易法银 喻斌 主编·《湖南省中医单方验方精选·内科》中册 899)

★ 10. **治心痛:**栝楼 1 个。切碎,以瓦焙干存性,研成细末,每次用酒调服 7 克,每日 2～3 次。(吴大真 高留泉 魏素丽等 主编·《灵验单方秘典》51 引《古单方》)

★ 11. **治心痛:**野山楂 12 克。用法:加水煎服,每日 1 剂,分 2～3 次温服,连服数日。或用山楂肉随时咀嚼服用。(吴大真 高留泉 魏素丽等 主编·《灵验单方秘典》52)

★ 12. **治心疾:**一童子,年十四,夏日牧牛野间。众牧童嬉戏,强屈其项背,纳头袴中,倒缚其手,置而弗顾,戏名为看瓜。后经人救出,气息已断。俾盘膝坐,捶其腰背,多时方苏。唯觉有物填塞胸膈,压其胸中大气,妨碍呼吸。剧时气息仍断,两目上翻,身躯后挺。此必因在袴中闷极之时努挣不出,热血随挣之气力上溢,而停于膈上也。俾单用三七三钱捣细,开水送服,两次痊愈。(黄国健等 主编·《中医单方应用大全》374 引《医学衷中参西录》中册)

★ 13. **治心中寒,心背彻痛:【茱萸丸】**吴茱萸一升,桂心、当归各二两。用法:上三味,捣罗为末,炼蜜为丸,如梧桐子大。每服三十丸,温酒下,渐加至四十丸。(宋立人 总编·《中华本草》4 册 932 引《圣济总录》)

心经热证 3 方

★ 1. **治心经实热:【泻心汤】**黄连七钱。水一盏半,煎一盏,食远温服。小儿减之。(江苏新医学院 编·《中药大辞典》下册 2027 引《太平惠民和剂局方》)

★ 2. **治心经有热:【麦冬丸】**麦门冬一两,川黄连半两。上研细末,炼蜜丸如梧桐子大,食后热水下二三十丸。或麦门冬汤下。(电子版·《中华医典·普济方》卷一百二十)

★ 3. **治心经实热,口舌生疮,烦躁发渴:**宣黄连、犀角各等分。用法:水煎服。(彭怀仁 主编·《中医方剂大辞典》6 册 720 引《保婴撮要》)

心律失常 7 方

★ 1. **治心律失常:**女贞子 250 克,水 1500 毫升熬至 900 毫升,每次 30 毫升,每天 3 次口服。(孟凡红 刘从明 杨建宇主编·《单味中药

临床应用新进展》395）

★ 2. **治心律失常**：百合 60 克。水煎服，每日 2 次，15 日为 1 个疗程。（胡郁坤 陈志鹏 主编·《中医单方全书》29）

★ 3. **治心律失常**：补骨脂 30～60 克。水煎服，每日 1 剂。按：本病中医学属于"心悸""怔忡""昏厥""虚劳""脉结代"等范畴。（胡郁坤 陈志鹏 主编·《中医单方全书》29）

★ 4. **治心律失常、心悸、失眠：【珍合灵片】**珍珠层粉、灵芝、甘草。功能：养心安神。（彭怀仁 主编·《中医方剂大辞典》7 册 9）

★ 5. **治心脏脉搏间歇**：蛋黄油，每日约 1 毫升或将油装入胶囊中吞服，分 2 次服。蛋黄油制作法：用 1 个煮熟的鸡蛋，去蛋白，将蛋黄放于小铜勺内，用文火徐徐炼出油来，除去鸡蛋黄渣，将油倒在茶杯里。（宋立人 总编·《中华本草》9 册 478）

★ 6. **治室上性心动过速**：胡椒粉 0.1 克。用吸管吸入鼻腔，待喷嚏数次。（孟凡红 刘从明 杨建宇 主编·《单味中药临床应用新进展》207）

★ 7. **治窦性心动过缓、病态窦房结综合征：【缓脉酒】**鹿茸 5 克，低度白酒 500 克。用法：鹿茸切片，置酒内浸泡 7 天，每次服 10 毫升，1 日 3 次。功效：温补心阳，增加脉率。（洪国靖 主编·《中国当代中医名人志》895）

心悸、惊悸、怔忡证 8 方

★ 1. **治心悸**：朱砂 1 克，枣仁、枸杞各 15 克，猪心 1 个。用法：将朱砂用水飞，4 味合煮。每日 1 剂，分 2～3 次服。功能：补益肝肾，养心安神。方解：朱砂镇心安神，枣仁养心益肝，枸杞补益肝肾，猪心补血养心。诸药合用，共奏补益肝肾，养心安神之功。注意事项：朱砂有毒，不宜久服、多服。连服 3～5 剂。（易法银 喻斌 主编·《湖南省中医单方验方精选·内科》中册 867）

★ 2. **治心悸**：南星、川乌各半，共为细末。用黄蜡熔化摊于手、足心。每日 1 次，晚敷晨取，10 次为 1 个疗程。（滕佳林 米杰 编著·《外治中药的研究与应用》171）

★ 3. **治心悸（气血亏虚型）**：人参 5 克，龙眼肉 30 克。用法：水煎服。每日 1 剂，日服 2 次。功效：益心气、养心血。（程爵棠 程功文 编著·《单方验方治百病》149）

★ 4. **治心悸失眠、头昏目糊、健忘、乏力等：【人参珍珠口服液】**人参 30 克，珍珠 2.5 克。用法：制成口服液剂。口服，每次 10 毫升，每日 1～2 次。功能：补气健脾，安神益智。（孙世发 主编·《中医小方大辞典》226）

★ 5. **治心悸、怔忡不宁、头昏失眠、唇白血虚**：桂圆核、红枣肉各 1 斤。用法：先将桂圆核煮烂，再加红枣肉，共捣为丸。每早以盐开水送下 3 钱。功能：温中健脾，补血宁神。（易法银 喻斌 主编·《湖南省中医单方验方精选·内科》中册 859）

★ 6. **治心悸而脉数或促的患者**：苦参 20 克。水煎服。（王永炎 鲁兆麟 主编·《中医内科学》268）

★ 7. **治惊悸怔忡、健忘恍惚**：用山药四两，人参一两，当归身三两，酸枣仁五两。用法：俱炒燥研末，炼蜜丸如梧子大，每服五钱，白汤送下。（宋立人 总编·《中华本草》8 册 245 引《方脉正宗》）

★ 8. **治惊悸验案**：一儒者苦学，久困场屋，得痰吐衄盈盆，尪羸骨立，夜卧交睫，即梦斗败争负恐怖之状，不可形容，如是十载，每劳则发，用正心安神不效，一日读藏气法时论。乃知人魂藏于肝，肝又藏血。作文既苦，衄血又伤，则魂失养，故交睫如此。知非峻补不奏功，乃以酒溶鹿角胶空腹饮之。五天而睡卧安，半月而肌肉生，一月而神气复。始能出户。（黄国健等 主编·《中医单方应用大全》287 引《续名医类案》）

心怯、健忘症 6 方

★ 1. **治考试前紧张症**：用夏枯草泡水当茶饮。考前紧张症，系考试前，因精神紧张而出现失眠、纳差、心烦易怒、沉默寡言、头昏乏力、记忆力减退等为主的症状。性格内向、好胜心过强或曾有过考试失误的考生易发此症。笔者曾治 16 例此症患者，有 13 例收到满意效果。夏枯草泡水当茶既简单、廉价,又无副作用。[《中医杂志》编辑部 整理·《中医杂志》"专题笔谈"文萃(1995—2004,第一辑)286]

★ 2. **治心昏塞、多忘、喜卧:**夏枯草花末。服方寸匕,有效。(宋立人 总编·《中华本草》7册138引《药性考》)

★ 3. **治心惧怯,如人欲捕之状:【怔忡饮】**半夏、茯苓、人参各等份。用法:水煎服。(孙世发 主编·《中医小方大辞典》988引《仙拈集》卷二)

★ 4. **治健忘:【天丝饮】**巴戟天1两,菟丝子1两。用法:水煎服。(彭怀仁 主编·《中医方剂大辞典》2册31引《辨证录》)

★ 5. **治健忘:【开心散】**远志、人参各30克,茯苓60克,石菖蒲30克。用法:上药研为散。每次3克,饮送下,每日3次。(孙世发 主编·《中医小方大辞典》1273引《千金》)

★ 6. **治健忘症:**淫羊藿40克。加水300毫升,煮到100毫升后,与煮好的蛋黄调和,即成蛋黄淫羊藿汤,每次服100毫升,1日服3次,连服半个月。本方对于老人昏睡,中年人健忘,元阳衰败而不能上升者,皆可使用。(高允旺 编著·《偏方治大病》26)

心肌炎2方

★ 1. **治心肌炎:**小蓟30克,紫草30克。水煎服,每日2~3次。(金福男 编著·《古今奇方》68)

★ 2. **治心肌炎:**月季花10克,竹叶6克,甘草6克。水煎服,每日1~2次。(金福男 编著·《古今奇方》69)

心力衰竭2方

★ 1. **治心力衰竭:**黄芪30~60克。水煎取汁,加入粳米、红糖同煮成粥,待粥成时调入陈皮,稍沸即可,早、晚温热分服。适用于心衰气短、下肢轻度水肿者。(胡郁坤 陈志鹏 主编·《中医单方全书》28)

★ 2. **治心力衰竭:**蟾酥4~8毫克(装胶囊)。饭后用冷开水送服,每日服2~3次。(胡晓峰 编著·《虫蛇药用巧治百病》221)

急性心肌梗死1方

★ **治急性心肌梗死:**三七粉3克,生脉散煎汤送服,日1剂。(孟凡红 刘从明 杨建宇 主编·《单味中药临床应用新进展》440)

原发性高血压7方

★ 1. **鬼针草治高血压研究:**从1983年以来,天津市医药科学研究所的主要科研成果之一:鬼针草治疗原发性高血压和缺血性脑血管病。于1983年鉴定,经四省市一千多病人的临床治疗观察,对高血压的总有效率达92.6%,比罗布麻高30%,未发现毒副作用,且鬼针草药源广泛,价格低廉。(彭司勋 主编·《中国药学年鉴:1983—1984》110)

★ 2. **治原发性高血压:**夏枯草全草晒干50~100克。用法:夏枯草全草,用文火煎汁,每日1剂。分2次服,坚持用药6个月以上。(刘有缘 编著·《一两味中药祛顽疾》23)

★ 3. **治原发性高血压:**夏枯草、白糖各120克,草决明(决明子)100克。先将夏枯草、草决明放入砂锅中,加清水2000毫升,文火煎至1500毫升,用纱布过滤药渣,加水再煎,最后将二汁合二为一,加入白糖搅匀。每剂3天分次服完,30天为1个疗程。([日]水嶋昇 著 公孙毅 译·《名医评析单味草药巧治病》192)

★ 4. **治原发性高血压:**地骨皮60克。用法:取上药,加水3碗,煎取1碗,加少量白糖或加猪肉煎煮。隔天1剂,5剂为1个疗程,必要时可加服2~3个疗程。共治疗50例,显效20例,有效27例,无效3例,总有效率为94%。服药1个疗程后,血压下降,多数维持2~3个星期,有少数加服2~3个疗程,能维持数月或数年。(宋

立人 总编·《中华本草》7册276）

★ 5. **治原发性高血压**：鲜山楂。用法：洗净后，去子、切片，盛入杯中，加入茶叶一起冲泡，也可以干山楂片代用。（［日］水嶋昇 著 公孙毅 译·《名医评析单味草药巧治病》190）

★ 6. **治原发性高血压**：白矾3～3.5千克。用法：将白矾捣成直径约10毫米大小的碎块，装入布袋，并扎紧袋口，每晚枕着睡觉。疗效：本方治疗多人，效果颇佳。验案：某男，65岁。患有高血压多年，整天昏昏沉沉，吃了很多降压药也不见效。自从用了上方后，血压已明显下降，头脑清醒，每天还可以打麻将。在他的影响下，周围患高血压的朋友也开始用上了白矾枕头，他们都说，不试不知道，一试才知妙，没想到这个不起眼的一味药还真灵。按语：白矾是有毒矿物质，虽然毒性不大，但长期枕用也有刺激性。因此，枕用者只要血压已降到正常值，就不宜再用。（刘有缘 编著·《一两味中药祛顽疾》27）

★ 7. **治原发性高血压**：槐角适量。拣净晒干炒，每日开水浸泡，代茶饮服，可常年服。适用于高血压肝阳上亢者。（胡郁坤 陈志鹏 主编·《中医单方全书》33）

高血压29方

★ 1. **治高血压**：鬼针草（干品）30克。加水2000毫升，水煎后当茶饮，1日内服完，连服3～5日见效或恢复正常，并长期保持血压稳定。有效率为100%，痊愈率为98%。（汉羌 月兰 编著·《简方治百病》182）

★ 2. **治高血压**：治高血压病肝阳上亢型者较为有效。为避免每天煎药的麻烦，笔者让患者用夏枯草1000克放大蒸锅中煎3次去渣，加适量蜂蜜熬成膏，放冰箱内冷藏，每天早、晚各服1匙，温开水送服，血压能持久稳定于正常范围。［《中医杂志》编辑部 整理·《中医杂志》“专题笔谈”文萃（1995—2004，第一辑）24］

★ 3. **治高血压**：单用夏枯草30克或加决明子30克，水煎服，对于改善肝阳上亢的高血压病症状有一定的疗效。（王辉武 主编·《中药临床新用》503）

★ 4. **治高血压**：夏枯草10克，车前草12克。将夏枯草、车前草洗净，放入茶壶中，用沸水冲泡后代茶饮。每日1剂，不拘时饮服。功能：清热平肝，利尿降压，适用于高血压头痛、头晕目眩等症。在饮用过程中应经常测量血压，以免血压相对过低而引起头昏。（黄芳·《中国中医药报》2008年4月11日第7版）

★ 5. **治高血压**：桑寄生30克，夏枯草15克。水煎代茶饮。方中桑寄生长于补肝肾、强筋骨。药理研究证实，桑寄生具有降压、镇静、利尿作用，能舒张冠状血管，增加冠脉血流量；夏枯草清肝降压。故此方对高血压因肝肾不足、腰膝酸痛者尤为适宜。（黄芳·《中国中医药报》2008年4月11日第7版）

★ 6. **治高血压**：【肝阳上亢高血压茶方】夏枯草10克，苦丁茶10克。煎水代茶饮。（谢海洲 编著 杨增良 整理·《谢海洲用药心悟》132）

★ 7. **治高血压**：夏枯草、杜仲、黄芩各9克。水煎服，每日1剂，分2次服；或杜仲12克，水煎服，每日1剂，分2次服。（吴大真 高留泉 魏素丽等 主编·《灵验单方秘典》60）

★ 8. **治高血压**：夏枯草15克，杜仲12克，生白芍10克，黄芩6克。用法：先将夏枯草、生白芍、生杜仲加开水500毫升，煎煮30分钟，再加入黄芩煎10分钟即可服用，每日1剂，日服3次。适应症：本方降压作用缓慢而持久，特别适用于老年人。（吴静 主编·《祛百病祖传秘方》24）

★ 9. **治高血压**：夏枯草、菊花各10克，决明子、钩藤各15克。水煎，每日1剂。服药1个星期，再每日加服决明子30克，水煎，分2次服，2星期后停药。（宋立人 总编·《中华本草》7册138）

★ 10. **治高血压**：【降压冲剂】夏枯草30克，草决明15克，钩藤30克，生山楂30克。将上药煎煮浓缩成膏状，干燥，加适量淀粉或上药中比较细的药粉，制粒备用。上药为1袋量，每袋重10克，相当于原生药105克。每袋分2次服。功能：清热降压。（宋立人 总编·《中华本草》7册139）

★ 11. **治高血压**：夏枯草100克，杜仲25克。将夏枯草水煎服，杜仲研粉，拌炒鸡蛋吃。（吴大真 高留泉 魏素丽等 主编·《灵验单方秘

典》60)

★ 12．**治高血压**:五倍子粉适量,用食醋调成糊状。敷于涌泉穴,每晚睡前敷1次。(薛建国 李缨 主编·《实用单方大全》603)

★ 13. **治高血压**:蚯蚓15条。用法:将蚯蚓剖开,洗净泥土,加白糖100克,30分钟后蚯蚓则溶化成液体时,顿服。每天早、晚各服1次,5天为1个疗程。功效:清热、解毒、利尿、平喘。(郭志杰 吴琼 李子全等 编著·《传世金方·一味妙方》20)

★ 14. **治高血压**:活蚯蚓三至五条,放盆内排出污泥后切碎,鸡蛋二至三个,炒熟吃,隔天吃一次,至血压降至正常为止。(江苏新医学院 编·《中药大辞典》下册2113)

★ 15. **治高血压**:干地龙40克,捣碎投入60%的酒精100毫升,每日振荡2次,浸72小时以上,过滤去渣成40%的地龙酊。每次10毫升,日服3次。或纯地龙粉水泛为丸(外加少量赋形剂),每次3～4克,每日3次,可连续给药30～60克。对合并高血压原发性肾小球疾病和终末期肾衰患者给予口服蚯蚓提取物150毫克/次,每日3次,连服14日。(孟凡红 刘从明 杨建宇 主编·《单味中药临床应用新进展》428)

★ 16. **治高血压**:菊花300克。用法:将菊花300克,加水浸泡过夜,次日煎2次,每次煎半小时,浓缩至500毫升,分2～3次口服。亦可用菊花泡茶频饮,或服用菊花制品,如冲剂类等。功效:散风清热,平肝明目,降血压。(郭志杰 吴琼 李子全等 编著·《传世金方·一味妙方》17)

★ 17. **治高血压**:**【菊槐茶】**菊花10克,槐花10克,绿茶3克。3味共放茶杯内,冲入沸水,加盖浸泡10分钟即可。边饮边加开水,每日1剂。有平肝祛风、清火降压的作用,对早期高血压引起的头痛、头晕、目赤肿痛、眼底出血、鼻出血等效果较佳。(黄芳·《中国中医药报》2008年4月11日第7版)

★ 18. **治高血压**:**【三宝茶】**菊花6克,罗汉果6克,普洱茶6克。将3味共研粗末,用纱布袋包好放入茶杯中,以沸水冲泡,不拘时频饮之。此茶最宜于“三高”(高血压、高血糖、高血脂)患者长期饮用。(黄芳·《中国中医药报》2008年4月11日第7版)

★ 19. **治高血压**:杜仲50克。水煎服。禁忌:阴虚火旺者不宜使用。(南京中医药大学 国家中医药管理局老中医药专家学术经验继承工作办工室 编·《方药传真——全国老中医药专家学术经验精选》691)

★ 20. **治高血压**:生杜仲、生地黄各15克。水煎服,每日1剂,分2次服。(吴大真 高留泉 魏素丽等 主编·《灵验单方秘典》59)

★ 21. **治高血压**:杜仲35克,玄参25克。水煎服,每日1剂,分2～3次温服,常服效佳。(吴大真 高留泉 魏素丽等 主编·《灵验单方秘典》60)

★ 22. **治高血压**:川杜仲、桑寄生各12克,玄参15克。水煎服,每日1剂,分2～3次服。主治:高血压阴阳两虚证。(吴大真 高留泉 魏素丽等 主编·《灵验单方秘典》62)

★ 23. **治高血压**:将花生仁浸泡在食醋中,1星期后取用(浸泡时间越长越好),每晚睡前取3～4粒,嚼碎吞服,连服7天为1个疗程,一般经1个疗程治疗,血压即可降至正常。用上述方法治疗70例高血压病人,均收到满意效果。(宋立人 总编·《中华本草》8册761)

★ 24. **治高血压**:大果山楂60克(鲜品100克)。用法:上药洗净切片,加水煎煮1小时,滤取药液,代茶徐徐饮之,每日1剂。功效主治:活血化瘀,降脂降压。主治高血压病、高血脂症。久服有效。医师嘱咐:胃酸过多及妇女月经量多者忌服。孕妇不宜服。(刘道清 主编·《中国民间神效秘方》353)

★ 25. **治高血压**:**【山楂荷叶茶】**生山楂50克,荷叶15克,蜂蜜50克。用法:前2味共放锅中,加水1000毫升,用火煎煮至300毫升左右,滤去药渣,加入蜂蜜,倒入保温杯中代茶饮用,每天1剂。山楂、荷叶均有扩张血管及降低血压、血脂的作用,又具有减肥的功效,对高血压、高血脂、冠心病兼身体肥胖者尤为适宜。(黄芳·《中国中医药报》2008年4月11日第7版)

★ 26. **治高血压**:山楂30克,菊花10克,茶叶10克。用法:将3味同放茶壶中,用沸水冲沏。每日1剂,代茶常饮。功能:清肝降压,降脂化瘀,适用于高血压、冠心病及高血脂患者。(黄芳·《中国中医药报》2008年4月11日第7版)

★ 27. **治高血压**:山楂、罗布麻、五味子各适量。用法:开水冲泡代茶饮。(吴大真 高留泉

魏素丽等 主编·《灵验单方秘典》62)

★ 28. **治高血压**:用地鳖虫、水蛭等量研末装胶囊服,每粒0.25克,每次服4粒,1日3次。据报道,用上方治疗高血压病,结果有效率达90.63%。禁忌:孕妇忌服。(王辉武 主编·《中药临床新用》25)

★ 29. **治高血压**:糖醋大蒜适量。用法:每日早晨空腹吃糖醋大蒜1~2头,并连带喝些糖醋汁。说明:本方能使血压比较持久的下降;另外,对慢性哮喘和慢性气管炎的顽固咳嗽也很有效。(王富春 段育华 主编·《葱姜蒜治百病》36)

高血压头晕3方

★ 1. **治高血压头晕心悸者**:夏枯草、白糖各120克。夏枯草加水500~2000毫升,煎成1000~1300毫升,过滤后加白糖调味,分作3日量,当茶饮用。(吴大真 高留泉 魏素丽等 主编·《灵验单方秘典》61)

★ 2. **治高血压,头晕目胀,脉弦而硬**:槐花2两。用法:水煎。每日1剂,代茶饮。功能:清热平肝,滋阴潜阳。(易法银 喻斌 主编·《湖南省中医单方验方精选·内科》中册920)

★ 3. **用于肝血不足,肝风内动之高血压,以眩晕为主症**:天麻10克,鸡蛋1枚。用法:将天麻浓煎取汁,用沸药汁冲鸡蛋顿服,每日1剂,连服5~7日为1个疗程。(吴静 主编·《祛百病醋蛋秘方》64)

高血压头痛3方

★ 1. **治高血压头痛**:夏枯草25克,杜仲30克,菊花10克。水煎服。(金福男 编著·《古今奇方》3)

★ 2. **治高血压头痛较甚者**:夏枯草30克,天麻10克。水煎服。每日2次。(金福男 编著·《古今奇方》71)

★ 3. **治高血压头痛、暑热口渴**:取山楂15克,鲜荷叶50克。用法:煎水代茶常饮。([日]水嶋昇 著 公孙毅 译·《名医评析单味草药巧治病》190)

其他高血压病证4方

★ 1. **治肝热型高血压**:野菊花、黄芩、夏枯草各9克。水煎服。(宋立人 总编·《中华本草》7册804)

★ 2. **治高血压,属阴虚阳亢型**:黄精15克,黄芪10克,枸杞子5克,瘦猪肉100克。功能:益气养阴,潜阳柔肝。方解:黄精补中益气养阴,黄芪健脾益气,枸杞子补益肝肾,瘦猪肉健脾补中。四者合用,共奏益气养阴,潜阳柔肝之效。用法:水2碗煮汤。每日1剂,分2次服。(易法银 喻斌 主编·《湖南省中医单方验方精选·内科》中册925)

★ 3. **治高血压、慢性便秘**:蜂蜜一两八钱,黑芝麻一两五钱。先将芝麻蒸熟捣如泥,搅入蜂蜜,用热开水冲化,一日二次分服。(江苏新医学院 编·《中药大辞典》下册2482)

★ 4. **治老年高血压病**:近年来,我们用单味车前子煎水代茶饮,治疗老年性高血压,疗效显著,现介绍如下。用法:每日用车前子(布包)60克,水煎代茶饮,15天为1个疗程。笔者用此法共治疗老年高血压32例,皆有良好的效果,32例中最短1个疗程,最长3个疗程,血压基本恢复正常。[《中医杂志》编辑部 整理·《中医杂志》"专题笔谈"文萃(1995—2004,第一辑)19]

高脂血症14方

★ 1. **治高脂血症**:生三七粉1克,每日2~3次,冲服。陈鼎林以上方治疗高脂血症76例,2个月后复查血脂,作自身对照。结果,降胆固醇的有效率为78%,降甘油三酯的有效率为57.5%,降B-脂蛋白的有效率为53%。(王辉武 主编·《中药临床新用》15)

★ 2. **治高脂血症**:生三七粉,每次服0.6克,每日3次,饭前服,连服1~2个月。张昆用生三七粉治疗10例冠心病、高血压病、脑动脉硬化症伴有血脂及胆固醇增高患者,发现三七对总脂及胆固醇均有降低作用。又据报道,口服生三七粉用治73例胆固醇增高者均有明显下降,治疗前血胆固醇平均296.1毫克%,治疗后平均为187.5毫克%。(王辉武 主编·《中药临床新用》15)

★ 3. **治高脂血症:【益康灵】**何首乌、葛根、三七各适量。用法:上药制成片剂。口服。(孙世发 主编·《中医小方大辞典》1102)

★ 4. **治高脂血症:**取三七粉2克,制首乌、山楂、泽泻各2克。将制首乌、山楂、泽泻研成细粉,与三七粉混匀后,于每日早、晚将药粉分2次用温开水冲服,7天为1个疗程。(李永明等·《中国中医药报》2010年10月14日第5版)

★ 5. **治高脂血症:**①大蒜精丸,每次2粒,每日3次,开水送服。②大蒜油丸,每次2粒,每日3次,口服。(孟凡红 刘从明 杨建宇 主编·《单味中药临床应用新进展》125)

★ 6. **治高脂血症:**生山楂适量。用法:研成细末,每次15克,每日3次,1个月为1个疗程。([日]水嶋昇 著 公孙毅 译·《名医评析单味草药巧治病》190)

★ 7. **治高脂血症:**女贞子1500克,蜂蜜适量。用法:将女贞子加水煎熬2次,每次1小时,去渣,合并2次药液浓缩成膏状,烤干碾碎,加入适量蜂蜜混匀,贮瓶备用。用时每日服用量相当于生药女贞子50克,分3次空腹服。服药1个月后抽血复查。验证:用上药治疗高脂血症患者11例,其中10例有效。甘油三酯最高下降128毫克,最低下降57毫克,治疗中未发现不良反应,治疗前后血常规检查未见不良影响。(良石 主编·《名医珍藏秘方大全》114)

★ 8. **治高脂血症:**女贞子30克,山楂15克。水煎2次,把药液混合在一起,去渣,分早、晚2次服,每日1剂,连服30天,效佳。(周止敬·《中国中医药报》2011年2月2日)

★ 9. **治高脂血症:**水蛭适量。用法:取上药除去杂质,自然风干,粉碎后过120目筛,以细粉装入胶囊内,每粒胶囊含水蛭粉0.25克。每次服4粒,每天3次。功能:逐瘀、化浊、降脂。疗效:应用本方治疗48例,发现水蛭降总胆固醇、甘油三酯作用明显,前列环素明显增高,血栓素明显下降,凝血酶原时间延长。(周海荣 李永春 编著·《实用中医单方》180)

★ 10. **治高脂血症:**水蛭烘干打粉,每晚3~5克,开水冲服,30天为1个疗程。郑君莉用上方治疗高脂血症25例,总有效率为91%。胆固醇平均下降23.24毫克%($P<0.001$),甘油三酯平均下降144.52毫克%($P<0.001$),B-脂蛋白平均下降173.3毫克%($P<0.001$)。(王辉武 主编·《中药临床新用》153)

★ 11. **治高脂血症:**茵陈蒿15克。开水冲泡,代茶饮用,1个月为1个疗程。据杨松年等报道,应用本方治疗82例,治疗后血清胆固醇平均下降42.4毫克。(薛建国 李缨 主编·《实用单方大全》219)

★ 12. **治高脂血症:【肝脂平冲剂】**绞股蓝浓缩剂,每次10克,每日2次,口服,3个月为1个疗程。郑全英等用上方治疗高脂血症290例,临床效果良好,认为是降低动脉硬化风险的理想中药制剂。(王辉武 主编·《中药临床新用》487)

★ 13. **治高脂血症:**用绞股蓝口服液,每次20毫升(相当于生药4克),1日3次,疗程1~3个月。治疗高脂血症60例,结果有效率为86.7%。用绞股蓝冲剂每次1包(生药2克),每日3次,30~40天为1个疗程。治疗高脂血症42例,结果表明有明显的降低三酰甘油(甘油三酯)作用。(宋立人 总编·《中华本草》5册538)

★ 14. **治高脂血症:**白僵蚕适量。用法:取白僵蚕适量,研细末,每次服3克,每天服2次,2个月为1个疗程。功效:熄风止痉,祛风止痛,化痰散结。(郭志杰 吴琼 李子全等 主编·《传世金方·一味妙方》23)

高血脂7方

★ 1. **治高血脂及血栓形成:【悦年片】**有抗高血脂及血栓形成的作用。"悦年片"是鬼针草粗粉水煎煮2次,每次1小时,滤液浓缩成稠膏等,压片,包糖衣即成。功能:清热解毒,散瘀消肿。用于预防高血脂造成的脂质代谢紊乱及动

脉粥样硬化、心脑血管病。口服，每次7～10片，每日3次。（宋立人 总编·《中华本草》7册729）

★ 2. **治高血脂症**：生大黄适量。用法：取上药，研为细粉。每次服3克，每天3次，连服2个月为1个疗程。功效：清热解毒，泄浊降酯。附注：据罗嗣克报道，应用本方治疗15例，经1～3个疗程，血清胆固醇和甘油三酯均降至正常。（薛建国 李缨 主编·《实用单方大全》139）

★ 3. **治高血脂症**：大麦芽30克，车前子30克（布包），柏叶10克。水煎服，每日2次。（金福男 编著·《古今奇方》73）

★ 4. **治高血脂症**：鲜山楂、瘦猪肉各250克。用法：先将山楂洗净去核，加水煮烂，加糖煮成山楂酱。另外，将瘦猪肉切块，入油锅中翻炒，再加入山楂酱即成。佐餐食用。（吴大真 高留泉 魏素丽等 主编·《灵验单方秘典》55）

★ 5. **治高血脂症**：茵陈20克，生山楂、生麦芽各15克。放入砂锅内加水适量，煎煮20分钟，过滤取汁；再煎20分钟，去渣取汁。将2煎药汁混匀，每日2次，每次100毫升，可连服半个月。（吴大真 高留泉 魏素丽等 主编·《灵验单方秘典》57）

★ 6. **有软化血管、降压降脂作用**：鲜山楂10个打碎，加糖30克。用法：泡水代茶饮。（《中国中医药报》2008年10月9日）

★ 7. **有软化血管、降压降脂作用**：山楂、丹参各10克，麦冬5克。用法：水煎代茶饮。（《中国中医药报》2008年10月9日）

胆固醇高2方

★ 1. **治胆固醇高**：丹参15克，净蝉衣15克，广郁金9克。水煎服。一般服至10剂即可正常。（范其云 编著·《家用偏方二百三》44）

★ 2. **可降低血清胆固醇**：山楂50克，毛冬青100克。用法：水煎分2次服。（《中国中医药报》2008年10月9日）

低血压病6方

★ 1. **治低血压病**：人参30克。用法：将人参置砂锅内，加水用文火煮沸1小时，喝汤吃人参，每日1剂。功效：补气升压。注意：低血压患者应加强营养，适当休息，生活规律，增强体质。禁忌：内有实热、积滞者（如牙龈肿痛、目赤肿痛、急性菌痢、高血压病等）忌服。（刘道清 主编·《中国民间神效秘方》357）

★ 2. **治低血压病**：枸杞子10粒，核桃仁3个。用法：咀嚼服，每天早、晚各1次。主治：低血压出现头昏、脑胀、眼前发黑、视物模糊等低血压综合征者。疗效：治疗多人，疗效显著。（刘有缘 编著·《一两味中药祛顽疾》30）

★ 3. **治低血压病**：党参10克，枸杞子20克。水煎2次，每日服3次，连服2周。在服该药方时，不要吃芹菜、海带、山楂等食品。（周向前·《中国中医药报》2011年1月20日）

★ 4. **治低血压病**：鹿茸粉0.3克。用法：灌入胶囊，每服1粒，或纳入鸡蛋内蒸熟吃。每日空腹服，连服10～20日，血压正常即停。（易磊 编著·《中国秘方大全》209）

★ 5. **治疗低血压病**：黄精、党参各30克，炙甘草10克。水煎顿服，每日1剂。叶济苍用上方治疗贫血性、感染性、直立性、原因不明性低血压10例，均获近期痊愈。（王辉武 主编·《中药临床新用》557）

★ 6. **治低血压病**：黄芪30克，天麻15克。用法：先将嫩母鸡1只宰杀后去毛、爪、内脏，洗净，入沸水中焯至皮脱，再用冷水冲洗。将黄芪、天麻洗净后切片装入鸡腔内，再将鸡放入砂锅中，加鲜葱、生姜各10克，食盐1.5克，黄酒10克，清水500毫升，用纱布封口，文火炖至鸡烂熟，加胡椒粉2克，酌量食鸡肉，饮汤。疗效：本方有补益肺脾，益气熄风之功，治疗低血压性眩晕症疗效颇佳。（刘有缘 编著·《一两味中药祛顽疾》31）

脑动脉硬化症2方

★ 1. **治脑动脉硬化症**:山楂肉、枸杞子各20克。用法:开水浸泡。每次适量,每日服3次。功能:活血散瘀,舒经通络。(易法银 喻斌 主编·《湖南省中医单方验方精选·内科》上册737)

★ 2. **治脑动脉硬化症**:口服水蛭胶囊4粒,每日3次。(孟凡红 刘从明 杨建宇 编·《单味中药临床应用新进展》487)

动脉硬化症4方

★ 1. **治动脉硬化症**:每个季度口服一段鸡蛋醋。制法:陈醋100克,放入带盖茶杯,放1个新鲜鸡蛋,盖上盖密封4天后,将鸡蛋壳取出,把鸡蛋和醋搅匀,再盖上盖密封3天后即可服用,1剂可服7天,第1剂药服到第3天可制下1剂。服法:1次口服5毫升,1日3次。按语:此方流传甚广,传至日本、台湾、东南亚、香港等地区。此偏方具有防治动脉硬化的作用。(高允旺 编著·《偏方治大病》23)

★ 2. **治动脉粥样硬化**:三七2克。研细末(1次量),口服,每日3次,1个月为1个疗程。按:本病中医学属"痰证""眩晕""心悸""中风"等范畴。(胡郁坤 陈志鹏 主编·《中医单方全书》34)

★ 3. **治动脉粥样硬化**:夏枯草30克。水煎服,2次分服,每日1剂,1个月为1个疗程。按:本病中医学属"痰证""眩晕""心悸""中风"等范畴。(胡郁坤 陈志鹏 主编·《中医单方全书》34)

★ 4. **治动脉粥样硬化、脂肪肝**:黄精干品15克或鲜品30克。用法:取上药,切细,与大米50克,水500毫升,冰糖适量同煮,用小火煮至米熟开花,粥稠见油,调入陈皮末2克,再煮片刻即可。每天早、晚温热服之。功能:补虚降脂,强身益寿。疗效:本方对预防动脉粥样硬化和脂肪肝的形成有一定效果。(周海荣 李永春 编著·《实用中医单方》332)

脑血栓1方

★ **治脑血栓**:生水蛭粉,每日3次,每次3克,口服。毛俊雄以上方治疗本病20例,5周后,明显好转17例,好转1例,无效2例。(王辉武 主编·《中药临床新用》152)

脑出血2方

★ 1. **治脑出血**:水蛭270克(干品)。用法:取上药,研成细粉,装瓶备用。每次3克,每天服3次,30天为1个疗程。功能:散瘀消肿。附注:据佟如新报道,应用本方治疗脑出血颅内血肿患者48例,治愈16例,显效20例,好转8例,无效4例,有效率为91.7%。(薛建国 李缨 主编·《实用单方大全》382)

★ 2. **治脑出血**:生水蛭粉适量。用法:取上药3克冲服,日3次,15天为1个疗程。功能:破瘀血而不伤新血。疗效:一般于发病后5天内服药,颅内血肿吸收较快,神经功能恢复最快,可减少病残率,降低死亡率,治疗15例,除对症治疗外,均用单味水蛭。(周海荣 李永春 编著·《实用中医单方》180)

脑内血肿2方

★ 1. **治脑出血脑内血肿**:水蛭100克。晒干,研细末,每包装3克。用法:每次服1包,1日3次,温开水送服。按语:水蛭粉治疗高血压、脑出血、脑内血肿系某医院使用的1个偏方,观察到水蛭粉治疗脑出血引起的偏瘫有较好的疗效。经过实验观察,脑出血而不昏迷的病人在出血的第2天就可服用。(高允旺 编著·《偏方治大病》99)

★ 2. **治颅内血肿**:水蛭300克,元胡200克。研末服,每次5克,每日3次,治疗2例颅内

血肿,取得满意效果。(王辉武 主编·《中药临床新用》155)

脑积水2方

★ 1. **治脑积水**:鹿角粉120克,核桃仁200克。共研细末,分20天服完为1个疗程,每日服16克。同时,每日服用骨髓汤(猪、牛、羊皆可),量不限。临床疗效:本方治疗1例先天性脑积水,服7个疗程,治愈,随访2年未发。(胡熙明 主编·《中国中医秘方大全》中册467)

★ 2. **治硬脑膜下积液**:赤小豆。用法:将赤小豆磨成细末备用。先将患儿头发剃光,洗净,然后取红小豆粉适量,用温水调成糊状,敷在患儿前囟门及其周围,前至前发际,左右至耳上2厘米,后至头顶,厚度1厘米。上盖纱布,待结块后取下,每天1次。功效:利水除湿,散血消肿。按语:红小豆是赤小豆的别名,又名赤豆、红豆、野赤豆、红赤豆、朱赤豆、红饭豆等,为豆科菜豆属植物赤小豆或赤豆的种子。硬脑膜下积液是化脓性脑膜炎常见的并发症,多发生于1岁以内囟门未闭的患儿。大量积液积聚可引起颅内压增高,除引起症状外,还可压迫损伤脑组织,影响远期预后,且积液发生与感染有关,有时液体本身即为脓液。赤小豆外敷法简便效佳,但是一定要在医生指导下应用,并配合医院的其他处理。(郭志杰 吴琼李子全等 编著·《传世金方·一味妙方》232)

脑震荡及脑震荡后遗症5方

★ 1. **治脑震荡**:猪脑1具,天麻15克,枸杞子25克。用法:将猪脑髓洗净,同天麻、枸杞子共放入碗中,加清水200毫升蒸熟。每日1剂,吃脑髓,饮汤水,顿服。功效:滋阴补脑,熄风止痛。(程爵棠 程功文 编著·《单方验方治百病》455)

★ 2. **治脑震荡后遗症**:三七粉3克。早、晚各1次冲服,空腹服为佳。(楼锦英 编著·《中药临床妙用锦囊》11)

★ 3. **治脑震荡后遗症**:蝉蜕、僵蚕、蛴螬各等分。焙干研末。每次1克,2日服1次。(张金鼎 邹治文 编著·《虫类中药与效方》157)

★ 4. **治脑震荡后遗症出现的头晕耳鸣**:制鱼鳔25克(豆油炸),菊花15克,蔓荆子15克。水煎服,每日2次。(宋立人 总编·《中华本草》9册332)

★ 5. **治脑震荡后遗症**:鳖首1个,黄瓜子15克。共研细粉,均分3次,1天服下,黄酒为引。5个鳖首为1个疗程,连服数疗程。(宋立人 总编·《中华本草》9册395)

消化系统病证

胃痛(胃脘痛)30方

★ 1. **治胃痛**:白芷30~60克,甘草15~30克。水煎服,每日1剂,亦可根据病情适当加味。张思勤等用上方治疗胃痛40例(包括胃、十二指肠溃疡和慢性胃炎),效果良好。未见明显的不良反应,但是,如果剂量低于30克,则影响疗效。(王辉武 主编·《中药临床新用》207)

★ 2. **治胃痛**:白芷、白及各四钱,川乌、草乌各三钱。用法:研末和面少许,调和成饼,扎敷于剑突下胃脘部,一昼夜后除去。(中医研究院革命委员会 编·《常见病验方研究参考资料》131)

★ 3. **治胃痛:**三七 9 克。研末,每次 1.5 克,与猪瘦肉片共入碗内炖熟,餐前 2 小时服用,轻者 2 日 1 次,重者每日 1 次。(胡郁坤 陈志鹏 主编·《中医单方全书》60)

★ 4. **治胃痛:**五倍子八两(洗净)。用法:焙研末,生姜汁泛丸如莱菔子大,每服 1 钱,姜汤送下。(中医研究院革命委员会 编·《常见病验方研究参考资料》129)

★ 5. **治胃痛:**五倍子、花椒各适量。用法:花椒研末入五倍子内,烧焦共研末,每服三至五分,一日三次。(中医研究院革命委员会 编·《常见病验方研究参考资料》130)

★ 6. **治胃痛:【五倍杏枣汤】**杏仁、红枣各 7 枚,五倍子 1 个,米醋适量。用法:水煎。每日 1 剂,分 2 次服。功能:散寒止痛,补中益气。方解:杏仁利胸膈气逆,红枣补中益气,五倍子散寒止痛,米醋醒脾开胃。诸药合用,共奏散寒止痛,补中益气之功。注意事项:杏仁有小毒。米醋为药引。(易法银 喻斌 主编·《湖南省中医单方验方精选·内科》中册 1069)

★ 7. **治胃痛:**百合一两,丹参七钱。用法:水煎空腹服。(中医研究院革命委员会 编·《常见病验方研究参考资料》130)

★ 8. **治胃痛:**穿山甲 30 克。焙研末,开水泡服,每次 9 ~ 12 克。(胡郁坤 陈志鹏 主编·《中医单方全书》60)

★ 9. **治胃痛:**乌贼骨晒干,去硬壳,研成细粉。每日 3 次,每次 3 克,饭前半小时用热开水送服。(吴大真 高留泉 魏素丽等 主编·《灵验单方秘典》81)

★ 10. **治胃痛:**乌贼骨 3 克,决明子 1 克,鸡内金 4 克,延胡索 2 克。共 10 克为 1 次口服量,每服加 15 毫升蜂蜜,温开水冲服,1 日 3 次,早、中、晚餐前 30 分钟服,睡前 30 分钟服,2 周为 1 个疗程。(王辉武 主编·《中药临床新用》133)

★ 11. **治胃痛:**蒲公英 100 克,猪肚 1 具。放锅内加水煮熟,加少许食盐,吃猪肚喝汤。(吴大真 高留泉 魏素丽等 主编·《灵验单方秘典》79)

★ 12. **治胃痛:**蒲公英 30 克,赤芍 12 克,生甘草 5 克。水煎分服,每日 1 剂。日 3 次,饭后服。(王辉武 主编·《中药临床新用》625)

★ 13. **治胃痛:**蜈蚣 5 钱,赤芍 3 钱,木香 2 钱。用法:水煎。每日 1 剂,分 2 次服。功能:清热凉血,通络止痛。方解:赤芍清热凉血,散瘀止痛;木香行气止痛;蜈蚣通络止痛。诸药合用,共奏清热凉血,通络止痛之功。(易法银 喻斌 主编·《湖南省中医单方验方精选·内科》中册 1069)

★ 14. **治胃痛:**全蝎 1 个(去头、足、尾尖)。研细末,开水送服。(胡晓峰 编著·《虫蛇药用巧治百病》63)

★ 15. **治胃脘痛:**全蝎一个,鸡子一个。将鸡子小头打一孔,将蝎子装入,泥包住,炭火烧存性,为末。用法:分三次黄酒送下。(沈洪瑞 主编·《重订十万金方》67)

★ 16. **治胃寒痛:**全蝎一个(去头、足及尾尖),胡椒七个。用法:共研细末,一次或分两次用开水送服。(中医研究院革命委员会 编·《常见病验方研究参考资料》131)

★ 17. **治胃痛:**山楂 30 ~ 40 克(鲜山楂 60 克),粳米 100 克,白砂糖 10 克。用法:水煎山楂,取汁入粳米煮粥,调入砂糖服食。(吴大真 高留泉 魏素丽等 主编·《灵验单方秘典》79)

★ 18. **治胃痛及慢性胃炎:**猪肚 1 具,山楂片 30 克,冰糖 50 克。用法:将猪肚洗净,切成条状,和山楂片一同加水用小火炖煮,猪肚熟后,放入冰糖加热溶化,食猪肚饮汤,分顿随量食用。(吴大真 高留泉 魏素丽等 主编·《灵验单方秘典》78)

★ 19. **治胃痛病验案:**我乡周安淘是一位 10 多年的严重胃病患者。1990 年 2 月他去宁夏做工的时候,听当地人讲猪苦胆装黄豆晾干后吃治疗胃病有特效,便按照听来的方法试用,吃了 6 个猪苦胆的黄豆,胃病就好了。至今无论吃什么东西,做什么重活均未复发。他写信把这个方法告诉给同乡胃病患者王长华、张家财等 10 人,他们按此方法一试,果真胃病都好了。方法:将鲜猪苦胆洗干净,装上洗干净的黄豆,用绳将口扎紧,挂在墙壁上晾干服用。每天服 3 次,每次服 3 粒黄豆,糖水吞服。病轻者服 3 个猪苦胆的黄豆即愈,病重者服 6 个猪苦胆的黄豆可愈。(史书达 编著·《中国民间秘验偏方大成》上册

191)

★ 20. **治胃脘疼痛：**活蚯蚓一条。用法：捣烂为泥，滚开水冲之，俟澄清徐徐饮之。（沈洪瑞 主编·《重订十万金方》77）

★ 21. **治胃脘寒痛：**白芷60克，小米面粉15克。将白芷烘干，研为细末，过筛，和面粉调匀，生姜汁或醋调成膏。纱布包裹，敷于神阙穴，外用胶布固定。（滕佳林 米杰 编著·《外治中药的研究与应用》223）

★ 22. **治胃脘疼痛：**百合30克，乌药9克。用法：泡百合6小时去上层沫，与乌药同煎，如胃寒加高良姜3克。（吴静 陈宇飞 主编·《传世金方·民间秘方》67）

★ 23. **治胃脘疼痛：**百合30克，乌药、延胡索各9克。水煎，头2煎分服。（吴静 陈宇飞 主编·《传世金方·民间秘方》67）

★ 24. **治胃脘疼痛：**百合30克，乌药、广木香各9克。水煎温服。（吴静 陈宇飞 主编·《传世金方·民间秘方》67）

★ 25. **治胃脘疼痛：**百合30克，乌药12克，苏叶3克。水煎服。（吴静 陈宇飞 主编·《传世金方·民间秘方》68）

★ 26. **治胃脘疼痛：**乌梅1个，大枣2枚，胡椒10粒。用法：共捣为丸，用酒吞服。以醋代酒亦可。（吴静 陈宇飞 主编·《传世金方·民间秘方》65）

★ 27. **治胃部剧痛，坐卧不安：**乌梅（去核）60克，焦枣（去核）、桃仁各30克。用法：共捣烂，为丸，如弹子大，每服1丸。（吴静 陈宇飞 主编·《传世金方·民间秘方》65）

★ 28. **治肝胃气痛：**鸡蛋壳9克，元胡索3克。用法：2味焙干为末，开水送下，日服2次。（吴静 主编·《祛百病醋蛋秘方》28）

★ 29. **治胃气痛，诸药不效者：**鸡内金1具。用法：研末，用开水冲。每日1剂，分2次服。功能：健胃消食，收敛止痛。注意事项：可用热酒代替开水冲服。（易法银 喻斌 主编·《湖南省中医单方验方精选·内科》中册1099）

★ 30. **治痰气郁滞所引起的胃痛：**五倍子1个，杏仁7个，大枣7个。用法：水煎服，加醋少许为引。（吴静 主编·《祛百病土单秘方》51）

胃痛，吐酸、胃酸过多12方

★ 1. **治吐酸：**乌贼骨18克。水冲服，每次3克，每天1次。功能：制止胃酸。（薛建国 李缨 主编·《实用单方大全》626）

★ 2. **治胃痛，因胃酸过多者：**乌贼骨5钱，白砂糖适量。用法：乌贼骨研末，加白糖，开水泡。每次适量，每日服2次。功能：收敛止血，温胃散寒。（易法银 喻斌 主编·《湖南省中医单方验方精选·内科》中册1041）

★ 3. **治胃痛，吐酸：**海螵蛸一两（研末），阿胶三钱。共炒，再研末。每次服一钱，每日三次。（江苏新医学院 编·《中药大辞典》下册1946）

★ 4. **治胃酸过多：**海螵蛸60克，鸡蛋壳10个。将鸡蛋壳用锅炒黄后，与海螵蛸共研细末，每次5克，每日3次，温开水送服。（张可堂·《中国中医药报》2011年6月9日）

★ 5. **治胃酸过多、嘈杂：**海螵蛸一两，姜半夏一钱。用法：海螵蛸用文火炒至色黄、有香气为止，与姜半夏共研细末，混匀。全剂分成十一包，成人一日三次，每次一包。连服一周。（中医研究院革命委员会 编·《常见病验方研究参考资料》126）

★ 6. **治胃痛，吐酸：**海螵蛸五钱，贝母、甘草各二钱，瓦楞子三钱。共研细末。每次服二钱。（江苏新医学院 编·《中药大辞典》下册1946）

★ 7. **治胃痛，吐酸水：**乌贼骨三钱，木贼草六钱（微炒），川军三钱。用法：共为细末，每服二钱，开水送服，早、晚各一次。忌生冷辛辣等食物。（中医研究院革命委员会 编·《常见病验方研究参考资料》127）

★ 8. **治胃痛，因胃酸过多者：【胃乐片】**乌贼骨、甘草、乳香、没药各适量。用法：制成片剂。每次4~6片，开水送服，每日4次。功效：制酸，止痛。（孙世发 主编·《中医小方大辞典》1500）

★ 9. **治醋心，每醋心上攻如酽醋：**茱萸一合。水三盏，煎七分，顿服。纵浓，亦须强服。（江苏新医学院 编·《中药大辞典》上册1119引

《兵部手集方》)

★ 10. **治食已吞酸,胃气虚冷者:**吴茱萸(汤泡七次,焙)、干姜(炮)各等分。用法:为末,汤服一钱。(江苏新医学院 编·《中药大辞典》上册 1119 引《圣惠方》)

★ 11. **治心胃嘈杂吞酸呕吐,烧心(俗名酸心):**艾叶不拘多少,陈石灰不拘多少。用法:煎水频频服之。(沈洪瑞 主编·《重订十万金方》77)

★ 12. **制胃酸:**败酱草出自《神农本草经》,又有龙芽败酱、泽败、鹿酱之别名,以清热解毒,散瘀排脓见长,临床常用于治疗痢疾、泄泻、肺痈、黄疸等证。笔者临床体会,败酱草为一味制胃酸良药。泛酸或吐酸为临床常见症状,脾胃肠病证中或以其为主症,或为胃痛、胁痛、呕吐之兼症。夫酸者,肝木之性也,吐酸多与肝、胃相关,且有寒、热之别。《证治汇补·吞酸》云:"大凡积滞中焦,久郁成热,则本从火化,因而作酸者,酸之热也;若客寒犯胃,顷刻成酸,本无郁热,因寒所化者,酸之寒也。"但吐酸总以热证多见。笔者则无论病之寒热,凡有吐酸症者,皆随方加用败酱草,常用量 15 克,效不显者,可用至 20 ~ 30 克。如治患者程某,女,苦病有年,饥则胃痛,食后吐酸,手足欠温,大便不畅,舌淡苔白,脉沉。病之性属寒,故以健脾温中、化湿和胃为治。于主方中加乌贼骨、瓦楞子之属,少效;后仍守同一主方加败酱草 20 克,仅服 3 剂则胃痛减,吐酸止,续服 10 余剂。随访 3 个月,病未发作。湿热郁滞于中,随气上逆,则吞酸作矣。败酱草用于湿热之证,此其制酸之理也。[《中医杂志》编辑部 整理·《中医杂志》"专题笔谈"文萃(1995—2004,第一辑)122]

呕吐 30 方

★ 1. **治呕吐:**将制半夏 10 克用温水淘洗数次后,加适量水煎煮,取汁去渣,将山药 30 克研磨成粉加入制半夏煎液中,煎两三沸后加白糖食用。适合于胃气上逆,呕吐频作者。(宋丽华·《中国中医药报》2009 年 7 月 15 日)

★ 2. **治呕吐:**生姜 30 克,半夏 15 克。水煎,慢慢多次趁热服用,加橘皮更妙。(吴大真 高留泉 魏素丽等 主编·《灵验单方秘典》85 引《仙方合集》)

★ 3. **治呕吐:**半夏 9 克,糯米 3 克,生姜 1 片,大枣 3 枚。水煎服,每日 1 剂。(吴大真 高留泉 魏素丽等 主编·《灵验单方秘典》86)

★ 4. **治呕吐:**五倍子 2 克,蓖麻仁 10 克。用法:上述药研为细末,捣成泥状。将药泥敷于脐部,每日早、中、晚用热水袋热敷脐部,3 ~ 4 日换药 1 次。(李川 主编·《民间祖传秘方》57)

★ 5. **治呕吐:**蒜头、蜂蜜适量。用法:蒜去皮用火烤熟,先吃蒜后服蜂蜜水。备注:本方对呕吐有较好的疗效。(吴静 陈宇飞 主编·《传世金方·民间秘方》41)

★ 6. **治呕吐:**我父(退休老中医伍文昌),1984 年 4 月行胃穿孔修补术,前后 1 年多,经常食后片刻即吐,经多方医治,使用各种中西医药皆罔效。1985 年 8 月 11 日,用硼砂口服治疗,呕吐即止。取得了立竿见影的效果,至今从未复发过 1 次。另有 2 例呕吐痰涎病人,服后停止呕吐。治疗方法:取纯净硼砂 9 克,分成 6 包,每次服 1 包,每天 3 次,空腹温开水冲服,连服 2 天。(黄国健等 主编·《中医单方应用大全》338)

★ 7. **治呕吐不止者:**吴茱萸 3 克,黄连 3 克,灶心土 15 克。用法:水煎少时,澄清频服。(唐大晅 张俐敏 编著·《传世金方·祖传秘方》271)

★ 8. **治呕吐:**用酒炒白芍 9 克,胡椒 1.5 克,葱白 60 克。用法:前 2 味药共研细末,葱白与之共捣成膏。贴心窝(剑突下),每日 1 次。(滕佳林 米杰 编著·《外治中药的研究与应用》405 引《理瀹骈文》)

★ 9. **治呕吐:**乌梅 3 粒,薄荷、黄连各 0.24 克。用法:水煎服。(吴静 陈宇飞 主编·《传世金方·民间秘方》41)

★ 10. **治呕吐:**半夏 9 克,陈皮 9 克,葱白 6 克,鲜生姜 10 克。共捣如泥,制成丸剂,握手中。如呕吐较甚者,可配用生姜 9 克,煎汤口服。(滕佳林 米杰 编著·《外治中药的研究与应用》245)

★ 11. **治呕吐:**百合 75 克。用清水浸 1 夜,洗净后加水煮熟,再取蛋黄人百合汤中做羹,兑少许冰糖,温服。适用于胃阳不足型呕吐。(胡

郁坤 陈志鹏 主编·《中医单方全书》62)

★ 12. **治反胃,朝食暮吐:**鲜紫薄荷一握(捣取汁),面四两。用法:上药和匀,煮熟,空腹食之。(彭怀仁 主编·《中医方剂大辞典》10册1441)

★ 13. **治反胃,食后复吐,大便秘结:**古石灰一两,硼砂一钱,白糖二两。用法:将石灰以滚水冲开,澄清后取其水,另将硼砂研成细末,加入白糖,用石灰水送下。(中医研究院革命委员会 编·《常见病验方研究参考资料》125)

★ 14. **治呕吐,吞酸呕吐:**石灰适量。用法:用开水冲石灰,澄清后取其水。每次适量,每日服2次。功能:清热利湿,降逆止呕。(易法银 喻斌 主编·《湖南省中医单方验方精选·内科》中册1155)

★ 15. **治呕吐,服药不效者:**雄黄二钱,酒一盏。用法:上煎至七分,急令嗅热气。(彭怀仁 主编·《中医方剂大辞典》10册1195引《仙拈集》)

★ 16. **治神经性呕吐:**半夏、茯苓、生姜各3钱。反酸烧心加黄连1钱,吴茱萸3分,舌红苔少加麦冬、枇杷叶各3钱,水煎服。(《全国中草药汇编》编写组 编·《全国中草药汇编》上册230)

★ 17. **治神经性呕吐:**百合45克,鸡子黄1枚。用法:水洗百合浸一夜,当白沫出,去其水,再用清水煎,加鸡子黄,搅匀再煎,温服。(吴静 陈宇飞 主编·《传世金方·民间秘方》42)

★ 18. **治神经性呕吐:**新鲜鬼针草(全草)30克。洗净后加水煎至200毫升,每天1剂,分2次内服。每次服药后加服牛奶100毫升,症状重者辅以支持疗法。(金福男 编著·《古今奇方》278)

★ 19. **治呕吐,伤肉食引起的呕吐:**山楂适量。用法:炒炭研末,水煎。每次服4钱,每日3次。功能:消食导滞,降逆止呕。(易法银 喻斌 主编·《湖南省中医单方验方精选·内科》中册1155)

★ 20. **治反胃,食即吐出,上气:**鸡内金烧灰,酒服。(江苏新医学院 编·《中药大辞典》上册1203引《千金要方》)

★ 21. **用于热性呕吐:**用鲜地龙若干条,洗净泥土,撒上白砂糖,顷刻为糊状,再加面粉适量调成药饼。贴涌泉穴。(滕佳林 米杰 编著·《外治中药的研究与应用》530)

★ 22. **治热反胃吐食:**蝉蜕五十个,去尽土用,滑石一两。上为末。以水半盏,调药一盏,去水,用蜜一匙调下,不拘时候。(宋立人 总编·《中华本草》9册167引《普济方》)

★ 23. **治呕吐,口渴:**生姜3片,石膏3钱。用法:用生姜煎水磨石膏。每日1剂,分2次服。功能:温胃养阴,降逆止呕。(易法银 喻斌 主编·《湖南省中医单方验方精选·内科》中册1153)

★ 24. **治呕吐属热者:**淡米汤1碗,石膏3钱。用法:石膏研细末,以米汤冲。每次适量,每日服2次。功能:泄热养胃,降逆止呕。(易法银 喻斌 主编·《湖南省中医单方验方精选·内科》中册1154)

★ 25. **治脾胃虚寒型呕吐:**吴茱萸10克。用法:取大蒜5个,去皮捣烂,吴茱萸研末,拌匀,揉成1元硬币大小的药饼,外敷双足心,每日1次。功效:温中散寒,和胃降逆。(郭志杰 吴琼 李子全等 编著·《传世金方·一味妙方》205)

★ 26. **治呕吐,服药不效者:**硫黄、乳香各等分。用法:上为末。酒煎,急令患人嗅气。(彭怀仁 主编·《中医方剂大辞典》10册1195引《仙拈集》)

★ 27. **治呕泄,四肢厥冷,面白唇青:【椒硫丸】**硫黄三钱,胡椒(蒸熟,炒)一钱。用法:米饭捣为丸服。(彭怀仁 主编·《中医方剂大辞典》10册69引《医方-盘珠集》)

★ 28. **治恶心呕吐:**生姜、半夏各二钱。用法:水煎服。(中医研究院革命委员会 编·《常见病验方研究参考资料》123)

★ 29. **治五脏风冷,冷气心腹痛,吐清水:**胡椒酒服之,亦宜汤服。(江苏新医学院 编·《中药大辞典》下册1540引《食疗本草》)

★ 30. **治消化道梗阻所致的顽固性呕吐:**用活地鳖虫2只(儿童用1只),洗净摘头滴出清水,与微量温开水混合服下,每日1次。(王辉武 主编·《中药临床新用》24)

呃逆23方

★ 1. **治呃逆:**地鳖虫(去头足)。用法:研

为细末,每服3~6克,白开水送下。孕妇忌服。(中医研究院革命委员会 编·《常见病验方研究参考资料》120)

★2. **治呃逆:**米醋。用法:呃逆发作时服米醋10~20毫升,一般可立即生效,止后复发再服仍效。功效:米醋味酸苦性温,酸主收敛,功能散瘀解毒,下气消食。故中焦虚寒胃气上逆之呃逆用之甚佳。验证:陈某某,男,69岁。就诊日期:1975年8月15日。患者胃癌手术后5天,胃纳不振,吃流质饮食,食后胸闷气逆,频频呃逆。舌苔薄白,脉弱。乃术后胃气上逆所致。予米醋15毫升频服之,服后呃逆立止。半天后又有呃逆,仍予米醋15毫升,服之又止。备注:如肝火犯胃、嘈杂泛酸者忌之。(良石 主编·《名医珍藏秘方大全》56)

★3. **治呃逆:**活蝎虎。用法:活蝎虎1个入烧酒内,浸7日,将酒炖热,去蝎虎只饮酒即愈。备注:主治噎食。(吴静 陈宇飞 主编·《民间祖传秘方大全》109引《万病回春》)

★4. **治呃逆:**壁虎(守宫)1~2只(去腹内物,捣烂),鸡蛋1个。用法:将鸡蛋一头打开,装入壁虎,仍封固蒸熟,每日服1个,连服数日,如见症状减轻可再服。(吴静 陈宇飞 主编·《民间祖传秘方大全》112)

★5. **治呃逆:**冰片少许。用法:放纸烟上,明火点着,深吸闭气。(吴静 陈宇飞 主编·《传世金方·民间秘方》43)

★6. **治呃逆:**生赭石30克,沉香、法半夏各15克。用法:上药共研细末,装瓶备用。用时取药末20克,以生姜汁调匀成膏,贴敷中脘、肚脐上,外以纱布盖上,胶布固定。每日换药1次。功能:降逆止呃。验证:治疗100例,有效率达98%。备注:笔者经验方。(良石 主编·《名医珍藏秘方大全》57)

★7. **治呃逆:**全蛇蜕1条。缠细竹上燃烧后让患者口鼻吸取其烟味,孕妇禁用。(孟凡红 刘从明 杨建宇 主编·《单味中药临床应用新进展》459)

★8. **治呃逆:**吴茱萸20克。香油调敷于双侧涌泉穴,敷料胶布固定,日更换1次。(孟凡红 刘从明 杨建宇 主编·《单味中药临床应用新进展》534)

★9. **治呃逆:**吴茱萸20克,肉桂5克。用法:研末,每次取10克,醋调外敷双涌泉穴。据报道,用上方治疗顽固性呃逆12例,大部分经3天治疗而愈。(王辉武 主编·《中药临床新用》328)

★10. **治呃逆:**鸡内金6克。与食盐少许共研末,餐后温开水送服,每日1次,连用数日。(胡郁坤 陈志鹏 主编·《中医单方全书》62)

★11. **治呃逆验案:**任邱县曹河村王某某,男,42岁。呃逆数日,饮食少进,用雄黄2钱,烧酒2两,取烧酒与雄黄装入砂壶内置火上炖热,用鼻子吸壶中热气,用本方1剂,呃逆立止,不再复发。(杨鹏举 主编·《中医单药奇效真传》61)

★12. **治咳逆打呃:**用硫黄适量,烧烟。嗅之立愈。(滕佳林 米杰 编著·《外治中药的研究与应用》93引《医方摘要》)

★13. **治吐逆不止:【玉龙散】**硫黄、滑石各等份。用法:上药研为细末。每次3克,糯米汤调下。(孙世发 主编·《中医小方大辞典》292引《鸡峰普济方》)

★14. **治吐逆不定,欲生风者:**天南星(大者)一枚。用法:上生为细末。每服一钱,研粟米汁三盏,慢火煮成稀粥,放温,缓缓服之。(彭怀仁 主编·《中医方剂大辞典》2册102引《鸡峰普济方》卷三十)

★15. **治呃逆验案:**李某,女,28岁,工人。饱餐后连续呃逆3天不止,曾口服镇静药及针灸治疗无效,十分痛苦。1982年5月7日就诊,经口服山楂丸后约2分钟,呃逆即止,未再发。治疗方法:山楂丸(天津达仁堂制药厂生产)2丸,1次口服,需细嚼慢咽,可饮少量温开水。一般服后即愈。(黄国健等 主编·《中医单方应用大全》385)

★16. **治呃逆,饮食不下:**蜈蚣1条,酒适量。用法:蜈蚣瓦上焙枯,研末,酒调。每次适量,每日服2次。功能:祛风散结,消食化积。(易法银 喻斌 主编·《湖南省中医单方验方精选·内科》中册1205)

★17. **治胃寒呃逆:【藿香半夏汤】**半夏(汤泡炒黄)二两,藿香叶一两,丁香皮半两。每服四钱,水一盏,姜七片,煎服。(杨仓良 主编·《毒药本草》769引《太平惠民和剂局方》)

★18. **治胃寒呃逆:**柿蒂7枚,法半夏9克,干姜3克。用法:水煎服。每日1剂,日服2次。

功效:温胃降逆,止呃。疗效:临床屡用,效果满意。(程爵棠 程功文 编著·《单方验方治百病》72)

★ 19. **治呃逆不止**:黄蜡烧烟熏,二三次即止。(李时珍 撰·《本草纲目》4 册 3315)

★ 20. **治顽固性呃逆**:取鲜猪苦胆 1 个,放入赤小豆 20 粒,挂房檐下阴干后共研细粉,即成胆豆散。用法:每日服 2 克,分 2 次用白开水冲服。共治 26 例,其中首次发病者 24 例,第 2 次发病者 2 例,病程 1 个月以上者 21 例。结果:2 天内治愈者 22 例,其余 4 例均在 4 天内治愈。(宋立人 总编·《中华本草》4 册 702)

★ 21. **治顽固性呃逆**:生山楂适量。用法:捣烂挤汁。成人每次 15 毫升,每天 3 次,口服。据段群落等报道,应用本方治疗 85 例均获良效。一般服用 1 天即可见效,未愈者继续服用,不超过 3 天即愈。(薛建国 李缨 主编·《实用单方大全》268)

★ 22. **治顽固性呃逆**: 制半夏 20 克。水煎频服。(孟凡红 刘从明 杨建宇 主编·《单味中药临床应用新进展》52)

★ 23. **治顽固性呃逆效佳**:笔者用半夏治疗顽固性呃逆 24 例,效佳。现举 2 例如下。

庞某某,男,56 岁。1992 年 8 月 4 日就诊。患者自述 2 天前无明显诱因午饭后呃逆阵作,逐渐加重,经当地医院针灸、服中药汤剂后,略有好转,瞬间又作,逐渐加重,呃逆连声,饮食不进,入睡不得,坐卧不安。舌红绛,苔黄腻、厚、少津,脉弦数。诊为肝郁脾湿,蕴结于中,上逆于咽,呃逆频作。用半夏 20 克水煎频服,服后症状改善,呃逆间断发作,有时咽干口苦。次日复诊上方加黄连 10 克,厚朴 30 克。连服 2 剂,症状消失。

王某某,女,42 岁。1997 年 3 月 4 日就诊。呃逆阵发性频作 6 年,曾多次治疗,疗效不巩固。每遇精神刺激、情绪紧张或过度疲劳等原因,均可发病,伴纳差、失眠、心烦乏力。舌红绛,苔白腻,脉沉数,左关滑数。此系肝郁气滞,脾湿蕴结,浊气不降反而上逆成呃逆。处方:半夏 3 克,甘草 2 克,研末冲服,每日 3 次。服药 4 天,症状明显好转。连服 8 天呃逆止,饮食、睡眠已正常,继服上药 10 天后停药。半年后随访,未复发。[《中医杂志》编辑部 整理·《中医杂志》"专题笔谈"文萃(1995—2004,第一辑)646]

误吞水蛭(蚂蟥)5 方

★ 1. **治误吞蚂蟥**:食蜜可化。([清]丁尧臣 撰·《奇效简便良方》111)

★ 2. **治误吞水蛭**:蜂蜜二两。用法:冲开水服。(中医研究院革命委员会 编·《常见病验方研究参考资料》232)

★ 3. **治小儿误吞水蛭**:白蜡 3 克,蜂蜜适量。用法:将白蜡研成碎末,每次 1 克,每日 3 次,用蜂蜜调服。(刘道清 主编·《中国民间神效秘方》245)

★ 4. **治误吞水蛭**:小干鱼 3 条,猪板油 20 克,田中泥 20 克,巴豆仁 10 粒,蜂蜜适量。用法:将田中泥用清水研细,过罗后沉淀;巴豆仁去油研面;小干鱼研面。上 3 味与猪板油共同混合均匀,炼蜜为丸,如绿豆大,瓶装备用。每次 5 粒,每日 3 次,用田中冷水送服。功能:杀虫。医师嘱咐:服药后禁止热食热饮。(刘道清 主编·《中国民间神效秘方》244)

★ 5. **治鼻腔水蛭寄生**:取干薄棉片(3 厘米×5 厘米)1 块,浸以蜂蜜后用枪状镊夹住,用鼻镜张开前鼻孔,在明视下将其放在虫体上 1 ~ 2 分钟,水蛭前后吸盘放松,自鼻黏膜上脱落,再用枪状镊毫无阻力地将棉片及虫体完整取出。8 例水蛭寄生均经此法治愈。(杨仓良 主编·《毒药本草》864)

萎缩性胃炎 5 方

★ 1. **治萎缩性胃炎**:黄连、白糖各 500 克,食醋 500 毫升,山楂片 1000 克,加开水 4000 毫升,混合浸泡 7 天,即可服用。每天 3 次,每次 50 毫升,饭后服。据张茵州等报道,应用本方治疗 24 例,除 1 例因坏死性胃炎死亡外,其余均坚持服药 50 ~ 90 天。胃镜复查,其中 21 例胃黏膜萎缩性病变消失;2 例由萎缩性胃炎转为浅表性胃炎,胃液分析空腹总酸度、游离酸度均达正常范围,随访 1 ~ 5 年无 1 例复发。(薛建国 李缨 主

编·《实用单方大全》61)

★ 2. **治萎缩性胃炎、慢性胃炎:**黄芪 30 ~ 60 克,莪术 10 ~ 15 克。水煎服,每日 1 剂。据报道,以这 2 味药为主治疗慢性萎缩性胃炎等,可使器质性病变之病理性变化获得逆转。(王辉武 主编·《中药临床新用》536)

★ 3. **治萎缩性胃炎、萎缩性鼻炎:**大蒜素胶囊(含大蒜素 20 毫克 1 粒)1 天 3 次,1 次 2 粒,连服 30 天,可降低胃液酸度,降低胃液内亚硝酸盐含量,具有防止癌变的作用。紫皮大蒜治疗萎缩性鼻炎,疗效满意。用法:用紫皮大蒜榨取汁液过滤,加生理盐水配成 40% 的溶液或用甘油配成 50% 的溶液。先将患者鼻腔痂皮抹净,用小棉球浸透药液放入鼻腔内,约 3 小时后取出。每日 1 次,10 次为 1 个疗程。(孟凡红 刘从明 杨建宇 主编·《单味中药临床应用新进展》124)

★ 4. **治慢性萎缩性胃炎:**选宁夏枸杞子洗净,烘干打碎分装,每日 20 克,分 2 次于空腹时嚼服,2 个月为 1 个疗程。陈绍蓉等用上方治疗慢性萎缩性胃炎 20 例,经 2 ~ 4 个月观察,显效 15 例,有效 5 例。其中 16 例做胃镜及活检,显效(原胃黏膜萎缩明显缩小,肠腺化生消失,或黏膜颗粒状增生基本消失,或黏膜下血管透见不清楚者)7 例,有效 6 例,无变化者 3 例。并发现枸杞对溃疡病有一定治疗作用。(江苏新医学院 编·《中药大辞典》下册 441)

★ 5. **治慢性萎缩性胃炎:**女贞子、黄芪冲剂,每次 20 克,日服 2 次。(孟凡红 刘从明 杨建宇 主编·《单味中药临床应用新进展》395)

急性胃肠炎 4 方

★ 1. **治急性胃肠炎:**马鞭草一两。用法:水煎服。又方马鞭草二两,将草捣碎,水、酒各半炖服。(中医研究院革命委员会 编·《常见病验方研究参考资料》144)

★ 2. **治急性胃肠炎:**车前子 30 克,云苓 30 克。共研末,每次服 6 克,每日 2 ~ 3 次,米汤送下。(金福男 编著·《古今奇方》15)

★ 3. **治急性胃肠炎:**鬼针草叶 0.5 ~ 1 两,车前草 3 钱。水煎服。呕吐加生姜 5 片,腹痛加酒曲 2 个。(《全国中草药汇编》编写组 编·《全国中草药汇编》上册 484)

★ 4. **治急性胃炎:**五倍子适量。用法:五倍子研为末,然后再制成如绿豆大的丸即可。放入腹脐中,用胶布固定。(李川 主编·《民间祖传秘方》63)

慢性胃炎 5 方

★ 1. **治慢性胃炎:**五倍子 20 克,陈皮 10 克,大枣 15 个。用法:大枣烧焦去核,与前药共研末,每服 2 ~ 3 克,每日 3 次。(金福男 编著·《古今奇方》23)

★ 2. **治慢性胃炎:**用蒲公英 15 克,酒酿 1 食匙,水煎 2 次混合,早、中、晚饭后服。(江苏新医学院 编·《中药大辞典》下册 2461)

★ 3. **用于慢性胃炎、胃溃疡的胃脘疼痛:**乌贝散 60 克,云南白药 5 克。混合即成。用法:饭前口服,每次 6 ~ 9 克,1 日 3 次,白开水送服。(邱德文 沙凤桐 熊兴平 主编·《中国名老中医药专家学术经验集》5 册 286)

★ 4. **治慢性胃炎,属饮食停滞型:**鸡内金 3 克,橘皮 4.5 克,白糖适量。用法:上药研成细末,白糖开水冲。每日 3 次,每次适量。功能:健脾理气,和胃消食。方解:鸡内金消食和胃;橘皮健脾理气,燥湿化痰;白糖健脾补中。三药合用,共奏健脾理气,和胃消食之效。(易法银 喻斌 主编·《湖南省中医单方验方精选·内科》中册 1118)

★ 5. **治胃弱、消化不良、慢性胃炎、胃胀痛:**蒲公英 1 两(研细末),陈皮 6 钱(研细末),砂仁 6 钱(研细末)。混合共研,每服 2 ~ 3 分,1 日数次,食后开水送服。(江苏新医学院 编·《中药大辞典》上册 2461)

神经性胃炎 1 方

★ **治神经性胃炎:**熊胆,研末,每日服 3 次,每次 0.9 克,开水送服。(宋立人 总编·《中华

本草》9 册 576）

糜烂性胃炎 1 方

★ **治糜烂性胃炎**：蒲公英碾成细末，用温开水冲服，每次 10 克，日 3 次，连服 1 个月为 1 个疗程。经治疗本病有效率为 95%。（张俊庭 主编·《中国中医药最新研创大全》465）

胃出血 6 方

★ 1. **治胃出血**：鲜小蓟 4 两。用法：捣汁 1 小碗，温服，可连服数次。（中医研究院革命委员会 编·《常见病验方研究参考资料》119）

★ 2. **治胃出血**：血竭、荷叶炭各等分。用法：共研细末，每服二钱，四小时一次，开水送下。（中医研究院革命委员会 编·《常见病验方研究参考资料》119）

★ 3. **治胃出血**：三七适量。用法：研为细末。口服，每天 3 次，每次 1.5 克，温开水送服。功能：活血化瘀。主治：上消化道出血。据罗裕民报道，就用本方治疗各种类型胃出血病人 60 例，完全止血者 58 例，无效 2 例，治愈率为 96.7%。（薛建国 李缨 主编·《实用单方大全》332）

★ 4. **治胃出血**：海螵蛸五钱，白及六钱。共研细末。每次服一钱五分，每日服三次。（宋立人 总编·《中华本草》9 册 101）

★ 5. **治肠胃出血**：白及、地榆各等量。炒焦，研末。每服 3 克，每日 2～3 次，温开水送服。（宋立人 总编·《中华本草》8 册 677）

★ 6. **治胃肠道出血者**：将白及粉装胶囊以便吞服，每次 2～4 克，每天 4～6 次。（黄国健等 主编·《中医单方应用大全》26）

吐血 20 方

★ 1. **治吐血**：白及、灶心土各适量。用法：白及研成末，加灶心土泡溶。每日 1 剂，分 2 次服。功能：温中散寒，收敛止血。（易法银 喻斌 主编·《湖南省中医单方验方精选·内科》下册 1774）

★ 2. **治吐血**：小蓟叶捣绞取汁，每次 1 小盏。主治：心热吐血，口干。（吴大真 高留泉 魏素丽等 主编·《灵验单方秘典》88 引《古单方》）

★ 3. **治吐血、便血、鼻血**：鸡冠花 15 克，小蓟 15 克。用法：水煎，分 2 次服，每日 1 剂。（贾海生 贾俊 李鑫等 编著·《走入家庭的偏方——小处方治大病》）

★ 4. **治吐血、咳血、崩中下血**：大蓟一握。捣烂绞取汁，服半升。（江苏新医学院 编·《中药大辞典》上册 116 引《本草汇言》）

★ 5. **治吐血**：百合一两，白及二钱，乌贼骨三钱。共为细面。用法：每服三钱，开水和服。（沈洪瑞 主编·《重订十万金方》281）

★ 6. **治吐血**：鸡蛋一枚，打开，和三七末一钱，藕汁一小杯，陈酒半小杯，隔汤炖熟食之。（江苏新医学院 编·《中药大辞典》上册 55 引《同寿录》）

★ 7. **治吐血、衄血**：三七一钱，自嚼，米汤送下。（杨仓良 主编·《毒药本草》601《濒湖集简方》）

★ 8. **治吐血、衄血、便血 2 方**：①破血丹（土三七）9 克。水煎服。（《陕西中草药》）②菊叶三七根研末。每服 3～6 克，每日 3～4 次。（宋立人 总编·《中华本草》7 册 856 引《四川中药志》）

★ 9. **治吐血**：鱼鳔 15 克，小蓟、藕节炭各 12 克，白及 9 克。水煎服。（宋立人 总编·《中华本草》9 册 332）

★ 10. **治吐血及鼻衄不止**：乌贼骨。捣细罗为散，不计时候，以清粥饮调下二钱。（江苏新医学院 编·《中药大辞典》下册 1946 引《圣惠方》）

★ 11. **治吐血，属胃热型**：海螵蛸、生大黄各等量。用法:上药研粉拌匀,装胶囊,每粒 0.5 克。每次服 4~6 粒,每 4~6 小时服 1 次。功能:清热泻火,凉血止血。(易法银 喻斌 主编·《湖南省中医单方验方精选·内科》下册 1771)

★ 12. **治吐血不止**:黄芪 15 克,阿胶 15 克。用法:上药研为细末,米饮调 6 克,不拘时候。(吴素玲 李俭 主编·《实用偏方大全》56 引《鸡峰普济方》)

★ 13. **治吐血验案**:刘某,男,54 岁,农民。1986 年 8 月夜间胃溃疡中等量呕血,当夜采集鲜小蓟制汁,马上饮用。黑便持续 2 天,第 3 天大便为暗绿色,休养半月痊愈。制作及用法:采集鲜小蓟叶茎,洗净并用 1% 高锰酸钾液浸泡消毒 15 分钟,捞出,再用凉开水洗净晾干,用石臼捣碎或用药碾破烂,尔后用纱布包裹或其他方式挤出汁液,即可投入应用。若欲保存备用,可在汁液内加入 2% 苯甲酸钠,最好贮存于冰箱内,可用数日。多数采用口服法,每次 40~60 毫升,一般每天 3 次,重者 4~6 小时 1 次。鼻衄患者可将汁液滴入鼻孔或浸渍棉球轻轻填塞。(杨鹏举 主编·《中医单药奇效真传》106)

★ 14. **治吐血验案**:本邑留坛庄高姓童子,年十四五岁,吐血甚剧,医治旬日无效,势甚危急,仓促遣人询方,俾单用三七末 30 克,分 3 次饮下,当日服完,其血自止。(张锡纯 著·《张锡纯医学全书之二·中药亲试记》101)

★ 15. **治吐血验案**:安(次)武(清)两县合并时,卫协开会,安次孙姓老医谈,伊以人参 30 克煎汤,治愈一吐血重症患者,吐血已数日,倾碗盈盆,止血药如棕炭、川军炭等药之无效,奄奄待毙,以人参汤饮之而止。(杨鹏举 主编·《中医单方奇效真传》107 引《医林锥指》)

★ 16. **治吐血验案**:邑张某家贫佣力,身挽鹿车运货远行,因枵腹努力太过,遂致大口吐血。卧病旅邸,恐即不起。意欲还里,又乏资斧。乃勉强徒步徐行,途中又复连吐不止,目眩心慌,几难举步。腹中觉饥,怀有干饼,又难下咽。偶拾得山楂十数枚,遂和干饼食之。觉精神顿爽,其病竟愈。盖酸者能敛,而山楂则酸敛之中兼有化瘀之力。与拙拟补络补管汤之意相近,故获此意外之效也。(黄国健等 主编·《中医单方应用大全》385 引《医学衷中参西录》)

★ 17. **治吐血**:槐花一两半。用法:炒黑或烧存性,研末,每服二至三钱,开水冲服。(中医研究院革命委员会 编·《常见病验方研究参考资料》116)

★ 18. **治吐血成盆**:旱莲草和童便、徽墨春汁,藕节汤开服。(江苏新医学院 编·《中药大辞典》下册 2616 引《生草药性备要》)

★ 19. **治吐血**:鲜旱莲草四两。捣烂冲童便服,或加生柏叶共同用尤效。(江苏新医学院 编·《中药大辞典》下册 2616)

★ 20. **治虚劳吐血,皮肤甲错,体瘦脉涩**:土鳖虫 1.5 两,田三七 7 钱,淮山药 3 两。用法:共研细末,开水冲。每日 5 钱,分 2 次服。功能:益气摄血,活血定痛。方解:土鳖虫破血逐瘀,消肿止痛;田三七功擅止血,化瘀生新;淮山药平补肺脾。诸药合用,共奏益气摄血,活血定痛之功。注意事项:7 日服完。(易法银 喻斌 主编·《湖南省中医单方验方精选·内科》下册 1988)

上消化道出血 20 方

★ 1. **治上消化道出血**:乌贼骨 6 份,白及 5 份,甘草 5 份。共研细末,每服 5 克,1 日 3 次口服。朱希均用上方治疗上消化道出血 44 例,服药 3~5 天后,呕血及黑便均停止,胃痛减轻或消失。服药 6~10 天,便潜血转阴,平均为 8.57 天。(王辉武 主编·《中药临床新用》159)

★ 2. **治上消化道出血**:生大黄、乌贼骨粉剂各 5~10 克,凉开水调糊口服,日 3~4 次。出血严重者须插胃管排空胃内容物后将药注入,必要时增加剂量次数。酌予 5% ~10% 的葡萄糖液和林格液,每日输入 1000~2000 毫升。(孟凡红 刘从明 杨建宇 主编·《单味中药临床应用新进展》525)

★ 3. **治上消化道出血**:乌贼骨、乌梅炭、大黄各等份。用法:上药共研细末,日服 3 次,每次 10~20 克;或大黄剂量增加 1~2 倍,开水浸泡后,吞服二乌粉。疗效:治疗 44 例,其中胃出血 18 例,胃肠出血 10 例,均治愈。追访半年,未见复发。(史书达 编著·《中国民间秘验偏方大成》上册 171)

★ 4. **治上消化道出血**:五倍子 6 克。用法:

取上药,煎成100毫升。口服,每天3次,每天1剂。功能主治:收涩止血。表现为呕血、便血。多有慢性胃炎、胃溃疡等原发病。疗效:应用本方治疗33例,有效率达96.97%,仅1例无效。无明显副作用。(周海荣 李永春 编著·《实用中医单方》366)

★ 5. **治消化道出血:【五倍子液】**五倍子16克。加水适量,煎煮1小时滤液,再煎,2次滤液混合。取滤液浓缩至30毫升,加甘油3毫升。口服。结果92例消化道出血经用药后,立即止血,一次止血成功率100%。(杨仓良 主编·《毒药本草》874)

★ 6. **治上消化道出血:**白及、五倍子各等份。用法:烘干,研磨,过80目筛,分装20克1袋,1袋加水150毫升,烧开。待温凉后分4次口服,每次间隔20分钟至3小时不等。

验案:上消化道出血。所治上消化道出血110例,男89例,女21例;年龄17~82岁,平均42.3岁;胃溃疡28例,十二指肠溃疡14例,出血性胃炎27例,胃癌10例,食管静脉曲张破裂出血31例;其中重度出血83例,轻度出血27例。参照1986年全国血症、急症研究协作组的血症诊断、辨证和疗效评定标准。痊愈91例,显效14例,有效3例,无效2例。[孙世发 主编·《中医小方大辞典》29 引《实用中西医结合杂志》,1992,5(8)]

★ 7. **治上消化道出血:**血竭粉每次1克,每日4次,温开水调服,至大肠隐血试验转阴后改为每天2次。周亭德等以上方治疗上消化道出血270例,平均止血时间为2~4日,249例获得止血效果。(王辉武 主编·《中药临床新用》276)

★ 8. **治上消化道出血:**血竭粉1.5~3克。口服,每4小时1次。黄海坤以上方治疗上消化道出血23例,全部治愈。(王辉武 主编·《中药临床新用》276)

★ 9. **治急性上消化道出血:**白及粉4.5克,血竭粉1.5克(混合为1次量)。温开水调为糊状,每日3次。(吕执政 郝瑞福 主编·《常见病最新疗法》82)

★ 10. **治上消化道出血:**白及适量,研成细末。每次3克,每天3次,温开水送下。据孔照遐等报道,应用本方治疗42例,肉眼黑便消失时间平均4.9天,大便潜血转阴时间平均为8天。(薛建国 李缨 主编·《实用单方大全》323)

★ 11. **治上消化道出血:**白及30克,大黄10克。用法:上药共研为极细末,过筛后贮瓶备用。每次服2克,日服3次或4次。胃痛者,在必要时加服金铃子散(延胡索、川楝子各等份,研细过筛),每次服1克。功效:凉血止血。用本方治疗43例,均获治愈。大便潜血转阴时间平均为3.8天。服药期间未见恶心、呕吐等症状。又本方去白及,单用大黄粉,每次服1~3克,日服1~3次,温开水冲,疗效亦较为满意。(程爵棠 程功文 编著·《单方验方治百病》78)

★ 12. **治上消化道出血:**出血后以此方治疗,三七粉、大黄粉、白及粉各等分。用法:共研细末,每次3克,日服3~4次,如有吐血则须禁食(不禁药)。病情稳定后,施以上方辨证治疗。共治疗50例,胃、十二指肠、上消化道出血患者止血有效者49例,有效率为98%。大便潜血转阴时间最短2天,最长24天,平均4.1天。(李彬之 徐延香 陈举云 主编·《现代中医奇效良方宝典》463)

★ 13. **治上消化道出血:**阿胶10克,三七末(炒黄)3~5克。用法:将三七末炒至深黄色,放置冰箱24小时即可用。再将阿胶烊化,冲服三七末。每日1剂,1次顿服。功效:养血止血。(程爵棠 程功文 编著·《单方验方治百病》77)

★ 14. **治上消化道出血:**大蒜2头。用法:捣为泥,敷两足心,4小时贴1次,连贴2次,忌喝酒。备注:本方亦可用于衄血。(吴静 陈宇飞 主编·《传世金方·民间秘方》35)

★ 15. **治上消化道出血:**虎杖适量。用法:取上药,研为细粉。每次4克,每天2~3次,口服。功能:清热止血。附注:据金亚城报道,应用本方治疗187例,有效率达100%。(薛建国 李缨 主编·《实用单方大全》363)

★ 16. **治急于求成性上消化道出血:【倍诃液】**五倍子15克,诃子15克,白矾5克。用法:将上药加水100毫升煎至50毫升,再加水80毫升煎煮,过滤。2次滤液混合后煎至80毫升,加白矾加热溶解后过滤,贮冰箱24小时后倾出上清液备用,加甘油5毫升(延缓鞣酸水解)。在内窥镜下见到出血病灶后,由活检孔插入塑料管,距离病灶3~5厘米时注入,喷洒药液至出血灶表面,每人平均药量20毫升。按:共治疗36例,喷药后15分钟止血36例,1次成功34例(94.4%)。(电子版·《中华验方大全》光盘,上消化道出血篇)

★ 17. **治活动性上消化道出血:【复方五倍子液】**五倍子15克,生大黄5克,诃子5克。用法:将上药水煎至100毫升。出血量1000毫升以上伴休克者术前补液,并予输血及止血治疗。患者一般情况改善,血压相对稳定,出血灶确定后,经活检孔插入导管,用生理盐水冲洗并抽吸后,用本品50毫升局部喷洒,3分钟内仍见出血则重复1次,观察3分钟再退出导管和胃镜。按:共治疗32例,永久性止血27例,暂时性止血3例,无效2例,总有效率为93.8%。(电子版·《中华验方大全》光盘,上消化道出血篇)

★ 18. **治消化道出血:【复方五倍子液】**五倍子30克,诃子10克。加水200毫升,煎至100毫升左右,倾出煎液;再加水160毫升煎煮,2次滤液混合,煎至60毫升;加白矾10克,加热溶解过滤;再加甘油6毫升,制成棕褐色液体,取上清液贮于冰箱备用。使用时在内窥镜观察下紧急止血,先清除血凝块或污秽物,经导管注药于出血区,喷洒后立即可见鲜血颜色变灰褐,黏膜变灰白,出血停止。常用喷洒量每次2~10毫升。紧急止血74例,喷洒1次止血68例,其余6例喷洒2~3次后止血。成功率为100%。(李彬之 徐延香 陈举云 主编·《现代中医奇效良方宝典》467)

★ 19. **治消化道各种出血:**白及200克,香附50克,五倍子50克。上3味,混合粉碎成细粉,过筛,分装,每包3克。口服,每次1包,每日3次,饭前服。(宋立人 总编·《中华本草》8册677)

★ 20. **治消化道出血:**白及60克,地榆30克,乌贼骨45克。研粉,调稀糊状加白糖适量,1日4次,饭后半小时许热服,和络涩血。(洪国靖 主编·《中国当代中医名人志》807)

胃及十二指肠溃疡16方

★ 1. **治胃及十二指肠溃疡:**鸡内金70克,微炒研细末,蜂蜜500克,取蜂蜜25克冲开水适量吞服鸡内金5克,每日2次,早、晚饭前1小时服。杨忠英用上方治疗胃及十二指肠溃疡15例,效果满意。(王辉武 主编·《中药临床新用》362)

★ 2. **治胃及十二指肠溃疡:**三七粉12克,白及9克,乌贼骨3克。用法:共为细末,日服3次,每次3克,开水送服。(宋立人 总编·《中华本草》5册845)

★ 3. **治胃痛,胃、十二指肠溃疡:**猪苦胆3个,黄豆适量。用法:将新鲜的猪苦胆倒出胆汁少许,装入洗净的黄豆,以满为度,将口扎紧,置阴凉通风处晾干,研末。每次6克,每日3次,空腹服用,有保护溃疡面的作用。15日为1个疗程。(吴大真 高留泉 魏素丽等 主编·《灵验单方秘典》77)

★ 4. **治胃及十二指肠溃疡:**新鲜蜂蜜100克。用法:每日早、中、晚饭前分服;服至第10日后,每日增至150~200克。或用蜂蜜60毫升,0.5%的普鲁卡因40毫升,混合为1次量,日服3次。曾观察20例,治疗后15例壁龛消失,3例进步(平均为32天);18例疼痛完全消失,2例减轻,疼痛消失时间最短6天,平均为22.2天。据国外资料报道,治疗数百例的痊愈率为82%。(江苏新医学院 编·《中药大辞典》下册2482)

★ 5. **治胃痛(十二指肠球部溃疡)验案:**患者路某某,男,43岁。胃痛8年。每周受寒或辛劳而作,并泛呕吞酸,嘈杂不安,食后3个小时痛剧。舌质红,舌苔微黄腻中剥,脉细弦。西医诊断为十二指肠球部溃疡。取鲜地龙2斤,置净水中2小时,待其腹中泥粪排净,取出洗净,放于盆内,用白糖1斤撒入拌匀,其体液即迅速渗出,1~2小时后,以纱布滤其液,总计得到700~1000毫升为宜。再以高压消毒备用。每次30~40毫升,每日3~4次于饭前1小时加温口服;服后立即向病变部位侧卧1小时。治疗3个月,诸症消失,胃部检查未见异常。(杨鹏举 主编·《中医单药奇效真传》101)

★ 6. **用于胃热型溃疡病:**地龙适量。烤干,研粉,过120目筛。功能:清热,和胃,生肌。用法:口服。每日服3~4次,每次2克,饭后1小时服。治疗组40例用本方,对照组38例,辨证论治用汤剂,每日1剂。两组均用药44.03天,治愈率分别为85%、63.2%。(张金鼎 邹治文

编著·《虫类中药与效方》168）

★ 7. **用于胃及十二指肠溃疡出血，胃癌合并出血及衄血的患者：**单味大黄粉（片），每日2～4次，每次3克。大黄的止血作用，除用于胃及十二指肠溃疡出血以外，尚可治疗胃癌合并出血及衄血等。焦东海等报道，治疗31例胃癌合并出血的患者，不用任何其他止血药，不输血，不禁食，不补液，仅服单味大黄粉（片），每日2～4次，每次3克，直至大便隐血实验转为阴性。治疗结果，除2例无效外，其余29例的平均止血时间为49小时，大黄的平均用量为21克，服大黄后排便的平均时间为5小时，腹泻6～7次后大便隐血实验转为阴性，服药后有95%的病人在大便前出现脐周疼痛，大便后即减轻或消失，有3例在服大黄后发生呕吐，经对症处理后仍能继续服药。（张伯讷 主编·《中医年鉴1984年》139）

★ 8. **用于胃、十二指肠溃疡引起的呕血或便血：**海螵蛸2份，白及1份。制成粉剂，每次服2～4克，日服3～4次，病情严重者4～6克，每4小时口服1次。共治本病97例，其中11例呕血者同时服用云南白药0.3克，每日3～4次，结果全部止血。（宋立人 总编·《中华本草》9册102）

★ 9. **治胃酸过多，胃及十二指肠溃疡：【乌贝散】**乌贼骨265克，浙贝母45克。研极细末，每服1.5～3克，日2～3次，空腹服。实验研究：有明显的吸附胃蛋白酶和中和胃酸的作用，故有保护溃疡面的作用。（中医辞典编辑委员会编·《简明中医辞典》176）

★ 10. **治胃酸过多及慢性胃溃疡：**乌贼骨1两，浙贝母4钱，白及1两。共研细末，每次2钱，1日4次，温开水冲服。（中医研究院革命委员会 编·《常见病验方研究参考资料》133）

★ 11. **治胃、十二指肠溃疡，胃酸过多：**海螵蛸四两，贝母、甘草各一两。共研细粉，每服一钱，每日三次，便秘者不宜服。（《全国中草药汇编》编写组 编·《全国中草药汇编》上册650）

★ 12. **治十二指肠球部溃疡验案：**陈某某，男，23岁。十二指肠溃疡1年多，反酸，胃纳不佳，上腹部不规则疼痛，钡餐检查十二指肠球部基底角有一黄豆大的龛影，局部压痛。服珍珠粉每天3次，每次1克，28天后钡餐检查，龛影消失，症状消失，痊愈出院。（黄国健等 主编·《中医单方应用大全》518）

★ 13. **治胃溃疡：**天麻、白术各6克，全蝎3克，蜈蚣1条。共研细末，再焙微黄。每服3克，日服2次。（费兰波 徐亮 主编·《外科病奇难顽症特效疗法》122）

★ 14. **治胃溃疡：**鱼腥草50克。用法：加水500毫升，煮沸30分钟后滤去渣，当茶饮，每日2次。坚持服用1个月，症状即可消失，服用2个月以上可以痊愈。功效：清热解毒，消炎止痛。（郭志杰 吴琼 李子全等 编著·《传世金方·一味妙方》57）

★ 15. **治胃溃疡：**金荞麦90克，猪骨头150克。用法：将金荞麦洗净、切碎，与猪骨头（捣碎）一同置瓦罐内，加清水500毫升，炖成骨头汤。每日1剂，日服1～2次，连服7天。此后每间隔2天服1剂，连服3周。临床屡用，效果颇佳。（程爵棠 程功文 编著·《单方验方治百病》62）

★ 16. **治胃溃疡、浅表性胃炎：**蒲公英40克，加水300毫升，煎取150毫升，加白及30克，调成糊状，分2次，早、晚空腹服，连服6周。崔闽鲁等用上方治疗胃溃疡、浅表性胃炎45例，结果内镜复查治愈35例，病理复查治愈31例。（王辉武 主编·《中药临床新用》625）

消化性溃疡8方

★ 1. **治消化性溃疡：**大枣500克。用法：取上药，洗净，蒸熟去皮、去核，再取鲜生姜120克捣烂取汁，花椒60克研细末，红糖250克炒焦，一并纳入鲜猪肚内，用线缝好放进锅内，文火蒸2小时后取出，装入瓷罐内封口埋入土中，7天后取出，置阴凉处备用。每天饭后半小时服1匙，每天3次，7天为1个疗程。功能：健脾养胃。附注：据陈友宏报道，应用本方治疗65例，痊愈52例，好转13例。一般用药3个疗程可获得痊愈。（薛建国 李缨 主编·《实用单方大全》524）

★ 2. **治消化性溃疡：【七无散】**三七30克，无花果60克，白及90克。用法：焙干研末，过筛分装胶囊，每次4粒，早晚各1次，连服1个月。张济良等以上方治疗消化性溃疡77例，总有效率

为94.8%。(王辉武 主编·《中药临床新用》16)

★ 3. **治消化性溃疡:**梅花鹿茸40克,切成薄片,浸于500克白酒中,密封半月后服用,早、晚空腹各服1次,10天服完;再以白酒重新浸泡1次,如前法服完为1个疗程,适用于能饮酒者。梅花鹿茸40克,以米酒汁浸胀10分钟捞起,文火烘干,研成极细粉末,每次4克,每日1次,空腹时开水吞服,10天服完为1疗程,适用于不能饮酒者。朱豫珊用上方治疗虚寒证消化性溃疡100例,96例有效,其中70例治愈。(王辉武 主编·《中药临床新用》575)

★ 4. **治消化性溃疡:**白及、阿胶各30克。共研细末,每次服3~6克,每日2~3次,饭前服。(金福男 编著·《古今奇方》19)

★ 5. **治溃疡病胃痛:【四白汤】**白芷、白芍、白及各10~30克,白豆蔻6~12克。每日1剂,水煎分服。(宋立人 总编·《中华本草》5册886)

★ 6. **治溃疡病、慢性胃炎:**乌贼骨、白及、白芍、甘草各等份。用法:上为细末。每服3克,饭前服,1日3次。功能:制酸生肌,缓急止痛。(彭怀仁 主编·《中医方剂大辞典》10册605)

★ 7. **治消化性溃疡:**表现为胃脘痛,经胃镜检查确诊。地龙适量,用烤箱烤干后研末,过120目筛备用。每次2克,每天3~4次,饭后1小时内服,每晚睡前加服第4次。据牟德峻报道,应用本方治疗40例,治愈34例,显效6例。(《陕西中医函授》1988(1):474)

★ 8. **治消化性溃疡:**鲜蚯蚓1000克洗净,白糖250克搅拌,滤液,再加少许清水,得浸出液700~1000毫升,高压消毒,放冷处或冰箱。每次30~40毫升,日3~4次,饭前30分钟或1小时口服,服后立即向病变部位侧卧1~2小时。或地龙洗净烤干研末,过筛,每次2克,日3次,饭后1小时服,夜间疼痛加重者睡前加服1次。(孟凡红 刘从明 杨建宇 主编·《单味中药临床应用新进展》425)

胃下垂6方

★ 1. **治胃下垂:**五倍子5克,蓖麻仁10粒。用法:将上药共捣如泥。空腹贴百会穴,胶布固定,每天3次,每次7分钟,7天为1个疗程。据贾士赟报道,应用本方治疗13例,1个疗程治愈者7例,2个疗程治愈者5例,无效者1例,总有效率为92.3%。(薛建国 李缨 主编·《实用单方大全》603)

★ 2. **治胃下垂:**蓖麻子仁10克,五倍子5克。用法:共捣烂如泥成膏,备用。取本膏适量敷于脐中,外加关节镇痛膏6~8贴固定,每日早、中、晚各热敷1次。一般4天取下,以连敷6次为度。疗效:经治30例,均获得满意疗效。注意:采用此法时,以气温不超过20摄氏度疗效较好。孕妇及吐血者忌用。验案举例:新疆乌鲁木齐三建公司朱义臣,男,72岁,离休。他来信说:"我患有胃下垂,经常胃痛胃胀,吃饭后胃部有下垂感,并有时消化不良,大便次数增多。用本条方治疗10个疗程,1个月后去医院复查胃部已上升,以上症状也都消失了。(史书达 编著·《中国民间秘验偏方大成》上册213)

★ 3. **治胃下垂:**炒五倍子2克,肉桂1克(刮去皮),炒何首乌3克。用法:将上药分别研为细末,混匀,每日1剂,用凉开水送服,20天为1个疗程。验证:用上方治疗胃下垂患者60多例,用药1~2个疗程后,自觉症状消失,食欲正常,部分患者经X线复查胃体上升3~5厘米。(良石 主编·《名医珍藏秘方大全》75)

★ 4. **治胃下垂:**鲜仙人球60克,瘦猪肉50克。用法:先将瘦猪肉剁碎制成肉饼后,与仙人球一起煮熟,晚上睡前顿服,每日1剂。1个月为1个疗程。病例验证:用此方治疗胃下垂患者46例,均获治愈。其中用药1个疗程治愈者20例,2个疗程治愈者23例,3个疗程治愈者3例。随访2年,均未见复发。(《名医验方》51)

★ 5. **治胃下垂:**鳖甲250克。用法:取上药,制成细粉。每次服3~6克,每天2次,1个月为1个疗程。功能:补肾强身。据赵一等记载,应用本方治疗多例,均取得满意疗效。(薛建国 李缨 主编·《实用单方大全》564)

★ 6. **治胃下垂:**米糠500克,鸡内金50克。用法:先将米糠放入锅内以文火炒至黄褐色,再放入鸡内金,炒至鸡内金胀发后,从火上移去,稍后除去米糠,将鸡内金研成细末。每次服1~2克,日服3次,用温开水送服。功效:健胃消食。

疗效:临床屡用,疗效满意。(程爵棠 程功文 编著·《单方验方治百病》67)

胃石症4方

★ 1. **治胃石症:**鸡内金10克。焙干,研细末,饭前1小时用温开水冲服,每天3次。据张晓文等报道,应用本方治疗因食黑枣所致本病31例,均获痊愈。平均治疗5天,最短3天,最长8天。胃石是否排出,以X线钡盐进食灌入胃肠检查确诊。(王辉武 主编·《中药临床新用》363)

★ 2. **治胃石症:**生鸡内金150~300克。研粉分3次随3餐进食,也可用米汤调糊服用。杨竟用上方治疗胃柿石症10例,治疗1~3天,症状完全消失。(王辉武 主编·《中药临床新用》363)

★ 3. **治胃石症:**鸡内金20克,焦山楂30克。每天1剂,水煎,早、晚空腹服。吕慎谋等用上方治疗胃柿石症28例,连用12天,均痊愈。(王辉武 主编·《中药临床新用》363)

★ 4. **治胃石症验案:**刘某某,男,3岁。1986年2月16日就诊。4天前1次食黑枣半斤多,不久发生腹痛、腹泻,便黄色,稀便,日6~7次,无黏液脓血,伴恶心呕吐。诊断:胃内异物(结石)。嘱食碱性食物,服鸡内金(研末)每次5克,日3次,苏打0.3克,3日后排出黑色硬石棉物数块,腹痛遂减,仍续服用1个月而愈。(杨鹏举 主编·《中医单药奇效真传》73)

食积证19方

★ 1. **治食积腹满:**鸡内金研末,乳服。(江苏新医学院 编·《中药大辞典》上册1203引《本草求原》)

★ 2. **治食积验案:**沈阳城西龚庆龄,年三十岁,胃脘有硬物堵塞,已数年矣。饮食减少,不能下行,来院求为诊治,其脉象沉而微弦,右部尤甚。为疏方:用鸡内金一两,生酒曲五钱,服数剂硬物全消。(张锡纯 著·《张锡纯医学全书之二·中药亲试记》156)

★ 3. **治食欲不振,食积腹胀:**鸡内金、六曲、麦芽、山楂各三钱。水煎服。(《全国中草药汇编》编写组 编·《全国中草药汇编》上册425)

★ 4. **治食积痞块:**鸡内金、槟榔、枳实各一钱。用法:米面糊为丸,如豌豆大,3岁的患儿每服5丸,1日2次,白水送下。(中医研究院革命委员会 编·《常见病验方研究参考资料》386)

★ 5. **治食积腹胀:**黑牵牛(头末)、槟榔各等分。用法:上为末,不见火。每服二钱,白汤送下。泻三次即止。(彭怀仁 主编·《中医方剂大辞典》2册690引《串雅补》)

★ 6. **治痞气,心腹坚胀,饮食不消:【蟹甲散】**鳖甲一两半,诃黎勒皮一两。用法:上为细末。每服二钱,食前煎生姜橘皮汤调下。(彭怀仁 主编·《中医方剂大辞典》10册1607引《鸡峰普济方》)

★ 7. **治食积腹胀:**鲜鱼腥草30克,水煎服。(宋立人 总编·《中华本草》3册417)

★ 8. **消食积,化宿滞,行结气,疗痢疾,健胃开膈,消痰块、血块:【山楂粥】**山楂肉(去核,研细末)一两,桂皮(研细末)一钱。用法:长流水一升同和煮沸,糯米粉量人作粥。和蜜服。(彭怀仁 主编·《中医方剂大辞典》1册1013引《济众新编》卷七)

★ 9. **消食,健脾胃,小儿尤益:【山楂丸】**山楂(蒸熟,去核)。用法:捣烂,蜜糖为丸。白汤送下,不拘时候。(彭怀仁 主编·《中医方剂大辞典》1册1013引《良朋汇集》卷一)

★ 10. **治一切食积:**山楂四两,白术四两,神曲二两。用法:上为末,蒸饼丸,梧子大,服七十丸,白汤下。(江苏新医学院 编·《中药大辞典》上册171引《丹溪心法》)

★ 11. **治鱼肉食积:**山楂炭。用法:研末为丸,每次12克,数次即愈。(吴大真 高留泉 魏素丽等 主编·《灵验单方秘典》70《济生方》)

★ 12. **治食肉不消:**山楂肉四两,水煮食之,并饮其汁。(江苏新医学院 编·《中药大辞典》上册171)

★ 13. **治肉积发热:**山楂肉(姜汁炒)一两,连翘仁、黄连(姜汁炒)各五钱。另用阿魏一两,醋煮糊丸麻子大。每服20~30丸,食前沸汤下。

(宋立人 总编·《中华本草》4册130引《张氏医通》)

★ 14. **治胸膈痞闷,停滞饮食:【宽中丸】**山楂不拘多少。用法:上药蒸熟,晒干,研为末,做丸服用。(孙世发 主编·《中医小方大辞典》149引《丹溪心法附余》卷三)

★ 15. **治因油腻引起消化不良、脘腹胀闷者:**山楂24克,炒麦芽15克,神曲、炒莱菔子各9克。用法:每日1剂,水煎服,以1周为1个疗程。(《中国中医药报》2010年11月19日)

★ 16. **治肉积、食积、水积、气积及消化不良等症:**二丑100克,五灵脂24克,香附子、大黄各75克。用法:共研细末,水泛小丸。每次10克,每日2次。(宋立人 总编·《中华本草》6册521)

★ 17. **治酒癖:【酒癖丸】**川黄连30克,巴豆(和皮用)15克。用法:上药研为细末。雄黄0.3克,另研极细,与前2味同研匀,用寒食曲300克,如无,以白面代之,与前3味同研极匀,滴水为丸,如梧桐子大。每次1丸,如是伤酒,每次2丸,烧生姜1块,细嚼,酒送下。(孙世发 主编·《中医小方大辞典》563引《医方类聚》卷一三)

★ 18. **消导酒积:**鸡内金、干葛(为末)各等分。面糊丸,梧子大。每服五十丸,酒下。(宋立人 总编·《中华本草》9册471引《袖珍方》)

★ 19. **治嗽并酒食所伤:**杏仁七粒(去皮尖),巴豆一粒(去皮膜),朱砂少许。用法:上研成膏,为丸如黄米大。每服三丸,临卧淡齑汁送下。小儿服一丸。如酒积,温酒送下。(彭怀仁 主编·《中医方剂大辞典》10册1342引《杨氏家藏方》卷八)

消化不良7方

★ 1. **治消化不良:**鸡内金、山楂、麦芽各等分,研末。每次用白开水冲服6克,日服2次,小儿酌减。功效:健脾开胃,消积散结。主治:食欲不振,脘腹胀满,大便不畅,面黄肌瘦。适用于消化不良,小儿尤宜。(洪国靖 主编·《中国当代中医名人志》11)

★ 2. **治功能性消化不良:**鸡内金30克。烘干,研细末,温开水送服,每次3克,每日2次,连服5~7日。(胡郁坤 陈志鹏 主编·《中医单方全书》47)

★ 3. **治消化不良,病后脾虚作肿:**山药30克,鸡内金10克。用法:以上共为细末,每服10克,米汤送服。服之立效。(沈洪瑞 主编·《重订十万金方》169)

★ 4. **治消化不良:**鲜葱60克,陈皮粉10克,生姜15克(热重用5克,寒重用30克)。共捣泥敷于肚脐部位,盖以消毒纱布,日换1次,冬天加热水袋增温。曾立昆用上方治疗中毒性消化不良40例,疗效颇佳。(王辉武 主编·《中药临床新用》592)

★ 5. **治消化不良:**无花果20克,红糖适量。将无花果洗净切碎,炒至半焦,加红糖后用开水泡服,每日2次。[陈景胜·《中国中医药报》2010(9):22]

★ 6. **治消化不良:**山药60克。用法:将山药切碎后加开水200毫升,煮至100毫升,去渣。每日1剂,日服3次。功效:健脾、消食、止泻。(程爵棠 程功文 编著·《单方验方治百病》75)

★ 7. **治消化不良性腹泻:**炒无花果、炒山楂、炒鸡内金各9克,厚朴4.5克,水煎服。(宋立人 总编·《中华本草》2册486)

脾胃虚弱证7方

★ 1. **治脾胃虚弱:**山药50克,大枣20克,粳米、糯米各40克。用法:共放入砂锅内加水适量,先用大火烧开,然后用文火熬煮至粥熟。内服。(《中国中医药报》2008年10月27日)

★ 2. **治脾胃虚弱,体倦乏力:**①黄精、党参、怀山药各50克,炖鸡食。②黄精、当归各20克,水煎服。(宋立人 总编·《中华本草》8册146)

★ 3. **治脾胃虚弱,不思进饮食:**山药、白术各一两,人参三分。用法:上三味,捣罗为细末,煮白面糊为丸,如小豆大,每服三十丸,空心食前温米饮下。(江苏新医学院 编·《中药大辞典》上册167引《圣济总录》)

★ 4. **补胃健脾,和中进食:【山蓟膏】**白术

5000克，白蜜1000克。用法：将白术先煮粥汤待冷，浸1宿，用陈壁土拌蒸透，再以米粉又拌蒸，刮去皮浮，切片，晒干听用。将水百碗，桑柴火煎取4500毫升，加白蜜熬成膏。每次15克，淡姜汤点服。方论：太阴主生化之源，其性喜燥，其味喜甘，其气喜温。白术备此三者，故为中宫要药；配以白蜜，和其燥也，且甘味重，则归脾速。（孙世发 主编·《中医小方大辞典》239 引《摄生秘剖》）

★ 5. **治胃病，胃口虚胀，手足厥冷者**：山药、米汤各适量。用法：取山药适量，一半生，另一半炒熟，研末，米汤调。每次服2钱，每日2次。功能：健脾补肺，益胃补肾。（易法银 喻斌 主编·《湖南省中医单方验方精选·内科》上册1104）

★ 6. **滋阴养胃**：鳖肉250克，枸杞子、熟地各9克。炖汤服。（宋立人 总编·《中华本草》9册393）

★ 7. **大补脾胃，令精神健旺，可免产后崩晕诸症**：人参一钱（咀片），莲肉一两（去心），白扁豆二两（去皮）。用法：用雄猪肚一个洗净，将人参等装入，用线扎口，将大砂锅一个，用瓷碗片铺底以防着锅焦裂，扣水慢火炖熟。妊妇七八个月吃二三个，连汤药吃完。功能：大补脾胃，令精神健旺，可免产后崩晕诸症。按语：方中人参大补元气，莲肉、白扁豆健脾益气，三味皆甘温之品，相须为用，其健脾益气之功强，脾健则气血化生有源，故令精神健旺，身体强健，产后自无血崩、晕厥之患。用猪肚作辅料者，乃取其血肉有情，以增健脾益胃之效也。（田代华 主编·《实用中医三味药方》8 引《医方易简》卷一）

腹胀证3方

★ 1. **治腹胀**：鸡内金5克。用法：取干品火烤黄研末，温开水送服。每日3次。备注：佤族民间常用此方治疗消化不良、腹部胀满，大人小孩均可服用。（吴静 陈宇飞 主编·《传世金方·民间秘方》59）

★ 2. **治腹胀**：冰片0.2克。研末敷于脐孔内，胶布覆盖，再用松节油热敷或以艾灸15~30分钟，每日换药1次。马业耕用上方治疗重症感染并发腹胀9例，其中重度6例，中度3例，均在6~12小时内缓解，一般1~2次即可，无1例出现副作用。（王辉武 主编·《中药临床新用》286）

★ 3. **治肠胀气**：巴豆壳晒干1份（研粗末），烟丝4份。用法：拌匀，用香烟丝卷成一条条香烟大小的巴豆壳烟，置密封干燥的陶罐内备用。临用时取出1支，点燃巴豆壳烟的一端，像抽烟一样用嘴深深吮吸，顷刻定觉腹中雷鸣，矢气频作，腹胀、肠胀气顿失，此方临床多年运用屡验。（洪国靖 主编·《中国当代中医名人志》943）

腹痛证12方

★ 1. **治腹痛**：花椒30克。研末，与面粉混合，以醋调敷患处，艾火灸之，其痛立止。（胡郁坤 陈志鹏 主编·《中医单方全书》58）

★ 2. **治腹痛**：张忠顺盛夏调官都城，苦热，食冰雪过多，又饮木瓜浆，积冷于中，遂感脾之疾，药不释口，殊无退证。累岁，适一道人曰："但取汉椒21粒，浸浆水盆内，一宿洒出，还以浆水吞之。"张如所戒，明日，椒才下腹，即脱然，更不复作。（黄国健等 主编·《中医单方应用大全》193 引《历代无名医家验案》）

★ 3. **治虚寒腹痛**：用吴茱萸、小茴香各等分研末，每次取0.5克用热酒调和纳入脐中。（唐汉钧 汝丽娟 主编·《中国民间外治独特疗法》33）

★ 4. **治腹痛**：大蒜（捣烂）、姜各6克，砂糖12克。用法：共研细，吃下后再喝开水。（吴静 陈宇飞 主编·《传世金方·民间秘方》55）

★ 5. **治腹痛**：大枣4枚（去核），硫黄1.5克。用法：用火烧成炭，研面，黄酒下。（吴静 陈宇飞 主编·《传世金方·民间秘方》56）

★ 6. **治虚寒腹痛**：硫黄一两，黄蜡五钱。用法：研极细末，将鲜萝卜挖空，装硫黄放入萝卜内，再切萝卜一厚片盖住口，用线扎紧，放砂锅内慢火煮五小时，取出硫黄，再研细末。黄蜡五钱（熔化），与硫黄同捣匀，丸如梧桐子大，每日早饭前，温开水送服五丸。（中医研究院革命委员会 编·《常见病验方研究参考资料》150）

★ 7. **治阴寒腹痛:**连须葱白15克,切细。加米酒1茶杯,煮开后分3次服用。另用葱白炒热敷脐下。(舒忠民·《中国中医药报》2008年4月24日)

★ 8. **治食物不下,咽干腹胀:**鸡内金2钱,赭石5钱。用法:共研细末,白蜜、开水调末。频频服下。功能:健胃消食,降气化积。(易法银 喻斌 主编·《湖南省中医单方验方精选·内科》中册1225)

★ 9. **治诸滞腹痛:**山楂一味煎汤饮。(江苏新医学院 编·《中药大辞典》下册171)

★ 10. **治肚腹疼痛不止:**山楂七个,白豆蔻七个,砂仁七个。用法:共捣为末。白开水送下。(沈洪瑞 主编·《重订十万金方》114)

★ 11. **治饭后肚疼:**山楂肉15克,香附15克。用法:上药研为细末,服之即愈。(吴素玲 李俭 主编·《实用偏方大全》150引《经验良方全集》)

★ 12. **治腹胀、腹痛:【分气丸】**巴豆(去壳皮膜,出油尽)10个,木香3克,附子(约重15克,炮,去皮脐尖)1个。用法:上药研为细末,面糊为丸,如麻子大。每次2~3丸,开水送下。(孙世发 主编·《中医小方大辞典》800引《卫生总微》卷十四)

泄泻(腹泻)证28方

★ 1. **治泄泻:**马齿苋30克。用法:每天1剂,水煎液冲蜜糖分3次服。备注:本方具有消炎、收敛等作用,对腹泻有较好的作用。(吴静 陈宇飞 主编·《传世金方·民间秘方》48)

★ 2. **治泄泻验案:**竺某,3岁,腹泻、腹痛已月余。曾服磺胺类及氯霉素等药治疗,未见效果。检查大便阴性,局部无压痛,形体稍消瘦,经用马齿苋粉每次3克,1日3次,连服5天,痊愈。(杨鹏举 主编·《中医单药奇效真传》69)

★ 3. **治水泻不止:**车前子炒为末,米饮调一钱服。(宋立人 总编·《中华本草》7册523引《卫生易简方》)

★ 4. **治水泻不止:**白术1两,车前子5钱,煎汤服之。([清]赵学敏 著·《串雅内编》选注49)

★ 5. **治水泻不止:**车前子、厚朴各1钱5分。用法:研细末。每日2次,每服8克。功能:渗湿止泻,下气除满。方解:车前子渗湿止泻,厚朴下气除满。诸药合用,共奏渗湿止泻,下气除满之功。注意事项:开水冲服。服即愈。(易法银 喻斌 主编·《湖南省中医单方验方精选·内科》中册1466)

★ 6. **治泄泻验案:**叶某,男,1岁,门诊号3988。每日排青绿色糊状大便6~7次,已5天,并有轻度发热,曾在当地西医治疗无效,当即给以猪胆汁糖浆5毫升,分4次内服。次日大便正常,续服1天痊愈。(杨鹏举 主编·《中医单药奇效真传》71)

★ 7. **治泄泻验案:**谢某某,男,6个月。患儿腹泄多日,泻下水样便。当地医给予输液,肌注抗生素,服止泻药等中西药并进而罔效,家人遂邀钟师往诊。症见患儿神情淡漠,睡中露睛,四肢发凉,腹壁起皱襞而无弹力,自有微汗,息微音低,口唇淡白无华,钟师仔细辨证,认为患儿脾胃素虚,加之腹泻多日,所见一派泻利过损脾阳之候,症情险急。即投予:石柱人参3g(切片米炒),嘱炖汁少与之灌服。药后小儿安睡至当晚子时,即能醒目思乳,腹泻亦止。翌晨,患儿精神大振,想吃羹汤。复以参苓白术散加白蔻仁1粒,藿香2g,水煎服,连投2剂,调理自愈。(杨鹏举 主编·《中医单方奇效真传》73)

★ 8. **治单纯性腹泻验案:**张某某,男,8个月,1983年9月9日就诊。患儿单纯性腹泻5个月,经多方治疗未愈。予以红参每天3克,蒸汁口服,3天后好转,6天后痊愈。(杨鹏举 主编·《中医单方奇效真传》77)

★ 9. **治泄泻验案:**一妇人,年三十余,泄泻数月不止,病势垂危,请人送信于其父母,其父将往瞻视,询方于愚。言从前屡次延医治疗,百药不效。俾用生山药轧细,煮粥服之,日三次,两日痊愈。又服数日,身亦康健。(张锡纯 著·《张锡纯医学全书之二·中药亲试记》65)

★ 10. **治泄泻验案:**万泽东之夫人,大便泄泻数年不愈,亦服山药粥而愈。(张锡纯 著·《张锡纯医学全书之二·中药亲试记》69)

★ 11. **治泄泻验案:**邹某,男,2岁,1991年6月7日就诊。便稀薄已11天,夹不消化食物及少许黏液，日 10 余行。曾服复方新诺明、泻痢停、双氢克尿塞、654－2 等药，病情无好转。伴见食欲不振，面色萎黄，舌淡苔白，脉缓而弱，指纹色淡。大便细菌培养和霉菌检查均为阴性。遂用山药轧成细末，过细罗，取粉 50 克左右，加适量凉水调匀，煮沸成糊状，加少许白糖。日服 5 次，每次 5 匙，3 天后泻次减少，5 天后治愈，随访 4 个月，未复发。（杨鹏举 主编·《中医单药奇效真传》68）

★ 12. **治泄泻验案：**患者，男，6 个月，腹泻时轻时重 2 个月，大便每天 5～6 次，质稀色黄，时带黏液，曾口服乳酸菌素片、复方新诺明、黄连素、吡哌酸，兼用推拿方法等均无明显疗效。伴有食欲差，腹胀，烦躁，四肢微凉，面色苍白，消瘦。予山药粉 10 克，口服 2 天，大便成形。（杨鹏举 主编·《中医单药奇效真传》69）

★ 13. **治老小滑泻：**黄土炒白术半斤，炒山药四两。为末，饭丸。米汤下。（陆锦燧 辑·《鲟溪秘传简验方》108）

★ 14. **治脾肾阳虚泄泻：**香白芷、干姜各 3 克。共为细末，以蜜为膏。先以白酒擦洗脐部，使局部微热后，贴上膏药，点燃艾条，灸熨膏上。每日 1 次。（滕佳林 米杰 编著·《外治中药的研究与应用》223）

★ 15. **治腹泻：**大蒜头 1 个。用法：将大蒜头煨熟吃下。（吴静 陈宇飞 主编·《传世金方·民间秘方》45）

★ 16. **治脾虚久泻不止：**大蒜 3 头。将蒜捣烂，涂敷脐心或足心，其泻即止。（沈洪瑞 主编·《重订十万金方》59）

★ 17. **治腹泻：**五倍子 6 克。用法：用好醋调如膏药，摊在布上，盖在肚脐上，候 1 小时，如腹泻止，即去盖药，时间不可过长。备注：本方亦可用于夏天水泻。（中医研究院革命委员会 编·《常见病验方研究参考资料》138）

★ 18. **治久泻：**五倍子（焙）。研细末，面糊为丸，如梧桐子大。每服 5 丸，米饮下，1 日 3 次。（中医研究院革命委员会 编·《常见病验方研究参考资料》142）

★ 19. **治寒性泄泻：**五倍子 10 克，白胡椒 5 克。用法：上药共研细末，取适量白酒调成糊状，涂满脐眼，以暖脐膏或肤疾宁贴膏覆盖。2 天换药 1 次，1 个月为 1 个疗程。偏寒者加吴茱萸 10 克。（刘有缘 编著·《一两味中药祛顽疾》73）

★ 20. **治腹泻：**五倍子 60 克，陈皮 10 克。共研末，每次服 2～3 克，每日 2 次。（金福男 编著·《古今奇方》12）

★ 21. **治腹泻，属脾虚者：**白术、山药各 6 克，红糖 30 克。用法：水煎 2 次，混合，加红糖，溶化。每日 1 剂，顿服。功能：健脾补中，渗湿止泻。方解：白术健脾补中，燥湿止泻；山药、红糖健脾益气。三药合用，共奏健脾补中，渗湿止泻之效。（易法银 喻斌 主编·《湖南省中医单方验方精选·内科》中册 1432）

★ 22. **治腹泻：**青蒿、车前子各三钱。用法：加水二碗，煎取一碗，分两次服。（中医研究院革命委员会 编·《常见病验方研究参考资料》141）

★ 23. **治秋季腹泻：**青蒿 20～25 克。每日一剂，水煎分 3 次温服（过热易致恶心呕吐），至体温恢复正常，消化道症状消失即停药。张吉顺治疗小儿秋季腹泻 47 例，全部治愈，平均止泻天数为 2.8 天。（王辉武 主编·《中药临床新用》369）

★ 24. **治脾虚泄泻：**山楂肉 250 克，炒白术 120 克，炒怀山药 120 克。用法：山楂肉蜜蒸，晒干，三药共为细末，炼蜜为丸，如梧桐子大。每服 70 丸，米饮汤下。（吴素玲 李俭 主编·《实用偏方大全》128 引《寿世编》）

★ 25. **治水泻：**生山楂 9 克，石榴皮 4.5 克。用法：共研细末，分 2 次用红糖冲开水送服。（吴静 陈宇飞 主编·《传世金方·民间秘方》46）

★ 26. **治脾肾虚寒，肠鸣泄泻，胸膈不快，饮食不化：**破故纸（炒）四两，木香（不见火）一两，肉豆蔻（面裹煨）二两。共为末，灯芯煮枣肉，丸如桐子大。每服七十丸，姜盐汤下。（宋立人 总编·《中华本草》4 册 607 引《卫生易简方》）

★ 27. **治肾虚久泄：【固下丸】**苍术、肉豆蔻（煨）、补骨脂各 30 克。用法：上药研为末，粥为丸，如梧桐子大。每次 50 丸，温开水送服。（孙世发 主编·《中医小方大辞典》975 引《医学纲目》卷二十三）

★ 28. **治久泻不止，泄泻日久，百药不效：**乌梅十个，枣儿十个，罂粟壳一个。水煎服。（李德新 董自强 杨万中等 编著·《祖传秘方大全》57）

细菌性痢疾 9 方

★ 1. **治细菌性痢疾:【止痢散】**黄连、滑石、车前子。以 1:5:5 的比例,混合碾粉。用时取 1~2 克填脐中,外贴胶布固定,每日换药 1 次,重者每日 2 次。不用任何抗生素,只根据病情对症处理。共治 18 例,结果除 1 例好转自动出院外,余 17 例全部治愈。(滕佳林 米杰 编著·《外治中药的研究与应用》453)

★ 2. **治细菌性痢疾:**用金荞麦水剂或片剂口服,水剂每次 50 毫升;儿童 40 毫升,片剂每次 10 片,均日服 3 次(每 8 小时服 1 次),共治疗菌痢 80 例,其中急性菌痢 79 例,慢性菌痢 1 例。结果:服用水剂者 39 例,治愈 38 例,无效 1 例,治愈率为 97.4%;服片剂者 41 例,治愈 38 例,无效 3 例,治愈率为 92.68%。总治愈率为 95%。[宋立人 总编·《中华本草》2 册 631 引《南通医药》1982(1):96]

★ 3. **治细菌性痢疾、阿米巴痢疾:**金荞麦 15 克,焦山楂 9 克,生甘草 6 克。煎服,每日 1 剂,分 2 次服。(宋立人 总编·《中华本草》2 册 631 引《湖北中草药志》)

★ 4. **治细菌性痢疾:【乌梅散】**乌梅(去核)适量。研成细末,小儿每次按每千克体重 0.1 克,成人每次 5 克,每 6 小时服 1 次。功能:杀菌,涩肠,止痢。主治:细菌性痢疾。表现为发热,大便频数,黏液脓血便,大便镜检有大量脓细胞及红白细胞。附注:据王作忠等报道,应用本方治疗 246 例,治愈 204 例,治愈率为 83%;好转 42 例,好转率 17%,效果良好。(薛建国 李缨 主编·《实用单方大全》598)

★ 5. **治细菌性痢疾:**乌梅 20 克,鸡蛋 1 个。用法:上药分别用清水冲洗干净,然后放砂锅内共煮沸,鸡蛋不必打破,1 小时后停火,滤取药液,待温饮用,1 次喝完,每日 2 次。不吃鸡蛋。功效:杀菌止痢。医师嘱咐:注意休息,多喝开水,给予容易消化的流质或半流质食物,不吃油腻、辛辣和难以消化的食物。(刘道清 主编·《中国民间神效秘方》185)

★ 6. **治细菌性痢疾:**乌梅 18 克(压碎),香附 12 克。加水 150 毫升,文火煎熬,使药液浓缩至 50 毫升时过滤,早、晚分 2 次服。据称,用上方治疗细菌性痢疾 50 例,治愈 48 例,早期治疗效果较好;如加大剂量还可缩短疗程。(王辉武 主编·《中药临床新用》129)

★ 7. **治急性细菌性痢疾:**黄连(亦可用胡黄连)、乌梅各二钱。用法:共为细末。每服一钱,一日三次,开水送下。(中医研究院革命委员会 编·《常见病验方研究参考资料》52)

★ 8. **治急性细菌性痢疾:**有人用刘寄奴 20 克,水煎服,每天 2 次。用上药治疗细菌性痢疾患者 52 例,经用药 2~5 天后,全部治愈。(李世文 康满珍 主编·《一味中药祛顽疾》245)

★ 9. **治急性细菌性痢疾:**苦参适量。用法:取上药,研为细粉,装瓶备用。每次 1 克,每天 4 次,口服。功能:清热,燥湿,止痢。附注:据张守芳报道,应用本方治疗 33 例,痊愈 32 例,仅 1 例无效。(《中草药通讯》1977(2):30)又据解放军第 254 医院传染科报道,每天用苦参 30 克,水煎 100 毫升,分 2 次服。治疗本病 140 例,平均治愈天数为 8.2 天,同样收到显著疗效。(薛建国 李缨 主编·《实用单方大全》67)

痢疾 16 方

★ 1. **治痢疾初得:**用山楂一两,红白糖各五钱,好毛尖茶钱半,将山楂煎汤,冲糖与茶叶在盖碗中,浸片时,饮之即愈。(张锡纯 著·《张锡纯医学全书之二·中药亲试记》147)

★ 2. **治痢疾:**生山楂 30~50 克。水煎加食糖适量。每次少则服 150 毫升,多则可服 500 毫升。一般 1 次即可止痛止泻。孕妇慎用,泻止则停服。疗效:我用此方 50 年来治痢数百例,均霍然痊愈。经反复验证,本方确有温脏止痛、止泻之功,对多种原因所致的腹泻及菌痢均有奇效。(史书达 编著·《中国民间秘验偏方大全》上册 21)

★ 3. **治痢疾验案:**李某某,男,32 岁。腹痛痢疾,后重异常,服药 5 天未愈,用山楂 150 克,红白糖各 50 克,水煎 4 次分服,1 日服完,2 剂治愈。(杨鹏举 主编·《中医单药奇效真传》81)

★ 4. **治痢疾**:山楂、乌梅、米壳各三钱。用法:水煎服。(沈洪瑞 主编·《重订十万金方》91)

★ 5. **治日久泄痢**:山楂(炒焦)三钱,米壳(醋炒去蒂)三钱。用法:水煎温服,白糖为引。(沈洪瑞 主编·《重订十万金方》92)

★ 6. **治痢疾,初痢气滞者宜**:焦山楂二两,炒莱菔子五钱。用法:红痢疾用白糖一两,白痢疾用红糖一两,红白痢疾用红白糖各半两,将上二药水煎顿服。(沈洪瑞 主编·《重订十万金方》102)

★ 7. **治痢疾**:槐花一两。用法:研末,米汤调服,每服二钱,一日三次。(中医研究院革命委员会 编·《常见病验方研究参考资料》54)

★ 8. **治痢疾**:槐实一把,红糖二两。用法:水煎服。(中医研究院革命委员会 编·《常见病验方研究参考资料》54)

★ 9. **治痢疾**:蛇蜕60克。用法:烧灰存性。每日服2次,每次3克。功能:清热解毒,燥湿止痢。(易法银 喻斌 主编·《湖南省中医单方验方精选·内科》中册1293)

★ 10. **治痢疾**:黄连15克。用法:水煎取汁饮服,每天1剂,疗程不限。功效:清热燥湿,泻火解毒。按语:黄连性寒,味甚苦,功能泻心火、解热毒,为治痢止呕的要药。因本品苦寒,脾胃虚寒者减量。(郭志杰 吴琼 李子全等 编著·《传世金方·一味妙方》41)

★ 11. **治痢疾**:阿胶(炒成珠)、黄连末。用法:阿胶以水熬成膏,调黄连末为丸。米饮送下。(彭怀仁 主编·《中医方剂大辞典》9册151引《摄生众妙方》卷五)

★ 12. **治久痢不止**:红糖60克,红枣5枚。用法:煎汤服。功效:治痢有神效。验证:刘某某,小儿,症见痢下赤白,红少白多,血色不鲜,伴有乳白色黏液,饮食如常,睡时露睛,舌苔白。曾处以理中合芍药汤加减治疗,效不佳。其父予一单方:红糖60克,红枣5枚,煎汤服。连服2次而痢下赤白自止。备注:本方健脾温中,大建中气,并有活血之功。用此方治久痢不止的虚寒痢甚效。(良石 主编·《名医珍藏秘方大全》84)

★ 13. **治久泻久痢**:五倍子、茯苓各等分。制成蜜丸,如豌豆大。每日服10~20丸,分3次服。(《全国中草药汇编》编写组 编·《全国中草药汇编》上册153)

★ 14. **治药中巴豆,下痢不止**:末干姜、黄连,服方寸匕。(江苏新医学院 编·《中药大辞典》下册2027引《补缺肘后方》)

★ 15. **治痢疾验案**:孙某某,男,58岁。发病1天,发热,腹痛,里急后重,日解脓血便30余次。镜检:红细胞15~20,脓细胞满视野,诊断为急性菌痢。嘱用山楂2两,红糖2两,白酒1两,将山楂置文火炒略焦时,离火加酒搅拌,再置火炒至酒干即可。服时将焦山楂加水1碗(约200毫升)煎15分钟,去山楂加入红糖再煎至沸,趁温服下。服药1剂,脓血便消失。镜检:脓细胞消失。(杨鹏举 主编·《中医单药奇效真传》81)

★ 16. **治痢疾验案**:刘某,男,21岁。1990年8月20日就诊。腹痛里急,便脓血1天,伴发热恶寒,恶心纳呆,全身乏力。大便日下10余次,舌红,苔黄腻,脉滑数,经便检、血检确诊为急性菌痢。用生山楂60克,茶叶5克,水煎服,1剂止,3剂愈。(杨鹏举 主编·《中医单药奇效真传》81)

血痢疾11方

★ 1. **治痢血数十年**:石灰三大升,炒令黄,以水一斗搅,令澄清,一服一升,三服。(胥)按语:余1977年夏季在中伏天患血痢,经过吃西药、打吊瓶约五天病才治愈,第二年夏季又复发。用本方熟石灰加凉开水略搅,沉静片刻,取澄清液,每次一小碗,日饮四五次,三日而愈。十多年未复发。(江苏新医学院 编·《中药大辞典》上册583引《外台秘要》)

★ 2. **治血痢,脉滑**:【五香散】五倍子(炒焦存性)、香白芷(炒)各等分。用法:上为末。每服二钱,白汤调服。一日三次。(彭怀仁 主编·《中医方剂大辞典》2册352引《赤水玄珠》卷八)

★ 3. **治血痢久不止**:乌梅3个,胡连2钱,灶心土3钱。用法:上3味研细末过筛,米汤调。每日1剂,分3次服。功能:涩肠止痢,收敛止血。方解:乌梅涩肠止痢,收敛止血;灶心土温中止血;胡连燥湿止痢。诸药合用,共奏涩肠止痢,

收敛止血之功。(易法银 喻斌 主编·《湖南省中医单方验方精选·内科》中册1365)

★ 4. **治一切血痢腹痛:【人参散】**人参21克,肉豆蔻(去壳,炮)、乌贼骨(去甲)各60克。用法:上药研为散。每次3克,食前温米汤调下。(孙世发 主编·《中医小方大辞典》725引《圣济总录》卷七十六)

★ 5. **治血痢如注,并初起作痢腹痛,下如土朱,猪肝色者:**夏枯草15克,红花3克。用法:白水煎浓汤,入白糖3克调和。空腹服。(孙世发 主编·《中医小方大辞典》430引《古方汇精》)

★ 6. **治血痢、协热泄泻:**黄连(去须,微炒)、黄柏(炙微赤)、黄芩各一两。用法:上为末,炼蜜为丸,如梧桐子大。每服十五丸,食前以粥饮送下。主治:①《圣惠方》:血痢。②《普济方》:协热泄泻。(彭怀仁 主编·《中医方剂大辞典》9册143引《圣惠方》)

★ 7. **治赤痢毒血:**槐角子四两(酒洗,炒),白芍药二两(醋炒),木香五钱(焙)。用法:共为末。每早服三钱,白汤调服。(宋立人 总编·《中华本草》4册648引《本草汇言》)

★ 8. **治便痢脓血:**乌梅一两。去核,烧过为末。每服二钱,米饮下,立止。([清]王梦兰 纂集·《秘方集验》112)

★ 9. **治冷热痢,脓血不止:【黑神散】**乌梅、干姜、大枣各等份。用法:上药同烧存性。每次3克,空腹温米汤调下。(孙世发 主编·《中医小方大辞典》1174引《鸡峰普济方》卷十四)

★ 10. **治赤痢、血痢:**三七三钱。用法:研末,米泔水调服。(杨仓良 主编·《毒药本草》601引《濒湖集简方》)

★ 11. **治赤痢:**破血丹(土三七)9克,研粉,米汤调服。(宋立人 总编·《中华本草》7册856引《陕西中草药》)

红白痢疾5方

★ 1. **治红白痢疾:**陈石灰24克,大蒜15克。共捣为丸,如梧桐子大。每服9克,早晚空心服。按语:陕西省宝鸡市陈仓区西秦二组李华用上方治疗红白痢疾数十例。疗效颇佳。(陕西省中医研究所革命委员会 编·《陕西中医验方选编(修订本)》)

★ 2. **治痢疾赤白相兼:**山楂肉不拘多少。用法:炒研为细末,每服一二钱,红痢蜜拌,红白相兼,蜜砂糖各半拌匀,白汤调,空心下。(江苏新医学院 编·《中药大辞典》下册71引《医钞类编》)

★ 3. **治红白痢疾:**山楂二两,乌梅五钱,红白糖一两。用法:水煎服,多煎代茶饮之。(沈洪瑞 主编·《重订十万金方》97)

★ 4. **治赤白下痢:**刘寄奴、乌梅、白姜各等分。水煎服,赤加梅,白加姜。(宋立人 总编·《中华本草》7册668引《如宜方》)

★ 5. **治赤白痢疾:**鲜败酱草60克,冰糖15克。开水炖服。(宋立人 总编·《中华本草》7册573)

噤口痢8方

★ 1. **治噤口痢疾:**鸡内金焙研,乳汁服之。(江苏新医学院 编·《中药大辞典》上册1203引《本草纲目》)

★ 2. **治噤口痢:【参连饮】**人参、黄连各一钱。水煎,频频呷之。(宋立人 总编·《中华本草》5册816引《婴童类萃》)

★ 3. **治噤口痢:【山药散】**山药一半炒黄色,一半生用,研为细末,每服6克,米饮调下,每日2次。(孙世发 主编·《中医小方大辞典》16引《本草纲目》卷二十七)

★ 4. **治噤口痢:**石莲肉60克,干山药60克。用法:上药研为粗末。每服15克,水100毫升,生姜3片煎,不拘时热服。(吴素玲 李俭 主编·《实用偏方大全》136引《医门法律》)

★ 5. **治下痢噤口:**人参、莲肉各三钱。以井华水二盏,煎一盏,细细呷之,或加姜汁炒黄连三钱。(江苏新医学院 编·《中药大辞典》上册33引《经验良方全集》)

★ 6. **治噤口痢验案:**吴又可治张德甫,年二十,患噤口痢,昼夜无度,肢体仅有皮骨,痢虽减,毫不进谷食,以人参二钱煎汤,入口不一时,身忽浮肿如吹气球,自后饮食渐进,浮肿渐消,肿

间已生肌肉矣。(杨鹏举 主编·《中医单方奇效真传》81 引《续名医类案》)

★ 7. **治噤口痢**:乌梅一个,冰糖五钱。煎浓频呷。([清]王梦兰 纂集·《秘方集验》112)

★ 8. **治噤口痢**:鸦胆子仁,每次 10 ~ 15 粒(分装胶囊,或用桂圆肉包裹),每日 3 次,连服 7 ~ 10 天。(《全国中草药汇编》编写组 编·《全国中草药汇编》上册 596)

阿米巴痢疾 4 方

★ 1. **治阿米巴痢疾**:鸦胆子仁 2 个,分装胶囊。每天 3 次口服(每次 2 粒);同时应用本品 20 个浸泡于 1% 的碳酸氢钠溶液 200 毫升中,2 小时后灌肠,每天 1 次,10 天为 1 个疗程。据周帮基报道,应用本方治疗 62 例,近期治愈率为 94%。(薛建国 李缨 主编·《实用单方大全》109)

★ 2. **治阿米巴痢疾**:地丁草半两。用法:将上药洗净切细,水一碗煎半碗服,一日一次。(中医研究院革命委员会 编·《常见病验方研究参考资料》59)

★ 3. **治阿米巴痢疾**:鸦胆子(连壳)一两。用法:上药捣碎,加水 350 毫升,煎 30 分钟,浓缩至 200 毫升,冷却至 37 摄氏度左右,保留灌肠 30 分钟,每天 1 次,连用 3 天。备注:采用本品保留灌肠,可以减轻因口服而致的胃肠道刺激反应,有利于药物直接抑制或杀灭阿米巴原虫。(王琦 主编·《王琦临床医学丛书》下册 1334)

★ 4. **治阿米巴痢疾**:任某某,女,33 岁,工人。因腹部隐痛,解脓血便,伴里急后重,低热 3 天,大便镜检发现阿米巴活动体而入院。住院后口服黄连素、土霉素、卡巴胂、中药芍药汤与白头翁汤合方加减,治疗半个月症状减轻,但 3 次复查大便均找到阿米巴滋养体、包囊体。加服鸦胆子,每次 10 粒装入胶囊,每天 3 次,治疗半个月症状消失,大便正常,多次粪检,阿米巴消失,痊愈出院,追踪 3 年多未见复发。(黄国健等 主编·《中医单方应用大全》477)

溃疡性结肠炎 7 方

★ 1. **治溃疡性结肠炎**:五倍子、马齿苋。水煎后加青黛散或锡类散、参三七各等份。灌汤。(唐汉钧 汝丽娟 主编·《中国民间外治独特疗法》61)

★ 2. **治溃疡性结肠炎**:五倍子、生地榆、老鹳草、白矾。水煎,灌汤。(唐汉钧 汝丽娟 主编·《中国民间外治独特疗法》61)

★ 3. **治溃疡性结肠炎**:鸦胆子 30 克,黄芩 20 克,黄连 20 克。加水 350 毫升,煎至 200 毫升,过滤备用。用药液保留灌肠。段道海等用上方治疗溃疡性结肠炎 78 例,收到良好效果。(王辉武 主编·《中药临床新用》466)

★ 4. **治溃疡性结肠炎**:鸦胆子 50 克,乌贼骨 30 克,藕粉 30 克。用法:将乌贼骨研末过 9 号筛,与藕粉混匀。取鸦胆子加水 500 毫升,煎取药液 100 ~ 150 毫升,与上药末共同调成糊状,其浓度以甘油注射器抽吸顺利为度。主治:溃疡性肠炎。用法:先用 3% 的过氧化氢 50 毫升加温开水 1000 毫升做清洁灌肠 2 次,然后用本品做保留灌肠,将臀部垫高,卧床休息 10 分钟,每日 1 次,7 日为 1 个疗程,疗程间隔 3 日。共治疗 36 例,治愈 27 例,好转 8 例,无效 1 例,总有效率为 97.2%。禁忌:禁食生冷、油腻、辛辣等物,戒烟酒,节房事。(梁勇才 梁杰圣 主编·《中国外治妙方》142)

★ 5. **治溃疡性结肠炎**:鲜猪胆汁 15 ~ 20 毫升,儿茶粉 2 克,加生理盐水 25 ~ 30 毫升。用法:睡前保留灌肠 1 次。(吕执政 郝瑞福等 主编·《常见病最新疗法》84)

★ 6. **治溃疡性结肠炎**:①喷粉法,将黄连粉直接喷到溃疡或病变部位,每次用药 0.6 ~ 2.4 克,隔日 1 次,9 次为 1 个疗程,以后视病情需要可隔 1 星期进行第 2 或第 3 个疗程。②定位灌肠法,将生黄连粉混于 150 毫升温水中灌入。隔日灌 1 次,9 次为 1 个疗程,需要时每隔 1 星期可进行第 2、第 3 个疗程。共治疗 18 例,其中 15 例获痊愈。(宋立人 总编·《中华本草》3 册 221)

★ 7. **治慢性溃疡性结肠炎**:血竭 6 克,乌贼骨、赤石脂各15克,大黄6~10克。上方加水煎至100~150毫升,保持药液在37摄氏度左右。每晚睡前排空大便后,垫高臀部,将导尿管插入肛门20厘米以上,推注药液100毫升,保留时间越长越好,30天为1个疗程。治疗30例,23例治疗1个疗程,7例治疗2个疗程。治愈23例,显效6例,无效6例。治愈率为76.7%,总有效率为96.7%。(滕佳林 米杰 编著·《外治中药的研究与应用》268)

慢性非特异性溃疡性结肠炎3方

★ 1. **治慢性非特异性溃疡性结肠炎:**白鸡冠花30克,红鸡冠花30克。用法:上药加水共煎,煮沸15分钟,滤取药液;药渣加水再煎,煮沸20分钟,滤取药液。合并2次药液,分早、晚2次温服,每日1剂。功效主治:清热利湿,清肠止泻。主治慢性非特异性溃疡性结肠炎,症见下痢赤白脓血、腹痛泄泻、反复发作,属于湿热蕴结者。医师嘱咐:脾肾虚寒,遇寒加重,或五更泄泻者不宜服用。(刘道清 主编·《中国民间神效秘方》193)

★ 2. **治慢性非特异性溃疡性结肠炎:**乌梅500克,蜂蜜600毫升。用法:先将乌梅用冷水泡发,去核,放砂锅内加水煮沸20分钟,滤取药液;药渣加水再煎,再煮沸20分钟,滤取药液。如此共煎煮3次,用小火煎熬浓缩,至稠膏状时,加入蜂蜜,煮沸后停火,冷后瓶装备用。每次口服20毫升,每日3次。功效主治:健脾,固肠,止泻。主治慢性非特异性溃疡性结肠炎,症见久泻乏力、粪便中夹有不消化食物、病情反复发作者。医师嘱咐:忌生冷、油腻和不易消化的食物。(刘道清 主编·《中国民间神效秘方》197)

★ 3. **治慢性非特异性溃疡性结肠炎:**白及15克,寒湿者加桂枝15克,艾叶炭15克,湿热者加槐花20克,地榆20克。白及为末,余药煎汤取汁200毫升,与白及粉混匀,保留灌肠。每日1次,3星期为1个疗程。治疗6例,均获痊愈。平均治愈时间为2.15天。(滕佳林 米杰 编著·《外治中药的研究与应用》221)

慢性结肠炎4方

★ 1. **治慢性结肠炎:**用马齿苋50克,白头翁50克,黄柏50克,水煎浓缩成100毫升,加2%的普鲁卡因20毫升,备用。每晚睡前保留灌肠1次,给药后,嘱患者保持左侧卧位至少30分钟,15天为1个疗程。共治疗60例,结果近期治愈46例,占76.7%;好转12例,占20%;无效2例,占3.3%。总有效率达96.7%。治愈病例中,绝大多数在灌肠30次内痊愈。(滕佳林 米杰 编著·《外治中药的研究与应用》163)

★ 2. **治慢性结肠炎:**苦参30克。用法:取上药,加水500毫升,文火煎至80~100毫升,每夜临睡前做保留灌肠。如病变部位较高时,灌完后把臀部抬高些以使药液充分流入。灌完后睡觉,防止药液排出,第2天排便。7天为1个疗程,休息2天,再做第2个疗程。功能:清热燥湿。附注:据韦荣贞报道,应用本方治疗10例,经3~4个疗程后痊愈6例,好转3例,1例好转后又复发。(薛建国 李缨 主编·《实用单方大全》68)

★ 3. **治慢性结肠炎:**乌梅15克,加水1500毫升,煎至1000毫升,加适量糖,每日1剂当茶饮,25天为1个疗程。高治源用上方治疗慢性结肠炎18例,15例治愈,3例好转,总有效率100%。(薛建国 李缨 主编·《实用单方大全》598)

★ 4. **治慢性结肠炎验案:**孙某某,男,45岁。反复发作性腹泻、腹痛、脓血便已8年余,1983年首经中西药、针灸治疗效果不佳,1988年上述症状明显加重,经结肠纤维镜检查确诊为慢性结肠炎。症见面色晦暗,四肢不温,左下腹触痛,舌质淡,苔白腻,脉细。予乌梅15克,煎后加糖成乌梅茶饮,服2周后症状明显减轻,1个疗程痛安而愈。随访1年未复发。治疗方法:乌梅15克,加水1500毫升,煎至1000毫升,加适量糖,每天1剂当茶饮,25天为1个疗程。(黄国健等 主编·《中医单方应用大全》437)

肠炎7方

★ 1. **治肠炎**:紫皮大蒜2个(3~4钱)。用法:去皮捣烂,加红糖3克,清水小半碗,煮沸后趁热服,每天2~3次。(西安医学院第一附属医院中医教研组 编·《常见病的中医治疗研究》207)

★ 2. **治肠炎**:马鞭草、鱼腥草(均为鲜品),捣烂,加凉开水适量,搅匀后,绞取药汁服用,每日2次。(吴大真 高留泉 魏素丽等 主编·《灵验单方秘典》104)

★ 3. **治肠炎**:茜草1~1.5两。煎水洗脚,1日3次。(《全国中草药汇编》编写组 编·《全国中草药汇编》上册605)

★ 4. **治肠炎**:鲜车前草5钱(干品3钱),水煎服,每日2次。(《全国中草药汇编》编写组 编·《全国中草药汇编》上册170)

★ 5. **治急性肠炎**:垂盆草50克,水煎3次,去渣存汁,粳米100克,煮粥2餐分服,连服2天病痊愈。(倪克梁 主编·《百草治百病》62)

★ 6. **治肠炎、痢疾**:垂盆草30克,马齿苋30克。水煎服,每日1剂。(宋立人 总编·《中华本草》3册777)

★ 7. **治放射性肠炎**:**【复方五倍子液】**五倍子粉1.5克,云南白药1.5克,地塞米松5毫克,生理盐水50毫升。用法:将上药混合均匀。患者便后以输液管将本品滴入直肠并保留,每日1次,10日为1个疗程。疗效:共治疗10例(为子宫颈癌及前列腺癌患者,经放射治疗后引起本病),一般经治疗1~3个疗程后,自觉症状消失,直肠镜检查,黏膜充血肿胀几近消失,溃疡愈合。(梁勇才 梁杰圣 主编·《中国外治妙方》309)

大便秘结18方

★ 1. **治大便不通**:**【甘遂散】**甘遂一两(炒),木香一分。上二味,捣罗为散。每服一钱匕,温蜜酒调下,不拘量。(宋立人 总编·《中华本草》4册796引《圣济总录》)

★ 2. **治大便不通**:**【大黄丸】**大黄(锉,炒)五两,大麻仁(研)二两。用法:上为末,炼蜜丸,如梧桐子大。每服十丸,食后熟水下。(宋立人 总编·《中华本草》2册717引《普济方》)

★ 3. **治大便不通**:商陆,捣敷脐上即通。(杨仓良 主编·《毒药本草》513引《穴敷疗法聚方镜》)

★ 4. **治大便不通**:**【霹雳散】**好浓蜂蜜50克,食盐5克。用法:上药和于铛内,文火煎搅,勿住手,可丸时,就铛丸如小茧大。纳肛肠中,必通。(孙世发 主编·《中医小方大辞典》712引《千金翼方》)

★ 5. **治便秘**:红枣七枚,水煎,冲蜂蜜服,每日一次。适应症:益气健脾,润肠通便。主治:气虚不运、大便蠕动无力所致之习惯性便秘,疗效显著。(吴静 主编·《祛百病祖传秘方》44)

★ 6. **治便秘**:蜂蜜半斤(250克)。用法:将蜂蜜生服。早、晚各服10克。(刘少林 刘光瑞 编著·《中国民间小单方》70)

★ 7. **治便秘**:白蜂蜜500克,黑芝麻250克。用法:将黑芝麻捣碎如泥与白蜂蜜和匀,每服1汤匙,用白开水化服,日3次。疗效:临床应用数十例患者,泻下作用缓和,无任何副作用。老年人乐于接受,服后可形成良好的排便习惯。(刘有缘 编著·《一两味中药祛顽疾》89)

★ 8. **治大便秘结**:鲜无花果适量,嚼食;或干果捣碎煎汤,加生蜂蜜适量,空腹时温服。(宋立人 总编·《中华本草》2册486)

★ 9. **治习惯性便秘**:天花粉15克,当归15克,元参15克,莱菔子30克。加工成散剂,每次6克,每日3次口服,10日为1个疗程。李久利等报道,用上方治疗习惯性便秘96例,痊愈86例,有效7例,无效3例,总有效率为96.9%。(王辉武 主编·《中药临床新用》95)

★ 10. **治便秘**:陈向日葵秸秆内瓤子一支。用法:焙灰研末,开水冲服。如大泻不止,服面糕汤即止。(中医研究院革命委员会 编·《常见病验方研究参考资料》154)

★ 11. **治阳虚便秘验案**:曾治黄某某,56岁,男,农民。因习惯性便秘30余年,曾服麻仁丸、承气汤、三黄汤等治之欠效。于1990年9月15日就诊。经体检,心、肺、肝、脾、胆囊、双肾正常,腹部未发现占位性包块、肿物,但全腹饱满,肠鸣音减弱,触诊推挤按压有管液流动音。拟诊:脾肾阳虚寒积便秘,遂以温脾汤加味水煎服。1剂3服未尽出现腹痛,泻下不均质便甚多,得汗出而胸腹周身舒适。继以补骨脂、肉豆蔻、肉苁蓉各30克水煎服,隔日1剂,连服2个月,每日大便1次,随访10年便秘未复发。[《中医杂志》编辑部 整理·《中医杂志》"专题笔谈"文萃(1995—2004,第一辑)119]

★ 12. **治大便闭:【二灵散】**当归、白芷各等份。用法:上药研为末。每次6克,蜜汤调服。(彭怀仁 主编·《中医方剂大辞典》1册75引《仙拈集》卷二)

★ 13. **治风秘,大便秘涩:【通秘散】**香白芷,焙干,为细末。每服二钱,蜜少许,温米饮调下,连进二服即通,食前。(宋立人 总编·《中华本草》5册886引《杨氏家藏方》)

★ 14. **治习惯性便秘:**鱼腥草5~10克,用白开水浸泡12分钟。代茶饮用,每天1剂。据姜美香报道,应用本方治疗本病,疗效颇佳,有效率达100%。(薛建国 李缨 主编·《实用单方大全》101)

★ 15. **治巨结肠症:**用猪胆汁15~20毫升灌肠。(中医研究院革命委员会 编·《常见病验方研究参考资料》155)

★ 16. **治大便燥结:**猪胆、蜂蜜。煎服。(江苏新医学院 编·《中药大辞典》下册2195)

★ 17. **治锁肛证:【猪胆煎】**猪胆一枚。用法:以竹管一个插入胆内,以丝线密上扎定;以竹管插入肛门,方逼胆汁入,即通。(彭怀仁 主编·《中医方剂大辞典》9册545引《古今医统大全》)

★ 18. **治腹部手术后及产妇便秘:**新鲜猪胆汁高压蒸汽消毒或煮沸消毒10分钟,冷藏。用法:成人60~100毫升,儿童30~40毫升,加温至37摄氏度左右做保留灌肠。(孟凡红 刘从明 杨建宇 主编·《单味中药临床应用新进展》638)

老年性便秘证5方

★ 1. **治老年性便秘:**百合50~60克(鲜者80~100克),蜂蜜20克。将干百合浸泡4小时(鲜者无须浸泡),加水300毫升,文火煎30分钟,煮至百合烂熟后兑入蜂蜜和匀。1日1剂,分早、晚2次服,15天为1个疗程。治疗后一般可2天排便1次,排出通畅,便质转软,而无泻药所致腹痛、腹泻等症状。《本草纲目》记载:"百合利大小便,补中益气。"(楼锦英 编著·《中药临床妙用锦囊》236)

★ 2. **治老年体弱,大便燥结:**全栝楼30克,芒硝10克。用法:共捣烂,水煎内服,每日2~3次。(唐大晅 张俐敏 编著·《传世金方·祖传秘方》62)

★ 3. **治老年性便秘:**女贞子30克,生首乌15克。煎汤代茶饮服,是老年性便秘保健方。老年便秘多系虚秘,一般因肝肾亏虚,津液耗伤,女贞子甘润而滑,有补肾阴、生津液、润肠道之效。(何绍奇 朱步先 朱胜华等 整理·《朱良春用药经验集》229)

★ 4. **治老年虚性便秘有良效:**女贞子是补肝肾、强腰膝之良药。笔者重用女贞子配以当归、白术,治疗老年虚性便秘32例,取得良好疗效。现报告如下。

32例中男性29例,女性3例,年龄61~85岁。处方:女贞子30克,当归15克,生白术15克。煎汤代茶饮服。一般服药后3~7天,大便趋于常。本组32例中25例在用药期间可保持每日大便,6例大便间隔日期较原来缩短一半以上,1例疗效不显。总有效率为96.9%。

如治赵某,男,72岁。大便秘结4年,4~5日1行,甚时逾周。症状:形体消瘦,面色不华,神疲乏力,腰酸膝软,头昏耳鸣,脉细,舌淡。用女贞子30克,当归15克,生白术15克,煎汤代茶饮。4日后大便2~3日1行,1周后基本保持每日1行。患者坚持此法,保持大便通畅,同时精神较前大增,头昏耳鸣诸症也得以缓解。

体会:老年便秘多属虚秘,若用硝、黄等药攻下之,是虚其虚。虽收一时之快,但损其津液,燥结愈甚。而女贞子用于老年肾亏便秘,取其补肾阴、生津液、润滑肠道之功用。临床实践证明,重用女贞子配以当归养血润肠,白术健脾通便治疗老年虚性便秘有良好的效果。[《中医杂志》编辑部 整理·《中医杂志》"专题笔谈"文萃(1995—2004,第一辑)103]

★ 5. **用于老年阳虚之大便秘结:【半硫丸】**姜制半夏90克,硫黄(用豆腐煮)60克。共研极细末,用鲜生姜汁泛丸,每丸3克,约200粒。用于老年阳虚之大便秘结。口服,每次1.5~3克。孕妇忌服。(宋立人 总编·《中华本草》8册518)

肠梗阻6方

★ 1. **治肠梗阻验案:**胡某某,女,6岁。主诉脐周围阵发性腹痛1天,呕吐1次,无大便及肛门排气3天,伴有发热。入院时体温38.1摄氏度,有轻度脱水貌,胸部检查阴性,腹软,满腹可触及团状及索条状包块多个,按之可变形,肠鸣音亢进,无气过水声。用花椒麻油治疗(将花椒中杂质及椒目除去,称取10~30克(随年龄大小酌情增减),取麻油125毫升,置锅中文火加热,再将花椒倒入锅中呈焦黄色为止,离火冷却,滤出花椒油。1次或分2次服完,2次服药间隔为2~3小时。1剂顿服。服后再未发生腹痛,也未有呕吐,当天夜间自动大便1次,解出蛔虫17条,于观察1天后腹痛消失出院。(杨鹏举 主编·《中医单药奇效真传》275引《江苏医药》1975年第4期)

★ 2. **治肠梗阻验案:**李某,男,42岁,1985年10月6日入院。病案号3142。右下腹持续疼痛,阵发性加剧伴腹胀、呕吐,不排气、不排便12小时。查体:痛苦病容,中度脱水貌,腹膨隆,拒按。未见肠型及蠕动波。肠鸣音亢进。X线透视:腹部有宽大液平面,右下腹有小液平面。诊断:粘连性肠梗阻。经保守治疗5小时无效而行松解粘连术。术后曾一度缓解,但6天后病症又复发,症状同前。病情危重,外科认为不宜再手术,请中医会诊。查患者神态衰惫,面色萎黄,口唇发干,舌质紫暗,舌苔厚滑腻,脉沉弦细。中医辨证属关格、气结之范畴。用胃管给粘连缓解药1剂,加蜂蜜100克,豆油等均无效。运用巴豆皮0.5克,烟叶适量,捻碎卷成2支烟,吸入1支,50分钟后患者自觉腹中肠鸣,排气2次,随之腹胀减轻,精神好转。6小时后吸入第2支烟,又排气3次,第2天解褐色软便1次,随之腹胀消失,予保和丸调理胃肠,住院1周,治愈出院。至今未复发。(杨鹏举 主编·《中医单药奇效真传》275)

★ 3. **治肠梗阻验案:**罗某,男,65岁。持续性腹痛伴阵发性加剧3天,呕吐,腹胀,肛门停止排气、排便2天。查:腹胀如鼓,满腹压痛伴轻度反跳痛,叩诊腹部呈鼓音,听诊肠鸣音明显亢进,并可闻及高调的气过水声,重度失水,小便黄少,舌苔厚腻,脉细数,腹部透视,显示肠管充气,并有多个梯形液平面。经输液纠酸、抗菌、插胃管排气、口服大承气汤后,腹胀呕吐加剧,十分痛苦。外科会诊意见:病为肠梗阻,立即手术。因病人惧怕手术,要求中医治疗,便用巴豆1克以龙眼肉包吞,服下2小时35分钟后,病人连行水样大便6次,随即腹胀、腹痛、呕吐渐平,调理2天痊愈出院。(杨鹏举 主编·《中医单药奇效真传》275)

★ 4. **治单纯性肠梗阻:**巴豆1~2粒,去皮,用医用纸包好挤压去油,然后装入胶囊温水吞服,如3~5小时梗阻未解除,可再加服1粒。注意事项:一定要温服,方能奏效,如服后泻下不止,可服凉开水,因巴豆药性温能助泻,冷能止泻。(洪国靖 主编·《中国当代中医名人志》179)

★ 5. **治各种肠梗阻(麻痹性肠梗阻、机械性肠梗阻、蛔虫性肠梗阻、粘连性肠梗阻):**甘遂适量。研为细末。吞服,每次2克,每3~4小时1次。可同时配合纠正水电解质紊乱、抗菌消炎、解痉止痛。据张谟瑞报道,应用本方治疗各种肠梗阻10例,均获得较好效果。(薛建国 李缨 主编·《实用单方大全》160)

★ 6. **治粘连性肠梗阻:**对全部病例均采用禁食,胃肠减压,补充水电解质、能量及维生素等,使用抗生素预防感染。治疗组加猪胆汁灌肠。用法:取新鲜猪胆汁150~200毫升,按常规灌肠,患者左侧卧位,把肛管插入肛内约20厘米,从肛管内缓缓注入胆汁,保留时间30分钟以上。无效的病例4~6小时再灌肠1次。共治75例,结果治愈47例,好转22例,无效6例,总有效率为92%。(滕佳林 米杰 编著·《外治中药的研究与应用》558)

肠粘连、坏死性节段性小肠炎2方

★ 1. **治肠粘连**:每次三七粉 1 ~ 1.5 克,每日 2 次。(孟凡红 刘从明 杨建宇 主编·《单味中药临床应用新进展》440)

★ 2. **治疗急性坏死性节段性小肠炎**:三七研细末。用法:每次 3 分,日服 3 次,开水送服。共治 8 例,治愈 7 例。一般服药后 2 日腹痛减轻,4 ~ 5 日后肠蠕动恢复,7 日左右肠梗阻解除,10 日基本痊愈。继续服药 15 天以巩固疗效。(江苏新医学院 编·《中药大辞典》上册 56)

蛔虫性肠梗阻6方

★ 1. **治蛔虫性肠梗阻**:花椒 9 克,麻油 120 克。将麻油置锅中烧热,投入花椒,炸至微焦,去花椒,取油 1 次服完。如梗阻时间过长,中毒病状明显,并有肠坏死,或有阑尾蛔虫可能者,皆不宜服。(宋立人 总编·《中华本草》4 册 980)

★ 2. **治蛔虫性肠梗阻**:鲜葱白 30 克。用法:洗净捣烂取汁,用麻油 30 克调和。空腹 1 次服用(小儿酌减),每天 2 次。据欧安全报道,应用本方治疗 25 例,均获得满意疗效。一般服药 1 次即可缓解腹痛,最多 7 次。(薛建国 李缨 主编·《实用单方大全》21)

★ 3. **治蛔虫性肠梗阻**:纯净蜂蜜 60 克,鲜生姜 60 克。捣碎绞汁,与蜂蜜调匀。分 4 次口服,1 小时服 1 次,服药后 6 小时内不能饮水进食。据黄汉祥报道,应用本方治疗 153 例,除 2 例由于蛔虫引起肠扭转而手术外,余 151 例均获治愈。(薛建国 李缨 主编·《实用单方大全》526)

★ 4. **治蛔虫性肠梗阻验案**:①傅某某,男,32 岁,工人。1979 年 3 月 16 日初诊。4 天前无明显诱因脐周阵发性疼痛,辗转不安,大汗淋漓,体温 39 摄氏度,大便 3 天未解,入院后腹部透视未见液平面,腹硬拒按,腹部听诊,肠鸣音减弱。给予 20% 的猪胆汁 75 毫升保留灌肠,10 多分钟后,排出大量黑色奇臭大便伴有约 20 条蛔虫,便后腹痛止,热退,夜卧亦安,进食稀饭 1 碗多,第 2 天再治疗 1 次,痊愈出院。②曾某某,男,9 岁。主诉:发热,头痛,嗜睡 5 天。入院前 5 天,无明显诱因出现中度发热,体温 39 摄氏度,呈持续性,伴头痛,嗜睡,偶有呕吐,每天 1 ~ 3 次,无抽搐,伴有谵妄。以发热待查,脑系感染收入住院。实验室检查:白细胞 3.7×10^9 个/升,中性 0.57,淋巴 0.42,伊红 0.01。脑脊液常规:透明无色。西医从抗感染、输液等对症处理,诸症未解,转中医诊治。9 月 13 日,症见发热,体温 39 摄氏度,头痛,嗜睡,呕吐,腹部胀满,轻度压痛,呼吸急促,神疲并大便 5 天未解,尿少,脉数,舌苔薄黄。经用 20% 的猪胆汁 100 毫升保留灌肠,10 分钟后,即解出一大团(20 多条)死蛔虫和粪便,腹痛即减,继则热退,神清,纳食增多,诸症均解,观察 1 天,痊愈出院。治疗方法:取新鲜的猪胆汁,用蒸馏水或生理盐水稀释成 20% 浓度,再加入防腐剂(每 100 毫升溶液加苯甲酸钠 0.1 克),搅拌使其溶解。或取鲜猪胆汁放冰箱里保存,使用时再配成 20% 浓度的溶液,这样不必加入防腐剂,即可用于保留灌肠。每天 1 次,每次 50 ~ 100 毫升,灌入后堵塞肛门口 15 分钟。(黄国健等 主编·《中医单方应用大全》522)

★ 5. **治蛔虫性肠梗阻**:乌梅、大黄各 30 克,干姜 20 克,蜂蜜 100 克。用法:先煎干姜、乌梅 10 分钟,后加大黄、蜂蜜,煎 2 ~ 3 分钟,取汁少量频服,呕吐重者经胃管灌入,2 小时 1 次,每次 50 毫升。6 小时仍未好转者,可行灌肠。连用 3 ~ 5 天即可。(唐大晅 张俐敏 编著·《传世金方·祖传秘方》161)

★ 6. **治儿童蛔虫性肠梗阻**:症见腹部绞痛,大便不通,恶心呕吐等,或胆道蛔虫。花椒 10 克。先取香油 30 克放锅里熬热,再投入花椒,炸至变黑,出味后再去花椒。待油温一次服下。据张慧中报道,应用本方治疗儿童蛔虫性肠梗阻 83 例,均于服药 15 ~ 30 分钟后绞痛停止,继则大便通下,多数能排出蛔虫。但病情缓解,大便通畅后,仍须另予驱蛔。又据报道,应用本方治疗胆道蛔虫症 9 例,均获痊愈,无不良反应。(薛建国 李缨 主编·《实用单方大全》250)

便血20方

★ 1. **治便血**:白鸡冠花(带子,炒)15克。用法:水煎服。(吴静 陈宇飞 主编·《传世金方·民间秘方》50)

★ 2. **治便血**:白鸡冠花(带子)30克。用法:上药加水煮沸40分钟,滤取药液饭前温服,1次服完,每日2剂。功效主治:清热,凉血,止血。主治便血色红,先血后便。禁忌:忌辛辣刺激性食物。(刘道清 主编·《中国民间神效秘方》147)

★ 3. **治便血**:生败酱草240克,冬蜜30克(患儿酌减)。用法:将败酱草洗净,切碎,用水2碗煎取8分碗,调入冬蜜,分2次空腹服。(吴静 陈宇飞 主编·《传世金方·民间秘方》52)

★ 4. **治便血**:乌贼骨100克。用法:将上药漂洗晒干,碾成细末,每次6克,米汤送服,或用木贼草15克煎汤送服,每日3次。功效:收涩止血。(刘道清 主编·《中国民间神效秘方》151)

★ 5. **治脏毒,便血不止:【龙骨饼子】**龙骨、乌贼骨(去甲)各等份。用法:上药研为末。每次3克,加鸡蛋(取清)1枚,用白面同和,捏做饼子3枚,火内煨熟。空腹食前细嚼,用温米汤送下。(孙世发 主编·《中医小方大辞典》307引《圣济总录》)

★ 6. **治大肠泻血,虚盛皆宜:【便血散】**血余炭15克,柏叶、鸡冠花各30克。用法:上药研为末。每次3克,卧时酒送下,来早以温酒投之。(孙世发 主编·《中医小方大辞典》1040引《仙拈集》卷二引《普济方》)

★ 7. **治便血及肠风服药不效:【山楂散】**山楂(炒,研)不拘多少。用法:每次9克,艾汤调下。功能:去瘀。加减:血鲜者,酌加山栀子、槐花。(孙世发 主编·《中医小方大辞典》17引《类证治裁》卷七)

★ 8. **治便血**:五倍子(大角倍)1个,红糖30克。用法:取五倍子炒炭与红糖共研末,1次冲服,每日2次。备注:本方用于治疗各种原因所致便血有效。(吴静 陈宇飞 主编·《传世金方·民间秘方》51)

★ 9. **治便血**:五倍子6克(研末),旱莲草、艾叶各15克。用法:水煎服。(吴静 陈宇飞 主编·《传世金方·民间秘方》53)

★ 10. **治便血**:五倍子末,纳入去内脏的鲫鱼内,令满,煅存性,研末,每服3克,温酒下。主治:肠风便血。(网络下载)

★ 11. **治便血**:五倍子3克,槐花、地榆各6克。水煎服。(宋立人 总编·《中华本草》5册89)

★ 12. **治便血**:五倍子、云南白药各适量。用法:五倍子适量,研极细末,云南白药(4克瓶装),两药按1:3比例和匀即成止血散。用脱脂棉擦净脐眼,取止血散填平脐眼,勿使药末溢出脐外;用麝香止痛膏约5厘米×5厘米大小1块,封贴脐部,四周用胶布加固,勿令药气外泄,24小时换贴1次,大便血止后继续巩固1次。(良石 主编·《名医珍藏外治秘方》319)

★ 13. **治大便下血**:鲜小蓟、鲜地黄各二两。用法:水煎服。(中医研究院革命委员会 编·《常见病验方研究参考资料》171)

★ 14. **治大便下血不止**:乌梅(烧存性)90克。研末,用好醋打米糊丸,如梧桐子大。每次70丸,空腹,用米汤服下。(吴大真 高留泉 魏素丽等 主编·《灵验单方秘典》135)

★ 15. **治便血:【梅柿丸】**乌梅二两,柿饼四两。用法:加水少许,饭上蒸熟,捣烂为丸,如梧桐子大。每服五钱,一两口吞下。两三次愈。(彭怀仁 主编·《中医方剂大辞典》9册36引《仙拈集》卷二)

★ 16. **治便血**:乌梅五钱,僵蚕一两。共为细末,醋糊为丸,每服三十至五十丸。用法:醋汤送下。(沈洪瑞 主编·《重订十万金方》300)

★ 17. **治便血**:乌梅(经霜者)5个,茶叶(老者)9克。用法:先将乌梅去核,加水煮沸40分钟,然后加入老茶叶,继续煮沸10分钟,滤液温服,1次服完。再服再制,每日2次。功效:收敛止血。禁忌:忌辛辣刺激性食物。(刘道清 主编·《中国民间神效秘方》156)

★ 18. **治便血**:乌梅肉(乌梅去核)30克,刘寄奴15克,松萝茶3克。用法:先将乌梅肉加水煎煮20分钟,再加入刘寄奴和松萝茶,继续煮沸20分钟,滤液温服,1次服完。再服再制,每日2剂。功效:清热,化瘀,收涩,止血。医师嘱咐:松

萝茶为产于安徽歙县松萝地区的茶叶。(刘道清 主编·《中国民间神效秘方》156)

★ 19. **治便血:**刘寄奴 30 克。用法:研末,茶水调服,每服 10 克,1 日 2 次,早晚服,患儿酌减。备注:此方亦治小便出血。(中医研究院革命委员会 编·《常见病验方研究参考资料》168)

★ 20. **治大便下血验案:**天津刘某某,偶患大便下血甚剧。西医注射以止血药针,其血立止,而血止后,月余不能起床,身体疲软,饮食减少,其脉数而无力,重按甚涩……俾日用三七细末 1 克,空腹时分 2 次服下,服至 3 次后,自大便下瘀血若干,色紫黑,从此每大便时,必有瘀血随下。至第 5 日,所下渐少,至第 7 日,即不见瘀血矣。于是停药不服,旬日之间,身体复初。(杨鹏举 主编·《中医单药奇效真传》98 引《医学衷中参西录》)

肠风下血 20 方

★ 1. **治肠风脏毒:【妙应丸】**五倍子不拘多少。用法:研为细末,酒糊为丸,如梧桐子大。每次 40 丸,食前米汤送下。(孙世发 主编·《中医小方大辞典》90 引《魏氏家藏方》卷七)

★ 2. **治肠风下血:【倍灵丸】**槐花 180 克,五倍子、五灵脂各 90 克。用法:上药研为细末,面糊为丸,如梧桐子大。每次 30 丸,米汤送下。(孙世发 主编·《中医小方大辞典》1089 引《洪氏集验方》卷四)

★ 3. **治肠风下血:【乌梅丸】**僵蚕一两(炒),乌梅肉一两。用法:上为末,薄糊为丸,如鸡头子大。每服一百丸,食前多用白汤送下,一日三次。(彭怀仁 主编·《中医方剂大辞典》2 册 971 引《东垣试效方》卷七)

★ 4. **治肠风下血:**乌梅十粒(洗),艾叶炭三钱。用法:水煎,饭前服。(中医研究院革命委员会 编·《常见病验方研究参考资料》170)

★ 5. **治肠风下血:**若用凉药、热药、补脾药俱不效者,独用山楂为末,艾叶煎汤调下,应手即愈。(张锡纯 著·《张锡纯医学全书之二·中药亲试记》147)

★ 6. **治肠风下血:**大、小蓟嫩白根二两。用法:水煎服。(中医研究院革命委员会 编·《常见病验方研究参考资料》170)

★ 7. **治肠风下血:**鲜小蓟二斤。捣汁过滤,开水冲服。体弱者慎用。(中医研究院革命委员会 编·《常见病验方研究参考资料》170)

★ 8. **治肠风下血:**白鸡冠花(炒)、棕榈灰、羌活各一两,为末。每服二钱,米饮下。(陕西省中医药研究院 编·《本草纲目附方分类选编》49)

★ 9. **治大肠下血:**用槐花六钱,柏叶三钱,煎汤日服。(陕西省中医药研究院 编·《本草纲目附方分类选编》51)

★ 10. **治肠风下血:【神应丸】**新柏叶(蒸热,焙干)、槐花(瓦上炒)、鸡冠花(瓦上焙)各等分。用法:上酒煮面糊为丸,如梧桐子大。每服三十丸,米饮送下,不拘时候。按语:本方三味皆具清热凉血止血之功,相合为用,其功更大,故可用于肠风下血之症。(田代华 主编·《实用中医三味药方》630 引《魏氏家藏方》卷七)

★ 11. **治大肠下血:**槐花、荆芥穗各等分。研末,酒服 1 钱。(江苏新医学院 编·《中药大辞典》下册 2435 引《经验方》)

★ 12. **治肠风下血:**川军二钱,槐花一两,甘草一钱。用法:水煎服。(沈洪瑞 主编·《重订十万金方》301)

★ 13. **治漏下血不止:**槐花 15 克。用法:将槐花焙焦研细末,用酒送服。(刘少林 刘光瑞 编著·《中国民间小单方》192)

★ 14. **治酒毒下血:**槐花(半生半炒)一两,山栀子五钱。为末,新汲水服二钱。(陆锦燧 辑·《鲟溪秘传简验方》115)

★ 15. **治肠风脏毒,痔漏下血:**黄连(酒炒)、槐花各四两。用法:上为末,入猪大肠内,两头扎住,入韭菜二斤,水同煮烂,去菜,用药、肠捣烂为丸,如梧桐子大;如湿,加面。每服七八十丸,空心米饮送下;亦可作散服。(彭怀仁 主编·《中医方剂大辞典》9 册 152 引《仙拈集》)

★ 16. **治肠风下血:**黄连、吴茱萸各等分。用法:上同炒令紫色,不得过黑,去吴茱萸,只以黄连一味软饭为丸,如梧桐子大。每服三五十丸,空心以米饮送下,一日二次,更以胃风汤煎,如法吞下。(彭怀仁 主编·《中医方剂大辞典》9 册 149 引《朱氏集验方》)

★ 17. **治肠风出血**:鸦胆子十粒,元肉一钱。鸦胆子研面,用元肉包裹,一次量。用法:日服两次,元酒为引送下。(沈洪瑞 主编·《重订十万金方》293)

★ 18. **治大肠下血**:三七研末。用法:同淡白酒调一二钱。三服可愈。加五分入四物汤亦可。(陕西省中医药研究院 编·《本草纲目附方分类选编》51)

★ 19. **治暴热下血**:生猪脏一条。洗净,控干,以炒槐花末填满扎定,米醋炒,锅内煮烂,擂,丸弹子大,日干。每服一丸,空心,当归煎酒化下。(宋立人 总编·《中华本草》4 册 645 引《永类钤方》)

★ 20. **治肠风脏毒下血**:**【香梅丸】**乌梅(同核烧灰存性)、香白芷、百药煎(烧灰存性)各等分。上为末,米饮糊丸,梧桐子大。每服七十丸,空心用米汤送下。(宋立人 总编·《中华本草》4 册 89 引《普济方》)

传染性肝炎 10 方

★ 1. **预防传染性肝炎**:鲜马齿苋(洗净捣烂)二两,甘草五分。用法:加水 400 毫升,煎取 200 毫升。每日早、晚分 2 次服,连服 4 天。备注:鲜马齿苋大剂量,水煎服可治传染性肝炎。(中医研究院革命委员会 编·《常见病验方研究参考资料》46)

★ 2. **预防传染性肝炎**:紫花地丁、柳根各五两。用法:各加水 300 毫升,分别煎取药液 150 毫升,再将 2 种药液混合。每服 30 毫升,饭前服,1 日 3 次,连服 3 日。(中医研究院革命委员会 编·《常见病验方研究参考资料》46)

★ 3. **预防传染性肝炎**:蒲公英 4 两,甘草 2 两。用法:加水 1000 毫升,煎取药液 400 毫升,加适量水再煎,连同压榨液合并浓缩,收成稠膏 2 两。每服 2.5 钱,白开水冲服,每日早、晚各 1 次。(中医研究院革命委员会 编·《常见病验方研究参考资料》46)

★ 4. **治传染性肝炎**:五倍子焙干研末,每服 3 克,每日 3 次。(薛文忠 刘改凤 编著·《一味中药巧治病》103)

★ 5. **治传染性肝炎**:用板蓝根 1 两,每日 1 剂煎服;或用板蓝根 6 斤,蒲公英 3 斤,糖适量,制成煎剂 1000 毫升,日服 2 次,每次 50 毫升,15 ~ 20 天为 1 个疗程。单味煎剂治疗 8 例均获效果,症状消失平均时间为 6 天,肝功能恢复为 15.7 天,肝脏缩小为 13 天。疗效优于茵陈蒿汤对照组。复方煎剂治疗 50 例,经 1 个疗程后有 50% 病例肝功能恢复正常,第 1 ~ 2 个疗程累计肝功能恢复正常者达 92%。(江苏新医学院 编·《中药大辞典》上册 1252)

★ 6. **治传染性肝炎**:马鞭草 500 克。加水煎煮 2 次,合并滤液,浓缩成 800 毫升煎液。成人 40 ~ 50 毫升,小儿 20 ~ 30 毫升,均每天 3 次,口服。据记载,应用本方治疗 80 例,痊愈 77 例,显效 2 例,无效 1 例。肝功能检查有 79 例在 10 ~ 30 天内恢复正常。(江苏新医学院 编·《中药大辞典》上册 305)

★ 7. **治传染性肝炎**:马鞭草 15 克,甘草 3 克。加水 150 毫升,煎 2 小时,制成药液 40 毫升,为成人 1 次剂量,饭前服,每日 3 次,连服 4 天。在流行期间对 74 例有可能传染者进行服药观察,4 个月内未见 1 人发病。(江苏新医学院 编·《中药大辞典》上册 305)

★ 8. **治传染性肝炎**:每日用茵陈 45 克,败酱草 21 克,水煎分 3 次服,儿童减半。治疗急性黄疸型传染性肝炎 63 例,临床治愈 59 例,显效及无效各 2 例。随访 27 例,其中不满 1 年者 16 例,1 年以上者 5 者,超 2 年者 6 例,复查肝功能均正常,未见不良反应,个别病例治疗后白细胞有所减少。(宋立人 总编·《中华本草》7 册 691)

★ 9. **治传染性肝炎**:紫花地丁叶适量。用法:焙干研末,每饭后黄酒送服二钱。(中医研究院革命委员会 编·《常见病验方研究参考资料》46)

★ 10. **治传染性肝炎**:蜀羊泉茎叶 25 克。水煎服。(胡郁坤 陈志鹏 主编·《中医单方全书》133)

病毒性肝炎 4 方

★ 1. **治病毒性肝炎**:生三七粉适量。空腹温开水送服,每次 1.5～2 克。适用于慢性肝炎。(胡郁坤 陈志鹏 主编·《中医单方全书》133)

★ 2. **治病毒性肝炎**:红枣 250 克,核桃仁 120 克,鸡内金 100 克。用法:红枣煮成泥状,核桃仁炒黄研末,鸡内金研细末,三药拌匀。成人每次服 100 克,每日 2 次。功能:补中益气,养血安神。方解:红枣补中益气,养血安神;核桃仁补肾温肺;鸡内金消食健胃。诸药合用,共奏补中益气,养血安神之功。(易法银 喻斌 主编·《湖南省中医单方验方精选·内科》上册 436)

★ 3. **治病毒性肝炎**:蜈蚣 1 条。研末,取鸡蛋 1 个,一头打个洞,将蜈蚣末倒入蛋内,搅匀,封口,文火煮熟,每晚睡前服 1 个,连服 3 日(停 3 日)为 1 个小疗程,连服 3 个疗程为 1 个大疗程,同时可配服中药汤剂。说明:本病中医学属于"肝热病""肝著、肝着、肝胀""肝瘟""黄疸""胁痛"等范畴。(胡郁坤 陈志鹏 主编·《中医单方全书》133)

★ 4. **治病毒性肝炎**:虎杖 90 克。用法:取上药,加水浓煎至 300 毫升。每天分 3 次服。功能:清热解毒,利湿退黄。附注:据朱山有报道,应用本方治疗 325 例,基本痊愈 280 例,好转 45 例,总有效率为 100%。(薛建国 李缨 主编·《实用单方大全》363)

急性黄疸型传染性肝炎 4 方

★ 1. **治急性黄疸型传染性肝炎**:虎杖 30 克(鲜品加倍,儿童酌减)。水煎,每日分 2～3 次服。服药后部分病人觉上腹闷胀不适,个别有轻度恶心等副作用,但不影响服药。据报道,用本品治疗急性黄疸型肝炎,经 300 余例的观察,有效率在 90% 以上,治愈率在 80% 左右,平均治愈天数(据 251 例的统计)为 34.7 天。症状、体征改善及肝功能的恢复时间,通过 53 例观察,食欲一般 7 天即恢复正常,肝功平均 23 天复原,黄疸在 15～20 天基本消退,谷丙转氨酶 15 天降至正常,麝香草酚浊度实验一般在 30～40 天转阴,部分病例经 3～12 个月随访,未见复发。(王琦 主编·《王琦临床医学丛书》1327)

★ 2. **治急性黄疸型传染性肝炎**:虎杖 30 克,鸡眼草 60 克。每日 1 剂。(宋立人 总编·《中华本草》2 册 657)

★ 3. **治急性黄疸型传染性肝炎**:鱼腥草 180 克,煎汤,放入白糖 30 克,加水 500～700 毫升,文火煎至 250～400 毫升,每日 1 剂,分 2 次服,一般服 7～10 剂,治疗 20 例,结果全部治愈。(宋立人 总编·《中华本草》3 册 419)

★ 4. **治急性黄疸型传染性肝炎**:鬼针草 2.5 两,连线草 2 两。水煎服。(《全国中草药汇编》编写组 编·《全国中草药汇编》上册 484)

急性黄疸型肝炎 11 方

★ 1. **治急性黄疸型肝炎**:茵陈 30～45 克。水煎,日服 3 次,每天 1 剂。功能:清热利湿,利胆退黄。据黄玉成报道,应用本方治疗 32 例,均获痊愈。疗程最长 15 天,最短 3 天,大部分 7 天。(薛建国 李缨 主编·《实用单方大全》219)

★ 2. **治急性黄疸型肝炎**:夏枯草 62 克,大枣 31 克。加水 1500 毫升,文火煨煎,捣枣成泥,煎取 300 毫升,去渣,分 3 次服。赵先礼等用上方治疗本病 75 例,用药后,一般症状消失时间为 2～14 天,平均 4.1 天,在肝脏肿大的 73 例中,治疗后 62 例恢复正常;黄疸消退时间为 3～31 天,退黄疸率为 100%。(王辉武 主编·《中药临床新用》503)

★ 3. **治急性黄疸型肝炎**:用鲜车前草煎剂治疗急性黄疸型肝炎 219 例,治愈率达 95.4%。(王辉武 主编·《中药临床新用》111)

★ 4. **治急性黄疸型肝炎**:取食醋,每日 3 次,每次口服 10 毫升,并配合口服复合维生素 B 片剂。治疗 51 例急性黄疸型肝炎,全部治愈。最短 6 天,最长 41 天,儿童平均 10.3 天,成人平

均16天。(宋立人 总编·《中华本草》8册761)

★5. **治急性黄疸型肝炎**:生大黄15克。用法:取上药,清水洗净。用开水冲泡代茶饮用,每天1剂。功效:清热解毒,除湿退黄。附注:据董圣群等报道,应用本方治疗67例,治愈37例,好转28例,无效2例。(薛建国 李缨 主编·《实用单方大全》139)

★6. **治急性黄疸型肝炎**:茵陈、丹参各适量。加水煎至200毫升,去渣,加红糖服,每日2次。(吴大真 高留泉 魏素丽等 主编·《灵验单方秘典》98)

★7. **治急性黄疸型肝炎**:茵陈30克,大枣20克。用法:上药加水共煮沸30分钟,喝汤吃枣,每日1剂,连服15日。功能主治:清热利湿,补脾退黄。主治急性黄疸型肝炎,属于湿热者。(刘道清 主编·《中国民间神效秘方》249)

★8. **治急性黄疸型肝炎**:茵陈31克,大枣10克,夏枯草9克。水煎分2次服,每日1剂。(吴大真 高留泉 魏素丽等 主编·《灵验单方秘典》98)

★9. **治急性黄疸型肝炎**:茵陈30克,龙胆草30克,蛇胆(冲)1个。用法:水煎服。每日1剂,日服2次。功效:清热解毒,除湿退疸。(程爵棠 程功文 编著·《单方验方治百病》92)

★10. **治急性黄疸型肝炎**:鲜蒲公英100克(干品40克)。水煎,每日口服3次,每次15毫升,30天为1个疗程。经77例观察,临床治愈69例,占89.6%,无效8例。平均治愈天数为30.5天,其中转氨酶恢复正常平均时间为28.2天,黄疸消退时间平均为26.1天。(宋立人 总编·《中华本草》7册991)

★11. **治急性黄疸型肝炎**:垂盆草30克,茵陈蒿30克,板蓝根15克。水煎服。(宋立人 总编·《中华本草》3册776)

黄疸型肝炎2方

★1. **治黄疸型肝炎**:鲜垂盆草100克,2次捣烂去渣存汁,粳米100克,煮粥2餐分服,连服7天病痊愈。(倪克梁 编著·《百草治百病》62)

★2. **治黄疸型肝炎**:取猪苦胆1个取汁,加米醋少许混和,一次顿服,连服2~3个,此方一般用于阳黄严重者。(中医研究院革命委员会 编·《常见病验方研究参考资料》49)

肝炎10方

★1. **治肝炎**:乌梅50克,板蓝根30克。用法:上药加水500毫升,煎至250毫升,分2次服用,每日1剂,10日为1个疗程,可连服5个疗程,每个疗程之间歇1天。备注:上2味药均入肝经,板蓝根性苦寒,2药合用可有清热解毒之功效。本方治疗病毒性肝炎,疗效确切,服药期间禁食油腻食物。(吴静 陈宇飞 主编·《传世金方·民间秘方》310)

★2. **治肝炎**:除一般保肝治疗外,每日用苦参粉4克(装胶囊或制成丸剂),分4次服。治疗急性传染性肝炎19例,平均12.6天黄疸消退,最短3天,同时自觉症状有所改善,肝肿大及肝功能恢复也较快。(江苏新医学院 编·《中药大辞典》上册1285)

★3. **治肝炎**:龙胆草、苦参各50克,牛胆(汁)1个。用法:将前2味研成细末,以牛胆汁和丸如梧桐子大。连服3日,1日3次,共分9次服。(吴静 陈宇飞 主编·《传世金方·民间秘方》312)

★4. **治肝炎**:蒲公英40~60克(鲜品60~90克),粳米100克。先将蒲公英洗净切碎,加水煎汁,去渣取汁液,粳米洗净加清水煮粥,粥开后加汁液,熟后即可食用,每日1剂。(吴大真 高留泉 魏素丽等 主编·《灵验单方秘典》96)

★5. **治肝炎**:蒲公英、大青叶各20克,甘草10克,大枣5枚。水煎服。或上药研粗末,取16克泡茶饮。(吴大真 高留泉 魏素丽等 主编·《灵验单方秘典》97)

★6. **治肝炎**:鲤鱼1条,滑石5钱。用法:共蒸去渣。每日1剂,分2次服。功能:清热解毒,利湿通淋。(易法银 喻斌 主编·《湖南省中医单方验方精选·内科》上册407)

★7. **治肝炎**:板蓝根、茵陈各15克,赤芍9克,甘草3克。水煎服。转氨酶高者加夏枯草6克。(宋立人 总编·《中华本草》3册711)

★ 8. **治肝炎**:鸡内金、马鞭草、车前草各15克。用法:水煎去渣,分2次服。(吴静 陈宇飞 主编·《传世金方·民间秘方》309)

★ 9. **治肝炎**:山楂粉。用法:每次3克,每日服3次,口服10天为1个疗程。杨健萍用上方治疗急性病毒性肝炎36例,迁延性慢性肝炎34例,共服药2~4个疗程。其中病毒性肝炎痊愈30例,好转3例;迁延性慢性肝炎痊愈26例,好转4例。服药后有较好的降谷丙转氨酶的作用,并对肝大、黄疸、疼痛症状有明显的疗效。(王辉武 主编·《中药临床新用》54)

★ 10. **治肝炎**:板蓝根一两。水煎服。(江苏新医学院 编·《中药大辞典》上册1252)

慢性肝炎5方

★ 1. **治慢性肝炎**:青黛、白矾、三七各等份。用法:上药共研细末,贮瓶备用。每次服15克,日服2~3次,开水送服。功效:清热除湿,活血散瘀。(程爵棠 程功文 编著·《单方验方治百病》99)

★ 2. **治慢性肝炎**:山楂15克。用法:煎水,用蜂蜜冲服。每日1次,连服7~10日。(吴大真 高留泉 魏素丽等 主编·《灵验单方秘典》97)

★ 3. **治慢性肝炎**:垂盆草30克,当归9克,红枣10枚。水煎服,每日1剂。(宋立人 总编·《中华本草》3册777)

★ 4. **治慢性肝炎**:大枣200克,茵陈90克。共煮,食大枣饮汤,早、晚分服。或大枣、花生、冰糖各50克,先煎花生后入大枣、冰糖煎汤,每晚睡前服1剂,连用30日可见效。(吴大真 高留泉 魏素丽等 主编·《灵验单方秘典》97)

★ 5. **治慢性肝炎,肝脾肿大,转氨酶偏高**:鳖甲30克,丹参、垂盆草各15克。鳖甲先煎60分钟,后下其他药,煎水服。每日服1剂,每剂药煎2次,上午、下午各服1次。(宋立人 总编·《中华本草》9册392)

乙型肝炎3方

★ 1. **治乙肝**:夏枯草12~15克,白花蛇舌草、白茅根各15~30克,甘草6~12克,板蓝根、山豆根各10~15克。每日1剂,水煎服,疗程2~3个月;同时配服维生素C 200毫克,每日3次。李涤新用上方治疗慢性乙型肝炎50例,近期治愈33例,好转12例,无效5例。(王辉武 主编·《中药临床新用》503)

★ 2. **治乙型肝炎**:我于1985年12月离休。离休前,身体状况欠佳,曾4次住院治病。离休后,我十分重视健身。为了摸索健身新途径,从1993年起,吃起了蒲公英。蒲公英,是多年生草本植物,含白色乳汁,叶片倒披针形,羽状分裂,花冠黄色,花丝分离,白色,外表绿褐色或暗灰绿色,根茎入药,有解毒、消炎、解热的作用。一般春、夏开花前或开花时连根挖出。近两三年来,每年春暖花开的时候,我都要去郊外挖蒲公英。既是春游,又是采药。回家后将蒲公英洗净控干,切碎装罐,少加点盐,多添点醋。一罐菜能吃三五天。吃完了,又接着出去采。如此不断地采,不间断地吃,一直吃到霜降。我之所以连续3年来不断吃蒲公英,仅仅是为了清热泻火。但服用的实际结果表明,它不仅能清热泻火,更重要的是能够解毒。1982年,我左眼上眼皮上出了个形似玉米粒大的黑瘤,经常疼痛。为此,我多次去大医院求诊,但都收效甚微。无奈,我只好顺其自然,任其发展。1993年吃蒲公英半年后,眼上的黑瘤竟奇迹般不见了。我让老伴看,老伴左摸右按,笑着说:"奇怪,真奇怪,黑瘤就是不见了。"更令人高兴的是,我的乙肝病基本痊愈了。1992年11月22日进行五项指标化验时,抗-HBc呈阳性,说明病毒正在发展。经过1年多吃蒲公英,到1994年3月9日五项指标化验时,抗-HBc变为阴性。由此可见,蒲公英对乙肝也有治疗作用。自从尝到吃蒲公英的甜头后,我对蒲公英更重视了,不但吃叶,而且也吃根;不但当菜吃,而且还熬水喝。(史书达 编著·《中国民间秘验偏方大成》上册60)

★ 3. **治急性乙型肝炎**:高丽参300克。用法：取上药，研为细粉，分装，每包2.5克。口服，每次1包，每天2次。功能：补气降酶。据王本祥报道，在肝炎常规用药的情况下，同时加服本方治疗30例，病人血清中碱性磷酸酶恢复到正常比值的时间要比肝炎常规用药组早6~8周，比转氨酶恢复到正常要早2~3周。（薛建国 李缨 主编·《实用单方大全》498）

早期肝硬变2方

★1. **治早期肝硬变：**地鳖虫9克，地龙2克，水蛭3克，生山楂1.5克。三虫研粉，山楂提取水浸膏，共制片剂。功能主治：软缩肝脏，改善肝功能。用于早期肝硬化。（张全鼎 邹治文 编著·《虫类中药与效方》55）

★2. **治早期肝硬变：**地鳖虫、炮山甲各100克，水蛭75克，大黄50克。每次服5克，日服2~3次，一般2个月为1个疗程。治疗40例，结果临床治愈11例，基本治愈13例，好转12例，无效4例，总有效率为90%。（杨仓良 主编·《毒药本草》623）

肝硬化10方

★1. **治肝硬化：**煨甘遂3克，广砂仁15克。塞入蟾蜍口中，2碗合盖，泥封，火中煨成炭，研粉，每次服6克，儿童尿送下。（胡晓峰 编著·《虫蛇药用巧治百病》221）

★2. **治肝硬化：【消癥丸】**水蛭75克，地鳖虫、炮山甲各100克，大黄50克。用法：研末为丸，每次服5克，每日2~3次，2个月为1个疗程。（胡晓峰 编著·《虫蛇药用巧治百病》31）

★3. **治肝硬化：**板蓝根一两，茵陈四钱，郁金二钱，苡米三钱。水煎服。（江苏新医学院 编·《中药大辞典》上册1252）

★4. **治肝硬化：**冬瓜（连皮）500克，赤小豆60克，葱白5根，鲜生鱼（100~150克）1条。加清水煮熟，喝汤吃肉、豆、菜（最好不加食盐）。本方补脾利水消肿，补脾而不留邪气，利水而不伤正气。（吴大真 高留泉 魏素丽等 主编·《灵验单方秘典》110）

★5. **治肝硬化：**五倍子、桑叶各10克，柏叶15克。水煎服，每日2~3次。（金福男 编著·《古今奇方》23）

★6. **治肝硬化：**蜈蚣1条，苡仁30克，银耳10克。水煎服，每日1~2次。（金福男 编著·《古今奇方》24）

★7. **治肝硬化：**穿山甲片三两。用法：炙酥，研为细末，每服一钱半，一日二次（成人量），白开水送服。备注：此药主治肝硬化患者的肝肿大。如无穿山甲片，可用鳖甲代替，剂量须加倍。（中医研究院革命委员会 编·《常见病验方研究参考资料》164）

★8. **治肝硬化：**活鳖3只。用法：将活鳖放清水中养2~3天，使其排净胃肠内污物，取出，击头砸死（勿割头放血），放入锅内的沙土中，文火焙干至黄色，研成细粉，酌加蜂蜜为丸，每丸重9克。每次服1丸，每天3次，连服30天为1个疗程。功能：软坚散结。据报道，应用本方治疗多例，均收到满意疗效。（薛建国 李缨 主编·《实用单方大全》564）

★9. **治肝硬化，肝脾肿大：**鳖甲六钱，穿山甲一钱。用法：水煎，每日一剂，一次服饮。（中医研究院革命委员会 编·《常见病验方研究参考资料》164）

★10. **治脾大性肝硬化：**京大戟100克，红枣100枚。用法：上药同煮，去大戟，服红枣，1次10枚，1日1~2次。功能：益胃健脾，消积利水。（洪国靖 主编·《中国当代中医名人志》904）

肝硬化腹水10方

★1. **治肝硬化腹水：**甘遂末装入胶囊，再在熔蜡中点蘸，使之外包蜡衣一层。早晨服下。药量由小到大，一般从3克开始。徐国文用上方治疗肝硬化30余例，未发生呕吐、胃痛等症状，其泻下作用不受影响。（王辉武 主编·《中药临床新用》169）

★2. **治肝硬化腹水：【鲤鱼汤】**鲤鱼1条，白胡椒3克,红茶5克(铁观音茶最好),紫皮蒜1头,醋柴胡10克,泽泻20克,广砂仁15克,白商陆10克(从小量到大量,此量大),大腹皮、赤小豆各酌量。每天1付,一般1周到2周肝硬化腹水就消失,没有反弹。(任继学教授·《薪火传承中医药临床优秀人才培养·谈中医学的继承与创新》VCD光盘)

★ 3. **治肝硬化腹水**:鲤鱼1条(约0.5斤重),巴豆14粒。用法:把鲤鱼去五脏、鳞甲,将巴豆装入鱼腹,加水煮熟,去巴豆不用。每次适量,每日3次吃肉喝汤。功能:活血化瘀,峻下逐水。注意事项:禁盐酱及房事100天。煮时勿放入盐与其他材料。(易法银 喻斌 主编·《湖南省中医单方验方精选·内科》上册460)

★ 4. **治肝硬化腹水**:活鲤鱼重500克(去鳞甲、鳃及内脏),赤小豆60克。煮汤至肉烂为度,纱布过滤去渣后服用,每日1次,每次服250克,连服2~3周。(王永炎 鲁兆麟 主编·《中医内科学》602)

★ 5. **治肝硬化腹水**:赤小豆1斤,活鲤鱼1条(重1斤以上)。同放锅内,加水2000~3000毫升清炖,至赤小豆烂透为止。将赤小豆、鱼和汤分数次服下。每日或隔日1剂。连续服用,以愈为止。治疗2例,服后尿量增加,腹围减小,精神良好,无不良反应。(江苏新医学院 编·《中药大辞典》上册1091)

★ 6. **治肝硬化腹水**:鲤鱼1条(重1~4斤),大腹皮、猪苓、防己、泽泻各3钱。用法:将鱼剖腹洗净,除去肠杂,将上4味研末,装鱼腹内,用砂锅或搪瓷盆煮熟,去药渣,食鱼饮汤。鲤鱼1斤者1天吃完,1斤以上者2天吃完,平均每天1斤左右即可,吃鲤鱼7天后,再服大腹皮等4味药的煎剂。(中医研究院革命委员会 编·《常见病验方研究参考资料》166)

★ 7. **治肝硬化腹水**:赤小豆200克,葫芦(嫩而甜者)500克,鲤鱼1条(活者,重约500克)。用法:赤小豆去除杂质,淘洗干净。葫芦去瓤,去皮,切块。鲤鱼去鳞及内脏,洗净,切块。然后同放砂锅内,加水用小火慢炖,煮沸2小时,不需加盐,吃鱼、葫芦及赤小豆,喝汤,1~2日1剂。功效主治:清热解毒,利尿消肿。主治肝硬化腹水,白蛋白与球蛋白比例失调。医师嘱咐:如无嫩葫芦,用冬瓜代替也可,用量相同,效力相当。孕妇慎服。(刘道清 主编·《中国民间神效秘方》261)

★ 8. **治肝硬化腹水**:取活蟾蜍1只,用刀划开其嘴部,将鸡蛋1个塞入腹内,用线将口缝好,放入烧杂草的灶内烧焦,研粉服,每日2次,每次1只,开水送服,1个月为1个疗程,连服3~6个疗程。(杨仓良 主编·《毒药本草》57)

★ 9. **治肝硬化腹水**:癞蛤蟆5个,大蒜49瓣,猪肚1个。用法:把癞蛤蟆去头及肠杂,同大蒜一起放入一个猪肚内炖。炖熟后分多次服。(李德新 董自强 杨万中等 编著·《祖传秘方大全》45)

★ 10. **治肝硬化腹水**:甲鱼1只(500克左右),独头大蒜125克。加减:呕吐不能进食者加入生姜10克,气滞腹胀甚者加入白萝卜200克,大量腹水者配合双氢克尿噻、氨苯蝶啶,每次各服25毫克,每天3次。用法:将甲鱼宰杀后洗净,去内脏,同去皮大蒜清炖(勿放盐),炖至烂熟,即可食用。2天1次,15次为1个疗程。功效:治愈8例(腹水消退,自觉症状消失,血浆总蛋白上升达6.00克/分升以上,白蛋白达3.80克/分升以上,A/G比值≥1.5:1,停药后3个月内无反复者),显效14例(腹水消退,自觉症状缓解,血浆总蛋白、白蛋白上升接近正常,停药后3个月内有轻度反复者),有效7例(腹水部分消退,自觉症状减轻,血浆总蛋白、白蛋白均有上升,A/G比值有一定改善者),无效3例(腹水不减,临床症状无变化或出现严重并发症,血浆总蛋白、白蛋白、A/G比值均无改善者)。(良石 主编·《名医珍藏秘方大全》83)

肝脾肿大5方

★ 1. **治肝脾肿大**:穿山甲、鳖甲各等分。用法:上药共研细末,每次冲服4克,饭后服,1日2次。因2味药有轻度腥味,对消化道有刺激,故以蜂蜜调服或装胶囊吞服为佳。2个月为1个疗程。疗效:治疗100例,78例显效,治疗后肝脾回缩到正常或明显回缩,血小板提升到100×10^9个/升以上;无效22例。100例治疗前血小板低于70×10^9个/升,治疗后,全部提升到$100 \times$

10^9个/升以上。无效的22例经第3个疗程治疗后,肝脾回缩未能达到正常水平。(刘有缘 编著·《一两味中药祛顽疾》103)

★ 2. **治肝脾肿大**:硼砂、阿魏各等分。研为细末,酒调为稠膏。纱布包裹,敷神阙穴。(滕佳林 米杰 编著·《外治中药的研究与应用》108)

★ 3. **治血吸虫病肝肿大**:【三虫片】醋炒水蛭4克,酒炒地龙4克,炒地鳖虫10克。每日口服18克,分4次服,连服1个月,第2个月改为每日9克,2个月为1个疗程。(胡晓峰 编著·《虫蛇药用巧治百病》31)

★ 4. **治肝肿大**:地鳖虫1.5克,红参3克。用法:以地鳖虫研末,每次1.5克,红参3克,煎汤送服。说明:用于急慢性肝炎、肝硬化等原因不明肝肿大者,每收卓效。若能对患者辨证施治,与该方同服,疗效更佳。(张立群 张翔华 郭博信 主编·《中国民族民间秘方大全》248)

★ 5. **治血吸虫病肝肿大**:地鳖虫9克,地龙2克,水蛭3克,生山楂15克(1日量)。研末制成片剂。第1个月服上治疗量,第2个月药量减半。经2个月治疗,显效58例,有效43例,无效6例。有效病例肝脏平均小3厘米,肝功能改善。(杨仓良 主编·《毒药本草》623)

脾肿大7方

★ 1. **治脾肿大**:鳖甲一斤。用法:焙黄研细末,一日三次,每服二钱,调红糖服。(中医研究院革命委员会 编·《常见病验方研究参考资料》245)

★ 2. **治脾脏肿大**:马鞭草根二两。用法:捣汁加酒、水(酒二分,水一分)煎,早晨空腹服,服后须睡一小时。连服一个月。注意勿食冷荤食物。(中医研究院革命委员会 编·《常见病验方研究参考资料》245)

★ 3. **治臌胀(肝硬化腹水、脾肿大)**:独头大蒜120克,甲鱼500克。或鳖甲30~60克,大蒜15~30克。用法:以大蒜、鳖鱼水煮烂熟,勿入盐,每日1剂,分3次(早、午、晚)饮汤食鱼和蒜,令尽。或以鳖甲、大蒜为主,辨证配药,每日1剂,水煎2次,上、下午各服1次。(邱德文 沙凤桐 熊兴平 主编·《中国名老中医药专家学术经验集》1册123)

★ 4. **治肝积、肥气之类验案**:奉天大东关史仲埙,年近四旬,在黑龙江充警察署长。为腹有积聚,久治不愈,还奉求为诊治。其积在左胁下,大径三寸,按之甚硬,时或作疼,呃逆气短,饮食减少,脉象沉弦。此乃肝积、肥气之类。俾用生鸡内金三两,柴胡一两,共为末,每服一钱半,日服三次,旬余痊愈。(张锡纯 著·《张锡纯医学全书之二·中药亲试记》156)

★ 5. **治久疟、疟母不愈者**:穿山甲、木鳖子各等份。用法:上药研为末。每次6克,空腹温酒调下。(孙世发 主编·《中医小方大辞典》238引《丹溪心法》)

★ 6. **治疟母**:【双甲散】鳖甲(九肋者,醋炙)、穿山甲(蛤粉炒成珠)各等份。用法:上药研为细末。每次9克,白汤调下。(孙世发 主编·《中医小方大辞典》284引《增补内经拾遗方论》)

★ 7. **治多年痞块癖积**:党参(米炒)、三棱、炙甲片各三钱。用法:研成细末,每服一钱,一日三次,开水送下。(中医研究院革命委员会 编·《常见病验方研究参考资料》247)

脾功能亢进1方

★ **治脾功能亢进**:蜈蚣、全蝎各4.5克,麝香0.6克。分别研细后同白酒1000毫升放入猪脬内扎口,再用宽20厘米、长100厘米的白布束于腰间,使猪脬固定在脾肿大的范围内。1剂为1个疗程,5~7天药液基本渗完,再行第2个疗程。鞠丽娟用此方治疗脾功能亢进50例,痊愈46例,占92%,显效3例,无效1例。(王辉武 主编·《中药临床新用》279)

其它肝病证7方

★ 1. **治多发性细菌性肝脓肿**:采用大蒜200~400克,捣烂后加入芒硝100~200克,用

4～5层油纱包裹,敷于右上腹或右季肋或剑突下部位,外用弹力腹带固定,每隔1天换药1次,同时配合抗生素。周昭全等用上方治疗多发性细菌性肝脓肿患者18例,其中非手术治愈者17例,因伴发胆道梗阻行手术治疗者1例,治愈率为94.44%。平均治疗时间为17.3天。(李世文 康满珍 主编·《一味中药祛顽疾》36)

★ 2. **治酒精性肝病:**三七1.5克。口服,每日3次,连服6周。按:本病中医学无此病名,但医家对其早有研究,一般而言,酒精性脂肪肝、酒精性肝炎可按"伤酒""胁痛""酒癖"等论治,而酒精性肝硬化则属于"酒癖""酒臌"等范畴。(胡郁坤 陈志鹏 主编·《中医单方全书》51)

★ 3. **治肝胆疾患(肝大腹水、黄疸):**熊胆1粒如豆大,开水吞服,隔日再剂,连续2次即显效。(洪国靖 主编·《中国当代中医名人志》705)

★ 4. **治谷丙转氨酶高:**白僵蚕100克,五味子100克,蝉衣50克。共研细末,每次服10克,每日2次,30日为1个疗程。治疗转氨酶反复半年不降者获良效。(徐经世 整理·《中国百年百名中医临床家丛书·徐恕甫》162)

★ 5. **治肝气胀痛:**夏枯草1两。煎水服之。(宋立人 总编·《中华本草》7册138)

★ 6. **治肝火旺胁痛:**夏枯草30克。水煎服。主治:治肝火旺胁痛,多药不应,用之神效。(洪国靖 主编·《中国当代中医名人志》739)

★ 7. **治肝经火盛,胁肋胀闷,遍身走注疼痛:**天花粉五钱,牡丹皮、白芍药、白芥子各二钱。水煎服。(宋立人 总编·《中华本草》5册590引《本草汇言》)

胆囊炎、胆道炎15方

★ 1. **治胆囊炎:**水蛭10克,陈皮15克,白萝卜子10克。水煎服,每日2次。(金福男 编著·《古今奇方》20)

★ 2. **治胆囊炎:**猪苦胆10个,绿豆250克。用法:将绿豆分别装入猪胆中,用线缝紧,洗净猪胆外的污物,放入锅内蒸2小时,取出捣烂。再用生甘草50克煎汁混合为丸,烘干备用。每日早、中、晚各服10克,10天为1个疗程。疗效:治愈胆囊炎患者25例,平均15天痊愈。(刘有缘 编著·《一两味中药祛顽疾》93)

★ 3. **治胆囊炎:**鲤鱼1条,车前草30克,竹叶3克。水煎,喝汤吃鲤鱼,每日1次。(金福男 编著·《古今奇方》20)

★ 4. **治胆囊炎:**蒲公英1两。水煎服。(江苏新医学院 编·《中药大辞典》下册2461)

★ 5. **治胆囊炎:**蒲公英100克(鲜品加倍)。用法:上药水煎2次,每次煮沸15分钟,合并2次药液。分早、晚2次温服,每日1剂。功能:清热利胆,解毒消炎。医师嘱咐:蒲公英是民间治疗痈肿疮疡常用的清热解毒药。近年来药理实验证明,它有良好的抗感染作用。国外研究报道,它有清热利胆作用,对慢性胆囊痉挛、胆结石及胆囊炎有较好的疗效。(刘道清 主编·《中国民间神效秘方》269)

★ 6. **治胆囊炎验案:**刘某,男,45岁,右肋下胀痛,时寒热,经某医院诊为胆囊炎,因家居农村,时值盛夏,嘱以单味鲜品蒲公英0.5斤余,每日煎服1次,连服10余日痛止,5年来病未再发。(杨鹏举 主编·《中医单药奇效真传》140)

★ 7. **治胆囊炎、胆石症、胆道感染:**乌梅、五味子各1两,红木香(长梗南五味子)5钱,水煎2次,得400毫升,分2次服。(《全国中草药汇编》编写组 编·《全国中草药汇编》上册212)

★ 8. **治胆囊炎、胆道蛔虫症:【乌梅醋】**干乌梅500克,用曲醋1000毫升浸泡24小时,即成乌醋。每次10～20毫升,日服3次(儿童酌减)。据报道,应用本方治疗50例,于发病后48小时治愈者48例,无效2例。服药半小时疼痛缓解者30例。(薛建国 李缨 主编·《实用单方大全》598)

★ 9. **治胆道炎:**熊胆、郁金、姜黄各10克,茵陈蒿20克。用法:上药共研细末,装入胶囊(每粒0.5克)备用。每次4～6粒(2～3克),日服3次,温开水送服。功效:清热利湿,散瘀止痛。主治:急性胆囊炎。附记:屡用效佳,疗效满意。(程爵棠 程功文 编著·《单方验方治百病》104)

★ 10. **治胆道炎、胆石症、黄疸:**熊胆0.5克,郁金10克,茵陈蒿15克。水煎,日服2次。(宋立人 总编·《中华本草》9册576)

★ 11. **治胆道感染:【茵虎黄片】**虎杖60克,

茵陈30克,生大黄15克。制成片剂,每片含0.3克,每次5～12片,每日3～4次,或分2次煎服。武汉医学院附属二院用茵虎片治疗本病113例,有效率达88.49%。(王辉武 主编·《中药临床新用》393)

★ 12. **治急性胆囊炎:【虎杖二金汤】**虎杖30克,郁金15克,金铃子10克。水煎服,每日1剂。功效:清热利胆。(曲京峰 赵兴连 韩涛 主编·《古今药方纵横》180)

★ 13. **治急性胆囊炎:**猪苦胆2个,芒硝适量。用法:将芒硝装入猪苦胆内,以满为度,扎紧胆管,悬挂于阴凉通风处晾干,研末。每次6克,每日3次,温开水送服,1周为1个疗程。主治湿热型胆囊炎。(吴大真 高留泉 魏素丽等 主编·《灵验单方秘典》94)

★ 14. **治慢性胆囊炎:**蟾蜍1只,鸡蛋1个。把鸡蛋从蟾蜍口中放入腹内(若放不进去,可用刀切大喉咽部),用麦秸火烧,待鸡蛋烧熟为止,取蛋去皮食用,每日2～3次,每次食鸡蛋1～2个。陈其雨等用上方治疗慢性胆囊炎19例,结果14例基本痊愈,5例明显好转。(王辉武 主编·《中药临床新用》676)

★ 15. **治慢性胆囊炎验案:**南某某,男,52岁,干部。自1977年10月中旬突然恶寒,发热(体温38～39摄氏度),每4～5天发作1次,继之全身不适,食欲不振,胃脘部疼痛,经治未愈。1979年3月症状加重,发热头痛,巩膜及皮肤黄染,经某医院治疗症情好转,复经长春某医院确诊为胆囊炎,嘱回当地治疗。经服中药多剂,仍未治愈,遂来我院就诊。诊见:恶寒,发热,每5～7天发作1次(体温37～39摄氏度),腹胀,食欲差,巩膜有轻度黄染,右胁下有压痛。诊为胆囊炎。方用小柴胡汤10余剂无效。遂改用熊胆,日服1克,每次0.5克,早、晚各服1次。3天后,全身舒适,食欲增加,腹胀减轻。1周后恶寒,发热解除,服药20克,诸症消失。2年后追访,未再复发。(黄国健等 主编·《中医单方应用大全》470)

胆结石8方

★ 1. **治胆结石:**丝瓜络(煅存性,研细末)、金钱草各一至二两。用法:先煎金钱草,煎后加酒数滴,送服丝瓜络末,每服三钱,一日二次。(中医研究院革命委员会 编·《常见病验方研究参考资料》274)

★ 2. **治胆结石:**丝瓜络10克,芒硝3克。水煎服,每日1～2次。(金福男 编著·《古今奇方》119)

★ 3. **治胆结石:**鸡内金60克,鱼脑石15克,广郁金20克,生大黄10克。加工成粉末,装入胶囊,每粒0.4克生药,每日服3次,每次6～8粒,饭后温开水送服。1个月为1个疗程,一般服药2～4个疗程可获显效。(《中国中医药报》2010年9月2日)

★ 4. **治胆结石:**鲜地龙50克,洗净,加白糖适量腌渍。至糖化成汁液后取汁内服,每次15毫升,每天服1次。(薛建国 李缨 主编·《实用单方大全》474)

★ 5. **治胆石症身黄:**鲜车前草捣汁一大碗,饮服。(吴静 陈宇飞 主编·《传世金方·民间秘方》38)

★ 6. **治胆囊结石:**虎杖一两,煎服;如兼黄疸可配合连钱草等煎服。(江苏新医学院 编·《中药大辞典》上册1330)

★ 7. **治胆石症:**虎杖50克,柴胡6克。水煎服,每天1剂,治胆石症有良效。(王辉武 主编·《中药临床新用》397)

★ 8. **治肝内胆管结石:**张某某,男,37岁,农民。病者右上腹胀隐痛年余,多处求治无效而入我院诊治。诊见右上腹隐痛,遇劳加重,口苦,大便干结,舌边齿痕明显,苔薄黄,脉弦有力。肝功检查:谷丙转氨酶60单位。B超提示:肝右叶胆管可见直径为0.5～0.7厘米的增强光点。诊断为肝内胆管结石。分析病证以隐痛为主,甚时胀而并作,为肝内日久夹瘀,不通则痛,久痛必瘀。启用三七粉、鸡内金粉各6克,每天2次冲服。经服用20天后,病人隐胀痛明显减轻,大便稀溏。又服用半月后,病人诸症消失,B超检查未发现结石。出院后改服各3克。半年后B超再次复查,未发现任何异常,肝功能正常。(黄国健等 主编·《中医单方应用大全》374)

胆道蛔虫病9方

★ 1. **治胆道蛔虫病**:按年龄大小,顿服酸醋30~50毫升或更多,以后视情况可再次服用,直至不痛为止。在疼痛明显减轻的当天或次日,按常规服用驱蛔药物。观察15例,服药总量为300~500毫升,结果12例于2天内完全止痛,3例在3~4天疼痛亦完全解除。(江苏新医学院编·《中药大辞典》下册2601)

★ 2. **治胆道蛔虫病验案**:李某某,女,8岁。患儿于剑突下阵发绞痛,呕吐清水2天,曾内服中西药物(名称不详)无效,后送某医院就医治疗,诊为胆道蛔虫病,用酸醋2斤,分4次服完后,绞痛停止,再用鲜旱莲草80克,猪小肠1尺,水煎加食盐适量内服,第2天排出蛔虫20余条,病愈出院。治疗方法:鲜旱莲草80~150克,猪小肠1尺,水煎服,每日1剂,连服2天,有良好的驱虫效果。(杨鹏举 主编·《中医单药奇效真传》129)

★ 3. **治胆道蛔虫病**:川椒5克,乌梅30克,使君子15克,粳米100克。将川椒、乌梅、使君子加水煎煮半小时后,去渣取汁,以汁煮粳米为粥,代食服用,不拘次数。(吴大真 高留泉 魏素丽等 主编·《灵验单方秘典》100)

★ 4. **治胆道蛔虫病**:南瓜子捣烂,乌梅微炒,水煎服。日服3次,每日1剂。备注:本方适用于胆道蛔虫病。小儿用之可加入红糖10克为引。(吴静 陈宇飞 主编·《传世金方·民间秘方》)76)

★ 5. **治胆道蛔虫病**:茵陈30~60克,加水用文火煎至200毫升。1次顿服。小儿视年龄大小、体质强弱可分次服用或酌情减少用量,每天1剂。据袁津文报道,应用本方治疗78例,均获痊愈。(薛建国 李缨 主编·《实用单方大全》220)

★ 6. **治胆囊蛔虫病验案**:孙某某,女,14岁。潍县治浑街油坊人,门诊号23697号。2年以来,时犯胃脘痛。5日前突然右胁下阵发性剧疼,掣及右肩极疼,有时呕吐,或四肢发冷,甚则昏厥一时,口干不欲饮,数日不敢食。曾吃过中药,打过针无效。因阵疼而数日不能眠。检查:体瘦,色黄,面垢,舟状腹,腹软,右胁下拒按,舌淡,苔白腻,脉沉而弱。诊断为胆囊蛔虫病。处理:扩张胆管,使蛔虫下脱入肠。茵陈1两,水煎服。患者之父取药后,患者一阵剧疼昏厥不省,四肢发冷,头部冷汗珠如豆大。服药后不到半小时痛止,很快安静入睡。醒后毫无痛苦之感,饮食正常,跑出去玩耍即愈。(杨鹏举 主编·《中医单药奇效真传》140)

★ 7. **治胆道蛔虫病验案**:1979年夏末傍晚,西王孝村一老妪携其女来诊,14岁,首言其父早逝,家境贫穷,在家治病已花去60余元,并无效验,恳请先生为之施治。听其言,怜其苦,察其状,乃蛔虫所扰。庸医不识,投止痛之品。殊不知,蛔虫不驱,其痛无终日。随慰之,可不住院,亦可不花钱,即可见效。老妪面露喜色,将信将疑。余入厨房取食醋250毫升,花椒10余粒,借火煮开,候温饮下。1小时后,其女胃脘痛止,面露笑容。1984年秋末,陈湾村张峰之子患此症,3日来腹痛经治未果,邀余一视,听其所述,实为胆道蛔虫,故未去,只告之此法,当夜即愈,未再复发。(杨鹏举 主编·《中医单药奇效真传》110引《偏方奇效闻见录》)

★ 8. **治胆道蛔虫病验案**:花椒20粒。用法:取上药与100克食醋相合,加水50毫升、蔗糖少许,煎沸,滤去花椒。待温后1次口服,呕吐者可少量多次短时间内服完。小儿酌情减量。服药后症状未完全消失者4小时后再服1剂。功能:驱蛔止痛。主治:胆道蛔虫病。症见右上腹剧痛,或伴呕吐等。疗效:据张世棋报道,应用本方治疗106例,如胆道感染较重或呕吐不能进食者配合抗生素、输液支持疗法。以临床症状、体征消失后48小时无复发为临床治愈,症状明显减轻为好转。治愈及好转者95例,无效11例,总有效率为89.62%。(周海荣 李永春 编著·《实用中医单方》125)

★ 9. **治胆道蛔虫病验案**:花椒60克,食油100克。用法:先将食油(以豆油、菜油为佳)置铁锅内烧热后,投放花椒,以文火煎炸3~5分钟。闻到较浓花椒味时,离火冷却,滤去花椒即成花椒油。验案:施某某,女,27岁。主诉剑突下阵发性绞痛,疼痛时辗转不安,呻吟不止,有钻顶样感,并呕吐胃内容物2次,内有蛔虫4条。

诊断为胆道蛔虫病。曾使用解痉止痛剂,痛仍不解,经口服花椒油后8分钟疼痛消失。一天后服驱虫药驱出蛔虫近20条,一年后随访未复发。(刘有缘 编著·《一两味中药祛顽疾》182)

黄疸24方

★ 1. **治黄疸**:夏枯草、茵陈各1两,泽泻3钱。用法:水煎服,每日1剂。(中医研究院革命委员会 编·《常见病验方研究参考资料》161)

★ 2. **治黄疸**:青蒿30克。用法:青蒿水煎,加入红糖少许,早、晚各服1次,每次1大碗,连服3日。(吴静 陈宇飞 主编·《传世金方·民间秘方》39)

★ 3. **治黄疸**:大鲤鱼一条(去内脏,不去鳞)。放火中煨熟,分次食用。(江苏新医学院 编·《中药大辞典》下册2621)

★ 4. **治黄疸**:鱼腥草30克。用法:水煎当茶饮,1日3次,连服4日。(吴静 陈宇飞 主编·《传世金方·民间秘方》38)

★ 5. **治黄疸**:败酱草60~90克,豆腐2~3块。用法:将药洗净,用水1大碗,煎成半碗,取汁去渣,再将该汁与豆腐同煮30分钟,1次或2次服下,连服3天。(吴静 陈宇飞 主编·《传世金方·民间秘方》39)

★ 6. **治黄疸**:茵陈、天花粉各5钱。用法:水煎服,每日1剂。(中医研究院革命委员会 编·《常见病验方研究参考资料》159)

★ 7. **治黄疸**:茵陈蒿12克。用法:将茵陈蒿水煎浓汁服。(刘少林 刘光瑞 编著·《中国民间小单方》109)

★ 8. **治黄疸**:茵陈1斤,牛苦胆2个。先将茵陈研细,与牛胆汁拌匀,阴干后研极细末,收贮玻璃瓶内,勿泄气。每服1钱,1日2次,温开水送服。(中医研究院革命委员会 编·《常见病验方研究参考资料》159)

★ 9. **治黄疸**:茵陈、芦根各30克,茅根15克。水煎服。(中医研究院革命委员会 编·《常见病验方研究参考资料》160)

★ 10. **治黄疸**:茵陈、栀子各5克,大黄6克。用法:水煎服。孕妇忌服。(中医研究院革命委员会 编·《常见病验方研究参考资料》160)

★ 11. **治黄疸**:茵陈18克,栀子、黄柏各10克。水煎,分2次服。(中医研究院革命委员会 编·《常见病验方研究参考资料》160)

★ 12. **治黄疸**:茵陈10克,马鞭草60克,秦艽30克。用法:水煎,1日数次分服。(中医研究院革命委员会 编·《常见病验方研究参考资料》161)

★ 13. **治黄疸**:茵陈、鸡内金各五钱,水煎服。(中医研究院革命委员会 编·《常见病验方研究参考资料》161)

★ 14. **治黄疸**:牛胆1个,苦参适量。用法:苦参为末注入牛胆内令满,烘干,研细做蜜丸,每服1钱,1日3次。(中医研究院革命委员会 编·《常见病验方研究参考资料》160)

★ 15. **治黄疸**:猪胆汁适量。用法:经过消毒,制成面,装入胶囊,每服5厘或1分,或每日服1只胶囊,温开水送下。(中医研究院革命委员会 编·《常见病验方研究参考资料》157)

★ 16. **治黄疸**:猪胆一枚。用法:用温开水适量,冲胆汁一次服。(中医研究院革命委员会 编·《常见病验方研究参考资料》157)

★ 17. **治黄疸**:猪胆1枚,面粉6两(炒)。用法:将胆汁拌入炒面粉和匀,每服4钱,1日2次。或用鲜猪胆1枚,炒米粉适量拌和为丸,每服2钱,另以茵陈5钱,煎汤送下。(中医研究院革命委员会 编·《常见病验方研究参考资料》157)

★ 18. **治黄疸**:猪胆1个,槐子1两,黄栀子5钱。用法:后2味水煎浓汁,分2次冲胆汁服。(中医研究院革命委员会 编·《常见病验方研究参考资料》161)

★ 19. **治黄疸**:猪胆一枚,黄豆适量。用法:将黄豆炒焦,研成细末,与猪胆汁和匀,再加炼蜜适量为丸,如梧桐子大,一日服三次,每服十丸,温开水送下。(中医研究院革命委员会 编·《常见病验方研究参考资料》159)

★ 20. **治黄疸**:猪胆1枚,大麦芽3两。用法:麦芽炒黄研末,以胆汁调拌匀。每服3钱,焦锅巴为引,开水送下。忌盐酱及油腻。(中医研究院革命委员会 编·《常见病验方研究参考资料》159)

★ 21. **治黄疸**:猪肝4两,茵陈蒿1两。用法:以茵陈煎水大半碗去渣,将猪肝切片初炒,用茵陈水一半,边炒边浸,不用盐,待茵陈水尽炒干后取出,用纸摊地上,俟冷后再浸茵陈水炒,再摊冷,如此三炒三摊,将茵陈水完全用尽为度。顿服。功能:养血补肝,利胆退黄。注意事项:轻症服2次可愈,重症食4次可愈。不可冒雾露下冷水,并禁食鸡、鹅、鸭、白鲢等物。(易法银 喻斌 主编·《湖南省中医单方验方精选·内科》上册477)

★ 22. **治黄疸,表实无汗:【麻黄茵陈醇酒汤】**麻黄、茵陈各适量。用法:用无灰酒煎服。(孙世发 主编·《中医小方大辞典》619 引《医宗金鉴》)

★ 23. **治五疸热黄:**紫草三钱,茵陈草一两。水煎服。(江苏新医学院 编·《中药大辞典》下册2345 引《本草切要》)

★ 24. **治湿热黄疸:**金荞麦60克,马蹄金15克,凤尾草15克,蔊菜15克。水煎服。(宋立人 总编·《中华本草》2册631 引《四川中药志》)

黑疸1方

★ **治黑疸验案:**鲜蒲公英90~120克。水煎服。治1例中年妇女,病由黄疸变成黑疸,面目青褐色,胸满腹胀,大便顽固秘结,因长期负担医药费用,家中已典卖一空,寡妇孤儿,情殊堪怜,故给予免费诊治,并送了几剂药,稍稍好转。乃教给她十多岁的儿子,自挖蒲公英,每天大量(90~120克或更多)煎服,喝了1个多月,不花分文,竟把这迁延了1年零7个月的慢性肝胆病治愈了。这对我触动很大。蒲公英过去我也常用,而这次鲜草大量单独用,未料竟有如此的威力。可见生草药单方对症使用,其力专,其效确。(卢祥之 编著·《名中医治病绝招》45)

血臌证2方

★ 1. **治血臌:【逐下瘀血汤】**地鳖虫3个,大黄1.5克,甘遂1.5克(捣粉冲服),桃仁20克。1剂水煎服2次。功能:活血化瘀,利水消肿。**使用注意:**与膈下逐瘀汤轮流服为妥。(张全鼎 邹治文 编著·《虫类中药与效方》55 引《医林改错》)

★ 2. **治血臌:**刘寄奴、马鞭草各五钱。用法:水煎服,或研末用开水送服二钱。(中医研究院革命委员会 编·《常见病验方研究参考资料》249)

臌胀证8方

★ 1. **治臌胀:**用川椒100克,炙鳖甲15克,三棱15克,白术15克,阿魏15克,共研细末。加适量白酒炒烫,装入布袋。置于神阙穴,上覆热水袋以保持温度。(滕佳林 米杰 编著·《外治中药的研究与应用》299)

★ 2. **治臌胀:**丝瓜1个,焙干为末,每服6克,酒送下。(中医研究院革命委员会 编·《常见病验方研究参考资料》240)

★ 3. **治臌胀证:**取青蛙一只去肠肚,再将巴豆、砂仁放入青蛙腹中,外用泥封,火烧存性,去泥研末。将上药分为7包,每日1~3次,每次1包,白开水送服,用于临床疗效颇佳。(杨仓良 主编·《毒药本草》491)

★ 4. **治臌胀:**牵牛9克,甘遂9克。用法:将上药混合后以水600毫升,煎至100毫升,服之。注意:宜忌盐。(竭宝峰 江磊 主编·《中华偏方大全》228)

★ 5. **治臌胀:**穿山甲、醋炙鳖甲、鸡内金各500克,蜂蜜2000克。用法:前3味药共为细末,与蜂蜜混合为丸,如梧桐子大。每日3次,每次服1丸。功能:活血消癥,软坚散结。方解:穿山甲活血通经消癥;鳖甲软坚散结;鸡内金化坚消石;蜂蜜缓急止痛,润肠通便。全方共奏活血消癥,软坚散结之功。注意事项:忌生冷、荤腥、油腻食物及雄鸡、牛肉等发物。(易法银 喻斌 主编·《湖南省中医单方验方精选·内科》上册560)

★ 6. **治膨胀:【硫黄兜】**硫黄(水煮七次,去臭气,白色用)、巴豆霜各一两(去油净),轻粉一两。用法:上为细末,用棉布二幅,量腹大小,做夹肚兜一个，先以棉衬之，筛药于上令匀，再绷绵盖覆，用针密行之，系腹上。功能：行气泄水。（彭怀仁 主编·《中医方剂大辞典》10 册 217 引《医级》）

★ 7. **治单腹胀：【化龙丹】**大鲤鱼 1 条，巴豆 40 粒。用法：将鱼剖了，将鱼脊剖开 2 刀，将巴豆下在 2 刀口合住，用纸包裹，慢火烧熟。去豆食鱼，米汤下。（吴素玲 李俭 主编·《实用偏方大全》182）

★ 8. **治臌胀：**车前草、大蒜头各 15 克。用法：捣烂敷贴脐上，1 日 1 换。备注：用于气臌、水臌。（吴静 陈宇飞 主编·《传世金方·民间秘方》61）

水臌、腹水证 14 方

★ 1. **治水臌：**黑白丑 1 两（半生半熟），甘遂 4 钱。用法：以上 2 味共研细面，分 5 包。每次 1 包，空心黄酒为引送下。忌盐、酱、碱 100 天，严禁房事。（沈洪瑞 主编·《重订十万金方》166）

★ 2. **治水臌胀：**红商陆根适量捣烂，贴脐上，以布缚定。或红商陆根、葱捣烂，贴脐下一寸小腹部。（杨仓良 主编·《毒药本草》513 引《穴敷疗法聚方镜》）

★ 3. **治腹水：**大鳖鱼一只，槟榔四两，大蒜适量。用法：将鳖鱼去杂洗净，入槟榔，再将大蒜填满其腹，共煮熟，去槟榔、大蒜，然后尽服鳖鱼肉及汁，连服数次。（中医研究院革命委员会 编·《常见病验方研究参考资料》243）

★ 4. **治腹水：**甘遂、地龙各 15 克，生大蒜 9 克。用法：共研和为丸，每日早、晚开水送下 3 克。（吴静 陈宇飞 主编·《传世金方·民间秘方》60）

★ 5. **治腹水：**蟾蜍杀死，瓦上焙干，研细末，每日口服 1 次，每次 2 克，体弱幼妇酌减，10 日为 1 个疗程。（胡晓峰 编著·《虫蛇药用巧治百病》221）

★ 6. **治腹水：**将砂仁 7 粒塞入蟾蜍口内，用线缝好，泥裹，置火上烤干，去泥研粉，每日服蟾蜍 1 只，分 2 次用黄酒 30 毫升冲服，7 天为 1 个疗程。治疗肾炎腹水 10 例，9 例显效，其中 2 例肾功能有改善，一般用药后第 2 天尿量增加，服至第 7 天腹水基本消失。（杨仓良 主编·《毒药本草》55）

★ 7. **治腹水：**甘遂、白术各 15 克。用法：共研末，每次服 1.5 ~ 3 克，每日 2 次，开水冲服。（吴静 陈宇飞 主编·《传世金方·民间秘方》60）

★ 8. **治腹水：**吴萸 1.5 钱，甘遂（用面裹着烧焦）、砂仁各 2 钱。用法：共研细末，分为 4 包，每日 1 包。心脏衰弱者慎服。（中医研究院革命委员会 编·《常见病验方研究参考资料》243）

★ 9. **治水臌，四肢浮肿腹胀，小便短少症：**赤小豆二两，大蒜一两。用法：水煎服。（沈洪瑞 主编·《重订十万金方》175）

★ 10. **治腹水肿：**甘遂三钱，大红枣三两。以上二味放药锅内，加清水浸过，煎至水尽为度，去甘遂。用法：每日早、午、晚三次服药枣，每次二枚，以大小便通利为限，如不利再加服一枚。宜忌：忌食食盐一百天，孕妇忌服。（沈洪瑞 主编·《重订十万金方》159）

★ 11. **治腹水病人体弱，不胜逐水攻下剂者：**甘遂适量，捣碎敷脐。（杨仓良 主编·《毒药本草》501）

★ 12. **治十种水气腹胀：**大戟、甘遂各一两。用法：上为细末。每服一钱匕，以大麦面一两，新水和做饼子烧熟，每五更徐徐烂嚼茶下。移时小便多是效，未退再服。（彭怀仁 主编·《中医方剂大辞典》2 册 4 引《圣济总录》卷七十九）

★ 13. **治水臌，周身肿胀，按之如泥：【决流汤】**牵牛子、甘遂各二钱，肉桂三分，车前子一两。水煎服。（宋立人 总编·《中华本草》7 册 523 引《石室秘录》）

★ 14. **治臌胀，肚大臌胀，腹水：**巴豆 6 粒，杏仁 12 粒。用法：巴豆去油，杏仁去皮尖，2 味合捣成散，分成 8 份。每次 1 份，每日服 2 次。功能：峻下逐水，消食化积。注意事项：每份为 1 次用量，服后不利，饮热粥 1 碗。服后大利，饮冷绿豆汁 2 两即止。（易法银 喻斌 主编·《湖南省中医单方验方精选·内科》上册 548）

气臌胀证4方

★ 1. **治气臌:【金蟾散】**大蟾蜍一个,砂仁。用法:以砂仁推入其口,使吞入腹,以满为度,用泥罐封固,炭火煅令透红,烟尽取出,候令去泥,研末,为一服(一方分三次服)。或酒或陈皮汤送下。候撒屁多,及见其效。主治:①《古今医鉴》:气鼓。②《全国中药成药处方集》杭州方:气郁臌胀,胸腹胀满,气急难卧,二便不畅,神倦肢瘦,肚腹单胀,无论新久。(彭怀仁 主编·《中医方剂大辞典》6册560引《古今医鉴》)

★ 2. **治气臌:**砂仁4钱,癞蛤蟆3个。将砂仁为粗末放入蛤蟆腹内,用黄土泥将蛤蟆包上,在火上烧1小时取出蛤蟆,共研为细面,黄酒送下。用法:每日服3次,每次3钱。(沈洪瑞 主编·《重订十万金方》177)

★ 3. **治气臌:**白蔻仁3钱,砂仁3钱,蛤蟆3个。用法:将药装在蛤蟆腹内,用阴阳瓦焙干研面。元酒冲服。(沈洪瑞 主编·《重订十万金方》177)

★ 4. **治气臌胀:**黑丑1两,神曲6钱,木香2钱。用法:共为细末,每服2钱,用桑皮4钱,水煎送下。孕妇忌服。(中医研究院革命委员会 编·《常见病验方研究参考资料》241)

泌尿生殖系统病证

水肿35方

★ 1. **治水肿:**鲤鱼1尾(1斤重左右),赤小豆1两。用法:煮烂,少加糖,服用。(中医研究院革命委员会 编·《常见病验方研究参考资料》236)

★ 2. **治水病,身肿,小便不利:**赤小豆60克,鲤鱼(去头尾骨,取肉)1条。用法:加水1200毫升,赤小豆和鱼肉同煮,可取120毫升,以生布绞去渣。顿服尽。(竭宝峰 江磊 主编·《中华偏方大全》2册171)

★ 3. **治水肿:**花生米100克,鲤鱼1条,白酒适量。用法:将鲤鱼与花生米混合后共同炖烂。佐酒食用,不加任何调料。功效与主治:滋补肝肾,利水消肿,可用治营养不良性水肿。(竭宝峰 江磊 主编·《中华偏方大全》1册26)

★ 4. **治水肿:**鲤鱼二斤,大蒜一斤。二物一同炖之,或加作料亦可,用水煮亦可。用法:一次吃完。(沈洪瑞 主编·《重订十万金方》161)

★ 5. **治水肿:**鲤鱼150克,冬瓜150克,五味子3克。水煎,喝汤吃鱼肉,每天1次。(金福男 编著·《古今奇方》30)

★ 6. **治水肿:**鲤鱼1尾(1斤重左右,去肠洗净),商陆6克,赤小豆18克,紫苏茎叶6克。上药于锅中,着水1.5升,煮鱼烂熟,空腹食之。其汁入葱白、生姜、橘皮及少醋,调和做羹食之。其豆亦宜吃,甚效。(彭怀仁 主编·《中华名医方剂大全》753引《圣惠方》)

★ 7. **治水肿:**红鲤鱼250克,赤小豆200克,花生仁150克,大蒜25克,红辣椒3枚(干品)。用法:先将鲤鱼去鳞甲及内脏,共放瓦锅内,加水适量,煲极烂,空腹温服。分2次服完,连服3~5天。适应症:适用于脾肾阳虚妊娠水肿,面浮肢肿,形寒肢冷,腰膝或少腹冷痛,或下利清谷。(吴静 主编·《祛百病大蒜秘方》228)

★ 8. **治全身浮肿:**鳖1个(500克重),去内脏,加水煲烂,用老柠檬代替盐蘸吃,连汤服。(宋立人 总编·《中华本草》9册393)

★ 9. **治下肢浮肿**:甲鱼(鳖)一个去头,大蒜二头。用法:将甲鱼放入锅内同蒜煮熟后食之,不许加盐、油、酱等作料,日吃一个,连吃三个

即消。（沈洪瑞 主编·《重订十万金方》153）

★ 10. **治水肿，小便不通**：商陆一两。用法：研为细末，每日二钱（患儿酌减），分三次服，每隔四小时服一次，饭前开水送下。备注：商陆作用猛烈，试用要注意。（中医研究院革命委员会编·《常见病验方研究参考资料》238）

★ 11. **治水气肿满：【商陆豆方】**生商陆（切如麻豆）、赤小豆各等分，鲫鱼三条（去肠存鳞）。上三味，将二味纳鱼腹中，以绵缚之，水三升，缓煮豆烂，去鱼，只取二味，空腹食之，以鱼汁送下，甚者过二日，再为之，不过三剂。（江苏新医学院编·《中药大辞典》下册 2246 引《圣济总录》）

★ 12. **治水肿**：癞蛤蟆一只，广砂仁三十粒。用法：将砂仁装入蛤蟆腹内，吊烟囱中熏干研为细面。开水冲服。（沈洪瑞 主编·《重订十万金方》159）

★ 13. **治水肿**：将巴豆仁 7 粒（去壳）用纸包裹，纳入活蟾蜍口中，将口缝住。吊在通风阴凉处阴干。剖腹去巴豆和纸，焙枯研面。每日服 1 次，5 日服完。忌盐和酱 120 天。（杨仓良 主编·《毒药本草》491）

★ 14. **治水肿验案**：梁某，40 岁，至秋半忽得两脚浮肿，到处治疗，愈趋严重。半月之间，面浮腹胀，气喘，势甚危重。余亦往诊，与利水通阳、泄浊化气等药，皆无效。复更易数医，均感棘手。适有古田某农民教其买鲤鱼 1 尾，放在尿缸中，任其泅游 20 分钟，取出剖腹去肠肚，再用韭菜连根二三十株洗净加入，以开水炖熟。连鱼和汁服之。奈病家弗信，未服。越三日，病热益危，不得已死中求活，乃如法制备。初尚疑虑，仅服半剂，约 2 小时，病人尿出甚多，汗渍如浆，腹部适爽，于是继服之，小便如决，大便已达。翌日肿退身轻，症状若失。（杨鹏举 主编·《中医单药奇效真传》178 引《福建中医药》1961 年第 4 期）

★ 15. **治水肿，消肿臌胀**：大鲤鱼一条，松萝茶一撮。除去肠杂，再入松萝茶连鱼带茶齐用，清水煮。用法：煮熟不用盐食之，一条而愈，水肿皆消。（沈洪瑞 主编·《重订十万金方》157）

★ 16. **治水肿及四肢肿**：乌鲤鱼一条，赤豆、桑白皮、白术、陈皮各一两，葱白五根。用法：上药用水三碗同煮，不可入盐，先吃鱼，后服药。（[元]危亦林 著·《世医得效方》358）

★ 17. **治十种水肿病**：鲤鱼一头，重一斤以上，和冬瓜、葱白做羹食之。（[明]胡濙 撰·《卫生易简方》121）

★ 18. **治老人水气，手足俱胀**：鲤鱼一斤，大豆二升，白术一两。用法：以水煮令豆烂熟，空心常食，以汁咽之。（彭怀仁 主编·《中医方剂大辞典》10 册 1338 引《古今医统大全》）

★ 19. **治水肿胀满**：赤尾鲤鱼一斤。破开，不见水及盐，以生矾五钱，研末，入腹内，火纸包裹，外以黄土泥包，放灶内煨熟取出，去纸泥，为粥食，一日用尽。（江苏新医学院 编·《中药大辞典》下册 2621 引《医方摘要》）

★ 20. **治腰以下浮肿**：黑丑、白丑各 2 钱，赤小豆 1 两。用法：赤小豆水煎。黑丑、白丑研细末兑。每日 1 剂，分 2 次服。功能：健脾利湿，峻下逐水。方解：黑丑峻下逐水，白丑泻水涤饮，赤小豆健脾利湿。诸药合用，共行健脾利湿，峻下逐水之效。（易法银 喻斌 主编·《湖南省中医单方验方精选·内科》中册 1596）

★ 21. **治水肿**：甘遂 1.5 克。研细末，用鸡蛋一个打一小孔，将药末装入蛋内烧熟食之。本方有扶正祛邪、通调水液之功效。（刘少林 刘光瑞 编著·《中国民间小单方》108）

★ 22. **治水肿**：甘遂、二丑各等分。共为细末。用法：内服，每次服一钱，空心服，黄酒送下。（沈洪瑞 主编·《重订十万金方》152）

★ 23. **治气胀、水肿**：黑牵牛 15 克，槟榔 7.5 克。用法：上药研为末。每服 3 克，气胀紫苏汤下，水肿用酒下。（吴素玲 李俭 主编·《实用偏方大全》215 引《普济方》）

★ 24. **治水肿**：牵牛 30 克，大戟 30 克。用法：将上药与大枣 1000 克同煮，弃药食枣。（竭宝峰 江磊 主编·《中华偏方大全》173）

★ 25. **治水肿**：蝉蜕、鸡内金、车前子各等分。研末，每服 6 克，1 日 2 次，开水送下。（胡晓峰 编著·《虫蛇药用巧治百病》125）

★ 26. **治遍身水肿，小便不利**：甘遂一钱（要白色的），猪腰子一个。将猪腰子用刀劈开，纳入甘遂末，再以毛头纸包好，用水蘸湿，以面裹煨熟，食之。（沈洪瑞 主编·《重订十万金方》159）

★ 27. **治水肿，小便绝少**：地龙、猪苓、针砂各 30 克，葱白头适量。前 3 味药共研细末，再入葱白共捣烂如泥状，调和成膏，备用。取本膏适量，做成一药饼，敷于脐中，按紧，外以纱布覆盖，

胶布固定。每日换药2次。(滕佳林 米杰 编著·《外治中药的研究与应用》530引《严氏济生方》)

★ 28. **治水肿验案**:汪姓媪,腰部受伤,服三七粉半月,伤未痊愈,下肢水肿全消。(杨鹏举 主编·《中医单药奇效真传》180)

★ 29. **治水肿,利小便**:大黄、白术、防己各等分。用法:为末,蜜丸如梧桐子大。米饮下十丸,小便利为度,不知增之。(宋立人 总编·《中华本草》2册716引《普济方》)

★ 30. **治水肿浮胀垂危:【大蒜丸】** 大蒜十个。用法:捣如泥,入蛤粉为丸,如梧桐子大。每服二十丸,食前白汤送下。小便下数桶即愈。若气不升降,即以大蒜每瓣切开,入茴香七粒,湿纸裹,煨烂嚼,白汤送下;如下不止,即以丁香照茴香煨服,每瓣用三粒。(彭怀仁 主编·《中医方剂大辞典》1册779引《仙拈集》卷一)

★ 31. **治脚气水肿者**:赤小豆、生薏苡仁不拘量。用法:同煮吃。(中医研究院革命委员会 编·《常见病验方研究参考资料》239)

★ 32. **治水肿**:车前草20克,金钱草20克。用法:取上2味药熬水,内服,每日1剂,分2次服。备注:本方为景颇族民间用方,有清热、利湿、利尿作用,主治肾炎水肿有一定疗效。(吴静 陈宇飞 主编·《传世金方·民间秘方》96)

★ 33. **治水肿**:车前草15克,冬瓜皮15克。水煎服,每日2次,每日1剂。适用于各种水肿。(胡郁坤 陈志鹏 主编·《中医单方全书》71)

★ 34. **治水肿:【玉井散】**栝楼根二两,甘遂一钱。用法:上为细末。以麝香汤调下三钱,临卧服。(彭怀仁 主编·《中医方剂大辞典》3册65引《儒门事亲》卷十二)

★ 35. **治营养不良性水肿**:大枣二两,白扁豆五钱,玉米一两。用法:浓煎连汤食。(中医研究院革命委员会 编·《常见病验方研究参考资料》239)

尿痛1方

★ **治尿痛**:刘寄奴、川牛膝各30克。水煎服。(中医研究院革命委员会 编·《常见病验方研究参考资料》194)

尿血27方

★ 1. **治尿血**:车前草捣绞,取汁五合,空腹服之。(江苏新医学院 编·《中药大辞典》上册402引《外台》)

★ 2. **治溺血:【车莲饮】**旱莲草、车前草各适量。用法:上药捣汁,各30毫升,和匀,空腹温服。(孙世发 主编·《中医小方大辞典》259引《仙拈集》)

★ 3. **治尿血,属下焦热盛型**:车前子6克,车前草15克。用法:车前子研为末,车前草煎汤。每日1剂,分2次服。功能:清热利尿,收敛止血。注意事项:以车前草汤送下。(易法银 喻斌 主编·《湖南省中医单方验方精选·内科》下册1834)

★ 4. **治尿血**:鲜白茅根、鲜车前草各60克。功能:清热利湿,活血止血。用法:水煎。每日1剂,分2次服。注意事项:连服3~5剂。(易法银 喻斌 主编·《湖南省中医单方验方精选·内科》下册1838)

★ 5. **治尿血**:车前草、地骨皮、旱莲草各三钱,汤炖服。(江苏新医学院 编·《中药大辞典》上册402引《闽东本草》)

★ 6. **治尿血**:刘寄奴12克,细茶10克。水煎服。(中医研究院革命委员会 编·《常见病验方研究参考资料》192)

★ 7. **治尿血**:刘寄奴15克。水煎,兑红糖服。适用于血淋茎痛如割者。(胡郁坤 陈志鹏 主编·《中医单方全书》75)

★ 8. **治尿血,尿道内疼痛者**:刘寄奴15克,乌梅10克,甘草梢10克。用法:上药加水煎煮,煮沸20分钟,滤取煎液;药渣加水再煎,煮沸30分钟,滤取煎液。合并2次药液,分早、晚2次分服,每日1剂。功效:清热利尿,化瘀解毒,收敛止血。禁忌:忌食生冷辛辣刺激性食物。(刘道清 主编·《中国民间神效秘方》463)

★ 9. **治尿血**:白鸡冠花(干品)36克。用法:将白鸡冠花烧炭存性,研成细末。每次6克,每日3次,大米稀汤送下。功效主治:清热利湿,

育阴止血。主治尿血，伴见小便灼热涩痛、小腹胀满不适者。（刘道清 主编·《中国民间神效秘方》463）

★ 10. **治小便下血**：乌梅三钱。用法：水煎，空腹服。备注：同类方治疗尿血较多，有用一至二钱水煎服或甜酒冲服，一日三次；或以醋糊为丸，梧子大，每服十至四十丸，开水送下；或烧存性，米汤冲服三钱。（中医研究院革命委员会 编·《常见病验方研究参考资料》190）

★ 11. **治小便出血，及肠风下血**：夏枯草（烧存性）。用法：研末，米饮或凉水调下。（彭怀仁 主编·《中医方剂大辞典》3 册 539 引《医学纲目》）

★ 12. **治尿血：【生地龙汤】**活蚯蚓 40 条，生大蓟 150 克，白糖 150 克。蚯蚓洗净，撒上白糖化成汁，生大蓟煎沸 5 ~ 10 分钟，加入蚯蚓糖汁即成，空腹趁热随意饮。（胡晓峰 编著·《虫蛇药用巧治百病》130）

★ 13. **治尿血**：虎杖 10 克。研末，兑温开水服或水煎服，每日 3 次。（胡郁坤 陈志鹏 主编·《中医单方全书》75）

★ 14. **治尿血**：用穿山甲粉 1.8 克，日 2 次，白开水送服，数十剂，效验。（楼锦英 编著·《中药临床妙用锦囊》396）

★ 15. **治尿血**：猪苦胆一个，竹叶、灯芯。用法：胆汁与竹叶、灯芯同煎，分二至三次服。（中医研究院革命委员会 编·《常见病验方研究参考资料》192）

★ 16. **治肾虚尿血**：鹿角胶 5 ~ 10 克烊化，旱莲草 15 克。水煎送服。（宋立人 总编·《中华本草》9 册 656）

★ 17. **治虚劳尿血**：用鹿角胶三两炙，捣为末，酒二升和温服。（[明]胡濙 撰·《卫生易简方》83）

★ 18. **治小便出血**：鹿角胶（炒）60 克。用法：上药研为末，作 2 服。长流水调下。（孙世发 主编·《中医小方大辞典》162 引《赤水玄珠》）

★ 19. **治尿血**：槐花适量。用法：研成细末，开水冲。每次适量，每日服 3 次。功能：清热养阴，凉血止血。（易法银 喻斌 主编·《湖南省中医单方验方精选·内科》下册 1835）

★ 20. **治小便尿血**：槐花（炒）、郁金（煨）各一两。为末，每服二钱，淡豉汤下。（宋立人 总编·《中华本草》4 册 645 引《箧中秘宝方》）

★ 21. **治小便尿血**：槐角子三钱，车前、茯苓、木通各二钱，甘草七分。水煎服。（宋立人 总编·《中华本草》4 册 648 引《杨氏简易方》）

★ 22. **治尿血**：鲜瓦松（生于房瓦上）四两（干的用二两）。用法：加红糖四两，水煎服。（中医研究院革命委员会 编·《常见病验方研究参考资料》191）

★ 23. **治尿血**：大蓟、小蓟各 15 克。水煎服。（中医研究院革命委员会 编·《常见病验方研究参考资料》191）

★ 24. **治尿血**：小蓟适量。捣烂，阴阳水冲服，每次 15 克。适用于血淋小便滞涩疼痛或有血点血丝者。（胡郁坤 陈志鹏 主编·《中医单方全书》76）

★ 25. **治小便尿血**：五倍子末、盐梅（乌梅肉）。捣和丸，梧桐子大。每空心酒服五十丸。（宋立人 总编·《中华本草》5 册 89 引《濒湖集简方》）

★ 26. **治尿血不止：【五倍汤】**五倍子 30 克。用法：煎汤，露 1 宿，次早取上面清者温服。（孙世发 主编·《中医小方大辞典》27 引《赤水玄珠》卷九）

★ 27. **治小便尿血、便血**：鲜马齿苋捣绞汁，藕汁等量。每次半杯（约 60 毫升），以米汤和服。（宋立人 总编·《中华本草》2 册 756）

血淋 19 方

★ 1. **治血淋**：车前草、仙鹤草各 30 克。用法：水煎服。每日 1 剂，日服 2 次。功效：清热凉血，利尿通淋。（程爵棠 程功文 编著·《单方验方治百病》427）

★ 2. **治血淋**：紫草、连翘、车前子各等分。水煎服。（江苏新医学院 编·《中药大辞典》下册 2345 引《证治准绳》）

★ 3. **治血淋**：鲜旱莲草、鲜车前草各 50 克。用法：洗净，捣烂，开水泡。每日 1 剂，当茶服。功能：清热养阴，利尿消肿。注意事项：连服 3 ~ 5 剂。（易法银 喻斌 主编·《湖南省中医单方验方精选·内科》中册 1677）

★ 4. **治小便血淋**:海螵蛸末一钱,生地汁调服。(江苏新医学院 编·《中药大辞典》下册 1946)

★ 5. **治尿血、血淋**:【**地王止血散**】海螵蛸、生地黄、赤茯苓各等份。用法:上药研为末。每次 3 克,柏叶、车前子煎汤送下。主治:①《惠直堂方》:尿血。②《不知医必要》:血淋。(孙世发 主编·《中医小方大辞典》879 引《惠直堂方》)

★ 6. **治血淋不止**:马鞭草不拘多少(洗净)。用法:石臼内捣烂,绞自然汁半盏,兑生酒一盅,顺热温服。(彭怀仁 主编·《中医方剂大辞典》1 册 1208《仙拈集》卷二)

★ 7. **治血淋**:鲜败酱草 1 握。用法:绞汁,开水冲兑。每日 1 剂,分 2 次服。功能:清热解毒,凉血止血。注意事项:鲜败酱草即苦菜。(易法银 喻斌 主编·《湖南省中医单方验方精选·内科》中册 1677)

★ 8. **治血淋**:鼠妇 9 个。焙干研细末。1 次服下,日 2 次。(宋立人 总编·《中华本草》9 册 112)

★ 9. **治血淋、热淋、小便时刺痛**:白菊卷一两,刘寄奴五钱。用法:水煎服。(沈洪瑞 主编·《重订十万金方》266)

★ 10. **治血淋**:槐花烧过,去火毒,杵为末。每服一钱,水酒送下。(宋立人 总编·《中华本草》4 册 645 引《滇南本草》)

★ 11. **治血淋**:蛇蜕 1 条。烧(存性)研末,热酒冲服。(胡郁坤 陈志鹏 主编·《中医单方全书》76)

★ 12. **治血淋、热淋**:白菊花 30 克,刘寄奴 15 克。水煎服。(中医研究院革命委员会 编·《常见病验方研究参考资料》190)

★ 13. **治血淋**:土茯苓、茶根各五钱。水煎服,白糖为引。(江苏新医学院 编·《中药大辞典》上册 92)

★ 14. **治小肠有热,血淋急痛**:生车前洗净,臼内捣细。每服一盏许,并水调,滤清汁,食前服。(宋立人 总编·《中华本草》7 册 519 引《丹溪心法》)

★ 15. **治小便血淋作痛**:车前子晒干为末,每服二钱,车前叶煎汤下。(江苏新医学院 编·《中药大辞典》上册 404 引《普济方》)

★ 16. **治暑热血淋**:鱼腥草 1 把,米泔水适量。用法:鱼腥草打烂取汁,兑米泔水。每日 1 剂,分 2 次服。功能:清热解暑,利尿通淋。(易法银 喻斌 主编·《湖南省中医单方验方精选·内科》下册 2275)

★ 17. **治热结血淋**:大蓟鲜根 30 ~ 90 克。洗净,捣碎,酌加开水炖 1 小时,饭前服,日服 3 次。(宋立人 总编·《中华本草》7 册 779)

★ 18. **治男妇血淋**:三七一钱,灯草、姜汤送下。(宋立人 总编·《中华本草》5 册 845 引《医便》)

★ 19. **治血淋,小便难**:蜈蚣一条,山甲三片,鸡子一个(去清)。用法:将二药焙黄为末,装在鸡子内封口蒸熟。服药时,患者下部用被围好,喝黄酒吃鸡子,并且吃点生葱,以下部汗出为度。(沈洪瑞 主编·《重订十万金方》264)

热淋 5 方

★ 1. **治热淋**:虎杖、车前草、萹蓄草各 15 克。水煎服。(宋立人 总编·《中华本草》2 册 657)

★ 2. **治热淋**:用地龙 1 条,蜗牛 1 个,共捣烂。敷脐上。(滕佳林 米杰 编著·《外治中药的研究与应用》531)

★ 3. **治热淋、白浊、白带**:鱼腥草八钱至一两。水煎服。(江苏新医学院 编·《中药大辞典》上册 1440 引《江西民间草药》)

★ 4. **治热淋(急性泌尿系感染)**:槐米、萹蓄各 60 克。水煎 2 遍混合,每日 3 次分服。(洪国靖 主编·《中国当代中医名人志》72)

★ 5. **治小便热淋**:马齿苋汁服之。(江苏新医学院 编·《中药大辞典》上册 290 引《圣惠方》)

砂淋、石淋证 6 方

★ 1. **治砂淋**:穿山甲 1 两,烧酒适量。用法:研成细末,用烧酒调。每日 1 剂,4 小时服 1 次。功能:活血化瘀,通淋排石。注意事项:空心

服，穿山甲醋炙。以病愈为度。（易法银 喻斌 主编·《湖南省中医单方验方精选·内科》中册 1667）

★ 2. **治砂石淋痛**：取鳖甲醋炙研末，以酒服方寸匕，日三次，石出瘥。（历代医学名著全书 明代·李时珍 撰·《本草纲目》4 册 3456）

★ 3. **治气淋结石，小便不通**：**【白芷散】**白芷（醋浸，焙干）60 克。用法：上药研为细散。每服 6 克，煎木通酒调下，连服 3 服。（孙世发 主编·《中医小方大辞典》321 引《圣济总录》卷九十八）

★ 4. **治石淋**：海金沙、大黄末各 9 克，鸭蛋 1 个。先将鸭蛋打 1 小孔，去白存黄，再入上药，外用湿纸包好，放入文火内炙熟，每日服 1 次，连服 3 日。（吴静 陈宇飞 主编·《传世金方·民间秘方》180）

★ 5. **治石淋**：瓦松煎浓，乘热熏洗小腹，约两时即通。（[清]邹存淦 著·《外治寿世方》108）

★ 6. **治石淋，脐下妨痛**：**【茅根汤】**白茅根（锉）90 克，露蜂房（微炙）、葛花各 30 克。用法：上药捣碎，水煎，去渣，分 3 次食前服。（孙世发 主编·《中医小方大辞典》965 引《圣惠方》）

淋证 16 方

★ 1. **治淋证**：虎杖 30～60 克。水煎服。（胡郁坤 陈志鹏 主编·《中医单方全书》73）

★ 2. **治淋证**：**【皂角酒】**皂角刺、补骨脂各等份。用法：上药研为细末。以无灰酒调下。（孙世发 主编·《中医小方大辞典》400 引《普济方》卷二一四）

★ 3. **治淋证**：鸡内金 15 克。阴干，烧（存性），开水送服。（胡郁坤 陈志鹏 主编·《中医单方全书》73）

★ 4. **治五淋**：虎杖不计多少，为末。每服二钱，用饭饮下，不拘时候。（江苏新医学院 编·《中药大辞典》上册 1330 引《集验方》）

★ 5. **治五淋涩痛不通**：桑螵蛸（炒黄）30 枚。研末。车前子煎汤（调）服。（宋立人 总编·《中华本草》9 册 158）

★ 6. **治诸淋闭塞不通**：**【车前滑石散】**车前子、滑石各一两。为末服一钱，食前米饮调，日三服。（宋立人 总编·《中华本草》7 册 522 引《古今医统大全》）

★ 7. **治淋证，尿道感染**：车前草 3 两，桃仁 3 钱。用法：水煎。每日 1 剂，分 2 次服。功能：清热活血，利尿通淋。（易法银 喻斌 主编·《湖南省中医单方验方精选·内科》中册 1637）

★ 8. **治淋证，小便涩痛**：鲜车前草 2 两，蜂蜜半两。用法：捣烂绞汁，加蜂蜜半两。频服。功能：清热利尿，通淋止痛。（易法银 喻斌 主编·《湖南省中医单方验方精选·内科》中册 1639）

★ 9. **治淋病**：蜈蚣 1 条，研成细面，用黄酒送下，后用风眼草、防风、麻黄各 9 克，水煎服。外用黄酒擦小腹，以出汗为度。如汗不出，再服 1 剂，无不奏效。主治淋病。（吴大真 高留泉 魏素丽等 主编·《灵验单方秘典》154）

★ 10. **治各种淋病，小便刺痛**：生鸡子一个，蜈蚣一条。用法：将鸡子打一孔，蜈蚣纳入孔内，用白面糊贴好，放锅内蒸熟去蜈蚣，再将鸡子吃下去，连服三个即好，白水送下。（沈洪瑞 主编·《重订十万金方》267）

★ 11. **治淋病**：土茯苓 30 克，败酱草 20 克，蜈蚣 2 条。用法：每日 1 剂，水煎内服，日服 2 次。说明：本方治疗急性期淋病，能明显改善和消除尿频、小便不利、尿道疼痛、尿道口脓液等症状，并能使尿常规检查转为阴性。（张立群 张翔华 郭博信 主编·《中国民族民间秘方大全》1194）

★ 12. **治淋病**：鲜马齿苋 150 克，日 1 剂，水煎服。邹世光报道，用本方治疗淋病 12 例，均治愈。（王辉武 主编·《中药临床新用》81）

★ 13. **治淋病**：鱼腥草 60 克，生大黄粉 10 克，黄柏 12 克，白矾 5 克，乌梅 3 个。上药煎汤备用。取药液待其温度适宜时，外洗生殖器，每日 2 次。同时配合内服汤剂。（滕佳林 米杰 编著·《外治中药的研究与应用》381）

★ 14. **治小便淋痛**：葵花茎髓 30 克，车前草、灯芯草各 15 克，淡竹叶 9 克。用法：水煎服。（宋立人 总编·《中华本草》7 册 860）

★ 15. **治淋证验案**：向日葵梗心 10 克，水煎服。经治 1 例于某，男，28 岁，学生。主诉：小便如米汤色,时有白色凝块排出已4个月余。取尿做乙醚实验阳性。取上药10克,加水2000毫升,煎至1500毫升,取汁,分2次早、晚空腹服完。治疗4天后,小便即转清,乙醚实验阴性,又服2天以巩固疗效,随访3个月未复发。(杨鹏举 主编·《中医单药奇效真传》149)

★ 16. **治淋病验案**:李某,男,28岁,工人,1991年8月3日就诊。诉尿频急,尿痛,尿道口红肿有脓性分泌物数十日。半月前,因出差,与个体旅社服务员发生不洁性交史后,返乡即见诸症。经私人医生治疗无效,遂来我院,查分泌物发现淋球菌,舌红,苔薄黄,脉弦滑数。予马齿苋150克(鲜者加倍),日1剂,水煎,早、晚分服,连服10天,诸症消失,尿培养3次均为阴性。(杨鹏举 主编·《中医单药奇效真传》151)

膏淋5方

★ 1. **治膏淋:【菟丝丸】**菟丝子(酒浸,蒸,捣,焙)、桑螵蛸(炙)各半两,泽泻1分。上为细末,炼蜜为丸,如梧桐子大。每服20丸,空心用清米饮送下。(宋立人 总编·《中华本草》6册503引《普济方》)

★ 2. **治膏淋:【鹿角霜丸】**鹿角霜、白茯苓、秋石各等分。为末,糊丸梧子大。每服五十丸,米汤下。(江苏新医学院 编·《中药大辞典》下册2242引《三因方》)

★ 3. **治膏淋**:鲜海金沙30克,鲜车前草60克,木通15克。用法:水煎。每日1剂,分2次服。功能:清热利湿,化浊通淋。方解:海金沙清小肠、膀胱湿热,利湿化浊;车前草清热利尿通淋;木通利尿通淋。三药合用,共奏清热利湿,化浊止淋之效。注意事项:连服5~7剂。(易法银 喻斌 主编·《湖南省中医单方验方精选·内科》中册1659)

★ 4. **治膏淋溺与精并出混之如糊如米泔者:【鹿角霜丸】**鹿角霜四两,白茯苓三两,秋石二两五钱,海金沙二两。上为末,老米醋为丸。每服三钱,空心白滚汤下。(宋立人 总编·《中华本草》9册658引《丹台玉案》)

★ 5. **治膏淋医案**:1968年秋,余曾一度患小便浑浊,类似米泔水,臊臭特别严重,因无其他不适之感,故未服药治疗。持续2个月有余,时序已入寒冬,症状仍无改善,余素冬季小便频数,影响夜间安眠,因知桑螵蛸可治尿频,乃将平时所采桑螵蛸30多枚焙熟后1次服下。所谓嚼服,即将桑螵蛸仔细嚼吮吸净其中卵黄咽下,后将鞘壳残渣吐弃。服后一夜之间并未感到尿频减少,而天明之后却出现一个奇迹,即见到盆内之尿清澈如水,臊臭之气全无。至今将达19年之久,从未再出现尿混、尿臊现象。足证《本经》所载通淋利小便之说诚然信不可诬。(杨鹏举 主编·《中医单药奇效真传》174)

赤白淋浊5方

★ 1. **治赤白淋浊**:好大黄为末。每服六分,以鸡子一个,破顶入药,搅匀蒸熟。空心食之,不过三服愈。(宋立人 总编·《中华本草》2册716引《纲目》)

★ 2. **治火淋,白浊**:瓦松熬水兑白糖服。(江苏新医学院 编·《中药大辞典》上册399)

★ 3. **治淋浊**:鱼腥草60克,虎杖30克,车前草15克。用法:水煎。每日1剂,分2次服。功能:清热解毒,利尿通淋。方解:鱼腥草清热解毒,利尿通淋;虎杖清热解毒,定痛;车前草利尿通淋,清热解毒。诸药合用,共奏清热解毒,利尿通淋之功。注意事项:宜湿热之邪注于下焦,腰痛,小便频数,肢软乏力者。(易法银 喻斌 主编·《湖南省中医单方验方精选·内科》中册1661)

★ 4. **治小便淋浊,热痛异常**:蚯蚓焙枯研末。用法:每服三钱,水、酒各半送服。(沈洪瑞 主编·《重订十万金方》264)

★ 5. **治男人淋浊**:穿山甲、海螵蛸、茯苓各二钱。用法:焙黄研末。分两次开水送下。(沈洪瑞 主编·《重订十万金方》265)

泌尿系结石17方

★ 1. **治泌尿系结石**:川大黄30克,海金沙

24 克。用法：共研末，调和鸡蛋清为丸，丸如绿豆大，分成12份，每服1份，1日3次，开水送服，连服4日。（吴静 陈宇飞 主编·《传世金方·民间秘方》180）

★ 2. **治泌尿系结石**：板蓝根80克（小儿酌减）。用法：水煎顿服，1日1次。疗效：共治疗泌尿系结石35例，其中男性29例，女性6例；年龄最大者60岁，最小者7岁。排出结石45块，其中肾结石27块，输尿管结石5块，膀胱结石13块。结石最大者2.1厘米×1.0厘米。最小者0.3厘米×0.2厘米。痊愈病例中排石30块，其中肾结石19块（左肾12块，右肾7块），输尿管结石2块，膀胱结石9块；服药最少3剂，最多15剂，平均8剂。（刘有缘 编著·《一两味中药祛顽疾》115）

★ 3. **治泌尿系结石**：车前草45克，毛桃仁5粒，木贼草9克。用法：浓煎顿服，1日2次。备注：主治膀胱和尿道结石。（吴静 陈宇飞 主编·《传世金方·民间秘方》181）

★ 4. **治泌尿系结石**：三七粉、琥珀粉各等分。用法：混匀，每次5克，每日2次，温开水送服。（李永明等·《中国中医药报》2010年10月14日第5版）

★ 5. **治泌尿系结石**：用小红蚯蚓、大蒜子、红薯叶各适量，捣烂。敷肚脐处，每日1次。（滕佳林 米杰 编著·《外治中药的研究与应用》531）

★ 6. **治输尿管结石**：鸡内金炒黄研为细末，每次5克，每日3次，淡盐水300～400毫升送服。每3次可服山莨菪碱10毫升，速尿20毫升。或鸡内金焙干研末，每次10克，每日3次，茶水送服。（《中国中医药报》2010年9月2日）

★ 7. **治膀胱结石**：活地龙30条。洗净后文火焙干研末，加白糖250克，早起1次顿服。陈氏以上方治疗膀胱结石8例而痊愈。（王辉武 主编·《中药临床新用》238）

★ 8. **治肾结核**：马齿苋三斤，黄酒二斤半。用法：将马齿苋捣烂，酒浸三日夜，用白布滤出即成，每日饭前饮酒三钱。（中医研究院革命委员会 编·《常见病验方研究参考资料》183）

★ 9. **治肾结石医案**：1972年冬，本乡某村有一李姓中年男子患双侧肾结石，经拍照后证实左肾有结石11枚，右肾有8枚，如绿豆大小，两家医院均以双侧结石手术有困难不予治疗。乃问治于余，余想桑螵蛸可治小便混浊，或许对肾结石亦可治疗。遂告以服食桑螵蛸之法，仅服食2次，服桑螵蛸60枚，病即痊愈。据患者自述，服药后曾发现小便器内有细砂状沉淀物，并未见块状结石。可见其化结石之力甚佳，该患者10余年来一直情况良好。（杨鹏举 主编·《中医单药奇效真传》154）

★ 10. **治多发性肾结石验案**：蒋某，男，46岁，因右侧腰部阵发性疼痛，放射到大腿内侧，伴有尿频、尿急、尿病等症。病已8年。X线摄片后诊断为右肾多发性结石，最大者为绿豆大，伴有少量积水。用鸡内金烤干，研成粉末，用玻璃瓶装好备用。使用时将鸡内金粉15克倒入杯中，冲300毫升开水，15分钟后即可饮用。早晨空腹服，1次服完。然后慢跑步，以助结石排出。服药5天即感右侧肾区疼痛厉害，当天晚上排便出砂石5枚，继服10天后又排出若干小砂粒。用药15天后，经X线摄片复查，右侧肾盂未见结石，随访5年，未见复发。（杨鹏举 主编·《中医单药奇效真传》147）

★ 11. **治结石阻塞致肾盂积水**：水蛭炮制后研末装胶囊，每粒含生药0.25克，每次8粒，日2次，1周为1个疗程。有效率达100%。（楼锦英 编著·《中药临床妙用锦囊》154）

★ 12. **治尿石症**：虎杖适量。微炒。研细末，口服，每次6克，每日3次。（胡郁坤 陈志鹏 主编·《中医单方全书》223）

★ 13. **治尿石症**：向日葵连茎白髓15～30克。水煎2～3沸（不要多煎），每日分2次服。适用于输尿管结石，对泌尿系感染也有疗效。（胡郁坤 陈志鹏 主编·《中医单方全书》223）

★ 14. **治尿石症**：鸡内金20克。将赤小豆、粳米各50克煮粥，拌入研成粉的鸡内金与白糖服，每日2次。虚寒证慎用。（胡郁坤 陈志鹏 主编·《中医单方全书》223）

★ 15. **治尿石症**：干车前子适量。入绢袋，加生车前草水煎服，连服数次。适用于膀胱结石。（胡郁坤 陈志鹏 主编·《中医单方全书》222）

★ 16. **治尿路结石**：槐米70克（碾碎），白矾1克（研末），阿司匹林粉1.5克。取沸水1500毫升浸泡槐米10分钟后，过滤，将白矾、阿司匹林加入滤液中混匀，再加入适量白糖调味，待药稍温后内服。谢宗立以上方治疗尿路结石 102 例，有效率为 97%。一般服药 2 小时后症状缓解，3 ~ 5 剂可排出结石。（王辉武 主编·《中药临床新用》620）

★ 17. **治输尿管结石验案**：王某某，男，24 岁，因突发右腰绞痛伴血尿就诊。经 B 超及腰部拍片确诊为右输尿管结石，如黄豆大小。予以鱼腥草泡开水频频饮，20 天后结石即排出体外。（杨鹏举 主编·《中医单药奇效真传》146）

膀胱炎 7 方

★ 1. **治膀胱炎**：车前子 3 克，肉桂 0.9 克。用法：水煎服。（吴静 陈宇飞 主编·《传世金方·民间秘方》107）

★ 2. **治膀胱及尿道炎**：蒲公英絮不拘量。用法：水煎，过滤后服。（中医研究院革命委员会 编·《常见病验方研究参考资料》250）

★ 3. **治膀胱炎**：夏枯草 50 克。煎水去渣，代茶饮（可连续服用）。按：本病中医学属于"淋证""腰痛"等范畴。（胡郁坤 陈志鹏 主编·《中医单方全书》70）

★ 4. **治膀胱炎**：小蓟根 30 克。洗净锉细，水煎三四沸，取清汤 250 毫升饮服，每日 3 次。（胡郁坤 陈志鹏 主编·《中医单方全书》69）

★ 5. **治慢性膀胱炎**：鱼腥草 60 克，炖瘦肉适量。用法：鱼腥草炖瘦肉，每天 1 剂，连服 1 ~ 2 周。疗效：治疗 4 例（男、女各 2 例），其中 3 例病程在 2 年以上，均获痊愈，至今已 3 年未见复发；1 例病程 8 个月，获好转。（史书达 编著·《中国民间秘验偏方大成》修订版 上册 405）

★ 6. **治慢性膀胱炎**：刘寄奴 10 ~ 15 克，水煎代茶饮，日 1 剂。（孟凡红 刘从明 杨建宇 主编·《单味中药临床应用新进展》342）

★ 7. **治疝气膀胱疼痛**：穿山甲（炒）三钱，茴香子二钱。为细末。每服二钱，滚水酒送下。（江苏新医学院 编·《中药大辞典》下册 1727 引《滇南本草》）

泌尿系感染 17 方

★ 1. **治泌尿系感染**：鲜野菊花 30 克，海金沙 30 克。水煎服，每日 2 剂。（宋立人 总编·《中华本草》7 册 804）

★ 2. **治泌尿道感染，痈肿疮疡**：紫花地丁 30 克，蒲公英 30 克。用法：上药加水煮沸 20 分钟，滤取药液，代茶服之，每日 1 剂。功效：清热解毒，利尿通淋。医师嘱咐：此方副作用小，疗效好，药味不苦，对急性和慢性泌尿道感染皆宜。（刘道清 主编·《中国民间神效秘方》379）

★ 3. **治尿道炎**：马齿苋捶烂取汁，开水服。（中医研究院革命委员会 编·《常见病验方研究参考资料》194）

★ 4. **治急性尿道炎及膀胱炎、肾盂肾炎**：用马齿苋 120 ~ 150 克，水煎取汁加红糖 90 克，热服。治疗急性尿道炎 11 例，膀胱炎 29 例，肾盂肾炎 13 例，全部治愈。（王辉武 主编·《中药临床新用》86）

★ 5. **治泌尿系感染**：马齿苋 100 ~ 120 克，蒲公英、车前子各 30 克，白茅根 15 克。水煎服。治疗泌尿系感染 110 例，全部治愈。（王辉武 主编·《中药临床新用》81）

★ 6. **治泌尿道感染**：白鸡冠花 500 克。用法：将上药烧炭存性，研为细末瓶装备用。每取 9 克，用米汤调服，每日 3 次。功效主治：清热利湿，通淋止血。主治泌尿道感染，症见小便短涩热痛，淋漓难出或有血尿者。医师嘱咐：少吃牛肉、羊肉，多吃新鲜蔬菜和水果，多喝开水。（刘道清 主编·《中国民间神效秘方》381）

★ 7. **治泌尿道感染**：夏枯草 3 钱。水煎分 3 次服，连服 5 天。（中医研究院革命委员会 编·《常见病验方研究参考资料》193）

★ 8. **治尿路感染**：菟丝子 30 克。水煎 3 次，分早、中、晚 3 次服，每天 1 剂。据贵州省中医研究所记载，应用本方治疗 20 例，均在 3 ~ 5 天内痊愈。（薛建国 李缨 主编·《实用单方大全》592）

★ 9. **治尿道炎、膀胱炎**：鱼腥草根茎 6 ~ 9 克，灯芯草 3 ~ 6 克。水煎服。（宋立人 总编·

《中华本草》3 册 417）

★ 10. **治泌尿系统感染，属虚实夹杂型**：鱼腥草 60 克，瘦肉 200 克。用法：上药共炖。每天 1 剂，分 2 次食肉喝汤。功能：清热解毒，补虚利尿。（易法银 喻斌 主编·《湖南省中医单方验方精选·内科》中册 1688）

★ 11. **治尿路感染**：鱼腥草、忍冬藤、冬瓜皮各 15～30 克，煎服。（《上海常用中草药》编写组 编·《上海常用中草药》26）

★ 12. **治尿道炎**：丝瓜络二两，蜜糖。用法：水煎加蜜糖冲服。（中医研究院革命委员会 编·《常见病验方研究参考资料》193）

★ 13. **治急性泌尿道感染**：小蓟 150 克，车前子 60 克，益母草 60 克，生蒲黄 60 克。用法：上药加水煎煮 30 分钟，滤取煎液。药渣加水再煎，煮沸 40 分钟，滤取药液。合并 2 次药液，趁热熏洗前阴及小腹部。或上方加大剂量，如上法煎汤坐浴，药液埋过肚脐，每次 30 分钟，每日 2 次。1 剂药可熏洗 2 日，每次再用前需将药液加热煮沸。功效：清热利尿，祛瘀解毒。禁忌：孕妇禁服。（刘道清 主编·《中国民间神效秘方》384）

★ 14. **治急性尿路感染验案**：李某，女，32 岁。1991 年 3 月 26 日初诊。尿频、尿急、尿痛 3 天，伴发热，恶寒，腰痛，头痛，口苦口干，乏力。舌红，苔黄腻，脉弦数。体温 38 摄氏度。尿检：白细胞满视野，红细胞 3～5 个/视野，蛋白（+），实验室检查：白细胞 11×10^9 个/升，中性 0.91，淋巴 0.09。诊断为急性泌尿毒症系感染。证属湿热淋证。予生山楂 90 克，水煎服。1 剂热退症减，3 剂而愈。（黄国健等 主编·《中医单方应用大全》386）

★ 15. **治泌尿道感染**：刘寄奴 15 克，绿茶 3 克。用法：先将刘寄奴加水煮沸 15 分钟，加入绿茶，继续煮沸 2 分钟，浸泡 5 分钟，滤液饮用，1 次服完，每日 2 次。功效主治：活血化瘀，利尿清热。主治泌尿道感染，症见尿痛、尿频、尿急、尿血者。医师嘱咐：孕妇及妇女月经量多者慎服。（刘道清 主编·《中国民间神效秘方》380）

★ 16. **治尿路感染**：急性尿路感染多见于男女青年，发病原因是外生殖器不清洁，受细菌感染而引起尿频、尿急、尿痛、尿混浊等症状。用马鞭草 150 克，每日 1 剂，水煎分 2 次服，一般服 1～2 剂即可治愈。（李家强 编著·《民间医疗特效妙方》29）

★ 17. **治淋证，尿道感染**：鬼针草 1 两，米泔水适量。用法：用 2 遍米泔水搓汁。每日 1 剂，分 2 次服。功能：清热化湿，利尿通淋。（易法银 喻斌 主编·《湖南省中医单方验方精选·内科》中册 1637）

尿潴留 5 方

★ 1. **治尿潴留（癃闭）**：表现为小腹坠胀疼痛，时欲小便而不得出，面色苍白，少气懒言，纳差，舌质淡，苔薄白，脉细而弱。鲜地龙 100 条，干地龙适量。鲜地龙洗净泥土，分 2 次炒热外敷脐上。口服干地龙。每天 3 次，每次 9 克，温水送服。据陈学平报道，应用本方治疗 1 例，效果良好。（薛建国 李缨 主编·《实用单方大全》475）

★ 2. **治尿潴留**：取鲜青蒿 200～300 克，捣碎（注意勿让汁水流掉）敷于脐部，上面覆盖塑料薄膜及棉垫，胶布固定，排尿后即可去药，治疗 45 例，一般多在敷药 30～60 分钟内排尿。但对前列腺肥大所致的尿潴留无效。（宋立人 总编·《中华本草》7 册 664）

★ 3. **治小便不通，产后尿潴留**：鲜葱白 1 根，约 10 厘米长，配白胡椒 7 粒。用法：共捣如泥。填敷于肚脐上，外用塑料薄膜覆盖，胶布固定。据梁振山报道，应用本方治疗 12 例，皆获痊愈。一般敷药 3～4 小时见效。（薛建国 李缨 主编·《实用单方大全》20）

★ 4. **治急性尿潴留验案**：王某某，男，73 岁。1984 年 8 月 25 日就诊。患者因上消化道出血在市某某医院住院。1 周来伴发小便不通，须留置导尿管方缓其急，后邀余治疗，嘱用下方敷脐，用药 1 次，小便即能解下，但不甚畅利，再敷 1 次，小便通畅，未再复发。治疗方法：取白矾、食盐各 7.5 克，用冷水调成糊状填敷脐中，上覆盖塑料薄膜固定 2 小时左右取下。一般半小时后小便即可通利，若小便不通或不畅者，次日可再敷 1 次。适应症：功能性病变引起的急性尿潴留，器质性病变引起者效果较差。（黄国健等 主

编·《中医单方应用大全》20)

★ 5. **治术后尿潴留:【甘遂药饼】**甘遂(煨)100克。制法:将上药研为细末,过6号筛。用时取3~6克酒调成饼。用法:取本品贴于神阙穴,盖上软薄膜,并用纱布扎紧保持4~6小时,不效者更换1料,可连用3次(用量视年龄、体质、病情轻重、病势缓急,酌情由少量至多量使用)。同时用甘草10克煎汤顿服。体质较差有虚象者,可辨证施治,间服方药。疗效:共治疗27例,治愈24例,好转3例,一般药后1~14小时排尿。(梁勇才 梁杰圣 主编·《中国外治妙方》580)

癃闭12方

★ 1. **治癃闭:**蜂房炭二钱,干地龙六条,灯芯灰一分。用法:共为细末,分两次服。(中医研究院革命委员会 编·《常见病验方研究参考资料》186)

★ 2. **治癃闭:【蒲葱冰雄散】**新鲜葱白(连叶)200克,生蒲黄50克,冰片3克,雄黄末10克。用法:先煮葱白2分钟,取出与生蒲黄共捣成泥,再入冰片、雄黄拌匀,乘热敷少腹关元穴。黄炳初用上方治疗癃闭,约30分钟小便即通。(王辉武 主编·《中药临床新用》623)

★ 3. **治癃闭:**鱼腥草根4两,米泔水适量。用法:洗净捣烂搓米泔水。每日2次,每次服1碗。注意事项:连服3~4次即通。功能:清热利尿,化气通闭。(易法银 喻斌 主编·《湖南省中医单方验方精选·内科》中册1708)

★ 4. **治癃闭,小便不通:**无花果3钱。用法:水煎。每日1剂,分2次服。功能:健脾利尿,化气通闭。注意事项:无花果生用。(易法银 喻斌 主编·《湖南省中医单方验方精选·内科》中册1704)

★ 5. **治癃闭验案:**经治1例郑某,男性,71岁患者。主诉:昨夜9时许突然小腹坠胀,小便艰涩,频频欲解,逐渐点滴不通。西医诊断:前列腺肥大,急性尿潴留。中医辨为:肾阳不足,命门火衰,膀胱气化无权之癃闭。经中西药治疗,辅以导尿。治疗半月余,仍不能自行排尿。因患者拒绝手术治疗,遂取向日葵芯30克,猪瘦肉100克同煎,待肉熟后吃肉喝汤,2次服完。1剂服毕,翌日晨起排出小便。半月之疾顿时消失。照上法又行2剂,排尿如常。随访5个月情况良好。(杨鹏举 主编·《中医单药奇效真传》159)

★ 6. **治老人癃闭:**生黄芪二两,大鲤鱼一条。用法:煮汤饮。本方适用于气虚者。(中医研究院革命委员会 编·《常见病验方研究参考资料》186)

★ 7. **治老年人尿闭病:**槐花四两,白矾四两为末。用法:先将槐花入锅内煮数沸,以后连水倒入罐内,再放入白矾末溶化,趁热令患者以肚脐正对罐口熏之,数次尿出即愈。(沈洪瑞 主编·《重订十万金方》253)

★ 8. **治老人前列腺肥大、癃闭:**生黄芪30克,银花30克。水煎服。(洪国靖 主编·《中国当代中医名人志》325)

★ 9. **治尿闭:**赤小豆300克,玉米须100克。用法:先水煎玉米须取液,用药液煮赤小豆内服。每日3次,空腹服。备注:本方对小便不通,小便少而全身浮肿有较好的疗效。(吴静 陈宇飞 主编·《传世金方·民间秘方》91 延边医学院方文龙献方)

★ 10. **治尿闭:**车前草三棵,大葱三根。用法:捣烂敷脐上。(中医研究院革命委员会 编·《常见病验方研究参考资料》184)

★ 11. **治尿闭:**车前草60克。水煎服。(胡郁坤 陈志鹏 主编·《中医单方全书》77)

★ 12. **治尿闭:**水蛭9个。在新瓦上焙黄,研细末,黄酒送下。备注:此方适用于实症小便不通者。(中医研究院革命委员会 编·《常见病验方研究参考资料》183)

小便不通17方

★ 1. **治小便不通:**鹅不食草(鲜品全草)适量,冰片少许。用法:将鹅不食草洗净,捣烂如泥,放入研细的冰片,拌匀,敷在肚脐中。每日换药1次,连敷数日,以愈为度。主治小便不通。(吴大真 高留泉 魏素丽等 主编·《灵验单方秘典》124)

★ 2. **治热证,中暑小便不通:**蚯蚓杵梃烂,用凉泉水搅和澄清,取汁半碗,服下立通。能大解热疾,不知人事,服下即效。(宋立人 总编·《中华本草》9册29)

★ 3. **治小便不通:**用猪胆汁2枚,热酒和服1枚;又用1枚连汁,笼住阴头浸渍,1~2小时汁入自通。(滕佳林 米杰 编著·《外治中药的研究与应用》556引《肘后方》)

★ 4. **治小便不通:【独蒜脐方】**用独蒜1枚,栀子37枚,盐花少许。用法:上3味捣烂摊花纸上,贴脐良久即通。未通涂阴囊上,立通。(滕佳林 米杰 编著·《外治中药的研究与应用》130引《圣济总录》)

★ 5. **治小便不通:**全蛇蜕一条。烧存性,研,温酒服之。(宋立人 总编·《中华本草》9册412引《纲目》)

★ 6. **治小便转脬:**甘遂末一钱,猪苓汤调下。(江苏新医学院 编·《中药大辞典》上册574引《卫生杂兴》)

★ 7. **治小便不通:**车前子捣汁,加蜂蜜少许,空腹服最有疗效。(吴大真 高留泉 魏素丽等 主编·《灵验单方秘典》123)

★ 8. **治小便不通:**鲜车前子、滑石、甘草各适量。后2味药研成细末,用车前子捣汁,调药末成糊状敷在肚脐上。(吴大真 高留泉 魏素丽等 主编·《灵验单方秘典》124)

★ 9. **治老年小便不下:**黄芪一两,麻黄三钱。水煎服。(中医研究院革命委员会 编·《常见病验方研究参考资料》186)

★ 10. **治小便不通:**桑螵蛸(炙)三十枚,黄芩(去黑心)二两。用法:上细锉,用水三盏,煎至二盏,去滓,分温二服,相次顿服。(彭怀仁 主编·《中医方剂大辞典》8册933引《圣济总录》卷九十五)

★ 11. **治小便不通及转胞:**桑螵蛸捣末,米饮服方寸匕,日三。(江苏新医学院 编·《中药大辞典》下册1973)

★ 12. **治小便不通:**向日葵茎芯五钱。用法:水煎服。(江苏新医学院 编·《中药大辞典》上册932)

★ 13. **治腹胀小便不通:**栝楼焙干研成细末,每次6克,用热酒服后,马上就能通小便。(吴大真 高留泉 魏素丽等 主编·《灵验单方秘典》122引《仙方合集》)

★ 14. **治小便不通,或急欲闷死:**上以湿生虫(鼠妇)一七枚烂研。新汲水调顿服之立通。(电子版·《中华医典·普济方》卷三百二十一)

★ 15. **治小便不利:**鼠妇一钱五分,车前子四钱,泽泻三钱,灯芯一钱。水煎服。(江苏新医学院 编·《中药大辞典》下册2499)

★ 16. **治小便热秘不通:**车前子一两,川黄柏五钱,白芍药二钱,甘草一钱。水煎徐徐服。(江苏新医学院 编·《中药大辞典》上册404引《普济方》)

★ 17. **治小便不利,尿疼不可忍者:**淡竹叶一钱,灯芯一钱,赤茯苓一钱,车前子四钱(另以布包之)。用法:水煎服,服后便利疼止。(沈洪瑞 主编·《重订十万金方》254)

遗尿27方

★ 1. **治遗尿症:**穿山甲肉适量。与适量五香粉炖食,每日1次,连服3~5日。(胡郁坤 陈志鹏 主编·《中医单方全书》317)

★ 2. **治遗尿:**五倍子、何首乌各等份。用法:共研细末,贮瓶备用。每次取6克,用食醋适量调成糊状,敷于肚脐上。每晚1次。连用3~5天,主治小儿遗尿。附记:或取五倍子12克,研末,用醋调和成软膏状,做成小药饼2个,贴敷于双侧足心涌泉穴,用纱布包扎。临睡前敷上,次日早晨取下。用治遗尿,疗效显著。(程爵棠 程功文 编著·《单方验方治百病》338)

★ 3. **治遗尿(多由肾虚不充,膀胱失约所致)验案:**五倍子配合桑螵蛸各等份,研末,每服4克,1日2次,有补肾、固涩、缩尿之功。验案举例:郭某,女,12岁。体禀素弱,神疲,腰腿酸软,经常遗尿。苔白质淡,脉细弱。肾气不充,治予益肾培本,固涩缩尿。予五倍子、桑螵蛸各等份,研末,每服4克,日2次。服用5日,即见效机,半月而愈。(朱良春 主编·《朱良春虫类药的应用》376)

★ 4. **治遗尿症:**桑螵蛸12个(约8克,为1次量)。炒炭存性,研末。用糖水早、晚各服1次,7天为1个疗程,一般用药2~3个疗程即可。

(薛建国 李缨 主编·《实用单方大全》623)

★ 5. **治遗尿症**:取桑螵蛸、益智仁各 1.5 两(5~12 岁用 1 两)。水煎,日服 1 剂。试治 11 例,一般连服 3~4 剂即可见效,再服 2~3 剂,可巩固疗效。(江苏新医学院 编·《中药大辞典》下册 1974)

★ 6. **治遗尿症**:取桑螵蛸 7 个,益智仁 15 克。用法:2 味共研末。另取鸡肠 1 具(男用雄鸡的,女用雌鸡的),将药一半炖汤服,一半吞服。(李德新 董自强 杨万中等 编著·《祖传秘方大全》197)

★ 7. **治遗尿症**:桑螵蛸 7 个,猪腰子 1 个。用法:上 2 味炖。每日 1 剂,分 2 次喝汤。功能:益肾健脾,缩尿止遗。(易法银 喻斌 主编·《湖南省中医单方验方精选·内科》中册 1737)

★ 8. **治遗尿验方**:桑螵蛸、益智仁各 30 克,煅龙、牡各 50 克,鸡肠 2 具。将鸡肠除去粪便,洗净焙干,和上药共为细粉,每晚睡前淡盐水冲服 1 匙,经验证效佳。(洪国靖 主编·《中国当代中医名人志》845)

★ 9. **治老年虚性遗尿、频尿**:桑螵蛸 15 克,菟丝子 15 克。用法:水煎服。功能:补肾固遗。(洪国靖 主编·《中国当代中医名人志》201)

★ 10. **治遗尿症**:露蜂房。用法:蜂房(以枣树上的露蜂房为佳,其他地方的亦可),文火焙干,研为细末备用。10 岁以上患者每次服 3 克,10 岁以下小儿酌减,每天服 3 次,至病愈后加服 1 天。功效:缩泉,止遗。(郭志杰 吴琼 李子全等 编著·《传世金方·一味妙方》61)

★ 11. **治遗尿症验案**:陈某,男,25 岁,工人。自幼即患遗尿,迄今未已,每三五日一作,辛劳时则增剧。求治多年罔效,颇以为苦。顷方新婚,内心尤感苦闷。察其面色不华,询之有怯冷、腰酸之证,结合脉右尺沉弱,乃下元亏虚,命火不振之候。予蜂房散 60g,嘱每服 6g,1 日 2 次,开水送下。但患者误以为每服 30g,竟于 2 日服完。药后宿疾顿愈,未发生任何副作用。然此过量之剂,终不足为法,仍以小量连服或递加为宜。(朱良春 主编·《朱良春虫类药的应用》163)

★ 12. **治肾虚遗尿及小儿遗尿**:桑螵蛸 15 克,海螵蛸 15 克,益智仁 15 克。用法:上药加水煎煮,煮沸 30 分钟,滤去药液;药渣加水再煎,煮沸 40 分钟,滤取药液。合并 2 次药液,分早、晚 2 次温服,每日 1 剂。功效:补肾益智,固涩缩尿。禁忌:阴虚火旺及火热炽盛者忌服。(刘道清 主编·《中国民间神效秘方》468)

★ 13. **治遗溺淋沥**:桑螵蛸 21 克,白龙骨 21 克。用法:桑螵蛸炙黄,同白龙骨共研细末。每服 3 克,空腹,盐汤调下。(吴素玲 李俭 主编·《实用偏方大全》622 引《卫生易简方》)

★ 14. **治遗尿**:生硫黄末 45 克,鲜葱白 7 个。用法:将葱白捣烂,和入硫黄末,睡前敷于脐部,次晨取下。功能:止遗尿。(彭怀仁 主编·《中医方剂大辞典》10 册 224)

★ 15. **治遗尿**:补骨脂(盐炒)60 克,益智仁(盐炒)60 克。上药研细末过筛,分成 6 包,每日晨用米汤泡服 1 包(成人倍量),6 天为 1 个疗程。共治 60 例,其中年龄最小者 2 岁,最大者 20 岁,均愈,随访 5 年无 1 例复发。(宋立人 总编·《中华本草》4 册 608)

★ 16. **治遗溺**:**【破故纸散】** 破故纸一两(炒),白茯苓、益智仁各五钱。为末。每服一钱,米汤下。(宋立人 总编·《中华本草》4 册 606 引《婴童类萃》)

★ 17. **治遗尿**:鸡内金 30 克。将鸡内金焙干后,研细末,分成 6 包,每日早、晚各服 1 包,温开水送下。(刘少林 刘光瑞 编著·《中国民间小单方》100)

★ 18. **治遗尿**:鱼鳔 25 克,韭菜子 25 克,盐少许。用法:共煮做粥。日食 1 次。备注:补肾壮阳,固精止遗。适用于肾虚遗尿、遗精。(李川 主编·《民间祖传秘方》101)

★ 19. **治老年人遗尿**:补骨脂 30 克。用法:上药研末,瓶装备用。每次 1 克,放入脐中,纱布垫覆盖,绷带包扎固定,2 日换药 1 次。换药前脐部用温水擦洗干净,再用干毛巾拭干,然后撒药。功效:温肾助阳,固摄缩尿。医师嘱咐:如出现局部皮肤过敏,停止敷药。(刘道清 主编·《中国民间神效秘方》471)

★ 20. **治老年人尿失禁**:白芷 15 克。用法:上药分成 5 小包,每次煎服 1 小包,5 次煎服,1 天内服完。疗效:治疗多人,效果神奇。(刘有缘 编著·《一两味中药祛顽疾》131)

★ 21. **治遗尿验案**:杜某某,女,14 岁。1973 年夏就诊。不足五产,素体瘦弱,易感时病,食量不大,腰酸腿软,月经来潮,尿床多年。

舌质沉,脉细弱。诊为肾气不足,“膀胱虚冷,不能约于水”以致遗尿。投鹿角霜250克,研细末,每夜淡盐开水服下6克。服半月,休息1周,续服半月,后随诊,服药旬日遗尿即止。(王辉武 主编·《中药临床新用》165)

★ 22. **治遗尿症:**鹿角霜60克,五味子30克。共研细末,装瓶备用。每晚用黄酒冲服6克,10天为1个疗程。刘运用上方治疗老年性遗尿37例,服药1个疗程治愈8例,2个疗程治愈11例,3个疗程以上明显减轻者13例,无效5例,也适用于治疗小儿遗尿。(王辉武 主编·《中药临床新用》575)

★ 23. **治遗尿症:**鹿角霜。研末。温酒下三钱。(陆锦燧 辑·《鲟溪秘传简验方》98)

★ 24. **治遗尿症:**鹿角霜250克。用法:研细末,10岁以下儿童每晚3克,白开水冲服(亦可加白糖少许调味);10岁以上者每晚6克,白开水或淡盐水冲服。15天为1个疗程。本方治肾气不足之遗尿症。(徐明 编著·《民间单方》230)

★ 25. **治遗尿验案:**王某某,8岁,1987年感冒后发生夜尿,以后病情加重,逐渐发展为不自觉遗尿,经常裤裆淋湿,在多家医院检查未发现器质性病变,尿常规检查正常。治疗方法,取木门后蜘蛛网如钱大1~3枚,捻碎后敷脐眼,外用胶布贴盖,每晚睡前1次。1988年10月20日蜘蛛网敷脐1次治疗,随访1年未复发。(杨鹏举 主编·《中医单药奇效真传》165)

★ 26. **治小便遗尿不禁:【阿胶饮】**阿胶(炒)60克,牡蛎(煅取粉)、鹿茸(切,酥炙)、桑螵蛸各120克。用法:上药研为散。每次15克,水煎空腹服;或作细末,饮调亦好。(孙世发 主编·《中医小方大辞典》1438引《三因方》)

★ 27. **治遗尿小便失禁:【蜂房桑螵蛸散】**蜂房(焙黄)、桑螵蛸各等分。共研细末,每服3~6克(小儿酌减),1日2次,黄酒送下。(杨仓良 主编·《毒药本草》1002)

小便频数证21方

★ 1. **治小便频数:**鹿角霜、白茯苓各等分。为末,酒糊丸梧子大。每服三十丸盐汤下。(江苏新医学院 编·《中药大辞典》下册2242引《梁氏总要方》)

★ 2. **治小便频数,遗精,白浊,盗汗:【三白丸】**鹿角霜二两,龙骨(煅,别研)、牡蛎粉各一两。用法:上为细末,滴水为丸,如梧桐子大,以滑石为衣。每服十丸,加到十五丸,盐汤吞下,空心服。(彭怀仁 主编·《中医方剂大辞典》1册535引《魏氏家藏方》)

★ 3. **治老人尿频:**桑螵蛸、菟丝子各5钱,韭菜子2钱。水煎服。(《全国中草药汇编》编写组 编·《全国中草药汇编》上册681)

★ 4. **治多尿症:**穿山甲肉不拘多少,五香粉适量,加水适量炖熟,调味食用,每日1次,连服3~4次。主治多尿症,每日小便10余次,或数十次。(吴大真 高留泉 魏素丽等 主编·《灵验单方秘典》126)

★ 5. **治小便多或不禁:【菟丝子丸】**菟丝子(酒蒸)二两,桑螵蛸(酒炙)半两,牡蛎(煅)一两,肉苁蓉(酒润)二两,附子(炮去皮脐)、五味子各一两,鸡膍胵半两(微炙),鹿茸(酒炙)一两。上为末,酒糊丸,如梧子大。每服七十丸,食前盐酒任下。(江苏新医学院 编·《中药大辞典》下册2007引《世医得效方》)

★ 6. **治尿频验案:**张某某,男,72岁,住院号:11354。患者以慢性支气管炎、肺气肿合并肺部感染于1986年5月5日入院,经抗生素等治疗,病情好转后出现小便频数,每天可达15~16次,每次尿量不多,并时常遗尿裤内。各种化验均无阳性所见。诊断为老年性多尿。治疗方法:鸡内金焙干,研末,每次5克,每天3次,冲服,连服2周后,每天小便4~5次。停药观察半年未见复发。(杨鹏举 主编·《中医单药奇效真传》168)

★ 7. **治小肠虚冷,小便数多:【鹿茸丸】**鹿茸二两(酥炙令微黄),白龙骨一两(烧过),桑螵蛸三分(微炒),椒红一两(微炒),附子一两半

(炮),山茱萸一两。上药捣罗为末,炼蜜和捣一二百杵,丸如梧桐子大。每服,空心及晚食前,以盐汤下二十丸。(宋立人 总编·《中华本草》9册651引《圣惠方》)

★ 8. **治小便数:**桑螵蛸三十个,人参、黄芪、鹿茸、牡蛎、赤石脂各三钱。用法:上为末,每服二钱,空心米饮送下。(彭怀仁 主编·《中医方剂大辞典》8册935引《傅青主女科·产后编》)

★ 9. **治夜多小便:【白芷丸】**白芷30克,糯米(炒黑色)15克。用法:上药研为末,糯米糊为丸,如梧桐子大。每次50丸,用木馒头或其根煎汤送下。(孙世发 主编·《中医小方大辞典》321引《古今医统大全》卷七十三)

★ 10. **治小便不禁:**桑螵蛸20克,益智仁20克,破故纸15克,覆盆子15克。水煎服,1日1剂,小儿量随年龄酌减。功效:摄尿止遗。(洪国靖 主编·《中国当代中医名人志》613)

★ 11. **治虚劳小便利:【菟丝子丸】**菟丝子(酒浸,别捣)、鹿茸(去毛,酥炙)、肉苁蓉(酒浸,去皱皮,切,焙)、五味子各二两。上四味,捣罗为末,醋煮面糊和丸,如梧桐子大,每服五十丸,空心米饮下。(宋立人 总编·《中华本草》6册503引《圣济总录》)

★ 12. **治小便淋漓不净或失禁:**五倍子、小茴香各3克,韭菜籽9克。共研细末,敷在肚脐中。(吴大真 高留泉 魏素丽等 主编·《灵验单方秘典》127)

★ 13. **治五种腰痛,夜多小便,膀胱宿冷:【鹿角霜方】**鹿角霜,研细如面,每日空腹时以温酒调下二钱,晚食前再服。(江苏新医学院 编·《中药大辞典》下册2242引《圣惠方》)

★ 14. **治腰痛,夜多小便,膀胱宿冷:**鹿角霜。用法:取鹿角嫩实处五斤,先用水煮三五十沸,后刷洗令净,即以大麻仁研取浓汁,煮角约一复时便软,后又须刷洗锅器令净,更用真牛乳五升炼,专看如玉色即住,细研如面。每服二钱,空腹时以温酒调下,晚食前再服。(彭怀仁 主编·《中医方剂大辞典》9册619引《圣惠方》)

★ 15. **治肾气虚冷,小便无度:【破故纸丸】**破故纸(大者盐炒)、茴香(盐炒)。上等分为细末,酒糊为丸如梧桐子大。每服五十丸或百丸,空心温酒、盐汤下。(宋立人 总编·《中华本草》4册606引《魏氏家藏方》)

★ 16. **治上热下寒,小便不禁:【鹿角霜丸】**用鹿角带顶骨者,入罐内煮之,候角酥糜为度,轻沥出,用刀削去皮如雪白,火焙之,俟角极干,为细末,酒糊为丸如梧桐子大,每三十粒至四十粒,空心温酒盐汤下。(宋立人 总编·《中华本草》9册658引《普济方》)

★ 17. **治消肾,小便滑数,白浊不止:**鹿角屑二两。炒令黄,捣细罗为散。每于食前,以粥饮调下二钱。(宋立人 总编·《中华本草》9册655引《圣惠方》)

★ 18. **治小便数,日夜一斗:**鹿角(劈开,炙黄焦)。用法:上为细末,酒煮面糊为丸,如梧桐子大。每服五十丸,空心米饮送下,一日三次。(彭怀仁 主编·《中医方剂大辞典》9册591引《普济方》)

★ 19. **补下焦虚冷,小便频数,瘦损无力:**山药于砂盆内研细,入铫中,以酒一大匙,熬令香,旋添酒一盏,搅令匀,空心饮之,每晨一服。(江苏新医学院 编·《中药大辞典》上册167《圣惠方》)

★ 20. **治小便数而多:【收束散】**山药、莲须、益智仁各一钱。用法:上为末。汤调服。(彭怀仁 主编·《中医方剂大辞典》4册934引《嵩崖尊生》卷十三)

★ 21. **治小便多,滑数不禁:**白茯苓(去黑皮)、干山药(去皮,白矾水内湛过,慢火焙干用之)。用法:上二味,各等分,为细末,稀米饮调服。(江苏新医学院 编·《中药大辞典》上册167引《儒门事亲》)

小腹痛1方

★ **治小腹痛:**穿山甲(土炒脆)。用法:研末,砂糖调,陈酒送下,每服二至三钱。本方宜用于小腹痛上攻冲心者。(中医研究院革命委员会 编·《常见病验方研究参考资料》152)

前列腺炎10方

★ 1. **治前列腺炎:**三七粉、川芎、西洋参粉各15克。用法:每日2次,每次5克,黄酒冲服。15日为1个疗程,一般需2~3个疗程。(李永明等·《中国中医药报》2010年10月14日第5版)

★ 2. **治前列腺炎**:牵牛子12克,小茴香12克,川楝子6克,山甲珠6克。用法:水煎服,每日1剂。功效与主治:泻湿热,通二便。主治急、慢性前列腺炎。(竭宝峰 江磊 主编·《中华偏方大全》259)

★ 3. **治前列腺炎**:紫花地丁、紫参、车前草各5钱,海金沙1两。煎汤,每日1剂,分2次服,连服数日。(江苏新医学院 编·《中药大辞典》上册801)

★ 4. **治前列腺炎**:败酱草30~60克,水煎服。(王学诗·《中国中医药报》2009年5月18日第13版)

★ 5. **治慢性前列腺炎**:三七粉3克,隔日1次,白开水送下。(宋立人 总编·《中华本草》5册845)

★ 6. **治慢性前列腺炎**:生大黄50克,加水400毫升,煎至200毫升。洗会阴部,早、晚各1次,每次30分钟。熏洗完毕,取中极、会阴2穴,外敷以生姜汁调制的大黄细末20克,胶布固定,15天为1个疗程。治疗本病60例,治愈56例,显效3例,有效1例。治愈后3个月复发者3例。(滕佳林 米杰 编著·《外治中药的研究与应用》128)

★ 7. **治慢性前列腺炎**:野菊花、重楼、三棱、桃仁各25克,金银花、大黄各30克。水煎。每晚睡前1剂,用200毫升保留灌肠。(张树生 高普 李惠荣等 编著·《中药贴敷疗法》461)

★ 8. **治慢性前列腺炎(阴虚型)**:枸杞子15克。用法:将枸杞子放入杯中,用沸水冲泡即可,每日2剂,代茶频服。功效:补肾益精,养肝明目。(程爵棠 程功文 编著·《单方验方治百病》364)

★ 9. **治慢性前列腺炎**:枸杞20克,猪脊髓50克。用法:先将枸杞加水煮沸50分钟,再加入猪脊髓,继续煮沸20分钟,吃猪脊髓喝汤,每日1剂。功效主治:补肾填精。主治慢性前列腺炎,症见腰痛腿酸、神疲倦怠、阳痿、早泄,属于肾精亏虚者。禁忌:火热内盛(牙龈肿痛,口舌生疮,口苦口渴,面红尿赤)者忌服。(刘道清 主编·《中国民间神效秘方》394)

★ 10. **用于慢性前列腺炎**:用蒲公英15克,赤芍、丹参各30克,桂枝、黄柏各9克。上药浓煎1000毫升,冷却至适宜温度。每晚保留灌肠。(滕佳林 米杰 编著·《外治中药的研究与应用》500)

前列腺肥大13方

★ 1. **治前列腺增生**:三七粉15克。用法:温水送服,每日1次,每次1克,15日为1个疗程。(李川 主编·《民间祖传秘方》163)

★ 2. **治前列腺肥大**:三七粉20克,西洋参15克。用法:2药共研为极细末,每天1.5克,开水冲服,14天为1个疗程,连续用药2~3个疗程,直至症状消失止。治疗结果:治疗前列腺肥大患者48例,其中痊愈者40例,占83.33%,有效者5例,无效者3例,总有效率为93.75%。治愈的40例,经随访1~2年,均未见复发。(李世文 康满珍 主编·《一味中药祛顽疾》22)

★ 3. **治前列腺肥大**:每次用水蛭粉1克,每日3次,装胶囊服。20天为1个疗程,停用1星期后行第2个疗程,总疗程需3~9个不等。同时让患者不要憋尿,保持大便通畅。治疗21例,显效16例,有效5例。据观察,本品对50多岁患者效果较好,而年龄大,病程长者,取效较慢。未发现任何毒副作用。(宋立人 总编·《中华本草》9册30)

★ 4. **治疗前列腺肥大**:赤小豆、败酱草各30克,当归、大黄各15克。煎服。治疗前列腺肥大有效。(王辉武 主编·《中药临床新用》321)

★ 5. **治前列腺肥大**:五倍子12克,石榴花18克,山药18克。水煎服,每日2次。(金福男 编著·《古今奇方》117)

★ 6. **治前列腺肥大**:杜仲500克,黑豆3000克。用法:将上药加水10升,用小火煮沸慢炖,煮至水液熬尽,去除杜仲,取出黑豆,晒干研面,瓶装备用。每次30克,每日3次,温开水冲服。功效主治:补肾强腰,通调小便。主治前列腺肥大,症见排尿滴沥、排出无力、小腹胀满、腰酸腰痛、夜尿频数、血压增高者。禁忌：阴虚火旺或火热炽盛者（如五心烦热、牙龈肿痛、大便干结、小便黄赤、口渴口苦等）忌服。（刘道清 主编·《中国民间神效秘方》403）

★ 7. **治前列腺肥大**：苦参25克，当归25克，贝母25克。用法：共煎，日服2次，连服3剂见效。备注：前列腺肿大引起的排尿困难，本方有良效。（吴静 陈宇飞 主编·《传世金方·民间秘方》182）

★ 8. **治前列腺肥大**：蜈蚣2条，桃仁15克，莲子20克。水煎服，每日1~2次。（金福男 编著·《古今奇方》116）

★ 9. **治前列腺肥大**：益母草30~50克，柳根白皮60~80克。随症加减，每日1剂，水煎服。郭文习用上方治疗前列腺肥大症37例，治愈34例，显效2例，好转1例。（王辉武 主编·《中药临床新用》521）

★ 10. **治前列腺肥大验案**：沈阳老人石某，1980年初患小便不通，情势紧急，当用导尿法及八正散等均无效后，某医院诊断为前列腺肥大，建议手术治疗。因年事已高，恐不胜负担，谋之中医。择孙德润《医学汇海》小便不通门通关法：白矾、生白盐各7.5克共研末，以纸圈围脐，填药在内，滴冷水于药上。术将全已，而腹不耐，觅容器时尿已大排。插管亦自脱而出。翌年随访，了无他恙。（杨鹏举 主编·《中医单药奇效真传》157）

★ 11. **治癃闭（前列腺增生、慢性前列腺炎）**：患者马某，56岁。3年来经常排尿困难，排尿延迟，点滴难出，尿道疼痛，呈涩痛或刺痛，伴有小腹下坠感，睾丸牵扯痛，会阴部坠胀，精神紧张，失眠，厌食，恶心，舌质紫暗有瘀斑，苔薄，脉弦细。西医诊断为“前列腺增生、慢性前列腺炎”。取吴茱萸60克，研末，用酒、醋各半调成糊状，外敷于中极、会阴二穴，并用吴茱萸20克煎服，20天后，小便通，其他症状完全消失。精神已好，睡眠正常。（杨鹏举 主编·《中医单药奇效真传》158）

★ 12. **治前列腺增生**：取夏枯草（干品）10~20克。煎汤代茶饮，每日1次，长期服用对男性前列腺增生效果较好。（李家强 编著·《民间医疗特效妙方》27）

★ 13. **治前列腺增生症**：败酱草30~60克（水煎），鹿角霜20克（研细末）。分2次用药汁冲服鹿角霜。（王学诗·《中国中医药报》2009年5月18日第13版）

肾炎14方

★ 1. **治肾炎**：甘遂末1钱，猪腰子1只。用法：将猪腰子切片，把甘遂末掺匀于猪腰子内外，用纱布或白报纸包裹煨熟。每食猪腰子三分之一至二分之一，如觉腹内鸣响，二便即通利，忌盐1个月。（中医研究院革命委员会 编·《常见病验方研究参考资料》182）

★ 2. **治肾炎**：取白胡椒7粒，新鲜鸡蛋1个。先将鸡蛋钻1小孔，然后把白胡椒装入鸡蛋内，用面粉封孔，外以湿纸包裹，放入蒸笼内蒸熟。服时剥去蛋壳，将鸡蛋、胡椒一起吃下。成人每次2个，小儿每日1个。10天为1个疗程，休息3天后再服第2个疗程，一般用3个疗程。试治6例，除1例10年的慢性肾炎者外，其余5例均治愈。（江苏新医学院 编·《中药大辞典》下册1540）

★ 3. **治肾炎**：鲫鱼1条，独头蒜1头。用法：将鲫鱼剖腹去内脏，装入独头蒜，外裹旧纸，放在谷糠内烧熟，吃鱼肉及蒜。每次1条，连吃几条。（中医研究院革命委员会 编·《常见病验方研究参考资料》180）

★ 4. **治肾炎水肿**：鲜鲤鱼1尾，连梗大蒜3株，赤小豆90克。用法：将鲤鱼去内脏不洗，大蒜捣烂，加糖适量，共煮。每日1剂，分2次服鱼肉及汤。功能：理气健脾，利水消肿。方解：鲤鱼健脾利尿消肿；大蒜温中散寒；赤小豆清热解毒，利水消肿。诸药合用，共奏理气健脾，利水消肿之功。注意事项：连服2~3剂。（易法银 喻斌 主编·《湖南省中医单方验方精选·内科》中册1622）

★ 5. **治肾炎**：白术、海螵蛸各三钱（共为末），鲤鱼一条，红米一小撮。用法：蒸取汁服，不用油盐。（中医研究院革命委员会 编·《常见病验方研究参考资料》183）

★ 6. **治肾炎及血吸虫肝硬化引起的腹水病**：活鲤鱼500克剖，除内脏洗净，留鱼鳞，白花商陆根9克填鱼腹，煎至呈黄色浓汁，不加油和佐料，低盐或每日酱油10毫升。第1次只煎浓汁，小孩每次200毫升，成人400毫升。第2次再水煎煮，吃鱼喝汤。（孟凡红 刘从明 杨建宇 主编·《单味中药临床应用新进展》457）

★7. **治肾炎，属湿热蕴结型：**鲤鱼1尾，黑丑、白丑各1.5克。用法：黑白丑炒后研末，将鲤鱼去鳞及内脏，纳入黑白丑末于鱼腹中，用线缝合，共炖至熟。每日1剂，分2次服鱼及汤。功能：清热利湿，健脾消肿。方解：鲤鱼健脾养胃，利水消肿；牵牛子泻下逐水。两者合用，共奏清热利湿，健脾消肿之效。（易法银 喻斌 主编·《湖南省中医单方验方精选·内科》中册1614）

★8. **治肾炎：**甲鱼、大蒜1斤，酒、白糖各半斤，放一锅水煮熟。喝汤吃鱼。（中医研究院革命委员会 编·《常见病验方研究参考资料》180）

★9. **治肾炎：**车前草1两，白茅根5钱。用法：水煎。每日1剂，分2次服。功能：清热利湿，利尿消肿。（易法银 喻斌 主编·《湖南省中医单方验方精选·内科》中册1602）

★10. **治肾炎：**野菊花、金钱草、车前草各3克。水煎服。（宋立人 总编·《中华本草》7册804）

★11. **治肾炎：**蛇蜕一条，核桃一个。用法：将核桃挖出半个仁，再将蛇蜕装入核桃内，用火焙干研面，用黄酒四两冲服。（中医研究院革命委员会 编·《常见病验方研究参考资料》182）

★12. **治肾炎：**白颈蚯蚓6条，车前子12克，白糖30克。水煎服，1日1次，连服7日。（胡晓峰 编著·《虫蛇药用巧治百病》131）

★13. **治肾炎：**将商陆研成细末，敷于脐部。（滕佳林 米杰 编著·《外治中药的研究与应用》472）

★14. **治肾炎蛋白尿验案：**将新鲜鸡蛋打一小孔，把蛋清和蛋黄搅匀，将蜈蚣1条捣末放入有孔的鸡蛋内，再搅匀，蒸15分钟即可，取出食用。用法：1天服1个蜈蚣鸡蛋。案例：经治一例王某，男性，32岁患者，全身浮肿，腰膝酸软，尿量减少，恶心，纳差，尿蛋白（+++）。以前用强的松和环磷酰胺治疗，蛋白尿始终没有消失。患者服用蜈蚣蛋偏方，每日早、晚各服1个鸡蛋蜈蚣。20天后，来院复查尿蛋白（+），全身症状好转，后来他一共服鸡蛋蜈蚣80个，2次查尿蛋白阴性。此方贵在坚持。（高允旺 编著·《偏方治大病》31）

急性肾炎10方

★1. **治急性肾炎：**车前子、田螺、蒜适量。用法：熬膏贴脐。（吴静 陈宇飞 主编·《传世金方·民间秘方》102）

★2. **治急性肾炎：**有人用紫皮大蒜治疗急性肾炎患者21例，其中治愈者14例，好转者5例，无效者2例，总有效率为90.48%。治疗方法：取紫皮大蒜250克，去皮；成熟西瓜1个（3～4千克）。将西瓜皮开一个三角口，将去皮大蒜塞入西瓜内，再以切下的瓜皮盖好，然后削掉西瓜硬皮，置锅内蒸熟，将瓜与大蒜并食，1天内分次服完，削下的硬皮煎汤作茶饮。（李世文 康满珍 主编·《一味中药祛顽疾》35）

★3. **治急性肾炎：**鬼针草叶15克（切细）。煎汤，和鸡蛋1个，加适量麻油或茶油煮熟食之，每日服1次。（宋立人 总编·《中华本草》7册729）

★4. **治急性肾炎：**赤小豆50克，玉米须50克。用法：先将玉米须加水1000毫升，煮半小时去渣，再入赤小豆煮烂热服，每日3次。功效：健脾除湿，利水消肿。按语：南方一般多用种子较窄的赤小豆，而不用较肥圆的赤小豆。玉米须治疗肾炎有一定的作用，临床使用比较多。（郭志杰 吴琼 李子全等 编著·《传世金方·一味妙方》212）

★5. **治急性肾炎：**益母草、白茅根各30～60克（鲜品90～120克）。水煎服。甚效。（卢祥之 编著·《各中医治病绝招》40）

★6. **治急性肾炎：**鱼腥草30克，白茅根30克，蝉蜕9～15克，麻黄6～9克。每月1剂，水煎分3次服。（楼锦英 编著·《中药临床妙用锦囊》358引《中国中西医结合杂志》1995，15（5）：2977）

★7. **治急性肾炎：**蜈蚣1条（去头足，焙干研末），纳入鸡蛋内（先挖一个洞）搅匀，外用湿纸及黄土包裹煨熟。剥取鸡蛋吃，每天吃1个，7天为1个疗程，如病不愈，再服1至数个疗程。

其中用药2个疗程治愈18例,3个疗程治愈12例,4~6个疗程治愈5例,1例无效。本方对水肿消退和尿蛋白的控制有较好疗效。(薛建国 李缨 主编·《实用单方大全》467)

★ 8. **治急性肾炎验案:**赵君之妻母郑,返乡后,有同村曹氏之女,年幼,患急性肾炎,曾在当地县医院久治不效,介绍于郑,郑予土茯苓60克,煎水喝,每天1剂。服12天痊愈。后经北京某医院尿检转阴,返回乡里,复始就学。(杨鹏举 主编·《中医单药奇效真传》177)

★ 9. **治急慢性肾炎、肾结核:**土茯苓150克。用法:取上药,水煎分3次服,每天1剂。功能:抗炎利尿。附注:据记载,应用本方治疗急慢性肾炎、肾盂肾炎、肾结核,疗效满意。(薛建国 李缨 主编·《实用单方大全》118)

★ 10. **治急性肾炎:**苍耳草、白茅根、墨旱莲各12~30克。每日1剂,水煎服。治疗本病7例,均获治愈。经追踪观察2年半至4年,未见复发,远期疗效良好。(杨仓良 主编·《毒药本草》195)

慢性肾炎9方

★ 1. **治慢性肾炎:**商陆二至三钱,五花猪肉四两。用法:水煎,喝汤吃猪肉。备注:本方有一定毒性,试用时需注意。(中医研究院革命委员会 编·《常见病验方研究参考资料》180)

★ 2. **治慢性肾炎:**蟾酥2分,砂仁末2两。用法:蟾酥微炒,先将蟾酥和砂仁末少量同研,逐渐加入砂仁,完全研匀为度,每2分装入胶囊,视其体格强弱,每服1~3粒,1日3次。备注:本方适用于有腹水者,但药性甚猛,试服需注意。(中医研究院革命委员会 编·《常见病验方研究参考资料》180)

★ 3. **治慢性肾炎:**将活蟾蜍口内塞入砂仁15克,加水3碗,煎至1碗,每日服1次,7天为1个疗程。(杨仓良 主编·《毒药本草》57)

★ 4. **治慢性肾炎水肿:**蟾蜍1个,制附子。用法:先把制附子研成细末,从蟾蜍口内填入,至蟾蜍肚子鼓起为止。蟾蜍外面裹上一层黄泥,在火中焙干后将泥土去掉。再把蟾蜍研成细粉,分作7包。口服,每天1包,开水送服。服完不愈可继续配制,服至病愈为止。疗效:这是一个民间治疗水肿病的有效经验秘方,临床应用,效果颇佳,常获奇效。(刘有缘 编著·《一两味中药祛顽疾》110)

★ 5. **治慢性肾炎:**鲤鱼500克1条(去鳞及内脏),醋30克,茶叶6克。共放入锅内加水炖熟,空腹吃(1次吃不完可分2次)。(宋立人总编·《中华本草》9册286)

★ 6. **治慢性肾炎:**鲤鱼一条(半斤重),冬瓜二斤。用法:不加盐,煮服,或加秋石三钱同煮。(中医研究院革命委员会 编·《常见病验方研究参考资料》179)

★ 7. **治慢性肾炎:**鲤鱼1条(活者,重约半斤,去头、鳞及内脏),胡椒50克,茶叶15克,大蒜1头,土茯苓50~100克,生白术15克,桂枝15克,泽泻15克,陈皮15克,大腹皮15克,砂仁15克,生姜皮10克。水煎服,吃鱼喝汤。阳虚明显,畏寒甚者,加炮附子、干姜,桂枝易为肉桂;喘促者,加炒葶苈子、大枣、白芥子。(佘靖 主编·《砭石集(第三辑)——十七位著名中医学家经验传薪308)

★ 8. **治慢性肾炎:**蜈蚣1条,生鸡蛋1个,将蜈蚣去头足焙干为末,纳入鸡蛋(先打一个小洞)内搅匀,外用湿纸及黄土泥糊住,放灶内煨熟,剥取鸡蛋吃,每日吃1个,7天为1个疗程,病不愈隔3天再进行下1个疗程。临床疗效:治疗36例(儿童29例),治愈35例。用药5个疗程治愈者18例,3个疗程治愈者12例,4~6个疗程治愈者5例。(胡熙明 主编·《中国中医秘方大全》上册409)

★ 9. **治慢性肾炎:**鲜山羊奶,每日0.5~0.75千克,分次饮服。临床疗效:治疗3例,全部治愈。(胡熙明 主编·《中国中医秘方大全》上册412)

急性肾小球肾炎5方

★ 1. **治急性肾小球肾炎:**鱼腥草50克,白茅根50克(土家族方)。用法:水煎服,每日1剂。说明:本方具有清热解毒、利尿清肿的功能,

主治急性肾小球肾炎。(张立群 张翔华 郭博信 主编·《中国民族民间秘方大全》296)

★ 2. **治急性肾小球肾炎**:赤小豆100克,白茅根150克(鲜品为佳)。用法:上药分别淘洗干净,白茅根切段,然后2药加水共煮至赤小豆烂熟,吃豆喝汤,每日1剂。儿童酌减。功效:清热解毒,利尿消肿。医师嘱咐:此为食疗方,药味微甜,无副作用,适用于儿童和吃药怕苦者。(刘道清 主编·《中国民间神效秘方》367)

★ 3. **治急性肾小球肾炎水肿**:赤小豆100克,鲤鱼1条(约500克)。用法:将鲤鱼宰杀,去内脏,但不去鳞,洗净,与赤小豆一起,加水共煮沸1小时,不放盐,吃鱼喝汤,每日1剂。连服5日后改为隔日1剂。功效:健脾补肾,利尿消肿。医师嘱咐:赤小豆有解毒利尿作用,鲤鱼有补虚和利水作用。二者合用,疗效显著,对急性肾炎水肿有良效。(刘道清 主编·《中国民间神效秘方》366)

★ 4. **治慢性肾小球肾炎**:五倍子适量。焙干,研末,装胶囊,开水送服,每次3~4粒,每日1次。(胡郁坤 陈志鹏 主编·《中医单方全书》68)

★ 5. **治慢性肾小球肾炎,尿蛋白持续不消者**:五倍子10克,蜈蚣2条,鸡蛋2个。用法:将鸡蛋敲孔,倒出蛋清,将五倍子、蜈蚣研面,塞入蛋内,用纸糊孔,放锅内蒸熟。每日口服1枚,10天为1个疗程。(贾海生 贾俊 李鑫等 编著·《走入家庭的偏方—小处方治大病》)

肾盂肾炎2方

★ 1. **治肾盂肾炎**:山楂90克。用法:为1日量,水煎,分3次服,连服7日。据报道,用上方治疗急性肾炎45例,痊愈34例,好转7例;治疗慢性肾炎60例,痊愈42例,好转18例;服药2~4小时后产生利尿作用,10例伴有高血压的患者血压也降至正常,并有较好的预防作用。(王辉武 主编·《中药临床新用》55)

★ 2. **治慢性肾盂肾炎**:活鲤鱼1条(重500克左右),白花商陆根9克(红花的不可用)。用法:除去鲤鱼的内脏,保留鱼鳞。将商陆根填入鱼腹,放锅内水煮,煮到鱼汤发黄变浓为止,不加油盐和其他佐料。先喝汤,成人每次400毫升,小儿每次200毫升,鱼汤喝完后再加水煮,吃鱼喝汤。(李川 主编·《民间祖传秘方》99)

肾病综合征2方

★ 1. **治肾病综合征低蛋白**:鳖甲50克,白茅根15克。鳖甲先煎60分钟,后下白茅根,煎水服。每日服1剂,每剂药煎2次,上、下午各服1次。(宋立人 总编·《中华本草》9册392)

★ 2. **治急、慢性肾炎,肾病综合征之水肿**:大鲤鱼1尾,醋60毫升。用法:鲤鱼加醋,煮干后食鱼。每日1次。禁忌:消化道溃疡及胃酸过多者忌用。(吴静 主编·《祛百病醋蛋秘方》101)

肾功能衰竭2方

★ 1. **治急性肾功能衰竭**:大黄15克,红花15克,黄柏12克,白头翁12克。用法:治疗时每次取煎汁100毫升,温至37~38摄氏度,保留灌肠1~2小时后排出,每天4次,1周为1个疗程,连续观察2~3个疗程。(唐大晅 张俐敏 编著·《传世金方·祖传秘方》87)

★ 2. **治肾衰竭少尿**:陈梅芳以大蒜配芒硝治疗肾衰竭少尿患者15例,其中慢性肾盂肾炎并发急性肾衰竭患者5例,取得了良好的效果,且作用迅速而明显;慢性肾小球肾炎尿毒症患者10例,未见明显的疗效。治疗方法:大蒜120克,芒硝60克。用法:共捣成糨糊状,外敷两侧肾区(局部用油纱布保护,以防灼伤起疱),每天敷2~4小时,3天为1个疗程。(李世文 康满珍 主编·《一味中药祛顽疾》35)

乳糜尿9方

★ 1. **治乳糜尿**:龙衣1市尺(0.33米)。放

瓦上焙干，研细末。加适量红糖冲服，1日1剂。(江苏新医学院 编·《中药大辞典》下册2119)

★ 2. **治乳糜尿**：鱼腥草50克。用法：水煎后1日分3次饭后服用。以15天为1个疗程。疗效：治疗31例，痊愈26例，无效者5例。痊愈病例中有5例在临床治愈后6个月内又出现乳糜尿，再继续服药1个疗程，症状消失，随访半年未再复发。鱼腥草治疗乳糜尿之所以能收到良好的效果，是因其有清热解毒，除湿化浊之功效，能抗菌、消炎、利尿，从而降低淋巴管壁的通透性，有利于淋巴组织慢性炎症的消除。[楼锦英 编著·《中药临床妙用锦囊》358 引《中国寄生虫病防治杂志》2003,16(2)]

★ 3. **治乳糜尿**：生鸡蛋数个埋入生石灰中，浇上水，把鸡蛋烧熟后去壳食之，日4～5个，连食2周。(孟凡红 刘从明 杨建宇 主编·《单味中药临床应用新进展》475)

★ 4. **治乳糜尿**：白及30克。研末，早、晚分2次冲服，10天为1个疗程。经用上方治疗乳糜尿37例，总有效率达89%。(王辉武 主编·《中药临床新用》202)

★ 5. **治乳糜尿**：瓦松6克。煎水适量，白糖冲服。(宋立人 总编·《中华本草》3册760)

★ 6. **治乳糜尿**：大蓟根30克。水煎服。(宋立人 总编·《中华本草》7册780)

★ 7. **治乳糜尿**：向日葵茎髓9克。用法：水煎。分2次早、晚空腹服。(宋立人 总编·《中华本草》7册860)

★ 8. **治乳糜尿**：将穿山甲片或整穿山甲(去内脏)置瓦片上焙焦干，研末，每次10～12克，每日3次，用黄酒冲服。李明道用上方治疗顽固性乳糜尿2例，收效满意。(王辉武 主编·《中药临床新用》484)

★ 9. **治乳糜尿验案**：何某某，女，65岁。1983年8月4日初诊。患血丝虫乳糜尿病史19年。经中西药物多方面治疗，但乳糜尿延迟不愈，近月来病情加剧，每溲均作乳糜状，混浊如浆，晨起为甚，无涩痛感。多食油腻则脘腹胀闷，便溏不实，尿浊加深。伴见面目虚浮，四肢酸软，舌质淡，苔白腻，脉细缓。尿液检查：乳白色浑浊，蛋白(+++)，乳糜定性(+++)，辨证为脾胃气滞，脾不化精，脂膏下流。治以健脾行滞，消导分清。处方：单用山楂碾末蜜丸，每天90克，分3次服。服至半月，小便日渐清澈，乳糜尿完全消失。腹胀改善，饮食较佳。晨尿连检多次均为正常。停药随访2年未见复发。(黄国健等 主编·《中医单方应用大全》386)

尿蛋白2方

★ 1. **可消除尿蛋白**：黄芪配六味地黄丸。(南京中医药大学 国家中医药管理局老中医药专家学术经验继承工作办公室 编·《方药传真——全国老中医药专家学术经验精选》125)

★ 2. **治蛋白尿**：五倍子粉0.3克入胶囊，每次1粒，1日3次。笔者用此法治愈1例顽固性蛋白尿。(刘尚义 主编·《南方医话》580)

强直性脊柱炎3方

★ 1. **治强直性脊柱炎**：枸杞子30克。与狗肉500克(洗净)，黑豆250克同入砂锅后，加水适量，食盐少许，用武火炖沸(去浮沫)后改用文火炖至肉烂，每日1次，连服数日。本方可补肝肾、益精血，适用于强直性脊柱炎肝肾精血亏虚、腰背疼痛、腿膝无力、形寒怕冷者。(胡郁坤 陈志鹏 主编·《中医单方全书》383)

★ 2. **治强直性脊柱炎**：鲜鹿角30克。烧成红色，与白酒500毫升共加盖密封浸2日。口服，每日2次，每次10毫升。本方可温肾助阳、通经活络，适用于强直性脊柱炎肾阳虚衰、络脉瘀滞、腰部冷痛、活动受限、得温稍缓、遇寒加重者。(胡郁坤 陈志鹏 主编·《中医单方全书》383)

★ 3. **治强直性脊柱炎**：本病中医学属于"痹证""骨痹""肾痹""腰痹""竹节风""龟背风"等范畴。治疗以祛风通络、舒筋活血、温经散寒、补肝肾、益精血、强筋骨、止疼痛等为法。杜仲10克。研末，将猪肾切片，以椒盐腌去腥水，放入杜仲末，再用荷叶1张包裹，煨熟，酒送服。本方可补益肝肾、强壮筋骨，适用于强直性脊柱炎肝肾亏虚、腰背酸痛、活动不利、神疲乏力、头晕者。(胡郁坤 陈志鹏 主编·《中医单方全书》383)

治腰椎间盘突出症 1 方

★ **治腰椎间盘突出症**：穿山甲 6 克，海马 10 克，五灵脂 12 克，王不留行 12 克，木香 10 克，鸡蛋清 1 只。用法：将前 5 味共研末，调鸡蛋清敷患处。（吴静 主编·《祛百病醋蛋秘方》218）

腰痛 23 方

★ 1. **治腰痛**：菟丝子（酒浸）、杜仲（去皮，炒断丝）各等分。为细末，以山药糊丸如梧子大。每服 50 丸，盐酒或盐汤下。（江苏新医学院 编·《中药大辞典》下册 2007 引《百一选方》）

★ 2. **治腰痛**：金毛狗脊、杜仲各三钱。用法：水煎服，亦可酌加黄酒服。（中医研究院革命委员会 编·《常见病验方研究参考资料》222）

★ 3. **治腰痛**：续断、杜仲各 25 克。水煎，酌加黄酒在临睡前服。（吴大真 高留泉 魏素丽等 主编·《灵验单方秘典》118）

★ 4. **治腰痛**：杜仲 30 克，猪大肠 1 节。用姜汁炒干研成细末。糯米 1 碗半，与杜仲末和匀，放入猪大肠内扎住，外取猪心、猪肺、猪肚共煮，煮熟烂切碎，用酒为引，吃肉喝汤，连服 3 次。（吴大真 高留泉 魏素丽等 主编·《灵验单方秘典》116）

★ 5. **治腰痛**：杜仲 20 克，威灵仙 15 克。分别研粉后，混合均匀。再取猪腰子 1～2 个，破开，洗去血液，放入药粉，摊匀合紧，放入碗内，加水少许，蒸熟。吃腰子喝汤，每日 1 剂。（吴大真 高留泉 魏素丽等 主编·《灵验单方秘典》116）

★ 6. **治腰痛**：补骨脂（炒）、杜仲（炒断丝）、胡桃肉各 240 克。将前 2 味研成细末，把胡桃肉捣烂，和匀，用山药糊做成丸，如梧桐子大。每次 70～80 丸，用淡盐水送下。（吴大真 高留泉 魏素丽等 主编·《灵验单方秘典》116）

★ 7. **治腰痛**：蛇蜕 10 克，鸡蛋 3 枚。用法：将蛇蜕焙黄研末，将鸡蛋各打一小孔，将蛇蜕粉装入，把孔糊上，用火烧熟。吃鸡蛋，日服 1 次。（吴静 主编·《祛百病醋蛋秘方》215）

★ 8. **治腰痛**：丝瓜 1 条。焙（存性）研末，酒冲服。适用于四肢腰背酸痛。（胡郁坤 陈志鹏 主编·《中医单方全书》377）

★ 9. **治腰痛**：炒地鳖虫、炒补骨脂各 15 克。研末，分成数堆，用白菜叶包裹，吞服。（胡晓峰 编著·《虫蛇药用巧治百病》214）

★ 10. **治腰痛**：地鳖虫（炒黄研末），每晚服三个，白开水或黄酒送服。治疗外伤腰痛及肾虚性腰酸痛，效果良好。（赵勇 主编·《中国骨伤方药全书》339）

★ 11. **治腰痛**：金荞麦 30 克，兰香草 15 克。水煎服。（宋立人 总编·《中华本草》2 册 631 引《湖南药物志》）

★ 12. **治腰痛或兼四肢麻木**：补骨脂二两（炒）。用法：研细末，每服二钱，盐汤或温酒送下。（中医研究院革命委员会 编·《常见病验方研究参考资料》223）

★ 13. **治腰痛**：**【青娥丸】**补骨脂（炒）120 克，生姜（炒干）75 克，核桃仁（研）30 枚。用法：上药研末，炼蜜为丸。盐汤送下。（孙世发 主编·《中医小方大辞典》959 引《慎斋遗书》卷九）

★ 14. **治腰痛不可忍**：补骨脂二两（酒浸一宿，麸炒，为末），杏仁（汤泡，去皮尖，研）、桃仁（泡，去皮尖，研）各一两。用法：上和匀，以浸药酒，面糊为丸，如梧桐子大。每服五十丸，空心盐汤或盐酒送下。（彭怀仁 主编·《中医方剂大辞典》5 册 869 引《奇效良方》卷二十七）

★ 15. **治腰酸背痛**：鸡蛋 2 枚，桑寄生 25～50 克。用法：上 2 味加水同煮。蛋熟去壳再煨片刻。吃蛋喝汤。（吴静 主编·《祛百病醋蛋秘方》217）

★ 16. **治遍身酸软作痛者，腰痛：【鱼鳔散】**鱼鳔四两（香油炸黄）。为末。每服五钱，温黄酒送下。（宋立人 总编·《中华本草》9 册 332 引《外科大成》）

★ 17. **治慢性腰痛**：鱼鳔 12 克，小茴香 10 克，红糖 30 克。水煎服，每日 2 次。（金福男 编著·《古今奇方》103）

★ 18. **治腰肋痛，老人腰痛，卧床不起**：制蜈蚣 1 条，温酒适量。用法：制蜈蚣去头、足，研末，温酒冲。每次适量，每日服 2 次。功能：祛风除湿,通络止痛。注意事项:蜈蚣性善走窜,凡气血凝聚之处皆能开之,腰痛由于气血凝瘀者服之有效,非专治腰痛之药也。(易法银 喻斌 主编·《湖南省中医单方验方精选·内科》下册 2212)

★ 19. **治卒腰痛,不得俯仰:** 鹿角长六寸,烧。捣末,酒服之。(宋立人 总编·《中华本草》9 册 654 引《肘后方》)

★ 20. **治内伤腰痛,真阳不足:【青娥丸】**补骨脂(炒,研)、杜仲(姜水炒)各 120 克,紫河车 1 具。用法:上药前 2 味研末,与煮熟紫河车打为丸,服之。(孙世发 主编·《中医小方大辞典》958 引《症因脉治》)

★ 21. **治卒腰痛:【杜仲酒】**杜仲半斤,丹参半斤,川芎五两。上三味切,以酒一斗渍五宿。随性少少饮之即瘥。(宋立人 总编·《中华本草》2 册 461 引《外台》)

★ 22. **治腰脊时痛、头晕脚软、脉弱无力或腰部酸疼:**狗脊、杜仲各八钱,白术三钱。用法:水煎服。(中医研究院革命委员会 编·《常见病验方研究参考资料》222)

★ 23. **治肾气作痛:**黑、白牵牛各等分。炒为末,每服 3 钱,用猪腰子切,入茴香百粒,川椒 50 粒,掺牵牛末入内扎定,纸包煨熟,空心食之,酒下,取出恶物效。(江苏新医学院 编·《中药大辞典》下册 1627 引《仁斋直指方论》)

肾虚腰痛或腰膝酸软 19 方

★ 1. **治肾虚腰痛:**杜仲 250 克,杜仲叶 1250 克。用法:制成冲剂。开水冲服,每次 5 克,每日 2 次。功效:补肝肾,强筋骨,安胎,降血压。主治:用于肾虚腰痛,腰膝无力,胎动不安,先兆流产,高血压病。(孙世发 主编·《中医小方大辞典》379)

★ 2. **治肾虚腰痛:**饶之城中,有宗子善平,病肾虚腰痛。沙随先生以其尊人所传朱谊叔方,用杜仲,酒浸透,炙干捣罗为末,无灰酒调下。赵如方制之,三服而愈。(陶御风 朱邦贤 洪丕谟 编·《历代笔记医事别录》261)

★ 3. **治肾虚腰痛:**杜仲 20 克(炒断丝),破故纸 12 克,公猪腰子 1 对,共煎煮,取汤与猪腰子同食。治肾虚腰痛,轻者 2 剂,重者 4 ~ 5 剂。(陈金广 主编·《现代中医临证全书》207)

★ 4. **治肾虚腰痛:**鹿茸不拘多少。用法:上药切作片子,酥炙黄,研为末,酒糊为丸,如梧桐子大。每次 30 ~ 50 丸,空腹、食前盐汤送下。(孙世发 主编·《中医小方大辞典》163 引《本事》)

★ 5. **治肾虚腰痛:【寄生散】**桑寄生、鹿茸(炙)、杜仲各 9 克。用法:上药研为散。每次 6 克,酒下,每日 3 次。(孙世发 主编·《中医小方大辞典》1150 引《外台》)

★ 6. **治肾虚腰痛:**黄精 250 克,黑豆 60 克。煮食。(宋立人 总编·《中华本草》8 册 146)

★ 7. **治肾虚腰痛:**蛤蚧 1 对,补骨脂 25 克。将蛤蚧酒炒后烘干,与补骨脂共研细末,每次1 ~ 2 克,温酒送服。(胡晓峰 编著·《虫蛇药用巧治百病》144)

★ 8. **治肾虚腰痛,不能反侧:**鹿茸、菟丝子各一两,茴香五钱。用法:上为末,以羊肾二对,入酒煮烂,为丸,阴干。每服三十五丸,酒送下,一日三次。(彭怀仁 主编·《中医方剂大辞典》4 册 788 引《杂病源流犀烛》)

★ 9. **治肾虚及寒湿一切腰痛:【补骨脂丸】**川萆薢四两(分四制,童便、米泔、盐汤、酒各浸一宿,晒干),杜仲(如上制)四两,破故纸(炒香)三两,胡桃肉(去皮,另研如泥)四两。用法:上为末,不犯铁器,入胡桃肉,炼蜜为丸,如梧桐子大。每服五十丸,空心温酒送下。干物压之。(彭怀仁 主编·《中医方剂大辞典》5 册 869 引《保命歌括》卷十三)

★ 10. **治肾虚腰痛脚软:**川杜仲(盐水炒去丝)一两。用法:水、酒各半煎服。(彭怀仁 主编·《中医方剂大辞典》5 册 84 引《不知医必要》卷二)

★ 11. **治肾虚腰痛脚软:**杜仲 30 克,枸杞子 15 克。水、酒各半煎服。(胡郁坤 陈志鹏 主编·《中医单方全书》375)

★ 12. **治肾气亏损,腰肌劳损,腰痛:【杜仲威灵仙散】**杜仲 20 克,威灵仙 15 克。用法:分别研粉后混合拌匀,再取猪肾 1 ~ 2 个,破开,洗去血污,再放入药粉,摊匀后合紧,共放入碗内,加水少许，用锅置火上久蒸。吃其猪肾，饮其汤，每日1剂。功效：补肾强骨，除湿止痛。宜忌：孕妇忌用。（孙世发 主编·《中医小方大辞典》916引《千家妙方》引唐德裕方）

★ 13. **治肾虚伤冷，冷气入肾，腰痛如掣：【鹿角丸】**鹿角屑一两（酥炙），附子二两（炮），桂心三分。用法：为末，酒糊为丸，梧子大。盐、酒下三五十丸，空心服。（宋立人 总编·《中华本草》9册654引《三因方》）

★ 14. **治肾脏虚冷，腰脊痛如锥刺，不能动摇：**鹿角屑二两（炒令微黄）。用法：上为末。每服方寸匕，空腹暖酒调服，一日二三次。（彭怀仁 主编·《中医方剂大辞典》9册617引《普济方》卷三十一）

★ 15. **治肾虚腰膝痿弱，筋骨不健，早衰：**鹿角胶12克，龟板胶12克，人参10克，枸杞15克。炼蜜为丸。每服6克，淡盐汤下。（宋立人 总编·《中华本草》9册656）

★ 16. **治骨虚极，面肿垢黑，脊痛不能久立，气衰，发落齿槁，腰脊痛，甚则喜唾：【鹿角丸】**鹿角二两，川牛膝（去芦，酒浸，焙）一两半。用法：上为细末，炼蜜为丸，如梧桐子大，每服七十丸，空心盐汤送下。（彭怀仁 主编·《中医方剂大辞典》9册591引《医方类聚》）

★ 17. **治精血耗竭，面色黧黑，耳聋目昏，口干多渴，腰痛脚弱，小便白浊，上燥下寒，不受峻补：**鹿茸（酒浸）、当归（酒浸）各等分。为细末，煮乌梅膏子为丸，如梧桐子大。每服五十丸，空心用米饮送下。（江苏新医学院 编·《中药大辞典》下册2234引《济生方》）

★ 18. **治骨虚面肿脊痛，不能久立，血气衰惫，发落齿枯，喜唾：**用鹿茸二两，牛膝一两半，酒浸，焙干，为末，炼蜜丸如桐子大。每服五十丸，空心盐汤下。（[明代]胡濙 撰·《卫生易简方》85）

★ 19. **治身体虚弱，腰膝酸软：**女贞子3钱，旱莲草、桑葚、枸杞子各4钱。水煎服。（《全国中草药汇编》编写组 编·《全国中草药汇编》上册137）

腰腿痛15方

★ 1. **治腰腿痛：**续断、牛膝、杜仲各适量。水煎服，每日2～3次，每次250毫升。孕妇用此方去牛膝，改用桑寄生。（吴大真 高留泉 魏素丽等 主编·《灵验单方秘典》118）

★ 2. **治腰腿痛：**鸡蛋2枚，川杜仲10～12克，川续断10～12克。用法：上3味共水煎，蛋熟去壳再煮，喝汤食蛋。（吴静 主编·《祛百病醋蛋秘方》217）

★ 3. **治腰腿痛：**向日葵茎白芯30克，煮瘦猪肉食。适用于腰痛不能屈伸者。（胡郁坤 陈志鹏 主编·《中医单方全书》377）

★ 4. **治腰腿痛：**胡椒20粒，将狗腰子剖开纳胡椒粉。用麻线捆好，菜叶包紧，外用黄泥包好，火煨熟，或放饭上蒸熟饭前食。适用于虚寒腰痛，日久不愈。（胡郁坤 陈志鹏 主编·《中医单方全书》377）

★ 5. **治腰腿痛：**白胡椒9粒，小茴香5克。共研细末，加猪肾切碎蒸服。适用于虚寒腰痛，日久不愈。（胡郁坤 陈志鹏 主编·《中医单方全书》377）

★ 6. **治腰腿痛：**单味茜草泡酒饮用，或加威灵仙，对外伤性腰腿痛再加寻骨风。王义善等用上方治疗顽固性腰腿痛26例，1日后显效2例，3日后显效10例，半月后临床症状消失。（王辉武 主编·《中药临床新用》488）

★ 7. **治腰腿痛：**斑蝥。瓦片烘干，研成粉末。在患者疼痛部位选择最痛点，敷少量药粉（如火柴头大小），贴胶布固定，贴后局部稍有烧灼感，5～6小时后起泡如蚕豆大，24小时后去药，挑破出水，涂以龙胆紫，若1次不愈，可在原点附近另选痛点，再次敷药。（《全国中草药汇编》编写组 编·《全国中草药汇编》上册822）

★ 8. **治腰腿痛：**生鹿角片9克。研末，水酒泡服。适用于闪挫腰痛。（胡郁坤 陈志鹏 主编·《中医单方全书》377）

★ 9. **治腰腿痛：**虎杖30克。水煎服。适用于瘀血腰痛。（胡郁坤 陈志鹏 主编·《中医单方全书》376）

★ 10. **治腰腿痛：**鬼针草15克。水煎服。适用于腰痛。（胡郁坤 陈志鹏 主编·《中医单方全书》376）

★ 11. **治腰腿疼痛：**全蝎七个。用阴阳瓦焙黄为细面。用法：分二次黄酒冲服。（沈洪瑞 主编·《重订十万金方》306）

★ 12. **治腰脚疼痛**:天麻、半夏、细辛各 60 克,绢袋 2 个,各研药令匀。蒸热,交互熨痛处。汗出即愈,数日再熨。(滕佳林 米杰 编著·《外治中药的研究与应用》245 引《卫生易简方》)

★ 13. **治腿膝疼痛,不能举步:【步利丸】**山楂肉、白蒺藜(蒸晒)各等份。用法:上药研为末,炼蜜为丸,如梧桐子大。每次三钱,白汤送下。(彭怀仁 主编·《中医方剂大辞典》54 册 33 引《仙拈集》卷二)

★ 14. **治腰痛曲而难伸**:山楂末三钱,茶、酒、盐汤随下。([清]王梦兰 纂集·《秘方集验》86)

★ 15. **治老人腰腿痛**:山楂、鹿茸各等分。用法:为末,蜜丸梧子大。每服 9 克,日 2 次。(周凤梧 主编·《古今药方纵横》389 引《本草纲目》)

痿证 3 方

★ 1. **治痿证**:杜仲 60 克。切碎,酒、水各半煎服。适用于软瘫。(胡郁坤 陈志鹏 主编·《中医单方全书》387)

★ 2. **治痿证验案**:庞元英(谈薮):一少年得脚软病,且痛甚。医作脚气治不效。路钤医孙琳诊之,用杜仲一味,寸断片折,每以一两,用半酒半水一大盏煎服,三日能行,又三日痊愈。(杨鹏举 主编·《中医单药奇效真传》188 引《本草纲目》)

★ 3. **治肾损骨痿,不能起床**:川萆薢、杜仲(炒)各适量。用法:上药酒煮猪腰子为丸,如梧桐子大。每次 50~70 丸,空腹盐汤送下。(孙世发 主编·《中医小方大辞典》447 引《赤水玄珠》卷四)

骨质疏松症 2 方

★ 1. **治骨质疏松症**:枸杞子 20 克。与麻雀 5 只(宰杀,去毛、内脏及头足,切碎),大枣 15 克,粳米 60 克同煮粥至将熟时,加入姜、葱、盐煮沸,作早、晚餐食。本方可补肾、温阳、益精,适用于骨质疏松症属肾阳不足,腰酸膝软,形寒肢冷,疲倦乏力。(胡郁坤 陈志鹏 主编·《中医单方全书》385)

★ 2. **治老年性骨质疏松症**:鹿茸适量。用法:每天取上药 2~5 克,隔水炖服,或同鸡炖服。用法:强壮筋骨。附注:据陈大典报道,应用本方治疗本病效佳。(薛建国 李缨 主编·《实用单方大全》568)

骨实热烦痛 1 方

★ **治骨实热烦痛:【地骨皮汤】**地骨皮、柴胡(去苗)、甘草(炙,锉)各 30 克,胡黄连 7.5 克。用法:上药研为粗末。每次 9 克;水煎,去渣温服。(孙世发 主编·《中医小方大辞典》1371 引《圣济总录》卷五十三)

脚软 1 方

★ **治脚软**:杜仲一两,水、酒各半煎服。([清]丁尧臣 撰·《奇效简便良方》46)

阳强 1 方

★ **治阳强**:五倍子粉适量。醋调成膏,外敷阴茎。(薛建国 李缨 主编·《实用单方大全》604)

阳痿 30 方

★ 1. **治阳痿**:鹿角胶 15~20 克,粳米 100 克,生姜 3 片。用法:先煮粳米,做粥,待沸后,放入鹿角胶、生姜共煮为稀粥。每日 1~2 次,3~5 日为 1 个疗程。(李川 主编·《民间祖传秘方》

168）

★ 2. **治阳痿：【抗痿灵】**蜈蚣 18 克，当归 60 克，白芍 60 克，甘草 60 克。共研细末，分为 40 包，每次服半包至 1 包，早、晚各 1 次，用白酒或黄酒送服，15 天为 1 个疗程。忌生冷、气恼。治疗 737 例，近期治愈 655 例，治愈率为 88.9%，好转 77 例，无效 5 例。（胡熙明 主编·《中国中医秘方大全》中册 546）

★ 3. **治阳痿验案：【香芷起痿散】**祖父祝友韩收集的民间验方中有"香芷起痿散"一方，由白芷 120 克，当归 90 克，蜈蚣 30 条组成，共为细末，分 30 包，每次 1 包，每日 2 次，早、晚温开水送服。笔者承家教而继岐黄事业，行医 30 余年，为验证此方效果，每遇阳痿患者辄用之，投以香芷起痿散，临床治疗 79 例，年龄 23～60 岁，病程最短 3 个月，最长 2 年 7 个月，服药最少 1 剂，最多 3 剂，有 81% 以上患者症状消失，性生活恢复正常。［《中医杂志》编辑部 整理·《中医杂志》"专题笔谈"文萃（1995—2004，第一辑）515］

★ 4. **治阳痿验案：**章某，30 岁，工人。半年前结婚，婚后即发现阳痿不举，或举而不坚，以致不能房事，经多方治疗注射过丙酸睾丸酮，服用过海马三肾丸、全鹿丸、五子丸、赞育丹等均无明显效果。余诊：患者形体壮实，急躁易怒，舌质红，苔薄白而润，脉细，患者自述婚前有多年手淫史。即予蜈蚣散 20 克，每次 0.5 克，1 日 2 次，黄酒送服，连服 20 天。患者服药 10 天时，感阴茎勃起较有力，但不坚硬，服药 20 天后，阴茎勃起正常，性生活和谐，1 年后其妻生 1 子。（杨鹏举 主编·《中医单药奇效真传》161 引《实用中医内科杂志》）

★ 5. **治阳痿：**蛤蚧、马钱子、蜈蚣各等量。研细末装入胶囊内。每次 1.5 克，每日 2 次，20 日为 1 个疗程。如不愈，间隔 1 周再服第 2 个疗程。（吴大真 高留泉 魏素丽等 主编·《灵验单方秘典》157）

★ 6. **用于男子肾亏，命门火衰所致阳痿：【蛤蚧鹿鞭散】**蛤蚧（去头、足）1 对，鹿鞭 1 具。用法：两药用黄酒泡后，晒干，焙、研粉。口服，每次服 3 克，每日上、下午空腹用温开水或淡盐水各送服 1 次。功能：温肾壮阳。（张金鼎 邹治文 编著·《虫类中药与效方》15）

★ 7. **治阳痿：**凤仙花子 15 克，阿片 3 克，蟾酥 3 克，麝香少许。调均匀，再研一遍，加大葱适量捣为丸，如黄豆大，阴干。临睡前，用药丸 3 粒，白酒化开，涂于神阙穴、曲骨、龟头上。每晚 1 次直至痊愈。（唐汉钧 汝丽娟 主编·《中国民间外治独特疗法》152）

★ 8. **治阳痿：**蜂房炙存性，研末，每次服 6 克，睡前服。（胡晓峰 编著·《虫蛇药用巧治百病》7）

★ 9. **治阴寒痿弱：**蜂房灰，夜涂阴上，即热起。（历代医学名著全书 明代·李时珍 撰·《本草纲目》4 册 3318）

★ 10. **治阳痿：**马蜂房粉 25 克，山药粉 25 克。用法：上药混匀，每日 3 次，每次 5 克内服。备注：本方治阳痿，临床疗效满意。（吴静 陈宇飞 主编·《传世金方·民间秘方》111）

★ 11. **治阳痿：**杜仲 10 克，羊肾 2 枚，调料适量。用法：羊肾去脂膜，洗净切碎，与杜仲同入砂锅，加入适量水，炖至熟透后，去渣，经调味即成。空腹服用。（李川 主编·《民间祖传秘方》166）

★ 12. **治阳痿：**苦参 10 克，白酒 250 毫升。用法：苦参浸酒 1 周后，日服 1 次，每次 20 毫升，睡前服。备注：本方适用于下焦湿热太盛，筋脉弛缓，以致于阳事不足以举者，若肾精虚损，肝肾不足者，非本方所宜。（吴静 陈宇飞 主编·《传世金方·民间秘方》110）

★ 13. **治阳痿医案：**曹某，26 岁，1976 年 9 月 10 日就诊。1 年前因挑土过重扭伤腰部，经治疗，腰伤愈。但此之后，渐觉阳事不举，迭经医治不愈，遂投以水蛭 30 克，雄鸡 1 只（去杂肠）同煮，喝汤吃鸡肉，隔 3 天 1 剂，5 剂病愈。1977 年年底结婚，1978 年年底得一男孩。（杨鹏举 主编·《中医单药奇效真传》161）

★ 14. **治男性性功能障碍：**补骨脂 30 克，韭菜子 30 克。共研末，口服，每次 9 克，每日 3 次。（胡郁坤 陈志鹏 主编·《中医单方全书》355）

★ 15. **治欲事过多，肾虚耳鸣，精气耗惫，腰脚酸重，神色昏黯，阳道痿弱：**鹿茸适量。用法：上药取毛，酥炙，研为细散。每次 3～6 克，浓煎苁蓉酒，放温，入少许盐，空腹送下。功效：益精。（孙世发 主编·《中医小方大辞典》162 引《圣济总录》）

★ 16. **治阳痿：**鹿茸 20 克。去头、足及黑皮

的蛤蚧2对共研细末，睡前以黄酒送服，每次2克。（老年阳痿患者尤宜）（胡郁坤 陈志鹏 主编·《中医单方全书》356）

★ 17. **治虚弱阳事不举，面色不明，小便频数，饮食不思：【鹿茸酒】**好鹿茸五钱，多用一两（去皮，切片），干山药一两（为末）。上以生薄绢裹，用酒浸七日后，饮酒，日三盏为度。酒尽，将鹿茸焙干，留为补药用之。（宋立人 总编·《中华本草》9册651引《普济方》）

★ 18. **治阳痿滑精，胃寒无力，血虚眩晕，腰膝痿软，虚寒血崩：【鹿茸口服液】**鹿茸（去皮毛）10克。用法：制成口服液。每次10毫升，每日2次。功效：温肾壮阳，生精养血，补髓健骨。（孙世发 主编·《中医小方大辞典》163）

★ 19. **治阳痿：**鳖头1个，香油炸焦，一次佐餐食用，连服7日。（吴大真 高留泉 魏素丽等 主编·《灵验单方秘典》159）

★ 20. **用于阳痿：**蟾酥3克，麝香0.1克，凤仙花子15克，葱白适量。凤仙花子研为细末，过筛，加蟾酥、麝香研匀。再研1遍，加大葱适量捣为丸，如黄豆大，阴干。临睡前用药丸3粒，白酒化开，涂于神阙、曲骨、阴茎头上。每晚1次，直至痊愈。（滕佳林 米杰 编著·《外治中药的研究与应用》581）

★ 21. **治阳痿：**人参15克，茶叶5克。用法：将人参加水适量煎30分钟，后泡茶。每日1剂，代茶频饮。若味浓可再冲入沸水，甚至冲淡为止。功效：补气助阳。主治：因肾阳不足所致的性欲低下、阳痿，伴有神疲乏力、气短懒言、畏寒肢冷、腰酸腿软、舌淡、脉沉迟。（程爵棠 程功文 编著·《单方验方治百病》361）

★ 22. **治阳痿：**海狗肾2只，人参100克，山药100克，白酒500毫升。用法：海狗肾洗净，切成片；人参、山药洗净，切成片。共置瓶中，加白酒，密封1个月，分次饮用。（李川 主编·《民间祖传秘方》167）

★ 23. **治阳痿：**鲜无花果10个，猪瘦肉250克。共煮，吃肉渴汤。（宋立人 总编·《中华本草》2册486）

★ 24. **治阳痿：**蛤蚧1对，葱籽、韭菜子各60克。共焙干研细末，分成10～12包，饭前2小时以黄酒送服，每次1～2包。（胡郁坤 陈志鹏 主编·《中医单方全书》356）

★ 25. **治阳痿、早泄验案：**笔者临证用吴茱萸研末外敷神阙穴，治疗阳痿、早泄，取得较好疗效，现介绍如下。

患者邓某某，男，25岁。结婚2年余，阳事举而不坚，同房每每不能入巷，且不耐久举便有精液排出，甚为苦恼。笔者用右归丸加淫羊藿、巴戟天、阳起石、海龙、海马等，连服4个月余，毫无进展。细思之，患者形寒肢冷，少腹拘急，阳事不举，遇寒更甚，证属阳虚，予温肾壮阳，何以不中？莫非是厥阴肝寒，宗筋失纵之阳痿。遂用吴茱萸、白胡椒等份为末，取适量，用唾液调成糊状，每晚睡前敷于神阙穴，移夜取去。10日后阳事大举，亦能入巷，且甚为欢娱。肾阳亏虚历来被认为是阳痿的主要病因，但与肝有非常密切的关系。《灵枢》指出：“肝足厥阴之脉……过阴器”，“肝者，筋之合也，筋者聚于阴器”。笔者临床对此病证常有从肾论治不效，而从肝论治，用辛热温肝之吴茱萸外用而获效。[《中医杂志》编辑部 整理·《中医杂志》“专题笔谈”文萃（1995—2004，第一辑）509]

★ 26. **治肾虚遗精阳痿：**鹿角霜适量。用法：研末。取鲜鸡蛋1个，顶端戳一小孔，纳入鹿角霜细末1.5克，用筷子搅和，封口，蒸熟，去壳吃蛋，每日1次。功能：摄精兴阳。治肾虚遗精阳痿。（徐明 编著·《民间单方》142）

★ 27. **治茎痿：**鹿角霜、茯苓，等分为末，酒糊丸梧子大。每服三十丸，盐汤下。（宋立人 总编·《中华本草》9册658引《四科简效方》）

★ 28. **治勃起功能障碍：**枸杞子240克。与猪肾1对（切片），豆豉汁1盏共以慢火煮熟，入胡椒、食盐，连渣服。适用于阳痿肾虚者。（胡郁坤 陈志鹏 主编·《中医单方全书》356）

★ 29. **治阳痿、早泄验案：**早泄。吴茱萸、五倍子等份为末，取适量用醋调成糊状，睡前敷于神阙穴，晨起去掉，每日1次，7日为1个疗程，用药期间忌房事。曾治刘某某，男，45岁，近3年来性欲减退，阳事举而不坚，同房一接触就泄精，其妻常为不满，自己亦甚为苦闷。诊其舌淡红，苔薄白，脉细弦。笔者嘱其用吴茱萸、五倍子等份为细末，醋调成糊状，每晚睡前敷于脐上，晨起则取去。2个疗程后性欲增强，阳事大兴，已不早泄，夫妻感情融洽。[《中医杂志》编辑部 整理·《中医杂志》“专题笔谈”文萃（1995—2004，

第一辑)509]

★ 30. **治阳痿、痛经:**吴茱萸、细辛、桂枝,其量比是5:1:2。用法:共研细末,调匀,装入瓶中密封备用,用时加食盐适量,并与药拌匀。先将医用纱布一块约1.5厘米^2,单层放在脐孔处,取药末2克左右,置细纱布上,然后用纱布覆盖,最后用纱布固定,并于每晚入睡前用手指按摩5~10分钟,2~3天换1次。王付用上方治疗阳痿、痛经。阳痿用15天即有效,女子痛经用30天即有效。一般15天为1个疗程,休息3~5天,2~3个疗程即可收显效,4~5个疗程即可达到治疗目的。另外还要说明一点,男子阳痿无论是寒还是热,均可用此法,若属热者,当酌加黄柏以佐之。女子痛经无论是气郁血瘀证,还是寒凝胞中,均可用之,若属热证明显者,则不可用之。(王辉武 主编·《中药临床新用》328)

早泄8方

★ 1. **治早泄:**五倍子15克,白芷10克。用法:将上药共研为细末,用醋及水各等分,调成面团状,临睡前敷肚脐(神阙穴),外用纱布盖上,胶布固定。每日1次,连敷3~5日。病例验证:用此方治疗早泄患者39例,经用药2~6日后,均获痊愈。(良石 主编·《名医珍藏秘方大全》328)

★ 2. **治早泄:**五倍子30克。用法:上药加水用文火煎煮30分钟,倒入盆内,趁热熏蒸阴茎龟头数分钟,待药液降至40摄氏度左右时,将龟头浸泡于药液中5~10分钟。每晚1次,15日为1个疗程。一般1~2个疗程即愈。1剂药可用2天,每次使用前均需加热煮沸。功效:收涩固精。注意避免烫伤。(刘道清 主编·《中国民间神效秘方》437)

★ 3. **治早泄:**生五倍子粉3克,蜂蜜调匀,稀稠适当,敷于神阙穴上,用纱布块覆盖,胶布固定,早、晚各用药1次,湿热内蕴型加用生茯苓粉、生革薢粉各2克,调敷法同上;用药期间少食辛辣厚味,并嘱患者内裤不宜过紧,被盖不宜过厚。周文学用上方治疗遗精41例,总有效率为82%(1个月内无好转者为无效)。(王辉武 主编·《中药临床新用》107)

★ 4. **治早泄验案:**李某某,男,33岁。患早泄1年余,曾在本县医院服补肾固精之类中药罔效。近半年来每次性交时即发生早泄,以至夫妻感情不好,精神苦闷,性交时精神紧张,于1976年3月求治。患者身体健壮,精神忧郁,时有失眠,记忆力减退,有时腰酸,舌淡苔白,脉稍弦,笔者予以精神安慰,嘱其禁房事20天,用五倍子300克分成15次用,每次20克煎水熏洗龟头,待水温下降至40摄氏度时,可将龟头浸泡到药液中5~10分钟,每晚1次。1个月后,患者性机能恢复正常,2年后随访,患者夫妻关系和睦。(杨鹏举 主编·《中医单药奇效真传》167)

★ 5. **治早泄:**淫羊藿60克,烧酒500毫升,鹿茸1.5克,食盐少许。同浸7~15天后,每晚1次,每次喝2盏,每盏约20毫升。(陈景胜·《中国中医药报》2011年1月17日)

★ 6. **治早泄:【蜂白散】**露蜂房、白芷各10克。烘干发脆,共研细末,醋调成面团状。临睡前敷肚脐上,外用纱布盖上,胶布固定。1~2天1次,连续3~5次。治疗34例,全部有效。一般敷5~7次可愈。(滕佳林 米杰 编著·《外治中药的研究与应用》226)

★ 7. **治早泄验案:**晁某某,男,24岁。主诉早泄1年余。由于难于启齿,一直未能就医。近月来,病情加重,几乎近女物即泄,苦楚难鸣。经服下药5天后,即有好转。嘱其控制感情,节制房事继续服药。药服3个月有余,早泄根除,追访1年未再发。治疗方法:新鲜蚯蚓10条(以韭菜地的为好),破开洗净,加韭菜汁约10毫升,捣为糊状,黄酒1盅冲服,每日2次。一般服药数日即可见效。(杨鹏举 主编·《中医单药奇效真传》167)

★ 8. **治早泄、遗精、阳痿、遗尿、尿频等:**桑螵蛸15克,鸽蛋3个。用法:将2味药放砂锅内,加水煮沸20分钟,捞出鸽蛋,剥去外皮,再度放入药液中,继续煮沸10分钟,吃蛋喝汤,1次服完。再服再制,每日2次。功效:补肾助阳,固精缩尿。禁忌:阴虚火旺或膀胱湿热而小便频数涩痛者忌服。(刘道清 主编·《中国民间神效秘方》433)

遗精、梦遗滑精60方

★ 1. **治遗精**:桑螵蛸5克。用法:取上药,装入纱布袋缝好,置于锅中,加入适量水,用文火煮沸5分钟,捞出纱袋,放入洗净的高粱米25克,煮至熟烂即可。每天晚上温热食之。主治:脾气虚弱,肾阳不足所致遗精。(薛建国 李缨 主编·《实用单方大全》624)

★ 2. **治遗精**:桑螵蛸、煅龙骨、鸡内金各等分,共研末混匀。每次服10克,每日2次,空心淡盐水送服。连服5~7天可愈。(李家强编著·《民间医疗特效妙方》138)

★ 3. **治遗精**:桑螵蛸15克。用法:公鸡肠一具,将其剪开,用食盐搓擦,洗净焙干,研成细末备用。桑螵蛸洗净放入锅内,加入清水,先用武火煮沸,再用文火煎煮40分钟,滤取药液,投入鸡肠末搅拌和匀。当茶饮用。主治:肾气虚弱所致遗精。(薛建国 李缨 主编·《实用单方大全》623)

★ 4. **治遗精**:桑螵蛸一钱,象牙屑二钱。用法:上为末,作一服。(彭怀仁 主编·《中医方剂大辞典》5册810引《串雅补》卷二)

★ 5. **治遗精**:五倍子100克,为细粉。取五倍子粉适量唾液调膏,敷脐中,每晚1次。(张金鼎 邹治文 编著·《虫类中药与效方》265)

★ 6. **治遗精**:五倍子粉3克。用法:蜂蜜调匀,稀稠适当,敷于神阙穴上用纱布块覆盖,胶布固定,早、晚各1次。湿热内温型加用生茯苓粉2克。用药期间少食辛辣厚味,内裤不宜过紧,被盖不宜过厚。验证41例,治愈34例,无效(用药1月无好转)7例。治愈率为82.9%。(雷一鸣 杨柱星 黄儒 主编·《中华名医顽症绝症秘方大全》451)

★ 7. **治遗精**:五倍子10克,牡蛎12克。共研细末,用盐水调敷脐中。(吴大真 高留泉 魏素丽等 主编·《灵验单方秘典》148)

★ 8. **治遗精**:五倍子、女贞子各30克。研细末,醋调成饼。敷脐。每日1次。(唐汉钧 汝丽娟 主编·《中国民间外治独特疗法》33)

★ 9. **治遗精**:五倍子、生龙骨各10克,生地30克。临睡前敷于脐部,然后用消毒纱布覆盖,再用胶布固定。(唐汉钧 汝丽娟 主编·《中国民间外治独特疗法》155)

★ 10. **治遗精**:五倍子3克,密陀僧3克,海螵蛸4克。每晚睡前取药末少许涂擦于龟头。(唐汉钧 汝丽娟 主编·《中国民间外治独特疗法》154)

★ 11. **治遗精**:五倍子、海螵蛸、龙骨各等份。共研末,水泛为丸,如枣核大,填塞脐中,包扎,每夜一次。(吴大真 高留泉 魏素丽等 主编·《灵验单方秘典》149)

★ 12. **治遗精**:五倍子120克,茯苓180克。麦面为丸。每次6克,每日1次,睡前服。(吴大真 高留泉 魏素丽等 主编·《灵验单方秘典》147)

★ 13. **治遗精**:云苓一两,五倍子五钱,煅牡蛎一两。用法:先将五倍子打破去渣,用瓦焙黄,合云苓、牡蛎共为细末,炼蜜为丸,每丸重三钱。早晚各服一丸,重者一丸半,白水送下。(沈洪瑞 主编·《重订十万金方》239)

★ 14. **治遗精、滑泄**:五倍子、白芷各10克。用法:烘脆,共研细末,用醋及水各等量,调成面团状,临睡前敷肚脐(神阙穴),外以纱布盖上,胶布固定,每晚换药1次,连用3~5日。治疗本病10例,全部有效。(胡熙明 主编·《中国中医秘方大全》中册543)

★ 15. **治遗精、滑泄**:五倍子30克,黄连5克。共研末,每取10克,醋调敷于脐部(外用布包,胶布固定),每日1次。(易磊 编著·《中国秘方大全》729)

★ 16. **治遗精**:百合、银耳各30克洗净,同置锅中加清水500毫升,粳米50克,大火煮开3分钟改小火煮30分钟即成粥,热服。适用于遗精属阴虚火旺、心肾不交型伴心悸烦热、夜寐不安者。(胡郁坤 陈志鹏 主编·《中医单方全书》358)

★ 17. **治遗精**:用金锁固精丸加血竭6克服用,治疗遗精,有效率为92.31%。(王辉武 主编·《中药临床新用》277)

★ 18. **治遗精**:家父熊文华,1985年获国家医药管理局颁发的老药工荣誉证书。20世纪70年代中,家父曾遇一亢姓患者,男,50余岁。颜面、双下肢凹陷性浮肿,小便短少,混浊不清,尿蛋白(+++),诊为慢性肾炎尿毒症。迭进中、西药罔效,求治于家父。询知上症俱存外,近来口干不饥,胸闷,神疲,腹胀,腰沉,大便溏,夜间遗精较频。遂予单味车前子100克,以精盐5克细炒至焦,研细末,每服10克,日服3次。余问曰:患者虽有浮肿,然小便混浊,遗精频繁,气寒滑利之品,利之妥否?父谓:浮肿乃水之多也,水湿郁而生热,湿热蕴结下焦,相火不宁,内扰精室而致遗泄。况《本草备要》有谓:车前子甘寒,利水窍而秘精窍。4日后患者前来复诊,果肿退而遗精止,遂以桂附八味丸善后,调理月余而安。

车前子,《本草汇言》谓其"行肝疏肾,畅郁和阳,同补肾药用,令强阴有子"。《名医别录》载:"养肺强阴益精,令人有子。"笔者临床治疗遗精时,在辨证施治的前提下,于相应方剂中加入车前子可使疗效著增。特别是对多例频繁遗精及滑精患者,在服用固精丸、归脾丸、六味地黄丸等方剂均无效的情况下,效法家父用单味车前子精盐细炒,研末吞服,治之皆愈。正如先贤所言,药有个性之长,欲得淋漓尽致地尽其效能,拓其新用,于一药一味间不可不仔细探究。[《中医杂志》编辑部 整理·《中医杂志》"专题笔谈"文萃(1995—2004,第一辑)513]

★ 19. **治遗精**:将鸡肠30克洗净,以食盐腌制10分钟后洗净切段,置锅中加入清水500毫升,加枸杞子、乌梅各10克以大火煮开(去浮沫),加黄酒、葱、姜、食盐,改小火煲30分钟即可食用。适用于遗精属肾气虚损、精关不固偏阴虚者。(胡郁坤 陈志鹏 主编·《中医单方全书》358)

★ 20. **治遗精**:枸杞子50克,米适量。用法:上药加入大米煮稀饭。每日1剂,分2次服。功能:补肾填精,养心安神。注意事项:外邪实热,脾虚有湿,腹泻等忌服。早晚温服。连服3~5剂。(阳春林 葛晓舒 主编·《湖南省中医单方验方精选·外科》下册1227)

★ 21. **治遗精,属湿热下注型**:干紫花地丁30克。用法:水煎2次,混合。每日1剂,分2次服。功能:清热解毒,化湿止遗。注意事项:鲜品用60克。(阳春林 葛晓舒 主编·《湖南省中医单方验方精选·外科》下册1228)

★ 22. **治遗精**:白及30克。研末炒,加白糖30克拌调绿皮鸭蛋白3个共蒸食。适用于滑精。(胡郁坤 陈志鹏 主编·《中医单方全书》358)

★ 23. **治遗精**:刘寄奴适量,黑鸡蛋2个。用法:刘寄奴煮黑鸡蛋。顿服1个。功能:补益肝肾,纳气固精。注意事项:连服2~3次即好。(阳春林 葛晓舒 主编·《湖南省中医单方验方精选·外科》上册1226)

★ 24. **治遗精**:甘遂、甘草各3克。共研末,拌匀,另备膏药1张。将药粉放在脐眼上,将膏药固定在药粉上。2日1换,多次自愈。(杨仓良 主编·《毒药本草》501)

★ 25. **治遗精**:杜仲(末)6克。装入猪肾内,以湿纸包煨热服,每日1剂。适用于遗精肾虚者。(胡郁坤 陈志鹏 主编·《中医单方全书》358)

★ 26. **治遗精**:鸡内金适量。洗净,文火焙黄,研细末服,每次5克,每日2次,3日为1个疗程。效果不显著者,可再服1个疗程。(胡郁坤 陈志鹏 主编·《中医单方全书》357)

★ 27. **治遗精**:鸡内金、五味子各50克。用法:研末,开水冲。每日3次,每次服5克。功能:收涩固精,健脾和胃。(阳春林 葛晓舒 主编·《湖南省中医单方验方精选·外科》上册1227)

★ 28. **治遗精**:蛤蚧1对,肉桂3克。共研细末,每次2~3克,每日1次。(吴大真 高留泉 魏素丽等 主编·《灵验单方秘典》149)

★ 29. **治阳痿**:菟丝子、淫羊藿共研粉末,每次以黄酒送服5克,20天1个疗程。殷爱华等用上方治疗阳痿50例,总有效率达92%。(王辉武 主编·《中药临床新用》528)

★ 30. **治遗精**:露蜂房30~60克,烧研细末。每日1次,临睡时送服6克。主治遗精。(吴大真 高留泉 魏素丽等 主编·《灵验单方秘典》149)

★ 31. **治遗精**:鲜甲鱼1只。取头、颈、尾,用芝麻油炸焦,分别研为细粉。将甲鱼头粉混入食物中,空腹1次服完,逾百日恢复健康;再把甲鱼尾粉,照前法食下;服甲鱼头后,阴茎萎缩,不再勃起,无性欲要求及淫梦失精现象,待百日后或更多时日(决不可早)再服甲鱼尾粉,则阴茎恢复原状,性欲亦趋正常,但须节制房事。适用于梦遗失精、房事过度者。(胡郁坤 陈志鹏 主

编·《中医单方全书》357)

★ 32. **治肾虚精滑:【枸杞子丸】**枸杞子(冬采者佳)、黄精各等分。功能:补精气。用法:上为细末,相和捣成块,捏作饼子;干复捣末,炼蜜为丸,如梧桐子大。每服五十丸,空心温酒送下。方中二药用量原缺,据《医统》补。(彭怀仁 主编·《中医方剂大辞典》7册110引《普济方》)

★ 33. **治遗精,漏下不止:**桑螵蛸(焙)。用法:上为末。每服一钱,酒浆调服。(彭怀仁 主编·《中医方剂大辞典》8册935引《理虚元鉴》)

★ 34. **治梦遗、滑精:**桑螵蛸30个,烧炭,研成末,加入白糖9克调匀,每晚临睡1次服完,连服3天。(薛建国 李缨 主编·《实用单方大全》623)

★ 35. **治虚劳梦遗:**桑螵蛸一两(微炒),韭子二两(微炒)。每服二钱,空心用温酒调下。(宋立人 总编·《中华本草》9册158)

★ 36. **治遗精、遗尿、尿频、阳痿、妇女白带过多等:**桑螵蛸30克。用法:将桑螵蛸以米醋浸泡24小时,取出晒干,小火炒至微黄,加水煮沸1小时,滤取药液,待温1次服完,睡前服,每日1剂,连服3～5日。功效:补肾助阳,固精缩尿。禁忌:阴虚火旺者或膀胱湿热而小便频数涩痛者不宜服。(刘道清 主编·《中国民间神效秘方》418)

★ 37. **治精泄不禁:**桑螵蛸三两(焙干),龙骨二两,白茯苓一两。上为末,米糊和丸如梧桐子大。每服五十丸,煎茯苓、盐汤送下。食前服。(宋立人 总编·《中华本草》9册158引《普济方》)

★ 38. **治遗精梦泄,或滑精不止:【倍苓丸】**五倍子30克,茯苓60克。用法:为丸或为散。每日空腹服6克,早、晚各1次,温水送服。(膳书堂文化 主编·《中华偏方单方大全》146)

★ 39. **治梦泄:【补骨脂丸】**补骨脂(炒)四两,龙骨、山茱萸、巴戟天(去心)各一两。用法:上为末,炼蜜为丸,如梧桐子大。每服三十丸,空心盐汤或酒送下。(彭怀仁 主编·《中医方剂大辞典》5册868引《圣济总录》卷一八五)

★ 40. **治肾虚遗精:**鱼鳔12克,枸杞子12克,补骨脂9克,牡蛎15克,莲须9克。水煎服,或研末,每服6克,每日3次。(宋立人 总编·《中华本草》9册332)

★ 41. **治肾虚滑精,肺结核咯血:**鱼鳔200克。用法:将鱼鳔加水用小火煮沸慢炖,使之溶化成糊状,瓶装冷藏备用。每次1汤匙(约10毫升),每日早、晚各1次,温开水冲服。功效:滋肾填精,固精止遗。禁忌:痰多食滞者忌服。(刘道清 主编·《中国民间神效秘方》419)

★ 42. **治肾虚封藏不固,梦遗滑泄:【聚精丸】**黄鱼鳔一斤(切碎,蛤粉炒成珠,再用乳酥拌炒),沙苑蒺藜八两(马乳浸一宿,隔汤蒸一炷香,焙干或晒干),五味子二两。研为细末,炼白蜜中加入陈酒再沸,候蜜将冷为丸,如绿豆大。每服八九十丸,空心时温酒或盐汤送下。(江苏新医学院 编·《中药大辞典》上册1437引《证治准绳》)

★ 43. **治遗精、早泄:**鱼鳔15克,莲须20克。用法:鱼鳔先下油锅炸泡后,用清水浸发除去火气。莲须洗净装入纱布袋中,同放于大瓷碗中,加清水400毫升,盖好隔水蒸熟,取出药纱袋,下精盐、味精,淋麻油,调匀。早、晚各服1次,连服3～5天。(易磊 编著·《中国秘方大全》192)

★ 44. **治遗精,属肾虚:**鱼鳔4两,黄酒适量。用法:鱼鳔切成薄片,放碗内,加入黄酒和水,放在锅内,蒸24小时,成糨糊样。睡前服1小杯。功能:补肾健脾,收敛止遗。注意事项:连服3～4天。(阳春林 葛晓舒 主编·《湖南省中医单方验方精选·外科》上册1229)

★ 45. **治腰痛遗精:**用女贞子、金樱子、芡实各15克,旱莲草12克,水煎服。(周止敬·《中国中医药报》2011年2月2日)

★ 46. **治阴虚梦泄:**鳖甲(烧研)。每用一字,以酒半盏,童尿半盏,葱白七寸,同煎,去葱。日晡时服之,出臭汗为度。(宋立人 总编·《中华本草》9册391引《医垒元戎》)

★ 47. **治梦遗滑精或不梦而滑,久治不愈,身体羸瘦:**甘枸杞三两,金樱子一两,锁阳五钱,芡实三钱,桑螵蛸五钱。用法:共为细面,炼蜜为丸,三钱重。每次服一丸,日两服。(沈洪瑞 主编·《重订十万金方》239)

★ 48. **治夜梦遗精:**公鸡内金7个,焙干,研细末。每次服3克,每天2次,空腹用酒送下。(薛建国 李缨 主编·《实用单方大全》279引《沈氏经验方》)

★ 49. **治夜梦遗精验案**：陈某某，28 岁。患肺结核 2 年，近 1 个月来咳嗽，咳痰频繁，于 1959 年 8 月 11 日入院。入院后，失眠、遗精，隔日 1 次，偶有每晚两三次，头晕，腰疲，四肢无力，食欲不振，消瘦。予内服鸡内金粉，将鸡内金刷净后，置清净瓦片上，用文火焙约 30 分钟，成焦黄色，研成粉末，备用。每日 2 次，每次 0.3 克，清晨及临睡前冲热黄酒半酒杯，拌匀后，用开水送服。连服 3 天后，患者述遗精已控制，再服 3 剂迄今 23 天，仅遗精 1 次，不属病理现象，食欲增，精神愉快，体重也日渐增加。（杨鹏举 主编·《中医单药奇效真传》164）

★ 50. **治遗精、阳痿、手足不温、小便清长、腰膝冷痛等**：鸡蛋 55 克，鹿茸 0.3 克。用法：将鹿茸研为极细末，将鸡蛋大头端锥一小孔，灌入鹿茸末，用纸将小孔糊住，放饭上蒸熟。每天早晨服蛋 55 克，连服 7 ~ 15 天为 1 个疗程。（吴静 主编·《祛百病醋蛋秘方》95）

★ 51. **治遗精，肾阴亏损型**：山药 30 克，枸杞子 20 克。用法：水煎 2 次，混合。每日 1 剂，分 2 次服。功能：健脾益肾，固精纳气。（阳春林 葛晓舒 主编·《湖南省中医单方验方精选·外科》上册 1228）

★ 52. **治虚劳梦泄：【镇精真珠丸】**真珠六两（以牡蛎六两加水同煮一日，去牡蛎）。用法：上为细末，于乳钵内入水研三五日后，宽着水飞过，候干，用蒸饼和丸，如梧桐子大。每服二十丸，食前温酒送下。（彭怀仁 主编·《中医方剂大辞典》10 册 1329 引《圣惠方》）

★ 53. **治虚劳梦泄：【立效鹿角散】**鹿角（研细炒令黄）、车前子、覆盆子各一两。为末。每服三钱，温酒下。（宋立人 总编·《中华本草》7 册 523 引《圣惠方》）

★ 54. **治男子阳痿滑精，妇人白带增多，急性腰扭伤等**：鹿角 300 克，黄酒 1500 毫升。用法：将鹿角放炭火中烧红，趁热立即放黄酒中淬；1 分钟后从黄酒中取出，再烧再淬，以角碎为度。滤取药酒，瓶装备用。鹿角研成细面，每次 6 克，用上述鹿角淬过之药酒 20 毫升冲服，每日 3 次。功效：温补肝肾，活血助阳。禁忌：阴虚火旺，五心烦热，口苦口渴，口舌生疮，牙龈肿痛，目赤尿黄者忌服。（刘道清 主编·《中国民间神效秘方》443）

★ 55. **治上热下寒，梦遗：【硫苓丸】**矾制硫黄一两，白茯苓二两，知母、黄柏（各用童便浸）各五钱。用法：上为末，用黄蜡一两半熔化和丸，如梧桐子大。每服五十丸，盐汤送下。（彭怀仁 主编·《中医方剂大辞典》10 册 213 引《医学入门》）

★ 56. **治体质虚弱，气喘、盗汗、遗精、阳痿，妇女气血不足**：胎盘片，每服 5 片，日 2 次。（《全国中草药汇编》编写组 编·《全国中草药汇编》上册 840）

★ 57. **治肾虚遗精**：鹿角胶 15 ~ 30 克。用法：加水烊化后，加黄酒适量冲服，1 日 2 次。（徐明 编著·《民间单方》142）

★ 58. **治盗汗遗精**：鹿角霜二两，生龙骨（炒）、牡蛎（煅）各一两。为末，酒糊丸梧子大。每盐汤下四十丸。（江苏新医学院 编·《中药大辞典》下册 2242 引《普济方》）

★ 59. **治虚劳梦泄：【鹿角胶散】**鹿角胶一两（研碎，炒令黄燥），覆盆子一两，车前子一两。上件药，捣细罗为散。每于食前，以温酒调下二钱。（宋立人 总编·《中华本草》9 册 656 引《圣惠方》）

★ 60. **治遗精**：蜈蚣 20 条，甘草 5 克。共研细末，每次 1 ~ 2 克，每日 1 ~ 2 次。或蜈蚣 2 条研末，防风 15 克，水煎服。（吴大真 高留泉 魏素丽等 主编·《灵验单方秘典》149）

尿精 2 方

★ 1. **治男子尿精：【栝楼丸】**栝楼根、泽泻、土瓜根各二两。用法：共研末，以牛膝和丸，如梧桐子大。每次服三十丸，食前服。（彭怀仁 主编·《中医方剂大辞典》3 册 883 引《普济方》）

★ 2. **治虚劳，小便精出，口干心烦：【枸杞子散】**枸杞子一两，五味子三分，覆盆子三分，白芍药三分，白龙骨一两，麦门冬一两（去心，焙）。用法：上为细末。每服二钱，以温粥饮调下，不拘时候。（彭怀仁 主编·《中医方剂大辞典》7 册 118 引《圣惠方》）

血精 1 方

★ **治血精、前列腺炎**:紫草(干品)200 克,研成细末。每次 6 克,每日 2 次,开水吞服。如另取生大黄 50 克,煎汤,坐浴 30 分钟,疗效更佳。说明:男性血精大多为房劳过度,热毒炽盛,血热妄行,灼伤精室血络而成。据中药文献记载,紫草能清热解毒,还有类似维生素 K 的止血作用。近来,笔者用紫草治疗血精、前列腺炎共 30 例,效果显著。(李家强 编著·《民间医疗特效妙方》25)

脱精 2 方

★ 1. **治遇交感脱精**:急以人参三两煎汤灌之,故是奇妙。然贫家何以救之,我有法,用人抱起,以人之口气呵其口,又恐不能入喉,以笔管通其两头,入病人喉中,使女子呵之,凡妇人皆可尽力呵之,虽死去者亦能生,妙也。([清]柏鹤亭 等 集·《神仙济世良方》108)

★ 2. **治男人久战不已,忽然乐极情浓,大泄不止,精尽继之以血,气喘而手足身体皆冷:【参附五味汤】**人参三两,附子二钱,北五味子三钱。用法:水煎服。(彭怀仁 主编·《中医方剂大辞典》6 册 913 引《辨证录》卷八)

脱阳 6 方

★ 1. **治脱阳**:或大吐大泻之后,四肢逆冷,元气不接,不省人事,或伤寒新瘥,误与妇人交,小腹紧痛,外肾搐缩,面黑气喘,冷汗自出,须臾不救。葱白数茎炒令热,熨脐下,后以葱白三七根,细锉,砂盆内研细,用酒五升,煮至二升。分作三服,灌之。(宋立人 总编·《中华本草》8 册 27 引《华佗危病方》)

★ 2. **治脱证验案**:邻村泊庄高氏女,年十六七,禀赋羸弱,得外感痰喘证,投以《金匮要略》小青龙加石膏汤,一剂而愈。至翌日忽似喘非喘,气短不足以息,诊其脉如水上浮麻,不分至数,按之即无。愚骇曰:"此将脱之证也。"乡屯无药局,他处取药无及,适有生山药两许,系愚向在其家治病购而未服者,俾急煎服之,下咽后气息即能接续,可容取药,仍重用生山药,佐以人参、萸肉、熟地诸药,一剂而愈。(张锡纯 著·《张锡纯医学全书之二·中药亲试记》64)

★ 3. **治脱证验案**:民纪辛未,内子大病半年,一日垂危,似喘非喘,气短不足以息,自知不起,嘱赶备后事。二女德清翻阅四期《医学衷中参西录》,见山药各条如是神奇,值家中购有生山药四两,急浓煎一小碗,灌服,过十分钟气息即能接续,诸证亦较轻减。自是每日仍服山药四两,作一日之饮料,接服四月,计用生山药五十余斤痊愈。至今体气较未病之前为健。(张锡纯 著·《张锡纯医学全书之二·中药亲试记》69)

★ 4. **治大汗亡阳,津脱**:人参、黄耆、麦冬、熟地各一两,枣仁五钱,五味子三钱,当归五钱,甘草一钱。功能:实卫。(彭怀仁 主编·《中医方剂大辞典》4 册 934 引《类证治裁》卷二)

★ 5. **治小便之时,忽然寒噤脱阳**:人参、白术各二两,附子三钱。用法:水煎服。(彭怀仁 主编·《中医方剂大辞典》6 册 903 引《辨证录》卷八)

★ 6. **治危重病(如心力衰竭和休克等)**:表现为呼吸短促、脉搏微弱、冷汗自出、手脚冰凉、气虚将脱等症:人参 30 ~ 50 克。用法:取优质单味人参,加水煎煮取浓汁口(灌)服。功能:益气救脱、强心抗休克。单用一味人参煮汤内服,即为著名的急救良方"独参汤"。用于危重病的急救有一定疗效,但应注意用量宜大不宜小,浓煎频服,始有卓效。据上海第一医学院儿科报道,应用本方对大失血及一切急慢性疾病引起的虚脱有治疗作用,对抢救急性肾炎引起的重度心衰患儿有明显疗效。(薛建国 李缨 主编·《实用单方大全》499)

白浊 9 方

★ 1. **治白浊**:旱莲草五钱,车前子三钱,银

花五钱，土茯苓五钱。水煎服。（江苏新医学院 编·《中药大辞典》下册2616引《陆川本草》）

★ 2. **治白浊：**黄耆（盐炒）半两，茯苓一两。上为末。每服一二钱，空心白汤送下。（宋立人 总编·《中华本草》4册350引《经验良方》）

★ 3. **治白浊：**炒车前子四钱，白蒺藜三钱。水煎服。（江苏新医学院 编·《中药大辞典》上册404）

★ 4. **治虚寒白浊：**鹿角霜。炒，为末。每服二钱，酒调下。（陆锦燧 辑·《鲟溪秘传简验方》101）

★ 5. **治小便白浊：【锁精丸】**破故纸（炒）、青盐各四两，白茯苓、五倍子各二两。上为细末，酒煮糊为丸，如梧桐子大。每服三十丸，空心，用温酒或盐汤送下。（宋立人 总编·《中华本草》4册606引《奇效良方》）

★ 6. **治溲出白液：【珍珠粉丸】**珍珠三两，蛤粉、黄柏（新瓦上炒赤）各一斤。用法：上为末，水为丸，如梧桐子大。每服百丸，空心酒送下。（彭怀仁 主编·《中医方剂大辞典》7册10引《内经拾遗方论》）

★ 7. **治心肾气不足，思想无穷，小便白淫：**黄连（去须）、白茯苓（去黑皮）各等分。用法：上为末，酒面糊为丸，如梧桐子大。每服三十丸，煎补骨脂汤送下，一日三次，不拘时候。（彭怀仁 主编·《中医方剂大辞典》9册146引《圣济总录》）

★ 8. **①治白浊；②治下焦真气虚弱，小便频多，日夜无度：**雪白茯苓（去皮）、鹿角霜各等份。用法：上药研为细末，酒煮面糊为丸，如梧桐子大。每次30～50丸，空腹盐汤送下。功效：秘精，清小便。主治：①《魏氏家藏方》：白浊。②《准绳·类方》：下焦真气虚弱，小便频多，日夜无度。（孙世发 主编·《中医小方大辞典》284引《魏氏家藏方》）

★ 9. **治消肾，小便滑数白浊，令人羸瘦：**鸡内金一两（微炙），黄耆半两，五味子半两。上药粗捣，以水三大盏，煎至一盏半，去滓，食前分温三服。（江苏新医学院 编·《中药大辞典》上册1203引《圣惠方》）

遗精白浊7方

★ 1. **治漏精白浊：**用白茯苓、白盐（煅过）、山药炒各一两，以枣肉和蜜丸如桐子大。每服三十丸，空心枣汤下。（［明］胡濙 撰·《卫生易简方》92）

★ 2. **治诸虚遗精白浊，血少无精神，四肢倦怠，脾胃不佳，大肠不实，虚寒虚眩，头眩目花：【补损百验丹】**菟丝子（拣净，以无灰腊酒浸1日1夜，次早去酒，以小甑蒸之，晒至暮，又换酒浸，蒸晒9次，然后在星月下碾为细末）500克，生地黄250克。用法：生地黄无灰酒浸3日3夜，再换酒洗净，放在瓷钵内捣至极烂用。2药研为细末，为丸，如梧桐子大。每次80～90丸，空腹、食前用无灰酒或米汤、淡盐汤送下。（孙世发 主编·《中医小方大辞典》410引《摄生众妙方》卷二）

★ 3. **治行房忍精致成白浊，便短刺痛，或大便后急等症：【散精汤】**刘寄奴一两，车前子五钱，黄柏五分，白术一两。水煎服。一剂即愈。（中医研究院革命委员会 编·《常见病验方研究参考资料》7册668引《蕙怡堂经验方》）

★ 4. **治遗精白浊、盗汗虚劳：**桑螵蛸（炙）、白龙骨各等分。为细末。每服二钱，空心用盐汤送下。（江苏新医学院 编·《中药大辞典》下册1973引《外台》）

★ 5. **治白浊、遗精：**菟丝子（酒炙）、白茯苓各5钱，秋石1两。用法：上为末，百沸汤1盏，井花水1盏，为阴阳水，煮糊为丸，盐、酒汤送下。（彭怀仁 主编·《中医方剂大辞典》2册5引《普济方》）

★ 6. **治消渴、遗精、白浊：【玄菟丹】**菟丝子（酒浸通软，趁湿研，焙干，别取末）10两，白茯苓、干莲肉各3两，五味子（酒浸，别为末）7两。上为末，别碾干山药末6两，将所浸酒余者，沫酒煮糊，搜和得所，捣数千杵，丸如梧子大。每服50丸，空心，食前米汤下。（宋立人 总编·《中华本草》6册503引《三因方》）

★ 7. **治精滑白浊：【珍珠粉丸】**黄柏、真蛤粉各一斤，珍珠二两，樗根白皮一斤。用法：上为

末,滴水为丸,如梧桐子大,每服一百丸,空心温酒送下。(彭怀仁 主编·《中医方剂大辞典》7册 10 引《医统》)

男性不育11方

★ 1. **治不育:【聚精丸】**黄鱼鳔胶(白净者,切碎,用蛤粉炒成珠,以无声为度)500 克,沙苑蒺藜(马乳浸 2 宿,隔水蒸 1 小时,取出焙干)240 克。用法:上药共为细末,炼蜜捣和为丸,如梧桐子大。1 次 40 丸,空腹时用温酒或白开水送下,1 日 2 次。(竭宝峰 江磊 主编·《中华偏方大全》428)

★ 2. **治男性不育症:**每晚嚼食枸杞子 15 克,连服 1 个月为 1 个疗程,一般精液常规检查正常后再服 1 个疗程,服药期间忌房事。共治 42 例,均属精液异常而不能生育者,结果经 1 个疗程治疗,精液常规转正常者 23 例,2 个疗程转正常者 10 例,6 例无精子者无效,3 例效不佳。2 年后随访,精液转正常的 33 例均已有后代。(宋立人 总编·《中华本草》7 册 273)

★ 3. **治男性不育症:**枸杞子 360 克,制黄精、菟丝子、肉苁蓉各 180 克,黑狗肾 1 具,食盐 15 克。上药焙干研细为末,和匀,待女方月经来潮时开始服用。1 料为 1 个疗程,分 12 天左右服完,早、晚各空腹服 1 次,服药期间忌行房事,禁食蒜、烟、酒。一般服用 1 ~ 4 个疗程。黄天宝用上方治疗精子减少症 12 例,结果治愈(精子计数达到 6000 万/毫升以上,精液量达到 2.5 毫升以上,精子活动率达到 60% 以上,畸形精子不超过 20%)8 例,其妻怀孕生育者 7 例,12 例精液量全部恢复正常。(江苏新医学院 编·《中药大辞典》上册 442)

★ 4. **治精液不液化:**水蛭粉 3 克,温开水送服,每日 2 次,2 周为 1 个疗程。张文灿以方治疗精液不液化 35 例,效果显著。(王辉武 主编·《中药临床新用》154)

★ 5. **治少精症:**以五子衍宗汤加女贞子 30 克,连续服药 3 个月。女贞子入汤剂需大剂量,一般 30 克以上,研粉冲服每日应不少于 10 克,疗程应连续 3 个月,治疗中未发现不良反应。[《中医杂志》编辑部 整理·《中医杂志》"专题笔谈"文萃(1995—2004,第一辑)512]

★ 6. **治肾痹:**腰痛遗精,小便时时变色,足挛不能伸,骨痿不能起,因房劳精竭者:天门冬、熟地黄、人参、河车一具。备考:方中前三味用量原缺。(彭怀仁 主编·《中医方剂大辞典》6 册 712 引《症因脉治》)

★ 7. **治不射精:**鲜胎盘半个,生姜 5 片,食盐少许,水煎。口服,每周 2 次。功能:补肾助阳。据祁升平报道,应用上方治疗本病有明显的疗效。(薛建国 李缨 主编·《实用单方大全》591)

★ 8. **治功能性不射精:**蛤蚧 6 对。用法:取上药,研成细末,备用。每次 5 克,每天 3 次,口服。功能:温肾助阳。附注:据蔡抗四报道,本方对不射精症疗效明显,同时对无精子、死精子等症亦有明显效果。(薛建国 李缨 主编·《实用单方大全》585)

★ 9. **治无精子或偶见:**鹿角霜为制鹿角胶后的骨渣,除去杂质,打碎或研碎用,有取其收涩止血、活血消肿之效,也有取益肾助阳之力,但其力量不如鹿角胶效强,对不甚或大补又需补阳壮腰者,可以取此稍补,直到能大补时再用鹿角胶。一般说气虚导致阳虚,血虚导致阴虚,而阳之中又包含有阴虚,或由阴虚导致阳虚。

如治一男性壮年,检查无精子或偶见,说明还有生精之功能。在中医诊断只要无阴虚症状,即需大补气阳,首先用人参、鹿茸,但患者不受补,即停用鹿茸而改用鹿角胶,鹿角胶亦不适,后改用鹿角霜,用后性欲增强。因此,用了一个时期鹿角霜,改加一半鹿角胶,逐渐改用鹿角胶而收功。中成药中有用鹿角胶与鹿角霜各半或并用者,如成药乌鸡白凤丸就是既有鹿角胶,又有鹿角霜,女金丹仅用鹿角霜,安坤赞育丸则仅用鹿角胶,生乳丸用鹿角霜,取其补精血,兼收散结消肿之功。笔者用鹿角霜是取其力缓,属于平补,需大补而一时不受补者,可先由鹿角霜用起,逐渐增加鹿角胶的分量。甚至直需大补时,还可用鹿茸,此逐渐增减进退之理也。施今墨老师用鹿角霜与甘松同用,共奏理气开郁,健脑益智,安心神,疗失眠之功。[《中医杂志》编辑部 整理·《中医杂志》"专题笔谈"文萃(1995—2004,第一辑)662]

★ 10. **治功能性不射精症**:麻黄 3 克。研末敷脐,用麝香壮骨膏贴于外,每晚睡前用,连用 7 天。据报道,用上方治疗功能性不射精症患者 62 例,均获愈。(王辉武 主编·《中药临床新用》575)

★ 11. **助阳坚举,久服多子:【固精煮酒】**枸杞子 120 克,川当归(酒洗净)60 克,怀地黄 180 克。用法:上药以绢袋盛。入坛内,用好头生酒煮。取起出火性,7 日后饮之。每日空腹及将晚时饮 30 ~ 50 毫升。不可多饮。功效:助阳坚举,久服多子。(孙世发 主编·《中医小方大辞典》975 引《墨宝斋集验方》)

肾虚、精血亏损证 15 方

★ 1. **补精气:【枸杞丸】**枸杞子(冬采者佳)、黄精各等分。为细末,二味相和,捣成块,捏作饼子,干复捣为末,炼蜜为丸,如梧桐子大。每服五十丸,空心温水送下。(江苏新医学院 编·《中药大辞典》下册 2043 引《奇效良方》)

★ 2. **壮筋骨,益精髓,变白发:【黄精酒】**黄精、苍术各四斤,枸杞根、柏叶各五斤,天门冬三斤。煮汁一石,同曲十斤,糯米一石。如常酿酒饮。(宋立人 总编·《中华本草》8 册 146 引《本草纲目》)

★ 3. **治房劳**:鹿角 60 克,牡蛎 60 克,生龙骨 30 克。用法:酒糊丸,如梧桐子大。空腹,温酒或盐汤下 30 ~ 50 丸。(吴素玲 李俭 主编·《实用偏方大全》286 引《杂病源流犀烛》)

★ 4. **治肾经虚损,真元不足:【固真丸】**鹿角胶二两,鹿角霜一斤,茯苓五两。上为末,将胶水为丸,梧子大。空心米汤或酒服下一百丸。(宋立人 总编·《中华本草》9 册 656 引《赤水玄珠》)

★ 5. **治房室劳伤,小便出血**:山药一两,鹿角五钱,发灰二钱。用法:上为末,苎根捣汁,打糊为丸,如梧桐子大。每服五十丸。(彭怀仁 主编·《中医方剂大辞典》1 册 1013 引《不居集》上集卷十四)

★ 6. **治元阳虚**:鹿角胶。入粥服。(陆锦燧 辑·《鲟溪秘传简验方》146)

★ 7. **补精气,益肾气**:枸杞子。煮粥服。(陆锦燧 辑·鲟溪秘传简验方》2)

★ 8. **补肾:【养肾丸】**人参、补骨脂各 30 克。用法:前 2 味药研为末,胡桃 100 个,取肉为丸。每次 50 丸,空腹温酒送下。(孙世发 主编·《中医小方大辞典》1051 引《普济方》)

★ 9. **治肾元不能温固而遗溺者:【附子人参山萸肉方】**附子三钱,人参三钱,山萸肉一两。用法:水煎,入盐少许服。功能:补气回阳。加减:或加益智仁二钱。按语:附子温肾壮阳,补命门之火;人参大补元气,固摄津液;山萸肉补肾固精,收敛止遗。诸药相须配伍,补气固阳之力胜,故可治肾失温固而遗尿者。(田代华 主编·《实用中医三味药方》323 引《医学摘粹》)

★ 10. **填精髓,补不足:【附子鹿角煎】**鹿角(寸截,四破之)、附子各适量。用法:将鹿角用河水浸 7 日,净洗,每 500 克用杜仲(锉细)250 克。同入瓷瓶内,贮水,以文武火煮 3 日,水耗则添,鹿角软去杜仲,将鹿角焙干,研为细末。每用鹿角 120 克,入附子(炮,去皮脐)30 克,共研为末,以所煮鹿角胶为丸,如梧桐子大。每次 30 ~ 50 丸,空腹温酒、盐汤送下。功效:填精髓,补不足。(孙世发 主编·《中医小方大辞典》418 引《魏氏家藏方》)

★ 11. **填骨髓,补虚劳,益颜色;久服延年,老者返少,身轻目明:【枸杞煎】**枸杞根(切)三斗(净洗漉干),生地黄汁二升,鹿髓一升,枣膏半升。用法:上先将枸杞根,以水五斗,煎去一斗,去渣澄清,纳铜锅中,煮取汁三升;纳地黄汁、鹿髓、枣膏,以慢火煎如稀饴;每服半匙,温酒调服,一日三次。(彭怀仁 主编·《中医方剂大辞典》7 册 114 引《圣惠方》卷九十五)

★ 12. **定心,补肾:【返精丸】**破故纸二两(隔纸炒令香熟),白茯苓一两(去皮)。上二味为细末,用没药半两,捶破,以无灰酒浸,高没药一指许,候如稠饧状,搜前二味,丸如梧桐子大。每服三、五十丸,随食汤下;如没药性燥难丸,再以少酒糊同搜丸,食前服。(江苏新医学院 编·《中药大辞典》上册 1178 引《魏氏家藏方》)

★ 13. **治精血虚损,变白轻身,乌髭发:【枸杞酒】**枸杞子 2 斤,生地黄汁 3 升。用法:每于十月采枸杞子,先以好酒 2 升,于瓷瓶内浸 21 日,开封再入地黄汁,不犯生水者,同浸,勿搅之,却

以纸三重封头,候至立春前30日开瓶。空心暖饮1杯。宜忌:忌食芜荑、葱。(彭怀仁 主编·《中医方剂大辞典》7册113)

★ 14. **滋肾润肺,补肝明目安神,止渴:【枸杞晶】**枸杞25千克,葡萄糖30千克,蔗糖70千克。枸杞水煎煮,滤过,滤液浓缩至稠膏状,加葡萄糖、蔗糖粉混匀,制颗粒,干燥,整粒,分装成100袋,每袋15克。本品为黄棕色颗粒,味甜。口服,每次1袋,每日3次,开水冲服。(宋立人 总编·《中华本草》7册272)

★ 15. **治身体素羸弱验案:**邑中友人赵厚庵,身体素羸弱,年届五旬,饮食减少,日益消瘦。询方于愚,俾日食熟大枣数十枚,当点心用之。后年余觌面貌较前丰腴若干。自言:"自闻方后,即日服大枣,至今未尝间断,饮食增于从前三分之一,是以身形较前强壮也。"(张锡纯 著·《张锡纯医学全书之二·中药亲试记》152)

睾丸炎12方

★ 1. **治睾丸炎:**田三七6克。水磨服。适用于睾丸炎睾丸突然疼痛不能安卧、不红不肿者。(胡郁坤 陈志鹏 主编·《中医单方全书》352)

★ 2. **治睾丸炎:**马鞭草叶(鲜品)100克,蜂蜜适量。用法:将马鞭草叶洗净,沥干,捣烂如泥,蜂蜜调和,敷于患处。每日换药1次。功效:解毒消肿。医师嘱咐:已溃烂者不宜用此方。(刘道清 主编·《中国民间神效秘方》413)

★ 3. **治睾丸炎:**天花粉15克,小茴香15克。共烘干,研细末,以陈醋调成饼,包阴囊至愈。复发者,可加血余炭9克、葱适量共捣烂合调成饼,包阴囊。适用于睾丸炎睾丸肿大者。(胡郁坤 陈志鹏 主编·《中医单方全书》352)

★ 4. **治睾丸炎(子痈):**杜仲15克。与橘核15克、猪肾1副以水、酒各半共炖服。适用于睾丸炎虚寒者。(胡郁坤 陈志鹏 主编·《中医单方全书》352)

★ 5. **治睾丸炎:**金银花、连翘、蒲公英、鱼腥草各30克,放入药罐中,加清水适量,浸泡5~10分钟后,水煎取汁,放入浴盆中,待温度适宜时坐浴。每日2次,每次20分钟,每日1剂。(胡献国·《中国中医药报》2011年2月28日)

★ 6. **治睾丸炎:**白胡椒(以患者年龄计量,1岁1粒),大枣适量(去核),捣研如泥,外敷患处。(金凤玉露 编著·《古今单验方选评》221)

★ 7. **治睾丸炎:【蜈蚣木香散】**蜈蚣3条,广木香18克。分研细粉,混合调匀。用法:口服。每日2次,每次3克。功能:通络散结,行气止痛。(张金鼎 邹治文 编著·《虫类中药与效方》143)

★ 8. **治睾丸炎:**蝉蜕10克,冰片1克。用法:将蝉蜕加水300毫升,文火煎10分钟,下水后趁热捻碎冰片入药液中,随即熏洗患处(注意水温,以免烫伤)。疗效:此方为阳城县名老中医王应萱祖传秘方,临床应用数例,均获良效。多是1次熏洗,即可见效,连用5日为1个疗程,可愈。(刘有缘 编著·《一两味中药祛顽疾》412)

★ 9. **治附睾炎:**鲜马鞭草适量,捣烂敷患处,每日2次。(汉羌 月兰 编著·《简方治百病》311)

★ 10. **治慢性睾丸炎:**五倍子60克,地肤子60克,车前子60克。黄酒适量。用法:上药前3味分别去除杂质,微火炒至黄色,研成细末,瓶装备用。每次6克,每日3次,黄酒冲服。功能:清热利湿,消肿散结。(刘道清 主编·《中国民间神效秘方》411)

★ 11. **治附睾炎:**丝瓜1条。与粳米50克共煮粥服,每日1次。按:本病中医学属于"子痈"范畴。(胡郁坤 陈志鹏 主编·《中医单方全书》353)

★ 12. **治肾囊烂尽,只留二睾丸:**取凤仙花子和甘草为末,麻油调敷,即生肌。(江苏新医学院 编·《中药大辞典》下册1716)

急性睾丸炎5方

★ 1. **治急性睾丸炎:**凤仙花(阴干)6克,荸荠3个,白酒20毫升或黄酒50毫升。用法:先将凤仙花研末,荸荠洗净去皮,捣碎,加水共煮沸10分钟,然后加入白酒20毫升或黄酒50毫升,滤取药液,待温1次服完。再服再制,每日2次。

功效主治：活血化瘀，利湿消肿。主治急性睾丸炎。禁忌：患者应卧床休息，暂戒房事，戒除烟酒，不食辛辣刺激性食物。（刘道清 主编·《中国民间神效秘方》411）

★ 2. **治急性或慢性睾丸炎**：天花粉30克，金橘根30克，黄酒300毫升。用法：前2味药加水煮沸40分钟，加入黄酒，再继煮沸30分钟，滤取药液约500毫升，分早、晚2次温服，每日1剂。功效：清热解毒，散结消肿。（刘道清 主编·《中国民间神效秘方》411）

★ 3. **治急性睾丸炎**：鲜土茯苓120克。用法：取上药，去须，洗净，切片，加水500毫升，煎沸后文火再煎20分钟，去渣。分3次饭前温服，每天1剂。忌茶及辛辣油腻之品。附注：据韦礼贵报道，应用本方治疗17例，痊愈13例，好转4例，治愈时间为3～8天。（薛建国 李缨 主编·《实用单方大全》118）

★ 4. **治急性睾丸炎**：土茯苓20克，仙人掌10克。用法：研碎捣烂，加少量鸡蛋清混匀成膏状，敷于睾丸红肿部位，纱布固定，每日换药1次。（《中国中医药报》2011(3)：2）

★ 5. **用于急性副睾炎**：用胡椒7～10粒，将其压制成粉，加适量面粉调成糊状备用。摊于纸或纱布上，敷于患侧阴囊，每日或隔日1次。（滕佳林 米杰 编著·《外治中药的研究与应用》406）

阴囊湿疹（绣球风）29方

★ 1. **治阴囊湿疹**：五倍子、黄柏各等量。上药共研细末，撒扑患处。1日1～2次连用至愈。适用于阴囊有糜烂渗出的湿疹。（张俊庭 编著·《皮肤病必效单方2000首》120）

★ 2. **治阴囊湿疹**：五倍子、黄柏各12克，青黛3克，鸡蛋适量。将前3味共研细末，用鸡蛋黄调成糊状敷患处。注：皮肤破损时，先用纱布垫于破损皮肤上，然后敷药。（杨毅玲 主编·《特效验方3000例》29）

★ 3. **治阴囊湿疹**：五倍子15克，白矾3克，乳香1.5克，轻粉1克，铜绿1克。用法：将上药共研为细粉，外搽患处。注：本方有毒，不可入口。（王洪涛 张曰明 主编·《皮肤病单验方大全》309）

★ 4. **治阴囊湿疹**：五倍子3克，冰片1.5～3克，川椒粉1.5克，鸡子黄油40毫升。用法：鸡蛋煮熟，将蛋黄放铁勺内搅碎，用文火熬炼，即得蛋黄油。兑入各药细末，搅匀后涂抹患处。（王洪涛 张曰明 主编·《皮肤病单验方大全》25）

★ 5. **治阴囊湿疹**：五倍子20克，白矾6克。共研细末，每次清水坐浴后，香油调搽，每日二次，内服龙胆泻肝汤加减，每日1剂。1周后，奇痒渐缓，黄水止，连续使用半个月，顽疾告愈。（良石 主编·《名医珍藏外治秘方》391）

★ 6. **治阴囊湿疹**：五倍子20克，乌贼骨10克，冰片3克。共研细末，以麻油调搽患处。每日3次，直至治愈。（李永明 张可堂·《中国中医报》2010(11)：8）

★ 7. **治阴囊湿疹**：五倍子（蜜炙）15克，炉甘石9克。共研细末和匀，用醋调敷患处。（吴静 陈宇飞 主编·《传世金方·民间秘方》397）

★ 8. **治阴囊湿疹**：车前草不拘量。用法：煎汤外洗，亦可内服。（吴静 陈宇飞 主编·《传世金方·民间秘方》398）

★ 9. **治阴囊湿疹**：苦参100克，川椒9克。用法：煎汤熏洗。（吴静 陈宇飞 主编·《传世金方·民间秘方》398）

★ 10. **治阴囊湿疹**：胡椒10粒。研成粉，加水2000毫升，煮沸。外洗患处，每天2次。（江苏新医学院 编·《中药大辞典》下册1540）

★ 11. **治阴囊湿疹**：马齿苋四两。用法：煮熟先熏后洗，再以马齿苋捣敷患处。（中医研究院革命委员会 编·《常见病验方研究参考资料》421）

★ 12. **治阴囊湿疹**：苍耳子一两，枯矾一钱（研末）。用法：苍耳子煎汤，入枯矾末，洗患处。（中医研究院革命委员会 编·《常见病验方研究参考资料》422）

★ 13. **治阴囊湿疹**：苍耳子、蛇床子、甘草各10克。加水煎成1000毫升，外洗阴囊，每日数次。（宋立人 总编·《中华本草》7册1015）

★ 14. **治阴囊湿疹**：白凤仙花，连根洗净捣烂敷涂。（中医研究院革命委员会 编·《常见病验方研究参考资料》421）

★ 15. **治阴囊湿疹**：吴茱萸30克，煎汤洗，

治疗阴囊湿疹,5 次愈。(王辉武 主编·《中药临床新用》327)

★ 16. **治阴囊湿疹:**用吴茱萸 30 克配以乌贼骨 20 克,雄黄 6 克,共为细末过筛备用。用法:阴囊湿疹患处渗出液多者撒干粉,无渗出液者用蓖麻油调敷,每日 3 次,上药后用纱布轻轻包扎,治疗期间禁食鱼腥、辛辣食物。效果良好。[《中医杂志》编辑部 整理·《中医杂志》"专题笔谈"文萃(1995—2004,第一辑)4]

★ 17. **治阴囊湿疹:**取鱼腥草 100 克或干品 15 克,放入烧开的 1000 毫升沸水中,煎煮3 ~ 5 分钟,待凉后用纱布蘸药液洗阴囊(注意不要烫破皮)。每天早晚各 1 次,一般连用 5 ~7 天即可治愈。(史书达 编著·《中国民间秘验偏方大成(修订版)》下册 1368)

★ 18. **治阴囊湿疹:**鸡内金放瓦上以火焙干,研粉,调香油外用治疗阴囊湿疹。(洪国靖 主编·《中国当代中医名人志》674)

★ 19. **治慢性阴囊湿疹、神经性皮炎:【五倍子膏】**五倍子末 310 克,黄柏末 90 克,轻粉 60 克。先将轻粉研细末,不见星为度,然后与五倍子末、黄柏末同研极细。另用凡士林约 280 克,麻油 180 毫升,调成适当稠度的油膏。薄涂患处,每日 1 ~2 次。(曲京峰 赵兴连 韩涛 主编·《古今药方纵横》1216)

★ 20. **治阴囊湿疹,奇痒难忍:**鲜蛤蚧 1 条,炖瘦猪肉服,每天 1 次,连服 2 天。或用黄芪 10 克,当归 3 克,荆芥 10 克,煎汤送服蛤蚧粉 3 克(米酒制)。(王辉武 主编·《中药临床新用》618)

★ 21. **治绣球风:**蜈蚣 2 条,黄柏 12 克,黑豆 20 克,苍术 10 克。水煎服,每日 2 次。(金福男 编著·《古今奇方》116)

★ 22. **用于绣球风:**蛇床子、吴茱萸、艾叶各 30 克,水 3000 毫升煎百沸。放盆内加芒硝 15 克,化尽频洗。(滕佳林 米杰 编著·《外治中药的研究与应用》319 引《疡医大全》)

★ 23. **治绣球风:**天花粉 18 克,槐花 15 克。水煎服,每日 1 ~2 次。(金福男 编著·《古今奇方》116)

★ 24. **治绣球风:**苍耳子 15 克,当归 12 克,栀子 12 克。水煎服,每日 1 ~ 2 次。(金福男 编著·《古今奇方》115)

★ 25. **治绣球风,肾囊赤肿,下垂疼痛,时流脂水:**五倍子 5 钱(蜜炙),甘石 2 钱。用法:共为细末,将药末与醋混在一起,敷于阴囊。(沈洪瑞 主编·《重订十万金方》773)

★ 26. **治肾囊风:**益智仁 15 克,雷丸 15 克,蜂房 1 个。水煎熏洗。(滕佳林 米杰 编著·《外治中药的研究与应用》585 引《外科真诠》)

★ 27. **治肾囊风:**蝉蜕一两。外用:水煎洗。(沈洪瑞 主编·《重订十万金方》773)

★ 28. **治阴囊炎:**凤仙、大葱、艾叶各等量。煎汤洗局部,1 日 2 ~3 次。(杨仓良 主编·《毒药本草》423)

★ 29. **治绣球风及女阴瘙痒:**丝瓜络 30 克,大蒜 60 克。煎水 20 斤坐浴,每日 2 ~3 次,每次 20 ~30 分钟。(宋立人 总编·《中华本草》5 册 554 引《疮疡外用本草》)

阴囊湿痒、阴囊风热瘙痒 15 方

★ 1. **治阴囊湿痒:**每日用蛋黄油擦患处 2 次,连续 1 周。(黄永春 佑村 编著·《家庭实用偏方》15)

★ 2. **治阴囊湿痒:**乌贼骨、蒲黄。扑之。(江苏新医学院 编·《中药大辞典》下册 1947 引《医宗三法》)

★ 3. **治阴囊湿痒:**乌贼骨一钱(去硬皮),生蒲黄三钱,枯矾五钱,滑石二两。用法:共研为细粉,洗净后扑患处。治疗一例男性患者,三十岁,患阴囊湿痒二三年,用此方十数日痊愈。(陕西省中医研究所革命委员会 编·《陕西中医验方选编(修订版)》439)

★ 4. **治阴囊潮湿瘙痒验案:**马某,30 岁,患阴囊潮湿瘙痒 3 年有余,尤以夜晚为甚,经多方治疗不愈。用吴茱萸 50 克,加水 1500 毫升,煎汤熏洗(趁热骑盆上先熏,待药液温后泡洗阴囊),每日 3 次。1 天后阴囊明显减轻,3 天后瘙痒全消,后又连续熏洗半月(每剂药液可连用 5 天,药液少时,可直接加水),至今 3 年未发。(杨鹏举 主编·《中医单药奇效真传》352)

★ 5. **治阴囊湿痒生疮及痕疮**：五倍子（煨末）、轻粉。上为末，敷。（电子版·《中华医典·普济方》卷三百一）

★ 6. **治阴囊湿痒成疮，浸淫汗出，状如疥癣：【全虫散】**全蝎（酒洗焙）、元胡、杜仲（炒）各三钱。共研细末。空心用温酒调下三钱。（宋立人 总编·《中华本草》9 册 133 引《外科真诠》）

★ 7. **治肾囊湿痒**：蜈蚣 3 条，蛇皮 7 寸，冰片、麻油各适量。用法：共焙研末，加冰片，用麻油调匀。外搽患处，每日 1 次。功能：祛风通络，解毒止痒。方解：蜈蚣破瘀散结，通络止痛；蛇皮祛风止痒；冰片清热止痛，解毒消肿；麻油润燥敛疮。诸药合用，共奏祛风通络，解毒止痒之功。注意事项：蛇皮要剥的，非蛇蜕。（阳春林 葛晓舒 主编·《湖南省中医单方验方精选·外科》下册 1127）

★ 8. **治除湿止痒：【五倍子粉】**五倍子（研粉）。用法：直接外扑。功能：杀虫止痒，收干护肤。（北京中医医院 编·《赵炳南临床经验集》410）

★ 9. **治肾囊风，属肾囊潮湿、瘙痒，搔之出水者**：五倍子 3 钱，冰片 3 分。用法：研极细末。涂患处。先将患处用温开水洗净，再将药末涂上。（阳春林 葛晓舒 主编·《湖南省中医单方验方精选·外科》下册 1135）

★ 10. **治肾囊风，属肾囊潮湿、瘙痒者**：枯矾、鸡内金、灯油各适量。用法：研末，灯油调匀。涂搽患处。功能：解毒杀虫，燥湿止痒。方解：枯矾解毒杀虫，燥湿止痒；鸡内金燥湿止痛；灯油润肤。诸药合用，共奏解毒杀虫，燥湿止痒之功。（阳春林 葛晓舒 主编·《湖南省中医单方验方精选·外科》上册 1144）

★ 11. **①治肾囊风。②诸疮破烂，痒不可忍，或不收口者，及癣疥**：鸡蛋不拘多少。用法：炒出油搽之。功效：杀虫。主治：①《仙拈集》：肾囊风。②《寿世良方》：诸疮破烂，痒不可忍，或不收口者，及癣疥诸疮。（孙世发 主编·《中医小方大辞典》91 引《仙拈集》卷二）

★ 12. **治肾囊风，睾丸肿胀，生疮奇痒难受者**：鸦胆子、猪板油各适量。用法：捣匀，用新白布包好。外搽患处。功能：清热燥湿，润肤止痒。（阳春林 葛晓舒 主编·《湖南省中医单方验方精选·外科》下册 1137）

★ 13. **治肾囊风，属瘙痒者**：桑螵蛸、麻油各适量。用法：焙干后，研细末，再用麻油调匀。外敷患处。功能：燥湿敛疮，润肤止痒。（阳春林 葛晓舒 主编·《湖南省中医单方验方精选·外科》下册 1136）

★ 14. **治肾囊风热瘙痒**：野菊花 60 克，苍耳草 30 克，丝瓜叶 120 克。煎水，内服外洗。（滕佳林 米杰 编著·《外治中药的研究与应用》462）

★ 15. **治阴囊湿痒：【马应龙麝香痔疮膏】**用此膏外涂，治疗阴囊湿痒或蚊虫、毒虫咬伤有特效。（胥氏验方）

阴囊顽癣，奇痒难忍 1 方

★ **治阴囊顽癣，奇痒难忍**：五倍子、蚌壳（煅）各 60 克，冰片少许。用法：上药共研细末。用菜油调搽患处。（张树生 高普 李惠荣等 编著·《中药贴敷疗法》428）

阴囊肿痛 9 方

★ 1. **治阴囊肿痛**：葱白、乳香捣涂。（宋立人 总编·《中华本草》8 册 27 引《本草纲目》）

★ 2. **治肾漏，阴囊先肿，后穿破，出黄水，疮如鱼口，能致命**：五倍子、石灰。用法：上用五倍子同石灰炒黄色，去石灰，摊地上出火毒，砂盆内研为细末，不犯铜铁。干搽疮上，五七次愈。（彭怀仁 主编·《中医方剂大辞典》3 册 199 引《普济方》卷三一）

★ 3. **治睾丸一侧或两侧肿大而痛者**：蜈蚣 3 条，广木香 10 克。用法：共研细末，分 3 次服，大人白酒冲服，小儿煮甜酒服。可连服数十剂。疗效：此方为秘方，用治睾丸肿大者多例，药味虽简而疗效卓著，无须辨别寒热虚实，亦无须加减，药到症除，是一首难得的奇效良方。（刘有缘 编著·《一两味中药祛顽疾》411）

★ 4. **治卒外肾偏坠肿痛**：将大黄末和醋涂之干则易之。（滕佳林 米杰 编著·《外治中药

的研究与应用》123 引《梅师集验方》)

★ 5. **治卵肿偏坠:**丝瓜架上初结者,留下,待瓜结尽叶落取下,烧存性为末,炼蜜调成膏。每晚好酒服一匙,如在左左睡,在右右睡。(宋立人 总编·《中华本草》5 册 552 引《本草纲目》)

★ 6. **治阴肿,肾囊肿痛:**白矾、雄黄各 1 钱,香油适量。用法:共研细末,香油调。外搽患处,每日多次。功能:清热泻火,解毒消肿。注意事项:白矾有小毒,外用适量。雄黄有毒,外用适量。香油即菜籽油。(阳春林 葛晓舒 主编·《湖南省中医单方验方精选·外科》下册 1117)

★ 7. **治阴囊肿大:**甘草、地龙末。用法:用甘草煎汁,调地龙末涂之。(彭怀仁 主编·《中医方剂大辞典》4 册 7 引《外科大成》卷四)

★ 8. **治阴囊浮肿,或风湿所乘,或虫蚁咬者:**蝉蜕五钱。水煎淋洗。将渣用葱白十茎煨熟,捣烂敷上,青绢缚之,内服五苓散,加灯芯二十寸,水煎。(宋立人 总编·《中华本草》9 册 168 引《婴童类萃》)

★ 9. **治外肾肤囊肿痛:【天花散】**天花粉二两,甘草三钱。用法:上件㕮咀,每服二钱,无灰酒一盏,煎七分,空心温投。不能饮者止用水煎,少入酒同服。(宋立人 总编·《中华本草》5 册 591 引《活幼心书》)

囊痈 3 方

★ 1. **治囊痈:**海螵蛸、蛤粉、儿茶各等分。研极细。掺之。(宋立人 总编·《中华本草》9 册 102 引《疡医大全》)

★ 2. **治囊痈:**囊痈是阴囊部化脓性疾病。其特点是急性发作,局部红肿热痛,一般病变局限于阴囊而不影响睾丸。西医学中的阴囊蜂窝组织炎、阴囊脓肿、丝虫病、阴囊炎等属此范畴。**【石灰散】**五倍子 30 克,石灰 30 克。用法:用五倍子同石灰炒黄色,去石灰,五倍子摊地上去火毒,置沙盘内研为细末,用时干搽患处,1 日 1 次。(竭宝峰 江磊 主编·《中华偏方大全》3 册 432)

★ 3. **治囊痈:【黄粉散】**五倍子 30 克,黄柏 30 克,滑石 30 克,轻粉 30 克。用法:上药研为末,外用患处,1 日 1 次。(竭宝峰 江磊 主编·《中华偏方大全》3 册 433)

睾丸鞘膜积液 5 方

★ 1. **治睾丸鞘膜积液方:【五倍子枯矾煎】**五倍子 10 克,枯矾 10 克。加水约 300 毫升,煎半小时,待温将阴囊放入药液内浸洗,并用纱布湿敷患处,每日 2 ~ 3 次,每次 20 ~ 30 分钟。每次使用时均需加温。在用药前先用温水洗净外阴部。治疗 50 例,治愈 46 例,好转 2 例,无效 2 例(一方上药各用 12 克。用法相同)。(胡熙明 主编·《中国中医秘方大全》中册 525)

★ 2. **治睾丸鞘膜积液:**蝉蜕、苏叶各 15 克,枯矾、五倍子各 10 克。将前药纱布包后,加水 1500 毫升,煎药沸 10 分钟,把药汁倒入盆内,趁热先熏后洗,晾至微温,将阴囊放入药液中浸泡,每天 2 次,每次 10 ~ 30 分钟。下次再用药时,需将药液加热至微温。每 3 天用药 1 剂,连用 3 剂为 1 个疗程。据报道,用上方治疗本病 36 例,年龄 1 ~ 15 岁,经检查均为透光实验阳性。经治疗 3 个疗程,积液全部消失为治愈,共 30 例;积液明显减少者 4 例;积液无变化者 2 例;总有效率为 94.4%。(王辉武 主编·《中药临床新用》653)

★ 3. **治睾丸鞘膜积液:**紫苏叶 50 克。用法:上药加水 350 毫升,煮沸 15 分钟,过滤后,放在一小容器内趁热熏。待冷却至皮温,将睾丸放入药内浸泡 10 ~ 20 钟,每日 1 次。疗效:一般用药 3 ~ 10 天可愈。(刘有缘 编著·《一两味中药祛顽疾》414)

★ 4. **治睾丸鞘膜积液:**笔者据当地民间方法,用于睾丸鞘膜积液的治疗,取得了很好的疗效,现介绍于下。用法:白芷 10 克,蝉蜕 30 克,水煎熏洗,每日 1 ~ 2 次,每次半小时左右,并取少量饮服。如治王某,男,2 岁 6 个月,阴囊肿胀,皮肤不红不热,可扪及囊性肿块,透光实验阳性,已半年余,稍活动站立过久,即啼哭,手摸阴囊部位,伴有面白,纳差,舌淡,苔薄。中医诊断为"水疝",西医诊断为"睾丸鞘膜积液",经用上述方法,2 天后见肿大的阴囊缩小,6 天后恢复正常，随访半年，未再复发。笔者在临床上曾单独试用蝉蜕、白芷配用其他药物（如荆芥、防风、苏叶等），但均不及白芷与蝉蜕配伍效果明显，且不易复发。白芷与蝉蜕剂量之比为1∶3。本法经济简便，患儿易于接受，值得推广。［《中医杂志》编辑部 整理·《中医杂志》"专题笔谈"文萃（1995—2004，第一辑）516］

★ 5. **治睾丸鞘膜积液**：萹蓄草30克，生薏苡仁30克，加水500毫升，水煎服。临床疗效：治疗睾丸鞘膜积液和精索鞘膜积液50例，治愈46例，占92%，无效4例。疗程为7～12天，平均为6.2天。（胡熙明 主编·《中国中医秘方大全》中册526）

阴部生疮3方

★ 1. **治阴疮痒疮，出黄水不瘥：【五倍散】**腊茶、五倍子各等分，腻粉少许。上为细末。先以浆水葱汤洗之。敷五倍散。一方不用腊茶。（电子版·《中华医典·普济方》卷三百一）

★ 2. **治阴部生疮，狐惑病蚀于下部**：用苦参30克，水煎去渣。熏洗，每日3次。（滕佳林 米杰 编著·《外治中药的研究与应用》344引《金匮要略》）

★ 3. **治下部生湿疮**：马齿苋四两研烂，入青黛一两，再研匀敷上。治下部生湿疮，热痒而痛；寒热；大小便涩，食亦减；身面微肿。（［明］龚廷贤 编·《寿世保元》651）

精索静脉曲张2方

★ 1. **治精索静脉曲张**：采取外洗内服方法治疗。外洗方：五倍子、鸡血藤、三棱、莪术、小茴香各30克，水煎。趁热熏洗阴囊及会阴部，每次不少于30分钟，每日3次。每次熏洗后配合预备好的布带挎在腰上将阴囊托起，2星期为1个疗程。共治疗30例，1个疗程治愈1例，好转6例；2个疗程治愈5例，好转10例；3个疗程治愈10例，好转14例；4个疗程治愈11例；4个疗程以上未治愈3例。（滕佳林 米杰 编著·《外治中药的研究与应用》184）

★ 2. **治精索炎**：用五倍子膏或金黄膏局部外敷。（费兰波 徐亮 主编·《外科病奇难顽症特效疗法》304）

阴茎肿痛11方

★ 1. **治阴茎肿亮，灼热痛痒**：白颈蚯蚓10余条，麻油1两。用法：将蚯蚓放新瓦上焙干研细，入麻油调匀。敷患处。功能：清热解毒，消肿止痛。（阳春林 葛晓舒 主编·《湖南省中医单方验方精选·外科》下册1085）

★ 2. **用于阴肿，阴疮溃烂**：黄连、麻黄、蛇床子各50克，酢梅10枚。上4味捣碎，水煎煮，去渣备用。取药液待其温度适宜时洗患处。（滕佳林 米杰 编著·《外治中药的研究与应用》450）

★ 3. **治虚劳阴肿，大如升，核痛，人所不能疗者：【雄黄淋蘸方】**雄黄一两（油研绵裹），甘草一尺。用法：上以水三升，煮取二升，去滓。看冷热，于密室中洗之。后以暖棉衣裹之，日一度用之。（彭怀仁 主编·《中医方剂大辞典》10册268引《圣惠方》）

★ 4. **治阴茎肿大**：鲜大葱叶内带黏性的汁液。用法：将葱叶剖开，将内有黏液的一面包扎阴茎2小时，约4小时后即愈。（王富春 段育华 主编·《葱姜蒜治百病》105）

★ 5. **治男子阴肿大**：男子阴肿，大如升，核痛，人所不能治者，捣马鞭草涂之。（胥）按语：笔者治疗一例男子阴肿患者，用马鞭草水煎乘热泡洗患处，当天即效，二日痊愈。疗效特佳。（陕西省中医药研究院 编·《本草纲目附方分类选编》384）

★ 6. **治男子阴茎肿痛：【鸡黄散】**灶中黄土（末）适量。用法：以鸡子黄和，敷患处。（孙世发 主编·《中医小方大辞典》421引《肘后方》卷五）

★ 7. **治男子阴卒肿痛**：芜菁根、马鞭草。用法：上同捣。敷。（彭怀仁 主编·《中医方剂大辞典》1册1217引《肘后方》卷五）

★ 8. **治小儿肾囊风及龟头肿大**：五倍子1

个(炒),蛇蜕3寸。水煎洗。(陕西省中医研究所革命委员会 编·《陕西中医验方选编(修订本)》339)

★ 9. **治阴茎肿胀验案:**林某某,男,5岁,阴茎肿胀,色如水晶发亮,茎头已弯扭,小便不畅,疼痛行走不便,哭闹无休,查无他因,诸药用之无效。遂以大蓟根捣细绞汁盛碗中,待其成膏状后,敷在阴茎上,外用布包,即觉痛止,1天后肿消,溲畅,茎头弯扭亦恢复正常。(杨鹏举 主编·《中医单药奇效真传》366)

★ 10. **治过敏性阴茎水肿:**白颈鲜蚯蚓3条洗净,白糖50克,溶化后取液涂搽患处,日2~3次。(孟凡红 刘从明 杨建宇 主编·《单味中药临床应用新进展》425)

★ 11. **治茎中痛,囊津液不行:【远志散】**远志(去心)、五倍子(焙)、蛇床子各等分。上为细末。每用药末五钱,水三升,入葱白三寸。同煎五沸去滓。热淋渫效。(电子版·《中华医典·普济方》卷三百一)

阴茎、龟头生疮23方

★ 1. **治玉茎疮溃:**丝瓜连子捣汁,和五倍子末频频搽之。(江苏新医学院 编·《中药大辞典》上册792)

★ 2. **治阴茎包皮出脓:**五倍子、荔子肉各适量。用法:水煎,浸洗患处。(阳春林 葛晓舒 主编·《湖南省中医单方验方精选·外科》上册870)

★ 3. **治阴头生疮(下疳):**五倍子研末,丝瓜捣烂,包敷。虽腐烂不堪者亦效。([清]丁尧臣 撰·《奇效简便良方》162)

★ 4. **治玉茎上生疮,不干见骨者:**上用乌贼骨末。按满疮口。以纸缠之。(电子版·《中华医典·普济方》卷三百一)

★ 5. **治龟头药疹:**乌贼骨30克,洗净研末,以白蜜适量调敷,再以纱布裹之,每日早、晚各敷1次。王恒照用上方治疗男子因服用磺胺类或解热镇痛类药物过敏引起的大疱松解性药疹。病发于龟头,破溃后日久不愈者,不但效果迅速,而且不留疤痕。(王辉武 主编·《中药临床新用》135)

★ 6. **治龟头肿烂:**鸡蛋油。将鸡蛋1个放在锅内加水煮熟,取其蛋黄,放在铁勺内,文火(微火)炼成油,涂抹溃疡处。(李德新 董自强 杨万中等 编著·《祖传秘方大全》208)

★ 7. **治龟头溃烂:**蛇蜕20克,百草霜10克。用法:将以上药味放在文火旁焙干或阴干,研极细粉外用,用茶叶水调成糊状,涂患处,每日2次。说明:本方主治龟头溃烂,脓水不干,久治无效时,用该方治疗效甚佳。(贯海生 贯俊 李鑫等 编著·《走入家庭的偏方——小处方治大病》)

★ 8. **治阴生疮肿毒:【胡连散】**胡粉三钱,黄连末一钱,五倍子末一钱。用法:上为散。先以甘豆汤净洗,拭令干,以药末敷于疮上,一日二次。按语:胡粉、五倍子收湿解毒敛疮,黄连清热燥湿解毒,共成清热解毒、燥湿敛疮之功,凡阴部生疮者,未溃用之可消肿毒,已溃用之可收敛生肌。(田代华 主编·《实用中医三味药方》615引《普济方》卷三一)

★ 9. **治龟头生疮:**夏枯球1两,麻油适量。用法:夏枯球炒,研粉,麻油调匀。涂患处。功能:清热解毒,消肿散结。(阳春林 葛晓舒 主编·《湖南省中医单方验方精选·外科》上册870)

★ 10. **治龟头溃烂流黄水者:**黄丹1钱,蜡烛油适量。用法:黄丹用蜡烛油调匀。外搽患处。功能:清热凉血,生肌敛疮。(阳春林 葛晓舒 主编·《湖南省中医单方验方精选·外科》上册870)

★ 11. **治阴茎头溃疡验案:**张某某,男,58岁。1990年4月28日就诊。1个月前患上感伴发眼结膜炎,服用复方新诺明片、银翘解毒丸,次日上感与结膜炎减轻,但夜晚入睡时先觉周身瘙痒,继之觉龟头部灼热痒痛,翌日见其右侧起一黄豆大之水泡。医院诊为磺胺药过敏,口服扑尔敏、维生素C片,并将泡挑破,涂以紫药水。经治1周,身痒消失,然龟头起泡处反而溃烂渗水,服龙胆泻肝汤,外敷云南白药粉以生肌愈溃,治数天亦无效。后又几度更医,溃烂加剧。刻诊:阴头肿大如桃核,疼痛难耐,溃烂面大如蚕豆,中间凹陷而渗黄水,兼有心烦失眠,脉数。病在外者,法当治外,外和则内可安。药用乌贼骨。治疗方法：乌贼骨30克（洗净晒干），研为细末，以白蜂蜜适量调和，敷患处，覆纱布裹之，露出溺孔，每天早、晚各敷1次。1天疼痛止，2天肿胀消，3天溃烂愈，尔后结痂。按语：肝主筋，前阴为宗筋之气聚，且足厥阴肝经绕阴器而循行，故阴茎头溃疡，中医认为乃湿热之邪积聚于足厥阴肝经所致。海螵蛸性涩收敛，可收敛生肌，故对溃疡有效。（杨鹏举 主编·《中医单药奇效真传》366）

★ 12. **治龟头炎**：李某某，男，3岁。1983年5月27日就诊。患儿龟头红肿，瘙痒疼痛，周身战栗，两下肢不能靠拢，排尿困难，痛哭不止。余嘱患儿家长，取大蒜头1个，用干柴火烧熟，捣如泥状待温不烫手时，敷于患处，约20分钟，局部红肿逐渐消失，患儿排尿自如。曾用此方法观察多例，其效均验。（杨鹏举 主编·《中医单药奇效真传》294）

★ 13. **治阴茎上生疮**：**【地连散】**地骨皮、诃子各适量。用法：用地骨皮煎汤洗，诃子连核烧存性，为末干掺。（孙世发 主编·《中医小方大辞典》341引《普济方》卷三〇一）

★ 14. **治包皮龟头溃烂**：鲜百合适量。用法：捣烂，外敷患处。功能：清热解毒，消肿排脓。（阳春林 葛晓舒 主编·《湖南省中医单方验方精选·外科》上册870）

★ 15. **治阴茎疮**：**【蚯蚓散】**豆粉一分，蚯蚓二分。用法：上用水研涂上，干又敷之。（彭怀仁 主编·《中医方剂大辞典》9册461引《普济方》）

★ 16. **治龟头生疮者**：蚯蚓泥、猪胆汁各适量。用法：混合调匀。外涂患处。功能：清热解毒，消肿散结。（阳春林 葛晓舒 主编·《湖南省中医单方验方精选·外科》上册869）

★ 17. **治龟头生疳疮**：猪胆二个（取汁），龙胆草三钱（取汁）。用法：蚯蚓五条捣烂，用二汁淋洗，去（取）蚯蚓，加入冰片末三分，入鸡蛋壳内，套在龟头上浸之。（彭怀仁 主编·《中医方剂大辞典》3册533引《洞天奥旨》）

★ 18. **治阴头生疮，诸药不愈**：鳖甲。煅，研，鸡子清调敷。（陆锦燧 辑·《鲟溪秘传简验方》226）

★ 19. **治男子阴头痈**：鳖甲研末，以鸡子清调敷。（顾世澄 撰·《疡医大全》900）

★ 20. **治下疳，龟头烂去一半者**：**【绿枣丹】**大红枣（去核），铜绿一块（包在枣内煅红），冰片少许。用法：上为细末，掺之。（彭怀仁 主编·《中医方剂大辞典》9册981引《青囊秘传》）

★ 21. **治男子阴疮**：先用黄柏水煎洗之，后用白蜜涂之。（宋立人 总编·《中华本草》9册214引《外台》）

★ 22. **治龟头炎**：蜂蜜50毫升，甘草15克。用法：润透，入蜂蜜文火浓煎，过滤液外涂患处，每天4次。一般在3天治愈。（张力群 张翔华 郭博信 主编·《中国民族民间秘方大全》648）

★ 23. **治龟头炎**：苦参30克，蛇床子20克，黄柏15克，荆芥12克，生苍术12克。随证加减，水煎服，1日1剂。张先夫用上方治疗药物性龟头炎32例，均在短期内治愈，平均用3.8剂。（王辉武 主编·《中药临床新用》388）

阴疮3方

★ 1. **治阴疮**：五倍子、腊茶各等分，腻粉少许。同敷。（［元代］朱丹溪 撰·《丹溪手镜》300）

★ 2. **治阴疮**：海螵蛸（炒）。用法：上为末。香油调擦。数次即愈。（彭怀仁 主编·《中医方剂大辞典》10册1492引《仙拈集》）

★ 3. **治阴疮**：海螵蛸一两，枯矾、雄黄各三钱。用法：上为末。油调搽。（彭怀仁 主编·《中医方剂大辞典》10册1492引《医级》）

缩阴2方

★ 1. **用于因寒缩阴**：用硫黄、白胡椒、吴茱萸各适量，共研细末，加大蒜汁调。敷脐。（滕佳林 米杰 编著·《外治中药的研究与应用》94）

★ 2. **用于缩阴症**：用白胡椒3克，大蒜1个，食盐1撮，冷饭1团，共捣成饼。敷脐，1小时为度。（滕佳林 米杰 编著·《外治中药的研究与应用》405）

男子房事后或饮冰水腹疼证 1 方

★ **治男子房事后或饮冰水或下河淋浴,得病突然小腹疼痛欲死或起粟粒大小疙瘩:**麻黄15克,绿豆15克。用法:2味共合一处温酒冲服。(李德新 董自强 杨万中等 编著·《祖传秘方大全》91)

生殖器疱疹 3 方

★ 1. **治生殖器疱疹:**木贼30克,板蓝根30克。用法:上药加水500毫升,煎至300毫升。将药液倒入盆内,待温后外洗患处。每日1剂,日洗2次,每次30分钟。功效:清热,祛风,解毒。(程爵棠 程功文 编著·《单方验方治百病》435)

★ 2. **治生殖器疱疹:**马齿苋30克,野菊花30克,黄柏30克。用法:上药加水500毫升,煎至300毫升。将药液倒入盆内,待温后外洗患处。每日1剂,日洗2次,每次洗浴15~30分钟。功效:清热燥湿,凉血解毒。(程爵棠 程功文 编著·《单方验方治百病》435)

★ 3. **治龟头药疹:**乌贼骨30克,洗净研末,以白蜜适量调敷,再以纱布裹之,每日早、晚各敷1次。王但照用上方治疗男子因服用磺胺类或解热镇痛类药物过敏引起的大疱松解性药疹。病发于龟头,破溃后日久不愈者,不但效果迅速,而且不留疤痕。(王辉武 主编·《中药临床新用》135)

龟头与阴茎交界沟处粒米大小的小肉点 1 方

★ **治龟头与阴茎交界沟处粒米大小的小肉点:**五倍子20克,共研细末,过100目筛备用。用时取少许药粉敷患处,用手揉搓片刻。

阴肿 6 方

★ 1. **治阴肿:【雄黄淋洗方】**雄黄、矾石、炙甘草各15克。用法:上药研为细末。每用15克,以水600毫升,煎至300毫升,通手洗至冷。(吴素玲 李俭 主编·《实用偏方大全》551 引《肘后方》)

★ 2. **治阴肿:**马鞭草捣涂之。(杨仓良 主编·《毒药本草》236 引《卫生易简方》)

★ 3. **治阴肿:**鲜马鞭草叶500~800克,捣烂取汁,男患者浸敷阴头、阴茎及阴囊,女患者用棉花浸药汁敷阴户处,每日2~3次,每次20~30分钟。肖志贤用上方治阴肿15例,一般2~3日痊愈。(王辉武 主编·《中药临床新用》88)

★ 4. **治阴肿:**五倍子20克,枯矾20克,桃仁20克。用法:前2味研为末,研桃仁膏拌匀敷之。(吴素玲 李俭 主编·《实用偏方大全》552 引《三因极一病证方论》)

★ 5. **治阴肿痛:**五倍子、黄连、腻粉为末。甘草乌头煎汤洗拭。敷之。(电子版·《中华医典·普济方》卷三百)

★ 6. **治玉茎挺长瘘肿:**丝瓜汁,调五倍子,敷。(陆锦燧 辑·《鲟溪秘传简验方》226)

痈疮 12 方

★ 1. **治初生痈疮:【二生汤】**土茯苓3两,黄柏3两,生黄芪60克,生甘草3钱。用法:水煎

服。外用药敷之。(胡晓峰 主编·《中医外科伤科名著集成》705)

★ 2. **治疳疮**:土茯苓120克,黄柏60克,生黄芪60克,生甘草30克。用法:水煎服,1日1剂。(吴素玲 李俭 主编·《实用偏方大全》392引《医方集解》)

★ 3. **治疳疮**:【**白芷散**】五倍子、甘草节、白芷各适量。用法:水煎,温洗。按语:疳疮即下疳,指发生于男女阴部的早期梅疮。本方甘草节清热解毒止痛,白芷燥湿止痛排脓,五倍子收敛解毒疗疮。3味相合,温洗患处,对软硬下疳均可收到良好疗效。(田代华 主编·《实用中医三味药方》670引《普济方》卷三)

★ 4. **治疳疮**:【**下疳八宝丹**】制炉甘石9克,轻粉3克,五倍子3克,青黛1.5克。用法:上药共研为细末,搽患处,1日1次。(竭宝峰 江磊 主编·《中华偏方大全》3册427)

★ 5. **治疳疮**:【**胡黄连散**】胡黄连30克,五倍子15克,孩儿茶6克,麝香0.6克。用法:上药研为极细末。先洗,后上药。(孙世发 主编·《中医小方大辞典》1486引《医统》卷八十一)

★ 6. **治疳疮**:【**白芷散**】甘草节、白芷、五倍子。用法:水煎,温洗。(彭怀仁 主编·《中医方剂大辞典》3册738引《普济方》卷三〇一)

★ 7. **治疳疮**:【**龙骨散**】乌鱼骨、赤石脂、龙骨、孩儿茶各等份。用法:上药研为末。干贴之。(孙世发 主编·《中医小方大辞典》1311引《普济方》)

★ 8. **治疳疮**:马鞭草煎水洗之。(江苏新医学院 编·《中药大辞典》上册304引《生草药性备要》)

★ 9. **治疳疮**:【**枯矾散**】烧枣子(存性)、枯白矾各适量。用法:上药研为末。干用油调,湿则干敷。如不效,再加五倍子(烧存性)、青黛。(孙世发 主编·《中医小方大辞典》472引《普济方》卷三〇一)

★ 10. **治诸疳疮**:海螵蛸三分,白及三分,轻粉一分。用法:上为末。先用浆水洗,拭干,贴。方论选录:《小儿药证直诀类证释义》:轻粉拔毒,海螵蛸、白及黏腻长肉,浆水化滞物以治疳疮。(彭怀仁 主编·《中医方剂大辞典》3册773引《小儿药证直诀》)

★ 11. **治疳疮漏**:【**蟾麝散**】胆矾二钱,蟾酥一字,麝香少许。用法:上为细末,用蒸饼心为丸,如芥子大。纴在疮内。(彭怀仁 主编·《中医方剂大辞典》10册1562引《普济方》)

★ 12. **治疳疮瘙痒**:硫黄一两,雄黄三钱。用法:上为细末,加入十仙丹内。每贴一匕。功能:止痒,杀虫,去毒。(彭怀仁 主编·《中医方剂大辞典》1册102引《走马疳急方》)

下疳疮27方

★ 1. **治下疳疮**:地龙粪(韭菜地内者,火煅过)不以多少。用法:上为细末,入腻粉少许,同研匀。先以甘草汤洗了,后用药干掺;或油调敷亦得。(彭怀仁 主编·《中医方剂大辞典》4册6引《杨氏家藏方》)

★ 2. **治下疳**:上甘石一钱,黄连一钱(煎汁)。用法:先将甘石煅透,研细,入黄连水收干。用猪油调甘石末,敷之。立愈。原方每甘石一钱,加珠粉一分更妙。(彭怀仁 主编·《中医方剂大辞典》5册219引《青囊秘传》)

★ 3. **治下部阴湿疳疮**:黄连、黄柏各半两,轻粉(炒)二两,枯矾、黄丹各一两。用法:上为细末。浆水葱白汤渫洗了,干贴之。(彭怀仁 主编·《中医方剂大辞典》9册177引《医方类聚》)

★ 4. **治下疳烂臭**:【**水仙散**】冰片3克,鳖甲(烧存性)6克。用法:上药研为末。湿者干掺,干者香油调搽。(孙世发 主编·《中医小方大辞典》287引《疡科选粹》)

★ 5. **治软下疳**:苦参6克。用法:上药加水500毫升,煎至300毫升,去渣后装入器皿中备用。用时取此液洗涤溃疡处,日洗2~3次。功效:清热,利湿,收敛。(程爵棠 程功文 编著·《单方验方治百病》430)

★ 6. **治下疳疼不可忍**:穿山甲(煅)、黑羊角(煅)各二钱,乳香(去油)、没药(去油)各一钱。研细末,酒调服。([清]顾世澄 撰·《疡医大全》912)

★ 7. **治下疳阴痒**:生甘草煎汤洗,用海螵蛸末搽之。([清]姚俊 辑·《经验良方全集》190)

★ 8. **治下疳**:白颈蚯蚓3条,冰片1钱,砂糖2两。用法:冰片研末,共混合,使化为水。涂搽患部。功能:活血通络,敛疮生肌。注意事项:本方治疗男性生殖器溃烂,逐日消除。(阳春林 葛晓舒 主编·《湖南省中医单方验方精选·外科》上册 869)

★ 9. **治阴头疳蚀**:鸡内金。不落水,拭净,焙脆,研细。先以米泔洗净,搽之。(陆锦燧 辑·《鲟溪秘传简验方》226)

★ 10. **治下疳**:血竭、儿茶、乳香(去油)、龙骨(研细末)、没药(去油)各三分。研末掺之。(宋立人 总编·《中华本草》8 册 457 引《疡医大全》)

★ 11. **治下疳疮症:【青黄散】**血竭、雄黄各 30 克,铜青、胆矾各 1.2 克。用法:上药研为末。掺上。五六日即愈。功效:收水。(孙世发 主编·《中医小方大辞典》1446 引《遵生八笺》卷十八)

★ 12. **治下疳疮:【栀子散】**栀子(去瓤)1 个,白矾(末)适量。用法:将白矾末装入栀子内,面糊合口,火烧存性,研为末。洗净,干掺之。(孙世发 主编·《中医小方大辞典》478 引《普济方》卷三〇一)

★ 13. **治下疳疮**:五倍子(烧存性)1 钱,冰片少许。研极细末,掺上立效。([清]顾世澄 撰·《疡医大全》914)

★ 14. **治下疳疮**:五倍子、枯矾各等分。研末。先以齑水洗过,搽之。(何清湖 主编·《历代医学名著全书·本草纲目》4 册 3324)

★ 15. **治下疳疮:【掺疳散】**煅人中白五钱,煅文蛤五钱 ,冰片一分。用法:上为细末。掺数次。功能:收口生肌。(彭怀仁 主编·《中医方剂大辞典》9 册 403 引《人己良方》)

★ 16. **治下疳:【下疳神效散】**陈蛤粉 30 克,青黛 1 克,冰片 0.3 克,人中白(煅)9 克。用法:上药研为末。掺之。(孙世发 主编·《中医小方大辞典》1256 引《青囊秘传》)

★ 17. **治下疳疮**:孩儿茶(为末)、五倍子(烧灰存性)、龙骨。用法:上为末。外敷。主治:下疳疮。(彭怀仁 主编·《中医方剂大辞典》2 册 411 引《普济方》卷三〇一)

★ 18. **治下疳疮**:用五倍子、花椒(去子炒)各一钱,细辛(焙)三分,为末。先以葱汤洗净,搽之。一二日生肉也。(何清湖 主编·《历代医学名著全书·本草纲目》4 册 3324)

★ 19. **治下疳疮:【文蛤散】**五倍子一个(钻孔),入乳香一钱五分(煅为末),冰片五厘。用法:上为末。掺之。(彭怀仁 主编·《中医方剂大辞典》2 册 1075 引《惠直堂方》卷三)

★ 20. **治下疳疮:【五倍散】**五倍子、甘草、滑石各 3 克,虢丹 1 克。上为细末。先以甘草汤或浆水洗之,敷药。(孙世发 主编·《中医小方大辞典》1277 引《百一》卷十五)

★ 21. **治下疳疮**:白矾、皂矾各等分为末,装一大五倍子内,烧灰存性研细末,再加冰片三分,儿茶少许,先用甘草水洗净,然后搽之,效佳。(胡晓峰 主编·《中医外科伤科名著集成》963)

★ 22. **治下疳腐久不愈:【如圣散】**五倍子 6 克,冰片 3 克,黄连 1.5 克,炉甘石(煅)1 克。用法:上药研为末。干敷。加减:毒未尽者,加黄连末 1 克。(孙世发 主编·《中医小方大辞典》1401 引《保婴撮要》卷十四)

★ 23. **治外肾疳疮**:用抱鸡卵壳、黄连、轻粉各等分为末。煎过清油调涂。香附子、白芷、五倍子煎汤洗。([元]危亦林 著·《世医得效方》707)

★ 24. **治下疳疮:【全角散】**番木鳖子一个(煅成灰),冰片二厘。用法:上为细末。搽。一二次即愈。(彭怀仁 主编·《中医方剂大辞典》4 册 635 引《遵生八笺》卷十八)

★ 25. **治下疳**:六一散一钱,橄榄核(煅炭)五钱,冰片一分。用法:上药研匀。麻油调涂。(彭怀仁 主编·《中医方剂大辞典》4 册 697 引《鸡鸣录》)

★ 26. **治下疳腐烂**:升丹 0.9 克,橄榄炭 0.9 克,梅片 0.3 克。研极细末,麻油调敷,或干掺。(江苏新医学院 编·《中药大辞典》上册 451)

★ 27. **治下疳皮损肉烂,痛极难忍,及诸疮新肉已满,不能生皮,又汤泼火烧皮损肉烂,疼痛不止者:【珍珠散】**青缸花五分,珍珠一钱(研极细),真轻粉一两。上三味共研千转,细如飞面。凡下疳初起皮损,搽之;腐烂疼痛者,甘草汤洗净,猪脊髓调搽;如诸疮不生皮者,用此干掺;又妇人阴蚀疮,亦可搽;汤泼火烧痛甚者,用玉红膏调搽之。(江苏新医学院 编·《中药大辞典》下册 1495 引《外科正宗》)

杨梅疮、梅毒38方

★ 1. **治杨梅疮:【奇良甘草汤】**土茯苓三十钱,甘草一钱。用法:以水一升,煮取五合,再入水一升二合,煮取三合半,前煎汁和匀,一日服尽。不可别用汤水、茶、酒。宜忌:忌海腥,炙煿、卤盐、房事等。(彭怀仁 主编·《中医方剂大辞典》6册187引《霉疠新书》)

★ 2. **治杨梅疮:【拔毒糕】**土茯苓(去皮,为末)一斤,白蜜一斤,糯米粉一升。用法:上和匀,蒸糕。食,土茯苓汁送下。宜忌:忌饮茶汤。(彭怀仁 主编·《中医方剂大辞典》6册201引《简明医彀》卷八)

★ 3. **治杨梅疮:【药猪肠】**土茯苓四两,花椒三钱。用法:入猪肠内,线扎两头,煮熟去药,食肠。二三次愈。(彭怀仁 主编·《中医方剂大辞典》7册385引《仙拈集》卷四)

★ 4. **治杨梅疮:**土茯苓四两,金银花五钱,雄猪肉半斤。上用水五碗,入药同煮烂,去药,将肉同汤吃饭,一服。食七服,七日效。忌醋、牛肉、烧酒、茶、房事。([明]龚廷贤 编·《鲁府禁方》139)

★ 5. **治杨梅疮:**蒲公英三两,金银花三两,当归一两,大黄五钱,王不留行三钱。用法:水十碗,煎成二碗,徐徐服之。(彭怀仁 主编·《中医方剂大辞典》6册708引《青囊秘诀》卷下)

★ 6. **治杨梅疮:**马鞭草煎汤,先熏后洗,汤气才到便觉爽快,候温洗之,痛肿随减。(宋立人 总编·《中华本草》6册594引《本草蒙筌》)

★ 7. **治杨梅疮毒:**土茯苓一两或五钱,水酒浓煎服。(江苏新医学院 编·《中药大辞典》上册92引《滇南本草》)

★ 8. **治杨梅疮毒:**土茯苓四两,皂角子七个。用法:水煎代茶饮。浅者二七,深者四七,见效。(宋立人 总编·《中华本草》8册164引《本草纲目》)

★ 9. **治杨梅疮,溃烂成片,脓秽多而疼甚者宜用:【鹅黄散】**煅石膏、轻粉、炒黄柏各等分。研为极细末。干掺烂上,即可生疤,再烂再掺,毒尽乃愈。此解毒止痛收干之效药之。([明]陈实功 编著·《外科正宗》203)

★ 10. **治杨梅毒:**雄黄1钱半,轻粉1钱,杏仁3钱,熊胆汁适量。用法:轻粉水飞,与诸药共为细末,用熊胆汁调。每日分2次,外搽患处。功能:解毒消肿,生肌敛疮。(阳春林 葛晓舒 主编·《湖南省中医单方验方精选·外科》上册849)

★ 11. **治杨梅疮:**雄黄一钱半,杏仁三十粒(去皮),轻粉一钱。为末,洗净,以雄猪胆汁调上。(宋立人 总编·《中华本草》1册390引《积德堂经验方》)

★ 12. **治杨梅疮,鱼口,肾疳:【土茯苓汤】**土茯苓四两,黄柏二两,生黄芪二两,生甘草一两。用法:水煎服。(宋立人 总编·《中华本草》8册164引《医林纂要·药性》)

★ 13. **治杨梅疮,瘰疬,咽喉恶疮,痈漏溃烂,筋骨拘挛疼痛:【土萆薢汤】**土茯苓二三两。用法:以水三钟,煎二钟,不拘时候,徐徐服之。(彭怀仁 主编·《中医方剂大辞典》1册684引《景岳全书》卷六十四)

★ 14. **治杨梅疮,大虚而毒深中,遍身毒疮,黄水泛滥,臭腐不堪:【二生汤】**生黄芪、土茯苓各90克,生甘草9克。用法:水煎服。连服4剂而疮渐红活,再服4剂而尽干燥,又服4剂痊愈。功效:补虚泻毒。方论:此方之妙,全不去解毒,只用黄芪以补气,气旺而邪自难留。得生甘草之化毒,得土茯苓之引毒,毒去而正自无亏,气旺而血又能养。(孙世发 主编·《中医小方大辞典》717引《辨证录》卷十三)

★ 15. **治杨梅搬家,全身臭烂:**五倍子7分,红粉5分,儿茶5分,轻粉2分,冰片1分。用法:共为细末。敷患处,湿则干上,干则香油调敷之。(沈洪瑞 主编·《重订十万金方》775)

★ 16. **治杨梅结毒,疮色淡白者:【蛤蟆退壳酒】**土茯苓五两,大蛤蟆一个。用法:用好醇酒五斤浸上药,封瓶口,滚水煮二炷香久,取出。待次日饮之,以醉为止,盖被出汗。余存之酒,每日随量饮之,酒尽即愈。(彭怀仁 主编·《中医方剂大辞典》10册897引《医方易简》卷十)

★ 17. **治杨梅疮:**大蛤蟆一个(黄色者佳),金银花八两(金者四两,银者四两)。用法:用好酒一坛,将二药物捣烂,用布包好,放酒内煮三炷香久。每日尽量饮,饮完自愈。(彭怀仁 主编·

《中医方剂大辞典》6册599引《人己良方》)

★ 18. **治杨梅疮,不拘新久轻重;杨梅结毒,筋骨疼痛,诸药不效者:【金蟾退壳酒】**好酒五斤,大蛤蟆一只。用法:将蛤蟆浸酒,封瓶口,煮香二炷取起,待次日随量之大小,以醉为度,冬夏盖暖出汗为效;存酒次日只服量之一半,酒尽疮愈。宜忌:服酒七日后不许见风为要,忌口及房事。(彭怀仁 主编·《中医方剂大辞典》6册603引《外科正宗》卷三)

★ 19. **治杨梅疮结毒,筋骨疼痛,诸药不效者:【金蝉脱壳酒】**醇酒五斤,大蛤蟆一个,土茯苓五两。用法:上药浸酒内,瓶口封严,重汤煮二炷香时取出。待次日饮之,以醉为度。无论冬、夏,盖暖出汗为效。余存之酒,次日随量饮之,酒尽痊愈。宜忌:服酒七日后,禁见风,忌口及房欲。(彭怀仁 主编·《中医方剂大辞典》6册599引《金鉴》)

★ 20. **治杨梅结毒:**用全蝎十个,蜈蚣十条,金银花四两,生大黄四两,煎服频饮,一服立愈。([清]姚俊 辑·《经验良方全集》185)

★ 21. **治杨梅大疮:**蜈蚣一两,僵蚕一两,全蝎一两。用法:上为末,曲糊为丸,如米大。每服三分。(彭怀仁 主编·《中医方剂大辞典》6册532引《青囊秘传》)

★ 22. **治杨梅疮,骨髓筋骱之毒:**全蝎三个,蜈蚣一条,斑蝥三个(皆去头、足),露蜂房一个,蛇蜕一条。用法:上共煅存性,研细末,加生大黄末并面糊为丸,如绿豆大。每服一钱五分,以酒送下。取下恶物。(彭怀仁 主编·《中医方剂大辞典》10册289)

★ 23. **治杨梅疮,筋骨疼痛,不论已溃、未溃烂者:**土茯苓50克,升麻12克,皂刺12克。用法:水煎,临服入麻油3匙,1日1剂。(吴素玲 李俭 主编·《实用偏方大全》396引《疡医大全》)

★ 24. **治杨梅痟疮生于下半身者:【五根汤】**葱根、韭根、槐根、地骨皮、土茯苓各一两。用法:煎水,先熏后洗。(彭怀仁 主编·《中医方剂大辞典》2册358引《外科启玄》卷十二)

★ 25. **治梅疮:【梅毒生肌散】**软石膏、白龙骨各9克,海螵蛸3克,松香1.5克。用法:上药研为细末。用粗夏布包药末扑患处。(孙世发 主编·《中医小方大辞典》1562引《古方汇精》)

★ 26. **治梅毒:**虎杖根适量。研末,以醋调敷患处。适用于下疳。(胡郁坤 陈志鹏 主编·《中医单方全书》348)

★ 27. **治梅毒:**土茯苓。用法:每天用土茯苓250克,三餐饭前30分钟水煎温服。20天为1个疗程,3个疗程后观察疗效。疗效:治疗30例确诊为早期后天梅毒患者,每个疗程做梅毒血清实验1次。治愈27例,治愈率为90%,平均治疗2.6个疗程。3例因工作关系,因煎药不便,半途改用青霉素治疗(其中1期2例、2期1例)。以单味土茯苓进行治疗梅毒,效果颇佳。(刘有缘 编著·《一两味中药祛顽疾》349)

★ 28. **治梅毒:**土茯苓1500克,黄芪500克,当归400克。用法:先将土茯苓煎汤,浓缩,取黄芪、当归拌匀微炒、干磨为末,炼蜜为丸如梧子大,备用。每次服15克,日服3次,用温开水送服。功效:渗利湿毒,益气活血。(程爵棠 程功文 编著·《单方验方治百病》427)

★ 29. **治梅毒:**土茯苓1斤,银花、甘草各1两。用法:水煎。每日1剂,分2次服。功能:清热解毒,泻火除湿。方解:土茯苓解毒除湿;银花宣散风热,清解血毒;甘草泻火解毒。诸药合用,共奏清热解毒,泻火除湿之功。注意事项:连服10天为1个疗程,不愈再服。(阳春林 葛晓舒 主编·《湖南省中医单方验方精选·外科》上册856)

★ 30. **治初期梅毒:**马齿苋半斤,酒适量。用法:酒水各半煎,每日1剂,分2次服。功能:清热解毒,利湿消肿。注意事项:出汗再服。连服4~5剂。(阳春林 葛晓舒 主编·《湖南省中医单方验方精选·外科》上册847)

★ 31. **治慢性梅毒,症见身疮久不愈合,脚踝溃烂,病后关节疼痛:**干土茯苓4两。用法:水煎。每日1剂,分2次服。功能:清热除湿,解毒散结。注意事项:干土茯苓4两为成人1日量。连服30~100天,视病情转变决定,如仅服2~30天已愈,再服10天即可断根,或以5磅热水瓶先晚泡好,第2日服完,可免煎药麻烦。(阳春林 葛晓舒 主编·《湖南省中医单方验方精选·外科》上册847)

★ 32. **治梅毒:**红升丹、白凡士林各10克。混合后外涂患处,每日1~2次。(肖国士 潘开明 主编·《中医秘方全书(珍藏本)》451)

★ 33. **治梅毒、臁疮久不愈:【小提毒丹】**陈降香 3 克,红升 9 克,生石膏 45 克,青黛 3 克。用法:研至无声听用。掺疮,隔 4 日 1 次,后即可用收功药。(孙世发 主编·《中医小方大辞典》1270 引《青囊立效秘方》卷二)

★ 34. **治梅毒、臁疮久不愈:【大提毒丹】**陈降香 9 克,红升 3 克,生石膏 45 克,朱砂 3 克。用法:研至无声便用。掺疮上,隔 6 日即可上收功药。(孙世发 主编·《中医小方大辞典》1263 引《青囊立效秘方》卷二)

★ 35. **治梅毒:**大蛤蟆 1 只,雄黄 30 克。用法:大蛤蟆剖开,将雄黄填入,用黄泥包好,放炭火内锻炼,以泥红为度,取出埋土中 1 夜,变成黑灰。每日 1 剂,分 3 次服。功能:解毒散结,燥湿杀虫。注意事项:忌食牛肉、狗肉。黄酒送下,每日空腹服。(阳春林 葛晓舒 主编·《湖南省中医单方验方精选·外科》上册 847)

★ 36. **治霉疮:【滇壶丹】**白僵蚕(略炒)三钱,全蝎一钱五分(酒洗,瓦焙),大黄(生用)五钱。用法:上为细末。鸡未鸣时,蜜汤调下三五匙,午后粥补,明日又服,以虫出疮干为度。以蜜汤旋和末为丸亦可。备考:梦感滇人相授,治霉疮甚验。(彭怀仁 主编·《中医方剂大辞典》10 册 1031 引《韩氏医通》)

★ 37. **治梅毒所致阴茎溃烂或女阴溃烂,经久不愈者:**鳖甲 30 克,麻油适量。用法:将鳖甲烧成炭,研极细末备用。棉签蘸麻油涂之于溃疡面,然后于疮面撒鳖甲炭末,包囊,每日换药 1～2 次。功能:滋阴潜阳,散结敛疮。注意事项:先将患处洗净、拭干。(阳春林 葛晓舒 主编·《湖南省中医单方验方精选·外科》上册 846)

★ 38. **治杨梅结毒久烂:**土茯苓一斤,生姜四两,共煎数碗服之,不十日而愈,其溃处以药汁调面糊之渐愈,曾有阳物烂完,半年不愈,服此得生。([清]姚俊 辑·《经验良方全集》185)

鱼口、便毒 29 方

★ 1. **治鱼口:**五倍子、白蜜各适量。用法:研末用白蜜调和。敷患处。(阳春林 葛晓舒 主编·《湖南省中医单方验方精选·外科》上册 875)

★ 2. **治鱼口初发三五日:**五倍子炒黄为末,入百草霜,以醋调敷患处,一日一夜即消。([清]田间来是庵 辑·《灵验良方汇编》70)

★ 3. **治鱼口疮:【黄芷汤】**大黄、香白芷各 15 克。用法:水煎,露 1 宿,次早空腹温服。至午后肚痛,未成者自消;已成未穿者,脓血从大便中出。(孙世发 主编·《中医小方大辞典》引《古今医鉴》卷十五)

★ 4. **治鱼口疮:【子花煎】**槐子五钱,穿山甲(微炒)三钱。用法:用无灰黄酒半碗,水半碗,煎至半碗,空心热服。(彭怀仁 主编·《中医方剂大辞典》1 册 1220 引《鲁府禁方》)

★ 5. **治鱼口便毒:**全蝎七个,鳖甲(炙)、穿山甲(炒)各一钱,生大黄三分。水煎服。未破一剂即消。([清]丁尧臣 撰·《奇效简便良方》170)

★ 6. **治鱼口便毒:**全蝎 1 只,太乙膏 1 张。用法:焙枯研末,将全蝎末放膏药中。贴患处。功能:清热解毒,活血止痛。(阳春林 葛晓舒 主编·《湖南省中医单方验方精选·外科》上册 874)

★ 7. **治鱼口:【鱼胶饮】**白鱼胶五钱(锉)。用法:铜锅炒黑色略带黄些,研细末,用老酒调成团。空心以匙挑放舌上,须多用酒吞下,其药直达患处;如疮大可再制五钱,服之即消,如已溃亦效。(彭怀仁 主编·《中医方剂大辞典》6 册 645)

★ 8. **治鱼口便毒:【立消散】**大蛤蟆一个。用法:剥去皮,连肠捣烂,入葱五钱再捣,敷肿处,却用皮覆贴其口。(彭怀仁 主编·《中医方剂大辞典》3 册 918)

★ 9. **鱼口、便毒,又名外疝生(生小腹两旁缝中,形如腰子,皮色不变,按之坚硬而微痛者):**五倍子新瓦上焙研末,陈醋调匀,摊布上贴(布上加纸一层)。([清]丁尧臣·《奇效简便良方》161)

★ 10. **治便毒:**破故纸(炒,研)、牛蒡子(微炒)、牵牛(炒)、大黄(酒拌炒)各等分。用法:上为末。每服一两,酒调下。(彭怀仁 主编·《中医方剂大辞典》5 册 871 引《证治准绳·疡医》卷四)

★ 11. **治便毒:**生大黄六钱,全蝎(去头、足,炒去毒)、穿山甲各三钱,白芷四钱。水煎服。外用千年石灰一两,白矾三钱,盐少许,米汤调敷即消。([清]顾世澄 撰·《疡医大全》905)

★ 12. **治便毒**:地榆四两,土炒穿山甲二片。白酒三碗,煎一碗,空心服,虽有脓者亦愈。([近]陆锦燧 辑·《鲟溪秘传简验方》154)

★ 13. **治便毒便痈**:穿山甲半两,猪苓二钱。并以醋炙研末。酒服二钱。外以穿山甲末和麻油、轻粉涂之。(江苏新医学院 编·《中药大辞典》下册 1727 引《仁斋直指方》)

★ 14. **治便毒肿痛,已大而软者**:鱼鳔胶热汤或醋煎软,趁热研烂贴之。(江苏新医学院 编·《中药大辞典》上册 1437 引《仁斋直指方论》)

★ 15. **治便毒初发**:黄栝楼 1 个,黄连 5 钱。水煎连服。(江苏新医学院 编·《中药大辞典》下册 1782)

★ 16. **治便毒初起**:大黑蜘蛛一枚。研烂,热酒一碗,搅服,不退再服。(江苏新医学院 编·《中药大辞典》下册 2555 引《寿域神方》)

★17. **治诸痔、鱼口便毒、不论已成未成:【葱青散】**葱青、蜂蜜各适量。葱青刮涎,入蜂蜜调匀。先以木鳖子煎汤熏洗,然后敷药,其冷如冰。主治:①《得效》:诸痔。②《梅氏验方新编》:鱼口便毒,不论已成未成。验案:《奇效良方》引唐仲举云:曾有一吏人苦痔瘘,渠族弟亲合与之,早饭前敷;午后来谢,拜于庭下,云疾已安矣。(孙世发 主编·《中医小方大辞典》631 引《得效》)

★ 18. **治便毒、骑马痈等症初起,脓未成者**:大黄五钱(生),白芷二钱,山甲三片(炒),黄明胶五钱。用法:酒、水各半,煎服。(彭怀仁 主编·《中医方剂大辞典》7 册 1015 引《外科医镜》)

★ 19. **治便毒未成者,内消;已成者,脓从大便下:【偷刀散】**大黄、白芷各二钱,穿山甲一钱。用法:上为末,作二次服。空心酒调下。(彭怀仁 主编·《中医方剂大辞典》9 册 512 引《慈幼新书》)

★ 20. **治鱼口便毒,肿痛者**:猪胆 1 个,酒适量。用法:猪胆投入热酒中。每日 1 剂,分 2 次服。功能:清热解毒,活血止痛。注意事项:温服。(阳春林 葛晓舒 主编·《湖南省中医单方验方精选·外科》上册 874)

★ 21. **治便毒痈肿:【立消散】**全蝎(炒)、核桃(去壳肉,只用隔膜,炒)等分为末。空心酒调下三钱,下午再服。三日痊愈。(宋立人 总编·《中华本草》9 册 133 引《证治准绳》)

★ 22. **治便毒**:鹿角(烧灰)三钱,核桃干皮(烧灰)三钱。取灰好酒下。(宋立人 总编·《中华本草》9 册 655 引《种杏仙方》)

★ 23. **治一切便毒,连连作痛,更不肿起,名曰阴毒:【秘传独胜散】**活蜈蚣 2 条。炭火烧存性,为末。好酒调服,食前下。(宋立人 总编·《中华本草》9 册 145 引《直指方》)

★ 24. **治便毒初起**:活蜈蚣 1 条。瓦焙存性,研细末,酒调服,取汗即效。(江苏新医学院 编·《中药大辞典》下册 2474 引《济生秘览》)

★ 25. **治鱼口便毒:【错枉散】**僵蚕、姜黄、大黄、穿山甲(麸炒)各等分。共研末。未成者三钱,已成者五钱,酒调下,尽量。盖被出汗,毒气从大便出;未成者消,已成者,亦减去八九分也。(宋立人 总编·《中华本草》9 册 181)

★ 26. **治便毒初起,寒热,欲成痈疽**:大黄、木鳖子、僵蚕、贝母各二钱半。用法:用酒、水各一盅,煎至一盅,食前热服。若得汗下为妙。(彭怀仁 主编·《中医方剂大辞典》3 册 438 引《赤水玄珠》)

★ 27. **治便毒肿痛难忍**:五倍子三钱(打破去虫慢火炙焦研面),麝香一分。用法:二药研极细面。用自己唾涎调药抹肿处,数次痛减肿消。(沈洪瑞 主编·《重订十万金方》778)

★ 28. **治横痃初起未溃**:鹿角霜 10 克,鸡蛋 1 枚。用法:鹿角霜研细末,调鸡蛋煎熟,配酒服即散。(吴静 主编·《祛百病醋蛋秘方》19)

★ 29. **治大腿缝横痃**:五倍子、食醋各适量。用法:五倍子新瓦焙研末,用醋调,布摊,贴患处。(阳春林 葛晓舒 主编·《湖南省中医单方验方精选·外科》上册 873)

血液系统病证

贫血 11 方

★ 1. **治贫血**:花生仁 30 克,大枣 10 枚,蜂蜜 15 克。用法:水煎服,每日 1 剂,连服 20 天为 1 个疗程。(郭旭光·《中国中医药报》2011 年 2 月 23 日)

★ 2. **治贫血**:绿豆、红枣各 15 枚,红糖适量。绿豆在锅内煎开花,红枣煮熟,加糖食用,每日 1 次,15 天为 1 个疗程。适用于缺铁性贫血。(郭旭光·《中国中医药报》2011 年 2 月 23 日)

★ 3. **治贫血**:山药 50 克。打碎水煎,分二次服。功能:健脾,除湿,补气,益肺,固肾,益精,补血。(郭志杰 吴琼 李子全等 编著·《传世金方·一味妙方》25)

★ 4. **治贫血**:羊骨 250 克,黑豆 30 克,枸杞 20 克,大枣 20 枚。一同加水煮沸 20 分钟后去骨,加入少许食盐调味,饮汤,食枣与豆。适用于再生障碍性贫血。(郭旭光·《中国中医药报》2011 年 2 月 23 日)

★ 5. **治贫血**:山药 30 克,人参 6 克,大枣 10 枚,瘦猪肉 250 克。加水适量,煮熟同食,至愈为止。(郭旭光·《中国中医药报》2011 年 2 月 23 日)

★ 6. **治贫血**:本病中医学属于“虚劳”“血证”“血虚”“阴虚”等范畴。干紫河车适量。研末服,每次 3 ~ 6 克,每日 2 次。适用于各种贫血。(胡郁坤 陈志鹏 主编·《中医单方全书》79)

★ 7. **治贫血**:墨旱莲 30 ~ 40 克。水煎服,每日 1 剂;或煎汤代茶饮。适用于各种贫血、再生障碍性贫血。(胡郁坤 陈志鹏 主编·《中医单方全书》79)

★ 8. **治贫血**:黑木耳 20 克,红枣 10 枚,红糖适量。用法:煮熟食用。(易磊 编著·《中国秘方大全》71)

★ 9. **治贫血,属气血两虚型**:大枣 10 枚,皂矾 0.5 克。用法:大枣去核,水煎 2 次,混合后至 100 毫升。以枣汤送服皂矾。每日 1 剂,分 2 次服。功能:健脾和中,益气养血。注意事项:连服 15 次为 1 个疗程。(易法银 喻斌 主编·《湖南省中医单方验方精选·内科》下册 1872)

★ 10. **治贫血,属气血两虚型**:猪蹄 1 只,花生米 50 克,大枣 10 枚。用法:同煮熟。每日 1 剂,分 2 次服猪脚及汤。功能:健脾益气,补血养心。方解:猪蹄健脾养胃,滋养补虚;花生米健脾益气养血;大枣健脾补气养血。三药合用,共奏健脾益气,补血养心之效。(易法银 喻斌 主编·《湖南省中医单方验方精选·内科》下册 1874)

★ 11. **治小儿营养不良性贫血**:朱砂 0.1 克,蟾蜍 1 只(去内脏,脱皮),白公鸡肝一叶。将鸡肝划开口后,将朱砂撒入里面,然后一同放入蟾蜍内,用鲜荷叶包好,将其焙干至焦香后,立即趁热将混有少许白糖的醋喷洒在上面,使其酥脆研末,分 3 次 1 天吃完。临床疗效:治疗 100 例,治愈 91 例,红细胞达到 450 万个/毫米^3,血红蛋白 13%;好转 9 例,红细胞、血红蛋白计数不同程度上升。(胡熙明 主编·《中国中医秘方大全》中册 432)

缺铁性贫血 2 方

★ 1. **治缺铁性贫血**:枸杞子 50 克,龙眼肉 50 克。上药同入砂锅内加水适量,先用武火烧沸,后改文火煎至枸杞子、龙眼肉无味,去渣继续煎熬成膏,沸水冲服,每日 1 ~ 2 匙。(胡郁坤 陈志鹏 主编·《中医单方全书》80)

★ 2. **治缺铁性贫血**:土大黄 30 克,丹参 15

克,鸡内金 10 克。水煎服。临床疗效:治疗 20 例,均获良效。(胡熙明 主编·《中国中医秘方大全》上册 499)

再生障碍性贫血 17 方

★ 1. **治再生障碍性贫血:**三七 90 克。用法:鸡油炸老黄,放凉后研末。每次 3 克,每日 3 次冲服。(孟凡红 刘从明 杨建宇 主编·《单味中药临床应用新进展》440)

★ 2. **治再生障碍性贫血:**红枣 120 克,猪骨头 1000 克。用法:炖煮。每日 1 剂,分 3 次服红枣及汤。功能:健脾益肾,活血养阴。注意事项:1 个半月后可望好转。(易法银 喻斌 主编·《湖南省中医单方验方精选·内科》下册 1876)

★ 3. **治再生障碍性贫血:**牛骨髓 30 克,阿胶 30 克,大枣 60 克,鸡蛋 3 枚。用法:以上 4 味加水同煎,每日 1 剂。适应症:常服治疗再生障碍性贫血。(吴静 主编·《祛百病醋蛋秘方》88)

★ 4. **治再生障碍性贫血:【鲜胎盘粉或丸】**鲜胎盘加温干燥后研粉或制成丸,每次服 3 钱,每天 3 次。(西安医学院第一附属医院中医教研组 编·《常见病的中医治疗研究》289)

★ 5. **治再生障碍性贫血:**鲜胎盘。每次半个,切碎加适当干姜、瘦猪肉,先炒后煮,连汤肉服,每周 2~3 次。或用胎盘粉、丸,每次 9 克,每日 3 次,口服。据报道,用上方治疗本病 19 例,结果治愈 9 例,显效 1 例,好转 4 例,无效 5 例。(王辉武 主编·《中药临床新用》604)

★ 6. **治再生障碍性贫血:**紫河车粉 210 克,阿胶 90 克,海螵蛸 45 克,肉桂 45 克,绿矾 500 克。用法:上药共研为细面,加入适量淀粉,和匀,压成片,备用。每次服 2~3 片,日服 2 次,温开水送下。功效:补血生血。主治:再生障碍性贫血。附记:观察治疗 100 例患者,有效率为 80%。(程爵棠 程功文 编著·《单方验方治百病》189)

★ 7. **治再生障碍性贫血:**紫河车粉 2 克,鹿茸粉 1 克,三七粉 0.5 克,鸡内金粉 0.5 克。用法:上药和匀备用。每次服 4 克,日服 2 次,用温开水送服。1 个月为 1 个疗程。功效:大补气血,活血健胃。主治:再生障碍性贫血。附记:一般用药 1~3 个疗程即可见效或获愈。(程爵棠 程功文 编著·《单方验方治百病》189)

★ 8. **治再生障碍性贫血:**甲鱼血适量。取活甲鱼(250 克以上者均可)1 只,将其尾部穿孔倒悬,用水冲洗干净,砍其头,让血滴入盛有少许米酒的碗中,待血滴尽后稍轻搅拌,即令患者服下,每日或隔 2~3 日 1 次,连服 3~5 只。(胡郁坤 陈志鹏 主编·《中医单方全书》82)

★ 9. **治再生障碍性贫血:**鱼鳔 9 克,红枣 10 余枚,当归 9 克。水煎服。(宋立人 总编·《中华本草》9 册 332)

★ 10. **治再生障碍性贫血:**枸杞子适量。与黑豆适量、大枣 10 个共炖骨头服。(胡郁坤 陈志鹏 主编·《中医单方全书》82)

★ 11. **治再生障碍性贫血:**黄芪 30 克,大枣 10 个。共煎服。本方益气养血,适用于再障气不摄血证。(胡郁坤 陈志鹏 主编·《中医单方全书》82)

★ 12. **治再生障碍性贫血:**野菊花根茎 30 克,鲜精肉 30 克,同煎煮,去渣,吃肉喝汤,每日 1 剂。治疗 15 例,经服药 31~98 天,结果痊愈 9 例,好转 5 例,无效 1 例。(王辉武 主编·《中药临床新用》563)

★ 13. **治再生障碍性贫血:**鹿茸适量。用法:每次取上药 1 克,口服,每天 2 次,用温开水送下,连服 3 个月。功能:温肾益髓生血。附注:据杨立军报道,应用本方曾治 1 例,在用药 95 天后改用鹿茸精及鹿茸丸维持治疗 80 天后治愈。[薛建国 李缨 主编·《实用单方大全》568 引《湖南医药杂志》1983,10(1):46]

★ 14. **治再生障碍性贫血:**酒制鹿茸粉 1 克,炙田七粉 0.5 克,生鸡内金粉 0.5 克。温开水送服,每天 2 次。黎镜用上方治疗再生障碍性贫血 13 例,疗效较好。一般服药 1 个月后,患者精神明显好转,头晕目眩消失,食欲及睡眠转佳。(王辉武 主编·《中药临床新用》574)

★ 15. **治再生障碍性贫血:**取鹿茸内骨髓,用白酒浸渍,制成 20% 的鹿茸酒剂;或从鹿颈静脉内取血放入白酒中,制成 30% 的鹿血酒。每次 10 毫升,日服 3 次。据报道,用上方治疗再生障碍性贫血 6 例,血象和症状均有不同程度改善;治疗血小板减少症 21 例,11 例临床症状和

血象均有明显改善；治白细胞减少症5例，血象进步者3例。（王辉武 主编·《中药临床新用》575）

★ 16. **治再生障碍性贫血**：紫草10克，大枣3个。水煎，去渣，留汁入粟米50克煮粥。分2次温服。本方可清热凉血止血，适用于再生障碍性贫血血热妄行证。（胡郁坤 陈志鹏 主编·《中医单方全书》82）

★ 17. **治再生障碍性贫血**：王某，男，28岁。患再生障碍性贫血。用鹿茸40克，入黄酒2千克，浸1周后，每日100毫升，分2～3次服，20天后，每日50毫升，早、晚分服，服完为止，续服补中药4周而愈。（黄国健等 主编·《中医单方应用大全》288）

血虚证2方

★ 1. **治气血俱虚**：炙黄芪30克，当归（酒制）6克。用法：水煎服。适应症：气血俱虚，肌热恶寒，面目赤色，烦渴引饮，脉洪大而虚，重按似无，此脉虚血虚也。（吴素玲 李俭 主编·《实用偏方大全》278引《订补简易备验方》）

★ 2. **治血不足：【杞圆膏】**枸杞子（去蒂）、桂圆肉各2500克。用法：上药用新汲长流水，以砂锅桑柴火慢慢熬之，渐渐加水，煮至枸杞子、桂圆无味方去渣，再慢火熬成膏，取起，瓷罐收贮。不拘时候频服20～30克。方论：心主血，脾统血，肝藏血，思虑过劳则血受伤因而不足，血不足则虚火炽而煎燥，肾水日见衰竭矣。兹取桂圆肉甘温濡润之品，甘温可以补脾，濡润可以养心；枸杞子味厚气平之品，味厚可以滋阴，气平可以益阳，此太极之妙，阴生于阳也。阴阳和，水火济，心肾时交，则阴血自生而常足矣。（孙世发 主编·《中医小方大辞典》380引《摄生秘剖》）

鼻衄40方

★ 1. **治鼻衄**：三七粉6克，大蓟10克。用法：研末混匀，温开水冲服，每次2克，每日2次，坚持2～4个疗程。（李永明等·《中国中医药报》2010年10月14日第5版）

★ 2. **治鼻衄：【大黄乌贼纱条】**大黄（炒炭）20克，乌贼骨10克。用法：将上药共研为极细末，过7号筛，取3～5克粘附于油纱条上，填塞于出血鼻腔，每2～3日换药1次。疗效：共治疗49例，治愈43例，好转2例，无效4例，总有效率为91.8%。（梁勇才 梁杰圣 主编·《中国外治妙方》625）

★ 3. **治鼻衄不止：【参莲散】**人参一钱，莲子心一分。上二味捣罗为散，每服一钱匕，新汲水调下。（宋立人 总编·《中华本草》5册817引《圣济总录》）

★ 4. **治鼻衄不止，服药不应**：蒜一枚，去皮研如泥，作钱大饼子，厚一豆许。左鼻出血，贴左足心，右鼻出血，贴右足心，两鼻俱出，俱贴之。血止急以温水洗足心，令去蒜气。（宋立人 总编·《中华本草》8册40引《简要济众方》）

★ 5. **治鼻衄验案**：尝有一妇，衄血一昼夜不止，诸药不效，时珍令以蒜敷足心，即时血止，真奇也。（杨鹏举 主编·《中医单药奇效真传》426引《本草纲目》）

★ 6. **治鼻衄验案**：刘某某，女，20岁，1985年7月21日初诊。患者近数月来，月经紊乱，本次月经提前10天，量多，色红，质黏稠。因与他人争吵而大怒，继则双侧鼻衄不止。前医用口服止血消炎中西药，肌注"止血敏"等无效，以药棉堵塞双侧鼻孔，则血自口涌出，其势甚危，特邀余会诊。余用紫皮大蒜约50克，去掉紫皮，捣烂如泥贴敷双侧涌泉穴，约4分钟后衄止，继以清热养阴，和解调经施治3日而愈。随访至今未复发。（杨鹏举 主编·《中医单药奇效真传》425）

★ 7. **治鼻衄验案**：某男，36岁。1990年7月23日，因夏日劳作，突然鼻衄如注，家人急用井水湿敷额部和后颈窝仍衄不止，再用青蒿搓绒后堵塞双鼻，则血由口中涌出，时逢余探亲路过此地，取紫皮大蒜头，去掉紫皮，捣烂如泥作饼，贴敷双侧涌泉穴，5分钟后衄止。（杨鹏举 主编·《中医单药奇效真传》425）

★ 8. **治鼻衄验案**：采油工人，28岁。鼻中隔左侧克氏区流血不止1小时，予以右侧足底心敷大蒜泥。将大蒜捣碎成泥状，遇左侧鼻腔流血者，大蒜泥敷于右侧足底心即涌泉穴位，右侧鼻

腔流血者则敷于左侧足底心,敷1小时左右,流血即停止。(杨鹏举 主编·《中医单药奇效真传》425)

★ 9. **治鼻衄验案**:朱某,女,17岁,1987年10月就诊。鼻衄1周,药物治疗无效,试用蒜泥贴敷涌泉穴1次,3小时后取下,1次治愈,随访至今未复发。(杨鹏举 主编·《中医单药奇效真传》425)

★ 10. **治鼻衄**:紫皮大蒜50克(去皮),大黄粉15克。用法:捣泥作饼贴敷同侧涌泉穴,如双侧鼻衄不止贴敷双侧涌泉穴,15~30分钟后血止。(孟凡红 刘从明 杨建宇 主编·《单味中药临床应用新进展》124)

★ 11. **治鼻出血**:鲜车前草适量。用法:捣汁服半酒杯。亦可用其渣塞鼻。备注:用于鼻出血,小便少。(吴静 陈宇飞 主编·《传世金方·民间秘方》344)

★ 12. **治鼻衄**:小蓟30克,天冬18克,天花粉12克。水煎服,每日2~3次。(金福男 编著·《古今奇方》158)

★ 13. **治鼻衄**:鲜瓦松1000克,洗净,阴干,捣烂,用纱布绞取出汁,加砂糖15克拌匀,倾入瓷盆内,晒干成块。每次服1.5~3克,每日2次温开水送服。忌辛辣刺激食物和热开水。(宋立人 总编·《中华本草》3册759)

★ 14. **治鼻衄**: 地骨皮50克。用法:取上药,研为粗末。用沸水冲泡,当茶饮用,每天1剂。功能:清热止血。附注:据张宏俊等报道,应用本方治疗本病疗效满意。(薛建国 李缨 主编·《实用单方大全》137)

★ 15. **治鼻衄**:血竭、蒲黄各等分。为末,吹鼻孔内。(江苏新医学院 编·《中药大辞典》上册927引《医林集要》)

★ 16. **治鼻中衄血**:青蒿捣汁服之,并塞鼻中。(宋立人 总编·《中华本草》7册662引《卫生易简方》)

★ 17. **治鼻出血**:鲜青蒿30克,白糖适量。用法:将鲜青蒿水煎取汁1碗,加白糖适量。1次服。日2次。清热解暑,退虚热。(郭志杰 吴琼 李子全等 编著·《传世金方·一味妙方》26)

★ 18. **治鼻衄验案**:吴桥治文学于学易,举孝廉病衄,其衄汩汩然,七昼夜不止,甚则急如涌泉,众医济以寒凉不效,急以大承气汤下之,亦不行。桥曰:孝廉故以豪酒,积的热在胃,投以石膏半剂愈之。众医请曰:积热宜寒,则吾剂寒之者至矣,公何独之石膏?桥曰:治病必须合经。病在是经,乃宜是药。石膏则阳明胃经药也,安得以杂投取效哉。(黄国健等 主编·《中医单方应用大全》399引《续名医类案》293)

★ 19. **治鼻出血**:五倍子末吹之,仍以末同新绵灰等分,米饮服三钱。(宋立人 总编·《中华本草》5册89引《本草纲目》)

★ 20. **治鼻出血**:五倍子、海螵蛸、白鲜皮各等量研末,局部涂抹,每次3~5克。治疗44例,结果有效32例,有效率为72.7%。(宋立人 总编·《中华本草》5册89)

★ 21. **治鼻出血**:五倍子、海螵蛸、白鲜皮、白及各等份。用法:将上药共研为极细末,贮瓶备用。用时令患者仰头,将药末吹入患侧鼻孔内,每次吹入0.5~1克,日吹2次。或用药棉裹蘸药,卷成圆锥形,塞入患侧鼻孔内,血止后3~4小时取下。一般用药1~2次即止血。功效:清热收敛止血。(程爵棠 程功文 编著·《单方验方治百病》513)

★ 22. **治鼻出血**:五倍子10克,诃子10克,冰片0.3克,甘油30毫升。用法:前2药加水200毫升。煎取60毫升,滤取药液,澄清过滤。再将冰片研细,加入上述药液中,再加入甘油混合,摇荡均匀,取之滴鼻,每次3~5滴。(刘道清 主编·《中国民间神效秘方》1055)

★ 23. **治鼻衄出血不止**:百合30克,白糖120克。用法:百合杵之,变为细末,与白糖一起用凉开水搅拌,一次服下。疗效:本方治疗多例,其效如神。验案:韩某某,男,56岁。因受灼热,突然鼻衄,血流如注,渐欲昏迷,立即送山医一院。经治鼻衄如故,危急之中,其本村一老者告以本方,随即如法服之。药后衄血渐减,约过1个小时,鼻衄竟止。(刘有缘 编著·《一两味中药祛顽疾》581)

★ 24. **治鼻衄**:山栀仁10克,香白芷10克。用法:上药共研为细末,吹少许于鼻中。(吴素玲 李俭 主编·《实用偏方大全》53引《疡医大全》)

★ 25. **治鼻衄**:大蚯蚓十数条。捣烂,井花水和稀,患者澄清饮;重则并渣汁调服。(宋立人 总编·《中华本草》9册24引《古今医鉴》)

★ 26. **治鼻衄**:肝火上冲、血热头晕之鼻出

血:活蚯蚓5条,洗净捣烂,加白糖适量。冲水内服,每天1~2剂。(薛建国 李缨 主编·《实用单方大全》473)

★ 27. **治鼻衄:**取干燥柔软的马勃菌体,去外皮后剪成1.5厘米×2.5厘米×0.1厘米的长方形薄片,置入密封瓶中高压灭菌备用。使用方法:取灭菌马勃放于出血点上,轻轻加压30秒钟,即可达到止血目的。临床疗效:治疗113例,除4例高血压、再生障碍性贫血及白血病等引起鼻衄效不佳外,余皆获良效。(胡熙明 主编·《中国中医秘方大全》中册670)

★ 28. **治鼻血:**白及适量,焙干,研为细末(过160目筛),装入棕色瓶中备用。每次4~5克,撒布于凡士林纱布或纱布球上,塞鼻,保留72小时。据邓文成报道,应用本方治疗30例,经1次填塞治愈者27例,经2次填塞治愈者3例,痊愈率为100%。(薛建国 李缨 主编·《实用单方大全》326)

★ 29. **治鼻衄、吐血:**白及30~60克。用法:研细粉,用糯米泔煎汤调匀。每次饭后服6~9克,日服2次。注意事项:忌食煎炒及发物。(李德新 董自强 杨万中等 编著·《祖传秘方大全》267)

★ 30. **治鼻血:**黄芩、白及各15克。用法:共研末,制成水丸,如桐子大,每服9克,开水送下。或水煎服。(吴静 陈宇飞 主编·《传世金方·民间秘方》342)

★ 31. **治鼻衄(鼻出血)验案:**茜草根炭1两,白茅根1两。水煎服,1日2次,连服3~5日。病例:王某某,男,12岁。反复鼻出血已2个月,每日或隔日1次,色鲜红,量15~20毫升。经服上方5天而止血。随访半年未见复发。(王琦 主编·《王琦临床医学丛书》下册1326)

★ 32. **治鼻衄验案:**患者戚某,男,26岁。鼻衄反复发作月余,鼻干咽燥,口渴欲饮,脉滑数,苔薄黄。予以生吴茱萸50克,研末,分5次醋调敷涌穴,药尽病愈,随访半年未见复发。(杨鹏举 主编·《中医单药奇效真传》426)

★ 33. **治鼻经常出血:**白鸡冠花30克。与猪瘦肉60克共蒸熟,或煮猪肺食。(胡郁坤 陈志鹏 主编·《中医单方全书》424)

★ 34. **治鼻出血:**白鸡冠花15~30克,鸡蛋1个。用法:将鸡蛋、白鸡冠花加水2碗煎至1碗,鸡蛋去壳放入再煮,去渣吃蛋。每日1剂,连服3日。(李川 主编·《民间祖传秘方》273)

★ 35. **治衄血:**车前叶生研,水解饮之。(江苏新医学院 编·《中药大辞典》上册402引《本草图经》)

★ 36. **治衄血:**乌贼骨、槐花等份。研末入鼻,一方,槐花半生半炒,末入鼻。(宋立人 总编·《中华本草》4册645引《直指方》)

★ 37. **治衄血:**槐花一两(炒),蒲黄半两,川面姜一分。用法:上为细末。每服半钱,新水调下。(彭怀仁 主编·《中医方剂大辞典》10册791引《幼幼新书》)

★ 38. **治衄血不止:**薄荷汁滴之。或以干者水煮,绵裹塞鼻。(江苏新医学院 编·《中药大辞典》下册2650)

★ 39. **治衄血无时:**茜草根、艾叶各1两,乌梅肉(焙干)半两。用法:上为细末,炼蜜丸如梧子大。乌梅汤下30丸。(宋立人 总编·《中华本草》6册473)

★ 40. **治吐血、咯血、呕血、唾血,或鼻衄、齿衄、舌衄、耳衄:**槐角子八两,麦门冬(去心)五两。用净水五十大碗,煎汁十五碗,慢火熬膏。每早、午、晚各服三大匙,白汤下。(宋立人 总编·《中华本草》4册648引《本草汇言》)

肌衄4方

★ 1. **治肌衄验案:**一人左臂毛窍如针孔,骤溅出血,积有一面盆许,昼夜常流,面白无气,余用炒山甲片研细粉,掩之以帕,扎住,即止,随服补血汤数剂而愈。后治一老农肾囊上有一针孔流血,盈至脚盆,诸药不效,自谓必死,余投以前法,立时痊愈,真神方也。(杨鹏举 主编·《中医单药奇效真传》196引《冷庐医话》)

★ 2. **治酒色不禁,恣情纵欲,足上忽有孔,标血如一线者:【杜隙汤】**人参七钱,当归七钱,穿山甲一片(火炒,为末)。用法:先用米醋三升煮滚热,以两足浸之,即止血,后用本方。煎参归汤,以穿山甲末调之而饮,即不再发。按语:酒色不禁,恣情纵欲,相火必旺,迫血妄行,而致足上出血。出血过多,气血必衰,故用人参、当归大补气血，扶正固本；足上出血，情势危急，故用穿山甲末饮之，以通经止血也。（田代华 主编·《实用中医三味药方》394 引《石室秘录》卷四）

★ 3. **治血箭，毛孔出血如箭射不止：**甲珠 5 钱。用法：将甲珠研末。纱布包裹，扑出血处。功能：清热活血，敛阴止血。（易法银 喻斌 主编·《湖南省中医单方验方精选·内科》下册 1868）

★ 4. **治三阴交无故出血验案：**一妇人，三阴交无故出血如射将绝，以手按其窍，缚以布条，昏仆不知人事，以人参 30g，煎灌之愈。（杨鹏举 主编·《中医单方奇效真传》198 引《名医类案》）

九窍出血 1 方

★ **治九窍出血：**大蓟一握，绞取汁，好酒半盏，调和顿服。如无鲜者，即捣干者为末，凉水调三钱服之。清晨头一吊水嘿面即止。（[清]王梦兰 纂集·《秘方集验》22）

血小板减少性紫癜 10 方

★ 1. **治血小板减少性紫癜：**三七粉 100 克。冲服，每次 2.5 克，每日 3 次。适用于血小板减少性紫癜以紫癜、齿衄、月经量多为主症者。（胡郁坤 陈志鹏 主编·《中医单方全书》85）

★ 2. **治血小板减少性紫癜：**红枣 9 克，槐花 12 克，侧柏叶 9 克。用法：水煎服。备注：本方用于原发性血小板减少性紫癜。（吴静 陈宇飞 主编·《传世金方·民间秘方》117）

★ 3. **治血小板减少性紫癜：**茜草 10 克，与甲鱼 1 只（约 250 克，放开水中烫后，去脂膜洗净）共炖至甲鱼熟透，去茜草，加食盐少许调服。本方可滋阴清热、凉血止血，适用于原发性血小板减少性紫癜阴虚血热者。（胡郁坤 陈志鹏 主编·《中医单方全书》85）

★ 4. **治血小板减少性紫癜：**用 100% 的商陆煎剂，首次服 30 毫升，以后每次 10 毫升，每日 3 次，治疗本病 21 例，除 1 例疗效不显著外，其余均在 2～4 天内紫癜逐渐消失，鼻衄和齿龈出血好转，有半数病例血小板计数可恢复至正常范围。对骨髓病变亦有缓解作用。此外，对过敏性紫癜和咯血亦有良好效果。（杨仓良 主编·《毒药本草》514）

★ 5. **治血小板减少性紫癜：**紫草 30～60 克。用法：取上药，水煎服，每天 1 剂。功能：清热凉血，散瘀止血。主治：血小板减少性紫癜。附注：据记载，曾用本方治疗 1 例经中西医综合治疗效果不明显的肺结核合并血小板减少性紫癜者，效果明显。具体方法是第 1 天用 30 克，服后鼻衄即减；第 2 天加至 60 克，服后鼻衄停止。连服 5 剂，血小板计数明显增高，全身紫癜消退，病情转危为安。（薛建国 李缨 主编·《实用单方大全》80）

★ 6. **治血小板减少性紫癜：**紫草二钱，海螵蛸五钱，茜草二钱。水煎服。（江苏新医学院 编·《中药大辞典》下册 2345）

★ 7. **治血小板减少性紫斑：**槐花四钱，侧柏叶三钱，大枣二两。用法：水煎服。（中医研究院革命委员会 编·《常见病验方研究参考资料》177）

★ 8. **治非血小板减少性紫癜：**红枣，每天吃 3 次，每次 10 枚，至紫癜全部消退为止。一般每人约需红枣 1～2 斤。（江苏新医学院 编·《中药大辞典》上册 102）

★ 9. **治过敏性紫癜：**大枣 1 斤。用法：水煎。每日 1 剂，分 3 次服。功能：益气养阴，养血止血。注意事项：也可吃红枣，每次 10 枚，每日 3 次。（易法银 喻斌 主编·《湖南省中医单方验方精选·内科》下册 1859）

★ 10. **治过敏性紫癜：**大枣 20 枚，甘草 30 克。水煎服，每日 1 剂。适用于过敏性紫癜虚寒者。（胡郁坤 陈志鹏 主编·《中医单方全书》87）

白细胞减少症 9 方

★ 1. **治白细胞减少症：**胎盘粉一钱，分二次口服。至少三个月。或复方胎盘片每次三至四片，每日三次。（《全国中草药汇编》编写组 编·《全国中草药汇编》上册 810）

★ 2. **治白细胞减少与粒细胞缺乏症**:本病中医学属于"虚劳""虚证"等范畴。鲜紫河车半个。将胎盘的筋膜血管挑开,去瘀血后与瘦猪肉250克(洗净,切块)、生姜10片(切丝)、粳米100克共煮粥至熟后加葱、盐调服,每周2~3次,连服10~20次。(胡郁坤 陈志鹏 主编·《中医单方全书》83)

★ 3. **治白细胞减少症**:鹿茸粉适量。用法:每次用开水冲服鹿茸粉0.3克,日服2次,连服30天。疗效:鹿茸粉治疗此症疗效肯定,一用就灵,且服用方便。(刘有缘 编著·《一两味中药祛顽疾》142)

★ 4. **治白细胞减少症:【石韦大枣汤】**石韦30克,大枣10枚。用法:水煎服。验案:《浙江中医杂志》(1993,3:109):所治白细胞减少症40例中,男10例,女30例;年龄28~38岁者20例,39~48岁者8例,48岁以上者12例;病程最短3个月,最长2年以上。结果:显效(服药15剂以内,白细胞上升至4×10^9个/升或以上者)40例。(孙世发 主编·《中医小方大辞典》303)

★ 5. **治白细胞减少症**:炙女贞子、龙葵各45克。煎服。(宋立人 总编·《中华本草》6册186)

★ 6. **治白细胞减少症**:化疗期间白细胞减少,用女贞子、枸杞子各15克,水煎服,2周即效。(周止敬·《中国中医药报》2011年2月2日)

★ 7. **治白细胞减少与粒细胞缺乏症**:鲜枸杞子1500克。去蒂,入干净布袋内榨取自然汁并放砂锅内慢熬至成膏时,加入炼蜜适量收膏。本方可补益肝肾,适用于白细胞减少症肝肾亏虚者。(胡郁坤 陈志鹏 主编·《中医单方全书》83)

★ 8. **治白细胞减少症**:制黄精30克,黄芪15克,炙甘草6克,淡附片、肉桂各4.5克。水煎。(宋立人 总编·《中华本草》8册146)

★ 9. **治放疗所致的白细胞下降**:虎杖、鸡血藤各30克,当归、甘草各9克。水煎服,每日2次。(宋立人 总编·《中华本草》2册657)

新陈代谢与内分泌系统病证

消渴40方

★ 1. **治消渴验案**:胡某,女,34岁。因多饮、多食、多尿和全身疲乏无力,前来就诊。查尿糖(++++),血糖220mg/dl,确诊为糖尿病。前医用益气养阴之品,无明显效果。便改用干马齿苋100克,水煎2次,早、晚分服。每日1剂,停服其他药物。7天后,尿糖(+),血糖下降,再服1个月,血糖至正常。(杨鹏举 主编·《中医单药奇效真传》115)

★ 2. **治消渴,小便多**:栝楼根(薄切,炙)五两。用法:以水五升,煮取四升,随意饮。(彭怀仁 主编·《中医方剂大辞典》3册884引《济阳纲目》卷三十三)

★ 3. **治消渴,口渴心热者**:天花粉一味,水煎当茶服,甚效。([清]王梦兰 纂集·《秘方集验》129)

★ 4. **治热病烦渴、诸藏不安**:生栝楼根(药名天花粉)捣绞取汁,每服一合,时时服之。(宋立人 总编·《中华本草》5册590引《圣惠方》)

★ 5. **治消渴:【栝楼粉】**大栝楼根。用法:深掘大栝楼根,厚削皮至白处止,以寸切之,水浸一日一夜,易水经五日,取出烂捣碎研之,以绢袋滤之,如出粉法,干之。每服方寸匕,水送下,一日三四次。亦可作粉粥,奶酪中食之,不限多少,取愈止。(彭怀仁 主编·《中医方剂大辞典》8册139引《千金要方》卷二十一)

★ 6. **治消渴**:天花粉150克。切薄,炙,加水5000毫升,煎至3000毫升,随意饮服。(胡郁

坤 陈志鹏 主编·《中医单方全书》93)

★ 7. **治三消**:栝楼根(薄切,用人乳汁拌蒸,竹沥拌晒)。用法:上为末,炼蜜为丸,如弹子大,噙化;或丸如绿豆大,每服一百丸,米饮下。(彭怀仁 主编·《中医方剂大辞典》3 册 883 引《济阳纲目》卷三十三)

★ 8. **治消渴引饮无度:【玉壶丸】**人参、栝楼根各等分。用法:生为末,炼蜜为丸,梧桐子大。每服三十丸,麦门冬送下。(宋立人 总编·《中华本草》5 册 816 引《直指方》)

★ 9. **治百合病,渴不愈者:【栝楼牡蛎散】**栝楼根、牡蛎(熬)各等分。用法:上为细末。每服方寸匕,饮送下,一日三次。(彭怀仁 主编·《中医方剂大辞典》8 册 148 引《金匮要略》)

★ 10. **治消渴验案**:患者甫某某,男性,36岁,住乌岩公社平回大队,青龙岗友谊生产队大丰坑人。去岁二三月间发病,饮一溲一,食量倍增,曾更多医,历时半年,均未见效。尽日卧床,不能起立,骨瘦如柴,自以必死。后经我治,服经数剂,虽有微功,并无著效。久病之后,经济颇窘,不能继医。观此情境,苦思极虑,乃令其家人,自找天花粉,煎水试服,历时约 1 个月,即有大效,2 ~ 3 个月痊愈,今已参加劳动。用此一味,救此贫病,药简而效捷。(杨鹏举 主编·《中医单药奇效真传》117)

★ 11. **治消渴口干,心神烦躁**:栝楼根半斤,冬瓜半斤。用法:上切作小片子,以豉汁煮作美食食之。(彭怀仁 主编·《中医方剂大辞典》8 册 147 引《圣惠方》卷九十六)

★ 12. **治消渴:【楼连丸】**栝楼根、黄连各适量。用法:上药研为细末,研麦门冬取自然汁,和药为丸,如绿豆大。每次 15 ~ 20 丸,开水吞下。(孙世发 主编·《中医小方大辞典》1160 引《百一》卷十二)

★ 13. **治饮水不知休,小便中如脂,舌干渴**:黄连、栝楼,上二味捣末,以生地黄汁和丸,并手丸。每食后牛乳下五十丸,日再服之。忌猪肉。(宋立人 总编·《中华本草》3 册 219 引《外台》)

★ 14. **治膈消;膀胱有热,消渴饮水,下咽即利**:栝楼根(炒)、鸡内金(洗,晒干)各 150 克。用法:上药研为末,炼蜜为丸,如梧桐子大。每次 20 ~ 30 丸。食后温水送下,每日 3 次。(孙世发 主编·《中医小方大辞典》422 引《圣济总录》卷四十九)

★ 15. **治伤寒时气,烦渴饮水不止**:黄连(去须)、栝楼根各一两,葛根半两。用法:上为末,炼蜜为丸,如梧桐子大。每服三十丸,煎大麦汤温下,不拘时候。(彭怀仁 主编·《中医方剂大辞典》9 册 144 引《圣济总录》)

★ 16. **治消渴**:栝楼根 100 克,干浮萍 100 克。用法:上药研为末,以人乳汁和丸。每服 20 丸,空服,米饮下,每日 3 次。(吴素玲 李俭 主编·《实用偏方大全》251 引《千金方》)

★ 17. **治肾虚消渴无方可治者:【救活丸】**天花粉、大黑豆(炒)各等分。用法:上为末,面糊丸如梧桐子大,每服百粒,以黑豆汤吞下。(宋立人 总编·《中华本草》5 册 590 引《卫生家宝》)

★ 18. **治消渴,饮水不止,小便中如脂,舌干燥,渴喜饮**:栝楼根 150 克,黄连(去须)30 克,浮萍草 60 克。用法:共为末,用生地黄汁半盏,于石臼内木杵捣令匀,再入面糊为丸,食后、临卧以牛奶汤送下,1 日 3 次。(彭怀仁 主编·《中医方剂大辞典》8 册 134 引《圣济总录》卷五十八)

★ 19. **治消渴,日饮一斛,小便亦如之**:栝楼二两,黄连一升,甘草二两。用法:以水五升,煮取二升半,分三服。(彭怀仁 主编·《中医方剂大辞典》8 册 135 引《医心方》)

★ 20. **治消渴初起**:白蜜、人乳、天花粉各 500 克。用法:上药共溶化一处。不拘时服。功能:生津止渴,滋阴润燥。方解:天花粉、白蜜滋阴生津,人乳滋阴止渴。诸药合用,共奏生津止渴,滋阴润燥之功。注意事项:须长久服用方效。(易法银 喻斌 主编·《湖南省中医单方验方精选·内科》下册 1909)

★ 21. **治消渴,饮水多,小便浑浊**:淮山药 1 两。用法:水煎。每日 1 剂,分 2 次服。功能:健脾益气,利湿排毒。(易法银 喻斌 主编·《湖南省中医单方验方精选·内科》下册 1883)

★ 22. **治消渴验案**:王某某,男,39 岁。患消渴症已 7 ~ 8 个月。治法:将山药蒸熟,以每次饭前先吃山药 150 ~ 200 克,然后再吃饭之方法治疗 20 多天,痊愈。(杨鹏举 主编·《中医单药奇效真传》115)

★ 23. **治消渴**:生山药 30 克,黄芪 15 克,葛根 10 克,知母、天花粉各 10 克,生鸡内金 6 克,五味子 9 克。水煎服,每日 1 剂。适合于烦渴多饮、多食、多尿者。(宋丽华 ·《中国中医药报》2009 年 7 月 15 日)

★ 24. **治消渴**:淮山药 1 两,花粉 5 钱,潞党 3 钱,枸杞 4 钱。用法:水煎。每日 1 剂,分 2 次服。功能:补脾固肾,益气生津。方解:山药、枸杞补脾固肾,潞党、花粉益气生津。诸药合用,共奏补脾固肾,益气生津之功。(易法银 喻斌 主编 ·《湖南省中医单方验方精选 · 内科》下册 1903)

★ 25. **治消渴**:淮山药 2 两,北枸杞 1 两,鸡内金 5 钱,老雄鸡适量。用法:煮熟。每日 1 剂,顿服。功能:健脾消积,滋补肝肾。方解:老雄鸡、淮山药补脾益气;北枸杞滋补肝肾;鸡内金消食化积,健运脾胃。诸药合用,共奏健脾消积,滋补肝肾之功。注意事项:或猪肚煮服。(易法银 喻斌 主编 ·《湖南省中医单方验方精选 · 内科》下册 1903)

★ 26. **治消渴**:黄精、山药、天花粉、生地黄各 15 克。水煎服。(宋立人 总编 ·《中华本草》8 册 146)

★ 27. **治消渴病**:猪胰一个,黄芪二两。用法:水煎服。(中医研究院革命委员会 编 ·《常见病验方研究参考资料》197)

★ 28. **治诸渴,口干,心中烦热**:生藕(去皮节,切)、炼蜜各 250 克。用法:新汲水化蜜令散,纳藕于蜜水中,浸半日许,渴即量意食藕并饮汁。(孙世发 主编 ·《中医小方大辞典》707 引《圣济总录》)

★ 29. **治渴疾**:鹿茸二两,菟丝子一两(浸,酒蒸),天花粉半两。用法:上炼蜜为丸。每服五十丸,空心用北五味汤送服。(彭怀仁 主编 ·《中医方剂大辞典》9 册 606 引《朱氏集验方》)

★ 30. **治消中,日夜尿七八升**:鹿角,炙令焦,末,以酒服五分匕,日二,渐加至方寸匕。(江苏新医学院 编 ·《中药大辞典》下册 2231 引《千金要方》)

★ 31. **治消渴,日夜饮水,随饮即利:【石菖蒲散】**石菖蒲一两,栝楼根二两,黄连(去须)半两。用法:上为散。每服二钱匕,食后、临卧新汲水调下。按语:石菖蒲辛温芳香,善化湿浊、醒脾胃;栝楼根味苦性寒,能清热降火;黄连清热泻火,燥湿解毒,善清中焦郁热。本方功能清热泻火燥湿,釜底抽薪,湿热去则消渴自止。(田代华 主编 ·《实用中医三味药方》338)

★ 32. **治消渴日夜饮水不止,小便利:【地骨皮饮】**地骨皮(锉)、土瓜根(锉)、栝楼根(锉)、芦根(锉)各一两半,麦门冬(去心,焙)二两,枣七枚(去核)。上六味锉如麻豆。每服四钱匕,水一盏,煎取八分,去滓,温服。(宋立人 总编 ·《中华本草》7 册 276 引《圣济总录》)

★ 33. **治消渴,唇干口燥**:枸杞根五升(锉皮),石膏一升,小麦(一方小豆)三升。用法:上切。加水至没手,合煮麦熟,汤成去滓,适寒温服之。(彭怀仁 主编 ·《中医方剂大辞典》7 册 110 引《医心方》卷十二引深师方)

★ 34. **治消渴饮水不止:【栝楼根丸】**栝楼根、黄连、知母(焙)、麦冬各 150 克。用法:上为末,炼蜜为丸,如梧桐子大。每服 30 丸,米饮送下。(彭怀仁 主编 ·《中医方剂大辞典》8 册 144 引《圣济总录》卷五十八)

★ 35. **治消渴饮水不止**:熟地、生地、葛根、栝楼根各等分。用法:上药焙干,为细末。每服 6 克,温米饮调下,不拘时候。(彭怀仁 主编 ·《中医方剂大辞典》8 册 147 引《杨氏家藏方》卷十)

★ 36. **治消渴,胃热**:生栝楼根、生姜各五钱,生麦门冬(用汁)、芦根(切)各二升,茅根(切)三升。用法:上㕮咀。以水一斗,煮取三升,分三服。主治:消渴,胃热。(宋立人 总编 ·《中华本草》5 册 590 引《千金要方》卷二十一)

★ 37. **治消渴病,急性吐泻停止后,口渴,饮一溲一,溺清长者**:乌梅 3 个,冰糖 10 两。用法:白开水浸泡。每日 1 剂,分 3 次服。功能:养阴化气,生津止渴。(易法银 喻斌 主编 ·《湖南省中医单方验方精选 · 内科》下册 1884)

★ 38. **治消渴,饮水不止**:乌梅 4 钱,白芍 3 钱,甘草 1 钱。用法:乌梅焙,与其他药共水煎。每日 1 剂,分 2 次服。功能:养阴敛肺,生津止渴。方解:白芍滋养阴血,乌梅敛肺生津,甘草和中调药。诸药合用,共奏养阴敛肺,生津止渴之功。(易法银 喻斌 主编 ·《湖南省中医单方验方精选 · 内科》下册 1884)

★ 39. **治消渴,喉干不可忍,饮水不止,腹满急胀:【麦门冬汤】**麦门冬(去心,焙)、乌梅(去核取肉,炒)各二两。用法:上为粗末。每服三钱

匕,水一盏,煎至半盏,去滓,食后温服,一日三次。(彭怀仁 主编·《中医方剂大辞典》5册19引《圣济总录》卷五十八)

★ 40. **治虚躁暴渴:【乌梅散】**乌梅肉(焙)、麦门冬(去心,焙)各一两半,生干地黄(焙)三两,甘草(炙)一两。上四味,捣罗为散。每服二钱匕,温热水调下。(宋立人 总编·《中华本草》4册89引《圣济总录》)

糖尿病31方

★ 1. **治糖尿病口渴、尿多、易饥:**山药200克,洗净蒸食,饭前1次吃完,每日2次。(吴大真 高留泉 魏素丽等 主编·《灵验单方秘典》68)

★ 2. **治糖尿病:**怀山药60克(洗净,切碎),糯米100克(洗净)。同放入锅中,加水适量煮成粥,加盐少许调味,喝粥。(吴大真 高留泉 魏素丽等 主编·《灵验单方秘典》64)

★ 3. **治糖尿病:**山药、天花粉各等量,每日30克,水煎服,代茶饮,不限量。(吴大真 高留泉 魏素丽等 主编·《灵验单方秘典》67)

★ 4. **治糖尿病口渴、尿多、善饥:**山药25克,黄连10克。用法:水煎服,每日1剂,代茶饮,不限量。(吴大真 高留泉 魏素丽等 主编·《灵验单方秘典》67)

★ 5. **治糖尿病:**鲜山药150克,枸杞子、天花粉各30克。用法:水煎。每日1剂,分2次服。功能:益气养阴,补脾肺肾。方解:鲜山药益气养阴,枸杞子养肝滋肾,天花粉生津止渴。诸药合用,共奏益气养阴,补脾肺肾之功。(易法银 喻斌 主编·《湖南省中医单方验方精选·内科》下册1924)

★ 6. **治糖尿病:**山药、天花粉、沙参各5钱,知母、五味子各3钱。水煎服。(《全国中草药汇编》编写组 编·《全国中草药汇编》上册110)

★ 7. **治糖尿病:**山药、白芍、甘草各等量。共压研成细末,每次3克,每日2次,早、晚饭前用开水送服1次。(吴大真 高留泉 魏素丽等 主编·《灵验单方秘典》69)

★ 8. **治糖尿病:**天花粉6~9克,每日生吞1~2次,连吞3~5日。(吴大真 高留泉 魏素丽等 主编·《灵验单方秘典》68)

★ 9. **治糖尿病:**天花粉30克,沙苑子15克。水煎服,每日1剂,分2次服。(吴大真 高留泉 魏素丽等 主编·《灵验单方秘典》64)

★ 10. **治糖尿病:**红薯叶100克,天花粉20克,玉竹节15克。水煎服,每日2~3次。(金福男 编著·《古今奇方》80)

★ 11. **治糖尿病:**西瓜皮15克,冬瓜皮15克,天花粉12克。水煎服,日1剂,分2次服,连服12天。治疗糖尿病、口渴多饮、便干。(金福男 编著·《古今奇方》80)

★ 12. **治糖尿病:**葛根(研末)4钱,天花粉(研末)2钱,猪胰半个。猪胰煎水,调上药内服。每日1剂。(中医研究院革命委员会 编·《常见病验方研究参考资料》308)

★ 13. **治糖尿病:**天花粉50克,人参30克,栝楼50克。研为细末,每次5克,每日2次。主治:糖尿病烦渴多饮者。(吴大真 高留泉 魏素丽等 主编·《灵验单方秘典》68)

★ 14. **治糖尿病:**天花粉、玉米须、地骨皮各15~20克。水煎服。每日1剂,分2次服,代茶饮,不限量。(吴大真 高留泉 魏素丽等 主编·《灵验单方秘典》68)

★ 15. **治糖尿病:**黄连、人参各1份,天花粉、泽泻各2份。共研细末,每次3克,每日3次。(吴大真 高留泉 魏素丽等 主编·《灵验单方秘典》64)

★ 16. **治糖尿病:**熟地15克,山药15克,花粉20克,山萸肉10克,泽泻15克,革薢15克。水煎服,每日2次。此方适用于尿频量多,混浊如膏者。(金福男 编著·《古今奇方》82)

★ 17. **治糖尿病:**天花粉15克,生地黄15克,黄连10克,鲜藕汁50毫升。用法:先将前3味药加水共煎,煮沸30分钟,滤取药液;药渣加水再煎,煮沸40分钟,滤取药液。合并2次药液,加入鲜藕汁,搅匀,分早、晚2次温服,每日1剂。功效主治:清热润肺,生津止渴。主治糖尿病,症见烦渴多饮、口干舌燥,属于肺热津伤者。禁忌:脾胃虚弱,大便稀溏者忌服。(刘道清 主编·《中国民间神效秘方》494)

★ 18. **治糖尿病:**天花粉30克,雄猪胆5个。共煎,调成丸子(如芡子大),含服,每次2丸,每日2次。适用于消渴无度。(胡郁坤 陈志

鹏 主编·《中医单方全书》91)

★ 19. **治糖尿病方:**五倍子500克,龙骨62克,茯苓124克。研细,水丸或蜜丸。每次服3~6克,每日3次。治疗时间为3个月。共治疗31例,有效率87%。(宋立人 总编·《中华本草》5册90)

★ 20. **治糖尿病方:**五倍子、鸡内金(研末冲服)各6克,三七粉3克(冲服)。水煎服。(网络下载)

★ 21. **治糖尿病:**紫河车1具。用法:洗净,砂锅焙黄,研细面。每日2次,每次15克。3具紫河车为1个疗程。黄酒送服。说明:此方阴阳双补,既可治疗消渴,又能配合其他药物巩固疗效。忌食蒜。(张立群 张翔华 郭博信等 主编·《中国民族民间秘方大全》360)

★ 22. **治糖尿病:**地骨皮50克。用法:取上药,加水1000毫升,慢火煎至500毫升,留置瓶中。少量代茶频饮。另辅用维生素C、维生素B。附注:据王德修报道,应用本方治疗16例,多饮、多食、疲乏等临床症状均在1周左右基本控制,血糖恢复正常,尿糖转阴。有8例随访1年未复发。(薛建国 李缨 主编·《实用单方大全》137)

★ 23. **治糖尿病:**赤小豆120克。用法:取上药,与猪脾脏1个一起,经常煮服。功能:降血糖。附注:据胡志坚记载,应用本方治疗本病有一定疗效。(薛建国 李缨 主编·《实用单方大全》222)

★ 24. **治糖尿病:**鲜败酱草每日250克,开水焯菜食服。(王学诗·《中国中医药报》2009年5月18日第十三版)

★ 25. **治糖尿病:**枸杞子30克,粳米100克。煮粥食。适用于尿频量多,混浊如脂膏,腰膝酸软,头晕耳鸣,皮肤干燥,全身瘙痒之糖尿病。(胡郁坤 陈志鹏 主编·《中医单方全书》92)

★ 26. **治糖尿病:**枸杞子15克,五味子15克。共煎水,代茶饮服,老年患者可用枸杞子30克、粳米适量煮粥食。适用于轻型糖尿病。(胡郁坤 陈志鹏 主编·《中医单方全书》92)

★ 27. **治糖尿病:**北芪15克,白术15克,枸杞15克,淮山药15克。以水4碗煎成2碗,去渣再加猪横肋1条,煎1碗,每日服1剂,连服10天,得效,改为3~7天1剂。功效:补脾降糖。(洪国靖 主编·《中国当代中医名人志》753)

★ 28. **治糖尿病(Ⅱ型):**白僵蚕适量,研粉。用法:口服。每次服5克,每日3次,饭前服。2个月为1个疗程,休息半个月再进行第2个疗程。功能:降低血糖。本方治Ⅱ型糖尿病52例,用药4个月,临控21例,有效29例,无效2例。(张金鼎 邹治文 编著·《虫类中药与效方》151)

★ 29. **治糖尿病周围神经病变:**僵蚕15克,全蝎10克。2药烘干研末,每日用蜂蜜水冲服,3个月为1个疗程。(李永明 张可堂·《中国中医药报》2011年1月7日)

★ 30. **治糖尿病病足:**先用双氧水和生理盐水清洁溃疡面,清除坏死组织及脓性分泌物。然后取新鲜仙人掌30克,去皮刺后捣烂成糊状,均匀外涂于患处,用纱布包扎。每天换药2~3次,连续5~7天。宜忌:切勿入目。(止敬·《中国中医药报》2011年1月24日)

★ 31. **治糖尿病病足:**将血竭研细粉,与经检疫合格的新鲜瘦猪肉,分别放在紫外线灯下照射30分钟,用无菌手术刀将猪肉切成3~4毫米厚的肉片,大小以创面而定。将血竭粉1~2克均匀撒在猪肉片上,血竭猪肉片即成,备用。尽可能剪除创面坏死组织,用苯扎溴铵溶液清洗创面至清洁,将血竭猪肉贴片贴敷在创面上,盖上无菌油纱后包扎。每日换药1次,直至痊愈。治疗结果:30例中,治愈28例,显效1例,无效1例,总有效率为96.67%。疗程最短11天,最长63天。(滕佳林 米杰 编著·《外治中药的研究与应用》267)

干燥证6方

★ 1. **治干燥综合征(属中医"燥症""阴虚"等范畴):**百合30克。与大米50克(淘净)共煮粥,调入捣碎的冰糖,再煮一二沸服食,每日1剂。本方可滋阴清热,润肺止咳。(胡郁坤 陈志鹏 主编·《中医单方全书》112)

★ 2. **治燥病:【参乳汤】**人参一钱,人乳一杯。用法:不拘时候服。方论选录:《证因方论集要》:人参味甘益血,人乳本血所化,味甘咸,入脾、肺、肾三经,补益精气血,阴血充足则燥平。(彭怀仁 主编·《中医方剂大辞典》6 册 889 引《杂症会心录》卷上)

★ 3. **治干燥综合征**:枸杞子 30 ~ 40 克。每晚嚼烂吞服,连服 20 ~ 30 日。适用于唾液分泌减少症(老人夜间咽干少津)。(胡郁坤 陈志鹏 主编·《中医单方全书》111)

★ 4. **治干燥综合征**:枸杞子 10 克。加水煮沸后纳入捣碎之鱼胶 15 克(烊化),煮沸后纳入红糖调服,每日 1 剂,连服 3 ~ 5 日。本方可滋补肝肾,育阴清热。(胡郁坤 陈志鹏 主编·《中医单方全书》111)

★ 5. **治内热**:愚自五旬后,脏腑间阳分偏盛,每夜眠时,,无论冬夏床头置凉水一壶,每醒一次,觉心中发热,即饮凉水数口,至明则壶中水已所余无几。唯临睡时,嚼服枸杞子一两,凉水即可少饮一半,且晨起后觉心中格外镇静,精神格外充足。即此以论枸杞,则枸杞为滋补良药,性未必凉而确有退热之功效,不可断言乎?(黄国健等 主编·《中医单方应用大全》165 引《医学衷中参西录》)

★ 6. **治老年人经常夜间口干症**:枸杞子 500 克。用法:取上药,用清水洗净,烘干,装瓶备用。每晚临睡前取 30 克,徐徐嚼碎咽服,连服半个月以上。功能:养阴生津,润燥止渴。附注:据段龙光报道,应用本方治疗 30 例,痊愈 24 例,好转 6 例。多数病人在服药 10 天后获效。(薛建国 李缨 主编·《实用单方大全》554)

甲状腺肿大 13 方

★ 1. **治甲状腺肿大**:鲜小蓟、红糖、桐油。用法:捣烂调匀,敷喉部肿处。桐油有刺激性,用时要注意。(吴静 陈宇飞 主编·《传世金方·民间秘方》173)

★ 2. **治甲状腺肿**:五倍子 12 克,银耳 30 克。水煎,喝汤吃银耳,每日 1 ~ 2 次。(金福男 编著·《古今奇方》84)

★ 3. **治甲状腺肿**:五倍子、鸦胆子、海藻各等分。共研细末,黄酒调搽。(中医研究院革命委员会 编·《常见病验方研究参考资料》196)

★ 4. **治甲状腺肿**:五倍子适量,放入砂锅内炒黄(忌铁器),冷却后研末。晚上睡觉前用米醋调成膏状,敷于患处,次晨洗去。7 次为 1 个疗程。共治 23 例,均属女性,其中 13 例病程在 15 天至 1 年以内,连续用药 3 个疗程肿消;7 例 1 年以上者,连续治疗 5 ~ 10 个疗程肿消;3 例无效。(滕佳林 米杰 编著·《外治中药的研究与应用》183)

★ 5. **治甲状腺肿大**:夏枯草 5 钱。水煎服,连服 15 天。(中医研究院革命委员会 编·《常见病验方研究参考资料》195)

★ 6. **治甲状腺肿大**:夏枯球 100 克,海藻 30 克。用法:水煎。每日 1 剂,分 2 次服。功能:消瘿散结,利水消肿。注意事项:10 剂为 1 个疗程,即可收效。(阳春林 葛晓舒 主编·《湖南省中医单方验方精选·外科》下册 959)

★ 7. **治甲状腺肿大**:夏枯草、海藻各 5 钱,昆布 1 两。共研细粉,炼蜜为丸,每服 3 钱,每日 2 次。(《全国中草药汇编》编写组 编·《全国中草药汇编》上册 676)

★ 8. **治甲状腺肿验案**:李某某,女,27 岁。患者于 1985 年 7 月初甲状腺突然肿大,如李子大状,按之绵软,皮色如常,经多方治疗 2 个多月无效,乃嘱患者使用五倍子。治疗方法:五倍子不拘多少放入砂锅内炒黄(忌铁器),冷却后研成末,晚上睡觉前用米醋调成膏状敷于患处,次晨洗去。7 次为 1 个疗程。治疗 3 个疗程后肿块消失,至今未复发。(杨鹏举 主编·《中医单药奇效真传》322)

★ 9. **治地方性甲状腺肿**:鲜小蓟 30 克,青木香 6 克,碘盐少许。水煎服,每日 1 ~ 2 次。(金福男 编著·《古今奇方》84)

★ 10. **治地方性甲状腺肿**:鸡冠花 30 克,马齿苋 30 克。水煎服,每日 1 ~ 2 次。(金福男 编著·《古今奇方》84)

★ 11. **治单纯性甲状腺肿,伴见咽干目眩、头昏尿黄者**:鸡冠花 30 克,马齿苋 30 克,射干 15 克,夏枯草 15 克,大枣 6 枚。用法:上药去除杂质,淘洗干净,加水共煎,煮沸 40 分钟,滤取药液;药渣加水再煎,煮沸 40 分钟滤取药液。合并 2 次药液,分早、晚 2 次温服,每日 1 剂。功效:清热利湿,清肝散结。医师嘱咐:脾胃虚弱,大便稀

溏，食欲不振者忌服。（刘道清 主编·《中国民间神效秘方》484）

★ 12. **外治顽固性甲状腺肿大及结节**：近年来，笔者以穿山甲外用治疗单纯性甲状腺肿大及结节，疗效显著。方法：穿山甲研末，每次10克，米酒调为糊，采用药物离子导入治疗机局部导入，每日1次，每次50分钟，20天为1个疗程。疗程间休息20～30天，平均2～3个疗程即可治愈。穿山甲，咸，微寒，性善走窜，“凡血凝血聚为病皆可开之”，故长于散结软坚，消癥化痞。单纯性甲状腺肿大，内服药物常易出现并发症，尤其发展为结节，更不易消散。采用本法局部导入，无长期服药之苦，患部药物离子浓度较高，作用时间长，故能取效。（《中医杂志》编辑部 整理·《中医杂志》“专题笔谈”文萃（1995—2004，第一辑）331）

★ 13. **治甲状腺囊肿**：黄蜂房、黄药子各等量。共研为细末，每次服0.5克，日服3次，饭后黄酒冲服，服后避风，少许发汗即可。据报道，用上方治甲状腺囊肿71例，除17例无效外，其余均治愈。（王辉武 主编·《中药临床新用》642）

甲状腺肿术后不收口1方

★ **治甲状腺肿术后不收口验案**：郑某某，女，45岁。患甲状腺肿大数年，经某院手术割除。出院后，脓水淋漓，经半年后仍不收敛。蛇蜕3克，研极碎，鸡蛋2个去壳，拌匀后，用香油煎成饼，乘热服之（冷则腥味），日服1次。给服上方7日，脓水净，创口敛。（杨鹏举 主编·《中医单药奇效真传》309）

甲状腺功能亢进4方

★ 1. **治甲状腺功能亢进症**：金荞麦2000克，家禽气管10克。用法：上药水煎2次，第1次加水8000毫升，煎至2000毫升，第2次加水4000毫升，煎至1000毫升。将2次药液过滤后混合，静置24小时取上清液，经离心后喷雾干燥成干粉，加适量淀粉和硬质酸镁，压成1000片，每片含干浸膏0.25克，包糖衣。每次服4～5片，日服3～4次。15次为1个疗程。每个疗程后，如有效不必停药，可连续服3～4个疗程。若服2个疗程未效者，则改用其他疗法治疗之。功效：理气化痰，软坚散结，平肝制亢。主治：甲状腺功能亢进症。附记：①金荞麦为蓼科植物金荞麦的干燥全草。②本方经多年应用，尚未见不良反应，亦无禁忌证。（程爵棠 程功文 编著·《单方验方治百病》193）

★ 2. **治甲状腺功能亢进症**：枸杞子30克。将鳊鱼1条去鳞、腮及内脏，加入枸杞及调料，清蒸熟食。适用于甲亢气阴两虚者。（胡郁坤 陈志鹏 主编·《中医单方全书》89）

★ 3. **治甲亢术后突眼加重症**：蒲公英60克。加水煎煮取汁2碗。温服1碗，余下1碗趁热熏洗。据余静思报道，治疗3例，均获良效。一般用药1个半月即可。（薛建国 李缨 主编·《实用单方大全》88）

★ 4. **治甲状腺功能亢进**：将壁虎炙干研粉冲白糖吃，每次2条。（宋立人 总编·《中华本草》9册403）

甲状腺功能减退症1方

★ **治甲状腺功能减退症**：人参8克，生甘草10克。用法：上药加水500毫升，文火煎至150毫升，早、晚各2次温服，30日后改为隔日1剂，人参每剂改为6克。3个月为1个疗程。（李川 主编·《民间祖传秘方》112）

神经与精神系统病证

脑血管病(脑卒中)7方

★ 1. **治缺血性脑血管病**:水蛭粉3克,每日3次,口服。或水蛭30克,每日2次,水煎服。(胡晓峰 编著·《虫蛇药用巧治百病》30)

★ 2. **用于缺血性脑血管病(脑血栓形成)**:**【血栓解片】**水蛭150克,郁金200克,川芎300克。取此3味,粉碎,加辅料适量,制粒,压片,每片重0.3克。口服,每次6片,每日3次。7天为1个疗程,停药2天,再行下1个疗程,8个疗程为治疗期限。对神志不清,服片剂困难者,需将药研碎,用温水缓缓送服。(宋立人 总编·《中华本草》9册29)

★ 3. **治心脑血管病属血瘀证者**:**【心脑通】**水蛭、土鳖虫各适量。用法:上药制成胶囊,按常规服用。(孙世发 主编·《中医小方大辞典》283)

★ 4. **治脑卒中**:鹅不食草适量。烘干,研细末,每用少许以吹管吹入鼻腔至流出黄涕。适用于中风昏迷。(胡郁坤 陈志鹏 主编·《中医单方全书》122)

★ 5. **治脑卒中**:凤仙花60克。黄酒500毫升共浸泡2~3小时,煎热去渣,每次服10~30毫升。适用于中风后遗症半身不遂者。(胡郁坤 陈志鹏 主编·《中医单方全书》122)

★ 6. **治脑卒中**:栝楼适量。捣绞汁,和大麦面做饼,炙热熨正便止,勿令太过。适用于中风口眼歪斜。(胡郁坤 陈志鹏 主编·《中医单方全书》122)

★ 7. **治脑卒中**:白僵蚕7个。焙干研末,以生姜汁15毫升调服,立吐痰涎,片刻又用7个,依法再吐令尽。适用于中风不觉、不问轻重、便须吐涎。(胡郁坤 陈志鹏 主编·《中医单方全书》122)

中风、中风后遗证38方

★ 1. **预防中风**:槐花二钱。用法:开水泡,饮服,每周一次。(中医研究院革命委员会 编·《常见病验方研究参考资料》208)

★ 2. **治中风**:鹿角胶、枸杞子各20克,大米60克。用法:先煮大米和枸杞子为粥后,加入鹿角胶,使其溶化,再煮沸即可。以上为1次量,每日1次,以粥代食,可加糖调味,半月为1个疗程。(李川 主编·《民间祖传秘方》121)

★ 3. **治中风**:斑蝥2个。用法:斑蝥捣烂。敷涌泉穴,外以膏药盖之。功能:化瘀祛风,活血通络。注意事项:如起疱,立将疱刺破出水。(易法银 喻斌 主编·《湖南省中医单方验方精选·内科》上册698)

★ 4. **治中风验案**:患者李某某,男,60岁,因头痛呕吐,神志不清,右侧肢瘫3小时入院,血压26.7/16千帕,西医诊断为脑出血。予三七粉10克,置冰水150毫升中鼻饲,2小时后再用1次,患者病情稳定、意识已清,次日继续服用2次,意识已清,遂改用三七粉7.5克,每日2次口服,治疗2个月后病情好转出院。(杨鹏举 主编·《中医单药奇效真传》126)

★ 5. **治中风闭证,口噤不开**:**【破根散】**南星五分,冰片少许。用法:以中指点末,擦牙根。(彭怀仁 主编·《中医方剂大辞典》8册265引《风劳臌膈四大证治》)

★ 6. **治中风不语,不省人事,牙关紧闭,汤水不入者**:**【通关散】**生天南星、生半夏、猪牙皂各等分。用法:上药研为细末。每用少许吹鼻内。有嚏可治,无嚏不可治。(孙世发 主编·《中医小方大辞典》1107引《良朋汇集》卷一)

★ 7. **治中风口噤不开**：乌梅1个。用法：将乌梅剥开，用乌梅擦患者牙齿，口即开。（刘少林 刘光瑞 编著·《中国民间小单方》41）

★ 8. **治中风口噤：【开关散】**乌梅肉、冰片、生天南星各适量。用法：上药研为末。擦牙。功效：开噤。（孙世发 主编·《中医小方大辞典》782引《金鉴》卷三十九）

★ 9. **治中风痰厥，气厥，中恶，一切急病**：取巴豆适量，捣烂，绵纸包。压取油作捻，点灯吹灭，熏鼻中。或用热烟刺入喉内，即时出涎或恶血便苏。（滕佳林 米杰 编著·《外治中药的研究与应用》191引《本草纲目》）

★ 10. **治中风卒倒，牙关紧闭，昏迷不醒**：牙皂一个，巴豆十粒。共研烂，用纸卷成卷。火点着使冒烟熏患者鼻孔。（沈洪瑞 主编·《重订十万金方》35）

★ 11. **治中风，不省人事：【祛涎散】**白矾6克。用法：上药研为末，生姜汁调服。其痰或吐或化便跑。蜜水、沸水俱可调服，腹中响即开。（孙世发 主编·《中医小方大辞典》134引《便览》卷一）

★ 12. **治中风后半身不遂**：丝瓜络、怀牛膝各10克，黄芪、桑枝各30克。水煎服。（宋立人 总编·《中华本草》5册553）

★ 13. **治中风后遗症验案**：邻庄张马村一壮年，中风半身麻木，无论服何药发汗，其半身分毫无汗。后得一方，用药房中蝎子二两，盐炒轧细，调红糖水中顿服之，其半身即出汗，麻木遂愈。然未免药力太过，非壮实之人不可轻用。（张锡纯 著·《张锡纯医学全书之二·中药亲试记》163）

★ 14. **治中风，舌本强难转，语不正：【正舌散】**蝎梢（去毒）14个，茯苓30克。用法：上药研为粗末，分作2帖。加生姜5片，大枣（去核）1枚，水煎，去渣，不拘时服。（孙世发 主编·《中医小方大辞典》291引《奇效良方》卷二）

★ 15. **治中风验案**：患者李萍，女，45岁，1986年10月18日就诊。因突然右侧肢体活动不灵便，失语，头痛，呕吐，小便失禁，意识障碍半天住院，既往有"高血压"病史10余年。西医诊断为"脑出血"和"高血压病"。现右侧肢体瘫痪，语謇面麻，畏寒，味觉消失，口角右偏，舌淡暗，右斜，苔薄，脉沉细涩。予以水蛭为末，每日10克，分3次服，并配以小剂量补阳还五汤。11天后，面麻消失，味觉恢复，语音清楚但不流利，能单独行走。继续服用水蛭末1周。后随访未见复发。（杨鹏举 主编·《中医单药奇效真传》125）

★ 16. **治中风验案**：彭某，男，45岁，1987年4月23日就诊。因头痛呕吐，右侧肢瘫36小时于4天前入院，伴意识障碍，小便失禁，面色潮红等。入院诊断为"高血压性脑出血"，经西医治疗症状没有改善，颈有抵抗，口角左歪，鼻唇沟变浅，右腹壁反射和右提睾反射消失，右侧巴氏征阳性。予水蛭粉8克煎煮成40毫升粉液，分2次每天服用（鼻饲），6天后神志转清，答问准确，右侧肢体肌力有所恢复。以水蛭粉每天4克晨服，3周后症状明显改善，语言清晰流利，肢体活动接近正常，随访未见复发。（杨鹏举 主编·《中医单药奇效真传》126）

★ 17. **治中风验案**：李某某，男，54岁，北京市供销总社干部。1981年2月3日就诊。主诉因突发左侧肢体偏瘫，语言不利6小时入院。入院检查血性脑脊液，诊为脑出血，颅内血肿。用水蛭粉，1次3克，1日3次，水冲服。药后4天语言清晰，左下肢能活动，CT扫描显示脑内血肿减小，连用水蛭粉12天，可扶杖步行。第22天做CT扫描显示血肿缩小，人活动较自如。（杨鹏举 主编·《中医单药奇效真传》126）

★ 18. **治中风脑梗死**：蜈蚣、水蛭、地龙各等份。用法：上药共研细末，装袋，每袋15克。每次服5克，日服3次，空腹黄酒冲服。25天为1个疗程，每疗程间隔5天。功效：活血破瘀。按：可配合其他汤药使用。（程爵棠 程功文 编著·《单方验方治百病》82）

★ 19. **治卒中风**：白僵蚕（直者，去丝嘴，炒黄色，为末）15克，附子（重15克以上者，生，去皮脐尖）1只。用法：将附子切作8块，用水500毫升，加生姜30片，同煎至300毫升，去渣，分作2处，调白僵蚕末一半服，不醒再服。先用不蛀皂角揉汁蘸华阴细辛末，擦牙关即开，后用二圣汤。（孙世发 主编·《中医小方大辞典》207引《普济方》）

★ 20. **治卒中，昏不知人，痰气上壅，咽喉作声；喉痹缠喉，一切风痰壅塞，命在须臾者**：天南星（大者）、白僵蚕各15克，全蝎（去毒）7个。用法：上药生研为细末。每次3克，用生姜汁调药

灌之。功效:消豁痰涎。(孙世发 主编·《中医小方大辞典》716 引《魏氏家藏方》)

★ 21. **治中风瘫痪,胸中有痰涎不利:【导痰丸】**枯白矾 15 克,白僵蚕 30 克。用法:上药研为细末。每次 3 克,生姜汤调下。良久吐涎为效;未吐再进,不拘时候。(孙世发 主编·《中医小方大辞典》370 引《普济方》)

★ 22. **治中风后遗症:【牵正散】**白附子、白僵蚕、蝎子(去毒)各等分。生用。研细末,每次服 3 克,热酒调下。(胡晓峰 编著·《虫蛇药用巧治百病》62)

★ 23. **治中风失音:【独行散】**槐花一味炒香熟,三更后床上仰卧,随意服。(宋立人 总编·《中华本草》4 册 645 引《世医得效方》)

★ 24. **治中风失音:**白僵蚕。酒服。(陆锦燧 辑·《鲟溪秘传简验方》27)

★ 25. **治中风不语:**蛇蜕 1 尺,白矾 5 分。用法:蛇蜕煅灰,白矾研末。用小竹管装药末,吹入喉间。功能:润燥祛风,开窍利咽。(易法银 喻斌 主编·《湖南省中医单方验方精选·内科》上册 701)

★ 26. **治中风舌强难言:【正舌汤】**明雄黄、荆芥各等分。上为极细末,每服二钱,以豆酒调下。(宋立人 总编·《中华本草》1 册 390 引《丹台玉案》)

★ 27. **治中风半身不遂:**蜈蚣 1 条,全蝎、炙透骨草各 3 钱。用法:共研细末,每服 2.5 钱,开水送下,隔 6 小时服 1 次。(中医研究院革命委员会 编·《常见病验方研究参考资料》208)

★ 28. **治中风后偏瘫:**蜈蚣 1 条,地龙 30 克,白芷 9 克。用法:上药共研细末,贮瓶备用。每次服 6 克,日服 3 次。10 天为 1 个疗程,每疗程间隔 2 天。一般服 1～3 个疗程即可。功效:搜风通络。附记:屡用效佳。服药期间未出现任何不良反应。(程爵棠 程功文 编著·《单方验方治百病》82)

★ 29. **治老年人中风,手足瘫痪,半身不遂:**鲤鱼 1 条,当归 1 两。用法:将当归从鲤鱼嘴中插入,蒸熟。每日 1 剂,分 2 次服。功能:益气补中,活血通络。注意事项:连服 7 次。此方治瘫痪,确有很好疗效,经除害灭病工作组试治 1 例并获痊愈。(易法银 喻斌 主编·《湖南省中医单方验方精选·内科》上册 694)

★ 30. **治中风抽掣或破伤风抽掣:【逐风汤】**生箭芪 18 克,当归 12 克,羌活 6 克,独活 6 克,全蝎 6 克,全蜈蚣大者 2 条。煎汤服。(张金鼎 邹治文 编著·《虫类中药与效方》148 引《医学衷中参西录》)

★ 31. **治卒中,昏不知人,痰气上壅,咽喉作声;喉痹缠喉,一切风痰壅塞,命在须臾者:【一呷散】**天南星(大者)半两,白僵蚕半两,全蝎七个(去毒)。用法:上研为细末。每服抄一钱,用生姜自然汁半灯盏许调药灌之。功能:消豁痰涎。(彭怀仁 主编·《中医方剂大辞典》1 册 14 引《杨氏家藏方》卷一)

★ 32. **治中风口噤,昏迷不省人事:【通关散】**细辛、薄荷、猪牙皂(去子)、雄黄(水飞)各等分。共研细末,贮瓶备用。取本散少许,交替吹入两鼻中,得嚏即醒。(滕佳林 米杰 编著·《外治中药的研究与应用》512 引《世医得效方》)

★ 33. **治中风半身不遂:**地龙三钱,全蝎二钱,赤芍四钱,红花三钱,牛膝四钱。水煎服。(江苏新医学院 编·《中药大辞典》下册 2113)

★ 34. **治中风四肢麻木:**桑寄生 15～30 克,鸡蛋 2 枚。用法:桑寄生与鸡蛋加水同煮,蛋熟去壳再煮片刻。吃蛋喝汤。(吴静 主编·《祛百病醋蛋秘方》113)

★ 35. **治瘫缓风,手足不遂,言语不正:【僵蚕丸】**白僵蚕(炒)、乌头(炮裂,去皮、脐)、没药各一两,蜈蚣(炙)半两。上四味捣罗为末,酒面煮糊和丸,梧桐子大。每服十丸,薄荷酒下,日三。(宋立人 总编·《中华本草》9 册 181 引《圣济总录》)

★ 36. **治瘫痪手足窜痛不止:【如神救苦散】**壁虎 1 条,罂粟壳 9 克,制乳香 10 克,制没药 10 克,陈皮 10 克,生甘草 5 克。共捣粉,水煎剂。用法:用 9 克,布包煎,每日煎服 1 剂。功能:逐瘀、通络、止痛。使用注意:不痛者禁用。(张金鼎 邹治文 编著·《虫类中药与效方》309 引《医学正传》)

★ 37. **治偏瘫:**水蛭 60 克,血竭 30 克,麝香 1 克(土家族方)。用法:炼蜜为丸。每日服 2 次,每次服 1 克。说明:本方独具活血破血、行气通络、辛香走窜之功。对气滞血瘀之中风及血栓闭塞性脉管炎有良好疗效。(张立群 张翔华 郭

博信等 主编·《中国民族民间秘方大全》398)

★ 38. **治偏瘫:**地龙 30 克,蜈蚣 1 条,白芷 10 克。和研细末,每次服 6 克,每日 3 次。(胡晓峰 编著·《虫蛇药用巧治百病》130)

面神经麻痹、面神经炎(口眼歪斜)37 方

★ 1. **治面神经麻痹:**蜈蚣(焙干为末)、甘草(研末)各等分。面糊为丸,每服三分,一日三次,温开水送服。(中医研究院革命委员会 编·《常见病验方研究参考资料》216)

★ 2. **治面神经麻痹:**蜈蚣 3 条,生姜 10 克。水煎服,每日 1~2 次。(金福男 编著·《古今奇方》156)

★ 3. **治面神经麻痹:**蜈蚣 1 条,防风 10 克,生姜 3 克。用法:先将蜈蚣研为细末,防风和生姜共水煎,用煎汤冲服蜈蚣面,1 次内服。(贯海生 贯俊 李鑫等 编著·《走入家庭的偏方——小处方治大病》)

★ 4. **治面神经麻痹:**蜈蚣 10 条,大皂角 20 克,朱砂 2 克,蜂蜜适量。用法:将前 3 味药研成细面,过罗,用蜂蜜调成糊状,敷于患侧颜面(即向左歪敷右侧,向右歪敷左侧)约 24 小时后洗净,隔日再敷 1 次,10 次为 1 个疗程。一般用3~5 个疗程可愈。(贯海生 贯俊 李鑫等 编著·《走入家庭的偏方——小处方治大病》)

★ 5. **治面神经麻痹:**全蝎 10 克,肉桂 12 克,川芎 15 克。用法:上药共研细末,贮瓶备用。每取本散适量(5~10 克),用白蜜调匀敷于嘴角,向左歪敷于右侧,向右歪敷于左侧。每日用药 1 次。本方可连用 4 次或 5 次。功效:温经散寒,祛风通络。疗效:屡用效佳,一般用药 6~10 次即获痊愈。(程爵棠 程功文 编著·《单方验方治百病》88)

★ 6. **治面神经麻痹:**表现为患侧额纹及鼻唇沟消失,眼不能闭合,食物易停留在患侧等。鲜天南星适量。用法:取上药,用适量醋磨取汁。于睡前涂搽患侧,覆盖纱布,次晨去之,每晚一次。功能:化痰祛风止痉。(薛建国 李缨 主编·《实用单方大全》393)

★ 7. **治颜面神经麻痹:**斑蝥一个。研细,水调贴颊部,向左歪斜贴右侧,向右歪斜贴左侧。起泡即取去。(江苏新医学院 编·《中药大辞典》下册 2281)

★ 8. **治颜面神经麻痹:**斑蝥粉 0.2 克,置于药油摊得较薄的膏药中心处,然后贴在病侧的太阳穴上(嘴歪向左侧,贴在右侧;歪向右侧,则贴在左侧)。1 昼夜后局部发泡,刺破后揩干渗液,隔 2~3 日再贴。(孟凡红 刘从明 杨建宇 主编·《单味中药临床应用新进展》42)

★ 9. **治面神经炎、面神经麻痹:**南方大斑蝥 1.5 克,巴豆 1.5 克。共研细粉,适量蜂蜜调成糊状,涂于布上,敷贴于病侧下关、颊车两穴连线中点略前方,胶布固定。2~3 小时后感贴处灼热感,似要起泡时即揭下,隔 7 天后症状无明显改善则复作 1 次。高希斋用上方治疗面神经炎 80 例,治愈 78 例,随访 0.5~7 年,无复发。(王辉武 主编·《中药临床新用》584)

★ 10. **治面神经麻痹:**蝉蜕 3 个,生石膏 3 克。分别研细,睡前用热黄酒冲服。据报道,用上方治疗面神经麻痹 10 例,痊愈 9 例。(王辉武 主编·《中药临床新用》653)

★ 11. **治口眼歪斜:**防风、僵蚕各 9 克,煎汤冲服,蜈蚣末 1.8 克,分 2 次服。(杨仓良 主编·《毒药本草》720)

★ 12. **治口眼歪斜:**生南星三钱,生栀子二十个。用法:共研细末,用醋调敷。向右歪者敷左颊车,向左歪者敷右颊车。(中医研究院革命委员会 编·《常见病验方研究参考资料》215)

★ 13. **治口眼歪斜:【改容膏】**石灰适量。用法:醋炒红,再入醋熬如膏。左歪涂右,右歪涂左。(孙世发 主编·《中医小方大辞典》88 引《医级》)

★ 14. **治口眼歪斜:**全蝎三个。用法:焙研细末,黄酒送下。助治:针刺合谷、颊车。外以蓖麻子三粒,卧龙丹五厘合研,放膏药中,贴不歪的面部。(中医研究院革命委员会 编·《常见病验方研究参考资料》216)

★ 15. **治面神经麻痹:**巴豆 9 粒,活土鳖虫 9 个,鲜生姜 9 克。用法:巴豆去壳,共捣烂。敷于患侧耳前的耳门、听宫、听会穴处,纱布包扎,胶布固定。功能:祛风散寒,活血化瘀。方解:活土

鳖虫、巴豆活血化瘀,通络;鲜生姜祛风散寒。诸药合用,共奏祛风散寒,活血化瘀之功。注意事项:一般2~12小时敷药处起针尖样水疱,即去除外敷药。待小水疱融合成片后,以消毒针头挑破。消毒棉签擦拭干净。(易法银 喻斌 主编·《湖南省中医单方验方精选·内科》上册743)

★ 16. **治面神经炎:**鲤鱼血、白糖各适量。用法:将两味调匀涂患处,左歪涂右,右歪涂左,效果很好。(李川 主编·《民间祖传秘方》129)

★ 17. **治面神经炎:【皂角膏】**大皂角(去皮、籽)6克,醋30克。**制法:**将皂角研为极细末,过8号筛,入铜锅或铜勺(忌铁器)内,用微火炒至黑黄色,再入醋搅匀成膏。用法:取本品平摊于敷料上,厚约3毫米,贴于口角处,左歪贴右,右歪贴左,贴药时稍向患侧牵拉固定,每日1次,2日后改为间日1次至病愈。疗效:共治疗38例,敷药1~18次,全部治愈,随访1~5年,无复发。(梁永才 梁杰圣 主编·《中国外治妙方》153)

★ 18. **治面肌抽筋,口眼歪斜:**僵蚕三钱,全蝎二个(去毒),香皂三个。用法:共捣成泥,随意糊之。温酒或开水和服亦可。功能:祛风痰,止痉挛。(彭怀仁 主编·《中医方剂大辞典》10册1333引《慈禧光绪医方选义》)

★ 19. **治颜面神经麻痹、面瘫:**巴豆10粒,胡椒15粒,大枣8枚,葱心1个。用法:将巴豆去皮烧黑成巴豆霜,大枣去核,将上述4味药放一起捣烂,制成鼻孔大小的拴,睡前放1粒,清晨取出,每晚1次。高德清等用上方治疗面瘫56例,结果:治愈率达96.43。(王辉武 主编·《中药临床新用》147)

★ 20. **治周围性面神经麻痹:【面瘫(散)糊】**白芷5克,僵蚕5克,草乌5克,鲜生姜(取汁)100克。用法:将上药共研为极细末,过7号筛,以姜汁调成糊状。取本品匀摊于直径5~7厘米的塑料纸上,贴于患侧面部,每3日更换1次。适用病证:周围性面神经麻痹。按:共治疗117例,治愈112例,好转3例,无效2例,总有效率为98%。(电子版·《中华验方大全》光盘、面神经麻痹篇)

★ 21. **治面神经麻痹、中风口眼歪斜、小儿惊痫:**白僵蚕20克,全蝎2.5克(朝鲜族方)。用法:全蝎炒后与僵蚕共研成细末,分2次服,早晚各1次内服。(张力群等 主编·《中国民族民间秘方大全》406引《延边中草药》)

★ 22. **治口眼歪斜:**白及、僵蚕、防风各二钱(小儿减半)。用法:共为细末,姜汁拌和为膏。用布摊膏,先用针刺患部稍出血,右斜贴左,左斜贴右,正后即取药。注意避风、恼怒。(中医研究院革命委员会 编·《常见病验方研究参考资料》216)

★ 23. **治口眼歪斜:**制半夏、制南星各等分。用法:为末,每服五分,早晚各服1次,陈皮煎汤送下。(中医研究院革命委员会 编·《常见病验方研究参考资料》216)

★ 24. **治口眼歪斜:**夏枯草1钱,胆南星5分,防风1钱,钩藤1钱。水煎,点水酒临卧时服。(江苏新医学院 编·《中药大辞典》下册1828)

★ 25. **治男子、妇人卒暴中风,口眼歪斜:**天南星一枚,白及一钱,草乌头一枚,白僵蚕七枚。用法:上药并生为细末。用生鳝鱼血调敷歪处,觉正,便用温水洗去,却服后凉药天麻丸。(彭怀仁 主编·《中医方剂大辞典》2册30引《杨氏家藏方》)

★ 26. **治面瘫:**白芷、番木鳖各等分。用法:研末,加1/10冰片,取1~2分撒于胶布中央敷贴下关穴,每4~5天换药1次,3~4次为1个疗程。唐寿延用上方治疗面瘫123例,治愈率为91.1%。(王辉武 主编·《中药临床新用》208)

★ 27. **治面瘫:**乳香、没药、白及、蝉蜕各等分为末,混匀,鸡蛋清适量调敷面瘫部位,药厚约2~3毫米,外盖一塑料膜,2~3天换药1次。邵胜前等用上方治疗面瘫患者107例,治愈率为96.3%。(王辉武 主编·《中药临床新用》410)

★ 28. **治面瘫:【巴豆斑蝥生姜膏】**大巴豆(去壳)3枚,大斑蝥(去足翅)3只,鲜生姜(去皮)6克。用法:将上药共捣成细腻泥状。取本品均匀摊于4厘米×5厘米的6~8层纱布上,药膏面积2.5平方厘米,以患侧下关穴为中心外敷患处,用胶布固定3~4小时后去掉。此时可出现水疱,在无菌操作下抽出液体,观察2~3个月,若不痊愈可反复治疗1次。疗效:共治疗50例,治愈45例,显效3例,好转1例,无效1例,疗程10~45日。(梁永才 梁杰圣 主编·《中国外治妙方》269)

★ 29. **治中风口眼歪斜:【牵正散】**白附子、白僵蚕、全蝎(去毒)各等分,并生用。上为细

末。每服一钱,热酒调下,不拘时候。(宋立人 总编·《中华本草》9 册 181 引《杨氏家藏方》)

★ 30. **治中风口眼歪斜**:蜈蚣一条。焙干研末,猪胆汁调敷患处。(江苏新医学院 编·《中药大辞典》下册 2474)

★ 31. **治中风,面神经瘫痪**:蜈蚣 2 克,防风 12 克。用法:将蜈蚣焙研细末备用,防风煎汤兑。每日 1 剂,分 2 次服。功能:活血化瘀,活血祛风。注意事项:孕妇忌服。连服 5 ~ 7 剂。蜈蚣最大剂量可用到 5 克。(易法银 喻斌主编·《湖南省中医单方验方精选·内科》上册 697)

★ 32. **治暴中风口眼歪斜**:天南星适量。研细末,以生姜汁调摊纸上贴之,左歪贴右边,右歪贴左边,才正便洗去。(胡郁坤 陈志鹏 主编·《中医单方全书》122)

★ 33. **治中风口歪**:巴豆七粒,去皮烂研。歪左涂右手心,歪右涂左手心,仍以暖水一盏安向手心,须臾即便正,洗去药,并频抽掣中指。(宋立人 总编·《中华本草》4 册 772 引《太平圣惠方》)

★ 34. **治中风口歪**:鳖血调乌头末涂之。待正,则即揭去。(历代医学名著全书 明代·李时珍 撰·《本草纲目》4 册 3457)

★ 35. **治面瘫**:蜈蚣 2 条研末,以防风 30 克煎汤送服,每晚饭后服 1 剂,治疗 26 例周围性面神经麻痹,痊愈 16 例,显效 6 例,好转 3 例,无效 1 例。总有效率为 96.16%。(杨仓良 主编·《毒药本草》718)

★ 36. **治面神经炎:【蜈蚣散】**制蜈蚣 2 条(不去头足),朱砂 1.5 克。研末混匀,平均分为 2 包,为 1 日剂量,每日早、晚以防风 10 克浸泡送服,以愈为止。朱砂累积量在 30 克后应改为每日 0.5 克,孕妇忌服。谭东林用上方治疗面神经炎 38 例,15 日完全治愈 28 例,30 日内治愈者 8 例,无效 2 例。较其他疗法为优。(王辉武 主编·《中药临床新用》503)

★ 37. **治口僻**:董某某,男,57 岁。1985 年 5 月 21 日就诊。患者在外开会夜卧感寒,晨起发现口角歪斜,右腮不能鼓气,言语不清,说话、发笑时更甚。检查:口角左歪,右眼不能闭合,鼻唇沟变浅。用巴豆治疗。方法:取巴豆 1 枚,将仁剥出压碎,敷于右颊车穴(可配合热敷),1 小时后感局部灼热,保持 1 天后,症状明显好转,3 天后完全恢复正常。一般病程在 10 天以内者疗效较好,而 3 个月以上者疗效不太理想。治疗而愈。(杨鹏举 主编·《中医单药奇效真传》205)

口噤 1 方

★ **治诸风口噤**:天南星(炮,锉),大人三钱,小儿三字,生姜五片,苏叶一钱。用法:水煎减半,入雄猪胆汁少许,温服。(江苏新医学院 编·《中药大辞典》上册 332 引《仁斋直指方》)

癔病性瘫痪 1 方

★ **治癔病性瘫痪**:重用百合 100 克,配伍知母、滑石等治疗 1 例癔病性瘫痪获痊愈。(王辉武 主编·《中药临床新用》259)

肌肉萎缩症(痿证)2 方

★ 1. **治痿证**:黄芪 50 克。与猪脊骨适量共水煎,加盐调服。适用于脾胃虚弱痿证。(胡郁坤 陈志鹏 主编·《中医单方全书》387)

★ 2. **治肌肉萎缩症**:紫河车适量。用法:研为细末,每次 10 克,每日 2 次,温水送服。备注:适用于肌肉萎缩症属于肾精亏虚型,以下肢肌肉萎缩、软弱无力为主,及腰膝酸软无力、耳鸣、舌质淡、脉沉而无力。(李川 主编·《民间祖传秘方》130)

四肢节脱,但有皮连,此筋解也 1 方

★ **治四肢节脱,但有皮连,不能举动,此筋解也**:黄耆 3 两,酒浸一宿,焙研,酒下 2 钱,至愈

而止。(江苏新医学院 编·《中药大辞典》下册 2039 引《得配本草》)

鸡爪风 1 方

★ **治鸡爪风(手指抽掣)**:蜈蚣一条,鸡蛋一个。配制:将蜈蚣装入鸡蛋内包好烧熟。用法:连皮带鸡子、蜈蚣一齐吃下,饮用白酒或黄酒,再喝红糖水,出汗即愈。(沈洪瑞 主编·《重订十万金方》593)

头痛证 38 方

★ 1. **治头痛(头胀痛)**:夏枯草 30 克。水煎服。按语(胥):用本方治疗 3 例头胀痛,疗效满意。(刘少林 刘光瑞 编著·《中国民间小单方》55)

★ 2. **治头痛**:夏枯草 15 克,竹叶 6 克,大米 20 克。水煎服,每日 2 次。(金福男 编著·《古今奇方》2)

★ 3. **治头痛**:夏枯草全株 25 克,生姜 3 片,九仙草 15 克。用法:水煎服,加饴糖冲服,日 2 次。备注:本方也可炒热,加酒,包敷患部。本方九仙草(檀香科)系昆明民间常用的中草药.功效:平肝,祛风,通经络。(吴静 陈宇飞 主编·《传世金方·民间秘方》135)

★ 4. **治头痛**:三七粉适量。用法:每次 3 ~ 5 克,每日 2 次,用温开水送下。(杨建宇等 主编·《灵验单方秘典》9)

★ 5. **治头痛**:大蒜 1 个。用法:研取汁,患者仰卧,点入鼻腔,使眼中流泪。备注:又方用蒜头数个,捣碎布包擦前额。(中医研究院革命委员会 编·《常见病验方研究参考资料》200)

★ 6. **治头痛**:【**痛风饼子**】五倍子、全蝎、土狗各八分。用法:上为末。醋丸作如钱大饼子。发时再用醋润透,炙热贴于太阳穴上,用帕子缚之,啜浓茶。睡觉自愈。(彭怀仁 主编·《中医方剂大辞典》10 册 547 引《兰台轨范》卷六)

★ 7. **治头痛**:仙人掌去刺,剖成两片,剖面撒食盐,合拢,湿草纸包,细铁线绑扎固定,火煨八成熟.将剖面贴额颞部,胶布固定,每次贴 4 小时,可连续使用。宜忌:切勿入目。(宋立人 总编·《中华本草》2 册 868 引《福建药物志》)

★ 8. **治头痛**:黑鲤鱼头、红糖适量。用法:取活黑鲤鱼切下头,待水沸后放入煎煮至极烂,加入红糖。头痛发作时尽量服用。功效:通经络,散风寒。用治头风。验证:据《浙江中医》1985 年 12 期介绍:付某,17 岁,每天 8 ~ 9 时,眉棱骨开始疼痛。痛时狂叫,眼睛凸出,面色红,嘴角抽动,鼻尖发酸。曾经针灸、中西医治疗无效。后以此方治之,服后,其病若失,至今 1 年未见复发。(宋建华 主编·《偏方秘方大全》13)

★ 9. **治头痛**:(止痛太阳丹)天南星、川芎各等分。用法:为细末。用连须葱白同捣烂做饼,贴于太阳穴处。(滕佳林 米杰 编·《外治中药的研究与应用》171)

★ 10. **治头痛**:【**石膏散**】川芎、石膏、白芷各等分。上为细末。每服四钱,热茶清调下。(宋立人 总编·《中华本草》1 册 298 引《赤水玄珠》)

★ 11. **治头痛**:川芎 6 克,菊花 15 ~ 20 克。每日 1 剂,水煎,分 3 次服。(杨建宇等 主编·《灵验单方秘典》9)

★ 12. **治头痛**:川芎、茶叶各 3 克,水煎服。(杨建宇等 主编·《灵验单方秘典》6)

★ 13. **治头痛**:川芎、白附子各 3 克,葱白 15 克。先将葱白捣烂如泥状,再把上 2 味研成细末,与葱白泥调匀,摊于纸上,然后敷贴于头部两侧太阳穴上。(杨建宇等 主编·《灵验单方秘典》6)

★ 14. **治头痛**:川芎、白附子各 3 克,雀脑各等份。用法:研末,用葱汁调稠摊在纸上,贴在左右太阳穴上。(杨建宇等 主编·《灵验单方秘典》7)

★ 15. **治头痛**:川芎 30 克,当归 60 克,荆芥穗 120 克。用法:水煎汤,熏头脸。(杨建宇等 主编·《灵验单方秘典》7)

★ 16. **治头痛**:川芎 15 克。与黄牛脑髓(或猪脑髓)1 个、酒 120 克共蒸服。(胡郁坤 陈志鹏 主编·《中医单方全书》125)

★ 17. **治头痛**:黄芪一两,天麻三钱。水煎服。(中医研究院革命委员会 编·《常见病验方

研究参考资料》199)

★ 18. **治头痛**:制半夏15克,生姜3片。用法:水煎服,每日1剂,可连服1～3剂。备注:用于热症头痛。(吴静 陈宇飞 主编·《传世金方·民间秘方》137)

★ 19. **治头痛**:半夏(汤洗七遍)、白僵蚕各半两,全蝎一个。上同为细末,以绿豆粉调贴于太阳(穴)上,干即易之。(宋立人 总编·《中华本草》8册517引《叶氏录验方》)

★ 20. **治头痛**:苍耳子9克,荷叶12～15克。每日1剂,水煎分2次服。(吴大真等 主编·《灵验单方秘典》9)

★ 21. **治头痛**:茵陈蒿30克,水煎服。(中医研究院革命委员会 编·《常见病验方研究参考资料》199)

★ 22. **治头痛**:鲜益母草200克。轻煎饮。(孟凡红 主编·《单味中药临床应用新进展》591)

★ 23. **治头痛验案**:周某某,女,35岁。患头痛不寐半月余,其症右侧卧则左侧头痛,左侧卧则右侧头痛,仰卧则前额痛,冷汗出,腰酸痛,白带甚多,如涕如唾,月经量极少,面白无华,唇淡不荣,脉沉弱无力,两尺尤甚。此为肾精大亏,冲任虚损之候。经云:"任脉为病,男子内结七疝,女子带下瘕聚。""冲为血海,任主胞胎。"冲任亏虚则经量少而白带多,肾主骨,生髓,通于脑,肾精不足则髓海空虚,是故偏左而右侧痛,偏右而左侧痛,法当直补其肾,嘱其每日炖服鹿角胶5钱,勿须再用他药,经治10日,头痛即愈,余症亦有好转。(杨鹏举 主编·《中医单药奇效真传》18)

★ 24. **治突然头痛**:白僵蚕,研末,用热水调服6克。(杨建宇等 主编·《灵验单方秘典》7)

★ 25. **治剧烈头痛**:斑蝥(去头、足)3～5个。研末布包,贴痛处。起泡后,用针刺破使水流出。(江苏新医学院 编·《中药大辞典》下册2281)

★ 26. **治头痛难忍,四肢抽搐,角弓反张,口吐白涎等**:蜈蚣2条(去头尾炙黄),葛根3钱,片砂3分。用法:共研细末,白酒四两为引,1次冲服,小儿减半。(沈洪瑞 主编·《重订十万金方》480)

★ 27. **治头痛连两太阳穴**:夏枯草、香附各5钱,甘草1钱。水煎服。(中医研究院革命委员会 编·《常见病验方研究参考资料》203)

★ 28. **治多年头痛,日轻夜重**:夏枯球、香附各2两,甘草4钱。用法:水煎。每日1剂,分3次服。功能:清热泻火,理气止痛。方解:夏枯球清热泻火;香附理气解郁;甘草调和诸药。诸药合用,共奏清热泻火,理气止痛之功。(易法银 喻斌 主编·《湖南省中医单方验方精选·内科》上册615)

★ 29. **治头痛验案**:张某,女,32岁。2年前因产后吹发而患前额痛,得温则舒,即使盛夏亦欲以布裹头,给予吴茱萸15克煎汤熏洗,每日2次,治疗1周后痊愈。(杨鹏举 主编·《中医单药奇效真传》20)

★ 30. **治头痛验案**:夏枯草配葛根,升降结合治头痛:张某,女,72岁,1985年6月12日初诊。患头痛12年,发作时头痛隐隐,以巅顶及颈后两侧风池穴处痛著,至下午加重,头痛如裂连及目珠,并有跳动感,西医各种检查,皆无异常,数服中西药无效。近半月头痛加重,头重昏蒙,持续疼痛时间增加。舌质红、苔薄黄,脉弦滑,给以清空膏加葛根,服药5剂,症状依然,继加夏枯草15克,服1剂,头痛即感明显好转,3剂服完,多年沉疴,得以痊愈。

初以风湿热邪上攻"清阳之府",用清空膏加葛根竟无效。忽悟其巅顶及项后风池处,皆肝胆经循之处。遂加夏枯草一药而收效。夏枯草一方面起引经作用,引诸药直达病所。另一方面,清肝胆,使循经上炎之郁火直折。配葛根升发清阳,止痛解肌。临证时无论头痛偏正新久,属肝经郁火者,皆可用之。(《中医杂志》编辑部整理·《中医杂志》专题笔谈文萃(1995—2004,第一辑)628)

★ 31. **治结毒入于巅顶,以致头疼胀痛如破者**:鹅不食草30克,川芎30克,青黛3克。用法:共研为细末。患者口噙凉水,以芦筒吹药入鼻内,取嚏为效。(吴素玲 李俭 主编·《实用偏方大全》188引《外科正宗》)

★ 32. **治偏头痛**:夏枯草4钱,香附米、川芎各3钱。用法:水煎服。每日1剂。连服3剂。(中医研究院革命委员会 编·《常见病验方研究参考资料》203)

★ 33. **治中老年顽固性头痛**:苍耳子30克,

川芎30克。用法:先将苍耳子去除杂质,炒至微黄,然后与川芎共研细末,装入空心胶囊,瓶装备用。每次4~6粒,每日3次,温开水冲服。功效:活血,祛风,止痛。禁忌:忌食生冷、油腻食物。孕妇忌服。(金福男 编·《古今奇方》537)

★ 34. **治头痛及目睛痛:【白芷散】**白芷12克,生乌头3克。用法:上药研为末。每次1克,茶调下。有人患眼睛痛,先含水,次用此药搐入鼻中,其效更速。(孙世发 主编·《中医小方大辞典》321引《普济方》卷四十四)

★ 35. **治头痛验案:**何某,男,50岁。患头痛日久,屡治不愈,脉沉弱无力,尺部更甚,目眶青晦,舌质淡嫩,苔薄白,此亦属肾精亏、髓海不足之疾,仍宜填精补髓为治。令其每日服用牛脑二两炖吴白芷末二钱,连服一段时期,可望痊愈。患者依治之,服经半月,头痛果愈。(杨鹏举 主编·《中医单药奇效真传》17引《李继昌医案》)

★ 36. **治头痛,牙痛,三叉神经痛:**取白芷60,冰片0.6克,共研成末,以少许置于患者鼻前庭,嘱均匀吸入。治疗牙痛20例,三叉神经痛2例,显效时间最短1分钟,最长10分钟;治疗头痛21例,有效20例;神经衰弱头痛17例,有效14例,在2~7分钟内显效。(宋立人 总编·《中华本草》5册887)

★ 37. **治头脑疼痛:**片脑一钱,纸卷作拈,烧烟熏鼻,吐出痰涎即愈。(宋立人 总编·《中华本草》3册552引《寿域神方》)

★ 38. **治头痛:**川大黄2克,研末,吹入鼻中,鼻内有黄水流出即有效;如果感到有麻木感觉,可用醋涂鼻子。(杨建宇等 主编·《灵验单方秘典》7)

治三叉神经痛1方

★ **治三叉神经痛:**用细辛10克,川椒10克,干姜6克,白酒15~30毫升。把上药全浸白酒中4小时。加水适量置锅内煎,煎沸时用一喇叭形纸筒,一端罩在药锅上,另一端对准患者鼻孔,使患者吸入药汽。每次10分钟,每日2次。(滕佳林 米杰 编·《外治中药的研究与应用》299)

头风证22方

★ 1. **治头风:【芷芎散】**白芷、川芎各等份。用法:上药研为细末,每次2钱,茶清调下。(彭怀仁 主编·《中医方剂大辞典》5册147引《普济方》卷四十六)

★ 2. **治头风:【牛脑丹】**白芷、川芎各3钱。用法:上药研为细末,抹黄牛脑子上,瓷器内加酒炖熟。趁热食之,尽量一醉。(彭怀仁 主编·《中医方剂大辞典》2册692引《杂病源流犀烛》卷二十五)

★ 3. **治头风痛:**僵蚕、川芎、蚕沙各三钱。用法:水煎服。(中医研究院革命委员会编·《常见病验方研究参考资料》203)

★ 4. **治头风病:**菊花。用法:菊花连草装枕头睡。(中医研究院革命委员会 编·《常见病验方研究参考资料》202)

★ 5. **治风头疼:【菊花汤】**菊花、石膏各1两(碎),川芎5钱,甘草(炙)1两。用法:上为粗末。每服三钱匕,水一盏,煎至七分,去滓热服,不拘时候。(彭怀仁 主编·《中医方剂大辞典》9册90引《圣济总录》)

★ 6. **治头风:【一字散】**雄黄(研令极细)半两,细辛(洗,去土叶)半两,川乌尖(去皮)五个(生用)。用法:上为细末,每服一字,入姜汁少许,食后茶芽煎汤调服。(彭怀仁 主编·《中医方剂大辞典》1册9引《医方类聚》)

★ 7. **治头风:**(一字散)天南星一个,全蝎一对,辰砂半钱。用法:将南星开一穴,以全蝎、辰砂安南星内,入火炮令热,取出研为末。每服半钱,用薄荷、川芎茶下。(彭怀仁 主编·《中医方剂大辞典》1册9引《医方类聚》)

★ 8. **治头风:**白僵蚕(去丝、嘴)、良姜各等分。为细末。每服半钱,白梅茶清调下,临发时服。(江苏新医学院 编·《中药大辞典》上册740引《百一选方》)

★ 9. **治风头旋脑转:**蝉蜕2两,微炒,捣细罗为散。每服1钱,不拘时候,以温酒调下。(宋立人 总编·《中华本草》9册167引《圣惠方》)

★ 10. **治首风,每遇风时,即发头痛:【白僵**

蚕丸】白僵蚕(炒)、菊花、石膏(研)各四两。上三味，捣研为末，用葱白细研，绞取汁一大盏，同拌和，入少面糊，丸如梧桐子大。每服二十丸，荆芥茶或温酒下。(宋立人 总编·《中华本草》9册181引《圣济总录》)

★ 11. **治风头痛：**槐实(炒)八两，荆芥穗四两，甘草(炙)一两，防风(去叉)三两。用法：上为散。每服一钱匕，食后茶、酒任调下。功能：清头目，化风痰。(彭怀仁 主编·《中医方剂大辞典》10册798引《圣济总录》)

★ 12. **治偏正头风：**白僵蚕为末，葱茶调服3克。主治：偏正头风，并夹头风，连两太阳穴痛者。(杨建宇等 主编·《灵验单方秘典》5引《太平圣惠方》)

★ 13. **治偏头风：**猪牙皂角(去皮筋)、香白芷、白附子各等分。用法：上为末。每服一钱，腊茶清调下，食后服。(宋立人 总编·《中华本草》5册886引《续本事方》)

★ 14. **用于一切偏正头风：**炒全蝎3克，上梅片0.5克。共研极细末，贮瓶备用。取本散少许，若头痛，交替吸入鼻中；若偏头痛，吹健侧鼻中。每日1次。如脉舌正常，无证可辨者，用之多效。(滕佳林 米杰 编·《外治中药的研究与应用》535)

★ 15. **治偏正头风，气上攻，痛不可忍：【全蝎膏】**全蝎21个，土狗3个，五倍子15克，地龙6条(去土)。用法：上为细末，好酒调成膏子，摊纸上，贴太阳穴。(彭怀仁 主编·《中华名医方剂大全》四册644引《普济方》卷四十六)

★ 16. **治偏正头风：**斑蝥一个，去头、翅、足，隔纸研细为末，筛去衣壳。将少许贴在膏药上，头左痛，贴右太阳穴；头右痛，贴左太阳穴，足半日取下。(宋立人 总编·《中华本草》9册201引《良方集腋》)

★ 17. **治头风热痛：**井底泥30克，大黄、芒硝各20克研成末，调匀后敷在头痛处。(杨建宇等 主编·《灵验单方秘典》1)

★ 18. **治雷头风：【梅花熏】**半夏3克，冰片1克。用法：上药和匀，纸卷中烧之，就鼻熏之。口含冷水，吐痰涎者再含用，1次见效。(孙世发 主编·《中医小方大辞典》580引《眼科锦囊》卷四)

★ 19. **治头面诸风：**以香白芷适量，萝卜汁酌定。以萝卜汁浸透白芷，日干为末，每以少许嗃鼻。(滕佳林 米杰 编·《外治中药的研究与应用》223引《仁斋直指方》)

★ 20. **治眉棱骨痛及头风头痛：【地谷散】**谷精草6克，干地龙9克，乳香3克。共研极细末，贮瓶备用。取本散1.5克，摊在卷烟纸上，撮成烟条状，点燃一头，待烟雾冒出后，对准患者鼻孔，交替熏之，先熏后吸，每次1~3分钟，每日1~3次。(滕佳林 米杰 编著·《外治中药的研究与应用》531)

★ 21. **治八般头风：**鱼鳔烧存性，为末。临卧以葱酒服三钱。(江苏新医学院 编·《中药大辞典》上册1437引《纲目》)

★ 22. **治头风头痛、眩晕：**白芷适量。用法：取上药，洗净晒干，研为细末，炼蜜丸如弹子大。每次嚼服1丸，以茶清或荆芥汤化下，每天2次。功效：祛风止痛。附注：据记载，本方对治疗眩晕、妇女产前产后伤风头痛皆有效验。(薛建国 李缨 主编·《实用单方大全》10引《历代无名医家验案》)

偏头痛36方

★ 1. **治偏头痛：**蜈蚣头1个。捣碎，撒在伤湿止痛膏上，敷在头痛侧太阳穴上，1次痊愈。(杨建宇等 主编·《灵验单方秘典》11)

★ 2. **治偏头痛：**蜈蚣2条，白花蛇3条。共研细末，分6次服，每日2次，黄酒送服。(金福男 编著·《古今奇方》3)

★ 3. **治偏头痛：**蜈蚣、全蝎、僵蚕各等分。共研细末，每次服2克，每日2次。(胡晓峰 编著·《虫蛇药用巧治百病》152)

★ 4. **治偏正头痛：**蜀羊泉根茎50~100克煮鸡蛋食。(胡郁坤 陈志鹏 主编·《中医单方全书》127)

★ 5. **治偏头痛：**鹅不食草6克。用法：用好酒浸7夜，晒7天(即每天入夜浸酒，白天取出晒干)。将草搓软，左痛塞右鼻，右痛塞左鼻。(中医研究院革命委员会 编·《常见病验方究参考资料》203)

★ 6. **治偏头痛：**鹅不食草、冰片各少许。用

法:共为细末。每日常闻。(沈洪瑞 主编·《重订十万金方》4)

★ 7. **治偏头痛:**丝瓜络30克,艾叶15克,乌蛇18克。水煎服,每日2次。(金福男编·《古今奇方》3)

★ 8. **治偏头痛:【川芎散】**白僵蚕六钱(生用),甘菊花、石膏、川芎各三钱。用法:上为末。每服三钱,食后茶清调下。忌猪肉、荞麦面。(彭怀仁 主编·《中医方剂大辞典》1册1065引《卫生宝鉴》)

★ 9. **治偏头痛:**川芎100克,浸于500毫升酒中。每次20~30毫升,每日3次,一般用药5~6次即可见效。亦可将川芎研为细末,每次6克,每日2次冲服,连用7~10日。(杨建宇等 主编·《灵验单方秘典》12)

★ 10. **治偏头痛:**川芎适量。用法:每天取本品15克,加水煎煮取汁,以药汁煮鸡蛋2个。顿服,每天1次,5~7天为1个疗程。功能:活血祛风止痛。附注:据邵庆祥报道,应用本方治疗本病有较满意的疗效。(薛建国 李缨 主编·《实用单方大全》350)

★ 11. **治偏头痛:**川芎、白芷各等份。用法:共研极细末。用小竹筒装入药粉少量,吹入患者鼻中,即可使头痛停止。同时,用开水冲服药粉3克。内外同治,疗效更佳。(杨建宇等 主编·《灵验单方秘典》13)

★ 12. **治偏头痛:**川芎、白芷各0.5克,生石膏1克。用法:共研细末,放在肚脐内,用伤湿止痛膏固定。(杨建宇等 主编·《灵验单方秘典》12)

★ 13. **治偏头痛:**川芎、白芷、炙远志各50克,冰片7克。用法:共研细末,瓶装密贮,以消毒纱布一小块,包少许药末,塞入鼻孔,右侧头痛塞左鼻,左侧头痛塞右鼻。疗效:以本方治疗偏头痛百余例,疗效满意。一般塞鼻3~5分钟后,头痛即逐渐消失。有的头痛得嚏后,自觉七窍通畅而痛止。复发时再用仍有效。(良石 主编·《名医珍藏·秘方大全》33)

★ 14. **治偏正头痛:**川芎9克,细辛3克,水煎服。(中医研究院革命委员会 编·《常见病验方研究参考资料》202)

★ 15. **治偏头痛:**水蛭12克,当归15克,仙鹤草15克。水煎服,每日1~2次。(金福男编著·《古今奇方》4)

★ 16. **治偏头痛:**白芷9克。用法:水煎分2~3次服。或研末,每服3克,1日3次。备注:用偏头痛及感冒头痛。又方①加荆芥9克;②加蔓荆子9克,均水煎服;③加菊花9克,泡开水代茶;④加天麻1.5克,共研末,分2次吞;⑤加制川乌3克,共研末,用薄荷汤送下。(吴静 陈宇飞 主编·(传世金方《民间秘方》138)

★ 17. **治偏头痛:**白芷30克,川芎30克,全蝎12克,细辛10克。用法:将上药共研细末,分装3克1包,日服3次,每次1包,温开水送服。备注:本方对血管神经性头痛、三叉神经痛引起的偏头痛疗效显著,对单侧或双侧头痛如刀割,头痛连目、连牙、连耳也有一定的效果。(吴静 陈宇飞 主编·(传世金方《民间秘方》139)

★ 18. **治偏头痛:**杭菊花20克。开水1000毫升泡,日分3次饮用,或代茶常年饮。刘炳风用上方治疗偏头痛32例,痊愈23例,有效9例。(王辉武 主编·《中药临床新用》531)

★ 19. **治偏头痛验案:**刘某某,36岁,间断性偏头痛伴恶心、纳差4年,每月发病1~2次,每次1~2天,发作时不能正常工作,多方检查未发现器质性改变,曾长期服用西药不效,于3年前开始用杭菊花20克泡于1000毫升开水中饮用,每天坚持,则头痛未见发作。(杨鹏举 主编·《中医单药奇效真传》19)

★ 20. **治偏头痛:**苍耳子10克。水煎服。忌辛之物。又方加菊花15克,水煎服。(中医研究院革命委员会 编·《常见病验方研究参考资料》203)

★ 21. **治偏头痛:**苍耳子、青蒿子各15克,水煎服。或牛蒡子适量,研末,每次1~2克,每日2次;爱喝酒的,可以用白酒作药引子送服。(吴大真等 主编·《灵验单方秘典》12)

★ 22. **治偏头痛:**鬼针草30克,大枣3个。水煎温服。(宋立人 总编·《中华本草》7册729)

★ 23. **治偏头痛:**用生龙脑、生萝卜各适量,生萝卜取自然汁,入生龙脑调匀。昂头滴眼。(滕佳林 米杰 编·《外治中药的研究与应用》279引《串雅外编》)

★ 24. **治偏头痛:**皂荚(烧灰,细锉),石膏(细研,水飞过)各60克。用法:上药研为末,以

软饭为丸，如梧桐子大。每次15丸，以薄荷汤送下。（孙世发 主编·《中医小方大辞典》274引《圣惠》卷四十）

★ 25. **治偏正头痛，连睛疼：【石膏鼠粘子散】**石膏、鼠粘子（炒）各等分。为细末。每服二钱，食后用温酒或茶清调服。（明·董宿 辑录·《奇效良方》208）

★ 26. **治偏头痛验案：**冯某某，女，30岁。头痛6年，遍服中西药无效。1个月来左侧头部剧痛，时如针刺刀割，入夜尤甚。因此食不甘味，夜不安枕，躁妄不宁。舌暗红边尖有瘀点，脉弦涩。拟通窍活血汤加蜈蚣1克，研细末冲服，3剂痛减，7剂痛止。（黄国健等 主编·《中医单方应用大全》446）

★ 27. **治顽固性偏头痛验案：**李某某，女，38岁。患偏头痛4年，反复发作，每次月经前后则头痛越加剧烈。曾服用多种中西药物，只能缓解，始终未能根治。余嘱其用蜈蚣粉0.5克，装入胶囊中吞服，每日服2次，连服3周。顽固性偏头痛彻底治愈，随访2年无复发。（张俊庭 主编·《中国中医药最新研创大全》2025）

★ 28. **治偏头痛验案：**张某某，男，32岁。患偏头痛6年（1988年5月7日初诊），近半年来每个月右侧偏头痛发作4～6次，痛时伴面色苍白或潮红，额汗出，恶心呕吐，痛如针刺，痛处固定，舌质淡暗，苔薄白，脉弦紧。脑电图、颅CT无异常，曾服麦角胺制剂、心得安、阿司匹林、卡马西平、安定等药不能控制发作。据久病入经、久病多瘀及病人表现，辨为瘀血头痛。治拟活血祛瘀通络止痛，予血竭粉0.5克，均匀地撒在2张风湿膏上，分别贴患者右侧太阳穴及最痛点，每天换药1次，3次头痛止，诸症除，随访近3年无复发。此法可治多种类型的偏头痛，在当地流传多年，其机理有待进一步探讨。（黄国健等 主编·《中医单方应用大全》476）

★ 29. **治偏头痛：**巴豆肉一粒。用法：将巴豆打碎，用小膏药一张贴在太阳穴上，三四小时去之。本品对皮肤刺激性较大，用时需注意。（中医研究院革命委员会 编·《常见病验方研究参考资料》204）

★ 30. **治偏头痛：**全蝎 、干地龙各5克。用法：上药共为细末。取药末适量以白酒调糊，摊敷于患侧太阳穴上，覆以塑膜胶布固定。疗效：此方治疗偏头痛患者30例，均治愈。一般敷药3小时后痛即由轻到止，再按上法敷1次，以巩固疗效。（刘有缘 编著·《一两味中药祛顽疾》155）

★ 31. **治偏头痛：**炙全蝎15克，明天麻20克，紫河车10克，广地龙15克。共研极细末。和匀备用。发作时每服4克，日2～3次，痛止后每日或隔日服4克，以巩固疗效。（吕执政等主编·《常见病最新疗法》152）

★ 32. **治偏头痛：**蛇蜕一条，马勃一两，皂角子十四个。用法：共装入罐内，以泥封严用火煅，煅时在罐上放一棉球以观火候，至棉球变焦黑色有烟为度。再把药取出为细末。每服五分，一日一至二次。（中医研究院革命委员会 编·《常见病验方研究参考资料》203）

★ 33. **治偏正头痛：**全蝎一只，大黄五分，冰片一分。用法：共研末，收贮瓶内，勿泄气。右侧痛时塞左鼻，左侧痛时塞右鼻，满头痛齐塞（塞时将药末用药棉包裹如黄豆大）。（中医研究院革命委员会 编·《常见病验方研究参考资料》205）

★ 34. **治偏头痛、头风：**甘菊、石膏、川芎各三钱。为末，每服一钱，茶清调下。（宋立人 总编·《中华本草》5册981引《赤水玄珠》）

★ 35. **治偏正头痛，夹脑风：【必胜散】**雄黄、川芎各等份。用法：上药各研为细末。含水漱之。立效。（孙世发 主编·《中医小方大辞典》334引《医方类聚》）

★ 36. **治头痛，偏正头风，痛攻眼目额角：**（止痛膏）天南星、川乌各等分。共研极细末，同莲须葱白捣烂做饼。贴太阳穴。（宋立人 总编·《中华本草》8册510）

神经性头痛2方

★ 1. **治神经性头痛：**全蝎、地龙、甘草各等分。用法：共研细末，每服3克。早、晚各服1次。（中医研究院革命委员会 编·《常见病验方研究参考资料》201）

★ 2. **治神经性头痛：**全蝎三钱，粉甘草三钱。研细末。用法：每服一钱，一日两次。（沈洪瑞 主编·《重订十万金方》201）

血管性头痛2方

★ 1. **治血管性头痛,尤以肝风型头痛适宜:**蜈蚣、全蝎、地龙各等份。用法:上药先研细末,贮瓶备用。每服3克,日服2次。功效:息风、通络、止痛。(程爵棠 程功文 编著·《单方验方治百病》12)

★ 2. **治血管性神经性头痛:**蜈蚣3~5克,全蝎0.5~2克。用法:共研细末,混匀,每日分2次开水送服,一般服1~3日。疗效:共治102例,以治疗后头痛消失为痊愈。结果痊愈96例,无效6例。痊愈者用药1~2日36例,2~3日43例,4~5日17例。(刘有缘 编著·《一两味中药祛顽疾》153)

风寒头痛3方

★ 1. **治风寒头痛:**鹅不食草不拘量。用法:晒干研末,随时嗅鼻。(中医研究院革命委员会 编·《常见病验方究参考资料》203)

★ 2. **治风寒头痛:**川芎、茶叶各10克,葱白2段。水煎服。(杨建宇等 主编·《灵验单方秘典》14)

★ 3. **治伤寒头痛:**天南星(末)二两,石膏(末)一两(水飞过)。用法:上二味,填牛胆中,用薄荷包,更用荷叶外包,于风道中挂,以清明节候入龙脑少许,滴雪水为丸,如鸡头子大,嚼烂,薄荷汤送下。(彭怀仁 主编·《中医方剂大辞典》2册97引《圣济总录》卷二十四)

热证头痛6方

★ 1. **治热症头痛:**夏枯草1两。水煎服。(中医研究院革命委员会 编·《常见病验方研究参考资料》201)

★ 2. **治热症头痛:**夏枯草5钱,玄参3钱,生杜仲5钱。用法:水煎服,每日1剂。备注:又方去玄参,加黄芩3钱,水煎服。(中医研究院革命委员会 编·《常见病验方研究参考资料》201)

★ 3. **治风热头痛:**川芎一钱,茶叶二钱。水一钟,煎五分,食前热服。(江苏新医学院 编·《中药大辞典》上册221引《简便单方》)

★ 4. **用于风热头痛:**用硼砂30克,冰片、白芷各15克,薄荷9克。共研极细末,贮瓶备用。每取本散少许,左右鼻孔交替嗃之,每日3次。(滕佳林 米杰 编著·《外治中药的研究与应用》108)

★ 5. **治热病头痛,发热:**大栝楼一枚,去瓤,细锉,瓷器中热汤泡服。(宋立人 总编·《中华本草》5册586)

★ 6. **治伤寒热病后,头痛不止:【石膏川芎汤】**石膏、川芎各30克。用法:上药研为粗末。每次15克,水煎服。(孙世发 主编·《中医小方大辞典》303引《云岐子保命集》卷下)

肝火头痛3方

★ 1. **治肝火头痛:**夏枯草30克,黄芩15克。水煎分2次服,2剂即效。(宋丽华·《中国中医药报》第5版2010年7月2日)

★ 2. **治因肝火所致之头痛,牙痛,口苦咽干,烦躁失眠等:**金钗石斛1000克,白蜜1 500克。用法:金钗不易出汁,必须多煮,时间宜长,用清水煎煮3成浓汁,去渣滤清,加白蜜收膏。每次6克,开水和服。功效:滋润清火,养胃平肝。(孙世发 主编·《中医小方大辞典》453)

★ 3. **治肝阳头痛:**夏枯草30克。水煎服。释解:因肝阳上扰,症见头昏头胀痛,眩晕烦躁,易怒,睡眠不宁。治宜清肝降火。(刘少林 刘光瑞 编著·《中国民间小单方》55)

气虚头痛2方

★ 1. **治气虚头痛:**川芎为末,腊月的茶冲水调服6克,疗效很好。(杨建宇等 主编·《灵验

单方秘典》17《集简方》)

★ 2. **治气虚头痛,兼治肾虚头痛:**人参3克,核桃仁50克。用法:上药共研细末,放入杯中,用沸水冲泡。代茶连渣一同服下。每日1剂。功效:补肾填精,养荣清窍。(程爵棠 程功文 编著·《单方验方治百病》14)

血虚头痛3方

★ 1. **治血虚头痛:**当归15~18克,川芎9克,细辛2~3克。每日1剂,水煎,分3次服。(杨建宇等 主编·《灵验单方秘典》13)

★ 2. **治血虚头痛:**当归12克,川芎、香附各6克,食盐20克,共研细末,炒热后外敷头痛处。(杨建宇等 主编·《灵验单方秘典》14)

★ 3. **治头痛,属血虚:**鲜猪脑2具,山药50克,枸杞子18克。用法:加水适量炖煮。每日1剂,分多次食用。功能:益气健脾,滋补肝肾。方解:鲜猪脑补肝肾;山药益气健脾;枸杞子滋补肝肾,益精明目。诸药合用,共奏益气健脾,滋补肝肾之功。(易法银 喻斌主编·《湖南省中医单方验方精选·内科》上册623)

风痰头痛3方

★ 1. **治风痰头痛,眩晕欲吐:**川芎、天麻。用法:以此方送下青州白丸子。(彭怀仁 主编·《中医方剂大辞典》4册173引《金鉴》卷四十三)

★ 2. **治风痰头痛不可忍:**(上清丹)天南星(大者,去皮)、茴香(炒)。上等分。用法:为细末,入盐少许在面内,用淡醋打糊为丸,如梧桐子大;每服三五十丸,食后姜汤下。(江苏新医学院编·《中药大辞典》上册332引《魏氏家藏方》)

★ 3. **治风痰壅盛,胸膈不利,攻击头痛:**(天南星丸)天南星(炮)、半夏(浆水浸三日,切作片,焙)、白附子(炮)各一两,木香一分。用法:上为末,以生姜汁搜合为丸,如绿豆大。每服十丸,食后生姜汤送下。(彭怀仁 主编·《中医方剂大辞典》2册97引《圣济总录》卷六十四)

其他类型头痛证14方

★ 1. **治头痛,属肾虚:【女贞枸杞茱萸汤】**女贞子、枸杞子各15克,山茱萸10克。用法:水煎2次,混合。每日1剂,分2次服。功能:补益肝肾,滋阴养血。方解:女贞子滋补肝肾;枸杞子养阴补血,滋补肝肾;山茱萸补益肝肾。诸药合用,共奏补益肝肾,滋阴养血之功。(易法银 喻斌 主编·《湖南省中医单方验方精选·内科》上册)620)

★ 2. **治气郁头痛:**川芎60克,香附(炒)120克,研末,每次6克,用腊月的茶冲水调服。常服除根。(杨建宇等 主编·《灵验单方秘典》16引《澹寮方》)

★ 3. **治气厥头痛:**川芎、天台乌药各等份。用法:共研成细末,每次6克,用腊月的茶冲水调服。(杨建宇等 主编·《灵验单方秘典》16引《济生方》)

★ 4. **治风头痛及产后头痛:**地龙(去土,炒)、半夏(生姜汁捣作饼,焙令干,再捣为末)、赤茯苓(去黑皮)各半两。用法:上为散。每服一字至半钱匕,生姜、荆芥汤调下。(彭怀仁 主编·《中医方剂大辞典》4册5引《圣济总录》)

★ 5. **治剧烈头痛:**冰片末少许。用法:取上药,将红皮白心萝卜削如手指头大小,用竹针在萝卜上端刺一小孔,孔内放冰片末少许。右侧头痛塞右鼻孔,左侧头痛塞左鼻孔,吸气3分钟。功能:开窍止痛。(薛建国 李缨 主编·《实用单方大全》488)

★ 6. **治顽固性瘀血头痛:**水蛭粉40克,川芎粉20克。用法:上药粉装胶囊,每服2克,日服3次。按语:水蛭最善食人血而性又迟缓,迟缓则新血不伤,善入则瘀积易破,借其力以攻积久之瘀,自有利而无害也。(唐大晅 张俐敏 主编·《传世金方·祖传秘方》114)

★ 7. **治多种头痛:**川芎30~40克,当归1克,蜈蚣1条(研末冲服)。用法:前2味煎2次兑匀,蜈蚣研细末,分两次用药汁冲服,每日1剂,12天为1个疗程。亦可制散剂,每用10克,温水冲服,每日2~3次。于克俊用上方治疗多种头痛81例,除感染中毒发热所致的头痛外,皆有效,总有效率为95.1%。(王辉武 主编·《中药临床新用》67)

★ 8. **治卒头痛如破,非中冷,又非中风:**苦参、桂、半夏各等分。捣,下筛,苦酒和以涂痛则瘥。(宋立人 总编·《中华本草》4册639引《肘后方》)

★ 9. **治脑风邪气留连,头痛不已:【石膏散】**石膏(煅,研)、天南星(炮)、白僵蚕(炒)等分。捣研为散。每服二钱匕,葱白二寸,腊茶一钱,同煎汤,连葱点顿服,良久再服。(宋立人 总编·《中华本草》1册298引《圣济总录》)

★ 10. **治中老年人顽固性头痛:**全蝎30克,生甘草30克。用法:上药共研细末,每次3克,每日3次,温开水冲服。功效:熄风解痉,解毒止痛。禁忌:因感冒引起的头痛不宜服用。孕妇慎服。(刘道清 主编·《中国民间神效秘方》537)

★ 11. **治久患头疼,百治不效(阴虚肝火上犯清阳之位):**全蝎10克。用法:每日1剂,水煎服,分3次服,连服10日。(沈洪瑞 主编·《重订十万金方》196)

★ 12. **治经久不愈的顽固性头痛:**全蝎、蜈蚣各等份,共研细末。每次1.5~2.4克,每日2次。(吴大真等 编·《灵验单方秘典》7)

★ 13. **治结毒于巅顶,头胀痛如破:【碧云散】**川芎、青黛各3克,鹅不食草30克。用法:为细末。患者口噙凉水,以芦筒吹药疼之左右鼻内,取嚏为效。(滕佳林 米杰 编·《外治中药的研究与应用》150引《外科正宗》)

★ 14. **治肾脉厥逆,头痛不可忍:**(天南星丸)天南星(炮)、硫黄(研)、石膏(研,水飞)、消石(研)各等分。用法:上为细末,水糊为丸,如梧桐子大。每服二十丸,温酒送下,一日二次。渐加至三十丸。(彭怀仁 主编·《中医方剂大辞典》2册97引《圣济总录》卷五十一)

眩晕34方

★ 1. **治眩晕:**夏枯草4钱,生杜仲3钱。水煎,连服3剂。(中医研究院革命委员会 编·《常见病验方研究参考资料》206)

★ 2. **治眩晕:**夏枯草、万年青根各15克。水煎服,每日1剂。(宋立人 总编·《中华本草》7册138)

★ 3. **治眩晕:**女贞子60克,旱莲草、桑葚子各30克。用法:研细炼为丸,如梧桐子大,每服10丸。盐开水下。(吴静 陈宇飞 主编·《传世金方·民间秘方》141)

★ 4. **治眩晕:**石膏一两,朱砂二分。用法:石膏水煎,冲朱砂末服。(中医研究院革命委员会 编·《常见病验方研究参考资料》207)

★ 5. **治眩晕:**生地、地骨皮、麦冬各三钱。用法:水煎服。(中医研究院革命委员会编·《常见病验方研究参考资料》207)

★ 6. **治眩晕:**生杜仲、马兜铃各四两,西瓜皮一钱半。用法:共为细末,水泛为小丸,每服二钱,一日二次。(中医研究院革命委员会编·《常见病验方研究参考资料》207)

★ 7. **治眩晕:**黑豆、枸杞子各12克,水煎服,可用于肝肾不足引起的眩晕。(周向前·《中国中医药报》2011年1月20日)

★ 8. **治眩晕:**枸杞、党参各三钱,鸡蛋一个。用法:水煎服,早晚服二次,连服三天。(中医研究院革命委员会 编·《常见病验方研究参考资料》207)

★ 9. **治眩晕:**槐角、川芎各一两。用法:研末,每服二钱,茶水送下。(中医研究院革命委员会 编·《常见病验方研究参考资料》206)

★ 10. **治眩晕:**活鳖1只(500克左右),乌鸡1只,料酒、盐、葱、姜各适量。用法:将甲鱼和乌鸡洗净(去毛及内脏),分别切成块,放于砂锅中,加入水和调料,炖熟至酥便成。连肉带汁服食。(李川 主编·《民间祖传秘方》125)

★ 11. **治眩晕症验案:**陈某某,女,52岁。自绝经后头目昏眩,面赤目红,失眠多梦。服谷维素安定以及中药二仙汤无效,即以鱼腥草500克。每次10克,开水泡饮。服完后复诊,诸症消除。(杨鹏举 主编·《中医单药奇效真传》121)

★ 12. **治眩晕验案:**患者,女,62岁。7年前发生眩晕,服用“复方罗布麻片”等,每因劳累或情绪激动时眩晕加重。1天前因情绪激动眩晕发作加重,目眩欲仆,头胀痛,恶心呕吐,肢麻,苔黄,脉弦;血压27.5/16kPa。即令取新鲜益母草

90克，浓煎口服，4小时后症状消除，血压18/12kPa。（杨鹏举 主编·《中医单药奇效真传》121）

★ 13. **治头目眩晕：**鲜夏枯草2两，冰糖5钱。开水冲炖，饭后服。（江苏新医学院 编·《中药大辞典》下册1828）

★ 14. **治头晕目眩验案：**梁某某，男，21岁，干部。患者自幼头晕目眩，记忆力差，每天下午头闷头重异常，多处医治无效。后推荐其自购菊花1公斤，做药枕用，半年后述其症消失。（杨鹏举 主编·《中医单药奇效真传》19）

★ 15. **治多年头晕：**野菊花一斤，白芷二两，绿豆壳半斤。用法：将上药放入枕头袋内，每晚睡时枕头部。（中医研究院革命委员会 编·《常见病验方研究参考资料》208）

★ 16. **治头晕头痛验案：**丁某某，男，42岁，头晕头痛近年加重，面红，耳鸣，记忆力减退，五心烦热，脉弦细而数，舌红，苔黄薄，血压180/98mmHg予干瓦松50克泡代茶饮（加冰糖适量），连饮3个月，查血压为140/85mmHg，再服3个月，诸症若失，查血压为140/80mmHg。（杨鹏举 主编·《中医单药奇效真传》122）

★ 17. **治眩晕不可当：【独黄散】**大黄（酒炒）。用法：上为末。每服三钱，茶酒调下。服下立愈。宜忌：虚者不可轻用。（彭怀仁 主编·《中医方剂大辞典》7册799引《古今医鉴》卷七）

★ 18. **治眩晕，四肢麻木：**鲜小蓟一两。用法：水煎空腹服。（中医研究院革命委员会 编·《常见病验方研究参考资料》207）

★ 19. **治排尿性晕厥：**吴茱萸6克，水煎温服，治疗排尿性晕厥6例皆愈，经年余观察无一例复发。可见吴茱萸单味服用，便足以调理逆乱之气机，使升降复常而阴阳顺接，于是排尿性晕厥自愈。（《中医杂志》编辑部整理·《中医杂志》专题笔谈文萃（1995—2004，第一辑）203）

★ 20. **治眩晕之甚，抬头则屋转，眼前黑花，观见常如有物飞动，或见物有二：**鹿茸，每服半两，用无灰酒三盏，煎至一盏，去滓，入麝香少许服。（宋立人 总编·《中华本草》9册651引《证治要诀》）

★ 21. **治头晕头痛：**露蜂房、艾叶各五钱。用法：共烧灰存性，加开水分二次服。（中医研究院革命委员会 编·《常见病验方研究参考资料》207）

★ 22. **治内耳眩晕病：**鹿角霜30克，山甲珠15克。水煎服，每日2次。（金福男 编著·《古今奇方》179）

★ 23. **治肝风头眩：**野菊全草15克。水煎服。（宋立人 总编·《中华本草》7册805）

★ 24. **治风眩：【菊花酝酒】**甘菊花（九月九日取邓州者，晒干。用法：上为末，以米喷蒸作酒服。（彭怀仁 主编·《中医方剂大辞典》9册91引《千金》）

★ 25. **治风毒上攻，头昏眼晕：**菊花、川芎各等分。用法：上为细散。每服1～2钱，食后、临卧茶清调下。（彭怀仁 主编·《中医方剂大辞典》9册96引《普济方》）

★ 26. **治肝阳上亢型头痛：**野菊花30克用法：水煎服，每日1剂。说明：本方适用于肝阳上亢型头痛，并能预防各型脑炎。虚寒者勿用。河南省新郑县人民医院史懋功献方。（张力群等 主编·《中国民族民间秘方大全》379）

★ 27. **治诸风眩晕，或头脑攻痛：**苍耳子仁三两，天麻、白菊花各三钱。或丸或散，随病酌服。（宋立人 总编·《中华本草》7册1015引《本草汇言》）

★ 28. **治阴虚头昏：**女贞子、核桃肉各30克，旱莲草15克。每日1剂，水煎2次，上、下午各服1次。（金福男 编·《古今奇方》326）

★ 29. **治风痰头晕目眩，吐逆烦懑，饮食不下：**（玉壶丸）生南星、生半夏各一两，天麻半两，白面三两。用法：为末，水丸梧桐子大，每服三十丸，以水先煎沸，入药煮五七沸，滤出放温以姜汤吞之。（杨仓良 主编·《毒药本草》774引《太平惠民和济局方》）

★ 30. **治头目眩晕，虚损及咳者：【枸杞膏】**枸杞子不拘多少。用法：制成膏剂。口服，每次9～15克，每日2次。功效：滋补肝肾，润肺明目。（孙世发 主编·《中医小方大辞典》112）

★ 31. **治肝肾虚弱，腰膝酸软，头昏目眩：【枸杞子膏】**取枸杞子800克，加水煎煮2次，每次2小时，合并煎液，滤过，滤液浓缩成清膏；取蔗糖1200克，制成转化糖，加入上述清膏中，混匀，浓缩至规定的相对密度。本品为黄棕色稠厚的半流体；味甜。功能：益肾生精，养肝明目。口服，每次9～15克，每日2次。（宋立人 总编·

《中华本草》7 册 272)

★ 32. **治美尼尔氏综合征**:独活 30 克,鸡蛋 6 个。用法:独活、鸡蛋同入罐内加水 500 克煎,开后 10 分钟将鸡蛋捞出,将蛋壳敲碎,再放进罐内文火煎 20 分钟,每晚临睡前吃 2 个鸡蛋,连用 3 剂。疗效:用此法治愈 17 人,3 剂药后断根。效果颇为满意。(张俊庭 主编·《中国中医药最新研创大全》535)

★ 33. **治疗美尼尔氏综合征**:重用泽泻与半夏,治疗 28 例,效果满意。泽泻 60 ~ 120 克,法半夏 18 ~ 30 克,白术、钩藤各 10 克,1 日 1 剂,分 3 次服。结果治愈 23 例,好转 4 例。(杨仓良 主编·《毒药本草》768)

★ 34. **治梅尼埃病**:枸杞子 30 克。与羊脑 1 副共入瓷碗内加水适量,隔水炖熟,加少许食盐调味服。本方可益精补脑,适用于梅尼埃病精血不足、脑海空虚、眩晕、耳鸣、眼花、腰酸腿软者。(胡郁坤 陈志鹏 主编·《中医单方全书》415)

忽然昏迷不知人事 1 方

★ **治忽然昏迷不知人事**:大蒜 3 个。用法:捶烂取汁。将汁滴人鼻内。功能:顺气化痰,开窍醒神。注意事项:滴人即醒。(易法银 喻斌 主编·《湖南省中医单方验方精选·内科》上册 602)

惊厥 1 方

★ **治惊厥**:生石膏 2 两,鱼腥草适量,鸡蛋 1 个。用法:前 2 药共捣烂,用鸡蛋清调匀。每日 1 次,外敷脐上。功能:清热泻火,滋阴止惊。方解:生石膏清热泻火;鱼腥草清热解毒;鸡蛋养血滋阴。诸药合用,共奏清热泻火,滋阴止惊之功。(易法银 喻斌 主编·《湖南省中医单方验方精选·外科》下册 2206)

厥证验案 1 方

★ **治厥证验案**:刘太丞,昆陵人,有邻家朱三者,只有一子,年 30 余,忽然卒死,脉全无,请太医丞治之,取齐州半夏末一大豆许,纳鼻中,良久,身微暖,气下,更苏,迤丽无事。(杨鹏举 主编·《中医单药奇效真传》204 引《各医类案》)

血虚神疲 1 方

★ **治血虚神疲**:女贞子 500 克,生地黄末 500 克。用法:炼蜜丸。每服 9 克,空腹,白汤下。(吴素玲 李俭 主编·《实用偏方大全》278 引明代《订补简易备验方》)

神经衰弱 19 方

★ 1. **治神经衰弱**:女贞子 1000 克,浸米酒 1000 克。每日酌量服。(宋立人 总编·《中华本草》6 册 186)

★ 2. **治神经衰弱**:生百合 60 ~ 90 克,蜂蜜 1 ~ 2 匙。用法:2 物拌和蒸熟,临睡前适量食之(注意不要吃得太饱)。备注:本方补养心脾、宁志安神,主治神经衰弱引起的多梦易醒、心悸健忘、体倦神疲等。(李川 主编·《民间祖传秘方》117)

★ 3. **治神经衰弱**:百合 20 克,鸡蛋 1 个。用法:百合水浸 1 夜,以泉水煮取 1 碗,去渣,冲入蛋黄 1 个,每次服半碗,每日 2 次。备注:适于病后神经衰弱、坐卧不安,以及妇女患有歇斯底里病症者。(李川 主编·《民间祖传秘方》118)

★ 4. **用于神经衰弱**:吴茱萸 9 克,米醋适量。用法:将吴茱萸捣烂,米醋调成糊状。敷贴于双侧涌泉穴,24 小时取下。(滕佳林 米杰 编·《外治中药的研究与应用》320 引《穴敷疗法聚方镜》)

★ 5. **治神经衰弱**:白胡椒1粒(剪成两半)。于耳穴部位固定,捏压至有发热感,日4~6次。取穴:神经衰弱取枕、肾、神门;神经衰弱综合征取皮质下、额、心。(孟凡红 主编·《单味中药临床应用新进展》207)

★ 6. **治神经衰弱**:鲜胎盘1个。用法:漂净后火煨,晒干研细。每日服0.5~1分,每日3次。功能:补肾填精,镇静安神。(易法银 喻斌 主编·《湖南省中医单方验方精选·内科》中册956)

★ 7. **治神经衰弱**:人胎盘50克,龙骨50克,枸杞15克。用法:炖1剂服2天,不拘次数。备注:本方有镇静安神、宁心除烦等作用,患者服药3~5剂后,病情明显好转。(吴静 陈宇飞 主编·《民间祖传秘方大全》367)

★ 8. **治神经衰弱**:蜂蜜120克。用法:取蜂蜜连续服用1个月,能使睡眠良好,头痛消失,体力恢复。单纯失眠的患者,每日睡前1小时服蜂蜜50克,能使睡眠安稳。功效:补中,润燥,止痛,清热,解毒,美容。(郭志杰 吴琼等 主编·《传世金方·一味妙方》85)

★ 9. **治神经衰弱**:败酱草性微寒,味辛、苦,功具清热散结,破瘀排脓之效,是治疗肠痈、肺痈等内痈的常用药。此外,笔者在多年的临床实践中,还发现本药有降低神经系统兴奋性作用,善治神经衰弱。配制与服法:取败酱草300克,加水1500毫升,文火煎至600毫升,白天上、下午各1次,每次50毫升,晚上睡前服150毫升,7天为1个疗程。观察86例,均在服药后当天有效,3个疗程后,症状消失,随访1年均未复发。例1:刘某,男,37岁,1999年10月15日初诊。5年前起经常失眠,多梦,头痛,眩晕,眼花,时有脑胀,耳鸣,烦躁易怒,记忆力减退。经神经科检查,诊为神经衰弱。用精乌冲剂、安定等药治疗,无明显改善,来我处就诊。用上法治疗,3个疗程后症状消失。1年后随访,病情稳定。

例2:宋某某,女,35岁,2001年3月8日初诊。1年来经常失眠,多梦,头痛,眩晕眼花,记忆力减退,注意力不集中,有时心悸,惊恐,烦躁,食欲不振,四肢麻木。神经科诊断为神经衰弱。用西药治疗,效果不显,来我处就诊。用上法治疗2个疗程后上述症状明显改善,3个疗程后症状消失,随访1年未发。(《中医杂志》编辑部整理·《中医杂志》专题笔谈文萃(1995—2004,第一辑)291)

★ 10. **治神经衰弱之失眠**:大枣15枚,葱白8根,白糖5克。用法:用水2碗熬煮成1碗。临睡前顿服。功效:补气安神。用治神经衰弱之失眠。验证:肖某,男,43岁,长期失眠,在医学杂志上发现此方,后用之,失眠症治愈。备注:临睡前用热水烫脚,多泡些时间,水凉再加热水,随烫随饮大枣葱白汤,疗效更好。用法改用冲鸡蛋汤热饮,亦有功效。(良石 主编·《名医珍藏·秘方大全》59)

★ 11. **治神经衰弱,属心脾两虚型**:杭菊花15克,红枣10枚。用法:水煎2次,混合。每日1剂,分2次服。功能:养心清肝,健脾安神。(易法银 喻斌 主编·《湖南省中医单方验方精选·内科》中册955)

★ 12. **治神经衰弱症。症见全身无力、头痛、失眠、食欲不佳,或性机能障碍、阳痿等**:人参30克。用法:取上药,粉碎成粗末,加40%的酒精配成1000毫升,搅匀,浸泡1周,过滤,即得人参酊。口服,每次5毫升,每天3次,连用1个月。功能:补气宁神,养元壮阳。据王本祥报道,应用本方治疗可使症状消失。治疗120例因神经衰弱引起的皮质和脊髓性阳痿,取得显著的疗效。但对精神型阳痿疗效较差。(薛建国 李缨 主编·《实用单方大全》500)

★ 13. **治神经衰弱,四肢无力,肝炎、贫血、骨折:【参茸王浆】**人参、鹿茸各适量。用法:制成口服液,每支10毫升。每日早、晚各服1支。功能:滋补强壮。(孙世发 主编·《中医小方大辞典》467)

★ 14. **治病后体虚,神经衰弱:【人参五味子冲剂】**五味子600克,生晒参400克。用法:制成冲剂。口服,每次5克,每日2次。功能:益气敛阴,安神镇静。(孙世发 主编·《中医小方大辞典》226)

★ 15. **治神经衰弱验案**:患者王某某,男,21岁,患神经衰弱数载,夜难入眠,寐则多梦易醒,伴有头晕,周身无力,健忘,饮食无味,面色无华,消瘦,双目少神,四肢不温,舌苔薄白,脉虚软。以蝉蜕3克,加水250毫升,武火煎沸后用文火缓煎15分钟,取汁饮用。治疗15天,旧恙消失,随访3载,未见复发。(杨鹏举 主编·《中医单

药奇效真传》25)

★ 16. **治神经衰弱,失眠:**黄精15克,野蔷薇果9克,生甘草6克。水煎服。(宋立人 总编·《中华本草》8册146)

★ 17. **治神经衰弱,心烦失眠:**百合15克,酸枣仁15克,远志9克。水煎服。(宋立人 总编·《中华本草》8册116)

★ 18. **治神经衰弱,心烦失眠:**炒酸枣仁50克。水适量煎20分钟,去渣,取汁加粳米75克(淘洗干净)用武火煮20分钟后改用文火煮至米开粥稠,空腹服。本方可养肝补血、宁心安神,适用于神经衰弱心肝血虚、心神不宁等。(胡郁坤 陈志鹏 主编·《中医单方全书》129)

★ 19. **用于过度疲劳、神经衰弱、健忘、失眠等症:【复方五味子酊】**五味子63克,党参23.4克,枸杞子、麦门冬各15.6克。用法:制成酊剂。口服,每次5毫升,每日2~3次。功效:养阴,补血,安神。(孙世发 主编·《中医小方大辞典》1502)

神经官能症2方

★ 1. **治神经官能症:**鲜百合(用清水浸一昼夜)、生熟枣仁各五钱。用法:用生熟枣仁水煎去渣澄清,将百合煮熟连汤食。(中医研究院革命委员会 编·《常见病验方研究参考资料》213)

★ 2. **治失眠(神经官能症):**夏枯草、半夏各3钱。水煎服。(中医研究院革命委员会 编·《常见病验方研究参考资料》213)

失眠28方

★ 1. **治失眠:**大枣20枚,葱白7根。用法:水煎服。每日晚间临睡前服用。功效:镇静、催眠。(郭志杰 吴琼等 主编·《传世金方·一味妙方》82)

★ 2. **治失眠:**《医学秘旨》云:一人患不睡,心肾兼补之药,遍尝不效,诊其脉,知为阴阳违合,二气不交。以夏枯草10克浓煎服之,即得睡。(李克绍 编·《中国百名中医临床家丛书·李克绍》79)

★ 3. **治失眠:**夏枯草15克,半夏各12克。水煎服,每日1剂,连服10剂。(宋丽华·《中国中医药报》第5版2010年7月2日)

★ 4. **治失眠:【百合夏枯草汤】**百合30克,夏枯草15克。水煎服。功效:平肝宁心。主治:长时间失眠,神情不安,心悸,烦躁,脉弦,舌苔薄而舌质红。加减:肝肾不足的,加枸杞、制首乌,心悸不安,加柏子仁、酸枣仁以养心宁神。(王真 编·《中国百名中医临床家丛书·魏长春》273)

★ 5. **治失眠:**夏枯草配半夏,交合阴阳治失眠:钱某,男,35岁,1989年6月9日初诊。患失眠症5年,迭进养心补血、镇静安神之剂罔效,常服催眠西药。就诊时精神萎靡,夜难入眠,甚则通宵达旦,心烦易怒,易惊易梦,舌质红,脉细数。证属郁火内扰、阳不交阴之候。给予夏枯草15克,半夏12克,水煎,连服5剂,夜即能眠,续服10剂,诸症相继消失,随访年余,病未反复。失眠,虽病因复杂,但其"阴阳违和,二气不交",脏腑气血失和是其发病关键。夏枯草补厥阴之血脉,散郁火之蕴结,安神以定魂。《医学秘旨》云:"盖半夏得阴而生,夏枯草得阳而长,是阴阳配合之妙也"。二药相使,顺应阴阳,使"阴阳已通,其卧立至。"[《中医杂志》编辑部 整理·《中医杂志》专题笔谈文萃(1995—2004,第一辑)628]

★ 6. **治失眠:**百合30克,夏枯草15克。水煎服。按语:本方系浙江省已故名老中医魏长春主任医师经验方,主治长期失眠,神情不安,心悸,烦躁,舌质红,苔薄,脉弦。(邓铁涛 主审·《邓铁涛审定·中医简便廉验治法》14)

★ 7. **治失眠:**百合50克,浸泡20分钟后入煎,龙齿20克,先煎30分钟,煎汁送服西洋参4粒,治疗失眠有速效。(王辉武 主编·《中药临床新用》259)

★ 8. **治失眠:**苦参500克。用法:取上药,加冷水1000毫升,泡12~20小时,煎1小时,取汁400~600毫升;加水1000毫升,煎取300~500毫升;再加水1000毫升,煎取500毫升。将3次煎汁混合,浓缩成1000毫升,加糖适量。成人每次20毫升,小儿每次5~15毫升,睡前1次口服。功能:清心安神。附注:据重庆红十字会医院儿科报道,应用本方治疗101例,有效率达95%。本方对感染性疾病引起的失眠效果较好。(薛建国 李缨 主编·《实用单方大全》67)

★ 9. **治失眠:【苦参酸枣仁合剂】**苦参30克,酸枣仁20克,加水100毫升,浓煎至15~20毫升,每晚睡前20分钟冲服,10~15天为1疗程。杨培泉用上方治疗20例,6例痊愈,7例显效,7例好转,全部有效。(王辉武 主编·《中药临床新用》384)

★ 10. **治失眠:**苦参30克,黄连8克,丹参20克,水煎睡前服。王万祖用上方治疗肝郁化火所致之顽固性不寐,有良效。(王辉武 主编·《中药临床新用》384)

★ 11. **治失眠:**枸杞子30克,炒酸枣仁40克,五味子10克。用法:上药捣碎和匀,分成5份。每日取1份,放入茶杯中,用开水冲泡,代茶频饮,或日饮3次,但每次不少于500毫升。功效:滋阴益气,养心安神。主治:失眠。(程爵棠 程功文 编著·《单方验方治百病》159)

★ 12. **治失眠:【半夏秫米汤】**清半夏12克,秫米60克。水煎,以米熟为度,取汁200毫升。重者每日3剂。治疗严重失眠患者20例,显效11例,有效7例,无效2例。总有效率为90%。(杨仓良 主编·《毒药本草》768)

★ 13. **治失眠:**露蜂房50克(土家族方)。用法:水煎服,每日3次,每次50毫升。服时加蔗糖25克。说明:本方对失眠、多梦疗效好。有毒副作用,用时注意!(张力群等 主编·《中国民族民间秘方大全》370)

★ 14. **治失眠验案:**王某某,女,45岁。数年前因与人口角,心情一直郁闷不畅,随致失眠,饮食少进,卧则心下满闷不适,心中悸动,时常昼夜不眠,偶尔勉强入睡,亦因恶梦而惊醒。多方求医,屡治未效。就诊时见其颜面潮红(面部有血管瘤),形体较胖,舌偏红,苔白,脉细滑,投以半夏汤:半夏10克,糯米(代)30克。连服3剂。3天后复诊,患者喜形于色,告之服上方后顿觉心中畅快,心下满闷不适亦除。不但能入睡,且无恶梦惊扰,可一觉酣睡至天亮。仍予原方5剂巩固疗效。(杨鹏举 主编·《中医单药奇效真传》24)

★ 15. **治失眠验案:**我老伴患神经衰弱6年,整天没精神,好头疼、失眠、多梦、心悸,看不了电视,一看就打盹,但躺下又睡不着,苦恼得不行,用过一些西药,效果不大。大约1991年,我在刊物上看到蛋醋液(蛋醋液的配制:把1个鸡蛋洗净泡在180毫升的好米醋内,醋要漫过鸡蛋,盖严密封,7天蛋壳软化,用筷子搅匀,食之不拘数量,食完再泡,直至病愈)治神经衰弱的病例,便试着让他吃了约5~6个。食后挺管用的,精神好多了,头也不怎么疼了,看电视也不打盹了,恶梦也不做了。(杨鹏举 主编·《中医单药奇效真传》24)

★ 16. **治顽固性失眠:**紫河车30克,大枣5枚(去核)。水煎。口服,每2天1次,连用1个月。功能:补肾,宁心,安神。据祁升平报导,应用本方治疗本病有效。(薛建国 李缨 主编·《实用单方大全》591)

★ 17. **治顽固性失眠症:**牛脑1具,川芎50克,生姜15克(彝族方)。用法:3味混合(川芎研粉),加少许油盐微炒后炖肉煮熟后食用,也可不炒,炖肉熟食用。说明:本方为彝族祖传秘方。主治顽固性失眠症,有很好的疗效。(张力群等 主编·《中国民族民间秘方大全》373)

★ 18. **治顽固性失眠:**小蓟花干品6克(鲜品10克),用开水30~50毫升浸泡约100分钟。睡前饮其水,每天1剂。据姜仁太等报道,应用本方治疗56例,12例服药3天后每晚睡8小时以上,16例服药7天后每晚睡8小时以上,服药1个月后全部病人每晚均能睡8小时以上。(薛建国 李缨 主编·《实用单方大全》304)

★ 19. **治失眠、多梦、头痛、眩晕、眼花、记忆力减退、心烦、惊恐、纳差等:**败酱草700克,加水至3800毫升,文火煎至500毫升,晚睡前服150毫升。(王学诗·《中国中医药报》2009年5月18日第十三版)

★ 20. **治失眠多梦:**白薇20克,酸枣仁15克,柏子仁10克,黄连10克,磁石30克。水煎服,每日1剂,连用21天。(李永明等·《中国中医药报》2011年2月25日)

★ 21. **治失眠而兼有头晕,心悸,健忘,口干者:**生枣仁 熟枣仁各15克 百合30克。用法:前2味水煎,去渣,再煎百合。每日1剂,分2次连汤同吃。功能:养心益肝,清心安神。方解:枣仁养心阴安神;百合清心安神。诸药合用,共奏养心益肝,清心安神之功。(易法银 喻斌 主编·

《湖南省中医单方验方精选·内科》中册951)

★ 22. **治失眠验案:**患者李某某,女,34岁,失眠已有8年,夜寐朦胧,似睡非睡,白日头晕目眩,精神萎靡,健忘,心悸,纳食无味,舌淡,苔薄白,脉细弱。以蝉蜕3克置250毫升水中煎液,每晚顿服1次;治疗1个月,诸病消失,随访5年,病未再发。(杨鹏举 主编·《中医单药奇效真传》25)

★ 23. **治戒毒脱毒后失眠:**蝉蜕、竹茹等为主组成安神汤,煎服。刘洪昌用该方治疗戒毒脱毒后失眠者23例,2~3周后均有不同程度的睡眠改善。另外,王锦槐经验认为,蝉蜕治失眠有奇效。(王辉武 主编·《中药临床新用》652)

★ 24. **治不寐:**夜交藤、百合各30克,鸡肉适量。用法:水煎或与鸡肉合煮。每日1剂,每晚睡前1次服。功能:益气滋阴,养血安神。方解:夜交藤养血安神;百合养阴清心,宁心安神;鸡肉益气补中。诸药合用,共奏益气滋阴,养血安神之效。注意事项:连服7~10剂。(易法银 喻斌主编·《湖南省中医单方验方精选·内科》中册944)

★ 25. **治老年性不寐:**运用参三七治疗老年性不寐患者65例,治愈者57例,显效者4例,有效者3例,无效者1例。总有效率为98.46%。治疗方法:将参三七研为细末,过100目筛,装入瓶中备用。临睡前15分钟含服或慢咽0.2~0.3克,也可用温水送服。(李世文 康满珍 主编·《一味中药祛顽疾》22)

★ 26. **治少阴病,得之二三日以上,心中烦,不得卧:【黄连阿胶汤】**黄连四两(12克),黄芩二两(6克),芍药二两(6克),鸡子黄二枚,阿胶三两(一云三挺)(9克)。上五味,以水六升,先煮三物,取二升,去滓,纳胶烊尽,小冷,纳鸡子黄,搅令相得。温服七合,日三服。(中医研究院 编·《伤寒论语绎》175)

★ 27. **治心肾不交,怔忡无寐:【交泰丸】**生川连五钱,肉桂心五分。研细,白蜜丸。空心淡盐汤下。(江苏新医学院 编·《中药大辞典》下册2027引《四科简效方》)

★ 28. **治血虚眩晕、耳鸣、头痛、失眠:**猪脑1个,淮山药50克,枸杞子15克。放砂锅内,加适量水炖熟,饮汤吃猪脑及山药。每日1剂。本方有健脾胃、滋肝肾、安心神之功效。(李家强 编·《民间医疗特效妙方》160)

嗜睡眠2方

★ 1. **治嗜睡眠:**苦参三两,白术二两,大黄一两。捣末蜜丸如梧子大。每食后服三十丸。(宋立人 总编·《中华本草》4册639引《医心方》)

★ 2. **治人嗜眠喜睡方:**麻黄、术各五分,甘草三分。捣末,服一方寸匕,日三。(宋立人 总编·《中华本草》2册355引《肘后方》)

眉棱骨痛5方

★ 1. **治眉棱骨痛:**制半夏五钱,生姜三片。用法:水煎服,每日一剂,可连服二至三剂。(中医研究院革命委员会 编·《常见病验方研究参考资料》205)

★ 2. **治眉棱角痛验案:**十几年前,我有缘同吴天锡老中医同室而诊,观其治"眉棱角痛"常用半夏、生姜、沉香3味而取效。吴老诊病仔细,医德高尚,用药轻灵,亦喜助人,告我曰:"眉棱角痛常为一侧胀重而痛,半夏、生姜、沉香3味治之多验,你可试之。"而后我遵吴老之训用之,果如其言。

典型病例:李某,女,50岁,左侧眉棱角处胀痛月余,诸治不除。患者恶心欲吐,左侧眉棱角处胀重疼痛,时有轻重,然其位固定不移。舌淡红,苔薄白而滑,脉沉弦。用清半夏18克,生姜10克,沉香5克。水煎服,每日1剂。服1剂其痛稍减,服3剂后病痛如失。又用3剂巩固疗效。后未复发。

笔者体会,眉棱角痛多为一侧胀重而痛,其位置固定不移,发作时常伴有恶心欲吐等症,系痰阻于络所致,而本在脾胃。李时珍《本草纲目》有半夏"治眉棱骨痛(震亨)"的记载。陈修园《时方妙用》有"眉棱角痛,半夏六钱、生姜三片,水煎调沉香末五分服"之言。半夏辛温,"体骨性燥,能走能散,能燥能润"(《本草备要》),善能化痰;开郁、下逆气。配生姜、沉香温散和中,理气祛痰更助其功。痰除络通,"通则不痛";脾胃和顺复其健运,则痰湿不生而宿根可除,故治之良效。[《中医杂志》编辑部整理·《中医杂志》专题笔谈文萃(1995—2004,第一辑)650]

★ 3. **治眶上神经痛**:半夏、白芷各10克。1日1剂,水煎服。治疗17例,痊愈8例,显效5例,有效2例,无效2例,一般服5~10剂可止痛,与框上孔酒精封闭效果相似。(杨仓良 主编·《毒药本草》768)

★ 4. **治眼眉骨及头脑俱痛:【地龙散】**地龙三钱(去土),谷精草二钱,乳香(锉)一钱。用法:上为细散。每服半钱,于烧香饼子上取烟,用纸筒子罩熏鼻中,偏痛随左右用之。(彭怀仁 主编·《中医方剂大辞典》4册6引《圣济总录》)

★ 5. **治风热夹痰而致眉棱骨痛:【芷芩散】**白芷、酒黄芩各等份。用法:上药研为末。每次2钱,茶清送下。(彭怀仁 主编·《中医方剂大辞典》5册147引《杂病源流犀烛》卷二十二)

癫痫49方

★ 1. **治癫痫**:取蜈蚣、全蝎各等分,共研细末,每次服1~3克(按年龄、病情增减用量),每日3次,开水送服。(李永明·《中国中医药报》,2010年8月18日第5版)

★ 2. **治癫痫(羊痫风)**:全蝎(连尾)、蜈蚣(去头足)等分,研末,蜜制丸如梧桐子大,成人每日5~8克,早、晚分2次服。儿童按年龄、体重递增。(胡晓峰 编·《虫蛇药用巧治百病》62)

★ 3. **治癫痫**:全蝎、蜈蚣、乌梢蛇、僵蚕、土鳖虫各等份。用法:上药置土瓦上焙干,共研细末,或蜜制为丸如梧桐子大,贮瓶备用。每日早、晚各服1次,白开水送服。5岁以下每服5克,6~10岁每服10克,成人每服15克。15天为1个疗程。如未愈者,可连续服用2个或3个疗程。功效:息风止痉。主治:癫痫。附记:少数患者在初次服药后有干呕、眩晕、烦躁不安现象,但均可自行消失,不必停药。(程爵棠 程功文 编著·《单方验方治百病》249)

★ 4. **治癫痫**:壁虎1对。焙干,研细末,白酒吞服,每日3次,连服7日。(胡郁坤 陈志鹏 主编·《中医单方全书》123)

★ 5. **治癫痫**:山药60克,硼砂30克,青黛10克。用法:共研细末,每次服3克,日服3次。半年不发病者,每日服2次,1年不发病者,每日服1次。说明:本方治疗癫痫疗效满意,曾治愈多例。(张力群等 主编·《中国民族民间秘方大全》410)

★ 6. **治癫痫**:取胡椒粉1.7份,萝卜粉8.3份;或胡椒粉6份,萝卜粉4份。用法:每次2~4克,每日3次饭后服。每日服胡椒总量约2.7~3.6克,如病情需要可加倍。(宋立人 总编·《中华本草》3册442)

★ 7. **用于癫痫**:(宁痫散)槟榔30克,黑丑30克,酒大黄25克,天南星(炙)120克,皂角30克。用法:以上5味,混合粉碎,过筛,混匀,即得。功能:豁痰化浊,祛风止痉。口服,成人每次6克,小儿每次3克,每日1次,早晨空服。(宋立人 总编·《中华本草》8册510)

★ 8. **治癫痫**:猪心1个,甘遂6克,朱砂3克。用法:甘遂为末,以猪心血作丸,放入猪心内,纸裹煨熟;取出甘遂,再研末;同水飞朱砂和匀,分作4丸,将猪心炖汤。每日1次食猪心,并以肉汤送服1丸。功能:化痰定癫,清心安神。方解:甘遂攻逐痰涎;朱砂清心安神;猪心养心安神。诸药合用,共奏化痰定癫,清心安神之功。注意事项:以腹泻为度,若不泻可再进1丸。(易法银 喻斌 主编·《湖南省中医单方验方精选·内科》中册976)

★ 9. **治癫痫:【五虫丸】**地鳖虫、全蝎、蜈蚣、僵蚕、乌蛇各等分。用法:研末。蜜制为丸。治疗28例,其中病后停止发作21例,4例发作次数减少,抽搐减轻,3例无效。(杨仓良 主编·《毒药本草》624)

★ 10. **治癫痫**:苦参250克,健康男童尿1000克,密封浸半个月后,每日睡前服大半茶匙,米酒少许下,连服4个月;以后隔天1次,再服3个月。用治2例癫痫,均痊愈。(王辉武主编·《中药临床新用》385)

★ 11. **治癫痫**:鲜蚯蚓50条,半夏12克,郁金30克,生大黄10克。先煮蚯蚓,后下半夏、郁金,最后放大黄,早晨空腹1次顿服,每日1次,连服10~20日。(胡晓峰 编著·《虫蛇药用巧

治百病》131)

★ 12. **治癫痫**:巴豆仁1粒,大红枣1个。用法:将巴豆仁置大红枣内焙干研末,开水冲。每次适量,每日服2次。功能:泻下除痰,开窍醒神。(易法银 喻斌 主编·《湖南省中医单方验方精选·内科》中册)964)

★ 13. **治癫痫**:白矾研粉,每日早、晚各服1次,每次3~4.5克,一般发病1~2个月者服药20天.,半年者服药1个月,1年以上者服药1~3个月。试治5例均控制发作,分别经4个月至3年观察,未见复发。(杨仓良 主编·《毒药本草》881)

★ 14. **治癫痫验案**:叶某某,男,22岁,待业青年。1984年3月8日就诊。因精神失常,言语错乱,或闭门独坐,或外出游走,入某市精神病医院,住院治疗3个月罔效。病程1年余,乃邀余诊治。诊见:表情淡漠,时时口吐涎沫,脉弦而滑,舌淡红,苔黄而腻,此属癫证,缘由忧思郁怒,气机逆乱,痰随气逆,蒙蔽心窍所致。治当涌去其痰,药用生白矾末开水化服,每天1次,每次5克,于空腹时服,患者每次服药后不久均出现呕吐,呕出物为食物与胃液,并于数小时后出现腹泻,每天3~5次。服至第5天,患者精神困顿,是晚安然入睡达8小时,嘱续服5天,此后患者每晚均能入睡6小时以上,神态逐渐恢复正常,随访3年未复发。(黄国健等 主编·《中医单方应用大全》20)

★ 15. **治癫痫**:荆芥、白矾各120克,僵蚕9克,蝉蜕3克。用法:共为细末,炼蜜为小丸。每服9克,1日2次,连服20余日。(吴静 陈宇飞 主编·《传世金方·民间秘方》151)

★ 16. **治羊痫疯**:川郁金四钱,白矾四钱。用法:共为细末,蜂蜜为丸,每丸二钱重。一日二次,每次服二丸,白水送下。(沈洪瑞 主编·《重订十万金方》229)

★ 17. **治羊痫风**:紫河车为末,每服五分,冷水调下。(薛文忠 刘改凤 编著·《一味中药巧治病》20引《万病验方》)

★ 18. **治羊痫风**:初生儿脐带一节,焙干研细末,多服无碍。(薛文忠 刘改凤 编著·《一味中药巧治病》21)

★ 19. **治癫痫(羊痫风)**:全蝎1只。用法:将1枚鲜鸡蛋破一缺口,放入上药(将活蝎在盐水内浸6~8小时,然后再用盐水煮死阴干即可),立刻用厚湿草纸包裹4~5层,埋入木炭中烧熟。去蛋壳连同全蝎一起食用,每天早、午、晚饭前各服1枚,连服30天为1个疗程,两疗程间停服3~5天。功能:息风止痉。(薛建国 李缨 主编·《实用单方大全》462)

★ 20. **治癫痫(羊痫风)**:全蝎30克,钩藤30克。用法:将全蝎洗净,焙干研面。钩藤加水煮沸10分钟,滤取药液。用钩藤药液冲服全蝎粉,以上药量分3次1日服完,连服10剂。以后用量减半,儿童酌减。功效主治:熄风解痉。主治癫痫。禁忌:孕妇忌服。(刘道清 主编·《中国民间神效秘方》517)

★ 21. **治癫痫(羊痫风)**:全蝎1只(不去头、足)。用法:取上药,用干净瓦片将蝎焙干研成粉末,新鲜韭菜25克洗净后,将两者混合,用力搓揉韭菜至泥状,挤取汁液,把红糖25克放入汁液中,然后将其置于饭锅中与干饭同煮,熟后取出,晾至温热。空腹1次服下,1个月发作不足1次者,每周服药2~3次。一般服药4~5周,癫痫减少,5周为1个疗程。为巩固疗效连续服药4~5个疗程。功能:息风止痉。(薛建国 李缨 主编·《实用单方大全》462)

★ 22. **治癫痫(羊痫风)**:全蝎、郁金、白矾各等量。研粉混匀,每服五分,日三次。主治癫痫。(江苏新医学院 编·《中药大辞典》上册934)

★ 23. **治癫痫(羊痫风)**:全蝎一两。用法:先用白酒泡透,再用生甘草炒黄,去甘草,研成细面。成人分十次,患儿十二岁以下分二十二次,空腹米汤送下。忌醋。(中医研究院革命委员会 编·《常见病验方研究参考资料》210)

★ 24. **治羊痫疯**:僵蚕二两,鸡蛋七个。同放锅内煮熟。用法:用鸡子,不用僵蚕,每日服一个。(沈洪瑞 主编·《重订十万金方》218)

★ 25. **治羊痫疯、高血压**:鲜夏枯草3两,冬蜜1两。开水冲化服。(江苏新医学院 编·《中药大辞典》上册1828)

★ 26. **治癫痫,卒然抽搐,人事不省,发作频仍**:僵蚕二钱,南星一钱半,羌活二钱。用法:生姜引,水煎温服。(中医研究院革命委员会 编·《常见病验方研究参考资料》211)

★ 27. **治癫痫而身体虚弱者**:胎盘1个,辰砂9克(水飞细)。用法:胎盘焙干,与辰砂共研和,每服5钱。(中医研究院革命委员会 编·《常见病验方研究参考资料》211)

★ 28. **治癫痫验案:**秦皇岛市季新庄李某某患羊痫病3年未愈,经告以甲鱼熬汤,连汤带肉1次吃完(1只),每日1次。连服5个,病即未再发。(杨鹏举 主编·《中医单药奇效真传》194)

★ 29. **治癫痫、惊搐:【复方止痉散】**蜈蚣、全蝎、僵蚕、地龙各等份,研细末,每次2~4克,每日2次,有显著的熄风定痉之功,对癫痫经常发者,坚持服药,可以减少或控制其发作。对乙型脑炎或高热惊搐者,用之可以缓搐定惊。

病案举例:沈某某,女,29岁,工人。患癫痫已10余年,迭治未愈,近年来发作频繁,每1~2周即作1次,作则昏仆不省人事,口吐白沫,手足抽搐,甚则小溲失禁,历时5~10分钟渐苏。舌苔薄腻,脉细滑。此痫症也,多由惊恐伤及肝肾,脏气不平,而致风动火升,痰火上扰神明,癫痫以作。治宜熄风定惊,化痰降火,以复方止痉散缓图之。药后颇安。连服2个月,未再发作,改为每日1次以巩固之。(何绍奇等 整理·《朱良春用药经验集》185)

★ 30. **治食痫发搐及有惊积者:**青黛(炒)五钱,蜈蚣一对(全者,微炒),蝎二十一个(全者,微炒),巴豆二十一个(去皮心膜,出油尽用)。用法:上为末,用鹅梨汁煎,绿豆粉作糊为丸,如豌豆大。每服一丸,酒一匙,水一匙,乳食前用薄荷汁少许同化下。(彭怀仁 主编·《中医方剂大辞典》1册711引《卫生总微》卷五)

★ 31. **治痫证验案:**一娠妇,日发痫风。其脉无受娠滑象,微似弦而兼数。知阴分亏损,血液短少也。亦俾煮山药粥服之即愈。又服数次,永不再发。(张锡纯 著·《张锡纯医学全书之二·中药亲试记》65)

★ 32. **治惊痫:**蜈蚣、全蝎各等分。研细末,每次3~5分,日服2次。(江苏新医学院 编·《中药大辞典》下册2474)

★ 33. **治惊痫偏搐:【双剑金】**赤足蜈蚣1条,紫色大螳螂1个。用法:上药晒至干,以利刀当脊分切作两半,各逐左右,别研为细末,不得交错,各用帖子盛之,于帖子上号记左右。遇其患者,每用少许,鼻内任嗅之,左治左,右治右。俱嗅者任其左右住,任左在左住,左右任皆住。(孙世发 主编·《中医小方大辞典》284引《卫生总卫论》)

★ 34. **治诸痫潮发,牙关紧闭,口噤不开,不能进药:【开关散】**蟾酥1小片,铅白霜0.5克。用法:上药研为极细末。用乌梅肉蘸药,于两口角揩擦良久乃开,以进别药。(孙世发 主编·《中医小方大辞典》250引《卫生总微》)

★ 35. **治痫证验案:**陈某,男,9岁,1984年8月17日来诊。患儿于2年前因玩耍不慎伤及前额,受惊后,睡卧2天,醒后自觉头晕一阵,苏醒如常。间隔半年后,突然昏倒,不省人事,口吐白沫,四肢抽搐,两目上视,并伴有二便失禁。每天发作5~6次,每次发作3~5分钟可自醒,醒后除感疲乏外,其他如常。就诊时,检查合作,意识清楚,神经系统检查未见异常。经脑电图检查,诊为继发性痫症。刻诊:神志清,发育正常,舌质淡,苔白腻,脉弦略滑。四诊合参,证属肝风挟痰,治宜疏肝息风,定惊止痉。用单味蝉蜕,每日15克,分3次,用温开水送服。半月后发作次数日渐减少,每天发作1~2次,每次最多30秒钟即清醒,又嘱其服药半月,症情大见好转,未见发作,患者寐食二便如常。嘱服2个月,以巩固疗效,随访至今正常。(杨鹏举 主编·《中医单药奇效真传》194)

★ 36. **治痫证,症见惊痫抽搐:**熊胆5厘。用法:研末,开水冲泡。每日1剂,分2次服。功能:清热定惊,开窍醒神。(易法银 喻斌 主编·《湖南省中医单方验方精选·内科》中册1025)

★ 37. **治痫证验案:**友人祁某某之弟患痫风,百药不效。后得一方,用熊胆若黄豆粒大一块(约重分半),凉水少许浸开服之(冬月宜温水浸开温服),数次而愈。(杨鹏举 主编·《中医单药奇效真传》194引《医学衷中参西录》)

★ 38. **治痫病:**全蝎七个(去头足),僵蚕七个,地龙三个,朱砂五分。用法:共为细面。患儿每服一分,成人每服五分,糖水送下。(中医研究院革命委员会 编·《常见病验方研究参考资料》212)

★ 39. **治痫症:**鳔胶(微焙,杭粉炒黄色)、皂矾(炒黄色)各一两,朱砂三钱。共研末。每服三钱,热酒下二服。(江苏新医学院 编·《中药大辞典》上册1437引《嵩崖尊生》)

★ 40. **治痫症:**制南星30克,朱砂3克。用法:天南星煨香,同朱砂共研为末,猪心血和丸,

如梧桐子大。每用防风汤化下 1 丸。(吴素玲 李俭 主编·《实用偏方大全》615 引宋代·《普济本事方》)

★ 41. **治风痰迷心癫痫,及妇人心风血邪:【遂心丹】**甘遂二钱,为末,以猪心取三管血,和药,入猪心内,缚定,纸裹煨熟,取末,入辰砂末一钱,分作四丸。每服一丸,将心煎汤调下,大便下恶物为效,不下再服。(江苏新医学院 编·《中药大辞典》上册 574 引《济生方》)

★ 42. **治痫症:**制南星 48 克,朱砂 6 克,琥珀 3 克。研末,姜汁面糊为丸,每服 3 克。(杨仓良 主编·《毒药本草》774)

★ 43. **治诸般痫搐:【猪胆半夏丸】**半夏一两(汤洗七遍),豮猪胆三个。用法:取胆汁浸半夏于瓷器中,晒干,切片焙燥,为细末,生姜自然汁煮面和丸,桐子大,每服五七丸至十丸,煎麦门冬熟水下,食后、临卧各一服。(江苏新医学院 编·《中药大辞典》下册 2195 引《小儿卫生总微论方》)

★ 44. **治风痫:**天南星(九蒸九晒)为末,姜汁糊丸,梧子大。煎人参、菖蒲汤或麦冬汤下二十丸。(宋立人 总编·《中华本草》8 册 509 引《中藏经》)

★ 45. **治惊痫,咽喉肿痛,痄腮,白膜斑翳,恶疮疥癣等:**蛇蜕,研末,口服。每次 1 ~3 克,每日 2 次。功效:祛风、明目、杀虫、解毒、定惊。按语:本方是孙守孟副主任医师的经验方。(洪国靖 主编·《中国当代中医名人志》630)

★ 46. **治惊悸失眠,惊风癫痫,目生云翳,疮疡不敛:【珍珠末】** 珍珠适量。用法:制成散剂。口服,每次 1 ~2 瓶,每日 1 ~2 次。外用适量。功效:安神定惊,明目消翳,解毒生肌。(孙世发 主编·《中医小方大辞典》110)

★ 47. **治心悸失眠,惊风癫痫,胃及十二指肠溃疡等:【珍珠层粉胶囊】**珍珠层粉不拘多少。用法:制成胶囊。口服,每次1 ~2 克。每日 2 ~3 次。功效:安神定惊,收敛制酸。宜忌:胃寒者忌服,胃酸缺乏者慎用。(孙世发 主编·《中医小方大辞典》110)

★ 48. **治诸癫风等疾:**鲤鱼一斤,治净,白矾末四两,醃一两,日煎吃。(宋立人 总编·《中华本草》9 册 287 引《普济方》)

★ 49. **治虚而痫,久不愈者:【参星汤】** 人参 15 克,天南星(炮)30 克。用法:上药研为末。每次 3 克,生姜大枣汤送下,每日 2 次。(孙世发 主编·《中医小方大辞典》466 引《赤水玄珠》卷二十六)

癫狂 21 方

★ 1. **治颠狂:**土茯苓 30 克,蒲黄 6 克,蛇皮 2 克。水煎服,每日 2 次。(金福男 编·《古今奇方》275)

★ 2. **治癫狂:**胆南星 9 克,公鸡心 1 个。用法:把公鸡杀死,取心切开,把胆南星放入,用白线扎好,入笼蒸半小时。连汤带心 1 次温服。备注:用于精神失常,善哭不休。(吴静 陈宇飞 主编·《传世金方·民间秘方》154 引山西赵世明《祖传秘方》。

★ 3. **治癫狂:**广木香 3 克,郁金 6 克,石菖蒲 9 克,煨甘遂 12 克。用法:上药共为细末,再用猪心 1 个,切成薄层,纳入前药,用线扎束,放入锅内加水煮熟,食心喝汤。3 ~4 小时后患者必泻下大量黏液样粪便,适为中病。方中甘遂一味,药性较峻,临证需视病人病情和年龄,用量可增可减,但同样有效。(唐大晅 张俐敏 主编·《传世金方·祖传秘方》140)

★ 4. **治癫狂:**巴豆 12 ~14 个,川大黄 15 克,白面 15 克。用法:巴豆去皮,放锅内微焙,以巴豆发热为度,白面炒黄,然后 3 药合 1 处共为细末,早上空腹时以冷开水 1 次冲服。备注:用于精神分裂。①上 3 药服后均出现吐泻现象,一般无须处理。若个别病例出现脱水现象,可用二花 12 克,麦冬 9 克,甘草 6 克,煎水服下。②孕妇、体弱患者禁服,服药后禁食绿豆、小米、荞面、大蒜及油腻不易消化食物。③适用于狂躁型精神病患者,癔病忌用。(吴静 陈宇飞 主编·《传世金方·民间秘方》155)

★ 5. **治癫狂:**苦参 30 克,蒌仁 24 克。用法:水煎服。(吴静 陈宇飞 主编·《传世金方·民间秘方》154)

★ 6. **治癫狂验案:**袁某某,男,21 岁,学生。因故情志怫郁,郁久化火,火盛则生痰动风,上蒙清窍,神志迷乱,骂詈叫号,不避亲疏,甚至毁衣殴人,服药无效。诊见面目红赤,两眼闪烁不定,脉弦滑有力，苔黄燥，边尖红，此狂症也。治宜泻肝降火，熄风涤痰。方用鲜地龙(水洗净)，每日10条，与猪肉1～2两同切碎，加葱盐拌和作馅，以面作饼烘热与食，4日后躁狂之象即稍缓解，10日乃大定，连服1个月而愈。迄今10余年未复发。(杨鹏举 主编·《中医单药奇效真传》191引《虫类药的应用》)

★ 7. **治久患心风癫，气血两虚之症：【河车丸】**紫河车(焙极干)不拘几个。用法：上药研为末，炼蜜为丸，梧桐子大，每70丸，空心以酒送下。(孙世发 主编·《中医小方大辞典》108引《古今医鉴》)

★ 8. **治失心癫狂：**紫河车(洗净，煮烂)、牛肚(切碎)各等份。用法：上药和一处，同煮熟，随便食之。(孙世发 主编·《中医小方大辞典》267引《医学入门》)

★ 9. **治癫狂症(精神失常)：**生南星、生白附子、生半夏、朱砂各一钱。用法：共为细末，枣泥为丸，一次量。胆南星一钱，煎汤送下。忌油腻。备注：生南星、生半夏、生白附子均有剧毒，试用必须注意。(中医研究院革命委员会 编·《常见病验方研究参考资料》212)

★ 10. **治癫证火盛者：【加减安神丸】**生地一两，黄连五钱，犀牛三钱，甘草一钱。用法：加朱砂末一钱，冲服。(彭怀仁 主编·《中医方剂大辞典》3册1221引《医学集成》)

★ 11. **治癫证，言语失常，神志模糊：**川黄连3钱，朱砂2钱，猪心1个。用法：前2味放入猪心内，蒸熟。每日1剂，分2次服。功能：清心泻火，镇惊安神。方解：川黄连清心泻火，泄热除烦；朱砂清心泻火，重镇安神；猪心以脏补脏。诸药合用，共奏清心泻火，镇惊安神之功。(易法银 喻斌 主编·《湖南省中医单方验方精选·内科》中册978)

★ 12. **治伤寒发狂，瑜墙上屋：【鹊石散】**黄连、寒水石各等分。上为末。每服二钱，浓煎甘草汤，候冷调服。(宋立人 总编·《中华本草》3册219引《普济方》)

★ 13. **治伤寒热极发狂，不认亲疏，燥热至甚：【熊胆夺命散】**熊胆一分(研末)。用法：凉水调服。立苏。(彭怀仁 主编·《中医方剂大辞典》10册1240引《鲁府禁方》)

★ 14. **治阳明火起发狂，腹满不得卧，面赤而热，妄见妄言：**地龙二十条，苦参五钱。用法：水煎服。一剂即止狂，不必再服。(彭怀仁 主编·《中医方剂大辞典》6册116引《辨证录》)

★ 15. **治中暑热极发狂，登高而呼，弃衣而走，见水而投：【三圣汤】**人参三两，石膏三两，玄参三两。用法：水煎数碗，灌之。方论选录：三圣汤用石膏、人参、玄参各至三两，未免少有霸气。然火热之极，非杯水可息，苟不重用，则烁干肾水，立成乌烬。方中石膏虽多，而人参之分两与之相同，实足以驱驾其白虎之威，故但能泻胃中之火，而断不致伤胃中之气，玄参又能滋润生水，水生而火尤易灭也。(田代华 主编·《实用中医三味药方》59引《辨证录》卷六)

★ 16. **治癫狂热结乱叫不止：【乌巴丸】**乌梅五个，巴豆五粒(去油成粉)。二味同研，粥丸如黍米大，朱砂为衣。大人三五丸，临卧白汤送。谅下三四行，白粥止之。(宋立人 总编·《中华本草》4册89引《古今医统》)

★ 17. **治癫狂因忧郁而得，痰涎阻塞包络心窍者：【白金丸】**白矾三两，川郁金七两。用法：二药共为末，糊丸梧桐子大。每服五六十丸，温汤下。(宋立人 总编·《中华本草》1册329引《本事方》)

★ 18. **治狂症：【一醉散】**朱砂5钱，曼陀罗花2钱5分。用法：上为末，每服2钱，酒送下。若醉便卧，勿惊之。(彭怀仁 主编·《中医方剂大辞典》1册27引《病机沙篆》)

★ 19. **治癫证痰盛者：【加味白金丸】**郁金五钱，枯矾二钱，巴豆二粒(去油)。用法：上为末。每服二钱。(彭怀仁 主编·《中医方剂大辞典》3册1101引《医学集成》卷三)

★ 20. **治烦热如火，狂言妄语：**白芷30克，甘遂60克。用法：捣筛，以水服9克，须臾令病人饮冷水。(吴素玲 李俭 主编·《实用偏方大全》89引唐代·《备急千金要方》)

★ 21. **治①卒发狂。②卒狂言鬼语，忽仆地吐涎，遗屎不知：**烧蛤蟆适量。用法：上药研为末。每次3克，酒下，每日3次。主治：①《肘后方》：卒发狂。②《普济方》：卒狂言鬼语，忽仆地吐涎，遗屎不知。(孙世发 主编·《中医小方大辞典》121引《肘后方》)

精神病4方

★ 1. **治精神病**:苦参一两,大黄三钱。用法:水煎服。(中医研究院革命委员会 编·《常见病验方研究参考资料》212)

★ 2. **治躁狂性精神病**:苦参开始每日9~12克,分2~3次饭后服;逐步增加剂量,病愈减少剂量,最大日服量为98克。(孟凡红 主编·《单味中药临床应用新进展》292)

★ 3. **治精神失常,哭笑,抽搐**:黄连三钱,胆南星三钱,清半夏三钱,朱砂三钱,猪心一个。用法:先将猪心切片,再将其余各药共研细末,撒猪心上拌匀,放盘内置锅中蒸熟。分三次一日吃完。(沈洪瑞 主编·《重订十万金方》217)

★ 4. **治狂躁型精神病**:取白矾、冰糖各120克,加水600毫升,浓煎成200毫升,空腹服100~200毫升,治疗3例狂躁型精神病患者,分别服药1~2次后即恢复正常。报道指出:白矾煎剂是通过涌吐、泻下来达到治疗目的的,因此治疗前对患者的全身情况应作周密检查。出现呕吐时应注意电解质的平衡。(杨仓良 主编·《毒药本草》881)

精神分裂症9方

★ 1. **治精神分裂症**:商陆鲜根块洁纱拧汁,空腹服10~40毫升,1周后可服第2次。(孟凡红 主编·《单味中药临床应用新进展》457)

★ 2. **治精神分裂症验案**:庄某某,男,30岁。于1961年9月中旬因恋爱问题受到刺激,开始精神不振,目瞪口呆,连续失眠3天,继则哭闹不休,当地治疗无效。于1962年3月初,挖韭菜地下之蚯蚓300余条剪开去泥,用水洗晒干,和鲜鸡蛋炖熟,服之3天后又吃300多条,和猪肉炖,又隔4天,吃200多条。于4月初,症状完全消失。(黄国健等 主编·《中医单方应用大全》359)

★ 3. **治神经分裂症**:人胎盘50克,冰片1克,麝香少许(彝族方)。用法:水煎,每剂服2天,日服3次。说明:本方对久癫失志,不思饮食,体虚气弱者有较高疗效。本病需长时间服药。(张力群等 主编·《中国民族民间秘方大全》433)

★ 4. **治精神分裂症**:枸杞叶200克。洗净,与猪心1个(洗净、切小块),共炒熟佐膳食。本方可除烦益智、养血宁心,适用于精神分裂症、癔症病久气血虚弱,神志恍惚,神疲乏力,精神倦怠。(胡郁坤 陈志鹏 主编·《中医单方全书》129)

★ 5. **治精神分裂症**:蟾蜍1只。焙烧研末,调酒服。适用于狂言乱语。(胡郁坤 陈志鹏 主编·《中医单方全书》129)

★ 6. **治精神分裂症**:蜂房2~3个,红糖120克。共水煎服,连服4~5克。(胡郁坤 陈志鹏 主编·《中医单方全书》128)

★ 7 **治精神分裂症**:龙胆15克。水煎服。适用于癫狂。(胡郁坤 陈志鹏 主编·《中医单方全书》128)

★ 8. **治精神分裂症**:苦瓜蒂7个,白矾3克。共研细末,白开水送服,隔3日1次。适用于癫狂。(胡郁坤 陈志鹏 主编·《中医单方全书》129)

★ 9. **治脏躁,精神恍惚,善悲伤。本方亦治癔病神经衰弱、精神分裂症:【张仲景方】**甘草9克,小麦30克,大枣5枚。水煎二次作二次服,一日服二剂。(赖天松 主编·《临床方剂手册》373)

坐骨神经痛8方

★ 1. **治坐骨神经痛**:活地鳖虫20~30只,冷开水洗净,捣取白汁饮。(胡晓峰 编·《虫蛇药用巧治百病》214)

★ 2. **治坐骨神经痛**:蜈蚣1条,鸡蛋1个。用法:将蜈蚣研成细末,鸡蛋打1个小孔,由小孔加入蜈蚣末,蒸熟或烧熟,每天服1个,连服10日。疗效:用于临床患者多例,一般服10日可愈。有食鱼虾过敏史者,不宜服用。(刘有缘 编著·《一两味中药祛顽疾》375)

★ 3. **治坐骨神经痛：**蜈蚣 30 克，血竭 10 克。用法：上药研细末，每次服 1 克，每日 3 次。饭后白酒送下，连服 10 ~ 30 天。备注：对鱼虾过敏者慎用。曾治疗 20 例，有效率为 94.1%。（吴静 陈宇飞 主编·《传世金方·民间秘方》204）

★ 4. **治坐骨神经痛：【蝎蛇散】**蜈蚣 10 克，祁蛇（或乌梢蛇）10 克，全蝎 1 克。焙干研细粉。上药等分成 8 包，首日上、下午各服 1 包，继之每日上午服 1 包，7 日为 1 个疗程。据报道，应用本方治疗本病 54 例患者，年龄在 21 ~ 65 岁；病程 3 个月至 4 年。一般治疗 2 个疗程，经长期观察随访，均获得满意疗效。治疗期间停服其它药物。（胡熙明 主编·《中国中医秘方大全》中册 914）

★ 5. **治坐骨神经痛：**蜈蚣、全蝎、乌梢蛇各 10 克，细辛、延胡索各 15 克。用法：上药共研为极细末，贮瓶备用。首日上、下午各服 6 克，以后每日上午服 6 克，用黄酒或温开水送服。每 1 料为 1 个疗程。连服 2 个或 3 个疗程。未愈者休息 3 天后，再行下 1 个疗程。功效：搜风通络，散寒止痛。附记：笔者家传秘方。曾观察治疗 100 例，全部获效。痊愈率达 90% 以上。一方无延胡索。（程爵棠 程功文 编著·《单方验方治百病》179）

★ 6. **治坐骨神经性腰腿痛：**川杜仲 10 ~ 12 克，川续断 10 ~ 12 克，鸡蛋 2 枚。用法：以上 3 味加水同煮，蛋熟去壳再煮，喝汤食蛋。（吴静 主编·《祛百病醋蛋秘方》115）

★ 7. **治腰腿痛，西医坐骨神经痛：**土鳖虫适量。用法：取上药，研细为末，1 日 3 次，每次 6 克，温开水送服。功能：活血化瘀，通络止痛。疗效：应用本方治疗一农妇，约服用 1000 克左右，病得痊愈。不但腰腿痛消失，而且面色好转，轻劲有力，纳食健旺。（周学海 李永春 编·《实用中医单方》179）

★ 8. **治原发性坐骨神经痛：**杜仲 30 克。用法：取上药，以及猪腰一对，将腰子剖开，除去白色的肾盂肾盏，加冷水 800 毫升煎沸后再煮半小时，以猪腰煮熟为度。除去杜仲，趁温服食猪腰及药汁，每天 1 剂。功能：补肝肾，强筋骨。附注：据陆文生报道，应用本方治疗 6 例，一般连服 7 ~ 10 剂即可取得显著效果。（薛建国 李缨 主编·《实用单方大全》577）

肋间神经痛 9 方

★ 1. **治肋间神经痛：**败酱草 60 克。水煎服。（宋立人 总编·《中华本草》7 册 573）

★ 2. **治肋间神经痛：**山甲珠二钱，泽兰叶一两。用法：黄酒煎服。本方亦治风湿痛。（中医研究院革命委员会 编·《常见病验方研究参考资料》112）

★ 3. **治肋间神经痛：**栝楼皮 15 克，柴胡 4.5 克，丝瓜络 12 克，郁金、枳壳各 9 克。煎服。（宋立人 总编·《中华本草》5 册 586）

★ 4. **治筋骨痛：**商陆 15 ~ 30 克。水煎服。（胡郁坤 陈志鹏 主编·《中医单方全书》374）

★ 5. **治筋骨疼痛：**鹿角，烧存性，为末，酒服一钱，日二。（江苏新医学院 编·《中药大辞典》下册 2231 引《纲目》）

★ 6. **治筋骨、关节肿痛：**将茜草捣碎成粉末，与适量面粉混合均匀，加酒调成糊状，涂抹于疼痛部位，每天换药 1 次。（水嶋昇 著·《单味草药巧治病》125）

★ 7. **治左胁气痛：**栝楼一枚（大者，重一二两者，连皮捣烂），甘草（蜜炙）二钱，红蓝花五分。用法：上水二盅，煎八分，温服，不拘时候。（彭怀仁 主编·《中医方剂大辞典》8 册 138 引《内经拾遗》）

★ 8. **治胁痛：**瓜楼一个，没药一钱，甘草二钱。用法：水煎服。（中医研究院革命委员会 编·《常见病验方研究参考资料》110）

★ 9. **治老年人胸胁作痛：**用鳖甲 30 克，丹参 25 克，檀香 10 克。鳖甲先煎 60 分钟，后下其他药，煎水服。每日服 1 剂，每剂药煎 2 次，上、下午各服 1 次。（宋立人 总编·《中华本草》9 册 392）

肋软骨炎 2 方

★ 1. **治肋软骨炎：**生南星、生半夏、生川乌、生草乌各 50 克。用法：共研细末。分成 6 ~ 8 份，取 1 份加少许面粉用温开水调成糊状，每晚睡前外敷患处,次晨取下。共治 80 例,痊愈 60 例,有效 16 例,无效 4 例。(滕佳林 米杰 编·《外治中药的研究与应用》173)

★ 2. **治肋软骨炎**:栝楼 4 份,浙贝母 2 份,桂枝 1 份。共研细末,每服 10 克,每日 2 次。霍明岐用上方治疗肋软骨炎 27 例,一般服药 3 天疼痛逐渐减轻,7 ~ 15 天痊愈。(王辉武 主编·《中药临床新用》228)

麻痛症 3 方

★ 1. **治麻痛**:全蝎研细末,每天早上吞服 1.5 克。(胡晓峰 编·《虫蛇药用巧治百病》62)

★ 2. **治毒攻手足,疼痛顽麻**:用葱白 500 克,川椒 60 克,以水 2000 毫升,煎 5 ~ 7 沸。去滓,避风淋蘸。(滕佳林 米杰 编·《外治中药的研究与应用》299 引《太平圣惠方》)

★ 3. **治腰麻后头痛**:每日取白芷 30 克,水煎分 2 次服。治疗腰麻后 3 天内出现头痛、头晕等症状者 73 例,治愈者 69 例,好转 3 例,无效 1 例,总有效率达 98.6%。本法对硬膜外麻醉所致的头晕头痛也有良效。(宋立人 总编·《中华本草》5 册 887)

肥胖症 11 方

★ 1. **治肥胖症**:鲜山楂 30 克。用法:将鲜山楂洗净,捣烂去子,加水煮沸 50 分钟,连汤共食之,1 次服完,每日 2 次。功效主治:活血化瘀,消食化积。主治肥胖症。久服有效。医师嘱咐:胃酸过多者忌服。孕妇慎服。(刘道清 主编·《中国民间神效秘方》490)

★ 2. **治肥胖病**:鸡冠花 30 克,栀子 15 克,苡仁 30 克。水煎服,每日 2 次。(金福男 编·《古今奇方》83)

★ 3. **治减肥**:山药中所含的热量少,营养多,还含有丰富的粗纤维,容易增加人的饱腹感,从而起到控制进食欲望的作用。而且山药的脂肪含量很低,每 100 克山药中仅含 0.2 克的脂肪,故常食山药可达到瘦身的目的。(宋丽华·《中国中医药报》2009 年 7 月 15 日)

★ 4. **治肥胖症**:虎杖 15 ~ 30 克。水煎服,每日 1 剂。(胡郁坤 陈志鹏 主编·《中医单方全书》96)

★ 5. **治肥胖症**:全蝎 100 克,蜈蚣 30 条,茯苓 600 克。用法:先将全蝎、蜈蚣研成细末,瓶装备用。然后将茯苓 600 克加水煎煮,煮沸 1 小时,滤取药液,冲服上述药末 10 克,每日 1 ~ 2 次。以上为 10 日量。功效:健脾利湿,解毒轻身。医师嘱咐:此为某中医教授所传秘方,疗效甚佳。孕妇忌服。(刘道清 主编·《中国民间神效秘方》489)

★ 6. **治一切腹胀大如筲箕者:【内消散】**蜈蚣三五条(炙干、研细),鸡子 2 个。用法:先将鸡子打开少许,每次以蜈蚣末 3 克加入鸡子内,用棒调匀,用纸封糊。以沸汤煮食之,每日 1 次。连进 3 服,患即瘳矣。(彭怀仁 主编·《中医方剂大辞典》2 册 566 引《活人心镜》)

★ 7. **治肥胖病**:枸杞子 30 克,每日 1 剂,当茶冲浸,频服,或早、晚各 1 次。景虎修用上方治疗肥胖病 5 例,连续用药 4 个月,体重均降至正常范围,巩固服用 7 周,体重仍保持正常。(江苏新医学院 编·《中药大辞典》上册 441)

★ 8. **治肥胖病**:枸杞子 60 克。用法:枸杞洗净,加水煮沸 1 小时,滤取药液。分早、晚 2 次服,每日 1 剂。功效主治:滋补肝肾,润肺明目。主治肥胖症,症见头晕目眩、遗精消渴、视力减退等。医师嘱咐:脾虚便溏者慎服。(刘道清 主编·《中国民间神效秘方》490)

★ 9. **治肥胖病**:枸杞子 30 克,车前子 20 克。用法:上药水煎后分早晚 3 次服用,连服 3 个月。煎汤代茶饮用。适应症:本方治疗肥胖病效果很好,服药期间应少食甜甘之品,并适当锻炼身体。(吴静 编·《祛百病祖传秘方》77)

★ 10. **治单纯性肥胖症:【天雁减肥茶】**车前草、荷叶等。开水泡浸,1 次服完,30 天为 1 个疗程,停药 2 周后再行第 2 个疗程。据报道,用上方治疗单纯性肥胖症 328 例,服药后体重平均减轻 1000 克以上,胸围缩小 2 厘米,腹围缩小 3 厘米以上,有显著疗效。(王辉武 主编·《中药临床新用》111)

★ 11. **治肥盛者**:赤小豆久服,令人黑瘦枯燥。(陆锦燧 辑·《鲟溪秘传简验方》6)

结缔组织与骨关节病证

红斑狼疮7方

★ 1. **治系统性红斑狼疮**：用尿浸石膏9份，制炉甘石1份，甘草粉少许。石膏须尿浸半年（或用熟石膏）洗净，再行漂洗，然后煅熟研粉，再加入制炉甘石粉、甘草粉和匀，以麻油少许调成药膏，再加入凡士林适量搅拌和匀（药粉约3/10，油类约7/10）。将膏少许均匀涂纱布上，敷贴患处。（滕佳林 米杰 编·《外治中药的研究与应用》36）

★ 2. **治系统性红斑狼疮**：青蒿500克。研极细末，与蜂蜜1000～1500毫升共调匀，制成丸剂，每丸9克，每日4～6丸，餐后温开水送服。（胡郁坤 陈志鹏 主编·《中医单方全书》110）

★ 3. **治系统性红斑狼疮**：紫草30～60克。水煎服，2次分服，每日1剂，1个月为1个疗程。按：本病中医学属于"蝶疮流注""红蝴蝶疮""蝴蝶斑""马樱丹""茱萸丹"等范畴。（胡郁坤 陈志鹏 主编·《中医单方全书》110）

★ 4. **治系统性红斑狼疮**：蜈蚣2～3条。研细末，2次分服，每日1剂，15日为1个疗程。（胡郁坤 陈志鹏 主编·《中医单方全书》110）

★ 5. **治寻常狼疮**：壁虎10条。用法：裹入泥中，火煅存性，去泥研末，每服0.3～0.5克，陈酒或温开水送下。（张俊庭 编·《皮肤病必效单方2000首》136）

★ 6. **治寻常狼疮**：枯矾6克，雄黄10克，凡士林84克。用法：共研极细末，调膏，外敷。（张俊庭 编·《皮肤病必效单方2000首》136）

★ 7. **治唇部盘状红斑狼疮**：五倍子2克，白矾0.5克，枯矾0.5克，混匀研成粉末，过细筛，供外用。临床疗效：治疗7例唇部盘状红斑狼疮患者，有6例用药后1—2周内病变消失；1例在治疗3周后病变虽有缩小，但患者仍感觉胀痛。按语：本方系治疗唇部盘状红斑狼疮的外用药，对有糜烂溃疡者，可直接用药末撒布，使之结成薄层药痂。在干燥病变上，可用盐水调抹。（胡熙明 主编·《中国中医秘方大全》中册180）

风湿性关节炎17方

★ 1. **治风湿性关节炎**：三七10～100克。磨水揉搽痛处。本方可消肿止痛、攻坚破滞、祛风除湿。（胡郁坤 陈志鹏 主编·《中医单方全书》107）

★ 2. **治风湿性关节炎验案**：周某，女，35岁，患风湿性关节炎近10年，右下肢膝、踝关节肿大，发作时红肿疼痛，活动不利，经中西药及针灸治疗时好时差，但酸痛不能去除，后服三七粉每日3克（分吞），连服1个月，肿胀消退，活动如常，酸痛若失。（杨鹏举 主编·《中医单药奇效真传》185）

★ 3. **风湿性关节炎**：鲜小蓟适量。与鲜苎麻根适量共捣烂，纱布包紧，置患处摩擦至红或起小泡，每日2次，连用5～7日。（胡郁坤 陈志鹏 主编·《中医单方全书》106）

★ 4. **治风湿性关节炎**：地鳖虫、全蝎、蜈蚣、地龙、乌蛇各10克。用法：共研碎，加白酒500毫升，浸泡1周后备用。每次服15～20毫升，早晚各1次。（杨仓良 主编·《毒药本草》624）

★ 5. **治急性风湿性关节炎**：五倍子10克，粉碎，放入90毫升白酒中浸泡7天，过滤，于酒内加等量碘酒。涂擦患处。功能：活血通络。（薛建国 李缨 主编·《实用单方大全》603）

★ 6. **治风湿性关节炎**：鹿茸9克。用法：置锅内炒干，研细末。取公鸡1只，去毛洗净，从肛门开口，取出内脏，将鹿茸末放入鸡腹内，用水炖

烂,不放盐,2 天内分次服完。(李川 主编·《民间祖传秘方》153)

★ 7. **治风湿性关节炎:**鲜紫花地丁。用法:捣烂敷患处。(中医研究院革命委员会 编·《常见病验方研究参考资料》219)

★ 8. **治风湿性关节炎:**蜀羊泉适量。水煎服。本方补中益气,散风祛湿,消肿止痛。(胡郁坤 陈志鹏 主编·《中医单方全书》106)

★ 9. **治风湿性关节炎:**壁虎、蜈蚣各 10 克,白芷 20 克。共研细末,每服 4 克,每日 2 次。(杨仓良 主编·《毒药本草》72 引邓明鲁等·《中国动物药》第一版)

★ 10. **治风湿性关节炎:**何某某,女。患风湿性关节炎已 3 年多,关节跳痛,活动不便。予黄花败酱草 150 克,白酒 500 毫升。将上药切碎,放酒中泡 7 天后,每天服药酒 2～3 次,每次 25 毫升。患者用本方治疗 1 周后痊愈。(黄国健等 主编·《中医单方应用大全》41)

★ 11. **治风湿性关节炎:**水蛭 10 克,松子 30 克,炙甘草 10 克。水煎服,每日 2 次。(金福男 编著·《古今奇方》92)

★ 12. **治风湿性关节痛:**鲜鱼腥草适量。用法:洗净晒干,切细开水冲泡。代茶饮。功能:清热利湿,通经活络。注意事项:连服 2 月。(易法银 喻斌 主编·《湖南省中医单方验方精选·外科》下册 2146)

★ 13. **治风湿性关节炎、类风湿性关节炎:**鬼针草、臭梧桐各 120 克。做水丸。每服 9 克,开水送服,每日 2 次。(宋立人 总编·《中华本草》7 册 729)

★ 14. **治风湿性关节炎,腰肌酸痛、坐骨神经痛:**用量:每用 1～5 个蜜蜂。捉到蜜蜂后,用手轻轻捏头部,然后迅速放于患处,将蜂尾部贴于皮肤,使之刺螫,立即感到疼痛,此时蜂毒随螫针注入皮肤内约 1 分钟,将蜂弹去,拔出螫针。此时螫处呈现出一小肿包,约指甲大小,20 分钟后,局部红肿、发热,有舒适感。一般在 24 小时后作用消除,患处恢复常态。每 2 日或隔日再行刺螫,方法如上。(《全国中草药汇编》编写组 编·《全国中草药汇编》上册 881)

★ 15. **治风湿性关节炎和关节软组织损伤:**取白芷、独活按 3:1 比例共研细粉,用煤油调成糊状敷患处,约待 10～20 分钟,敷药处有烧灼感时将药取下,敷药处有小水泡出现,然后敷以消毒纱布,用绷带扎好,以免水泡擦破。一般 1 次为 1 疗程。约半月或 20 天,病痛无好转者,可重敷 1 次,重者最多 3 次即可。治疗风湿性关节炎 34 例,总有效率 88.2%;关节软组织损伤 46 例,总有效率 84.8%。大多 1 次治愈,经半年随访,复发率较低。(宋立人 总编·《中华本草》5 册 887)

★ 16. **治风湿性关节炎之红肿疼痛、活动不利、酸痛:**三七粉每日 3 克(分吞),连服 1 个月。(楼锦英 编著·《中药临床妙用锦囊》11)

★ 17. **治风湿性关节炎,关节酸痛:**蒲公英四两。用法:加水煮成药液,用毛巾浸透,热敷患处。(中医研究院革命委员会 编·《常见病验方研究参考资料》219)

风湿关节痛 19 方

★ 1. **治风湿关节痛:**鲜凤仙 31 克,水煎调酒服。(杨仓良 主编·《毒药本草》422)

★ 2. **治风湿关节痛:**透骨草(凤仙花梗)、木瓜各 15 克,威灵仙 12 克,桑枝 30 克。水煎服。使用注意:孕妇禁服。(宋立人 总编·《中华本草》5 册 137)

★ 3. **治风湿痛:**醉仙桃(洋金花的果实)2 只,浸高粱酒 500 毫升。10 天后饮酒,每天 1～2 次,每次不超过 10 毫升。(宋立人 总编·《中华本草》7 册 261)

★ 4. **治风湿关节疼:**洋金花 30 克,白酒 500 克。将花放酒内泡半个月,每次饮半小酒杯(约 5 毫升),每日 2 次。(宋立人 总编·《中华本草》7 册 259)

★ 5. **治风湿关节疼:**洋金花 9 克。水煎,烫洗患处。(宋立人 总编·《中华本草》7 册 259)

★ 6. **治风湿性关节痛:**丝瓜络 15 克,忍冬藤 24 克,威灵仙 12 克,鸡血藤 15 克。水煎服。(宋立人 总编·《中华本草》5 册 554)

★ 7. **风湿性关节痛,痈疽肿毒:**凤仙花全草 10～15 克。水煎服。(北京 沈阳 兰州 新疆部队 编·《北方常用中草药手册》496)

★ 8. **治风湿痛、关节痛:**鲜茜草根 120 克,白酒 500 毫升。将茜草根洗净捣烂,浸入酒内一星期，取酒炖服，空腹饮。第1次要饮到八成醉，然后睡觉，覆被取出，每日1次。服药后7天不能下水。（宋立人 总编·《中华本草》6册474）

★ 9. **治风湿痹痛，四肢麻木：**虎杖500克，白酒1000毫升，浸1～4星期，分次随量饮；或虎杖、西河柳、鸡血藤各30克，水煎服。（宋立人 总编·《中华本草》2册656）

★ 10. **治关节疼痛，风湿痛：**将天南星的根和萝卜一起煎煮，用棉布蘸煎出的药汁液涂布，对于肩膀痛、风湿痛和胸痛有镇痛的效果。本品外用可取生品适量，研末撒或调敷患处。（水嶋昇 著·《单味草药巧治病》110）

★ 11. **治风湿卧床不起：**凤仙花、柏子仁、朴硝、木瓜。煎汤洗浴，每日二三次。内服独活寄生汤。（江苏新医学院 编·《中药大辞典》上册486）

★ 12. **治风湿痛：**用斑蝥12.5克，雄黄2～4克。共研细末，加适量蜂蜜制成直径约2毫米的小丹（斑蝥丹），每次取1粒，选定穴位后，将斑蝥丹压扁后放穴上，以小胶布固定，8～24小时揭下，局部有绿豆大小水泡，5～7天自行消失，无瘢痕。每次隔5～7天在不同穴位上轮番施灸。共治疗1000余例，随访803例，症状消失者213例，显著减轻者274例，症状减轻者199例，无效117例，总有效率为85.4%。（宋立人 总编·《中华本草》9册203）

★ 13. **治风湿痹走注，肢节疼痛：**穿山甲（炮）、麻黄（不去节）、良姜各二两，石膏半两。用法：上为细末。每服五钱，好酒一碗，热调下。出汗为效。休着风，衣被盖之。（彭怀仁 主编·《中医方剂大辞典》1册27引《普济方》）

★ 14. **治感受风湿，腰腿疼痛：**透骨草。用法：煎水洗三五次，出汗为度。（沈洪瑞 主编·《重订十万金方》310）

★ 15. **治风湿骨痛，疮疡肿毒：**土茯苓500克。去皮，和猪肉炖烂，分数次连滓服。（宋立人 总编·《中华本草》8册164）

★ 16. **治寒湿痹痛：**马齿苋捣浓，热敷患处。再捣汁烹酒服之，立效。（滕佳林 米杰 编·《外治中药的研究与应用》162引《何氏济生方》）

★ 17. **治关节炎：**菟丝子6克，鸡蛋壳9克，牛骨粉15克。研面，每服6克，每日3次。（宋立人 总编·《中华本草》6册503）

★ 18. **治关节肿痛，局部热感：**用露蜂房、海风藤、青风藤各15克，共捣烂（若用干者捣末酒调）。纱布包后拈痛处。（滕佳林 米杰 编著·《外治中药的研究与应用》585）

★ 19. **治骱穴痛：【提疱药】**斑蝥1只。用法：上药研末。掺于膏药上贴之。约2小时后起泡，用针挑破去水。（孙世发 主编·《中医小方大辞典》170）

类风湿性关节炎8方

★ 1. **治类风湿性关节炎：**蜈蚣2条，全蝎10克，白花蛇1条。用法：将上药共研细末，开水冲服，日服3次，每次2克。说明：本方治疗类风湿性关节炎中、晚期，对减轻关节疼痛，改善关节功能有较好的疗效。方中蜈蚣须去头足，孕妇忌用。（张力群等 主编·《中国民族民间秘方大全》482）

★ 2. **治类风湿性关节炎：**蜈蚣2条，山药30克，红花6克，水煎服，每日1～2次。（金福男 编著·《古今奇方》94）

★ 3. **治类风湿性关节炎：**水蛭15克，黑豆30克，大枣10个。水煎服，每日1～2次。（金福男 编著·《古今奇方》94）

★ 4. **治类风湿性关节炎：**全蝎适量。用法：取上药，用香油炸至深黄色，研为细末。1次2.5克，每天2次，开水冲服。功能：散寒通络。（薛建国 李缨 主编·《实用单方大全》462）

★ 5. **治类风湿性关节炎：**壁虎2只，地龙25克，全蝎15克，草乌25克，牛膝25克。研细末，每次10克，1日2次。（胡晓峰 编著·《虫蛇药用巧治百病》198）

★ 6. **治类风湿性关节炎：**白花蛇30克（或一盘）、地龙30克，研末等分4包，日服1包，重症2包。酌加地鳖虫，蜈蚣，僵蚕，疗效更显。临床疗效：应用2例典型病例1例服15天，每天2包，1例服20天，每天2包，后改每日1包。2例均获痊愈，恢复功能．（胡熙明 主编·《中国中医秘方大全》中册929）

★ 7. **治三叉神经痛，类风湿性关节炎，风湿性关节炎：【壁虎胶囊丸】**壁虎适量（焙干，研粉),装胶囊每粒0.5克。用法:口服。每次1~2克,日服3次。功能:祛风,止痛。使用注意:服药2天,痛不减轻,药量再加至每次2克,日3次,痛控制后,再减为1克。(张金鼎 邹治文 编·《虫类中药与效方》309)

★ 8. **治类风湿性关节炎验案:**杨某,农民,患类风湿性关节炎10多年,全身关节强硬,手脚关节变形,整日卧床已3年,大小便需人帮助,在我院西医内科病房,经辨证用补肾、活血养血、通络止痛药物半月疗效仍不明显,后加用壁虎粉每日3次,每次2克,口服,疗效逐日明显,不但可以下床活动,还能做插秧动作。(杨鹏举 主编·《中医单药奇效真传》184)

痹证5方

★ 1. **治痹证:**患因药房半夏制皆失宜,每于仲夏、季秋之时,用生半夏数斤,浸以热汤,日换1次,至旬日,将半夏剖为两瓣,再入锅中,多添凉水煮一沸,速连汤取出,盛盆中,候水凉,净晒干备用。偶有临村王姓童子,年十二三岁,忽晨起半身不能转动,其家贫无钱购药,赠以自制半夏,俾为末,每服钱半,用生姜煎汤送下,日2次,约服30余日,其病竟愈。盖以自制半夏辛味犹存,不但能利痰,实有开风寒湿痹之力也。(黄国健等 主编·《中医单方应用大全》46 引《医学衷中参西录》中册。

★ 2. **治痹痛:**全蝎研粉,每晨吞服1.2克。(孟凡红等 编·《单味中药临床应用新进展》431)

★ 3. **治痹证验案:**孙老者,掖县郭家店人也,从事农业,体素健,享年94岁,无疾而终,为当地老人之冠。余访其令爱孙医师,问其养生之道,其女曰:"吾父乃一普通农民,常吸旱烟,饮酒1~2杯,既不练武术,也不会气功,劳动之余,睡眠较多,吃饭不过饱,别无所好,唯老年常饮山蝎子酒耳。"何以常饮此酒?原来孙老在40余岁时,于春夏之交,席地卧眠,感受寒湿,患右腿痛,医治无效。半年后,肌肉渐见萎缩,村中有邻叟告一方试用,方乃清明节前后,觅山蝎浸酒饮,村外有小山,产蝎较多,令儿童数人持瓦罐搜捉之,2天功夫,得活蝎100余只,乃沽白酒1500克,7日后饮用,日饮3小杯,数日后,腿痛减轻,胜于以上所服诸方,于是相信此方有效,更买酒2500克,易大罐又添活蝎100余只,连饮2个月后,腿痛觉除,后则每日饮2次,半年之后,肌肉逐渐恢复,病痊愈。从此酒已成癖,每日必饮1杯,如是40年,至老无间歇。自腿痛愈后,也未得其他重病,80余岁时,来临沂女儿家探亲,余见其精神尚矍铄,犹得双手提一担水,可见其体力之健,自谓是乃饮蝎酒之功。(黄国健等主编·《中医单方应用大全》362)

★ 4. **治各种痹证:**症见关节肿痛,遇寒冷则痛甚,或固定不移,或游走不定,或沉重不舒,舌淡苔白。川芎500克。用法:取上药,研为细末,备用。用时取本品少许,以温水或醋调成糊状,涂于纱布上敷于患处,然后以纱布固定,每2天1换。功能:活血行气,祛风止痛。主治:各种痹证。附注:据陈兰报道,应用本方治疗各种痹证均有良效。(薛建国 李缨 主编·《实用单方大全》351)

★ 5. **治痹症:**虎杖30克。水煎服。适用于热痹、急性关节炎。(胡郁坤 陈志鹏 主编·《中医单方全书》116)

白虎风5方

★ 1. **治白虎风痛不可忍:【白僵蚕散】**白僵蚕(炒)、地龙(白色少泥者,微炒)、腊茶(炙)各一两,甘草(炙)一分。上四味,捣罗为散。每发时,空心服两钱匕,午后服一钱匕,临卧服两钱匕,并用热酒调下。(宋立人 总编·《中华本草》9册181 引《圣济总录》)

★ 2. **治白虎风,疼痛不可忍:【地龙散】**地龙末一两(微炒),好茶末一两,白僵蚕一两(微炒)。用法:上为细散。每服二钱,以温酒调下,不拘时候。(彭怀仁 主编·《中医方剂大辞典》4册4 引《圣惠》)

★ 3. **治白虎风,走转疼痛,两膝热肿:【防风散】**防风一两(去芦头,微炒),地龙二两(微炒),漏芦二两。用法:上为细散。每服二钱,以温酒调下,不拘时候。(彭怀仁 主编·《中医方剂大

辞典》4 册 891 引《圣惠》)

★ 4. **治白虎风，身体疼痛不可忍，转动不得**：地龙半两(微炒)，阿魏半分，乳香一字。用法：上为细散。每服一钱，以好茶调下，不拘时候。(彭怀仁 主编·《中医方剂大辞典》5 册 997 引《圣惠》)

★ 5. **治白虎风，走转疼痛，两膝热肿**：血竭一两，硫黄一两(研细)。捣罗为散，研令匀，以温酒调下一钱。(江苏新医学院 编·《中药大辞典》上册 927 引《圣惠方》)

肩周炎 4 方

★ 1. **治肩周炎**：全蝎、细辛各 20 克，川乌、草乌各 30 克，冰片 10 克。共研细末，加凡士林调成 200 克软膏，涂患处。5 天换药 1 次，5 次为 1 个疗程。疗程结束后配合功能锻炼。姜丽敏用本方治疗肩关节周围炎 67 例，治愈 59 例，有效 7 例，无效 1 例。(王辉武 主编·《中药临床新用》279)

★ 2. **治肩周炎**：蜈蚣 10 ~ 12 条，白芍 200 ~ 300 克，姜黄 12 ~ 15 克。用法：上药共研粗末，和匀备用。每次取药末 12 克加冷水 100 毫升，煮沸、温服，日服 3 次。1 周为 1 个疗程。功效：柔肝养筋，搜风通络。(程爵棠 程功文编著·《单方验方治百病》172)

★ 3. **治肩周炎**：穿山甲适量焙焦研末，每次服 1 ~ 2 克，每日 2 次，温开水冲服，一般用药 10 天痛减，2 个月痊愈。仰占辑用上方治疗肩周炎，收效良好。(王辉武 主编·《中药临床新用》485)

★ 4. **治肩周炎有良效**：肩周炎中医称之为"肩痹"。临床特征为肩痛和活动障碍，本病多发生在中老年人，严重影响日常生活。笔者用单味穿山甲治疗肩周炎 28 例，疗效显著。治疗方法：将穿山甲焙焦研细末，每次空腹用黄酒冲服 1.5 ~ 2 克，每日 2 次，15 天为 1 个疗程。

典型病例：肩周炎属于痹症范畴，多因感受风寒，邪滞筋肉，闭阻经络，不通则痛而发病。穿山甲性味咸凉，归肝、胃经，《本草从新》云："善窜，专能行散，通经络，达病所。"黄酒气味苦甘辛，具有舒筋活络、祛风去寒之功效。用黄酒冲服穿山甲，增强其疏通经络之功，兼具祛风去寒之效，故病体得愈。若能配合功能锻炼，其疗效更佳。(中医杂志 编辑部 整理·《中医杂志》"专题笔谈"文萃【1995—2004，第一辑】499)

臂痛 2 方

★ 1. **治痰湿臂痛，右边者**：天南星、苍术各等分，生姜三片。水煎服之。(宋立人 总编·《中华本草》8 册 510 引《摘玄方》)

★ 2. **治手臂痛**：丝瓜络 10 厘米，秦艽 6 克，羌活 3 克，红花 4.5 克。水煎服。(宋立人 总编·《中华本草》5 册 553)

鹤膝风(关节积液、关节滑囊炎)10 方

★ 1. **治大关节腔积液、乳核、体表肿瘤**：五倍子适量。用法：取五倍子，研细如粉状。用时依患部大小先取适量高粱面打糊，待温后，调入五倍子粉成粥状，外敷患处，干后取下再依前法(注：敷药前，先在患部涂一些食用油，以防干燥不易取下)。疗效：本方为辽宁省名老中医谷铭三治关节腔积液的经验方笔者临床验证几十例患者，疗效颇著。(刘有缘 编著·《一两味中药祛顽疾》371)

★ 2. **治鹤膝风(膝关节肿大，内有积液)**：五倍子 500 克，好醋 1500 克。用法：醋入锅熬至 500 毫升，加五倍子粉搅成膏，摊布贴患处。功能：消肿化瘀，收涩生肌。适应证：膝关节肿大，内有积液。验案举例：李某某，男，30 岁。两膝关节肿大，有大量积液，屡抽屡生。后用本方，2 日一换，7 日而愈。(刘道清等 著·《秘验单方集锦·外科篇》169)

★ 3. **治鹤膝风(膝关节肿大，内有积液)**：肥皂(去子)二个，五倍子(去虫)、皮硝各一两。用法：上为末，用头酒糟四两，砂糖一两，姜汁半

茶钟,和捣蒸热,敷膝上,如干,加烧酒润之,十日愈。如小儿先天不足,大人气血久衰,须内服五益膏,外敷此方,乃可取效。(彭怀仁 主编·《中医方剂大辞典》5 册 565 引《古方汇精》卷二)

★ 4. **治鹤膝风:【白芷膏】**新鲜白芷。用法:用酒煎至成膏,收贮瓷瓶。每服二钱,陈酒送下。再取二三钱涂患处,至消乃止。(彭怀仁 主编·《中医方剂大辞典》3 册 741 引《外科全生集》卷一)

★ 5. **治关节囊积水:**笔者临床中,用单味白芷内服外敷治疗关节囊积水,收效颇佳,现介绍如下。共治疗 4 例关节囊积水患者均获痊愈。年龄 30~40 岁,男性 3 例,女性 1 例。病程最短者 2 个月,最长 2 年 4 个月。膝关节囊积水 3 例,踝关节囊积水 1 例。治疗方法:白芷研细末,内服每次 6 克,日 2 次,黄酒送服。外敷每次 50 克,根据患处可适当增减药量,用白酒调成糊状,摊纱布上,敷于患部,2 天换药 1 次。验案举例:陈某,女,37 岁,1 年多前左膝关节疼痛红肿。经化验抗"O"、类风湿因子均为阴性。后红肿疼痛加重,按之凹陷,反复治疗效不明显。B 超检查为膝关节囊积水。采用本方法治疗 10 天后红肿减退,疼痛明显减轻。继续治疗 20 天后,红肿完全消退,疼痛消失。经 B 超复查,关节囊无积水,自觉无不适感而愈。体会:患者起病原因不详,中医学认为与痰湿、瘀滞有关。白芷辛温,有散风、除湿、通窍、排脓、止痛五大功效。内服辛温发散、胜湿消毒、去腐生新、止痛消肿之功;外用能使药物直接作用于患处,并通过酒的活血通脉功效,更好地达到消肿、止痛的目的,促进积水的吸收。[《中医杂志》编辑部整理·《中医杂志》专题笔谈文萃(1995—2004,第一辑)493]

★ 6. **治关节滑囊炎有良效:**笔者在翻阅王洪绪《外科证治全生集》时,见其中鹤膝风治法中用白芷治疗取显效的记载。受此启发,在临床实践中,每遇肘、膝关节滑囊病变时,即采用白芷外敷、内服治疗,多获良效,现介绍如下。

如治患者朱某某,男,45 岁。因右膝部撞伤,2 天后膝关节肿起,不能屈伸。诊断为外伤性膝关节滑囊炎。经医院间断抽液 5 次,旋抽旋肿,液体复来,先后用抗炎、微波等方法治疗,时越 2 月余,效果不甚理想而来院诊治。临床症见:右膝关节肿胀,不得屈伸,舌质红,苔黄腻,脉弦数。拟活血化瘀,利水消肿。处方:白芷 50 克,制马钱子 5 克,白及 30 克。用法:研极细末,蜂蜜调成膏局部外敷,加压包扎,3 天更换膏药 1 次。[《中医杂志》编辑部整理·《中医杂志》专题笔谈文萃(1995—2004,第一辑)495]

★ 7. **鹤膝风:**甘遂、大戟各 1 两,蜜糖适量。用法:研末蜜调,涂布上。外敷患处。功能:攻逐泻下,消肿止痛。方解:甘遂消肿散结;大戟泻水逐饮;蜜糖补气润燥。三药合用,共奏攻逐泻下,消肿止痛之功。(易法银 喻斌 主编·《湖南省中医单方验方精选·外科》下册 2096)

★ 8. **治鹤膝风、贴骨疽及一切阴疽:【阳和汤】**鹿角胶三钱,熟地一两,肉桂一钱(研粉),麻黄五分,白芥子二钱,姜炭五分,生甘草一钱。水煎服。(宋立人 总编·《中华本草》9 册 657 引《外科全生集》)

★ 9. **治关节炎、鹤膝风:**斑蝥去头足,研细末,以少许置膏药中心,贴于疼痛关节处,24 小时除去。(杨仓良 主编·《毒药本草》997)

★ 10. **治阴寒鹤膝风:【虎潜丸】**硫黄(豆腐煮 1 小时)、血竭各等份。用法:上药研为末,面糊为丸。每次 1.5 克,陈酒送下。(孙世发 主编·《中医小方大辞典》439 引《疡科心得集》)

大骨节病 1 方

★ **治大骨节病:**菊叶三七 6~12 克。水煎服。每 30 天为 1 个疗程,服 1 个疗程后,隔 7 天再服 1 个疗程。(《全国中草药汇编》编写组编·《全国中草药汇编》上册 750)

痛风症 7 方

★ 1. **治痛风:**车前草 40 克。水煎服,每日 2 次,每次 200 毫升。郭广臣用上方治疗痛风 24 例,痊愈 22 例,无效 2 例。(王辉武 主编·《中药临床新用》111)

★ 2. **治痛风:**车前子 30 克。布包,加水 500 毫升,浸泡 30 分钟后煮沸,代茶频服,每日 1 剂。

本方可增加尿量，促进尿酸排泄。（胡郁坤 陈志鹏 主编·《中医单方全书》102）

★ 3. **治痛风**：鱼鳔四两，姜汁一碗，同熬膏摊布上贴痛处。（宋立人 总编·《中华本草》9册332引《疡医大全》）

★ 4. **治痛风**：赤小豆100克，薏苡仁50克，煮汤服。（汉羌 月兰 编著·《简方治百病》192）

★ 5. **治痛风性关节炎：【虎杖膏】**取虎杖100克，樟脑16克，凡士林280克。先将虎杖研粉过筛，樟脑用适量50%的酒精溶化后倒入虎杖粉中，搅拌均匀。将药膏涂于敷料上2～3厘米厚，敷贴患处，隔日1次。谢东升报道用上方治疗痛风性关节炎50例，结果：治愈44例，显效5例，有效1例。（王辉武 主编·《中药临床新用》396）

★ 6. **治痛风。四肢上或身上一处肿痛或移动他处，色红参差成块肿起，按之滚热便是：【赤豆散】**赤小豆。用法：上为散。葱汁调敷。（彭怀仁 主编·《中医方剂大辞典》5册252引《外科证治全书》卷四）

★ 7. **治慢性痛风无热者**：松香100克，鹿角50克。用法：上药研为末。每日服9克，温开水送下。（孙世发 主编·《中医小方大辞典》429引《格物堂经验良方》）

风寒湿痹症5方

★ 1. **治风寒湿痹**：麻黄三钱，地丁一两，益母草二两。用法：水煎。温服。上肢加桂枝三钱；下肢加木瓜三钱，川牛膝三钱；腰部加杜仲炭三钱。（沈洪瑞 主编·《重订十万金方》312）

★ 2. **治寒痹**：将白酒置土碗内，选1～2颗大而饱满的巴豆去壳留仁，在酒中研磨至完全溶化即可。以此在患处反复搓擦，以皮肤感觉微热为宜，药后如有不适，可用姜片轻轻擦试以缓解之。赵德荣用上方治疗急慢性寒痹72例，一般1～2次即愈。（王辉武 主编·《中药临床新用》148）

★ 3. **治受湿后脚面肿**：凤仙连根带叶，共捣细，加砂糖和匀，敷肿处。（杨仓良 主编·《毒药本草》423）

★ 4. **治风湿诸肿痛痒，疮疥：【二消散】**白矾60克，雄黄6克。用法：上药研为末。面糊调膏摊贴。数月必愈。或用茶调，鹅翎蘸扫患处。（孙世发 主编·《中医小方大辞典》218引《青囊秘传》）

★ 5. **治湿邪阻滞所致肌无力证**：夏枯草30～60克。用法：将夏枯草煎水，日服1剂，分3次服或代茶饮。功效：清肝火，散郁结，宣化湿邪，流通气血。按语：治疗78例，结果70例治愈，5例好转，3例无效。有效率为96%。（郭志杰 吴琼等 主编·《传世金方·一味妙方》94）

风湿腰痛2方

★ 1. **治风湿腰痛久不愈**：五加皮、炒杜仲各等量，共研成细末，用酒做成丸，如梧桐子大小。每次30丸，用温酒送服。（吴大真等编著·《灵验单方秘典》121）

★ 2. **治湿气腰痛**：车前草连根七个，葱白连须七个，枣七枚。煮酒一瓶，常服。（宋立人 总编·《中华本草》7册520引《简便单方》）

足跟痛9方

★ 1. **治足跟痛**：生南星、生草乌、马钱子、薄荷、冰片各等分。用法：研细末，加3倍二甲基亚砜和凡士林调成膏状。敷足跟压痛点，每日1次。共治190例，痊愈69例，显效83例，有效25例，无效13例。（滕佳林 米杰 编·《外治中药的研究与应用》173）

★ 2. **治足跟痛**：（三生散）生南星、生半夏、生草乌各等份碾碎过筛，制成粉剂备用。治疗分2组进行：①凡士林组：用三生散5～6分均匀撒在凡士林上面贴敷患处，3天换1次。治疗328例，痊愈248例，良好68例，欠佳12例。②黑膏药组方法同上，治疗328例，痊愈244例，良好74例，欠佳10例。（杨仓良 主编·《毒药本草》774）

★ 3. **治足跟痛**：几年来笔者以乌梅煎液加

食醋,生铁热煅治疗足跟痛,取得良好止痛效果。以乌梅200克加水2000毫升水煎40分钟,过滤去渣,加食醋,用生铁块300克左右烧红放入药液,2分钟后取出,待药液温度适宜,浸泡足跟,每晚1次,浸泡1小时左右。下次浸泡将药液加热,可重复使用。

如治杨某,女,56岁,1996年8月12日就诊。为左足跟疼痛,行走困难,X线摄片诊断为足跟骨刺。用此法治疗7天后,疼痛明显减轻,2周后,可随意行走,并能参加劳动。随访1年未再复发。此法简单易行,笔者共治疗286例,有效率在90%以上。

乌梅味酸涩平,入肝脾肺大肠经,除了敛肺、涩肠、生津、安蛔外,能活血散瘀止痛,软化跟骨刺,改善血液循环,减轻水肿,从而达到止痛的良好效果。[(中医杂志)编辑部整理·《中医杂志》专题笔谈文萃(1995—2004,第一辑)501]

★ 4. **治足跟痛症**:透骨草30克,寻骨风30克。用法:上药共研细末,纱布包裹,垫于鞋后部,穿鞋后正好相当于足跟之下。每日换药1次。若双足跟均痛,则双侧同时用药。功效:活血通络,祛风止痛。医师嘱咐:此为外治法,副作用小,无绝对禁忌证。一般人均可应用。或用此方加大剂量,煎汤洗脚,先熏后洗,每次30分钟,每日2次,效果亦佳。(刘道清 主编·《中国民间神效秘方》720)

★ 5. **治足跟痛**:取仙人掌去刺,剖成2片,晚上睡前洗脚后擦干,用1片仙人掌贴于足跟痛处(一方于热炉上烘热外敷),再用布条固定后睡觉,敷药12小时以上,次日再换第2片仙人掌,一般贴敷2周即愈。宜忌:切勿入目。(李家强 编·《民间医疗特效妙方》78)

★ 6. **治足跟痛**:仙人掌若干,川芎50克,威灵仙50克,米醋适量,先将川芎、威灵仙2药焙干,研为细末,然后用适量的米醋调成糊状,备用。再取仙人掌并用刀将其两面的毛刺刮去,对剖成两半。将上述糊状药物适量敷在仙人掌的剖开面,并贴到足跟疼痛处,最后用绷带胶布固定。敷12小时后,再按上法换半片,每星期为1个疗程。共治68例,经2~3星期治疗后,足跟疼痛消失,压痛消除者54例,占79.4%;足跟疼痛明显减轻,足履时偶然疼痛者8例;无效6例。总有效率为91.2%。宜忌:切勿入目。(滕佳林 米杰 编·《外治中药的研究与应用》239)

★ 7. **治足跟痛**:足跟痛是临床常见病。笔者用单味中药补骨脂外用治疗足跟痛42例,收效满意,现介绍如下。一般资料:42例中,男25例,女17例;年龄36~68岁,病程13天~6个月;单足跟痛者29例,双足跟痛者13例。治疗方法:将补骨脂适量研成粉状,装入7厘米×7厘米大小的布垫内,放鞋内足跟着力处。10天为1个疗程,一般1~2个疗程可见效。体会:足跟痛多由于年老体弱,肾气不足,气血虚运行不畅,虚邪乘虚而入,客于肾经,以致脉络不畅,气血凝滞不通而痛。治宜补益肾气舒筋活络。药用补骨脂温肾阳,散寒祛湿以疗足痛。(《中医杂志》编辑部整理·《中医杂志》专题笔谈文萃(1995—2004,第二辑)500)

★ 8. **治足跟痛**:我们几年来采用补骨脂配合吴茱萸、五味子外用,治疗跟骨骨刺引起的足跟痛,现介绍如下。取补骨脂、吴茱萸、五味子各10克,共为细末,装入足跟大小的布袋内,封严,固定于鞋垫足跟部,垫于患侧鞋内,7天更换1次。如治梁某某,女,60岁,1997年2月初诊。患足跟痛3年,以长时间站立或行走时加重,某医院X线摄片提示跟骨骨质增生,经局部封闭、理疗、中药泡洗多方治疗,始终未愈。经用本方治疗2天后,疼痛消失,继续治疗1次以巩固疗效,随访2年余未复发。《灵枢·经脉》:肾足少阴之脉起于小指之下,邪走足心,出于然谷之下,循内踝后,别入跟中。笔者认为,肾虚寒凝为本病病机,治疗应以散寒为原则,选补肾阳祛寒湿之补骨脂为主,伍以暖肝散寒之吴茱萸,益肾软坚之五味子,使寒湿祛、骨刺软而疼痛自止。本疗法方法简便,疗效确切,值得推广应用。[《中医杂志》编辑部整理·《中医杂志》专题笔谈文萃(1995—2004,第二辑)500]

★ 9. **治足跟痛**:夏枯草50克,浸入食醋1000毫升内2~4小时,再煮沸15分钟。待稍凉后浸泡患处(先熏后洗),每天2~3次,每1剂可用2天。据赵振兴报道,治疗本病有效,少则3~4剂,多则7~8剂,疼痛即可缓解或消失。(薛建国 李缨 主编·《实用单方大全》53)

脚底疼 2 方

★ 1. **治脚底疼**:川芎、白芷各等分。用法:为末,撒在脚底内再穿用,一日一次。(中医研究院革命委员会 编·《常见病验方研究参考资料》226)

★ 2. **治足底痛**:癸亥孟冬,余同宗兄长,年迈花甲,两足底疼痛月余,行走困难,求治于吾。自言 1 个月以前,身体无恙,可担粪 50 公斤余下地,一餐突然双足底疼痛,渐至不能任地,行需附物,失去劳力,经治月余毫无效果,观其面色青红,表情痛苦,足茧增厚,舌红苔薄白,脉弦细。试从肝旺血盛,筋脉弛纵论治。然前医已数用内服诸药,皆无效验,故余以外治为善,遂嘱其以米醋 100 克,开水 250 毫升,和匀熏洗,睡前进行。仅洗 1 次,疼痛大减,已可行走。于是改用醋水各半,又洗 2 次,诸证若失,步履如初,肩可负重,劳动复常。现已半载,未再复发。(黄国健等 主编·《中医单方应用大全》95)

骨质增生 4 方

★ 1. **治老年人因跟骨增生引起的足跟痛**:鹿茸 10 克。用法:取上药,配白酒 500 毫升,放 1 周后备用。每次 10 毫升,每天 3 次,口服。功能:补肾健骨。(薛建国 李缨 主编·《实用单方大全》568)

★ 2. **治骨质增生**:【**骨质增散**】蜈蚣 2 条,白僵蚕 6 克,全蝎 3 克,白芷 6 克。各分研粉,混合调匀。用法:外用,取本散适量,撒于伤湿止痛膏上,贴痛处,每 2 日换药 1 次。功能:散结,止痛。使用注意:孕妇禁用。(张金鼎 邹治文 编·《虫类中药与效方》144)

★ 3. **治骨质增生**:蜈蚣 10 条,白僵蚕、白芷、全蝎、生川乌、生草乌各 50 克。用法:将上药共研为极细末,装入瓶内备用。用时,取适量药粉加白酒调成糊状,外敷于骨质增生处。每日换药 1 次,至痊愈为止。验证:用本方治疗骨质增生患者 121 例,经换药 5 ~ 8 次后,其中,治愈者 116 例;显效者 4 例;无效者 1 例。愈后经 1 ~ 2 年追访,均未见复发。(李志豪 主编·《中华偏方秘方大全》78)

★ 4. **治骨质增生症**:川芎适量。用法:取上药,研为细末,备用。用时取本品 6 ~ 9 克,加山西老陈醋调成稠糊状,然后与凡士林调匀。随即将配好的药膏涂抹在骨质增生处,盖一层塑料纸,再贴上纱布,用宽胶带将纱布四周固封,每 2 天换药 1 次,10 天为 1 个疗程。功能:祛风活血,通络止痛。主治:骨质增生症。症见关节肿痛,屈伸不利,遇寒冷则痛甚,或固定不移,或游走不定,或沉重不舒,舌淡苔白。附注:据范文斌报道,就用本方治疗 20 例,取得较满意效果。(薛建国 李缨 主编·《实用单方大全》351)

跟骨骨刺 5 方

★ 1. **治跟骨骨刺**:川芎 45 克。用法:取上药,研为细末,分装在用薄布缝成的布袋内,每袋装药粉 15 克左右。将药袋放在鞋内直接与痛处接触,每天用药 1 袋,每天换药 1 次,3 个药袋交替使用,换下的药袋晒干后仍可再用。功能:活血散瘀,祛风止痛。主治:跟骨骨刺。症见足跟疼痛,步履艰难,遇寒冷及劳累时疼痛加重。附注:据齐彦文等报道,应用本方治疗 75 例,全部有效。一般用药 7 天后疼痛减轻,20 天后疼痛消失。(薛建国 李缨 主编·《实用单方大全》351)

★ 2. **治跟骨骨刺**:【**蜈鳖散**】蜈蚣粉、鳖甲粉各等分,醋调成糊状,敷于患处。嘱患者在此期间尽量减少活动,7 天为 1 个疗程。共治 37 例,治愈 11 例,显效 18 例,无效 2 例,总有效率为 94.6%。(滕佳林 米杰 编著·《外治中药的研究与应用》567)

★ 3. **治跟骨骨刺**:川芎 15 克,生草乌 5 克。用法:上药共研极细末,装入同足跟大小的布袋内,铺平约 0.3 ~ 0.5 厘米,垫于患足鞋跟,洒上少许酒精以保持湿度。5 ~ 7 日换 1 次药粉,疼痛消失后巩固治疗 1 周。疗效:此法治疗跟骨骨刺 150 例,结果治愈 135 例,有效 12 例,无效 3

例,总有效率98%。(刘有缘 编著·《一两味中药祛顽疾》385)

★ 4. **治跟骨骨刺:【白芷散】**即白芷、白芥子,川芎以3:1:1用量研末。洗净足跟部,取白芷散适量,醋调成膏状,外敷患处,面积约、元硬币大小,处以伤湿止痛膏覆盖,3天换药1次。32例中,治愈31例,无效1例。(李世文等 编著·《一味中药祛顽疾》184)

★ 5. **治跟骨骨刺:**洋金花全草(干品100克或鲜品150克左右)。用法:上药加水,烧开后熬10~20分钟,趁热先熏后洗患足,每日1~2次,每次约30分钟,1 0天为1个疗程。1个疗程不愈可休息3~5天再进行下1疗程,直至痊愈。功效:祛风除湿,疏通经络,舒筋活血,消肿止痛。(王明惠 杨磊 主编·《秘传中药外治特效方》186)

肿瘤病证

眼部肿瘤1方

★ **治眼部肿瘤:**蛇蜕1条,生绿豆30克,白糖120克。先将蛇蜕剪碎,香油炸黄存性为末,绿豆炒香为末,加白糖,用水调匀,放锅内蒸熟,内服。每次1~2克,每日2次。每剂药服完,休息3天,可以继续服。(杨建宇 主编·《抗癌秘验方》22)

乳癌32方

★ 1. **治乳癌初起:**大五倍子一个,蜈蚣适量。用法:揭去盖,将蜈蚣塞满盖好,用纸封起来,炒脆,研细,加梅片少许,和膏药脂摊好,贴肿处。(中医研究院革命委员会 编·《常见病验方研究参考资料》269)

★ 2. **治乳岩初起:**凤仙花、水酒适量。用法:酒煎。每日1剂,分2次服。功能:清热养阴,活血止痛。注意事项:凤仙花即指甲花。(阳春林 葛晓舒 主编·《湖南省中医单方验方精选·外科》上册942)

★ 3. **治乳癌初起,坚硬如鸡子大:**蜈蚣1条,全蝎6个,山甲1钱,海马1个。均在瓦上焙干,研末,每服3分,黄酒冲服。(中医研究院革命委员会 编·《常见病验方研究参考资料》269)

★ 4. **治乳癌初起,坚硬如鸡子大:**蜈蚣2两,全蝎(漂)4两,穿山甲(炙)8两,斑蝥(去头足,炙)1两。用法:研末,糯米饭为丸,如黄豆大。每服1粒,吞服。以起病日计算,已起几天,照服几天。备注:本方剧毒,试用要注意。(中医研究院革命委员会 编·《常见病验方研究参考资料》268)

★ 5. **治乳癌初起,坚硬如鸡子大:**蜈蚣1条、全蝎2钱、核桃1个。用法:将核桃一开两半,一半去仁,将2药放内捆住,放火上烧,冒过青烟为度,研末,开水冲服。(中医研究院革命委员会 编·《常见病验方研究参考资料》268)

★ 6. **治乳癌初起、坚硬如鸡子大:**鲜小蓟草(连根)4两。用法:洗净打烂绞汁,用陈酒2~3两冲服,每天2次。但以未溃为限。服至消散为止。(中医研究院革命委员会 编·《常见病验方研究参考资料》268)

★ 7. **治乳癌初起,坚硬如鸡子大:**生南星磨汁搽。(中医研究院革命委员会 编·《常见病验方研究参考资料》269)

★ 8. **治乳癌初起,坚硬如鸡子大:**银花一两,山甲珠、僵蚕各三钱,木鳖子(整个用)、大枫子各三个(整个用)。用法:用烧酒一斤,均二次用炭火煎之顿服。备注:大枫子、木鳖子均有毒,用时应慎重。(中医研究院革命委员会 编·《常见病验方研究参考资料》269)

★ 9. **治乳癌初起，坚硬如鸡子大**：新鲜鸡蛋一只。用法：内纳斑蝥三只，外用纸封好。放于饭锅上蒸熟，去斑蝥吃蛋。备注：斑蝥有剧毒，试用要注意。（中医研究院革命委员会 编·《常见病验方研究参考资料》268）

★ 10. **治乳癌初起，坚硬如鸡子大**：商陆根、生南星，生草乌各等分。用法：以米醋磨细涂。（中医研究院革命委员会 编·《常见病验方研究参考资料》269）

★ 11. **治乳癌初起，坚硬如鸡子大**：龟板数枚。用法：炙黄，研细，以枣肉捣和成丸，每服三钱，金橘叶煎汤下。或用酒、糖各半调服，或用开水送服。（中医研究院革命委员会编·《常见病验方研究参考资料》267）

★ 12. **治乳癌**：鲜蒲公英 30 克。本品捣烂外敷患处，每日 1 换，3 个星期为 1 个疗程。（费兰波 徐亮 主编·《外科病奇难顽症特效疗法》97）

★ 13. **治乳癌**：用干蟾酥皮加金黄散蜂蜜调敷。（唐汉钧 汝丽娟 主编·《中国民间外治独特疗法》235）

★ 14. **治乳癌**：苦参一只，酒糟适量。用法：共捣烂涂。（中医研究院革命委员会 编·《常见病验方研究参考资料》269）

★ 15. **治乳岩，硬如石者**：槐花炒黄，研细末，黄酒冲服 3 钱，即消。（宋立人 总编·《中华本草》4 册 646 引《串雅内编》）

★ 16. **治乳岩未溃**：用壁虎 1 个，纳入鸡蛋内，用纸封固，放在瓦上，用炭火煅存性，研末，加冰片少许，研细末，放膏药上贴。（中医研究院革命委员会 编·《常见病验方研究参考资料》270）

★ 17. **治乳癌破溃腐烂**：壁虎蛇 2 条 。用法：浸香油内，2 个月后，用鸡毛蘸油涂患处。（中医研究院革命委员会 编·《常见病验方研究参考资料》270）

★ 18. **治乳癌破溃腐烂**：蜈蚣一条，全蝎、蒲公英各一两，血余五钱，雄黄七钱。用法：醋泛为丸，桐子大，每服二钱，白酒送下。（中医研究院革命委员会 编·《常见病验方研究参考资料》270）

★ 19. **治乳癌溃烂**：用炙龟板五两，金橘叶二两，同研，水泛为丸，每服三钱，一日二次。（中医研究院革命委员会 编·《常见病验方研究参考资料》268）

★ 20. **治乳疮、乳岩**：仙人掌 1 块。用法：去刺捣如泥敷患处，重者 2 次即愈。（李德新等编·《祖传秘方大全》383）

★ 21. **治乳岩**：乳中有块不消不痛不痒，外用五倍子焙干为末，醋调敷。（清·顾世澄 撰·《疡医大全》763）

★ 22. **治乳岩，乳疖初起：【益血和中散】**龟板（煅存性）。用法：每服三钱，糖拌，好酒送下。尽醉即消。（彭怀仁 主编·《中医方剂大辞典》8 册 804 引《古方汇精》）

★ 23. **治乳腺癌**：五倍子、乳香、没药各 60 克，昆布 15 克，鸦胆子少许（去壳）。用法：加醋 1250 克，用慢火煎成软膏状后，摊在纱布上敷。又方无鸦胆子，加苦参 30 克。按语：笔者（胥）用上方治一例溃烂型乳腺癌，疗效较好。（中医研究院革命委员会 编·《常见病验方研究参考资料》269）

★ 24. **治乳腺癌**：五倍子、乳香、没药各 60 克，鸦胆子（去壳）20 克。用法：上药共捣烂，合醋 1250 克，文火熬成膏，摊于白布上，外敷，2 日换药 1 次，3 周为 1 个疗程。（费兰波 徐亮 主编·《外科病奇难顽症特效疗法》97）

★ 25. **治乳腺癌**：蜂房（泥封煅透）、五倍子（瓦上焙）、鼠屎（瓦上焙）各等份 。用法：研细，以饭为丸，每服 9 克，清晨茶汤送下。（吴静 陈宇飞 主编·《传世金方·民间秘方》195）

★ 26. **治乳腺癌**：鲜蟾皮 2 张。捣烂外敷患处，纱布包裹。每日 1 换，2 个星期为 1 疗程。（费兰波 徐亮 主编·《外科病奇难顽症特效疗法》97）

★ 27. **治乳腺癌**：活蟾蜍 40 只，面粉 2 公斤，白糖适量。蟾蜍洗净，置大铁锅内，加水适量，猛火煮烂，冷却后以纱布反复过滤取汁；倒入面粉中，加适量白糖，制成丸剂。每次服 15 克，每日 3～4 次，连服 2 个月。（费兰波 徐亮 主编·《外科病奇难顽症特效疗法》97）

★ 28. **治乳腺癌**：当归、夏枯草各 20 克，爵床草 60 克，蟾蜍 3 只（去内脏）。水煎服。每日 1 剂，连服 30～100 剂。（胡晓峰 编著·《虫蛇药用巧治百病》222）

★ 29. **治乳腺癌：【栝蝎散】**全蝎 160 个，栝楼 25 个。将全蝎纳入栝楼中，焙干，研细末，每

肿瘤病证

次 3 克,每日 3 次,连服 30 日。(胡晓峰 编·《虫蛇药用巧治百病》63)

★ 30. **治乳腺癌:**蜈蚣 1～2 条,鸡蛋 2 枚。用法:蜈蚣焙干研细,和鸡蛋同炒食,连食 10 数日,每日 1 次。(吴静 主编·《祛百病醋蛋秘方》119)

★ 31. **治乳腺癌:**鱼鳔,用香油炸脆,压碎。每服 5 克,每日 3 次。(杨建宇 主编·《抗癌秘验方》253)

★ 32. **治乳腺癌:**枸杞子 15 克。与大米 50 克、猪血 100 克,同煮粥 1 小时,加葱花、食盐调服。适用于乳腺癌,红、白细胞下降者。(胡郁坤 陈志鹏 主编·《中医单方全书》464)

乳房纤维瘤 1 方

★ **治乳房纤维瘤:**将带头蜈蚣 2 条剪碎,加鸡蛋 2 个,炒熟 1 次食下,每日 1 次,配合中药内服,治疗 1 例乳房纤维瘤患者,共服蜈蚣 38 条,中药 4 剂,乳房肿块消失。(杨仓良主编·《毒药本草》719)

甲状腺癌 2 方

★ 1. **治甲状腺癌:**蛇蜕 2 克,鸡蛋 1 枚。将鸡蛋破 1 小孔,装入蛇蜕末,封口煮食,每次服 1 枚,每日 2 次,连服 60 天为 1 个疗程。(杨建宇 主编·《抗癌秘验方》91)

★ 2. **治甲状腺癌:**取蜈蚣 3 条(炙),全蝎 3 克,壁虎 3 克,儿茶 3 克,蟾酥 3 克,黄升 1.5 克;共研为细末;以凡士林 20 克调和。每次以适量涂于纱布,贴在肿块处;每天换药 1 次,连用 5 日后停用 2 天。(杨建宇 主编·《抗癌秘验方》91)

甲状腺肿瘤 2 方

★ 1. **治甲状腺肿瘤:**夏枯草 30 克,丝瓜络 30 克,甘草 10 克。水煎服,每日 2 次,1 个月为 1 个疗程,连服 2～3 个疗程。(胡郁坤 陈志鹏 主编·《中医单方全书》463)

★ 2. **治甲状腺腺瘤:**夏枯草 30 克。鲫鱼大者一尾或小者数尾,去鳞,清除内脏后洗净,加水与夏枯草同炖。食鱼及汤。(宋立人 总编·《中华本草》7 册 138)

食管癌 11 方

★ 1. **治食管癌:**三七粉用于食管癌的治疗,能收到减轻患者痛苦,控制病情发展的作用。(楼锦英 编著·《中药临床妙用锦囊》13)

★ 2. **治食管癌:**鲜无花果 500 克,瘦肉 100 克。炖 30 分钟,服汤食肉。(宋立人 总编·《中华本草》2 册 486)

★ 3. **治食管癌:**红凤仙花适量。用白酒浸泡 3 昼夜,晒干研末,以白酒和匀为丸,如豆粒大,每次 8 粒,温酒送服,早、晚各 1 次,不可多用。(胡郁坤 陈志鹏 主编·《中医单方全书》454)

★ 4. **治食管癌:**凤仙花子,于酒中浸 72 小时,晒干研末,和酒为绿豆大小的丸剂,1 次 8 丸,用酒服之。(金福男 编著·《古今奇方》295)

★ 5. **治食管癌:**全蝎和蜈蚣各 37.5 克,麝香 0.8 克,冰片 3.8 克,乌梅 37.5 克。共研细末,1 次 3 克,用唾液送服。(金福男 编著·《古今奇方》295)

★ 6. **治食管癌:**蜈蚣半条,全虫 1 条,鸡蛋 1 个。用法:研粉装入鸡蛋内烤热。每日 1 次服完。功能:攻毒散结,搜剔痰瘀。方解:蜈蚣、全虫解毒散结,通络止痛;鸡蛋补肺养血,滋阴润燥。诸药合用,共奏解毒散结,搜剔痰瘀之功。注意事项:开水送服。(阳春林 葛晓舒 主编·《湖南省中医单方验方精选·外科》下册 977)

★ 7. **治食管癌**：蜀羊泉、白花蛇舌草、威灵仙、白茅根各30克。水煎服。（宋立人 总编·《中华本草》7册315）

★ 8. **治噎膈，食管癌**：大蜈蚣1条，酒适量。用法：浸于酒内7天7夜。按各人酒量饮之。功能：活血化瘀，通络散积。（易法银 喻斌 主编·《湖南省中医单方验方精选·内科》中册1214）

★ 9. **用于食管、贲门癌梗阻**：**【开管散】**鼠妇、青礞石各等量。共研极细粉。用法：放舌根部含服，每次1～2克，每日4～6次。功能：解毒，导痰，开管。使用注意：不用水送服。（张金鼎 邹治文 编·《虫类中药与效方》125）

★ 10. **治食管癌晚期食管阻塞**：**【开导散】**硼砂60克，礞石45克，火硝30克，硇砂、冰片、上沉香各9克。上药共研细末，用时取1克，含化咽下（不可用开水送服），每30分钟含咽1次，直到肿消、痰涎吐尽、饮水得下时，再为3小时服1次，再服3次即停止。注意不可多服、常服。（宋立人 总编·《中华本草》1册277）

★ 11. **治缓解食管贲门癌梗阻**：鲜半夏去外皮，捣成糊状制成丸，每次2克，置于舌根部咽下，日服3～4次。结果25例食管癌及5例贲门癌患者有26例梗阻获得近期缓解。（杨仓良 主编·《毒药本草》769）

食道癌18方

★ 1. **治食道癌**：蜈蚣7条，鸡蛋7个。用法：取蜈蚣焙黄研末，均分成7份备用；每日取鸡蛋1个，在蛋端敲1小孔，装入蜈蚣粉末1份，摇匀，用纸将蛋孔封固，再用面粉片将蛋包严约1厘米厚，置蒸锅内蒸熟，每日1次，早晨空腹服1个药蛋，黄酒送服。说明：本方主治食道癌，服用本方7天后，患者有想吃饭、中内吐痰（多为黏痰）的现象，可连续服用，7天为1个疗程。若患者服药后出现口麻木、头痛、口渴等现象，应即停药。间隔一段时间后再服用。（张力群等 主编·《中国民族民间秘方大全》1211）

★ 2. **治食道癌**：蜈蚣5克，白花蛇10克，土鳖虫10克，全蝎5克，乌梢蛇10～15克，鸡内金10克，麝香0.03克～0.15克（吞服）。诸药各研细粉，调和均匀，为散。用法：口服。每次10～15克，每日2～3次。功能：攻毒，抗癌。（张金鼎 邹治文 编·《虫类中药与效方》146）

★ 3. **治食道癌**：炮山甲（研细末）3钱，大蛤蟆一只。用法：将山甲末从蛤蟆口中灌入，以黄泥封好，放武火内烧约1小时，取出待冷，去泥研末，大枣肉为丸，如梧桐子大。每服5～10丸，1日3次，用玉竹4钱，苡仁5钱，煎汤送下。（中医研究院革命委员会 编·《常见病验方研究参考资料》125）

★ 4. **治食道癌**：蜀羊泉、地榆各等分。用法：切碎蜀羊泉，切碎地榆炒微黑色，共研末和匀。每日五至八钱，布包水煎，空腹分二次温服。备注：蜀羊泉有毒性，用时需注意。（中医研究院革命委员会 编·《常见病验方研究参考资料》125）

★ 5. **治食道癌、胃癌**：鱼鳔，用香油炸酥，压碎。每服5克，每日3次。（江苏新医学院 编·《中药大辞典》上册1437）

★ 6. **治食道癌**：每日用壁虎1条和米适量炒至焦黄，研成细粉，分2～3次以少量黄酒调服。治疗4例，临床症状均消失。钡餐造影复查，1例食道下段狭窄消失，但边缘仍欠整齐；1例食道下段狭窄较前为轻；1例见癌灶消失；1例食道中段仍然狭窄，但脱落细胞检查阴性。（江苏新医学院 编·《中药大辞典》下册2668）

★ 7. **治食道癌**：**【壁虎酒】**活壁虎以60度白酒浸泡7天后去掉壁虎饮酒。治疗1例中晚期食道癌，共服药17个月，用壁虎1200余条而愈。随访9年未见复发。（杨仓良 主编·《毒药本草》70）

★ 8. **治食道癌**：**【复方虎七散】**壁虎、三七、梅片。共研细粉（原书未说明剂量）。**【用法用量】**黄酒适量冲服，每次3克，每日3次。功能：活血祛痰，软坚散结，抗癌抑瘤。（张金鼎 邹治文 编·《虫类中药与效方》306）

★ 9. **治食道癌、胃癌**：**【虎参丸】**壁虎（砂锅焙干）7个，人参、木香、朱砂各4.5克，乳香3克。用法：共研细末，炼蜜为丸如梧桐子大。用木香5克，煎汤，送服7丸，每日2次。功能：扶正，抗癌，行气，通噎。（张金鼎 邹治文 编·《虫类中药与效方》306）

★ 10. **治食道癌吞咽困难**：**【壁虎酒】**活壁

虎5条,白酒500克。用锡壶盛,将壁虎放入酒内浸泡2天即成。用法:饭前半小时服,每次10毫升,日3次,连用2~3个月。功能:通关,开道。(张金鼎 邹治文 编·《虫类中药与效方》306)

★ 11. **治食道癌:【藻蛭散】**生水蛭6克,海藻30克。研极细末,每服6克,日2次,黄酒、温水各半冲服。功效:软坚、化瘀、消痰、散结之功。服5日即自觉咽部松软,10日咽部已无阻碍,1~2月可以渐复。本散适用于痰瘀互结,而苔腻,苔质衬紫,边有瘀斑,脉细滑或细涩者最合。(朱良春 主编·《中国百年百名中医临床家丛书:朱良春》188)

★ 12. **治食道癌、胃癌:**生水蛭15克,生鸡内金12克,竹茹12克,清半夏12克,忍冬藤30克。用法:水煎剂。每日1剂,水煎服2次。功能:逐瘀、祛痰、解毒。(张金鼎 邹治文 编·《虫类中药与效方》298)

★ 13. **治食道癌:**急性子50克,熊胆2克,硼砂15克,人指甲1.5克。用法:上4味药共研末,分成6包,每包另加冰糖60克,用开水溶解冷服,日服2次,每次服1包,连服15~30天。备注:早期食道癌治疗有效,晚期收效差。经治62例,有效率为85%。(吴静 陈宇飞 主编·《民间祖传秘方大全》206)

★ 14. **治食道癌:**大蛤蟆一只,炮山甲(研细末)三钱。用法:将山甲末从蛤蟆口中灌入,以黄泥封好,放武火内烧约一小时,取出待冷,去泥研末,大枣肉为丸,如梧桐子大。每服五至十丸,一日三次,用玉竹四钱,苡仁五钱,煎汤送下。(中医研究院革命委员会 编·《常见病验方研究参考资料》125)

★ 15. **治食道癌:**活蟾蜍(大小不拘)50只,饿养2天,用水洗净。全蟾以河水5000毫升左右,煮3~4小时,去渣,浓缩成500毫升左右,加入炒熟的玉米粉1000克,拌匀晒干即成。每服10克,以开水或米汤加蜂蜜1匙送服。每日2次,连服3天停1天。(杨仓良 主编·《毒药本草》57)

★ 16. **治食道癌:**斑蝥(去头、足、翅、毛)1只,鸡蛋1个。用法:将斑蝥塞进鸡蛋内,蒸煮半小时,取出斑蝥。用量:食用,每日吃1个(只食蛋)。功能:健脾,扶正,抗癌。(张金鼎 邹治文 编·《虫类中药与效方》312)

★ 17. **治食道癌、胃癌:**斑蝥1只,鸡蛋1枚。用法:将鸡蛋打一小孔,把斑蝥装入蛋内封口,蒸熟后去斑蝥食蛋,并用斑蝥粉贴足三里引赤发泡。(杨仓良 主编·《毒药本草》997)

★ 18. **治晚期食道癌:**斑蝥一只(去头足、翅、绒毛),鸡蛋一枚。将蛋敲一小孔,放进斑蝥,于锅中蒸约半小时,取出分作3块吞服。(宋立人 总编·《中华本草》9册201)

喉癌2方

★ 1. **治喉癌:【龙葵蜀羊泉方】**龙葵30克,蛇莓15克,蜀羊泉30克,七叶1枝花15克,开金锁15克,灯笼草10克。用法:水煎,每日1剂,分2次服。功能:清热解毒利咽,除湿化痰开窍。适应证:本方适用于喉癌,声音嘶哑或失音,咳嗽喉痛,痰涎壅盛,喉部溃烂,胸闷气短,口臭恶心,饮食难下,舌苔厚腻,脉沉滑。(刘能俊 苏临庆 主编·《常见病验方集锦·肿瘤病验方400首》28)

★ 2. **治咽喉癌:**全蝎2个,鸡蛋1个。生鸡蛋去蛋黄,全蝎纳入蛋清中,煮熟。也可作一荷包蛋,再油炸全蝎,共食。(胡晓峰 编·《虫蛇药用巧治百病》63)

噎食4方

★ 1. **治噎食:**活蝎虎一条,入烧酒内,浸七日。将酒炖熟,去蝎虎,只饮酒。(宋立人总编·《中华本草》9册402)

★ 2. **治噎食:**生石灰水。澄清。饭前服一口。(沈洪瑞 主编·《重订十万金方》142)

★ 3. **治噎食不下:**凤仙花子,酒浸三宿,晒干研末,酒丸绿豆大。每服8粒,温酒下,不可多用。**【使用注意】**孕妇禁服。(江苏新医学院编·《中药大辞典》下册1716引《摘元方》)

★ 4. **治噎病,胸间积冷,饮食不下,黄瘦无力:【川椒面拌粥】**川椒(去目)100粒,白面100克。用法:上以醋淹椒令湿,漉出,于面中拌令

匀，便于豉汁中煮，空腹和汁食之。（孙世发 主编·《中医小方大辞典》242 引《圣惠》卷九十六）

噎膈10方

★ 1. **治噎膈**：拣蒲公英高尺许者，掘下数尺，择根大如拳者，捣汁和酒服。（宋立人 总编·《中华本草》7 册 990）

★ 2. **治噎膈**：有病噎膈者，服药无效，偶思饮酒，饮尽一壶而病愈。后视壶中有大蜈蚣一条，恍悟其病愈之由，不在酒实在酒中有蜈蚣也。盖噎膈之证，多因血瘀上脘，为有形之阻隔（西人名胃癌，谓其处凸起，如山石之有岩也），蜈蚣善于开瘀，是以能愈。观于此，则治噎膈者，蜈蚣当为急需之品矣。为其事甚奇，故附记于此。（张锡纯 著·《张锡纯医学全书之二·中药亲试记》160）

★ 3. **治噎膈**：新石灰 3 钱，大黄 1 钱。上用黄酒一钟煎，去滓服酒。（宋立人 总编·《中华本草》1 册 313 引《万病回春》）

★ 4. **治噎膈病**：红凤仙花。取红凤仙花用白酒浸三昼夜，晒干，研成细末，白酒和匀为丸如豆粒大。用法：每次服八粒，温酒送下。不可多用，早、晚各服一次。（沈洪瑞 主编·《重订十万金方》144）

★ 5. **治噎膈（大便燥如羊屎者）**：当归、桃仁、大黄。用法：以上共研细面，如黑枣大蜜丸。每服一丸，日三服，连服二三日，大便通利，即能饮食。（沈洪瑞 主编·《重订十万金方》144）

★ 6. **治膈气噎，不下饮食，肌体羸瘦：【快气丸】**大蒜、陈皮（去白）各适量。用法：上药研为细末，为丸如绿豆大。每次 20 丸，食后温米汤送下，每日 3 次。（孙世发 主编·《中医小方大辞典》404 引《普济方》卷二十四）

★ 7. **治膈病困极，及老人虚弱羸瘦者：【大蒜膏】**大蒜、砂糖、陈酒。用法：浓煎成膏。内服。（彭怀仁 主编·《中医方剂大辞典》1 册 780 引《汉药神效方》）

★ 8. **治胃食管反流病**：凤仙花子适量。研末，淡温酒送服，每次 1 克。按：本病中医学属于"噎膈""吞酸""嘈杂""吐酸"等范畴。（胡郁坤 陈志鹏 主编·《中医单方全书》43）

★ 9. **治噎膈反胃**：壁虎（即守宫）1～2 只（去腹内物，捣烂），鸡蛋 1 个。用法：将鸡蛋 1 个一头打开，装入壁虎，仍封固蒸熟，每日服 1 个，连服数日，如见症状减轻可再服。（中医研究院革命委员会 编·《常见病验方研究参考资料》125）

★ 10. **治噎膈反胃**：活蝎虎 1 只，烧酒 1 斤。用法：将蝎虎入酒内浸 7 日。每日 1 剂，分 2 次服。功能：化瘀理气，消食化积。注意事项：按饮量温服，酒尽自愈。（易法银 喻斌主编·《湖南省中医单方验方精选·内科》中册 1215）

唇菌1方

★ **治唇菌，唇翻突肿起如菌，症极危急**：宜速灸两手少商穴。并以蚯蚓十条，吴朱萸二钱，研末，加灰面少许，热酒调敷两足心，以布包裹，二三时更易，以愈为度。（宋立人 总编·《中华本草》9 册 24 引《华陀神医秘传》）

肺癌10方

★ 1. **试治肺癌**：垂盆草、白英各 30 克。水煎服，每日 1 剂。（宋立人 总编·《中华本草》3 册 777）

★ 2. **治肺癌医案**：垂盆草 30 克，白英 30 克。用法：水煎服，每日 1 剂。王某某，女，56 岁。于 1968 年开始感觉不适，后到杭州等地医院检查，诊断为右侧肺癌，并胸膜转移。曾用氮芥等治疗，收效不明显。后在家中坚持用如上方药治疗，症状见好，坚持用药 3 年，症状消失，全身情况好转，且能参加一些体力劳动。（电子版·《中华验方大全》光盘，肺癌篇）

★ 3. **用于肺癌：【蛤蚧参蜜方】**蛤蚧（去头足）1 对，人参 50 克，蜂蜜适量。用法：将蛤、参分别捣、研、罗粉，混合。口服，每次 5 克，用 25 克蜜，开水溶化后冲服，日 2 次。功能：益肺、补

肾、抗癌。使用注意:作食疗辅助。(张金鼎 邹治文 编·《虫类中药与效方》15)

★ 4. **治肺癌:**蟾蜍胆 7 ~ 10 个。分 2 次口服,可连服 1 ~ 2 个月。(宋立人 总编·《中华本草》9 册 368)

★ 5. **治肺癌:**山芝麻 10 克,穿心莲、白花蛇舌草各 30 克,蟾蜍 1 只,壁虎 1 条。共研细末,为丸 10 克重,每次 1 丸,每日 3 次,80 日为 1 疗程。(胡晓峰 编著·《虫蛇药用巧治百病》222)

★ 6. **治肺癌验案:**取活蟾蜍一只,洗净杀死,剥下整张蟾皮,立即紧贴于癌肿疼痛剧烈部位、或压痛明显部位,用纱布胶贴固定,镇痛效果观察,无止痛作用(0),全部均在 2 小时后疼痛逐渐减轻,24 小时达到全止痛效果,1 次贴敷可止痛 24 小时以上,连续贴敷 5 ~ 7 次,疼痛几乎可消失,无需吃止痛药,亦无不良和毒副作用。(杨鹏举 主编·《中医单药奇效真传》221 引《实用中医内科杂志》1994 年第 4 期)

★ 7. **治肺癌性胸痛:**新鲜蒲公英适量。用法:取上药,用清水洗净捣烂榨汁。直接敷于痛处皮肤,外盖二层纱布,中间夹一层凡士林纱布,以减缓药汁蒸发。据裘钦豪报道,应用本方治疗 20 例,一般敷药 30 分钟左右疼痛减轻,止痛时间可达 8 小时左右。(薛建国 李缨 主编·《实用单方大全》88)

★ 8. **治肺癌咯血:**新鲜景天三七叶片 80 克。用法:取上药,捣碎用洁净纱布滤汁约 20 毫升(根据出血量可酌情增减)。口服。据王蕴文报道,应用本方治疗 20 例,用药 1 次出血即停止,治愈率达 100%。(周学海 李永春 编著·《实用中医单方》205)

★ 9. **治肺癌咯血:**白及 50 克浓煎取汁 30 毫升,超声雾化吸入。(孟凡红 等·《单味中药临床应用新进展》24)

★ 10. **治晚期绒癌肺转移:**全蝎、露蜂房、僵蚕、蛇蜕各等份。用法:研末,水泛为丸,每日 2 次,每次 3 克。(杨建宇 主编·《抗癌秘验方》286.

肝癌 20 方

★ 1. **治原发性肝癌:**三七 20 克。洗净,切片,与芡实 50 克(洗净),猪腿肉 150 克(洗净),乌龟半只(约 250 克,宰后去除肠杂、斩块)同入瓦锅内,加清水适量,煮 2 小时后调味服。适用于肝癌伴有腹痛、胁痛不适者,症见上腹积块,疼痛固定。注意:凡晚期肝癌出现血小板明显减少者,忌用本方,以免诱发出血。(胡郁坤 陈志鹏 主编·《中医单方全书》458)

★ 2. **治原发性肝癌:**鹅血 30 克,三七 10 克,水煮熟食,隔日服 1 次,应经常服用。(杨建宇 主编·《抗癌秘验方》177)

★ 3. **治原发性肝癌:**地鳖虫 3 ~ 6 克,天龙、全蝎各 3 克,蜈蚣 1 条。共研细末,每服 3 克。(杨仓良 主编·《毒药本草》625)

★ 4. **治原发性肝癌:**绿矾 20 ~ 30 克,鲤鱼 1 条。将鲤鱼剖腹洗净污物,将绿矾装入鱼腹内,煨熟待绿矾熔化后渗入鱼肉,再将鱼烘干,每日 3 ~ 5 次食鱼干,每次 30 ~ 50 克。(杨建宇 主编·《抗癌秘验方》177)

★ 5. **治原发性肝癌验案:**李某,男,45 岁。患原发性肝癌,正在化疗中。1 个月来肝区痛甚,每需肌注杜冷丁方止。昨日起剧痛难忍,连续肌注杜冷丁 200 毫克,痛未缓解,故诊于中医。给予蜈蚣 30 条,加水 1000 毫升,文火久煎 2 小时以上,得滤汁约 300 毫升,频频服之。用药 30 分钟后,疼痛减轻,2 小时后疼痛消失。(杨鹏举 主编·《中医单药奇效真传》235 引《中医药学报》1991 年第 5 期)

★ 6. **治肝癌:【守宫散】**守宫 2 条,烤干,研粉。用法:口服。上药量,每日 1 次。功能:逐瘀,散结,抗癌。(张金鼎 邹治文 编·《虫类中药与效方》306)

★ 7. **治肝癌:**五倍子、雄黄、朱砂、山慈姑各等分,共为细末。每用少许药粉,鼻腔吸入,每日二次。使用注意:可配合内服药治疗。(张金鼎 邹治文 编·《虫类中药与效方》266)

★ 8. **治肝癌:**水蛭、虻虫、地鳖虫、壁虎、蟾皮。炼蜜为丸,每丸 4.5 克,每服 9 克,每日 2

次。此为上海市人民医院治癌验方。功能：益气活血，清热化浊。（钟全书·《中国中医药报》2009年4月13日）

★ 9. **治肝癌**：穿山甲30克。煅灰，加黄酒温服，每次15克，每日2次。（胡郁坤 陈志鹏 主编·《中医单方全书》458）

★ 10. **治肝癌**：蜈蚣末1.5～3克，蒸鸡蛋服。（杨仓良 主编·《毒药本草》720）

★ 11. **治肝癌患者**：蜈蚣1条，鸡蛋1枚。用法：蜈蚣研末，鸡蛋打碎。2味搅匀蒸熟。空腹服用，早、晚各1次。（吴静 主编·《祛百病醋蛋秘方》118）

★ 12. **治肝癌：【软坚丸】** 蜈蚣100克，蜣螂、地鳖虫、地龙、鼠妇各300克，蜂蜜适量。共研细末，炼蜜丸如绿豆大，每日服5克，分2次服完。（胡晓峰 编著·《虫蛇药用巧治百病》165）

★ 13. **治肝癌**：将8只蟾蜍煮烂，于1日内分次服完。（胥）按：本方用量过大，需注意。（杨仓良 主编·《毒药本草》57）

★ 14. **治肝癌、胃癌**：斑蝥1～3个，去翅、足、头，生鸡蛋钻一小孔，放入斑蝥，封口，火上烤熟，去斑蝥吃鸡蛋，每日1个。（胡晓峰 编·《虫蛇药用巧治百病》136）

★ 15. **治肝癌腹水**：猪肚一个，蟾蜍一只，宰杀去内脏，洗净，装猪肚中，麻线扎紧，置锅中，加水适量，慢火煎煮，至猪肚烂熟，加调料，去蟾蜍，吃猪肚喝汤，早晚空腹服用，一周一个，六个为一个疗程。（胡晓峰 编著·《虫蛇药用巧治百病》222）

★ 16. **治肝癌、胃癌**：仙鹤草30克，蟾蜍15克，人参30克。制片剂（每片0.4克）。用法：每次口服6片，日3次，服6个月到1年。功能：扶正、抗癌。（张金鼎 邹治文 编著·《虫类中药与效方》291）

★ 17. **治肝癌疼痛**：将雄黄30克放入去内脏的活蟾蜍腹内，敷于肝癌患者的肝区疼痛最明显处，治疗3例肝癌，有一定止痛效果，一般15～20分钟即可产生镇痛作用，持续12～24小时。夏天6～8小时，冬天24小时换药1次。（杨仓良 主编·《毒药本草》56）

★ 18. **治肝癌疼痛剧烈，昼夜难寐**：蟾蜍3只，大蒜1瓣。用法：将蟾蜍剥去其皮，大蒜捣细后涂在蟾蜍皮上，外敷痛处。临床疗效：本方治疗1例直肠癌肝脏转移疼痛患者，取得满意效果。（胡熙明 主编·《中国中医秘方大全》下册884）

★ 19. **治肝癌剧痛**：鼠妇干品60克，加水适量，水煎2次取汁240毫升，混合后每日分4次口服。服药期间禁酸、辣、腥。（宋立人总编·《中华本草》9册112）

★ 20. **治肝癌剧痛（祛瘀止痛）**：鼠妇为鼠妇科动物平甲虫的干燥全体，性味酸凉，无毒。功能破血利水、解毒止痛。《金匮要略》鳖甲煎丸中含有鼠妇。临床上一般医师少用鼠妇。何老认为鼠妇是一味很好的祛瘀止痛的药物，对于痛证，特别是癌症疼痛具有较好的疗效。在使用时可与六神丸相伍，六神丸清热解毒、消肿止痛，两者合用，取效尤捷。一般用量为鼠妇9～12克，六神丸20小粒，分上午、下午二次服。如治患者沈某，男，53岁，机关干部，1995年12月25日初诊。肝癌晚期，肿块呈巨大型。右肋部疼痛剧烈，牵及周围。初服吗啡类止痛有效，后逐渐效差。患者疼痛难忍，冷汗，不能平卧，苔略腻，舌质暗，脉弦数。处方为清热解毒、活血祛瘀药物基础上用鼠妇12克，六神丸20粒。服药3剂后疼痛缓解，又续服14剂疼痛基本上得以控制。（何若苹 主编·《中国现代百名中医临床家丛书·何任》227）

鼻咽癌7方

★ 1. **用于鼻咽癌**：用鳖虫、酢浆草、红糖捣烂外敷，第2次用药去酢浆草。用量根据病灶大小而定。（滕佳林 米杰 编·《外治中药的研究与应用》577）

★ 2. **治鼻咽癌出血**：五倍子粉、田三七粉、冰片粉、枯矾粉各等份。用法：共研为细末，以凡士林纱条或花生油纱条蘸药粉，塞入出血鼻孔内。功效：抗癌止血，（竭宝峰 江磊 主编·《中华偏方大全》4册641）

★ 3. **治鼻咽癌放射后口鼻发干：【乌梅止渴饮】**乌梅10克，麦冬10克，白糖3克。功效：养阴止渴。主治：鼻咽癌放射后口鼻发干，总喜用水润之者。用法，上药剂量为1包，每日1包，用

开水冲代茶饮。反胃酸者少饮。(洪国靖 主编·《中国当代中医名人志》880)

★ 4. **治鼻咽癌放射性皮炎**:虎杖 50 克,清水 200 毫升武火煎成 50 毫升药液,用纱块蘸药液温洗患部,每日 4～6 次。杜志强报道用上方治疗鼻咽癌放射性皮炎 90 例,治疗 3 天症状消失 15 例,治疗 5 天症状消失 49 例,其余患者经 6～10 天治疗亦治愈。(王辉武 主编·《中药临床新用》396)

★ 5. **治早期鼻咽癌**:干蟾皮、苍耳子、炮山甲各 9 克,夏枯草、蜀羊泉、海藻各 15 克,蜂房、昆布各 12 克,蛇六谷、石见穿各 30 克。水煎服,每日 1 贴。(宋立人 总编·《中华本草》9 册 361)

★ 6. **治鼻咽癌颈淋巴结转移**:炙壁虎(天龙)适量。用法:研粉,每日 2 次,每次 5 克,口服。备注:天龙有小毒,阴虚舌光绛或继发性感染发热患者禁用。(杨建宇 主编·《抗癌秘验方》45)

★ 7. **治瘀血阻络型鼻咽癌**:蜈蚣 3 条,炮山甲 3 克,土鳖虫 3 克,地龙 3 克,田三七 3 克。**【用法】**各药先行焙干,再共研细末,制成散剂,每日 1 剂,服时用米酒调制成混悬液。(杨建宇 主编·《抗癌秘验方》39)

失荣 3 方

★ 1. **治颈部肿瘤(失荣)验案**:严某某,女,34 岁。1947 年春季,两侧项间初有小核数粒,嗣后逐渐发展蔓延,核如桂圆大小,脖子粗肿,但不红不痛,是时由我介绍至苏州朱少云瘰疬专家处治疗。因于国民党反动统治时期,社会秩序不安,苏州交通不便,且嫌药资昂贵,不敢前往而罢,乃唯服单方。即用"壁虎干"3 条,做于大饼之内,不使患者得知,每晨以代点膳,连服 7 天,竟奏奇效,逐渐缩小而至消失,现年 50 岁(1963 年),身体健康无恙。(杨鹏举 主编·《中医单药奇效真传》226)

★ 2. **治失荣症及瘿瘤、乳岩、瘰疬,结毒初起坚硬如石,皮色不红,日久渐大,或疼或不疼,但未破者:【飞龙阿魏化坚膏】** 蟾酥丸药末一料,加金头蜈蚣五条(炙黄,去头足,研末)。用法:同入熬就乾坤一气膏二十四两,化开搅和。重汤内炖化,红缎摊贴,半月一换。轻者渐消,重者亦可,不必停止,常贴保后无虞。(彭怀仁 主编·《中医方剂大辞典》1 册 1203 引《外科正宗》)

★ 3. **治何杰金氏病(失荣)**:将蟾蜍 1 只,剥皮焙干研细末,分为 10～15 包,每服 1 包,日 3 次。同时用鲜蟾皮贴敷脾区。(杨仓良 主编·《毒药本草》57)

淋巴结癌 3 方

★ 1. **治颈淋巴结转移癌**:用炙壁虎 60 克,研末,日服 2 次,每次 5 克。(金福男 编著·《古今奇方》293)

★ 2. **治淋巴结癌验案**:1976 年 8 月,适余逗留京都,闻金奖胡同李振玉兄之母崔国荣孝太太,74 岁,病情危笃,居家焦虑不安,四处奔走求医,随即赶往李宅。李告之曰:今年 3 月,家母感冒发烧后,浑身发痒,起红色血点如粟状。继之颌下及两腋下、两腹股沟部位淋巴结肿大,大者如核桃,小者如玉米粒,发展迅速,按之活动,不甚痛。曾服中西药均不见消。6 月份,往北大附属一院做病理检查,报告为淋巴结癌,并病危通知。家中大小人等,顿时惊恐万状,四处探听,八方搜寻京中名医名方,土医偏方,历两月无宁日。李夫人供职于建筑艺术雕塑厂,经同事荐一老叟,及至访其家中,老叟拒供姓名,亦不言细端,故尚不知老叟底细,但处一方携回,方曰:活蟾蜍 7 只,大者良。用小刀沿皮割下两腿后之疣(即浆囊)共 14 只,置布瓦上,微火炙焦,研细面。晨空腹,黄酒 100 克送下,此为 1 次量,隔日 1 次。经商议,欲用此法。然李兄居城内,无处捉蟾,随将崔老太太移居丰台大女儿家,请人下田捉来活蟾若干。如法制备,令母服下,居时全家人等,侍于床侧,以备不测之患。第 1 次服后,无不良反应,肿大之淋巴结似有缩小之势。隔日服第 2 次,次日晨触摸原肿大之淋巴结随即缩小。第 3 次服后,发生呕吐,随即卧床休息,次日晨起床时,肿大之淋巴结缩小十之七八。继续卧床休息 1 周,未再服药,逐渐缩小至正常而告愈。居家高兴异常，遂租专车接崔老太太回原居。越两月，再去北大医院复查，医皆哗然。笔者对此例随访6年，未复发。1982年7月8日，去京专访，崔老太太届80高龄，生活自理，饮食正常，精神爽快。1983年4月，突然振玉兄函告，知其母哮喘复发，死于肺源性心脏病。（杨鹏举 主编·《中医单药奇效真传》227）

★ 3. **治恶性淋巴癌：**蟾蜍2只，去皮及内脏，加油豆腐50克，粉丝30克，入锅中加水适量，煮至肉烂，加调料，每日1次，连服15日。（胡晓峰 编著·《虫蛇药用巧治百病》222）

胃癌11方

★ 1. **治胃癌：**向日葵茎髓，煎汤代茶饮。每日3~6克。（宋立人 总编·《中华本草》7册860）

★ 2. **治胃癌：**虎杖30克，制成糖浆60毫升。每服20~30毫升，每日服2~3次。（宋立人 总编·《中华本草》2册657）

★ 3. **治胃癌：**蜀羊泉、龙葵、半枝莲各30克，石见穿15克切碎，水煎2次，早、晚分服，日1剂。连续服至饮胀反胃等症状缓解，肿块逐渐消失，饮食好转。（网络下载）

★ 4. **治胃癌、肝癌、膀胱癌：**蟾蜍晒干炙酥，研细末，与面粉3份和糊丸如黄豆粒大，每100丸用雄黄末2克为衣，成人每次5~7丸，每日3次，饭后开水送下。（胡晓峰 编著·《虫蛇药用巧治百病》221）

★ 5. **治胃癌疼痛：【胃癌止痛散】**蜈蚣10条，水蛭15克，血竭10克，全蝎15克，白花蛇2条，白芥子10克。诸药各分研细粉，混合调匀，过100目筛，装胶囊。用法：口服。饭前服，每日2次，每次1.5~3克。功能：止痛，抗癌。（张金鼎 邹治文 编·《虫类中药与效方》146）

★ 6. **治胃癌：**蜈蚣3~5条，浸酒焙干，研细末，另取2个鸡蛋打小孔，每个鸡蛋装入蜈蚣粉3克，用纸堵孔，置沸水煮熟，1日服1次，1次1个鸡蛋。（金福男 编著·《古今奇方》298）

★ 7. **治胃癌：**蜈蚣10条，僵蚕15克，桃仁15克。水煎服。若效不显时，可加穿山甲。此方力雄厚而不峻，服之对胃癌恶疾有近期疗效。（岳美中 原著 陈可冀等 合编·《岳美中医学文集》676）

★ 8. **治胃癌、食道癌：**蜈蚣20条，红花6克，60度白干酒500克，浸泡26天后用冷开水按水与酒6:4稀释，1周内服完。（杨仓良 主编·《毒药本草》720）

★ 9. **治胃癌、肠癌：**每日餐后生食5枚鲜无花果；或干果20克，水煎服。（宋立人 总编·《中华本草》2册486）

★ 10. **治胃贲门癌：**急性子（凤仙花子）、海浮石、煅花蕊石各9克，海螵蛸30克，煅代赭石6克。共研细末，和水为丸，如绿豆大。每服6克，早、晚各1次。（宋立人 总编·《中华本草》5册136）

★ 11. **治胃癌、腹中积块。还用于治疗和预防其它癌症：**生大蒜250克，白干酒或高粱酒1250毫升。用法：将大蒜去皮，浸泡到酒中，酒以高出蒜面1/3为度，约浸1年，愈陈愈妙，早、晚空腹饮1小杯。（吴静 主编·《祛百病大蒜秘方》64）

宫颈癌8方

★ 1. **治宫颈癌：**土茯苓50克。加水600毫升，以文火炖至250毫升，加糖或蜂蜜调服。适用于宫颈癌白带增多者。（胡郁坤 陈志鹏 主编·《中医单方全书》465）

★ 2. **治子宫颈癌：**地鳖虫10克，穿山甲15克，天龙6克，蜈蚣2条。水煎服。对早期或晚期宫颈癌均适用，以早期治疗效果较好。（杨仓良 主编·《毒药本草》625）

★ 3. **治子宫颈癌：**蜀羊泉一两。用法：水煎服，每日一剂。（中医研究院革命委员会编·《常见病验方研究参考资料》370）

★ 4. **治子宫颈癌：**蜀羊泉18克，大枣5枚，明党参5克，红茜草3克。用法：水煎服，每日服2次。同时配用外治药方。（李川 主编·《民间祖传秘方》400）

★ 5. **治宫颈癌：**生南星60克，半夏30克，山豆根15克，蜈蚣10条，白矾30克，共研细末，共10天用完。使用时以棉花蘸药粉纳入病变部位,每日早、晚各换1次。可加服南通蛇药、小金丹,和辨证施治汤药口服。邱祖萍用上方治疗宫颈癌6例,能明显改善症状和体质。(王辉武 主编·《中药临床新用》96)

★ 6. **治宫颈癌:**枸杞子15克。取活鸡1只(去内脏),艾叶绒12克(布包)。将艾叶和枸杞子入鸡腹,竹签封口,加水炖烂,去艾叶,入盐调服。适用于宫颈癌体虚者。(胡郁坤 陈志鹏 主编·《中医单方全书》466)

★ 7. **治子宫颈癌:【虎麝抗癌散】**壁虎10条,麝香0.2克。将壁虎放白酒内浸泡24小时捞出,再用香油浸泡24小时,取出焙干,研粉,加入麝香,调匀,装瓶密封。上药分10份,每日服2次,每次1份。功能:逐瘀,解毒,抗癌。(张金鼎 邹治文 编·《虫类中药与效方》307)

★ 8. **治宫颈癌,证属湿毒未清,脾肾双亏,阴虚内热者:**五倍子30克,枯矾、云南白药各100克,珍珠3克。共调匀。外敷患处,日1次。使用注意:可配合内服药治疗。(张金鼎 邹治文 编·《虫类中药与效方》266)

子宫癌2方

★ 1. **治早期子宫颈癌:**干蟾皮15克,凤尾草、莪术各30克,山慈菇9克。水煎服。每日1帖。(宋立人 总编·《中华本草》9册361)

★ 2. **治子宫癌:【蜈蚣二花汤】**蜈蚣10条(去头),二花30克,水煎剂。用法:口服。水300毫升,文火煎,留汁100毫升,上、下午各服50毫升;次日将药渣同煎,水煎留汁100毫升,用法同上。连服30~40剂可见效,后再服30~40剂。功能:抗癌,解毒。(张金鼎 邹治文 编·《虫类中药与效方》147)

皮肤癌11方

★ 1. **治皮肤癌:【五虎丹钉】**用五虎丹结晶粉末,蟾酥,红娘,斑蝥。在五虎丹粉末中加入少量蟾酥、红娘、斑蝥,用米饭研搓成钉状,阴干备用。视肿块大小一次嵌入1~6根,隆起较高的肿瘤可插其基底部,致使大块坏死脱落。(滕佳林 米杰 编著·《外治中药的研究与应用》560)

★ 2. **治皮肤癌:**割开无花果树皮,取其淌下的树脂,涂患处,治皮肤癌疗效佳。(金福男 编著·《古今奇方》308)

★ 3. **治皮肤癌:**水蛭30克,大黄5克,青黛3克,研末。香油60克,黄蜡9克,熬成膏贴敷。(杨仓良 主编·《毒药本草》607)

★ 4. **治皮肤癌:**水蛭、芒硝、雄黄、大黄各等量,研末,米醋调和,涂患处,疗效佳。(金福男 编著·《古今奇方》308)

★ 5. **治皮肤癌:【守宫蜈蚣酒】**活壁虎、活蜈蚣各5条,用65度白酒泡3天即成。取上清药液,棉签蘸之,每天涂擦患处2~3次。功能:祛风,杀虫。(张金鼎 邹治文 编·《虫类中药与效方》310)

★ 6. **治皮肤癌:【蟾酥软膏】**蟾酥适量(研细粉),蜂蜜或凡士林适量。共配制成20%的软膏。用法:外敷患处,日1次。(张金鼎 邹治文 编·《虫类中药与效方》295)

★ 7. **治皮肤癌:**蟾酥10克,研细,放入30毫升生理盐水中浸泡10~48小时后,蟾酥成糊状,再加入外用的硫黄软膏拌匀,制成含10%或20%的软膏备用。癌肿周围以75%的乙醇消毒后,将软膏均匀地涂于肿瘤上。共治40例,19例癌肿消失,活检未发现癌细胞。有效率为47.5%,5年治愈率为22.5%。(滕佳林 米杰 编著·《外治中药的研究与应用》582)

★ 8. **治皮肤癌:【信枣散方】**大枣10枚,信石0.2克。大枣去核后将信石置于大枣内,于恒温箱内烤干,研细混匀,密封于瓶中备用。用时与麻油调成糊状外敷。临床疗效:本方治疗22例,敷药后癌肿组织脱落时间分别为20~60天不等,全部经随访,20例创面愈合良好,局部无复发,其中获得5年以上治愈者7例,4年以上者3例,3年以上者3例,2年以上者5例,1年以上者2例。2例无效。(胡熙明 主编·《中国中医秘方大全》下册831)

★ 9. **治皮肤癌:【枯柏方】**枯矾30克,黄柏10克,煅石膏20克,黄升丹10克。共研细末,用熟菜油调成糊状外敷。临床疗效:本方治疗1例皮肤鳞状细胞癌患者，用药半月后，疮面较前平坦，瘙痒出血症状明显好转。又间日外敷2月，疮面愈合，局部皮肤光整，硬块消除。（胡熙明 主编·《中国中医秘方大全》下册832）

★ 10. **治皮肤癌：**煅人中白6克、大梅片2克，研粉，撒在溃疡面上，并以红霉素软膏纱布覆盖，固定，每日换药1次。临床疗效：本方治疗1例皮肤鳞状上皮细胞癌，用药7天，溃疡面逐渐干燥，缩小，隆起肉芽见平萎。半月后，结疤痊愈。随访10年，未见复发。（胡熙明 主编·《中国中医秘方大全》下册833）

★ 11. **治皮肤癌：**将蜈蚣制成注射液，于癌肿基底部作浸润注射，每天1次，每次2～4毫升。如癌肿面积大，可用注射水稀释，以尽可能全部浸润癌肿基底。临床疗效：本方治疗皮肤癌5例，结果痊愈3例，无效2例。（胡熙明 主编·《中国中医秘方大全》下册838）

恶性肿瘤6方

★ 1. **治恶性肿瘤：**取活蟾蜍3只，加黄酒500克同蒸半小时，去蟾蜍服酒。每日3次，每次服10毫升，连服30天，休息3天后再服，3个月为1疗程。（杨仓良 主编·《毒药本草》57）

★ 2. **治恶性肿瘤：**活蟾蜍晒干烤酥研粉，和面粉做成黄豆粒大丸，蟾蜍与面粉之比为3：1。每100丸用雄黄0.015克为衣。成人每次服5～7丸，日服3次，饭后开水送下。对晚期恶性肿瘤患者，包括胃癌、肝癌、乳腺癌、食管癌、鼻咽癌、卵巢癌、膀胱癌、直肠癌、皮肤癌、恶性淋巴癌、肺癌等具有较好疗效。（孟凡红 主编·《单味中药临床应用新进展》78）

★ 3. **治恶性肿瘤：**2%的蟾酥注射液肌肉注射，每次2毫升，每日1～2次。8～26天为1个疗程，总量30～100毫升。（胡晓峰 编著·《虫蛇药用巧治百病》221）

★ 4. **治恶性肿瘤：**干鱼鳔40克（炒），伏龙肝40克。共研细末。每日服3次，每次10克。（宋立人 总编·《中华本草》9册333）

★ 5. **治恶性肿瘤：**蜈蚣晒干研末，每日量约2～3条，分2次服。或以蜈蚣100条制成200毫升注射液，每天用2～4毫升，于病灶基底部浸淫注射。尤其对胃癌、食道癌、乳腺癌、皮肤癌、唇腺癌、子宫颈癌有效。（胡晓峰 编著·《虫蛇药用巧治百病》151）

★ 6. **治各种恶性肿瘤：**鸡蛋一个，钻一小孔，将活壁虎塞入鸡蛋内，密封蛋口，外用黄泥裹好，置炭火上煨焦，研末，开水送服。（胡晓峰 编著·《虫蛇药用巧治百病》198）

其他癌症16方

★ 1. **治各种癌症：**生壁虎1只，鸡蛋1枚。用法：将鸡蛋头端打开一小孔，将生壁虎塞入蛋内，用草纸塞好，置炭火上炙焦后，研末，开水送服，每日1次。（吴静 主编·《祛百病醋蛋秘方》119）

★ 2. **治各种癌症患者：**胡桃枝45克，鸡蛋3枚。用法：先将鸡蛋煮熟，去壳后同胡桃枝同煮4小时，分3次连汤服。适应证：本方有较强的抗癌功效，民间流传较广，是安全有效之食疗方法。适用于各种癌症患者。（吴静 主编·《祛百病醋蛋秘方》20）

★ 3. **治胰腺癌：**垂盆草250克，荠菜150克（或加冰糖少许）用法：水煎，每日1剂，代茶分多次饮服。可连服1～3个月。功能：清热解毒，利湿退黄。适应证：本方适用于胰腺癌，症见一身俱黄，上腹胀痛，口苦口黏，不思食，大便溏，舌质红，苔黄腻，脉濡数。（刘能俊 苏临庆 主编·《常见病验方集锦·肿瘤病验方400首》124）

★ 4. **治胰头癌验案：**张某，男，60岁，干部。1993年5月7日因胰头癌而住院手术，术后半月病人出现腹痛，每需注射杜冷丁方解。遂用壁虎适量研末，以蜂蜜调敷痛处，30分钟后痛减，第3天更换1次，以后每隔5天更换1次。（杨鹏举 主编·《中医单药奇效真传》222）

★ 5. **治直肠癌：**海藻30克，水蛭6克。用法：首先将2药分别用微火焙干，研细混合，每次3克，每日2次，黄酒冲服。（竭宝峰 江磊主编·《中华偏方大全》卷四647）

★ 6. **治肠癌：**水蛭、壁虎各15克，海藻30克。用法：将以上3味焙干研细末。分为10包，

每日1~2包,黄酒冲服。功效与主治:逐瘀破血,清热解毒。医治肠癌。(竭宝峰 江磊主编·《中华偏方大全》卷四647)

★ 7. **治大肠癌:**用水蛭制成散剂,冲服,每次1克。(杨仓良 主编·《毒药本草》607.)

★ 8. **治肠癌,骨肉瘤,绒毛膜上皮癌,肺转移,宫颈癌等:【虎蛋抗癌散】**活壁虎40条,放到砂罐中干烧至死,勿令焦,初研成粗末,再置锅中焙干,进行第二次研成细粉,加入约4个鸡蛋黄的蛋黄粉,充分混匀即成。共分30包。用法:饭前服,每日3次,每次1包。功能:健脾,补肾,抗癌。(张金鼎 邹治文 编·《虫类中药与效方》307)

★ 9. **治膀胱癌:**无花果30克,木通15克。水煎服,日1剂。(宋立人 总编·《中华本草》2册486)

★ 10. **治肾癌单方:**活蟾蜍2只,纱布包煮烂,服汁,每晚睡前服,连服3日,停数日,可再重服,注意勿过量中毒。(林洪生 主编·《中国现代百名中医临床家丛书·余桂清》200)

★ 11. **治口腔癌:**干无花果60克,蜜枣2个,水煎后饮汤或是含漱。对于口腔癌有一定的辅助治疗作用。[陈景胜·《中国中医药报》2010;(9):22]

★ 12. **治结肠癌、直肠癌:**蟾皮(文火焙干、研粉),装胶囊每粒0.25克。用法:每日服3~4次,每次2~3粒。功能:化毒、抗癌。(张金鼎 邹治文 编·《虫类中药与效方》291)

★ 13. **治睾丸胚胎癌验案:**宋某某,男,33岁,农民。1975年8月入院。右睾丸肿物3个月。查体见右侧睾丸肿大如胎儿头,右阴囊皮肤坏死、感染、液化。行右睾丸切除术,术后切口愈合良好。病理科诊断:睾丸胚胎癌。术后2个月行腹膜后淋巴结清扫术。病理学检查发现右精索淋巴结转移。第2次手术后2个月,因咳嗽、胸闷、右腹股沟肿物复诊,胸部放射线拍片发现右肺门处有一3厘米×3厘米的阴影。放射科诊断:纵隔、肺部转移性病灶。右下腹相当于内环处可见一核桃大小肿物,质硬,触痛(卄)。遂建议患者试用蟾蜍(每天取1只中等大小的蟾蜍,除去五脏后洗净,清水煮烂,取煎汁饮用,每天分2次于饭后半小时口服,并用其汁涂抹右下腹肿物处)。服药10天后即觉呼吸通畅,食欲增加,继续用药2个月后右拇指甲缝下流脓,至第3个月后流脓自行停止。自觉胸背疼痛消失,无咳嗽,呼吸通畅。胸透:右肺门阴影显著缩小。蟾蜍煎汁外敷右腹股沟部肿物处,开始局部渐肿大,随后流脓水,肿物变软变小直至消失(涂抹中局部有剧痛现象)。口服和外用蟾蜍煎汁持续半年,迄今未重复使用,术后8年复查,胸部X线拍片正常,病人感觉良好。(杨鹏举 主编·《中医单药奇效真传》231)

★ 14. **治阴茎癌、宫颈癌:**乌梅27个,卤水1000毫升。放于砂锅或搪瓷缸内,煮沸后小火持续20分钟左右,放置24小时过滤备用。每服3毫升,每日6次,饭前、饭后各服1次。可同时外用作搽剂。服药期间禁吃红糖、白酒、酸、辣等刺激性食物。(《全国中草药汇编》编写组 编·《全国中草药汇编》上册212)

★ 15. **治上颌窦癌:**蜈蚣、全蝎等量研末,吞服,每天3次,每次3克。(杨建宇 主编·《抗癌秘验方》26)

★ 16. **治癌型溃疡:**血竭适量。用法:彻底清洗溃疡面,祛除坏死附着物,充分暴露溃疡面,将血竭粉用75%的酒精调成糊状,置于干纱布上,外敷溃疡面并加压包扎,每日换药1次;同时每日3次,每次2克口服。活动性出血严重者先做局部血管结扎等外科处理再做同上治疗。功效:消炎止痛,止血生肌。(郭志杰 吴琼等 主编·《传世金方·一味妙方》282)

癌性疼痛6方

★ 1. **治癌性疼痛:**血竭,冰片。用法:将血竭、冰片按10:1的比例共研细末,以棉签蘸药,横行涂于7厘米×10厘米的伤湿止痛膏或麝香止痛膏上,共涂4行,制得血竭膏。注意涂药要薄而均匀。痛处皮肤用生姜擦净或温水洗净,外贴血竭膏,每日更换1~2次。痛止可停用,痛时再贴,仍有效果。功效:活血止痛。(郭志杰 吴琼等 主编·《传世金方·一味妙方》282)

★ 2. **治癌肿疼痛:**冰片30克,朱砂、乳香、没药各15克。捣碎入500毫升米酒瓶内密封备用(浸泡2小时后用)。名冰砂酊,治肝癌、肺癌、

胃癌、鼻咽癌等癌肿疼痛，止痛有效。（宋立人总编·《中华本草》3 册 553）

★ 3. **用于癌性疼痛：【加味蟾酥膏】**蟾酥、七叶一枝花、三棱、川乌各适量。配成每帖 5～8 厘米或 7～10 厘米大的膏药。用法：外敷痛处，每日 1 次。功能：解毒破瘀，止痛。（张金鼎 邹治文 编·《虫类中药与效方》295）

★ 4. **治晚期癌症疼痛：**活全蝎 1 只，青瓦上焙干研末，鲜鸡蛋 1 枚搅匀冲开水成蛋花，蝎粉撒蛋花上，趁热喝下，每日 3 次饭前服。（孟凡红等 编·《单味中药临床应用新进展》431）

★ 5. **治晚期癌症疼痛：**冰片 30 克。用法：取上药，浸泡于 500 毫升的白酒中，将药酒外涂疼痛处，每天涂 10 余次。局部溃烂处禁用。功能：清热活血止痛。据裘钦豪报道，应用本方治疗 40 例，疼痛缓解 33 例，无效 7 例。（薛建国 李缨 主编·《实用单方大全》488）

★ 6. **治癌症，疼痛不止：**独头大蒜 2 枚，冰片 1 克，鲜蟾皮 1 块。用法：大蒜切片。冰片研细末，均匀地撒在鲜蟾皮表面。每日 3 次。大蒜切片均匀地涂擦肿痛局部，将冰蟾皮敷贴局部，胶布固定。功能：攻毒散结，消肿止痛。方解：独头大蒜攻毒消肿；冰片散热止痛；鲜蟾皮解毒，消肿止痛。诸药合用，共奏攻毒散结，消肿止痛之功。（阳春林 葛晓舒 主编·《湖南省中医单方验方精选·外科》下册 971 引《苗家养生秘录》）

白血病 9 方

★ 1. **治白血病：**金银花 20 克，丹皮 12 克，五倍子 12 克。水煎服，每日 1～2 次。（金福男 编著·《古今奇方》62）

★ 2. **治白血病：**穿山甲 15 克，土鳖虫 10 克，昆布、海藻、鳖甲各 30 克。水煎服。（杨仓良主编·《毒药本草》625）

★ 3. **治白血病：**用壁虎偏方治疗 1 例白血病取效。用法：将活壁虎 1 条，放入鲜鸡蛋内，泥裹焙熟，吃鸡蛋与壁虎。每 3 天吃 1 次。本例患者服此方 3 个月后症状减轻，改为 5 天 1 次，共吃壁虎 50 余条。6 个月后复查，血片、骨髓片均无异常，随访 12 个月病情稳定。（杨仓良 主编·《毒药本草》71）

★ 4. **治白血病：**壁虎适量。焙干研末，白开水送服，每次 2～3 克，每日 3 次。（胡郁坤 陈志鹏 主编·《中医单方全书》461）

★ 5. **治白血病：**雄黄、青黛按 1:9 的重量比例，研细混匀，装胶囊或压片。每日 10 克，分 3 次口服，配合辨证施治汤药。据报道，用上方治疗慢性粒细胞性白血病，共 25 例，完全缓解 18 例，部分缓解 7 例，治疗后白细胞数平均 39.4 日降至 10×10^9/L 以下，脾脏平均 79.9 日缩至正常水平。陆道培院士单用雄黄治疗急性早幼粒细胞白血病 38 例，其中 6 例为对多种化疗药的复发病例，治疗期间未使用其他抗肿瘤药物，总疗程 2 年半，结果除 3 例病人因副作用退出治疗外，8 例处于部分缓解和复发的病例经 1～3 个疗程达完全缓解，27 例已缓解病例均持续完全缓解，治疗前 FISH 和 RT－PCR 检查阳性的病例也全部转阴，35 例病例的实际 2～3 年生存期为 100%。（王辉武 主编·《中药临床新用》603）

★ 6. **治急性粒细胞白血病：**蟾蜍 1 只，剖腹（不去内脏）放入鸡蛋 1 枚缝合，加水 300～400 毫升，煮沸 30～40 分钟，至蟾蜍肉烂为宜。吃蛋不喝汤，每天 1 枚鸡蛋，共服 7 枚。（杨仓良 主编·《毒药本草》57）

★ 7. **治急慢性白血病：**取 125 克重蟾蜍 15 只（剖腹去内脏），黄酒 1500 毫升，煮沸 2 小时，将药液过滤即得。成人每次服 15～30 毫升，1 日 3 次。临床疗效：用本方治疗急慢性白血病 32 例，其中急性粒细胞型 4 例，早幼粒细胞型 4 例，，急性单核细胞型 5 例，红白血病 3 例，急性淋巴细胞型 9 例，慢性粒细胞型 3 例，慢性淋巴细胞型 1 例。总缓解率为 75%，完全缓解率为 25%。完全缓解病例持续时间，最短 2 个月，最长 71 个月。以急性淋巴细胞型疗效最好，完全缓解率为 33.3%，总缓解率为 88.8%。（胡熙明 主编·《中国中医秘方大全》下册 858）

★ 8. **治急性粒细胞性白血病：**患者，女，60 岁。于 1978 年 10 月 19 日因齿龈出血不止，并头昏发冷发热于 1978 年 10 月 20 日入院。体格检查：体温 38℃，脉搏 96 次/分，胸骨体压痛（＋＋），全身皮肤有散在出血点，其他未见异常。实验室检查：血红蛋白 85 克/L，白细胞 14.6×10^9/L。

分类:原始 0.08,早幼 0.40,中幼 0.01,晚幼 0.01,杆状 0.03,分叶 0.15,淋巴 0.21,单核 0.02。骨髓象:早幼粒比值为 82.8%,形态大小不等,胞浆有失衡,有的双核分裂,胞浆有的泡变性,出现伪足,浆内颗粒弥漫附于核上。诊断:急性粒细胞性白血病。入院后以白花蛇舌草、半枝莲及强地松治疗,同时并用鲜胎盘加盐与调料煮熟切成片食用,约 3～4 天食用 1 个,住院期间共食鲜胎盘 12 个,经治疗 10 天后症状消失,11 月 15 日血象示血红蛋白 140 克/L,原始与幼稚细胞消失。1978 年 12 月 14 日以良好状态出院。(黄国健等 主编·《中医单方应用大全》528)

★ 9. **治慢性白血病之肝脾肿大者:**蜂蜡 30 克,阿胶 10 克,新鲜鸡蛋 1 枚。用法:先将蜂蜡熔化,再加鸡蛋及阿胶粉搅匀。每天一剂,分 2 次服。适应证:本方滋阴补血,增强抗病能力,减轻症状。适用于慢性白血病之肝脾肿大者。(吴静 主编·《祛百病醋蛋秘方》120)

子宫肌瘤 4 方

★ 1. **治子宫肌瘤:**蛇蜕 2 克,鸡蛋 1 枚。用法:打 1 小孔,将蛇蜕填入后,面皮包裹,烧熟食之,每日 2 次。(毛绍芳 孙玉信 主编·《效验良方丛书·妇科验方》308)

★ 2. **治子宫肌瘤:【壁虎蜈蚣散】**活壁虎 40 条(焙干、研粉),蜈蚣粉 10 克。共调匀,分成 20～30 包,口服。每日 2～3 次,每次 1 包。功能:逐瘀,散结,抗癌。(张金鼎 邹治文 编·《虫类中药与效方》307)

★ 3. **治子宫肌瘤、卵巢及输卵管肿瘤:**地鳖虫、桃仁各 9 克,大黄 6 克。以酒水各半,煎取半杯,顿服,取下瘀血。(杨仓良 主编·《毒药本草》625)

★ 4. **治子宫肌瘤:**水蛭 30 个,虻虫 30 个,桃仁 20 克,大黄 9 克。水煎去渣,分 2 次服。(杨仓良 主编·《毒药本草》607)

毛细血管瘤 2 方

★ 1. **治毛细血管瘤验案:**王某某,女,28 岁,干部。1983 年 4 月 2 日诊治。半年前发现下唇表面有一红色斑点,后渐凸起如赤豆大,自诉内有血管搏动感,经常破溃流血不止。患者常因惧怕而畏用膳、盥洗。诊断为毛细血管瘤,曾经中西治疗未效,爰求治于余。治疗方法:乌梅数枚,烧炭存性,研细末冷开水调敷患处。外敷 2 次,血瘤即自行脱落,唇体平复如故,随访迄今未发。(黄国健等 主编·《中医单方应用大全》437 引(杨建平《江苏中医》1993;(1):28)

★ 2. **治毛细血管瘤验案:**孙某某,男,20 岁,工人。1983 年 7 月 7 日初诊。上唇毛细血管瘤直径约 0.5 厘米,隐见红丝赤缕,时常出血难止,患已年余。吾亦用上法治疗,用药后自觉瘤体内血管搏动幅度增强,外敷 3 次,瘤体突然自基底部喷脱而出,即仍以乌梅炭粉末洒敷患处,出血停止,不日而愈,至今未复发。[黄国健等 主编·《中医单方应用大全》437 引杨建平《江苏中医》1993;(1):28]

血管瘤 5 方

★ 1. **治血管瘤:**石灰末 15 克,白碱 6 克,糯米 50 粒。将石灰末、白碱用开水溶化,将糯米撒于灰上,泡 1 昼夜,取糯米捣烂成膏,外敷瘤体。李造坤等用上方治疗小儿血管瘤 9 例,1 次治愈 7 例,2 次治愈 2 例。(王辉武 主编·《中药临床新用》172)

★ 2. **治血管瘤:**水蛭生用,研末装入胶囊,每日 1.5～3 克,早晚 2 次分服。疗效:治疗 30 例,14 例服药 1 年后血管瘤完全消失,为治愈;10 例瘤体面积缩小,颜色变浅,为好转;6 例无改变,为无效。总有效率 80%。(楼锦英 编著·《中药临床妙用锦囊》153)

★ 3. **治血管瘤:**生水蛭适量。研末,装胶囊。取上药每日 1～3 克,分 2 次口服。功能:凉血破瘀，消癥散结。疗效：本法长期服用未发现副作用。颜德馨选用水蛭、元胡、生牡蛎研末为丸，取名消瘤丸，治疗各种类型血管瘤 50 例，总有效率为 98%。（周学海 李永春 编·《实用中医单方》180）

★ 4. **治血管瘤验案：**朱某某，15 年前大腿部患血管瘤，局部红肿、发热、疼痛。服西药抗生素 3 天，效果不佳。一日夜间忽然发高热，腋下体温 38.5 度，血管瘤部位胀痛更甚。时值家中存有三七粉，即用温开水冲服 9 克，服药 10 小时左右，竟热退肿消痛止。服药后并无发热感。又照原方冲服三七粉 6 次，血管瘤平复，至今未发展。（杨鹏举 主编·《中医单药奇效真传》234）

★ 5. **治血管瘤：**赤小豆末加入陈醋调糊，敷于瘤部表面，纱布覆盖，每日更换。（孟凡红 等 编·《单味中药临床应用新进展》87）

瘿瘤 4 方

★ 1. **治瘿瘤：**用生南星末，醋调，或玉簪花根汁调敷之。（宋立人 总编·《中华本草》8 册 510 引《外科证治全书》）

★ 2. **治瘿瘤：**海带、海藻、昆布、海螵、海螵蛸各五钱。用法：煎汤，当茶饮。（彭怀仁 主编·《中医方剂大辞典》8 册 702 引《易简方便》）

★ 3. **治头上瘿瘤肿痛：**乌梅核适量。用法：研末，用温开水调匀，敷患处。功能：散结消肿，收敛止痛。注意事项：敷后即愈。（阳春林 葛晓舒 主编·《湖南省中医单方验方精选·外科》上册 953）

★ 4. **治瘿瘤已成未溃者，不论年月新久，并宜服之：**蜈蚣（去头足）、蝉蜕、全蝎、僵蚕（炒去丝）、夜明砂、穿山甲各等分。用法：上为细末，神曲糊为丸，如粟米大，朱砂为衣。每服三分，食远酒送下。宜忌：忌大荤、煎炒。（彭怀仁 主编·《中医方剂大辞典》2 册 1043 引《外科正宗》）

脑瘤 2 方

★ 1. **治脑瘤：**僵蚕、白附子、全蝎各 30 克。用法：研细末，每服 3 克，热酒调下，日服 2 次。说明：牵正散（上方）原治中风口眼歪斜、半身不遂。近年有报道僵蚕有抗癌作用。金有景观察一脑癌患者，在服用治疗脑癌的中药同时，每日加服 2 次（每次 3 克）牵正散。临床对此观察，发现单纯服中药与服中药加牵正散效果不同。中药加牵正散后临床症状有明显改善，主要为脑部疼痛减轻、视力改善、神志清楚。（张力群等 主编·《中国民族民间秘方大全》1232《杨氏家藏方》）

★ 2. **治脑肿瘤：**土鳖虫、僵蚕、蜈蚣、全蝎各等分。用法：共研细末，每次服 6 克，每日 3 次。（胡晓峰 编·《虫蛇药用巧治百病》215）

其他各种肿瘤 17 方

★ 1. **治肾肿瘤：**甲鱼 1 只（约 500 克），枸杞 30 克，瘦猪肉 150 克。用法：先放甲鱼在热水中游动，使其排尿后，杀死切开，去内脏，洗净切块，加清水适量，与枸杞子、瘦猪肉共炖至烂熟，分 2～3 次服完。（李川 主编·《民间祖传秘方》394）

★ 2. **治头面及皮肤生瘤，大者如拳，小者如栗，或软或硬，不疼不痛：**生天南星一枚（洗，切，如无生者，以干者为末）。用法：上滴醋，研细如膏。先将小针刺病处，令气透，将膏摊纸上，如瘤大小贴之，觉痒即易，日三五上。（彭怀仁 主编·《中医方剂大辞典》2 册 102 引《圣济总录》卷一二五）

★ 3. **治鼻外皶瘤脓水血出：**蜂房，炙研，酒服方寸匕，日三服。（历代医学名著全书 明代·李时珍 撰·《本草纲目》4 册 3318）

★ 4. **治耳息肉、外耳道乳头瘤：**乌梅（煅末）、枯矾各三钱，冰片三分。用法：共研末吹入患处。（中医研究院革命委员会 编·《常见病验方研究参考资料》489）

★ 5. **治喉瘤：**硼砂三钱，冰片、胆矾各三分。用法：上为细末。用时以箸头蘸药点患处。功能：开结通喉，搜热。（彭怀仁 主编·《中医方剂大辞典》8 册 702 引《全鉴》）

★ 6. **治乳头状肿瘤：**鸦胆子油适量，取上药。局部涂搽。据李学仪等报道,应用本方治疗外耳道、声带、齿龈及鼻腔乳头状肿瘤手术摘除后复发患者共5例,涂搽4~6次均告痊愈。随访1~2年未见复发,对正常黏膜无损害。(薛建国 李缨 主编·《实用单方大全》111)

★ 7. **治乳腺纤维瘤验案:**贯某某,男,42岁。工人。1978年6月来院就诊。其诉:半年前发现右乳正中肿硬胀痛,逐渐长大。经市第一人民医院外科诊断为乳腺纤维瘤。拟手术治疗,患者执拗不从,求治中医。查:扪右乳正中有一球状直径约2厘米肿块,边缘光滑,推之如珠,质硬而不坚,皮色正常,胀重干痛。舌质淡,有齿痕,苔白滑。此证属气滞血瘀,脾阳不振,酿痰成核。即投每付生鹿角50克,水煎黄酒为引送服,每天3次。续服月余,肿块消失平复,余症俱无。追访,迄今5年余,尚未复发。(黄国健等 主编·《中医单方应用大全》286)

★ 8. **治肉瘤:**用薄荷油涂擦肉瘤局部,每日2次。疗程最长45天,最短20天。共治疗11例,均获满意效果。(滕佳林 米杰 编著·《外治中药的研究与应用》513)

★ 9. **治一切痰瘤:**甘遂、大戟、芫花各三钱,白砒五分。用法:上为末,掺膏上贴之。渐消。(彭怀仁 主编·《中医方剂大辞典》10册1466引《疡科遗编》卷下)

★ 10. **治贴骨瘤:**鱼鳔60克,香油炸研末,用蜂蜜60克调服。(宋立人 总编·《中华本草》9册333)

★ 11. **治肿瘤出血:**将半寸长京墨塞入活蟾蜍口内,三天后焙干研成粉末,局部外用。(杨仓良 主编·《毒药本草》57)

★ 12. **治丹毒瘤:**蜈蚣1条(干者),白矾(皂子大),雷丸1个,百部2钱。共研细末,醋调敷之。(江苏新医学院 编·《中药大辞典》下册2474引《本草衍义》)

★ 13. **治中、晚期肿瘤,慢性乙型肝炎等:**干蟾皮500克。用法:制成口服液。口服,每次10~20毫升,每日3次,或遵医嘱。功效:解毒,消肿,止痛。(孙世发 主编·《中医小方大辞典》32)

★ 14. **治中、晚期肿瘤,慢性乙型肝炎等:**干蟾皮适量。用法:制成片剂。口服,每次3~4片,每日3~4次。功效:解毒,消肿,止痛。(孙世发 主编·《中医小方大辞典》66)

★ 15. **治肿瘤化疗性局部疼痛:**鲜仙人掌100克,洗净去针刺捣糊,敷在疼痛的局部。宜忌:切勿入目。(孟凡红等 编·《单味中药临床应用新进展》553)

★ 16. **治假黄色素瘤验案:**孙某某,女,67岁。1986年4月26日就诊。十几年前患者耳前长一肿块,大如黄豆,皮色如常,不痛不痒,1985年冬,肿块始发疼痛,肌注青、链霉素无效。继而高凸,大如核桃,最后溃破。病理活体组织检查,诊断为假黄色素瘤。肌注龙葵注射液及口服抗癌药物亦未见效果。形体消瘦,面色苍白,瘤体大如核桃,表面为蜡样结节,胬肉外翻,状似菜花,血水淋漓,色晦而臭。舌紫黯;脉沉数,证属正虚邪毒炽盛。用壁虎粉直接撒于创面,外用纱布包扎,隔日换药。换药5次痛减,血水渐变为稀脓,7次痛失。15次后瘤体消失大半,22次瘤体全部脱落,继敷半月余而愈,随访半年未见复发。(杨鹏举 主编·《中医单药奇效真传》225)

★ 17. **治溃疡性黑色素瘤:**雄黄、矾石、茯苓各等分,研末外敷。每日1~2次,并配合银花、连翘各50克,水煎代茶服,每日1剂。共治10剂,可控制溃疡面扩大,明显减少血性渗出。(滕佳林 米杰 编著·《外治中药的研究与应用》101)

癥瘕9方

★ 1. **治癥瘕:**巴豆(去油)三十粒,肉桂四钱,三棱、莪术各五钱。用法:共研末,蜜丸如豆大。第一日服一丸,第二日服二丸,第三日服三丸,第四日又一丸,周而复始,以癥瘕消失为度。备注:本方有毒性,试用需注意。(中医研究院革命委员会 编·《常见病验方研究参考资料》247)

★ 2. **治癥瘕:**刘寄奴五钱,煅山甲片一两。用法:共研细末,分数次用酒冲服。(中医研究院革命委员会 编·《常见病验方研究参考资料》249)

★ 3. **治癥瘕:**炙蜈蚣一条,炙鳖甲二钱。用法:共研细末,开水送下。(中医研究院革命委员会 编·《常见病验方研究参考资料》247)

★ 4. **治瘕癥**：鳖甲、诃子皮、干姜各等分。为末，醋糊丸，梧子大，每三十丸，空心白汤下。（江苏新医学院 编·《中药大辞典》下册 2601 引《医学入门》）

★ 5. **治癥瘕积聚：【万安丸】**黑牵牛二两（取一两二钱头末）。用法：上为细末，醋浸一宿，蒸饼如糊相似，就药末为丸，如绿豆大。每服七八丸，水送下。加减服之。（彭怀仁 主编·《中医方剂大辞典》1 册 937 引《医方类聚》）

★ 6. **治癥瘕积聚**：水蛭。用法：晒干或烘干，研末。每服五分至二钱，久服有效。（中医研究院革命委员会 编·《常见病验方研究参考资料》248）

★ 7. **治癥瘕验案**：一妇人，经血调和，竟不生育，细问之，少腹有癥瘕 1 块。遂单用水蛭一两，香油炙透，为末。每服 5 分，日 2 次，服完无效，后改用生者，如前服法。一两犹未服完，癥瘕尽消，逾年即生男矣。以后屡用生者治愈多人。（张锡纯医学全书之二·《中药亲试记》161）

★ 8. **治一切癥瘕刺痛，数年不愈者：【猪肝丸】**猪肝 1 具，巴豆 50 粒。用法：将巴豆扎在肝内，以醋 500 毫升，慢火熬令烂熟，去巴豆，捣烂，入三棱末，为丸，如梧桐子大。每次 5 丸，热酒送下。（孙世发 主编·《中医小方大辞典》1136 引《医学入门》卷八）

★ 9. **治蛇瘕。误食菜中蛇精，或食蛇肉，致成蛇瘕，腹内常饥，食物即吐**：赤脚蜈蚣一条（炙）。用法：上为散。酒服。（彭怀仁 主编·《中医方剂大辞典》5 册 297 引《杂病源流犀烛》）

腹中痞块 2 方

★ 1. **治痞块腹痛**：鲜仙人掌 3 两，去外面刺针，切细，炖肉服。外仍用仙人掌捣烂，和甜酒炒热，包患处。（江苏新医学院 编·《中药大辞典》上册 663）

★ 2. **治腹中痞块**：用芪叶、独蒜、穿山甲、食盐各适量，同以好醋捣成饼。量痞大小贴之，两炷香为度。其熔化成脓血，从大便出。（滕佳林 米杰 编著·《外治中药的研究与应用》547 引《保寿堂经验方》）

其他病证

虚劳 24 方

★ 1. **治虚劳：【坎离丸】**黑豆（炒熟，研末）、大枣（煮熟，去皮核）各适量。用法：共捣泥为丸，如梧桐子大。每次 6～9 克，盐汤送下或酒送下。（孙世发 主编·《中医小方大辞典》379 引《良朋汇集》卷二）

★ 2. **治虚劳**：蛤蚧 2 条，去皮、头、内脏，和鸡肉炖熟吃。或用好酒 1000 毫升，浸泡蛤蚧 1 对（蒸熟），每次饮服 50 毫升，连服 1 个月。（胡晓峰 编著·《虫蛇药用巧治百病》144）

★ 3. **治虚劳自汗不止：【参术散】**人参一两半，白术二两，桂心七钱。每服五钱，水煎服。阳虚甚者加附子。（宋立人 总编·《中华本草》5 册 816 引《赤水玄珠》）

★ 4. **治虚劳盗汗**：桑螵蛸、白龙骨等分为末。用法：每服二钱，空腹服盐汤送下。（中医研究院革命委员会 编·《常见病验方研究参考资料》244）

★ 5. **治虚劳、盗汗、烦热、口干：【青蒿丸】**青蒿 1 斤，取汁熬膏，入人参末、麦冬末各一两，煎至可丸，丸如梧桐子大，每食后米饮下二十丸。（江苏新医学院 编·《中药大辞典》上册 1229 引《圣济总录》）

★ 6. **治虚劳烦闷不得眠**：大枣二十枚，葱白

七茎。上二味，一水三升，煮一升，去滓顿服。（江苏新医学院 编·《中药大辞典》上册 101 引《千金方》）

★ 7. **治虚劳不足，梦与鬼交，四肢无力：【鹿角散】**鹿角屑二两，韭子一两（微炒），川芎三分，白茯苓一两，当归三分（锉，微炒），鹿茸一两（去毛，涂酥炙微黄）。用法：上为散，每服三钱，以水一中盏，入生姜半分，大枣三枚，粳米一百粒，煎至六分，去渣，食前温服。（彭怀仁 主编·《中医方剂大辞典》9 册 593 引《圣惠》）

★ 8. **治虚劳，骨蒸，传尸及癫痫健忘，并治恍惚惊怖，神不守舍，多言不定：**紫河车一具（酒洗净），青蒿一斗五升（入童便熬），童便三斗。用法：上熬，童便减至二斗，去青蒿，再熬至一斗，再入紫河车煮烂，莲粉为丸，如梧桐子大。每服五十丸。（彭怀仁 主编·《中医方剂大辞典》6 册 712 引《不居集》）

★ 9. **治虚劳，口中苦渴，骨节烦疼：【地骨皮散】**地骨皮、麦门冬（去心）各 60 克，甘草（炙微赤，锉）30 克。用法：上药研为散。每次 9 克，加小麦 100 粒，水煎，去渣温服，不拘时候。（孙世发 主编·《中医小方大辞典》1372 引《圣惠》卷二十七）

★ 10. **治虚劳烦热，口干舌燥，烦渴：**栝楼根、甘草（炙）、杏仁（麸炒）、乌梅肉（微炒）各 30 克。用法：上为末，煮枣肉，入少许蜜为丸，如弹子大。每服一丸，以棉裹，含咽津，一日四五次。（彭怀仁 主编·《中医方剂大辞典》8 册 143 引《圣惠》卷二十七）

★ 11. **治虚劳内蒸，外寒内热：**石膏 300 克。用法：上药研为细末。每次 6 克，开水泡服，每日 2 次，以体凉为度。主治：1《外台秘要》：虚劳内蒸，外寒内热，骨肉自消，食饮允味，或皮燥而无光，四肢渐细，足跗肿起。2《医方考》：热劳，附骨蒸热，四肢微瘦，有汗脉长者。宜忌：1 非实，能食，大实者不可服。2 若新产失血、饥困劳倦之病，合禁用之。

方论《医方集解》曰：石膏大寒质重，能入里降火；味辛气轻，能透表解肌；虽寒而甘，能缓脾益气。火劳有实热者，非此不为功。

验案举例：《妇人良方》：睦州杨寺丞有女事郑迪功。女有骨蒸内热之病，时发外寒，寒过内热附骨。蒸盛之时，四肢微瘦，足附肿者，其病在五脏六腑之中，众医不愈。因遇处州吴医看曰：请为治之，只单用石膏散服之，体微凉如故。（孙世发 主编·《中医小方大辞典》45 引《外台秘要》卷十三）

★ 12. 1 **治虚劳，口中苦渴，骨节烦热或寒。2 治消渴，舌干体瘦：【枸杞汤】**枸杞根（白皮，切）五升，麦门冬三升，小麦二升。用法：上以水二斗煮，麦熟药成，去滓，每服一升，一日二次。1 治虚劳，口中苦渴，骨节烦热或寒《千金》。2 治消渴，舌干体瘦。（彭怀仁 主编·《中医方剂大辞典》7 册 111 引《千金》）

★ 13. **治虚劳，属于血痨：**青蒿节内红头虫适量。用法：用新瓦以文火焙干存性，研末，开水冲。每日服 10 条，分 2 次服。功能：活血化瘀，理气健脾。注意事项：连服 1 星期。（易法银 喻斌 主编·《湖南省中医单方验方精选·外科》下册 1974）

★ 14. **补虚劳，益髓长肌，悦颜色，令人肥健：**用鹿角胶炙，捣为末，酒调方寸匕，日三服。（明代·胡濙 撰·《卫生易简方》83）

★ 15. **治虚劳羸弱，阳气不足，阴痿，小便数：**鹿角屑四两（炒令黄），天雄四两（炮裂，去皮、脐）。上件药捣罗为末；炼蜜和捣三二百杵，丸如梧桐子大。每服食前以暖酒下二十丸。（宋立人 总编·《中华本草》9 册 654 引《圣惠方》）

★ 16. **治虚劳吐血，皮肤甲错，体瘦脉涩：**土鳖虫 1 两 5，田三七 7 钱，淮山药 3 两。用法：共研细末，开水冲。每日 5 钱，分 2 次服。功能：益气摄血，活血定痛。方解：土鳖虫破血逐瘀，消肿止痛；田三七功擅止血，化瘀生新；淮山药平补肺脾。诸药合用，共奏益气摄血，活血定痛之功。注意事项：7 日服完。（易法银 喻斌 主编·《湖南省中医单方验方精选·外科》下册 1988）

★ 17. **治虚劳，食少便溏，不宜阴药者 ：【大补黄庭丸】**人参一两，茯苓一两，山药二两。用法：上为末，用鲜紫河车一具，河水二升，稍入白蜜，隔水熬膏，代蜜为丸。每服三钱，空心淡盐汤送下。按语：脾虚运化无力，食少便溏，久必气血亏损，而虚劳生焉。本方人参大补元气，扶正固本；茯苓、山药健脾益气，培土生金。更加紫河车血肉有情之品补肾益精，则气旺血充，何有虚劳之证哉！（田代华 主编·（实用中医三味药方）381 引《张氏医通》卷十三）

★ 18. **治虚劳验案**:一室女,月信年余未见,已成劳瘵,卧床不起。治以拙拟资生汤,复俾日用生山药4两,煮汁以茶饮之。1个月之后,体渐复初,月信亦通。见者以此证可愈,讶为异事。(张锡纯 著·《张锡纯医学全书之二·中药亲试记》64)

★ 19. **治虚劳,元脏虚冷,心腹疼痛,精神倦怠:【白芷散】**白芷(炒)半两,巴戟天(去心)一两,高良姜一钱。用法:上为散。每服一钱匕,猪肾一对,去筋膜,入药末煨熟,细嚼,温酒下。(彭怀仁 主编·《中医方剂大辞典》3册736引《圣济总录》卷九十)

★ 20. **虚劳,属精血耗竭**:鹿茸1两,乌梅肉适量。用法:鹿茸酥炙研末,乌梅肉煮成膏,和捣为丸如梧桐子大。每服50丸,每日2次。功能:补益精血,生津止渴。注意事项:或米汤调下。(易法银 喻斌 主编·《湖南省中医单方验方精选·内科》下册1972)

★ 21. **治干血劳**:胎盘(不洗)一个,藏红花适量。用法:将胎盘在新瓦上焙干,和红花研面,每日用黄酒、红糖徐徐服下。[陕西省中医研究所革命委员会 编·《陕西中医验方选编》(修订版)286]

★ 22. **治干血劳**:白鸽子(去肝肠,净)1只,血竭(1年者30克,2年者60克,3年者90克)适量。用法:血竭研为末,入鸽内,以线缝住,用无灰酒煮极烂。令病人食之,瘀血自行;如心中慌乱,白煮肉1块,食之。(孙世发 主编·《中医小方大辞典》325引《仙拈集》卷三)

★ 23. **治五劳七伤,吐血虚瘦**:初生胞衣,长流水中洗去恶血,待清汁出乃止,以酒煮烂,捣如泥,入白茯苓末,和丸如梧桐子大。每米饮下百丸,忌铁器。(江苏新医学院 编·《中药大辞典》下册2363引《朱氏集验方》)

★ 24. **治五劳七伤,下元久冷,一切风病,四肢疼痛:【补骨脂丸】**补骨脂(酒浸一宿,放干)500克。用法:用乌油麻和炒,令麻子声绝,即拨去,只取补骨脂为末,醋糊为丸,如梧桐子大。每次20丸,早晨温酒、盐汤送下。功效:乌髭鬓,驻颜壮气。(孙世发 主编·《中医小方大辞典》409引《证类本草》卷九)

补气血、疗虚损20方

★ 1. **大补气血,治一切虚烦:【参乳丸】**人参末、人乳粉等分。用法:蜜丸,或化或吞俱可。(宋立人 总编·《中华本草》5册816引《冯氏锦囊》)

★ 2. **大补元气,治气虚之人,少气乏力,面色无华:【人参含片】**人参3克。用法:切片噙化,常服。《慈禧光绪方选议》中有慈禧每日噙化人参补益身体、防御疾病的记载。(徐明 编著·《民间单方》322)

★ 3. **补气:【枣参丸】**大南枣(蒸软,去皮核)10枚,人参3克。用法:上药布包,藏饭锅内,蒸烂捣匀为丸,如弹子大,收贮。服之。(孙世发 主编·《中医小方大辞典》433引《纲目拾遗》卷七)

★ 4. **补虚益气,温中润肺:【山药汤】**山药一斤(煮熟),粟米半升(炒,为面),杏仁二斤(炒令熟,去皮尖,切如米)。用法:每服二钱,加酥油少许,空心白汤调下。按语:山药能健脾益肺、补肾固精,粟米主补脾益气,杏仁主润肺降气。三药合用,实有补脾润肺、益气温中之妙,故为保健食疗常用之方。(田代华 主编·《实用中医三味药方》2)

★ 5. **治气血亏引起的身体瘦弱,精神不振,面色无华,心悸气短,自汗盗汗,月经稀少,产后体弱:【紫河车粉】**将紫河车研末过筛分装,每袋3克,即得。每次3克,每日2次,小儿酌减。(宋立人 总编·《中华本草》9册539)

★ 6. **培正固本**:以鲜胎盘1个漂洗,与怀山药300克同煮烂,加适量茯苓粉糊丸,每服3~4克。(洪国靖 主编·《中国当代中医名人志》705)

★ 7. **治劳伤虚损:【枸杞丸】**枸杞子三升,干地黄(切)一升,天门冬(切)一升。用法:上为细末,晒干,以绢罗之,炼蜜为丸,如弹子大。每服一丸,一日二次。(彭怀仁 主编·《中医方剂大辞典》7册109引《医心方》)

★ 8. **治诸虚百损:【枸杞膏】**甘枸杞子一斤。用法:上药放砂罐内,入水煎十余沸,,用细绢罗滤过,将渣挤出汁净,如前再入水熬,滤取汁,三次,去渣不用,将汁再滤入砂罐内,慢火熬成膏,入瓷器内,不可泄气。不论男妇,早、晚用酒调服。功能:生精,补元气,益荣卫,生血,悦颜。(彭怀仁 主编·《中医方剂大辞典》7册115引《寿世保元》)

★ 9. **轻身益气,强骨髓,补绝伤**:鹿角(锉,为屑)。用法:上用白蜜五升淹之,微火熬令小变,晒干,更捣筛服。(彭怀仁 主编·《中医方剂大辞典》9册594引《普济方》)

★ 10. **益气力,补脑髓,益精血,强阴,尤固元气:【鹿角粥】**新鹿角一具(寸截)。用法:流水内浸三日,刷洗去腥秽,以河水入砂罐内,以桑叶塞口,勿令漏气,炭火猛煮,时时看候,如汤耗,旋添热汤;煮一日,候角烂似熟芋,掐得酥软即止,未软更煮,慎勿漏气,漏气则难熟,取出晒干为粉。其汁沉滤,候清冷,以绵滤,作胶片,碗盛,风中吹干,谓之鹿角胶,可入药。每粥一碗,入角粉五钱,盐一匙,同搅温服。(彭怀仁 主编·《中医方剂大辞典》9册594引《臞仙活人方》)

★ 11. **令人少睡,补益气力:【鹿角散】**鹿角屑300克,附子(去皮脐,生用)30克。用法:上药研为细散。每次6克,以温酒调下,每日3次。(孙世发 主编·《中医小方大辞典》616引《圣惠》)

★ 12. **安神养血,滋阴壮阳,益智,强筋骨,泽肌肤,驻颜色:【杞圆膏】**枸杞子(去蒂)五升,圆眼肉五斤。上二味为一处,用新汲长流水五十斤,以砂锅桑柴火慢慢熬之,渐渐加水煮至杞圆无味,方去渣,再慢火熬成膏,取起,瓷罐收贮。不拘时频服二三匙。(宋立人 总编·《中华本草》7册272引《摄生秘剖》)

★ 13. **补虚:【全鹿膏】**鹿肉(全,去油筋净)1只,枸杞子5000克。用法:米泔水、井水各2500毫升,熬至半,滤出;再入泔、水各17500毫升,熬至半,滤出;再入泔、水各12500毫升,熬至半,去渣;合3次汁,共熬至5000毫升,余用绵纸滤过,入真龟胶500克收之。每日15克陈酒化下。补虚。(孙世发 主编·《中医小方大辞典》364引《惠直堂方》)

★ 14. **治频遭重病,虚羸不可平复:【枸杞煎】**生枸杞根(细锉)一斗(以水五斗煮取一斗五升,澄清),白羊脊骨一具(锉碎)。用法:上以微火煎取五升,去滓,收瓷盒中。每取一合,与酒一小盏,合暖,食前温服。(彭怀仁 主编·《中医方剂大辞典》7册115引《圣惠》卷九十七)

★ 15. **滋养补血,明目安神。用于血虚体弱,精神委顿:【杞圆酒】**枸杞子37.5克,龙眼肉50克。以上2味,按酊剂项下渗漉法渗漉,收集渗漉液与压榨漉渣得到的压出液,加入蔗糖268克搅拌溶解后,密闭静置,滤过,得枸圆酒2680毫升。本品为橙黄色的澄清液体;气香、味甘。乙醇含量应为42%以上。口服,每次15—30毫升,每日2次。(宋立人 总编·《中华本草》7册272)

★ 16. **治病后体虚,面黄肌瘦,疲乏无力**:黄精12克,党参、当归、枸杞子各9克。水煎服。(宋立人 总编·《中华本草》8册146)

★ 17. **治五脏邪气,七情劳伤,心痛烦渴:【补益杞圆酒】**枸杞子、桂圆肉各等份。用法:制酒服之。功效:补虚长智,开胃益脾,滋肾润肺。(孙世发 主编·《中医小方大辞典》410引《中国医学大辞典》)

★ 18. **治劳复食复,笃病初起,受劳伤食,致复欲死者**:鳖甲烧研,水服方寸匕。(历代医学名著全书 明代·李时珍 撰·《本草纲目》4册3456引《肘后方》)

★ 19. **治虚羸,黄瘦,不能食:【枸杞子酒】**枸杞子五大升(干者,碎),生地黄三大升(切),大麻子五大升(碎)。用法:上于甑中蒸麻子使熟,放案上摊去热气,冷暖如人肌,纳地黄、枸杞子相和得所,入绢袋中,以无灰清酒二大斗浸之,春、夏五日,秋、冬七日,取服,任性多少,常使体中微有酒气。功能:《寿亲养老新书》:明目驻颜,轻身不老,坚筋骨,耐寒暑。(彭怀仁 主编·《中医方剂大辞典》7册117引《医心方》)

★ 20. **治一切劳瘦**:青蒿(细锉,嫩者)300克。用法:以水300毫升,童便500毫升,同煎成膏,丸如梧桐子大。每次10丸温酒调下,不拘时候。(孙世发 主编·《中医小方大辞典》427引《鸡峰》卷九)

肝肾虚损证4方

★ 1. **滋补肝肾**:鳖1只(选裙边肥大者,最好为春秋季节壮实的鳖龟)，冬瓜500克，姜、葱、食油、盐、味精、鸡汤各适量。用法：把鳖宰杀，洗净，去内脏，取裙边切成块放在旺火中煸炒断生。加各种调料、放入鸡汤稍加焖煮，盛入炖盆，加冬瓜清炖而成。吃时加味精调味，其汤清汁醇，裙边柔糯，冬瓜糜烂，营养丰富。功效与主治：滋补肝肾，利尿清热，是中老年人的保健佳肴。(竭宝峰 江磊 主编·《中华偏方大全》685)

★ 2. **治肝肾两亏，腰膝酸软，耳鸣目眩，须发早白：**(女贞子膏)女贞子适量。用法：制成膏剂。口服，每次15克，每日3次。功能：滋养肝肾，强壮腰膝。(孙世发 主编·《中医小方大辞典》19)

★ 3. **治肝肾不足引起的头目昏花，腰背酸痛，下肢痿软：**女贞子四十两(酒蒸)，旱莲草四十两。用法：将女贞子研极细末。旱莲草放入铜锅内加水高出药面，煎熬2～3小时，过滤，加适量清水再熬，如法三次。然后将三次药液浓缩成稠膏状时，取少许滴于吸水纸上检视，以不渗纸为度。将上药粉与膏混合，酌加炼蜜搅均匀，搓成细条，拈为小丸。每服二至四钱，日服二次，淡盐汤或温黄酒送服。(中医研究院中药研究所 主编·《中药制剂手册》36 引《医方集解》卷一)

★ 4. **治中老年人肝肾不足，腰膝酸软，头晕目眩，久视昏暗，以及老年性糖尿病：【枸杞粥】**枸杞子30克，粳米60克。用法：上加水适量，煮粥。供早点或晚餐服食，四季均可。功能：补肾益血，养阴明目。(彭怀仁 主编·《中医方剂大辞典》7册114 引《长寿药粥谱》)

养生、补益、延年益寿20方

★ 1. **养生：**枸杞子，逐日择红熟者，以无灰酒浸之，蜡纸封固，勿令泄气，两月足，取入砂盆中，研烂滤取汁，同原浸之酒入银锅内，慢火熬之，不住箸搅，恐粘住不匀，候成饧，净瓶密贮。每早温服二大匙，夜卧再服，百日身轻气壮，积年不辍，可以羽化。(黄国健等 主编·《中医单方应用大全》165)

★ 2. **延年补益：【黄精丸】**黄精十斤(净洗，蒸令烂熟)，白蜜三斤，天门冬三斤(去心，蒸令烂熟)。用法：上为丸，如梧桐子大。每服以温酒下三十丸，每日三次，久服。按语：黄精为道家服食常用之品，《名医别录》列于草部之首，以其得坤土之精粹，故能健脾益气，润肺滋肾，填精补髓。本方以此为君药，配伍天门冬补益肺胃，白蜜润肺滋肾，相须为用，则脾肾俱健，阴精充溢，故能延年益寿。(田代华 主编·《实用中医三味药方》11 引《圣惠方》)

★ 3. **绞股蓝——老年人保健佳品，适用于老年人保健，慢性咽炎，习惯性便秘，反复反作的口腔溃疡，肥胖症等：**取绞股蓝20克，每日泡茶饮或研末冲服，每次5克，每日2次。坚持长期服用，效果更佳。(水嶋昇 著·《单味草药巧治病》270)

★ 4. **用于延缓衰老：**绞胶蓝皂甙胶囊2粒(40毫克)，口服，每日3次，连服2个月。朱志明用上方对106例肺、脾气虚及脾肺两虚等12项衰老症状积分值进行观察，治疗后均有下降，对比有非常显著的差异。对腰腹坠胀、畏寒肢冷、便溏腹泻、倦怠乏力、腰痛膝酸和失眠多梦的有效率为78%，对记忆力、平衡能力的提高和降血糖作用的有效率为75.9%～84%。(王辉武 主编·《中药临床新用》488)

★ 5. **补心肝脾肺肾：【五补汤】**莲子、枸杞子、山药、锁阳。用法：上为末。沸汤调服，加酥尤妙。(彭怀仁 主编·《中医方剂大辞典》2册324 引《医方类聚》)

★ 6. **身轻气壮，积年不废，可以延寿：【金髓煎】**枸杞子不拘多少。用法：逐日旋采，摘红熟者，去嫩蒂子，拣令洁净，便以无灰酒，于净器中贮之；须是瓮，用酒浸，以2个月为限，用蜡纸封闭紧密，无令透气，候日数足，滤出，于新竹器内盛贮，旋于砂盆中研令烂细，然后以细布滤过，候研滤皆毕，去渣不用。即并前渍药酒，及滤过药汁搅匀，量银锅内多少，作番次慢火熬成膏，切须不住用手搅，恐粘底不匀，候稀稠得所，然后用净瓶器盛之，勿令泄气。每次2大匙，早晨温酒送下，夜卧服之。功效：身轻气壮，积年不废，可以延寿。(孙世发 主编·《中医小方大辞典》104 引《寿亲养老》)

★ 7. **安神养血，滋阴壮阳，益智，强筋骨，泽肌肤，驻颜色：【杞圆膏】**枸杞子(去蒂)五升，圆眼肉五斤。上二味为一处,用新汲长流水五十斤,以砂锅桑柴火慢慢熬之,渐渐加水煮至杞圆无味,方去渣,再慢火熬成膏,取起,瓷罐收贮。不拘时频服二三匙。(宋立人 总编·《中华本草》7册272引《摄生秘剖》)

★ 8. **明目驻颜,行步康健,壮元气,润悦肌肤:**枸杞子不拘多少(去蒂子)。用法:上用清水洗净,掏出控干后,入夹布袋子内,于净砧上取自然汁,澄一宿,去其清水,入石器内,慢火煎成膏子,取出,入瓷器内收贮。每服半匙,以温酒调下。久服大有所益,如合时天暖,其榨下之汁,更不用经宿,其膏煎下,三二载并不损坏。如久远服,多煎亦无妨。(彭怀仁 主编·《中医方剂大辞典》7册115引《博济》)

★ 9. **可使终身无目疾,兼不中风,不生疔毒:【枸菊丸】**甘菊花(味不苦者,酒浸)、枸杞子(酒浸,焙)各500克。用法:炼蜜为丸。每次12~15克,服之久久有效。功效:终身无目疾,兼不中风,不生疔毒。(孙世发 主编·《中医小方大辞典》380引《集验良方》)

★ 10. **补虚羸,久服轻身不老:【枸杞煎】**枸杞子一升(九月采)。用法:上以清酒六升,煮五沸,出取研之熟,滤取汁,令其子极净,晒子令干,捣为末,和前汁微火煎,令可丸。每服二方寸匕,一日二次,加至三匕,酒调下。亦可丸服,每服五十丸。(彭怀仁 主编·《中医方剂大辞典》7册113引《千金》)

★ 11. **身轻气壮,积年不废,可以延寿:【金髓煎】**枸杞子不拘多少。用法:逐日旋采,摘红熟者,去嫩蒂子,拣令洁净,便以无灰酒,于净器中贮之;须是瓮,用酒浸,以2个月为限,用蜡纸封闭紧密,无令透气,候日数足,滤出,于新竹器内盛贮,旋于砂盆中研令烂细,然后以细布滤过,候研滤皆毕,去渣不用。即并前渍药酒,及滤过药汁搅匀,量银锅内多少,作番次慢火熬成膏,切须不住用手搅,恐粘底不匀,候稀稠得所,然后用净瓶器盛之,勿令泄气。每次2大匙,早晨温酒送下,夜卧服之。功效:身轻气壮,积年不废,可以延寿。(孙世发 主编·《中医小方大辞典》104引《寿亲养老》)

★ 12. **治疲劳乏力、高脂血症、心脑血管疾病等:**绞股蓝15克,放入大号茶杯中,用沸水冲泡。加盖闷10分钟后开始饮用,一般可冲泡3~5次,当天饮完,每天1剂。功能:保健抗疲劳。(薛建国 李缨 编著·《实用单方大全》521)

★ 13. **补腰膝,壮筋骨,强肾阴,乌髭发:【二至丸】**冬青子(即女贞实,冬至日采)不拘多少,阴干,蜜、酒拌蒸,过一夜,粗袋擦去皮,晒干为末,瓦瓶收贮;旱莲草(夏至日采)不拘多少,捣汁熬膏,和前药为丸。临卧酒服。(江苏新医学院 编·《中药大辞典》下册2616引《医方集解》)

★ 14. **清上补下,又能变白为黑,理腰膝,壮筋骨,强阴不足,酒色痰火人服尤更奇效:【二至丸】**冬至日取冬青子不拘多少,阴干,以蜜酒拌透,盒一昼夜,粗布袋擦去皮,晒干,为末,新瓦瓶收贮;待夏至日取旱莲草数十斤,捣自然汁熬膏,和前药末为丸,如梧桐子大。每服百丸,临卧时酒送下。(宋立人 总编·《中华本草》7册820引《医便》)

★ 15. **治虚损百病,久服发白再黑,返老还童:**猪牙草(即旱莲草)取汁,桑椹子取汁,各以瓷盘晒为膏,冬青子酒浸,九蒸九晒为末。上各等分,炼蜜为丸梧子大,每服六七丸,空心淡盐汤送下。(宋立人 总编·《中华本草》7册820引《简便单方》)

★ 16. **温补下元,疏通血脉,明目轻身:**鹿茸一具(去毛,酥炙),鹿角霜二两,川楝子(炒,取净肉)、青皮、木香各一两。用法:上为末,蒸饼为丸,如梧桐子大。每服三十丸,空心盐汤送下。(彭怀仁 主编·《中医方剂大辞典》9册605引《扁鹊心书·神方》)

★ 17. **补虚,长肌肉,益颜色,肥健人:【枸杞子酒】**枸杞子二升。清酒二升,搦碎,更添酒浸七日,漉去滓,任情饮之。(江苏新医学院 编·《中药大辞典》下册1579引《延年方》)

★ 18. **实气养血,久服弥益人:**(三妙汤)地黄、枸杞实各取汁1升,蜜半升。用法:银器中同煎如稀饧。每服一大匙,汤调酒调皆可。功能:实气养血,久服弥益人。按语:地黄主入肾经,枸杞子入肝肾二经,二者相须为用,可以滋水涵木,肝肾同补;蜜为滋润之品,滋养肺肾,与2味合用,确能益气养血,补精益人。(田代华 主编·《实用中医三味药方》1引《医方类聚》)

★ 19. **治免疫力低下:**鹿茸粉末,每服1克,温开水冲服,每天1次,10天为1疗程,适合免疫力低下者，类似中医表虚、阳气不足之证，最易为外邪侵袭，反复感冒。治疗方法宜采用扶正祛邪、助阳固表。用玉屏风散、参附再造丸等。若有投之不应者，予鹿茸粉每能奏效。（楼锦英 编著·《中药临床妙用锦囊》473）

★ 20. **治饥饿**：板栗，红枣各等分。用法：板栗去皮，红枣去皮核，蒸1～2时取出，放石臼中，捣极融烂，捻为厚饼，以冬月吉日修合，晒干收贮。1饼可耐3～4日不饥，过3～4日再服1饼，更能耐久。功能：补肾健脾，润肺清肝。注意事项：此药补肾健脾，润肺清肝，须细嚼为妙。（易法银 喻斌 主编·《湖南省中医单方验方精选·外科》下册1911）

自汗14方

★ 1. **治自汗**：五倍子适量。用法：研粉醋调外敷脐部，用胶布固定，每日1换。备注：本方对各型自汗症均有效。（吴静 陈宇飞 主编·《传世金方·民间秘方》132）

★ 2. **治自汗**：五倍子、郁金各等份，混合研末，加入蜂蜜调成膏。取适量药膏分别敷贴于足心、灵墟穴、肚脐中，盖以纱布，胶布固定，每日换药1次。（杨建宇等 主编·《灵验单方秘典》164）

★ 3. **治自汗**：五倍子1克，朱砂少许，煅龙骨、煅牡蛎各2克，共研细末。用时取药末填脐，外用胶布固定，每日1次。（杨建宇等 主编·《灵验单方秘典》166）

★ 4. **治顽固性自汗**：干郁金30克，五倍子9克。上药共研细末备用。用时取10～15克，用蜂蜜调成药饼2块，贴两乳头，外盖纱布，胶布固定，每日1次。具有清心热、散肝郁、敛汗之功。（唐汉钧 汝丽娟 主编·《中国民间外治独特疗法》200）

★ 5. **治自汗**：乌梅、炒枣仁（打）各四钱，白芍五钱。用法：水煎服。（中医研究院革命委员会 编·《常见病验方研究参考资料》244）

★ 6. **治病后体虚多汗**：杜仲、牡蛎各等分。用法：每服五匕，暮卧水调下，不止更作。（彭怀仁 主编·《中医方剂大辞典》5册86引《肘后方》卷二）

★ 7. **治火伤后汗出不止十余载**：患者，男性，56岁，干部。诉1975年乘客运汽车，途中突然车内起火迅速蔓延，遂从车窗钻挤出来而脱险，股部仍受烧灼，此后日夜汗出不止，重则入夜头身汗出如水洗，已十余年，遍访诸医，用过疏肝、祛湿、清热、养阴、补气、补阳诸法，服药数百剂鲜效。笔者思之，汤剂无效，曾有前贤论五倍子散外用止汗有效，于是用五倍子50克，嘱其研末4份，每日1剂，用水调成糊状填入脐内，再用胶布固定，睡前用之。不几日患者欣然来告，药后第2天汗出量减，第3天症状完全消失，后随访无复发。[《中医杂志》编辑部整理·《中医杂志》专题笔谈文萃（1995—2004，第一辑）612]

★ 8. **治体虚自汗、平日经常容易感冒**：黄芪15克，水煎。隔日1剂，10天为1个疗程，停药5天后再行第2个疗程。功能：益气固表，预防感冒。主治：体虚自汗，平日经常感冒。附注：据中国医学科学院病毒学研究所报道，应用本方预防感冒有较好的疗效，可降低发病率的56.5%。（薛建国 李缨 主编·《实用单方大全》508）

★ 9. **治汗出不止**：黄芪15克，马料豆15克。用法：水煎，去渣，微温服。（吴素玲 李俭 主编·《实用偏方大全》46引《医学从众录》）

★ 10. **治自汗**：防风、黄芪各一两，白术二两。上每服三钱，水一盅半，姜三片煎服。（江苏新医学院 编·《中药大辞典》下册2039）

★ 11. **治病后汗出**：黄芪30克，麦冬15克，北五味6克，桑叶14片。用法：水煎服。（吴素玲 李俭 主编·《实用偏方大全》46引《辨证录》）

★ 12. **治多汗症**：黄芪15克。以生猪尿脬1个，洗净，将高粱酒60克纳入脬中，用线扎口，加清水同黄芪煮烂，去黄芪服。适用于盗汗。（胡郁坤 陈志鹏 主编·《中医单方全书》346）

★ 13. **治人汗劳不止：【效验方】**麻黄根二分，石膏一分。用法：上为末，炼蜜为丸。大人服如小豆三丸，每日三次，小儿以意增损。（彭怀仁 主编·《中医方剂大辞典》9册635引《医心方》）

★ 14. **治黄汗病，身体肿，发热汗出而渴，状如风水，汗沾衣，色正黄如柏汁，脉沉**：黄耆五两，芍药、桂枝各三两。以苦酒一升、水七升相和，煮取三升。每服一升。（宋立人 总编·《中华本

草》4 册 350 引《金匮要略》)

盗汗 9 方

★ 1. **治盗汗**:五倍子适量。用法:研末,用醋调作饼状,贴脐上。(吴静 陈宇飞 主编·《民间祖传秘方大全》324)

★ 2. **治盗汗**:百合 30 克,绿豆 30 克,合欢花 10 克。水煎服,每日 2 次。(金福男 编·《古今奇方》33)

★ 3. **治盗汗**:夏枯草 30 克,黄瓜叶 30 克。水煎服,每日 2 ~ 3 次。(金福男 编著·《古今奇方》33)

★ 4. **治盗汗**:五倍子 60 克,枯矾 30 克,何首乌 30 克。用法:共研细粉,用清水适量调匀,制成药饼敷脐,外用纱布包扎缠绕,固定 48 小时为治疗 1 次。按语:外敷肚脐(神阙穴)治疗盗汗,主要是因为神阙穴为五脏六腑之根,真元汇聚之处,有通百脉、运气血、壮元阳之功效。(唐大晅 张俐敏 主编·《传世金方·祖传秘方》110)

★ 5. **治盗汗**:五倍子、酸枣仁各等份。用法:共研细末,贮瓶备用。于就寝前取药粉 20 ~ 30 克,加蜂蜜调成糊状,敷于两足底心(涌泉穴),用绷带或布条固定,翌晨取下,每晚换药 1 次。备注:一般外敷 3 ~ 7 次,其盗汗可愈。(吴静 陈宇飞 主编·《民间祖传秘方大全》323)

★ 6. **治盗汗**:浮小麦、大枣各一两。用法:水煎服。(中医研究院革命委员会 编·《常见病验方研究参考资料》244)

★ 7. **治盗汗**:紫花地丁草。用法:鲜者捣烂敷于脐上。干者研末,水调糊膏贴脐上。(洪国靖 主编·《中国当代中医名人志》867)

★ 8. **治盗汗及惊啼**:五倍子 12 克,生龙骨 10 克,朱砂 3 克。用法:共研细末,用热醋调敷脐中,每日换药 1 次。6 天为 1 个疗程,病重者可敷 2 个疗程。(《全国名老中医学经验荟萃·河南中医学院专集》447)

★ 9. **治肺结核盗汗**:【**倍辰糊**】五倍子末 2 ~ 3 克,辰砂(飞)1 ~ 1.5 克。用法:将上药混匀,加水调成糊状。将上药涂于塑料薄膜上敷于脐部,用胶布固定,24 小时换药 1 次。按语:共治疗 30 例,其中轻度 6 例,中度 11 例,重度 13 例,经治 1 ~ 6 次后,有效 25 例,无效 5 例。(电子版·《中华验方大全》光盘,肺结核盗汗篇)

自汗、盗汗 4 方

★ 1. **治自汗、盗汗**:五倍子、枯矾各 15 克,辰砂 1.5 克。共研细末备用。用时取本散 15 克,以食醋调敷脐部,外以纱布覆盖,胶布固定。每日换药 1 次,至愈为至。(唐汉钧 汝丽娟 主编·《中国民间外治独特疗法》200)

★ 2. **治自汗、盗汗**:五倍子 15 克,龙骨 9 克。用法:上药研为极细末,酽醋和调。贴脐中,以纸盖其上。(孙世发 主编·《中医小方大辞典》677 引《产科发蒙》卷四)

★ 3. **治自汗、盗汗**:【**止汗锭**】何首乌、五倍子、黄芪各等量。制法:将上药压粉,过 7 号筛,加入药用基质,制成每粒含生药 1 克的锭剂。用法:将脐部洗净拭干,取本品 1 枚置于脐内,上盖塑料薄膜,外盖纱布,并以胶布固定。24 小时换药 1 次。疗效:共治疗 168 例,经治 8 次,治愈 74 例,显效 47 例,有效 37 例,无效 10 例,总有效率 94%。(梁永才 梁杰圣 主编·《中国外治妙方》576)

★ 4. **治肺结核自汗、盗汗验案**:单某某,男,37 岁,工人。患肺结核已 4 年,经常自汗、盗汗,苔薄质微红,脉细小弦。此阴不摄阳之咎,予五倍子粉敷脐法以敛阴降火,而止其汗。3 日后即见好转,继用 2 日而愈。(杨鹏举 主编·《中医单药奇效真传》218)

阳虚证 7 方

★ 1. **治阳虚证**:鹿茸 300 克,麝香 30 克。用法:先将鹿茸研为细末,后入麝香同拌匀;与山药 60 克,酒煮为糊,丸如梧桐子大。每次 30 丸,空腹米汤送下。功效:补虚益阳。(孙世发 主编·《中医小方大辞典》220 引《普济方》)

★ 2. **治阳虚证验案**:曹某某,男性,83 岁;

就诊日期1976年12月。患者体虚，常易感受表邪，一年咳嗽感冒不断，冬季较盛，怕冷、棉衣四季均穿，不能摸冷水，吃生冷饮食即泻，体瘦，弱不禁风，头昏腰疼，常卧床不起，脉沉迟无力，舌淡胖润。中医辨证：脾胃阳虚、表卫不固。自1976年嘱每年冬令服鹿茸3克，坚持至今，以上症状逐步缓解，感冒基本未发，已不怕冷，除冬季外，棉衣已脱，饮食正常，精神饱满，并能做家务劳动，深感鹿茸确是老年人强身延寿要药。（黄国健等主编·《中医单方应用大全》287）

★ 3. **治阳虚证验案：**陈某某，女性，55岁。1980年11月初诊。患者平素畏寒，四肢不温，经常胃痛，便溏，吃蔬菜水果更甚，体重下降，头昏神倦，纳少，既往患有冠心病，脉象沉细无力，舌淡红，薄白苔。中医辨证：脾肾阳虚。自1980年开始每年冬季服鹿茸3克，分3晚用淡盐水冲服，服药后以上症状逐渐缓解，脉转有力，并能吃蔬菜水果，精神旺盛，体重增加3公斤。（黄国健等 主编·《中医单方应用大全》288）

★ 4. **治阳虚背恶寒：【加味黄芪汤】**黄芪一钱，人参、甘草各一钱，白术五分，肉桂五分。加减：病甚者，加附子。（彭怀仁 主编·《中医方剂大辞典》3册1172引《医学入门》卷四）

★ 5. **治阳气衰，腰脚疼痛、五劳七伤：【枸杞羊肾粥】**枸杞叶一斤，羊肾一对（细切），米三合，葱白十四茎。用法：上细切，加五味煮粥如常法。空腹食。（彭怀仁 主编·《中医方剂大辞典》7册119引《圣济总录》卷一八九）

★ 6. **治肾寒羸瘦，生阳气，补精髓：【鹿角霜丸】**鹿角霜、肉苁蓉（酒浸，去皴皮，切，焙）、附子（炮裂，去皮、脐）、巴戟天（去心），蜀椒（去目及闭口者，炒出汗）各一两。用法：上五味，捣罗为末，酒煮面糊和丸如梧桐子大。每服二十丸，空心温酒下。（江苏新医学院 编·《中药大辞典》下册2241引《圣济总录》）

★ 7. **治阴盛阳虚，耳作蝉声并一切冷气：**用鹿角霜1斤，白茯苓去皮四两，为末，就用鹿角胶和丸如梧桐子大。每服三五十丸，空心温酒下，甚有补益。（明代·胡濙 撰·《卫生易简方》86）

阴虚证6方

★ 1. **治阴虚：**鲜百合4两，炒酸枣仁5钱。用法：先把百合用清水泡4小时，取出洗干净，然后把酸枣仁煎水（要多放些水），煎好去渣，再用酸枣仁汤煮百合。每日1剂，分3次服。功能：润燥生津，安神敛汗。（易法银 喻斌主编·《湖南省中医单方验方精选·外科》下册1971）

★ 2. **治真阴不足，阴涸内热，内障青盲：【珠参散】**真珠、人参各等分。用法：上为末。人参汤送下，或莲肉汤亦可。（彭怀仁 主编·《中医方剂大辞典》8册1引《银海指南》卷三）

★ 3. **补肝滋阴：**女贞子200克，旱莲草20克。用法：上药为细末，炼蜜为丸，每丸12克。每日早、晚各一次，每次空腹用黄酒温服一丸。（金福男 编·《古今奇方》338）

★ 4. **治阴虚阳亢、头痛眩晕，亦用于高血压、高脂血症：【山花晶冲剂】**山楂（炒）150克，菊花、枸杞子各75克。用法：制成颗粒剂。口服，每次20克，每日3次。功效：滋补肝肾，清肝明目。（孙世发 主编·《中医小方大辞典》765引《部颁标准》）

★ 5. **治脾肺阴分亏损，饮食懒进，虚热劳嗽，并治一切阴虚之证：**生山药二两，生益米二两，柿霜饼八钱。用法：上三味，先将山药、薏米捣成粗渣，煮至烂熟，再将柿霜饼切碎，调入融化，随意服之。（宋立人 总编·《中华本草》8册245《医学衷中参西录》）

★ 6. **治阴虚痨热，或喘或嗽，或大便滑泄，小便不利，一切羸弱虚损之证：【薯蓣粥】**生怀山药（轧细过罗）500克。用法：每次21~24克，或至30克，和凉水调入锅内，置炉上，不住的箸搅，即成粥服之。若小儿服，或少调以白糖亦可。（孙世发 主编·《中医小方大辞典》192引《医学衷中参西录》上册）

骨蒸内热证12方

★ 1. **治骨蒸内热：【地骨皮露】**地骨皮

500克。用法:用蒸汽蒸馏法,每500克吊成露2500克。每用120克,隔水温热饮服。小儿酌减。功效:清热除烦。(孙世发 主编·《中医小方大辞典》60)

★ 2. **治骨蒸痨热**:鳖1个,去内脏,地骨皮15克,生地15克,牡丹皮9克。炖汤服。(宋立人 总编·《中华本草》9册393)

★ 3. **治急劳,骨蒸烦热**:青蒿(细研)1握,猪胆(取汁)1枚,杏仁(大者,汤浸,去皮尖双仁,麸炒微黄)14粒。用法:以童便煎,去渣,空腹温服。(孙世发 主编·《中医小方大辞典》960引《圣惠》卷二十七)

★ 4. **治阴虚骨蒸潮热**:女贞子、地骨皮各9克,青蒿、夏枯草各6克。水煎服。(宋立人 总编·《中华本草》6册186)

★ 5. **治骨蒸劳热,五心烦躁。又大病或大下后多睡、不睡**:乌梅30克,地黄30克。用法:上药同研为末。每服6克,以荠汁调下。(吴素玲 李俭 主编·《实用偏方大全》273引《卫生家宝》)

★ 6. **治骨蒸肌热,解一切虚烦躁,生津液:【地仙散】**地骨(洗,去心)、防风(去钗股)各一两,甘草(炙)一分。细末,每服二钱,水一盏,生姜三片,竹叶七片,煎服。(江苏新医学院 编·《中药大辞典》上册820引《本事方》)

★ 7. **治骨蒸劳,体瘦、发渴、寒热**:青蒿1斤取叶爆干,捣罗为散,桃仁1斤(酒浸去皮尖,麸炒令黄,研烂)甘草半两(生捣罗为末)。另以童子小便三斗,于瓷瓮中盛,于糠火上煎令如稀饧,却倾于铜器中,下诸药,又于糠火上煎,以柳木篦搅之,看稀稠得所,候可丸,即丸如梧桐子大,以粗疏布盛。每日空心温童子小便下三十丸,日晚再服。(江苏新医学院 编·《中药大辞典》上册1229引《圣惠方》)

★ 8. **治骨蒸,唇干口燥,欲得饮水**:大乌梅二十枚,石膏六两(碎,绵裹)。上二味,以水七升,煮取四升,去滓。以蜜三合,稍稍饮之。(宋立人 总编·《中华本草》1册298引《外台》)

★ 9. **治骨蒸劳嗽:【团鱼丸】**团鱼二个,贝母、前胡、知母、杏仁、柴胡各等份。上药与鱼同煮熟,取鱼连汁食之。将药焙干为末,用骨更煮汁一盏,和药丸梧子大。每服二十丸,煎黄芪六一汤,空心送下。病既安,仍服黄芪六一汤调理。(宋立人 总编·《中华本草》9册393引《妇人良方》)

★ 10. **治男女骨蒸劳瘦**:鳖甲一枚,以醋炙黄,入胡黄连二钱,为末。青蒿煎汤服方寸匕。(宋立人 总编·《中华本草》9册391引《孙思邈》)

★ 11. **治劳瘵虚损、骨蒸等症:【河车丸】**紫河车一具(洗净捣烂),白茯苓半两,人参一两,干山药二两。上为糊,面糊和入河车,加三味,丸如梧桐子大。每服三五十丸,空心米饮下。嗽甚,五味子汤下。(江苏新医学院 编·《中药大辞典》下册2363引《妇人良方》)

★ 12. **治劳瘵发热,或喘或嗽,或自汗,或心中怔忡,或因小便不利致大便滑泻,及一切阴分亏损之症**:生山药四两(切片)。用法:上药熬汁两大碗,以之当茶,徐徐温饮之。功能:补肺肾,补脾胃,滋阴利湿。(彭怀仁 主编·《中医方剂大辞典》1册42引《医学衷中参西录》)

中老年脾肾虚损、体质衰弱证11方

★ 1. **治中老年人脾虚所致食欲不振、消化不良:【山药糕】**用鲜山药100克洗净后蒸30分钟,去皮蘸白糖适量食用。中老年人脾虚所致的食欲不振、消化不良、体弱无力,肺虚所致的虚劳乏力、气短咳喘,肾虚所致的腰膝酸软无力等,可经常服用山药,有补益脾胃、滋养肺肾的功能。(梁栋·《中国中医药报》2009年8月20日)

★ 2. **治中老年人消化不良性腹泻:【山药莲子粥】**中老年人消化不良性腹泻、便溏泄,全身无力,心悸气短等,服用山药30克(或鲜山药100克),莲子15克,芡实15克,薏米15克,大米100克,有益气健脾、补中止泻的功效。将以上诸药及大米加水适量,煮成粥食用。(梁栋·《中国中医药报》2009年8月20日)

★ 3. **治老年人、体弱多病者及病后体虚者**:山药粉30克,鸡蛋1个,红糖10克。用法:把山药粉调成糊状,再倒入温开水1小碗搅匀,煮沸后把红糖和打散的鸡蛋一起冲入糊内调匀即成。

每天服1～3次。功能：补气健脾，润肺益肾等。本方是食疗佳品，体虚便溏者宜常用。（李家强编·《民间医疗特效妙方》165）

★4. **治中老年人肾阳不足、腰膝酸软、胃寒肢冷、性功能低下者：【山药韭杞汤】**用山药30克，枸杞子20克，韭菜子15克，羊肉100克，有补肾壮阳、增强性功能的功效。羊肉洗净切为小块，与诸药共同炖煮1小时，加调料适量，食肉喝汤。（梁栋·《中国中医药报》2009年8月20日）

★5. **治中老年人肾阳虚损，有畏寒怕冷、腰膝酸软、阳痿早泄、手足发凉等症状者：**山药炖小鸡 用山药30克，肉桂5克，花椒3克，公鸡1只，调料少许。用法：将公鸡宰杀洗净切块，加入诸药与调料，炖煮1小时，食肉喝汤。有补肾壮阳的功效。（梁栋·《中国中医药报》2009年8月20日）

★6. **治中老年人脾肾不足，有消化不良、五更泄泻（指每日黎明前即腹泻，泻后则安）、形体消瘦者：【山药羊肉粥】**用鲜山药100克，羊肉50克，大枣10枚，大米100克。用法：将山药洗净去皮，切为小碎块，羊肉洗净切碎，将山药、羊肉、大枣与大米同煮为粥食用。有温补脾肾、益胃固肠的功效。（梁栋·（中国中医药报）2009年8月20日）

★7. **治尿频，属老年肾虚：**核桃肉、淮山药各15克，益智仁3克。用法：水煎。每日1剂，分3次服。功能：补肾健脾，固精缩尿。方解：核桃肉补肾温阳；益智仁暖肾固精缩尿；淮山药益气健脾。诸药合用，共奏补肾健脾，固精缩尿之功。注意事项：或可将核桃煨熟，临睡前，吃核桃仁，用温米酒送服。（易法银 喻斌 主编·《湖南省中医单方验方精选·内科》上册1751）

★8. **治中老年人体质虚弱、体倦乏力、食欲不佳者：【山药茯苓糕】**取山药粉100克，莲子粉50克，薏米粉50克，茯苓粉30克，白术粉20克。用法：将诸药粉加白糖适量，搅拌均匀后加适量发酵粉和水，蒸熟后切块随意食用。有健脾益胃、补中益气的作用。（梁栋·（中国中医药报）2009年8月20日）

★9. **治老人骨髓虚竭：**用鹿茸五两涂酥炙黄为末，酒二升，于银器中慢火熬成膏，贮瓷器中。每服半匙，温酒调，空心食前服。（明代·胡濙 撰·《卫生易简方》85）

★10. **治老人春时胸膈不利，或时满闷：【坠痰饮子】**半夏（用汤洗10遍，研为末）不拘多少，生姜1大块，大枣7枚。用法：每次用药末6克，慢火水煎，临卧时去渣频服。（孙世发 主编·《中医小方大辞典》954引《养老奉亲》）

★11. **治年老体衰：**枸杞子适量。用法：取上药10粒，用清水洗净后放入口中含化，约半小时后嚼烂咽下。每天3～4次。或取本品30克，粳米100克，先把粳米煮到六七成熟，再放入枸杞子熬至烂熟粥稠，每天清晨和晚上空腹时吃粥1碗。附注：据徐树楠等记载，此法需坚持常服，才能取得较好的效果。有资料表明，有43例无明显疾病的老年人每天嚼服枸杞子50克，连服10天后静脉取血，发现枸杞子可使血液中一些反映身体机能状态的客观指标向年轻化方向逆转，从而验证了本品的延年益寿作用。（薛建国 李缨 主编·《实用单方大全》554）

更年期综合征2方

★1. **治更年期综合征：**补肾安更汤 女贞子、枸杞子、桑椹子各等份，水煎服。（孟凡红 主编·《单味中药临床应用新进展》395）

★2. **治更年期综合征：**丝瓜1个，天花粉20克，水煎服，每日1～2次。（金福男 编·《古今奇方》85）

儿科病证

小儿感冒 5 方

★ 1. **治小儿感冒**:大葱、香油各适量。用法:葱叶切碎,取葱管中滴出的涎液,再滴入数滴香油,搅匀。用手指蘸油摩擦患儿手足心、头面及后背等处,每日多次。注意勿着凉。功能:降温退热,解毒凉肌。用治风热感冒。验证:据《新中医》杂志介绍疗效颇佳。(良石 主编·《名医珍藏·秘方大全》220)

★ 2. **治小儿感冒**:天南星 30 克,葱叶适量研细末,用葱汁涂前额上,每次 1.5 克。(中医研究院革命委员会 编·《常见病验方研究参考资料》14)

★ 3. **治小儿感冒**:天南星、雄黄各四钱。用法:共研末做成二个饼,敷在脚心,用布扎住。做药饼须用醋调,如药量少,可加面粉,冷天可将饼放在火上焙热,敷一天一夜,有退热作用。(中医研究院革命委员会 编·《常见病验方研究参考资料》14)

★ 4. **治小儿发热**:鹅不食草适量。捣烂,开水冲,去渣服。适用于小儿高热。(胡郁坤 陈志鹏 主编·《中医单方全书》311)

★ 5. **治小儿外感发热**:青蒿全株 70 克(鲜品加大 2 倍),加水 1500 毫升,煎沸 3 分钟。待药液温度降至适宜时擦患儿全身,每天 3 次。据梁卫平报道,应用本方治疗 100 例,均获痊愈。(薛建国 李缨 主编·《实用单方大全》135)

小儿高热症 6 方

★ 1. **用于小儿高热**:地龙数十条,洗净泥土,方入净碗内,上撒白糖,顷刻,地龙全身渗液大出,即死亡。加面粉适量,捣为糊状,纱布包裹。敷神阙穴,30~60 分钟高热即退。(滕佳林 米杰 编著·《外治中药的研究与应用》530)

★ 2. **治小儿感冒高热**:生石膏。用法:生石膏(1 岁以上每天用 200 克,1 岁以下每天用 100 克),捣烂后放人搪瓷药锅内,加水 500 毫升,煎至 50 毫左右。共煎 4 次,每次煎煮时间不得少于 1 小时,药液里可以加糖。疗效:此方治疗婴幼儿流行性感冒 131 例,一日内退烧 37 例;2 日内退烧 78 例;3 日内退烧 9 例;3 例未服完药,为无效。(刘有缘 编著·《一两味中药祛顽疾》459)

★ 3. **治小儿夏季高热**:石膏 30 克,香薷 3 克。用法:将生石膏打碎先煎 30 分钟后入香薷,每日 1 剂,水煎 2 次服。(刘有缘 编著·《一两味中药祛顽疾》460)

★ 4. **治小儿暑热入心肺,身热烦渴,吐泻,小便不利:【土龙膏】**地龙(大者)10 余条。用法:入黄土泥饼中,作团如鹅鸭卵,慢火煨熟,浸香薷煎汤,或车前子、糯米同炒煎汤,澄取用,微温,和些蜜频服。一方真黄土化水,煎数沸,入地龙,旋即倾出,待清取用。(孙世发 主编·《中医小方大辞典》11 引《济众新编》)

★ 5. **治小儿感冒发热抽搐**:僵蚕 3 克。用法:水煎去渣取汁,加蜂蜜适量调服。功效:清热,通络,止痉。(郭志杰 吴琼等 主编·《传世金方·一味妙方》195)

★ 6. **治小儿高热昏迷**:雄黄 30 克,鸡蛋 2 枚。用法:雄黄研末,加鸡蛋清调成膏状。贴敷脐中,上盖纱布,再用胶布固定。(滕佳林 米杰 编著·《外治中药的研究与应用》99)

小儿疰夏3方

★ 1. **治小儿疰夏**：鲜马齿苋。用法：夏季采鲜马齿苋，洗净切碎晒干。每初春取本品50～100克，用温水泡透，捞出用纱布挤出水分，加入适量佐料做菜食，每周1～2次，疗程2～3个月。平时也可间断按上法做汤，代茶服用。疗效：本方防治小儿疰夏有良效。（刘有缘 编著·《一两味中药祛顽疾》524）

★ 2. **用于小儿疰夏**：用鲜薄荷叶60克。上药煎水备用。取药液洗浴。（滕佳林 米杰 编著·《外治中药的研究与应用》512）

★ 3. **治小儿夏季热**：鸡蛋清1枚，麦冬9克，甘草6克，白糖10克。用法：将麦冬、甘草浓煎取汁，加入蛋清、白糖搅匀，早、晚空腹分2次服，连服3～4天。（吴静 主编·《祛百病醋蛋秘方》164）

小儿疟疾4方

★ 1. **治小儿诸疟**：蛇蜕（烧灰）适量。用法：上药研为细末。每服3克，冷水调服。（孙世发 主编·《中医小方大辞典》158 引《圣济总录》）

★ 2. **治小儿疟疾**：蛇蜕于未发前一时塞鼻（男左女右），过时即去。（清代·丁尧臣 著·《奇效简便良方》108）

★ 3. **治小儿诸疟不拘久近**：青蒿60克，桂枝15克。用法：捣末，每服3克，未发作前，冷酒调下。（吴素玲 李俭 主编·《实用偏方大全》214 引《幼科释迷》）

★ 4. **治小儿温疟**：烧鸡内金，研末，与乳和服。（江苏新医学院 编·《中药大辞典》上册1204 引《千金方》）

小儿急性传染性肝炎2方

★ 1. **治小儿急性传染性肝炎**：郁金75克，茵陈、甘草各15克。用法：将上药研成细末，炼蜜为丸，每丸重1.5克。1岁以内每日1丸，2岁2丸，3岁3丸，4～5岁4丸，6～9岁6丸，10～12岁9丸，分2～3次服。验证：用上药治疗小儿急性传染性肝炎患儿30例，均于1周内黄疸消失，诸症消退，平均23天肝脏恢复正常大小，1个月肝功能恢复正常。（良石 主编·《名医珍藏·秘方大全》224）

★ 2. **治小儿急性传染性肝炎：【吴氏急肝汤】**绵茵陈30克，生山栀10克，板蓝根10克，大黄5克（后下），蒲公英15克，煎汤代茶饮；煎药时间不宜太长，30天为1个疗程。临床疗效：治疗378例，痊愈372例，好转6例。退黄最快者3天，最慢者10天，平均退黄5.6天；食欲好转3～5天；精神好转5～8天，肝肿大恢复正常11～20天；肝功能恢复正常20～40天。（胡熙明 主编·《中国中医秘方大全》下册542）

新生儿黄疸3方

★ 1. **治新生儿黄疸**：僵蚕30克。去嘴，研末，煎汤洗；或加蛇蜕末3克，同煎洗。适用于胎黄。（胡郁坤 陈志鹏 主编·《中医单方全书》296）

★ 2. **新生儿黄疸**：丝瓜半条。连皮带子，火烧（存性），研末，每次3克，每日2次，米汤送服，连服数日。适用于胎黄。（胡郁坤 陈志鹏 主编·《中医单方全书》296）

★ 3. **治新生儿黄疸**：50%的虎杖糖浆，每次5毫升，每日2次喂服。广东省人民医院外科用虎杖糖浆治疗新生儿黄疸175例，痊愈151例（其中重型黄疸8例），好转7例，无效17例。（王辉武 主编·《中药临床新用》394）

流行性腮腺炎(痄腮)31方

★ 1. **治流行性腮腺炎**:五倍子末适量。用法:用米醋调成糊,涂于患处。(中医研究院革命委员会 编·《常见病验方研究参考资料》41)

★ 2. **治流行性腮腺炎**:鲜鱼腥草适量,捣烂。外敷患处,以胶布包扎固定,每天2次。据王庭兆报道,应用本方治疗16例,痊愈13例,有效3例。(薛建国 李缨 主编·《实用单方大全》101)

★ 3. **治流行性腮腺炎**:冰片30克,用稠冷米汤调匀,外敷患处,每天2~4次,连用1~3天。体温39℃以上可加用内服药。于惠珍用上方治疗流行性腮腺炎100例,除1例配合内服药外,其余99例均外用药在1~3天内治愈。(王辉武 主编·《中药临床新用》287)

★ 4. **防治流行性腮腺炎**:用板蓝根2~4两,小儿减半,每日1剂煎服。同时可将板蓝根配成30%的溶液涂患处。据387例的观察结果,除5例好转、5例无效外,其余均治愈。对伴有并发症者效果较差。预防服药11295人次,似有控制流行的作用。(江苏新医学院 编·《中药大辞典》上册1252)

★ 5. **治流行性腮腺炎**:板蓝根一两,夏枯草四钱。开水煎服。(中医研究院革命委员会编·《常见病验方研究参考资料》39)

★ 6. **治流行性腮腺炎**:元参15克,板蓝根12克,夏枯草6克。用法:水煎服,每日1剂。(唐大晅 张俐敏 主编·《传世金方·祖传秘方》294)

★ 7. **治流行性腮腺炎**:板蓝根30克,蒲公英10克,鲜仙人掌30克。先将板蓝根、蒲公英水煎好后,再把仙人掌去皮刺捣碎,用干净纱布包裹,挤出鲜汁5~10毫升,兑入煎剂内混合均匀内服,每日一剂。金国华用上方治疗流行性腮腺炎49例,结果全部治愈,轻者1天热退,2天消肿。(王辉武 主编·《中药临床新用》375)

★ 8. **治流行性腮腺炎**:板蓝根、夏枯草各1两,薄荷3钱。用法:水煎。每日1剂,分2次服。功能:清热解毒,消肿散结。方解:板蓝根清热解毒凉血;夏枯草清热泻火,散结消肿;薄荷疏散风热。诸药合用,共奏清热解毒,消肿散结之功。(阳春林 葛晓舒 主编·《湖南省中医单方验方精选·外科》上册242。

★ 9 **治流行性腮腺炎**:生石膏、黄柏各等量。研粉,用水或醋调成糊状,摊于纱布上,厚约0.5厘米。敷于患处,每日1~2次。(宋立人 总编·《中华本草》1册298)

★ 10. **治流行性腮腺炎**:陈石灰研细末,用醋调匀涂患处。又方,上方加青黛少许,用蛋清调敷。(杨仓良 主编·《毒药本草》1043)

★ 11. **治流行性腮腺炎**:白花败酱草鲜品50克,加生石膏10克,2药相合捣烂,再加鸡蛋清调匀,外敷患处。用敷料包扎,每天换药1次。据张定龙等报道,应用本方治疗48例,获得满意疗效。(薛建国 李缨 编·《实用单方大全》103)

★ 12. **治流行性腮腺炎**:白花败酱草,水煎服。1~3岁15~20克,4~15岁20~40克,16岁以上40~60克。治疗50例腮腺炎,全部治愈。服药1剂痊愈44例,2~3剂痊愈者6例。(胡熙明 主编·《中国中医秘方大全》下册555)

★ 13. **治流行性腮腺炎**:蛇蜕9克,搓成管状塞耳内,如双腮均肿,可塞两耳。(吴静 陈宇飞 主编·《民间祖传秘方大全》)728)

★ 14. **治流行性腮腺炎**:**【蛇蜕尾散】**蛇蜕尾5寸,冰片1分。用法:蛇蜕尾在新瓦上焙枯,共研细末。吹入耳内。功能:清热止痛,祛风解毒。(阳春林 葛晓舒 主编·《湖南省中医单方验方精选·外科》上册230)

★ 15. **治流行性腮腺炎**:蛇蜕、雄黄各适量。用法:将上药和匀,塞耳道中。(吴静 陈宇飞 主编·《民间祖传秘方大全》728)

★ 16. **治小儿腮腺炎**:蛇蜕6克,鸡蛋2个。将蛇蜕用清水浮去尘垢,切碎,加2个鸡蛋搅拌后,用油煎炒熟(可酌加盐),1次服用。成人及12岁以上儿童蛇蜕用量加倍,鸡蛋不增加。有胃肠道功能紊乱的患儿,可将上方多次分服,其效果不太理想。应用本方治疗90例,均获满意疗效。只有5例服用2剂,其余均服用1剂,均未发生脑炎、睾丸炎等并发症。(胡熙明 主编·《中国中医秘方大全》下册551)

★ 17. **治流行性腮腺炎：**大活地龙 6 条(捣烂)，冰片 5 克(研末)。将 2 药调匀，制成直径为 5 厘米左右的药饼。摊于纱布上，外盖一层塑料薄膜，外敷腮腺肿胀明显部位，用胶布固定。每日换药 1 次。治疗 56 例，一般用药后即可肿消痛减热退，轻者敷 1 次，重者 3 ~ 4 次即愈。(滕佳林 米杰 编著·《外治中药的研究与应用》531)

★ 18. **治流行性腮腺炎：**取紫花地丁全草(或干品浸透)100 ~ 250 克洗净，加雄黄约 0.5 克，共捣烂，外敷患处。每敷 1 ~ 2 小时，每日 1 ~ 2 次。治疗期间忌食酸、甜及干燥食物。其中 17 例因体温超过 39.5℃ 而加用复方柴胡注射液 2 毫升，每日 3 次肌注。共治 86 例，全部治愈。其中用药 2 天而愈者 33 例，3 天而愈者 41 例，其余均在 5 天内治愈。(滕佳林 米杰 编著·《外治中药的研究与应用》100)

★ 19. **治流行性腮腺炎：**川黄连、川大黄、大青叶、雄黄各等量，凡士林适量。制法：将上药前 4 味共研为细末，过 6 号筛，以凡士林调成糊状。用法：取本品敷于患处，保留 12 小时，次日换药，共涂 3 次。疗效：共治疗 715 例，3 日内肿块消失 712 例，疗效不显著 3 例，总有效率为 99.6%。(梁永才 梁杰圣 主编·《中国外治妙方》163)

★ 20. **治流行性腮腺炎：**紫草 30 克研末，用米醋适量，调成糊状敷于患处，1 日 4 次；配合辨证内服药。治疗 60 例流行性腮腺炎，全部治愈。(王辉武 主编·《中药临床新用》611)

★ 21. **治小儿流行性腮腺炎：**鲜蒲公英30 ~ 60 克，白糖 30 克。水煎服。治疗 84 例，全部治愈。平均服药 3 天左右。(宋立人 总编·《中华本草》7 册 991)

★ 22. **治小儿流行性腮腺炎：**鲜蒲公英 20 克，捣烂加鸡蛋清 1 个，白糖少许，调成糊状，外敷患处，每日 1 次。经治疗 50 例均愈。平均治愈天数 8.07 天。(宋立人 总编·《中华本草》7 册 991)

★ 23. **治流行性腮腺炎：**白僵蚕二两，姜黄二钱半，蝉蜕六钱半，大黄四两。用法：共研细末，糊丸每重一钱，蜜水调服，每服一丸。(中医研究院革命委员会 编·《常见病验方研究参考资料》40)

★ 24. **治流行性腮腺炎，亦可治淋巴结核：**水蛭、冰片各等份，研细末，调适量凡士林外敷患处。每日换 1 次，腮腺炎 1 ~ 3 日即愈。淋巴结核 1 ~ 3 周可以消散。(何绍奇等 整理·《朱良春用药经验集》200)

★ 25. **治小儿流行性腮腺炎：**蜈蚣 2 条，朱砂 6 克。用法：上药共研细末，用鸡蛋清调成糊状，敷于患处，每日换药 1 次。一般轻者 1 次，重者 2 次即可治愈。功效：清热消肿，通络止痛。附记：局部发热者，加黄连、黄柏、栀子各 3 克。(程爵棠 程功文 编著·《单方验方治百病》337)

★ 26. **治小儿痄腮：**吴茱萸 15 克，生大黄 12 克，川黄连 8 克，胆南星 4 克。研末醋调敷涌泉穴。田延风用上方治疗小儿痄腮 40 例，1 ~ 4 剂全部治愈。(王辉武 主编·《中药临床新用》328)

★ 27. **治腮腺炎：【蟾地膏】**蟾蜍 2 只(去内脏)，地龙 20 条(洗净)。共捣烂，用蛋清或香油调成膏，敷患处，上盖纱布，每日 1 换。(胡晓峰 编著·《虫蛇药用巧治百病》130)

★ 28. **治腮腺炎，耳下腮腺部肿痛，言语，饮食均感困难等症：【蜈蝎雄黄散】**蜈蚣 1 条，全蝎 3 个，雄黄 3 钱。用法：共为细末，开水调，外敷。功能：解毒散结，活血通络。方解：蜈蚣、全蝎通络搜风，散结攻毒；雄黄解毒消肿。诸药合用，共奏解毒散结，活血通络之功。注意事项：蜈蚣、全蝎、雄黄有毒。或鸡蛋清调敷患处。(阳春林 葛晓舒 主编·《湖南省中医单方验方精选·外科》上册 241.)

★ 29. **治小儿腮腺炎：**大蟾蜍一只，越大越好，洗净泥污，用剪刀断其头，然后将腹剖开，剥下整皮不再清洗，当即整张贴于患处(内皮面贴于患处)，可用胶布固定，每天更换新蟾蜍皮一次，直至痊愈。(王辉武 主编·《中药临床新用》676)

★ 30. **痄腮：**五倍子、大黄、白及。共为末，鸡子清调搽。(清·邹存淦 著·《外治寿世方》63)

★ 31. **治腮腺炎：**全蝎 30 克，用清水洗去杂质和盐味晾干备用。用香油 60 克炸成金黄色，每日 15 克，早、晚分服。治疗 120 例，结果治愈 100 例，好转 20 例。服药次数最多者 5 次，最少者 2 次。(宋立人 总编·《中华本草》9 册 134)

腮漏3方

★ 1. **治腮漏**:苦胆一个。用法:将胆汁熬成膏。摊青布上贴患处。(沈洪瑞 主编·《重订十万金方》424)

★ 2. **治腮漏**:鲜地鳖虫一个。捣如泥,敷于患处即愈。(沈洪瑞 主编·《重订十万金方》423)

★ 3. **治金腮疮,初生如米豆,蚀透腮颊**:鸡内金(焙)、郁金各等分,共研细末,过罗为散。先用盐浆水漱口,将药掺患处(禁忌米食)。(彭怀仁 主编·《中华名医方剂大全》7 引《圣济总录》卷一三二)

玫瑰糠疹2方

★ 1. **治玫瑰糠疹**:50%的板蓝根注射液,每日肌内注射4毫升,7天为1个疗程。据报道,用上方治疗玫瑰糠疹30例,均获痊愈(皮疹消失,无痒感),疗程为5~45天。(王辉武 主编·《中药临床新用》375)

★ 2. **治婴儿玫瑰疹**:紫草7.5~15克。水煎服;或与板蓝根15克水煎服,每日2次,每日1剂,10日为1个疗程。(胡郁坤 陈志鹏 主编·《中医单方全书》299)

单纯糠疹1方

★ **治单纯糠疹**:发于面部圆形、椭圆形浅色斑,表面干燥,并覆少量灰白色糠状鳞屑;冬春多发。取白芷粉15克,凡士林100克,充分调匀成膏外涂,每日1次。(《中国中医药报》2011年4月20日)

预防麻疹9方

★ 1. **预防麻疹**:丝瓜络二钱。用法:水一茶碗,煎半小时。一日服三四次,连服三日有效。(沈洪瑞 主编·《重订十万金方》610)

★ 2. **预防麻疹**:脐带一条。用法:初生儿经断脐后将接近胎盘一端消毒剪下三至五寸,用新瓦焙干研细末待用。每日二三次乳汁调服,一周服完。(中医研究院革命委员会 编·《常见病验方研究参考资料》15)

★ 3. **预防麻疹**:紫河车五分。用法:一日二次,连服三至七日。(中医研究院革命委员会 编·《常见病验方研究参考资料》15)

★ 4. **预防麻疹**:胎盘二钱,丝瓜皮一钱,金银花二钱。用法:胎盘消毒焙干,将上药烤干研末混匀,每服一钱,一日二次,连服三日,用绿豆汤送服。(中医研究院革命委员会 编·《常见病验方研究参考资料》18)

★ 5. **预防麻疹**:紫草三钱,甘草一钱。水煎,日服二次。(江苏新医学院 编·《中药大辞典》下册2345)

★ 6. **预防麻疹**:33%的紫草根糖浆,6个月~1岁,每次10毫升,2~3岁20毫升,4~6岁30毫升。隔天服2次,共服3日。据报道,用上方预防观察110例农村易感小儿,结果3例出疹;预防率为97.3%。还用上方预防观察685例农村易感小儿,服药后发病率由服药前的11.3%逐渐下降为1.1%,对潜伏期和出疹期患者,可缩短病程。(王辉武 主编·《中药临床新用》608)

★ 7. **预防麻疹**:紫草一两,南瓜藤二两,地丁三钱。用法:水煎服,一日三次。服后如腹泻可加广木香至一钱,同煎服。(顾伯华 主编·《实用中医外科学》18)

★ 8. **防麻疹**:夏枯草5钱~2两。水煎服,1日1剂,连服3天。(江苏新医学院 编·《中药大辞典》下册1828)

★ 9. **预防麻疹**:将鸡蛋用针扎7~8个孔,用患过麻疹的儿童小便浸泡7天,1次吃1个鸡蛋。据南京市卫生防疫站报告,保护率为

100%，胜过胎盘球蛋白制剂。（中医研究院革命委员会 编·《常见病的中医治疗研究》21）

麻疹14方

★ 1. **治麻疹**：益母草二钱，薄荷五分。用法：水煎服。（中医研究院革命委员会 编·《常见病验方研究参考资料》17）

★ 2. **治麻疹**：紫草9～15克。水煎服。适用于麻疹后斑痕不退。（胡郁坤 陈志鹏 主编·《中医单方全书》139）

★ 3. **治麻疹发后突然隐没，热毒攻心**：紫草三钱，川红花一钱半，芫荽二钱。用法：水煎服。（顾伯华 主编·《实用中医外科学》22）

★ 4. **治麻疹初期**：蝉衣6克（去头足），粳米30克。加水煎粥，每日1剂，分2次服，连用2～3日。（胡晓峰 编著·《虫蛇药用巧治百病》126）

★ 5. **治麻疹**：野百合9克，红枣5个。用法：水煎加蜂蜜服，以上为1日量。适用于麻疹并发肺炎。（吴静 陈宇飞 主编·《民间祖传秘方大全》712）

★ 6. **治麻疹**：僵蚕2克，白水牛角10克，紫草6克。用法：水煎内服，每日1剂，日服3次。适应证：本方具有清热解毒、通窍透疹等功效。（吴静 编·《祛百病祖传秘方》166）

★ 7. **治麻疹**：板蓝根五钱，连翘三钱。用法：水煎服，连服三剂。（中医研究院革命委员会 编·《常见病验方研究参考资料》17）

★ 8. **治麻疹验案**：高某，男，5岁。因麻疹在某区医院住院治疗，多次注射青霉素、链霉素及输液等，高热不退，请先父为诊。症见患儿呼吸喘促，神昏躁扰，疹出瘮瘮，疹点紫暗，面红唇紫，脉细数，舌红绛而干，此为热毒炽盛，闭肺攻心。急以下法外敷胸部，敷后，体温下降，全身麻疹密布，喘促渐平，神疲入睡，所敷之鸡全身紫黑，气臭难闻。治疗方法：活小鸡1只，雄黄10克，鸡杀死后拔去下刀处鸡毛，带毛从背上剖开，除去内脏，撒雄黄粉于腹内，趁热敷于患儿胸前，30～60分钟将鸡撤去，日敷1～2次即效。（黄国健等 主编·《中医单方应用大全》469）

★ 9. **治麻疹应出不出，或疹出不透者**：炙穿山甲五分（研末）。用法：另用西河柳一两，薄荷五分，水煎后滤清，入穿山甲末调和热服。（中医研究院革命委员会 编·《常见病验方研究参考资料》20）

★ 10. **治疹出不透**：蝉蜕1钱，芫荽、浮萍各3钱，荆芥2钱。水煎服。（《全国中草药汇编》编写组 编·《全国中草药汇编》上册908）

★ 11. **治麻疹已出，收没太速**：山甲珠、牛蒡子、葛根各三钱。用法：水煎。一周岁小儿每服一酒杯，每隔三小时服一次，按年岁增减用量。忌生冷辣食物。（中医研究院革命委员会 编·《常见病验方研究参考资料》21）

★ 12. **治小儿麻疹透发不畅**：蝉蜕3克。用法：将蝉蜕水煎服。释解：因内蕴热毒、外感天行，症见发热咳嗽，口腔颊部有白点等。治宜宣肺透疹。（刘少林 刘光瑞 编著·《中国民间小单方》225）

★ 13. **治麻疹不出，或出而忽回，喉闭气喘**：麻黄五分（去节），鲜大芦根一尺许。用法：水煎服。（中医研究院革命委员会 编·《常见病验方研究参考资料》21）

★ 14. **治麻疹出不透，或迟迟不能出齐，出后很快消失，发热不退或增高**：蟾蜍肝1～2个。水煎服，1～2次即可。（宋立人 总编·《中华本草》9册368）

婴儿湿疹20方

★ 1. **治婴儿湿疹**：丹参30克，茵陈30克，苦参25克。水煎，每日1剂，取1/5药液内服，余液外洗患处，每日2次。临床疗效：治疗20例患儿，全部治愈。（胡熙明 主编·《中国中医秘方大全》下册647）

★ 2. **治婴儿湿疹**：蜈蚣适量。焙燥研末，猪油调敷。（中医研究院革命委员会 编·《常见病验方研究参考资料》418）

★ 3. **治婴儿湿疹**：用五倍子末。曾治一患儿，男，3个月，颜面、颈部及腋窝皮肤潮红，有较多渗液，并夹有结痂，瘙痒无度，寝食不安，用五倍子研末敷于患处，每日数次，2天后渗液渐消，慢慢结痂,周后痊愈。以后又遇多例婴儿湿疹均用上法治愈。[《中医杂志》编辑部 整理·《中医杂志》专题笔谈文萃(1995—2004,第一辑)413]

★ 4. **治婴儿湿疹:**五倍子 30 克,冰片 3 克。将五倍子炒后研细末过筛,入冰片合研之,装瓶密封备用。先用米泔水(生小米加温水搅之即成米泔水)洗患处,再撒上药末,每日 3 次。(唐汉钧 汝丽娟 主编·《中国民间外治独特疗法》96)

★ 5. **治婴儿湿疹:**五倍子、花椒各等分。用法:共研细末,香油调敷。(中医研究院革命委员会 编·《常见病验方研究参考资料》419)

★ 6. **治婴儿湿疹:**文蛤 4 两,川椒 3 两,轻粉 5 钱。用法:将五倍子炒成黄色,川椒炒成黑色(起烟为度)和轻粉共研细末,调香油敷患处。(中医研究院革命委员会 编·《常见病验方研究参考资料》420)

★ 7. **治婴儿湿疹:**白芷 2 钱,雄黄 1 钱。用法:共研末,茶油调,以纱布包裹,火烘出油,抹患处。(中医研究院革命委员会 编·《常见病验方研究参考资料》418)

★ 8. **治婴儿湿疹:**将土茯苓研为细末,外敷患处,每日 3 ~ 5 次,连续 5 天。如治王某,男,3 个月。头面及颈部皮肤潮红、渗液 1 周,伴瘙痒难耐,便秘尿黄,夜间哭闹不安。取本品研末外敷患处,1 天后渗液减少,3 天后可见痂皮生长,1 周后痂皮脱落而愈。附注:土茯苓出自《滇南本草》,为百合科植物光叶菝葜的块状根茎,性味甘、淡、平,入肝、胃经,有解毒、利湿、祛风之效。小儿乃纯阳之体,火热内蕴,发散于外,故小儿皮肤病多为湿热毒邪结于肌肤所为,土茯苓外用,药证相符,故用之获效。[《中医杂志》编辑部 整理·《中医杂志》专题笔谈文萃(1995—2004,第一辑)430]

★ 9. **治婴儿湿疹:**大枣(去核)、白矾各少许。用法:每个红枣纳入白矾少许,瓦上焙干,研细末,撒敷患处。(吴静 陈宇飞 主编·《传世金方·民间秘方》396)

★ 10. **治无渗出液的婴儿湿疹有效。亦治小儿龟头溃烂:**鸡蛋黄 3 枚。用法:将鸡蛋黄熬油,涂患处。每日 3 ~ 4 次。注意:治疗期间,忌用水洗患处。蛋黄油制法参见第 11 方。(吴静 主编·《祛百病醋蛋秘方》185)

★ 11. **治小儿湿疹及黄水疮:**鸡蛋 2 个,冰片 2 克,硫黄 0.5 克(回族方)。用法:将鸡蛋煮熟取蛋黄,放锅内熬炼取油,加入冰片及硫黄,研为细末,待凉后,贮瓶备用。用时蘸油涂患处,每日 2 ~ 3 次,数次即愈。(张力群等主编·《中国民族民间秘方大全》730)

★ 12. **治婴儿湿疹:**山甲片、孩儿茶、冰片、川连各适量。用法:共研细末和香油敷患处。如红色内热,加马齿苋,捶烂调蜜涂。(中医研究院革命委员会 编·《常见病验方研究参考资料》420)

★ 13. **治婴儿湿疹:**湿疹渗液多时,以黄连 10 ~ 20 克煎水取汁外敷,每日 2 ~ 3 次,每次 1 小时左右;渗液减少后,改用黄连粉香油调搽,每日 1 ~ 2 次。刘天骥以上方治疗婴儿湿疹,效果较好。(王辉武 主编·《中药临床新用》552)

★ 14. **治婴儿湿疹:**雄黄三钱,枯矾二钱。用法:共为细末,流黄水者用上药撒之;不流水者用凉开水调抹,但不要过浓。(中医研究院革命委员会 编·《常见病验方研究参考资料》418)

★ 15. **治婴儿湿疹:**雄黄一两,硫黄、黄丹各一钱。用法:共研细末,香油调搽患处。先以艾叶煎汤洗净后再敷药。(中医研究院革命委员会 编·《常见病验方研究参考资料》420)

★ 16. **治婴儿湿疹:**雄黄、硫黄、寒水石、樟脑各三钱。用法:共研细末,加母乳汁适量外搽。(中医研究院革命委员会 编·《常见病验方研究参考资料》420)

★ 17. **治婴儿湿疹:**雄黄、硫黄各 20 克,白芷 12 克,细辛 5 克,花椒 3 克。先将白芷、细辛和花椒用文火烤脆,再与雄黄、硫黄研为细末,加菜油适量调成糊膏,放置 1 天即可。将患儿头面部用温盐水洗净擦干,再用糊膏涂搽皮损区及周围正常皮肤,每日 2 次,重者 3 ~ 4 次。徐信言等以上方治疗婴儿湿疹 27 例,全部治愈,治愈时间最短 7 天,最长 25 天,平均为 12.3 天。(王辉武 主编·《中药临床新用》60)

★ 18. **治婴儿湿疹:**生石灰 15 克,麻油 15 克。用法:石灰浸水 30 分钟后取上清液,后人麻油制糊状备用。用时先用浓茶汁洗患处,后涂药糊,每日 1 次。(张俊庭 编·《皮肤病必效单方 2000 首》119)

★ 19. **治婴儿湿疹:**陈石灰、黄柏、滑石各等

分。用法：共研末，调桐油搽。（中医研究院革命委员会 编·《常见病验方研究参考资料》419）

★ 20. **治奶癣（即婴儿湿疹）：【文蛤散】**文蛤（五倍子）120 克，川椒 60 克，轻粉 15 克。用法：先将文蛤打成细块，锅内炒黄色，次下川椒同炒黑色，烟起为度，入罐内封口存性，次日入轻粉碾为细末，瓷罐收贮。香油调搽。宜忌：奶母戒口为妙。（孙世发 主编·《中医小方大辞典》812 引《外科正宗》卷四）

痱子 12 方

★ 1. **治痱子：**鲜丝瓜 1 条，麻油适量。用法：丝瓜焙干研末，调麻油。每日 1 ~ 2 次，外擦患处。功能：清热解毒，润肤透疹。（阳春林 葛晓舒 主编·《湖南省中医单方验方精选·外科》上册 776）

★ 2. **治小儿痱子：**五倍子、石榴皮各 30 克。用法：共研末。撒患处，每日 1 ~ 2 次。（金福男 编著·《古今奇方》144）

★ 3. **治痱子：**猪胆 1 个。用法：去皮取汁。顿服。功能：清热凉血，养阴止痒。注意事项：1 周 1 个，连服 2 个。（阳春林 葛晓舒 主编·《湖南省中医单方验方精选·外科》上册 777）

★ 4. **治小儿热痱：**夏枯草花穗 250 克（干品）。用法：加水适量，文火煎取汁。用以洗患处，每日 5 ~ 10 次。同时注意保持患儿居住处通风凉爽，衣被不宜过多过厚，勤洗澡、勤换衣，保持皮肤清洁。疗效：治疗 20 例患儿全部获效。其中显效 15 例，有效 5 例。（刘有缘 编著·《一两味中药祛顽疾》497）

★ 5. **治小儿热痱：**鲜马齿苋 100 ~ 200 克。用法：加水 1000 ~ 1500 毫升，煎汤取汁晾温后洗，每日 2 ~ 3 次，每次 10 分钟，7 日为 1 个疗程。疗效：本方外洗治热痱 25 例，经过上方治疗 1 ~ 2 个疗程，有效率达 99%。本方收效快，价廉，无不良反应，尤适合小儿应用。（刘有缘 编著·《一两味中药祛顽疾》498）

★ 6. **治痱疮：**龙脑一分（研），黄柏半两（末），白面二两，腊茶一两（末）。上拌匀，每以新棉粘药扑上，破者敷之。（宋立人 总编·《中华本草》3 册 553 引《小儿卫生总微论方》）

★ 7. **治白痱：**冰片 2 克。用法：取上药，与薄荷油 10 克一起放入 75% 的酒精 250 毫升中，摇晃后即可。用酒精搽身。功能：清热利湿，祛风止痒。主治：白痱。表现为针尖状浅表性小水泡，泡壁薄而微亮，全身刺痒。（薛建国 李缨 主编·《实用单方大全》489）

★ 8. **治痱子痒痛：**大蓟不拘多少。用法：煎水洗。（沈洪瑞 主编·《重订十万金方》334）

★ 9. **治小儿夏月痱疮及热疮：【葛粉散】**葛粉三两，甘草一两（生，锉），石灰一两（炒）。用法：上为末。以绵揾扑于疮上。以愈为度。（彭怀仁 主编·《中医方剂大辞典》10 册 135 引《圣惠》卷九十一）

★ 10. **治小儿暑夏头生热疖、痱子：**鲜丝瓜叶四两。用法：捣烂取汁搽皮肤。（中医研究院革命委员会 编·《常见病验方研究参考资料》399）

★ 11. **治痱毒：**败酱草 30 克，加水 2000 ~ 3000 毫升，浸泡 30 分钟后煎沸 10 分钟。滤出药液洗浴患处，自上而下反复浸洗 2 ~ 3 次，每次 10 ~ 20 分钟。水温一般以皮肤感觉舒适为宜。用药当日即止痒、无刺痛，皮损开始消退，洗 2 ~ 3 次后脓疱及水疱开始干燥而消退。所治 48 例均在 3 天内治愈，仅 1 例复发，仍按上法治疗而愈。（滕佳林 米杰 编·《外治中药的研究与应用》361）

★ 12. **治脓性痱子：**鲜鱼腥草 1 把。用法：清水漂洗后捣成泥状，用布包好。涂擦痱子，每 2 天换 1 次药。功能：清热凉血，养阴止痒。注意事项：3 ~ 5 天后即可愈。（阳春林 葛晓舒主编·《湖南省中医单方验方精选·外科》上册 777）

防痘、稀痘、痘疮 23 方

★ 1. **预防痘疹：【稀痘蛤膜方】**大蛤蟆 1 只。用法：8 月取大蛤蟆，去头、皮、骨，用净肉，盐花、香油锅内炒熟食之。（孙世发 主编·《中医小方大辞典》174 引《冯氏锦囊·痘疹》）

★ 2. **预防痘疮：【凤龙膏】**乌鸡蛋 1 个，地龙

(活且细小者)1条。用法:以鸡蛋开1小孔,入地龙于内,夹皮纸糊其窍,饭锅上蒸熟,去地龙,与儿食之。每岁立春日食10个,终身不出痘疮;邻里有此证流行时,食1~2个亦好。(孙世发 主编·《中医小方大辞典》281引《医学正传》)

★ 3. **防痘,稀痘:【二豆饮】**小黑豆、绿豆(淘)各450克,赤小豆、甘草节各60克。用法:每日水煮,任意食豆饮汁。痘疹流行时,预服痘自不发,虽出必稀少。功效:防痘,稀痘。(孙世发 主编·《中医小方大辞典》1236引《经验良方》)

★ 4. **治痘疮:【紫草陈皮饮】**紫草6克,陈皮3克。用法:上药研为粗末。新汲水煎服。(孙世发 主编·《中医小方大辞典》647引《幼科类萃》)

★ 5. **治痘疮出不红润:【万全散】**人参、防风、蝉蜕各等分。用法:上切细。每服四钱,水一盏,入薄荷三叶,煎六分,温服。加减:热而实者,加升麻。(彭怀仁 主编·《中医方剂大辞典》1册935引《医学正传》卷八)

★ 6. **治痘不起浆(白豆至七八日无浆):**生捉大蛤蟆三个(肚皮红色者佳),用布包其身、爪,只留头在外,手持蛤蟆使其口与出痘者之口相对,约一顿饭时久将蛤蟆放去。再以第二个如前法为之,连用数个,则浆自起,极验。(清·丁尧臣 著·《奇效简便良方》121)

★ 7. **治小儿出痘不快:**珍珠7粒为末,新汲水调服。(杨建宇等 主编·《灵验单方秘典》243引《儒门事亲》)

★ 8. **治痘疹出不快:**板蓝根一两,甘草三分(锉,炒)。上同为细末,每服半钱或一钱,取雄鸡冠血三两点,同温酒少许,食后,同调下。(江苏新医学院 编·《中药大辞典》上册1252引《阎氏小儿方论》)

★ 9. **治痘出不快:**鲜蛤蟆一个(酥炙,为末,听用),麻黄三两(熬成膏子)。用法:上为丸,如绿豆大。每服三五七丸,用白酒送下。(彭怀仁 主编·《中医方剂大辞典》5册633引《外科启玄》)

★ 10. **治小儿疮疹不快,倒靥:【紫金散】**紫草、蛇蜕(炒焦)、牛李子(炒)各15克。用法:上药研为粗末。每次3克,水煎,去渣温服。(孙世发 主编·《中医小方大辞典》1169引《普济方》)

★ 11. **治痘出不快及痘倒靥;远年恶疮:**紫草、蛇蜕(炒焦)、牛蒡(炒)各五钱,连翘四钱。用法:上为细末。痘出不快,用升麻、虫蜕、笋尖煎汤调服;倒靥,用虫蜕煎水调服。(彭怀仁 主编·《中医方剂大辞典》10册324引《种痘新书》)

★ 12. **治小孩百日里出痘:【全蝎散】**全蝎五个(蜜焙干),蝉蜕五个(酒浆洗,和炒)。用法:上为细末。再加酒、芍药、砂糖调服。(彭怀仁 主编·《中医方剂大辞典》4册644引《医部全录》卷四九四)

★ 13. **治小儿疮痘热渴:【乌梅汤】**小黑豆、绿豆各一合,乌梅二个。用法:上药切碎。新汲水一碗,煎取清汁,旋服。(彭怀仁 主编·《中医方剂大辞典》2册938引《直指小儿》卷五)

★ 14. **治痘疮,表有风热而痘色滞者:**蝉蜕、白芷、地骨皮各等分。每服三、五分,酒调下。(彭怀仁 主编·《中医方剂大辞典》10册1178引《治痘全书》)

★ 15. **治痘毒:**泡过茶叶,晒干为末,五倍子等分。鸡子清调敷。(陆锦燧辑·《鲟溪秘传简验方》165)

★ 16. **治痘毒久不收功:**干百合三钱,血竭二钱,冰片一分。共研极细末,干掺,即收功矣。(清·顾世澄 撰·《疡医大全》1255)

★ 17. **治小儿痘疮,余毒上攻咽喉,语声不出:**蛇蜕一条(用麻油点灯,烧存性)。用法:上为细末,以砂糖拌为饼子。嚼下。(彭怀仁 主编·《中医方剂大辞典》3册332引《续易简方》)

★ 18. **治痘疹黑陷干枯,倒靥不起者:【一字丹】**紫花地丁、金线重楼、山慈菇各适量。用法:上药研为末。每次6克,酒调服。(孙世发 主编·《中医小方大辞典》715引《万氏家抄方》)

★ 19. **治痘疮气虚倒陷者:**干胎衣一具(切片),白黏米一合(同炒黄色)。用法:上为末。每服一钱,用保元汤送下,酒浆亦可。功能:益阴助浆。(彭怀仁 主编·《中医方剂大辞典》6册710引《痘疹传心录》)

★ 20. **治痘疮倒靥陷状;小儿疮疱黑陷,或变紫色:【独圣散】**穿山甲不拘多少。用法:上药取前足嘴上者,烧存性,研为末。每次1.5克,以木香汤入少许酒服之;紫草汤亦可。(孙世发 主编·《中医小方大辞典》125引《景岳全书》)

★ 21. **治痘疮倒靥**:鼠妇为末,酒服一字,即起。(历代医学名著全书 明代·李时珍撰·《本草纲目》4 册 3367)

★ 22. **治痘疮黑陷,项强目直,腹胀喘急发搐**:蝉蜕五分,地龙一两,为末。每服二钱,乳香汤调下。(宋立人 总编·《中华本草》9 册 168 引《治痘全书》)

★ 23. **治痘疹元虚毒重,黑陷无脓:【参蚓汤】**人参 30 克,蚯蚓 20 条。先煎人参,后入蚯蚓,再煎服。(孙世发 主编·《中医小方大辞典》467 引《痘疹仁端录》卷十四)

小儿痘疔 1 方

★ **治小儿痘疔**:雄黄一钱,紫草三钱。用法:上为末。先以银簪挑破,胭脂汁调搽。(彭怀仁 主编·《中医方剂大辞典》10 册 538 引《本草纲目》)

小儿斑疮 2 方

★ 1. **治小儿斑疮**:全蝎 24 个,雄黄、麻黄(去节)各一分。用法:上为细末。用芫荽以酒煎,令温调下。(彭怀仁 主编·《中医方剂大辞典》1 册 38 引《普济方》)

★ 2. **治小儿斑疮**:大蝉蜕 21 个(去足),甘草一钱半。用法:用水半碗,煎至一小盏,旋旋与服。(彭怀仁 主编·《中医方剂大辞典》10 册 1183 引《奇效良方》)

小儿斑疮入眼 4 方

★ 1. **治小儿斑疮入眼**:蛇蜕皮、马屁勃、皂角(不蛀者)、谷精草各等分。用法:同入瓦藏瓶内,用盐泥固济,木炭火烧令通赤,于地坑子内出火毒,候冷取出,细研为末。每服一字,温米泔调下。(彭怀仁 主编·《中医方剂大辞典》9 册 465 引《普济方》)

★ 2. **治小儿斑疮入眼,及裹黑睛**:桦皮、头发、蛇蜕各半两。用法:上锉细。净器内点火烧之,候烟尽,研细。每服半钱,煎黑豆汤,入酒三点调下,一日五次。(彭怀仁 主编·《中医方剂大辞典》8 册 151 引《幼幼新书》)

★ 3. **治小儿斑疮,入眼成白膜,但不作丁子者**:桑螵蛸二两,麝香少许(研)。用法:上为细散。每服一钱半匕,生米泔调下,临卧服。(彭怀仁 主编·《中医方剂大辞典》10 册 1491 引《圣济总录》)

★ 4. **治斑疮入眼,半年以内者:【蝉蜕散】**蝉蜕(去土,取末)一两,猪悬蹄甲二两(罐子内盐泥固济,烧存性),羚羊角(细末)。用法:上为末,入羚羊角(细末)一分拌匀。每服一字,百日外儿五分,三岁以上一、二钱,食后温水或新水调下,日三四次,夜一二次。(彭怀仁 主编·《中医方剂大辞典》10 册 1180 引《小儿药证直诀》)

痘疮入眼 4 方

★ 1. **治痘疹入目**:蛇皮、马屁勃各五钱,皂角子十四个。为末。入罐内,盐泥固济,烧存性,研,每温酒服 1 钱。(缪仲淳 编撰·《本草单方》333)

★ 2. **治小儿痘疮入眼方**:用蛇蜕五寸。煮绿豆去皮. 只吃豆。神效。(电子版·《中华医典·普济方》卷四百四)

★ 3. **治痘疮入眼**:蛇蜕 30 克,蝉壳 25 枚。用法:用罐子泥固济晒干,火煅过,地上出火毒 1 宿,研为末。每次 0. 75 克,食后蜜水调下,每日 3 次。(孙世发 主编·《中医小方大辞典》419 引《圣济总录》)

★ 4. **治痘疮入眼**:蛇蜕一条(烧灰),甘草五钱(锉为末),不蛀皂角五定(烧灰)。用法:上为末。小儿每服半钱,熟水调服。痘疮出尽,便宜服之。(彭怀仁 主编·《中医方剂大辞典》6 册 693 引《普济方》)

小儿麻痹后遗症4方

★ 1. **治小儿麻痹后遗症:**土鳖虫、桂枝各等分。共研细末,6个月～1岁服3分;1～2岁服5～6分;3～5岁服7分～1钱。1日3次,酒送服。(中医研究院革命委员会 编·《常见病验方研究参考资料》63)

★ 2. **治小儿麻痹后遗症:**土鳖虫7个,川牛膝9克,马钱子(油炸黄)3分。共研细末,分为7包,每晚睡前用黄酒服1包。(中医研究院革命委员会 编·《常见病验方研究参考资料》63)

★ 3. **治小儿麻痹后遗症:**用杜仲1.5两,猪脚1只。加水适量,文火熬4小时,取药汁每日2次分服。次日将药渣另加猪脚1只再行煎服。隔日1剂,共服10剂。治疗1例病史2年的患儿,用过中、西医及新医疗法均无效,经用上方,同时进行肌肉按摩及功能训练,1周后,肌力开始有进步,可独立行走30米;2周后能独立行走200米,步态较稳、肌力显著进步;第3周已能独立行走600米,步态稳健有力。(江苏新医学院 编·《中药大辞典》上册1033)

★ 4. **治小儿麻痹症:**. 丝瓜络12克,桑枝12克。水煎服,每日1～2次。(金福男 编·《古今奇方》138)

白喉22方

★ 1. **治白喉:【冰硼散】**冰片三分,硼砂一钱,胆矾五分,灯芯灰一钱五分。用法:上为细末。每用少许吹入喉中。功能:吐痰涎,出毒气。(彭怀仁 主编·《中医方剂大辞典》4册703引《经验各种秘方辑要》)

★ 2. **治白喉:**黄连粉内服,每次0.6克,每日4～6次,并配合1%的黄连溶液漱口。治疗轻症白喉11例,体温在1～3日内恢复正常,假膜平均在2～6天消退。治疗后咽拭培养平均2.8,转为阴性。(宋立人 总编·《中华本草》3册220)

★ 3. **治白喉:**用黄连适量,将上药煎沸30分钟后,去渣即成。取黄连浸液热蒸汽口腔吸入。(滕佳林 米杰 编著·《外治中药的研究与应用》450)

★ 4. **治白喉:**独头蒜1个,红糖适量。用法:将独头蒜捣烂,加红糖调味,温开水冲服。每天1剂,连服4～5天。(吴静 主编·《祛百病大蒜秘方》120)

★ 5. **治白喉:**用取皮生大蒜3～5克,置75%酒精内浸3～5分钟,放入消毒器皿中捣烂如泥状。取2×2厘米消毒纱布垫涂上蒜泥约1～2克,贴于患者双手合谷穴,绷带固定。经4～6小时,局部可有痛痒灼热感,8～10小时表面出现水泡,用消毒针刺破拭干涂以龙胆紫液,消毒纱布包扎,防止感染。治疗16例同时加用青霉素,均获痊愈。一般敷药8～10小时后咽喉病灶即明显缩小以至消失,伪膜逐渐脱落,乃至痊愈。(江苏新医学院 编·《中药大辞典》上册113)

★ 6. **治白喉:**大蒜1瓣,去皮捣如泥,约小豆大1粒敷经渠穴,男左女右,起一水泡刺破揩净毒水。说明:本方治白喉有特效。(王富春 段明鲁 主编·《葱姜蒜治百病》154)

★ 7. **治白喉:**鲜马鞭草200克,加水1000毫升,水煎浓缩至400毫升,成人200毫升,儿童每次100～150毫升,早、晚各服1次,连服10～15天。何明权用上方治疗白喉30例,结果:治愈29例。治愈率为96.7%。(王辉武 主编·《中药临床新用》88)

★ 8. **治白喉:**鲜马鞭草30克,甘草5克。水煎服,每日2～3次。(金福男 编·《古今奇方》142)

★ 9. **治白喉:**五倍子30克,鼠妇(潮虫)30个。用法:鼠妇用清水洗净,每一个五倍子装入鼠妇6个,用白面作薄饼包裹,放火上烧黄黑,去面皮,将鼠妇研为细末。每用药粉少许,吹入喉中烂处,咽下无妨,一日3～4次。疗效:本方为家传秘方,治疗白喉危重的小儿多例,证明确有卓效。(刘有缘 著·《一两味中药祛顽疾》599引《千家妙方》)

★ 10. **治白喉:**板蓝根500克。用法:取上药,清水洗净,加水煎煮2次,合并滤液,浓缩至500毫升,置消毒容器内备用。3岁小儿每次服

20毫升,3～5岁每次服25毫升,10岁以上每次服35毫升,每天3次。用药至伪膜脱落及症状消失3个月后停药。据郑如快报道,应用本方治疗12例,疗效颇佳。发热、声嘶、气喘等症状消失时间平均在用药3～4天后,且可使伪膜脱落,细菌培养转阴。(薛建国 李缨 主编·《实用单方大全》95)

★ 11. **治白喉:**板蓝根30克,桃仁6克。水煎服,每日1～2次。(金福男 编·《古今奇方》142)

★ 12. **治白喉:**用活蟾蜍约170克,加白矾33克同捣烂,用纱布包裹成长方形(5×10厘米),置于患者前颈,绷带固定。当时患者即有清凉舒适感,约经4～5小时咽喉部分泌物减少。纱布包,贴敷前颈部,重症患者4～6小时更换1次,轻者6～10小时更换1次。经20小时后即感咽喉部湿润舒适,吞咽便利。一般重症更换5～6次,轻症更换3～4次即可见症状减轻或痊愈。治疗13例白喉患者,咽涂片找到白喉杆菌者9例。治后退热时间为18～50小时,局部症状消失时间为14～52小时。所治病例未有气管切开及其他并发症者。(江苏新医学院 编·《中药大辞典》下册2718)

★ 13. **治白喉:**巴豆肉二份,乌梅肉一份捣烂,朱砂一份拌入,做成绿豆大小丸,密封备用。先在额部涂少许蛋清,取药丸一粒置印堂穴上,胶布固定。8小时后如局部红晕或水泡,应用冷水冲洗,冷敷后再涂鸡蛋清并在印堂穴上垫上小棉片,另换丸药外贴。文明锋用上方治疗白喉13例,3～4天全部治愈。(王辉武 主编·《中药临床新用》148)

★ 14. **治各种白喉:**巴豆(去壳研末)、朱砂各0.5克。做成小膏药,贴于患者两眉之间8～12小时,视局部变红紫色并有水泡即去掉,不久小泡变为大泡可以挑破搽1%龙胆紫。观察59例,伪膜脱落最快的不到一天,最慢的8天,退热日期最快1天,最慢8天,结果全部病例均治愈。(胡熙明 主编·《中国中医秘方大全》下册578)

★ 15. **治白喉风:**蜘蛛三个(焙干),冰片五厘,共研细末。吹喉。(宋立人 总编·《中华本草》9册136引《喉科集腋》)

★ 16. **预防白喉:**取新鲜猪胆汁,或猪、鱼胆汁混合。加等量砂糖。用法:蒸30～60分钟。托儿所小孩每次服1～2毫升,幼儿园小孩每次服2～3毫升,每天服2次,连服4天。咽拭培养阳性的隔1个月再服4天。曾先后在流行区的托儿所、幼儿园用上法给药2046人,经1年以上观察,无1例发病。其中320人在服药前做过咽液培养,阳性带菌者34人,经第1次服药后1～2周复查,28例转阴,4例第2次服药后转阴。同时期散居的儿童未经预防服药者有4例发病。经3次抑菌试验,证明猪胆汁对白喉杆菌有一定的抑菌能力,但无杀灭作用。(江苏新医学院 编·《中药大辞典》下册2195)

★ 17. **治喉白喉呼吸困难,或喘急欲窒息者:**白僵蚕一钱,枯矾八分。用法:共研细末,开水冲服。(中医研究院革命委员会 编·《常见病验方研究参考资料》27)

★ 18. **治白喉呼吸困难,或喘急欲窒息者:**黑白牵牛、生大黄、槟榔各等分。用法:共研极细末,蜜水调。每服五分,一日一次或二次。服后得泻,痰声可平。(中医研究院革命委员会 编·《常见病验方研究参考资料》28)

★ 19. **治咽白喉:**硼砂、生石膏各一钱,甘草末五分,冰片二分。用法:共研细末,吹患处。(中医研究院革命委员会 编·《常见病验方研究参考资料》26)

★ 20. **治咽白喉:**蒲公英二两。用法:水煎漱口。(中医研究院革命委员会 编·《常见病验方研究参考资料》26)

★ 21. **治咽白喉与喉白喉:**蛤蟆一只,香油一杯。用法:将香油火煎待沸,将蛤蟆倒提于锅上,使其口内沫涎滴入油中(油燃烧时应将油火扑灭),待冷时一次服下。服药后二十至三十分钟往往即可从口中吐出假膜,呼吸逐渐通畅,精神好转。(中医研究院革命委员会编·《常见病验方研究参考资料》28)

★ 22. **治局限性咽白喉:**马鞭草50克(干品),加水1000毫升,煎成300毫升。成人每次150毫升,8～14岁100毫升,5岁以下50毫升,均每天服2次,连服3～5天。若咽拭子培养不转阴者,则延长10天。据衡阳市传染病医院报道,应用本方治疗194例,治愈率为98.4%。(薛建国 李缨 主编·《实用单方大全》124)

百日咳17方

★ 1. **治百日咳:**用甘遂、大戟、芫花各31克。分别以醋炒焦,共研细粉,再用面粉60克炒黄,将面粉加水适量熬成糊状,与药粉制丸,如梧桐子大。1~2岁小儿每服1丸;3~4岁每服2丸;按年龄递增,每日清晨服1次。治疗283例,一般服药3~5天即可痊愈,个别病情严重者,服药15天左右。(宋立人 总编·《中华本草》4册797)

★ 2. **百日咳:**(天冬合剂)天冬15克、麦冬15克、百部9克、制半夏6克、栝楼6克、橘红6克、竹茹6克。痰多者,加莱菔子6克。水煎服。(胥)按语:笔者用本方减橘红,加陈皮6克,治疗小儿百日咳数例,均获痊愈,疗效特佳。(上海第二医学院 编·《内科手册》155)

★ 3. **治百日咳,呕血,咯血:**鲜凤仙花7~15朵,水煎服,或和冰糖少许炖服更佳。(江苏新医学院 编·《中药大辞典》上册486)

★ 4. **治百日咳后体虚终日流汗不止者:**五倍子五钱。用法:焙干研粉末,敷于肚脐上。(中医研究院革命委员会 编·《常见病验方研究参考资料》39)

★ 5. **治小儿百日咳:**将活蟾蜍一只开水泡死,不去肠肚,以黑胡椒7粒填入蟾蜍口腔。瓦上焙干成灰,用温开水冲服,隔2天服1次,分2次服完,5天为1疗程,共治小儿百日咳76例,服1个疗程治愈50例,2个疗程治愈23例,3例未愈。(宋立人 总编·《中华本草》9册359)

★ 6. **治小儿百日咳:**大蒜15克,红糖6克,生姜少许。水煎服,每日数次。(宋立人 总编·《中华本草》8册40)

★ 7. **治百日咳:**马鞭草适量。用法:根据患者年龄取上药。1~3岁小儿用10~30克(鲜品加倍),4岁儿童用60~120克,每天1剂,水煎分2次服,连服3~10天。据肖自学报道,应用本方治疗40例,3~7天治愈31例,8~10天治愈7例,2例13~14天治愈。(薛建国 李缨 主编·《实用单方大全》125)

★ 8. **治百日咳:**马齿苋200~300克,水煎2次,合并药液,浓缩至100~150毫升。分2~3次口服(小儿酌减),7天为一个疗程。据樊英诚报道,应用本方治疗50例,服药1~2个疗程后治愈48例,另2例合并肺炎、脑炎,而加用其它疗法获愈。(薛建国 李缨 主编·《实用单方大全》108)

★ 9. **治百日咳:**法半夏、生石膏、朱砂各五钱。用法:共为细末,每服一分,开水送下。(中医研究院革命委员会 编·《常见病验方研究参考资料》39)

★ 10. **治百日咳:**夏枯草、蜜制百部各9克。水煎服。(宋立人 总编·《中华本草》8册193)

★ 11. **治百日咳:**①鸡胆糖浆:新鲜鸡胆,一个胆汁量加80%糖浆至50毫升,冷藏待用。用法:1岁以下,50毫升,分3天服完;1~3岁分2天服完,3岁以上,1天内服完。

②猪胆糖浆:猪胆汁,以文火煎煮,使稀胆汁由液状变成糊胶状,然后冷却成松香状结晶。1克加80%的糖浆至100毫升。用法:1岁以下,服5毫升,每天3次;1~4岁,服10毫升,4岁以上,服15毫升。(西安医学院第一附属医院中医教研组 编·《常见病中医治疗研究》73)

★ 12. **治百日咳:**炙蜈蚣、川贝母各等分,研为细末,1~2岁每次用1.5克,3~4岁用2克,每日3次,连服5~7日。(李永明·《中国中医药报》,2010年8月18日第5版)

★ 13. **治百日咳:**亦称"顿咳",以阵发性、痉挛性咳嗽为特征。取蜈蚣、甘草各等份,研为细末,每次1~2岁用1.5克;3~4岁用2克,每日3次,一般连服5~7日可以痊愈。因蜈蚣解痉定咳,甘草润肺止咳,二者相辅相成,奏效较速。病案举例:钱孩,4岁。患百日咳已20余日,其咳阵作,作则面红气窒,咳声连连不断,必呕吐痰涎始已。舌苔薄腻,脉滑数。予蜈蚣甘草散9包,3日分服。药后第2日即见咳势减缓,3日大定,续服2日而愈。(何绍奇等 整理·《朱良春用药经验集》186)

★ 14. **治百日咳:**地龙5克,麻黄3克,杏仁3克,甘草2克。水煎服。(胡晓峰 编著·《虫蛇药用巧治百病》131)

★ 15. **治百日咳:**全蝎1只,炒焦为末,鸡蛋1个煮熟,用熟鸡蛋蘸全蝎末食,每日2次。3岁以下酌减,5岁以上酌增。经治74例,4~7天全

部获愈。(宋立人 总编·《中华本草》9册134)

★ 16. **治小儿百日咳**:鸡内金3钱(炒焦),川贝母1.5钱。用法:共研细末,每次服5分,1日服3次,白水送下。(沈洪瑞 主编·《重订十万金方》615)

★ 17. **治百日咳**:鼠妇数只。用法:取鼠妇数只放新瓦上焙干,研为细末,用淡盐水送服。(中医研究院革命委员会 编·《常见病验方研究参考资料》33)

小儿肺炎6方

★ 1. **治小儿肺炎**:甘遂、大戟、芫花各5~10克。用法:以醋煮沸后晾干,研成细末,根据年龄及身体状态服用0.5~2克,每日服1次,用大枣10枚煎汤约50毫升冲服。功能:消肿,散结,逐饮。病例验证:用此方治疗支气管肺炎26例,大病灶3例,大叶性肺为4例,暴喘型肺炎7例,配合一般对症处理及支持疗法。结果治愈39例。(《名医验方》280。

★ 2 **治小儿肺炎**:百合50克,薏苡仁200克。加水5碗,共煎成3碗,3次分服,每日1剂。(胡郁坤 陈志鹏 主编·《中医单方全书》313)

★ 3. **治小儿肺炎**:鱼腥草20克,远志10克,葶苈子10克,煎药液40毫升备用。取药液分2~4次超声雾化吸入。(滕佳林 米杰编·《外治中药的研究与应用》381)

★ 4. **治小儿肺炎**:僵蚕30克,茶叶15克。共研细末,开水冲服,每次5克。适用于小儿肺炎风痰喘咳、夜不安眠者。(胡郁坤 陈志鹏主编·《中医单方全书》313)

★ 5. **治小儿肺炎,发热、咳嗽**:癞蛤蟆2只。用法:上药洗净置桶内,用冷水浸8分钟。先取1只抹干,将癞蛤蟆肚皮覆盖于患儿剑突下(心窝部),使其头朝上,用手扶住或纱布固定约15分钟后,癞蛤蟆周身灼热时取下放置桶内,另换1只如前法敷于小儿剑突下。如此每隔15分钟轮换1次,连续1~2小时,重症可连续3小时以上。有奇效。(李德新等 编著·《祖传秘方大全》185)

★ 6. **治小儿肺炎咳嗽**:丝瓜1条。用法:选取快老的丝瓜,洗净,不剥皮,切成段,放碗内不加水,置锅内蒸熟其汁自出,饮其汁。说明:此方乃安徽省全椒县一民间老太太所传,用此汁饮用,治小儿肺炎咳嗽有非常明显的疗效。(张力群等 主编·《中国民族民间秘方大全》903)

小儿咳嗽8方

★ 1. **治小儿久咳不止,夜不能寐**:大蒜头20克,蜂蜜15克。用法:将大蒜去皮捣烂,用开水一杯浸泡,晾后再炖1小时,取汁调蜂蜜饮服。(王富春 段明鲁 主编·《葱姜蒜治百病》123)

★ 2. **治小儿咳嗽有痰,并解诸药毒,及上焦壅热,身上生疮**:雄黄、郁金(焙)各1钱,巴豆3个。用法:上为末,烂饭为丸,如粟米大。婴孩3丸,饭饮送下;薄荷汤亦可。(彭怀仁 主编·《中医方剂大辞典》1册577引《幼幼新书》卷十六)

★ 3. **治小儿痞嗽不止**:(温肺散)栝楼根15克,甘草(炙)7.5克。用法:上药研为末。每次3克,蜂蜜温开水调下。(孙世发 主编·《中医小方大辞典》656引《准绳·幼科》卷八)

★ 4. **治小儿咳嗽**:凤仙花(茎、枝、叶均可用)。用法:捣烂,炒热,待温揉患儿背心,由上揉下,待凉更换。(中医研究院革命委员会编·《常见病验方研究参考资料》99)

★ 5. **治小儿咳嗽涎盛,咽膈不利**:南星(切片,皂角水浸一夕,煮干)、半夏(姜汤浸)、僵蚕(一半醋浸,一半生用)白矾各等分。用法:上为末,姜糊丸,如小豆大。三岁三十丸,生姜汤吞下;如惊风涎盛,皂角水化破服。(彭怀仁 主编·《中医方剂大辞典》7册190页《普济方》)

★ 6. **治小儿久嗽,咯唾鲜血**:(独胜散)用天花粉,不拘多少,为细末,每服一钱,蜜汤调下,无时。(宋立人 总编·《中华本草》5册590引《普济方》)

★ 7. **治小儿昼夜咳嗽,身无热**:怀山药一斤。用法:煮熟加糖调服。(沈洪瑞 主编·《重订十万金方》612)

★ 8. **治小儿痰热,咳嗽惊悸**:半夏、南星各等分,为末,牛胆汁和,入胆内,悬风处待干,蒸饼丸绿豆大。每姜汤下三五丸。(杨仓良主编·

《毒药本草》769 引 明代·《本草纲目》)

小儿哮喘 13 方

★ 1. **治小儿哮喘:**海螵蛸 3 钱,枯矾 1 钱,白糖 1 两。用法:共研细末,分 3 次,用白开水送。(中医研究院革命委员会 编·《常见病验方研究参考资料》105)

★ 2. **治小儿哮喘:**蚯蚓。用法:蚯蚓焙干,研末,按患儿年龄大小,每次 1～3 克,日服 3 次,连服 3 日。功能:对偏高热的小儿哮喘疗效更佳。病例验证:张某,女,4 岁。咳嗽、哮喘 2 天,不能平卧。曾用青、链霉素及抗喘药治疗无效。患儿父母均有哮喘病。诊断为哮喘。予以蚯蚓粉 15 克,日分 5 次服用。翌日复诊,症状缓解,哮鸣音消失,呼吸音仍粗糙;继服蚯蚓粉 15 克而愈。(《名医验方》276)

★ 3. **治小儿支气管哮喘:【五龙平喘汤】**五味子 10 克,地龙 15 克,苦杏仁 6 克,甘草 3 克,生姜片 3 片。水煎剂。(张金鼎 邹治文编·《虫类中药与效方》171)

★ 4. **治小儿哮喘:**白胡椒 1～5 粒。研末,放于膏药中心,先用生姜擦患儿肺俞穴,以擦红为度,再将膏药贴上。禁风寒及食生冷。(宋立人 总编·《中华本草》3 册 442)

★ 5. **治小儿哮喘:**陈南星、片竹黄、广郁金各等分,共研细末,每服 1.8 克,糖水送服。(中医研究院革命委员会 编·《常见病验方研究参考资料》105)

★ 6. **治小儿痰喘:【天龙丸】**白僵蚕、甘草各 120 克。用法:上药研为末,炼蜜为丸,如弹子大。每日服 12 克。药完自愈。(孙世发主编·《中医小方大辞典》248 引《续刻经验方》)

★ 7. **治小儿风壅痰盛,咳嗽气急,壮热颊赤,昏愦呕吐,面目浮肿,乳食减少:**白僵蚕五两(净洗,去丝头足,焙干),玄胡索(去皮)三两。用法:上为末。每服一字或半钱,淡韭汁温调服之;婴孩每服半字,乳汁调下,不拘时候。(彭怀仁 主编·《中医方剂大辞典》10 册 103 引《卫生总微》)

★ 8. **治小儿痰喘:**巴豆 1 粒,捣烂,绵裹塞鼻,痰即自下。(宋立人 总编·《中华本草》4 册 773 引《古今医鉴》)

★ 9. **治小儿支气管哮喘:**巴豆 1 粒,苹果 1 个。用法:先将苹果洗净,用小刀挖 1 个小洞,将巴豆仁置入苹果洞中,仍将苹果盖严,放入碗内,加水 50 毫升,再隔水蒸煮 40 分钟,取出巴豆仁弃之不用,吃苹果喝汤。每日分早、中、晚 3 次服完。待症状消除停药。功效:泻肺平喘。医师嘱咐:巴豆仁有毒,不可内服。置苹果内蒸煮,可减缓巴豆仁之毒性。(刘道清 主编·《中国民间神效秘方》934)

★ 10. **治小儿哮喘:**我女儿今年 14 岁,5 年前曾患哮喘病,经常服用止咳平喘药和抗生素,但效果不佳,时常复发,有时 1 个月发作数次。后改服胎盘糖衣片(每片 0.25 克),每次服 2 片,每天 3 次。连服 1 个月,哮喘明显好转。停服一段时间,继服同样剂量的胎盘糖衣片 200 片,哮喘治愈了。5 年来再未复发。(黄国健等 主编·《中医单方应用大全》528)

★ 11. **治小儿喘息型气管炎哮喘:**全壁虎一条,用香油适量炸焦黄,捞出,研细粉。口服。用炸过的香油适量(待油凉后)送服壁虎散(一条),每日一次。使用注意:如有感染,加用抗生素。(张金鼎 邹治文 编·《虫类中药与效方》308)

★ 12. **治小儿咳嗽(肺热咳嗽):**鸡蛋 1 枚,川贝 5 克。用法:将川贝研末,装入鸡蛋内搅匀,用纸封口,蒸熟食。每日 1 剂,分 2 次服,连服 3 日。(吴静 主编·《祛百病醋蛋秘方》166)

★ 13. **治先天性喉喘鸣:**吴茱萸适量。用法:取上药,研为细末,备用。每次 1～2 次,用凉开水调成稠糊状,敷于双侧涌泉穴,每晚 1 次,次日清晨取下,6 次为 1 个疗程。功能:理气降逆。本病在新生儿期即可出现症状,表现为吸气性喘鸣(如鸡鸣声),睡眠时减轻,哺乳及哭闹时加重。多数患儿全身情况尚好,无声哑,仅少数有明显吸气困难,甚至影响进食。附注:据张连城报道,应用本方治疗 69 例,均获痊愈。(薛建国 李缨 主编·《实用单方大全》248)

小儿厌食症3方

★ 1. **治小儿厌食症**:大枣500克,生鸡内金100克。用法:大枣去核焙干,生鸡内金亦焙干,共研极细末拌匀。装瓶备用。每次服上药3克,少量频服,用糖水送下,意在调味,以免呛咳,每日3~4次。疗效:经过40例临床运用观察,坚持长期服用,可增强小儿机体免疫力,增加体重,增强食欲。临床屡用屡验,获益良多。(刘有缘 编著·《一两味中药祛顽疾》486)

★ 2. **治小儿畏食症**:全蝎8克,鸡内金10克。用法:共研细末,贮瓶备用。口服,2岁以下,每次0.3克;3岁以上,每次0.6克。每日2次,连服4天为1个疗程,每个疗程间隔3天。服药期间禁食生冷油腻食物。疗效:治疗50例,1个疗程治愈43例,2个疗程治愈6例,经3个疗程治疗无效1例。(刘有缘 编著·《一两味中药祛顽疾》485)

★ 3. **治厌食症**:蜈蚣粉1.5克。鸡蛋1个一端破孔,倾出蛋清少许,装入蜈蚣粉混匀,用面粉裹好煨熟服,每日1次。适用于小儿厌食症、消化不良。(胡郁坤 陈志鹏 主编·《中医单方全书》302)

小儿消化不良7方

★ 1. **治小儿消化不良**:蜈蚣、儿茶分别为细末,6个月以下每次服蜈蚣粉0.2克,儿茶0.125克;6~12个月每次服蜈蚣粉0.4克,儿茶0.25克;1~2岁每次服蜈蚣粉0.6克,儿茶0.35克;每日3次。治疗小儿消化不良引起的呕吐、腹泻、小便减少等症。在加强护理,脱水者补液的基础上,给蜈蚣儿茶散,多于短期内治愈。《名医别录》曾提到蜈蚣"疗心腹寒热积聚",说明本品对胃肠功能有调整作用。今伍以收敛止泻之儿茶,一温一寒,一开一收,共奏和调中州之功。如属脾虚者,又宜掺用健脾运中之品,如白术、木香、砂仁之类。(何绍奇等 整理·《朱良春用药经验集》186)

★ 2. **治小儿消化不良**:蛋黄油每天5~10毫升,分2次服。1疗程4~5天。一般服药1~2天后大便次数及性状即明显好转,用药4~5天可痊愈。如用药2~3天后大便仍无好转,即不必继续服药。治疗20例婴儿患者,入院前或入院后均经多种抗生素或中药治疗无效;粪便常规检查均见较多脂肪滴,部分病例发现少量白细胞,16例粪便培养均为阴性。经服蛋黄油后,15例治愈,3例好转,2例无效。平均疗程为3.4天。以对婴幼儿慢性或迁延性消化不良疗效最为满意。(江苏新医学院 编·《中药大辞典》上册1203)

★ 3. **治小儿消化不良**:二丑适量,炙鸡内金等份。共研细末。开水冲服,每次0.5~1克,每日2次。适用于小儿消化不良乳食内积便秘者。(胡郁坤 陈志鹏 主编·《中医单方全书》300)

★ 4. **治小儿消化不良**:山药30克,鸡内金6克。研细末混匀,每次3克,每日3次服。(洪国靖 主编·《中国当代中医名人志》46)

★ 5. **治小儿单纯性消化不良**:车前子适量。用法:取上药,炒焦研碎。4~12个月小儿每次服0.5克,1~2岁小儿每次服1克,每天3~4次。功效:健脾助运,渗湿止泻。附注:据吕文玺报道,应用本方治疗63例,治愈(药后腹泻停止,大便恢复正常)53例,平均2.1天治愈,好转6例,无效4例。(薛建国 李缨 主编·《实用单方大全》214)

★ 6. **治小儿消化不良呕吐**:炒山楂、炒神曲、炒麦芽各6克。(吴静 陈宇飞 主编·《传世金方·民间秘方》280)

★ 7. **治小儿病后消化不良**:炒淮山药7份,鸡内金3份。用法:上药研极细末,装瓶备用。用时可掺在粥中,加少许糖(红、白糖均可)与粥同食,每用3克,每日早晚各服1次。疗效:本方性味平和,补而不滞,消而不伐。若如法服1个月左右,患儿即可饮食增加,精神活泼,体力增强,大便逐渐趋于正常。(刘有缘 编著·《一两味中药祛顽疾》486)

小儿营养不良 1 方

★ **治小儿营养不良**:我用鸡内金和五谷虫治疗小儿营养不良症,效果很好。曾治一 5 岁小女孩,肚腹大,四肢细小,脊骨、肋骨明显突出。家长说她怕吃饭,一餐吃不上几口就不吃了。喜欢水,吃杂食,但也吃不多,而且吃一样厌一样。曾找中医看过,说是疳积,服药也不见效。我开了 2 味药,鸡内金和五谷虫各 150 克,烘干研细面。每日 3 次,每次服 3 克,用糖开水调服,服了 2 个月后,小孩饭量明显好转,身上也比过去稍微胖些,又服了 1 个月,小孩基本上恢复了正常。后来我用同样的方法治好了不少的小儿营养不良。(卢祥之编·《名中医治病绝招》80)

小儿疳积 18 方

★ 1. **治小儿疳积**:鸡内金、陈仓米。研末。和砂糖食。(陆锦燧 辑·《鲟溪秘传简验方》148)

★ 2. **治小儿疳积**:鸡内金 60 克,车前子 60 克。用法:鸡内金在瓦上焙焦,车前子在锅内炒焦,共研细末,每次 2 ~ 5 克,每日 3 次,红糖水冲服。功效:消食化积,清热利水。(刘道清 主编·《中国民间神效秘方》976)

★ 3. **治小儿疳积,消化不良**:鸡内金适量。用法:研细末,开水冲服五分。(中医研究院革命委员会 编·《常见病验方研究参考资料》385)

★ 4. **治小儿疳积**:怀山药 200 克,鸡内金 50 克,糯米 50 克。用法:先炒糯米至微黄,入山药再炒 15 分钟,加内金再炒 5 分钟,起锅研粉,适量加糖,开水调服,服完 500 克为 1 个疗程,可服 1 ~ 3 个疗程。秦振东用上方治疗小儿疳积 300 例,全部治愈。(王辉武 主编·《中药临床新用》57)

★ 5. **治小儿疳积**:蜈蚣 1 条(去头足)。用法:焙黄研面,分七八次拌小米饭服。(中医研究院革命委员会 编·《常见病验方研究参考资料》382)

★ 6. **治小儿疳积**:蜈蚣 1 条(去头足),阿魏 9 克,杏仁 7 个,连须葱头 3 个。用法:捣烂如泥贴患处。备注:用于小儿疳积,腹中痞块。(吴静 陈宇飞 主编·《传世金方·民间秘方》283)

★ 7. **治小儿疳积**:鸡蛋 1 枚,大蜈蚣 1 条。用法:将蜈蚣研粉装鸡蛋内,湿纸封口,煨熟,去蛋壳,食蛋。每日 1 次,一般 4 ~ 5 次即愈。(吴静 主编·《祛百病醋蛋秘方》174)

★ 8. **治小儿重症疳积**:鸡蛋 1 枚,活壁虎 1 只。用法:将壁虎放入鸡蛋内,湿纸封口,置新瓦片上焙炭(存性),研细末。2 ~ 5 岁小儿服 1/3(其它年龄可适当增减)。轻者服 1 次即可,重者隔 7 日再服 1 次,最多不超过 4 次。(吴静主编·《祛百病醋蛋秘方》174)

★ 9. **治小儿疳积**:精牛肉三两,全蝎三钱。用法:将全蝎焙为末,牛肉切碎为丸弹子大,加蝎末少许蒸熟,每日吃 1 丸。(中医研究院革命委员会 编·《常见病验方研究参考资料》384)

★ 10. **治小儿疳积**:商陆适量。研末,蒸猪肝食。(胡郁坤 陈志鹏 主编·《中医单方全书》304)

★ 11. **治小儿疳积**:活蜘蛛一个,鸡蛋一个,鸡蛋顶端打一小洞塞入蜘蛛,棉纸封固,再用黄泥包围,放入炭火中烧熟去泥,先蜘蛛,后鸡蛋,每 3 天 1 个。(杨仓良 主编·《毒药本草》733)

★ 12. **治小儿疳积**:巴豆 1 粒炒去油,以成霜为度。用法:将蜜合巴豆面放在青布中央,四周放白面糊,贴在小儿囟上。(沈洪瑞 主编·《重订十万金方》650)

★ 13. **治小儿疳积验案**:土茯苓 30 克,鸡内金 15 克,共研细末,每服 3 克,米汤冲服,每日 3 次。李某,男,2 岁,面黄肌瘦,肚腹膨胀,精神不振,食欲减退,夜时烦躁,大便时溏,中医诊为疳积,经用上述方法治疗恢复正常。疳积乃喂养不当,饮食失节,脾胃受损,营养失调所致。土茯苓能渗湿健脾,益脾助运,和中化湿,且性味平淡,易于小儿服食。[《中医杂志》专题笔谈文萃(1995—2004,第一辑)424]

★ 14. **治小儿疳积证验案**:朱砂 0.1 克,蟾蜍一只,去内脏、剥皮,白公鸡肝一叶,将鸡肝划开口后,将朱砂撒在肝叶内,再一同放入蟾蜍内,用鲜荷叶包好,将其焙干致焦香后,立即趁热将混有少许白糖的醋喷洒在上面，使其酥脆研末。分3次1天吃完。共治100例，治愈91例，好转9例。治愈和好转时间平均8天。（宋立人 总编·《中华本草》9册359）

★ 15. **治小儿疳积：**干蟾蜍（焙酥）1只。用法：焙焦研末，每次用五分至一钱，白糖水冲服，一日二次。（中医研究院革命委员会编·《常见病验方研究参考资料》381）

★ 16. **治小儿疳积：**活蟾蜍1只，砂仁少许。用法：将蟾蜍肚破开，砂仁放腹内，用线扎好，在瓦上煅灰研末，每服五分，开水送下。（中医研究院革命委员会 编·《常见病验方研究参考资料》383）

★ 17. **治疳积（腹大黄瘦头面生疮）：**立秋后大蛤蟆（去头足肠）以清油涂之，阴阳瓦炙熟，连食五六个，积秽自下。1个月之后，形容光润。（清·丁尧臣 著·《奇效简便良方》106）

★ 18. **治小儿疳积、瘦弱、抓耳搓眼、搓鼻子：**五倍子3钱（焙黄）。用法：以醋捣黏如膏，摊布上贴囟门。或抹于脐腹。（中医研究院革命委员会 编·《常见病验方研究参考资料》384）

小儿疳症16方

★ 1. **治小儿口疳：**鸡内金。烧灰，敷，效。（陆锦燧 辑·《鲟溪秘传简验方》257）

★ 2. **治小儿疳疮蚀鼻：**熊胆半分，以汤化，调涂于鼻中。（江苏新医学院 编·《中药大辞典》下册2585引《圣惠方》）

★ 3. **治小儿奶疳，黄瘦体热心烦：**熊胆一分，青黛半两，蟾酥半两，黄连末半两，牛黄一分。用法：上药，都研如粉，以猪胆汁和丸，如绿豆大。每服以粥饮下五丸，日三服，量儿大小，加减服之。（江苏新医学院 编·《中药大辞典》下册2585引《圣惠方》）

★ 4. **治小儿疳，羸瘦：【熊胆丸】**熊胆、使君子仁各等分。用法：上为细末，放入瓷器中蒸溶，宿蒸饼为丸，如麻子大。每服二十丸，米饮送下，不拘时候。（彭怀仁 主编·《中医方剂大辞典》10册1234引《卫生总微》）

★ 5. **治小儿疳瘦：**黄芪、人参、白茯苓。上等分。为末，服1钱，水1盏，煎至六分，呷之，不拘时。（宋立人 总编·《中华本草》4册350引《普济方》）

★ 6. **治小孩子疳瘦：**蟾酥、以朱砂、麝香。共为丸，如麻子大。空心1丸。（宋立人 总编·《中华本草》9册365引《药性论》）

★ 7. **治小儿劳瘦，或时寒热：**鳖头1枚，烧为灰，细研为散。每服以新汲水调下半钱。（宋立人 总编·《中华本草》9册395引《圣惠方》）

★ 8. **治小儿疳瘦成癖：**蟾蜍去皮脏腑，用桑叶包裹，外加厚纸再裹，火内煨熟，吃2只，如果口渴，咽梨汁解渴。（胡晓峰 编著·《虫蛇药用巧治百病》219）

★ 9. **小儿热疳：**胡黄连、蟾酥各等分。用法：上为末，炼蜜为丸，如绿豆大。五岁儿每服2丸，熟水送下。（彭怀仁 主编·《中医方剂大辞典》7册148引《颅囟经》）

★ 10. **治小儿一切疳，羸困脑闷：**滑石一分，蟾酥杏仁大，干胭脂一分。用法：上为细散。每用两黄米大，吹入两鼻中。有嚏三五声，神效。（彭怀仁 主编·《中医方剂大辞典》6册825引《圣惠》）

★ 11. **治小儿疳证：**土炒干蟾，米炒陈皮、砂仁各等分，共为细末。2岁患儿每服4克，每日3次。（杨仓良 主编·《毒药本草》57）

★ 12. **治小儿疳疾：**立秋后，大蛤蟆一个，去头、足及肠，以清油涂之，瓦上焙干食之。（清·吴世昌 王远 辑·《奇方类编》101）

★ 13. **治小儿疳疾：**用蛤蟆一个，放在瓶内过七日，再用洗净粪中蛆，不拘多少入瓶中，任蛤蟆食之。用炭火煅蛤蟆，稍存性为末，密丸食之。（清·吴世昌 王远 辑·《奇方类编》102）

★ 14. **治小儿疳证验案：**孟某某，男，4岁，1952年8月就诊。患疳积1年余，症见骨瘦如柴，腹胀如鼓。余思《绛囊撮要》有蟾砂散疗疳除积，健脾消胀之载，功效甚佳。受其启迪，随据方试用之。治疗方法：取大蟾蜍1只，朱砂3克，研细末，塞入蟾蜍口内含满，以线缝口，用黄泥将周身封固，炭火烧红，候冷去泥，将蟾蜍研细，每服1.5～2克，每天1～2次。初服1.5克，根据病儿反应逐渐递增用量。服此方2个月余，该儿体健发育正常。（黄国健等 主编·《中医单方应用大全》73）

★ 15. **治疳泄**:活蛤蟆一个(煅灰)存性,开水调服。或柿饼烧熟食之。(清·丁尧臣 著·《奇效简便良方》106)

★ 16. **治疳蚀痛肿,一切齿痛:【蟾酥膏】**捕蟾蜍大者一个,削竹篦子刮其眉,即有汁粘其上。以汁点痛处。(彭怀仁 主编·《中医方剂大辞典》10册1560引《医说》)

小儿腹胀症2方

★ 1. **治小儿腹胀**:新鲜葱白10~20根。用法:捣烂后敷于脐部,配合腹部按摩。陈菊玲等用上方治疗小儿腹胀25例,全部有效。(王辉武 主编·《中药临床新用》593)

★ 2. **治小儿腹胀**:吴茱萸30克,放入90克白酒浸泡4~6小时,滤液,取少许浸泡液滴于小儿脐部,后按摩脐部5~10分钟,日2~3次。王太刚用上方治疗小儿腹胀158例,总有效率在95%以上。(王辉武 主编·《中药临床新用》327)

小儿腹泻20方

★ 1. **治小儿腹泻:【止泻方】**炒山楂、车前子各10克,宣木瓜8克,罂粟壳6克。水煎服。每日1剂(1周岁以下儿童减半)。治疗小儿腹泻376例,痊愈358例。(周凤梧 编·《古今药方纵横》391)

★ 2. **治小儿腹泻**:乌梅1000克,山楂1000克,洗净后加水4000毫升,浸泡1小时,煎1.5~2小时,倒出药液,再加水2000毫升煎煮,连续3次过滤后,合并3次滤液,再煎浓缩至1000毫升,加防腐剂和糖,每次口服5毫升,每日3~4次。务学正用上方治疗小儿腹泻40例,治愈34例,好转和无效各3例,有效率为92.5%;住院时间为2~8天,平均为4.2天。(王辉武 主编·《中药临床新用》129)

★ 3. **治小儿腹泻**:车前草9克。与焦米(将米烧焦)1撮,水煎服。适用于小儿腹泻不止。(胡郁坤 陈志鹏 主编·《中医单方全书》305)

★ 4. **治小儿腹泻**:车前子30克。用法:取上药,纱布包,加水煎成400毫升左右,稍加白糖。分次饮服,此为1天量。功能:健脾助运,渗湿止泻。附注:据黄东度等报道,应用本方治疗69例,治愈63例,无效6例。(薛建国 李缨 主编·《实用单方大全》214)

★ 5. **治小儿腹泻、大便清水**:五倍子一个。研细末。面糊调成丸如绿豆大。纳入脐中,胶布固定。(薛建国 李缨 主编·《实用单方大全》608)

★ 6. **治小儿泻不止**:五倍子、陈醋稀熬成膏,敷脐。(唐汉钧 汝丽娟 主编·《中国民间外治独特疗法》32)

★ 7. **治小儿腹泻**:五倍子、五味子各10克。焙干,研末,每取3克,以温开水调敷脐孔处,胶布固定,每日换1次。(易磊 编·《中国秘方大全》804)

★ 8. **治小儿腹泻**:五倍子1份,车前子3份。用法:将上药研为细末混合,一般4~12个月小儿,每次服1克,1日3次;1岁以上者,按每岁1克为基本量递增。验证98例,治愈66例,好转30例,无效2例,有效11例,总有效率为98%。(雷一鸣 杨柱星 黄儒主编·《中华名医顽症绝症秘方大全》610)

★ 9. **治小儿久泻**:山药30克。用法:将山药煮粥服。(刘少林 刘光瑞 编·《中国民间小单方》202)

★ 10. **治小儿泄泻不止**:(仙药散)山药(半生半炒)。用法:上为末。每服二钱,砂糖滚水调服。(彭怀仁 主编·《中医方剂大辞典》3册510引《仙拈集》卷三)

★ 11. **治婴儿腹泻**:用单味生山药粉,每人每次5~10克,加水适量,调和后加温熬成粥状,于奶前或饭前口服,每日3次。也可用山药粥代乳食,疗程三天,治疗期间停止其他任何治疗措施,治疗104例小儿秋季腹泻患者,总有效率89.43%。(宋立人 总编·《中华本草》8册245)

★ 12. **治小儿水泻**:生山药三钱,诃子二钱。用法:共为细面,白水送下,一日三次。(沈洪瑞 主编·《重订十万金方》646)

★ 13. **治患儿脾虚腹泻:【山药苡仁粥】**取山药粉3~6克,炒薏苡仁、炒扁豆各3克,粳米5

克,加水煮粥,每天1~2次服食。具有健脾止泻之功效,适用于患儿脾虚腹泻。(祝建材·《中国中医药报》2009年9月23日)

★ 14. **治小儿水泻:**山药、白术各3钱,滑石粉、车前子各1钱,甘草0.5钱。水煎服。(《全国中草药汇编》编写组 编·《全国中草药汇编》上册110)

★ 15. **治患儿湿热并重型腹泻:【山药扁豆粥】**取鲜山药(去皮,洗净)30克,白扁豆15克,粳米30克。先将粳米、扁豆放入锅中加水适量煮八成熟,再将山药(捣成泥状)加入一起煮成稀粥,加白糖适量调味,每天2次温食。具有消暑化湿、健脾止泻之功效。(祝建材·《中国中医药报》2009年9月23日)

★ 16. **治小儿腹泻:**鱼腥草15克,炒山药6克,炒白术3~5克,茯苓9克。水煎服。(宋立人 总编·《中华本草》3册417)

★ 17. **治小儿腹泻:【巴黄锭】**巴豆30克,黄蜡30克。用法:将上药共捣如泥,捏成药饼如铜钱大。取本品贴敷脐部,用胶布固定,上用热水袋敷脐部,早、晚各30分钟,每日敷1次。疗效:共治疗100例,治愈82例,好转15例,无效3例,总有效率为97%。(梁永才 梁杰圣 主编·《中国外治妙方》572)

★ 18. **治小儿腹泻:**白芷9克,干姜9克。共研细末,蜜调成膏,先用酒精擦脐后,再贴此膏,以布扎之。适用于小儿水泻不止、不发热者。(胡郁坤 陈志鹏 主编·《中医单方全书》307)

★ 19. **治婴幼儿腹泻:**先用温水洗净脐眼周围的皮垢,然后将数粒胡椒(黑白均可)研成细粉,以填平肚脐为度,然后以伤湿止痛膏固定,每日或隔日换药1次,伴脱水者可予以补液。治疗期间不必再用止泻药。吉水合用上方治疗婴幼儿腹泻60例,治愈54例,有效6例,总有效率为100%。(王辉武 主编·《中药临床新用》445)

★ 20. **治疗小儿腹泻验案:**陈某某,女,5岁。腹泻不止,每天泻10余次,或稀或溏,已5天,面黄不润,舌苔薄白。用胡椒粉装入肚脐内,以满为度,贴上4~6厘米的胶布,隔天换药1次,1次减轻,2次痊愈。(黄国健等 主编·《中医单方应用大全》188)

婴幼儿腹泻8方

★ 1. **治婴幼儿腹泻:**青蒿20克,水煎分二次服,每天1剂。同时禁食6~8小时。有脱水及酸中毒者可给予补液。据盛增萌报道,应用本方治疗16例,均获痊愈。止泻时间2~6天。(薛建国 李缨 主编·《实用单方大全》135)

★ 2. **治婴幼儿腹泻:**鲜败酱草适量,洗净挤汁,贮瓶备用(当天用当天取汁),1周岁以内患儿,每次口服2毫升;1~2岁小儿,每次服3毫升,每天2次,可加少许红糖以调味,脱水重者可予补液纠正,据贺青文等报道,应用本方治疗72例,治愈68例,好转4例,治愈率达94%。(薛建国 李缨 编·《实用单方大全》103)

★ 3. **治婴幼儿腹泻:**吴茱萸20克。用法:取上药,研为细末,加米醋适量调成糊状。敷于脐周,覆盖部位以神厥穴为中心,包括下脘、天枢(双)、气海穴,24小时取下。附注:据严风仙报道,应用本方治疗96例,敷药1次治愈37例,敷药2次治愈51例,敷药3次治愈5例,好转3例,总有效率为100%。(薛建国 李缨 主编·《实用单方大全》248)

★ 4. **治婴幼儿腹泻:**吴茱萸、白术各等分,研成粉末,装瓶备用。每用1~2克,倒入脐中,外敷胶布或敷料,2天1换,一般1~2次即愈。治疗100例,治愈70例,显效14例,无效16例,总有效率为84%。(滕佳林 米杰 编·《外治中药的研究与应用》322)

★ 5. **治小儿单纯性消化不良(腹泻):**鬼针草3~5株。水煎浓汁,连渣放在桶内,趁热熏洗患儿双脚,一般熏洗3~4次,每次熏洗约5分钟。1~5岁熏洗脚心,6~15岁熏洗到脚面;腹泻严重者,熏洗部位可适当上升至腿。(《全国中草药汇编》编写组 编·《全国中草药汇编》上册485)

★ 6. **治婴儿腹泻:**山楂、炮姜各30克。用法:烧炭存性,共研细末。每日4次,每次0.5克,乳汁冲服。备注:本方治婴儿腹泻系指2周岁以下婴儿,对因乳食过多、消化不良引起的腹泻效果最好。(吴静 陈宇飞 主编·《传世金

方·民间秘方》286)

★ 7. **治婴幼儿腹泻:**鸡内金30克,熟大米饭60克,制成黑黄散。靳新领等用上方治疗婴幼儿腹泻30例,均获痊愈。(王辉武 主编·《中药临床新用》363)

★ 8. **治婴幼儿慢性腹泻:**鲜鸡内金焙黄研末,小儿6个月以内0.5克,6~12个月1克,12~18个月1.5克,每日3次口服。另鸡内金末1~3克装纱布袋,固定在神阙穴,3日换1次。(孟凡红 主编·《单味中药临床应用新进展》250)

小儿痢疾7方

★ 1. **治小儿下痢,发渴不止:**乌梅十个(去核),麦门冬一分(去心),蜜二两半。用法:上分为五七服,用水一小盏,煎半盏,入蜜搅匀,不拘时候服。按语:小儿下痢,必伤津液,故发渴不止。乌梅酸涩,既可涩肠止泻,又可生津止渴。与蜜相合,酸甘化阴,以补下痢耗伤之津液;与麦冬相伍,益胃生津,清心除烦。三味合用,可治吐泻伤津口渴心烦者。(田代华 主编·《实用中医三味药方》512引《卫生总微》)

★ 2. **治小儿瓜瓤休息痢:【鸡腊丸】**黄腊一块如指大。用法:上药入勺内,火上熔化,次入生鸡蛋1个炒熟,空腹服。(孙世发 主编·《中医小方大辞典》91引《活幼心法》)

★ 3. **治小儿冷热痢,心神烦渴,腹痛,胸膈滞闷:**乌梅肉五枚(微炒),诃黎勒五枚(煨,用皮),甘草三寸(炙微赤,锉)。用法:上锉细,以水以大盏,煎至五分,去滓放温,不拘时候服。按语:乌梅、诃黎勒酸敛涩肠,止久痢,生津液,除烦渴;炙甘草甘缓和中,健脾益气,与乌梅、诃黎勒配伍,酸甘化阴。三药配伍,善收敛止痢,生津止渴,和中缓急,适于小儿泻痢日久,耗气伤阴导致的烦渴、腹痛等症。(田代华 主编·《实用中医三味药方》525引《圣惠方》卷九十三)

★ 4. **治小儿痢、肚疼后重:**乌贼骨为末,三岁半钱,米饮调下。(宋立人 总编·《中华本草》9册102)

★ 5. **治小儿冷热痢:**黄连半两(去须,锉,微炒),木香半两。用法:上为末,炼蜜为丸,如绿豆大。每服五丸,以粥饮送下,一日三四次。(彭怀仁 主编·《中医方剂大辞典》9册144引《圣惠》)

★ 6. **治小儿热痢,腹中疼痛或血痢:**黄连(去须)、山栀子仁各三分。用法:上为粗末,一二岁儿每服半钱匕,水七分,煎至四分,去滓,分温二服,空心、午后各一服。(彭怀仁 主编·《中医方剂大辞典》9册158引《圣济总录》)

★ 7. **治小儿细菌性痢疾:**鲜车前草1两,加适量水煎成100毫升,每日服30毫升,3~4天为1个疗程。平均2天症状消失,大便次数正常。(《全国中草药汇编》编写组 编·《全国中草药汇编》上册170)

小儿便秘4方

★ 1. **治小儿热性便秘:**鲜蒲公英60~90克,用水洗净后,加水煎至50~100毫升,加白糖或蜂蜜,每日1剂顿服。据谭衡钩报道,应用本方治疗30例,经用3~9剂后全部治愈。(薛建国 李缨 主编·《实用单方大全》89)

★ 2. **治小儿便秘验案:**徐某某,女,5岁。因结核性胸膜炎住院。其母诉患儿便秘3年,多方治疗不愈,经常4~5天大便1次,最长1周,大便时艰,腹部难受,肛门灼痛,有时大便表面带血,严重时便后滴血,便似羊粪状。住院期间除治疗结核性胸膜炎外,同时治疗便秘,后用肥皂条、开塞露塞入肛门,内服泻药,肥皂水灌肠等治疗,结核性胸膜炎治愈,但便秘在停药后又复发,后改用鲜蒲公英90克,水煎至100毫升,内加适量白糖顿服,服药2天后,比较顺利地解出球形大便数个,连服药5剂,每天正常大便1次,共服药8剂治愈,随访5年未复发。(杨鹏举 主编·《中医单药奇效真传》93)

★ 3. **治小儿便秘:**猪胆汁5毫升。用法:灌肠,不但排便迅速且可减少病人痛苦。(中医研究院革命委员会 编·《常见病验方研究参考资料》155)

★ 4. **治小儿便秘:**猪胆汁、蜂蜜各适量。调匀注入肛门。(中医研究院革命委员会 编·《常

见病验方研究参考资料》155）

小儿食积5方

★ 1. **治小儿伤食**：症见鼻下人中两旁发炎，垂两条如韭叶之红线，有时发热，不喜食，或有口臭者。用黑白牵牛子各等份，炒熟，碾筛取头末。以一小撮合红糖少许服下，大便微见溏，红线立消，喜进饮食而愈矣。本方为巴中友人高聘卿所传，余得此方，屡经投治，其验如鼓应桴。（陈可冀等 主编·《岳美中医话集》65）

★ 2. **治小儿食积痞块，腹大硬满，饮食减少，大便失常**：蜈蚣1条（焙存性），神曲10克（炒），二丑10克（炒），鸡内金6克，麦芽3克。用法：共研细面，合白面适量烙焦饼。随时服用。（沈洪瑞 主编·《重订十万金方》655）

★ 3. **治食积验案**：余之子，7岁。平时嗜面食，今年2月份家父七十大寿之际，小儿因多食油腻，继则贪食面食，当晚7时许，腹痛阵作，腹大如鼓，欲吐不得吐，欲便不得便，汗出淋漓，面色苍白，四肢欠温，舌淡苔白，脉细滑，脉证合参，证属伤食欲厥之证。家父立即书保和丸1剂，急去医院取药。其中有一老者亲戚，拿出大蒜数瓣，捣烂用开水冲服，频频灌服，服下约10分钟则呕吐未消化食物数口，继则腹中雷鸣，矢气频，大便1次，先硬后溏，臭如败卵，痛止胀消，汗收，四肢转温，精神清爽，其痛如失。（杨鹏举 主编·《中医单药奇效真传》66）

★ 4. **治小儿积滞**：鸡内金适量，焙焦研细末，每次1克，每天3次。据周庆文报道，应用本方治疗百余例，效果显著。（薛建国 李缨 主编·《实用单方大全》280）

★ 5. **治儿童积滞**：鸡内金10个碎块，半碗草木灰，共研末，白糖搅拌，分10包。日服2包。（孟凡红 主编·《单味中药临床应用新进展》249）

小儿呕吐4方

★ 1. **治小儿呕吐**：丁香五钱，姜半夏一两。用法：用生姜汁煮糊为丸，每用一钱姜枣汤送下。（中医研究院革命委员会 编·《常见病验方研究参考资料》390）

★ 2. **治小儿胃热吐乳**：黄连二钱，清半夏二钱。共为细末。分100等份，日服3次，每次1分。（江苏新医学院 编·《中药大辞典》下册2027）

★ 3. **治小儿急性呕吐**：将白矾12克研细末，和饭做饼。敷双脚心，呕吐止后取去。（滕佳林 米杰 编·《外治中药的研究与应用》44）

★ 4. **治小儿、大人病中闻饮食药气，即恶心干呕，不能疗者：【必胜散】**川白芷不拘多少。用法：上锉，晒或焙，研为细末。抄少许于舌上，令其自化，或用掌心盛之，以舌舐咽。儿小者，温净汤浓调，少与含化，并不拘时候。至六七次即效。（孙世发 主编·《中医小方大辞典》56引《活幼新书》卷下）

小儿吐血2方

★ 1. **治小儿吐血**：蛇蜕皮灰，乳汁调，服半钱。（明代·李时珍 撰·《历代医学名著全书4册·本草纲目》3402）

★ 2. **治小儿心肺热吐血**：黄连（去须）一两，豉二百粒。用法：上将黄连为粗末。每服半钱匕，水七分，入豉二十粒，同煎取三分，去滓温服，一日三次。（彭怀仁 主编·《中医方剂大辞典》9册162引《圣济总录》）

小儿脱肛11方

★ 1. **治小儿脱肛**：五倍子少许。用法：研末撒于白纸上，托四次即愈。（沈洪瑞 主编·《重订十万金方》669）

★ 2. **治小儿脱肛**：五倍子（烧存性）。用法：先用葱汤熏洗肛门，再用五倍子面托上二三次即愈。（沈洪瑞 主编·《重订十万金方》468）

★ 3. **治小儿脱肛**：五倍子末铺纸上卷成筒，烧燃放便桶内，令坐上使烟气熏入肛门自上。或

五倍子煎汤熏洗亦可。后将白矾末搽肛门自上，可不再脱。(清·丁尧臣·《奇效简便良方》115)

★ 4. **治小儿脱肛**：五倍子、冰片各等分。用法：共为细末。用棉花蘸药面搽患处。(沈洪瑞主编·《重订十万金方》466)

★ 5. **治小儿脱肛**：【**复方水蛭散**】水蛭、五倍子各等份。用法：上药分置小瓦上用炭火将其焙黄，凉透研极细末，Ⅰ度直肠脱垂用水蛭粉0.75克。五倍子0.75克；Ⅱ度用水蛭粉1.8克，五倍子粉0.9克；Ⅲ度用水蛭粉2克，五倍子粉1克。冰片适量，患儿取蹲位，将配好的复方水蛭散均匀撒在消毒纸上，药面面积大于脱出物直径的1/2，把脱出物送入肛门，药物随之进入。让患儿站立。疗效：以本方治疗小儿脱肛87例，结果痊愈83例，其中Ⅰ度用药7～9次、Ⅱ度17次、Ⅲ度25次症状消失。4例因腹泻等原因轻度复发，又用本法治愈。(孙世发 主编·《中医小方大辞典》501)

★ 6. **治小儿脱肛**：【**五白散**】五倍子12克，煅牡蛎12克，煅龙骨12克，枳实3克，云南白药3克。前4味药共碾极细末，与白药混合。以3%的温盐水坐浴，再外涂石蜡油，后将本方均匀薄撒扑其黏膜面，手法复位后休息1小时。一般用3～5次。临床疗效：本方治疗小儿脱肛百余例，均获得满意疗效。一般用3～5次即愈。(胡熙明 主编·《中国中医秘方大全》下册661)

★ 7. **治小儿脱肛**：乌梅5粒，冰片0.2克。用法：将乌梅用文火焙干(勿焦)，与冰片共研为细末，用香油调成糊状，每次大便后肛管或直肠向外脱出时，涂药于脱出部分周围，直至痊愈。(唐大晅 张俐敏 主编·《传世金方·祖传秘方》168)

★ 8. **治小儿脱肛**：取蝉蜕焙干，研末，过罗越细越好。先用1%的白矾水将脱肛部分洗净，随以涂之香油，撒上蝉蜕粉，而后缓缓将脱肛还纳，日日如此，以愈为度。治疗期间禁食辛辣刺激食物，宜多吃新鲜蔬菜，保持大便通畅。治疗30例，均获临床治愈，疗程最短23天，最长56天，平均34天。经随访，均无再发。(宋立人 总编·《中华本草》9册168)

★ 9. **治小儿脱肛**：鳖头适量。用法：取上药，洗净焙干，研成细末(过筛)，高压消毒，装瓶密封，备用。应用时让患儿便毕坐浴，取适量(约1枚鳖头的量)调香油制成糊状敷于肛门上，用纱布敷盖，胶布简单固定(防药脱落弄脏内裤)，若严重者应以手托回或用提肛带托起。每天1次，10～15天为1个疗程，一般1个疗程即愈，必要时2～3个疗程。同时也可用鳖头散0.5～1克口服，每天3次，10～15天为1个疗程。功能：益肾升提。据张愈清报道，应用本方治疗10例，治愈9例，好转1例。(薛建国 李缨 主编·《实用单方大全》565)

★ 10. **治小儿脱肛**：石灰适量。用法：石灰炒热，以帛包裹，令患儿坐其上，冷则易之。(吴素玲 李俭 主编·《实用偏方大全》632引清·《灵验良方汇编》)

★ 11. **治小儿腹中虚痛，肛门脱出**：【**抵圣散**】五倍子不拘多少。用法：上为末。炼蜜调入如膏，摊油纸上贴之。宜忌：切忌吃发风毒物。(彭怀仁 主编·《中医方剂大辞典》6册215引《普济方》卷三九八)

小儿便血2方

★ 1. **治小儿大便下血，如肠风脏毒**：五倍子(焙)适量。用法：上为末，蜜为丸，如小豆大。三岁三十丸，米汤化下。(彭怀仁 主编·《中医方剂大辞典》2册364《永类钤方》卷二十一)

★ 2. **治小儿粪前后血，并肠风下血，久不瘥**：五倍子(研末)、石榴皮(研末)、茄蒂(烧存性，为末)。用法：上每服半钱，粪前下血，石榴皮末，煎茄枝汤调下；粪后下血，五倍子末，煎艾汤调下；粪夹血，或肠风下血，茄蒂灰为末，米汤调下，食前服。(彭怀仁 主编·《中医方剂大辞典》1册573引《普济方》)

小儿遗尿26方

★ 1. **治小儿遗尿**：葱白7～8根，硫黄50克。用法：共捣烂，睡前敷于肚脐上，连续3夜。说明：本方用治小儿遗尿，具有补阳助火之功效。

（王富春 段明鲁 主编·《葱姜蒜治百病》131）

★ 2. **治小儿遗尿：【山药散】**淮山药适量。用法：焙干后，研成细末，每次6克，用温开水冲服，每日3次。功能：健脾益肾缩小便。据王典钦临床观察，此方治小儿遗尿，效果甚好。（徐明 编著·《民间单方》231）

★ 3. **治小儿遗尿：**山药250克。用法：山药加鸡肠（1只鸡的肠，洗净）煮食，每日1剂。（唐大晅 张俐敏 主编·《传世金方·祖传秘方》274）

★ 4. **治小儿小便不禁或遗尿：**桑螵蛸一两炙为酱色。用法：轧为细面。每服二至三钱，空腹用米汤送下，腹寒者加红糖为引。（沈洪瑞主编·《重订十万金方》671）

★ 5. **治小儿遗尿：**桑螵蛸15～30克，益智仁6～12克，韭子6～10克。水煎服。或按此比例研细末做成散剂冲服，每次服3～6克，疗效达80%。（洪国靖 主编·《中国当代中医名人志》823）

★ 6. **治小儿遗尿：**桑螵蛸30克，放锅内慢火炒焦，研为细末。晚睡前取药3克，调入1～2汤匙蜂蜜给患儿喂服。曾治疗35例肾阳不足的遗尿症患儿，一般服药7～10次均获治愈。（李家强 编著·《民间医疗特效妙方》179）

★ 7. **治小儿遗尿：**桑螵蛸、山药各等分，共研细末，每服1～2钱，1日2次，开水冲服。（中医研究院革命委员会 编·《常见病验方研究参考资料》387）

★ 8. **治小儿遗尿：**桑螵蛸、益智仁各6克。炒后研细末。加白糖适量，分4次服用。连服4～6天可见效。（李家强 编著·《民间医疗特效妙方》179）

★ 9. **治小儿遗尿：**桑螵蛸15克，益智仁各15克，黄芪10克，山药10克。共烘干研末，每次3克，每日2次，冲服或吞服。共观察51例，结果除2例未能追踪到结果外，余均治愈，治愈时间最短2天，最长7天，一般3～4天。（宋立人 总编·《中华本草》9册158）

★ 10. **治小儿遗尿：**桑螵蛸10个，鸡蛋1个。用法：桑螵蛸研成细面，再将鸡蛋打碎，在碗内放入药面9克，同鸡蛋一起搅匀，用微火炖熟服之。在睡前服用，连服1个月。适用于小儿遗尿症。（贾海生等 编著·《小处方治大病·走入家庭的偏方》）

★ 11. **治小儿遗尿：**桑螵蛸9克，胡桃2个（去壳）。用法：水煎服，分2日服完。8岁以上可1日服完，早、晚空腹服。（吴静 陈宇飞 主编·《民间祖传秘方大全》686）

★ 12. **治小儿遗尿：**锁阳、车前子各二两。用法：共为细末，每服二至三钱，白开水送下，早、晚空腹服。（中医研究院革命委员会 编·《常见病验方研究参考资料》388）

★ 13. **治小儿尿床（十岁以上者）：**山药一两，益智仁二钱，乌药二钱，鸡内金三钱，桑螵蛸三钱。水煎服。（沈洪瑞 主编·《重订十万金方》670）

★ 14. **治小儿肾虚遗尿小便不禁者：**女贞子60克。将猪尿脬1只（洗净），纳入陈阴米250克，龙眼肉120克，用线扎紧，加入女贞子，蒸熟（不放盐），炖烂（去女贞子），1餐吃完。（胡郁坤 陈志鹏 主编·《中医单方全书》316）

★ 15. **治小儿遗尿：**五倍子2份，五味子1份，菟丝子3份。研末装瓶备用。用时加醋调敷脐部，次晨取下。一般敷3～5次即可控制症状。（唐汉钧 汝丽娟 主编·《中国民间外治独特疗法》107）

★ 16. **治小儿遗尿：**五倍子2克，白芷1克，煅龙骨2克。用法：共研细末，装瓶密封。用时先将小儿肚脐眼用温水洗净拭干，再用开水调药末成糊状，填满肚脐眼，用纱布盖住，胶布固定，每日更换1次。经治疗小儿遗尿88例，87例有效，无效1例。（张力群等 主编·《中国民族民间秘方大全》936）

★ 17. **治小儿遗尿：**五倍子、龙骨各30克。共研细末。以水调敷脐部，每日换1次。（周洪范 编·《祖传秘方全书》821）

★ 18. **治小儿遗尿：**五倍子一钱（去虫粪研末），粉甘草末八钱。用法：和匀，分成9包，早、晚各服1包，开水送服。（中医研究院革命委员会 编·《常见病验方研究参考资料》388）

★ 19. **治小儿遗尿：**硫黄50克，五倍子15克，葱白5根。同捣烂，取10克，涂敷脐部（纱布覆盖，胶布固定），每日换1次。（周洪范 编·《祖传秘方全书》821）

★ 20. **治小儿遗尿：【补骨脂散】**补骨脂一两（炒）为末，每服一钱，热汤调下。（江苏新医

学院 编·《中药大辞典》上册1178引《补要袖珍小儿方论》）

★ 21. **治各类型小儿遗尿**：黄鱼鳔500克。用法：牡蛎粉锅中炒热，将鱼鳔切碎加入拌炒，至鱼鳔发热膨胀呈圆珠样，筛去牡蛎粉，取出胶珠，晾干，将鱼鳔胶珠研为细末，炼蜜为丸如黄豆大，10～15岁每次15丸，10岁以下每次7～10丸，每日服3～4次。功效：温肾固摄止遗。按语：服用本方时将药丸置于开水中略加热，以化开为度，空腹趁热服。（郭志杰 吴琼等 主编·《传世金方·一味妙方》213）

★ 22. **治小儿遗尿**：补骨脂15克，甘草3克。共研末，开水冲服。适用于小儿遗尿。或补骨脂适量，盐水炒，盐水吞服，每次9克。适用于遗尿证小便不禁或夜晚遗尿、右尺脉弱者。（胡郁坤 陈志鹏 主编·《中医单方全书》316）

★ 23. **治小儿遗尿验案**：何某某，男，5岁，其母代述：患儿每晚遗尿1～2次，甚则3次不等，已有半年余，经中西药治疗，均未见获效。面色少华，精神倦怠，无力，纳少，形体消瘦，舌淡苔白，脉细弱。乃投补骨脂红枣汤2剂，服完后，病情有所好转，晚上只遗尿1次，又按原方进3剂后，遗尿已停止，体困倦怠无力亦减轻，食量增加，精神稍振作，面色有润泽，为巩固疗效，嘱其继续服5剂，诸症告愈，3个月后随访，未见复发。治疗方法：补骨脂3～6克，红枣12克，猪膀胱1个。把补骨脂和红枣放入猪膀胱内，共煮熟食之，每周1～2次，轻者1～2次可治愈，重者4～6次即可治愈。（黄国健等 主编·《中医单方应用大全》58）

★ 24. **治小儿遗尿验案**：刘某某，女，14岁，患遗尿症11年，经中西药多次治疗无效。服本药1周后不再尿床，巩固治疗1周痊愈，随访未复发。治疗方法：取单味补骨脂适量放入锅内炒15分钟，至发出爆声，取出研细末备用。每晚睡前用温开水吞服，3～6岁吞服2克，10～14岁3克。病程在1年以内的连服1周，病程在5年以上的每晚睡前加服1次，连服2周。（黄国健等 主编·《中医单方应用大全》58）

★ 25. **治小儿遗尿**：紫河车一个。瓦上慢火焙干研末，面糊为丸，每服一钱，开水送下，早、晚各一次。（中医研究院革命委员会 编·《常见病验方研究参考资料》387）

★ 26. **治小儿遗尿症**：新鲜猪脬，（即猪膀胱，俗称猪小肚）1～3个（3～5岁1个）6～8岁2个，9～12岁3个，均为中等大小）、炙黄芪10～30克，食盐适量。先将猪脬洗净，每个装入炙黄芪10克，适量食盐，用棉线扎紧膀胱口，加少量水，用文火蒸烂，弃除黄芪，趁热令小儿1次或几次吃完肉，喝尽汤。如未愈，1周后可再服1剂，3剂为1疗程。临床疗效：本方治疗小儿遗尿症103例，痊愈（遗尿现象消失，随访1年未复发）81例，好转（1年内遗尿现象明显减少者）14例，无效（治疗3次后疗效仍低于好转标准者）8例，总有效率为92.2%。（胡熙明 主编·《中国中医秘方大全》下册619）

小儿尿频1方

★ **治小儿尿频**：生木瓜1枚，切片，泡酒1周，然后取9克，水煎服。一般轻者5剂，重者7剂。临床疗效：本方治疗小儿尿频9例，治愈7例，显效2例。（胡熙明 主编·《中国中医秘方大全》下册421）

尿布皮炎6方

★ 1. **治尿布皮炎**：紫草10克，植物油100克。用法：将紫草加入植物油内浸泡7天。搽药前，先用温开水给婴儿清洗病变部位，然后用消毒棉球蘸紫草油涂于患处。每日早晚各1次，一般涂药2～3天可愈。疗效：治婴儿尿布皮炎95例，均愈，且无任何副作用。（刘有缘 编著·《一两味中药祛顽疾》495）

★ 2. **治尿布皮炎，湿疹：【紫柏油】**紫草、黄柏等量，生菜油适量。将紫草、黄柏切碎，浸入加热后的菜油中，密封3天后备用。用时以棉签蘸油涂患处，每日2次。（滕佳林 米杰 编著·《外治中药的研究与应用》479引《子母秘录》）

★ 3. **治小儿尿布皮炎**：蜂蜜200～250克。用法：蜂蜜加入浴盆内，给小儿洗澡。功效：燥湿止痒解毒。（郭志杰 吴琼等 主编·《传世金

方·一味妙方》226)

★ 4. **治小儿尿布皮炎**:蜂蜜100克。用法:将蜂蜜和芝麻油调成糊状,加热煮沸约1分钟,冷却后装入瓶中备用。先用温水将臀部洗净,将油剂外擦患处,每天3次,本品也可预防使用,每天使用1次。功效:润泽肌肤。(郭志杰 吴琼等 主编·《传世金方·一味妙方》125)

★ 5. **治新生儿尿布皮炎**:温开水清洗臀部,待干爽后将墨鱼骨(即乌贼骨)末涂抹患处,棉布尿布包裹,轻者日1~2次,重者日2~3次。(孟凡红 主编·《单味中药临床应用新进展》525)

★ 6. **治新生儿尿布疹**:每次便后清水洗净患处吸干,珍珠粉撒于患处,覆盖创面,日3~6次。(孟凡红 主编·《单味中药临床应用新进展》630)

小儿小便不通6方

★ 1. **治初生小儿小便不通**:大葱三钱。用法:水煎。兑乳汁服之,小便立通。(沈洪瑞 主编·《重订十万金方》670)

★ 2. **治新生儿小便不通**:甘遂30克,薏苡仁16克。用法:上药共研细末,水调成膏,敷于脐部,纱布垫覆盖,包扎固定。数小时后即排尿,然后除去药物,温开水洗净肚脐。功效:通利小便。(刘道清 主编·《中国民间神效秘方》961)

★ 3. **治初生儿尿闭**:生葱汁一滴。和乳灌下。(中医研究院革命委员会 编·《常见病验方研究参考资料》187)

★ 4. **治小儿小便不通**:车前草(切)一升,小麦一升。上二味,以水二升,煮取一升二合,去滓,煮粥服,日三四。(宋立人 总编·《中华本草》7册520引《千金要方》)

★ 5. **治小儿溺短而作痛**:滑石、栝楼根(天花粉)石苇各一钱。用法:研细末,每服五分,大麦汤下。(中医研究院革命委员会 编·《常见病验方研究参考资料》187)

★ 6. **治小儿小便赤涩不通;亦治血淋、砂淋**:白僵蚕(炒去丝嘴)、当归(去芦,洗净)各等分。用法:上为细末。每服半钱或一钱,煎车前子汤调下;若砂淋者,煎羊蹄草汤调下,不拘时候。(彭怀仁 主编·《中医方剂大辞典》10册1332引《卫生总微》)

小儿淋证3方

★ 1. **治小儿淋**:蜂房(炙)、乱发各三分。用法:上同烧灰,为细末。每服半钱匕,米饮调下,每日三次。(彭怀仁 主编·《中医方剂大辞典》10册898引《圣济总录》)

★ 2. **治小儿血淋,日夜淋沥,小腹及阴中疼痛**:露蜂房灰、乱发灰各一分,滑石一两,海蛤半两。用法:上为细散。以温水调下半钱,不拘时候。(彭怀仁 主编·《中医方剂大辞典》10册1629引《圣惠》)

★ 3. **治小儿石淋、气淋:【桂心蜂房散】**肉桂(去粗皮)7.5克,露蜂房(炙)15克。用法:上药研为散。3岁儿每次1.5克,空腹午时煎小麦汤或酒调服。(孙世发 主编·《中医小方大辞典》541引《圣济总录》)

儿童生长痛2例

★ **治儿童生长痛2例**:笔者临床中用穿山甲治愈程度不同的儿童生长痛,疗效甚为满意,一般服用1~2次,疼痛即可缓解。举例如下。

①男,6岁,近半年来常下肢疼痛难忍,经某医院诊断为儿童生长痛。用药不详,疗效不显,请余治疗。药取穿山甲、怀牛膝、炒白术各15克,研末冲服,每次2克,每日2次,连服1周症状消除。

②谭某某,女,学生。膝关节及小腿腓肠肌阵发性疼痛。经血、尿常规,血沉,抗O及X线摄片等检查,均无异常,诊断为儿童生长痛。处方:炮穿山甲、怀牛膝、炒白术各30克,研末冲服,连用10天,症状消除,半年后随访,未见复发。(《中医杂志》编辑部 整理·《中医杂志》"专题笔谈"文萃【1995—2004,第一辑】427)

小儿初生无皮3方

★ 1. **治小儿初生无皮:【生肌散】**人参、黄芪、珍珠粉各等份。用法:上药研为细末。时时扑之。(孙世发 主编·《中医小方大辞典》841引《保婴易知录》卷下)

★ 2. **治父母梅毒遗传,小儿初生无皮:【鹅黄散】**黄柏、石膏(煅)各等分。用法:上为细末。湿者干扑,干者用猪苦胆调搽。(彭怀仁 主编·《中医方剂大辞典》10册491引《金鉴》卷五十一)

★ 3. **治新生儿表皮生长不全:【扑粉生皮方】**早糯稻米120克,伏龙肝30克,珍珠粉3克。用法:将早糯稻米炕干与新取伏龙肝均研极细末,再与珍珠粉和匀,外扑之,一日三四次。适用病证:先天不足,脾虚血弱。益皮生肌。〔医案〕胡某某,男婴,籍贯山东,1964年9月就诊。患儿系8个月早产儿,早晨娩出后,见小儿下半身表皮浸渍,红嫩而光,伴哭声低微。诊为表皮生长不全,即用"扑粉生皮方"外扑,1日数次,3日后复诊,表皮生长已如常儿。(电子版·《中华验方大全》新生儿表皮生长不全篇)

新生儿感染性剥脱性皮炎1方

★ **治新生儿感染性剥脱性皮炎:**外涂复方紫草油,每日3次。(孟凡红 主编·《单味中药临床应用新进展》643)

新生儿头皮血肿1方

★ **治新生儿头皮血肿:**血竭10克研末,与云南白药2瓶(8克)和匀,再加凡士林30克、热水少量调成糊状。敷于血肿上,每3天换药1次,直至血肿消散。应用上法治疗本病,一般换药3~5次即可消散,收效甚佳。曾治1例出生10天的患儿,出生后发现枕部6×8厘米的血肿,经多次抽吸加压外扎无效,用上药外敷,3次即愈。(杨臣才等 主编·《云南白药治百病》151)

小儿五迟、五软6方

★ 1. **治小儿五迟、五软:**黄精1000克,煨红枣120~180克。焙干研末,炼蜜为丸,黄豆大。每次6克,每日3次,开水调服。(宋立人 总编·《中华本草》8册146)

★ 2. **治五迟五软:**杜仲(布包)10克。与猪肾1个(剖开取去筋膜)、枸杞子(布包)10克加水共煮服。(胡郁坤 陈志鹏 主编·《中医单方全书》323)

★ 3. **治五迟五软:**紫河车10克。温开水冲服,每日2次。(胡郁坤 陈志鹏 主编·《中医单方全书》323)

★ 4. **治小儿五软,久患疳疾,体虚不食,及诸病后天柱骨倒:【健骨散】**用白僵蚕。用法:上为末,三岁儿每服半钱,薄荷酒调下。后用生筋散贴。(彭怀仁 主编·《中医方剂大辞典》8册508引《得效》)

★ 5. **治小儿下肢痿软:**黄精一两,冬蜜一两。开水炖服。(江苏新医学院 编·《中药大辞典》下册2043)

★ 6. **治小儿软骨病:**海螵蛸10克,龟板12克,茜草根6克。水煎加红糖服,每日2~3次。(张可堂·《中国中医药报》2011年6月9日)

佝偻病2方

★ 1. **治佝偻病:**鹿角霜10克,菟丝子6克,水煎服,每日1~2次。(金福男 编著·《古今奇方》143)

★ 2. **治佝偻病:**乌贼骨适量,焙干研粉。与等量白糖共研为细粉,混合均匀。每次服0.5

克,每日3次。(薛建国 李缨 主编·《实用单方大全629)

婴儿硬肿症2方

★ 1. **治婴儿硬肿症**:红参50克,水煎取汁150毫升,每次口服10毫升,1日5次。刘振声用上方治婴儿硬肿症4例,称疗效均佳。(王辉武 主编·《中药临床新用》8)

★ 2. **治新生儿硬肿症**:人参6克,熟附子6克,枳实2克,捣碎加水250毫升,先煎附子,再煎另外二药20分钟至50毫升。重症患儿24小时内滴管服尽。曹振祥用上方治疗新生儿硬肿症56例,治疗中无不良反应,愈后无一复发和并发症。(王辉武 主编·《中药临床新用》8)

婴幼儿斜颈3方

★ 1. **治婴幼儿斜颈**:**【牵筋散】**桃仁、红花、血竭、芒硝、郁金碾末外敷肿块上。据报道以上方治疗婴幼儿斜颈51例,全部治愈。(王辉武 主编·《中药临床新用》277)

★ 2. **治小儿肌性斜颈**:**【正颈(散)糊】**大黄、木香、桃仁、栀子、玄明粉各等份。用法:将上药共研为细末,过6号筛,每次取药粉30~50克,以酸醋适量调匀敷于患处,并用纱布、绷带包扎,2~3日换药1次。若敷药后药粉干燥松散,可再加适量酸醋调拌继续使用,亦可待小儿睡眠时敷用,醒后取下。疗效:共治疗10例,经治1周~1个月,随访1~3年全部治愈,均无复发。(梁永才 梁杰圣 主编·《中国外治妙方》139)

★ 3. **治小儿肌性斜肌**:五倍子30克,生栀子20克,生细辛10克,云南白药4克。用法:将上药共研为细末,过6号筛,每取药末适量,醋调成糊。外敷肿块处,用塑料纸、纱布覆盖,胶布固定,每日1次。并用正颈药枕。2周为1个疗程。疗程间隔3日,对就诊晚、血肿大、质地硬者,加用玻璃质酸酶500单位、氯化钠5毫升,局部封闭,每周2次,共8次。疗效:共治疗50例,经治1~4个疗程,治愈48例,好转2例。(梁永才 梁杰圣 主编·《中国外治妙方》140)

小儿身生鳞甲4方

★ 1. **治小儿身生鳞甲**:僵蚕不拘多少,为细面。用法:一岁小儿每服二分,开水送下。(沈洪瑞 主编·《重订十万金方》672)

★ 2. **治鱼鳞病**:用蛇蜕50克,僵蚕50克,蝉衣25克,凤凰衣25克。上药用2层纱布包好,入水煎沸,合并2次煎液备用。取药液倒入浴盆浸泡全身30分钟,并用纱布浸药擦洗患处。每个月浸浴1次,连用1个冬季。(滕佳林 米杰 编著·《外治中药的研究与应用》553)

★ 3. **治小儿鳞体,皮肤如蛇皮鳞甲之状,由气血否涩,亦曰胎垢,又曰蛇体**:白僵蚕。去丝嘴为末,煎汤,适温暖浴之。一方加蛇蜕。(历代医学名著全书 明代·李时珍撰·《本草纲目》4册3330)

★ 4. **治初生小儿,遍身如蛇鳞**:僵蚕去头、蛇蜕各等分。用法:水煎洗。(沈洪瑞 主编·《重订十万金方》660)

小儿夜啼20方

★ 1. **用于小儿夜啼**:用飞朱砂3克,大白及一块,先将白及块切平,次将朱砂粉放在瓷碗底上,滴清水数滴,用白及块将朱砂磨成糊状,备用。晚间临睡时,用新羊毫笔蘸朱砂糊涂于患儿鸠尾穴及两手心、足心,待糊干后即喂小儿乳汁。(滕佳林 米杰 编·《外治中药的研究与应用》219)

★ 2. **治小儿夜啼**:五倍子2克。用法:上药研为细末,温开水调和,敷于脐部,每日换药1次。功效主治:收涩固脱。主治小儿夜啼证,大便泄泻,伴有手足不温者。(刘道清 主编·《中国民间神效秘方》989)

★ 3. **治小儿夜啼**:五倍子1.5克。加水80毫升浓煎。于晚间睡前顿服,每天1剂。主治:

小儿夜啼。表现为夜间啼哭、不得安睡、时时惊悸不安,其他无异常。据王发书报道,应用本方治疗36例,均治愈。(薛建国 李缨 主编·《实用单方大全》608)

★ 4. **治小儿夜啼验案:**伍某,女,5个月。1个月来夜间啼哭,不得安宁,时现惊悸不安,经查未见异常。患儿面红,口渴,咽干,烦躁不安,舌质红苔薄白,诊为小儿夜啼。用五倍子1.5克,加水80毫升,浓煎,于睡前顿服,共3次,患儿夜啼痊愈。随访半年未见复发。(杨鹏举 主编·《中医单药奇效真传》216)

★ 5. **治小儿夜啼:**五倍子1.5克,朱砂0.5克。用法:上药共研细末,再用适量捣烂(或嚼烂)的陈细茶拌匀,加水少许,捏成小饼状,外敷于脐中,用胶布固定,每晚更换1次。一般敷2~6次症状消失。(吴静 主编·《祛百病土单秘方》116)

★ 6. **治小儿夜啼:**用穿山甲研末,临睡前冲服0.25克,取得较好疗效。为解腥味,可加冰糖。(楼锦英 编著·《中药临床妙用锦囊》396)

★ 7. **治小儿夜啼:**活地龙捣烂敷在脐上,用纸盖好,一夜即安。(中医研究院革命委员会 编·《常见病验方研究参考资料》392)

★ 8. **治小儿夜啼不安:**牵牛子7粒,捣碎,用温水调成糊状。临睡前敷于肚脐上,用胶布固定。据李德营报道,应用本方治疗20例,多在当夜止哭。本方宜于白天饮食、嬉玩正常,夜晚睡后开始哭闹,天明即止,经医院检查无异常发现者。(薛建国 李缨 主编·《实用单方大全》164)

★ 9. **用于小儿夜啼:**牛蒡子50克,珍珠粉2克,朱砂3克,共为细末。每用1克填脐,包扎固定。(滕佳林 米杰 编著·《外治中药的研究与应用》542)

★ 10. **治小儿夜啼:**蝉蜕7~9个(去头足,取下半截)。水煎服。或研细末,开水调服。(中医研究院革命委员会 编·《常见病验方研究参考资料》393)

★ 11. **治小儿夜啼:**蝉蜕7个(去头足,取下半截炒),薄荷三分(后下)。水煎服。或加朱砂1分;或加灯芯少许。(中医研究院革命委员会 编·《常见病验方研究参考资料》393)

★ 12. **治小儿夜啼:**蝉蜕20个,茯神二钱。水煎服。(中医研究院革命委员会 编·《常见病验方研究参考资料》393)

★ 13. **治小儿夜啼:**蝉蜕(水洗过)、朱砂、白茯苓各一两。用法:上为末。临卧用鸡冠血并蜜汤调下。(彭怀仁 主编·《中医方剂大辞典》10册1174引《普济方》)

★ 14. **治心热夜啼:**蝉蜕24克,灯芯草18克。用法:共研细末。第1次冲服1克,日服3次。(郭爱廷 编·《实用单方验方大全》547)

★ 15. **治小儿夜啼:**僵蚕一钱。用法:水煎服。(中医研究院革命委员会 编·《常见病验方研究参考资料》392)

★ 16. **治惊恐夜啼:**僵蚕、地龙、蝉蜕各3克。用法:水煎服。每日1剂,2次分服。(郭爱廷 编·《实用单方验方大全》547)

★ 17. **治婴儿啼哭:**刘寄奴20克,地龙3克,甘草3克,灯芯草2克。上药加水200毫升,浓煎成20~40毫升。用时药液温度不超过35℃,采用50毫升注射器及导尿管。将药低压缓缓注入肛门,然后徐徐拔出导尿管。令婴儿继续俯卧10~15分钟,用纸在肛门轻轻按揉3~5分钟,以利药物保留。每晚睡前2小时用药。共治18例,最短1次,最长7次,全部治愈。(滕佳林 米杰 编·《外治中药的研究与应用》271)

★ 18. **治小儿心热、惊啼:【黄芩散】**黄芩(去黑心)、人参各7.5克。用法:上药研为散。每次1克,以竹叶汤调下,不拘时候。(孙世发 主编·《中医小方大辞典》587引《圣济总录》卷一七)

★ 19. **治小儿夜卧不稳,梦中惊叫,或多虚汗:**朱砂、白僵蚕、天南星(生)各一分。用法:上为末,面糊为丸,如梧桐子大。每服五丸至七丸,薄荷汤送下。功能:镇心化涎。(彭怀仁 主编·《中医方剂大辞典》6册272引《幼幼新书》)

★ 20. **治小儿夜啼症:**钩藤3克,薄荷3克,蝉衣1克。每日1剂煎服,连服2~3剂。服完3剂不愈者则为无效。临床疗效:治疗18例,治愈17例,1例无效。(胡熙明 主编·《中国中医秘方大全》下册614)

小儿惊风18方

★ 1. **治小儿惊风，二目直视**：鹿角霜二钱，铁锈五分，龙脑二分。用法：上为末。白汤送下。（彭怀仁 主编·《中医方剂大辞典》10册1323引《眼科锦囊》卷四）

★ 2. **治惊风发搐**：珍珠末二钱，朱砂一分，雄黄一分，全蝎一钱，蝉蜕七个。用法：上为末，每服一字至半钱，煎金银薄荷汤送下，竹沥调尤好。功能：化痰退热。（彭怀仁 主编·《中医方剂大辞典》7册5引《普济方》）

★ 3. **治小儿惊风**：大蒜头12克，鸡蛋1枚。用法：将蒜去皮，入碗中捣碎烂，将鸡蛋去黄留清，与蒜泥拌匀，外敷于足底涌泉穴，外用纱布包扎固定，药干则重新换药。（吴静 主编·《祛百病大蒜秘方》246）

★ 4. **治小儿惊风**：**【嚏惊散】**生半夏一钱，皂角半钱。为末，吹少许入鼻。（江苏新医学院编·《中药大辞典》上册777引《仁斋直指方》）

★ 5. **治小儿惊风**：全蝎、僵蚕各一个，朱砂一钱。用法：将前二味药焙干，加朱砂研合为细末，白水送服，每服一分半至三分。超周岁者应加倍服。（中医研究院革命委员会 编·《常见病验方研究参考资料》378）

★ 6. **治小儿惊风**：生石膏30克，辰砂15克。用法：共研极细末，患儿1~3岁每服3克；4~7岁每服4.5克；1日3次，水或蜜汤送服。并治成人痰厥中风，每服9克。（吴静 陈宇飞 主编·《传世金方·民间秘方》276）

★ 7. **治小儿惊风**：**【安惊保命丹】**冰片1片，朱砂1粒，全蝎（去尾足）、白僵蚕各1个。用法：上药研为细末。用奶乳调服之。（孙世发主编·《中医小方大辞典》1395引《普济方》）

★ 8. **治惊风，十不失一；预防天花，水痘，麻疹**：先伯在为钱伯阳先生《中国儿科学》作序时谈蒿虫散最为详细。序中有曰：龙友昔年治病，对于儿科颇为重视，医乳孩之病，仅以一方普治之，无不奏效，从未出错，其方即所谓蒿虫散是也。方载《本草纲目》虫部之青蒿蛀虫下。其词曰：一捧朱砂一捧雪，其功全在青蒿节（虫生在蒿之节）；纵教死去也还魂，妙用不离亲娘血（即乳汁也）。旧法系用青蒿虫七条，朱砂、轻粉各一分同研成粉末，用末擦在乳头上，与儿服。如婴儿初吃乳时，即与之服，将来出痘麻也稀少，或可以不出，而胎毒自解，真是儿科圣药。即不吃乳之儿有病，亦可用少许冲白糖水服，胜服一切儿科药也。此龙友数十年之秘方，特为抄出，拟请附于大著《中国儿科学》之后。"关于蒿虫散，查《本草纲目》原引自《保婴集》，此方用治惊风，十不失一。其诗云："一半朱砂一半雪，其功只在青蒿节；任教死去也还魂，服时须用生人血。"《纲目》青蒿蠹虫项下："［集解］时珍曰：此青蒿节间虫也，状如小蚕，久亦成蛾。［气味］缺。［主治］急慢惊风。用虫捣和朱砂、汞粉各五分，丸粟粒大，一岁一丸。乳汁服。时珍。"大伯父运用蒿虫散不在于治惊风，而用于防痘麻。北京家中数十口人，从未患天花，出水痘、麻疹亦轻，与用蒿虫散不无关系。当然，我们小时也是种牛痘的，但其时尚无麻疹疫苗。《纲目》引《保婴集》诗，与先伯所引，文词有出入，或因版本不同，或先伯诊务忙未暇查对原书。但比较起来，"妙用不离亲娘血"，较诸"生人血"似更明确，且青蒿虫七条，分量清楚。朱砂、轻粉各一分，治不在惊风，少用些甚是恰当，是在学古中又有变通和发展了。（周凤梧 张奇文 丛林 主编·《名老中医之路》837）

★ 9. **治小儿惊风**：蛇蜕1.5~3克。用法：煎汤或研末水冲服。功效：祛风定惊，解毒消肿。（郭志杰 吴琼等 主编·《传世金方·一味妙方》198）

★ 10. **治小儿惊风**：大蜈蚣1条（去头足）。用法：水煎服亦可在瓦上微焙干，研末，开水送服，还可用小米炒黄研细末，黄酒冲服。（中医研究院革命委员会 编·《常见病验方研究参考资料》378）

★ 11. **治小儿惊风**：蜈蚣一条（赤脚金头者），蝎梢四尾，僵蚕七条（直者，去嘴，生用）。用法：上为细末。用鹅毛管吹入鼻中，取嚏。（彭怀仁 主编·《中医方剂大辞典》10册873引《普济方》）

★ 12. **治小儿惊风**：洋金花7朵，天麻6克，全蝎10枚。共研细末，每次0.9~1.5克，薄荷汤调服。（杨仓良 主编·《毒药本草》162）

★ 13. **治惊风:**全蝎 1 条。用法:将全蝎捣烂如泥,加酒少许,调匀贴囟门处。(刘少林 刘光瑞 编·《中国民间小单方》214)

★ 14. **治小儿惊风不语:【全蝎散】**全蝎 7 枚,紫苏叶适量。用法:各用紫苏叶包,涂蜜炙;重包,又涂蜜炙。上药研为细末。每次 1 克,姜汁入蜜搜和含化。功效:通窍豁痰。(孙世发 主编·《中医小方大辞典》364 引《直指小儿》卷一)

★ 15. **治小儿惊风牙关紧闭:**乌梅 1 个。用法:将乌梅外用擦牙。释解:因小儿惊风。症见牙关紧闭不能入药,四肢抽搐等。治宜生津开窍。(刘少林 刘光瑞 编·《中国民间小单方》216)

★ 16. **治小儿惊风愈后,声哑不能言者:【传世通关散】**大天南星一个(炮)。用法:上为末。每服二分,猪胆汁调下,便能言语。(彭怀仁 主编·《中医方剂大辞典》3 册 133 引《保婴撮要》卷五)

★ 17. **治小儿惊风已退,但声嘶:【通关散】**天南星(泡)、石菖蒲各等份。用法:上药研为末。以猪胆汁调下。即能言语。(孙世发 主编·《中医小方大辞典》577《医部全录》卷四三二)

★ 18. **治小儿惊风抽搐:**蜈蚣、全蝎、僵蚕、朱砂、钩藤各等量,共研细末。每服 0.5～1 钱,每日 2～3 次。(《全国中草药汇编》编写组 编·《全国中草药汇编》上册 882)

急、慢惊风 23 方

★ 1. **治急惊风:**僵蚕七个,全蝎三尾,朱砂少许。用法:共研末,调母乳汁服。(中医研究院革命委员会 编·《常见病验方研究参考资料》379)

★ 2. **治急、慢惊风:【朱粉散】**朱砂 1 粒,轻粉 1 片,白僵蚕 7 个,蝎 3 个。用法:上药先将白僵蚕、蝎微炒燥,取出待冷,同朱砂、轻粉研为细末。却以母乳汁调抹于儿口内。(孙世发 主编·《中医小方大辞典》1389 引《东医宝鉴·杂病篇》)

★ 3. **治小儿急惊风:**熊胆 0.2 克。用法:将熊胆加入蒸馏水(或凉开水)5～7 毫升化开,装人眼药水瓶中,每次滴入患儿肚脐眼内 2～3 滴;术者以热水洗手,擦干,用手掌轻轻推擦,每次 1 分钟,每小时 1 次,直至惊风解除。功效主治:清热,镇惊,熄风。主治小儿急惊风,高热惊厥者。医师嘱咐:此为外治法,简便易行,效果良好,免去了小儿服药的困难,值得推广应用。(刘道清 主编·《中国民间神效秘方》971)

★ 4. **治小儿急慢惊风:**雄黄二两,朱砂一钱,全蝎七个(去毒),蜈蚣一条(炙),僵蚕一个(直者,炒)。用法:上为细末。每用半钱,薄荷汤调服。(彭怀仁 主编·《中医方剂大辞典》7 册 1115 引《普济方》)

★ 5. **治急、慢惊风:**乌梅(煅存性)、红花、没药各等分。用法:研细末,每服一分,白水送下。(中医研究院革命委员会 编·《常见病验方研究参考资料》381)

★ 6. **治小儿急、慢惊风:**全蝎一个,天南星一个。用法:上为细末。每用少许,以父母津唾调成稀膏,涂于囟上(俗呼为头信子),移时惊止,不用再涂。否则再涂一二次。(彭怀仁 主编·《中医方剂大辞典》2 册 31 引《温氏经验方》)

★ 7. **治小儿急惊风:**制南星一两,朱砂五钱,全蝎三个。用法:共为末,每服少许,薄荷汤下。(中医研究院革命委员会 编·《常见病验方研究参考资料》379)

★ 8. **治小儿急慢惊风,惊积,食积:【朱砂丸】**朱砂、天南星、巴豆霜各 1 钱。用法:上为末,面糊为丸,如黍粒大。看病虚实大小,每服二丸;或天钓戴眼,每服四五丸,薄荷水送下。功能:取惊积。①《宣明论》:小儿急慢惊风,及风热生涎,咽喉不利。②《扶寿精方》:小儿惊积、食积。按语:朱砂性凉质重,清心泻火,重镇安神;天南星辛温燥散,温通经络,祛风化痰,与朱砂同用,善治痰迷心窍;巴豆霜辛热,泻下寒积,祛痰逐水,主治寒食痰饮停积。三药相合,功能镇心安神、开窍豁痰、消积止痉,主治小儿痰食惊风,无论急慢均可用之。惟药性峻猛,不可久服。(田代华 主编·《实用中医三味药方》538 引《宣明论》卷十四)

★ 9. **治小儿急惊风:**蜈蚣 10 克,全蝎 10

克,琥珀10克。用法:上药共为细末,每次0.3～0.6克,每日3次,温开水冲服。功效:镇惊熄风。(刘道清 主编·《中国民间神效秘方》968)

★ 10. **治小儿急惊:【万金散】**蜈蚣一条(全者、去足,炙为末),丹砂、轻粉各等分。研匀,乳汁和丸,绿豆大,每岁一丸,乳汁下。(江苏新医学院 编·《中药大辞典》下册2474引《圣惠方》)

★ 11. **治小儿急惊风及撮口:**赤脚蜈蚣半条(去头足,炙焦),麝香少许。用法:上为末。猪乳调服。(彭怀仁 主编·《中医方剂大辞典》4册222引《痘疹金镜录》)

★ 12. **治小儿急、慢惊风:**朱砂一两,轻粉一两,蜈蚣一条。用法:上为末,青蒿节内虫为丸,如黍米大。每服一岁一丸,乳汁送下。(彭怀仁 主编·《中医方剂大辞典》2册605引《丹溪治法心要》)

★ 13. **治小儿急、慢惊风:**蜈蚣、全蝎各等分。用法:共研细末,1～2岁的患儿服3～4分;3～5岁的患儿服5～6分;6岁以上服8分～1钱。(中医研究院革命委员会 编·《常见病验方研究参考资料》381)

★ 14. **治小儿急、慢惊风,抽搐:【问命散】**蜈蚣、白僵蚕各1条。用法:上药研为细末。男左,女右,吸鼻。(孙世发 主编·《中医小方大辞典》366引《普济方》)

★ 15. **治小儿急惊风:**蜈蚣1个,全蝎1个,朱砂1钱。用法:蜈蚣 、全蝎焙干,与朱砂共研细末,白水下。一周岁患儿作五次服,二、三岁作三次服。(中医研究院革命委员会编·《常见病验方研究参考资料》379)

★ 16. **治小儿急慢惊风,搐掣瘈疭,痰实壅塞,胸膈不利:【全蝎散】**全蝎十一个 ,朱砂(研)、干胭脂各一钱,薄荷四钱。用法:上为细末。每服半钱,乳汁调下。(彭怀仁 主编·《中医方剂大辞典》4册642引《御药院方》卷十一)

★ 17. **治急、慢惊风:【大枣膏】**大枣(蒸熟)1枚,巴豆(去皮,烧存性)3个。用法:上药研为膏,如麻子大。1岁1丸,食后浓煎荆芥汤送下。吐痢之后,其疾便愈。(孙世发 主编·《中医小方大辞典》233引《鸡峰》卷二十四)

★ 18. **治小儿急慢惊风,搐搦窜视,涎潮:【星香散】**南星(圆白者)一钱半,木香、橘红各半钱,全蝎一枚。用法:上锉细,入姜钱四片,慢煎熟灌下。大便出涎即愈。(宋立人 总编·《中华本草》8册509引《直指小儿方》)

★ 19. **治慢惊:【全蝎散】**全蝎七个(去尾、尖),蝉壳二十一个,甘草二钱半(炙),大天南星一个(炮香)。用法:上为末。每服半钱,加生姜、大枣水煎服。(彭怀仁 主编·《中医方剂大辞典》10册1181引《直指方》)

★ 20. **治小儿慢惊风:**全蝎5个,蜈蚣1条,僵蚕5条,蝉蜕头7个。用法 研末放脐中,外盖煎熟鸡蛋1个。(中医研究院革命委员会 编·《常见病验方研究参考资料》381)

★ 21. **治小儿慢惊:【硫黄散】**大附子1个(炮,去皮),全蝎7个(去毒),硫黄(枣子大1块)。用法:上为细末,姜汁糊为丸,如绿豆大。一岁儿每服1丸,米饮汤送下。(彭怀仁 主编·《中医方剂大辞典》10册221引《永乐大典》)

★ 22. **治小儿虚风慢惊,潮搐痉挛:【熏陆香丸】**血竭15克,乳香7.5克。用法:上药同研细末,火上炙干,水泛为丸,如酸枣大。每次1丸,薄荷汤化下,不拘时候;如夏月患儿,研为细末,薄荷人参汤调下,不拘时候。功效:安神魂,益心气。(孙世发 主编·《中医小方大辞典》688引《御药院方》卷十一)

★ 23. **治急慢惊风:**土三七(春夏用叶,秋冬用根)捣汁1盅,用水酒浆和匀,灌入自效。(宋立人 总编·《中华本草》7册856引《纲目拾遗》)

小儿搐搦、抽搐、惊搐症5方

★ 1. **治小儿搐搦:【安神散】**全蝎(塘水浸1宿)4个,天南星(大者,开一穴,入蝎在内,以天南星末盖其口,用面裹,火煨令赤色,取出放地坑1宿,去天南星)1个。用法:上药研为末。每次0.5克,磨刀水调下。(孙世发 主编·《中医小方大辞典》368引《丹溪心法附余》卷二十二)

★ 2. **治壮热抽搐验案:**①奉天小西边门外,烟卷公司司账陈秀山之幼子,年五岁,周身壮热，四肢拘挛，有抽掣之状，渴嗜饮水，大便干燥。知系外感之热，引动其肝经风火上冲脑部，致脑气筋妄行，失其主宰之常也。投以白虎汤，方中生石膏用一两，又加薄荷叶一钱，钩藤勾二钱，全蜈蚣二条，煎汤一盅，分两次温饮下，一剂而抽掣止，拘挛舒。遂去蜈蚣，又服一剂热亦退净。

②奉天北陵旁那姓幼子，生月余，周身壮热抽掣，两日之间不食乳，不啼哭，奄奄一息，待时而已。忽闻其邻家艾姓向有幼子抽风，经愚治愈，遂抱之来院求治。知与前证仿佛，为其系婴孩，拟用前方将白虎汤减半，为其抽掣甚剧，薄荷叶、钩藤勾、蜈蚣其数仍旧，又加全蝎三个，煎药一盅，不分次数，徐徐温灌之，历十二小时，药灌已而抽掣愈，食乳知啼哭矣。翌日，又为疏散风清热镇肝之药，一剂痊愈。

③隔两日其同族又有三岁幼童，其病状与陈娃子相似，即治以陈娃子所服药，一剂而愈。

④奉天小西关长发源胡同吴姓男孩，生逾百日，周身壮热，时作抽掣，然不甚剧。投以白虎汤，生石膏用六钱，又加薄荷叶一钱，蜈蚣一条，煎汤分三次灌下，尽剂而愈。此四证皆在暮春上旬，相隔数日之间，亦一时外感之气化有以使之然也。（张锡纯 著·《张锡纯医学全书之二·中药亲试记》159）

★ 3. **治抽搐验案：**邻居3岁小孩沈某伤风2日，晚上突然高热神识昏迷，两目上视，呼吸急促，双手握拳，频频抽搐，口张唇颤，渴欲饮水。多方无效，举家哭泣，束手无策。一老农登门求医。余当即嘱大伙捉来蜘蛛7只，罩在小碗中，倒入少量开水，蜘蛛烫后捣烂，趁温将蜘蛛水倒入小儿口中，不久，小儿头部汗出，抽搐渐止，呼吸平稳入睡，第2天痊愈。（杨鹏举 主编·《中医单药奇效真传》128）

★ 4. **治惊搐：**蜈蚣、全蝎、僵蚕、朱砂各等量，共研细末。每服3克，每日2～3次。（李永明·《中国中医药报》，2010年8月18日第5版）

★ 5. **治惊搐后摇头症：**忆少时闻友人孙彭山云：尝见姻家一小儿患惊，延专科治之，诸症悉退，而摇头不止。后一老医至，于常服药中加入紫河车，即时愈。（黄国健等 主编·《中医单方应用大全》528 引《历代无名医家验案》173）

撮口及发噤证11方

★ 1. **治小儿撮口及发噤：**白僵蚕二枚。为末。用蜜和，敷于小儿唇口内。（江苏新医学院 编·《中药大辞典》上册740 引《小儿宫气方》）

★ 2. **治撮口，初生小儿七日不食乳：【蚕号散】**僵蚕四个（去嘴，略炒），茯苓少许。用法：上为末。蜜调，抹儿口内。（彭怀仁 主编·《中医方剂大辞典》8册8引《婴童百问》）

★ 3. **治小儿撮口及发噤：**鼠妇，绞取汁，与儿少许服之。（宋立人 总编·《中华本草》9册112 引《圣惠方》）

★ 4. **治小儿噤口：【秘方擦牙散】**生天南星（去皮脐）6克，冰片少许。用法：上药研为极细末，用指蘸合生姜汁放大牙根擦之；如不开者，将应用之药调和稀糊，含在不病人口内，以笔管插入病人之鼻孔，用气将药极力吹入。（孙世发 主编·《中医小方大辞典》557 引《金鉴》卷五十）

★ 5. **治小儿噤风，初生口噤不乳：**蝉蜕14枚，全蝎14枚。为末，入轻粉末少许，乳汁调灌。（江苏新医学院 编·《中药大辞典》下册2558 引《全幼新鉴》）

★ 6. **治小儿撮口：【蜈蚣丸】**赤足蜈蚣1条，棘刚子5枚。用法：上药烧成灰，饭和为丸，如麻子大。每次3～5丸，乳汁送下。（孙世发 主编·《中医小方大辞典》669 引《圣济总录》）

★ 7. **治小儿撮口：**用朱砂末安小瓶内，捕活壁虎一个入瓶中，食朱砂末月余，待体赤，阴干为末，每次薄荷汤服3～4分。（杨仓良 主编·《毒药本草》71）

★ 8. **治小儿撮口：**赤足蜈蚣，去头足，炙黄为末。以猪乳调1.5克，分3～4次温灌之。（杨建宇等 主编·《灵验单方秘典》232 引《普济方》）

★ 9. **治小儿噤口不开：**蜘蛛一枚（去足嘴，炙令焦）。用法：上为末。猪乳调灌。（彭怀仁 主编·《中医方剂大辞典》10册1173 引《袖珍小儿》）

★ 10. **治初儿口禁不开，不能吮乳：**干蜘蛛一个（去足、口，新竹沥浸一宿，炙焦为末），干蝎梢七个（为末），腻粉一钱。同研匀，每服一字，

乳汁调，时时滴儿口中。（杨仓良 主编·《毒药本草》732 引《小儿卫生总微论》）

★ 11. **治小儿口紧不能开合饮食，不语即死：**蛇蜕烧灰，拭净傅之。（明代·李时珍 撰·《历代医学名著全书·本草纲目》4 册 3402）

小儿癫痫 14 方

★ 1. **治小儿癫痫：**白矾 1 克，鸡蛋 1 枚。用法：将鸡蛋开口，加入白矾，用湿面粉密封，蒸熟食之，1 次吃完。每隔 7 日 1 次。要坚持服半年以上。（吴静 主编·《祛百病醋蛋秘方》182）

★ 2. **治小儿癫痫验案：**毛某，女，11 岁。其母代诉，患儿 1986 年 8 月中旬，起病发作时，突然大叫一声猝倒于地，神志丧失，双目固定看着一处，口半张，头向后仰，四肢僵硬，呼吸停顿，数秒钟后全身肌肉一阵阵抽动，不停地眨眼、咬牙，面色青紫，口吐白沫，小便失禁，经 1 小时后意识才完全恢复，经秦皇岛海军 408 医院确诊为小儿癫痫，给予抗癫痫药苯妥英钠、苯巴比妥，连服 1 个月，服药期间发作 3 次，疗效不甚理想，尔后改服紫河车散告愈。治疗方法：取健康人胎盘用冷水泡洗 2 小时，用手搓洗干净，焙干，研末，过 100 目筛，装入空心胶囊备用。每次 3 粒，日服 2 次，空腹服，服药期间避免精神刺激，忌食生冷辛辣之物，感冒发热停用。此例连服 4 具即愈，随访 3 年后未见复发。（杨鹏举 主编·《中医单药奇效真传》193）

★ 3. **治小儿痫证：【紫河车丸】**紫河车（肥厚者）1 个。用法：洗净，重汤蒸烂，研化，入人参、当归末为丸，如芡实大。每次 5 ~ 6 丸，乳汁化下。（孙世发 主编·《中医小方大辞典》1170 引《准绳·幼科》）

★ 4. **治小儿惊痫：**肥厚紫河车研烂，入人乳调如泥，日服二三次。（宋立人 总编·《中华本草》9 册 539 引《保婴撮要》）

★ 5. **治小儿发热、癫痫：**珍珠粉每次 0.3 克，每日 3 次冲服，治疗小儿发热。或同时用丙戊酸钠每日 100 毫克口服可治疗小儿癫痫。（孟凡红 主编·《单味中药临床应用新进展》630）

★ 6. **治小儿痫：**上以枯蝉。烧灰服之。（即蝉蜕）。（电子版·《中华医典·普济方》卷三百七十六）

★ 7. **治小儿诸痫：**雄黄、朱砂各等分。为末。每服一钱，猪心血、齑水调。（宋立人 总编·《中华本草》1 册 390 引《直指方》）

★ 8. **治小儿风痫：【全蝎散】**全蝎 5 个，大石榴 1 个。用法：将大石榴割头去子，作瓮子样，纳全蝎其中，以头盖之，纸筋和黄泥封裹，以微火炙干，渐加火烧令通赤，良久去火，候冷去泥，取中焦黑者，细研。每次 1.5 克，乳汁调，灌之；儿稍大，以防风汤调服。（孙世发 主编·《中医小方大辞典》364 引《证类本草》卷二十二）

★ 9. **治小儿惊痫：**蝎子 1 只（不去头尾），薄荷 4 叶裹合，火上炙令薄荷焦，同研为末，分 4 次服，开水送下。（胡晓峰 编·《虫蛇药用巧治百病》61）

★ 10. **治小儿惊痫：**上用以熊胆水调少许，妙。（电子版·《中华医典·普济方》卷三百七十七）

★ 11. **治小儿诸惊胎痫：【猪乳膏】**全蝎一个（焙），琥珀一分，朱砂少许。用法：上为末。每服一字，麦门冬煎汤调下。（彭怀仁 主编·《中医方剂大辞典》9 册 542 引《医统》卷八十八）

★ 12. **治小儿惊痫瘛疭：**熊胆二大豆许，和乳汁及竹沥服。并得取心中涎。（江苏新医学院编·《中药大辞典》下册 2585 引《食疗本草》）

★ 13. **治小儿惊痫水泻：**用巴豆（火炮，去油）2 个，皮硝，黄蜡各等分。捣成膏，摊在纸上，贴额颅上囟门下是也。有小疱起，即止其泄。（滕佳林 米杰 编著·《外治中药的研究与应用》193 引《鲁府禁方》）

★ 14. **治小儿诸痫退后不能言：**（排关散）天南星（炮）适量。用法：上药研为细散。每次 1 克，猪胆汁调下，咽入喉中，即能言。（孙世发·主编《中医小方大辞典》600 引《圣济总录》卷一七一）

小儿解颅 6 方

★ 1. **治小儿解颅（脑积水）：**蛇蜕皮，焙干、研末、与适量猪下颌骨骨髓调成膏，外用：适量敷

囟门上，每日3~4次。（张金鼎 邹治文 编·《虫类中药与效方》174引《千金要方》）

★ 2. **治小儿肾经虚热解颅，囟不合，囟填，囟陷下不平：**蛇蜕皮一两（烧灰），防风、大黄（湿纸裹，火煨存性）、白及各半两。用法：上为细末，入青黛半两研匀。每用半钱，以猪胆汁调匀，纸摊，四边各留少白纸，用淡醋生面糊贴囟上，不住以温水润，一伏时换。（彭怀仁 主编·《中医方剂大辞典》7册161引《幼幼新书》）

★ 3. **治小儿解颅，囟门不合：**天南星适量。用法：天南星炮去皮，研为末，淡醋调帛上，贴囟门上，用慢火炙手，频频熨之。（吴素玲 李俭 主编·《实用偏方大全》624引宋代《小儿药证直诀》）

★ 4. **治婴儿解颅：**白及30克，朱砂30克，大天南星1个。用法：开一坑，将朱砂入内，慢火煨制天南星。同白及共研末，醋调，隔绢外涂囟上，用慢火炙手，频频熨之。（吴素玲 李俭 主编·《实用偏方大全》625引 宋·《普济本事方》）

★ 5. **治囟陷：**生南星6克，北细辛1.5克，共捣细末。寒证者，葱汤加生姜汁调敷；泄泻不陷者，醋调敷；热证者，薄荷、甘草油调敷。贴囟陷处。（滕佳林 米杰 编·《外治中药的研究与应用》171引《婴童类萃》）

★ 6. **治小儿囟陷：**用半夏10克，为末。涂手心，妙。（滕佳林 米杰 编·《外治中药的研究与应用》246引《医方类聚》）

小儿汗证3方

★ 1. **治小儿汗症：【二子药饼】**五倍子15克，五味子15克。用法：将上药共研为细末，过6号筛，用时取10克加温开水调拌，捏成银元大小圆形药饼。取本品紧贴脐窝，上覆塑料布，外用纱布绷带固定，次晨去除，每日1次，连敷3次为1个疗程。按：共治疗63例，经治1~2个疗程，治愈43例，有效16例，无效4例，总有效率93.7%。（电子版·《中华验方大全》光盘，小儿虚汗盗汗症篇）

★ 2. **治小儿汗症：**五倍子、龙骨等分。用法：研为细末，每次取10克用温开水或醋调成糊状，敷于患儿脐部（但邪盛时不可用），并用胶布固定。于睡前敷药，次晨起床后取下，共治疗2次。疗效：验证76例，显效54例，占71.1%；有效22例，占28.9% 。（雷一鸣 杨柱星 黄儒 主编·《中华名医顽症绝症秘方大全》650）

★ 3. **治小儿汗症：**五倍子（研末）1.5克，龙骨粉、牡蛎粉各1克。用法：上药混匀，用米醋拌成丸状，固定在肚脐处，每晚1次，10天为全疗程。（王明惠 杨磊 编著·《秘传中药外治特效方》83）

小儿盗汗4方

★ 1. **治小儿盗汗：**五倍子10克，研末，加水少许搅成糊剂，睡前置患者肚脐中心，外用纱布固定。验案：广西桂林市七星路岩溶地质队周维新，男，67岁，退休。他来信说：“3岁女孩文颜茹患盗汗，在卫生室打针吃药久治不愈，后用本条方治愈。”（史书达 编著·《中国民间秘验偏方大成》下册1279）

★ 2. **治小儿盗汗：**五倍子、生黄柏各等份。共研细末。将患儿脐部洗净擦干，以能填平脐窝的药粉量调温水作饼状，置胶布正中敷于脐内，24小时换药1次。赵东明用上方治疗小儿盗汗36例，全部病例均在敷脐24小时内取效。（王辉武 主编·《中药临床新用》555）

★ 3. **治小儿实热盗汗：【虎杖散】**用虎杖9克。为散，每次1~3克，水煎服。（曲京峰 赵兴连 韩涛 主编·《古今药方纵横》上册179引《小儿药证直诀》卷下）

★ 4. **治小儿惊热盗汗：【团参饮子】**人参一钱，黄芪二钱，当归一钱五分。加猪心一片。水煎服。（宋立人 总编·《中华本草》5册816引《婴童类萃》）

小儿流涎7方

★ 1. **治小儿流涎：**天南星30克。用法：取上药，捣烂，用醋调。于晚间外敷足心，男左女右。外以布条缠扎，每次敷12小时，连敷2～4次。功能：化痰利湿止涎。附注：据报道，应用本方治疗60例，效果良好。一般敷2～4次即愈。（薛建国 李缨 主编·《实用单方大全》395）

★ 2. **治小儿流涎：**天南星30克，蒲黄15克。共研细末，醋调成糊，敷涌泉穴，用纱布包，男左女右，12小时换药1次。（胡郁坤 陈志鹏 主编·《中医单方全书》322）

★ 3. **治小儿流涎：**五倍子、乌梅各3克。共研细末，填敷脐孔中（纱布固定），每日换1次。（周洪范 编·《祖传秘方全书》865）

★ 4. **治小儿流涎：**生半夏末陈醋调成稠糊，睡前贴于两足心。（孟凡红等 编著·《单味中药临床应用新进展》52）

★ 5. **治口角流涎：**吴茱萸3份，制南星1份。研磨细粉混合组成，贮瓶勿泄气，备用。用法：临睡前，先洗净脚揩干，取药粉15克，用陈米醋调成黏厚糊状饼，敷贴涌泉穴，男左女右，外用纱布扎紧，每次敷贴12小时，一般三四次即可。疗效：治疗100多例均获痊愈。（李德新等 编·《祖传秘方大全》207引浙江温州市任宏观师传秘方）

★ 6. **治流涎症验案：**于某某，4岁，母诉：平素健康无其他病，唯口角流涎已2年，冬天沾污棉衣枕褥影响卫生。嘱取天南星1两，用醋调后，晚间外敷足心涌泉穴，男左女右，外以布条缠扎，每次敷12小时。4次即愈（但因口疮引起的流涎者无效）。（杨鹏举 主编·《中医单方奇效真传》218）

★ 7. **治小儿脾虚之口角流涎：【摄涎汤】**白术6克，益智仁10克，鸡内金10克，水煎服。临床疗效：治疗14例患儿，均获痊愈。（胡熙明 主编·《中国中医秘方大全》下册343）

小儿口疮19方

★ 1. **治小儿口疮：【蜘矾散】**白矾60克，屋角蜘蛛6个（活的），冰片0.15克，先将白矾用砂锅熔化，再入蜘蛛，直至白矾全部成为枯矾，去火剔去蜘蛛遗体，入冰片，研为极细末即可。治疗时用竹筒或纸筒将药末吹于患处。共治疗小儿口疮百余例，轻者1次，重者3次即愈。（杨仓良 主编·《毒药本草》732）

★ 2. **治小儿口疮：**炒五倍子1钱，冰片5分，红色冰糖3钱。共研细末。用药鼓或苇管等吹患处。（沈洪瑞 主编·《重订十万金方》662）

★ 3. **治小儿口疮：【口疮散】**五倍子（炒）、枯矾、冰片各等量。用法：研成极细末，过120目筛后备用。口腔用蒸馏水或淡盐水洗后，敷药，每日1～2次，5日为1个疗程。

小儿口疮验案：所治小儿口疮136例中，男84例，女52例；年龄40天至14岁，病程皆在5天以内。疗效标准：用药5天以内，口腔无溃疡，无血性糜烂，无黏膜充血，体温、血常规正常者为治愈，共121例，占89%；口腔溃疡减少，但仍有少量脓点，理化检查接近正常者为显效，共12例，占8.8%；口腔内溃疡无好转，病情反复反作者为无效，共3例，占2.2%。（孙世发 主编·《中医小方大辞典》765）

★ 4. **治小儿口疮：**蟾蜍一个。用法：炙令焦，上为散。每用一字，敷疮上。（彭怀仁 主编·《中医方剂大辞典》10册1562引《普济方》）

★ 5. **治小儿口疮：**小红枣，去核，入些微白矾，烧存性，为末。加入雄黄末、孩儿茶各一分，和匀搽之。先用荆芥煎汤洗口，后敷药立效。（宋立人 总编·《中华本草》5册259引《鲁府禁方》）

★ 6. **治小儿口疮：**苦参、黄丹、五倍子、青黛各等分，研为末，敷。（宋立人 总编·《中华本草》4册639引《外科理例》）

★ 7. **治小儿口疮：**蛇蜕，水渍令湿软，拭口内疮，一二度即愈。（彭怀仁 主编·《中医方剂大辞典》9册474引《圣济总录》）

★ 8. **治小儿口疮：**巴豆1粒，小麦7粒。小麦放在口腔内嚼碎，取出和巴豆混在一起，用小青石头将药砸如泥状，用2层卫生纸（3×3厘米）包住药物，用胶布把药物贴在前额正中，3个小时后将药取掉，有的局部发红或起小泡如米粒大，起小泡者效果明显，但要防止局部感染。第2次治疗方法同上。原部位稍往上移5分。结果治疗53例，1次治愈者30例，2次治愈21例，2例效果不佳。（杨仓良 主编·《毒药本草》490）

★ 9. **治小儿口内溃烂疼痛，饮食困难：**五倍子1钱，人中白1钱，冰片3分。共为细面。用

法:吹敷口内。(沈洪瑞 主编·《重订十万金方》668)

★ 10. **治小儿口舌生疮:**用吴茱萸、清半夏各10克。共研细末过筛,用鸡蛋清调成糊状外敷足心,男左女右,纱布或绷带包扎,睡前外敷,次日取下。对婴幼儿口舌生疮有良好的疗效。笔者用此法治疗婴幼儿口舌生疮患者125例,1次治愈34例,2次治愈91例。[《中医杂志》编辑部整理·《中医杂志》专题笔谈文萃(1995—2004,第一辑)4]

★ 11. **小儿口疮,表现为疼痛拒食:**冰片1份。用法:取上药,小麦面烧灰2份,将二药混合研细面。用时将药粉涂在患儿的疮面上,每天2~3次。功能:清热止痛。据记载,应用本方治疗100例,有效率为95%。一般3~5天痊愈。(薛建国 李缨 主编·《实用单方大全》491)

★ 12. **治小儿变蒸,生口疮:**硼砂、豆粉、朱砂各等分。用法:上为末。掺口中。(彭怀仁 主编·《中医方剂大辞典》10册859引《普济方》)

★ 13. **治小儿口疮验案:**刘某某,女,2岁。1991年4月11日起,无诱因口腔疼痛,影响进食。查:右侧口腔黏膜处有4处小白点,周围红肿,遂用下方治疗,20分钟后疼痛减轻,嘱其带药自用,3天后随访,患儿口腔溃烂处愈合,无任何不适。治疗方法:白矾6克,冰片1.5克,选约6厘米见方的湿柳木一块,在其中间凿一小窝,纳入研碎的白矾,然后在炉火上烘烤,待白矾冒泡(约半生半枯)时将其倒出晾干,加冰片共研极细粉末。用时取少许吹患处,1天2次,一般20分钟后疼痛即止,2~3天即可痊愈。(黄国健等 主编·《中医单方应用大全》21)

★ 14. **治小儿口腔炎:**五倍子9克,川黄连3克。共研细末,过200目筛,贮瓶备用。使用时取药末适量,于杯中以清水浸过药面,并加白酒1~2滴,然后将药杯置锅内隔水炖10~15分钟。待冷后,取消毒棉签蘸药水涂患处,次数不拘,至愈为度。治疗小儿口腔炎50余例,均获良效。(李彬之等 主编·《现代中医奇效良方宝典》下册370)

★ 15. **治小儿口腔炎:**马鞭草30克。用法:水煎服,每日1剂,早晚分服,3日为1个疗程。如炎症未全消除,可继续服第二及第三疗程。同时用朵贝尔氏液漱口或外涂2%碘甘油。疗效:治疗110例,全部治愈,治愈率100%。(刘有缘 编著·《一两味中药祛顽疾》503)

★ 16. **治小儿满口赤疮:【一连散】**黄连。用法:上为末。蜜水调敷。(彭怀仁 主编·《中医方剂大辞典》1册12引《片玉心书》)

★ 17. **治小儿口疮,不能吮乳:【硫黄散】**生硫黄。用法:上为末。用新汲水调粘手心脚心。效即洗去。(彭怀仁 主编·《中医方剂大辞典》10册222引《普济方》)

★ 18. **治小儿口内腐烂:【蛤蚕散】**蚕茧壳(须未出蛾者)、五倍子各等分。用法:炙焦为末。吹口角。(彭怀仁 主编·《中医方剂大辞典》10册407引《疡科遗编》卷下)

★ 19. **治小儿火热,口舌生疮,牙银溃烂:**五倍子0.9克,黄丹0.3克。研为末,涂于患处。(曲京峰等 主编·《古今药方纵横》下册1212引《太平圣惠方》)

小儿先天性杨梅性口腔炎2方

★ 1. **治小儿杨梅,疮起于口内,延及遍身:**以土茯苓末,乳汁调服。月余自愈。(宋立人 总编·《中华本草》8册164引《纲目》)

★ 2. **治小儿先天性杨梅性口腔炎:**李某某,男,7个月。其父母均有梅毒,康瓦氏反应均阳性,病儿是第5胎,生后全身有红疹,口腔黏膜均有溃疡,终日流涎不止。第1胎头部有梅毒溃疡经过打针治愈(药不详),第2胎颈部溃疡及臀部红肿溃烂也是打针治好的,第3胎生后腹硬鼻出血死亡,第4胎因母怀胎注射治疗,故生后无恙。该病儿生后即发现全身有红疹,四肢较少,颈部腋窝的淋巴结均肿大,口唇溃烂脱皮,口腔黏膜全部溃烂,舌亦脱皮一层,咽喉、扁桃体均有溃烂,胸腹部无异常。血液康瓦氏反应因母反对未做。诊为:小儿先天性梅毒性口腔炎。治疗方法:病儿母亲每天共服土茯苓10克,病儿每天共服土茯苓6克,均用水煎剂分3次服。服药第4天,小儿全身红疹全消,口腔溃烂亦大见好转,共服药8~9天完全治愈。(黄国健等 主编·《中

医单方应用大全》427）

鹅口疮33方

★ 1. **治鹅口疮**：柿霜30克，五倍子15克，共研末，搽患处，每日2～3次。（金福男 编著·《古今奇方》165）

★ 2. **治鹅口疮（念珠菌口炎）**：五倍子20克，冰片3克。共研细末，贮瓶备用。每日2次，将药末吹于患处。治疗20例，一般2天即愈。按语：五倍子所含鞣酸对蛋白质有沉淀作用，皮肤、黏膜之溃疡接触鞣酸后，可使组织蛋白凝固，形成被膜，而产生收敛作用，并对体内外细菌和某些真菌具有明显抑菌、杀菌作用。（胡熙明 主编·《中国中医秘方大全》中册301）

★ 3. **治鹅口疮（念珠菌口炎）**：五倍子30克炒黄，加白糖2克，再炒至糖完全熔化，倒出晾干，和枯矾20克，共研为细末，用香油调成糊状，涂敷患处。（刘道清 主编·《中国民间疗法》399）

★ 4. **治鹅口疮（念珠菌口炎）：【驱腐丹奎光秘方】**五倍子（去蛀，打碎，炒黑色）、硼砂各2钱。共研细末。凡口糜鹅口略吹少许，不可过多。（清·顾世澄 撰·《疡医大全》558）

★ 5. **治鹅口疮（念珠菌口炎）**：取五倍子、白矾各适量。用法：分别捣碎如米粒，放于砂锅内，用文火炒，待融合出水如枯矾状，离火冷固。研极细末，另加少许冰片拌匀即成。用时以净指蘸冷开水蘸药末少许涂患处，每日1～3次，疗效：共治170余例，1～3天内，均获治愈。（刘有缘 编·《一两味中药祛顽疾》505引《新中医》1980年，第10期）

★ 6. **治鹅口疮（念珠菌口炎）**：五倍子30克，桃油30克，枯矾3克，冰片10克。上药共研细末备用。治疗23例。全部治愈，其中2天内治愈者15例，3天内治愈者7例，5天内治愈者1例。（胡熙明 主编·《中国中医秘方大全》中册302）

★ 7. **治鹅口疮（念珠菌口炎）**：五倍子4.5克，黄连、薄荷、甘草各1.5克。用法：水煎，顿服，并可以药液涂抹口腔患处。（郭爱廷 编著·《实用单方验方大全》534）

★ 8. **治小儿鹅口疮**：俗称雪口，婴儿舌上口内布白屑。如蔓延至咽喉，属危症，应就医急诊。五倍子10克，雄黄5克，冰片1克。共研末。用纱布蘸凉茶，再蘸药面，涂口疮。（范其云 编著·《家用偏方二佰三》2）

★ 9. **治鹅口疮**：全蝎7个，薄荷7叶，黄丹适量。用法：全蝎先用薄荷汁浸过，后用薄荷裹之，文武火炮过，焙干后研末，再入黄丹，同研调匀，熟蜜和为膏，敷患处。（吴素玲 李俭 主编·《实用偏方大全》641引宋代《小儿卫生总微方论》）

★ 10. **用于鹅口疮**：用生香附、生半夏各6克，鸡蛋1枚，上药研细末。取蛋清适量共调匀做饼，贴患处两脚心。每日1次，连用3天。（滕佳林 米杰 编·《外治中药的研究与应用》245引《验方新编》）

★ 11. **治鹅口疮**：吴茱萸15克研末，醋调糊敷双侧涌泉穴。（孟凡红等 编著·《单味中药临床应用新进展》534）

★ 12. **治小儿鹅口疮、痄腮**：活地龙10～15条，白糖50克。捣拌至地龙溶化呈黄色黏液，装瓶备用。漱口后，棉签蘸取药液涂布鹅口疮疮面，3～5分钟后用盐水棉球拭去。每日3～4次。治疗20例，3～5天后症状全部消失。（胡熙明 主编·《中国中医秘方大全》中册758）

★ 13. **治鹅口疮：【四宝丹】**雄黄三钱，硼砂二钱，甘草一钱，冰片三分五厘。用法：上为末。蜜水调涂，或干掺。（彭怀仁 主编·《中医方剂大辞典》3册418引《疡医大全》）

★ 14. **治鹅口疮溃烂，白斑成片，哺乳傍哭：【鹅口疮圣药】**雄黄6克，硼砂6克，川黄连3克，梅花冰片2克，生甘草3克用法：共研细末。蜜水调涂或干搽。（许逸民 李庆峰 编著·《中国百年百名中医临床家丛书·许玉山》241）

★ 15. **治鹅口疮**：刘寄奴适量。研末，吹口腔内或水煎洗。（胡郁坤 陈志鹏 主编·《中医单方全书》298）

★ 16. **治鹅口疮**：板蓝根9克，水煎汁，反复涂擦患处，每日5～6。（宋立人 总编·《中华本草》3册711）

★ 17. **治鹅口疮验案**：2个月婴，1972年2月8日初诊，口舌白点很多，形似雪花，边缘清晰而不规则,烦躁,吮乳啼哭,曾服核黄素及中药,疗效不明显,后经我科治疗,诊为雪口病,嘱用板蓝根3钱煎汁反复涂擦患处,1日5~6次,佐以内服,1日愈,后过半月复发,仍嘱用原方原法,半日愈,至今未再复发。(杨鹏举 主编·《中医单药奇效真传》449)

★ 18. **治鹅口疮:**蜂蜜30毫升,生姜汁10毫升。用法:上药混匀后涂患处,每日2~3次。(唐大晅 张俐敏 主编·《传世金方·祖传秘方》339)

★ 19. **治鹅口疮:【蜘蛛枯矾散】**蜘蛛(腹大色黑)1个,白矾12克,明雄黄3克。用法:将白矾放入铁勺内,再将蜘蛛打死,放在白矾上面,用火烧炼,使白矾无稀液,蜘蛛干为度,凉后取出,加入明雄黄,共为细末,贮好。用少许吹入口内,1日2次。(彭怀仁 主编·《中医方剂大辞典》10册1173)

★ 20. **治鹅口白疮:**鼠妇,研水涂之,即愈。(历代医学名著全书 明代·李时珍 撰·《本草纲目》4册3367)

★ 21. **治小儿鹅口疮:**蒲黄、乌贼骨各等分。用法:研极细末,用硼酸水洗净口腔,再将药末吹上。(中医研究院革命委员会 编·《常见病验方研究参考资料》449)

★ 22. **治小儿鹅口疮:**巴豆1克,西瓜子仁0.5克。共研后加少许香油调匀,然后揉成小团状敷贴于印堂穴,15秒钟后取下,每日1次,一般连用2次。疗效:林长喜等用上法治疗小儿鹅口疮190例,结果治愈率达90%。(王辉武 主编·《中药临床新用》149)

★ 23. **治小儿鹅口疮:**枯矾二钱。用法:加蜂蜜涂,或用矾末一钱、冰片一分同研搽患处,或用白矾泡水漱口。(中医研究院革命委员会 编·《常见病验方研究参考资料》448)

★ 24. **治鹅口白:**鸡内金。为末。乳服五分。(陆锦燧 辑·《蜉溪秘传简验方》25)

★ 25. **治鹅口证。婴孩满口白屑,或如粟谷,糜烂作痛,不能乳食,昼夜烦啼:**(独圣散)大北南星(锉开,白者为佳)不拘多少。用法:上为末。一钱或二钱,醋、蜜调涂囟门上,中间留一小指大不涂,及敷男左女右足心。并以立效饮温蜜水调,点舌上,令其自化尤佳。(彭怀仁 主编·《中医方剂大辞典》7册767引《活幼心书》卷下)

★ 26. **治白口疮:**五倍子(煨黄)七分,白矾三分(飞过)。共研末香油调搽。(清代·姚俊 编·《经验良方全集》159)

★ 27. **治小儿舌口白,口疮白膜:**五倍子研细末。用法:用竹筷子头缠青布蘸香油向舌上,慢慢去掉舌上白膜,再上五倍子末,即愈。(沈洪瑞 主编·《重订十万金方》713)

★ 28. **治婴儿"虎口白":【鸡蛋油】**鲜鸡蛋1个,鸡蛋壳7个,香油50克,五倍子10克,冰片5克。用法:先把香油倒入小锅内加热,打入鸡蛋,炸黄后取出,油凉后倒入小碗里。将五倍子和鸡蛋壳放入锅内焙黄,研为末,把冰片压碎,同放在鸡蛋油里即成。用时,取一块干净白布条卷食指上,蘸少许鸡蛋油抹在小儿口中患处。每日2次,当日即可见效。功能:消炎杀菌。(竭宝峰 江磊 主编·《中华偏方大全》4册515)

★ 29. **治小儿白色鹅口,不能吃奶,舌硬苍白:**五倍子2分,川连2分,冰片2分。共研细末。用法:将药吹于苔上,苔即脱落,用消毒纱布揩去脱落之苔,以苔脱尽为度。(沈洪瑞 主编·《重订十万金方》662)

★ 30. **治小儿白口疮,急恶,状似木耳;兼治痔疮:【青金散】**五倍子(去土垢)120克,青黛12克。用法:上药研为细末,好油调,鸦羽扫向口内咽喉,流入咽喉中,疮烂,次日便下。(孙世发 主编·《中医小方大辞典》426引《济生》卷五)

★ 31. **治白口恶疮状似木耳。不拘大人小儿并用:**并用五倍子、青黛各等分。为末。以筒吹之。(何清湖·《历代医学名著全书·本草纲目》4册3324)

★ 32. **治白口疮:**巴豆(去皮不去油)3枚,黄丹1.5克。用法:同研如泥,涂叶上如大棋子,贴眉间,须臾,四周疮如蚕子,去药大效。注意:孕妇忌用。(吴素玲 李俭 主编·《实用偏方大全》761)

★ 33. **治小儿雪口:**五倍子(炒黄)5钱,枯矾3钱,青黛1钱,冰片1钱。用法:共为细末,用香油调搽。(沈洪瑞 主编·《重订十万金方》665)

小儿口疔1方

★ **治小儿口疔**:巴豆仁4个,黄丹1钱。用法:2味共炒,巴豆炒黑为度,去巴豆研末,用药末搽疔上,数次即愈。(中医研究院革命委员会编·《常见病验方研究参考资料》251)

小儿口疳1方

★ **治小儿口疳**:黄连、芦荟各等分。为末。每蜜汤服五分。走马牙疳,入蟾灰等分,青黛减半,麝香少许。(宋立人 总编·《中华本草》3册220引《简便单方》)

小儿牙疳6方

★ 1. **治小儿牙疳**:**【走马牙疳散】**五倍子大者一个(装入茶叶末;在内外用纸封好,放灰火内煨,黄色为度)。用法:上为细末。先用米泔水洗漱,后上药。(彭怀仁 主编·《中医方剂大辞典》5册245引《良朋汇集》卷四)

★ 2. **治小儿牙疳**:用白矾装入五倍子内,合烧过,为末,敷。(明·张时彻 辑·《急救良方》70)

★ 3. **治小儿牙疳**:五倍子(炒)1钱,冰片2分。共研细面。用法:先用黄米汁水洗之,后搽牙床上。(沈洪瑞 主编·《重订十万金方》699)

★ 4. **治小儿口齿疳**:五倍子三分(末),黄丹一分(微炒)。用法:上为末,以绵裹,贴于齿上,涂之亦得,一日四五次。(彭怀仁 主编·《中医方剂大辞典》2册410引《圣惠》卷八十七)

★ 5. **治小儿因痘疮,牙龈生疳蚀疮**:**【雄黄散】**雄黄一钱 ,铜绿二钱 。用法:上药同研极细,量疮大小干掺。(彭怀仁 主编·《中医方剂大辞典》10册252引《小儿痘疹方论》)

★ 6. **治小儿牙齿黑蚛,气臭疼痛**:**【雄黄丸】**雄黄二钱,麝香少许。上为细末,软饭和为梃子。安在牙内。(宋立人 总编·《中华本草》1册390引《医灯续焰》)

小儿走马疳8方

★ 1. **治小儿走马疳**:**【立应散】**红枣三十个,信末少许。用法:将红枣去核,入信末少许,裹定,烧存性,放冷,为细末。每用少许,干粘牙疳疮上。(彭怀仁 主编·《中医方剂大辞典》3册904引《普济方》卷三八一)

★ 2. **治小儿走马疳**:(生金散)天南星一个(重一斤者),绿矾一两。用法:上先安排南星在干地上,用矾与南星同处,四边以灰火烧,烟尽为度。取出后研如粉,入当门子一粒,先含,浆水洗贴之。(彭怀仁 主编·《中医方剂大辞典》3册575引《幼幼新书》卷二十五)

★ 3. **治小儿走马疳**:干蛤蟆一个(大者,烧存性),五倍子一钱,麝香少许。共研末。蜜调,涂齿根。(彭怀仁 主编·《中医方剂大辞典》10册1554)

★ 4. **小儿走马牙疳**:**【立效散】**黄柏3克,青黛3克,枯矾3克,五倍子末3克。用法:上药共研成细末,用米泔水先漱口内,搽贴于患处。(竭宝峰 江磊 主编·《中华偏方大全》3册462)

★ 5. **治小儿走马疳,蚀透损骨**:(天南星散)天南星(大者)一枚 ,雄黄皂子大。用法:上二味,先用天南星当心剜作坑子,次安雄黄一块在内,用大麦面裹合,炭火内烧令烟尽,取出候冷,入麝香一字,同研为细末。先以新绵揾血,然后于疮上掺药,一日三次敷之。(彭怀仁 主编·《中医方剂大辞典》2册101引《圣济总录》卷一七二)

★ 6. **治疹毒之后,牙龈黑烂,时时出血,呼吸气息,名为走马疳**:雄黄1.5克,五倍子(去虫)6克,枯矾1.5克,蚕退纸(烧灰)3克。用法:上药研为细末。以米泔水洗净,以药敷上,每日3~4次。以平为度。(孙世发 主编·《中医小方大辞典》1295引《痘疹全书》卷下)

★ 7. **治痘疹后牙宣,牙龈生疮,时时出血;走马疳**:**【蚕退散】**枯矾、人中白(刮,以火煅令白)、五倍子、蚕蜕纸(烧灰)各6克。用法:上药研为末。先以米泔水洗,后用蛴螬虫翻转,蘸水洗净败血,后以此药敷之。(孙世发 主编·《中医小方大辞典》1524引《片玉痘疹》卷十二)

★ 8. **治小儿走马牙疳、溃烂腥臭:**紫花地丁根不拘多少,用新瓦焙,为末,搽患处。(江苏新医学院 编·《中药大辞典》上册802)

小儿重舌5方

★ 1. **治小儿重舌欲死:**乌贼骨一两(烧为灰)。研细如粉,以鸡子黄和涂喉外及舌下。(宋立人 总编·《中华本草》9册102引《圣惠方》)

★ 2. **小儿重舌:**赤小豆末,醋和涂舌上。(江苏新医学院 编·《中药大辞典》上册1091引《千金方》)

★ 3. **治小儿重舌:**蛇蜕不拘量。用法:煅存性,置地上去火毒,研末,置少许于口内患处。疗效:3~5次痊愈。临床症状:小儿重舌在舌下近根处,红肿胀突,形如小舌,称为重舌。舌下连筋处红肿胀突,或连贯而生,状如莲花。轻证不感疼痛,唯吮乳障碍,重证则感疼痛,甚或溃烂。(李德新等 编著·《祖传秘方大全》205)

★ 4. **治小儿重舌舌强:**白矾半两,桂心一分。用法:上药,捣罗为末。每用少许,干敷舌下,日三上。(江苏新医学院 编·《中药大辞典》上册681引《圣惠方》卷八十二)

★ 5. **治小儿重舌,舌强不能收唾:【鹿角散】**鹿角末一两。用法:上为散,每用少许,敷舌上,一日三次。(彭怀仁 主编·《中医方剂大辞典》9册593引《圣济总录》)

小儿木舌2方

★ 1. **治小儿木舌。舌尖肿大,塞满口中,硬,不能转动:【寒冰散】**生石膏、冰片各少许。用法:上为细末。敷舌上。如出血,石膏炒焦用。(彭怀仁 主编·《中医方剂大辞典》10册670引《保婴易知录》卷下)

★ 2. **治小儿木舌长大:【鲤鱼贴】**鲤鱼一条(去骨,切肉作片)。用法:上一味,将鱼肉贴于舌上,以线系定。(彭怀仁 主编·《中医方剂大辞典》10册1336引《圣济总录》)

小儿重腭2方

★ 1. **治小儿重腭,上腭层迭肿硬,甚则上腭成疮如黄粟,口中腥臭:**天南星(去皮脐,研细末)。用法:用醋调涂脚心,男左女右,厚皮纸贴;如干,再用醋润之。(彭怀仁 主编·《中医方剂大辞典》2册102引《保婴易知录》卷下)

★ 2. **治小儿重腭重龂肿痛,口中涎出:**蛇蜕皮烧灰,研令细,以少许傅之。(江苏新医学院 编·《中药大辞典》下册2118引《圣惠方》)

小儿喉痹肿痛3方

★ 1. **治小儿喉痹肿痛:**蛇蜕烧末,乳汁服一钱匕。(江苏新医学院 编·《中药大辞典》下册2118引《食医心镜》)

★ 2. **治小儿喉痹肿痛:【露蜂房散】**露蜂房(烧灰)、白僵蚕各一分。上二味,细研。每服半钱匕,用乳香煎汤下。看小儿大小,以意加减。(宋立人 总编·《中华本草》9册230引《圣济总录》)

★ 3. **治小儿喉痹肿痛:**蜂房烧灰,以乳汁和一钱匕服。(江苏新医学院 编·《中药大辞典》下册2737引《食医心镜》)

小儿扁桃体炎(小儿乳蛾)4方

★ 1. **治小儿扁桃体炎:**吴茱萸磨成细粉,适量陈醋调,制成山楂大小的药丸,用塑料布固定在双足涌泉穴（各1丸），2天换药1次，至病愈。配合内服绞股蓝20克，水煎代茶饮，停用其他饮料。边振考等用上方治疗小儿扁桃体炎41例，痊愈32例，但其余病例炎症较前轻，继续用药仍有效。治愈率为78%，有效率达100%。（王辉武 主编·《中药临床新用》329）

★ 2. **治小儿急性扁桃体炎**：全蝎10克，冰片5克。用法：先将全蝎、冰片捣碎末，再调入2毫升菜油拌匀，做成硬币大小的药饼，用胶布贴于外廉穴，24小时再换1次。疗效：共治46例，全部单纯用本方外贴，均获痊愈。（刘有缘 编著·《一两味中药祛顽疾》509）

★ 3. **适用于小儿风热乳蛾**：大蒜汁、僵蚕、姜汁、蜂蜜各适量。用法：将僵蚕研为细末，以大蒜汁、姜汁、蜂蜜调如糊状，每服2～3克，每日3次，温开水送服。（吴静 主编·《祛百病大蒜秘方》239）

★ 4. **治小儿乳蛾，将成脓，欲溃不溃，阻塞气遂**：血竭二钱，熊胆五分，麝香二厘。用法：上为末。甘草汤送下。（彭怀仁 主编·《中医方剂大辞典》4册620引《喉科种福》）

小儿脐风18方

★ 1. **治小儿脐风**：青蒿节油虫三个。用法：连节用瓦焙干研细，用姜开水送下。（中医研究院革命委员会 编·《常见病验方研究参考资料》381）

★ 2. **治小儿脐风**：（五灵散）天南星、陈皮、五灵脂各3克，草乌（研为末）1.5克。用法：上药用羊胆汁调。贴之。（孙世发 主编·《中医小方大辞典》1276引《朱氏集验方》卷十一）

★ 3. **治小儿脐风**：生香附、生半夏各等分，鸡蛋清适量。先将生香附、生半夏研为细末，加入鸡蛋清调成饼状。贴足心，每日1次。（滕佳林 米杰 编·《外治中药的研究与应用》246）

★ 4. **治小儿脐风**：【独神散】全蝎（去蝎尾，每个用中1节，共7节，火烤干）7个。用法：上药研为细末。乳汁送下。小儿头上微汗出即愈。（孙世发 主编·《中医小方大辞典》128引《古今医鉴》卷十三）

★ 5. **治脐风**：蜈蚣1条。用法：共研细末，吹鼻内使喷嚏。啼哭后余药用薄荷汤调服。（吴静 陈宇飞 主编·《传世金方·民间秘方》274）

★ 6. **治脐风**：蜈蚣一个，全蝎一个。用法：共研细末，鸡子清调滩布上，贴肚脐上1小时。（沈洪瑞 主编·《重订十万金方》624）

★ 7. **治脐风**：蜈蚣1钱，全蝎5个。水煎服，1日2次。（中医研究院革命委员会 编·《常见病验方研究参考资料》382）

★ 8. **治脐风**：蜈蚣一条，全蝎五分（米拌炒，去头翅），僵蚕三钱（苏叶包，煨水净），滑石五钱，巴豆五分（去油）。用法：上为末，每服三五分，薄荷汤送下。以利为度，不利再服。（彭怀仁 主编·《中医方剂大辞典》2册375引《幼科指掌》）

★ 9. **治小儿脐风**：蝉蜕12克。用法：用温茶蘸青布或紧帛裹指头，轻轻擦儿口中。再以蝉蜕煎汤，徐徐饮。可加少许糖。（吴静 陈宇飞 主编·《传世金方·民间秘方》274）

★ 10. **治小儿脐风**：蝉蜕5个（去头足），薄荷0.9克，灯芯3寸。用法：水煎服。（吴静 陈宇飞 主编·《传世金方·民间秘方》274）

★ 11. **预防脐风**：蝉蜕3个（去头足），薄荷、荆芥各15克。水煎和红糖冲服。（吴静 陈宇飞 主编·《传世金方·民间秘方》274）

★ 12. **治小儿脐风**：僵蚕（炒黄）一条。用法：研细末，蜂蜜蘸药喂服，初生儿在一日内服完。服药后口吐白沫为好的反应。（中医研究院革命委员会 编·《常见病验方研究参考资料》381）

★ 13. **治小儿脐风**：僵蚕末适量。用法：取上药，与适量蜂蜜调成膏。涂敷脐上。功能：解毒止痉。（薛建国 李缨 主编·《实用单方大全》472）

★ 14. **治小儿脐风**：僵蚕三钱，蝉蜕十余只，天南星一钱。用法：水煎服。（中医研究院革命委员会 编·《常见病验方研究参考资料》382）

★ 15. **治小儿脐风**：马蜂窝（煅成灰）、蜂糖各适量。用法：合一处调成膏，涂在布上敷在脐上。（中医研究院革命委员会 编·《常见病验方研究参考资料》382）

★ 16. **治小儿脐风久不愈，肿出汁者**：牡蛎一个，蛤蟆一个。用法：上并烧为灰，细研如粉，

每以少许敷脐中。(彭怀仁 主编·《中医方剂大辞典》5 册 507 引《圣济总录》)

★ 17. **治小儿因剪脐,伤外风,致脐疮久不干:**白矾(煅)、白龙骨(煅)各等分。用法:上研为细末敷之,少少用。如无两味,但得一味亦可。(宋立人 总编·《中华本草》1 册 329 引《小儿卫生总微论方》)

★ 18. **治脐风撮口:**用金赤足蜈蚣半条,生川乌尖 3 个,上酒浸炙干。麝香少许,共为末。以少许吹鼻取嚏,即以薄荷汤灌 0.1 克。(滕佳林 米杰 编著·《外治中药的研究与应用》566 引《永类钤方》)

小儿脐炎(脐疮)12 方

★ 1. **治新生儿脐炎:**五倍子 3 克,鲜藕节 6 克。共捣烂。涂患处,每日 2 次。(金福男 编著·《古今奇方》135)

★ 2. **治小儿脐赤肿或脓血清水出者:**将干地鳖虫火煅为灰,研末。敷之。(滕佳林 米杰 编·《外治中药的研究与应用》577 引《小儿卫生总微论方》)

★ 3. **治小儿脐炎:**车前子 10 克(朝鲜族方)。用法:车前子炒研细末,撒在患处。每日 2~3 次。说明:小儿脐炎既不发红,又不肿胀,而流脓液,久不愈者,用此方疗效特好。(张力群等 主编·《中国民族民间秘方大全》944)

★ 4 **治新生儿脐炎和脐疝:**三七片适量。外涂,每次 1~2 片,每日 2 次。适用于脐带出血。(胡郁坤 陈志鹏 主编·《中医单方全书》297)

★ 5. **治脐炎:**鸡内金。用法:瓦上焙干研末,敷患处。备注:主治脐出血。(吴静 陈宇飞 主编·《传世金方·民间秘方》274)

★ 6 **治新生儿脐炎和脐疝:**白胡椒 7 粒。胡椒研末与捣烂的葱白适量炒热做饼,敷脐上。适用于初生儿脐气、脐突唇白、啼哭不止者。(胡郁坤 陈志鹏 主编·《中医单方全书》297)

★ 7. **治小儿脐疮久不瘥:**蛤蟆一枚。烧灰细研敷之。(电子版·《中华医典·普济方》卷四百七)

★ 8. **治脐中疮:**龙骨(煅)、轻粉各半钱,黄连(去须)一钱半。用法:上为极细末。每用少许,干掺脐。(彭怀仁 主编·《中医方剂大辞典》3 册 299 引《准绳·幼科》)

★ 9. **治脐疮:**枯矾、赤石脂各 9 克,五倍子 3 克,大黄 6 克。共研细末,外撒患处。每日 3 次。(郭爱廷 编著·《实用单方验方大全》615)

★ 10. **治小儿脐不合:**用烧蜂房灰为末。敷之。(电子版·《中华医典·普济方》卷四百七)

★ 11. **用于小儿脐疮出脓及血:**将海螵蛸、胭脂为末,油调搽之。(滕佳林 米杰 编著·《外治中药的研究与应用》548 引《太平圣惠方》)

★ 12. **治婴儿脐疮:**马齿苋。用法:烧灰研敷。(中医研究院革命委员会 编·《常见病验方研究参考资料》391)

小儿脐中流水证 3 方

★ 1. **治婴儿脐中流水:**五倍子 1 钱。用法:炒深黄色研细末,撒在脐上。(中医研究院革命委员会 编·《常见病验方研究参考资料》391)

★ 3. **治小儿脐汁不干:**车前子(炒焦)。为细末。敷。(陆锦燧 辑·《鲟溪秘传简验方》216)

★ 3. **治小儿脐中汁出不止兼赤肿:**白矾。用法:烧灰,细研敷之。(江苏新医学院 编·《中药大辞典》上册 681 引《圣惠方》)

小儿瘰疬、结核 3 方

★ 1. **治小儿瘰疬结核,久不愈:**斑蝥二枚(去翅足及头,炒),巴豆二十枚(去皮心,浆水煮),松脂三分。用法:上先研前二味为粉,次入松脂熔化,搅令匀,做饼。热贴在瘰疬上,药力尽别换。以愈为度。(彭怀仁 主编·《中医方剂大辞典》7 册 745 引《圣济总录》)

★ 2. **治小儿瘰疬,结核肿硬:【硼砂丸】**硼砂一分,砒黄一分。用法:上为细末,以糯米饮为丸,如小麦粒大。用时先烙破,纳一丸。五日内其疬子当坏烂自出,后用生肌膏贴之。(彭怀仁

主编·《中医方剂大辞典》10册857引《圣惠》)

★ 3. **治小儿肺门淋巴结结核**:生石膏10份,粉甘草3份,朱砂1份。共研细末,装瓶备用。3~6岁每次服2克,7~9岁每次服3克,10~13岁每次服4克,13岁以上每次服4.5克,日3次。徐祖德报道用上方治疗小儿肺门淋巴结结核20例,均有效,平均治愈天数为45天。(王辉武 主编·《中药临床新用》176)

小儿白秃4方

★ 1. **治小儿秃疮**:蜈蚣一条,盐一份。入油内浸7日,取油搽之,极效。(杨仓良 主编·《毒药本草》719引《本草纲目》)

★ 2. **治小儿白秃**:紫草煎汁涂之。(江苏新医学院 编·《中药大辞典》下册2345引《圣惠方》)

★ 3. **治小儿白秃疮**:仙人掌焙干研末,香油调涂。宜忌:切勿入目。(江苏新医学院 编·《中药大辞典》上册664)

★ 4. **治小儿秃疮,结疤如鸡屎状者**:雄黄、白芷各3钱,斑蝥3只,生猪板油适量。用法:共研细末,以松木劈破,夹生猪板油烧溶,取油调上药末。每日多次,外搽患处。功能:解毒杀虫,消肿散结。方解:雄黄解毒杀虫;白芷祛风除湿,消肿排脓;斑蝥攻毒散结;猪板油解毒。诸药合用,共奏解毒杀虫,消肿散结之功。(阳春林 葛晓舒 主编·《湖南省中医单方验方精选·外科》上册464)

小儿头疮8方

★ 1. **治小儿头疮**:用龟甲烧灰。敷之。(电子版·《中华医典·普济方》卷三百六十三)

★ 2. **治小儿头疮。昼间出脓。夜即复合者**:用露蜂房细研。以腊月猪脂调涂之。(电子版·《中华医典·普济方》卷三百六十三)

★ 3. **治小儿头疮,积年不瘥**:乌梅肉,烧灰细研,以生油调涂之。(宋立人 总编·《中华本草》4册89引《圣惠方》)

★ 4. **治小儿头面身上生诸疮方**:用蛇蜕烧末。和猪脂。敷之于上。效。(电子版·《中华医典·普济方》卷三百六十三)

★ 5. **治小儿头面身体生疮,黄水出**:黄连一两(去须),胡粉三分,甘草三分(锉)。用法:上为散。以腊月猪脂和如膏,涂于故帛上贴,日二换之。(彭怀仁 主编·《中医方剂大辞典》9册171引《圣惠》)

★ 6. **治小儿头皮感染**:取活蟾蜍一只(100~150克),适度敲击全身,待其全身皮肤腺体分泌出乳白色蟾酥时,直接将蟾酥均匀涂布于患儿头皮感染部位。张贞香用上方外用治疗小儿头皮感染40例,治愈32例,有效7例,无效1例。(王辉武 主编·《中药临床新用》676)

★ 7. **治癣癞。小儿头上鸡屎疮**:硫黄末、茶油各2两,熟鸡蛋黄3个。用法:用蛋黄煎油和茶油调药末。搽患处。功能:解毒杀虫,敛疮止痒。注意事项:搽药前洗净疮疤,剃去头发。硫黄末最多用至3两。(阳春林 葛晓舒 主编·《湖南省中医单方验方精选·外科》上册454)

★ 8. **治小儿头疖**:鸡内金5钱,枯矾3钱,薄荷、蜡烛油各适量。用法:共研细末,以蜡烛油调。外涂患处。每日1次。功能:清热解毒,燥湿止痒。方解:鸡内金消食健胃;枯矾解毒杀虫,燥湿止痒;薄荷疏散风热。与蜡烛油合用,共奏清热解毒,燥湿止痒之功。注意事项:事先剃光头发,以薄荷煎水洗净。(阳春林 葛晓舒 主编·《湖南省中医单方验方精选·外科》上册18)

小儿耳疮4方

★ 1. **治小儿耳疮**:苍耳子。为细面。用香油调搽。(沈洪瑞 主编·《重订十万金方》721)

★ 2. **治小儿耳疮及头疮,口边肥疮,蜗疮**:【白矾散】白矾(烧灰)一两,蛇床子一两。用法:上药同细研为散,干掺于疮上。(宋立人 总编·《中华本草》1册329引《圣惠方》)

★ 3. **小儿耳烂神方**:大枣煅灰存性,轻粉等分研合,调敷数日,自愈。(《华佗神医秘传》

208)

★ 4. **治耳疮:**五倍子炒黄研末撒患处。(胥)按:用本方治疗1例小儿耳疮4日而愈。(中医研究院革命委员会 编·《常见病验方研究参考资料》420)

小儿聤耳出脓水3方

★ 1. **治小儿聤耳出脓水:【黄矾散】**黄矾15克,乌贼鱼骨、黄连(去须)各7.5克。用法:上药研为末,绵裹如枣核大,塞耳中,每日3次。(孙世发 主编·《中医小方大辞典》1120引《圣惠》)

★ 2. **治小儿聤耳有脓血,疼痛不止:【白矾灰散】**白矾灰、黄柏(锉)、乌贼鱼骨、龙骨各半两。用法:上为细散。以绵缠柳杖,展去脓血尽,干掺药末于耳内,一日二三次。(彭怀仁 主编·《中医方剂大辞典》3册829引《圣惠》卷八十九)

★ 3. **治小儿中耳炎:**五倍子、黄连各10克,冰片2克。用法:上药共研为极细末,贮瓶备用。先用过氧化氢溶液清洁患耳,再取此散少许吹至患耳内。每日吹2~3次。一般用药3~5天即可获愈。功能:清热解毒,敛耳止痛。(程爵棠 程功文 编著·《单方验方治百病》509)

小儿丹毒4方

★ 1. **治小儿丹毒:**用水蛭数条,放于红肿处,令吃出毒血。(宋立人 总编·《中华本草》9册29)

★ 2. **治小儿丹毒:**蚯蚓(去净泥)30条,冰片3克,酒精(75%)60克。用法:将前二味药入酒精浸泡数日,然后用棉签蘸药汁涂患处,每日数次,连日涂敷。(张俊庭 编·《皮肤病必效单方2000首》13)

★ 3. **治小儿一切丹毒:【牛黄消毒膏】**雄黄一钱,蜗牛五十个,大黄末一两。上共研为一处,用铁锈水调搽患处。(宋立人 总编·《中华本草》1册389引《鲁府禁方》)

★ 4. **治小儿丹毒:**鲜马齿苋(九头狮子草)。用法:采后洗去泥污,捣烂连汁擦患部,不时擦换,不令干燥,即已破皮,其效不减。(中医研究院革命委员会 编·《常见病验方研究参考资料》401)

小儿疝气、斜疝、脐疝8方

★ 1. **治小儿疝气:**用白胡椒3克研细末,分贴两足心及肚脐处,上盖棉花,胶布固定,每半月换1次。(王辉武 主编·《中药临床新用》445)

★2. **治小儿疝气:**蝉蜕30克,银花30克,苏叶15克。上药加水煎2次,去渣。2次药液混合备用。取药液泡洗患处,每次30分钟,每日2~3次。(滕佳林 米杰 编著·《外治中药的研究与应用》574)

★ 3. **治疝气:**蚯蚓3条,砂糖3钱。用法:砂糖入蚯蚓溶化,取汁。搽患处。功能:活血养阴,理气止痛。(阳春林 葛晓舒 主编·《湖南省中医单方验方精选·外科》下册1155)

★ 4. **治小儿疝气:**槐米3克。炒黑,与食盐0.9克。研末,调服。(胡郁坤 陈志鹏 主编·《中医单方全书》297)

★ 5. **治小儿气卵之疾:**破故纸、萝卜子、牵牛子、橘核各等分。炒各令焦以黄色,上为细末,酒糊为丸如绿豆大。每服三十丸,盐汤下。(宋立人 总编·《中华本草》4册607引《普济方》)

★ 6. **治小儿腹股沟斜疝:**用蜘蛛散(黑色大蜘蛛去头足焙干10克,桂枝尖20克,共研粉末,过筛备用)。每次每千克体重0.25克,早、晚各服1次,白开水冲服或拌奶粉或稀饭中服,治疗55例,其中痊愈52例,好转1例;无效2例,总有效率为96.4%。有效的53例,1例在服药9天后疝块即消失,1例因中途出现反复,但坚持用本方治疗,服药达4个月才获痊愈。其他51例均在服药2~4周左右症状消失。(杨仓良 主编·《毒药本草》732)

★ 7. **治小儿斜疝:**吴茱萸末适量。用法:先将疝块回纳至腹股管皮下环,然后取吴茱萸末适量,醋调环口及周围。环口上压直径2厘米左右硬币一枚,绷带固定,隔日换药1次。疗效:用此法治疗小儿斜疝30余例,均治愈。随访1年未

复发。(刘有缘 编著·《一两味中药祛顽疾》265)

★ 8. **治小儿脐疝**:五倍子 8 克,朴硝 40 克,肉桂、丁香各 4 克。用法:将上药共研细末,用时取 5~8 克,加适量醋调制,根据脐疝大小做成饼状,贴于脐部,用胶布固定,不使药物泄漏,上加棉垫,再覆盖纸夹板,用胶布或绷带固定,隔 3 天换药 1 次。功能主治:温中散寒,消肿生肌,补命门之火及涩肠。主治小儿脐疝。病例验证:李某,男,3 个月。患儿时常啼哭不休,脐部突起如鸡卵大,啼哭时脐疝呈球状,光亮欲穿,按之漉漉有声,余无阳性征。用本方药外敷 3 次,脐突平复,再敷 2 次巩固,脐凹如常,至今未复发。(《名医验方》142)

小儿鞘膜积液 7 方

★ 1. **治小儿鞘膜积液**:五倍子、煅龙骨、枯矾各 15 克,肉桂 6 克。用法:将上药捣碎加水约 700 毫升,放于砂锅内煎煮,水沸后 30 分钟将煎出液滤出,待冷却到与皮肤温度相近时,把阴囊全部放入盛药液的容器内,浸洗约 30 分钟,每 2 日 1 剂,连用 8 剂。验证:用上药治疗小儿睾丸鞘膜积液 11 例,原发性睾丸鞘膜积液 10 例,继发性睾丸鞘膜积液 1 例,均获痊愈,随访 1 年未见复发。治愈时间:10 天内治愈者 4 例,11~15 天治愈者 6 例,16 天以上治愈者 1 例。用药最少者 5 剂,,最多者 9 剂。(良石 主编·《名医珍藏·秘方大全》252)

★ 2. **治小儿鞘膜积液**:蛇床子 9 克,白矾 5 克,雄黄 5 克。用法:上药共放瓦罐内,加水,置火上煮沸,将小儿阴囊向瓦罐口上方熏之,每次 30 分钟,然后用此药液浸洗阴囊,药液不宜太热,每日 2 次。功效:杀虫解毒,祛风消肿。禁忌:注意避免烫伤。(刘道清 主编·《中国民间神效秘方》963)

★ 3. **治小儿原发性鞘膜积液:【水疝散】**用五倍子 100 克,首乌 50 克,白芷 50 克,生山栀 50 克,元明粉 50 克,甘遂 10 克,冰片适量,诸药共研细末,贮瓶密封备用。将水疝散用鸡蛋清调成糊状,涂于患处皮肤上,每日 1 次。不须包扎,稍候片刻药粉能自行凝结于患处,连续 5~10 天见效。见效后再敷 5 天以巩固疗效。共治 13 例,均获临床治愈,其中 1 例半年后复发转手术治疗。治疗中未见不良反应。(滕佳林 米杰 编·《外治中药的研究与应用》201)

★ 4. **治小儿原发性鞘膜积液**:五倍子、苍术、枯矾、黄柏各 10 克。用法:将上 4 味药加水 300 毫升,浸泡 1 小时,煎半小时,药煎好待温后,用纱布蘸 40℃ 药液湿敷阴囊,凉时加温更换。每日 2~3 次,每次不低于半小时。待下次用时需将药液加温,第 2 周更换 1 次药液,2 周为 1 个疗程。症状重者可施 3 个疗程。治疗 33 例,16 例治愈,好转 17 例,有效率 100%。(良石 主编·《名医珍藏·外治秘方》139)

★ 5. **治儿童非交通性鞘膜积液**:用地蜘蛛散(夏秋季节从地边、田埂及旧墙根处地下的孔穴中捕捉,放入热水中烫死,取出焙干。研碎为散),开水冲服,4 岁以下 75 毫克/次,4 岁以上 100 毫克/次,日 1 次,连服 7~10 天,共治疗 21 例,鞘膜积液全部消失,两侧睾丸精索对比一致,半年至五年未见复发。(杨仓良 主编·《毒药本草》732)

★ 6. **治小儿睾丸鞘膜积液**:蝉蜕 6 克,水煎药 2 次去渣。药液一半内服,一半用纱布蘸药液在患处做湿热敷,每天 1 次。据传建华报道,应用本方治疗本病 8 例,均获痊愈。(薛建国 李缨 主编·《实用单方大全》31)

★ 7. **治小儿睾丸鞘膜积液**:五倍子 20 克,煅龙骨 15 克,枯矾 10 克,肉桂 6 克。用法:水煎熏洗,1 日 2 次。(郭完祥 著·《万家妙方》272)

小儿阴肿 8 方

★ 1. **治小儿阴肿**:蝉蜕半两,水煎洗;仍服五苓散,即肿消痛止。(江苏新医学院 编·《中药大辞典》下册 2558 引《世医得效方》)

★ 2. **治小儿阴肿**:鲜夏枯草、冰片各适量。用法:鲜夏枯草捣汁加入冰片。敷患处。功能:清热凉血,消肿止痛。(阳春林 蒿晓舒 主编·《湖南省中医单方验方精选·外科》下册 1115)

★ 3. **小儿茎肿**:小儿茎肿,茎即阳物。如肿

痛,用黄连、木通各一钱,煎服即愈。(胡晓峰 主编·《中医外科伤科名著集成》963)

★ 4. **小儿阴茎肿痛**:车前子 50 克,青葙子 50 克。用法:水煎外洗,每日 1 剂。待药液适温后,用消毒脱脂棉蘸药水频洗患处,不拘次数。疗效:多年来采用此法治疗多种原因所致的小儿阴茎红肿 疼痛,疗效可靠。(刘有缘 编著·《一两味中药祛顽疾》501)

★ 5. **治小儿肾茎肿大,小便短涩**:白颈蚯蚓 3 条。用法:焙焦研成粉,开水冲泡。每日 1 剂,分 2 次服。功能:清热凉血,解毒消肿。(阳春林 葛晓舒 主编·《湖南省中医单方验方精选·外科》下册 1089)

★ 6. **治小儿龟头红肿疼痛**:蚯蚓 3 条,白糖 5 钱,冰片 3 分。用法:共捣烂。外涂患处,每日多次。功能:清热利水,缓急止痛。(阳春林 葛晓舒 主编·《湖南省中医单方验方精选·外科》下册 1090)

★ 7. **治小儿阴茎水肿**:蝉蜕 10 克,生甘草梢 10～15 克,加水 200～300 毫升,煎煮 10～15 分钟,滤渣。先温洗小儿阴茎数次,再用药棉蘸药水外敷 3～5 分钟,下次加温再用,每日 3～5 次。共治 29 例,全部治愈。显效最快者 1 天,最慢者 3 天。(滕佳林 米杰 编著·《外治中药的研究与应用》575)

★ 8. **①治小儿阴肿。②治卒得瘰疽(一名烂疮)**:黄连、胡粉各等分。用法:以香脂油和,敷之。(彭怀仁 主编·《中医方剂大辞典》9 册 164 引《千金》)

小儿阴缩 1 方

★ **治小儿阴缩**:大蒜 1 个,白胡椒 3 克(研末),食盐 1 小撮,冷米饭 1 小团。用法:将前 3 味捣烂拌匀,再加入冷米饭共捣至极烂,制成圆形药饼,蒸熟备用。取药饼贴脐孔中央,以纱布覆盖,胶布固定之。每天换药 1 次,至愈方可停药。适应证:小儿阴缩,四肢欠温,胆怯易惊。(吴静 主编·《祛百病大蒜秘方》244)

小儿龟头炎 1 方

★ **治小儿龟头炎**:用蒲公英根、苦菜根各 30 克(如鲜根可用 60 克),置锅内加水 1 碗,煮沸后以干净白布蘸药液洗龟头发炎部位即可。经治 10 余例,效果很好,一般洗 1～2 次即可愈。(宋立人 总编·《中华本草》7 册 991)

小儿杂证 5 方

★ 1. **治小儿脂溢性皮炎**:猪胆 1 只。用法:将猪胆汁倒入半盆温水中,搅拌后洗患处,把油脂状鳞屑清除干净,再用清水洗洁 1 次,每日 1 次。治疗 31 例,痊愈 25 例(连续洗 10 次,头皮作痒、鳞屑、油脂均消失),好转 6 例(连续清洗 9 次,作痒、鳞屑、油脂明显减少)。(胡熙明 主编·《中国中医秘方大全》中册 416)

★ 2. **治小儿乳癣**:僵蚕适量。用法:取上药,去嘴研末,煎汤浴之,每天 1 次,或 2 天 1 次。(薛建国 李缨 主编·《实用单方大全》472 引《奇方类编》)

★ 3. **治小儿褶烂**:冰片 2 克,研成细末,与痱子粉或化妆粉 20 克拌匀,扑在患处,每日数次。功能:祛湿生肌。主治:小儿褶烂,又名间擦疹。为一种发生在小儿皱襞部位的皮肤急性炎症性疾患,好发于肥胖小儿,尤其在湿热季节多见。表现为颈前、腋窝、腹股沟、阴股皱襞等处皮肤潮湿多汗、潮红肿胀、糜烂、有浆液渗出,有时可见大小不等的疱疹,伴有烦躁不安、吮乳减少等症状。据秦亮报道,应用本方治疗 151 例,年龄绝大多数在 6 个月以下,经 1～4 天治疗,均有效,无副作用。(薛建国 李缨 主编·《实用单方大全》491)

★ 4. **治小儿骨疮**:《海上方》诗云:小儿骨痛不堪言,出血流脓甚可怜。寻取水蛇皮一个,烧灰油抹敷疼边。(缪仲淳 编撰·《本草单方》361)

★ 5. **治颅颏疮(一名独骨疮)**:**【百合散】**

百合、黄柏各一两，白及一分，蓖麻子仁五十粒（研）。为散，用朴硝水和作饼贴之，日三五上。（宋立人 总编·《中华本草》8册116引《圣济总录》）

妇科病证

月经不调13方

★ 1. **治月经不调**：益母草10克，鸡蛋2个，大蒜10克。用法：上3味加水适量同煮，鸡蛋熟后去壳再煮片刻即成。月经前每日1次，连服数日，吃蛋饮汤。（吴静 主编·《祛百病大蒜秘方》207）

★ 2. **治月经不调**：马齿苋1把，用法：水煎服或捣汁服。主治：月经量过多不止，血色鲜红或深红者。［东健·《中国中医药报》2009；(9)10］

★ 3. **治月经不调**：鲜月季花5~7钱，开水泡服，连服数次。（江苏新医学院 编·《中药大辞典》上册478）

★ 4. **治月经不调，少腹胀痛**：月季花9克，丹参9克，香附9克。水煎服。（宋立人 总编·《中华本草》4册217）

★ 5. **治月经不调，血瘀经闭**：月季花9克，益母草、马鞭草各15克，丹参12克。水煎服。（宋立人 总编·《中华本草》4册217）

★ 6. **治月经不调，痛经**：月季花、益母草各3钱，水煎服。（《全国中草药汇编》编写组·编《全国中草药汇编》上册215）

★ 7. **治月经不调**：茜草6~9克。水煎服。（胡郁坤 陈志鹏 主编·《中医单方全书》238）

★ 8. **治月经不调**：茜草30克。猪肉100克炖服，每日早、晚各1次。适用于月经失调。（胡郁坤 陈志鹏 主编·《中医单方全书》239）

★ 9. **治月经不调**：红花、山甲各二钱，血竭一钱半。用法：共为细末，分三次服。行经前每晨服一次，黄酒送下，微汗。备注：本方用于月经不调，行经腹痛，输卵管阻塞者。（中医研究院革命委员会 编·《常见病验方研究参考资料》324）

★ 10. **治月经不调，赶前错后**：益母草、黑糖。用法：益母草熬成饴糖样软膏状，用三分之二的益母膏，加三分之一的黑糖搅匀，置瓶内。每日早、晚各服一酒盅。（沈洪瑞 主编·《重订十万金方》501）

★ 11. **治月经不调，痛经，产后及刮宫后子宫复旧不全**：鲜益母草四两，鸡血藤2两。水煎加红糖服，每日1剂。（《全国中草药汇编》编写组 编·《全国中草药汇编》上册656）

★ 12. **治月经不调、白带淋漓、胃纳酸楚**：海螵蛸一斤，大砂仁一两。共研细末。用法：每服五分。白开水送下。（沈洪瑞 主编·《重订十万金方》534）

★ 13. **治妇女月经不调，腰痛，心慌头昏**：鲜鲤鱼250克，当归15克，赤小豆50克，生姜少许，米酒适量。共煎汤服之。（宋立人 总编·《中华本草》9册287）

倒经4方

★ 1. **治倒经**：丝瓜络250克，苏木12克。用法：上药共研细末，水泛为丸，备用。每次服9克，日服2次。经净后开水送服。功效：活血调经止血。主治：倒经（吐衄）。（程爵棠 程功文 编·《单方验方治百病》267）

★ 2. **治倒经**：吴茱萸适量烘干研面备用，于经前7天开始将吴茱萸粉用醋拌成糊状，分别贴于太冲、涌泉穴上，外敷纱布固定。每日1换，双侧穴位交替使用，至月经过后即止。卢燕许等用上方治疗倒经27例，痊愈26例，无效1例，治愈

者随访1年无复发。(王辉武 主编·《中药临床新用》328)

★ 3. **治倒经**:鲜小蓟30克,白茅根30克,藕节50克。用法:上药均取鲜品洗净泥土备用。取备好的诸药水煎分2次服,每日1剂。最好月经来前3天服。每次月经来潮前鼻子出血,中医称为倒经,多为气火上升,血热妄行所致。(东健·《中国中医药报》2009年9月10日)

★ 4. **治经血逆行**:鱼胶(切炒)、新棉(烧灰)。每服二钱,米饮调下。(江苏新医学院 编·《中药大辞典》上册1437)

痛经21方

★ 1. **治痛经**:三七2~3克,经前或经行痛时,温开水送服。(宋立人 总编·《中华本草》5册845)

★ 2. **治痛经**:将大蒜捣汁,用消毒棉球蘸汁后塞耳孔内。5~30分钟内见效。适用于剧痛者,1次见效。(滕佳林 米杰 编著·《外治中药的研究与应用》130)

★ 3. **治痛经**:山楂30克,向日葵子15克。用法:共炒熟打碎,煎成浓汁,加红糖30克,在经前连服2剂。(吴静 陈宇飞 主编·《传世金方·民间秘方》247)

★ 4. **治痛经**:山楂炭30克,红糖30克。用法:每日1次,水煎2次服,连服1~2剂。备注:用于气滞血瘀型痛经。民间单方,观察治疗5例,疗效满意。(吴静 陈宇飞 主编·《传世金方·民间秘方》247)

★ 5. **治痛经**:地鳖虫7个。焙焦研末,煨姜9克煎汤,加白糖开水冲服。(中医研究院革命委员会 编·《常见病验方研究参考资料》326)

★ 6. **治痛经**:穿山甲六钱,制香附三钱。用法:于行经前水煎服。(中医研究院革命委员会 编·《常见病验方研究参考资料》326)

★ 7. **治痛经验案**:张某,女,28岁。痛经5年,每于经前1~2天腹部疼痛,重则全身出汗,头目眩晕,恶心欲吐,四肢麻木,经量少,色黯有血块。舌淡红,苔薄白,脉弦细。予生山楂60克,红糖10克,水煎服。1剂后腹痛缓解,继服2剂以巩固疗效。后每于月经来潮前服药3剂,连服3个周期而愈。(杨鹏举 主编·《中医单药奇效真传》386)

★ 8. **治痛经**:月季花30克。焙研,热酒冲(去渣),兑红砂糖60克服。适用于经来头昏,少腹胀痛,白浊淋沥。(胡郁坤 陈志鹏 主编·《中医单方全书》248)

★ 9. **治痛经验案**:李某某,女,14岁。12岁初潮,月经量中等,有时有少量血块,经期腹痛,不能上学,疼痛难忍,每次经期均需注射654-2或安痛定等方能缓解。后做人工周期,做1个周期后症状缓解,因无药而中断,经期仍腹痛,未见缓解,口服各种中药未见好转。用月季花1天1朵,加适量红糖用开水冲服,连服4朵,再次行经,无腹痛症状,亦未复发。(杨鹏举 主编·《中医单药奇效真传》387)

★ 10. **治痛经**:月季花13朵,槐花10克。用法:沸水泡饮。(满江 易磊 主编·《百草良方》57)

★ 11. **治痛经**:枸杞根30克。与瘦猪肉30~60克煮服。(胡郁坤 陈志鹏 主编·《中医单方全书》248)

★ 12. **治痛经**:益母草(焙干)100克。研成细末,每次10克,每日3次,以热黄酒送服。(李家强 编著·《民间医疗特效妙方》189)

★ 13. **治痛经**:益母草5钱,元胡索2钱。水煎服。(江苏新医学院 编·《中药大辞典》下册1956)

★ 14. **治行经腹痛**:益母草1两,大葱白3根。用法:水煎服。有寒加红糖,有热加地骨皮。(沈洪瑞 主编·《重订十万金方》506)

★ 15. **治痛经**:益母草30克,香附9克。水煎,冲酒服。(宋立人 总编·《中华本草》7册64)

★ 16. **治痛经**:妇女经前或经后出现腹痛,称为痛经。可用本方治疗,效果颇好。先用2个鲜鸡蛋去壳放入砂锅内煎熟,然后将160克鲜益母草嫩茎加水适量与鸡蛋同煮片刻,加油盐(禁放味精)调味。药汤蛋1次吃完。每天服1次,连服3日即效。(李家强 编著·《民间医疗特效妙方》163)

★ 17. **用于痛经**:用白芷、五灵脂、青盐各6克,共研细末。将脐部用湿布擦净后,放药末3

克于脐上，上盖生姜1片，用艾灸，以自觉脐内有温暖为度。2天1次。（滕佳林 米杰 编·《外治中药的研究与应用》224）

★ 18. **治妇女经痛**：金荞麦70克。水煎2次，取汁500毫升，2次分服，于经前3～5日服，连服2个月经周期为1个疗程。适用原发性痛经。（胡郁坤 陈志鹏 主编·《中医单方全书》247）

★ 19. **治妇女经痛**：金荞麦60克，红糖30克。水煎，兑红糖服。（宋立人 总编·《中华本草》2册631引《湖南药物志》）

★ 20. **痛经验案**：王某，女，24岁，工人，未婚。痛经9年余，每次月经来潮前2～3天开始有下腹部疼痛，乳房发胀，伴有恶心，呕吐，月经量少，有血块。每次都需服止痛片，卧床休息，曾多次求医，效果欠佳，1983年5月开始用该药治疗（金荞麦根50克（鲜品70克），为1剂，月经来潮前3～5天用药。每次连服2剂，每剂煎服2次，每次约服200毫升，连服2个月经周期为1个疗程），服用1个疗程后，症状完全消失，随访5年，未见复发。（杨鹏举 主编·《中医单药奇效真传》386）

★ 21. **治痛经验案**：金某某，35岁，女。每逢经来腹痛阵作，经来越多，痛势越剧，甚则如崩，迭经中西医药治疗已达16年之久，均未见效。我科按照一般处理痛经的方法治疗达3个月之久，亦无疗效。后用参三七治疗，每天6克，研为细末，分4次调服，3天后血止痛止。服药后第2次经来时痛势减半，继续服用三七粉，至第3次经来时腹已不痛，至今已有1年以上，痛经未发。（黄国健等 主编·《中医单方应用大全》375）

经闭35方

★ 1. **治经闭**：鲤鱼头适量。鱼头晒干，烧炭（存性），研细末，陈酒送服，每次15克，每日3次，每月连服5～6日。适用于闭经痰湿阻滞证。（胡郁坤 陈志鹏 主编·《中医单方全书》245）

★ 2. **治闭经**：三七全草15～30克。水煎或捣汁，冲烧酒服。（胡郁坤 陈志鹏 主编·《中医单方全书》245）

★ 3. **治闭经**：女子至期月信不来，用山楂两许煎汤，冲化红蔗糖七八钱服之即通，此方屡试屡效。若月信数月不通者，多服几次亦通下。（黄国健等 主编·《中医单方应用大全》386引《医学衷中参西录》中册125）

★ 4. **闭经**：用川芎6～9克。与鸡蛋2个同煮熟后去壳再煮片刻，去渣兑红糖服，每日1剂，每月连服5～7剂。适用于闭经血瘀者。（胡郁坤 陈志鹏 主编·《中医单方全书》246）

★ 5. **治经闭**：马鞭草30克，益母草15克，艾叶6克。水煎服。（宋立人 总编·《中华本草》6册594）

★ 6. **治经闭**：马鞭草18克。用法：水煎，加热黄酒60克饭前服，1日1剂。（中医研究院革命委员会 编·《常见病验方研究参考资料》328）

★ 7. **治血瘀闭经**：水蛭60克。用法：将水蛭洗净，晒干，焙至焦黄，研成细末，瓶装备用。每次3克，每日2次，用温开水冲服。功效：破瘀通经。禁忌：孕妇及月经量多者忌服。（刘道清 主编·《中国民间神效秘方》775）

★ 8. **治闭经**：桃仁1克，香附2克，水蛭1条。用法：前药研为末再同水蛭捣成膏状，敷脐部，外贴伤湿止痛膏，2～3天1换。（竭宝峰 江磊 主编·《中华偏方大全》卷三322）

★ 9. **治闭经验案**：孟于壁室人，小腹症瘕，月经不通已数月，畏针灸及汤药。先生治以水蛭（微炒）轧面，每日6克，加白糖冲服，服至90克，月经通，症块消。（杨鹏举 主编·《中医单药奇效真传》385引《医林锥指》）

★ 10. **治闭经**：月季花25克。与益母草25克共水煎，兑黄酒温服。适用于闭经血瘀者。（胡郁坤 陈志鹏 主编·《中医单方全书》244）

★ 11. **治闭经**：丝瓜络一团（炒）。用法：研细末，每服三钱，连服数日。（中医研究院革命委员会 编·《常见病验方研究参考资料》328）

★ 12. **治闭经**：鲜红鸡冠花24克，瘦猪肉60克。水煎服。（中医研究院革命委员会·《常见病验方研究参考资料》328）

★ 13. **治闭经**：虎杖12克。水煎服。（胡郁坤 陈志鹏 主编·《中医单方全书》245）

★ 14. **治闭经**：茜草30克。白酒（或黄酒）1盅，水煎温服，1日2次，连服5～7日。按：此为前人治疗闭经的经验方。《本草纲目》亦早有用茜草根一两,煎汤和黄酒服之,1 日即通,甚效的记载。如配当归、红花、益母草等,可加强活血通经的作用。(王琦 主编·《王琦临床医学丛书》下册 1326)

★ 15. **治闭经:**茜草 60 克。用法:水煎服,1 日 2 次。(毛绍芳 孙玉信 主编·《效验良方丛书·妇科验方》39)

★ 16. **治闭经:**茜草 30 ~ 60 克, 当归 30 克。用法:水、酒各半煎服。忌食生冷。(吴静 陈宇飞 主编·《传世金方·民间秘方》245)

★ 17. **治闭经:**茜草 15 ~ 30 克,延胡索 9 克,水煎服,趁热服。平常多食熟枣。(吴静 陈宇飞 主编·《传世金方·民间秘方》245)

★ 18. **治闭经:**穿山甲 3 个。瓦焙至黄色,研末,黄酒冲服。(胡郁坤 陈志鹏 主编·《中医单方全书》245)

★ 19. **治血瘀闭经:【鼠妇温经汤】**鼠妇 3 克,赤芍 12 克,红花、桃仁各 9 克,丹参 15 克。用法:水煎,每日 1 剂煎 2 次,分 2 次服。功能:活血,化瘀,通经。使用注意:月经来前 3 ~ 5 日服,经来即停药,服药期间忌食生冷。(张金鼎 邹治文 编·《虫类中药与效方》125)

★ 20. **治血瘀闭经:**刘寄奴 100 克,甘草 100 克,黄酒 500 毫升。用法:将上药用黄酒 250 毫升(加等量水)煮沸 20 分钟,滤取药液;药渣再用黄酒 250 毫升(加等量水)煮沸 20 分钟,滤取药液。合并 2 次药液,待冷瓶装备用。每次温服 50 毫升,每日 3 次。功效:破瘀通经。禁忌:孕妇及月经量多者忌服。(刘道清主编·《中国民间神效秘方》777)

★ 21. **治月经闭止及痛经(体质壮实者):**地鳖虫、桃仁各 9 克,大黄 6 克。水煎服。和入黄酒 1 盅更佳,每日 1 帖,连服 5 ~ 6 日。若经闭未行,可休息 5 天续服。(杨仓良 主编·《毒药本草》624)

★ 22. **治闭经,属于瘀血阻滞者:**血蝎 50 克,白鸽 1 只。用法:先将白鸽宰杀,去毛及内脏;再将血竭研末,装入鸽腹中,棉线缝合,放砂锅内加水煮沸 1 小时,至肉烂熟,吃肉喝汤。分早、晚 2 次分服,每日 1 剂。功效:破瘀通经。禁忌:孕妇及月经量多者忌服。(刘道清 主编·《中国民间神效秘方》776)

★ 23. **治妇人干血经闭:**黑牵牛子、神曲各等份。用法:上药研为细末,面为丸,如梧桐子大。每次 6 克,空腹好黄酒送下。(孙世发 主编·《中医小方大辞典》578)

★ 24. **治闭经:**益母草 2 两。用法:水煎去渣,加红糖 2 两煎服,每日 1 次,可连服 2 ~ 3 次。(中医研究院革命委员会 编·《常见病验方研究参考资料》327)

★ 25. **治闭经验案:**黄某某,女,28 岁。患者以往月经正常,生育过两胎。1959 年 2 月开始闭经,曾感少腹疼痛,腰酸,足软,全身倦怠无力。曾经多处医治症状并无改善。今年 7 月 7 日开始服益母草(益母草 5 钱加红糖 1 两,煎汤服,每日 1 剂,连续服用 2 ~ 4 剂),连服 4 剂,11 日停药观察。9 月 4 日追踪,据自述,服益母草后腰酸足软腹痛症状逐渐减轻,胃纳转佳,体力有所收善。8 月 17 日开始行经,持续 4 天,量较以往少些,恢复健康,参加生产劳动。(杨鹏举 主编·《中医单药奇效真传》385)

★ 26. **治血瘀性闭经:**月季花 3 朵,益母草 20 克,红花 12 克,冰糖 20 克。用法:采用开败的月季花,洗净,取水适量,同益母草、红花一起用微火水煎 20 分钟,晾温,每日清晨空腹顿服。(毛绍芳 孙玉信 主编·《效验良方丛书·妇科验方》37)

★ 27. **治血瘀闭经:**生山楂 240 克,红糖 300 克。用法:将生山楂研为细末,与红糖拌匀,每次取两匙置杯中,热水冲泡代茶饮,趁热服。主治:血瘀闭经,小腹疼痛,面色晦暗,眼圈发黑,唇舌紫暗。疗效:本方有温通血脉,养血活血功能,治疗瘀血闭经,有良效。本方酸甜可口,易于服用,值得推广。(刘有缘 编著·《一两味中药祛顽疾》420)

★ 28. **治经闭、干血劳:**生山药三两,鸡内金三钱。用法:共研细末,一日二次,每服二至三钱,开水下。(中医研究院革命委员会 编·《常见病验方研究参考资料》331)

★ 29. **治闭经腹痛,产后瘀血作痛:**凤仙花 3 ~ 10 克,水煎服。(《上海常用中草药》编写组 编·《上海常用中草药》496)

★ 30. **治经闭腹痛,产后瘀血未尽:**急性子(凤仙花子)9 克,捣碎。水煎,加红糖适量服。(宋立人 总编·《中华本草》5 册 136)

★ 31. **治妇女月信数月不见，血闭成劳**：大蒜8两，山楂10两，红糖16两。用法：将蒜、山楂两味水煎去渣，再加红糖熬成膏。每日服2次，饭前服，7日服完。（沈洪瑞 主编·《重订十万金方》517）

★ 32. **治闭经**：胎盘1个。用法：清水洗净，瓦上焙干研末，每日服2次，每次10克，黄酒调服。说明 本方治疗血虚闭经，阴虚阳亢者或素体偏热者不宜用。（张力群等 主编·《中国民族民间秘方大全》802）

★ 33. **治闭经验案**：天津胡氏妇，信水六月未通，心中发热，胀闷，治以通经之药，数剂通下少许。自言少腹仍有发硬一块未消，其家适有三七若干，捣为末，日服四五钱许，分数次服下，约服尽三两，经水亦下，其发硬之块消矣。（杨鹏举 主编·《中医单药奇效真传》385引《医学衷中参西录》）

★ 34. **治闭经**：鳖甲一个，乌贼骨一块。用法：醋炙，共为细末，每晚饭后热酒送下三钱。（中医研究院革命委员会 编·《常见病验方研究参考资料》329）

★ 35. **治闭经**：团鱼（鳖）1只，黄酒适量。用法：将鲜活肥大的团鱼头砍下，取其血滴入碗内，兑入同等量的黄酒搅匀，再用同等量的开水冲服。功效：滋阴养血。验证：《健康杂志》介绍，读者来信反映效果极佳。附注：团鱼取备后，洗净同瘦猪肉炖食，连服数只亦有同等功效。（良石 主编·《名医珍藏·秘方大全》188）

崩漏32方

★ 1. **治崩漏**：三七粉3克，大枣5个，粳米100克，冰糖适量。用法：先将三七打碎研末，粳米淘洗净，大枣去核洗净，然后一同放入砂锅内，加水适量煮粥，待粥将熟时，加入冰糖汁即成。每日2次服食。（李川 主编·《民间祖传秘方》327）

★ 2. **治崩漏**：鲜小蓟全草2两，水煎2次分服。治崩漏30例，大部分2天后血止或显著减少。（江苏新医学院 编·《中药大辞典》上册244）

★ 3. **治崩漏**：小蓟一两半，何首乌三两，少加红糖，水煎服。忌辛辣饮食。（中医研究院革命委员会 编·《常见病验方研究参考资料》336）

★ 4. **治崩漏症**：刘寄奴研末，每次服3克，每日3次。（孟凡红等 编著·《单味中药临床应用新进展》342）

★ 5. **治崩漏**：生马鞭草90克。水煎服。（中医研究院革命委员会 编·《常见病验方研究参考资料》333）

★ 6. **治崩漏**：乌梅烧研，米汤服6克。（吴大真等 编著·《灵验单方秘典》207）

★ 7. **治崩漏**：乌梅炭、蒲黄炭各三钱。用法：共研末，分两次黄酒送下。（中医研究院革命委员会 编·《常见病验方研究参考资料》342）

★ 8. **治崩漏**：鸡冠花（连根）60克。用法：水煎，冲酒服。（毛绍芳 孙玉信 主编·《效验良方丛书·妇科验方》71）

★ 9. **治崩漏**：夏枯草2两。用法：研细末，每服3～5钱，米汤或黄酒送下。（中医研究院革命委员会 编·《常见病验方研究参考资料》333）

★ 10. **治崩漏**：鲜益母草1～2两。用法：捣烂绞汁服。备注：用益母草全株（白花者最佳）切碎，水浓缩成膏，每次1～2汤匙，开水冲服。1日2～3次。（中医研究院革命委员会 编·《常见病验方研究参考资料》332）

★ 11. **治崩漏**：槐子一两半。用法：炒存性，研末空腹服，每服三钱，一日二次，温开水送下，亦可用酒送服。备注：脾胃虚寒无湿热者忌用。（中医研究院革命委员会 编·《常见病验方研究参考资料》341）

★ 12. **治崩中不止**：炒槐米三两，黄芩二两。用法：上炒，研为末。每服五钱，霹雳酒调服。（彭怀仁 主编·《中医方剂大辞典》10册793引《女科切要》）

★ 13. **治崩中下血，不问年月远近**：槐米（即槐耳）烧末，每次1匙，温酒服下。（杨建宇等 主编·《灵验单方秘典》208引《必效方》）

★ 14. **治妇人漏下不止**：乌鱼骨、鹿茸、阿胶各三两，当归二两，蒲黄一两。用法：上为细末。每服二钱，温酒调下，不拘时候。（彭怀仁 主编·《中医方剂大辞典》2册968引《鸡峰》）

★ 15. **治妇人血崩**：【**蒲黄散**】破故纸（炒黄）、蒲黄（炒）、千年石灰、大黄各等分，为细末。

每服三钱,空心,用热酒调服。立止。(宋立人 总编·《中华本草》4册607引《重订瑞竹堂经验方》)

★ 16. **治年老血崩:【加减当归补血汤】**当归一两(酒洗),黄芪一两(生用),三七根末三钱,桑叶十四片。用法:水煎服。宜忌:宜断色欲。加减:孀妇年老血崩,系气冲血室,加杭芍炭三钱、贯众炭三钱。(宋立人 总编·《中医方剂大辞典》3册1325引《傅青主女科》卷上)

★ 17. **治血崩:**墨旱莲10克,阿胶(烊化)15克。水煎服。(胡郁坤 陈志鹏 主编·《中医单方全书》282)

★ 18. **治血崩:【五倍子散】**五倍子(半生半熟)各等分。共研细末,每服6克,空心冷水调下。(彭怀仁 主编·《中医方剂大辞典》2册364)

★ 19. **治血崩带下:**五倍子(炒赤)2两,大艾(醋煮)1两,乌梅(去核)0.5两,川芎0.5两。用法:上为末。每服2钱,空心米饮下,两服止。(元·危亦林 著·《世医得效方》593)

★ 20. **治血崩验案:**忆在籍时,曾治沧州董姓妇人,患血崩甚剧。其脉象虚而无力。遂重用黄芪、白术,辅以龙骨、牡蛎、萸肉诸收涩之品,服后病稍见愈。遂即原方加海螵蛸四钱,茜草二钱,服后其病顿愈,而分毫不见血矣。愚于斯深知二药止血之能力,遂拟得安冲汤、固冲汤二方,于方中皆用此二药,登于处方编中以公诸医界。(张锡纯 著·《张锡纯医学全书之二·中药亲试记》132)

★ 21. **治崩中暴下,经漏不止:**赤石脂一两,海螵蛸一两,侧柏叶一两。共研细末。用法:每服三钱,日服三次,开水送下。(沈洪瑞 主编·《重订十万金方》536)

★ 22. **治崩中不止:**乌贼鱼骨。用法:上为细末。每服二钱,如下殷物黑色,用胡姜酒送下;红色,煎木贼酒送下。(彭怀仁 主编·《中医方剂大辞典》1册697引《鸡峰》)

★ 23. **治妇人血崩,量年远近:**三七研末一钱,用淡白酒或米汤调服。(宋立人 总编·《中华本草》5册845《医便》)

★ 24. **治崩漏不止:【芳香散】**香白芷一两半,龙骨一两,荆芥叶半两。用法:上件为细末。每服二钱,温酒调下,米饮汤调亦得,食前。(宋立人 总编·《中华本草》5册886引《杨氏家藏方》)

★ 25. **治下血日久,面黄食少:**鹿角胶五钱。用法:温酒调服。(彭怀仁 主编·《中医方剂大辞典》9册612引《嵩崖尊生》)

★ 26. **治崩漏验案:**陈某,女,13岁,1988年6月就诊。半年来月经一直不正常,有20天1次,40天1次,50天1次,每次来10余天。6月15日来潮,血量过多,色呈紫色,夹有瘀块,每天用卫生纸17~18包左右,头晕眼花,汗多,面色淡白,舌红苔黄,脉弦细无力,服汤药数剂不效,即用蒜泥贴敷涌泉穴3小时后自觉灼痛取下,局部起小泡,后即血量减少,发泡处1周后自愈,随访几个月经期正常,血量一般。(杨鹏举 主编·《中医单药奇效真传》382)

★ 27. **治血崩及肠风下血:**槐花、地榆各等分(俱炒焦)。用法:上用酒煎,饮之。(彭怀仁 主编·《中医方剂大辞典》10册800引《景岳全书》)

★ 28. **治漏下去血不止:**水蛭研下筛,酒服一钱许,日二,恶血消即愈。(江苏新医学院 编·《中药大辞典》上册518引《千金方》)

★ 29. **治妇人漏下不止:**乌贼骨、当归各二两,鹿茸、阿胶各三两,蒲黄一两。上五味研末过筛。空心酒服方寸匕,日三夜再服。(江苏新医学院 编·《中药大辞典》下册1946引《千金方》)

★ 30. **治妇人漏下不断:**鹿角烧灰,细研,食前温酒调下二钱。(宋立人 总编·《中华本草》9册655引《妇人良方》)

★ 31. **治崩漏不止,赤白带下:**乌梅烧灰存性,研末,滚汤调服,止后,将莲子烧灰存性,香附炒为末,和匀,每服二钱,淡醋汤调下。(清·王梦兰 纂集·《秘方集验》105)

★ 32. **治崩中漏下,青黄赤白,使人无子:**蜂房末,三指撮,酒服之。(江苏新医学院 编·《中药大辞典》下册2737引《千金方》)

功能性子宫出血 10 方

★ 1. **治功能性子宫出血**:净乌梅 1.5 千克。用法:取上药,加水之体积为乌梅之 2 倍,用炭火煎熬,等水分蒸发大半,再加水至原量,煎至极浓,用干净纱布滤去渣,玻璃瓶密贮备用。因本品含有高度酸性,可久贮不坏。用时每 100 毫升加香蕉精 10 滴以调味,再加白糖适量,成人每次服 5 毫升,再多无妨,但多则味甚酸。开水冲服,每天 3 次。功能:固经止血。主治:功能性子宫出血。表现为月经淋漓不断、脸色苍白,呈贫血貌。附注:据毛致中报道,应用本方治疗有良效,屡试屡验,且价格低廉,制法服用简便,不妨应用。(薛建国 李缨 主编·《实用单方大全》601)

★ 2. **治子宫功能性出血**:鼠妇焙黄研末,每服二钱,童便送下。(江苏新医学院 编·《中药大辞典》下册 2499)

★ 3. **治功能失调性子宫出血病**:乌梅 7 个。用法:将乌梅去核取肉,烧炭存性,研极细末,小米汤送服,1 次服完。再服再制,每日 2 次。血止停药。功效:收涩止血。(刘道清 主编·《中国民间神效秘方》877)

★ 4. **治功能性子宫出血**:商陆鲜根 60 ~ 120 克,猪肉 250 克。同煨,吃肉喝汤。(宋立人 总编·《中华本草》2 册 742)

★ 5. **治功能性子宫出血**:鲜旱莲草、鲜仙鹤草各 30 克,血余炭、槟榔炭各 9 克(研粉)。将前 2 味煎水,冲后 2 味药粉,待冷服。(宋立人 总编·《中华本草》7 册 820)

★ 6. **治功能性子宫出血**:炒鸡冠花 30 克,红糖 30 克,水煎当茶饮。每天 1 剂,一般服 3 剂即可见效,重者加大用量,连服 10 剂。功能:凉血止血。治功能性子宫出血。据朱震等报道,治疗 20 余例,均获良效。(薛建国 李缨 主编·《实用单方大全》348)

★ 7. **治功能失调性子宫出血**:紫河车 1 个。洗净,焙干研末,每日早、晚各服 5 克。适用于功血肾虚者。(胡郁坤 陈志鹏 主编·《中医单方全书》235)

★ 8. **治子宫出血**:芦某某,38 岁。妊娠 98 天,在本人坚持要求下,于 1973 年 5 月 17 日采用药物引产,5 月 19 日上午 9 时半自然娩出胎儿,此后宫缩无力,又于 11 时钳取胎盘,出血约 200 毫升。立即服用补骨脂,连服 3 天,血量仍然时少时多,经过清理宫腔,取出残留胎盘组织,继续服药 2 天,再未出血。治疗方法:取补骨脂 20 克,水煎,每天 1 剂,分 3 次服,连服 3 天。(黄国健等 主编·《中医单方应用大全》58)

★ 9. **治功能性子宫出血**:新鲜完整乌贼鱼墨囊烘干研末,装胶囊。每次服 1 克,日 2 次。(孟凡红 主编·《单味中药临床应用新进展》524)

★ 10. **治青春期功血,痛经等**:炒蒲黄 15 克,醋炒五灵脂 15 克,夏枯草 15 克,水煎服。临床疗效:治疗 67 例,总有效率 97.01%。(胡熙明 主编·《中国中医秘方大全》下册 153)

白带 38 方

★ 1. **治白带**:怀山药、白扁豆、红糖各适量。用法:白扁豆用米泔水浸后去皮,同二味共煮,至豆熟为度。每日二次,经常服用收效。功能:健脾祛湿,化带浊。验证:屡用效佳。(良石 主编·《名医珍藏·秘方大全》192)

★ 2. **治白带**:鲜马齿苋三两(捣汁)。蜜一两。调服。(沈洪瑞 主编·《重订十万金方》521)

★ 3. **治白带**:白鸡冠花晒干为末,每晨空腹酒服 9 克。(杨建宇等 主编·《灵验单方秘典》209《孙氏集效方》)

★ 4. **治白带**:白鸡冠花、马齿苋各 30 克。水煎服,1 日 2 次。(中医研究院革命委员会 编·《常见病验方研究参考资料》345)

★ 5. **治白带**:妇女终年累月下流白物,如涕如唾,不能禁止,甚则臭秽:**【束带汤】**鸡冠花(鲜鸡冠花 90 克),白术各 30 克。用法:水煎服。(孙世发 主编·《中医小方大辞典》392 引《辨证录》卷十一)

★ 6. **治带下**:白鸡冠花 210 克,金樱子肉 12 克。用法:水煎服。(吴静 陈宇飞 主编·《传世金方·民间秘方》259)

★ 7. **治带下**:红鸡冠花 30 克,红花 6 克。用法:共焙焦为末,每服 6 克,红糖茶冲服。(毛绍芳 孙玉信 主编·《效验良方丛书·妇科验方》112)

★ 8. **治带下病**:白鸡冠花 50 克。先将老母鸡 1 只收拾干净,切块,同煮熟,调味服食。适用于白带肝胆湿热者。(胡郁坤 陈志鹏 主编·《中医单方全书》293)

★ 9. **治白带**:白鸡冠花 2 两,鹿角霜 1 两。共研末,每次用酒送服 2 钱,1 日 2 次。(中医研究院革命委员会 编·《常见病验方研究参考资料》345)

★ 10. **治白带**:益母草 1 两,当归 5 钱,鹿角霜 2 钱。用法:水、酒各半碗煎服。(中医研究院革命委员会 编·《常见病验方研究参考资料》345)

★ 11. **治白带异常**:鹿角霜 50 克,酒适量。研细末,每次服 10 ~ 15 克,水、酒各半冲服。忌食生冷。(金福男 编著·《古今奇方》199)

★ 12. **治白带、梦遗**:旱莲草 60 克,白果 14 粒,冰糖 30 克。水煎服。(宋立人 总编·《中华本草》7 册 820)

★ 13. **治白带**:鱼鳔 10 克,猪蹄 1 只。共放砂锅内,加适量的水,慢火炖烂吃。(宋立人 总编·《中华本草》9 册 332)

★ 14. **治带下病**:鱼鳔 30 克,大枣 10 枚,鸡蛋 1 个,红糖 10 克,黄酒 30 毫升。用法:先将鱼鳔与大枣加水共炖,用文火煮沸约 2 小时,至鱼鳔化而枣熟,调入鸡蛋、红糖,最后倒入黄酒,煮沸即可。吃蛋吃枣喝汤,每日 1 次服完。功能主治:健脾补虚,利湿止带。症见白带增多、虚劳乏力,属于脾虚湿盛,精血亏虚者。禁忌:湿热或火热内盛者忌服。(刘道清 主编·《中国民间神效秘方》794)

★ 15. **治白带**:乌贼骨四两。用法:煅存性研末,分十次服,每晚一次,开水送下。备注:又方①乌贼骨一两,去甲打细末,水煎服。②乌贼骨一至二个,水、酒各半炖服。(中医研究院革命委员会 编·《常见病验方研究参考资料》344)

★ 16. **治白带**:海螵蛸五钱,刺猬皮五钱(炒黄)。用法:共为细末。每服五钱,早、晚各服一次。(沈洪瑞 主编·《重订十万金方》519)

★ 17. **治带下**:白芷、海螵蛸各二两。用法:白芷用石灰二两泡水浸一周,洗净晒干,与海螵蛸共为细末,早、晚各冲服一匙,亦可加糖送服,或以米汤冲服。(中医研究院革命委员会 编·《常见病验方研究参考资料》344)

★ 18. **治白带验案**:杨某某,女,30 岁。患白带已久,服药甚多无效,悲观失望,日夜忧虑,以致身体日见消瘦。1958 年 6 月 23 日来诊,用墨鱼(乌贼鱼)2 只,猪瘦肉 250 克,加食盐少许煮食。每天 1 次,连服 5 天,白带消失。(黄国健等 主编·《中医单方应用大全》441)

★ 19. **治白带不止**:炒槐花、煅牡蛎各等分。共研细末,用酒送服三钱。(宋立人 总编·《中华本草》4 册 645 引《摘玄方》)

★ 20. **治室女冲任虚寒,带下纯白:【白蔹丸】**鹿茸(醋蒸,焙)二两,白蔹、金毛狗脊(去毛)各一两。上为细末,用艾煎醋汁,打糯米糊丸,如梧桐子大。每服五十丸,空心温酒下。(宋立人 总编·《中华本草》9 册 651 引《济生方》)

★ 21. **治带下**:车前子 15 克,生白矾 9 克,大黄 6 克。用法:研为细末,每服 9 克,黄酒送服。(吴静 陈宇飞 主编·《传世金方·民间秘方》)261)

★ 22. **治带下**:白芷一两(炒黄),茜草根三钱,研细末,每服二钱,米汤送下。(中医研究院革命委员会 编·《常见病验方研究参考资料》344)

★ 23. **治带下**:白芷、川椒各等分,研细末,每服二钱,米汤送下。(中医研究院革命委员会编·《常见病验方研究参考资料》344)

★ 24. **治带下**:白芷一两,刘寄奴一束,炖猪肠服。(中医研究院革命委员会编·《常见病验方研究参考资料》344)

★ 25. **治带下**:白芷 500 克,石灰 1500 克,加冷水 500 毫升,浸泡 7 天,然后取出白芷,洗净晒干研粉;红枣 500 克,加水 2500 毫升,浓缩过滤 2000 毫升,每次以红枣汤 200 毫升,加白芷粉 50 克,白糖 20 克冲服,1 天 2 次,早、晚空腹服,5 天 1 疗程,宜忌:忌性生活及生冷辛辣之物。苏立祥等用上方治疗各型白带 128 例,1 个疗程。治愈 100 例,2 个疗程治愈 20 例,3 个疗程治愈 8 例。(王辉武 主编·《中药临床新用》208)

★ 26. **治白带**:指甲花、牛膝各五钱。用法:用水煎后加酒服。(中医研究院革命委员会编·

《常见病验方研究参考资料》336）

★ 27. **治白带**：凤仙花5钱，墨鱼1两。水煎服，每日1剂。（江苏新医学院 编·《中药大辞典》上册486）

★ 28. **治白带**：向日葵茎髓15～30克，水煎加糖服。（宋立人 总编·《中华本草》7册860）

★ 29. **治白带**：鲜败酱草一两。用法：水煎服。（中医研究院革命委员会 编·《常见病验方研究参考资料》344）

★ 30. **治白带**：鱼腥草50克。水煎服，日服2次。（楼锦英 编著·《中药临床妙用锦囊》359）

★ 31. **治白带过多者**：鸡蛋2枚，何首乌40克，乌贼骨12克。用法：将上3味同煮，蛋熟去壳再煮片刻。吃蛋喝汤。（吴静 主编·《祛百病醋蛋秘方》143）

★ 32. **治妇人白带下不止，面色萎黄，绕脐冷痛：【鹿角胶散】**鹿角胶一两（捣碎，炒令黄燥），白龙骨一两，桂心一两，当归一两（微炒），附子二两（炮裂去皮脐），白术一两。上件药捣细罗为散。每于食前，以粥饮调下二钱。（宋立人 总编·《中华本草》9册657引《圣惠方》）

★ 33. **治妇人白崩不止**：鹿角胶一两（捣碎，炒令黄燥），鹿茸一两（去毛，涂酥炙微黄），乌贼鱼骨一两（烧灰），当归一两（锉微炒），龙骨一两，白术一两。用法：上为细散。每服二钱，食前以热酒调下。（彭怀仁 主编·《中医方剂大辞典》9册616引《圣惠》）

★ 34. **治脾虚带下**：猪苓10克，山药、白术、薏苡仁、芡实各15克，水煎服。（郭旭光·《中国中医药报》2011年2月25日）

★ 35. **用于白带肾虚不足者**：甲鱼250～500克，山药50克，米醋适量。用法：先用醋炒甲鱼，再加入山药同放砂锅内煮汤服。（胡郁坤 陈志鹏 主编·《中医单方全书》293）

★ 36. **治湿毒带下**：鸡蛋3枚，马齿苋60克，大蒜20克。用法：上3味加水炖熟，空心食用。每日1次。（吴静 主编·《祛百病大蒜秘方》220）

★ 37. **治老年性白带**：白矾2克。用法：取鲜鸡蛋2个，将鸡蛋的一端开一小口，倒出蛋清小许，再把研细的白矾放入蛋中调匀，用8层湿草纸封口，细线固定后放在青瓦上，微火焙熟。每晚吃蛋2个。功效：燥湿，解毒，补虚。治疗：老年性白带（凡年龄60～75岁，因体虚致白带淋漓不断，腰膝酸软者）。（郭志杰 吴琼等 主编·《传世金方·一味妙方》）158）

★ 38. **治妇人白带量多**：猪肝60～100克，大蒜20克，鲜马鞭草60克。用法：将猪肝洗净切片，大蒜去皮，马鞭草洗净切成小段，混匀后用瓦碟载之，隔水蒸熟食。隔日1次。（吴静 主编·《祛百病大蒜秘方》217）

赤白带下25方

★ 1. **治赤白带下**：海螵蛸五钱至一两，女贞子五钱。用法：研细末，一日二次，每服二至三钱，空心温开水送下。（中医研究院革命委员会 编·《常见病验方研究参考资料》346）

★ 2. **治赤白带下**：海螵蛸八钱，大贝母二钱。用法：共研细末，分二次用开水冲服。（中医研究院革命委员会 编·《常见病验方研究参考资料》347）

★ 3. **治赤白带下**：海螵蛸（煅）、炒莲子各三钱。用法：研末，冲酒服。（中医研究院革命委员会 编·《常见病验方研究参考资料》347）

★ 4. **治赤白带下**：海螵蛸八钱，牡蛎三钱。用法：共研细末，早、晚各一次，每服三钱，甜酒送下。（中医研究院革命委员会 编·《常见病验方研究参考资料》346）

★ 5. **治赤白带下**：海螵蛸（炒）二两，鹿角霜一两。用法：共研细末，每服三钱，开水送下。（中医研究院革命委员会 编·《常见病验方研究参考资料》347）

★ 6. **治赤白带下**：海螵蛸、芡实各二两。用法：共研细末，每服二至五钱，开水送下。（中医研究院革命委员会 编·《常见病验方研究参考资料》346）

★ 7. **治赤白带下**：海螵蛸15克，白芷5克，茜草炭10克。水煎服，每日1剂。（张可堂·《中国中医药报》2011年6月9日）

★ 8. **治赤白带下**：乌贼骨45克，白芷15克，血余炭15克。用法：上药研为细末。每服6克，每日2次。（吴素玲 李俭 主编·《实用偏方

大全》445)

★ 9. **治赤白带下,恶露下不止:**益母草(开花时采),为细末。每服6克,空心温酒下,1日3次。(宋立人 总编·《中华本草》7册64引《证治准绳》)

★ 10. **治赤白崩中:**鱼鳔胶三尺,焙黄研末,同鸡子煎饼,好酒食之。(江苏新医学院 编·《中药大辞典》上册1437引《纲目》)

★ 11. **治赤白带下:**夏枯草4两。研末,每服2.5钱。温开水送下。(中医研究院革命委员会编·《常见病验方研究参考资料》347)

★ 12. **治妇女赤白带下:**红鸡冠花45克。用法:上药加水1000毫升,煎至600毫升,早、中、晚分3次饭前温服。(毛绍芳 孙玉信 主编·《效验良方丛书·妇科验方》126)

★ 13. **治妇女长期赤白带下:**鸡冠花12克焙干研面,黄酒60克。鸡冠花有红、白两种,红带用红的,白带用白的。用法:黄酒兑温水送服药末。(沈洪瑞 主编·《重订十万金方》521)

★ 14. **治赤带:**红鸡冠花,晒干为末,每日空腹酒服。(杨建宇等 主编·《灵验单方秘典》209引《易简方》)

★ 15. **治妇女赤白带下:**白鸡冠花9克,白果20个。用法:共为细末,炼蜜为6丸,分3次服完。红带用大黑豆21粒煎汤送服。(毛绍芳 孙玉信 主编·《效验良方丛书·妇科验方》108)

★ 16. **治赤白带下:【夺命丹】**白矾、滑石各等份。用法:上药同瓶器内烧,研末做丸,丸如半枣大。纤坐子宫。(孙世发 主编·《中医小方大辞典》349引《医方类聚》卷二一O)

★ 17. **治妇人赤白带下,不论年月深久不瘥:**鹿角烧灰存性为末,好酒调下,空心服二匙。(宋立人 总编·《中华本草》9册655引《寿世保元》)

★ 18. **治妇人赤白带下:**每服三七一钱。用法:研末,温酒送下。(宋立人 总编·《中华本草》5册845引《医便》)

★ 19. **治赤白带下:**干马齿苋七钱,生甘草一钱。用法:水煎服。备注:本方并治尿道炎。(中医研究院革命委员会 编·《常见病验方研究参考资料》347)

★ 20. **赤白带下、不问老幼孕妇:**鲜马齿苋捣绞汁三大合和鸡子白一枚,先温令热,乃下苋汁。微温取顿服之。(宋立人 总编·《中华本草》2册756引《海上集验方》)

★ 21. **治赤白带下:【破故纸散】**破故纸、石菖蒲各等分(并锉,炒)。上为末。每服二钱,用菖蒲浸酒调,温服。(宋立人 总编·《中华本草》4册607引《妇人良方》)

★ 22. **治赤白带下:**小丝瓜(经霜打的)3指长。用法:置新瓦上焙焦黄,研末。每服6克,临睡时开水送服。功能:清热凉血,止带浊。用治年久不愈的赤白带下。验证:杨某某,女,40岁,经服上方后痊愈。(良石 主编·《名医珍藏·秘方大全》191)

★ 23. **治赤白带浊:【独神散】**白及30克。用法:上药用甜酒酿浸,放屋上露1夜,晒1日,焙干为末。每用15克,装入黑猪蹄壳内,水煮,临服冲酒少许,不用盐。(孙世发 主编·《中医小方大辞典》128引《医方易简》卷二)

★ 24. **治妇人经脉不调,赤白带下:【如圣丹】**枯白矾四两,蛇床子二两。用法:上为细末,醋糊为丸弹子大,干胭脂为衣,绵裹入阴门内,热极再换。(宋立人 总编·《中华本草》1册330引《普济方》)

★ 25. **治干血带:**白凤仙花9克,川军9克。共研细末,开水冲服。(《上海常用中草药》编写组 编·《上海常用中草药》512)

滑胎、小产16方

★ 1. **治习惯性小产:**怀山药一两,杜仲一两(炒断丝)。用法:共为细末,糯米糊为丸。每服三钱,开水送下,日服二次,连服三五料则不再小产。(沈洪瑞 主编·《重订十万金方》559)

★ 2. **治习惯性流产:**白矾与蛋壳各等份,蛋壳炒微黄,研碎备用。①习惯性流产,怀孕12周开始服,每日1次,每次1.5克,稳胎即止。②孕妇无流产病史,劳动后或其他原因突然下腹痛、腰痛及下坠感,但未见红者,每日服3次,每次1克,至恢复正常停服。(孟凡红等 编著·《单味中药临床应用新进展》15)

★ 3. **治习惯性流产:**杜仲八钱,菟丝子、黑豆各五钱。用法:水煎,加黄砂糖冲服,连服十

剂。(中医研究院革命委员会 编·《常见病验方研究参考资料》352)

★ 4. **治习惯性流产**:杜仲15克。水煎取汁加山茱萸(10克)、大米(100克)煮为稀粥,熟时调白糖服食,每日1剂。(胡郁坤 陈志鹏主编·《中医单方全书》266)

★ 5. **治习惯性流产**:鱼膘胶(炒)15克,猪蹄适量。用法:炖汤连服3次后,再吃猪蹄,每月3次。适应证:本方对妇女多次流产难于保胎者有效,鱼膘胶即晒干的鱼膘。(吴静编·《祛百病祖传秘方》120)

★ 6. **治滑胎**:艾叶15克,鸡蛋2个,清水2碗煎至1碗,去壳再煎,饮汤食蛋。孕2月5日服1次,孕3月7日服1次,孕4月14日服1次,孕5月至足月1个月服1次。(孟凡红 主编·《单味中药临床应用新进展》256)

★ 7. **治漏胎**:五倍子末。酒服二钱,神效。(陆锦燧 辑·《蜉溪秘传简验方》127)

★ 8. **治漏胎**:白鸡冠花30克(烧存性),龙眼肉10个。用法:水酒各半煎服。(吴静 陈宇飞 主编·《传世金方·民间秘方》231)

★ 9. **治堕胎小产**:鹿角屑30克,香豉60克。用法:以水先煮豉一二沸,去滓,纳鹿角屑,搅令调,频服,须臾血下。(吴素玲 李俭 主编·《实用偏方大全》460引《千金翼》)

★ 10. **治妊娠胎堕后出血不止:【小蓟饮】**小蓟根叶(锉碎)、益母草(去根切碎)各五两。以水三大碗,煮二味烂熟去滓至一大碗,将药于铜器中煎至一大盏,分作二服,日内服尽。(江苏新医学院 编·《中药大辞典》上册244引《圣济总录》)

★ 11. **治频惯堕胎或三、四月即堕者**:于两月前,以杜仲八两(糯米煎汤,浸透,炒去丝),续断二两(酒浸,焙干,为末),以山药五六两为末,作糊丸,梧子大。每服五十丸,空心米饮下。(江苏新医学院 编·《中药大辞典》上册1033引《简便单方》)

★ 12. **治漏胞、伤胎**:赤小豆(湿地种之,令生芽干之)500克。用法:上药治下筛。怀身数月日,经水尚来,每服6克,以温酒送下,每日3次。得效便停。(孙世发 主编·《中医小方大辞典》19引《外台》卷三十三)

★ 13. **治妊娠胎漏,下血不止**:鹿角屑、当归各15克。用法:水3盏,煎减半顿服,每日2服。(毛绍芳 孙玉信 主编·《效验良方丛书·妇科验方》149)

★ 14. **治滑胎:【寿胎丸】**菟丝子(炒熟)四两,桑寄生二两,川续断二两,真阿胶二两。上药将前味轧细,水化阿胶和为丸,一分重(干足一分)。每服二十丸,开水送下,日再服。气虚者,加人参二两;大气陷者,加生黄芪三两;食少者,加炒白术二两;凉者,加炒补骨脂二两;热者,加生地二两。(宋立人 总编·《中华本草》6册503引《医学衷中参西录》)

★ 15. **预防小产**:益母草四两,当归四两。用法:上为末,炼蜜为丸。空心白滚汤送下。(彭怀仁 主编·《中医方剂大辞典》8册780引《宁坤秘籍》)

★ 16. **预防难产:【保安丸】**益母草适量。用法:五月五日取,去根晒干,研为细末,炼蜜为丸,如弹子大。怀孕八九月,每晨服1丸,砂仁汤送下。(孙世发 主编·《中医小方大辞典》123引《肯堂医论》)

妊娠胎动不安13方

★ 1. **治胎动不安:【安胎铁罩散】**白药子30克,白芷15克。用法:上药研为细末。每次6克,煎紫苏汤调下;或胎热,心烦闷,入白糖少许煎。(孙世发 主编·《中医小方大辞典》368引《妇人良方》卷十二)

★ 2. **治胎动不安**:鲤鱼1条。用法:水煮,并汤食之。(孙世发 主编·《中医小方大辞典》69引《摄生众妙方》)

★ 3. **治妊娠胎动不安**:鲤鱼一条(治如食法),糯米一合,葱二七茎(切细),豉半合。用法:以水三升,煮鱼至一半,去鱼入糯米、葱、豉煮粥食之。功能:妊娠安胎。(彭怀仁 主编·《中医方剂大辞典》10册1336引《圣济总录》)

★ 4. **治妊娠胎动不安,心腹刺痛**:鲤鱼一斤(修事净,切),阿胶一两(捣碎,炒令黄燥),糯米二合。用法:上药以水二升,入鱼、胶、米,煮令熟;入葱白、生姜、橘皮、盐各少许,更煮五七沸。食前吃。如有所伤,且吃五七日效。(彭怀仁 主

编·《中医方剂大辞典》10册1337引《圣惠》)

★ 5. **治妇人胞胎不安:【杜仲丸】**杜仲不计多少,去粗皮细锉,瓦上焙干,捣罗为末,煮枣肉糊丸,如弹子大,每服一丸,嚼烂,糯米汤下。(江苏新医学院 编·《中药大辞典》上册1033引《圣济总录》)

★ 6. **治妊娠胎不安:**鸡子1枚,阿胶(炒令燥)1两,上2味,以清酒1升,微火煎胶令消后,入鸡子1枚,盐1钱,和之,分作3服,相次服。(江苏新医学院 编·《中药大辞典》上册1196引《圣济总录》)

★ 7. **治胎动不安:**鸡蛋2个,川杜仲12克,川续断12克。用法:上3味同加水煮,蛋熟去壳再煮。喝汤食蛋。(吴静 主编·《祛百病醋蛋秘方》149)

★ 8. **治妊娠三两月,胎动不安:【杜仲丸】**杜仲(去皮,锉,姜汁浸炒去丝)、川续断(酒浸)各一两。上为细末,枣肉煮烂,杵和为丸如梧桐子大。每服七十丸,空心米饮下,日三服。(宋立人 总编·《中华本草》2册461引《普济方》)

★ 9. **治妊娠六七个月,忽胎动下血,腹痛不可忍:**川芎八分,桑寄生四分,当归十二分。用法:以水一升半,煎取八合,下清酒半升,同煎取九合,分作三服,如人行五六里,再温服。(宋立人 总编·《中华本草》5册980引《经效产宝》)

★ 10. **治妊娠胎动,漏血不止:【鹿角胶汤】**鹿角胶(炙燥)一两,人参、白茯苓(去黑皮)各半两。上三味,粗捣筛。每服三钱匕,水一盏,煎至七分,去滓温服。(宋立人 总编·《中华本草》9册656引《圣济总录》)

★ 11. **治孕妇胎动,下血不绝:**蜂蜡如鸡蛋大小,煎沸,加米醋250毫升,温服。(胡晓峰 编著·《虫蛇药用巧治百病》180)

★ 12. **治妊娠胎动腹痛下血:【蜡酒方】**黄蜡一钱,以清酒二盏,煎三五沸,投蜡令消,顿服。(宋立人 总编·《中华本草》9册222引《圣济总录》)

★ 13. **用于保胎:**艾叶6克,加水煮鸡蛋1枚,先煮10分钟,去壳后再煮5分钟,每天1~2次,每次1~2枚。马秀卿以上方保胎50例,有效率达98%。(王辉武 主编·《中药临床新用》159)

妊娠水肿7方

★ 1. **治妊娠水肿:**鲤鱼。用法:不加盐煮粥食。(吴静 陈宇飞 主编·《传世金方·民间秘方》233)

★ 2. **治妊娠水肿:**红鲤鱼1条(250克),茯苓60克。用法:先把鲤鱼洗净去鳞,除掉鱼鳃和内脏。加入茯苓和清水1000毫升,用文火煎成500毫升,分2次温服。每日1剂,连服20天。本方健脾安胎,利水消肿。((唐大晅 张俐敏 主编·《传世金方·祖传秘方》)215)

★ 3. **治妊娠水肿:**用大鲤一尾、赤小豆一升,水二斗煮食饮汁,一顿服尽,当下利即瘥。(缪仲淳 编撰·《本草单方》29引《外台方》)

★ 4. **治妊娠水肿:**赤小豆50克,熬汤食用,日2~3次。(孟凡红等 编著·《单味中药临床应用新进展》87)

★ 5. **治妊娠四肢浮肿,皮肉拘急,小便不利:**商陆半两,桑根白皮一两(锉),羌活半两。用法:上为粗散。每服四钱,以水一中盏,入赤小豆一百粒,煎至六分,去滓,食前温服。(彭怀仁 主编·《中医方剂大辞典》9册583引《圣惠》)

★ 6. **治妊娠腹大、胎间有水气,通身肿满:**鲤鱼1条(2市斤),白术15克,生姜、白芍、当归各9克,茯苓12克。上6味,以水2.4升,先煮鱼熟,澄清,取1.6升,纳药,煎取600毫升,分5次服。(彭怀仁 主编·《中华名医方剂大全》753引《备急千金要方》)

★ 7. **治妊娠手脚肿满挛急:【商陆赤小豆汤】**赤小豆、商陆干各等分。用法:上锉散。每服一两,水一碗,煎至七分盏,取清汁服。(彭怀仁 主编·《中医方剂大辞典》9册586引《三因》)

妊娠腹痛4方

★ 1. **治妊娠腹痛:**胎盘1具。用法:用第1胎男性新生儿胎盘,洗净,瓦上焙干研末,黄酒冲服。(毛绍芳 孙玉信 主编·《效验良方丛书·

妇科验方》139)

★ 2. **治妊娠月数未至,而似欲产,腹痛者:**槐子一两,蒲黄一分。用法:上为末,炼蜜为丸,如梧桐子大,每服二十丸,以温酒送下,不拘时候。以痛止为度。(彭怀仁 主编·《中医方剂大辞典》10 册 786 引《圣惠》)

★ 3. **治妊娠下焦冷气,少腹疼痛,小便利多:**鹿茸(去毛,酥炙)一两,白龙骨(烧过)三分,桑螵蛸(炒)半两,牡蛎粉二两。用法:上为末,酒煮面糊为丸,如梧桐子大。每服二十丸,空心、食前温汤送下。(彭怀仁 主编·《中医方剂大辞典》9 册 604 引《圣济总录》)

★ 4. **治妊娠,酸心吐清水,腹痛不能饮食:【小黄丸】**人参(去芦)、干姜(炮)各等分。用法:上为末,用生地黄汁丸如梧子大。每服五十丸。米汤下,食前服。(宋立人 总编·《中华本草》5 册 817 引《局方》)

妊娠咳嗽 2 方

★ 1. **治妊娠三四个月咳嗽、寒热往来、不思饮食:**乌梅 30 克。用法:先将乌梅煎后去渣,加入白糖 90 克。1 次服完。立效。(李德新等 编著·《祖传秘方大全》170)

★ 2. **治妊娠(6～9 月)咳嗽:**百合五钱,杏仁三钱。用法:水煎服。(中医研究院革命委员会 编·《常见病验方研究参考资料》98)

妊娠恶阻(妊娠呕吐)11 方

★ 1. **治妊娠恶阻:**蝉蜕 3 克。用法:烧灰调开水服。(吴静 陈宇飞 主编·《传世金方·民间秘方》229)

★ 2. **治妊娠恶阻:**乌梅 9 克,炒白芍 6 克。用法:水煎服,1 日 2 次。(吴静 陈宇飞 主编·(传世金方《民间秘方》)229。

★ 3. **治恶阻:**大枣三枚,蔻仁三粒。用法:将大枣去核,蔻仁纳于枣肉内煨熟。去枣肉,取蔻仁研末,开水冲下。(中医研究院革命委员会编·《常见病验方研究参考资料》349)

★ 4. **治恶阻:**半夏三钱,生姜一钱半,茯苓五钱。用法:水煎服,每日一剂,药入口即吐者,可数次分服。(中医研究院革命委员会编·《常见病验方研究参考资料》349)

★ 5. **治恶阻:**半夏五钱,代赭石三钱,竹茹二钱。用法:水煎服。(中医研究院革命委员会编·《常见病验方研究参考资料》349)

★ 6. **治恶阻:**半夏四钱,代赭石八钱,生山药一两。用法:水煎徐徐饮下。(中医研究院革命委员会 编·《常见病验方研究参考资料》349)

★ 7. **治妊娠呕吐:**鲜鲤鱼 1 条。收拾干净,再将油、食盐、砂仁末 3 克,拌匀入鱼腹,用豆粉封腹部刀口,隔水蒸食。适用于妊娠恶阻。(胡郁坤 陈志鹏 主编·《中医单方全书》268)

★ 8. **治妊娠呕吐,属于脾胃虚弱者:**活鲤鱼 1 条(约 500 克),生姜 15 克。用法:先将鲤鱼宰杀,去鳞及内脏,冲洗干净,放入瓷盘内;再将生姜洗净切丝,均匀地铺在鱼上,然后放笼内蒸熟,不放盐,待温吃鱼,1 日内吃完。每日 1 剂,一般 3～5 日即愈。功效:健脾利湿,和胃止呕。(刘道清 主编·《中国民间神效秘方》801)

★ 9. **治妊娠呕吐:**黄连末。酒服二钱。(陆锦燧 辑·《鲟溪秘传简验方》128)

★ 10. **治妊娠呕吐:**枸杞子 50 克,黄芩 50 克。置带盖瓷缸内,以沸水冲浸,待温时频频饮服,喝完后可再用沸水冲,以愈为度。许梦森用上方治疗妊娠呕吐 200 例,有效率达 95%。(江苏新医学院 编·《中药大辞典》下册 442)

★ 11. **治妊娠呕吐不止:【干姜人参半夏丸】**干姜、人参各一两(3 克),半夏二两(6 克)。上三味,末之,以生姜汁糊为丸,如梧桐子大,饮服十丸,日三服。(江苏新医学院 编·《中药大辞典》上册 777 引《金匮要略》)

妊娠小便不通 6 方

★ 1. **治妊娠小便不通:**车前草适量。与连须葱捣烂,炒热,敷脐上。(胡郁坤 陈志鹏 主

编·《中医单方全书》272)

★ 2. **治妊娠小便不通**:陈栝楼100克,煎汤。待温坐浴20分钟。(薛建国 李缨 主编·《实用单方大全》410)

★ 3. **妊娠小便不通**:甘遂9克。研末,水调敷脐下,并以甘草9克煎汁服。(胡郁坤 陈志鹏 主编·《中医单方全书》272)

★ 4. **治妊娠尿闭**:猪尿脬一个(猪小肚),仙人掌(青草)一斤。用法:将仙人掌一半纳入猪小肚内,一半留在猪小肚外,用白酒少许炖熟服。备注:本品有一定毒性,试用需注意。(中医研究院革命委员会 编·《常见病验方研究参考资料》186)

★ 5. **治妊娠小便不通,脐下妨闷,虚羸,大便秘**:车前子一两,大黄半两。上为细末。每服三钱,空心,蜜调下。(宋立人 总编·《中华本草》7册523引《普济方》)

★ 6. **治妊娠小便难,饮食如故:【当归贝母苦参丸】**当归、川贝、苦参各四两。上三味,末之,炼蜜丸如小豆大。饮服三丸,加至十丸。(宋立人 总编·《中华本草》4册639引《金匮要略》)

妊娠小便淋4方

★ 1. **治妊娠小便淋**:鲤鱼一头重半斤(煮治如食法),葵菜六茎(去根),葱白二茎(细切)。用法:以水五盏,煮令熟,入少许盐,取却鱼菜等,将汁饮之。(彭怀仁 主编·《中医方剂大辞典》10册1334引《圣济总录》)

★ 2. **治妊娠患淋,小便涩,水道热,不通**:车前子五两,葵根(切)一升。以水五升,煎煮一升半,分三服。(宋立人 总编·《中华本草》7册522引《梅师集验方》)

★ 3. **治妊娠子淋,大小便不利,气急,已服猪苓散不瘥:【甘遂散】**甘遂二两。上一味捣筛,以白蜜二合和。服如大豆粒,多觉心下烦,得微下者,日一服之。(宋立人 总编·《中华本草》4册796引《外台》)

★ 4. **治子淋**:桑螵蛸、益智仁各三钱,海金沙二钱。水煎服。(中医研究院革命委员会编·《常见病验方研究参考资料》354)

妊娠杂证12方

★ 1. **用于早期妊娠**:川芎适量。用法:取上药,用慢火炙干,研成细末,备用。每次服2~3克,白开水送下,早晨4时服药后仰卧,注意腹部反应,用药1小时左右,下腹部(脐左下5厘米处)有波动感或微嗡嗡感觉,脐下任何反应均为阳性。功效:早期妊娠(妊娠12周以前)。其特点为停经和出现早孕反应的症状,如恶心、呕吐、食欲忌常、乳房发胀及头晕、乏力等,查血或尿的绒毛膜促性腺激素呈阳性反应。附注:据报道,应用本方诊断早期妊娠188例,准确率达100%。闭经期最短30天,最长67天。注意不可告诉孕妇服药后的感觉,以免出现假阳性。(薛建国 李缨 主编·《实用单方大全》352)

★ 2. **治妊娠不长,兼数伤胎**:鲤鱼二斤,糯米一升。用法:上如法作臛,入葱、豉,少著盐、醋食之。一月中,三五次作食之。(彭怀仁 主编·《中医方剂大辞典》10册1337引《圣惠》)

★ 3. **治妊娠,胎脏壅热,不能下食,心神躁闷**:鲤鱼一条(长约一尺者,治如食法),生姜一两(切),豆豉一合,葱白一握(去须,切)。用法:以水五升,煮鱼等令熟,空腹和汁食之。(彭怀仁 主编·《中医方剂大辞典》10册1335引《圣惠方》)

★ 4. **治妇人妊娠痢疾,里急后重,百药不效:【罂粟汤】**罂粟壳、甘草、乌梅各等份。用法:上药研为散。白水煎服。(孙世发 主编·《中医小方大辞典》1207引《朱氏集验方》卷十)

★ 5. **治妊娠腰痛,状不可忍:【通气散】**破故纸不以多少,瓦上炒令香熟,为末。嚼核桃肉半个,空心,温酒调下二钱。(宋立人 总编·《中华本草》4册606引《妇人良方》)

★ 6. **治妊娠子烦,口干不得卧**:黄连末,每服一钱,粥饮下,或酒蒸黄连丸,亦妙。(江苏新医学院 编·《中药大辞典》下册2027引《妇人良方》)

★ 7. **治妊娠三月,心经火甚而堕胎**:川黄连(姜汁炒三次)三两。用法:上为末,米糊为丸,如绿豆大。每服三五分至七八分,以陈皮、半夏

汤送下。须于未交三月前十日服起。（彭怀仁 主编·《中医方剂大辞典》7 册 122 引《妇科玉尺》）

★ 8. **治妊娠忽下血，腰痛不可忍：** 鹿角（锉）一两，当归（锉）一两。上二味作一服，以水二盏，煎至一盏，去滓，温服，食前。（宋立人 总编·《中华本草》9 册 655 引《洪氏集验方》）

★ 9. **治妊娠小便数不禁：** 桑螵蛸 12 枚。捣为散。分作 2 服，米饮下（一方每服 2 钱）。（江苏新医学院 编·《中药大辞典》下册 1973）

★ 10. **治孕妇口干不卧：** 黄连 3 克。用法：上药研为末，米汤调下。（孙世发 主编·《中医小方大辞典》4 引《胎产心法》）

★ 11. **治怀孕而内吹，或小儿食乳而外吹，或勒乳而结，或欲断乳而太急，致成乳症，初觉疼痛者：【通壳丹】** 生半夏一个，葱头如指大一块。用法：上捣烂。以夏布裹，塞鼻，左患塞右，右患塞左，半炷香为度。（彭怀仁 主编·《中医方剂大辞典》8 册 963 引《吴氏医方类编》卷二）

★ 12. **治妊娠阴痒。妇人受妊后，不节房劳，阳精留蓄因而作痒：【椒芷汤】** 川椒（去目）、白芷各 30 克。用法：水煎，服头煎；以二煎洗患处。（孙世发 主编·《中医小方大辞典》626 引《叶氏女科》卷二）

不孕症 6 方

★ 1. **治不孕症：** 紫河车 2 具。将紫河车洗净至清汁流出为止，以酒煮烂，捣如泥，炼蜜为丸，如梧桐子大，用米酒送服，每日 10 克，每日 2 次。适用于不孕症、子宫发育不全或肾虚者。（胡郁坤 陈志鹏 主编·《中医单方全书》294）

★ 2. **治不孕症：** 取鸡蛋 1 个，打 1 个口，放入藏红花 1.5 克，搅匀蒸熟即成。此又名红茶孕育蛋。用法：经期临后 1 天开始服红花孕育蛋，1 天吃 1 个，连吃 9 个，然后等下 1 个月经周期的临后 1 天再开始服，持续 3～4 个月经周期，若服后下次月经未来就暂停，去医院做妊娠试验，阳性者已告怀孕。按语：红花鸡蛋是个治不孕症的有效偏方，在民间流传很广，此方来自平遥县著名中医郭智老先生。他用此方治愈几百例不孕症患者，此方为健身强壮之佳品，无副作用。为调经安胎之妙方。（高允旺编·《偏方治大病》32）

★ 3. **治妇女不孕症：** 益母草干品 15 克（鲜品 30 克），准备下蛋的黄雌鸡一只，重约 1000 克。宰杀后去其内脏洗净，将切好的益母草加少许盐、姜和米酒调味，放入鸡腹内，然后把整只鸡置于有盖的大碗内，加少量清水盖好，再放入大锅内隔水用文火炖至熟烂。晚上连鸡肉、药、汤一起吃，吃不完次日晚上再吃。一般服 1～2 只鸡即可怀孕。据贾艳英报道，应用本方治疗 4 例，全部获效。（薛建国 李缨 主编·《实用单方大全》367）

★ 4. **治不育：** 鲜鹿茸 100 克，柏子仁 100 克。用法：柏子仁去油，好酒浸 1 宿，砂锅上蒸，捣烂如泥；鲜鹿茸火燎去毛净，炙酥，如带血者，须慢火，防其皮破血走，切片为末。再将上药捣极细，混匀，炼蜜为丸，如梧桐子大。1 次 9 克，空腹时用淡盐汤服下，1 日 3 次。（吴素玲 李俭 主编·《实用偏方大全》384 引明代廖希雍《先醒斋医学广笔记》）

★ 5. **治妇人阴寒，十年无子者：【茱萸丸】** 吴茱萸、川椒各一升。上为末，炼蜜丸如弹子大。绵裹纳阴中，日再易，无所下，但开子脏，令阴温即有子也。（宋立人 总编·《中华本草》4 册 932 引《妇人良方》）

★ 6. **治妇人冷不受胎：** 用川椒 21 粒，盐适量，研细末。先以净干盐填脐中，灸 7 壮，后去盐，换川椒 21 粒，上以姜片盖定再灸 14 壮。灸毕即用膏贴之，艾炷须如纸大，长 5 厘米左右。（滕佳林 米杰 编·《外治中药的研究与应用》299 引《类经图翼》）

宫外孕 3 方

★ 1. **治宫外孕：** 蜈蚣烘干粉碎装胶囊，每粒 0.4 克。每次 4 粒，每日 3 次。（孟凡红 主编·《单味中药临床应用新进展》536）

★ 2. **治宫外孕验案：** 高某，40 岁，主因间断性腹痛伴子宫不正常出血 3 个月余，腹痛加剧 2 天，于 1985 年 3 月 12 日急诊入院。素体健，月经规律，C_1P_0，21 年未孕。现阴道出血 10 余天。入院后血压、脉搏、呼吸均正常，下腹略膨隆，有明显压痛、反跳痛，触之似一大包块，细摸无边界。尿 HCG（人绒毛膜促性腺激素）持续阳性，B 超探及腹腔内胎儿图像及胎儿搏动，确诊为腹腔妊娠。急行剖腹检查，取出男死胎儿，长约 7.5 厘米。因胎盘附着于肠管及肠系膜，组织粘连严重，动之渗血不止，故未取出。以多块大腹膜纱压迫出血处后关腹。于 35 个小时后行二次开腹。小心取出腹膜纱；见血止，关腹。术后 10 天开始连续服用水蛭粉 4 克/次，3 次/日，出院 30 天后复查，腹痛明显减轻，阴道出血停止，包块明显缩小，界较清，质变软。60 天复查，包块约 5×5 厘米，90 天复查时，包块完全消失。（杨鹏举 主编·《中医单药奇效真传》397）

★ 3. **宫外孕盆腔包块：**（水蛭粉胶囊）每粒 0.5 克，每次 3～5 克，每日 2 次，饭后服。3 个月为 1 个疗程。刘菊兰等以上方治疗宫外孕盆腔包块 30 例，治愈 27 例，显效 3 例。（王辉武 主编·《中药临床新用》154）

难产 27 方

★ 1. **治难产：**蝉蜕烧灰，水调服 3 克，即下。（杨建宇等 主编·《灵验单方秘典》221 引《三因方》）

★ 2. **治难产：**用蛇蜕适量，泡水。浴产门。用法：外用：适量研末调敷，或煎水洗。（滕佳林 米杰 编著·《外治中药的研究与应用》554）

★ 3. **治妇女临盆难产：**蛇蜕 9 克。用法：砂锅焙，研末，黄酒送下。（毛绍芳 孙玉信 主编·《效验良方丛书·妇科验方》176.

★ 4. **治难产：**蛇蜕一条，蝉蜕三个，水煎。温服。（沈洪瑞 主编·《重订十万金方》561）

★ 5. **治难产：**蛇蜕（全者）1 条，蚕蜕 30 克。用法：上药各烧存性，研为细末。酒调服。（孙世发 主编·《中医小方大辞典》218）

★ 6. **治难产：**蓖麻子 100 粒，雄黄 3 克。共研末。涂足心即产。（滕佳林 米杰 编著·《外治中药的研究与应用》100 引《产鉴》）

★ 7. **治难产：【催生散】**半夏（姜制）、白及（生，晒干）各适量。用法：上药研为细末。难产，一两日不下，每次 1 克，陈酒送下；三四日不下或横倒产，每次 2 克；五六日不下，产母危在顷刻，或儿已死腹中，或儿被产婆手伤，骨肉断于腹中，每次 3 克，皆用陈酒调冲服。（孙世发 主编·《中医小方大辞典》672 引《青囊秘传》）

★ 8. **治难产：**鱼胶五钱。用法：用面炒成珠，去面，将胶研细末。用热酒冲服。少顷即产。（彭怀仁 主编·《中医方剂大辞典》6 册 646 引《梅氏验方新编》卷四）

★ 9. **治难产：**鱼胶五钱（炒成珠），穿山甲二钱（用背脊者，炒成珠）。用法：上为末，滚酒送下。（彭怀仁 主编·《中医方剂大辞典》8 册 906 引《慎斋遗书》）

★ 10. **治难产不下：**鱼鳔 15 克。用法：煅存性研，酒下。（金福男 编·《古今奇方》180）

★ 11. **治难产：**白胡椒 7 粒，乌梅 1 粒，巴豆 3 粒。共研细末。白酒调匀，分贴三阴交（双侧）穴。（滕佳林 米杰 编著·《外治中药的研究与应用》406）

★ 12. **治难产：**益母草捣汁七合，煎减半，顿服。无鲜者，以干者一大握，水七合煎服。（宋立人 总编·《中华本草》7 册 64）

★ 13. **治难产：**益母草五钱，葱头三钱。用法：上用纹银一锭，重四两，水二碗，煎一碗。服之即生。（彭怀仁 主编·《中医方剂大辞典》10 册 162 引《胎产心法》）

★ 14. **治妇人难产：**鳖甲烧存性，研末。酒服方寸匕。立出。（历代医学名著全书 明代·李时珍 撰·《本草纲目》4 册 3456）

★ 15. **治气血虚而难产：**鹿茸 15～30 克。用法：浓煎连服。（孙世发 主编·《中医小方大辞典》108 册引《济众新编》）

★ 16. **治难产，救不可者：【催生蓖豆膏】**蓖麻（去皮）4 粒，巴豆（去皮）2 粒。用法：上药研烂，贴脐中。才产后便去之，以蛤粉扑脐中。（孙世发 主编·《中医小方大辞典》673 引《产宝诸方》）

★ 17. **治催产：**（马齿苋酒）马齿苋。用法：以马齿苋捣，绞取自然汁三分，入酒二分，微暖服之。（彭怀仁 主编·《中医方剂大辞典》1 册 1210 引《圣济总录》卷一五九）

★ 18. **治催生：**车前子四钱，冬葵子三钱，炒

枳壳二钱，白芷一钱。多日不下者，可煎而服之。（宋立人 总编·《中华本草》7册523引《潜斋简效方》）

★ 19. **治胎死腹中，其证指甲青，胀闷，舌青，甚者口中作屎臭：**栝楼根一味，焙干为细末，每服二钱，倒流水调下。二服取效。（宋立人 总编·《中华本草》5册591引《百一选方》）

★ 20. **治横生逆产：**车前子为末，酒服9克，横产便顺。（吴大真等 编·《灵验单方秘典》222引《子母秘录》）

★ 21. **治难产，坐草数日，困乏不能生。此为母先有病，经络俱闭所然：**赤小豆三升，黄明胶三升，水九升。煎令熟，去豆纳胶，烊化令清服之，须臾更一服。（宋立人 总编·《中华本草》4册701引《经效产宝》）

★ 22 **治异常分娩：**紫花地丁30克。煎水，兑片糖服。适用于胞衣不下、产妇腹痛。（胡郁坤 陈志鹏 主编·《中医单方全书》274）

★ 23. **治难产交骨不开：【加味川芎汤】**小川芎一两，当归一两，败龟板（酒炙）一个，发灰（为末）一握。水一钟，煎七分服。（宋立人 总编·《中华本草》5册980引《傅青主女科》）

★ 24. **治产难催生：**凤仙子2钱，研末，水服，勿近牙。外以蓖麻子，随年数捣涂足心。（江苏新医学院 编·《中药大辞典》下册1716）

★ 25. **治逆生倒产：**乌蛇蜕一条，蝉蜕二七个，血余一握。用法：上烧为灰。每服二钱，温酒调下，并进二服；仰卧霎时，自然顺生。（清·田间来是庵 辑·《灵验良方汇编》92）

★ 26. **治横生逆产，吹乳：【龙蛇散】**蛇蜕皮适量。用法：上药入罐子内，盐泥固济，烧存性，研为细末，每次6克，榆白皮煎汤送下。凡产不顺，手足先见者，温酒送服3克，并用敷儿手足即顺。（孙世发 主编·《中医小方大辞典》46引《普济方》）

★ 27. **治三日不产方：**烧龟甲成灰。研。新汲水调下一钱。立效。（电子版·《中华医典·普济方》卷三百五十六）

胎死不下9方

★ 1. **治胎死不下：**熟珍珠15克，榆白皮12克。用法：用酒150毫升，煮取50毫升，顿服。（吴素玲 李俭 主编·《实用偏方大全》485引《备急千金要方》）

★ 2. **治胎死不出：**赤小豆一升。醋煮。冷热分二服。死儿立出。（电子版·《中华医典·普济方》卷三百五十七）

★ 3. **治子死腹中不下：【川芎汤】**川芎、当归各一两（生切），瞿麦（去根）三分。用法：上三味捣为粗末。每服三钱匕，水一盏，醋少许，同煎七分，去渣，连三二服必下。（宋立人 总编·《中华本草》5册980引《圣济总录》）

★ 4. **打死胎：【黑神丸】**百草霜30克，巴豆15克。用法：上药研为末，面糊为丸，如绿豆大。每次9丸，煎红花汤下。（孙世发 主编·《中医小方大辞典》652引《便览》卷四）

★ 5. **治难产，横生倒生，或胎死不出：【朱雄丸】**雄黄、朱砂各3克，蓖麻子（去皮）14粒，蛇蜕12克。用法：上药研为细末，浆水泛为丸，如弹子大。临产时，先以椒汤淋洗脐下，次以药安于脐中，用油纸数重敷药上，以帛系之。须臾即生，急取下。一方用蜡纸亦可。（孙世发 主编·《中医小方大辞典》1389引《普济方》）

★ 6. **治胎死腹中，两脚浮肿，亦有胎水遍身肿满，心胸急胀，胸肚不分：**鲤鱼一条，当归、白芍（去皮）各四钱，白术半两。用法：上药切细。每服四钱，用鲤鱼不拘大小，破，洗去鳞肠，白水煮熟，去鱼，每服鱼汁一盏半，加姜五片，橘皮少许，煎一盏，空心服。如胎水去未尽绝，再服。（彭怀仁 主编·《中医方剂大辞典》10册1335引《女科百问》）

★ 7. **治堕胎下血：**小蓟根叶、益母草各五两。水三大碗，煮一碗，再煎至一盏，分二服。（陆锦燧 辑·《鲟溪秘传简验方》135）

★ 8. **用于堕胎：**将蜥蜴肝、蛇蜕皮等分。共研细末，以苦酒和匀。摩妊娠脐上及左右令温，胎即下也。（滕佳林 米杰 编著·《外治中药的研究与应用》554）

★ 9. **治异常分娩**:鹿角适量。烧灰(存性),每次服15克,黄酒为引。适用于胎死腹中,疼痛不止。(胡郁坤 陈志鹏 主编·《中医单方全书》274)

羊水过多症3方

★ 1. **治羊水过多症**:赤小豆100克,红茶10克。用法:先将赤小豆拣去杂质,淘洗干净,加水煮沸1小时,滤取汁液,趁热冲泡红茶,待温服用,分早、晚2次温服,每日1剂,10日为1个疗程。功效主治:清热解毒,健脾利湿。主治羊水过多症,属于脾虚兼有湿热者。医师嘱咐:忌食辛辣刺激性食物。(刘道清 主编·《中国民间神效秘方》806)

★ 2. **治羊水过多症**:活鲤鱼1条(约500克),白萝卜120克。用法:先将鲤鱼去鳞及内脏,再将白萝卜洗净切块,然后同放锅内加水共炖,文火煮沸1小时,吃鱼及萝卜,喝汤,不加盐,每日1剂。功效:健脾利水,理气除满。禁忌:忌食生冷、油腻食物。(刘道清 主编·《中国民间神效秘方》805)

★ 3. **治羊水过多症**:活鲤鱼1条(约500克),冬瓜500克。用法:将鲤鱼去鳞及内脏,冬瓜去皮及内瓤,分别洗净,切块,加水共炖,文火煮沸1小时,吃鱼及冬瓜,喝汤,不加盐,每日1剂,连服5~7日。功效:健脾补虚,理水除满。禁忌:忌食生冷、油腻食物。(刘道清主编·《中国民间神效秘方》806)

回乳2方

★ 1. **治回乳**:花椒6~15克,水400~500毫升,浸泡煎成250毫升,加红糖30~60克,于断奶当天热服,每日1次。(孟凡红 等编·《单味中药临床应用新进展》216)

★ 2. **治回奶**:蒲公英60克,山楂60克。每日1剂,水煎服,另将药渣趁热包好敷于乳房上。治疗本病效果良好。(王辉武 主编·《中药临床新用》626)

体虚乳汁流出不止2方

★ 1. **治体虚乳汁流出不止**:黄芪、防风各五钱,白芷二钱。用法:水煎服。(中医研究院革命委员会 编·《常见病验方研究参考资料》377)

★ 2. **治产后乳汁自出不止**:黄芪七钱,五味子二至三钱。用法:水煎服,或研末冲甜酒服。(中医研究院革命委员会 编·《常见病验方研究参考资料》377)

乳汁蓄积,结肿痛8方

★ 1. **治乳汁蓄积、结作痛**:取败酱草20克,水煎,加红糖少许内服。功效:李金娃治疗多例,效果良好。(陕西陈仓区西秦一组李金娃献方)

★ 2. **治妇人乳汁不下,内结成肿,名为乳毒**:川大黄(锉,微炒)二两,黄连(去须)三两,牛蒡子一两。用法:上药捣罗为散。每服三钱,以水一中盏,煎至六分,去滓,不计时候温服。(宋立人 总编·《中华本草》2册717引《普济方》)

★ 3. **治产后乳汁蓄积、结作痛**:蒲公英捣烂,敷患处,一日三次。(江苏新医学院 编·《中药大辞典》下册2461)

★ 4. **治妇人结乳肿痛,憎寒壮热**:糖栝楼一个(约四两重)。配制:打碎水煎。用法:温服,趁热将药渣捣烂敷患处。(沈洪瑞 主编·《重订十万金方》406)

★ 5. **治乳初结胀不消**:栝楼一个(半生、半炒),大粉草一寸(半生半炙),生姜一片(半生、半煨)。用法:上锉。用酒一碗,煮取半盏服。其痛一会不可忍,即搜去败乳,临卧再一服,顺所患乳一边侧卧于床上,令其药行故也。(彭怀仁 主编·《中医方剂大辞典》6册314)

★ 6. **治妇人勒乳后疼闷,乳结成痛**:益母草,捣细末,以新汲水调涂于乳上,以物抹之,鲜者捣烂用之。(宋立人 总编·《中华本草》7册64)

★ 7. **治妇人乳结塞，肿硬如石，成病者**：蔓荆子一两，乱发灰半两，蛇蜕皮半两（微炒）。用法：上为细散。每服一钱，食后温酒调下。（彭怀仁 主编·《中医方剂大辞典》3 册 1371 引《圣惠》）

★ 8. **治乳汁潴留性囊肿**：蜈蚣 20 条，血余炭 3 克，核桃仁 40 枚。各研细末，并和匀，均分为 20 包，每次 1 包，每日服 2 次，黄酒或温开水送下。吕学太用上方治疗本病 11 例，全部治愈。无 1 例复发。（王辉武 主编·《中药临床新用》637）

产后缺奶或乳汁不通 38 方

★ 1. **治产后乳汁不足**：鲤鱼 200 克，木瓜 250 克。煎汤吃。（宋立人 总编·《中华本草》9 册 287）

★ 2. **治产后缺奶**：鲫鱼（半斤左右）1 尾。用法：加火清炖，吃鱼喝汤。妇女一般产后 3 日乳汁自下，若产后无乳或乳汁甚少，或有乳不下，称为缺乳，也称产生乳少，为产科常见病之一。（东健·《中国中医药报》2009 年 9 月 10 日）

★ 3. **治缺奶**：鲤鱼 1 条。用法：焙干研细末，饭前用酒送服，每次服 10 克，每日服 2 次。（竭宝峰 江磊 主编·《中华偏方大全》3 册 394）

★ 4. **治产后乳无汁**：露蜂房三枚（锉碎，略炒）。用法：上为散。每服二钱匕，温酒调下，不拘时候。（彭怀仁 主编·《中医方剂大辞典》10 册 1628 引《圣济总录》）

★ 5. **治产后缺乳**：取蜂窝 1 个（约 10 克，以枣树上的为佳），入豆腐 500 克，丝瓜络 10 克，加水适量煎煮。食豆腐喝汤，每日 2 次，3 天为 1 个疗程。治疗产后缺乳 35 例，其中初产妇 28 例，经产妇 7 例；原发性缺乳 16 例，继发性缺乳 19 例；病程 3 天至半个月不等。治疗结果：显效（经治 1 个疗程，乳汁充足，能满足哺乳需要）19 例，有效（经治 1 个疗程后，乳汁增多，基本满足哺乳需要）14 例，无效（经治 2 个疗程乳汁不增）2 例，总有效率为 94%。（宋立人 总编·《中华本草》9 册 230）

★ 6. **治通乳**：天花粉 18 克。用法：炒黄研末，每服 6 克，以赤小豆煎汤调服。1 日 2 次。（吴静 陈宇飞 主编·《传世金方·民间秘方》242）

★ 7. **治产后缺奶**：天花粉 10 克，薄荷 10 克。用法：适量酒调服，先服羊骨汁，次服药，再吃葱白羊羹汤少许。（吴素玲 李俭 主编·《实用偏方大全》535 引《普济方》）

★ 8. **治缺乳**：天花粉 30 克，白通草 3 克。用法：上药加水 600 毫升，煎至 300 毫升，早、中、晚饭前分 3 次温服。（毛绍芳 孙玉信 主编·（效验良方丛书《妇科验方》293）

★ 9. **治通乳**：糖栝楼一个。用法：水煎服，每日一次，可连服数次。（中医研究院革命委员会 编·《常见病验方研究参考资料》376）

★ 10. **治产后缺乳**：地鳖虫 1 个焙干为末，黄酒 10～20 毫升，1 次冲服，每日 1 次，连用 3 日，最好在产后 1 周内服用效。（楼锦英 编著·《中药临床妙用锦囊》231）

★ 11. **治产后缺乳**：黄芪 30 克，当归 6 克，葱白 10 根。用法：上药锉，水煎服。（吴素玲 李俭 主编·《实用偏方大全》533 引《济阴纲目》）

★ 12. **治产后缺乳**：鹿角粉 9 克。与陈酒调服。（胡郁坤 陈志鹏 主编·《中医单方全书》277）

★ 13. **治乳汁不足**：紫河车一个，去膜洗净，慢火炒焦，研末，每日晚饭后服五分至一钱。（江苏新医学院 编·《中药大辞典》下册 2363）

★ 14. **治母乳缺乏症**：紫河车粉，每次0.5～1 克，每日 3 次，口服。给药时间一般从产后第 3 天开始。用上方治疗本症 57 例，服药 1～7 天全部治愈。（王辉武 主编·《中药临床新用》604）

★ 15. **治母乳缺乏症**：紫河车 1 块。煮猪肉食。适用于催乳。（胡郁坤 陈志鹏 主编·《中医单方全书》278）

★ 16. **治缺乳**：房上瓦松、益母草各等份。用法：上药加水 1000 毫升，煎至 600 毫升，早、中、晚饭前分 3 次温服。红糖为引。（毛绍芳 孙玉信 主编·《效验良方丛书·妇科验方》289）

★ 17. **治乳汁不足**：葵花秆芯 30 克。炖肉吃。（宋立人 总编·《中华本草》7 册 860）

★ 18. **治产后缺乳**：刘寄奴 9 克。水煎服。

适用于乳汁不通。(胡郁坤 陈志鹏 主编·《中医单方全书》277)

★ 19. **治产后缺乳症:**赤小豆300克,生南瓜子仁40克。用法:将上药分别去除杂质,赤小豆加水浓煎2小时,滤出药液;生南瓜子仁捣烂如泥,用赤小豆煎液冲服南瓜子仁泥。分早、晚2次温服,赤小豆弃而不用,每日1剂,连服3~5日。功效主治:清热,解毒,通乳。主治产后缺乳,属于瘀热闭阻者。医师嘱咐:忌辛辣刺激性食物。(刘道清 主编·《中国民间神效秘方》832)

★ 20. **治产后缺乳症:**赤小豆1500克,每次用250克煮汤饮浓汁,每天早、晚服用,连服3~5天。据梁兆松报道,应用本方治疗20例,均获满意疗效。(薛建国 李缨 主编·《实用单方大全》224)

★ 21. **治缺乳验案:**赤小豆四两,煮粥食或以赤小豆半斤,煮汤,去豆饮浓汤,连服3~5日。病例:张某某,女,31岁。产后月余,体质虚弱,头昏,面色无华,乳汁量少,脉细小,舌质淡、苔白,嘱每天以本品半斤煮食,连服4天,乳汁通行。(王琦 主编·《王琦临床医学丛书》下册1331)

★ 22. **治乳汁不行验案:**张某某,女,23岁,1984年10月8日初诊。患者体素丰腴,产后1周,乳汁不行,乳房焮热胀痛如作脓,苔薄黄,脉沉弦。证属气滞血结。故拟赤小豆500克,煮粥食之。食尽,胀消痛止,乳汁下如涌泉。(黄国健等 主编·《中医单方应用大全》82)

★ 23. **治产后乳汁少:**无花果8个,猪蹄200克,炖服。[陈景胜·《中国中医药报》2010;(9):22]

★ 24. **治产后乳汁少及不下:**穿山甲(涂醋,炙令黄色)。用法:上为末,每服二钱,以温酒调下,不拘时候。(彭怀仁 主编·《中医方剂大辞典》8册765引《圣惠》卷八十一)

★ 25. **治妇人少乳、乳汁不行:【胡桃散】**核桃仁一个(去皮,捣烂),穿山甲(炒)一钱。用法:上捣合一处,黄酒调服。(彭怀仁 主编·《中医方剂大辞典》7册131引《医学六要》)

★ 26. **治乳少:**穿山甲、王不留行各等分,研细末,熟酒调服三钱。(清·顾世澄 撰·《疡医大全》765)

★ 27. **催奶:**穿山甲(煅赤色)五钱,陈皮(酒制)三钱。研细末分三服,米泔水调下,一日夜服完。(清·顾世澄 撰·《疡医大全》765)

★ 28. **催奶:**穿山甲壳10片。微火烘黄,研粉,与鲜猪蹄1对同炖服,每日3次。(胡郁坤 陈志鹏 主编·《中医单方全书》278)

★ 29. **治产后无奶:**穿山甲七片(炒研),王不留行三钱,健猪蹄七星者一只。同煮汁饮之,其乳如泉。(清·顾世澄 撰·《疡医大全》765)

★ 30. **催奶:【透泉散】**穿山甲、猪悬蹄甲、漏芦各15克。用法:将猪悬蹄甲、穿山甲炒焦色,同漏芦为末。每次6克,食后以温酒调下。(孙世发 主编·《中医小方大辞典》1089引《鸡峰》)

★ 31. **治下奶:**白僵蚕末两钱。酒调下,少顷以芝麻茶一钱热投之。(江苏新医学院 编·《中药大辞典》上册740引《经验后方》)

★ 32. **治乳少不通:**丝瓜络30克,无花果60克。炖猪蹄服。(宋立人 总编·《中华本草》5册554)

★ 33. **治乳汁不通:**丝瓜连子烧存性,研细末。酒服一二钱,被覆取汗。(江苏新医学院 编·《中药大辞典》上册792引《简便单方》)

★ 34. **治乳汁不下:**鸡蛋2枚,丝瓜络25克。用法:丝瓜络加水煎去渣,打入鸡蛋,煮熟。1次服下。(吴静 主编·《祛百病醋蛋秘方》158.)

★ 35. **治乳汁不通:**王不留行、天花粉、甘草各三钱,当归、穿山甲(酣炙)各五钱。用法:上为末。每服三钱,猪蹄汤或热酒调下。(彭怀仁 主编·《中医方剂大辞典》8册767引《宋氏女科》)

★ 36. **治通乳:**黄芪五钱,炮山甲、通草各三钱。用法:和猪蹄、黄酒炖服。(中医研究院革命委员会 编·《常见病验方研究参考资料》376)

★ 37. **治乳汁不下:**漏芦75克,蛇蜕(炙焦)10条,栝楼10个。烧存性为末。每次6克,温酒调服。良久,以热羹汤投之,以通为度。(杨建宇等 主编·《灵验单方秘典》213引《和剂局方》)

★ 38. **治下乳方:**半夏(炮)三粒。为末,酒调服,即有乳。(宋立人 总编·《中华本草》8册517引《鲁府禁方》)

产后腹痛34方

★ 1. **治产后腹痛**:赤鲤鱼烧灰,酒调服之。(宋立人 总编·《中华本草》9 册 287 引《普济方》)

★ 2. **治产后血痛**:取鲤鱼鳞烧灰研末,酒服3克。(杨建宇等 主编·《灵验单方秘典》226)

★ 3. **治产后腹痛**:鳖甲(煅存性)六个。用法:研末,每服三钱,温酒送下。(中医研究院革命委员会 编·《常见病验方研究参考资料》355)

★ 4. **治产后腹痛属虚寒者**:鹿角霜30克。用法:研末,酒、水各半煎服。(徐明 编著·《民间单方》217)

★ 5. **治产后腹痛**:三七全草适量。水煎服。适用产后瘀血积痛。(胡郁坤 陈志鹏 主编·《中医单方全书》280)

★ 6. **治产后瘀血腹痛**:土三七根15克。水煎服。(宋立人 总编·《中华本草》7 册 856 引《江西草药》)

★ 7. **治产后腹痛**:生山楂30克。用法:煎汁去渣,和入红糖服。治疗产后瘀血留滞腹痛,用量由9克至数10克不等。或以水煎加黄酒(或童便)内服,或山楂研末,以开水或黄酒送服,每服9克。(吴静 陈宇飞 主编·《传世金方·民间秘方》239)

★ 8. **治产后腹痛**:山楂30克(或生、焦各15克),香附15克。用法:浓煎顿服。(吴静 陈宇飞 主编·《传世金方·民间秘方》238)

★ 9. **治产后腹痛**:山楂(红糖水炒)18克,延胡索6克,水煎连服数剂。(吴静 陈宇飞 主编·《传世金方·民间秘方》238)

★ 10. **治产后腹痛**:山楂、牛膝各9克(或加当归)。水煎服。(吴静 陈宇飞 主编·《传世金方·民间秘方》238)

★ 11. **治产后腹痛**:焦山楂15克,苏木9克,浓煎加适量砂糖和酒内服。(吴静 陈宇飞 主编·《传世金方·民间秘方》238)

★ 12. **治产后儿枕腹痛**:山楂一两,苏木三钱。(彭怀仁 主编·《中医方剂大辞典》7 册 389 引《妇科玉尺》卷四)

★ 13. **治产后腹痛**:山楂、艾叶、没药各6克。用法:共煎2次,阵痛时服1次,必要时可再服1次。(吴静 陈宇飞 主编·《传世金方·民间秘方》239)

★ 14. **治产后腹痛**:山楂炭30克,肉桂6克,红糖45克。用法:前2味药共研细末,与红糖掺匀,分作3份,每次1份,用沸水冲开,待温1次服完,每日3次。功效主治:活血化瘀,温中止痛。主治产后腹痛,属于寒凝血瘀者。医师嘱咐:产后腹痛伴高热者忌服。糖尿病患者忌服。(刘道清 主编·《中国民间神效秘方》817)

★ 15. **治产后腹痛验案**:毛某,女,25岁。1980年8月20日初诊。5天前生产,产后自觉少腹疼痛,近日加剧,按之痛甚,症见面色青白,四肢欠温,恶露量少,舌黯红有瘀点,脉弦涩有力。予焦山楂50克,水煎后加红糖服用,服1剂后,症安而愈。(黄国健等 主编·《中医单方应用大全》386)

★ 16. **治产后腹痛**:白芷20克,当归5克,桂枝3克,童便少许。用法:上3味药碾末,以童便调服5克,每日3次。如无童便,以好黄酒下之亦可。备注:产后宫缩形成的腹痛,俗称嫁母痛。本方具有止痛、活血、通经的作用,为民间有效的验方之一。(吴静 陈宇飞 主编·(传世金方·《民间秘方》240)

★ 17. **治产后腹痛**:土鳖虫3~9克。水煎服。(胡郁坤 陈志鹏 主编·《中医单方全书》280)

★ 18. **用于产后腹痛**:吴茱萸15克,栀子、桃仁、沉香各10克。用法:共研细末。用酒调匀,加热后敷于小腹。(滕佳林 米杰 编·《外治中药的研究与应用》320)

★ 19. **治产后腹痛**:蛇蜕2条,红糖90克。用法:将蛇蜕瓦上焙干为末,黄酒适量为引,水煎服。(毛绍芳 孙玉信 主编·《效验良方丛书·妇科验方》221)

★ 20. **治产后腹痛**:血竭一钱,没药三钱。用法:共研细末,用黄酒冲服。(中医研究院革命委员会 编·《常见病验方研究参考资料》356)

★ 21. **治产后腹痛**:鸡冠花50克。用法:将鸡冠花加黄酒60克煎服。释解:因产后气血虚弱,湿热趁虚而入。症见腹部疼痛,阴道出血,心烦意乱等。(刘少林 刘光瑞 编·《中国民间小

单方》169)

★ 22. **治产后腹痛、气血不和、胸闷:**鸡蛋 2 枚,红鸡冠花 3 克。用法:将红鸡冠花浓煎取汁,冲打碎的鸡蛋,置火上微沸。温服。(吴静 主编·《祛百病醋蛋秘方》156)

★ 23. **治产后腹痛:**红鸡冠花 1 朵,母鸡 1 只。用法:用红鸡冠花熬水煮鸡,食肉饮汤。(毛绍芳 孙玉信 主编·《效验良方丛书·妇科验方》218)

★ 24. **治产后腹痛:**茜草根 30 克。用法:与甜酒同煮服。(吴静 陈宇飞 主编·《传世金方·民间秘方》238)

★ 25. **治产后腹痛:**白胡椒 3 克。研末服,每次 3 克,每日 2 次。阴虚有火者忌服。(胡郁坤 陈志鹏 主编·《中医单方全书》280)

★ 26. **治产后腹痛:**益母草 15 ~ 30 克。用法:水煎服。或加童便,或加红糖水煎服。(中医研究院革命委员会 编·《常见病验方研究参考资料》354)

★ 27. **治产后腹痛:**全当归 3 钱,益母草 1 两。用法:煎浓汁,1 日 3 次服。又方当归 1 两、益母草 2 两,水煎加酒半杯服。(中医研究院革命委员会 编·《常见病验方研究参考资料》356)

★ 28. **治产后腹痛:**益母草 15 克,五灵脂 9 克。用法:水煎,加糖服。备注:亦可用益母草配延胡索,或益母草配鸡血藤,水煎服。(吴静 陈宇飞 主编·《传世金方·民间秘方》239)

★ 29. **治产后腹痛,子宫复旧不良:**益母草 4 钱,生蒲黄、川芎各 2 钱,当归、山楂炭各 3 钱。水煎服。(《全国中草药汇编》编写组 编·《全国中草药汇编》上册 656)

★ 30. **治产后腹痛:**老丝瓜一个(烧灰存性)。用法:煎酒冲服,亦可用红糖水冲服。备注:又方用黄瓜藤三尺阴干,水煎服。(中医研究院革命委员会 编·《常见病验方研究参考资料》355)

★ 31. **治产后瘀滞腹痛:**症见少腹疼痛,按之痛甚,面色青白,四肢欠温,恶露量少,舌暗有瘀点,脉弦涩有力。焦山楂 30 ~ 50 克,水煎后加红糖适量,在盖碗中浸泡片刻。分早晚 2 次口服。据孔令举报道,应用本方治疗 116 例,均在用药 1 ~ 4 天后治愈。(薛建国 李缨 主编·《实用单方大全》271)

★ 32. **治产后瘀血痛或风寒:**败酱草 45 克,加姜酒炖,冲红糖服,治产后瘀血痛,或风寒症。(吴静 陈宇飞 主编·《传世金方·民间秘方》238)

★ 33. **治产后瘀血痛,及坠扑昏闷:**虎杖根,研末,酒服。(江苏新医学院 编·《中药大辞典》上册 1330 引《纲目》)

★ 34. **治产后腹痛:**鱼腥草 1 把。用法:酒煎服。(吴静 陈宇飞 主编·《传世金方·民间秘方》238.)

妇人遗尿或尿频 7 方

★ 1. **治产后遗尿或尿数:**桑螵蛸(炙)半两,龙骨一两。为末。每米饮服二钱。(江苏新医学院 编·《中药大辞典》下册 1973)

★ 2. **治产后小便频数、失禁:**白及 10 克,凤凰衣 10 克,桑螵蛸 10 克。用法:上药加入猪脬内煮烂,食之。(吴素玲 李俭 主编·《实用偏方大全》529 引《胎产秘书》)

★ 3. **①治产后小便数。②治妊娠小便滑数:**桑螵蛸三十枚(炙),鹿茸(炙)、黄耆各三两,生姜四两,人参、牡蛎(熬)、甘草(炙)各二两。用法:上药切碎。以水六升,煮取二升半,分三次服。主治:①《千金翼》:产后小便数。②《圣济总录》:妊娠小便滑数。(彭怀仁 主编·《中医方剂大辞典》8 册 933 引《千金翼》)

★ 4. **治妇人小便数,及遗尿不禁:**桑螵蛸(炒)、白龙骨(煅)、牡蛎(煅)各等分。用法:上为末。每服三钱,食前水饮调服。按语:本方桑螵蛸甘咸,入肝、肾二经,补肾益精,固脬止遗;龙骨、牡蛎甘涩,入心、肝二经,镇心安神,涩精止遗。三药合用,心肾两调,精充脬固,则遗尿可止。(田代华 主编·《实用中医三味药方》490 引《胎产心法》)

★ 5. **治妇人虚冷、小便数:**桑螵蛸 30 枚(炒),鹿茸、牡蛎粉、甘草各 2 两,黄芪半两。上为末。食前,姜汤调 1 钱服。(宋立人 总编·《中华本草》9 册 158 引《妇人良方》)

★ 6. **治妇人遗尿不知时者:**上用桑螵蛸酒炒为细末。每服二钱。生姜汤调下。一方食前

服之。一方米饮调下。(电子版·《中华医典·普济方》卷三百二十一)

★ 7. **治妇人小便滑数**:上用鹿角屑炒令黄。捣为细散。每服食前温酒调下二钱。(电子版·《中华医典·普济方》卷三百二十一)

产后小便不通与小便淋痛3方

★ 1. **治产后小便不利**:鼠妇七枚。炒,研末,作一服,酒调下。(宋立人 总编·《中华本草》9册112引《千金要方》)

★ 2. **治转胞,小便不利**:车前草一握(去根洗锉)以水三盏,煎至二盏,去滓,分三服,连服并不拘时。(宋立人 总编·《中华本草》7册520引《圣济总录》)

★ 3. **治产后小便不通与小便淋痛**:水蛭9个。在新瓦上焙黄,研末,黄酒送服。适用于实证小便不通者。(胡郁坤 陈志鹏 主编·《中医单方全书》287)

产后尿潴留5方

★ 1. **治产后尿潴留**:蝉蜕30克。水煎剂。水煎2次,约400~600毫升,1日内分4~6次服。(张金鼎 邹治文 编著·《虫类中药与效方》157)

★ 2. **治产后尿潴留**:大葱1000克去根及叶,留白,剁成粗末,放锅内炒热,布包热敷于脐下小腹部,以尿通为度。治疗产后尿闭20例,1次痊愈者17例,2~3次痊愈者3例(为尿通后仍排尿不畅、不净者)。总有效率为100%。(宋立人 总编·《中华本草》8册27)

★ 3. **治产后尿潴留**:生葱白250克切碎,樟脑粉0.2克混合捣糊状,敷于脐及下腹膀胱区。陈换松等用上方治疗产后尿潴留20例,1~3小时后尿即排出。(王辉武 主编·《中药临床新用》590)

★ 4. **治产后尿潴留**:益母草30克(或加甘草3克),浓煎2次服,1天服完。配合针灸:取足三里、阴陵泉、关元等穴,用中等度刺激,必要时留针30~40分钟,每5分钟捻转1次。(孟凡红 主编·《单味中药临床应用新进展》)

★ 5. **治产后尿潴留**:生大黄20克(后下),枳实12克,厚朴12克,大便干者加芒硝20克冲入煎好的药液中,以上药物煎取100~200毫升,作保留灌肠。每日1~2次,每次间隔4~6小时,每次保留30~60分钟,疗程为1天,无效改导尿管保留导尿。观察233例,灌肠后立即大便同时小便者5例;1例于第2次灌肠后2小时仍未排尿,改为导尿管导尿;其余均1次治愈。(滕佳林 米杰 编著·《外治中药的研究与应用》127)

产后癃闭4方

★ 1. **治产后癃闭**:大蒜24克,蝼蛄2只。用法:捣烂油纱布包裹压成药饼,贴于脐部,外用胶布固定。(吴静 主编·《祛百病大蒜秘方》230)

★ 2. **治产后癃闭**:麻黄、桂枝按1:1研末过100目筛,每次5克,酒调分摊于两块纱布上,分别敷脐部和关元穴,每日1次。陶履冰等用上方治疗产后癃闭300例,结果治愈260例。(王辉武 主编·《中药临床新用》573)

★ 3. **治产后癃闭**:磁石、商陆各5克,麝香0.1克。将磁石、商陆研成极细末后加入麝香研末,分为2份,分别摊放于脐眼、关元,覆盖胶布。一般数小时见效,可自行排尿时即去其药,若无效,次日更换敷之。(杨仓良 主编·《毒药本草》513)

★ 4. **治产后排尿困难验案**:冯某某,26岁,孕1产1,因宫缩无力滞产,行会阴侧方切开,胎头吸引器助产分娩。产后10小时排尿困难,遂用蝉蜕汤〔蝉蜕(去头足)9克,加水至500~600毫升,煎开至400毫升左右,煮沸15分钟后去渣,加适量红糖给患者1次服完。若在5~6小时内不能自解时,可重复再给1次;同时可辅助肌注新斯的明0.5毫克,针灸、物理疗法等〕治疗,5 小时后第 1 次排尿量为 300 毫升,排尿后病人感到舒适轻松,以后小便如常。(杨鹏举 主编·《中医单药奇效真传》158)

胞衣不下 8 方

★ 1. **用于胞衣不下:**大麻仁 14 粒,吴茱萸 9 克,雄黄 3 克。用法:和醋捣成泥状。敷于双足心,胞衣下即取药。(滕佳林 米杰 编·《外治中药的研究与应用》320)

★ 2. **治胞衣不下:**栝楼实一个,取子,研令细,酒与童子小便各半盏。煎至七分,去渣温服。(宋立人 总编·《中华本草》5 册 584)

★ 3. **治胎衣不下:【三退散】**蛇蜕一条,蚕退一方,蝉蜕四十九个。用法:上用瓷罐内烧闭存性,研为细末,顺流水调下。(宋立人 总编·《中华本草》下册 411 引《古今医统》)

★ 4. **治胎衣不下:**①鹿角末三指撮。酒服之。《外台》②鹿角屑三分。为末,煮葱白汤调下。《妇人良方》③鹿角屑三分。为末,姜汤调下。(宋立人 总编·《中华本草》9 册 655 引《产乳集验方》)

★ 5. **治胎衣不下:**凤仙子炒黄研末,黄酒温服 1 钱。(江苏新医学院 编·《中药大辞典》下册 1716 引《经验广集》)

★ 6. **治胞衣不下:**血蝎 3 克,制没药 3 克。用法:水煎服。(毛绍芳 孙玉信 主编·《效验良方丛书·妇科验方》193)

★ 7. **治妇人血枯。胞衣不下,恶血冲心,并腹中血块冲逆作痛:**血竭适量。用法:上药研为细末,醋熬成膏。就成如鸡头子大,作饼子,酒磨化服。主治:妇人血枯。胞衣不下,恶血冲心,并腹中血块冲逆作痛及女人干血有热,脉眩数者;亦治闭经。(孙世发 主编·《中医小方大辞典》67)

★ 8. **治胞衣不下:**紫皮蒜 1 头。捣成蒜泥。用法:贴在脚心上,待胞衣下后,迅速将蒜泥去下,转贴头顶百会穴。(沈洪瑞 主编·《重订十万金方》565)

产后血晕 20 方

★ 1. **治产后血晕:【参熊丸】**熊胆、人参各 6 克。用法:上药研为细末,打米糊为丸,如梧桐子大。每次 6 ~ 7 丸,温开水送下。(孙世发 主编·《中医小方大辞典》467 引《产科发蒙》卷三)

★ 2. **治产后血晕:**用铁器烧红,更迭淬醋中,就病人之鼻以熏之。(江苏新医学院 编·《中药大辞典》下册 2601 引《随息居饮食谱》)

★ 3. **治产后血晕,因虚火载血上行,渐渐晕来:**鹿角烧灰,出火毒,研极细末,好酒、童便灌下。一呷即醒,行血极快。(宋立人 总编·《中华本草》9 册 655 引《丹溪心法》)

★ 4. **治产后血晕:**鳔胶烧存性,酒和童子小便调服三五钱。(江苏新医学院 编·《中药大辞典》上册 1437 引《岁时广记》)

★ 5. **治产后虚火载血,以致血晕:【鹿角散】**鹿角(烧灰,出火毒)。用法:上为极细末。用好酒、童便调灌下。(彭怀仁 主编·《中医方剂大辞典》9 册 594 引《济阴纲目》)

★ 6. **治产后血晕:**人参 30 克,紫苏 15 克。用法:童便、酒、水各 100 毫升煎服。(吴素玲 李俭 主编·《实用偏方大全》501)

★ 7. **治产后血晕:**当归一两,川芎五钱,荆芥穗(炒黑)二钱。水煎服。(江苏新医学院 编·《中药大辞典》上册 222 引《奇方类编》)

★ 8. **治产后血晕验案:**余荆室素禀阳微,产后恶露亦少,忽而郁冒不知人,仆妇儿女环侍逾时,皆以为死,且唤且哭;余审视之。知其为阳气不复也,急以独参汤灌之乃苏,而其母家犹以为孟浪。甚矣邪说之害,良可叹也!(杨鹏举 主编·《中医单方奇效真传》403 引《温病条辨》)

★ 9. **治产后血晕验案:**黄某,女,28 岁。足月怀胎,行剖腹产,娩出一男婴。产后出现贫血,家属认为分娩出血过多,多进营养,便可恢复。但满月后,贫血无改善,血红蛋白为 7.8 克%,于是用富血铁片、维生素 B_6、维生素 B_{12}、叶酸等治疗,1 个月后,仍未见效。症见面色苍白,精神疲惫,心慌心悸,头晕乏力等,授以鸡蛋炖熟三七粉法，日服1次，逾月面见红润，精神大振，气力倍增，查血象血红蛋白为11.7%。（杨鹏举 主编·《中医单药奇效真传》403）

★ 10. **治产后血晕：**刘寄奴30克，红花15克，益母草15克。用法：上药研为细末。每服6克，童便下。（吴素玲 李俭 主编·《实用偏方大全》503引明·《普济方》）

★ 11. **治产后血晕，心气欲绝者：**夏枯草捣绞汁，服一盏。（江苏新医学院 编·《中药大辞典》下册1828引《纲目》）

★ 12. **治妇女产后血晕神昏，不省人事：**益母草一两，全当归五钱。用法：水煎服。（中医研究院革命委员会 编·《常见病验方研究参考资料》358）

★ 13. **治妇女产后血晕神昏，不省人事：**益母草一两，薄荷三钱。用法：水煎服。（中医研究院革命委员会 编·《常见病验方研究参考资料》358）

★ 14. **治妇女产后血晕神昏，不省人事：**益母草、小蓟各四两。用法：共研细末，酒、童便冲服，每服三钱。（中医研究院革命委员会 编·《常见病验方研究参考资料》359）

★ 15. **治产后血晕，心闷乱，恍惚：**生益母草汁三合（根亦得），地黄汁二合，小便一合，鸡子三枚（取清）。煎三四沸，后入鸡子清，勿搅，作一服。（宋立人 总编·《中华本草》7册64引《经效产宝》）

★ 16. **治妇女产后血晕神昏、不省人事：**黄芪三两，酒醋半斤。水煎服。（中医研究院革命委员会 编·《常见病验方研究参考资料》358）

★ 17. **治产后晕厥：**半夏末，冷水和丸，大豆大，纳鼻中。（江苏新医学院 编·《中药大辞典》上册777引《肘后方》）

★ 18. **治产后血晕：【桃花散】**乌贼鱼骨十钱，朱砂二钱。用法：上为末。每服一二钱，白汤送下。（彭怀仁 主编·《中医方剂大辞典》8册183引《产科发蒙》）

★ 19. **治产后血运烦闷：**益母草（干者）一两，藕节（干者）、人参各半两。用法：上为粗末。每服二钱匕，水一盏，加生姜三片，煎至七分，去滓温服。（彭怀仁 主编·《中医方剂大辞典》8册792引《圣济总录》）

★ 20. **治产后血运，心气绝：**鲜益母草，捣烂，绞汁，服一盏。（江苏新医学院 编·《中药大辞典》下册1956引《子母秘录》）

产后头痛3方

★ 1. **治产后头痛：**白僵蚕一两（微炒），白附子一两（炮裂），地龙一两（微炒），黄丹一两（微炒），人中白半两（烧灰）。用法：上为末，用葱津为丸，如梧桐子大。每服十丸，荆芥汤送下，不拘时候。（彭怀仁 主编·《中医方剂大辞典》3册848引《圣惠》）

★ 2. **治产后头痛，面肿：**天南星末。用法：上用温酒调，以翎涂之。（彭怀仁 主编·《中医方剂大辞典》2册101引《鸡峰》卷十六）

★ 3. **治产后头痛：**用地龙（炒）3克，麝香1.5克，合研细。每用小豆许，吹两鼻内。（滕佳林 米杰 编著·《外治中药的研究与应用》530引《圣济总录》）

产后出血6方

★ 1. **治产后出血：**鸡冠花根一两。用法：酒煎服。（中医研究院革命委员会 编·《常见病验方研究参考资料》359）

★ 2. **治产后出血：**益母草汁30毫升，生地黄汁30毫升。用法：上药加酒50毫升相和，煎3～5沸，分为3服。（吴素玲 李俭 主编·《实用偏方大全》518引《太平圣惠方》）

★ 3. **治产后出血：**新生儿脐带血5～7滴。甜酒泡服。适用于产后血晕。（胡郁坤 陈志鹏 主编·《中医单方全书》283）

★ 4. **治产后崩中，下血不止：**香墨半两，露蜂房半两（微炒），龙骨半两。用法：上为细散。每服二钱，食前用水煎干地黄汤调下。（彭怀仁 主编·《中医方剂大辞典》7册610引《圣惠》）

★ 5. **治产后余血不尽：【吴茱萸散】**吴茱萸30克，薯蓣60克。用法：上药研为末。每次3克，酒送下，每日3次。（孙世发 主编·《中医小方大辞典》396引《医心方》卷二十三）

★ 6. **治产后下血不尽,烦闷腹痛:** 鹿角,烧成炭,捣筛,煮豉汁,服方寸匕,日三夜再,稍加至二匕。不能用豉清,煮水作汤用之。(宋立人 总编·《中华本草》9 册 655 引《千金要方》)

卵巢囊肿 4 方

★ 1. **治卵巢囊肿:【卵巢囊肿方】** 炙蜈蚣 5 克,生苡米、败酱草各 30 克,熟附子 10 克,水蛭 0.6 克,炮甲珠 10 克。水煎剂。用法:口服及外用。日 1 剂,水煎 3 次,分 2 次服;药渣加青葱 60 克,酒炒热,布包熨患处,日 1 次。功能:化瘀,散结。使用注意:夹痰者加生牡蛎 30 克;血瘀者加三棱 15 克;发热加柴胡、黄芩各 10 克。治疗 11 例,囊肿全部消失。(张金鼎 邹治文 编·《虫类中药与效方》147)

★ 2. **治卵巢囊肿:** 粗砂炒至极烫投入穿山甲片同炒至松脆为度,研细用黄蜡调和为丸,如绿豆大小;日 2 次,早、晚各 3 克,开水送下,如能加入麝香,则疗效更好。(孟凡红 主编·《单味中药临床应用新进展》97)

★ 3. **治卵巢囊肿:** 水蛭粉适量。每服 3 克,早、晚各 1 次,一般连服 2 ~ 6 个月,包块可缩小或消失。功效:活血,化瘀,利水。禁忌:经期暂停服用。(朱良春 主编·《中国百年百名中医临床家丛书:朱良春》183)

★ 4. **治卵巢囊肿:【夏枯草合剂】** 夏枯草、海藻、穿山甲。2 个月为 1 个疗程,治疗 2 ~ 7 个疗程。姚引花报道用上方治疗卵巢囊肿 48 例,治愈 34 例,好转 12 例,无效 2 例,总有效率为 95.83%。(王辉武 主编·《中药临床新用》504)

妇人胎前、产后痢疾 3 方

★ 1. **治妇人胎前、产后痢疾:【黑灵散】** 败鳖甲 1 个。用法:上药以米醋炙数次酥透,研为末。米汤调下。(孙世发 主编·《中医小方大辞典》173 引《仙拈集》)

★ 2. **治产后冷热痢:** 黄连三两,乌梅肉一升,干姜二两。用法:上为末,炼蜜为丸,如梧桐子大。每服二十至三十丸,以饮送下,一日二次。忌猪肉。按语:产后冷痢则下白脓,寒湿后致也;热痢则下赤血,湿热所为也;寒热错杂,则下赤白相兼。本方黄连清热凉血解毒,干姜温阳散寒调气,乌梅涩肠止痢。三药相伍,寒热并用,适用于产后寒热错杂之痢疾。(田代华 主编·《实用中医三味药方》474 引《外台》)

★ 3. **治产后血痢,小便不通,脐腹痛:** 生马齿苋,捣烂取汁,煎一沸,调蜂蜜服。(宋立人 总编·《中华本草》2 册 756 引《经效产宝》)

产后泻不止 3 方

★ 1. **治产后泻不止:【一味散】** 乌梅不以多少(捶碎,以竹杖穿于火上炙)。用法:上为末,米饮调服二钱。(彭怀仁 主编·《中医方剂大辞典》1 册 14 引《产宝诸方》)

★ 2. **治产后虚泻,眼昏不识人:【参苓术附汤】** 人参七钱,白术三钱(土炒),茯苓、附子(制)各一钱。用法:水煎服。(彭怀仁 主编·《中医方剂大辞典》6 册 915 引《胎产心法》卷下)

★ 3. **治流产滑泻验案:** 同庄张氏女,适邻村郭氏,受妊五月,偶得伤寒,三四日间,胎忽滑下。上焦燥渴,喘而且呻,痰涎壅盛,频频咳吐。延医服药,病未去而转增滑泻,昼夜十余次,医者辞不治,且谓危在旦夕。其家人惶恐,因其母家介绍,迎愚诊视。其脉似洪滑,重按指下豁然,两尺尤甚。然为流产才四五日,不敢剧用山药滑石方。遂先用生山药二两,酸石榴一个,连皮捣烂,同煎汁一大碗,分三次温饮下,滑泻见愈,他病如故。再诊其脉,洪滑之力较实,因思:此证虽虚,且当忌用寒凉之时,然确有外感实热,若不解其热,他病何以得愈?

时届晚三句钟,病人自言每日此时潮热,又言精神困倦已极,昼夜苦不得睡。遂放胆投以生山药两半,滑石一两,生杭芍四钱,甘草三钱,煎汤一大碗,徐徐温饮下,一次只饮药一口,诚以产后脉象又虚,欲其药力常在上焦,不欲其寒凉侵下焦也。斯夜遂得安睡,渴与滑泻皆愈,喘与咳亦愈其半。又将山药、滑石各减五钱,加生龙骨、

生牡蛎各八钱，一剂而愈。（张锡纯 著·《张锡纯医学全书之二·中药亲试记》66）

产后玉门不闭3方

★ 1. **治产后阴肿，下脱肉出，玉门不闭：**石灰一升，炒令色黄，以水二升投入灰中，停令澄清。重烧以浸玉门，斯须平复如故。（宋立人 总编·《中华本草》1册313引《经效产宝》）

★ 2. **①治产后冷，玉门开不闭；②治产后阴户突出：【硫黄洗方】**石硫黄（研）、蛇床子各四分，菟丝子五分，吴茱萸六分。用法：上为散，每用方寸匕，煎汤一升，以洗玉门。主治：①《外台》：产后冷，玉门开不闭；②《梅氏验方新编》：产后阴户突出。（彭怀仁 主编·《中医方剂大辞典》10册224引《外台》）

★ 3. **①治妇人阴脱；②治产后阳气虚寒，玉门不闭：【硫黄散】**硫黄、乌贼鱼骨各半两，五味子三铢。用法：上为末。以粉其上，一日三次。主治：①《千金》：妇人阴脱②《景岳全书》：产后阳气虚寒，玉门不闭。（彭怀仁 主编·《中医方剂大辞典》10册217引《千金》）

产后风，发痉抽搐7方

★ 1. **治产后抽搦强直，乃风入子脏，与破伤风同：**鳔胶一两，以螺粉炒焦，去粉，为末。分三服，煎蝉蜕汤下。（江苏新医学院 编·《中药大辞典》上册1437引《经效产宝》）

★ 2. **治产后风，发痉抽搐：**鱼鳔（蛤粉炒焦）、黑芥穗各一两。用法：共为细末，每服二钱。因风所致者，加防风、勾藤各一钱煎汤送下。因寒者用黄酒送下。因失血多者，加当归三钱，煎汤送下。（中医研究院革命委员会编·《常见病验方研究参考资料》364）

★ 3. **治产后突然发痉，昏昧不识人，颈项强直，牙关紧闭，手握不开，身体发热，面色时红时青，呈苦笑状，脉浮弦而劲：**蜈蚣、全蝎各三钱，炒芥穗五钱，独活一钱。用法：上为末。用黄酒兑开水冲一钱，如无效，二小时后再服。若无黄酒，可用醪糟汁冲开水服。功能：祛风止痉。（彭怀仁 主编·《中医方剂大辞典》2册531）

★ 4. **治产后风，牙关紧闭，两眼流泪，胡言乱语：**蛇蜕1.5克。用法：用烧酒1杯，燃着，把蛇蜕烧成炭，再用热黄酒120克调和一起服下。（吴静 陈宇飞 主编·《传世金方·民间秘方》240）

★ 5. **治临产未产时，目翻口噤，面黑唇青，口中吐沫，命在须臾：【夺命丹】**蛇蜕、蚕故子（烧灰不存性）、血余炭各3克，乳香1.5克。用法：上药研为细末。酒调下。（孙世发 主编·《中医小方大辞典》1377引《傅青主女科·产后编》）

★ 6. **治产后中风，角弓反张，口不能言：**大蒜2头。用法：水煎，去渣，灌之。（孙世发 主编·《中医小方大辞典》14引《圣济总录》卷一六二）

★ 7. **治产后风：**益母草、当归各一两，蜂蜜少许。用法：共研细末，黄酒、蜂蜜汤送下。（中医研究院革命委员会 编·《常见病验方研究参考资料》363）

产后恶露不尽15方

★ 1. **治产后恶露不下：**益母草，捣烂，绞取汁。每服一小盏，入酒一合暖过搅匀服之。（宋立人 总编·《中华本草》7册64）

★ 2. **治恶露不绝：**益母草煎汤，和热童便服。（杨建宇等 主编·《灵验单方秘典》226引《袖珍方》）

★ 3. **治产后日久、恶露不尽：**益母草6钱，当归2钱，白芍3钱。水煎服。（中医研究院革命委员会 编·《常见病验方研究参考资料》362）

★ 4. **治产后恶露不尽瘀血作痛者：**红鸡冠花1朵。煎水，煮鸡蛋顿服。（胡郁坤 陈志鹏主编·《中医单方全书》285）

★ 5. **治产后恶露不尽，小腹疼痛：**鹿角霜末一两。用法：研末，酒、水各半煎服。（中医研究院革命委员会 编·《常见病验方研究参考资料》362）

★ 6. **治恶露不净：**胎盘1个，鳖肉120克。

用法：上2物洗净，切块，先用旺火油炒片刻，加水装入钵内，用旺火蒸30分钟。食之。功效：补气血，破瘀滞。用治产后恶露排出不畅、不净。验证：据《家庭医生》杂志介绍，读者来函反映效果理想。（良石 主编·《名医珍藏·秘方大全》208）

★ 7. **治小产后，恶露不下，少腹急痛：**山楂肉炒一两，红糖一两半。用法：水煎服。（沈洪瑞 主编·《重订十万金方》570）

★ 8. **治产后恶露不下腹痛：**败酱草15～60克。用法：水煎服。（吴静 陈宇飞 主编·《传世金方·民间秘方》238）

★ 9. **治恶露不行：**马鞭草（干者用五钱，鲜者用一至二两）。用法：干者研末，开水送服。鲜者水煎顿服。（中医研究院革命委员会 编·《常见病验方研究参考资料》361）

★ 10. **治恶露不尽，产后出血：**鸡蛋1枚，汉三七末5克。用法：将蛋打开一小孔，装入汉三七末，糊口蒸熟。食之。（吴静 主编·《祛百病醋蛋秘方》155）

★ 11. **产后恶露不绝：**小蓟50克。水煎，2次分服，每日1剂。适用于产后子宫收缩不全、恶露不尽。（胡郁坤 陈志鹏 主编·《中医单方全书》285）

★ 12. **治产后恶露不绝：**血竭30克，当归60克。用法：上药研为末。每服6克，酒下。（吴素玲 李俭 主编·《实用偏方大全》511 引明代《普济方》）

★ 13. **治产后日久，恶露不尽：**血竭、归尾、红花、桃仁各等分。用法：研末，每服一钱，淡酒送下。（中医研究院革命委员会 编·《常见病验方研究参考资料》362）

★ 14. **治产后恶露不下腹痛：**赤小豆三至四斤（微炒）。用法：水煎，随意代茶饮。（中医研究院革命委员会 编·《常见病验方研究参考资料》361）

★ 15. **治产后恶露不尽：**水蛭30克，牛膝30克。用法：将水蛭烧成灰，牛膝泡酒送服，每日3次，每次3克。备注：本方为贵州彝族民间习用方，专治妇女产后恶露不尽有效。（吴静 陈宇飞 主编·《传世金方·民间秘方》238）

产后虚汗7方

★ 1. **治产后虚汗：**生山药、山萸肉（去核）各30克。用法：水煎服，每日1剂。备注：又方治产后出血，汗多，抽搐。（吴静 陈宇飞 主编·《传世金方·民间秘方》132）

★ 2. **治产后虚汗：**马齿苋一两。水煎服。（中医研究院革命委员会 编·《常见病验方研究参考资料》245）

★ 3. **治产后虚汗：**马齿苋研汁300毫升服。如无，以干煮汁。（杨建宇等 主编·《灵验单方秘典》229）

★ 4. **治产后虚汗不止：【封脐膏】**五倍子不拘多少。用法：上药研为末。津吐调匀，填脐内，封固，用绵缚之。（孙世发 主编·《中医小方大辞典》115 引《宋氏女科》）

★ 5. **治产后虚羸，自汗出：**鲤鱼肉三斤，葱白一斤，香豉一升。用法：水六升，煮出二升，分再服。（彭怀仁 主编·《中医方剂大辞典》10册1334 引《医心方》）

★ 6. **治产妇血虚发热，时热时止，汗自出，夜发热更甚：**黄芪六钱，当归五钱，生姜一钱，红枣五枚。用法：水煎服，每日一剂，连服五六剂。（中医研究院革命委员会 编·《常见病验方研究参考资料》365）

★ 7. **治产后心慌自汗：【归姜汤】**当归三钱，黑姜七分，枣仁（炒）一钱五分，大枣五枚（去核）。用法：水煎服。加减：若服后自汗仍多，心慌无主，恐其晕脱，加人参二钱、熟附子一钱。（彭怀仁 主编·《中医方剂大辞典》3册360 引《医学心悟》卷五）

产后血气暴虚3方

★ 1. **治产后血气暴虚，汗出：**鲜马齿苋捣烂，绞取汁三大合，煮一沸，下蜜一合调，顿服。（宋立人 总编·《中华本草》2册757 引《经效产宝》）

★ 2. **治产后大喘大汗验案：**一妇人，产后10余日，大喘大汗，身热劳嗽。医者用黄芪、熟地、白芍等药汗出愈多。后愚诊视，脉甚虚弱，数至七至，审证论脉，似在不治。俾其急用生山药六两。煮汁徐徐饮之，饮完添水重煮，一昼夜所饮之水，皆取于山药中。翌日又换山药六两，仍如此煮饮之。3日后诸病皆愈。（杨鹏举 主编·《中医单药奇效真传》402）

★ 3. **治妇女产后霍乱，四逆，汗出肢冷：【猪胆汤】**猪胆一枚（阴干），干姜三两（炮），附子（炮裂，去皮脐）、甘草（炙）各一两。用法：上锉，如麻子大。每服三钱匕，水一盏，煎七分，去滓，食前温服。（彭怀仁 主编·《中医方剂大辞典》9册544 引《圣济总录》）

产后流血不止3方

★ 1. **治产后气虚血崩之轻证：**（益气救脱汤）人参、三七粉。功能：峻补元气，止血固脱。（彭怀仁 主编·《中医方剂大辞典》8 册 800）

★ 2. **治产后血多：**三七研末。用法：米汤送服一钱。（宋立人 总编·《中华本草》5 册 845《濒湖集简方》）

★ 3. **治产后子宫收缩不全及血崩：**取小蓟浸膏(1:10)，每次 1～3 毫升，日服 3 次。观察45 例，证明确有收缩子宫、制止出血的作用。一般在服药后 2～3 天产后子宫平均收缩 2～5 厘米。如大量出血时，可每次服 4～8 毫升，每日3～4 次，血止后改用一般剂量，或以鲜全草 2两，水煎 2 次分服。治崩漏 30 例，大部分 2 天后血止或显著减少。（江苏新医学院 编·《中药大辞典》上册 244）

产后恶血冲心8方

★ 1. **治产后败血冲心，胸满气喘：【血竭散】**血竭，研为细末，温酒调服。（江苏新医学院 编·《中药大辞典》上册 927 引《朱氏集验医方》）

★ 2. **治产后血邪攻心，恍惚如狂：**麒麟竭（研为末）30 克，蒲黄 30 克。用法：上药研为细末。每次 6 克，以温酒调下，不拘时候。（孙世发 主编·《中医小方大辞典》709 引《圣惠》卷八十。

★ 3. **治产后恶血攻心，渐次晕闷：【麒麟竭散】**麒麟竭（研为末）30 克，生姜（切碎）15 克。用法：上药用酒 50 毫升同煎，去渣，分 2 次温热口服。（孙世发 主编·《中医小方大辞典》709 引《卫生家宝产科备要》卷六）

★ 4. **治产后败血上冲，健忘，气喘及胎衣不下：**血竭、没药（剪碎）各等分。用法：上为细末。每服二钱，用小便和细酒大半盏，煎一二沸，温调下。才产下一服，上床良久再服。其恶血自循下行，更不冲上。（彭怀仁 主编·《中医方剂大辞典》4 册 619 引《卫生家宝产科备要》卷五）

★ 5. **治产后败血冲心，头晕胸满气喘：【破棺散】**：血竭 20 克，藏红花 20 克，明没药 20 克（去油）。上药共研细末，每服 6 克，好酒半大盏，煎 1 沸，兑童便 1 盅，温酒调下。方进 1 剂即轻，良久再服，其恶血即经而下，更不上冲。此属危恶之证，治之宜速，缓则不济矣。（许逸民 李庆峰 编著·《中国现代百名中医临床家丛书·许玉山》228）

★ 6. **治产后恶血冲心，腹中成块：**大黄 30克为末，醋半升。用法：同熬成膏，丸如梧桐子大，以醋化 5 丸服之，良久血下即愈。（杨建宇等主编·《灵验单方秘典》226 引《千金要方》）

★ 7. **治产后恶血冲心，烦闷多渴：**益母草、干藕节、红花子各一两。用法：上为散。每服三钱，以水一中盏，加生姜半分，煎至六分，去滓温服，不拘时候。（彭怀仁 主编·《中医方剂大辞典》8 册 792 引《圣惠》）

★ 8. **治产后面紫，目不合，为恶血上冲气壅：**山楂一两，炒枯。童便煎服。（陆锦燧 辑·《鲟溪秘传简验方》132）

产后贫血2方

★ 1. **治产后贫血者：**鲜鸡蛋 2 枚，花生仁100 克，杞子 10 克，大枣 12 枚，红糖 50 克。用法：先将枸杞子、花生仁煮熟，后放入大枣、鸡蛋

和红糖同煮。吃蛋喝汤。每日 1 次,连服 20 天左右。(吴静 主编·《祛百病醋蛋秘方》157)

★ 2. **治产后血虚:**鸡蛋 110 克,何首乌 30 克,小米 50 克,白糖少许。用法:将何首乌用纱布包裹,与米共煮为粥,米熟前打入鸡蛋,并加白糖,调匀,粥熟后即可食用。日服 2 次,连食 10 ~ 15 天。(吴静 主编·《祛百病醋蛋秘方》160)

产褥热 2 方

★ 1. **治产褥热:**马齿苋 120 克,蒲公英 60 克。水煎服。(《全国中草药汇编》编写组 编·《全国中草药汇编》上册 78)

★ 2. **治产褥热:**干马鞭草、干苋菜各二两。用法:水煎加红糖一次顿服。(中医研究院革命委员会 编·《常见病验方研究参考资料》365)

盆腔炎 9 方

★ 1. **治盆腔炎:【丁英酱舌汤】**紫花地丁、蒲公英各 50 克,败酱草、蛇舌草各 30 克,苦参 15 克。煎煮成 100 毫升,加防腐剂备用。每次取 100 毫升保留灌肠,每日 1 次。(滕佳林 米杰 编著·《外治中药的研究与应用》486)

★ 2. **治盆腔炎:**地鳖虫 10 克,红花 10 克,丹皮 50 克,苋柏 60 克。用法:粮食酒 1000 毫升,浸泡 30 天,每日 3 次,每次服 20 ~ 30 克。功能:清热解毒、活血化瘀、止痛等。(吴静编·《祛百病祖传秘方》144)

★ 3. **治盆腔炎:**生水蛭 500 克。用法:将生水蛭晒干,研为极细的粉末,每次用温水或黄酒送服 4 克。每日早、晚各 1 次,2 个月为 1 个疗程。(李川 主编·《民间祖传秘方》307)

★ 4. **治慢性盆腔炎:**大黄 300 克,丹皮 200 克,桃仁 150 克,冬瓜子 150 克,芒硝 120 克。上药(除芒硝外)共为末,分 3 份。用时取 1 份加米醋拌匀,拌入芒硝 40 克,装入布袋内,放锅内蒸至透热,敷于少腹。每袋药用 2 ~ 3 天,每日早晚各敷 40 分钟左右,3 份用完为 1 个疗程。共治慢性盆腔炎 50 例,治愈 42 例,好转 6 例,无效 2 例。总有效率为 96%。(滕佳林 米杰 编著·《外治中药的研究与应用》125)

★ 5. **治慢性盆腔炎有脓肿者:**败酱草 60 ~ 100 克。水煎服。(王学诗·《中国中医药报》2009 年 5 月 18 日第十三版)

★ 6. **治慢性盆腔炎:**败酱草、红藤各 30 克,赤芍 12 克。水煎取液 100 ~ 200 毫升。保留灌肠,每日 1 次。(滕佳林 米杰 编·《外治中药的研究与应用》360)

★ 7. **治慢性盆腔炎:【三黄虎杖汤】**虎杖 30 克,黄芩、黄连、黄柏各 15 克,有盆腔包块者加丹参 10 克。水煎,浓缩至 100 毫升。保留灌肠,每日 1 次,10 次为 1 个疗程,经期暂停。治疗 128 例,临床治愈 95 例,显效 19 例,进步 9 例,无效 5 例,总有效率为 96.1%。治疗时间为 1 ~ 3 个疗程。(滕佳林 米杰 编·《外治中药的研究与应用》358)

★ 8. **治急、慢性盆腔炎:**败酱草 15 克,白花蛇舌草 15 克,刘寄奴 15 克,粳米 50 克。用法:先将前 3 味药加水煮沸 30 分钟,滤取药液;然后加入粳米,煮成药粥,待温服之。每日 1 次,久服有效。功效:清热解毒,化瘀利湿。医师嘱咐:此为食疗方,作用平缓,副作用小,口感较好,易为患者接受,能够坚持久服,从而提高疗效。(刘道清 主编·《中国民间神效秘方》853)

★ 9. **治慢性盆腔炎:【红藤败酱汤】**红藤、败酱草、蒲公英各 30 克,紫花地丁、野菊花、金银花各 20 克。上药水煎 2 次,去渣,浓缩至 100 毫升。将药温调至 30℃左右,保留灌肠,保留 3 小时。每日 1 次,10 次为 1 个疗程。共治 50 例,痊愈 38 例,显效 7 例,无效 1 例。总有效率为 98%。(滕佳林 米杰 编著·《外治中药的研究与应用》487)

子宫脱垂(阴挺)41 方

★ 1. **治子宫脱垂:**五倍子不拘量。用法:煎汤熏洗。(中医研究院革命委员会 编·《常见病验方研究参考资料》373)

★ 2. **治子宫脱垂:**枯矾、炒五倍子各 30 克。

用法:合研细末,每次 6 克,以纱布包,塞入阴道内。塞前先外用枳壳 120 克煎洗。体虚者可以五味子炒制研末冲酒服,每服 4.5 克,1 日 2 次。(吴静 陈宇飞 主编·《民间祖传秘方大全》308)

★ 3. **治产后阴脱**:五倍子、白矾。用法:上为末。先以淡竹根煎汤洗,再以末干掺。(彭怀仁 主编·《中医方剂大辞典》9 册 402 引《普济方》卷三二六)

★ 4. **治子宫脱垂**:五倍子、诃子各 30 克。煎水,趁热熏洗,每日 1 次,洗后卧床休息 1 小时。(张金鼎 邹治文 编·《虫类中药与效方》266)

★ 5. **治子宫脱垂**:五倍子 12 克,硫黄、乌贼骨各 30 克。为细末填脐,上覆毛巾,以熨斗热熨。每日 2~3 次,每次 30 分钟。(唐汉钧 汝丽娟 主编·《中国民间外治独特疗法》16)

★ 6. **治子宫脱垂**:煅龙骨 120 克,五倍子 60 克。用法:共研细末,频敷脱垂局部有湿烂处。(吴静 陈宇飞 主编·《民间祖传秘方大全》308)

★ 7. **治子宫脱垂**:五倍子、蛇床子各 15 克。用法:煎汤洗。(吴静 陈宇飞 主编·《民间祖传秘方大全》309)

★ 8. **治子宫脱垂**:五倍子 30 克,乌梅 30 克。制用法:药共煎,煮沸 30 分钟,滤取药液;药渣加水再煎,煮沸 40 分钟,滤取药液,合并 2 次药液,先熏后洗前阴,最后坐浴,每次 30 分钟,每日 2 次。(刘道清 主编·《中国民间神效秘方》887)

★ 9. **治子宫脱垂**:枳壳、五倍子、白矾各适量,水煎备用。取药液熏洗患部,每日 2 次,每次 15~30 分钟。(滕佳林 米杰 编·《外治中药的研究与应用》43)

★ 10. **治子宫脱垂**:山药 4 两。用法:每晨煮服。(中医研究院革命委员会 编·《常见病验方研究参考资料》371)

★ 11. **治子宫脱垂**:大蒜一大握。用法:煎汤洗。(中医研究院革命委员会 编·《常见病验方研究参考资料》374)

★ 12. **治子宫脱垂**:桑螵蛸五十个,黄芪五钱,猪小肚一个。用法:水煎顿服。(中医研究院革命委员会 编·《常见病验方研究参考资料》372)

★ 13. **治子宫脱垂**:桑螵蛸、白及各五钱,黄芪一两。用法:将上药放入猪小肚炖至烂熟服。(中医研究院革命委员会 编·《常见病验方研究参考资料》372)

★ 14. **治子宫脱垂**:笔者近几年来用乌梅水煎熏洗治疗子宫脱垂,效果颇佳。因乌梅味酸平,具有收敛固涩作用,故能治疗子宫脱垂。现介绍如下。

患者张某某,女,32 岁,农民,1997 年 3 月 2 日就诊。主诉:2 年前因产后过早操劳家务而患子宫脱垂,症见:面色无华,头晕目眩,心悸,四肢无力,少气懒言,腰酸带下,少腹坠胀,舌淡苔白,脉象细弱无力,妇科检查结果为Ⅱ度子宫脱垂。取乌梅 20 克,水煎熏洗,每天 2 次,连用 7 天。1 年内随访未再复发。[《中医杂志》编辑部整理·《中医杂志》专题笔谈文萃(1995—2004,第二辑)389]

★ 15. **治子宫脱垂**:乌梅、荆芥(炒炭)、地肤子各 30 克。用法:煎汤熏洗。(吴静 陈宇飞 主编·《传世金方·民间秘方》)263。

★ 16. **治子宫脱垂**:蛇床子一两,乌梅五钱。用法:煎汤熏洗。(中医研究院革命委员会编·《常见病验方研究参考资料》374)

★ 17. **治子宫脱垂**:**【乌榴汤】**乌梅肉 100 克,石榴皮 60 克。用法:上药煎水,乘热先熏后洗,每日 2~3 次,1 剂药可洗 2~3 天,水少再添。(许逸民 李庆峰 主编·《中国现代百名中医临床家丛书·许玉山》354)

★ 18. **治子宫下垂**:仙人掌 1 枝,猪肚 1 个。用法:将仙人掌入猪肚内炖烂服。备注:又方用仙人掌根 240 克、猪肚 1 个,以酒炖或水、酒各半炖服。本品有毒,用需注意。(吴静 陈宇飞 主编·《传世金方·民间秘方》264)

★ 19. **治子宫脱垂**:白矾、地肤子各 12 克。用法:煎汤洗。(吴静 陈宇飞 主编·《传世金方·民间秘方》264)

★ 20. **治子宫脱垂**:连壳丝瓜络 30 克。用法:将上药烧存性,趁热研成细末,盛于杯中,速冲酒 120 克,密封勿泄气,约 10~15 分钟后,分 2 次早晚服,每日 1 剂。备注:此方为祖传秘方,不论病程长短,服药 3~5 日后均能获效而愈,百发百中。宜山县宋秀英祖传方。(吴静 陈宇飞 主编·《传世金方·民间秘方》265)

★ 21. **治子宫脱垂验案**:夏某某,42 岁。患重度子宫脱垂病19年,行走不便,时有感染,曾多次到医院治疗,用中药、西药、土单方治疗,未能收效。于1974年11月准备行子宫全切手术治疗,但因患者有肺气肿、支气管扩张,体质虚弱,恐对手术治疗不能承受,采用下法。方药:丝瓜络100克,好白酒500克。制法:将丝瓜络烧成炭,研细,分成14等份(包)备用。用法:每天早、晚饭前各服药1包,白酒5~15克送服。7天为1个疗程,间隔5~7天,服第2个疗程,也可连续服用。服药第2天脱垂的宫体就上升到Ⅰ度,第5天就基本复位。为巩固疗效,患者连服2个疗程,半年来患者做家务零活,甚至走十几里路尚未见下垂,只是体力过度微有下垂感觉。(杨鹏举 主编·《中医单药奇效真传》409)

★ 22. **用于子宫脱垂:**用胡椒3克,蓖麻仁30克,共为细末。米醋浸湿,炒热,包熨脐部,1星期后除去。(中医研究院革命委员会 编·《常见病验方研究参考资料》374)

★ 23. **治子宫脱垂:**益母草150克,生枳壳120克。用法:每晨取枳壳24克煎服,每晚临睡前益母草30克煎服。连服5天。(吴静 陈宇飞 主编·《传世金方·民间秘方》264)

★ 24. **治子宫脱垂:**益母草500克,何首乌250克,黄芪120克,陈皮250克。用法:加水5千克熬至2千克,1日3次,每服30~60克,适用于子宫脱垂气血两虚,久不痊愈者。(吴静 陈宇飞 主编·《传世金方·民间秘方》265)

★ 25. **治子宫脱垂:**黄芪90克。水煎浓服。适用于子宫脱出。(胡郁坤 陈志鹏 主编·《中医单方全书》251)

★ 26. **治子宫脱垂:**鸡冠花、木槿花根各三钱。用法:共研末,每日加甜酒分二次服。(中医研究院革命委员会 编·《常见病验方研究参考资料》371)

★ 27. **治子宫脱垂:**鱼腥草适量。用法:煎汤熏洗数次。另用猪大肠头,连肠尺余洗净灌入糯米适量,煮烂食。(吴静 陈宇飞 主编·《传世金方·民间秘方》265)

★ 28. **治子宫脱出,痛不可忍:**刺蒺藜18克,蛇床子15克,鱼腥草30克,枳壳9克。用法:煎汤外洗患处,每日1剂,分2次,连洗5次为1个疗程。(唐大晅 张俐敏 主编·《传世金方·祖传秘方》261)

★ 29. **治子宫脱垂:**团鱼头(即鳖头)适量。焙枯研末,桐油调末,以棉球蘸药,纱布包好线扎,再用手将子宫送入,安睡2小时。适用于妇女子宫脱垂、久不收缩。(胡郁坤 陈志鹏 主编·《中医单方全书》251)

★ 30. **治子宫脱垂:**团鱼头(即鳖头)5~10个。洗净切碎,,研细末,每晚睡前用黄酒或米汤送服3克。适用于子宫脱垂之中气下陷者。(胡郁坤 陈志鹏 主编·《中医单方全书》251)

★ 31. **治子宫脱垂、脱肛:**鳖头适量。置火上炒黄焙焦,研末,黄酒送服,每次6克,每日3次。(胡郁坤 陈志鹏 主编·《中医单方全书》251)

★ 32. **治产后阴下脱:**鳖头(阴干)二枚,葛根一斤。上二味捣散,酒服方寸匕。(宋立人 总编·《中华本草》9册395引《外台》)

★ 33. **治子宫脱垂验案:**五倍子6份,枯矾4份(要烧透)。用法:上药研细末,加少许冰片。将适量蜂蜜放入锅内炙成红黄色,将药粉投入搅拌成面块状,再制成枣大的丸剂(约重1.2克),备用。用时先将脱垂子宫冲洗干净,送回(如有糜烂应先治愈),放一丸于阴道后穹隆部。约4天药丸全部溶解,再放一丸,一般放4丸即可治愈。疗效:用此法治愈子宫脱垂患者3250人。(刘有缘 编·《一两味中药祛顽疾》454引《中级医刊》1960年,第5期)

★ 34. **用于产后子宫脱垂:【全蝎散】**用炒全蝎15克,升麻3克,共研细末,贮瓶备用。每取本散少许,令患者口含凉水,㗜鼻。不应,隔1小时再㗜1次。(滕佳林 米杰 编·《外治中药的研究与应用》535)

★ 35. **治产后阴挺:**月季花一两炖红酒服。(江苏新医学院 编·《中药大辞典》上册478)

★ 36. **治产后阴脱:**硫黄、海螵蛸各15克,五倍子7.5克,研末敷患处。(杨建宇等 主编·《灵验单方秘典》229引《必效方》)

★ 37. **①治妇人阴脱。②治产后阳气虚寒,玉门不闭:【硫黄散】**硫黄、乌贼骨各15克,五味子3克。用法:上药研为末。以粉其上,每日3次。(孙世发 主编·《中医小方大辞典》1163引《千金》)

★ 38. **治产后子宫坠:**先用淡竹根煎汤,洗净;次用五倍子、青矾,为末,掺。(陆锦燧 辑·

《鲟溪秘传简验方》242)

★ 39. **治产后阴户突出**:用四物汤加五倍子,连服二贴,外以汤洗于患处。(清 · 顾世澄 撰 ·《疡医大全》946)

★ 40. **治子宫脱垂**:升麻 4 克(研末),鸡蛋 1 个。用法:先将鸡蛋顶端钻一黄豆大圆孔,再将药末放入蛋内搅匀,取白纸一块蘸水将孔盖严,口向上平放于蒸笼内蒸熟,去壳内服。早晚各 1 次,10 天为 1 个疗程。1 个疗程结束后,停药 2 天再服。临床疗效:治疗子宫脱垂 120 例,治愈者 104 例,治愈率为 86.66%,显效 12 例。总有效率 96.66%。(胡熙明 主编 ·《中国中医秘方大全》下册 233)

★ 41. **治子宫脱垂**:五倍子 60 克,枯矾 60 克,菊花 30 克,蛇床子 30 克,共研细末,以蜂蜜为丸。临床疗效:治疗 107 例,痊愈 86 例,治愈率 80.37%。(胡熙明 主编 ·《中国中医秘方大全》下册 237)

产后杂证 10 方

★ 1. **治产前产后急喉闭**:白僵蚕(去丝,锉,略炒)15 克,甘草(生)3 克。用法:上药各为末,和匀。每次 3 克,以生姜汁调药令稠,灌下,便急以温茶清冲下。(孙世发 主编 ·《中医小方大辞典》602 引《洪氏集验方》)

★ 2. **治产后血瘕:【地黄散】**干生地黄 30 克,乌贼骨 60 克。用法:上药研为细末。每次 6 克,空腹温酒调下。(孙世发 主编 ·《中医小方大辞典》342 引《妇人良方》)

★ 3. **治妇女血瘕**:益母草一两。用法:水、酒各半煎服。(中医研究院革命委员会 编 ·《常见病验方研究参考资料》248)

★ 4. **妇人分娩后服之,助子宫之整复**:益母草 9 钱,当归 3 钱。水煎去渣,1 日 3 次分服。(江苏新医学院 编 ·《中药大辞典》下册 1956)

★ 5. **治产后浮肿**:赤小豆四两,煮食,1 天 2 次,连服数天。按:产后浮肿,一般多属脾虚。赤小豆功能健脾,通利水道,使小便利而肿消。(王琦 主编 ·《王琦临床医学丛书》下册 1331)

★ 6. **治产后血气虚,感风寒,头痛寒热:【加味芎归汤】**当归、川芎各二钱,紫苏、干葛各一钱。上锉,加生姜三片,水煎服。(宋立人 总编 ·《中华本草》5 册 980 引《医灯续焰》)

★ 7. **治产后血闭**:益母草汁 1 小杯,入酒 100 毫升煎服。(杨建宇等 主编 ·《灵验单方秘典》225 引《太平圣惠方》)

★ 8. **治产后暴盲验案**:李某某,女,23 岁,1988 年 10 月 16 日诊。4 天前足月顺产一男婴,2 天后开始哺乳,今日二目视力急剧下降,明暗不分,视无所见,瞳孔扩大,对光反应消失,伴见面色苍白,神疲乏力,自汗,舌淡,苔薄白,脉虚弱,诊为暴盲。嘱用红参 5 克,煎汤频服,最后嚼食红参,日 1 剂,并嘱其加强营养。2 剂后精神好转,自汗减轻,继服 4 剂,视力基本正常(左 1.0,右 0.9,)1 星期出院。多次随访,未复发。(杨鹏举 主编 ·《中医单方奇效真传》405)

★ 9. **治产后小便出血:【地黄蓟饮】**大蓟 250 克,生地黄 250 克。用法:上药同捣绞汁。每服 30 毫升,温水下。(吴素玲 李俭 主编 ·《实用偏方大全》530 引 明代《普济方》)

★ 10. **治胎盘残留**:地鳖虫 30 克,益母草 30 克,黄芪 20 克。水煎服。(胡晓峰 编 ·《虫蛇药用巧治百病》214)

妇人阴痒 30 方

★ 1. **治外阴瘙痒方**:五倍子 60 克。研极细末,用开水和药棉把阴户洗净后撒药,2 ~ 3 次即愈。(胡郁坤 陈志鹏 主编 ·《中医单方全书》255)

★ 2. **治阴冷子门痒闭**:五倍子四两,为细末。每用以口中玉泉和。如兔屎大。纳阴门中。热即效。(电子版 ·《中华医典 · 普济方》卷三百二十六)

★ 3. **治阴痒难忍方**:五倍子 2 钱,明雄、白芷各 3 钱。用法:共研为细末,以生猪油捣成膏,每次用干净丝绸布包药 2 钱。纳入阴户中,每日 1 次。按语:按此方用法,在放前,最好以线将药包系着,外坠异物,以免药袋深入阴部,取时不便。坐药均以此法尚妥。[陕西省中医研究所革命委员会 编(修订本) ·《陕西中医验方选编》

279]

★ 4. **治妇人阴痒生疮:【洗阴煎】**蛇床子、五倍子、白矾、花椒、葱白各15克。上药共煎洗之。(曲京峰等 主编·《古今药方纵横》1215引《仙拈集》卷三)

★ 5. **治阴痒:**白芷一两,川椒五钱。用法:头煎内服,二煎外洗。(中医研究院革命委员会 编·《常见病验方研究参考资料》367)

★ 6. **治阴痒:**苍耳子60克,千里光60克。煎汤备用。取药液坐浴20分钟,每日1~2次。(滕佳林 米杰 编·《外治中药的研究与应用》307)

★ 7. **治阴痒痛:**车前子以水三升,煮三沸,去滓洗痒痛处。(江苏新医学院 编·《中药大辞典》上册404引《外台》)

★ 8. **治外阴瘙痒:**车前子15克,苦参6克,黄柏6克。水煎服。此方适于湿热阴痒。(金福男 编·《古今奇方》204)

★ 9. **治阴痒:**开口川椒30粒,蛇床子15克,瓦花9克。用法:煎汤熏洗,1日3次。(吴静 陈宇飞 主编·《传世金方·民间秘方》268)

★ 10. **治阴痒:**花椒、蒲公英、艾叶各15克,加水1500毫升左右煮沸,用文火继煎2~3分钟,将药水滤出存放盆中,待水温适宜后浸洗患处10~25分钟(水温60℃),每日2~3次,1剂可供煎煮2次。马爱华用上方治疗湿热型阴痒106例,治愈104例(98.1%),无效2例。(王辉武 主编·《中药临床新用》307)

★ 11. **治阴痒:**蛇床子五钱,乌梅九粒,皂角一个。用法:煎汤去渣,加食盐少许,一日熏洗二至三次。(中医研究院革命委员会 编·《常见病验方研究参考资料》367)

★ 12. **治阴痒:**凤仙花全珠。用法:煎汤熏洗,一日三次,连洗七天。(中医研究院革命委员会 编·《常见病验方研究参考资料》367)

★ 13. **治阴痒:**大葱5根,火硝6克。用法:水煎熏洗阴部。说明:临床特征为外阴及阴道瘙痒不堪,甚则痒痛难忍,坐卧不安,有时可波及肛门周围;还可治阴痛。(王富春 段明鲁 主编·《葱姜蒜治百病》118)

★ 14. **治阴痒:**马鞭草30克,猪肝60克。用法:将猪肝及马鞭草切成小块拌匀,用盖碗盖好,放蒸锅内蒸半小时即可食用。一次服。功能:清热,祛湿,解毒。用治妇女阴痒、白带过多及经闭、经少。(良石 主编·《名医珍藏·秘方大全》194)

★ 15. **治阴痒:**枸杞根500克。用法:以水1.5千克,煮10沸,趁热熏,待温洗,1日2次。备注:此方亦治阴户痒肿,痛不可忍。(吴静 陈宇飞 主编·《传世金方·民间秘方》268)

★ 16. **治阴痒:**苦参、狼毒各一两。用法:煎汤冲洗阴道。(中医研究院革命委员会 编·《常见病验方研究参考资料》366)

★ 17. **治阴痒:**苦参五钱,土茯苓三钱。用法:水煎服。(中医研究院革命委员会 编·《常见病验方研究参考资料》367)

★ 18. **治阴痒:**苦参一两,黄柏五钱,黄连三钱,花椒一钱。用法:煎汤熏洗阴部。(中医研究院革命委员会 编·《常见病验方研究参考资料》367)

★ 19. **治阴痒生疮:**胡椒半两,紫梢花一两。上为粗末,水煎浴洗。(宋立人 总编·《中华本草》3册442引《小儿卫生总微论方》)

★ 20. **治妇人阴痒不止:**小蓟,不拘多少,水煮作汤,热洗,日三次。(宋立人 总编·《中华本草》7册784引《妇人良方》)

★ 21. **治妇人阴痒生疮:**蛇床子1两,花椒3钱,白矾三钱。煎水洗之。(清·吴世昌 王远 辑·《奇方类编》95)

★ 22. **治妇人阴痒生疮:**蛇床子三钱,杏仁(炒、研)五分,白矾五钱。煎水洗之。(清·吴世昌 王远 辑·《奇方类编》95)

★ 23. **治妇人阴肿作痒:**蒜汤洗之,效乃止。(江苏新医学院 编·《中药大辞典》上册113引《永类钤方》)

★ 24. **治外阴湿疹、瘙痒难忍:**大蒜头、苦参、白鲜皮各30克。用法:将3味煎药汤,洗外阴部,每日二次,连洗7天。(吴静 主编·《祛百病大蒜秘方》188)

★ 25. **治女阴瘙痒症:**桃仁20克研膏,雄黄适量研粉,调成膏状。鸡肝1具切片。将少许膏药涂鸡肝,塞入阴道内,1天1换,7天为1个疗程,加服辨证汤剂。治疗女阴瘙痒症7例,均治愈。(杨仓良 主编·《毒药本草》1008)

★ 26. **用于外阴瘙痒肿痛:**用野菊花15克,蛇床子15克,白芷9克,苦参9克。用法:上药

浓煎取汁备用。取药汁冲洗外阴部，每日数次。(滕佳林 米杰 编·《外治中药的研究与应用》223 引《奇难杂症古方选》)

★ 27. **治外阴瘙痒：**蒲公英、川椒、艾叶各15克。水煎取汁，置于一干净容器内进行局部洗浴，每日2次，1剂药可供2次煎煮使用，连用3~5剂。(李家强 编著·《民间医疗特效妙方》192)

★ 28. **治外阴瘙痒：**土茯苓120克。煎汤，熏洗患处。(胡郁坤 陈志鹏 主编·《中医单方全书》255)

★ 29. **治外阴瘙痒：**鲜小蓟120克，大蒜4个。用法：大蒜切片，小蓟洗净，加水煎至2000毫升，温洗外阴，早、晚各1次。功能：清热，解毒，止痒。(郭子杰 吴琼等 编·《传世金方·一味妙方》166)

★ 30. **治外阴瘙痒、肛痈、痔疮：**鱼腥草适量，煎汤熏洗。(《上海常用中草药》编写组编·《上海常用中草药》26)

阴道炎6方

★ 1. **治阴道炎：**五倍子、龙胆草各9克。用法：加水煎汤，熏洗患处。每日3次。(李川 主编·《民间祖传秘方》305)

★ 2. **治阴道炎：**鸦胆子仁25克，加水2500毫升，微火至500毫升，过滤去滓，高压消毒。灭菌状况下用500毫升冲洗阴道，每日1次，7天为1个疗程。共治270例，其中滴虫性37例，真菌性41例，急性细菌性192例。结果痊愈240例，占94.1%，15例无效，另15例中断治疗，未作统计。225例1疗程治愈。(宋立人 总编·《中华本草》5册11)

★ 3. **治阴道炎：**单味紫草100克，加水3000毫升，大火煎40分钟，滤去药渣，每次坐浴30分钟，每日2次，1日1剂。吴萍等报道用上方治疗61例，治愈58例，一般5~7天即愈，很少复发。(王辉武 主编·《中药临床新用》609)

★ 4. **治阴道炎：**蘸紫草油(紫草100克浸200毫升麻油)涂于外阴、阴道处，每晚1次。(孟凡红 主编·《单味中药临床应用新进展》643)

★ 5. **治妇科炎症：**将败酱草鲜草放入适量开水中煮沸5分钟后捞出，用清水冲净后控水，加蒜、醋、食盐、香油拌匀即可当菜食用。疗效甚佳。(楼锦英 编著·《中药临床妙用锦囊》341)

★ 6. **治妇女外阴炎、阴道炎、子宫颈炎、盆腔炎：**败酱草60~100克，水煎服，1日3次。配合药水外洗更佳。(王学诗·《中国中医药报》2009年5月18日第十三版)

幼女外阴炎、阴道炎2方

★ 1. **治幼女阴道炎：**鱼腥草注射液20毫升，以2~3毫米细软橡皮导尿管通过处女膜孔注入阴道灌洗，每日1次。洗后卧床半小时。(孟凡红 主编·《单味中药临床应用新进展》611)

★ 2. **治幼女外阴炎：【仙龙汤】**紫花地丁30克，蒲公英30克，菊花15克，龙胆草15克，赤芍30克，仙灵脾30克。上药水煎外洗，伴阴道炎者坐浴。每日2次，7天为1个疗程。共治52例，均在1个疗程内痊愈。(滕佳林 米杰 编著·《外治中药的研究与应用》487)

滴虫性阴道炎22方

★ 1. **治滴虫性阴道炎：**五倍子15克，水煎冲洗患部。(宋立人 总编·《中华本草》5册89)

★ 2. **治滴虫性阴道炎：**五倍子末适量。用法：外敷患处。(吴静 陈宇飞 主编·《民间祖传秘方大全》)637。

★ 3. **治滴虫性阴道炎：**大蒜煎汤洗阴道。(中医研究院革命委员会 编·《常见病验方研究参考资料》366)

★ 4. **治滴虫性阴道炎：**鲜猪胆汁15毫升，白矾1克，温开水棉球擦洗外阴及阴道。纱布包裹白矾1克，蘸胆汁擦外阴，换用纱布包裹白矾1克，蘸胆汁擦阴道，瘙痒严重时每日数次。症状轻时，白矾加猪胆汁粉制成粉末擦抹。(孟凡红

等编·《单味中药临床应用新进展》16)

★ 5. **治滴虫性阴道炎:**苍耳草 60 克,硫黄末 6 克。煎汤熏洗。(吴静 陈宇飞 主编·《传世金方·民间秘方》266)

★ 6. **治滴虫性阴道炎:**苍耳子、蒲公英各一两。用法:煎汤频洗,一日三四次。(中医研究院革命委员会 编·《常见病验方研究参考资料》366)

★ 7. **治阴道滴虫病:**补骨脂、远志、大黄三种饮片按 1:0.5:1 的比例配合,打成细粉,作成栓剂。阴道内用药,每天 1 次,每次 1 枚,15 天为 1 个疗程。孙贵珍用上方治疗阴道滴虫病 41 例,其中 4 例中途停用,37 例中近期治愈 36 例(97.3%)。(王辉武 主编·《中药临床新用》349)

★ 8. **治滴虫性阴道炎:**花椒 50 克,苦参 30 克,蛇床子 15 克,黄柏 10 克。用法:煎水,用纱布过滤药渣,坐浴,每日 1 次,连用 7 天为 1 个疗程。备注:本方具有清热解毒、利湿止痒的功能,主治阴道滴虫。临床治疗 50 例,总有效率为 75%。(吴静 陈宇飞 主编·《传世金方·民间秘方》266)

★ 9. **治滴虫性阴道炎:**苦参 200 克,烘干研成细末,加入适量麻油浸泡 1 周,去渣留油备用。治疗时用新洁尔灭擦拭外阴及阴道,再用苦参油搽于外阴及阴道,每日 1~2 次。金素梅等用上方治疗滴虫性阴道炎 60 例,痊愈 55 例,显效 3 例,无效 2 例,总有效率为 96.6%,治疗用药最少 6 次,最多 24 次。(王辉武 主编·《中药临床新用》388)

★ 10. **治滴虫性阴道炎:**苦参适量,以 95% 的乙醇浸渍,制成每栓约相当生药 5 克的成品。每次 1 枚,送入阴道后穹窿。(滕佳林 米杰 编·《外治中药的研究与应用》344)

★ 11. **治滴虫性阴道炎:【双苦灭滴散】**苦参粉 100 克,猪胆汁 100 克,冰片 2 克。以上 3 味,冰片单独粉碎成细粉,猪胆汁与苦参粉混匀,以流通空气灭菌 30 分钟,干燥,粉碎过 140 目筛,再与冰片配研混匀,过筛,即得。本品为黄绿色粉末,气腥,味苦。功能灭滴虫,消炎。用于滴虫性阴道炎。外用,用喷雾器喷于阴道处,隔日 1 次。(宋立人 总编·《中华本草》4 册 640)

★ 12. **治滴虫性阴道炎:**雄黄 1 克,生烟叶 2 克,白矾少许,鲜猪肝 60~100 克。先将雄黄等 3 味共研细末,再将猪肝切成三角形。在肝上用缝衣针扎些小孔,把药粉撒在小孔内,晚上塞入阴道内,早晨取出。(滕佳林 米杰 编著·《外治中药的研究与应用》98 引《淋证秘津》)

★ 13. **治阴道滴虫、阴痒:**蛇床子、小蓟各五钱。用法:煎汤洗,每次一刻钟,一日二至三次。(中医研究院革命委员会 编·《常见病验方研究参考资料》366)

★ 14. **治阴痒(滴虫性阴道炎):**鸦胆子二两。水煎熏洗。(中医研究院革命委员会 编·《常见病验方研究参考资料》364)

★ 15. **治滴虫性阴道炎:**鸦胆子(去皮)20 个,水一茶杯半,用砂壶煎至半茶杯,倒入消毒碗内,用消毒过的大注射器将药液注入阴道,每次注 20~40 毫升。轻者 1 次,重者 2~3 次即愈。疗效:共治百余人,均获痊愈。有特效。(李德新等 编著·《祖传秘方大全》164)

★ 16. **治滴虫性阴道炎:**鸦胆子 20 个,土茯苓 15 克。用法:鸦胆子去皮,加水 250 毫升,2 味药共煎至 100 毫升,过滤,倒入消毒碗内,用注射器将药注入阴道,每次 20 毫升。备注:此方治疗滴虫性阴道炎,疗效可靠,轻者 1 次,重者 2~3 次即愈。(吴静 陈宇飞 主编·《民间祖传秘方大全》639)

★ 17. **治疗滴虫性阴道炎:**20% 的黄连浸剂浸渍的阴道用棉栓,纳入阴道,每日 1 次。据报道,用上方治疗滴虫性阴道炎 49 例,结果治愈率达 95% 以上。(王辉武 主编·《中药临床新用》546)

★ 18. **治滴虫性阴道炎:**用猪胆汁、冰片、枯矾各适量,制成栓剂。放入穹窿处,隔日 1 次。(滕佳林 米杰 编著·《外治中药的研究与应用》556)

★ 19. **治滴虫性阴道炎:**鲜猪胆汁 15 毫升,白矾 1 克。用法:清洁纱布 4 厘米×4 厘米 2 块,温开水倒入瓷盆 2 个,用第一盆温开水擦洗外阴。换第 2 盆擦洗阴道,用清洁纱布块裹白矾 1 克,蘸胆汁擦外阴,换用第 2 块纱布包白矾 1 克蘸胆汁擦阴道。瘙痒严重时每天数次,症状轻时,白矾加入猪胆汁粉化制成粉末擦抹外阴、阴道,3 天后,瘙痒、疼痛及其他症状好转,7 天痊愈。注意:治疗期间禁同床,夫妻双方治疗更佳。

共治70例，全部治愈。治疗期间最长7天，最短2天，平均3天。（滕佳林 米杰 编著·《外治中药的研究与应用》557）

★ 20. **治滴虫性阴道炎：【平痒散】**五倍子200克，蛇床子、生黄柏各50克，冰片2.5克。共为细末，每晚用淡盐水洗净局部，将药粉1克涂于阴道内，连用5次即愈。（曲京峰等主编·《古今药方纵横》1214）

★ 21. **治阴痒（滴虫性阴道炎）：**蒲公英、苍耳子各1两。用法：水煎频洗，1日3～4次。（中医研究院革命委员会 编·《常见病验方研究参考资料》366）

★ 22. **治妇女滴虫性阴道炎：**以食醋加冷开水配成25%～50%的食醋稀释液，冲洗阴道，随即将70%的食醋棉球塞入阴道，每日1次，连续3次为1个疗程。治疗248例，全部治愈。（宋立人 总编·《中华本草》8册761）

霉菌性阴道炎6方

★ 1. **治霉菌性阴道炎：**马鞭草150克。每次取上药30克煎煮后去渣。温液坐浴、浸泡阴道10分钟；同时用手指套以消毒纱布放于阴道前后搅动，清洗阴道皱褶，每天1次，5次为1个疗程。据胡延益报道，应用本方治疗100例，均获痊愈。（薛建国 李缨 主编·《实用单方大全》125）

★ 2. **治霉菌性外阴阴道炎：**马鞭草、紫花地丁各30克。煎液灌洗外阴及阴道，每日1剂，治疗48例霉菌性外阴阴道炎，痊愈44例，好转4例，有效率达100%。（杨仓良 主编·《毒药本草》236）

★ 3. **治霉菌性阴道炎：**苦参、蛇床子等份细末，装胶囊备用，于月经干净后每晚用2%～3%的苏打液坐浴后，把1粒胶囊塞入阴道内，7～10天为1个疗程。第2次月经过后，再重新开始第2个疗程。治疗霉菌性阴道炎，2～3个疗程即可痊愈。（王辉武 主编·《中药临床新用》388）

★ 4. **治霉菌性阴道炎：**虎杖根100克。用法：取虎杖根100克，加水1500毫升，煎取1000毫升，过滤，待温，坐浴10～15分钟，每天1次，7天为1个疗程。功效：清热利湿，解毒止痒。（郭志杰 吴琼等 主编·《传世金方·一味妙方》163）

★ 5. **治霉菌性阴道炎：**虎杖50克，龙胆草40克。加水1300毫升，煎至1000毫升，待温度适宜时，坐浴20分钟，每日早、晚各1次，每日1剂，1周为1个疗程。一般用药1～2个疗程即可治愈。（郭旭光·《中国中医药报》第5板2009年10月12日446）

★ 6. **治霉菌性阴道炎：**取一枝黄花，加水浸泡一夜，煎半小时取出头汁，再加水适量煎2小时，取出二汁，合并二次药汁蒸发，冷却后加95%乙醇，放置一夜过滤，回收乙醇，再加蒸馏水补充，即为100%一枝黄花溶液。用时将药液擦洗阴道。临床疗效：治疗50例，治愈44例，有效率为88%，一般6天愈。（胡熙明 主编·《中国中医秘方大全》下册119）

真菌性、念珠菌阴道炎3方

★ 1. **治真菌性阴道炎：**紫花地丁、马鞭草各30克。水煎灌洗外阴及阴道，每日1～2次。（滕佳林 米杰 编著·《外治中药的研究与应用》486）

★ 2. **治真菌性阴道炎、滴虫性阴道炎：**虎杖100克，苦参、木槿皮各50克，加水4500毫升，煎取4000毫升，过滤待温。取200毫升，坐浴10～15分钟，每日2次，7日为1个疗程。共治真菌性阴道炎82例，滴虫性阴道炎18例，全部治愈。（滕佳林 米杰 编·《外治中药的研究与应用》358）

★ 3. **治念珠菌阴道炎：**虎杖60克，加水500毫升，煎至300毫升。待温冲洗阴道，后用鹅不食草干粉装胶囊（含0.3克）放入阴道，每日1次，7日为1个疗程。（宋立人 总编·《中华本草》2册657）

老年性阴道炎3方

★ 1. **治老年性阴道炎:**苦参、蛇床子、地肤子、川黄柏各30克。水煎后熏洗阴道,每日1~2次,每次10~20分钟,5~7天为1个疗程,治疗老年性阴道炎,一般1~2个疗程即可治愈。(王辉武 主编·《中药临床新用》388)

★ 2. **用于老年性阴道炎:**用硼砂、黄柏、儿茶、白矾、雄黄等,共研细末,消毒贮瓶备用。用时先暴露阴道,用消毒干棉球拭净分泌物,用喷药器将药粉喷入阴道内,隔日1次。(滕佳林 米杰 编著·《外治中药的研究与应用》107)

★ 3. **治已婚妇女阴道干涩,或老年性阴道炎、阴道干涩疼痛者验案:**用菟丝子30克研末调麻油搽外阴及阴道,5天为1个疗程。谭某,26岁,长期阴道干涩不适,婚后同房时仍然如此。16岁月经初潮,月经延后,余无不适,因得此症心中不安,情绪低落,脉眩,舌尖红。采用此法治疗2个疗程,症状消失,后随访未见复发。用此法治疗多例均获痊愈。(《中医杂志》编辑部 整理·《中医杂志》"专题笔谈"文萃【1995—2004,第一辑】370)

妇人阴户肿痛12方

★ 1. **治阴户肿痛:**凤仙花、泽兰叶各一两半。用法:煎汤温洗患处,一日洗二三次。(中医研究院革命委员会 编·《常见病验方研究参考资料》368)

★ 2. **治妇人阴户肿:**用蒲公英、艾叶、秃疮花、全葱各适量,煎水洗。(滕佳林 米杰 编著·《外治中药的研究与应用》498)

★ 3. **治阴户肿痛:**马鞭草60克。用法:煎汤洗,早、晚各1次。(中医研究院革命委员会 编·《常见病验方研究参考资料》368)

★ 4. **治阴户肿痛:**马鞭草二两,芒硝、金银花各一两。用法:煎汤熏洗患处。(中医研究院革命委员会 编·《常见病验方研究参考资料》368)

★ 5. **治阴户肿痛:**小麦二两,葱白三棵,五倍子二钱,白矾三钱。用法:煎汤熏洗,早、晚各一次。(中医研究院革命委员会 编·《常见病验方研究参考资料》368)

★ 6. **治产后阴户肿痛:**五倍子、枯矾、桃仁(去皮、尖)各等份。用法:上药前2味研为末,研桃仁膏拌匀敷之。(毛绍芳 孙玉信 主编·《效验良方丛书·妇科验方》260 引《小品方》)

★ 7. **治阴中肿痛:【白矾散】**白矾、朴硝各三钱,小麦一合,五倍子一钱五分。用法:用葱白煎汤熏洗。(彭怀仁 主编·《中医方剂大辞典》3册752 引《医级》卷九)

★ 8. **治妇人阴肿坚痛:【白矾散】**白矾半两,甘草半两(分)(生用),川大黄一分(生)。用法:上为细散。取枣许大,绵裹纳阴中,一日换三次。方论选录:《医略六书》:湿伤水府,热遏阴中,故阴肿疼痛,坚实不移焉。大黄荡坚泻热,白矾却湿解毒,生甘草以缓中和药也。绢包纳阴中,使湿热并解,则血气调和而坚实自消,其阴中肿痛无不除矣。(彭怀仁 主编·《中医方剂大辞典》3册750 引《圣惠》卷八十九)

★ 9. **治妇人阴肿或生疮:**枸杞根煎水频洗。(江苏新医学院 编·《中药大辞典》上册820 引《永类钤方》)

★ 10. **治阴肿:**鲜马鞭草叶500~800克,捣烂取汁,男患者浸敷阴头、阴茎及阴囊,女患者用棉花浸药汁敷阴户处,每日2~3次,每次20~30分钟。肖志贤用上方治阴肿15例,一般2~3日痊愈。(王辉武 主编·《中药临床新用》88)

★ 11. **治阴肿:**大黄1份,芒硝4份。共研细末,装入布袋外敷患处。12~24小时更换1次,7~10天为1个疗程。共治疗血肿74例(外阴44例,术后腹壁22例,盆腔8例),术后硬结82例,盆腔炎6例,切口炎症4例,均获显著效果。(滕佳林 米杰 编著·《外治中药的研究与应用》125)

★ 12. **治阴肿:**五倍子、桃仁、枯矾,等分,研末敷上。(王树泽·《金元四大家医学全书·朱震亨医学文集》下册1093)

妇人阴疮 9 方

★ 1. **治阴户生疮**：硫黄、白矾、杏仁、麻油。以硫黄、白矾同泡汤洗之。3～5 次后，再用杏仁烧灰，麻油调搽。（滕佳林 米杰 编著·《外治中药的研究与应用》93）

★ 2. **治阴生疮肿痛**：【**胡连散**】胡粉三钱，黄连末一钱，五倍子末一钱。用法：上为散。先以甘豆汤净洗，拭令干，以药末敷于疮上，一日二次。（电子版·《中华医典·普济方》卷三十一）

★ 3. **治女子阴疮**：【**雄黄散**】雄黄、矾石各二分（为末），麝香半分。用法：捣敷患处。（彭怀仁 主编·《中医方剂大辞典》10 册 245 引《肘后》）

★ 4. **治妇人阴肿，苦疮烂**：【**麻黄汤**】麻黄（去节）、黄连、蛇床子各一两，酢梅十枚。用法：上切。以水一斗，煎取五升洗之。（备考）《妇人良方》有北艾叶一两半。（彭怀仁 主编·《中医方剂大辞典》9 册 638 引《外台》）

★ 5. **治阴疮或痒**：【**螵蛸散**】桑螵蛸灰、胡粉、朱砂、麒麟竭各 7.5 克。用法：上药研为细粉。贴于疮上。（孙世发 主编·《中医小方大辞典》。1648 引《普济方》卷三十一）

★ 6. **治妇人阴浊疮，阴户中有细虫，其痒不可当，令人发寒热，与劳症相似**：【**五洗搨散**】五倍子、花椒、蛇床子、苦参、白矾、葱各等份。水煎，熏洗。（曲京峰等 主编·《古今药方纵横》1214 引《寿世保元》卷五）

★ 7. **治阴蚀（即阴疮）**：蚯蚓 3～4 条（炙干为末），葱数茎（火上炙干为末），蜜一碗煮成膏。将药搅匀，纳入阴户，虫尽死矣。（滕佳林 米杰 编著·《外治中药的研究与应用》529 引《串雅内编》）

★ 8. **治阴蚀疮（即阴疮）**：【**豆坯散**】绿豆粉、蛤蟆灰各一分，胭脂半分。用法：上为细末。干掺。（彭怀仁 主编·《中医方剂大辞典》5 册 103 引《直指》卷二十四）

★ 9. **治阴蚀疮**：苦参、防风、露蜂房、甘草（炙）各等分。上切碎，水煎浓汁洗疮。（明·董宿 辑录·《奇效良方》420）

阴道生疮 8 方

★ 1. **治阴道生疮**：五倍子、蛇床子各 1 两，花椒 5 钱。用法：煎汤熏洗阴部，早、晚各 1 次。（中医研究院革命委员会 编·《常见病验方研究参考资料》368）

★ 2. **治阴道生疮**：葵花秆二两。用法：煎汤洗阴道。（中医研究院革命委员会 编·《常见病验方研究参考资料》368）

★ 3. **治阴道生疮**：鳖甲。用法：烧灰存性，调茶油抹。（中医研究院革命委员会编·《常见病验方研究参考资料》368）

★ 4. **治阴道生疮**：蜂窝。用法：烧灰研细，调香油敷。（中医研究院革命委员会 编·《常见病验方研究参考资料》368）

★ 5. **治阴道生疮**：槐花。用法：研末油调敷。（中医研究院革命委员会 编·《常见病验方研究参考资料》368）

★ 6. **治阴道生疮**：马齿苋四两。用法：捣烂敷肿处。（中医研究院革命委员会 编·《常见病验方研究参考资料》368）

★ 7. **治阴道生疮**：大麻子五钱，花椒三钱。用法：炒焦研末加上冰片少许。涂患处。（中医研究院革命委员会 编·《常见病验方研究参考资料》368）

★ 8. **治阴疳**：桃仁二十一粒（研烂），雄黄末二钱，白薇末二钱，炙甘草五分。用法：上药各为细末。先用针刺鸡肝无数孔，蘸药末，纳阴户中，日三易之。（彭怀仁 主编·《中医方剂大辞典》8 册 167 引《洞天奥旨》）

女阴溃疡 6 方

★ 1. **治女阴溃疡**：五倍子 15 克，生甘草 15 克，乌梅 15 克，黄柏 15 克，枯矾 15 克。上为末。外用。（彭怀仁 主编·《中医方剂大辞典》2 册 411）

★ 2. **治女阴溃疡**：【**雄黄油**】雄黄（研末）6

克、甘油 20 毫升。用法:混合均匀,外涂。(彭怀仁 主编·《中医方剂大辞典》10 册 245)

★ 3. **治女阴溃疡:【立消散】**赤小豆、风化硝、赤芍、枳壳各 15 克。用法:上药研为细末,服之。(孙世发 主编·《中医小方大辞典》1362 引《中医皮肤病学简编》)

★ 4. **治外阴溃疡,久不收口:**焦内金、孩儿茶各一钱,轻粉五分,冰片三分。用法:研极细末,干掺患处。(中医研究院革命委员会编·《常见病验方研究参考资料》369)

★ 5. **治外阴溃疡:**猪胆 3 个,大黄 60 克。用法:焙干研成极细粉末,放于干燥处备用。外阴用高锰酸钾或苯扎臭铵溶液清洗,取猪胆汁大黄粉涂撒在溃疡面上,每日 3～4 次,6 天为 1 个疗程。期间停用其他药。共治 46 例,治愈 32 例,占 69.6%;显效 12 例,占 26.1%;好转 2 例。(滕佳林 米杰 编著·《外治中药的研究与应用》558)

★ 6. **治外阴溃疡,久不敛口:**蛇蜕一钱,银珠二钱。用法:蛇蜕火煅存性和银珠研末,干撒疮口。(中医研究院革命委员会 编·《常见病验方研究参考资料》369)

妇人阴伤出血 5 方

★ 1. **治阴伤出血:**五倍子。研末,掺之。(陆锦燧 辑·《鲟溪秘传简验方》239)

★ 2. **治新婚之夜女方正值月经期(俗称撞红):**明雄黄(水飞净)9 克,好酒冲服 1 次,即愈。(杨建宇等 主编·《灵验单方秘典》206 引《妇人秘科》)

★ 3. **治妇人交接伤阴,出血不止者:**用五倍子,研极细末搽之。(陆士谔 编·《叶天士手集秘方》287)

★ 4. **治水蛭咬伤阴道出血验案:**凌某某,13 岁,1990 年 7 月 6 日初诊。其母代述于当天下午 5 时 20 分左右,与同学一道到溪里游泳,约 6 时 30 分回家后感阴部疼痛,瘙痒,裤子上段被鲜血染湿,裤衩处有 1 条蚂蟥。家人惊慌失措,遂携来我院急诊。诊见:情绪紧张,面红,阴道有血液流出,色鲜红,余无不适。据病史及查体所见,排除月经初潮,确诊为水蛭咬伤阴道出血。即予本法治疗,10 分钟后血止病愈。治疗方法:患者平卧位,以红汞消毒外阴部,取无菌导尿管徐徐插入阴道,将 80% 的蜂蜜 15 毫升经导尿管缓缓注入阴道内,患者保持平卧半小时。(黄国健等 主编·《中医单方应用大全》149)

★ 5. **治妇人小户嫁痛:【海螵蛸散】**海螵蛸二枚(烧)。用法:上为细末。每服方寸匕,酒调下,一日三次。(彭怀仁 主编·《中医方剂大辞典》8 册 722 引《医统》)

外阴白斑证 3 方

★ 1. **治外阴白斑证:**干蟾皮 30 克。用法:上药研为细末;或轧成片剂,每片 0.3 克。每服 5 片,每日 2 次;或水泛为丸,每日 3 克分 2 次化服。主治:血虚肝旺之外阴白斑证。(孙世发 主编·《中医小方大辞典》196)

★ 2. **治外阴白斑医案:【双蜕一虫散】**蛇蜕 250 克,蝉蜕 250 克,蜈蚣 25 克 。用法:共为细面,每服 10 克,日 2 次,早、晚用白开水送下。适用病证:肾主二阴,肾阴不足,虚热内作,复感风毒所致。祛风止痒,灭蛊解毒。医案:高某某,女,30 岁,教师。1971 年 2 月 2 日初诊。主诉外阴特殊瘙痒,皮肤色变白,大小阴唇萎缩,并有裂纹,有时渗血,已 17 年。日趋加重,影响工作和休息。患者从 13 岁起外阴皮肤变白,有轻微瘙痒症状。27 岁结婚,症状仍不显著,28 岁生一个孩子后,外阴瘙痒加重,前阴周围色已变白,大小阴唇出现裂纹,终日瘙痒,无暂安时,医治无效,痛苦万分。在沈阳经两个医院诊断,均确诊为外阴白斑,某院肿瘤科用镭照射,不仅无效,反而加重,局部肿胀,奇痒难忍。1971 年某医院决定给以手术治疗,并交代术后还可能复发。在预约手术期之前一天,病人前来就诊。检查外阴周围皮肤变白,大小阴唇萎缩,色白,有皲裂。嘱其服用"两蜕一虫散",每日 2 次,每次 10 克。3 月 6 日复诊,服药已五日,瘙痒明显减轻。继续服用 1 个月,外阴皮肤接近正常,嘱其坚持服用。8 月 4 日来诊,患者断断续续服用两蜕一虫散半年,症状全部消失。嘱其停药。1980 年 6 月 15 日随访：经服上药后，除1975年生第二个孩子之后，外阴有较短时间的轻微瘙痒外，一直很好。（电子版·《中华验方大全》外阴白斑篇）

★ 3. **治外阴白色病变**：蛇蜕15克，朱砂15克，凡士林适量。用法：将蛇蜕去除泥沙等杂质，然后与朱砂共研细末，用凡士林调和成膏。搽涂患处，每日2次。功效：祛风，解毒，止痒。禁忌：孕妇禁用。（刘道清 主编·《中国民间神效秘方》858）

外阴湿疹2方

★ 1. **治外阴湿疹**：马齿苋120克，青黛粉30克，共研细末。香油调搽患处。（滕佳林 米杰 编·《外治中药的研究与应用》162）

★ 2. **用于外阴湿疹**：蜈蚣10条，土鳖虫、地龙各6克。将上药烘干，研成极细末。加香油适量搅匀，调成糊状膏。用时以苦参、地肤子、蛇床子、白鲜皮各30克，黄芩15克，煎水外洗患处。再搽油膏于患部，每日1次。（滕佳林 米杰 编著·《外治中药的研究与应用》565）

子宫颈炎17方

★ 1. **治子宫颈炎**：鸡蛋20个。用法：先将鸡蛋煮熟，剥去蛋壳及蛋白，取蛋黄于铁锅中，用文火焙至油出，弃渣取油备用。用时先用1∶1000新洁尔棉球消毒宫颈，然后用棉签蘸鸡蛋油涂抹阴道及宫颈。每天3次，20天为1个疗程，经期暂停用药，待月经干净后又可应用。备注：本方治疗宫颈糜烂，一般5天即可见效，1个疗程即可治愈，特殊情况2个疗程治愈。（吴静 陈宇飞 主编·《传世金方·民间秘方》265）

★ 2. **治宫颈炎**：败酱草30克，小蓟30克。水煎服。适用于宫颈炎湿热偏盛带黄者。（胡郁坤 陈志鹏 主编·《中医单方全书》256）

★ 3. **治宫颈炎**：天花粉适量。用法：常规冲洗阴道后，用消毒棉签蘸药粉涂于患处。每日1～2次，5～7天为1个疗程。（郭志杰 吴琼等 主编·《传世金方·一味妙方》164）

★ 4. **治子宫颈炎**：五倍子、枯矾、金银花、甘草各等量，研成细粉。先用30%的苏打水棉球擦干创面，涂2.5%碘精，再用吹粉器将药粉喷洒于糜烂面上。每周喷药1～2次，5次为1个疗程。（《全国中草药汇编》编写组 编·《全国中草药汇编》上册153）

★ 5. **治急性宫颈炎症**：【宫颈炎1号方】五倍子、金银花、甘草各等份。研细末，喷于宫颈糜烂面上，每日1次，10次为1个疗程。（曲京峰等 主编·《古今药方纵横》1216）

★ 6. **治慢性子宫颈炎**：五倍子粉50克，新鲜鸡蛋清1个，香油适量。诸药调拌成稀糊状，装入容器内备用。涂药前先用温开水将阴道及子宫颈管口冲洗干净，然后用棉签蘸药膏抹子宫颈管口内外。每日1次，2周为1个疗程，病情较重者可连用1个疗程，即可见红肿消退，长出新生表皮。月经来潮时，可以暂停用药。（金福男 编著·《古今奇方》204）

★ 7. **治慢性子宫颈炎**：五倍子12克，鱼腥草15克，玫瑰花20克。用法：上药加水共煎沸10分钟，滤取药液；药渣再加水煎煮20分钟，滤取药液，合并2次药液，分早、晚2次温服，每日1剂。功效主治：清热解毒，利湿抗炎。（刘道清 主编·《中国民间神效秘方》867）

★ 8. **治慢性子宫颈炎**：五倍子、枯矾等量研末，加甘油调成糊剂，涂在有带的纱布垫上，贴于糜烂处。8～10小时后取出。（宋立人 总编·《中华本草》5册89）

★ 9. **治慢性子宫颈炎**：五倍子、重楼洗净，晒干，研为细末，与甘油以1∶1∶2的比例调成软膏状而为“五重膏”。清洁宫颈及阴道分泌物，根据糜烂面大小将软膏适量敷于单层纱布上，制成阴道塞子，放置于糜烂面，保留24小时取出，3天后重复使用，经期及经前禁用，上药期间禁房事。共治疗31例，平均治疗2次。1个月内复查26例中痊愈（糜烂面消失）18例，占69.2%，好转（糜烂面明显缩小）17例，占27%，无效1例，占3.8%。总有效率为96.2%。（宋立人 总编·《中华本草》5册90）

★ 10. **治慢性子宫颈炎**：五倍子、黄柏各7.5克，炒蒲黄3克，冰片1.5克。用法：共研细末备用。先用1%绵茵陈煎剂冲洗阴道并拭干，再将上药末喷洒于子宫口糜烂处,以遮盖糜烂面为度(如阴道较松者再放入塞子,保留 24 小时;自行取出)。隔日冲洗喷药 1 次,10 次为 1 个疗程,上药时间暂停性生活。治疗 57 例,痊愈 41 例,显效 14 例,进步 2 例。(张树生 高普等 编·《中药贴敷疗法》127)

★ 11. **治子宫颈炎:【胆矾散】**鲜猪胆 1 个,白矾 9 克。用法:将白矾装入猪胆汁内,阴干或烘干研末,过极细罗备用。一般轻者上药 5 次即愈,重者上药 10 次。(杨仓良 主编·《毒药本草》882)

★ 12. **治急性宫颈炎:**用紫花地丁、野菊花、半枝连、黄柏各 30 克,煎汤备用。取药液待其温度适宜时冲洗阴道或用棉球浸药汁塞入阴道内。(滕佳林 米杰 编著·《外治中药的研究与应用》461)

★ 13. **治慢性子宫炎:**0.4% 鱼腥草素水溶液:0.1% 新洁尔灭液棉球拭净宫颈分泌物,揩干,阴道后壁放凡士林纱布 1 块保护,再取棉球浸水溶液置宫颈糜烂处,每天 1 次,5 次 1 疗程。疗程间隔 1 周,月经期暂停。或鱼腥草素片(每片含鱼腥草素 10 毫克),每天放 1 片于子宫糜烂处,5 次 1 疗程。鱼腥草蒸馏液也可用作局部治疗。(孟凡红 主编·《单味中药临床应用新进展》610)

★ 14. **用于热毒郁结型宫颈炎:**用鱼腥草 90 克,甘草 15 克,煎水冲洗阴道。(滕佳林 米杰 编·《外治中药的研究与应用》380)

★ 15. **治慢性宫颈炎:**以猪胆汁、白矾配成Ⅰ号方,再加蛤粉即为Ⅱ号方。用法:用时先用桃叶水清除白带,然后再上药粉,炎症明显时再用Ⅰ号方,有新生上皮时用Ⅱ号方,10 ~ 14 天治疗 1 次。共治 400 例,治愈率为 65.8%,有效率 100%。(滕佳林 米杰 编著·《外治中药的研究与应用》557)

★ 16. **治慢性宫颈炎:**新鲜猪胆汁每 500 克加白矾 6 ~ 9 克阴干或烤干研末。用法:充分暴露患者子宫颈,清除宫颈分泌物,喷洒猪胆粉于病变部。宫颈管内膜炎型者从子宫外口将药塞进宫颈管内为宜。3 日 1 次。用药 5 日后为防止再感染可涂布 3% 的碘甘油。(孟凡红 主编·《单味中药临床应用新进展》638)

★ 17. **治慢性宫颈炎、各种阴道炎等:**益母草为主制成消炎止带丸,每日 3 次,每次 9 克,饭后温服。(孟凡红 主编·《单味中药临床应用新进展》590)

宫颈糜烂 17 方

★ 1. **治宫颈糜烂:**牡丹皮 1000 克,蒲公英 500 克。用法:将上药加水没过药面煮沸 45 分钟,倾出煎液,再另加水没过药面复煎,煮沸 60 分钟,然后将 2 次煎液浓缩成 1500 毫升,分装小瓶备用。用时,先用窥阴器扩张阴道,干棉球拭净宫颈黏液后,将棉球在上述药液中浸湿,贴敷于宫颈糜烂面,每日 1 次,10 次为 1 个疗程。验证:用本方治疗子宫糜烂 360 例,经用药 1 ~ 2 疗程后,均获治愈。(良石 主编·《名医珍藏·秘方大全》201)

★ 2. **治子宫颈糜烂:【鱼腥草蒸馏液】**用 10% 的呋喃西林溶液清洗阴道及宫颈分泌物后,以消毒之阴道塞球或大棉球(棉球系一粗线,以便患者自己拉出)蘸鱼腥草蒸馏液,塞入子宫颈处,24 小时后再换药,10 次为 1 疗程。(《全国中草药汇编》编写组 编·《全国中草药汇编》上册 554)

★ 3. **治子宫颈糜烂:**1:5000 高锰酸钾溶液坐浴 3 日后,妇科常规消毒,暴露宫颈,将阴道分泌物擦净,再用 2:1000 苯扎溴铵棉球消毒后,将珍珠粉 0.1 ~ 0.2 克撒在糜烂面。用干棉球压迫使药物与糜烂面充分接触,每日 1 次,10 日为 1 个疗程,疗程间隔 7 ~ 10 日。治疗期间禁房事,应避免窥阴器碰伤子宫颈黏膜面。月经后 3 ~ 7 日内用 KS 光热照治疗,并用珍珠末涂敷创面,术后 7 日及 14 日再各涂 1 次。(孟凡红 主编·《单味中药临床应用新进展》630)

★ 4. **治宫颈糜烂:**紫草 200 克,筛去杂质,入 750 克香油炸枯,过滤,即成紫草油。用窥阴器暴露宫颈,干棉球轻擦宫颈口分泌物,用紫草油棉球涂擦宫颈及阴道上端,隔日 1 次,10 次为 1 个疗程,治疗期间,禁止性生活,行经期停药。共治 100 例,经 1 ~ 2 个疗程后,痊愈 84 例,显效 8 例,好转 4 例,无效 4 例,总有效率为 96%。其中Ⅰ、Ⅱ、Ⅲ度有效率分别是 100%、93%、75%。

（宋立人 总编·《中华本草》6 册 530）

★ 5. **治宫颈糜烂**：猪苦胆 5～10 个（吹干后约 30 克），石榴皮 60 克。用法：共研成细粉，用适量花生油调成糊状，装瓶备用。用前先以温开水洗净患部，揩干宫颈分泌物，再将有线的棉球蘸药塞入宫颈糜烂处。每日 1 次，连用多次。功效：解毒，杀虫，生肌。有较强的抗菌作用。验证：据《新中医》1976 年第 2 期载：吴某，女，38 岁。下腹部经常疼痛，有下坠感，脓性分泌物多，有腥臭味，已有 10 年病史。在某医院检查为重度宫颈糜烂，经反复治疗未愈。经用此方 12 次即痊愈，至今未见复发。（良石 主编·《名医珍藏·秘方大全》201）

★ 6. **治宫颈糜烂**：乌贼骨 1 份，蛇床子 1 份，制大黄 3 份。研末，月经净后每晚临睡前取 3 克直接敷于患处，每晚 1 次。忌坐浴或性生活。（孟凡红 主编·《单味中药临床应用新进展》525）

★ 7. **治宫颈糜烂**：【**宫颈灵**】黄连素片、乌贼骨各等份。用法：上药研细末，于非经期及非妊娠期，每隔 1 日宫颈喷药 1 次。5 次为 1 个疗程。验案举例：以本方治疗宫颈糜烂 298 例，年龄 20～60 岁。结果：宫颈糜烂面积小于整个宫颈口的 1/3 者为Ⅰ度，大于 2/3 者为Ⅲ度，介于两者之间为Ⅱ度。停药 6 个月后复查，维持疗效基本痊愈者 295 例；停药 1 年后复查，维持疗效基本痊愈者 293 例。经治疗，总有效率为 98.0%。（孙世发 主编·《中医小方大辞典》518）

★ 8. **治宫颈糜烂**：五倍子研末，用温水调成糊状，涂患部。（宋立人 总编·《中华本草》5 册 89）

★ 9. **治宫颈糜烂验案**：主证为带下绵绵，甚则腥臭，多见于慢性子宫颈炎病人，宫颈呈糜烂状，如以五倍子、枯矾各等份为末，取消毒纱布一块，蘸药末贴塞于子宫颈部，每日换药 1 次，有消炎止带、收敛生肌之功，奏效较速。病案举例：戚某，女，39 岁，工人。患慢性宫颈炎已 2 年余，近数月带下绵注，色黄而腥臭，少腹微感坠痛。舌苔薄黄，脉小弦。经妇科检查为宫颈糜烂Ⅱ度。此体虚而湿热下注者，乃予倍矾散外用之。连用 3 日，带下显见减少，继用 1 周，带下已净，少腹亦不坠痛；经妇科检查，宫颈糜烂已趋敛愈。（朱良春 主编·《朱良春一虫类药的应用》378）

★ 10. **治子宫颈糜烂**：对阴道进行常规消毒灌洗后，视糜烂面积大小，以一带线棉球，蘸取不同数量的冰硼散敷于患处，每日 1 次，6～7 天为 1 个疗程。共治 171 例，痊愈 144 例，显效 17 例，好转 6 例，无效 4 例，总有效率为 97.6%。痊愈的 144 例中，用药最少 3 次，最多 10 次。（宋立人 总编·《中华本草》3 册 553）

★ 11. **治宫颈糜烂**：生半夏研末，用带线棉球蘸半夏粉对准患处置入紧贴子宫颈，24 小时后由患者自行取出，每周 1～2 次，8 次为 1 个疗程。月经后上药。治疗 1347 例，结果治愈 603 例，显效 384 例，好转 322 例，无效 38 例，总有效率为 97.18%。（杨仓良 主编·《毒药本草》768）

★ 12. **治疗宫颈糜烂**：取虎杖、草血竭各 50 克，入 500 毫升菜籽油炸至枯，去渣后趁热纳入熊油 500 克，温沸 10 分钟，不断搅拌，备用。涂伤面。白洪龙报道用上方治疗宫颈糜烂 162 例，痊愈 122 例，好转 40 例。（王辉武 主编·《中药临床新用》393）

★ 13. **治宫颈糜烂、白带、功能性子宫出血**：取商陆 60 克（鲜者 120 克），文火炖烂母鸡肉或猪肉，放盐少许，弃渣分 2～3 次吃汤及肉。治宫颈糜烂、白带、功能性子宫出血。（杨仓良 主编·《毒药本草》513）

★ 14. **治子宫颈炎，子宫颈糜烂，属于血瘀阻滞兼湿盛者**：刘寄奴 20 克，冬瓜子仁 30 克，冰糖 30 克。用法：先将刘寄奴加水煮沸 20 分钟，去渣取液；再将冬瓜子仁捣烂如泥，与药液、冰糖一起同放碗内，隔水炖熟。趁热食用，每日 1 剂，7 日为 1 个疗程。功效：活血祛瘀，解毒抗炎。（刘道清 主编·《中国民间神效秘方》868）

★ 15. **治宫颈糜烂、阴道炎**：【**龙参粉**】苦参、龙骨、龙胆草、黄柏各等分，研细高压消毒，或装胶囊。把龙参粉或胶囊放入阴道，隔日 1 次，6 次为 1 个疗程。用治宫颈糜烂 234 例，痊愈 224 例。（王辉武 主编·《中药临床新用》388）

★ 16. **治宫颈炎、宫颈糜烂**：无花果叶适量。煎汤，坐浴。（胡郁坤 陈志鹏 主编·《中医单方全书》257）

★ 17. **治宫颈糜烂、子宫肌瘤、阴道恶性肿瘤**：白矾 30 克砂锅炼制，以干枯焦黄成粉末为度,合枣泥为丸,如桐子大,系线纳入阴道中,7天用1丸,一般用药3~5丸可收效。(孟凡红等编·《单味中药临床应用新进展》15)

妇科杂证3方

★ 1. **治子宫大痛不可忍**:五倍子、白矾各等分。煎汤熏洗,又为末掺之。(清·顾世澄 撰·《疡医大全》945)

★ 2. **治产后肠脱** :五倍子末掺之;或以五倍子、白矾煎汤熏洗。(宋立人 总编·《中华本草》5册89引《妇人良方》)

★ 3. **治母儿血型不合**:茵陈30克。用法:取上药,煎服,每日1剂。功能:清热退黄,疏肝利胆。疗效:据王志新等报道,自1993年9月开始,使用大剂量茵陈治疗母儿血型不合孕妇,获得了满意效果。186例经单味茵陈治疗后,总有效率达84.9%,高于用传统的复方制剂,说明大剂量茵陈治疗妊娠期母儿血型不合疗效显著。而且,由于妊娠期母儿血型不合也避免了传统复方制剂在加减过程中选药及剂量差别带来的困难及可能的毒副作用,因此,本文认为单味茵陈治疗母儿血型不合为首选验方,适合于临床上的广泛推广应用。(周学海 李永春 编著·《实用中医单方》115)

外科病证

阑尾炎29方

★ 1. **治阑尾炎**:鲜马齿苋1握,洗净捣绞汁30毫升,加冷开水100毫升,白糖适量。每日服3次,每次100毫升。(宋立人 总编·《中华本草》2册756)

★ 2. **治阑尾炎**:鲜马齿苋二至四两。用法:捣烂绞汁调红糖或调蜂蜜服,或水煎服。(中医研究院革命委员会 编·《常见病验方研究参考资料》271)

★ 3. **治阑尾炎**:鬼针草60克。水煎去渣,调入蜂蜜60克,2次分服,每日1剂。(胡郁坤 陈志鹏 主编·《中医单方全书》217)

★ 4. **治阑尾炎**:败酱草30克,鸡血藤30克,杏仁10克。水煎服,每日2次。(金福男 编·《古今奇方》113)

★ 5. **治阑尾炎**:鲜大蓟(打碎,绞汁)一杯。用法:将大蓟汁一杯,加蜜少许服,1日2~3次,至热退炎消为止。(中医研究院革命委员会 编·《常见病验方研究参考资料》273)

★ 6. **治阑尾炎**:**【玉虎汤】**玉兰叶、虎杖各等量。取等份干燥虎杖根皮及新鲜玉兰叶切碎后置入砂锅或紫铜锅内,加冷水超过药面,浸泡2~3小时后,水煎煮浓缩成100%的浓度,每100毫升含生药各50克,首剂100毫升,以后每次30毫升,一日服3次,儿童酌减。治疗103例急性阑尾炎患者,治愈92例,无效11例,近期治愈率为89.3%,其中35例经3年至3年9个月随访,复发10例,复发率为28.5%。治疗有效病例首先表现为脉率及血象较快恢复正常,继之自觉腹痛消失,最后腹部体征逐步消失,体温亦随之恢复正常。据江苏新医学院抑菌试验,结果证明玉虎汤对多数细菌有抑制作用。(王琦 主编·《王琦临床医学丛书》下册1330)

★ 7. **治阑尾炎**:鲜野菊花2两。用法:打汁,用黄酒冲服。备注:又方鲜野菊花4~8两,酒冲服。(中医研究院革命委员会 编·《常见病验方研究参考资料》271)

★ 8. **治阑尾炎**:蒲公英30克,紫花地丁15克。水煎服,日3次。(金福男 编著·《古今奇方》113)

★ 9. **治阑尾炎**：刘寄奴二两。用法：将刘寄奴根叶洗净，用水三碗，煎至一碗为度，放鸡蛋一个，加入水二碗，待熬至一碗，然后取蛋与汤服，连服数次。（中医研究院革命委员会编·《常见病验方研究参考资料》271）

★ 10. **治阑尾炎**：甜瓜子五钱，炒全当归一两，蛇蜕一钱。用法：研为细末，每服四钱，一日三次。（中医研究院革命委员会 编·《常见病验方研究参考资料》271）

★ 11. **治阑尾炎**：紫花地丁 1 两。用法：加黄酒 1 碗，煎至半碗服。（中医研究院革命委员会 编·《常见病验方研究参考资料》271）

★ 12. **治阑尾脓肿**：败酱草 15 ~ 120 克。用法：水煎服。备注：重症患者可用 240 克水煎，每隔 3 小时服 1 次。（中医研究院革命委员会编·《常见病验方研究参考资料》271）

★ 13. **治阑尾脓肿**：乌附片二钱，紫花地丁四钱，薏苡仁、败酱草各五钱。用法：水煎，每日一剂，分三次服。备注：附子有毒，须炮炙后用。（中医研究院革命委员会 编·《常见病验方研究参考资料》272）

★ 14. **治阑尾炎**：败酱草 30 克，鬼针草 60 克，田基黄 30 克 。用法：鲜品洗净切碎，开水顿服，每日 1 剂。备注：该方临床应用中，对慢性阑尾炎疗效颇佳。在民间中流传颇广。（吴静 陈宇飞 主编·《传世金方·民间秘方》176）

★ 15. **治阑尾炎**：败酱草 60 克，冬瓜子 60 克，生苡仁 40 克。每日 1 剂，水煎，早、晚各服 1 次。（费兰波 主编·《外科病奇难顽症特效疗法》195）

★ 16. **治阑尾炎**：败酱草 60 克，红藤 60 克，生大黄 9 克（后下）。水煎服，每日 1 ~ 2 次。（费兰波 主编·《外科病奇难顽症特效疗法》195）

★ 17. **治阑尾脓肿医案**：孙某，女，40 岁，6 天前，突发右腹剧痛，伴有发热，经某医院诊为阑尾脓肿，静滴氨苄青霉素，配合大黄牡丹汤，两天病未减，病家拒绝手术，遂就诊余处，诊其右下腹剧痛。肿块拒按，发热恶寒，大便微结，唇干口微渴，苔黄脉弦数，白细胞 16.7×10^9/L，中性粒细胞 80%，B 超示：右下腹阑尾区肿块约 2.5 ~ 2.8 厘米，予败酱草 200 克，水煎 2 次内服，并以鲜败酱草 250 克，捣为泥，调以米泔水，过滤成汁内服，留渣外敷于阑尾肿块部位上，10 天，疼痛消失，续治 3 天，肿块消失，各项检查正常，以养阴药 3 剂，巩固疗效。（杨鹏举 主编·《中医单药奇效真传》278）

★ 18. **治慢性阑尾炎**：败酱草 30 克，薏苡仁 60 克，附子 12 克。水煎服，药渣热敷右侧天枢穴。炊积科用上方治疗本病 93 例，结果痊愈 78 例，好转 11 例，无效 4 例，总有效率为 95.6%。（王辉武 主编·《中药临床新用》669）

★ 19. **治急性阑尾炎**：败酱草、鬼针草各 30 克。用法用量：将上药加水 3 碗，煎至 1 碗，频频呷服。每日服 1 剂，重症患者每日服 2 剂。功效：治疗阑尾炎有奇效。验证：用此方治疗阑尾炎患者 73 例，其中，治愈 71 例，好转 1 例，无效 1 例，73 例中包括单纯性阑尾炎患者 22 例，均获治愈。慢性阑尾炎急性发作患者 13 例，其中痊愈 12 例，好转 1 例，有效率为 100%；阑尾周围脓肿患者 31 例，均获治愈；阑尾切除后并发腹腔感染者 7 例，其中痊愈 6 例，无效 1 例。73 例中有 15 例配合针灸和抗生素治疗。（良石 主编·《名医珍藏·秘方大全》170）

★ 20. **治急性阑尾炎**：鲜败酱草 50 克，鲜紫花地丁 40 克，大黄 30 克，芒硝 30 克，大蒜 20 克。制用法：将以上药物捣烂如泥，外敷右下腹痛明显处，每日换药 1 次。（吴静 主编·《祛百病大蒜秘方》159）

★ 21. **治急慢性阑尾炎脓肿、急性化脓性乳腺炎等**：大蒜 30 克，仙人掌适量，硫酸美 15 克。将大蒜及仙人掌肉质茎去刺捣成糊状，加硫酸美拌匀，敷贴患处并固定，每天换 2 ~ 3 次。（吴静 主编·《祛百病大蒜秘方》159）

★ 22. **治阑尾炎、胃痛**：青蒿、荜茇等量。先将青蒿焙黄，共捣成细末。早、午、晚饭前白开水冲服，每次 2 克。（江苏新医学院 编·《中药大辞典》上册 1229）

★ 23 **治阑尾脓肿**：生石膏 2 份，生桐油 1 份，混合糊状，用油纸或塑料薄膜盛上药适量，外敷于阑尾脓肿体表部位，外盖棉垫，胶布固定，每日换药 1 ~ 3 次。治疗 2000 例，敷药后能使疼痛、肌紧张及右下肢活动障碍于 3 ~ 4 天内好转，能使 8 厘米 ×8 厘米以下的阑尾脓肿于 4 ~ 14 天消失。若配合抗生素治疗尤为满意。（宋立人 总编·《中华本草》1 册 299）

★ 24. **治急性阑尾炎**：鲜大蒜头 12 个（剥去

外皮洗净),芒硝180克。用法:将2药捣成糊状,先在右下腹压痛处用醋涂擦一遍,然后将药敷于压痛处,高约3分,范围要大于病灶。40～60分钟去掉敷药,用温开水洗净局部,再将生大黄末用醋调成糊状,敷于原压痛处,约6～8小时后用水洗去。据报道,用上述方法治疗急性阑尾炎374例,痊愈340例(占90.9%),显效20例(占5.3%),无效14例。(王辉武 主编·《中药临床新用》47)

★ 25. **治急性阑尾炎:**鬼针草2～4两。水煎,每日2剂,4次分服。(《全国中草药汇编》编写组 编·《全国中草药汇编》上册485)

★ 26. **治急性阑尾炎:**干马齿苋、蒲公英各2两(亦可用鲜品,剂量加倍),水煎2次,煎液合并,再浓煎成200毫升,上、下午各服100毫升。经治疗31例,除1例疗效不佳而改用手术外,其余均痊愈出院。其中绝大多数在3～8天内体温及血细胞恢复正常,反跳痛、腹肌紧张消失。(江苏新医学院 编·《中药大辞典》上册290)

★ 27. **治急性阑尾炎:**将巴豆、朱砂各0.5～1.5克。研细混匀,置6×6厘米大小的膏药或纱布上,贴于阑尾穴,外用绷带固定。24～36小时检查所贴部位,皮肤应发红或起小水泡,若无此现象,可重新更换新药。共治疗99例,其中急性单纯性阑尾炎17例,伴有不同程度的并发症者82例,最少的贴1次,最多的贴3次。疗效:治愈85例,无效14例(仍用手术治疗)(江苏新医学院 编·《中药大辞典》上册505)

★ 28. **治阑尾周围脓肿:**大黄粉10克,雄黄粉10克,大蒜适量,醋适量。用法:将上药搅拌成糊。局部覆盖凡士林纱布,上敷本品,再以6层纱布覆盖,每次4～6小时,每3日1次,皮肤灼热至小疱时停用。同时内服红藤饮:红藤60克,丹皮、冬瓜仁各15克,桃仁、穿山甲、川楝子各10克,金银花(后下)、蒲公英、败酱草各30克。早期热重于瘀重用金银花、蒲公英、败酱草(各50克),加黄芩、黄柏;后期加玄参、麦冬。每日1剂,水煎服。疗效:共治疗30例,治愈27例,显效2例,无效1例(转手术)。(梁永才 梁杰圣 主编·(中国外治妙方)108)

★ 29. **治急性阑尾炎:【桃蒜泥】**用鲜大蒜50克,芒硝30克,大黄粉30克,桃仁30克(去皮)。用法:共捣成泥状,现捣现用。用5～7层凡士林纱布包裹后,用绷带固定在右下腹疼痛最明显处,每日换药1次,直至痊愈。注意事项:桃蒜泥对皮肤刺激甚大,一定要用凡士林纱布包裹好,切忌直接与皮肤接触,为谨慎起见,可预先在皮肤上涂一层凡士林,如见局部皮肤灼红或起疱,可外擦京万红软膏或湿润烧伤膏继续依前法用药。以外治为主,配合内服清热解毒中药。共治疗365例,治愈243例,占66.6%;显效62例,占17.0%;有效49例,占13.4%;无效11例,占3.0%;总有效率为97.0%。(滕佳林 米杰 编著·《外治中药的研究与应用》132)

乳头皲裂,疼痛难忍13方

★ 1. **治乳裂:**五倍子、五味子各等份研末,冰片少许,生香油适量拌和如糊状,外敷乳头。治疗乳裂30例,均用药1～2次疼痛消失,3天左右痊愈。(李彬之等 主编·《现代中医奇效良方宝典》下册573)

★ 2. **治乳头皲裂、手足皲裂:**白及30克,五倍子15克,凡士林50克。用法:先将白及煮透后烘干,分别将五倍子、白及研极细末与凡士林拌匀备用。涂患处。(王明惠 杨磊 编·《秘传中药外治特效方》290)

★ 3. **治乳头皲裂,疼痛难忍,久治不愈:**炒山药,五倍子各等分。用法:将上药研极细末,用香油调成糊状,敷于乳裂处,每日3～4次。疗效:本方为家传秘方,外敷治疗乳头皲裂患者40余例,均痊愈。通常治疗3日显效,1周痊愈。(刘有缘 编·《一两味中药祛顽疾》226)

★ 4. **治乳头皲裂、手足皲裂:**五倍子、五味子、白及各等份。用法:研末,加入冰片少许,用香油搅成糊状,外敷患处。每日1次,1周左右即可痊愈。(《沈绍功教授临床经验个人日记》啄木鸟空间下载22)

★ 5. **治妇女乳头破裂疼痛:**蒲公英3两。用法:煎浓汁成稀膏状,涂患处。(中医研究院革命委员会 编·《常见病验方研究参考资料》267)

★ 6. **治乳头破裂,出水疼痛:**炙龟甲5钱,冰片、麻油各适量。用法:共研细末,麻油调糊。外敷患处。功能:清热解毒,敛疮生肌。(阳春林

葛晓舒 主编·《湖南省中医单方验方精选·外科》下册933)

★ 7. **治乳头皲裂**:蛋黄油加冰片少许搅匀,外涂患处。(中医研究院革命委员会 编·《常见病验方研究参考资料》267)

★ 8. **治乳头皲裂**:【**白冰膏**】生白石膏30克,冰片5克,芝麻油15毫升。用法:将石膏和冰片研为细末,芝麻油熬沸离火,搅拌放入生石膏末,冷至50℃左右,缓缓筛入冰片末,搅拌冷却成膏,收贮备用。用白冰膏少许涂患处,每日涂4~5次,晚上涂上,晨起再去掉。2~3天即痊愈。(高允旺 编·《偏方治大病》续编66)

★ 9. **治乳头皲裂**:白及适量,干品捣碎研细,过90~100目筛装瓶备用,用时去白及粉和猪油(微火化开)各适量调成软膏状,涂于患处,每天3~4次。流血、渗液多者可干撒白及粉,待渗出液减少后再涂膏。据曹智勇报道,应用本方治疗本病有较好疗效,一般3~5天可治愈。(薛建国 李缨 主编·《实用单方大全》326)

★ 10. **治乳头皲裂**:白芷研细末,每日4次涂患处。王丽霞等用上方治疗乳头皲裂50例,全部治愈,疗程最长者3天,最短者1天。(王辉武 主编·《中药临床新用》208)

★ 11. **治疗乳头皲裂验案**:刘某,患乳头皲裂,用白芷研为细末,用乳汁调涂患处,如哺乳时,用香油将药润下来,或以温开水洗去亦可。涂药2次,疼痛减,局部皮肤见干,2天痊愈。(杨鹏举 主编·《中医单药奇效真传》339)

★ 12. **治乳头裂、乳头疮、乳头烂**:生鹿角末三分,甘草粉二分,鸡子黄1个。共搅匀,蒸温敷患处,一日换一次,连敷五次。(中医研究院革命委员会 编·《常见病验方研究参考资料》267)

★ 13. **治乳头皲裂性湿疹**:鹿角霜9克,甘草10克。共研粉过80目筛,鸡蛋黄1个放入勺中炼焦成油,将上药入油调成糊状即可。用1/1 000新洁尔灭溶液洗净乳头涂药,每日涂3~4次,每次涂药后2~3小时不予哺乳。据报道,用上方治疗乳头皲裂性湿疹14例,经2~3天治疗,全部治愈。(王辉武主 编·《中药临床新用》576)

急性乳腺炎34方

★ 1. **治急性乳腺炎**:五倍子10~20克,陈醋适量。先将五倍子碾细、过筛取细末。加陈醋适量调和,稍置片刻后入瓷罐或瓦罐中贮存。用时将五倍子膏摊于不吸水纸上,约2~3毫米厚,敷患处,外贴脱敏胶布固定。2天换药1次,休息1天后再贴。(《解放日报报业集团网站》2008年12月11日)

★ 2. **治急性乳腺炎**:全蝎2只,用馒头1个,将全蝎包入。饭前吞服。据胡勤柏报道,应用本方治疗308例,治愈307例,无效1例,治愈率达99.9%。(薛建国 李缨 主编·《实用单方大全》463)

★ 3. **治急性乳腺炎**:全蝎粉3克。用法:取上药,装入胶囊内1次吞服,每天1次,连服2次。功能:解毒通络,消炎止痛。多由肝气不舒或外邪侵袭致乳汁壅滞,又导致乳房红肿坚硬,压痛,伴发热等症状。附注:据程润泉报道,应用本方治疗10例,疗效颇佳。(薛建国 李缨 主编·《实用单方大全》463)

★ 4. **治急性乳腺炎**:金荞麦30~60克。水煎,加酒服。(宋立人 总编·《中华本草》2册631引《秦岭巴山天然药物志》)

★ 5. **治急性乳腺炎**:用穿山甲粉25克,桃仁泥20克,薄荷油3克,硫酸镁100克,凡士林100克。上药研末调匀。取125克,在纱布上摊平涂直径8厘米圆形面积,敷贴患处,包扎并用胶布固定。每日1次,连敷1星期。(滕佳林 米杰 编著·《外治中药的研究与应用》545)

★ 6. **治急性乳腺炎**:三七全草15克。水煎服。(胡郁坤 陈志鹏 主编·《中医单方全书》260)

★ 7. **治急性乳腺炎初起**:鹿角粉3~9克。用法:开水冲服,每日2~3次。功能:行血消肿。治乳汁瘀积所致急性乳腺炎初起。(徐明 编著·《民间单方》170)

★ 8. **治急性乳腺炎**:将鹿角锉为细末,装入胶囊,每粒0.5。每次2~4粒,日服4~6次。治27例,除1例用药3天无效改用他药外,余皆治

愈。初起者疗效较好。(宋立人 总编·《中华本草》9册655)

★ 9. **治急性乳腺炎验案**:郭某,女,21岁。1989年3月2日初诊。患者产后82天,突感恶寒发热,头痛,全身不适,左乳房上方有5厘米X 5厘米的肿块,皮肤红热,压痛明显。舌尖红,苔薄白,脉浮数,二便正常。取鹿角3克(研粉),如下法服之,1次即愈。治疗方法:鹿角3克(研粉),温开水送服,服后盖被褥取微汗即可,如口服1次不愈者,第2天再服1次,一般连服2次即可痊愈。(黄国健等 主编·《中医单方应用大全》286)

★ 10. **治急性乳腺炎**:陈丝瓜1根煅灰,研末用醋煮开,冲红糖服,连服7天。(吴静 陈宇飞 主编·《传世金方·民间秘方》189)

★ 11. **治急性乳腺炎**:丝瓜瓤1个(烧灰存性)。用法:研细末,冲酒服,取汗。(吴静陈宇飞 主编·《传世金方·民间秘方》189)

★ 12. **治急性乳腺炎**:干丝瓜络1节,长约15厘米,分成3等分,剪断,焙干,放入碗内点燃烧成灰,然后将60度粮食白酒30~50毫升倒入碗内,稍凉后,即用纱布过滤,将滤液1次顿服,如不会喝酒,可将滤液分3~4次服完;再将滤渣用纱布包好,敷于红肿部位,胶布固定,绷带扎好,每24小时更换1次。共治疗30例,经1~3次治愈27例。治疗中未见副反应。(宋立人 总编·《中华本草》5册554)

★ 13. **治急性乳腺炎**:鲜仙人掌60~90克,剥皮、切细,捣烂加适量蛋清,和匀,摊于敷料上,包扎患处,每日1~2次。治疗急性乳腺炎60例,全部治愈。宜忌:切勿入目。(宋立人 总编·《中华本草》2册868)

★ 14. **治早期急性乳腺炎、腮腺炎**:取仙人掌2块,去刺,捣烂,加入95%酒精50毫升调匀,外敷局部,每日2次。治疗100余例均愈。或将仙人掌捣烂取汁,加面粉适量调敷患处,治疗乳腺炎效果亦好。宜忌:切勿入目。(江苏新医学院 编·《中药大辞典》上册664)

★ 15. **治急性乳腺炎早期**:鲜仙人掌(去刺)100克,白矾10克。用法:将上药共捣烂如泥。敷贴患处,干后再换。功效:清热解毒。(程爵棠 程功文 编·《单方验方治百病》468)

★ 16. **治急性乳腺炎**:大黄3份,鲜仙人掌2份,鸡蛋清少许。用法:将大黄研细末,鲜仙人掌刮去刺,按3:2比例捣烂,加鸡蛋清少许调成膏状,敷于乳房红肿病痛明显处,用纱布固定。每日早、晚各换药1次。疗效:43例患者通过治疗后全身及局部症状:体征消失,乳房红、肿、热、痛消退,肿块及压痛消失,体温和血常规正常,均达到临床治愈标准。宜忌:切勿入目。(良石 主编·《名医珍藏·外治秘方》51)

★ 17. **治急性乳腺炎**:将生僵蚕5钱,研成细末,用陈醋调匀,涂发炎部位及周围,1日数次,保持湿润,直至肿块消散,一般症状缓解为止。另以金银花、蒲公英各2两分次煎服或代茶。曾治17例,多例为炎症早期,除1例发病第5天就诊者仍化脓外,余16例均消散而愈(其中2例并用青霉素)。一般用药2~3天症状缓解,肿块变软,5~8天肿块消失。(江苏新医学院 编·《中药大辞典》上册740)

★ 18. **治急性乳腺炎**:鲜马齿苋200克,朴硝100克。先将马齿苋洗净捣汁,以汁调匀朴硝,外敷患处,每4~6小时换药1次。任芝勤等报道,用上方治疗47例急性乳腺炎患者,全部治愈。其中三天治愈者27例,4天治愈者14例,5天治愈者6例。(王辉武 主编·《中药临床新用》81)

★ 19. **治急性乳腺炎**:用新鲜葱白与半夏捣烂如泥,捏成栓子塞入患乳对侧的鼻孔中,经20分钟左右除去,每日1~2次。另用生姜(或干姜)的浓煎液,盛入小玻璃瓶内,抽出空气,利用负压,在炎性肿块及周围拔罐,每次用5~10个瓶吸在患乳上。治疗早期急性乳腺炎130例,有效率达96.9%。如局部炎症明显、腋窝淋巴结肿大,且全身有畏寒、发热症状者,宜同时服用清热解毒剂;如脓肿已形成,则必须切开排脓,本法无效。(宋立人 总编·《中华本草》8册28)

★ 20. **治急性乳腺炎**:升丹、生石膏各30克,青黛3克。用法:各药分别研成细末后和匀。直接撒布患处。功效:拔脓祛腐。(张树生 高普 主编·《中药贴敷疗法》142)

★ 21. **治急性乳腺炎**:取新鲜半夏洗净,去外皮,削成适当大小,塞入患侧或对侧鼻孔,1~2小时后取出,每日或间隔7~8小时再塞1次,连续3次无效,则改用他法治疗。共治40例,其中产妇39例,非产妇1例,结果治愈36例,占

90% ,4 例无效。(宋立人 总编·《中华本草》8册 518)

★ 22. **治急性乳腺炎:**急性子(凤仙花子)25 克,朴硝 50 克,鲜蟾皮 1 张(连背皮),白酒一盅,炒面适量(寒结重者可加入少许姜汁)。前 3 味药共捣成泥,加白酒及炒面拌调成干糊状。将药糊敷患处,四周围以棉条,上盖敷料及油纸。敷药后如觉痒甚可取下,隔日加酒重调后再敷。功能:消炎解毒,散瘀通络,消肿止痛。外敷治疗急性乳腺炎(未成脓)49 例,多在 3 天内治愈。个别患者敷药后皮肤发痒,可暂停敷用,无其他副作用。(胡熙明 主编·《中国中医秘方大全》中册 59)

★ 23. **治急性乳腺炎:**全栝楼、赤芍、生甘草各 30 克,丝瓜络 15 克。用法:将上药水煎后加红糖适量,趁早热饮服,取微汗。每日 1 剂。病例验证:用此方治疗早期急性乳腺炎(未化脓者)46 例,疗效颇佳。其中 2 ~ 3 天痊愈者 40 例;4 ~ 5 天痊愈者 6 例,无 1 例化脓。(《名医验方》158)

★ 24. **治急性乳腺炎(瘀乳期):**症见乳房肿痛,局部发红,压痛明显,质硬,无波动感,扪之灼热,可伴有发热。葱白 450 克。先取上药 200 克,煎汤熏洗乳房 20 分钟。再用上药 250 克,捣烂如泥敷患处,每天 2 次。据邹伟等报道,应用本方治疗 30 例,发均在一天内就诊,用药 1 天内症状消失者 21 例,2 天内症状消失者 9 例。(薛建国 李缨 主编·《实用单方大全》21)

★ 25. **治急性乳腺炎:**蒲公英 60 克,银花 30 克,甘草 30 克,皂角刺 6 克。每日 1 剂,水煎,早、晚各服 1 次。(费兰波 徐亮 主编·《外科病奇难顽症特效疗法》70)

★ 26. **治急性乳腺炎:**蒲公英 500 克,绿豆 250 克。用法用量:春天采挖蒲公英根晒干研成细末,绿豆用文火炒成微灰色,研成细末,混匀,装瓶密封备用。将 2 味细末适量用鸡蛋清调成膏状,敷于患处表面,厚约 1 厘米,覆盖无菌纱布 4 ~ 6 层,胶布固定,每日换药 3 次。功能主治:清热解毒。主治早期急性乳腺炎。病例验证:用此方治疗早期急性乳腺炎 33 例,其中治愈 32 例,无效 1 例,有效率为 97%。(《名医验方》157)

★ 27. **治急性乳腺炎:**采取内服外敷并治的方法:新鲜蒲公英 160 克,洗净煎服。每日 4 次,连用 3 天;另取新鲜蒲公英 400 克,洗净后再加冷开水中浸泡 10 分钟,加 2 个鸡蛋清混合捣匀,摊于消毒纱布上,外敷病灶处。每日 4 次,连用 3 天。共治 20 例,治愈 17 例,好转 2 例,无效 1 例。(滕佳林 米杰 编著·《外治中药的研究与应用》500)

★ 28. **治急性乳腺炎:**蒲公英、赤芍各 30 克,青皮、王不留行各 10 克,甘草 6 克。每日 1 剂,一般服药 2 ~ 3 剂,总治愈率为 90%。(费兰波 徐亮 主编·《外科病奇难顽症特效疗法》74)

★ 29. **治急性乳腺炎:**取露蜂房剪碎置于铁锅中,以文火焙至焦黄取出,碾为极细粉末。每次 1 钱,用温黄酒冲服,每 4 小时 1 次,3 天为一个疗程。1 个疗程后未痊愈者,可再服 1 个疗程。若已有化脓倾向者本法无效,应考虑手术治疗。重证患者配合局部毛巾热敷。治疗 26 例,痊愈 23 例,进步 1 例,无效 2 例。平均治愈时间为 2.1 天。据观察,病程在 10 天以下者,大都可以消散痊愈。服药期间未发现毒性反应和副作用。(江苏新医学院 编·《中药大辞典》下册 2737)

★ 30. **治急性乳腺炎:**槐米 30 克,蚤休、生甘草各 15 克。烘干研末,分早、晚 2 次,以水、酒送服;配合局部热敷。治疗 32 例,均痊愈。治愈时间最短 2 天,最长 7 天。一般服药 2 天肿痛消失,体温正常,4 天而愈。(宋立人 总编·《中华本草》4 册 646)

★ 31. **治急性乳腺炎:**野菊花 15 克,蒲公英 30 克。煎服。另用鲜菊花叶捣烂敷患处,干则更换。(宋立人 总编·《中华本草》7 册 803)

★ 32. **治急性乳腺炎:**巴豆 1 个(内有 3 粒仁),砂仁 1 个,红枣 1 个(以大的肉多为宜),砂仁碾成细末,红枣去核。将上药塞入红枣内,在香油灯上熏烤。不断捏揉,使药渗入红枣内,最后变成黑色,制成黄豆大小。用法:根据患者体质情况,分 1 次或 2 次半空腹时服下,服药后可有轻度或中度腹泻,24 小时内退热,消肿止痛,2 天内痊愈。(杨仓良 主编·《毒药本草》491)

★ 33. **治急性乳腺炎:【消痈汤】**皂角刺 90 克,柴胡 10 克,杭白芍 10 克,生甘草 6 克,水煎服。临床疗效:治疗急性乳腺炎 36 例,其中哺乳期 35 例,非哺乳期 1 例。36 例中 17 例未化脓者

痊愈 15 例,19 例已化脓经服药加火针排脓全部治患。(胡熙明 主编·《中国中医秘方大全》中册 55)

★ 34. **治急性乳腺炎:【蜂房银花汤】**蜂房 6 克,银花藤(鲜品)60 克,丝瓜络 15 克。每天 1 剂,水煎 2 次,第 1 次煎液分 3 次内服,第 2 次煎液反复热敷,搓洗患处。辨证加减:寒热往来显著者,加山芝麻 15 克,胀痛甚,加陈皮 5 克。临床疗效:本方治疗早期急性乳腺炎 15 例,疗效颇好,一般 1 ~2 天即可治愈。(胡熙明 主编·《中国中医秘方大全》中册 55)

乳腺炎 18 方

★ 1. **治乳腺炎:**以蛇蜕 4.5 ~6 克 g,烧成灰后研末,用黄酒 1 ~2 两冲服,每日一剂。服药期间停止哺乳,每日吸空乳汁,并用毛巾热敷。(朱良春 主编·《朱良春·虫类药的应用》245)

★ 2. **治乳腺炎:**蛇蜕、乳香、没药各 15 克,鸡蛋 1 个。用法:上 3 味共为细末,每服 15 克与鸡蛋同冲服。(吴静 主编·《祛百病醋蛋秘方》202)

★ 3. **治乳腺炎:**全蝎 3 克(研细末 1 次服),柴胡 9 克煎水吞服全蝎末,1 日 1 次,一般病程短,只服 1 次可愈。樊明法用此法治疗急性乳腺炎 250 例,痊愈 201 例,其中服药 1 次痊愈 132 例,服药 2 次痊愈 63 例;服药 3 次痊愈 1 例;无效 2 例。(王辉武 主编·《中药临床新用》280)

★ 4. **治乳腺炎:**五倍子(炒黑)、蜂房(炒黑)各 250 克,桑枝(炒黑)500 克,冰片 5 克。共研末,香油调,外涂患处。(费兰波 徐亮 主编·《外科病奇难顽症特效疗法》74)

★ 5. **治乳腺炎:**蜈蚣 1 条(焙黄),龟板 1.5 克,全蝎 4 个。研细末,1 次服,酒送下。(胡晓峰 编著·《虫蛇药用巧治百病》152)

★ 6. **治乳腺炎:**活蟾蜍杀死后,将皮连同头及眼睛一起剥下,挑破表面腺体颗粒,将蟾皮表面贴敷在消毒的瘘管皮肤上,外盖紫草油纱条,纱布固定,2 ~3 日换药 1 次,直至瘘管愈合,肿块消散,疼痛消失。(孟凡红 主编·《单味中药临床应用新进展》79)

★ 7. **治乳腺炎:**取鲜大蓟根块去泥洗净,阴干。捣烂取其汁液,加入 20% 的凡士林搅拌,待 30 分钟后即自然成膏。乳房发炎期用上药膏涂在消毒纱布上贴于患部,4 ~6 小时换药 1 次;乳房化脓期先行局部切口引流,再敷药膏,4 小时换药 1 次,3 天后改 6 小时换药 1 次。共治疗 29 例,其中发炎期 27 例,化脓期 2 例,结果 23 例局部初期炎症 2 ~3 天治愈,4 例硬结红肿者 5 天痊愈,2 例化脓期者 1 星期治愈。(宋立人 总编·《中华本草》7 册 781)

★ 8. **治乳腺炎:**蒲公英、紫花地丁各 50 克。用法:水煎服,药渣再加入白矾 50 克捣匀敷患处,每日 1 剂,连用 3 ~5 日。(费兰波 徐亮 主编·《外科病奇难顽症特效疗法》70)

★ 9. **治乳腺炎:**蒲公英 60 克,栝楼 15 克,丝瓜络 15 克。水煎服,每日 1 剂,分早、晚 2 次服用。(费兰波 徐亮 主编·《外科病奇难顽症特效疗法》70)

★ 10. **治乳腺炎:**鹿角霜、丝瓜络各 3 钱(焙存性)。用法:共研细末,用酒冲服。(中医研究院革命委员会 编·《常见病验方研究参考资料》261)

★ 11. **治乳腺炎:**蒲公英 60 克,鹿角霜 9 克,黄酒 15 克。每日 1 剂,2 次煎服(黄酒在药快煎成时兑入)。(费兰波 徐亮 主编·《外科病奇难顽症特效疗法》71)

★ 12. **治乳腺炎:**鹿角霜 50 克,蒲公英 40 克,蜂房 15 克,蛇蜕 10 克。水煎服,每日 1 剂,连服 5 日。(费兰波 徐亮 主编·《外科病奇难顽症特效疗法》71)

★ 13. **治乳腺炎:**初期症见发热恶寒,乳房红肿热痛有块,用蒲公英 30 克,金银花、炮山甲(研细末)、当归尾、路路通各 15 克,甘草 10 克。煎取药液约 150 毫升,分 2 次温服。本方有清热解毒止痛、消肿散结通乳之功效,用于乳腺炎初期而未化脓前,一般每日服 1 剂,连服 2 ~3 日可愈。(李家强 编著·《民间医疗特效妙方》57)

★ 14. **治乳腺炎:**生半夏末加蛋清调糊敷患处,日 2 次。(孟凡红 等编·《单味中药临床应用新进展》53)

★ 15. **治乳腺炎:**白芷 30 克,食醋 18 毫升。用法:白芷研为细末,加入煮沸的食醋调成糊状,将其均匀涂在纱布上。外敷,每日 2 次。功能:

清热解毒，消肿散结。注意事项：贴敷在红肿的乳房上，外加塑料薄膜覆盖，每次贴敷 30～60 分钟，3～6 天为 1 个疗程。（阳春林 葛晓舒 主编·《湖南省中医单方验方精选·外科》上册 921）

★ 16. **治乳腺炎：**将鱼鳔煮软，外贴肿块处；或将鱼鳔焙干研末冲服。（宋立人 总编·《中华本草》9 册 333）

★ 17. **治乳腺炎：【砂仁塞鼻方】**砂仁 10～20 克，糯米饭适量。将砂仁研细末密贮瓶中备用，用时将糯米饭少许和砂仁末拌匀，搓成索条状如花生米大小，外裹以消毒布（必须为棉织品）塞鼻。左乳发病塞右鼻，右乳发病塞左鼻，亦可交替塞用。每隔 12 小时如法更换 1 次，直到炎症消失为止。临床疗效：治疗乳腺炎 50 例，其中 40 例痊愈，早期形成少量脓液者，亦能消失，平均治愈时间为 6 天。余 10 例患者发病于双乳，病情较重，配用清热解毒中药而愈。（胡熙明 主编·《中国中医秘方大全》中册 60）

★ 18. **治乳腺炎乳疮溃烂，日久不愈：**鹿角霜。用法：煅存性，研极细末撒患处。（中医研究院革命委员会 编·《常见病验方研究参考资料》259）

乳痈 70 方

★ 1. **治乳痈初起：**五倍子 5 钱。用法：研细末，调醋涂患处。（中医研究院革命委员会 编·《常见病验方研究参考资料》264）

★ 2. **治乳痈初起：**蜈蚣 2 条，全蝎 4 只。焙存性，研细末，分 2 次黄酒送下。（杨仓良 主编·《毒药本草》720）

★ 3. **治乳痈初起：**鹿角霜一两。用法：研细，黄酒送服，每服三钱。（中医研究院革命委员会 编·《常见病验方研究参考资料》358）

★ 4. **治乳痈初起：**鹿角霜磨水，或用醋调外敷患处。（中医研究院革命委员会 编·《常见病验方研究参考资料》358）

★ 5. **治乳痈初起：**蒲公英一两，鹿角霜五钱，糖栝楼一个（约二三两连皮打碎）。用法：水、酒各一杯煎服，盖被出汗。（中医研究院革命委员会 编·《常见病验方研究参考资料》262）

★ 6. **治乳痈初起：**鹿角霜五钱，煅牡蛎、炙鳖甲各二钱，青黛五分。用法：为细末，每服三钱，白水送下。（中医研究院革命委员会 编·《常见病验方研究参考资料》262）

★ 7. **治乳痈初起：**鹿角霜、贝母、丹参、泽兰各五钱。用法：水煎温服，一日二至三次。（中医研究院革命委员会 编·《常见病验方研究参考资料》262）

★ 8. **治乳痈初起：**蒲公英 2～4 两。用法：水煎服。外用蒲公英渣，趁热敷患处。1 日 3 服、3 敷。（中医研究院革命委员会 编·《常见病验方研究参考资料》261）

★ 9. **治乳痈初起：**蒲公英 1 两，香附 6 钱。用法：香附研末，蒲公英煎汤，送香附末服下。每剂分 2 次服，早、晚各 1 次。（中医研究院革命委员会 编·《常见病验方研究参考资料》261）

★ 10. **治乳痈初起：**蒲公英 2 两，金银花 1 两。用法：水煎服，以渣敷乳上。备注：本方剂量和用法各地不同：金银花最少用 2 钱，最多用 3 两，；蒲公英最少用 3 钱，最多用 4 两。用法有用水煎加酒服，渣敷之。（中医研究院革命委员会 编·《常见病验方研究参考资料》260）

★ 11. **治乳痈初起：**蒲公英、紫花地丁各 3 钱。用法：水煎服，并将药渣外敷。（中医研究院革命委员会 编·《常见病验方研究参考资料》260）

★ 12. **治乳痈初起：**蒲公英一两，王不留行三钱，白芷二钱。用法：煎汁分饮，将渣敷患处。（中医研究院革命委员会 编·《常见病验方研究参考资料》262）

★ 13. **治乳痈初起：**蒲公英、丝瓜络各 5 钱。用法：水煎服。并以蒲公英 1 两，捣烂敷乳肿处。（中医研究院革命委员会 编·《常见病验方研究参考资料》260）

★ 14. **治乳痈初起：**蒲公英、栝楼各 5 钱，没药 3 钱。用法：水、酒各半煎服。（中医研究院革命委员会 编·《常见病验方研究参考资料》261）

★ 15. **治乳痈初起：**蒲公英 1 两，青皮、陈皮、麦芽各 4 钱。用法：水煎，每日 1 剂，可连服 2～3 剂。剧痛者加乳香、没药各 2 钱；即将化脓者加炮山甲、皂角刺各 3 钱。（中医研究院革命委员会 编·《常见病验方研究参考资料》262）

★ 16. **治乳痈初起,未成脓者最宜:**公英一两,栝楼一两,蛇蜕五寸,漏芦三钱,银花六钱。用法:水煎服,脓已成者此方无效。(沈洪瑞 主编·《重订十万金方》403)

★ 17. **治乳痈初起:**刘寄奴二两。用法:煎浓汁代茶饮一二碗,服数次有效。(中医研究院革命委员会 编·《常见病验方研究参考资料》259)

★ 18. **治乳痈初起:**刘寄奴、蒲公英各30克,红花9克。水煎,先熏后洗患乳。(滕佳林 米杰 编·《外治中药的研究与应用》270)

★ 19. **治乳痈初起:**新鲜夏枯草2~3两。用法:捣烂,早、晚冲老酒服,或布包绞汁,隔水炖热,加酒温服。渣敷患处。(中医研究院革命委员会 编·《常见病验方研究参考资料》259)

★ 20. **治乳痈初起:**夏枯草、地丁各4两。用法:捣烂,泡酒服。(中医研究院革命委员会 编·《常见病验方研究参考资料》261)

★ 21. **治乳痈初起:**夏枯草、公英各等分,酒煎服,或做丸亦可。(宋立人 总编·《中华本草》7册138)

★ 22. **治乳痈初起:**白芷三钱半。用法:为细末,黄酒冲服后出汗。如不好。可再服一剂。(中医研究院革命委员会 编·《常见病验方研究参考资料》260)

★ 23. **治乳痈初起:**生半夏一个,研末,葱白半寸,捣和为丸。绵裹塞鼻,左乳病,塞右鼻;右乳病,塞左鼻。一夜即愈。(彭怀仁 主编·《中医方剂大辞典》3册988引《仙拈集》卷三)

★ 24. **治乳痈初起:**仙人掌。用法:将刺除去,或加盐少许同捣,敷患处。备注:又方(1)加冰片少许共捣敷;宜忌:切勿入目。(中医研究院革命委员会 编·《常见病验方研究参考资料》263)

★ 25. **治乳痈初起结核,疼痛红肿:**仙人掌焙热熨之。此方亦治石硬。(滕佳林 米杰 编·《外治中药的研究与应用》236)

★ 26. **治乳痈初起:**马齿苋、皮硝。捣烂敷用。(中医研究院革命委员会 编·《常见病验方研究参考资料》263)

★ 27. **治乳痈初起:**马齿苋浸醋敷患处。(中医研究院革命委员会 编·《常见病验方研究参考资料》263)

★ 28. **治乳痈初起:**全栝楼6钱。酒煎服。(中医研究院革命委员会 编·《常见病验方研究参考资料》259)

★ 29. **治乳痈初起:**全栝楼、丝瓜络各一个。水煎服。(中医研究院革命委员会 编·《常见病验方研究参考资料》261)

★ 30. **治乳痈初起:**栝楼、贝母各5钱,蒲公英1两。用法:水煎服,药渣敷患处。(中医研究院革命委员会 编·《常见病验方研究参考资料》262)

★ 31. **治乳痈初起:**全栝楼1个,青皮5钱。用法:水煎,连服2剂。(中医研究院革命委员会 编·《常见病验方研究参考资料》261)

★ 32. **治乳痈初起:**活地龙去泥土,捣烂,以陈醋调敷患处。一日换二三次。(中医研究院革命委员会 编·《常见病验方研究参考资料》264)

★ 33. **治乳痈初起:**活地龙去泥土,加韭菜一把,同捣敷。(中医研究院革命委员会 编·《常见病验方研究参考资料》264)

★ 34. **治乳痈初起:**紫花地丁1两。用法:去皮为末,分3次,黄酒冲服,1日服完。(中医研究院革命委员会 编·《常见病验方研究参考资料》259)

★ 35. **治乳痈初起:**鲜紫花地丁草。用法:叶子塞鼻,左乳痛塞右鼻,右乳痛塞左鼻。梗、茎与根,捣烂成饼,敷痛处。1昼夜可消散。(中医研究院革命委员会 编·《常见病验方研究参考资料》265)

★ 36. **治乳痈初起发热疼痛者:**巴豆1~16粒,鸡蛋1枚。用法:巴豆炒去油,装入鸡蛋内,湿纸封口,外用白面团包裹,放火炉内煨熟,去面和蛋壳,食鸡蛋。经2~3小时后即见泻下。若泻下过多,服凉粥半碗即止。(吴静 主编·《祛百病醋蛋秘方》202)

★ 37. **治乳痈初起肿痛:**菊叶三七叶、蒲公英适量,捣绒外敷,或干粉调醋敷患处。(宋立人 总编·《中华本草》7册856引《四川中药志1979年》)

★ 38. **治乳痈:【二虫消痈散】**蜈蚣3条,全蝎5条。用法:焙干、存性,研细粉,制散剂,分成6包。口服。每次1包,日服2~3次。功能:消肿散结。使用注意:孕妇禁用。(张金鼎 邹治文 编·《虫类中药与效方》147)

★ 39. **治乳痈**：蛇蜕皮（烧灰）。上以鸡子白和之敷上。少干即易。（电子版·《中华医典·普济方》卷三百二十五）

★ 40. **治妇人乳痈痛甚**：蛇蜕皮（烧灰）一钱，炒甘草末半钱。用法：上二药同和。暖酒下。如破，用生油调涂。（彭怀仁 主编·《中医方剂大辞典》2 册 13 引《传信适用方》）

★ 41. **治乳痈溃烂，日久不愈者**：五倍子（炒黑）半斤，桑木炭 1 斤，小黄蜂窝半斤（炒黑），香油酌量。用法：共为细末。用香油熬成药膏。将药膏摊于布上，贴患处，每日换 1 次。（中医研究院革命委员会 编·《常见病验方研究参考资料》265）

★ 42. **治乳痈肿痛**：（南星半夏散）天南星、半夏、皂角、五倍子各等分。用法：研极细末。以米醋调匀外敷患处。（滕佳林 米杰 编·《外治中药的研究与应用》169）

★ 43. **治乳痈**：鹿角屑一两为细末，以猪胆汁调下一钱，不过再服。以酸浆水服之亦得。（宋立人 总编·《中华本草》9 册 655 引《妇人良方》）

★ 44. **治妇人乳痈成疮，久不愈，脓汁出，疼痛欲死，不可忍**：**【鹿角散】**鹿角二两，甘草半两。用法：上为细散。用鸡子白和，于铜器中暖令温，敷患处。五七易即愈。（彭怀仁 主编·《中医方剂大辞典》9 册 593 引《圣惠》）

★ 45. **治乳痈新起，结肿疼痛，憎寒发热，但未成者**：鹿角尖 30 克。用法：用炭火煅稍红存性，碾末。每次 9 克，食后用热酒调服。（孙世发 主编·《中医小方大辞典》162 引《外科正宗》）

★ 46. **治乳痈**：炮穿山甲二钱。配制：将上药研细末入鸡子内烧熟。用法：药和鸡子同吃。（沈洪瑞 主编·《重订十万金方》405）

★ 47. **治乳痈**：用斑蝥 3 克，生半夏 10 克，细辛 30 克。上药共研和匀，装瓶备用。用时将药棉摊如 5 分硬币大小，牛皮纸厚薄，均匀无洞。取 1 克左右药粉裹于其中，如枣核状，塞入鼻孔。每次 1 枚，病在右，塞左鼻孔，病在左，塞右鼻孔，病在双侧，左右交替塞。至鼻腔灼热感时取出，间隔 10 分钟左右继续使用。（滕佳林 米杰 编著·《外治中药的研究与应用》559）

★ 48. **治乳痈**：**【贝母白芷内消散】**大贝母、白芷各等份。用法：上药研为末。每服 2 钱，白酒调下。宜忌：孕妇忌用白芷。加减：有郁，酌加白蒺藜。（彭怀仁 主编·《中医方剂大辞典》2 册 604 引《医学从众录》卷八）

★ 49. **治乳痈**：**【冰豆膏】**巴豆一粒（去净油），冰片三厘。用法：用饭粘，以手捏烂为丸。雄黄少许为衣。将丸捏扁贴眉心处，用清凉膏如钱大盖之，夏贴三个时辰，春、秋、冬贴一日，去之。（彭怀仁 主编·《中医方剂大辞典》4 册 698 引《仙拈集》卷三）

★ 50. **治乳痈**：1963 年 6 月 13 日，王学光同志来寓谈治急性乳腺炎自验方：丝瓜络 15 克，烧灰存性，醪糟送下，如无黄酒亦可。此为 1 次量，服二三次可愈。急性乳腺炎初期，效果最好。王并云以此法，治其爱人蒲某乳腺炎，3 日愈。（杨鹏举 主编·《中医单药奇效真传》342）

★ 51. **治乳痈**：冀某某，女，26 岁。右乳房较左侧增大明显，局部红肿，乳晕区触及 4 厘米 X3 厘米 X3 厘米硬结，有压痛，乳汁不通，全身畏寒发热（体温 39.3℃），头痛无力，喜冷饮，纳差。当地医院确诊为急性乳腺炎，经青霉素及中药治疗无效，病情逐日加重，右侧乳房胀痛，乳房内出现 3 个硬结如小鸡蛋大小，头晕，纳差，发烧（体温 39.8℃），口渴喜冷饮，舌质红，脉细弦。将丝瓜络（干品）20 克放入碗中用火柴烧成炭粉末，再加入 30 ~ 50 毫升的普通白酒，搅匀后饮服。当天下午即乳汁通畅，体温降至正常。（杨鹏举 主编·《中医单药奇效真传》341）

★ 52. **治乳痈溃烂**：丝瓜络一条，冰片少许。用法：将丝瓜络和冰片研细，调菜油擦患处。（刘少林 刘光瑞编·《中国民间小单方》134）

★ 53. **治乳痈**：明雄黄、白矾各等份。用米醋调敷。（杨仓良 主编·《毒药本草》1009 引《疡医大全》）

★ 54. **治乳痈**：明雄黄一钱，生白矾一钱，好茶叶一钱。用法：研细末，分三包。每日早、晚各服一包，黄酒送下。（沈洪瑞 主编·《重订十万金方》404）

★ 55. **治乳痈，不论已破、未破**：栝楼二个，穿山甲（酥炙）1 钱，甘草 6 钱。用法：将栝楼挖一孔，将药分装入栝楼内，水酒各二斤，同煮至一大碗，临卧热服；渣捣烂，水酒再煎，连服。将渣趁热敷满乳，用布捆住，盖被取汗。（彭怀仁 主编·《中医方剂大辞典》3 册 884）

★ 56. **治乳痈**:栝楼1两,乳香1钱。共研细末,每服1钱,温酒调下。(宋立人 总编·《中华本草》5册581)

★ 57. **治乳痈**:当归五钱,栝楼八钱,乳香一钱半,没药一钱半,甘草一钱。用法:水煎,饭后服。(沈洪瑞 主编·《重订十万金方》404)

★ 58. **治乳痈**:栝楼一个,丝瓜一个,皂角刺四十九个(炒),甘草、当归各一两。用法:上为细末。每服二钱,酒调下。(彭怀仁 主编·《中医方剂大辞典》4册281)

★ 59. **治乳痈**:海螵蛸细末三钱,酒煎尽量饮,出汗自消。(宋立人 总编·《中华本草》9册102引《疡医大全》)

★ 60. **治妇人乳痈乳肿,初起红肿高大而坚硬,乍冷乍热,疼痛难忍,服之立效**:蒲公英四两(干鲜均可。鲜者用十二两)。配制:水煎。用法:一日三次服,将渣敷肿处。轻者一剂,重者三至四剂痊愈。(沈洪瑞 主编·《重订十万金方》404)

★ 61. **治乳痈**:蒲公英30克,黄酒200毫升。水煎服,药渣外敷患处。王永山等用上方治疗乳痈40例,结果治愈31例,好转7例,无效2例。(王辉武 主编·《中药临床新用》626)

★ 62. **治乳痈、乳吹,不问已成未成**:蒲公英一握,捣烂,入酒半盅,取酒温服,滓贴患处,甚者不过三五服即愈。(彭怀仁 主编·《中医方剂大辞典》10册849引《景岳全书》)

★ 63. **治乳痈**:蒲公英30克,熟牛蒡15克,青皮15克。水煎服,每日1剂。(顾伯华 主编·《实用中医外科学》131)

★ 64. **治乳痈**:蒲公英一两 ,元参一两,当归一两,银花一两。用法:水煎服。(沈洪瑞主编·《重订十万金方》402)

★ 65. **治乳痈**:蒲公英、紫花地丁、金银花、芙蓉叶各等量。将上药混合加水1000毫升煎煮成汤。趁热熏洗患乳,每日3~4次,每日1剂。(滕佳林 米杰 编著·《外治中药的研究与应用》498)

★ 66. **治乳痈**:蒲公英50克,王不留行25克。每日1剂,水煎分2次服,可获良效。(李家强 编著·《民间医疗特效妙方》188)

★ 67. **治乳痈、乳吹初起**:蒲公英、金银花各5钱,当归1两。水煎服。(彭怀仁 主编·《中医方剂大辞典》9册433引《洞天奥旨》)

★ 68. **治乳痈结硬疼痛**:露蜂房五两。用法:上锉。以醋五升,煎至三升,倾于瓷瓶子内,趁热熏乳上,冷即再暖,以愈为度。(彭怀仁 主编·《中医方剂大辞典》10册1629引《圣济总录》)

★ 69. **治乳痈、红肿疼痛者**:生石膏15克,野菊花7.5克,生蒲公英7.5克。制法:将上药捣后,蜜调备用。用法:捣细后成为糊状,加蜜成膏,按痈肿大小外敷。作用:清热,解毒,消痈。疗效:37例中36例治愈,仅1例化脓。典型病例:卢某,35岁,女。授乳初停,恶寒微热,左乳轻度红肿,微痛,乳汁不通。经青霉素等治疗不效,红肿热痛。外敷本方3日症结消散、乳汁通畅。按语:本方配内服药,疗效更佳。(张树生 高普等 编·《中药敷贴疗法》149)

★ 70. **治吹奶乳痈:【南星半夏散】**五倍子、天南星、半夏、皂角各等分,研极细末。醋调,敷一宿,立效。(陆士谔 编·《叶天士手集秘方》284)

乳房硬块5方

★ 1. **治乳房硬块**:槐角30克,半夏20克。共研末,蜂蜜调,涂患处,每日1次。(金福男 编著·《古今奇方》110)

★ 2. **治乳房硬块**:夏枯草30克,仙鹤草15克,青皮12克。水煎服,每日2次。(金福男 编著·《古今奇方》110)

★ 3. **治乳房硬块**:蛤蟆1个,桃仁30克。蛤蟆去内脏,与桃仁共捣烂,涂患处,每日1次。(金福男 编著·《古今奇方》110)

★ 4. **治乳房硬块**:蟾酥、草乌、丁香各一钱,川乌二钱。用法:共研极细末,瓶装勿泄气,每次以上药末少许,入膏药中间,贴核上,一日一换,连贴一月为一疗程。(中医研究院革命委员会 编·《常见病验方研究参考资料》270)

★ 5. **治乳吹成块**:蒲公英、金银花(连茎叶)各4两。捣烂取汁。黄酒热服,盖暖出汗;仍将渣敷患处。(彭怀仁 主编·《中医方剂大辞典》6册524引《仙拈集》)

乳房结核 8 方

★ 1. **治乳房结核，焮肿：**栝楼实、土贝母（去心）、甘草节各三钱。水煎服。加减：已溃，加忍冬一两。（彭怀仁 主编·《中医方剂大辞典》3册 889）

★ 2. **治妇女乳内一核，初起如钱，不做疼痛，三五年成功红肿，溃时无脓，唯流清水，形如岩穴之：【神功饮】**栝楼一个（连壳），忍冬藤、蒲公英、甘草节、金银花各 2 钱。用法：生酒煎服。（彭怀仁 主编·《中医方剂大辞典》7 册 1087 引《玉案》）

★ 3. **治吹乳结核不散：**栝楼、甘草、当归、乳香、没药、皂角刺。用法：上为末。酒调服。脓成者溃，未成者消。（彭怀仁 主编·《中医方剂大辞典》3 册 916）

★ 4. **治妇人乳中结核：**栝楼仁三钱，连翘二钱，甘草节、青皮各一钱，升麻二钱。用法：作一服。水煎，食后细细呷之。（彭怀仁 主编·《中医方剂大辞典》2 册 572）

★ 5. **治乳核：**水蛭、三棱、莪术、花粉各 30 克。晒干研粉，分 15 份，每取 1 份以凡士林调匀外敷，连敷 10 次，乳核消散。（杨仓良 主编·《毒药本草》607）

★ 6. **①治孕妇及产后乳结核。②治一切乳症：【芷贝散】**白芷、贝母各等份。用法：上药研为末。每次 3 克，酒调频服。若无乳行者，加漏芦煎酒调服。外用起酵生面。如蜂窝发过，上有青色无妨，焙干为末，井水调敷，如干，以水时润之；甚者加白芷、贝母、乳香、没药少许。功能：《慈禧光绪医方选议》祛风消肿，清热散结。主治：①《医学入门》。孕妇及产后乳结核。②《杂病源流犀烛》：一切乳症。方论：《慈禧光绪医方选议》方中白芷辛温，能表散风寒，散肿通窍；贝母除化痰止咳外，尚可清热散结，用黄酒调服，在于酒有活血通络之作用。（孙世发 主编·《中医小方大辞典》383 引《医学入门》卷八）

★ 7. **治妇人乳房不红不肿，内结小核而硬：**川五倍、没药各 4 两，昆布、苦参子各 1 两。用法：共为细末，用老醋 4 斤与药面共熬成软膏。温涂患处，每日 3 次，每次先用开水洗后敷药。（沈洪瑞 主编·《重订十万金方》411）

★ 8. **治结核性乳房瘘：**蛋黄油。用棉花搓成细绳，蘸蛋黄油插入乳痈瘘管内，每日换药 1 次，直至痊愈。本方治疗此病效果良好。（吴静 主编·《祛百病醋蛋秘方》202）

乳疽 2 方

★ 1. **治乳疽验案：**高某之妻，43 岁。产后忽患乳肿，胀大坚硬，作疼，已 2 个月余。鲜蒲公英捣汁，兑入等量黄酒，每服 1 茶杯，饭后服，日服 3 次，服 3 日肿胀稍消，又继续服用 10 余日，即告痊愈。按语：乳疽多由肝气郁结，胃热蕴蒸，气血凝滞而成。蒲公英清热解毒，消痈散结，能疏郁通乳，故为治乳疽之良药。（杨鹏举 主编·《中医单药奇效真传》338）

★ 2. **治乳下石疽未溃：【奇巧丹】**蜈蚣 1 条，斑蝥 4 个。用法：用砂锅炒以上 2 药，至色黄为度，共研细末。先将患处挑破，敷药面少许，外以纱布包扎，过 1 宿后，疽上起白疱用针刺之，出黄水即愈。（沈洪瑞 主编·《重订十万金方》415）

乳房肿痛 10 方

★ 1. **治乳肿痛：**大黄栝楼一枚。熟捣，以白酒 1 斗，煮取 4 升，去滓，温 1 升，日分三服。（江苏新医学院 编·《中药大辞典》下册 1782 引《子母秘录》）

★ 2. **治乳痛：**鹿角尖三寸，炭火内略煅微焦，碾末。每服三钱，酒调下。乳痛未成者，再服必消。（清代·田间来是庵 辑·《灵验良方汇编》97）

★ 3. **治乳疼：**五倍子 5 钱，煅牡蛎 1 两，枯白矾 1.5 钱。水 2 碗煎洗。（清·顾世澄 撰·《疡医大全》755）

★ 4. **治乳房痛：**全蝎 6 克。用法：取上药，研细末，分 3 包。睡前白开水送服。功能：消肿止痛。附注：据报道，应用本方治疗本病，1 次即

愈。(薛建国 李缨 主编·《实用单方大全》463)

★ 5. **治乳房肿胀、疼痛**:蛇蜕、鹿角、露蜂房各三钱。共烧存性研细末。黄酒冲服。每日服二次,每次一钱。(江苏新医学院 编·《中药大辞典》下册2119)

★ 6. **治行经前乳房胀痛**:陈皮五钱,鹿角霜三钱。用法:水、黄酒各半煎服。(中医研究院革命委员会 编·《常见病验方研究参考资料》325)

★ 7. **治乳房红肿疼痛验案**:曾某,女,26岁,产后10余天,左侧乳房红肿疼痛,乳流不畅,伴有畏寒发热,经用青霉素及四环素等治疗效果不佳,改用蒲公英外敷,3日后诸症消除,随访未复发。(杨鹏举 主编·《中医单药奇效真传》253)

★ 8. **治吹乳肿痛不可忍**:生山药捣烂,敷上即消,消即去之,迟则肉腐。(宋立人 总编·《中华本草》8册245引《古今医鉴》)

★ 9. **治奶肿硬,痛不可忍**:穿山甲(炙焦)一两,木通一两,自然铜半两(生用)。用法:上为细末。每服二钱,食后温酒调下。(彭怀仁 主编·《中医方剂大辞典》2册565引《杨氏家藏方》)

★ 10. **治儿吹著奶疼肿**:蛇蜕一尺七寸,烧令黑,细研,以好酒一盏,微温顿服,未甚效更服。(江苏新医学院 编·《中药大辞典》下册2118引《产乳集验方》)

乳疮5方

★ 1. **治乳疮**:僵蚕、乌蛇、地龙各三钱。配制:共为细末,黄蜡为丸,作成九丸。用法:每日三次,每次三丸,白水送服。定兴县天宫寺乡献方。(沈洪瑞 主编·《重订十万金方》407)

★ 2. **治乳头疮**:鸦胆子研细面。用水调成糊状。涂患处。(沈洪瑞 主编·《重订十万金方》404)

★ 3. **治妇人乳生疮,头汁出,疼痛欲死,不可忍:【鹿角散】**鹿角三分,甘草一分。用法。上药治下筛。和以鸡子黄,于铜器中,置于温处,炙上敷之,一日二次。(彭怀仁 主编·《中医方剂大辞典》9册592引《千金》)

★ 4. **治乳头溃疡**:天花粉二两,研末,鸡蛋清调敷。(江苏新医学院 编·《中药大辞典》上册326)

★ 5. **治乳疮溃烂,日久不收口**:鹿角煅存性,研极细末撒患处。(中医研究院革命委员会 编·《常见病验方研究参考资料》259)

乳腺增生15方

★ 1. **治乳腺增生病**:大蒜20克,鲜山药100克,川芎10克,白糖20克。用法:上4味同捣烂,适加韭汁调成糊状,敷患处,每日换药1次。涂上药后有痒感,2~3小时便可自消。(吴静 主编·《祛百病大蒜秘方》226)

★ 2. **治乳腺增生**:瓦松30克,灯芯草30克,轻粉9克,冰片9克。用法:共捣如泥,外敷患处。(毛绍芳 孙玉信 主编·《效验良方丛书·妇科验方》305)

★ 3. **治乳腺增生**:补骨脂味辛,性温。功能:补肾助阳,可治疗因肾阳亏虚所致的腰痛、遗精、阳痿、泄泻、喘嗽等症。这些功用已经得到广泛认同。笔者认为本品还具有软坚散结的功效,在滇中民间,笔者目睹用单味补骨脂治疗乳房包块,效果良好。根据这一经验,笔者适当加以变通,采用内服外用结合治疗乳腺增生4例,均在1~3个月内治愈。其具体用法为:①补骨脂800克,文火炒微黄,研细末,每次3克,每日3次。②补骨脂150克,蜈蚣10条,入食醋1000毫升内浸泡,半个月后局部外搽,每天3~4次。上法可连续应用1~3个月,直至治愈。

病例介绍:陈某,女,39岁。1996年7月初出现双侧乳腺增生,类圆形,质韧,微硬,轻触痛,左侧3厘米×3厘米×3厘米,右侧2.5厘米×件2.5厘米×2.5厘米,伴乳房轻度胀痛,经期尤甚。舌质暗红、苔薄白,脉沉弦。此外无其他特殊不适。红外线扫描诊断为乳腺增生。患者经中西药治疗近半年乏效。1996年底初诊,嘱其用上法内服外治,共治疗78天,结果双侧乳腺增生逐渐消散而愈。至1999年底随访无复发。[《中医杂志》编辑部整理·《中医杂志》专题笔谈文萃(1995—2004,第二辑)332]

★ 4. **治乳腺增生：**用露蜂房 20 克，芒硝 60 克，生南星 20 克，乳香、没药各 15 克。上药共研细末。凡士林调和外涂患处，1 次外敷 2 小时，每日 1 次。（滕佳林 米杰 编著·《外治中药的研究与应用》584）

★ 5. **治乳腺增生病：**患侧乳房外敷蟾酥膏，每周换药 3 次；加服小金丹，每日 2 次，每次 3 片，3 周为 1 个疗程，疗程之间停药 1 周，连续治疗 3 个疗程。（孟凡红 主编·《单味中药临床应用新进展》79）

★ 6. **治乳腺增生验案：**我是河北无极人，1970 年，我老伴 30 岁时患囊性乳腺增生，双乳疼痛，内有鸡蛋大的硬块，按之也疼，曾去过几个有名的大医院，也找名医教授看过，中西药物用得不少，内服、外敷、针刺、肌注等疗法都用过，虽都见效，但经期一到就又复发如初，治疗 1 年多，不见轻。教授说这种病易复发，不易根治，遂失去信心，只好听其自然。1972 年 6 月间，偶听人说，何某某用壁虎泡酒，喝了后食管癌好了，能吃东西了。当时我便产生了试一试的想法。听医生说：乳腺增生是乳腺癌的前期病症，我想让老伴吃了不会对她的病有害处，晚上令孩子们捉了七八条，放在做饭的地灶的炉盘四周的热灰上，第 2 天早上取出，焦而不糊，放在案板上，擀成面，筛去较粗的，拌上适量红糖，做成丸，劝其吃了，几天后，想不到的奇效出现了，肿块没有了，按之也不疼了，用手一揉，软乎乎，好似正常状态，我们一家人都很高兴。到第 2 年夏天又有些复发，但轻得多了，照法又吃了 1 次又好了，至今年过去 26 年了，未曾复发过。我曾查过一些资料，说壁虎有软坚、抑制癌细胞生长的作用，并有微毒，故对乳腺增生及癌症有其疗效，却无毒副作用。（杨鹏举 主编·《中医单药奇效真传》338）

★ 7. **治乳腺增生病：**壁虎研末制成胶囊，每粒 1 克，每日 3 次，每次 3～4 粒，内服。吕云钊等用上方治疗乳腺增生病 50 例，临床治愈 42 例，显效 6 例，好转 2 例，无效 1 例，服药最少者 15 天，最多 90 天，平均 50 天。服药时间长短与乳腺增生程度有关。服药期间未发现任何毒副作用。（王辉武 主编·《中药临床新用》607）

★ 8. **治乳腺增生、乳房纤维瘤：**将全蝎 160 克分装于 25 个栝楼中，瓦上焙干存性，研细末，每日服 3 次，每次 3 克，温开水调服，连服 1 周。治疗乳房纤维瘤 11 例，痊愈 10 例，治疗乳腺小叶增生 243 例，均获痊愈。（杨仓良 主编·《毒药本草》712）

★ 9. **治乳腺增生伴乳痛：**三七适量。用法：用白酒少许磨成糊状，或将三七焙干研粉，与白酒调成糊状，涂于结块上，外用敷料固定，每日换药 1 次。（徐明 编著·《民间单方》171）

★ 10. **治乳癖：【围药】**白及 30 克。用法：上药研末，水调，敷患处。候干再以水润。2～3 次愈。（孙世发 主编·《中医小方大辞典》82 引《先醒斋医学广笔记》卷三）

★ 11. **治乳癖：**蒲公英 30 克，金银花 60 克。酒水各 1 碗煎半，加酒 1 小杯，服。（杨建宇等 主编·《灵验单方秘典》211 引《图经本草》）

★ 12. **治乳癖初起：**天花粉 15 克，川椒 10 克，甘草节 10 克，皂角刺 10 克。用法：以水煎服，一日 1 剂。功效与主治：乳癖初起，乳房胀痛和肿块随喜怒消长，伴胸闷胁胀。（竭宝峰 江磊 主编·《中华偏方大全》269）

★ 13. **治乳癖结块及诸痛日久，坚硬不溃：**鲜山药和川芎、白糖霜共捣烂涂患处。涂上后奇痒不可忍，忍之良久渐止。（江苏新医学院 编·《中药大辞典》上册 167 引《本经逢原》）

★ 14. **治乳癖（乳腺增生症）：**将巴豆仁 120 克放入已熔化黄蜡 120 克的锅内炸成深黄色，滤出黄蜡液（有毒）弃之，在竹筛上散开巴豆仁，待其上之黄蜡凝后收起备用。每次 5 粒，1 日 3 次（必须囫囵吞下），温开水冲服，1 个月为 1 疗程。停药 10 天后再服第 2 个疗程，以愈为度。吴运苍用上方治疗乳癖 458 例，除 3 例癌变外，其余皆痊愈或基本痊愈。（王辉武 主编·《中药临床新用》147）

★ 15. **治乳癖、惊风、食痫、诸疳：【小红丸】**天南星一两（末，生），朱砂半两（研），巴豆一钱（取霜）。用法：上为末，姜汁面糊为丸，如黍米大。百日者一丸，一岁者二丸，随乳送下。小儿一岁以内，常服极妙。功能：化痰涎，宽膈，消乳癖，化惊风。方论选录：《小儿药证直诀类证释义》：南星以除痰，朱砂以镇惊，巴豆以除癖。（田代华 主编·《实用中医三味药方》507 引《小儿药证直诀》）

乳房杂证 7 方

★ 1. **治乳吹并一切毒:【地丁膏】**蒲公英、紫花地丁各 8 两。用清水洗净,用水熬汁去渣,又熬成膏摊贴患处。(宋立人 总编·《中华本草》5 册 467)

★ 2. **治一切乳症,毒从大便出:【回脉散】**大黄三钱,白芷八分,乳没药各五分,木香五分,山甲(蛤粉炒)五分。用法:上为末。人参二钱,煎汤调服。(彭怀仁 主编·《中医方剂大辞典》4 册 442 引《青囊秘传》)

★ 3. **治乳房病:**黄酒冲服山甲末 10~30 克,王不留行末 10~30 克。杨洪芝用上方治疗乳痈初期 31 例,治愈率为 84%;好转率为 16%。(王辉武 主编·《中药临床新用》483)

★ 4. **治乳头硬肿:**生山药不拘多少捣烂敷之。(清·邹存淦 著·《外治寿世方》97)

★ 5. **治乳劳初肿气实者:**栝楼、贝母、天南星、甘草、连翘各一钱(一方加青皮、升麻)。水煎,加酒服。(李经纬等 主编·《中医大辞典》1681)

★ 6. **治乳疳,乳头腐烂,延及周围:【白芷散】**白芷二钱,牡蛎粉五钱,冰片二分。用法:为细末,搽患处。(宋立人 总编·《中华本草》5 册 887 引《外科真诠》)

★ 7. **治一般外科感染未形成脓肿或表皮未破溃患者:**用冰片 1 份,芒硝 10 份。混匀研末,装瓶备用。用时取冰片芒硝散撒于纱布中央,约 0.5 厘米厚,将纱布四边折褶包好,贴敷患处,胶布固定,每 2~3 天换药 1 次。共治疗外科感染 230 例,其中丹毒 25 例,急性乳腺炎 42 例,蜂窝织炎 30 例,疖肿未成脓者 40 例,淋巴管炎 38 例,静脉炎 27 例,阑尾周围脓肿 28 例,结果全部治愈,平均换药 3 次。(宋立人 总编·《中华本草》3 册 553)

疝气 39 方

★ 1. **治疝气:**无花果 2 个,小茴香 10 克。水煎服。(陕西省中医研究所革命委员会 编·(修订本)《陕西中医验方选编》399)

★ 2. **治疝气:**甘遂、茴香各等份,共研为末,用酒服 6 克。主治:疝气偏肿。(杨建宇等 主编·《灵验单方秘典》103 引《儒门事亲》)

★ 3. **治疝气:**陈石灰(炒)、五倍子、山栀子等分为末,面和醋调。敷之,一夜即消。(滕佳林 米杰 编著·《外治中药的研究与应用》33 引《医方摘要》)

★ 4. **治疝气:**五倍子 10 克,枳壳 15 克,辣椒 1 个,水煎服,每日 2 次。(金福男 编著·《古今奇方》114)

★ 5. **治疝气:**五倍子、枯矾、芒硝、大黄各 30 克。煎水取汁,熏洗疝气处,每日 1~2 次。(肖国士 潘开明 主编·《中医秘方大全》385)

★ 6. **治疝气:【巴豆砒散】**巴豆霜 3 份,白砒粉 1 份。取少许入小布袋内,固定于患侧涌泉穴,脚可着地,连敷数天,配合内服疝气汤:泽泻、苍术、小茴香、荔枝。治疗 86 例,均愈。(杨仓良 主编·《毒药本草》490)

★ 7. **治疝气:**净地龙、透骨草各三钱,白糖四两,大葱白连须去叶二钱。用法:用黄酒一斤,同药装入壶内,隔水炖开,分二次服,见汗。(中医研究院革命委员会 编·《常见病验方研究参考资料》279)

★ 8. **治疝气:**丝瓜络,烧灰。用法:黄酒送下,每服一钱。(沈洪瑞 主编·《重订十万金方》450)

★ 9. **治疝气:**干老丝瓜 1 个,陈皮 10 克。用法:丝瓜焙干,研细。陈皮研细。2 味混合,开水送服,每服 10 克,日服 2 次。功能:理疝消肿。用治小肠疝气致睾丸肿痛。验证:据《山东医刊》介绍,本方疗效独特。(良石 主编·《名医珍藏·秘方大全》69)

★ 10. **治疝气:**用蜘蛛 3 克,桂枝 15 克。研末,每次 6 克,1 日 3 次,开水送服。本方并治小儿疝气,但用量须酌减。(吴静 陈宇飞 主编·

《传世金方·民间秘方》177）

★ 11. **治疝气**：大蜘蛛三个。用法：焙干，研细末，加酒服。（中医研究院革命委员会编·《常见病验方研究参考资料》277）

★ 12. **治疝气**：大蜘蛛七个烘研，早晨用豆腐衣包，白汤下，过十日未愈，再服一次，陈酒送下。（中医研究院革命委员会 编·《常见病验方研究参考资料》277）

★ 13. **治疝气**：蜘蛛14枚，肉桂15克。用法：蜘蛛焙干，与肉桂共研成极细末为1帖。口服，每次服3克，日服2次。疗效：吉林省名老中医洪哲明60年用此方治疗疝气不下千余例，每获治愈，疗效甚佳。笔者学习洪老经验，所治疝气几十例，皆收神奇疗效。此方治疝不分老幼皆效。（刘有缘 编著·《一两味中药祛顽疾》263）

★ 14. **治疝气验案**：在《医话奇方》中曾记载：我闻民间传蜘蛛治疝气已久矣。然未尝信之。考察至黑龙江林海威虎山一带，时适天色近暮，借宿一猎人家，恰遇一采参老人亦住在猎人家。猎人之子5岁，患疝气3年，苦不堪言。老人叫家人拿一木梯，上屋梁找到4个蜘蛛，嘱其焙干，使患儿一次服用。如是3日，疝气痊愈。我观后大骇不已，自当对老人亦刮目相看。疝气者可用下面配方：蜘蛛4个（去头足），黄酒50克。将蜘蛛焙黄，用黄酒一次送下，每日一次。连服3日。（刘有缘 编著·《一两味中药祛顽疾》264）

★ 15. **治疝气**：蜈蚣2条，蝎子3个，杨树皮内的白皮适量，共研为细末，黄酒或开水送服，每日2次，5～7日可痊愈。（李永明·《中国中医药报》，2010年8月18日第5版）

★ 16. **治疝气**：蜈蚣1条，白酒适量。用法：焙焦研末，兑温酒。每日1剂，分2次服。功能：温中活血，祛风散结。（阳春林 葛晓舒主编·《湖南省中医单方验方精选·外科》下册1157）

★ 17. **治疝气**：鲜葵花茎髓30克。加红糖煎水服。（宋立人 总编·《中华本草》7册860）

★ 18. **治疝证**：有人阴冷，渐渐入内，阴囊肿满，昼夜痛闷不已，用上好川椒为末，帛包裹囊，如不觉热，炒热更烘，内煎大蓟汤汁服妙。（黄国健等 主编·《中医单方应用大全》193 引《续名医类案》476）

★ 19. **治疝气疼痛**：花椒一两，葱胡九个，栝楼一个，陈醋半斤。用法：用白布包药，砂锅醋熬，洗患处。（中医研究院革命委员会编·《常见病验方研究参考资料》280）

★ 20. **治疝气**：艾叶、川椒、紫苏各10克，捣碎炒烫，装入布袋，熨于阴囊下。药袋冷则更换，每日2次；每次30分钟。（吴大真等 编·《灵验单方秘典》101）

★ 21. **治疝气**：鲫鱼鳔7个（鲤鱼鳔亦可，但须体重不足500克的鱼）。用法：将鱼鳔微温焙干，不可焦枯，以能研成末为度，临睡时黄酒送下。（吴静 陈宇飞 主编·《传世金方·民间秘方》177）

★ 22. **治疝气（水疝）验案**：患儿薛某某，4个月，右侧阴囊肿胀2周并渐增大，症见右侧阴囊呈囊性肿块如鸡子大，边界清楚，透光实验阳性，诊断为睾丸鞘膜积液。证属肝气郁滞，水湿停积，发为水疝，药用蝉蜕30克，水煎，局部热敷，每日3～4次，次日肿块缩小过半，4天后肿块消失，随访未复发。（杨鹏举 主编·《中医单药奇效真传》357）

★ 23. **治疝气疼痛**：老丝瓜1条。用法：焙干，研细末，每次1～3钱，1日2～3次，用开水或黄酒冲服。（中医研究院革命委员会编·《常见病验方研究参考资料》276）

★ 24. **治疝气疼痛**：用白胡椒七粒为末，放膏药上贴在偏坠一侧的涌泉穴上。（中医研究院革命委员会 编·《常见病验方研究参考资料》279）.

★ 25. **治疝气疼痛**：用白胡椒面、烧酒各一两，调敷患处。（中医研究院革命委员会 编·《常见病验方研究参考资料》279）

★ 26. **治疝气疼痛**：用胡椒、小茴香各等分。用法：研末后放入膏药内，贴于囊底。备注：用药后即觉温暖，气散而适。（中医研究院革命委员会 编·《常见病验方研究参考资料》280）

★ 27. **治疝气疼痛**：五倍子（炒黄色）。用法：研细末，每服3钱，黄酒送下，每日1次。（中医研究院革命委员会 编·《常见病验方研究参考资料》277）

★ 28. **治疝气疼痛**：鲜马鞭草60克，水煎服。（中医研究院革命委员会 编·《常见病验方研究参考资料》277）

★ 29. **治疝气冲痛**：青皮、小茴香各五钱，以

米醋一碗煮干,加水二碗,煎八分,温和服。(江苏新医学院 编·《中药大辞典》下册 2601 引《林氏家抄方》)

★ 30. **治疝气及鞘膜积液**:蜘蛛 7 个,肉桂 6 克。用法:共焙干为细末,分作 3 包,每服 1 包,开水送下。(吴静 陈宇飞 主编·《传世金方·民间秘方》177)

★ 31. **治疝气偏肿**:穿山甲、茴香各适量,共研为末,用酒调和口服,再调和涂在患处。(杨建宇等 主编·《灵验单方秘典》103)

★ 32. **治疝气,外肾肿大**:小茴香(炒)、山甲(炒)、全蝎(炒)、木香各等分。用法:上为末。每服二钱,酒调下。(彭怀仁 主编·《中医方剂大辞典》8 册 629 引《奇方类编》)

★ 33. **治阴狐疝气:【蜘蛛散】**蜘蛛 十四枚(炒焦),桂枝半两。共为散。取八分之一匕,饮和服,日再服,蜜丸亦可。(杨仓良 主编·《毒药本草》732 引《金匮要略》)

★ 34. **治小肠疝**:生鸡蛋搅碎,入铜器中。一面将秤锤烧红,先淬以醋,再入铜器中,将鸡蛋收上。候冷静剥下,临卧食之,疝可立愈。(杨建宇等 主编·《灵验单方秘典》104 引《肘后方》)

★ 35. **治腹股沟疝**:蜈蚣 1 条,白胡椒 6 粒。共研末,黄酒送服,每日 1 次。(胡郁坤 陈志鹏 主编·《中医单方全书》213)

★ 36. **治腹股沟疝**:羊睾丸、鸡蛋各 2 个,用水煮熟,吃蛋喝汤。每日 2 次,连服数日。(杨建宇等 主编·《灵验单方秘典》102)

★ 37. **治急性疝气**:陈醋 500 克,蜂蜜 120 克,龙骨、五倍子各 30 克。将龙骨、五倍子研为细末,同陈醋煎至 30 克,加入蜂蜜熬至滴水成珠即可,摊在布上,贴于患处。(肖国士 潘开明 主编·《中医秘方大全》386)

★ 38. **治积疝**:山楂(炒)一两,茴香(炒)、柴胡(炒)各三钱。酒糊丸,如梧子大,盐汤下六十丸。(宋立人 总编·《中华本草》4 册 130)

★ 39. **治男妇疝瘕作痛**:桑螵蛸一两,小茴香一两二钱。共为末。每服二钱,花椒汤调服。(江苏新医学院 编·《中药大辞典》下册 1973)

痔疮 58 方

★ 1. **治痔疮:【刘寄奴汤】**刘寄奴、五倍子各等份。用法:上药研为细末。空腹酒调下,仍用其末敷痔上。(孙世发 主编·《中医小方大辞典》365 引《朱氏集验方》卷六)

★ 2. **治痔疮:【熏洗痔方】**五倍子三四个,皮硝一撮,水二碗,煎浓,先熏后洗,一二次即愈。绝妙。(陆士谔 编·《叶天士手集秘方》70)

★ 3. **治痔疮**:五倍子 3 钱(烧存性),蜈蚣 2 条(焙焦),梅片 2 分。用法:共研细末,以香油调敷患处。(晋)按语:用上方治疗 2 例痔疮患者,均愈。(中医研究院革命委员会编·《常见病验方研究参考资料》281)

★ 4. **治痔疮**:五倍、黄连为极细末,敷之,立效,外以冬瓜皮煎汤熏洗。(王树泽·《金元四大家医学全书》下册,1468)

★ 5. **治痔疮**:五倍子、鸡冠花各 3 克,冰片少许。用法:共研细末,猪胆汁调搽。(吴静 陈宇飞 主编·《民间祖传秘方大全》444)

★ 6. **治痔疮**:全蝎 6 克,僵蚕 6 克,鸡蛋适量。用法:全蝎、僵蚕研为细末,共分 15 份。每日早晨取新鲜鸡蛋 1 个,在蛋壳上打 1 个小孔,将 1 份全蝎僵蚕粉从小孔装入鸡蛋,搅匀后用面粉将鸡蛋上的小孔糊上,放入锅内蒸熟。服用时将鸡蛋去皮整个吃下每日 1 个,15 日为 1 个疗程。如 1 个疗程未能痊愈,可再吃 1 ~ 2 个疗程,以巩固疗效。功效:理气血,除热毒。验证:据《老年报》介绍,本方疗效良好。(良石 主编·《名医珍藏·秘方大全》173)

★ 7. **治痔疮**:用紫草软膏治疗痔疮 1200 例,据称全部治愈,无 1 例复发。(王辉武 主编·《中药临床新用》611)

★ 8. **治痔疮:【脱痔膏】**紫草(布包)120 克,猪油 400 克,麻油 60 克,白蜡 120 克,黄蜡 120 克,轻粉(研)6 克,冰片 10 克。用法:将上药入砂锅内烧开,文火熬 45 分钟,再入轻粉、冰片搅匀后离火,去紫草。以温开水洗净肛周,侧卧位,暴露痔核。先以痔核散加温开水调成糊状涂痔核上,用消毒纱布覆盖,每日换药 2 次,7 ~ 8

日后，痔核呈黑色后改敷本品，每日1次，5～7日痔核脱落。心脏病、孕妇忌用。适用病证：痔疮。按：共治疗117例，治愈114例，另3例半年后痔核出现，仍以本品治疗获效。（电子版·《中华验方大全》痔疮篇）

★ 9. **治痔疮**：血三七30克，白酒1000克。用法：三七入酒浸泡1周，每晚临睡前服15～20毫升。（李川 主编·《民间祖传秘方》143）

★ 10. **治痔疮**：马齿苋三两，水煎。用法：熏洗患处。（沈洪瑞 主编·《重订十万金方》458）

★ 11. **治痔疮**：取无花果10～20枚，加水2000毫升煎汤。于晚上临睡前30分钟，熏洗肛门1次，连续7次为1个疗程。如未愈，可再使用1个疗程。治疗痔疮患者77例，其中10天治愈者36例，14天后治愈者41例。一般无不良反应。使用本疗法时，禁酒类和辛、酸、辣等刺激物，以免减低药效。（宋立人 总编·《中华本草》2册486）

★ 12. **治痔疮**：无花果10个，每日生食，有防治痔疮的作用。（陈景胜·《中国中医药报》2010；（9）：22）

★ 13. **治痔疮**：无花果500克，猪大肠1段。用法：无花果研粉入大肠内扎紧，蒸3小时后烘干再研粉，每次服30克，每日2～3次。备注：对各类型痔疮均有很好的疗效。（吴静 陈宇飞 主编·《传世金方·民间秘方》186）

★ 14. **治痔疮**：无花果6枚，大米100克，蜂蜜50克。用法：先将大米煮粥，加入无花果（去皮）、蜂蜜，再煮沸5分钟即可。温热服食，每日1次，10日为1个疗程。（李川 主编·《民间祖传秘方》144）

★ 15. **治痔疮**：瓦松炖猪大肠头服。（江苏新医学院 编·《中药大辞典》上册399）

★ 16. **治痔疮**：血竭适量。研末，敷患处。适用于血痔。（胡郁坤 陈志鹏 主编·《中医单方全书》229）

★ 17. **治痔疮**：血竭粉2～3克，每日3次，温开水送服。另用75%乙醇调溶成糊状，加少量1%的普鲁卡因液，根据痔核大小，直接外敷，外盖凡士林纱布及无菌纱布，每日便后换药1次。7日为1疗程，一般1～2个疗程。李石以上方治疗各型急性期外痔119例，有效率达100%。（王辉武 主编·《中药临床新用》277）

★ 18. **治痔疮**：乳香、没药、血竭各等分。用法：上为末，用葱根须、鸡子清共捣如泥，将薄砖一片，置火箱上，前药铺在砖上，下用火烘热，药之周围布作圈一个，四固药气，用草纸垫定，疮洗净，坐于药上，熏过三炷香，痔虫自出，如此三次。按语：乳香、没药常相配伍，有多种名称，《圣济总录》"乳香散"即以此二味配伍，治疗五痔年深不愈者，盖取其行气活血、消瘀止痛之功；血竭则可散血中之瘀，敛疮生肌。三药配伍，制成坐药熏痔，则使气血畅通，痔愈痛止矣。（田代华 主编·《实用中医三味药方》628引《疮科选粹》卷五）

★ 19. **治痔疮**：苦参、生地各30克，生大黄、槐花各9克。用法：水煎服。备注：主治痔核出血。（吴静 陈宇飞 主编·《传世金方·民间秘方》184）

★ 20. **治痔疮**：野金荞麦30克。酒、水炖服。（宋立人 总编·《中华本草》2册631引《福建药物志》）

★ 21. **治痔疮**：**【蛇冰散】**蛇皮2条，冰片6克，香油30克。先将蛇皮用微火焙焦存性，然后将冰片研成极细末，并用蛇皮末和匀，香油调匀，用时取棉签蘸药膏薄薄涂于嵌顿之痔核上，每半小时或1小时涂药1次。本组25例，全部治愈。（李彬之等 主编·《现代中医奇效良方宝典》下册491）

★ 22. **治痔疮**：蛇蜕（烧灰末）一两，（五倍子红色者末）八分。上匀先以滴金煎汤熏。侯令洗了。却敷。（电子版·《中华医典·普济方》卷二百九十六）

★ 23. **治痔疮**：大蜘蛛不知多少（炙干研末），冰片三分。共研，收藏瓷器，敷患处。虽臭而脓血淋漓者，半日结痂，一日痊愈。（宋立人 总编·《中华本草》9册137）

★ 24. **治痔疮**：僵蚕30克，全蝎10克，藕节15克。将上药研细粉调匀，分为10等份。鸡蛋打1小口，放入药粉1份，煮熟，每日食1枚。10天为1个疗程，服用2个疗程即可见效。（李永明 张可堂·《中国中医药报》2011年1月7日）

★ 25. **治痔疮**：**【愈痔糊】**地龙20克，水蛭10克，蛇蜕5克，冰片5克，麻油100毫升。用法：将上药前3味焙焦存性，共研为细末，加冰片研匀，再以麻油调糊状。用温水洗净患处，拭干后,用消毒棉签蘸本品薄薄涂于痔核部,每日搽3~4次。同时内服汤剂(马鞭草、黄芩各15克,大黄、桃仁各10克,槐花20克,生石膏30克,苦参25克),每日1剂,水煎服。忌食辛辣。按语:共治疗52例,经治7~15日,治愈48例,有效3例,无效1例。(电子版·《中华验方大全》痔疮篇)

★ 26. **治痔疮**:蚯蚓60克,白公鸡肠子1条。蚯蚓装入鸡肠内,棉花油炸焦,顿服,水送服。(胡晓峰 编著·《虫蛇药用巧治百病》131)

★ 27. **治痔疮**:甲鱼头2个,蜂蜜250克,黄酒适量。用法:甲鱼头放瓦片在炉火上焙干,稍微烤焦后,捣碎研末,用250克蜂蜜调匀,黄酒冲。每天早晚各服1汤匙。功能:解毒消肿,敛疮生肌。注意事项:有特效。(阳春林 葛晓舒 主编·《湖南省中医单方验方精选·外科》下册1002)

★ 28. **治痔疮**:鳖头一个(漂净,酥炙,研为细末,每四钱加白砒一两),白矾二两,轻粉四钱,净蟾酥二钱。用法:上为细末,用小铁锅一只,入药在内,上用碗盖,碱泥封固,炭火煅三炷香为度,研末。每日辰、午、申三时上药三次。七八日其疮自落,后用玉红膏、生肌散长肉收功。功能:枯痔。(彭怀仁 主编·《中医方剂大辞典》7册22引《疡科捷径》)

★ 29. **治痔疮**:刺猬皮、穿山甲各四钱,肉豆蔻三钱。用法:先将前二味共烧存性为末,再以肉豆蔻熬水,将药末分三次吞服。(中医研究院革命委员会 编·《常见病验方研究参考资料》281)

★ 30. **治痔疮**:**【洗肠犀角散】**骨碎补、穿山甲二两(蛤粉炒),玄胡索半两(生),甘草根。用法:上为细末。每服半钱,茶调,空心服之。(彭怀仁 主编·《中医方剂大辞典》7册875引《秘传外科方》)

★ 31. **治痔疮**:**【护肛膏】**白及、石膏(煅)、黄连各等份,鸡蛋1个。用法:上药研为末,以鸡蛋清调如膏。搽上,煎油纸如月样圈痔,护四旁好肉,每洗1次,换药1次。(孙世发 主编·《中医小方大辞典》1419引《医统》卷七十四)

★ 32. **治痔疮**:**【蝉蜕膏】**蝉蜕15克,冰片12克,麻油30毫升。用法:先将蝉蜕用微火焙焦存性、研末,入冰片同研成极细末,用麻油调匀即成。每晚临睡前,先用金银花20克,大鳖子12克(捣碎),甘草12克,煎汤趁热熏洗患处,然后用棉签蘸油膏涂敷痔核上,连用5~7天。功效:消炎,散结,止痛。验证:治疗53例,全部痛除血止核消。(良石 主编·《名医珍藏·秘方大全》173)

★ 33. **治痔疮**:蝉衣7个,胡桃7枚。炙存性为末,黄酒冲服,连服7~10日。(胡晓峰编著·《虫蛇药用巧治百病》125)

★ 34. **治十年痔疮**:用熊胆涂神效,一切方不及也。(历代医学名著全书·李时珍 撰·《本草纲目》4册3618引《外台》)

★ 35. **治痔疮**:熊胆汁、片脑(研细)各等分。用水调匀,用棉签蘸取涂痔上。(宋立人总编·《中华本草》9册576)

★ 36. **治痔疮**:**【蜗牛膏】**冰片0.5克,熊胆1克,蜗牛(大者,去壳研烂)1个。用法:上3味共研成膏。入水1~2滴,涂患处。宜忌:忌酒及动风发物。(孙世发 主编·《中医小方大辞典》1194引《摄生众妙方》卷七)

★ 37. **治痔疮**:熊胆、冰片、田螺汁。上三味,调涂痔上甚良。从来痔不能脱体,唯此方用之,即百药不效者,俱能平安。屡试屡验。(昔御史传此方,惜失其姓名)(清·姚俊 辑·《经验良方全集》199)

★ 38. **治痔疮**:麝香、熊胆、冰片、猬皮各0.3克。用法:上药共研极细末,备用(贮瓶勿泄气)。外痔:每日敷药3次。内痔:将药棉缠在如火柴杆粗的小棍上,浸湿蘸药末插入肛门内,随即将小棍抽出,任药棉留在肛门内。功效:消肿止痛。验证:屡用屡验,效佳。(良石 主编·《名医珍藏·秘方大全》175)

★ 39. **治痔疮**:新鲜猪胆汁1个。用法:浓白糖水送服,每周1次,每晚以温开水熏洗肛门,治疗3~5周。陈春仙等以上方治疗痔疮50例,治愈48例,好转2例。(王辉武 主编·《中药临床新用》564)

★ 40. **治痔疮**:**【猪胆膏】**猪胆七枚。用法:取汁,炭火熬成膏,用单纸摊敷,须先用槐根白皮煎汤温洗,然后敷药。(江苏新医学院 编·《中药大辞典》下册2195引《仁斋直指方》)

★ 41. **治痔疮**:黑豆30粒装入1个猪胆囊浸3~4小时,炖至豆烂。用法:每次豆4~6粒

口服,每日3次。(孟凡红 主编·《单味中药临床应用新进展》638)

★ 42. **治痔疮**:芒硝30克,冰片10克,猪胆汁适量。用法:先将前2味药共研细末,再用猪胆汁调成糊状(如痔疮表面有溃疡或分泌物多者加白矾10克),备用。外敷于痔疮外,再用纱布棉垫覆盖,胶布固定,每日早、晚各敷1次。功效:消肿止痛。验证:试治数例,均愈。(良石 主编·《名医珍藏·秘方大全》171 引《外科汇要》)

★ 43. **治痔疮验案**:刁某,男,42岁,1990年8月14日初诊。上午10时劳动中突然肛门部剧痛,坠胀伴恶心。查截石位肛门3点处有一个1×1.2厘米椭圆形肿物,色暗红。诊为血栓性外痔。遂外敷猪胆汁,15分钟后疼痛消失,连敷5次痔核消失。(杨鹏举 主编·《中医单药奇效真传》283)

★ 44. **治痔疮**:【**寸金散**】大蜈蚣1条。用法:端午日取,阴干,煅存性。桐油调涂。轻则不发,重则次年又发,再涂,断根。(孙世发主编·《中医小方大辞典》16 引《疡科选粹》)

★ 45. **治痔疮**:铃蟾口中分泌物。用法:外涂患处适量,每日1次。功能:解毒,消肿。(张金鼎 邹治文 编著·《虫类中药与效方》246)

★ 46. **治痔疮**:取新鲜仙人掌约500克,去刺,削去外层皮,切成条块状,入锅中,加水煎煮。煎出液约2000毫升,趁热熏蒸肛门部,待稍温不烫皮肤后,坐入盆中浸浴15分钟,每日2次,连用5天。治疗60例,用药后多在1天左右肛门疼痛减轻;用药后2天痔核水肿部分吸收,肛裂渗血减少者36例,占60%;用药后3天肛门疼痛消失,痔核水肿大部分萎缩,肛裂渗血停止者14例,60例患者均在用药7天内疼痛消失,水肿吸收,早期肛裂创伤口愈合。有效率达100%。(滕佳林 米杰 编·《外治中药的研究与应用》239)

★ 47. **治痔疮(不论内外)**:鱼腥草,煎汤点水酒服,连进三服。其渣熏洗患处,有脓者溃,无脓者自消。(宋立人 总编·《中华本草》3册417 引《滇南本草》)

★ 48. **治痔疮**:白矾30克,黄柏15克,冰片、雄黄各3克。用法:研细末,调井水敷患处。(吴静 陈宇飞 主编·《传世金方·民间秘方》185)

★ 49. **治痔疮**:鸡冠花花序50克。捣烂,调鸡蛋2个蒸熟服,每日1次。(胡郁坤 陈志鹏 主编·《中医单方全书》230)

★ 50. **治痔疮**:鸡冠花50克,食用糖40克。采集当年鸡冠花干制品的花瓣备用。寒型痔(发作于冬春季节),用红秆子鸡冠花的花瓣加红糖;热型痔(发作于夏秋季节),用绿秆子鸡冠花的花瓣加白糖。把鸡冠花、糖加水500毫升,煎至200毫升,每剂可煎2次,上午,下午各服200毫升,连用10天。另外,每日3次用鸡冠花100克熬水适量,趁热熏洗肛门处,约半小时,也连用10天。使用本方治疗痔疮屡用屡见奇效,大部分患者(15例)随访3年以上未见复发,治疗时机必须在痔疮发作期。本方是河南固始县卫校汪涌波获得本地山民的祖传秘方。(张俊庭 主编·《中国名医特技精典》543)

★ 51. **治痔疮**:鱼胶30克,白糖60克。用法:鱼胶与白糖加清水放在瓦罐内,隔水炖。每日1次,连服数次。(李川 主编·《民间祖传秘方》143)

★ 52. **治痔疮**:鲜蒲公英100~200克(干品50~100克)。用清水洗净,水煎服,每天1剂。有便血者,将蒲公英干品炒至微黄用。一般使用2~4剂即可止血、消肿止痛。对内痔嵌顿、血栓外痔及炎性外痔,则配合水煎熏洗,疗效更佳。据邹桃生报道,应用本方治疗40余例,均有良效。(薛建国 李缨 主编·《实用单方大全》89)

★ 53. **治痔疾**:刘寄奴、五倍子各等份。用法:上药研为细末。空腹酒调下,仍用其末敷痔上。(孙世发 主编·《中医小方大辞典》365 引《朱氏集验方》卷六)

★ 54. **治痔疮痒烂**:鱼腥草适量,冰片1分,枯矾5分。用法:鱼腥草捣汁,与后2药调和。涂搽患处。每日2次。功能:清热燥湿,解毒消痈。方解:鱼腥草清热解毒,消痈排脓;冰片清热止痛,解毒消肿;枯矾燥湿收敛。诸药合用,共奏清热燥湿,解毒消肿之功。(阳春林 葛晓舒 主编·《湖南省中医单方验方精选·外科》上册1010)

★ 55. **治痔疮久不合**:【**生肌散**】黄狗头骨、乱发、穿山甲各等份。用法:上药烧灰为末。干撒患处。如干则用津唾调敷。(孙世发 主编·

《中医小方大辞典》840 引《济阳纲目》)

★ 56. **治初发痔痒**:全蝎不以多少,或三二个烧熏。(江苏新医学院 编·《中药大辞典》上册 934 引《袖珍方》)

★ 57. **治痔疮验案**:李某,男,34 岁。反复便血伴痔核脱出近 8 年。此次因过食辛辣,致便时滴血,痔核脱出不能回纳,肛门肿痛而来诊。检查见:肛门环形痔核脱出,手托不能回纳,表面分泌物较多,且见 2 处出血点。诊断为痔嵌顿并感染。方用蒲公英 100 克,水煎服,日 1 剂;另取蒲公英 500 克,水煎熏洗。1 天后血止,渗出物减少,手托可回纳。3 天后症状消失,一般情况良好。随访至今已半年,未再复发。(杨鹏举 主编·《中医单药奇效真传》284)

★ 58. **治痔疮验案**:林某某,女,77 岁。1986 年 8 月 18 日初诊。患者肛门内外疼痛,便血 3 天。诊见:肛门周围静脉曲张,有痔核 3 粒如黄豆大小。口干,心烦,腹胀便秘,苔黄燥,脉实数。即按下法治疗 4 个疗程而愈。随访至今,未复发。治疗方法:取鼠妇 70 ~ 90 个(约 10 克,活者为佳)。炮制时,用年久老瓦,置于木炭火上烧至出青烟时,将活地虱(即鼠妇)放至瓦上烧焦,先以茶水洗净患处,取适量药物粉撒于痔核上(亦可用红霉素软膏调药粉涂于患处),每天 1 次,3 天为 1 个疗程。用药期间忌服辛辣及鱼虾之类食物。(黄国健等 主编·《中医单方应用大全》407)

内痔 8 方

★ 1. **治内痔**:用地鳖虫、枯矾、血余炭、地榆炭、露蜂房(煅)各 12 克。共研细末,消毒后备用。用芒硝、黄柏各等分,开水浸泡,于大便后熏洗肛门,然后取适量备好的药面放在洁净的纸上,掺入肛门即可。用药期间忌一切辛辣刺激品。共观察 18 例,轻者 2 ~ 3 次,重者 4 ~ 5 次,全部治愈。(滕佳林 米杰 编·《外治中药的研究与应用》578)

★ 2. **治内痔**:马齿苋 100 克,猪大肠一截(15 厘米长)先将两物洗净然后将马齿苋切碎装入大肠内,两头扎好,放锅内蒸熟。每日晚饭前1 次吃完,连续服用。功能:清热解毒,润肠止血。验证:经治 90 例,80 例治愈,10 例好转。(良石 主编·《名医珍藏·秘方大全》172)

★ 3. **治内痔**:桑螵蛸 15 克。用法:将桑螵蛸烧灰研细末,调菜油涂患处。(刘少林 刘光瑞 编著·《中国民间小单方》137)

★ 4. **治内痔**:马齿苋、鱼腥草各三钱,槐花六钱,五倍子一钱半。用法:水煎,滤清放盆中,乘热熏洗,使脱出的内痔回纳。(中医研究院革命委员会 编·《常见病验方研究参考资料》282)

★ 5. **治内痔**:地龙 20 克,蜣螂 6 个,荆芥穗 30 克,黄蜡 30 克。将上药捣烂或研细末。溶入黄蜡,成型,备用。插入肛门中上下滑动,每日数次,病愈为止。(滕佳林 米杰 编著·《外治中药的研究与应用》529 引《中国民间草药方》)

★ 6. **治内痔难忍**:蛤蟆头适量。用法:蛤蟆头阴干,烧烟。以烟熏患处。功能:解毒散结,消肿止痛。注意事项:奇效。(阳春林 葛晓舒 主编·《湖南省中医单方验方精选·外科》下册 1015)

★ 7. **治翻花痔**:穿山甲一两(煨过),乳香半钱(细研如粉),没药二钱(细研如粉)。用法:上研匀。每用少许,以津调涂疮上。即愈。(彭怀仁 主编·《中医方剂大辞典》10 册 328 引《普济方》)

★ 8. **翻花痔**:五倍子、槐花、皮硝、瓦松各等分。用法:共煎洗,数次即愈。(清·龚自璋 辑·《家用良方》75)

外痔 7 方

★ 1. **治外痔**:活土鳖虫、摘去头,搽擦外痔,每日 1 次,3 ~ 4 天即可见效,此法尚有消肿散瘀之功。(杨仓良 主编·《毒药本草》625)

★ 2. **治外痔**:五倍子研细末,外敷痔核。(中医研究院革命委员会 编·《常见病验方研究参考资料》281)

★ 3. **治外痔**:大五倍子 1 个,蛇蜕皮适量。用法:将五倍子开 1 孔,纳蛇蜕皮于内,须纳满烤枯,研成细粉。外用。注意事项:每晚用水洗净肛门,铺药粉痔上,每晚 1 次,不要间断。(阳春

林 葛晓舒 主编·《湖南省中医单方验方精选·外科》下册 1020)

★ 4. **治外痔疮**:瓦花同冰片捣敷。(清·顾世澄 撰·《疡医大全》866)

★ 5. **治外痔肿痛**:活水蛭 5 条,蜂糖适量。用法:活水蛭放入蜂糖中溶化。涂痔上,每日 10 余次。功能:清热解毒,活血散结。注意事项:涂时先将患处洗净。(阳春林 葛晓舒 主编·《湖南省中医单方验方精选·外科》上册 1021)

★ 6. **治外痔**:槐花水煎,频繁外洗,另取药液口服。(杨建宇等 主编·《灵验单方秘典》189 引《本草纲目》)

★ 7. **治外痔**:用地龙 20 克,芙蓉叶 12 克,石菖蒲 3 克,田螺 3 个。上药研细,调拌蜂蜜或鸡蛋清。外敷患处,每日 1 次。(滕佳林 米杰 编著·《外治中药的研究与应用》529)

内外痔疮 10 方

★ 1. **治内外痔疮**:片脑一二分。葱汁化搽之。(宋立人 总编·《中华本草》3 册 553 引《简便单方》)

★ 2. **治内外痔**:洋金花 250 克,熬水熏洗,凉了加热再洗,多洗为妙,药液可连用数日。说明:本方为献方人亲身实践的验方,治疗内外痔不仅有效,且可除根,无任何痛苦和毒副作用。(张力群等 主编·《中国民族民间秘方大全》529)

★ 3. **治内外痔疮,大便秘结,反复出血**:将干槐角掰成小段,加上适量红糖水拌匀闷透,置铁锅中加细沙炒至老黄酥脆,去炒后将槐角置通风处备用。每次 4 ~ 6 克,每日 1 ~ 2 次,用开水浸泡,代茶频饮。(宋立人 总编·《中华本草》4 册 648)

★ 4. **治内、外痔疮:【加味草蜘蛛膏】**蜘蛛(煅存性、研粉)、冰片、熊胆、枯矾各适量。共研粉,与蜘蛛粉调和,再用猪胆汁调膏。用法:外用,适量涂痔疮。功能:化瘀、消肿,解毒、止痛。(张金鼎 邹治文 编·《虫类中药与效方》85 引《疡科选萃》)

★ 5. **治痔疮(炎性外痔、血栓外痔、内痔)**:**【刘寄奴方】**刘寄奴 12 克,荆芥 12 克,蝉蜕 3 克。制法:将上药加水 3000 毫升,浸泡 24 小时,水煎沸后 0.5 小时取药液。用法:取本品先熏 3 ~ 5 分钟,再坐浴 30 分钟,每日 2 次。第 2 次用时再加热,一般 3 日 1 剂,夏季 1 ~ 2 日 1 剂,一般用药 2 ~ 5 剂。疗效:共治疗 106 例(外痔炎性水肿 53 例,血栓外痔 37 例,内痔脱垂嵌顿 37 例),治愈 92 例,好转 10 例,无效 4 例,总有效率为 96.2%。(梁永才 梁杰圣 主编·《中国外治妙方》474)

★ 6. **治痔疾,包括嵌顿内痔、炎性外痔、肛门瘙痒等**:取鱼腥草 100 克(鲜品 250 克)。用法:用水煎后,倒入盆内,让患者坐置于上,先用蒸汽熏,待水蒸气少而水温接近体温时,再用纱布蘸药液洗患处。每天 2 ~ 3 次。功效:清热解毒,消肿止痛。(郭志杰 吴琮等 主编·《传世金方·一味妙方》286)

★ 7. **治混合痔、外痔**:全蝎(有尾者)1 ~ 2 只,艾绒 30 克。将全蝎尾朝上埋于艾绒中,共置瓦片上,再将瓦片置于痰盂或大口瓦罐中点然艾绒,熏烤肛门周围,烟完为 1 次。每日 1 次,3 次为 1 疗程。杨成米用此方治疗混合痔、外痔 100 例,痊愈 96 例,好转 4 例。(王辉武主编·《中药临床新用》279)

★ 8. **治混合痔、痔瘘、肛裂**:蛋黄油适量。用法:蛋黄油,涂患处。(吴静 主编·《祛百病醋蛋秘方》219)

★ 9. **治五痔,痒多痛少,或脓或胀,或漏血不止:【枯矾散】**白矾(枯)7.5 克,樟脑(另研)1 克。用法:上药研为末。先用鱼腥草煎汤,放温洗痔,次用药少许掺患处。(孙世发 主编·《中医小方大辞典》471 引《济生》卷八)

★ 10. **治便时出血,痔核外脱及不能复纳者**:五倍子、地榆。用法:上药置于 1000 毫升水中,浸 30 分钟后煮沸 15 分钟至药汁 500 毫升。取上汁 250 毫升,加等量温开水和匀,先熏后洗 20 分钟。(夏翔 王庆其 编·《上海市名中医学术经验集》19)

痔疮出血20方

★ 1. **痔血不止**:木鳖子、五倍子研末敷肿处。(元代·朱丹溪 编·《丹溪手镜》286)

★ 2. **治痔疮出血**:无花果11~21个,水煎服。(宋立人 总编·《中华本草》2册486)

★ 3. **痔疮出血**:老丝瓜1条。焙干研末,每次6克,黄酒送服。(胡郁坤 陈志鹏 主编·《中医单方全书》227)

★ 4. **治痔疮出血**:虎杖、银花、槐花各9克。水煎服。(宋立人 总编·《中华本草》2册657)

★ 5. **治痔疮肿痛出血**:瓦松18克,二花、连翘各6克,苡仁24克。水煎服。(宋立人 总编·《中华本草》3册760)

★ 6. **治肠痔下血**:虎杖根洗去皴皮,锉焙,捣筛,蜜丸如赤豆,陈米饮下。(江苏新医学院 编·《中药大辞典》上册1330引《本草图经》)

★ 7. **治气痔脓血**:穿山甲一两(烧存性),肉豆蔻三个。同为末。米饮调二钱服。甚者加猬皮一两烧入。中病即已,不必尽剂。(宋立人 总编·《中华本草》9册542引《本草衍义》)

★ 8. **治内外痔出血**:鲜鱼腥草300~400克。用法:上药洗净放入锅内,加水至2000适度煎煮,取温汁坐浴15分钟。疗效:治疗痔出血20余例,效果颇佳,一般坐浴2~3次即可奏效。验案:宋某,男,59岁。便时肛门出血1月余。肛检:截石位3、5、7、11点内痔黏膜出血,11点有出血倾向。舌质红,脉弦细,纳差乏力。血红蛋白8克,确诊为内痔出血。予以青霉素、维生素K_3、安络血及中药无效。采用上法治疗2次后,便时再未出血。(刘有缘 编著·《一两味中药祛顽疾》389引《贵州医药》1985年,第1期期)

★ 9. **治痔疮,疮肿下血**:马齿苋(洗去土)。用法:熟捣,绞取汁,缓火煎成膏,停冷。每日取少许做丸,纳所患处。(彭怀仁 主编·《中医方剂大辞典》1册1205引《圣惠》卷六十)

★ 10. **治痔疮出血**:陈石灰1斤,大黄4两,冰片5分。用法:同炒,至石灰成红色,去大黄,将石灰加冰片,共研末。撒于疮口。功能:蚀疮止血,收敛生肌。方解:陈石灰燥湿敛疮;炒大黄活血止血;冰片清热消肿,生肌敛疮。诸药合用,共奏蚀疮止血,收敛生肌之功。(阳春林 葛晓舒 主编·《湖南省中医单方验方精选·外科》上册1007)

★ 11. **治肠痔泻血**:仙人掌与甘草浸酒服。宜忌:切勿入目。(江苏新医学院 编·《中药大辞典》上册663)

★ 12. **治痔疮出血**:仙人掌30克,炖牛肉250克,顿服。宜忌:虚寒者忌用。(宋立人 总编·《中华本草》2册868)

★ 13. **治内痔出血**:大枣90克,硫黄30克,共置于砂锅(或铁锅)内共炒。炒至冒烟起火时继续搅拌,大枣全部呈焦炭状时离火,凉后碾为细末。成人每日3克,分3次在饭前半小时温开水送服,小儿酌减,6天为1个疗程。如便血不止,可连续服用。共治120例,于1个疗程后统计,结果Ⅰ期(78例)、Ⅱ期(24例)、Ⅲ期(18例),总有效率为81.6%。(宋立人 总编·《中华本草》5册259)

★ 14. **治痔核出血**:槐花米、黑木耳各三钱,乌梅肉6个。用法:共研细末,分为三次开水送服。(中医研究院革命委员会 编·《常见病验方研究参考资料》282)

★ 15. **治内痔出血**:槐花四钱,侧柏叶三钱。用法:水煎服,每日一剂。(中医研究院革命委员会 编·《常见病验方研究参考资料》282)

★ 16. **治诸痔出血**:槐花二两,地榆、苍术各一两五钱,甘草一两。俱微炒,研为细末,每早、晚各食前服二钱。气痔(因劳损中气而出血者)人参汤调服;酒痔(因酒积毒过多而出血者)陈皮、干葛汤调服;虫痔(因痒而内有虫动出血者)乌梅汤调服;脉痔(因劳动有伤,痔窍血出远射如线者)阿胶汤调服。(宋立人 总编·《中华本草》4册645引《本草汇言》)

★ 17. **治酒痔便血**:青蒿(用叶不用茎,用茎不用叶)为末,粪前(便血用)冷水、粪后(便血用)水酒调服。(江苏新医学院 编·《中药大辞典》上册1229引《永类钤方》)

★ 18. **治老人痔,下血久不愈,渐加黄瘦无力:【鲤鱼脍】**鲤鱼肉十两。用法:上切,作脍如常法,以蒜、醋、五味调和,空心常食之,一日一次。宜忌:忌鲊甜食。(彭怀仁 主编·《中医方剂大辞典》10册1336引《养老奉亲》)

★ 19. **治牝痔出脓血，疼痛不可忍：【矾香膏】**白矾灰15克，木香(炮，捣末)适量。用法：用鸡蛋清调成膏。敷之。(孙世发 主编·《中医小方大辞典》435引《圣济总录》卷一四一)

★ 20. **治痔疮，便血：【肠红丸】**黄连、百草霜、乌梅各一两。用法：先将乌梅蒸烂去核，加余药打和焙干，为细末，炼蜜为丸，如梧桐子大，每服三钱，以温开水送下。(彭怀仁 主编·《中医方剂大辞典》5册597)

痔疮红肿疼痛19方

★ 1. **治痔疮疼痛：**蜈蚣4条香油煮一二沸浸之，再入五倍子2～3钱瓶收密封。如遇痛不可忍，点上油即时痛止大效。(江苏新医学院 编·《中药大辞典》下册2474引《孙天仁集效方》)

★ 2. **治痔疮疼痛：**赤足蜈蚣。焙干研末，入冰片少许，调敷。(江苏新医学院 编·《中药大辞典》下册2474引《仁斋直指方》)

★ 3. **治痔疮。坚硬作痛，脱肛肿泛不收：【熊胆散】**冰片5克，熊胆10克。用法：上药研为细末。先将大田螺1个，用尖刀挑起螺靥，入药在内，放片刻，待螺化出浆水，用鸡羽扫痔上。频频用之愈。(孙世发 主编·《中医小方大辞典》691引《疡医大全》卷二十三)

★ 4. **治痔疮肛肿裂：**猪胆汁1个。用法：将猪胆汁煎熬后加红糖外敷患处。(刘少林 刘光瑞 编著·《中国民间小单方》138)

★ 5. **治痔疮红肿疼痛难忍：**田螺5个，冰片1克。用法：将冰片研细末入田螺壳内，少时即化成水，取出装瓶内。点患处，肿消痛止。(许逸民 李庆峰 主编·《中国现代百名中医临床家丛书·许玉山》249)

★ 6. **治痔疮红肿疼痛：**鸡苦胆三个，梅片五分。用法：研细，调匀涂患处。(中医研究院革命委员会 编·《常见病验方研究参考资料》282)

★ 7. **治诸痔热痛不可忍：【胜雪膏】**片脑、风化硝各等分，研细。好酒少许研为膏涂之。(滕佳林 米杰 编·《外治中药的研究与应用》278引《疡医大全》)

★ 8. **治痔疮红肿疼痛：**鸡苦胆3个，梅片5分。用法：研细，调匀涂患处。(中医研究院革命委员会 编·《常见病验方研究参考资料》282)

★ 9. **治痔疮肿痛：**先以皂角烟熏之，后以鹅胆汁调白芷末涂之。(宋立人 总编·《中华本草》5册887引《医方摘要》)

★ 10. **治痔疮痛痒：**地龙三钱，枯矾一钱。用法：共研为细末。将药末撒患处。(沈洪瑞 主编·《重订十万金方》459)

★ 11. **治痔疮肿痛：**鲜无花果10枚，放于砂锅内，加水2000毫升，文火煎煮，沸后仍煎30分钟，至药液1500毫升左右，然后倒入干净盆内，捞起熟果盛于碗内备用。上药为1日量，分2次，用脱脂棉蘸药液洗敷患处，每次20分钟。同时食煮熟之无花果5枚。临床疗效：以无花果内服、外洗治疗27例痔疮肿痛，全部治愈。平均治疗6次。(胡熙明 主编·《中国中医秘方大全》中册564)

★ 12. **治痔疮痛痒难忍：**蒲公英1两，露蜂房(树上)2个。用法：用锅熬，先熏后洗数次即愈。(沈洪瑞 主编·《重订十万金方》462)

★ 13. **治痔疮术后止痛：**冰片油纱布 冰片10克，凡士林90克。用法：将凡士林水浴加热熔化，投入冰片熔化，制成油纱布。激光切割痔疮后，患者发生疼痛时，取本品敷于创面。适用病证：痔疮术后止痛。按：共治疗41例，经治5～10分钟后疼痛缓解或消失，次日创面有水肿者3例。(电子版·《中华验方大全》光盘痔疮篇)

★ 14. **治痔疾，肛门边肿硬，疼痛不可忍：**风化石灰三两，芫花三两，灶突内黑煤二两。上药捣罗为末，分作两分于铫子内点醋炒，候稍热，以帛裹熨之，冷则再换。(江苏新医学院 编·《中药大辞典》上册583)

★ 15. **治痔疮，脱肛，肿痛：**用活河蚌1只，黄连粉0.5克，冰片少许。将河蚌撬开，掺入黄连粉及冰片，放入碗内。待流出蚌水，用鸡毛扫除患处，每日数次。(滕佳林 米杰 编著·《外治中药的研究与应用》450)

★ 16. **治痔疾。鼠乳生肛边，烦热疼痛：**槐子一两(微炒)，黄芩一两。用法：上为末，以水浸蒸饼为丸，如梧桐子大。每服二十丸，食前煎桑耳汤送下。(彭怀仁 主编·《中医方剂大辞典》10册786引《圣惠》)

★ 17. **治痔疾风热毒气攻下部生疮肿痛:【露蜂房散】**露蜂房二两(微炒),槐花二两(微炒),黄芪二两(锉)。上件药捣细罗。每于食前以粥饮调下一钱。(宋立人 总编·《中华本草》9册230引《圣惠方》)

★ 18. **治痔疮毒气溃作,脓水久不止,或结硬赤肿,疼痛不可忍:【一井金散】**露蜂房四两,密陀僧二两(火煅,别研)。将露蜂房锉碎,安一瓷罐子内,用黄泥固济,炭火煅令通红为度,放冷,取露蜂房研末,同密陀僧末和匀,每用于贴疮口。如疮口小,以纸捻子点药纴入疮口内;如结硬不消,用甘草汤调敷之,日三次。(宋立人 总编·《中华本草》9册230引《杨氏家藏方》)

★ 19. **治风痔肿痛发、歇不定者,是也:**白僵蚕二两。洗锉,炒黄为末,乌梅肉和丸梧桐子大。每姜蜜汤空心下五丸,妙。(历代医学名著全书 明·李时珍 撰·《本草纲目》4册3330)

肛瘘(痔漏)39方

★ 1. **治痔漏:**取蛇胆,阴干即成胆条,塞入瘘管内。塞入时有凉的感觉。五六日瘘管随胆条脱出。治愈人数不可胜举。(良石 主编·《名医珍藏·秘方大全》175引自1988年《医学文选》第一期"祖传秘方验方集"。)

★ 2. **治痔漏:【熊胆膏】**熊胆、冰片各少许(研细)。用法:用井花水调。以鸡毛搽痔上。(彭怀仁 主编·《中医方剂大辞典》10册1238引《得效》)

★ 3. **治痔漏。疮口不合,脓汁清稀,肿硬不消:【熊胆散】**熊胆一钱,雄黄、轻粉各半钱,麝香一字。用法:上为细末。干掺药于疮上。(彭怀仁 主编·《中医方剂大辞典》10册1237引《御药院方》)

★ 4. **治痔漏:【生肌散】**五倍子(为咀,炒黄色)二两,白矾(飞过)五分,没药、乳香、孩儿茶各一钱。用法:上为细末。每次用管吹入漏疮口内。(彭怀仁 主编·《中医方剂大辞典》3册562引《摄生众妙方》卷七)

★ 5. **治痔漏:**五倍子、枯矾、雄黄、炒乌梅(去核)各9克,冰片0.3克。共研细末,炼蜜为丸,分5次服,每日1次,空腹白开水送下。(易磊 编·《中国秘方大全》477)

★ 6. **治痔漏疼痛不可忍:**血竭,为细末,用自津唾调涂,频为妙。(江苏新医学院 编·《中药大辞典》上册927引《杨氏家藏方》)

★ 7. **治男女一切痔瘘,经年不愈、破流脓血者有特效:**羊胆一个,老蜜蜂窝一两。用法:先将蜂窝用铁勺熔化冒烟,然后再将羊胆汁倾铁勺内,混合搅匀,马上拿出,装茶碗内,待药汁定时,将碗扣在水缸底下一夜去火毒。每日三次,抹痔瘘上极效(上药后自觉肛门透凉为佳)。(沈洪瑞 主编·《重订十万金方》462)

★ 8. **治下部漏痔:**大露蜂房烧存性,研,掺之;干,以真菜油调。(江苏新医学院 编·《中药大辞典》下册2737引《唐瑶经验方》)

★ 9. **治痔漏:【攻毒丸】**有子蜂房(焙干存性)不拘多少。用法:上药研为末,面糊为丸,如豌豆大。每次20丸,空心黄酒送下。(孙世发 主编·《中医小方大辞典》75引《回春》)

★ 10. **治痔漏:**鲜芫花根一钱,雷丸、蟾酥各一钱,草乌三钱。用法:水一盅,煎一盅,去滓取汁,用生丝一钱,入药汁内,以文火煮,汁将干,存汁一小酒盅,取起晒干,复浸汁内,又晒又浸,以汁尽为度,晒干,包收听用。至六七月,取露天蜘蛛丝,做成药线。缚痔穿漏。(彭怀仁 主编·《中医方剂大辞典》7册380引《外科大成》)

★ 11. **治痔漏:**炮山甲(炮)一两,槐花(炒)、白矾各二两。共研细。以黄蜡二两熔化为丸,每服一钱五分。(清代·顾世澄 撰·《疡医大全》882)

★ 12. **治痔漏:**荆芥、槐花各等分。用法:上为末。为丸服。水煎一大碗服亦可。(彭怀仁 主编·《中医方剂大辞典》10册798引《儒门事亲》)

★ 13. **治痔漏:**夏枯草八两,甘草节四两,连翘四两(去子,为末),金银花一斤。用法:煎浓汤为丸。每服三钱,晨以盐汤送下。功能:去管生肌。(彭怀仁 主编·《中医方剂大辞典》5册772引《验方新编》)

★ 14. **治痔漏:【蝉退散】**蝉蜕、蛇床子、穿山甲、皂角刺、木鳖子各等分。用法:上为粗末。每用不拘多少,烧熏痔。再用洗药。(彭怀仁 主编·《中医方剂大辞典》10册1178引《普济方》)

★ 15. **治痔漏:【黑白散】**黑牵牛、白牵牛各一钱半。用法:各取头末各一钱半,用公猪腰子一个,竹刀破开,去筋膜,入药末在内,线扎纸裹水湿,灰火内煨熟,去纸,空心嚼吃,至巳时腹中打下先脓后血,毒气出尽,永不再发。宜忌:忌半日饮食。(彭怀仁 主编·《中医方剂大辞典》10 册 432 引《回春》)

★ 16. **治痔漏:**马齿苋入花椒同煎。洗三五次即效。(宋立人 总编·《中华本草》2 册 756 引《种杏仙方》)

★ 17. **治痔漏:**煅石膏一斤,冰片五克,共为细末,外敷患处。(江苏新医学院 编·《中药大辞典》上册 593)

★ 18. **治痔漏:**用独蒜 1 个。用法:捣如泥。以绵帛包裹,捺入肛门,坐定觉痛,良久愈。(滕佳林 米杰 编著·《外治中药的研究与应用》129 引《卫生易简方》)

★ 19. **治痔瘘:【白银锭子】**白芷 90 克,白矾 30 克。用法:上药研为细末,铁勺熔成饼,再入炭火,煅令烟尽取出,去火毒,研为末,用面糊和为锭子成条。插入瘘内,直透里痛处为止。每日 3 次,至 7 日为止,至 9 日疮结痂而愈。(彭怀仁 主编·《中医方剂大辞典》3 册 838 引《回春》卷四)

★ 20. **治痔瘘:**蒲黄 30 克,血竭 15 克。用法:上药研为细末。每用少许,贴于患处。(孙世发 主编·《中医小方大辞典》667 引《普济方》卷二九七)

★ 21. **治痔漏久不愈者:**蛇蜕(细剪令碎)、蝉蜕(细剪碎)各四两,白矾一两(火煅),皂角二挺(为末)。用法:上药共和令匀,分为六贴。每用时,以药一贴于瓦器内烧,坐在桶中,桶盖上作一小窍,正坐熏之。(彭怀仁 主编·《中医方剂大辞典》1 册 105 引《杨氏家藏方》)

★ 22. **治多年痔漏:**白芷四两,槐米四两,穿山甲(陈壁土炒)二两,僵蚕四两(炒),蜈蚣二条(炙),全蝎(去足勾,炒净)二两。用法:黄陈米煮饭,捣为丸。每日服三钱,滚水送下。宜忌:忌房欲、鹅肉。(彭怀仁 主编·《中医方剂大辞典》4 册 633 引《洞天奥旨》)

★ 23. **治痔漏出血,肠风下血,酒毒下血:【苦参地黄丸】**苦参(切片,酒浸湿,蒸晒九次为度,炒黄为末,净)一斤,地黄四两(酒浸一宿,蒸熟,捣烂)。加蜂蜜为丸。每服二钱,白滚汤或酒送下,日服二次。(江苏新医学院 编·《中药大辞典》上册 1284 引《外科大成》)

★ 24. **治不问远年近日痔漏;久服黑发固齿:**槐子(十月上巳日,拣肥实者)。用法:用瓦盆如法固济,埋背阴墙下,约二三尺深,预先取黑牛胆五六个,腊月八日,取前槐子装在胆内,高悬阴干,至次年清明日取出,瓷器收贮。每空心白汤送下,一日服一粒,二日服二粒,渐加至十五粒止,以后一日减一粒,周而复始。(彭怀仁 主编·《中医方剂大辞典》10 册 799 引《医学入门》)

★ 25. **治瘘痔久不瘥:**硼砂半两,绿青半两,白龙骨一两。上件药捣罗为末,煮面糊和丸,如绿豆大。每于空心及晚食前煎黄芩汤下十丸,以瘥为度。(宋立人 总编·《中华本草》1 册 277 引《圣惠方》)

★ 26. **治痔漏正发,忽肠头不止,有血者:【立验膏】**活黄鳝 1 条,活大蜘蛛 1 只。用法:以刀断鳝鱼之首,沥热血于掌中,急以蜘蛛用手指在掌中研,蜘蛛化为度,去蜘蛛皮,刮于瓷器内收。于发时涂敷。(孙世发 主编·《中医小方大辞典》332 引《杨氏家藏方》)

★ 27. **治痔瘘。大肠内结燥疼痛:【黄蜡丸】**黄蜡 120 克。用法:为丸,如梧桐子大。每月朔日服 1 丸,次日服 2 丸,3 日服 3 丸,渐加至月尽 30 丸,以后每日减 1 丸,至 1 丸为至,用酒送下。轮流服之,其疮自痊。(孙世发 主编·《中医小方大辞典》156 引《疮疡经验全书》)

★ 28. **治痔疮漏疮,肛门肿痛,坚硬不消,痛痒难忍:【痔漏无双丸】**白矾八十两,黄腊八十两,朱砂十六两。用法:将白矾、朱砂为极细末,混合均匀,黄蜡熔化为小丸。每服二钱,温开水送下。功能:消肿止痛。(彭怀仁 主编·《中医方剂大辞典》9 册 694)

★ 29. **治痔漏,灼热疼痛:**生石膏 5 钱,猪胆 1 个。用法:生石膏研末,猪胆取汁,调和成膏。外敷患处。功能:清热解毒,消肿止痛。(阳春林 葛晓舒 主编·《湖南省中医单方验方精选·外科》上册 1037)

★ 30. **治痔漏脱肛:**丝瓜烧灰、多年石灰、雄黄各五钱,为末,以猪胆汁、鸡子清及香油调和贴之,收上乃止。(江苏新医学院 编·《中药大辞

典》上册 792 引《孙天仁集效方》)

★ 31. **治肛瘘:**白芷适量。研细末,米汤送服,每次 6 克,并用白芷煎汤熏洗。适用于痔漏出血。(胡郁坤 陈志鹏 主编·《中医单方全书》224)

★ 32. **治肛瘘:**壁虎尾巴焙干研细备用。使用时,清洁创面后将药粉末撒于肛瘘管道内,至瘘管基底部填满为止。一般 2 天换药 1 次,痊愈为止。徐献春用上方治疗肛瘘 18 例,治愈 17 例,1 例改手术治疗。(王辉武 主编·《中药临床新用》663)

★ 33. **治肛疡成管:【拔管方】**壁虎尾尖,量管之大小,剪成一段,插入管中。拔脓收口极速。(宋立人 总编·《中华本草》9 册 402 引《疡科纲要》)

★ 34. **治肛瘘:**枯矾、黄蜡各 50 克。将黄蜡熔化,投入矾末,和匀,候冷,做成药条,将药条从外口插入深处。疗效:1～2 次痊愈。(史书达 编著·《中国民间秘验偏方大成》上卷 829)

★ 35. **治肛瘘、痔漏:**地龙四十条(在韭菜地者佳),蜣螂八个。用法:炙干研末,早、晚各服五分至一钱。(中医研究院革命委员会 编·《常见病验方研究参考资料》283)

★ 36. **治肛瘘、痔漏:**羊胆 2 个,枯矾、蜂蜜各半两。用法:共捣烂涂患处。(中医研究院革命委员会 编·《常见病验方研究参考资料》283)

★ 37. **治肛瘘、痔漏:**雄猪胆 1 个,荞麦面适量。用法:共和为丸,每服 3 钱,1 日 2 次,开水送服。(中医研究院革命委员会 编·《常见病验方研究参考资料》283)

★ 38. **治肛瘘、痔漏:**胡黄连(炒)、炒穿山甲、煅石明、炒槐米各五钱。用法:共研细末,丸如梧桐子大,早晚各服二钱,米汤送下。(中医研究院革命委员会 编·《常见病验方研究参考资料》283)

★ 39. **治肛瘘、痔漏:**陈大蒜梗(煨灰)。用法:研末或加冰片少许,敷于瘘管上,连用七八日。(中医研究院革命委员会 编·《常见病验方研究参考资料》283)

脱肛 39 方

★ 1. **治直肠脱垂:**五倍子 30 克。用法:将五倍子研为细末,并过细筛。若大便后脱肛,先将肛门洗净或揩净,再将五倍子粉撒在一小块清洁白纸上薄薄一层,将脱肛轻轻托进。备注:久用必效。(吴静 陈宇飞 主编·《民间祖传秘方大全》452)

★ 2. **治直肠脱垂:**五倍子 9 克,白矾 5 克。为末。水 1 碗,煎汤洗之。(滕佳林 米杰 编·《外治中药的研究与应用》182)

★ 3. **治直肠脱垂:**五倍子 3 钱(炙),冰片 1 分。共研细末,先用葱汤熏洗肛门,然后将药末敷上。(中医研究院革命委员会 编·《常见病验方研究参考资料》283)

★ 4. **治肛脱不收:【收肛散】**五倍子 10 克,大蜘蛛 1 个,冰片少许,香油适量。用法:将五倍子和蜘蛛(去头足)放在新瓦上焙枯,研细末,再加冰片少许,香油调匀外用,1 日 3～5 次调搽。(贾海生等 编著·〈小处方治大病·走入家庭的偏方〉)

★ 5. **治直肠脱垂:**鳖头 1 个(煅),枯矾、五倍子(煅)各 10 克。共研极细末。搽患处。(易磊 编·《中国秘方大全》482)

★ 6. **治脱肛:**用蝉衣 5 克,五倍子(炒黄)10 克,冰片 1 克,共研细末,贮瓶备用。每次大便脱肛后,先用纱布蘸温开水洗净患处,再用药末 0.5 克撒纸上将肛托回。(滕佳林 米杰编著·《外治中药的研究与应用》574)

★ 7. **治久泻久痢便血、脱肛:**五倍子、诃子、五味子各 10 克。水煎服。日 1 剂,分 2 次服。(张金鼎 邹治文 编著·《虫类中药与效方》263)

★ 8. **治大肠脱肛:**苦参、五倍子、陈壁土各等分。煎汤洗之,以木贼末敷之。(江苏新医学院 编·《中药大辞典》上册 1284 引《医方摘要》)

★ 9. **治肛脱不收:**五倍子 1 两,熊胆 2 分。用法:先用五倍子水煎洗患处,再用熊胆磨汁搽患处。(阳春林 葛晓舒 主编·《湖南省中医单方验方精选·外科》下册 1046)

★ 10. **治脱肛，赤肿疼痛**：黄连 8 分，冰片 1 分，熊胆 2 分。用法：蒸水。涂患处。功能：清热燥湿，收敛止脱。（阳春林 葛晓舒 主编 ·《湖南省中医单方验方精选 · 外科》下册 1077）

★ 11. **治脱肛气热者，痔疮：【熊胆散】**熊胆五分，孩儿茶二分，冰片一分。用法：上为末。用人乳调点患处。热汁自下而肛收矣。（彭怀仁 主编 ·《中医方剂大辞典》10 册 1238 引《良方合璧》）

★ 12. **治脱肛**：蚯蚓 2 条，升麻 5 克，猪肉适量。用法：蚯蚓捣烂，升麻同煮猪肉。每日 1 剂，顿服。功能：升阳举陷，清热解毒。注意事项：连吃 3 ~5 天。（阳春林 葛晓舒 主编 ·《湖南省中医单方验方精选 · 外科》下册 1069）

★ 13. **治脱肛**：猪胆 1 个，白矾 3 分。用法：将白矾研细末纳胆汁中，搅和溶化。用鸡毛蘸药涂患处。功能：活血托肛，利湿消肿。（阳春林 葛晓舒 主编 ·《湖南省中医单方验方精选 · 外科》下册 1052）

★ 14. **治脱肛**：鲜野金荞麦根 300 克，苦参 300 克。水煎，趁热熏。（宋立人 总编 ·《中华本草》2 册 631 引《天目山药用植物志》）

★ 15. **治脱肛**：白矾（米粒大）7 粒，鸡蛋 1 个。用法：先将鸡蛋开一小孔，后将白矾纳入放在饭锅内煮熟，每日空腹服鸡蛋 1 枚，连用 7 日。（吴静 陈宇飞 主编 ·《传世金方 · 民间秘方》187）

★ 16. **治脱肛**：鱼腥草 60 克，野菊根 50 克，赤石脂、伏龙肝各 40 克。水煎，趁热熏蒸患处，然后用药液温洗，每晚 1 次。（胡献国 ·《中国中医药报》2011 年 2 月 28 日）

★ 17. **治脱肛**：鳖 1 只。切断鳖的头颈，滴血入碗内，趁血热之时，外涂于肛门处。（金福男 编著 ·《古今奇方》123）

★ 18. **治脱肛**：鳖头 1 个（煅），枯矾、五倍子（煅）各 10 克。共研极细末。搽患处。（易磊 编著 ·《中国秘方大全》482）

★ 19. **治大肠脱肛，久积虚冷**：以鳖头炙研，米饮服方寸匕，日二服。仍以末涂肠头上。（历代医学名著全书 明代 · 李时珍 撰 ·《本草纲目》4 册 3457）

★ 20. **治脱肛验案**：吾友包某，因久痢后患脱肛症，经多方求治不效，就医于吾，吾对之亦乏良术，逐遍查群书。终于在《本草纲目》第四十五章中见有："鳖头，主治：烧灰疗小儿诸疾……妇人产后阴脱下坠，尸疰。心腹痛。傅历年脱肛不愈。"的记载，遂用此法施治，以鳖头 6 枚，分炙，研粉，每天 2 次，每次 1 首，以黄酒冲服，仅 2 天即愈。此后，又按此法，医愈 12 例患者。（黄国健等 主编 ·《中医单方应用大全》53）

★ 21. **治脱肛**：乌龟头 1 个、冰片、麻油各适量。用法：乌龟头焙干研末，2 味和匀，麻油调。外敷肛门。每日 1 次。功能：滋阴补血，消肿敛疮。（阳春林 葛晓舒 · 主编《湖南省中医单方验方精选 · 外科》下册 1067）

★ 22. **治脱肛**：取乌龟颈 1 只（焙干），加五倍子 10 克，煅龙骨 12 克。研极细末，混合后加次碳酸铋粉 5 克，用时取少量撒于布上，用手托脱出部分，轻揉复位，每日 1 次。（费兰波 徐亮 主编 ·《外科病奇难顽症特效疗法》236）

★ 23. **治脱肛**：蟾蜍皮一片，瓶内烧熏脱出处。（胡晓峰 编著 ·《虫蛇药用巧治百病》220）

★ 24. **治脱肛** ：生天南星 30 克。用法：将生天南星去除杂质，研为细末，温开水调和，敷于百会穴（在头顶正中线与两耳尖连线的交点）处，包扎固定，每日换药 1 次。肛门脱出物回缩后即将药物除去，温水洗净。功效：升提固涩。（刘道清 主编 ·《中国民间神效秘方》595）

★ 25. **治脱肛**：乌梅 30 克，米醋 1 盅。乌梅加水煎煮，取汁后放入米醋，趁热，熏蒸洗浴，并用毛巾把肠头托回肛门。（吴大真等 编著 ·《灵验单方秘典》162）

★ 26. **治脱肛**：乌梅 100 克。用法：取上药，火煨，研细末。每次 1 克，每天 2 次，饭后白开水冲服。功能：涩肠固脱。主治：脱肛。表现为直肠脱出，兼便血、疼痛。附注：据王涛报道，应用本方治 1 脱肛 10 余年患者，服药 10 天痊愈。（薛建国 李缨 主编 ·《实用单方大全》601）

★ 27. **治脱肛**：全蝎、僵蚕各 6 克，鸡蛋 15 个。用法：全蝎、僵蚕焙干研末，鸡蛋每个破孔，药分 15 等份，装入鸡蛋内，搅匀封好蒸熟。每日服 1 次。每次 1 个。功能：滋阴解毒，养血收敛。注意事项：每晚睡前空腹服。（阳春林 葛晓舒 主编 ·《湖南省中医单方验方精选 · 外科》下册 1070）

★ 28. **治脱肛**：槐花、槐角等分炒香黄，为细

末,用羊血蘸药,炙熟食之,以酒送下。或云以猪膘去皮,蘸药炙服。(宋立人 总编·《中华本草》4册645引《百一选方》)

★ 29. **治脱肛**:刺猬皮三四个(酒浸,焙),经霜槐角子一斤,当归三两。用法:上为末,炼蜜为丸,如梧桐子大。每服一二百丸,温酒送下。(彭怀仁 主编·《中医方剂大辞典》10册526引《疡医大全》)

★ 30. **治下血脱肛**:白鸡冠花、防风等量。研末,每服一匙,空腹米饮下。(宋立人 总编·《中华本草》2册856)

★ 31. **治脱肛验案**:田某某,男,47岁,1983年3月21日就诊。患脱肛10余年,每次大便直肠脱出6厘米多,兼便血、疼痛难忍。经多方治疗效果不佳。笔者用乌梅粉治疗。方法:乌梅60克,火煨,研细末,每服3克,每天2次,饭后白开水冲服。治疗10日愈。3个月后复发,仍用上药服10天而愈。随访至今未复发。(杨鹏举 主编·《中医单药奇效真传》281)

★ 32. **治脱肛**:大蜘蛛一只。将蜘蛛去头足,置瓦上焙枯,研为细末,用香油调敷即收。说明:民间用此方治疗脱肛,疗效卓著。(张力群等 主编·《中国民族民间秘方大全》536)

★ 33. **治脱肛**:取蜘蛛捣作油,敷脐下丹田上。一时即效。(宋立人 总编·《中华本草》9册137)

★ 34. **治脱肛**:**【蜘蛛散】**大蜘蛛(盐泥包裹,煅存性,为末)一钱,铁锈末三分。用法:猪胆汁调敷。(孙世发 主编·《中医小方大辞典》687引《赤水玄珠》)

★ 35. **治脱肛验案**:汪某,男,3岁。患儿曾于1987年6月因患痢下而致脱肛,迄今已2年余,曾多方医治未愈。病初,卧时或洗敷后尚可自行回纳;近3个月病情逐渐加重,直肠脱垂肛外寸余,无法还纳,昼夜外露,肿胀,秽臭不堪。用蜘蛛7只,去足,焙干,研面,与香油适量调和即可。先将患处洗净,然后用蜘蛛油搽肛外脱出之直肠,日涂数次。治疗1周痊愈。(杨鹏举 主编·《中医单药奇效真传》282)

★ 36. **治脱肛**:蝉蜕,去足,焙研,菜油调搽。(宋立人 总编·《中华本草》9册168)

★ 37. **治脱肛**:蝉蜕适量。放在阳光下晒干,研成极细末,贮存于瓶中防潮备用。用时嘱病人侧卧,以1:5000高锰酸钾液清洗直肠脱出之黏膜处。然后把蝉蜕粉撒于该处。一般休息片刻后即可回缩,每天1次。如1次不愈,可连续用5次。据郑锋报道,应用本方治疗15例,疗效满意。(薛建国 李缨 主编·《实用单方大全》30)

★ 38. **治阳证脱肛**:**【蟠龙散】**干地龙30克,风化朴硝6克。上锉,焙干研为细末,仍和匀朴硝。每以6~9克,肛门湿润干涂,干燥用清油调涂。先以见肿消、荆芥、生葱煮水,候温洗浴,轻与拭干,然后涂药。(滕佳林 米杰 编著·《外治中药的研究与应用》529引《活幼新书》)

★ 39. **治脱肛久不收入**:蚂蟥3条,升麻1两,麻油2两。用法:研末,麻油调匀。涂患处,睡4小时。功能:破血祛瘀,升阳举陷。方解:蚂蟥破血逐瘀,消肿止痛;升麻升阳举陷;麻油润肠调药。诸药合用,共奏破血祛瘀,升阳举陷之功。(阳春林 葛晓舒 主编·《湖南省中医单方验方精选·外科》上册1061)

肛裂11方

★ 1. **治肛裂**:五倍子25克,白矾15克。水煎坐浴。(费兰波 徐亮 主编·《外科病奇难顽症特效疗法》230)

★ 2. **治肛裂**:五倍子80克,白及150克,黄柏50克,冰片10克,鲜猪胆汁1000毫升。制成膏剂,每日1~2次,用纱布条蘸膏敷于创面。(李彬之等 主编·《现代中医奇效良方宝典》下册50)

★ 3. **治肛裂**:用冰片6克,蛇蜕30厘米左右,香油30毫升。用法:蛇蜕焙焦研末,与冰片混匀,香油调之。涂患处,痛重时每30分钟涂1次,痛减后每日涂3~4次。(滕佳林 米杰 编·《外治中药的研究与应用》278)

★ 4. **治肛裂**:猪胆汁、红糖各等分。用法:熬膏摊布上,贴患处。(中医研究院革命委员会编·《常见病验方研究参考资料》282)

★ 5. **治肛裂**:白及焙干。研末,加入凡士林调匀,制成含白及40%~50%的软膏。便后用生理盐水或1:1000的高锰酸钾液清洗肛门,拭干，将裂口轻轻牵开，取少量白及软膏涂于裂口上，外加消毒敷料，胶布固定，每天1次。据龙宜战等报道，应用本方治疗100例，全部治愈。疗程最短3天，最长15天。本法适用于早期肛裂，对陈旧性肛裂疗效不佳。（薛建国 李缨 主编·《实用单方大全》325）

★ 6. **治肛裂：**白及200克，蜂蜜50克。先将白及加入清水适量，煎熬至稠黏状时，除去白及，再以小火浓缩成稀糊状，兑入煮沸去沫的蜂蜜并充分搅匀，冷却后即可使用。使用时每次用药棉蘸药液涂搽于肛裂患处，每日2次，一般治疗5日肛裂处即可结痂而愈。（李家强 编·《民间医疗特效妙方》87）

★ 7. **治肛裂、痔疮：**白及粉用蒸馏水配成7%～12%的液体，稍加温，静置8小时，过滤，成为黄白色胶浆。每100毫升胶浆再加入石膏粉100克，搅匀，消毒即成。温水或淡高锰酸钾液肛门坐浴，后用无齿镊夹上药从肛门插入约2厘米，来回涂擦2～4次，取出。再以此药沾一棉球留置于肛门内2～3厘米处。白及粉与止痛消炎膏调匀制成的丸剂塞肛，达到止血的目的，能抑制纤溶酶，增加血小板第Ⅲ因子活性。（孟凡红等 编著·《单味中药临床应用新进展》24）

★ 8. **治肛裂：**无花果叶子30克，洗净后水煎外洗，早、晚各1次。［陈景胜·《中国中医药报》2010；(9)：22］

★ 9. **治肛裂：**500毫升水煮沸后加50克花椒煮20分钟，熏洗坐浴，每日早、晚各1次，每次30～50分钟。（孟凡红 等编·《单味中药临床应用新进展》216）

★ 10. **治肛裂：**鱼腥草150克，洗净放入沙罐内，加水1000毫升，汤沸后再煎5分钟，滤出药液，加水再煎，共煎3次。把3次煎得的药液倒入洁净盆内，趁热先熏后坐浴。每晚睡前熏洗1次，每次15～20分钟。轻者洗2次即疼痛减轻，再连用数次，疼痛、便血可消失。（楼锦英 编著·《中药临床妙用锦囊》361）

★ 11. **治便血（肛门裂）：**赤小豆二两，当归五钱（炒）。煎汤内服，1天2次。病例：杨某某，男，34岁。大便时肛门疼痛，便后有少量鲜血流出，已4～5天。肛检在肛管后中线找见裂口。舌边尖红、苔黄、脉细数，经服上方3天血止。按：本方即《金匮要略》中之"赤小豆散"，有清热凉血解毒、润肠通便作用，故对湿热下注、伤及阴络之便血有效。（王琦 主编·《王琦临床医学丛书》下册1331）

肠风下血、便血8方

★ 1. **治肠风下血：**栝楼（烧为灰）、赤小豆各半两。上二味杵罗为末。空心酒调下一钱匕。（江苏新医学院 编·《中药大辞典》上册1782）

★ 2. **治肠风下血：**僵蚕（炒，去嘴、足）、乌梅肉（焙）各一两。为末，米糊丸，梧子大。每服百丸，食前白汤下，一日三服。（江苏新医学院 编·《中药大辞典》上册740引《卫生杂兴》）

★ 3. **治肠毒下血不止，及久患血痢者：【乌犀丸】**淡豆豉、大蒜（去皮苗）各等份。用法：一处杵令和匀，可制成丸，如梧桐子大。每次30～40丸，盐汤送下。（孙世发 主编·《中医小方大辞典》278引《博济》卷三）

★ 4. **治肠风泻血，诸药不效者：**（保应丸）天南星不拘多少（用石灰炒令焦黄色）。用法：上为细末，酒糊为丸，如梧桐子大。每服二十丸，食前温酒送下。（彭怀仁 主编·《中医方剂大辞典》7册659引《圣济总录》卷一四三）

★ 5. **治大肠风毒下血：**白矾三（二）两，干蝎二两（微炒）。捣细罗为散。每于食前，以温粥调下半钱。（江苏新医学院 编·《中药大辞典》上册934引《圣惠方》）

★ 6. **治大便下血不止：**槐角二斤，黑糖一斤。用法：用水三碗，先将槐角入内，煎至三分之二，再将黑糖入内，调和即可。每次服药半碗，可频频服下。（沈洪瑞 主编·《重订十万金方》299）

★ 7. **治便血：**无花果7个，水煎服。用上方治疗1例大便带血达20年之久，每1～3个月发作1次，需半个月方愈。服上方2剂，便血停止，经访问未再复发。（杨鹏举 主编·《中医单药奇效真传》97）

★ 8. **便血：**瓦松10克，烧灰存性，开水冲服。（中医研究院革命委员会 编·《常见病验方研究参考资料》169）

肛周疾患16方

★ 1. **治肛周疖肿**:五倍子、桐油各适量。用法:五倍子烧灰,桐油调匀。外涂患处。(阳春林 葛晓舒 主编·《湖南省中医单方验方精选·外科》下册1025)

★ 2. **治肛门周围炎**:全蝎适量。用法:取上药,研细末,以护肤霜调匀。每晚睡前洗净肛门,涂患处。再用开水送服全蝎末3克。功能:解毒消炎。附注:据报道,应用本方治疗效果显著。(薛建国 李缨 主编·《实用单方大全》464)

★ 3. **治肛门溃烂**:土茯苓1斤,雄黄4两。用法:土茯苓煎水;雄黄研末纸卷上,将其末端点燃。汤分数次内服,烟外熏患处。功能:清热解毒,利湿泄浊。(阳春林 葛晓舒·《湖南省中医单方验方精选·外科》上册1028)

★ 4. **治肛门溃烂**:马齿苋4两,猪板油2两。用法:共捣。外搽患处。功能:清热解毒,利湿泄浊。(阳春林 葛晓舒 主编·《湖南省中医单方验方精选·外科》上册1028)

★ 5. **治肛门肿痛**:马齿苋叶、三叶酸草各等分,煎汤熏洗。每日2次。(滕佳林 米杰 编著·《外治中药的研究与应用》161引《频湖集验方》)

★ 6. **治肛痛**:用薄荷、马齿苋、棉花子、车前子、蛇床子各等分,水煎。熏洗患处。(滕佳林 米杰 编著·《外治中药的研究与应用》512)

★ 7. **治肛炎**:用大黄、黄柏各15克,苦参、野菊花各20克。水煎。趁热坐浴。(滕佳林 米杰 编著·《外治中药的研究与应用》461)

★ 8. **治肛门边肿硬,痒痛不可忍者**:鱼腥草一握,煎汤熏洗,仍以草挹痔,即愈。(宋立人 总编·《中华本草》3册417引《急救良方》)

★ 9. **治脏毒坚疼,积热红肿:【菩提露】**熊胆3克,冰片1克。用法:凉水调化开,搽于患处。(孙世发 主编·《中医小方大辞典》584引《金鉴》卷六十九)

★ 10. **治肛门周围瘙痒**:花槟榔30克,雄黄粉10克。用法:花槟榔加水200毫升煎至30毫升。每晚保留灌肠,再加雄黄粉调成糊状外敷肛围。(滕佳林 米杰 编著·《外治中药的研究与应用》98)

★ 11. **治谷道边生疮,久不愈者**:鸡内金不拘多少(烧灰,存性)。用法:候冷研为极细末。每用1大捻,干贴之。(彭怀仁 主编·《中医方剂大辞典》5册1122引《普济方》卷二十七)

★ 12. **用于肛周脓肿术后**:彻底清除脓腔,祛除脓性分泌物,充分暴露创面,直接将血竭粉撒在脓腔内并加压包扎,每日换药1次;同时每日3次,每次口服血竭粉3克。20天为1个疗程。共治30例,治愈25例,好转5例,治愈率为83.3%。(滕佳林 米杰 编·《外治中药的研究与应用》268)

★ 13. **治伤寒狐惑,毒蚀下部,肛门如蚕,痛痒不止**:雄黄半两。先用瓶子1个,口稍大者,纳入灰上(土),如装香火,将雄黄烧之,候烟出,以瓶口当病处熏之。(江苏新医学院 编·《中药大辞典》下册2338引《圣惠方》)

★ 14. **治肛门湿疹**:苦参100克。用法:取上药,置于麻油500毫升内浸泡1天后,用文火炸干枯,去渣过滤,装瓶备用。用时外搽患处,每天3次,10天为1个疗程。功能:清热,燥湿,止痒。附注:据黄新华报道,应用本方治疗本病有效。(薛建国 李缨 主编·《实用单方大全》68)

★ 15. **治肛门部红肿验案**:廖某,女,28岁,农民。1986年7月4日就诊。近6天来肛门部红肿,痒热灼痛,便时加重,伴发热,全身不适。肛检:胸膝位肛周1~7点皱襞水肿、充血,并有少量淡黄色分泌物,触压痛明显,予鲜败酱草60克,水煎服,另用300克煎熏洗,日2~3次,每次10~15分钟。嘱忌辛辣煎炒,醇酒肥腻等刺激性食品,适当休息,1天疼痛大减,红肿显退,3天痛止肿消,痊愈。本法治内痔出血、内痔嵌顿、血栓外痔、炎性外痔、痔瘘术后炎肿、肛窦炎、肛乳头炎、肛周脓肿等皆可获良效。(杨鹏举 主编·《中医单药奇效真传》285)

★ 16. **治脏毒坚疼,积热焮肿**:熊胆三分,冰片一分。用法:凉水一茶匙,调化开,搽于患处。(彭怀仁 主编·《中医方剂大辞典》9册101引《金鉴》)

窦道 7 方

★ 1. **治疮疡的窦道:【拔管方】**活壁虎 1 尾,理直焙干。用法:将壁虎尾消毒后,直接插入窦道底部,以兼顾引流,脓少者 4 天换 1 次,脓多者 2 天换 1 次。功能:排脓,拔管、生肌。(张全鼎 邹治文 编·《虫类中药与效方》310 引《疮科纲要》)

★ 2. **治各种窦道、瘘管:**蜈蚣 1 至数条干鲜不拘,焙黄研末。窦灶、瘘管可掺入纸捻,视其管道深浅透入,每日 1 次,外贴小膏药或纱布垫。溃疡者可撒于创面。(孟凡红 主编·《单味中药临床应用新进展》536)

★ 3. **治慢性窦道:**用红升丹药条入于窦道内,治疗包括阑尾、绝育、剖腹产术后、肿瘤术后、骨髓炎术后,伤口不愈,慢性窦道形成,脓肿切开术后伤口不愈,骨、肾、淋巴结核,共 55 例,治愈率达 96.4%。(杨仓良 主编·《毒药本草》1024)

★ 4. **治阳证窦道,瘘管,脓管,脓毒未净:**红粉 30 克。用法:制成药捻。外用。功效:化腐提毒。宜忌:脓腐已尽及对汞剂过敏者勿用。(孙世发 主编·《中医小方大辞典》107)

★ 5. **治阴证窦道,瘘管,脓疡疾病,鼠疮,以及附骨阴疽,久溃不敛者:【红肉药捻】**京红粉、上肉桂面各 15 克,雄精、珍珠各 3 克。用法:制成药捻,外用。功效:回阳生肌,活血提脓。宜忌:阳证窦道及对汞剂过敏者禁用。(孙世发 主编·《中医小方大辞典》1405 引《赵炳南临床经验集》)

★ 6. **治窦道,瘘管,褥疮,疖痈及创面感染:**炙穿山甲、制乳香、制没药各 40 克,红升 20 克。前 3 味共研细粉,过 80 目筛。红升研细粉,过 100 目筛,再与混合粉混匀,过筛即得。本品为红棕褐色粉末。功能:排脓引流,去腐生新。外用,取药粉适量,撒于患处,外贴黑膏药。(宋立人 总编·《中华本草》9 册 543)

★ 7. **治窦道验案:**患者滑某某,47 岁,干部。左膝关节强直,左大腿外侧的慢性窦道反复破溃流脓,长期不愈。医院诊断为:左股骨下端慢性骨髓炎,硬化型,并发慢性窦道。治疗取阴干之守宫尾,用酒精消毒后直接插入窦道,直达窦道基底,触到骨面,外面与窦道外口相平。前后共换药 3 次,用去 3 根守宫尾,窦道完痊愈合。(杨鹏举 主编·《中医单药奇效真传》268)

瘘管、瘘疮 29 方

★ 1. **治瘘管不愈合:**活壁虎尾 1 条,浸泡于 75% 的酒精内 2 小时后,备用。用法:外用。根据探针所测出的瘘管深度放入壁虎尾,用无菌纱布敷盖,每 3 ~ 4 日换药 1 次。(张全鼎 邹治文 编·《虫类中药与效方》309)

★ 2. **治瘘管、窦道、疮疡、创伤:**将活壁虎从尾根部切下,置瓦上微火烘干,研细粉,装瓶密封,以防霉蛀。根据瘘管、窦道的大小深浅,每次用壁虎尾 1 ~ 3 条插入瘘管或窦道内,不留死腔。若是肛瘘,须用胶布封固,防止壁虎尾从瘘管中脱出,5 ~ 7 天换药 1 次。表浅溃疡、擦伤、裂伤、手术切口感染,用壁虎粉撒在疮面上,包扎或暴露,3 ~ 4 天换药 1 次,脓少后 4 天换药 1 次。疗效:单纯骨髓炎窦道 9 例(病史最长 20 年,最短 3 个月),治愈 6 例,好转 2 例,无效 1 例;淋巴结核性窦道 6 例,治愈 4 例,好转 2 例;肛瘘 5 例,治愈 3 例,好转 2 例;表浅性溃疡 12 例及损伤 6 例,均治愈。(宋立人 总编·《中华本草》9 册 402)

★ 3. **治慢性瘘管:【壁虎散】**壁虎(鲜品或干品)适量。加减:久不收口者加等量蜈蚣粉。用法:将上药焙干勿焦,研为细末,过 6 号筛。用 1% 的苯扎溴铵液棉球局部消毒,用探针探清瘘管的大小、深浅,以过氧化氢清洗瘘管,清除死骨异物,取本品填满瘘管。或用盐水纱布沿管壁塞入瘘管基底,外以纱布包扎固定,每 2 ~ 3 日换药 1 次;兼取本品 1 克,每日服 3 次,瘘管愈合后再服 1 个月。疗效:共治疗 200 例,经治 10 ~ 80 日,均治愈。(梁永才 梁杰圣 主编·《中国外治妙方》69)

★ 4. **治瘘管、窦道:**将蜈蚣焙黄,掺入纸捻,插入瘘管窦道中,外以小膏药或纱布垫覆盖,久不愈合的深部脓疡,可用蜈蚣粉撒于患处。(杨

仓良 主编·《毒药本草》720)

★ 5. **治化脓性瘘管**:蜈蚣50条,地龙、土鳖各1两。用法:取组成量,焙干,研粉,过筛混匀,灭菌,即得。外用,将碘酒、酒精消毒瘘管周围皮肤,然后用探针将药粉放入瘘管内。功能:攻毒散结,化瘀通络。方解:蜈蚣攻毒散结,通络止痛;地龙通经活络;土鳖破瘀血。诸药合用,共奏攻毒散结,化瘀通络之功。注意事项:密封在阴凉干燥处保存。亦治慢性骨髓炎瘘管,结核性瘘管。(阳春林 葛晓舒 主编·《湖南省中医单方验方精选·外科》下册1040)

★ 6. **治瘘管:【蜡矾针】**黄蜡、枯矾各少许。用法:将黄蜡熔化,入枯矾于内,丸成小长条。纳入窍内。脓尽,用生肌散敷之。(孙世发 主编·《中医小方大辞典》648引《青囊秘传》)

★ 7. **治瘘管**:用桑皮纸卷少许红粉,将其插入漏管,换药3~8次。治疗漏管8例,均治愈。(杨仓良 主编·《毒药本草》1024)

★ 8. **治拔疮管:【拔管方】**紫硇砂1.2克,蜣螂1.5克,红升丹、冰片各1.2克。用法:上药研为细末。吹入。功效:拔疮管。(孙世发 主编·《中医小方大辞典》1454引《外科方外奇方》卷二)

★ 9. **治诸疮成管**:大蒜梗。烧灰,搽,即脱。(陆锦燧 辑·《鲟溪秘传简验方》262)

★ 10. **治瘘验案**:郑某,男,胸部结核性瘘管,症见:形体消瘦,面色白少华,左侧胸部(乳房下)可见疮面约2.0厘米×1.5厘米大小,脓液淋漓,用生半夏研细末,加面粉适量,用冷开水调制成条索状药捻,用时将疮面用生理盐水或冷茶清洗干净,然后将药捻缓缓插入瘘道至深部,外用纱布固定,隔日换药1次,至脓液净,疮面愈合为止。内服抗痨药,开始隔日换药1次(注意保持瘘道通畅,药捻不可做得太粗,塞得不能太紧;药捻一定要插到瘘管根部;如遇脓腔太大,可用药粉加凡士林纱条塞入腔内,隔日换药1次;配合抗痨药物治疗原发病灶,以杜再发)。半月后改3日换药1次,1个月后脓净疮口愈合,至今未复发。(杨鹏举 主编·《中医单药奇效真传》270)

★ 11. **治诸瘘五六孔相通**:生半夏末,水调涂孔内,一日二次。(江苏新医学院 编·《中药大辞典》上册778引《外科小品》)

★ 12. **治瘘疮肿**:用干地鳖末、麝香各研少许。上药研匀。干掺或贴,随干湿治之。(滕佳林 米杰 编·《外治中药的研究与应用》576引《圣济总录》)

★ 13. **治蛇瘘**:蛇蜕皮灰。用法:腊月猪脂和,封之。(彭怀仁 主编·《中医方剂大辞典》9册469引《千金》)

★ 14. **治一切瘘**:马齿苋,阴干,研细,约50克,蜂蜡10克,猪油40克(炼过)。将油蜡共熔,兑入马齿苋粉,和匀。敷疮上。(滕佳林 米杰 编·《外治中药的研究与应用》161引《证治准绳》)

★ 15. **治瘘疮**:马齿苋,水煎,外洗。亦可内服。(沈洪瑞 主编·《重订十万金方》459)

★ 16. **治腹壁瘘**:鲜壁虎置新瓦上,文火焙燥(不可使焦),研末,清洁局部,撒上壁虎末,膏药盖贴,每日1次。(孟凡红 主编·《单味中药临床应用新进展》59)

★ 17. **治腹壁漏管验案**:蒋某某,女,26岁,社员。粘连性肠梗阻术后7天发生缝线反应,伤口红肿疼痛,切口中段出现2处脓点,立即拆开皮肤缝线,敞开伤口换药处理。经过连续换药3个月,已将伤口中线头清除干净,伤口仍不愈合,并在腹壁切口处形成1个深约2.5厘米,直径约0.5厘米的盲管,有脓性分泌物。1978年9月23日转我处诊治,遂将其局部常规消毒后剪取与伤口管径相应的活壁虎尾巴(经75%的酒精浸泡消毒)一截,插入漏管中,外敷消毒纱布。2小时后患者自觉局部有收缩感。第2天换药时,壁虎尾巴已被挤出管外,仅表皮未见愈合。仍按前法放壁虎尾巴一截于管口包扎,2天后表皮即结痂愈合。按语:窦道多为原发脓疡溃后,余毒未尽,蕴结不散,血行不畅,或因正虚无力托邪外出而致。守宫即俗称的壁虎,性味咸寒,有小毒,功效祛风、定惊、散结、解毒。其咸可软坚而散结,寒可除热而解毒,用于余毒未尽,尚可以毒攻毒。且恶疮诸疾乃其主治,故用之而获效。(杨鹏举 主编·《中医单药奇效真传》272)

★ 18. **治漏孔并诸疮眼久不愈,痔疮亦效**:蜈蚣一条,五倍子一个,将五倍子开一孔,入蜈蚣,湿纸包煨存性,为末,先以葱汤洗疮净,掺上药粉,再以膏药贴之,每日一换,即敛口如神。说明:近年有用五倍子、蜈蚣以蜂蜜调治蜂窝组织

炎有效,还有用凡士林纱布蘸蜈蚣粉放入漏管内,治疗骨髓炎亦收良好效果。(长春中医学院编写组 选注·《串雅内编》106)

★ 19. **治漏疮:**五倍子末和血竭末,塞之。(明·董宿 辑录·《奇效良方》413)

★ 20. **治漏疮:**艾叶、五倍子、白胶、苦楝根各等份。锉碎,如烧香法,置长桶内,坐熏疮处。(曲京峰等 主编·《古今药方纵横》1213 引《仁斋直指方》卷二十二)

★ 21. **治漏疮:【九一丹】**熟石膏九钱,升丹一钱。研极细末,撒于疮面,或配制药线,插入疮口或漏管。(杨仓良 主编·《毒药本草》1024 引吴谦《医宗金鉴》)

★ 22. **治漏疮:**用红升丹外治脓肿术后、乳腺炎术后、骨髓炎脓肿切开等多种原因形成的瘘管 58 例,全部治愈。疗程 1 个月者 44 例,2 个月者 14 例。(滕佳林 米杰 编·《外治中药的研究与应用》30)

★ 23. **治漏疮:**枯矾、鹿角、芝麻各一两。用法:上为末,炼蜜为丸,如梧桐子大。每服三十丸,温酒送下。窍塞后,去鹿角,加象牙一两,黄蜡为丸,常服断根。(彭怀仁 主编·《中医方剂大辞典》2 册 569 引《医学入门》)

★ 24. **治漏疮经久不生肌肉,臭烂不止:【三奇散】**麒麟竭、黄连(去须)、白矾各半两。用法:上为末。敷于疮上,用膏药宽贴之。按语:麒麟竭即血竭,止血行瘀,生肌敛疮;黄连清热燥湿,解毒祛腐;白矾燥湿敛疮,祛腐生肌。三药为末敷疮,可清热解毒、祛腐生肌,凡漏疮久不收口者可用也。(田代华 主编·《实用中医三味药方》623 引(《普济方》卷二九三)

★ 25. **治久年漏疮,或暂瘥复发,或移于别处:【蜂房散】**多孔露蜂房(炙黄)三分,穿山甲(炙焦)、龙骨各一分。上末入麝香,用腊月猪脂调敷,湿则掺。(宋立人 总编·《中华本草》9 册 230 引《直指方》)

★ 26. **治漏疮血水不止:【蛇蜕散】**蛇皮(焙焦)、五倍子、龙骨各一钱半,续断五钱。上为末,入麝香少许,津唾调敷。(江苏新医学院 编·《中药大辞典》下册 2119 引《丹溪心法》)

★ 27. **治漏疮,痈疽黑陷,及痈疽疔疮、附骨疽:【追毒丹】**巴豆七粒(去皮心,不去油,研如泥),白丁香一钱,雄黄、黄丹各二钱,轻粉一钱。用法:上研和,加白面三钱,滴水为丸,如麦粒状。针破疮纳之,上覆以乳香,追出脓血毒物。治漏疮四壁死肌,亦以此法追毒,小者一粒,大者加粒数用之。治疽疮黑陷者,先用狗宝丸治,次以乌龙膏收肿散毒,去赤晕,及用针刀开疮,纳之使溃。备考:加蟾酥尤效。(彭怀仁 主编·《中医方剂大辞典》7 册 736 引《济生》卷六)

★ 28. **治远年漏疮不愈:【僵蚕涂敷方】**白僵蚕(炒)适量。用法:上药研为末。涂敷疮口内,以熟艾作炷,灸之;痒痛,初恶脓出,后清血出,更用蚕末塞疮内,以帛裹定。(孙世发 主编·《中医小方大辞典》190 引《圣济总录》)

★ 29. **治久年漏疮,或暂愈复发,或移于别处:【熊冰膏】**熊胆二分半,冰片半分(为末)。用法:用白雄鸡胆三个(取汁),或用蜗牛、田螺、井水,同调匀,入罐内,勿令泄气。临卧以手指搽痔上。先以药水洗净,后上药有效。(彭怀仁 主编·《中医方剂大辞典》10 册 1234)

蚁瘘疮 7 方

★ 1. **治蚁瘘疮多而孔小:**烧穿山甲,猪膏和敷。(江苏新医学院 编·《中药大辞典》下册 1727 引《补缺肘后方》)

★ 2. **治蚂蚁窝并痒极成片之疮:**轻粉二钱,穿山甲一两(新瓦上炙,剪成豆大,再用土炒成珠)。共研末,以甘草汤洗净,取熟鸡蛋黄炒出油,用蛋油调上药外搽。(清代·顾世澄 撰·《疡医大全》738)

★ 3. **治头疮属蚂蚁窝者:**穿山甲 1 两,茶油适量。用法:烧枯研末,茶油调匀。外敷患处。功能:清热解毒,软坚散结。注意事项:头疮痒甚,常流水,俗名蚂蚁窝。(阳春林 葛晓舒 主编·《湖南省中医单方验方精选·外科》上册 474)

★ 4. **治蚁漏验案:**一妇项下忽生一块肿,渐缘至奶上肿起;莫知何病。偶用力刺破,出清水一碗,日久疮不合。有道人见之曰:"此蚁漏也,缘用饭误食蚁得此耳。"询之果然,道人云:"此易治,但用穿山甲数片烧存性,灰为末,敷疮上。"遂愈。盖穿山甲,蚁之畏也。(杨鹏举 主

编·《中医单药奇效真传》256 引《证治准绳》)

★ 5. **治足底生小孔疮,痛不可行:**穿山甲 5 钱,猪油适量。用法:炮山甲研末,再用猪油调匀。每日多次,外搽患处。功能:活血解毒,消肿止痛。(阳春林 葛晓舒 主编·《湖南省中医单方验方精选·外科》上册 723)

★ 6. **蝼蛄疮。头上一疮数孔,经久不愈者:**密陀僧、硫黄、麻油各适量。用法:将密陀僧研细末,硫黄溶化调和,结成硬块。研末用油调。每日 1 次,外搽患处。功能:燥湿敛疮,解毒生肌。(阳春林 葛晓舒 主编·《湖南省中医单方验方精选·外科》上册 493)

★ 7. **治腿上生疮破烂多孔:**凤仙花根叶适量。用法:水煎。洗患处。功能:祛风活血,消肿止痛。(阳春林 葛晓舒 主编·《湖南省中医单方验方精选·外科》上册 406)

丹毒 35 方

★ 1. **治丹毒:**五倍子半斤,菜油适量。用法:共入瓦盆内,用硬柴火烧至发黑为止,待冷后去渣,加入青黛 5 分,梅片 0.3 克,共搅匀,敷于患处。注意此药油不可入口。(中医研究院革命委员会 编·《常见病验方研究参考资料》401)

★ 2. **治丹毒:**五倍子、生甘草各 30 克。用法:上药加水共煎,煮沸 30 分钟,滤取药液;药渣加水再煎,煮沸 40 分钟。滤取药液。合并两次药液,每 4 小时服 1 次,1 日内服完,每日 1 剂。(刘道清 主编·《中国民间神效秘方》559)

★ 3. **治丹毒:**五倍子粉 1000 克,大黄粉 500 克,黑醋 3000 毫升,蜂蜜 600 克,冰片 20 克。用法:用砂锅将黑醋、蜂蜜煮沸后,徐徐加入五倍子、大黄粉,熬成药膏,趁热加入冰片,和匀,贮瓶备用。用时将药膏涂在敷料上,贴于患处(以大于病灶部位为佳)。每日换药 1 次,至痊愈为止。一般用药 3~8 天即获痊愈。功能:清热收敛,凉血解毒。(程爵棠 程功文 编著·《单方验方治百病》477)

★ 4. **治丹毒:**用生全蝎 30 克,炮山甲 45 克,共研细末,每服 7.5 克,每日 1 次,治疗 1 例患病十余年反复发作不愈的丹毒患者,服本方后当晚即寒热顿挫,能安睡,次日痛止肿减,第 3 日即趋痊复。(杨仓良 主编·《毒药本草》712)

★ 5. **治丹毒:**穿山甲适量。磨汁,搽患处。适用于蚂蚁丹。(胡郁坤 陈志鹏 主编·《中医单方全书》192)

★ 6. **治丹毒:**蛤蟆 1 个。用法:去肠杂。外敷患处。功能:清热凉血,消肿止痛。注意事项:24 小时毒出即愈。(阳春林 葛晓舒 主编·《湖南省中医单方验方精选·外科》上册 254)

★ 7. **治丹毒:**雄黄 2 钱,白矾 3 钱。用法:共研末,冷茶调。敷患处。功能:清热凉血,消肿止痛。注意事项:雄黄有毒,外用适量。(阳春林 葛晓舒 主编·《湖南省中医单方验方精选·外科》上册 254)

★ 8. **治丹毒:**雄黄 30 克,白矾 30 克,青黛 60 克,冰片 15 克,鸡蛋若干。用法:上药前 4 味共研细末,瓶装备用。每次药量根据丹毒面积大小取上述药粉适量,用鸡蛋清调和,涂敷患处,每日 2 次。功效:清热解毒。禁忌:雄黄有毒,勿入口、眼。(刘道清 主编·《中国民间神效秘方》559)

★ 9. **治丹毒:**野菊花 30 克,土茯苓 30 克。把二味药放锅内加适量冷水浸泡片刻后,煎二次,取药汁各一茶碗,作二次服,一日服完。徐冠祥用上方治疗丹毒 15 例,全部治愈。(王辉武 主编·《中药临床新用》563)

★ 10. **治丹毒:**鬼针草 15 克。水煎服,或捣烂敷患处。适用于缠腰丹。(胡郁坤 陈志鹏主编·《中医单方全书》191)。

★ 11 **治丹毒:**石膏 50~150 克,寒水石 30 克,桐油适量。用法:将 2 味研细末,入桐油适量调匀,每日 1 次,涂擦患部。备注:治疗 10 例,全部治愈。(吴静 陈宇飞 主编·《传世全方·民间秘方》171)

★ 12. **治丹毒:**石灰适量。醋调搽患处。(胡郁坤 陈志鹏 主编·《中医单方全书》193)

★ 13. **治丹毒:**石灰 5000 克,桐油少许。用法:将石灰置于缸中溶解后,水面浮起一层结晶,将此结晶取出置于杯中,加桐油少许调匀外搽患处,每日 2 次。(张俊庭 编·《皮肤病必效单方 2000 首》13)

★ 14. **治丹毒:**伏龙肝细末、鸡蛋清、大蒜各适量。用法:将伏龙肝粉、大蒜泥,以鸡蛋清调成

糊状,涂敷患处。(吴静 主编·《祛百病大蒜秘方》142)

★ 15. **治丹毒:**夏枯草120克。煎汤熏洗患处。每日1次,连用1周,即可见效。(水嶋昇 著·《单味草药巧治百病》193)

★ 16. **治丹毒(赤游风):**赤小豆适量研末,以鸡蛋清调敷患处。每日或隔日1次。按:丹毒一证,多为热毒郁于血分所致。因发生部位不同而名称不一。小儿则名"赤游风",以游走不定为特征。赤小豆功能解毒,泄血分之湿热,《医宗金鉴儿科心法要诀》亦有赤小豆不拘多少,研为细末,用鸡子清调涂患处,"干则再涂"的记载。(王琦 主编·《王琦临床医学丛书》下册1331)

★ 17. **治丹毒:【及柏散】**将白及、黄柏等分为末。葱白自然汁调之敷。(滕佳林 米杰 编·《外治中药的研究与应用》217 引《外科启玄》)

★ 18. **治丹毒:**鲤鱼适量。去骨,捣烂,敷患处,干即换。适用于预防丹毒扩延。(胡郁坤 陈志鹏 主编·《中医单方全书》192)

★ 19. **治丹毒:**鲜紫花地丁60克,大黄30克,鲜侧柏叶40克。用法:将上药共捣泥。取本品涂敷患处,每日1~2次,至愈为度。疗效:共治疗75例,经治3~7日,均治愈。(梁永才 梁杰圣 主编·《中国外治妙方》274)

★ 20. **治丹毒:**板蓝根。用法:捣如泥,外敷患部。(中医研究院革命委员会 编·《常见病验方研究参考资料》401)

★ 21. **治丹毒:**板蓝根2两,马齿苋1两。用法:捣烂,敷患处。功能:清热凉血,消肿止痛。(阳春林 葛晓舒 主编·《湖南省中医单方验方精选·外科》上册252)

★ 22. **治丹毒:**板蓝根18克,金银花、甘草各9克。水煎服。(宋立人 总编·《中华本草》3册711)

★ 23. **治丹毒:**鲜鱼腥草100~200克洗净捣碎,加食盐10~20克调匀外敷患处,加敷料包扎,每日3次。(孟凡红 主编·《单味中药临床应用新进展》611)

★ 24. **治丹毒:**中等活地龙7条,紫背浮萍一碗。研细傅。(宋立人 总编·《中华本草》9册29 引《直指方》)

★ 25. **治丹毒:**活地龙5份,食糖1份。凉水捣泥,涂搽外敷患处,日2~3次。(孟凡红 主编·《单味中药临床应用新进展》424)

★ 26. **治丹毒:**仙人掌根。用法:切薄片敷上或绞汁刷上均可。(中医研究院革命委员会 编·《常见病验方研究参考资料》401)

★ 27. **治丹毒:**鲜蒲公英适量。用法:将新鲜蒲公英洗净、捣烂,敷于患处周围,再用塑料薄膜覆盖,用胶布固定。每隔4~6小时换1次。(唐大晅 张俐敏 主编·《传世金方·祖传秘方》152)

★ 28. **治丹毒:**僵蚕30克,大黄60克。用法:上药研为细末,姜汁为丸如弹子大。每服1丸,1日1次。适应证:下肢丹毒,患肢潮红焮热,痛如火燎,表面光亮。(吴素玲 李俭主编·《实用偏方大全》301 引《古今医鉴》)

★ 29. **治丹毒验案:**刘某某,男,4岁,患丹毒,马齿苋煎汤洗患处,每日2~3次,洗5次愈。(杨鹏举 主编·《中医单药奇效真传》248)

★ 30. **治丹毒急性发作期:**鲜山药300克。用法:将鲜山药洗净,去皮,切碎,捣烂如泥,敷于患处,干即更换,不拘次数。功效:清热解毒。禁忌:保持清洁卫生,防止继发感染。(刘道清 主编·《中国民间神效秘方》560)

★ 31. **治一切丹毒,身体赤肿疼痛不可忍:**车前草、益母草、地丹草各等分。研烂涂之,干即更涂。(宋立人 总编·《中华本草》7册520 引《圣惠方》)

★ 32. **治野火丹毒从背上两胁起者:**僵蚕二七枚,和慎火草捣涂。(历代医学名著全书 明代·李时珍 撰·《本草纲目》4册3330)

★ 33. **治流火(下肢丹毒):**鲜凤仙草、鲜紫苏叶各等量。煎水先熏后洗。另用凤仙草,鲜紫花地丁各50克。煎服。(杨仓良 主编·《毒药本草》423)

★ 34. **治下肢丹毒(湿热证):**月季花10朵。水煎,取汁加30克冰糖溶化,凉后2次分服,每日1剂,连服5日为1个疗程。(胡郁坤 陈志鹏 主编·《中医单方全书》191)

★ 35. **治时毒:**南星一两,大黄五钱,朴硝二钱五分,五倍子二钱五分。用法:上为末。醋调涂患处。(彭怀仁 主编·《中医方剂大辞典》2册1075 引《痘疹传心录》卷十五)

赤游丹 4 方

★ 1. **治赤游丹**:穿山甲(炒炙)、血余(煅)各等分。研末,每服五分,轻者三分,黑糖拌滚汤调下。(清代·顾世澄 撰·《疡医大全》1136)

★ 2. **治赤黑丹**:【**鹿角散**】鹿角(烧灰)五两,上一味细研为散,炼猪脂调和,涂患处,日三次。(宋立人 总编·《中华本草》9 册 655 引《圣济总录》)

★ 3. **治赤游丹毒,红晕如云头**:用小锋刀,或瓷碗锋,划去毒血。紫草五钱,鼠粘子一两。研细。水煎服。(宋立人 总编·《中华本草》6 册 529 引《本草汇言》)

★ 4. **治赤游丹**:瓦松捣敷。(清·佚名·《济世神验良方》92)

一切肿毒 39 方

★ 1. **治一切肿毒**:五倍子炒紫黑色,蜜调涂患处。(杨建宇等 主编·《灵验单方秘典》193 引《普济方》)

★ 2. **治一切肿毒**:五倍子(炒枯黑)4 两,陈小粉(炒黄)、赤小豆(炒)各 2 两,乳香 5 钱。用法:研细末。醋调敷四围。(清·顾世澄 撰·《疡医大全》362)

★ 3. **治一切肿毒,初起无头者**:五倍子、大黄、黄柏各等分,为末。新汲水调涂四围,日三五次。(何清湖·《历代医学名著全书·本草纲目》4 册 3324)

★ 4. **治肿毒初起**:穿山甲插入谷芒热灰中,炮焦为末二两,入麝香少许。每服二钱半,温酒下。(江苏新医学院 编·《中药大辞典》下册 1727 引《仁斋直指方》)

★ 5. **治一切肿毒**:鹅不食草一把,穿山甲(烧存性)7 分,当归尾三钱。用法:捣烂入酒一碗,绞烂服,以渣敷之。(宋立人 总编·《中华本草》7 册 772 引《濒湖集简方》)

★ 6. **治一切肿毒**:【**如冰散**】无名异、苦杖、香白芷各等份,用法:上药研为细末。用新汲水调,外敷。(孙世发 主编·《中医小方大辞典》910 引《普济方》卷二七八)

★ 7. **治毒肿**:【**内消肿毒方**】白蔹、白及、白芷各 60 克。用法:上药研为细散。研生姜汁调涂之,干即再涂。(孙世发 主编·《中医小方大辞典》797《圣惠》卷六十四)

★ 8. **治一切肿毒**:野菊花连茎捣烂,酒煎,热服取汗,以渣敷患处,即效。(杨建宇等 主编·《灵验单方秘典》192 引《集效方》)

★ 9. **治一切肿毒**:商陆根和盐少许,捣敷,干再易之。(江苏新医学院 编·《中药大辞典》下册 2247 引《千金》)

★ 10. **治毒热肿**:商陆根、芸苔苗叶根各等分。上二味,捣之,以鸡子清和贴之,干即易之。(宋立人 总编·《中华本草》2 册 742 引《外台》)

★ 11. **治肿毒热痛**:醋调白芷末敷之。(宋立人 总编·《中华本草》5 册 887 引《卫生易简方》)

★ 12. **治各种肿毒**:马齿苋不拘多少,白矾三钱,大葱白五节,大黄末三钱。共捣贴患处。(沈洪瑞 主编·《重订十万金方》368)

★ 13. **治肿毒**:干蟾皮不拘多少。用法:上药研细末。银花露同蜜调敷。功效:消肿退毒。(江苏新医学院 编·《中药大辞典》下册 2713 引《药蔹启秘》)

★ 14. **治肿毒**:【**二将丸**】黄蜡二两,白矾一两。用法:熔化为丸,青黛为衣。功能:护心。(彭怀仁 主编·《中医方剂大辞典》1 册 92 引《同寿录》)

★ 15. **治肿毒**:旱莲草、苦瓜同捣烂,敷患处。(宋立人 总编·《中华本草》7 册 820)

★ 16. **治肿毒不破头**:【**独将丸**】黄蜡不拘多少。用法:熔化为丸,好酒吞服。(孙世发 主编·《中医小方大辞典》128 引《同寿录》)

★ 17. **治疮痈肿毒**:蜂蜜、葱白各适量。捣烂敷患处。(《全国中草药汇编》编写组 编·《全国中草药汇编》上册 880)

★ 18. **治诸疮毒肿**:全蝎 7 枚,栀子 7 个。麻油煎黑去滓,入黄蜡,化成膏敷之。(宋立人 总编·《中华本草》9 册 133)

★ 19. **治痈疮肿毒**:虎杖、千里光、野菊花各 15 克。水煎服。(曲京峰 赵兴连 韩涛主编·

《古今药方纵横》上册 180)

★ 20. **治诸肿毒:**山药。捣烂,涂。(陆锦燧 辑·《鲟溪秘传简验方》217)

★ 21. **治诸肿毒:**山药、蓖麻子、糯米为一处,水浸研为泥,敷肿处。(江苏新医学院 编·《中药大辞典》上册 167 引《普济方》)

★ 22. **治诸般肿毒:**炒五倍子、生大黄、芙蓉叶各 5 钱,穿山甲 3 钱,雄黄 2.2 钱。用法:共研极细末。滴醋调敷,中留一孔透气。如干,又搽,不过 10 次自消。(清·顾世澄 撰·《疡医大全》353)

★ 23. **治一切肿毒(阳性者):**川军一两,白及五钱。用法:共为细末。凉水调涂,中间莫涂,未溃者能消,已溃者能收。(沈洪瑞 主编·《重订十万金方》378)

★ 24. **治一切热性肿毒、疮疡:【二拔散】**雄黄 300 克,枯矾 100 克,白矾 50 克,甘草 50 克。上述 4 味,粉碎成细粉,过 140 目筛,混匀,即得。本品为淡黄色的粉末,味苦、涩。功能:清热解毒,消肿止痛,止痒。外用,取本品适量用香油调敷患处。(宋立人 总编·《中华本草》1 册 390)

★ 25. **治肿毒验案:**本村刘氏女,颔下起时毒,甚肿硬,抚之微热,时愚甫弱冠,医学原未深造,投药两剂无甚效验。后或授一方,用壁上全蝎七个,焙焦为末,分两次用黄酒送下,服此方三日,其疮消无痞蒂。盖墙上所得之蝎子,未经盐水浸腌,其力浑全,故奏效尤捷也。(张锡纯 编·《张锡纯医学全书之二·中药亲试记》162)

★ 26. **治肿毒、暑毒、水刺肿手背:【白芷散】**小乌豆、香白芷各等份。用法:上药研为末。水调,敷肿处。(孙世发 主编·《中医小方大辞典》321 引《普济方》卷二七二)

★ 27. **治手足横纹区、肚腹等处毒肿:**蜈蚣 24 克(晒干,生研粉),雄黄(精)12 克,分研细粉,混合调匀。用法:据病情,酌量用猪胆汁调和本散,外敷患处。每 1 ~2 日换药 1 次。功能:攻毒、解毒。(张金鼎 邹治文 编·《虫类中药与效方》143)

★ 28. **治疮疡肿毒:【蜂黄煎剂】**露蜂房 30 克,金银花 30 克,黄连 10 克。用法:将上药加水 1500 毫升,煎煮 15 分钟,取滤液。装人喷壶或用消毒纱布蘸药液淋洗患处,同时轻按伤口使脓液流出,并用消毒棉球擦拭脓液,消毒纱布覆盖,每日 1 剂,淋洗 3 ~5 次,5 日为 1 个疗程。感染严重者,并用抗生素及清热解毒药内服。疗效:共治疗 44 例,经治 3 ~10 日,治愈 40 例,好转 4 例,总有效率为 100%。(梁永才 梁杰圣 主编·《中国外治妙方》471)

★ 29. **治痈毒,不破头者:【蟾灵膏】**草乌、木鳖仁、灵仙、凤仙子、蟾酥。用法:上药用石灰水、碱水熬膏。点之,可代刀针。(彭怀仁 主编·《中医方剂大辞典》10 册 1555 引《理瀹》)

★ 30. **治痈肿疔疖:**蟾蜍研细粉,醋调敷患处。(宋立人 总编·《中华本草》9 册 359)

★ 31. **治痈毒、疔疮:**煅牡蛎四钱,雄黄二钱。用法:上为细末,蜜调膏。火上烘热,频频涂贴。(彭怀仁 主编·《中医方剂大辞典》9 册 465 引《梅氏验方新编》)

★ 32. **治痈毒脓证,肿毒已经成脓而没有溃破:**皂角刺、炒穿山甲各 2 钱。用法:研成细末,水煎。每日 1 剂,分 2 次服。功能:消肿溃痈,排脓解毒。(阳春林 葛晓舒 主编·《湖南省中医单方验方精选·外科》上册 122)

★ 33. **治肿毒:【蟾灵膏】**蟾酥、石灰各等分。和匀成小饼,贴疮头上,以膏盖之即破。(江苏新医学院 编·《中药大辞典》下册 2716 引《经验广集》)

★ 34. **治疮毒难愈:**小蛤蟆 1 只。用法:小蛤蟆,剥去皮。敷患处数次。功能:清热解毒,养阴消积。(阳春林 葛晓舒 主编·《湖南省中医单方验方精选·外科》上册 409)

★ 35. **治热痈肿毒:【大黄捣毒散】**大黄一两半,白及一两,朴硝二两。用法:上为末,井水调搽,干则润之。(宋立人 总编·《中华本草》2 册 717 引《景岳全书》)

★ 36. **治大毒疮红肿,未成即滥:**土茯苓。用法:为细末,好醋调敷。(江苏新医学院 编·《中药大辞典》上册 92 引《滇南本草》)

★ 37. **敷毒:**大五倍子蜜炙九次,研末,醋调敷。(清·顾世澄 撰·《疡医大全》354)

★ 38. **消毒:【乌龙膏】**五倍子、臭小粉各等分。同炒黑研细,醋调敷,干则以醋调润之,消毒甚效。(清·顾世澄 撰·《疡医大全》358)

★ 39. **治一切恶毒:**蜂房一个。用法:拭尽孔内渣秽,不可损破,将松香研极细末,放入孔内八分满即止,再用香油灌入,以溢出为度,置于极大旧铁金锹上,以铁钳夹稳,下以文武火烧之,候蜂房熔化为膏,滴水成珠,便是火候,取出。以帛摊用。(彭怀仁 主编·《中医方剂大辞典》10 册 1203 引《易简方便》)

无名肿毒 43 方

★ 1. **治一切无名肿毒,发背痈疽疔疮等毒:**五倍子炒为末。醋调涂患处。毒须臾肿痛难当,即将妙药频敷贴,免使猖狂作祸殃。(明·龚廷贤 编·《寿世保元》667)

★ 2. **治一切无名肿毒,疔疮初起,跌打损伤:【乌龙膏】**隔年陈粉子(炒黑)二斤,五倍子四两(炒),归尾二两。用法:上为细末,醋调成膏。围毒根上。(彭怀仁 主编·《中医方剂大辞典》2 册 875 引《良朋汇集》卷五)

★ 3. **治一切无名肿毒:**五倍子 2 两,白蜜、葱头各 1 两,藤黄 5 钱。用法:用米醋调围患处,留顶勿敷。(陆士谔 编·《叶天士手集秘方》193)

★ 4. **治各种无名肿毒:**五倍子 1 两,绿豆粉面半斤,当归 1 两。用法:将粉面炒焦,再与二味药共研细面。干醋调成硬膏,贴患处。(沈洪瑞 主编·《重订十万金方》376)

★ 5. **治无名肿毒:**鲜败酱草(全草)30 ~ 60 克。酒水各半煎服;渣捣烂敷患处。(宋立人 总编·《中华本草》7 册 573)

★ 6. **治无名肿毒:**山甲珠二钱,冰片一钱。用法:共研面,醋调涂患处。(沈洪瑞 主编·《重订十万金方》380)

★ 7. **治无名肿毒:**穿山甲 9 克。研末,撒患处。适用于痈肿。(胡郁坤 陈志鹏 主编·《中医单方全书》188)

★ 8. **治无名肿毒:**生白芷适量。研极细末,撒于疮口上,贴盖膏药。适用于痈疽切开后。(胡郁坤 陈志鹏 主编·《中医单方全书》187)

★ 9. **治各种无名肿毒:**紫花地丁一斤。晒干研末筛细,白面糊为膏。贴患处。(沈洪瑞 主编·《重订十万金方》381)

★ 10. **治各种肿毒:**活蜈蚣 2 条,红花 5 克。浸入 75% 酒精的 500 毫升内,浸泡 7 天即可使用。用棉签蘸药液涂患处,已溃烂流脓者涂四周,每日搽 3 ~ 5 次,3 ~ 10 天为 1 疗程。治疗 600 例,其中手指炎 236 例、毛囊炎 168 例、急性乳腺炎 35 例、外痔 12 例、痈 26 例、蛇咬伤 3 例、虫咬伤 92 例,牙髓炎 23 例、外伤感染 5 例。结果痊愈 560 例,显效 23 例,好转 12 例,无效 5 例。对炎症早中期及溃烂期搽药后即感发凉痛减,红肿消退,或红肿更大而无痛感。对外伤感染无效。(宋立人 总编·《中华本草》9 册 146)

★ 11. **治无名肿毒初起:**蜈蚣 1 条,青油 1 两。用法:用蜈蚣浸油。搽患处。功能:清热解毒,消肿排脓。(阳春林 葛晓舒 主编·《湖南省中医单方验方精选·外科》上册 276)

★ 12. **治一切无名肿毒,一切已破无名恶毒,无论久近轻重者。并治疯犬及百虫咬伤:**大蜈蚣 8 条(小者用 20 条),木鳖子 24 个,真麻油 1 斤。用法:将 2 药放麻油内泡 3 日,用文武火熬至起青烟,将滓捞净(不净贴之作痛),加入黄丹 4 两,用柳枝不住手搅动,熬至滴水成珠,用罐收贮,浸冷水中数日,拔去火毒。用时以布摊贴。贴之数日即效。功能:拔毒生肌。(彭怀仁 主编·《中医方剂大辞典》10 册 893)

★ 13. **治无名肿毒:**明雄黄 5 钱 红皮大蒜 1 两。用法:大蒜去粗皮捣烂,混合雄黄。涂患处。功能:行气活血,消肿止痛。(阳春林 葛晓舒 主编·《湖南省中医单方验方精选·外科》上册 281)

★ 14. **治无名肿毒:**仙人掌 2 块大,生石膏粉 200 克。用法:共捣如泥。敷患处。功能:清热解毒,消肿止痛。(阳春林 葛晓舒 主编·《湖南省中医单方验方精选·外科》上册 278)

★ 15. **治无名肿毒:**天南星 4 钱,大黄末 1 两,醋适量。用法:捣烂和醋。敷患处。功能:解毒泻火,消肿生肌。方解:天南星散结消肿;大黄末泻火解毒。醋与二药合用,共奏解毒泻火,消肿生肌之功。(阳春林 葛晓舒 主编·《湖南省中医单方验方精选·外科》上册 296)

★ 16. **治无名肿毒:**天南星适量。捣烂,加醋敷患处。(胡郁坤 陈志鹏 主编·《中医单方全书》188)

★ 17. **治无名肿毒:**(甘遂芫花甘草散)甘遂、芫花、甘草、天仙子各适量。外敷无名肿毒 37 例均获愈。(杨仓良 主编·《毒药本草》500)

★ 18. **治无名肿毒:**月季花适量。捣烂,敷患处。(胡郁坤 陈志鹏 主编·《中医单方全书》188)

★ 19. **治无名肿毒:**用水蛭 3 克,芒硝 15 克,大黄 15 克。研末醋调外敷,有消肿止痛之功。(杨仓良 主编·《毒药本草》607)

★ 20. **治无名肿毒:**将虎杖 100 克。烘干,研细末,初起者用鸡蛋清调敷,成脓时用醋调敷,已溃烂用麻油调敷,每日 2~3 次,适用于痈疖肿毒。(胡郁坤 陈志鹏 主编·《中医单方全书》187)

★ 21. **治无名肿毒:**蜂蜜、大葱白各等分。捣烂成膏状。敷患处。(沈洪瑞 主编·《重订十万金方》378)

★ 22. **治无名肿毒:【青龙散】**月石 15 克,冰片 6 克,青黛 1.5 克。用法:上药研为末。外敷。(孙世发 主编·《中医小方大辞典》957 引《青囊秘传》)

★ 23. **治无名肿毒:**活癞蛤蟆 1 只,雄黄适量。用法:将雄黄灌入蛤蟆腹内,以腹满为度,再用绳捆扎如圆墨形,悬屋檐下阴干。外涂患处。功能:解毒活血,消肿止痛。注意事项:凡疖子或肿疮未穿者,可用麻油磨蛤蟆取浓汁搽敷,日擦数次,2~3 天即消失。(阳春林 葛晓舒 主编·《湖南省中医单方验方精选·外科》上册 281)

★ 24. **治无名肿毒等初起,肿痛红热者:**活蟾蜍 1 只,陈石灰 10 克。用法:将活蟾蜍剖开肚皮,勿伤内脏,撒上陈石灰。贴敷患处,每日换药 1 次。功能:清热解毒,消肿止痛。(阳春林 葛晓舒 主编·《湖南省中医单方验方精选·外科》上册 275)

★ 25. **治一切无名肿毒恶疮久不收口,阴疽瘰疬杨梅结毒等症:**蛤蟆皮适量。用法:活蛤蟆取皮,贴患处。功能:清热祛风,凉血解毒。注意事项:百发百中,其效如神。疮毒无论已破未破已成未成俱极神效。(阳春林 葛晓舒 主编·《湖南省中医单方验方精选·外科》上册 275)

★ 26. **治背发无名肿毒:**用蟾酥 0.9~1.5 克,广胶(水化)、米醋,入铫内化,趁热手刷不已,以散为度。(滕佳林 米杰 编著·《外治中药的研究与应用》579 引《本草求真》)

★ 27. **消无名肿毒方:**无论何处生有无名肿毒,痛不可忍者。大黄末五钱,鸡子清一个。用法:鸡子清调大黄末。涂抹患处。(沈洪瑞 主编·《重订十万金方》381)

★ 28. **治无名痈肿,疼痛不止:**三七磨米醋。用法:调涂。已破者,研末干涂。(宋立人 总编·《中华本草》5 册 845 引《纲目》)

★ 29. **治无名肿毒,肿痛红热者:**仙人掌 50 克,蜂蜜 20 克。用法:将仙人掌去刺皮,捣烂,加入蜂蜜搅匀。外敷患处,每日换药 1 次。功能:解毒活血,消肿止痛。(阳春林 葛晓舒主编·《湖南省中医单方验方精选·外科》上册 282)

★ 30. **治一切无名肿毒,疮疡初起或溃疡,均特效:**鲜蒲公英,用水洗净,放在锅内加水,慢火熬药 20 分钟之后,去渣,用纱布滤净,再继续煎熬如膏状,冷后即可。涂敷于患处即愈。(沈洪瑞 主编·《重订十万金方》381)

★ 31. **治无名肿毒及烫火烧伤,身发高热:**鲜蒲公英二两(干品一两),白糖一两。用法:水煎服,日服一剂;重者身高热,日服二剂,分四次服,四小时服一次。(沈洪瑞 主编·《重订十万金方》380)

★ 32. **治无名肿毒及癞风、疥、癣:【矾石大黄丸】**矾石、大黄各等份。用法:上药研为末。每日 1 次,每次 3 克,以温汤下。(孙世发 主编·《中医小方大辞典》436 引《家塾方》)

★ 33. **治无名肿毒、创伤感染:**鲜垂盆草配等量鲜大黄、鲜青蒿,共捣烂敷患处。(宋立人 总编·《中华本草》3 册 777)

★ 34. **治无名肿毒,痰症:**炙鳖甲一两,蜈蚣二十条(瓦上焙),全蝎一两,土炒天虫一两,生军二两。用法:上为末。每服一钱,小儿递减,黄酒送下。(彭怀仁 主编·《中医方剂大辞典》2 册 425 引《外科方外奇方》)

★ 35. **治一切无名肿毒,痈疽,肠痈,肺痈:**血余、蛇蜕、蜂房各四两,玄参、杏仁各二两。用法:上药用麻油二斤浸一日,熬枯去滓,入黄丹一斤,收成膏。贴患处。如遇肠痈、肺痈,即以此为丸,如梧桐子大,每服三五钱,米汤送下。能使毒从大便出。(彭怀仁 主编·《中医方剂大辞典》2 册 357 引《惠直堂方》)

★ 36. **治一切无名肿毒:【五毒膏】**赤炼蛇盘癞蟾一条,穿山甲三两,壁虎(须用全者)二三十条,蜈蚣二十条。用法:用麻油三斤,黄丹三包,煎至滴水成珠,入丹再煎,看老嫩,倾入瓦缸

盆内,水浸去火气。摊贴。(彭怀仁 主编·《中医方剂大辞典》2 册 343 引《青囊秘传》)

★ 37. **治一切无名大毒:【赤小豆散】**赤小豆一斗(略焙)。用法:上为细末。用黄蜜调敷,或葱汁、好醋、酒、菊花根叶捣碎汁、靛汁俱可调敷,中留一孔透气。功效:初起即消,已成即溃。(彭怀仁 主编·《中医方剂大辞典》5 册 263 引《疡医大全》卷八)

★ 38. **治一切无名肿毒:**白及一味,不拘多少,捣为细末,温水搅之,澄清去水,绵纸摊贴。(清·吴世昌 王远 辑·《奇方类编》63)

★ 39. **治一切无名肿毒恶疮:**用舶上硫黄、轻粉、白矾各等分,上为细末,酥油调。临卧涂,3次用。(滕佳林 米杰 编著·《外治中药的研究与应用》93 引《普济方》)

★ 40. **治一切肿毒、无名肿毒:**独头蒜 3 ~ 4个,麻油适量。用法:将独头蒜剥去外皮,捣烂后加入麻油研成糊状,敷贴肿处,干则再换,以愈为度。(吴静 主编·《祛百病大蒜秘方》135)

★ 41. **治无名肿毒(酒渣鼻亦效):**川军六钱,白及二钱 ,白蔹二钱,冰片五分。用法:共为细面。水调敷患处。(沈洪瑞 主编·《重订十万金方》381)

★ 42. **治大小无名肿毒,肉白色淡:【猪胆膏】**猪胆不拘多寡。用法:每年夏至后用粗钵一个,逐日赴市讨取猪胆携回,破胆皮,放汁于钵,随放随搅匀随晒,夜间及遇雨则用盖盖之,放晒至三伏后为止,封口收藏,随时用油纸摊贴。宜忌:阴疽忌用。(彭怀仁 主编·《中医方剂大辞典》9 册 545 引《经验奇方》)

★ 43. **治无名肿毒,恶物所伤;并破伤风:【三圣散】**好石灰 500 克,大黄 60 克。用法:以好石灰铁锅内炒红,倾入瓷器内,加大黄和匀。水调,搽肿物处。(孙世发 主编·《中医小方大辞典》227 引《普济方》卷二十七)

头疮、面疮 33 方

★ 1. **治头面肥疮:【矾香油】**白矾末(取绵纸作长条,打成结子,放入菜油内浸透,取铁筛放绵结子,用火烧结内油仍滴于所烧油内,烧至枯毕,以结磨粉)、松香(用胡葱煎汤,去葱,松香煮溶在汤内,手扯去油,冷凝磨粉,并与白矾研匀)各适量。用法:上药共调油内,早、晚敷疮。(孙世发 主编·《中医小方大辞典》435 引《卫生鸿宝》卷二)

★ 2. **治脑后发:**土蜂窝(如无,蜂房代亦可)。用法:砂锅内焙,研细面,再加榆皮面少许。好醋调敷,三天一换。(沈洪瑞 主编·《重订十万金方》368)

★ 3. **治头疮及诸般疮:【露蜂散】**露蜂房、白狗粪各半两。用法:上并烧为灰,细研。以蜜和,涂之。(彭怀仁 主编·《中医方剂大辞典》10 册 1625 引《圣惠》)

★ 4. **治脑后痈,又名砍头疮:**金银花 1 两,蒲公英 5 钱,甘草 3 钱。水煎服。(沈洪瑞 主编·《重订十万金方》393)

★ 5. **治盖头疮:**全蝎 5 个,香油,米酒各适量。用法:同香油炒黄研末,米酒冲和。每日 1 次,分 2 次服。方解:全蝎攻毒散结,香油解毒生肌;米酒行药势。三药合用,共奏攻毒散结,消肿生肌之功。(阳春林 葛晓舒 主编·《湖南省中医单方验方精选·外科》上册 484)

★ 6. **治头脑上痈肿:【川芎通气散】**天花粉(洗净,为细末)、川芎(不见火,为细末)、穿山甲(头顶上甲,炒,为细末)各等分。用法:每服五钱,用栝楼一个,取子并肉研细,入无灰黄酒一碗,滤去滓,重汤煎熟,却将此酒来调药,食后稍空服。(彭怀仁 主编·《中医方剂大辞典》1 册 1074 引《备急灸法》)

★ 7. **治头疮(即热疖长毒):**大蛤蟆(活者)一个,去爪剥一整皮,贴疮上奇效。(清·丁尧臣 著·《奇效简便良方》107)

★ 8. **治脑后发:**五倍子炭 1 两,铜绿 3 钱,青黛 3 钱。共研细末。外用麻油调涂,敷之不动,5 ~ 6 日即愈。(沈洪瑞 主编·《重订十万金方》394)

★ 9. **治脑后发经久不愈,并治各种痈疽溃疡久不愈者:**五倍子 3 钱,大蜈蚣 1 条,梅冰片 2 钱克,蜂蜜 1 两。用法:五倍子、蜈蚣为细末,用干醋泡好,把蜂蜜放锅内炼开,再将五倍子、蜈蚣入蜜内搅匀成膏,去火入梅片,量患处大小,摊布上敷患处,贴至药无力换之,以愈为度。(沈洪瑞 主编·《重订十万金方》365)

★ 10. **治头部乳头状皮炎**：五倍子 840 克，蜈蚣 10 条，冰片 3 克，蜂蜜 180 克，老黑醋 250 克。用法：前 3 味分别研为细末，单包，将黑醋放于砂锅内煎药开 30 分钟，再加蜂蜜煎沸，然后用铁筛将五倍子粉慢慢地均匀筛入，边筛边按同一方向搅拌，筛完后改用文火煎成膏状离火。最后兑入蜈蚣面和冰片粉搅拌均匀即可，贮存在玻璃罐中备用。用时厚敷患处（约 1～3 毫米厚），一用黑布敷盖，换药前用茶水清洁。（王海亮等 主编·《皮肤病良方 1500 首》160）

★ 11. **治头疮热疮，风湿诸毒**：五倍子、白芷各等分。研末掺之，脓水即干。如干者，以清油调涂。（江苏新医学院 编·《中药大辞典》上册 393《卫生易简方》）

★ 12. **治脑疽**：密陀僧 3 钱，硫黄 2 钱，茶油适量。用法：密陀僧焙研细末，将硫黄熔解，调和成硬膏。用茶油摩搽患处。功能：清热解毒，消肿敛疮。注意事项：密陀僧有小毒，硫黄有毒。外用均适量。（阳春林 葛晓舒 主编·《湖南省中医单方验方精选·外科》上册 200）

★ 13. **去头垢，除汗气**：**【白芷散】**白芷 3 钱，王不留行 1 钱。用法：上药研为末。每用量擦头发内，微揉后以篦子刮去药末，自无气息。功能：去头垢，除汗气。（彭怀仁 主编·《中医方剂大辞典》3 册 739 引《济阳纲目》卷一0八）

★ 14. **治头上生鸡屎疮**：紫草 5 钱，真香油 2 两。用法：取紫草真香油。每日多次，外涂患处。功能：清热解毒，除湿止痒。（阳春林 葛晓舒 主编·《湖南省中医单方验方精选·外科》上册 450）

★ 15. **治头部奇痒或起坨**：雄黄 1 两。用法：雄黄研，开水冲。外洗患处。功能：燥湿祛风，杀虫解毒。（阳春林 葛晓舒 主编·《湖南省中医单方验方精选·外科》上册 474）

★ 16. **治风痒头疮**：**【决效散】**贯众 90 克，白芷 30 克。用法：上药研为细末。油调涂。（彭怀仁 主编·《中医方剂大辞典》4 册 691 引《外科精义》卷下）

★ 17. **治头上疮，俗名粘疮**：海螵蛸二钱，白胶香二钱，轻粉半钱。用法：将海螵蛸、白胶香同为细末，却入轻粉，再于乳钵内研极细。先用清油将疮润了，然后将药末干掺疮上。只上一次可愈，甚者上二次。（彭怀仁 主编·《中医方剂大辞典》10 册 1491 引《瑞竹堂方》）

★ 18. **治后颈窝生疮**：硫黄 5 分，雄黄 6 分，灯油适量。用法：共研细末灯油调。外涂患处。功能：清热解毒，消肿疗疮。（阳春林 葛晓舒 主编·《湖南省中医单方验方精选·外科》上册 434）

★ 19. **治头疮。见头部大块红痒，经久不愈**：斑蝥 6 只，广皮 3 钱，白酒适量。用法：药研细末，白酒调匀。搽患处。功能：攻毒蚀疮，逐瘀散结。方解：斑蝥攻毒蚀疮，逐瘀散结；广皮利气活血；白酒行血脉。三药共奏攻毒蚀疮，逐瘀散结之功。注意事项：不能人口。广皮即是广陈皮。（阳春林 葛晓舒 主编·《湖南省中医单方验方精选·外科》上册 480）

★ 20. **治头锈头疮**：**【连蛤散】**黄连、文蛤、黄柏、白芷各等份。用法：上药研为末，用水调，摊于碗内，覆砖于上，烧艾熏之，以黑干为度，再研为末。清油调敷。（孙世发 主编·《中医小方大辞典》1420 引《外科大成》卷三）

★ 21. **治热毒上攻，发赤根白头疮于头上**：**【熊胆膏】**龙胆一分（去芦头，捣为末），熊胆一分（细研）。用法：同研令匀，以生油调，日可两三度涂之。（彭怀仁 主编·《中医方剂大辞典》10 册 1238 引《圣惠》）

★ 22. **治头风白屑**：鲜瓦松捣汁外洗。（杨仓良 主编·《毒药本草》665）

★ 23. **治头面上生无名疮，黄水不止**：露蜂房、蛇蜕各一个。用法：上药同于碗内烧过为灰。每看疮口大小，用腻粉少许和匀，生油调，鸡翎扫之。（彭怀仁 主编·《中医方剂大辞典》10 册 1628 引《圣济总录》）

★ 24. **治头上生疮**：用海螵蛸、白胶香各 6 克，轻粉 1.5 克，为末。先以油润净，乃搽之。（滕佳林 米杰 编著·《外治中药的研究与应用》548 引《卫生易简方》）

★ 25. **治头面肿（俗名鸬鹚瘟，一名蛤蟆瘟）**：车前草水煎服。大便秘者，加蜂蜜一匙。（宋立人 总编·《中华本草》7 册 520 引《赤水玄珠》）

★ 26. **治头面疖毒**：大黄、黄连、猪胆汁各适量。用法：共研细末，猪胆汁调匀。敷患处。功能：泻火解毒，消肿止痛。方解：大黄清热泻火，黄连清热燥湿；猪胆汁清热解毒。诸药合用，共

奏泻火解毒,消肿止痛之功。(阳春林 葛晓舒·《湖南省中医单方验方精选·外科》上册19)

★ 27. **治头部脂溢性皮炎:**取五倍子90克煎水,滤渣备用。先将头发用洗发水洗净,再用此药液泡洗擦干即可。此法对头部脂溢性皮炎有疗效。(〈网络下载〉。)

★ 28. **治头部毛囊周围炎:**熟石膏27克,升丹3克。用法:上药共研极细末。搽于疮口中,或用药线蘸药插入,外盖膏药或药膏。(张俊庭编·《皮肤病必效单方2000首》17)

★ 29. **治头痒多屑,对头部脂溢性皮炎有疗效。久用可护发:**用五倍子250克煎水,滤渣备用。先将头发洗净,然后用此药液泡洗2~4分钟,擦干。(〈网络下载〉。)

★ 30. **治小儿头疮胎毒.诸风热恶疮痘疮:**五倍子、黄柏、黄连、白芷各等分。共为细末。用井花水调 ,稀糊得所。涂开在碗内,覆架两砖上,中空处。灼艾烟熏蒸,以黑干为度。仍取前药,再研为末,清油调涂。如有虫。则用前油调搽之,立效。(明·龚廷贤 编·《寿世保元》585)

★ 31. **治乳抱小儿癞头疮,及软硬疖。诸热毒疱疮:**用五倍子七个。捣碎。用真香油四两。瓦碗熬令干一半。生布绞去滓敷之。三四遍即可,不必水洗。一方水调涂。麻油点用。(电子版·《中华医典·普济方》卷三百六十三)

★ 32. **治小儿满头如癞疮毒,及手足、身上、阴器肤囊痒,抓烂则黄汁淋漓,燥痛:【连床散】**净黄连一两,蛇床子(去埃土)半两,五倍子(去内虫屑)二钱半,轻粉十五贴。用法:上前三味晒干为末,再入乳钵内同轻粉杵匀。先以荆芥和葱煮水候凉,净洗拭干后敷药,每用二钱或三钱,用清油稀调;涂搽患处。(彭怀仁 主编·《中医方剂大辞典》5册409引《活幼心书》卷下)

★ 33. **治小儿头疮胎毒等疮:【祛毒散】**五倍子、白芷各30克,花椒、黄丹各15克,枯矾6克。为细末。干则香油调搽,湿则干掺。功效:除毒。(曲京峰等 主编·《古今药方纵横》1214引《杏苑生春》卷六)

面部生疮17方

★ 1. **治面部脓疱病:【脓疡膏】**煅石膏2克,冰片1克,地塞米松30毫克。共研细末。用氯霉素针剂3克,加凡士林总量为100克调匀即可外用。局部涂搽,每日2次,7天为1个疗程。共治100例,1个疗程治愈者52例,2个疗程治愈者46例,2例皮损处症状好转判为有效。治愈率98%。(滕佳林 米杰 编·《外治中药的研究与应用》38)

★ 2. **治肺脏风毒,面部生疮:**硫黄(研)一钱。用法:上为末,以葱白三寸拍碎,童便二合,浸一宿研,绞取涎和成膏。临卧时浆水洗面拭干,涂后便卧,不得见风。(彭怀仁 主编·《中医方剂大辞典》10册222引《圣济总录》)

★ 3. **治头面上生无名疮,黄水不止:**露蜂房、蛇蜕各一个。用法:上药同于碗内烧过为灰。每看疮口大小,用腻粉少许和匀,生油调,鸡翎扫之。(孙世发 主编·《中医小方大辞典》711引《圣济总录》)

★ 4. **治面上生疮出脓汁:**以蛇蜕、猪脂。用法:蛇蜕炙焦为末,和猪脂搅匀,每日多次,外敷患处。(阳春林 葛晓舒·《湖南省中医单方验方精选·外科》上册823)

★ 5. **治身面卒生诸恶疮:**用蛇蜕皮烧灰为末,和猪膏搅匀敷患处(猪膏须用腊月者妙)。(电子版·《中华医典·普济方》卷四百〇七)

★ 6. **治肺热面疮:**苦丝瓜、牙皂夹并烧灰等分。油调搽。(宋立人 总编·《中华本草》5册552引《纲目》)

★ 7. **治面疮赤肿:【消毒散】**绿豆、五倍。用法:上为细末。用醋调搽。(彭怀仁 主编·《中医方剂大辞典》8册640引《疡科选粹》卷三)

★ 8. **治面上生疮:**曼陀罗花。晒干研末,少许贴之。(江苏新医学院 编·《中药大辞典》下册1721引《卫生易简方》)

★ 9. **治面粉疮,如麻子:**石灰60克,粟米200克。用法:将石灰罗细,同粟米纳瓶中,以水浸3宿,取出研如膏,晒干重研如粉,以面脂调匀,入瓷盒中盛。每洗面讫,拭面涂之。(孙世发

主编·《中医小方大辞典》301 引《圣济总录》卷一〇一)

★ 10. **治面生疱疮**:鸡子以三岁苦酒浸之三宿待软,取白涂之。(宋立人 总编·《中华本草》9 册 476 引《肘后方》)

★ 11. **治面上生疔**:生大黄、雄黄各 30 克。用法:共研细末,饭糊丸 32 粒。12 岁者,开水吞服 12 粒,余可类推,但至多以 30 粒为度。(杨建宇等 主编·《灵验单方秘典》186)

★ 12. **治面上生疮**:鹿角,烧,研末猪胆调搽。(清代·邹存淦 著·《外治寿世方》60)

★ 13. **治人面卒得赤黑丹;不急治,延至遍身即死**:鹿角。烧灰,猪油调和涂上。(清·田间来是庵 辑·《灵验良方汇编》85)

★ 14. **治面部热毒恶疮**:黄连、黄柏(炙)、胡粉(炒)。用法:上为末。香油调敷;猪油亦可。(彭怀仁 主编·《中医方剂大辞典》9 册 178 引《医统》)

★ 15. **治眉炼癣疮**:菟丝子炒,研,油调敷之。(宋立人 总编·《中药大辞典》下册 2007 引《山居四要》)

★ 16. **治日晒疮**:青蒿(捣碎)一两,以冷水冲之,取汁饮之,将渣敷疮上。如不愈,另用柏黛散(黄柏、青黛各二钱。各研末,以麻油调搽)敷之。(宋立人 总编·《中华本草》7 册 662 引《洞天奥旨》)

★ 17. **治额窦炎**:**【白芷黄芩汤】**白芷、黄芩各 30 ~60 克。用法:每日 1 剂,水煎。早、晚分服。验案:治疗额窦炎 72 例,男 49 例,女 23 例;年龄 16 ~64 岁,平均 29.5 岁;病程 3 天至 6 年;单侧 45 例,双侧 27 例。治愈以症状消失,窦底壁无压痛为痊愈。结果:服 3 剂而愈者 18 例,6 剂而愈者 31 例,9 剂而愈者 10 例。服药期间血压升高者 4 例。(孙世发 主编·《中医小方大辞典》328)

一切痈疽肿毒 98 方

★ 1. **治痈疽**:五倍子醋炙为末。用猪脑同捣匀敷。(清·顾世澄 撰·《疡医大全》361)

★ 2. **治痈疽**:五倍子 10 克,棉花叶 30 克。共捣研,猪油调,涂患处,每日 1 ~2 次。(金福男 编著·《古今奇方》90)

★ 3. **治痈疽**:**【乌龙膏】**臭小粉、五倍子各等分。用法:上同炒黑,研细。醋调敷,干则以醋调润之。功能:消毒。(彭怀仁 主编·《中医方剂大辞典》2 册 875 引《疡医大全》卷八)

★ 4. **治痈疽未溃**:五倍子 1 两(炒),藤黄 1.5 钱。用法:研末,用米醋调敷患处。(中医研究院革命委员会 编·《常见病验方研究参考资料》255)

★ 5. **治痈疽**:**【围药铁井栏】**贝母、南星各七钱,连翘、五倍子、经霜芙蓉叶各一两。用法:上为细末。用水调敷四周肿处,只留中间一窍出毒气。(彭怀仁 主编·《中医方剂大辞典》5 册 487 引《丹溪心法》卷五)

★ 6. **治痈疽、疖肿**:五倍子粉 150 克,糯米煮汁约 50 毫升,去渣,把红糖、陈醋加入糯米汁内,文火煎约 30 分钟,再将五倍子粉徐徐加入,不断搅拌,文火煎约 1 小时成黏胶状即可分装备用。临用时按患处大小摊膏药,所摊膏药略大于患部,摊膏药用消毒纱布、牛皮纸均可,一般隔日或每日换药。用于痈疽、疖肿外敷治疗,未成脓或化脓溃破均可用,应将溃破处暴露,加用引流纱条使引流通畅。少数患者贴膏药后局部有痒感,无其他副作用,可不作处理。共治疗 200 余例均获良效。(李彬之等 主编·《现代中医奇效良方宝典》下册 512)

★ 7. **治痈疽溃烂日久**:五倍子(打破)4 两,蜂蜜 1.5 两。用法:蜂蜜熬至黄色,入五倍子同炒,如栗子皮色为度,待凉脆,轧成极细面过罗,瓷瓶收贮,勿令泄气。醋调成膏,摊硬纸上,贴患处,1 日 1 换。(沈洪瑞 主编·《重订十万金方》374)

★ 8. **治痈疽**:硫黄 30 克,黄连 30 克。共研细末,香油调,涂患处,每日 1 ~2 次。(金福男 编·《古今奇方》90)

★ 9. **治痈疽**:板蓝根 30 克,野菊花 30 克,元参 30 克。水煎服,每日 2 ~3 次。(金福男 编·《古今奇方》89)

★ 10. **治痈疽疮口小而硬,贴膏药而脓不出,此为风毒所胜**:赤足蜈蚣一条(去头足,生用),全蝎三个(去丁爪,要有尾者,生用),木香一钱。用法:上为细末,每用时先以猪蹄汤药洗疽,以此药一字(匙)许,掺于膏药面上,近疮口处贴,其效如神。若疮口阔大及不硬,则不必用此。(胡晓峰 主编·《中医外科伤科名著集成》74)

★ 11. **治痈疽**:蜈蚣1条(去头足,放瓦上焙脆),麝香二分。用法:上为细末,瓷瓶收贮。每用少许,掺疮顶上,以膏盖之。其头即溃,并不疼痛。(孙世发 主编·《中医小方大辞典》531引《疡医大全》)

★ 12. **治痈疽:【一笔消】**天南星、生半夏、白及各一两,生大黄四两,梅片脑一钱。用法:上为末,雄猪胆汁丸成锭子。主治:痈疽。(彭怀仁 主编·《中医方剂大辞典》1册19引《良方合璧》)

★ 13. **治痈疽**:紫花地丁(连根)、苍耳叶各等份。捣烂,酒1杯,搅汁服。(杨建宇等 主编·《灵验单方秘典》183)

★ 14. **治痈疽初起**:症见红肿热痛者。鲜紫花地丁、鲜蒲公英各50克。用法:上药洗净、捣烂,外敷患处。每日1次,3~4次可愈。(唐大晅 张俐敏 主编·《传世金方·祖传秘方》151)

★ 15. **治痈疽肿毒**:鱼腥草晒干,研成细末,蜂蜜调敷。未成脓者能消,已成脓者能溃(阴疽忌用)。(宋立人 总编·《中华本草》3册417)

★ 16. **治痈疽肿痛**:大黄一两,蜂房五钱,冰片二分。用法:共研细末,蜂蜜搅拌均匀,摊在布上贴患处。(中医研究院革命委员会编·《常见病验方研究参考资料》254)

★ 17. **治痈疽肿痛**:蒲公英2两,金银花1两。用法:水煎服。(中医研究院革命委员会 编·《常见病验方研究参考资料》253)

★ 18. **治痈疽疮肿:【收脓散】**天南星二两,赤小豆三两,白及四两。用法:上三味,各为细末,和匀,冷水调,摊上四面肿处,用绢压之。(宋立人 总编·《中华本草》8册510引《刘绢子鬼遗方》)

★ 19. **治痈疽肿痛**:仙人掌一块。用法:加红糖适量,捣烂包敷患处。宜忌:切勿入目。(中医研究院革命委员会 编·《常见病验方研究参考资料》253)

★ 20. **治痈疽肿痛**:斑蝥。用法:为末,以少许放膏药上,贴患处,不久发痒起泡,将泡刺穿,流出毒水。(中医研究院革命委员会 编·《常见病验方研究参考资料》253)

★ 21. **治痈疽肿,未有头,疼痛不可忍**:硇砂(研)、斑蝥(去翅足,米炒)、乌头尖各等分。用法:上为末,醋糊为丸,如小豆大。捻令扁,贴在疮上,却用膏药花子盖。以透为度;如恶物出尽,次用后方生肌散合疮口。(彭怀仁 主编·《中医方剂大辞典》8册488引《圣济总录》)

★ 22. **治痈疽肿痛**:生石膏、黄柏、生大黄各四两。用法:共研细末,以水豆腐拌成稀糊状,敷患处。(中医研究院革命委员会 编·《常见病验方研究参考资料》254)

★ 23. **治痈疽肿痛**:活地龙、红糖各一两。用法:共合一处研如泥状,用纱布滤取汁涂肿处。(中医研究院革命委员会 编·《常见病验方研究参考资料》253)

★ 24. **治痈疽赤肿**:白芷、大黄各等分。为末,米饮服二钱。(宋立人 总编·《中华本草》5册887引《经验方》)

★ 25. **治痈疽疖肿**:取鱼腥草、野菊花各等量。共捣为糊,外敷患处,每日换药2~3次,连续3~5天即可。(胡献国·《中国中医药报》2011年2月28日)

★ 26. **治痈疽初起**:生附子,以米醋磨稠汁围四畔,一日上十余次。(江苏新医学院 编·《中药大辞典》下册2601引《方脉正宗》)

★ 27. **治痈疽初起**:皂角刺10条,醋适量。用法:醋煮成膏。外敷患处。功能:清热解毒,消肿排脓。(阳春林 葛晓舒 主编·《湖南省中医单方验方精选·外科》上册121)

★ 28. **治疮疖痈疽:【铁箍散】**白及、芙蓉叶、大黄、黄柏、五倍子。上为末,用水调搽四周。(江苏新医学院 编·《中药大辞典》上册668引《保婴撮要》)

★ 29. **治痈疽无头**:穿山甲、猪牙皂角(去皮、弦)各一两。共炙焦黄,为末。每用一钱,热酒调下。其疮破,以冬藤为末敷,疮干即水调敷之。诸疖疮皆可用。(江苏新医学院 编·《中药大辞典》下册1727引《小儿卫生总微论方》)

★ 30. **治痈疽疮肿,已溃未溃皆可用之**:胡黄连、穿山甲(烧存性)各等分,以茶或鸡子清调涂。(滕佳林 米杰 编著·《外治中药的研究与应用》545引《简易方》)

★ 31. **治痈疽恶肉**:乌梅肉烧研,敷恶肉上,

一夜可消大半。(杜婕億 主编·《传世单方大全》100 引《千金方》)

★ 32. **治一切痈疽溃后,胬肉凸出:**乌梅肉(煅)9 克,轻粉 3 克。用法:上药共研细末,掺胬肉上,外用膏贴。(孙世发 主编·《中医小方大辞典》372)

★ 33. **治痈疽恶肉:**硫黄研细末,敷上即退。再用泡过茶叶 150 克,乌梅 3 个,烧存性,共研敷患处,即收口。(吴大真等 编著·《灵验单方秘典》184 引《葛氏方》)

★ 34. **治痈疽疔肿:【铁箍散】**金丝草灰二两(醋拌,晒干),贝母五两(去心),白芷二两(一方加龙骨少许)。用法:上为末。以凉水调,贴疮上;香油亦可。(彭怀仁 主编·《中医方剂大辞典》8 册 414 引《本草纲目》卷十三)

★ 35. **治痈疽疔毒:【蟾酥丸】**朱砂二钱,珍珠七粒共研细,蟾酥二三分。配制:蟾酥浸泡半日,溶化如浓浆,即将上二味药末加入为丸(不另加水),共二十一丸,银朱为衣,分为七服,每付三丸。用法:以艾三四钱,银锈一钱(取银质物煮用即可),槐枝三寸长一节,胡椒一岁一粒,水煎送丸药。(沈洪瑞 主编·《重订十万金方》375)

★ 36. **治痈疽及一切无名肿毒:**蟾酥、黄丹各 2 分,麦粉适量。用法:研细末,麦粉拌为丸,如麦粒大。先将患处针破,以丸 1 粒纳之,外贴万应膏。功能:解毒活血,消肿敛疮。方解:蟾酥消肿止痛;黄丹解毒消肿,敛疮生肌。麦粉与诸药合用,共奏解毒活血,消肿敛疮之效。(阳春林 葛晓舒 主编·《湖南省中医单方验方精选·外科》上册 139)

★ 37. **治一切痈疽疮肿:【蟾蜍膏】**蟾蜍 1 只(去头用),石硫黄(别研)、乳香(别研)、木香、桂(去粗皮)各 15 克,露蜂房 1 枚(烧灰用)。捣筛为末,用清油 30 毫升,调药末,入瓷碗盛,于锅内熬,搅令成膏,绢上摊贴之。(胡晓峰 编著·《虫蛇药用巧治百病》218)

★ 38. **治痈疽发背,一切无名肿毒初起:**生白矾末五钱,麝香一分,活蛤蟆一个(去肠肚)。用法:同捣烂如泥。敷四围,留顶出气。不过夜即愈。(彭怀仁 主编·《中医方剂大辞典》6 册 560 引《寿世保元》)

★ 39. **治痈疽疔疮:【救苦散】**粟壳(制)、当归、白芷各等份。用法:上药研为散。每次 30 克,水煎,去渣,通口服,不拘时候。加减:痛甚,加乳香。(孙世发 主编·《中医小方大辞典》1130 引《袖珍》卷三)

★ 40. **治发背痈疽,已成未成,已溃未溃,痛不可忍者:【二仙散】**白芷(未溃者用 30 克,已溃者用 15 克),贝母(未溃者用 15 克,已溃者用 30 克)。用法:好酒煎服。(孙世发 主编·《中医小方大辞典》204 引《古今医鉴》卷十五)

★ 41. **治痈肿疮疡:**蒲公英、栀子、白矾、鸭蛋清各适量。用法:将前三味药捣烂研细成粉后,打入鸭蛋清调成糊状,外敷患处。用量根据疮面大小、病势轻重而定。(唐大晅 张俐敏 主编·《传世金方·祖传秘方》150)

★ 42. **治痈疽恶毒:**凤仙草 10~15 克。水煎服。(杨仓良 主编·《毒药本草》422)

★ 43. **治痈疽不敛,不拘发背一切疮:**用鳖甲烧存性,研掺甚妙。(历代医学名著全书 明代·李时珍 撰·《本草纲目》4 册 3456)

★ 44. **治痈疽恶肉:**巴豆仁炒黑研膏,点痛处,则解毒;涂瘀肉上,则自化。加乳香少许,亦可。若毒深不能收敛者,宜作捻治之,不致成痈。(杜婕億 主编·《传世单方大全》100 引《外科精义》)

★ 45. **治痈疽未破:【追脓散】**乳香半两(研),巴豆十个(去壳,微去油),雄黄半两(研)。用法:上为细末。每用少许,贴在软处。功能:促疮溃烂,脓水干快。(彭怀仁 主编·《中医方剂大辞典》7 册 739 引《普济方》卷二八四)

★ 46. **治痈疽已溃:【追毒丸】**巴豆(去皮心膜)十四枚,白丁香二十一枚,豆豉二十一粒,屁盘虫七枚。用法:上为细末,滴水为丸,如雀粪大。放入疮内,追汁尽即止。功能:蚀恶肉。(彭怀仁 主编·《中医方剂大辞典》7 册 735 引《圣济总录》卷一三八)

★ 47. **用治痈疽便闭:**紫草、栝楼各等分,新水煎服。(江苏新医学院 编·《中药大辞典》下册 2345 引《仁斋直指方》)

★ 48. **治痈疽结硬未成脓:**蛇蜕烧灰细研,以醋调涂肿上,干即易。亦可只以蛇皮贴之。(江苏新医学院 编·《中药大辞典》下册 2118 引《圣济总录》)

★ 49. **治痈疽破溃,脓水不干:**蛇蜕三钱(研),百草霜一钱。用法:茶油调涂。(中医研

究院革命委员会 编·《常见病验方研究参考资料》256)

★ 50. **治痈疽未成即消,已成即溃,已溃即敛:**蛇蜕,不拘多少,用阴阳瓦煅存性,研细。每早晚俱用,米糕蘸食。(清·顾世澄 撰·《疡医大全》301)

★ 51. **治痈疽初起,红肿热痛,尚未成脓之际:**蜈蚣2条,全蝎2只,夹入馍头内食之,连服数次可使痈疽消散。(杨仓良 主编·《毒药本草》720)

★ 52. **治痈疽肿结通用,能散能溃:**(拔毒散)南星(上等大者)一两,草乌头、白芷各半两,木鳖子仁一个(研)。上为细末,分两次法醋入蜜调敷,纱贴之。(宋立人 总编·《中华本草》8册510引《证治准绳》)

★ 53. **治痈疽及无名肿毒:**蒲公英、紫花地丁不拘多少,鲜者最好。水煎滤过,熬成膏。摊贴患处。(沈洪瑞 主编·《重订十万金方》365)

★ 54. **治痈疽,无名肿毒:**生南星1个,陀僧2个,桐油适量。用法:桐油磨余药,搽患处。功能:燥湿化痰,消肿散结。方解:生南星燥湿化痰,消肿散结;陀僧消肿收敛;桐油解毒消肿,敛疮生肌。诸药合用,共奏燥湿化痰,消肿散结之功。(阳春林 葛晓舒 主编·《湖南省中医单方验方精选·外科》上册150)

★ 55. **治痈疽发背:** 蜂房、白芷、苦参、川椒。上煎洗。热焮加荆芥。(宋立人 总编·《中华本草》9册229引《直指方》)

★ 56. **治痈疽发背:【五灵脂散】**五灵脂15克,乌贼骨(去甲)30克。用法:上药研为散。凡患者初觉时,以水调搽患处;如已大作者,入醋面同调敷之。(孙世发 主编·《中医小方大辞典》257引《圣济总录》)

★ 57. **治痈疽疮疖。发背:【凉血护肌膏】**南星(生,末)八两,雄黄一两(别研),白矾(生,末)四两。用法:上为细末,用生地黄捣汁调涂四围。主治:①《传信适用方》:痈疽疮疖。②《普济方》:发背。(彭怀仁 主编·《中医方剂大辞典》8册595引《传信适用方》卷三)

★ 58. **治一切痈疽疔毒,无名肿毒:**白凤仙花(又名指甲花)。用法:加水熬膏或捣烂敷患处。(中医研究院革命委员会 编·《常见病验方研究参考资料》253)

★ 59. **治痈疽发背肿毒:**透明硫黄(为末)、荞麦面各二两。用法:上用井花水调和做饼,焙干收下。要得硫黄性和,用时再末之。加乳香少许,井水调,厚敷疮上。如干,以鸡羽蘸新水润之。如此至疮愈方歇。(彭怀仁 主编·《中医方剂大辞典》7册695引《直指》)

★ 60. **治痈疽发背、无名肿毒初起:**生葱、生蜜、猪胆汁一个。用法:上倾石钵内共捣成饼。贴患处,日换三四次。(彭怀仁 主编·《中医方剂大辞典》10册160引《寿世保元》)

★ 61. **治一切痈疽发背,无名肿毒,年少气壮者:【济世散】**黑白牵牛各一合。用法:布包捶碎,以好醋一碗,熬至八分,露一宿,次日五更温服。以大便出脓血为妙。(彭怀仁 主编·《中医方剂大辞典》7册911引《本草纲目》)

★ 62. **治痈疽发背,无论阴毒阳毒,未溃即消,已溃即敛。亦治肺痈、大小肠痈,无不神效:【立消汤】**蒲公英一两,金银花四两,当归二两,玄参一两。水煎服。此方既善攻散诸毒,又不耗损真气。可多服久服,俱无碍也。即治肺痈、大小肠痈,无不神效。(宋立人 总编·《中华本草》7册990引《洞天奥旨》)

★ 63. **治诸痈疽发背及乳疮:**半夏末,鸡子白调。涂之。(杨仓良 主编·《毒药本草》769引 宋代·《太平惠民和剂局方》)

★ 64. **治痈疽,发背,一切疮毒,红色高肿属阳者:**槐花(净米)一升(炒焦,为末)。用法:分作二服。将一服每日好酒服四五钱;一服老酒煎,调敷患处。(彭怀仁 主编·《中医方剂大辞典》1册41引《古方汇精》)

★ 65. **用于痈疽发背及发乳诸痈:**取吴茱萸90克,捣为末。以醋调匀,稀糊适度,摊于纱布上外敷。(滕佳林 米杰 编·《外治中药的研究与应用》318引《外台秘要》)

★ 66. **治痈疽发背,无名诸肿:**紫花地丁草,三伏时收,以白面和成,盐醋浸一夜,贴患处。(江苏新医学院 编·《中药大辞典》上册801引《孙天仁集效方》)

★ 67. **治一切痈疽发背,无头恶疮,肿毒疮疖,并治风癣臁疮,杖疮,牙痛,喉痹等症:**苍耳子全棵不拘多少。五月采取,入大锅内煮去渣,滤过以文武火熬成膏,以瓷罐收贮听用。用法:一切疮疡肿毒内服外敷,牙痛,滴牙上,喉痹滴喉部

和舌上，每日用开水送服一茶匙。（沈洪瑞 主编·《重订十万金方》385）

★ 68. **治一切痈疽肿毒势甚者**：用此药二三次后，用猪蹄汤。雄黄一两，白矾四两，寒水石一两（煅）。用滚水二三碗，趁热入前药末五钱，洗患处，以太乙真膏贴之。（宋立人 总编·《中华本草》1 册 389 引《外科理例·本草纲目附方分类选编》357）

★ 69. **治恶疮痈疽，无名肿毒：【一粒金丹】**沉香、木香、乳香各五分，巴豆霜一钱五分。用法：上药各为细末，和匀，用黑肥枣一个半，去皮核，捣烂为丸，如芡实大。每服一丸，量人虚实，先呷水一口，行泻一次。胃气壮实者，只可呷水三四口，不可太过，后用水一口送药，下行尽数次，以米饮补之。（彭怀仁 主编·《中医方剂大辞典》1 册 35 引《准绳·疡医》卷一）

★ 70. **治痈疽，无名肿毒初起**：老石灰 1 碗，大黄 1 两，鸡蛋白适量。用法：拌炒成红色为度，用鸡蛋白调。敷患处。功能：清热解毒，消肿止痛。方解：老石灰蚀恶肉；大黄清热泻火，凉血解毒；鸡蛋白益气解毒。诸药合用，共奏清热解毒，消肿止痛之功。注意事项：老石灰最好用盛在缸子里的白化灰。（阳春林 葛晓舒 主编·《湖南省中医单方验方精选·外科》上册 149）

★ 71. **治痈疽初起及无名肿毒，红肿高大，疼痛坚硬**：大黄、朴硝各等分。用法：共为细末。童子小便调敷肿处。（沈洪瑞 主编·《重订十万金方》378）

★ 72. **治痈疽疔肿，一切无名肿毒**：野菊花一大把（连茎捣烂）。用法：酒煎，热服。取汗，取滓以敷之。（彭怀仁 主编·《中医方剂大辞典》3 册 188 引《本草纲目》）

★ 73. **治痈疽疔肿，一切无名肿毒**：野菊花茎叶、苍耳草各一握。共捣，入酒一碗，绞汁服，取汗，滓敷之。（宋立人 总编·《中华本草》7 册 805）

★ 74. **治痈疽，无名大毒**：白降丹 每用少许，疮大者用六七厘，小者用一二厘，水调敷疮头上。初起者，立刻起泡消散，成脓者，腐肉即脱，拔毒消肿。（清·顾世澄 撰·《疡医大全》313）

★ 75. **治痈疽溃后：【玉肌丹】**红升丹（红粉）15 克，生石膏 150 克。用法：先将红升丹入乳钵内研细，再加生石膏研成极细末，装褐色玻璃瓶内，不宜见光。用棉花蘸药少许轻撒疮面上，或用药捻（药条）蘸药插入疮口。功效：拔毒提脓，去腐生新。（北京中医研究院广安门医院 编·《朱仁康临床经验集》292）

★ 76. **治痈疽初溃：【排脓散】**黄升丹、腰黄（即雄黄）各等分。用法：研细收贮（外用）。（彭怀仁 主编·《中医方剂大辞典》9 册 375 引《家庭治病新书》）

★ 77. **治痈疽流注，溃后提脓**：升药、轻粉各五钱，生石膏九两。用法：共研细末（越细越好，最好研至如香灰一般），掺患处。（中医研究院革命委员会 编·《常见病验方研究参考资料》255）

★ 78. **治一切痈疽发背，烂脚恶疮**：用煨石膏 120 克，漂净冬丹 15 克，上好黄升丹 6 克，共研细末。和匀掺患处。（滕佳林 米杰 编·《外治中药的研究与应用》35 引《疡科遗编》）

★ 79. **治一切痈疽并发背，烂脚恶疮**：煅石膏 120 克，漂净升丹 6 克，共研细末。和匀掺患处，即生肌长肉，且不藏毒。（滕佳林 米杰 编·《外治中药的研究与应用》29 引《疡科遗编》）

★ 80. **治痈疽、搭背、蜂窝织炎等**：垂盆草 100 ~ 200 克。用法：将新鲜垂盆草洗净，捣烂加干面少许，调成糊状。外敷患处，每日或隔日 1 次（如脓肿已出头，中间要留 1 小孔，以便排脓）。功能：消肿，止痛，排脓。疗效：消肿止痛显著，疗效满意。例如：赵某某，男，32 岁。脐下偏右生痈，有头 1 个，红肿灼热疼痛，根盘较硬，憎寒发热已 4 天。诊断：肚痈。以垂盆草外敷，2 天后痈肿局限，四周有痒感，根盘缩小，疼痛减轻，恶寒消失，仍与垂盆草外敷，第 3 天肿势全消，疼痛悉解而愈。按语：此病由热毒壅瘀所致。方中垂盆草性味甘淡，微酸，性凉。功专清热解毒，消痈肿，故有较好的疗效。（张树生 高普等 编·《中药敷贴疗法》587）

★ 81. **治痈疽坏乱，及诸疮发毒：【生肉神异膏】**雄黄 15 克，滑石倍用。用法：上药研为末。洗后掺疮上，外用绵纸覆盖相护，凡洗后破烂者，用此贴之。（孙世发 主编·《中医小方大辞典》525 引《得效方》）

★ 82. **治痈疽，拔脓，痈疽不破，或破而肿硬无脓：【涌泉膏】**斑蝥为末，以蒜捣膏，和水一豆许贴之，少顷脓出，即去药。（江苏新医学院

编·《中药大辞典》下册 2281 引《仁斋直指方》)

★ 83. **治痈疽大渴,发热,或泻,或小便如淋:【托里黄芪汤】**黄芪(炒)18 克,甘草(炙)、栝楼根各 3 克。用法:水煎,频服之。加人参 3 克尤妙。(孙世发 主编·《中医小方大辞典》888 引《准绳·疡医》)

★ 84. **治一切痈疽脓疡,耳鼻咽喉口腔诸阳证脓肿:**野菊花 48 克,蒲公英 48 克,紫花地丁 30 克,连翘 30 克,石斛 30 克。水煎,每日 3 次分服。(宋立人 总编·《中华本草》7 册 803)

★ 85. **治痈疽,疔毒痘疹:**蟾肝一具(端午日取),雄黄五钱。用法:捣为丸,如绿豆大,朱砂为衣。每服 3 丸,葱酒送下。如豆疹不出,用胡荽酒送下最妙。功能:发汗解毒。(彭怀仁 主编·《中医方剂大辞典》10 册 1555 引《医学入门》)

★ 86. **治痈疽诸痛,未有头者:**穿山甲一两(炒),天花粉二两,白芷二两。用法:上为细末。每服二钱,用酒调下。(彭怀仁 主编·《中医方剂大辞典》1 册 1074 引《普济方》)

★ 87. **治痈疽疮毒,未溃脓者,及一切无名肿毒:**绿豆淀粉一斤,乳香二钱,没药二钱,山甲珠二钱。配制:先将绿豆淀粉炒黄,再与各药共研细末,干醋调和摊青布上。用法:贴患处。如贴后感觉发痛,冷醋布上浸之,其痛立止。(沈洪瑞 主编·《重订十万金方》374)

★ 88. **治痈疽漫肿,不变色者;附骨疽:**露蜂房一两,蛇蜕二钱五分,头发二钱五分(烧存性),穿山甲二钱五分。用法:上为末。每服二三钱,加乳香末五分,温酒调下。功能:托里排毒,内消止痛。(彭怀仁 主编·《中医方剂大辞典》1 册 1074 引《外科大成》)

★ 89. **治痈疽未溃:**土茯苓 8 钱,金银花 5 钱,桑白皮 4 钱,甘草 3 钱。用法:水煎服。(中医研究院革命委员会 编·《常见病验方研究参考资料》255)

★ 90. **治痈疽已溃烂:**蜂房。用法:烧灰去火毒,研末调生茶油搽。(中医研究院革命委员会 编·《常见病验方研究参考资料》255)

★ 91. **治痈疽,恶物尽而不收口者:【生肌散】**白矾(烧令汁尽)一两,黄连末一分,轻粉一钱。用法:上为细末。不拘多少,掺疮口上。候生肉满,脓水尽,疮口干即止。功能:生肌收口。(彭怀仁 主编·《中医方剂大辞典》3 册 559 引《圣济总录》卷一三八)

★ 92. **治一切痈疽,死肉不去,新肉不生:**生白矾六钱,枯白矾三钱,雄黄二钱。用法:上为细末,贮瓶内勿令染尘。掺之。自能周围裂缝,腐脱肌生;略有微痛,片时即安。(彭怀仁 主编·《中医方剂大辞典》6 册 532 引《疡科遗编》)

★ 93. **治痈疽肿毒,无论已溃未溃:**鲜败酱草 4 两,地瓜酒 4 两。开水适量冲炖服。将药渣捣烂,冬蜜调敷患处。(江苏新医学院 编·《中药大辞典》上册 1341)

★ 94. **治痈疽肿毒,已溃未溃皆可用:**黄连、槟榔各等分,为末。以鸡子清调搽之。(江苏新医学院 编·《中药大辞典》下册 2027 引《简易方论》)

★ 95. **治痈疽不敛,疮口太深:**丝瓜捣汁频抹之。(江苏新医学院 编·《中药大辞典》上册 792 引《仁斋直指方》)

★ 96. **治痈疽,一切溃疡:**露蜂房 1 两,人中白、轻粉各 5 钱,冰片 2 分。用法:蜂房焙焦,人中白煅,候冷研末,加入轻粉、冰片,乳极细和匀密贮。外涂患处,每日 1 次。功能:解毒消肿,生肌敛疮。方解:露蜂房祛风止痛,解毒消肿;人中白清热解毒祛瘀;轻粉攻毒生肌敛疮;冰片清热解毒消肿。诸药合用,共奏解毒消肿,生肌敛疮之功。注意事项:视疮面大小薄掺,不见腐质,上盖膏药。(阳春林 葛晓舒 主编·《湖南省中医单方验方精选·外科》上册 147)

★ 97. **治凡痈疽,腐肉已去,疮口难敛:**轻粉、煅石膏各 30 克,冰片 10 克。用法:共研细末,研至轻粉不见星为度,贮瓶备用。撒患处。功能:收湿生肌,攻毒消肿。方解:轻粉攻毒敛疮;煅石膏收湿生肌敛疮;冰片消肿止痛。诸药合用,共奏收湿生肌,攻毒消肿之功。注意事项:把疮面常规洗涤周围拭干脓水。如疮口大,可直接撒布于疮面,疮口小,用桑皮纸内裹药粉,插入疮内,外贴黑膏药,或盖消毒纱布。每天换药 1 次。如深部脓疡,疮口小可用纱布油条,蘸药探钎送入,疮口上再撒上药粉。如疮口有腐肉只可撒上,2~3 天可平腐,不需手术剪除,免伤新生肉芽组织。(阳春林 葛晓舒 主编·《湖南省中医单方验方精选·外科》上册 173)

★ 98. **治痈疽溃久不敛、翻花起肿坚硬:**取老蟾蜍破腹连肚杂,以蟾身刺数孔贴患口上,轻

者日易一次，重者日易二次。（杨仓良 主编·《毒药本草》57 引《外科全生集》）

有头疽、疽疮 20 方

★ 1. **治有头疽**：取鲜茜草茎叶适量，洗净捣烂成糊状，敷患处，外用消毒纱布包好，初起者 1 日 1 换，溃烂者半日 1 换。杨志俊以上方治疗有头疽 12 例，一般 1～3 天肿消痛减，10 天左右痊愈。（王辉武 主编·《中药临床新用》447）

★ 2. **治有头疽、疖病、天疮疮**：苍耳子虫 100 条。用法：取上药，放入麻油 40 毫升内浸泡。用时取虫 1～2 条敷于疮顶，外用纱布覆盖，每天换药 1 次，脓多时每天换药 2 次。功能：抑菌消疮。附注：据贺菊乔报道，应用本方治疗有头疽 16 例，一般换药 4～5 次即愈。[浙江中医杂志，1987，(9)：425] 又据熊南珍报道，用本方治疗疖病亦有佳效。[江西中医药，1984，(4)：33] 另据姚自强报道，用本方治疗天疱疮亦有佳效。[中医药信息，1991，8(1)：48]（薛建国 李缨 主编·《实用单方大全》13）

★ 3. **治有头疽未化脓者**：五倍子、鹅粪各等份。鹅粪焙干后与五倍子共研为细末，临用时加米醋适量，调为糊状，涂布于疮周，2～3 日换药一次。功能：解毒消肿止痛，适用于有头疽初起未化脓者。（唐汉钧 汝丽娟 主编·《中国民间外治独特疗法》209）

★ 4. **治凡有头疽初起，漫肿红热者**：活蜈蚣 2 条，麻油 50 克。用法：将蜈蚣浸入麻油内，约 10 日后用。外敷患处，每日涂药 3～4 次。功能：解毒消肿，活血止痛。（阳春林 葛晓舒 主编·《湖南省中医单方验方精选·外科》上册 195）

★ 5. **治因风毒所胜，疽口紧小而硬**：赤足蜈蚣一条（去头足），全蝎三个（去足，生用）。用法：上为末。用猪蹄汤净洗，用此散掺疮口，以神异膏贴之。（彭怀仁 主编·《中医方剂大辞典》8 册 394 引《外科精要》）

★ 6. **治疮疽毒发险处**：**【南星膏】**五倍子一两（炒），南星、草乌、黄柏、白及各二两。用法：上为末，醋调如糊。随肿处渐渐围，逐至不险处。（彭怀仁 主编·《中医方剂大辞典》7 册 193 引《疡科选粹》卷一）

★ 7. **治疽疮**：将乌贼骨作屑，鲫鱼胆 14 枚，和取，与散和。敷疮上，不三愈。（滕佳林 米杰 编著·《外治中药的研究与应用》548 引《刘涓子鬼遗方》）

★ 8. **治气性坏疽**：鲜鬼针草全草，冷水洗净，水煎汤熏洗。（宋立人 总编·《中华本草》7 册 729）

★ 9. **治一切疮毒阴疽，日久成漏，脓水淋漓不断**：**【七仙条】**白降丹、熟石膏、红升丹各等份，冰片少许。用法：上药研为细末，糊为条，阴干听用。插入疮口，上盖薄贴。功效：拔漏管。（孙世发 主编·《中医小方大辞典》1242 引《药奁启秘》）

★ 10. **治阴疽和无名肿毒**：鲜夏枯草 5～7.5 克。清水煮烂，过滤去渣，浓缩成糊状。内服：每次 2 汤匙，每日 3 次；外用：敷疮部，每日 2～3 次。（宋立人 总编·《中华本草》7 册 138）。

★ 11. **治发疽肿硬，厚如牛皮**：**【四虎散】**天南星、草乌、半夏、狼毒各等分，醋蜜调敷，留头出气。（滕佳林 米杰 编·《外治中药的研究与应用》169）

★ 12. **治对口疽（又名脑疽）**：露蜂房 3 克，冰片 0.3 克。用法：先将露蜂房炙灰存性研细末，按上述比例，加冰片研和，撒患处。每日 1 次。备注：用于已溃者，易收敛（此方为先师王荫堂所传）。（洪国靖 主编·《中国当代中医名人志》741）

★ 13. **治背疽等疮**：陈大蜂巢一个，白矾、芝麻。用法：上装入蜂巢内，火烧之，小油调，扫之。（彭怀仁 主编·《中医方剂大辞典》5 册 943 引《普济方》）

★ 14. **治头疽**：血藤根、叶（研粉）各 20 克，蜂蜡 100 克。先将蜂蜡装入缸内置火上熔化，再掺入血藤根、叶粉，搅匀，离火，趁未凝固时，分别捏作 1 厘米厚，与痈肿面积大小形状相等的圆饼，覆盖在疮面上，外加敷料胶布固定，每天换药 1 次。疗效：共治 65 例，全部治愈。敷药后，大多数可在 15～20 分钟即起镇痛止痒作用。对初起者，于 3 天内治愈；脓已成者，5 天治愈；溃后期，7 天即愈；对 2 例老年体弱的溃后期，分别在

9天、11天内治愈。(史书达 编著·《中国民间秘验偏方大成》上册777)

★ 15. **治疽初作:**赤小豆末醋敷之,亦消。(江苏新医学院 编·《中药大辞典》上册1091引《小品方》)

★ 16. **治背疽验案:**程某某,男,56岁。患者于左侧肺俞穴部生一瘩背疮,局部红肿硬节,痛不可忍,伴发热恶寒,彻夜不眠,食欲减退,口干舌燥,舌红、脉滑数。即处以仙方活命饮加减治之,因患者家贫无资服药,复诊时不肯再服汤药,求赐单方治疗,于是介绍用下法治之,患者如法仅用6只蟾蜍即获痊愈。治疗方法:捕捉活蟾蜍(越大越好)数只,用清水将其洗净,将蟾蜍之背皮剥下,用针刺数孔以出毒气,贴敷于患处(注意将皮外面向患处包贴,不可将内皮着肉,否则难以揭脱)。贴后约2~3小时即干,可将蟾蜍皮取下,以清水略浸再贴,每天可用2~3张蟾皮,一般贴上2~3天红肿硬块消散,4~5天痊愈。(黄国健等 主编·《中医单方应用大全》76)

★ 17. **治背疽漫肿无头:**用大蒜15颗,淡豉20克,乳香3克。用法:研烂。置疮上,铺艾灸之。痛者灸令不痛,不痛者灸之令痛。(滕佳林 米杰 编著·《外治中药的研究与应用》129引《外科精要》)

★ 18. **治背疽,木硬坚闷,脉沉实者;及一切毒疮:【万金散】**大黄一斤,白芷六两。用法:上为末。每服三钱,热酒调下;亦可水泛为丸服,更以清茶调涂患处。(彭怀仁 主编·《中医方剂大辞典》1册968引《中国医学大辞典》)

★ 19. **治臂疽:**乌梅肉。用法:用乌梅肉烧存性,研为细末。局敷。功能:收敛,止血,生肌。按语:《简便方》云:起臂一疽,脓疡百日方愈,中有恶肉突起,如蚕豆大,月余不消,医治无效,因阅本草得此方,拭之,1日夜去其大半,再上1日而平。可见乌梅治臂疽有卓效不谬。(张树生 高普 等编·《中药贴敷疗法》597)

★ 20. **治渊疽,以及凡肋、胸、胁、腰、腹空软之处发痈疽,当在将溃未溃之际者:【护膜散】**白蜡、白及各等份。用法:上药研为细末。轻剂3克,中剂6克,大剂9克。黄酒调服;米汤亦可。功效:防止痈疽透内膜。(孙世发 主编·《中医小方大辞典》393引《金鉴》卷六十七)

石痈无脓,坚硬如石6方

★ 1. **治石痈无脓,坚硬如石:**用蛇蜕皮贴之,经宿便愈。(陕西省中医药研究院 编·《本草纲目附方分类选编》345)

★ 2. **治石痈坚硬如石,不作脓者:**生商陆根捣敷之,干即易之,即软为度。又治湿漏诸痈疖。(江苏新医学院 编·《中药大辞典》下册2247引《千金》)

★ 3. **治石痈。风毒初结,焮核坚硬:【雄黄散】**雄黄半两(细锉),川大黄半两(生用),磁石半两(捣碎细研),白矾半两(烧令汁尽),细辛半两。用法:上为细散。用鸡子白和生蜜,调涂之,干易之。(彭怀仁 主编·《中医方剂大辞典》10册247引《圣惠》)

★ 4. **治石痈久不瘥:**黄芪10两(锉),当归(切炒)8两。上为散。每服三钱,温酒调下。不计时候。(电子版·《中华医典·普济方》卷二百八十六)

★ 5. **治石痈诸痈:**赤小豆30克,苦酒200毫升。将豆纳苦酒中,炒研,以苦酒和涂即消。(滕佳林 米杰 编·《外治中药的研究与应用》引《圣济总录》291引《本草纲目》)

★ 6. **治顽石疽:**白降汞、蟾酥各适量。用法:研细末。外敷患处。功能:清热解毒,消肿溃坚。注意事项:放疽顶上外用膏药贴上3日,内化脓拔出毒根后,用生肌散收功。(阳春林 葛晓舒 主编·《湖南省中医单方验方精选·外科》上册191)

疮疡77方

★ 1. **治疮:**猪胆汁适量。用法:取猪胆汁,敷患处。功能:清热解毒,润燥敛疮。(阳春林 葛晓舒 主编·《湖南省中医单方验方精选·外科》上册424)

★ 2. **治疮:**乌梅5钱,香油适量。用法:乌梅烧存性研末,香油调。搽患处。功能:清热解

毒,收敛生肌。(阳春林 葛晓舒 主编·《湖南省中医单方验方精选·外科》上册425)

★ 3. **治痈疡毒根凸起**:乌梅肉一钱,轻粉五分。用法:上同研,不见粉亮为度,如硬用津润之,断不可用水,研之成膏,照患口大小做薄饼几个,以贴毒根。外用膏掩,一日换一次,俟毒根不痛,落下乃止。(彭怀仁 主编·《中医方剂大辞典》3册20引《外科全生集》卷四)

★ 4. **治诸疮中新肉胬出:【乌梅膏】**乌梅、蜜。用法:上捣乌梅肉,更以蜜和捣,捏作饼子,如钱许厚。贴疮。以愈为度。(彭怀仁 主编·《中医方剂大辞典》2册942引《圣惠》卷六十一)

★ 5. **治一切疮口黑烂死肉**:胡椒半两,腻粉一分,乌梅肉半两(烧存性)。上三味同研匀。每用少许敷死肉上,外用醋调面糊靥子盖之。次日蚀下,即用生肉药贴之。(宋立人 总编·《中华本草》3册442引《鬼遗方》)

★ 6. **治疮毒脓疱**:嫩丝瓜捣烂,敷患处。(宋立人 总编·《中华本草》5册552)

★ 7. **治热毒疱疮:【独珍膏】**五倍子(炒焦研粉)适量,香油调膏。外敷少许,日1~2次。(张金鼎 邹治文 编著·《虫类中药与效方》263)

★ 8. **治毒疮血出不止。亦治疳疮**:上以五倍子生研为末,干贴,血立止。(明·董宿 辑录·《奇效良方》442)

★ 9. **治一切诸疮**:五倍子、黄柏各等分。为末,敷之。(何清湖·《历代医学名著全书·本草纲目》4册3324)

★ 10. **治一切疮肿,红肿热痛之证:【五倍子散】**五倍子、黄柏、大黄各30克。为散,调如糊,涂患处,日3~5次。(曲京峰等 主编·《古今药方纵横》下册1212引《圣济总录》卷一三五)

★ 11. **治各样疮肿症,或腿或臂**:白及一两,五倍子(炒)五钱,白蔹三钱。用法:上为末,醋调敷。(彭怀仁 主编·《中医方剂大辞典》3册732引《遵生八笺》卷十八)

★ 12. **治阴疮肿疡,根脚散漫:【铁箍散】**五倍子(微炒)30克,生大黄12克,秋芙蓉叶18克(一方有寒食面15克)。用法:醋入勺内熬沸,投药末搅匀,敷患处,留顶,以纸盖之;干则以醋扫润之。宜忌:阴疽及皮色不变、漫肿无头者不可敷。备考:《疡科遗编》有陈小粉。(孙世发 主编·《中医小方大辞典》1085引《疡医大全》卷八)

★ 13. **治疮疡腐烂**:熟石膏末、蜂蜜各适量。用法:调匀。外敷患处。功能:解毒敛疮,收湿去腐。(阳春林 葛晓舒 主编·《湖南省中医单方验方精选·外科》上册376)

★ 14. **治疮肿不穿**:野百合同盐捣泥敷之良。(宋立人 总编·《中华本草》8册116引《包会应验方》)

★ 15. **用于热毒丹疮,从两股两肋起,赤如火**:景天草、珍珠末各30克,捣如泥。涂之,干则易之。(滕佳林 米杰 编著·《外治中药的研究与应用》542引《杨氏产乳方》)

★ 16. **治痈溃后**:蛇蜕15克,百草霜5克。研末,香油调涂,每日1次。(费兰波 徐亮 主编·《外科病奇难顽症特效疗法》17)

★ 17. **诸肿失治有脓**:用蛇蜕皮烧灰,水和封肿上,即脓出。(明代·胡濙 撰·《卫生易简方》205)

★ 18. **治疮毒肿硬无头**:蛇蜕贴于肿处。(清代·丁尧臣 著·《奇效简便良方》165)

★ 19. **治肿毒无头**:蛇蜕灰,猪脂和涂。(陕西省中医药研究院 编·《本草纲目附方分类选编》346)

★ 20. **治诸疮疡脓出不止者:【无射膏】**鹿角霜、牡蛎各一钱,轻粉五分。用法:上药杵筛二味为末,以轻粉合治鸡子白,炼为膏。粘疮上。(彭怀仁 主编·《中医方剂大辞典》2册19引《家塾方》)

★ 21. **治遍身生疮,百药不效**:用生硫黄(研细末)15克,槟榔5个,腻粉1.5克。上药和匀。每用3克,安于手心内油调,夜卧时涂外肾,不得洗手,但擦令手干可也。1~2天疮即愈。(滕佳林 米杰 编著·《外治中药的研究与应用》93引《医方类聚》)

★ 22. **治热毒风肿,遍身生疮:【大黄散】**大黄(锉)二两,栝楼根、甘草(生,锉)、马牙消(研)各一两。用法:上为散。每服二钱匕,食后熟水调下。(彭怀仁 主编·《中医方剂大辞典》1册768引《圣济总录》卷十三)

★ 23. **治一切疮毒**:真赤小豆49粒。用法:上药研为末。加野芝麻根适量研末和鸡蛋清调敷,每日一换。(孙世发 主编·《中医小方大辞典》388)

★ 24. **治局部脓肿验案**:张某某,女,30 岁。左后无名指内侧患 3 厘米 ×1.5 厘米大脓肿,已溃,局部发热,疼痛。用赤小豆粉调敷伤口周围,2 小时后稠脓流出,肿、痛、热减轻,使用 6 天而愈。(黄国健等 主编·《中医单方应用大全》83)

★ 25. **治消疮毒,收赤晕:【宣毒散】**露蜂房三两(炒焦),小米一合,赤小豆、南星、草乌各一两,白矾五钱。上为末,用淡醋调敷四畔,干则频用醋润之。(宋立人 总编·《中华本草》9 册 229 引《外科精要》)

★ 26. **治凡疮腐肉已脱未尽、脓腐不多者:【中提毒散】**白降丹 6 克,红升丹 9 克,煅石膏 45 克,青黛 6 克。同研细末备用。外撒适量,待脓腐尽则停用。(唐汉钧 汝丽娟 主编·《中国民间外治独特疗法》223)

★ 27. **治凡疮口毒已轻,浮腐脓少,肉芽见红活者:【小提毒散】**红升丹 3 克,煅石膏 27 克,轻粉 3 克。同研细末备用。外撒适量。(唐汉钧 汝丽娟 主编·《中国民间外治独特疗法》223)

★ 28. **治疮毒红肿者:【提毒散】**轻粉一钱,红粉五分,乳香二钱,没药二钱,血竭花二钱。配制:共为细末。用法:敷在疮头上,太乙膏盖之。(沈洪瑞 主编·《重订十万金方》375)

★ 29. **治痈疡:** 红升丹 30 克,熟石膏 120 克。用法:上药研为细末。出脓后用。(孙世发 主编·《中医小方大辞典》226 引《外科传薪集》)

★ 30. **治疮疡,脓水将净者:【三将丹】**升丹、银朱、血竭各等份。用法:上药研为末。外用。功效:拔毒生肌。(孙世发 主编·《中医小方大辞典》743 引《经验方》卷上)

★ 31. **治疮疡:【半提丹】**红升丹加珍珠散。功能:收口。(彭怀仁 主编·《中医方剂大辞典》3 册 1020 引《中国医学大辞典》)

★ 32. **治疮疡溃烂,肿痛流脓:【九一散】**煅石膏 450 克,红粉 50 克。以上 2 味,粉碎成极细粉,配研,过筛,混匀,即得。本品为浅粉红色粉末。功能:提脓拔毒止痛生肌。外用适量,撒于患处,或用凡士林调敷患处。本品有毒,不可内服。(宋立人 总编·《中华本草》1 册 299)

★ 33. **治术后切口感染:**用生理盐水棉球清拭感染的切口创面,薄撒一层红升丹粉,覆盖敷料。待肉芽新鲜,脓汁减少时,改用生理盐水纱条。治疗术后切口感染 34 例,疗效颇为显著。(杨仓良 主编·《毒药本草》1024)

★ 34. **治疮毒溃流脓血:**红粉一钱,冰片一钱,龟板二钱,川连二钱。用法:共为细面,香油调匀。涂患处,以纱布盖好。(沈洪瑞 主编·《重订十万金方》384)

★ 35. **治热性疮疡,溃后肿痛,或有顽腐塞口,脓流不畅者或溃烂恶臭者:**白降丹二分,煅石膏八分,冰片少许(疗头坚韧者降丹可用三分,石膏可用七分。毒微者可用原方加朱砂一分)。恶臭味重者可于原方加麝香一分)。配制:先将降丹入乳钵内研细,再入石膏复研细,后入冰片研匀。用法:每次用量,以毒之甚微而定,总以敷后微觉疼痛为好,多则作疼(用法以脱脂棉蘸药撒疮口上)。(沈洪瑞 主编·《重订十万金方》383)

★ 36. **治凡疮口脓液腐肉多、阻塞不脱、或窦道脓腐多者:【大提毒散】**白降丹 15 克,红升丹 18 克,煅石膏 45 克,朱砂 6 克,冰片 6 克,焙干蜣螂 3 克。同研细末备用。外撒适量,隔日 1 次,待脓腐少时停用。(唐汉钧 汝丽娟 主编·《中国民间外治独特疗法》223)

★ 37. **治各种疮毒:**鱼腥草 4 两,猪瘦肉半斤。用法:隔年夏季收取鱼腥草晒干,于当年 2 月间煮猪瘦肉。每日 1 剂,分 2 次服。功能:清热解毒,消痈排脓。注意事项:亦可预防小儿夏季生火毒。连服 4 ~5 次有效。(阳春林 葛晓舒 主编·《湖南省中医单方验方精选·外科》上册 411)

★ 38. **治各种疮毒:**鱼腥草 1 斤。用法:水煎,每日 1 剂,分 2 次服。功能:清热解毒,消痈排脓。注意事项:鱼腥草干者用 4 两。(阳春林 葛晓舒 主编·《湖南省中医单方验方精选·外科》上册 413)

★ 39. **治疮疡:【槐花银花酒】**槐花三合,金银花五钱。酒二碗煎服之,取汗。(宋立人 总编·《中华本草》4 册 645 引《医学启蒙》)

★ 40. **治疮:**苦参 2 两。用法:焙研极细,外搽患处。功能:清热解毒,燥湿敛疮。(阳春林 葛晓舒 主编·《湖南省中医单方验方精选·外科》上册 425)

★ 41. **治痈疖:**苦参五钱。用法:水煎,加糖服。(中医研究院革命委员会 编·《常见病验方

研究参考资料》254）

★ 42. **治疮疡糜烂：【冰石散】**煅石膏 31 克，冰片 1 克。用法：上为细末。外敷。（彭怀仁 主编·《中医方剂大辞典》4 册 697）

★ 43. **治一切肿毒疮疖：【羽泽散】**生白矾不拘多少。用法：上药入水化开，用皮纸蘸矾水，频搽患处。立消。（孙世发 主编·《中医小方大辞典》73 引《古今医鉴》卷十六）

★ 44. **治风疮不愈：**用穿山甲末适量，菜子油酌量。同熬成膏，涂之。（滕佳林 米杰 编著·《外治中药的研究与应用》546 引《摄生众妙方》）

★ 45. **治疮伤水毒：**商陆根捣炙，布裹熨之，冷即易之。（江苏新医学院 编·《中药大辞典》下册 2247 引《千金方》）

★ 46. **用于疮疡焮肿木硬：**用蟾酥、麝香各 3 克。研极细，以乳汁调如泥，入瓷盆内盛，干不妨。每用少许津调敷于肿处，更以膏药敷之，毒气自出。（滕佳林 米杰 编著·《外治中药的研究与应用》579 引《素问病机气宜保命集》）

★ 47. **治疮口坚硬疼痛：**癞蛤蟆适量。用法：取癞蛤蟆破腹刺数孔连肠杂用。盖疮口。功能：清热解毒，软坚消肿。注意事项：轻者日换 1 次，重者日换 2 次。癞蛤蟆口红腹无八字纹者勿用。服醒消丸止其疼痛。倘口硬孔深，取生牛蒡子草连根，无则取紫花地丁嫩草亦可捣烂敷患处。（阳春林 葛晓舒 主编·《湖南省中医单方验方精选·外科》上册 409）

★ 48. **治痈疮：**大蟾蜍一个，剥全身癞皮，盖贴疮口。于蟾皮上用针将皮刺数孔，以出毒气，自觉安静，且能爬往疮口，不令长大。（江苏新医学院 编·《中药大辞典》下册 2713 引《灵秘丹药笺》）

★ 49. **治一切疮，或外伤肌肉，水入作脓肿。久不愈：**蛤蟆（自死者）、新砖各等份。用法：上药同捣匀，捏作饼子，晒干，为细散。掺疮口上。即出毒水尽，以别药敷贴。（孙世发主编·《中医小方大辞典》238 引《圣济总录》）

★ 50. **治初患痈肿疮疖，热肿痛：【清凉膏】**将大黄研极细末，浆水调。摊，贴之，醋磨亦得。（滕佳林 米杰 编著·《外治中药的研究与应用》122 引《证治准绳》）

★ 51. **治疮毒。疮毒初起，生于腿足者：**大蜂窝，醋各适量。用法：研末，醋调匀。外敷患处。功能：活血攻毒，消肿止痛。注意事项：生于手者忌用。（阳春林 葛晓舒 主编·《湖南省中医单方验方精选·外科》上册 422）

★ 52. **治砍头疮：**蜂房 1 两，龙衣 3 钱，香油 2 两。用法：共研末，用香油调匀。搽患处。功能：攻毒杀虫，祛湿消肿。方解：蜂房攻毒祛风止痛；龙衣祛湿消肿；香油解毒生肌。诸药合用，共奏攻毒杀虫，祛湿消肿之功。注意事项：龙衣即是蛇皮。（阳春林 葛晓舒 主编·《湖南省中医单方验方精选·外科》上册 433）

★ 53. **治久败疮验案：**奉天高等师范书记张纪三，年三十余。因受时气之毒，医者不善为之清解，转引毒下行，自脐下皆肿，继又溃烂，睾丸露出，少腹出孔五处，小便时五孔皆出尿。中西医者皆以为不可治，遂舁之至院中求为治疗，惴惴唯恐不愈。愚晓之曰："此证尚可为，非多服汤药，俾其自内长肉以排脓外出不可。"为疏方：生黄芪、花粉各一两，乳香、没药、银花、甘草各三钱，煎汤连服二十余剂。溃烂之处，皆生肌排脓外出，结疤而愈，始终亦未用外敷生肌之药。（张锡纯 著·《中药亲试记》35）

★ 54. **治热疮：【紫草膏】**紫草茸、黄连、黄柏、漏芦各半两，赤小豆、绿豆粉各一合。上药捣细，入麻油为膏，日三敷，常服黄连阿胶丸清心。（江苏新医学院 编·《中药大辞典》下册 2345 引《仁斋直指方》）

★ 55. **治诸疮中水毒攻中：**胡粉、石灰（研，罗）各三分。用法：上炼猪脂调如糊。涂疮上，水即出。（彭怀仁 主编·《中医方剂大辞典》7 册 148 引《圣济总录》卷一）

★ 56. **治一切恶毒肿：【大黄散】**川大黄（捣罗为末）、石灰末、赤小豆（捣罗为末）各一两。用法：上药以酒调涂肿上，干即易之。（彭怀仁 主编·《中医方剂大辞典》1 册 764 引《圣惠》卷六十四）

★ 57. **治疮毒，一切疮毒，无论已破未破：**石灰、韭菜各适量。用法：石灰、韭菜各适量，于端午日午时，或 6 月 6 日，同捣极烂，为饼阴干。干敷患处。功能：燥湿杀虫，蚀疮定痛。注意事项：石灰要陈 1 年者，愈陈愈妙。（阳春林 葛晓舒 主编·《湖南省中医单方验方精选·外科》上册 425）

★ 58. **治疮疡已溃，无脓无水，疮口干红者：**陈年石灰(百年以上者佳)半斤，冰片三钱。用法：上为细末，用麻油拌成粥，装入猪尿脬内，将脬口扎紧，沉入井内七日，取出挂于背阴处，慢慢风干。去脬研细，收贮备用。用时以香油调涂疮口。(彭怀仁 主编·《中医方剂大辞典》7册524引《外科十三方考》)

★ 59. **治脓肿：**喻某某，女，8岁。右腿内侧有一无名肿毒，凸如覆碗，肤色正常，剧烈疼痛，某院诊为"深部脓肿"，切口排脓，久不收口，肿硬反而加剧，用夏枯草内服、外敷(不敷疮口)，半月愈合。治疗方法：鲜夏枯草5000～7500克，清水煮烂过滤去渣，浓缩呈糊状即可。服法：每次服2汤匙，每天3次。外敷：用此糊外敷疮部，每天2～3次。(黄国健等 主编·《中医单方应用大全》454)

★ 60. **治深部脓肿：【消痈散】**大黄、芒硝各50克，蜈蚣10条，六神丸30粒，冰片2克。用法：蜈蚣、大黄研细末过筛，六神丸、冰片研成细末，兑入芒硝，诸药混合调匀。据病变范围取药适量，加凉水，白酒拌成糊状。将药糊摊于虎骨膏上置于患处并固定之，每日1次，治疗期间可用抗生素或内服药。作用：清热解毒，消肿止痛。疗效：经用本方观察，消痈散治疗深部脓肿确有很好疗效。(张树生 高普等编·《中药敷贴疗法》590)

★ 61. **治痈毒脓成：**巴豆、信石、明雄各一钱。用法：上为细末，收瓶备用。若遇皮薄疮疖，不得穿头而用畏刀针者，以陈醋调敷患处。约一日间，疮头即自行穿溃。或用黄蜡自捻作麦粒大，令其两头有光，每服三粒，黄酒冲服，见汗之后，疮头即穿。如遇皮厚之疮，须用铍针刺开少许，再敷此药。(彭怀仁 主编·《中医方剂大辞典》3册495《外科十三方考》)

★ 62. **解一切疮毒，腐化瘀肉，推陈致新亦可收敛：【巴豆膏】**巴豆(去壳，炒焦，研如膏)，香油少许。用法：共研匀。点些少于肿处。(彭怀仁 主编·《中医方剂大辞典》2册1112引《简明医彀》卷八)

★ 63. **治一切疮毒：【乌金膏】**巴豆(去壳)。用法：炒焦，研如膏。点肿处则解毒，涂瘀肉则自腐化。加乳香、没药少许，亦可纴疮内。入香油少许，稠稀可用。功能：腐化瘀肉，推陈致新。(彭怀仁 主编·《中医方剂大辞典》2册919引《痈疽神秘验方》)

★ 64. **治一切疮毒溃后：**巴豆二两，蓖麻二两。用法：炒存性，为末，每两配入升丹一钱(外用)。功能：拔脓。(彭怀仁 主编·《中医方剂大辞典》2册867引《外科真诠》卷上)

★ 65. **治外疡肿胀，脓成未溃：【咬头膏】**巴豆仁二钱，蓖麻子仁、制乳香(研细末)、制没药(研细末)各一钱。用法：上药共捣碎如泥状。每用少许如绿豆大，放在疮上，用膏药贴之，破则揭去。(彭怀仁 主编·《中医方剂大辞典》7册489)

★ 66. **治一切疮疹，痘后疮：【二黄膏】**巴豆20粒，黄蜡30克，雄黄、硫黄各3克。用法：清油90克煎巴豆微黑，去巴豆，入黄蜡化讫，研雄黄、硫黄，温入成膏。患处洗净，抹敷2～3次。(孙世发 主编·《中医小方大辞典》1236引《得效》卷十九)

★ 67. **用于诸疮溃烂，刀斧破伤及臁疮出血：【胜金散】**用三七粉涂患处。(滕佳林 米杰编著·《外治中药的研究与应用》115引《外科全生集》)

★ 68. **治疮疡脓肿：**鲜紫花地丁、鲜野菊花。用法：上药捣烂外敷。备注：用鲜药疗效好。(吴静 陈宇飞 主编·《传世金方·民间秘方》163)

★ 69. **治各种阳证疮，已溃未溃；及刀伤斧砍、骨断、筋折等：【五福膏】**全蝎三十只，蜈蚣三十条，巴豆三十粒，斑蝥三十只，独头蒜三十个，清油一斤。用法：先用油将上药炸焦，取出研为细末，再入油内熬至滴水成珠，加黄丹、铅粉各若干，老嫩得中即成。外贴患处。(彭怀仁 主编·《中医方剂大辞典》2册377引《外科十三方考》)

★ 70. **治一切疮疡，红肿硬痛：**活蜈蚣3条，雄黄3钱。用法：将蜈蚣捣烂，入雄黄末和匀，敷患处。功能：清热散结，消肿止痛。(阳春林 主编 葛晓舒·《湖南省中医单方验方精选·外科》上册275)

★ 71. **治各种痈肿、漫肿不收：**干蛇一条，紫花地丁适量，鲜小榆树根白皮适量。用法：把干蛇用凉水泡软，与后二味药捣烂如泥，敷于患处四围。经治一例疗效满意。(友人传)

★ 72. **治疮痈肿痛或蛇虫咬伤：**鲜败酱草适

量。捣烂外敷。(王学诗·《中国中医药报》2009年5月18日第十三版)

★ 73. **治一切痈肿溃烂,诸风疮痒:【雄黄解毒散】**雄黄一两,白矾四两,寒水石(煅)一两半。用法:上为末。用滚水二三碗,趁热入前药一两,熏洗患处。功能:解毒。备考:《疡科捷径》本方用法:共为细末,凉水调敷。(彭怀仁 主编·《中医方剂大辞典》10册270引《痈疽神秘验方》)

★ 74. **治烂风疮,秽臭恶者:【雄漆丸】**透明雄黄(水飞净)八两,淮熟地八两,干漆灰一两。用法:上为末,醋糊为丸,如梧桐子大。每服七十丸,以酒送下。服药一料全愈。(彭怀仁 主编·《中医方剂大辞典》10册261引《解围元薮》)

★ 75. **用于疮毒、烂脚:**用蒲公英、银花藤、白鹤藤各适量,煎水洗之。(滕佳林 米杰 编著·《外治中药的研究与应用》498)

★ 76. **治化脓性疾病:**乌贼骨适量,去净硬骨,研成粉末,将其撒在用湿水冲洗干净的溃疡面上,外用消毒纱布包扎好,每天换药2~3次,至溃疡面无潮湿,保持干燥为止,用至溃疡结痂自行脱落即痊愈。据报道,应用本方有一定效果。(薛建国 李缨 主编·《实用单方大全》628)

★ 77. **用于湿热生疮,毒水淋漓,或下部肾囊肿痛,下疳诸疮:【螵蛸散】**将海螵蛸、人中白(煅)各等分,共研细末,和匀。先以甘草煎浓汤,趁热熏洗,后以此药掺之;如干者以麻油或熟猪油、蜜水调涂即可。(滕佳林 米杰 编著·《外治中药的研究与应用》549引《景岳全书》)

翻花疮4方

★ 1. **治翻花疮:**马齿苋一斤烧为灰,研细,以猪脂调敷之。(江苏新医学院 编·《中药大辞典》上册290引《圣惠方》)

★ 2. **治翻花疮(疮口肉芽突出):**乌梅、熟地各等分。用法:为末,以唾津和为药饼如铜钱厚,按于突出肉芽之上,外用膏药贴严,二三日换一次。(沈洪瑞 主编·《重订十万金方》369)

★ 3. **治翻花疮(疮口肉芽突出):【乌梅散】**乌梅一两,轻粉四钱。用法:上为末。掺之。(彭怀仁 主编·《中医方剂大辞典》2册942引《疡科捷径》卷下)

★ 4. **治反花疮:**取蜘蛛膜贴疮上。干即易之。瘥止。(电子版·《中华医典·普济方》卷二百七十四)

疖33方

★ 1. **治疖:**五倍子适量,文火炒黑,凉脆后研末,醋调,摊于无菌敷料外敷患处,日换药1次,5~10日1个疗程。(费兰波 徐亮 主编·《外科病奇难顽症特效疗法》5)

★ 2. **治疖:【黄柏五倍子膏】**大黄、黄柏、五倍子各30克,食醋适量。制法:研细末,用食醋适量,调为糊状。用法:敷于患处,每日敷4~5次。方解:四者合用,共奏清热解毒,消肿止痛之效。(阳春林 葛晓舒 主编·《湖南省中医单方验方精选·外科》上册29)

★ 3. **治疖:**取活蟾蜍1只,身为100~150克,用小棒适度敲起全身,待其皮肤腺体(尤其耳后腺)分泌出乳白色蟾酥时,将蟾蜍紧贴患处反复涂抹至均匀。成脓者先切开排脓再施本法,不用它药。(费兰波 徐亮 主编·《外科病奇难顽症特效疗法》6)

★ 4. **治疖:**青蛤蟆1只,硫黄适量。用法:青蛤蟆破开,硫黄研末,放于蛤蟆内。敷痛处。功能:解毒生肌,祛风止痛。注意事项:痛立止。(阳春林 葛晓舒 主编·《湖南省中医单方验方精选·外科》上册9)

★ 5. **治疖:**活癞蛤蟆1只,雄黄、麻油各适量。用法:将雄黄灌入蛤蟆腹内,以腹满为度,再以绳捆扎,悬屋檐下阴干。用麻油磨蛤蟆取浓汁。诸药合用,共奏清热解毒,燥湿消肿之功。搽敷患处,1日数次。功能:清热解毒,燥湿消肿。注意事项:一般2~3天即愈。(阳春林 葛晓舒 主编·《湖南省中医单方验方精选·外科》上册26)

★ 6. **治疖,疼痛剧烈,或脓成未熟者:**干蟾蜍皮、樟脑、生南星各5克,面粉50克。用法:蟾蜍皮、生南星烘干研细末后,加樟脑再研匀,与面粉拌匀。每次取药末1克左右置于疮顶部,外盖贴膏药,每日换药1次。功能:解毒散结,消肿止痛。注意事项:本方有毒,勿人口,慎用。前三药最大剂量可用到10克,面粉最大剂量可用到100克。(阳春林 葛晓舒 主编·《湖南省中医单方验方精选·外科》上册30)

★ 7. **治疖**:蛇蜕30克,鸡蛋清30克。用法:将蛇蜕研为细末,用鸡蛋清搅匀。敷于患处,每天2次。(李川 主编·《民间祖传秘方》140)

★ 8. **治疖**:蛇皮60克,全蝎15克,蜂房15克。用法:浸泡于食醋200毫升中,历24小时。外用。(彭怀仁 主编·《中医方剂大辞典》9册469)

★ 9. **治疖**:蜈蚣2条,全蝎1个。共捣碎,装入核桃空壳(去仁)内,用线缠紧,黄土泥封,文火上烧至泥壳有声为止,亦可用陶器焙烤,取出研为细末。每日1个(剂量为2克)睡前服用。小儿体弱者分2次内服。(彭怀仁 主编·《中医方剂大辞典》10册893)

★ 10. **治疖**:蜈蚣1条,鸡蛋1个。将蜈蚣烤干研面,加鸡蛋调匀,敷患处,外加纱布包扎,每2天换药1次,2~3次痊愈。(费兰波 徐亮 主编·《外科病奇难顽症特效疗法》9)

★ 11. **治蝼蛄疖**:蜈蚣1条焙黄,枯矾1钱。共研细面,置入蜂房内,焙干研细。香油调和,搽于患处。(沈洪瑞 主编·《重订十万金方》368)

★ 12. **治疖**:苍耳子虫1条,黑膏药1张。用法:直取。贴患处。功能:清热祛风,凉血解毒。注意事项:苍耳子虫即苍耳草节间生的虫,在立秋后取出。将苍耳虫置患处,用黑膏药贴盖,勿令虫掉;3日后如未全好,再贴1次。(阳春林 葛晓舒 主编·《湖南省中医单方验方精选·外科》上册12)

★ 13. **治疖**:巴豆仁1粒,胡椒4粒,熟大枣1枚。共捣如泥,取黄豆大一块,用纱布包住,交替塞鼻孔,蒙被出汗。(费兰波 徐亮 主编·《外科病奇难顽症特效疗法》5)

★ 14. **治疖**:仙人掌15克,石膏粉15克。共捣为糊状,涂患处,4小时换1次,连用2天。宜忌:切勿入目。(费兰波 徐亮 主编·《外科病奇难顽症特效疗法》5)

★ 15. **治疖**:仙人掌60克。去皮、刺,捣烂,外敷患处。宜忌:切勿入目。(费兰波 徐亮 主编·《外科病奇难顽症特效疗法》5)

★ 16. **治疖**:野菊花60克。用法:上药加水煮沸15分钟,滤取药液。药渣加水再煎沸15分钟,滤取药液。合并两次药液,分早、晚两次温服,每日1剂。功效:清热解毒,消肿散结。(刘道清 主编·《中国民间神效秘方》546)

★ 17. **治疖**:野菊花、紫草 丹皮各3钱。用法:水煎。每日1剂,分2次服。功能:清热解毒,凉血活血。(阳春林 葛晓舒 主编·《湖南省中医单方验方精选·外科》上册27)

★ 18. **治疖**:凤仙花全草(鲜品)60克。用法:将上药用清水洗净,切碎,捣烂如泥,敷于患处,每日换药1次。功效:清热解毒,活血消肿。医师嘱咐:此为外治法,方法简便,没有痛苦,可配合其他方法使用。(刘道清 主编·《中国民间神效秘方》548)

★ 19. **治疖**:凤仙花全草60克。白矾适量。用法:共捣烂如泥,外敷患处。功效:清热解毒,消肿散结。(阳春林 葛晓舒 主编·《湖南省中医单方验方精选·外科》上册9)

★ 20. **治疖**:冰片、生大黄各10克,白酒100毫升。用法:生大黄打碎,与冰片共浸泡瓶中并振摇几次,2小时后即可使用。先用肥皂液洗患处,用温开水洗净肥皂液,再用消毒棉签蘸药液,外搽患处。功能:清热解毒,消肿止痛。注意事项:75%酒精也可换成白酒用。(阳春林 葛晓舒 主编·《湖南省中医单方验方精选·外科》上册29)

★ 21. **治疖**:天花粉60克,生川乌30克。用法:共研细末,量疮疖大小调开水敷,1日敷2次。适用于初期未成脓者。(吴静 陈宇飞 主编·《传世金方·民间秘方》159)

★ 22. **治疖**:乌梅200克,生地200克。用法:将2药焙干碾成粉末备用。用时将伤口用生理盐水清洁,不必剪去肉芽,撒上药粉后,再盖上油纱布,外用消毒纱布包扎。每日或间日1次。(吴静 陈宇飞 主编·(传世金方《民间秘方》)159)

★ 23. **治疖**:熟石灰15克,鸡蛋壳5个,麻油适量。用法:将熟石灰放入鸡蛋壳内,煅烧存性研末,麻油调匀。敷于患处,每天2次。功效:消肿止痛。适用于热毒蕴结型疖,疖肿簇集一处,发热者。疗程:连续外用5天为1个疗程,外用1~2个疗程。注意事项:本方只可外用,不可口服。(杨继军 赵建新 主编·《皮肤病实用偏

方》89）

★ 24. **治疖：**蜂蜜9克，大蒜1个。用法：捣匀敷患处。（吴静 陈宇飞 主编·《传世金方·民间秘方》159）

★ 25. **治疖：**蓖麻子1两，雄黄1两5钱。用法：蓖麻子取壳，共捣烂。外敷患处。功能：清热养阴，凉血解毒。（阳春林 葛晓舒 主编·《湖南省中医单方验方精选·外科》上册10）

★ 26. **治疖：**鱼腥草100克，蜂蜜15克。用法：捣烂，与蜜和匀。外敷患处，每日换药1次。功能：清热祛风，凉血解毒。（阳春林 葛晓舒 主编·《湖南省中医单方验方精选·外科》上册12）

★ 27. **治疖：**露蜂房1个。用法：将露蜂房焙焦研末，用香油调和，涂搽患处，每6小时1次。功效：祛风攻毒，消肿止痛。（刘道清 主编·《中国民间神效秘方》549）

★ 28. **治疖：**蒲公英、白酒各适量。用法：研为细末，备用，每次取适量，白酒调成糊状。敷于患处。功能：清热解毒，消肿止痛。注意事项：对已溃破的创面，敷于四周，中间留一小洞，以利引流。包扎，每日1换。75%酒精也可换成白酒。（阳春林 葛晓舒 主编·《湖南省中医单方验方精选·外科》上册12）

★ 29. **治疖，症状较轻者：**蒲公英100克（鲜品加倍）。用法：上药加水煮沸20分钟，滤取药液约500毫升。分早、晚2次温服，每日1剂。功效：清热解毒，消肿止痛。医师嘱咐：疖未成脓时，切忌挤压。饮食以清谈为主，忌食辛辣刺激性食物，戒除烟酒，保持大便通畅。讲究卫生，勤洗澡，勤换衣服，保持皮肤清洁。（刘道清 主编·《中国民间神效秘方》546）

★ 30. **治疖：**鲜蒲公英50克，鸡蛋1枚。用法：先将鲜蒲公英捣烂为泥，取蛋清搅拌均匀，均摊在布上，面积大于疖疮周围1厘米。敷疖疮之上。每日更换2次。备注：蒲公英性苦寒，具有清热解毒之功并取材方便，加之蛋清性凉，共取解毒消肿之效。一般2～3次即愈。（吴静 陈宇飞 主编·《传世金方·民间秘方》160）

★ 31. **治疖子：**夏枯草5钱，连翘3钱，栀子2钱。用法：水煎。每日1剂，分2次服。功能：清热解毒，消肿散结。方解：夏枯草清热泻火，散结消肿；连翘清热解毒，消肿散结；栀子清热凉血。诸药合用，共奏清热解毒，消肿散结之功。（阳春林 葛晓舒 主编·《湖南省中医单方验方精选·外科》上册24）

★ 32. **治疖，症状较轻者：**紫花地丁100克（鲜品加倍）。用法：上药加水煮沸40分钟，滤取药液约500毫升。分早、晚2次温服，每日1剂。功效：清热解毒，消肿疗疡。医师嘱咐：疖未成脓时，切忌挤压。饮食以清淡为主，忌食辛辣刺激性食物，戒烟酒，保持大便通畅。（刘道清 主编·《中国民间神效秘方》546）

★ 33. **用于疖、毛囊炎、痈等化脓性疾患初起：**用野菊花30克，马齿苋30克，黄柏15克。上药加水适量，煮沸。热敷并外洗。（张树生 高普等 编·《中药敷贴疗法》461）

热疖14方

★ 1. **治热疖：**五倍子、王不留行各1两。用法：瓦上焙干研末，加醋调成糊状，敷于患处，1日3次。（中医研究院革命委员会 编·《常见病验方研究参考资料》399）

★ 2. **治热疖初起：**用五倍子末以陈醋调敷，三四小时后可消。（中医研究院革命委员会 编·《常见病验方研究参考资料》255）

★ 3. **治皮肤热疖：**远志、大黄、猪胆汁各等分。用法：共研末，猪胆汁调匀。敷患处。功能：清热解毒，祛瘀消肿。方解：远志消散痈肿；大黄泻火清湿热；猪胆汁凉血解毒。诸药合用，共奏清热解毒，祛瘀消肿之功。（阳春林 葛晓舒 主编·《湖南省中医单方验方精选·外科》上册21）

★ 4. **治热疖：**独头蒜一个，蜂蜜三钱。用法：捣匀敷患处。（中医研究院革命委员会 编·《常见病验方研究参考资料》399）

★ 5. **治热疖肿痛：**月季花、垂盆草各适量，捣烂敷患处，干则更换。（宋立人 总编·《中华本草》4册217）

★ 6. **治热疖：**热水豆腐、雄黄各适量。用法：取热水豆腐和雄黄调匀。敷患处。功能：清热解毒，软坚散结。（阳春林 葛晓舒 主编·《湖南省中医单方验方精选·外科》上册3）

★ 7. **治热脓疖**:明雄黄5钱,桐油适量。用法:将明雄黄研细末,和桐油调匀。搽患处。功能:清热解毒,软坚散结。注意事项:也可治疗米疖新起。(阳春林 葛晓舒 主编·《湖南省中医单方验方精选·外科》上册3)

★ 8. **治热疖、痱、痤、疥、疹、风湿痒疮:【二味消毒散】**明雄黄二钱,白矾一两。上为末,茶清调化,鹅翎蘸扫。患之痒痛即止,痱粟自消。(宋立人 总编·《中华本草》1册390引《外科大成》)

★ 9. **治热疖**:丝瓜一条。用法:捣烂外敷。(中医研究院革命委员会 编·《常见病验方研究参考资料》399)

★ 10. **治周身热疖**:青蒿4两,香薷2两,枯矾五钱。用法:水煎,洗澡。(阳春林 葛晓舒 主编·《湖南省中医单方验方精选·外科》上册15)

★ 11. **治暑疖**:槐花米30~60克,加水1500毫升煎汁,棉球蘸洗局部,药汁可反复加热,1日2~3次,用时将药渣捣烂如泥敷患处。据报道,以上方治疗暑疖,一般用药1~2日局部肿消而愈。(王辉武 主编·《中药临床新用》621)

★ 12. **治夏令热疖及皮肤湿疮溃烂**:野菊花或茎叶煎浓汤洗涤,并以药棉或纱布浸药汤掩敷,每日数次。(宋立人 总编·《中华本草》7册804)

★ 13. **治回脓疖**:熟石膏4钱,黄丹2钱,红粉5分。用法:共研细末,撒患处。功能:收湿敛疮,拔毒生肌。注意事项:也可用于一切小疮。(阳春林 葛晓舒·《湖南省中医单方验方精选·外科》上册32)

★ 14. **用于热疖痈毒,湿热黄疸,外感风热,咽喉肿痛,风热火眼等症:【二丁冲剂】**紫花地丁、蒲公英、板蓝根、半边莲各500克。用法:制成冲剂。每次20克,开水冲服,每日3次。功效:清热解毒,利湿退黄。(孙世发 主编·《中医小方大辞典》1237)

软疖6方

★ 1. **治软疖**:五倍子7个研末,香油200克,熬至一半,布绞去渣,搽3~4遍,勿以水洗。(杨建宇等 主编·《灵验单方秘典》194引《普济方》)

★ 2. **治软疖,流脓久不收口,缠绵不愈**:硼砂一块。用法:用硼砂一块,大小视疖之大小而定(不宜过多),塞疮孔中。有祛腐生新的效果。(中医研究院革命委员会 编·《常见病验方研究参考资料》400)

★ 3. **用于软疖,流脓久不收口,缠绵不愈(俗称"蟮拱头")**:天花粉30克。用法:用香油调敷,敷前先以米泔水洗净。(中医研究院革命委员会 编·《常见病验方研究参考资料》400)

★ 4. **治软疖,流脓久不收口,缠绵不愈(俗称"蟮拱头")**:露蜂房二枚(烧存性、研末),巴豆二十一粒。用法:用清油煎巴豆二三沸,取油调药末敷患处。注意外敷时间不可太长。(中医研究院革命委员会 编·《常见病验方研究参考资料》400)

★ 5. **治头上软疖**:枳壳1枚,面糊、雄黄各适量。用法:枳壳切成2节,磨平煮软,以面糊调雄黄。枳壳罩疖上,以面糊涂枳壳周围。功能:行气化痰,解毒消肿。注意事项:涂后1夜痊愈。(阳春林 葛晓舒 主编·《湖南省中医单方验方精选·外科》上册19)

★ 6. **治软硬疖,诸热毒疱疮:【独珍膏】**五倍子不拘多少(瓦上焙干)。用法:上为细末,入数点麻油,冷水调涂。(彭怀仁 主编·《中医方剂大辞典》7册773引《朱氏集验方》卷十二)

疖肿16方

★ 1. **治疖肿**:五倍子适量。用法:将上药焙干研粉,加入适量的香油搅拌成糊状,敷在痈的表面,盖上纱布,胶布固定。验证:用上药治疗痈(多头疖肿)患者近100例,未配用任何抗生素和止痛药，一般敷药1～2次即获痊愈。对未发脓的痈或疖头刚破者，疗效确切，用得越早，效果越好。（良石 主编·《名医珍藏·秘方大全》132）

★ 2. **治枕部疖肿**：先剃光头部毛发，清洁消毒后拔除疖子脓栓。用五倍子粉适量与醋调成膏状敷于疖肿上，厚约2毫米。每日更换1～2次，每次换药需清洁创面。共治20例，除2例不断出现新疖外，余18例均经3～9天治愈。（江苏新医学院 编·《中药大辞典》上册393）

★ 3. **治皮肤疖肿。表现为局部红肿热痛，可伴有发热**：枸杞子15克。用法：取上药，烘脆，研为细末；又用凡士林50克，加热熔化；将枸杞粉加入凡士林中拌匀成软膏，分3份。每次用1份摊在不透水纸上敷于患处，包扎固定，每天换药1次。功效：消肿止痛。附注：据蒋立基等报道，曾用本方治疗1例，3天而愈。应用枸杞子外敷治疗皮肤疖肿，古人少有记述，但从报道来看有一定的疗效，不妨一试。（薛建国 李缨 主编·《实用单方大全》555）

★ 4. **治疖肿，肿硬难消者**：白及、白蔹各30克，白矾15克。用法：煅白矾，共研末。用时入药于水碗中即见沉底，外用桑皮纸托水搭于患处，热则再易，连搭连易，直待其肿处冰冷，将药敷上，立时即消。功能：解毒敛疮，消肿止痒。方解：白及、白蔹清热解毒，消肿生肌；白矾解毒燥湿止痛。诸药合用，共奏解毒敛疮，消肿止痒之功。（阳春林 葛晓舒 主编·《湖南省中医单方验方精选·外科》上册24）

★ 5. **治疖肿**：活地龙适量。用法：活地龙洗净捣烂，根据红肿大小配量，使用时将捣烂的地龙均匀涂于病变部位（毛发剃净），厚度约0.5厘米，先用塑料布，再用纱布覆盖，胶布固定。外敷面积应超过红肿边缘。每日换药1次，直至痊愈。（唐大晅 张俐敏 主编·《传世金方·祖传秘方》145）

★ 6. **治疖肿痛**：鲜百合100克，食盐20克。用法：洗净，加食盐捣烂。敷患处，每日换药2次。功能：清热解毒，消肿散结。注意事项：甚效。（阳春林 葛晓舒 主编·《湖南省中医单方验方精选·外科》上册5）

★ 7. **治疖肿**：取鸡蛋1只，在其一头锉1个洞，把活的大蜘蛛（成人2只，儿童1只）塞入蛋内，然后将蛋洞用纸糊好，置锅内蒸熟，剥去蛋壳，去掉蜘蛛，服下全蛋，每日1只，连服7～10天为1个疗程。治疗51例，病程最短5天，最长10个月；大部分患者都有发热现象，其中4例每年夏季反复患疖，分布于头、颈、背、腋和臀部等处。经服蜘蛛塞蛋1个疗程后，全部治愈。均未采用其他疗法，也未见不良反应。（宋立人 总编·《中华本草》9册137）

★ 8. **治疖肿：【金丝膏】**雄黄、枯矾、白矾各等量。研成细粉，加芝麻油、凡士林调成软膏状，呈金黄色。将金丝膏直接涂于患处，每日1次，至痊愈。共治438例，痊愈377例，显效45例，好转16例。总有效率为100%。（滕佳林 米杰 编著·《外治中药的研究与应用》101）

★ 9. **治疖肿**：黄连、轻粉各50克，蜈蚣1条，75%的酒精200毫升。用法：将黄连、轻粉、蜈蚣加入酒精中，密封浸泡1周后备用。用时，将患处洗净后涂此药液，每日2～3次。验证：用上药治疗无名肿毒、疖肿患者60余例，都有明显效果。一般1～3次可见痛减肿消，4～6次即可获得痊愈。（良石 主编·《名医珍藏·秘方大全》133）

★ 10. **治疖肿**：鬼针草全草，剪碎，加75%的酒精或白酒浸泡2～3天后，外搽局部。（《全国中草药汇编》编写组 编·《全国中草药汇编》上册485）

★ 11. **治疖肿**：鸡蛋1枚（油浸7日后取黄），白僵蚕3～7枚。用法：白僵蚕捣末，与蛋黄相合令匀，先以布揩疮瘢赤痛，涂之。（吴静 主编·《祛百病醋蛋秘方》196）

★ 12. **治疖肿初起有良效**：熟石灰15克，鸡蛋壳5枚。用法：将石灰放入鸡蛋壳内，烧煅存性，研末麻油调敷患处。（吴静 主编·《祛百病醋蛋秘方》194）

★ 13. **治疖脓肿**：明雄、大蒜汁各适量。用法：明雄水飞，用适量蒜汁调和入竹筒内，待干取出。水磨搽患处。注意事项：初起可消，若已化脓，涂之不至扩大。（阳春林 葛晓舒 主编·《湖南省中医单方验方精选·外科》上册7）

★ 14. **治疖肿或毛囊炎**：独头蒜适量。用法：将蒜去皮切成0.2～0.3厘米厚的薄片备用。用时先将患部用温盐水洗净拭干，随即用大蒜片贴敷患处，并轻轻按摩10～20分钟，每日2～3次，一般2～3日均可治愈。（吴静 主编·《祛百

病大蒜秘方》140)

★ 15. **治疖肿痛**:月季花3朵,冰糖30克。用法:采开败的月季花洗净,加清水2杯,用小火煎熬至1杯,加冰糖制成月季花汤。每日1剂,顿服。功能:清热解毒,消肿散结。注意事项:月季花最大剂量可用到5朵。待温服下。(阳春林 葛晓舒 主编·《湖南省中医单方验方精选·外科》上册5)

★ 16. **治各种疖肿初起,红热疼痛者**:鲜大蓟20克。用法:洗净捣烂如泥。外敷患处,每日换药1次。功能:解毒凉血,消痈止痛。注意事项:大蓟最大剂量可用到30克。(阳春林 葛晓舒 主编·《湖南省中医单方验方精选·外科》上册59)

多发性疖肿7方

★ 1. **治防治多发性疖肿**:(1)端午节前后1个月内,取大个活蟾蜍1只,剥皮,去头及四肢的爪掌,用黄酒2匙及适量食盐,隔水蒸熟,连汤一同服下。作为预防,吃1、2只即可,作为治疗,需服2只以上。(2)新鲜蟾酥加入烧酒、面粉各少许和匀,搓成米粒状,阴干密贮。使用时将疖肿患处,以三棱针轻刺出血,将蟾酥粒于针孔中插入,即以膏药盖贴,勿使移动,2、3日后患处肿退痛止,坏死组织脱落,掺生肌散收口愈合。临床疗效:应用3例,均获显效。(胡熙明 主编·《中国中医秘方大全》下册644)

★ 2. **治多发疖肿验案**:芮某,男,54岁,农民,1992年5月16日初诊。患者3年前出现疖肿,反复发作,发作间期为1~2个月,现发病1周。查,项后、背、胸部及四肢散在多发疖肿,病灶集中,均未成脓。体温在37.5℃~38℃之间,疼痛剧烈,昼夜难眠,曾在外院诊治,但此起彼伏。现口干,纳呆,喜凉饮,大便干结,尿黄而赤,舌红苔黄腻,脉滑而数。素喜饮酒。辩证属热毒挟湿之证。予鱼腥草注射液40毫升,肌注,日1次。在疖肿集中之项、胸、背部常规消毒,皮下注射本剂,每处30~50毫升,皮下注射每周2次。1周后复诊,疖肿渐消,数量减少,无痛感,体温正常。继续治疗1周后,疖肿全消。无不适,嘱其戒酒及辛辣厚味,并继续肌注本剂每日1次,每次30毫升,共2周。7个月后复诊,疖肿未再复发。(杨鹏举 主编·《中医单药奇效真传》254)

★ 3. **治多发性疖肿**:僵蚕适量。用法:取上药,研末。每次以温开水送服10克,每天2次,若直接吞服有恶心感,则装胶囊。对较大的疖肿,可辅以金黄软膏,调适量冰片粉外敷。功能:消肿散结。附注:据李芳报道,应用本方治疗35例,全部治愈。随访1年以上仅2例复发,再用上法治疗痊愈。(薛建国 李缨 主编·《实用单方大全》471)

★ 4. **治疖肿、毛囊炎、多发性疖肿、蜂窝组织炎等**:蛇皮1张,全蝎2个,蜂房10个。用法:将上药浸泡于食醋300毫升中,历24小时后即可使用。时间长些则更好。药液用完后可再加醋1次。用棉花或纱布蘸药液敷患处,用绷带、胶布固定,每日2次。验证:用上药治疗疖肿、毛囊炎、多发性疖肿、蜂窝组织炎等患者共计35例,其中1~3天痊愈者21例;4~5天痊愈者12例;8~14天痊愈者2例。(良石 主编·《名医珍藏·秘方大全》134)

★ 5. **治多发性疖肿,急性乳腺炎**:蜈蚣2条,全蝎2个,大黄3钱,冰片5分。共研细末,根据患处大小,取适量药粉用陈醋调成糊状,摊于塑料纸上敷患处。本方对初起疖肿、早期乳腺炎效果好。如已化脓破溃,可将药粉直接撒于创面,以促进伤口早期愈合。(《全国中草药汇编》编写组 编·《全国中草药汇编》上册882)

★ 6. **治多发疖肿、单发性疖肿、外伤合并感染**:藤黄10克,马钱子6克,龙脑6克,新鲜猪胆汁100克。用法:马钱子用砂拌炒软,去毛,研成细末,然后将藤黄、龙脑分别研成粉末,将上药掺在胆汁中,备用。用棉签或小毛刷蘸药汁涂在疖上,涂药范围要比红肿的范围大0.5厘米,每日涂2~3次。需保留24小时以上。重复涂药时,每次药液不要洗掉。作用:活血,消肿,化毒,止痛。疗效:观察治疗138例,(多发性疖肿91例,单发39例,外伤合并感染8例),其中18例伴有发热等全身症状。均在涂后2~4天痊愈。例如:张某某,男,12岁。头面部及小腿多发性疖已3~4天,疼痛剧烈,晚上不能入睡。患儿头面部及小腿有疖肿34个,最大者约4厘米×4厘米，涂复方藤黄液2次后，第2天就诊，疼痛明显减轻，红肿缩小，用药4天，全部治愈，未加用其他抗菌药物。按语：方中藤黄有消肿、化毒、止血、杀虫之作用。为治痈肿肿毒、顽疮恶疮、损伤出血之要药。马钱子通经络，消结肿，止疼痛；龙脑散热止痛；猪胆汁主小儿头疮。（张树生 高普等 编·《中药敷贴疗法》606）

★ 7. **治多发性疖肿**：取新烧稻草灰适量，装入干净纱布袋内，用开水浸泡，取过滤液（浓度大些，效果才佳），趁热洗抹疖肿脚患处。12小时后，再用温水洗抹疖肿。临床疗效：治疗多发性疖肿，一般3～4次即愈。1例4岁男孩，多发性疖肿反复发作，多方治疗无效，用本方法洗2次，疖肿即明显缩小，洗4次即痊愈。（胡熙明 主编·《中国中医秘方大全》下册644）

疖痈25方

★ 1. **治疖痈**：大蟾蜍一只剥取整皮，加冰片适量贴在患处，日1次，直至痊愈。（孟凡红 主编·《单味中药临床应用新进展》79）

★ 2. **治疖痈**：白及适量。根捣烂，敷患处。适用于疮疖痈肿。（胡郁坤 陈志鹏 主编·《中医单方全书》179）

★ 3. **治痈疖**：白及一两，白矾五钱，白蔹一两。用法：共研细末，用开水调敷患处，留疮头不敷。（中医研究院革命委员会 编·《常见病验方研究参考资料》254）

★ 4. **治疖痈**：鹿角霜适量。研末，植物油调敷患处。（胡郁坤 陈志鹏 主编·《中医单方全书》179）

★ 5. **治疖痈**：鹿角适量。磨浓汁敷患处。适用于疖毒肿毒。（胡郁坤 陈志鹏 主编·《中医单方全书》178）

★ 6. **治一切痈疖初起者：【鹿角膏】**鹿角尖。用法：砂钵内同老米醋浓磨。以鹅翎涂拂四围，当中留一口，遇干再涂。（彭怀仁 主编·《中医方剂大辞典》9册595引《朱氏集验方》）

★ 7. **治疖痈**：苍耳虫。用法：每年10～11月，采苍耳子草中的蛀虫，浸泡在芝麻油中（如无芝麻油可用菜籽油代替），封好备用。治疗时将患处用75%酒精消毒后，再将苍耳虫油涂敷于痈疖中心，外用鱼石脂敷料包扎，1～2天更换1次，痈疖破溃后，先将脓液轻轻挤净，再将苍耳虫1～2只塞入破口内，每日换药1次，直至痊愈。（唐大晅 张俐敏 主编·《传世金方·祖传秘方》144）

★ 8. **治疖痈**：全蝎10条，蜈蚣8条，炮山甲9克，甘草6克。用法：水煎服，白酒为引。加减：病在头上加公英6克；病在躯干加当归6克，桔梗9克；发在手背加桂枝3克；发在腿及腰部加牛膝9克，杜仲6克；欲出脓者加皂刺6克；破头者加荆芥、防风各6克，地骨皮9克。（吴静 陈宇飞 主编·《传世金方·民间秘方》168引《土单验方选编》祖传方）

★ 9. **治疖、痈**：仙人掌（鲜品）100克，红糖20克。用法：将仙人掌洗净，去除外皮，与红糖共捣如泥，敷于患处，每日换药1～2次。功效：清热解毒，散结消肿。（刘道清 主编·《中国民间神效秘方》548）

★ 10. **治疖、痈**：鲜夏枯草30～60克。用法：洗净后开水冲服，每日2～3次。再用鲜夏枯草20～100克清水洗净后稍干，捣烂外敷患处，敷料覆盖，胶布固定，每日换药1次。顶端破溃后，每日换药2次，以便及时清除脓液。疗效：本方内服外敷治疗疖痈患者86例，取得满意效果。86例中，疖60例，痈26例。治疗时间最短3天，最长12天，86例患者均治愈。（刘有缘 编著·《一两味中药祛顽疾》190）

★ 11. **治痈疖**：板蓝根、银花各二两，甘草五钱。用法：水煎服，一日四次。（中医研究院革命委员会 编·《常见病验方研究参考资料》254）

★ 12. **治痈疖**：蒲公英30克（鲜者60克）。用法：研成细末，加热醋调成糊状，摊布于下敷料上，贴于患处，1日换药1次。疗效：用本法治疗痈疖20余例，除1例外，全部治愈。验案：梁某，男，3岁。左侧颌下肿大如鸡蛋，局部红肿压痛，经抗炎及中药治疗痈肿不散。用蒲公英30克外敷，第二天肿块消失。（刘有缘 编著·《一两味中药祛顽疾》186）

★ 13. **治痈疖疮疡、急性乳腺炎**：蒲公英适量。用法：取上药研末，用甘油与75%的酒精按1:3的比例调成糊状，敷于患处，每天换药1次。据侯士雄报道，应用本方治疗痈疖疮疡、急性乳

腺炎等290多例,均收到满意效果;或用鲜品捣烂外敷、捣汁水煎服,皆有良效。(薛建国 李缨 主编·《实用单方大全》88)

★ 14. **治痈疖未破、红肿热疼:**雄黄一钱,白矾一钱,蟾酥三分。用法:研面醋调。擦患处。(沈洪瑞 主编·《重订十万金方》364)

★ 15. **治颈部疖、痈:**五倍子、干鹅粪各250克。用法:将干鹅粪、五倍子共研细末混匀,装瓶密闭备用。用时取食醋调成糊状,涂擦患处。早、晚各一次。涂药后纱布覆盖,胶布固定,一周为一个疗程。用本方治疗6例,均获痊愈,其中2例2个疗程内治愈,4例在4个疗程内治愈。(唐大晅 张俐敏 主编·《传世金方·祖传秘方》146)

★ 16. **治疖,痈、毛囊炎初期、乳头状皮炎(肉包)瘢痕疙瘩:**五倍子418克,蜈蚣6条,蜂蜜90克,冰片1.5克,老黑醋1250克。砂锅盛黑醋火上熬开30分钟,加入蜂蜜再熬至沸腾状,用铁漏勺将五倍子粉慢慢撒入,边撒边按同一方向搅拌,撒完后即改用文火熬成膏状离火;再兑入蜈蚣粉和冰片粉搅匀即成。做成的黑布药膏质量要求光亮、黑润,贮存在瓷罐或玻璃罐中备用(勿用金属器皿贮存)。外涂时,需涂2~3毫米厚,用黑布或厚布盖上,换药前清洁皮肤,2~3天换1次。(徐三文等 编著·《中国皮肤病秘方全书》95)

★ 17. **治痈疖肿痛:**夏枯草、黄花地丁、紫花地丁各30克。水煎,分3次服,连服1周,即见著效。(宋丽华·《中国中医药报》第5版2010年7月2日)

★ 18. **治痈疖疮毒:**凤仙花、木芙蓉叶各等量。研末。醋调敷患处。(宋立人 总编·《中华本草》5册138)

★ 19. **治痈疖多日不熟,无头者:**栝楼一枚,甘草二寸。用法:用酒一盏,量人虚实,加腻粉少许,煎三五沸去滓,临卧温服。夜半疏动一行,其疮自消。(彭怀仁 主编·《中医方剂大辞典》8册138)

★ 20. **治风毒痈疖:【水调膏】**天南星(生,为末)、白矾(细研)各等分。用法:上药和匀,新汲水调。涂,干即再上。(彭怀仁 主编·《中医方剂大辞典》2册1130引《百一》卷十六.)

★ 21. **治风毒痈疖:**大天南星一两,厚黄柏半两,赤小豆一合,皂角一挺(不蛀者,烧存性)。用法:上为末,新汲水调成膏。皮纸摊贴之。已结即破,未破即散。(彭怀仁 主编·《中医方剂大辞典》2册103引《百一》卷十六)

★ 22. **治痈疖肿毒:【消肿散】**天南星75克,赤小豆、草乌各60克。用法:上药研为末。米醋调涂肿处。(孙世发 主编·《中医小方大辞典》1094《医方类聚》卷一七七)

★ 23. **治痈毒疖肿:**成人每天用新鲜野菊花3~5两,水煎分2次服;或捣取汁100毫升左右,1次服下。亦可捣敷患处,稍干即换。对全身及头面部多发性疖肿,如外敷不便,可煎水浸洗局部。(江苏新医学院 编·《中药大辞典》下册2144)

★ 24. **治痈疖疮毒:**取鲜垂盆草60~120克,捣烂,加干面粉少许调成糊状外敷,每日或间日1次;另取鲜品30~60克捣汁冲服。用于痈疖疮毒、无名肿毒等50例,除3例无效外,其余均治愈。治愈时间最短的1天,最长的5天。对化脓性感染疾患早期能消肿止痛,促进吸收;已成脓者加速局限,溃破排脓。(宋立人 总编·《中华本草》3册777)

★ 25. **治一切痈、疖、疔恶疮红肿热痛,恶疮危象,以及急性喉头肿痛,水火烫伤,毒蛇咬伤,无毒副作用:【垂盆草外敷方】**垂盆草50克(鲜)。用法:取鲜垂盆草(可根据痈疖大小而定),捡去杂草,洗净泥沙,阴晾至鲜草表面水干,然后将鲜草在碗中捣烂加少许食盐,捣均匀,放在植物叶上包扎敷患处。每日1换,半小时后患部疼痛明显减轻,1昼夜后有脓拔脓,无脓消肿止痛。注意:不宜用塑料薄膜包扎。功效:性凉,味甘酸,清热解毒,消肿排脓,有脓拔脓,无脓消肿止痛。典型病例:钱某,女,69岁。在颈后部发现结块,似鸡蛋白肿,灼热而痛,逐渐漫肿,坚实焮热疼痛,头痛项强,全身不适,张口困难,头也不能抬和旋转,经西药抗生素治疗后色渐红,肿热高突,根脚如盘,结块坚硬,疼痛剧烈,如鸡啄米,疼痛难忍,夜不合眼,前来本院求诊。脓成未溃,不宜开刀。遂用垂盆草外敷1昼1夜,脓溃液白稠黏如破棉花,再次换药,脓尽而愈。故有"痈、疖、疔脓出就好"之说。(王明惠 杨磊 主编·《秘传中药外治特效方》126)

疖疮 22 方

★ 1. **治疖疮**:五倍子适量,用蜂蜜拌匀,火上加热,炒至五倍子呈深黄色离火,仍继续摊拌,蜂蜜亦焦脆,随即变细粉,敷于患处。(汉羌 月兰 编著·《简方治百病》268)

★ 2. **治疖疮**: 五倍子、腊茶各 15 克,研细末。先用葱椒煎汤洗,然后用麻油调药末敷患处。(汉羌 月兰 编著·《简方治百病》267)

★ 3. **治疖疮:【硫黄酒】**硫黄 50 克,樟脑 5 克,百部 50 克,冰片 2 克,95% 的乙醇 500 毫升。用法:将上药捣为末,入乙醇中浸泡 24 小时后即可取用。用时加温,涂于患处,日涂 3 次。一般用药 3 ~ 6 天即愈。功效:解毒消肿,温经散结。主治:疖疮。(程爵棠 程功文 编著·《单方验方治百病》461)

★ 4. **治疮疖**:壁虎 2 ~ 3 条,烧灰,研末,用人乳汁调搽。(宋立人 总编·《中华本草》9 册 403)

★ 5. **治疮疖痛肿**:鲜凤仙茎适量,捣烂外敷。(《上海常用中草药》编写组 编·《上海常用中草药》216)

★ 6. **治疮疡疔疖**:瓦松适量,加食盐少许,共捣烂,遍敷患部,日换二次。(江苏新医学院 编·《中药大辞典》上册 399)

★ 7. **治一切疮疖:【紫金膏】**乳香(明净者)二分半, 腻粉二十文,五倍子(大者)二文。用法:上三味,入瓷瓶子内烧,只用槐、椿枝子,烧至青白烟出。每一料用清油五两,黄丹一两,用药末一钱,用慢火煎,不住手用木篦子搅,候将成膏,倾于纸上,直待油浸过在纸上即是。每用如常法,大有妙效。功能:生肌止痛。(彭怀仁 主编·《中医方剂大辞典》10 册 330 引《普济方》卷三一四)

★ 8. **治疖疮验案**:李某某,男。左臂三角肌正中一疖疮溃脓后,用青链霉素与四环素族等多种抗生素治疗及伤口常规换药 20 多天不愈,后以消毒壁虎尾一段,置伤口中,外敷消毒纱布。2 天后结痂而愈,壁虎尾粘于结痂面上。(黄国健 等 主编·《中医单方应用大全》51)

★ 9. **治疮疖、痈肿**:鱼鳔 3 克,蜂蜡 6 克,鸡子 1 个。同炒干研末冲服,发汗;或单用鱼鳔 9 克,香油炸研末,黄酒冲服。(宋立人 总编·《中华本草》9 册 333)

★ 10. **治疮肿软疖**:石灰、干姜各等分。共捣烂,入清油调和,捏作饼子。敷在疮肿上。(彭怀仁 主编·《中医方剂大辞典》3 册 199)

★ 11. **治疮疖溃烂**:熟石膏 1 两,黄丹 1 钱,冰片 3 分。用法:共研细末。撒患处。功能:清热解毒,收湿生肌。方解:熟石膏收敛生机;黄丹拔毒生肌;冰片清热止痛。三药合用,共奏清热解毒,收湿生肌之效。(阳春林 葛晓舒 主编·《湖南省中医单方验方精选·外科》上册 37.)

★ 12. **治疮疖溃破,脓水不干者:【蛇蜕草霜散】**蛇蜕 3 钱,百草霜 1 钱,茶油适量。用法:蛇蜕、百草霜共研末,用茶油调匀。外涂患处。方解:蛇蜕解毒消痈;百草霜收湿止血;茶油清热解毒。上药合用,共奏解毒消痈,收湿敛疮之功。功能:解毒消痈,收湿敛疮。注意事项:百草霜又称锅底灰。(阳春林 葛晓舒 主编·《湖南省中医单方验方精选·外科》上册 439)

★ 13. **治疮疖验案**:郭某,男,73 岁。头颈部有多个疱肿,时隐时现 1 年余。曾用青霉素、链霉素、红霉素等治疗,效果不好,检查血、尿常规正常;脓液培养有金黄色葡萄球菌。蛇蜕 0.5 克,研成细末加鸡蛋 1 个搅匀,放入加有少量豆油的锅中(不加盐)煎炒熟后,晚上临睡前顿服;每日 1 剂,6 日为 1 个疗程(局部覆盖消毒敷料。经上法治疗 2 个疗程痊愈),随访 3 年未复发。(杨鹏举 主编·《中医单药奇效真传》253)

★ 14. **治疮疖验案**:曾治一男子前臂肿核如鸡子大,无红肿,按之痛,嘱以蒲公英熬膏敷贴,10 余日而消。(杨鹏举 主编·《中医单药奇效真传》252)

★ 15. **治疮疖验案**:梁某,男,3 岁,左侧颌下肿大如鸡蛋,局部红肿压痛,经中药及西药抗炎治疗痈肿不散,即用蒲公英 30 克(鲜草 60 克)研细末,加热醋调成糊状,摊于敷料上外敷,第 2 日肿块消失。(杨鹏举 主编·《中医单药奇效真传》253)

★ 16. **治疮疖验案**:张某,男,21 岁,战士。颈项、肩、臀部三处患疖肿,直径约 2 厘米大小,局部红肿热痛,中间有针尖大白色脓头未溃。遂用于蒲公英研细末,用75%的酒精调糊状,制成公英散外敷局部,1日痛止,3日肿消而愈。(杨鹏举 主编·《中医单药奇效真传》253)

★ 17. **治疮疖验案:**王某,男,22岁,战士。背患疖肿,3天破溃成脓,引流不畅,痛甚,患者拒绝切开引流,即用蒲公英研细末,用75%的酒精调糊状,制成公英散外敷四周,每日换药1次,1日痛止,4天消肿,排尽脓血痊愈。(杨鹏举 主编·《中医单药奇效真传》253)

★ 18. **用于疮疖痈毒,背疽,乳痈,红肿未破,疼不可忍:**蜈蚣、赤芍、当归、甘草各等分,制散剂。用法:口服。每次服6克,每日1~2次,温酒送下。功能:解毒,排脓,托里,止痛。使用注意:孕妇禁用。(张金鼎 邹治文 编·《虫类中药与效方》143)

★ 19. **治一切疮疖脓疱,热疮及发背:**鹿角(锉)、黄芪(炙)各等分,羚羊角减半。用法:上为末,炼蜜为丸,地黄温酒送下。(彭怀仁 主编·《中医方剂大辞典》9册591引《朱氏集验方》)

★ 20. **治疮疖肿痛,流脓流水,疮面溃烂,久不收口:【九一提毒散】**煅石膏90克,红粉10克,冰片5克。上3味,分别研成极细粉,红粉与石膏配研,混匀。再与冰片配研,过筛,混匀,即得。外用,撒于患处。凡肌薄无肉处。不能化脓或仅有稠水者忌用。(宋立人 总编·《中华本草》1册402)

★ 21. **治疮疖红肿及无名肿毒、已溃未溃均可用:【玉蟾膏】**蟾蜍(50克以上)1个,槐树枝30克(切短段),加麻油313克炸枯黄色,去渣,再下蟾蜍于麻油中炸至枯黄色,去渣,滤过,炼油至滴水成珠,加入铅丹125克,不断搅拌收膏,将膏浸水中,取膏溶化后摊在牛皮纸上,即得。外贴,每日换药1次。功能:拔毒消肿。(宋立人 总编·《中华本草》9册359)

★ 22. **治疮疖:【胆蜂搽剂】**猪胆2个,野蜂房2个,雄黄9克,冰片5克。用法:先将野蜂房烧至外皮呈黑褐色,里面黄褐色(不要烧成灰);再将蜂房,雄黄,冰片分别研末后混匀,加入猪胆汁调成糊状,外敷患处,用敷料或绷带固定。每日换药1次,一般3~5天可痊愈。临床疗效:本方治疗疮疖数10例,疗效明显。(胡熙明 主编·《中国中医秘方大全》中册9)

肩疖8方

★ 1. **治肩疖:【五倍桐油散】**五倍子、好桐油各适量。制法:研细末,将药末与桐油调匀。用法:涂患处,每天两三次。注意事项:三四天可愈。功能:清热解毒,消肿止痛。(阳春林 葛晓舒 主编·《湖南省中医单方验方精选·外科》上册13)

★ 2. **治肩生痈疖、热疖:**五倍子(烧存性)为细末,加黄丹(用水飞过)。调醋敷之,甚效。(清·邹存淦 著·《外治寿世方》93)

★ 3. **治肩疖:**鲜蜈蚣,麻油各适量。用法:以瓶盛麻油,将蜈蚣入油中浸约1星期备用。鸭羽蘸油涂患处。功能:清热解毒,消肿止痛。注意事项:或将蜈蚣焙燥研末,以油调涂患处亦效。(阳春林 葛晓舒 主编·《湖南省中医单方验方精选·外科》上册13)

★ 4. **治肩背生疖:**蜈蚣1条,藤黄2钱。用法:放入麻油内浸2天。用油搽患处。功能:破瘀化积,消肿解毒。(阳春林 葛晓舒 主编·《湖南省中医单方验方精选·外科》上册14)

★ 5. **治肩疖:**巴豆仁适量。用法:巴豆仁取油。用针刺疖上出血,将巴豆油点入,以膏药盖好。功能:清热解毒,消肿止痛。注意事项:疖烂去根则愈。(阳春林 葛晓舒 主编·《湖南省中医单方验方精选·外科》上册13)

★ 6. **治担肩:**生半夏适量,桐油2两。用法:半夏放桐油锅内煎数沸,将油乘热涂患处。功能:燥湿消肿,消痞散结。注意事项:半夏、桐油有毒。(阳春林 葛晓舒 主编·《湖南省中医单方验方精选·外科》上册188)

★ 7. **治担肩:**花蜘蛛、麻油各适量。用法:瓦焙为末,麻油调匀。外敷患处。功能:清热解毒,消肿止痛。注意事项:花蜘蛛有小毒。(阳春林 葛晓舒 主编·《湖南省中医单方验方精选·外科》上册189)

★ 8. **治担肩疖:**冰片5分,红粉片、轻粉、红花各1钱。用法:共研细末,凡士林调匀。外搽患处。功能:拔毒提脓,消肿止痛。方解:红粉片拔毒提脓,祛腐生肌;冰片清热止痛;轻粉消风疮瘙痒；红花活血通经，祛瘀止痛。诸药合用，共奏拔毒提脓，消肿止痛之功。（阳春林 葛晓舒 主编·《湖南省中医单方验方精选·外科》上册36）

痈、痈肿、痈疮39方

★ 1. **治疮痈**：五倍子适量，焙干，捣碎成末，加入香油拌成糊状。将油糊敷在痈上，盖上纱布，用胶布固定。据郭干举报道，应用本方治疗近100例，均有效。用得愈早效果愈好，敷1～2次即愈。按语：本方是郭干举的家传秘方，外敷治痈，疗效显著，首次发表于1978年《新医学杂志》。（张俊庭 主编·《中国名医特技精典》102）

★ 2. **治痈：【蜈蓖膏】**蜈蚣5条，蓖麻子2两，炼猪油适量，用法：捣烂。敷患处，每日1次。功能：消肿拔毒，散结止痛。方解：蜈蚣攻毒散结，通络止痛；蓖麻子消肿拔毒；炼猪油补虚润燥解毒。三药合用，共奏消肿拔毒，散结止痛之功。（阳春林 葛晓舒 主编·《湖南省中医单方验方精选·外科》上册162）

★ 3. **治痈**：蜂房。烧灰，研末，调香油搽疮口。（费兰波 徐亮 主编·《外科病奇难顽症特效疗法》17）

★ 4. **治痈肿不消**：用土蜂房以醋水调涂。干则更易。（电子版·《中华医典·普济方》卷二百八十六）

★ 5. **治痈肿疮毒**：取露蜂房（炒至焦黄研末）粉20克，猪胆汁（加1倍水煮沸凉后待用）液30毫升混合，再加凡士林30克调成软膏。将药膏抹在敷料上贴患处，胶布固定，每日换药1次。治疗30例，除1例因异物刺伤化脓无效外，其余29例全部治愈。其中未化脓的11例经敷药3～5次即愈，疮口破溃15例，最多敷药8次而愈。本方法对体表化脓性感染的痈肿疮毒，如乳腺炎、急性化脓性腮腺炎、急性淋巴结炎，以及痈、疖、蜂窝组织炎等有较好的疗效。（宋立人 总编·《中华本草》9册230）

★ 6. **治痈**：露蜂房30克，雄黄3克，冰片3克，猪胆2个。用法：先将露蜂房焙焦研末，再将雄黄及冰片分别研成细末，然后将3味药末掺匀，瓶装密封备用。每取适量用猪胆汁调和，敷于患处，每日换药1～2次。功效：杀菌解毒，散结消痈。禁忌：雄黄有毒，勿入口、眼。（刘道清 主编·《中国民间神效秘方》556）

★ 7. **治痈肿**：青蒿子适量。用法：取青蒿子研粉，过100目筛，与适量糯米饭混合，研捣成均匀的黏糊状，外敷患处，用纱布包扎好，每日换药1次。（唐大晅 张俐敏 主编·《传世金方·祖传秘方》149）

★ 8. **治痈肿**：新鲜茜草茎叶适量，捣烂外敷。（宋立人 总编·《中华本草》6册476）

★ 9. **治痈肿：【三黄二香散】**生大黄、黄连、黄柏各30克，乳香、没药各15克。用法：用醋调药，外敷局部，用绷带固定。作用：清热解毒，消肿止痛。按语：三黄二香散用于疮疡红肿焮痛，热盛未溃时最宜。如热重则稍加冰片，溃后即停用。（张树生 高普等 编·《中药敷贴疗法》584）

★ 10. **治痈肿**：（一物栝楼薄贴）栝楼根。用法：上纳苦酒中，浸五宿取出，熬毕，捣为散。以苦酒和涂纸上，贴肿上。（彭怀仁 主编·《中医方剂大辞典》1册45引《外台》卷二十四）

★ 11. **治痈未溃**：栝楼根、赤小豆等分为末，醋调涂。（宋立人 总编·《中华本草》5册591引《杨文蔚方》）

★ 12. **治一切痈肿、发背初出，疼痛难忍**：用栝楼根为末。每服三钱，井花水调下，不拘时；又以唾调贴之。（明·胡濙 撰·《卫生易简方》207）

★ 13. **治痈毒**：野菊花、酒各适量。用法：捣烂，酒水同煎。每日1剂，分2次服。注意事项：趁热服；药渣敷在痈毒上。（阳春林 葛晓舒 主编·《湖南省中医单方验方精选·外科》上册123）

★ 14. **治痈**：蟾蜍（俗称癞蛤蟆，用其活者）1只。用法：将存活大蟾蜍剥下外皮，敷于患处，用绷带包扎固定，每日换药1次。功效：解毒消痈。医师嘱咐：每次换药前应清洗疮面，保持疮面清洁。（刘道清 主编·《中国民间神效秘方》556）

★ 15. **治痈**：癞蛤蟆1个，白矾6克。将蛤蟆去内脏，不洗，把研细的白矾放入腹内，溶化即得，用盐水洗净患处，把蛤蟆腹部盖在患处，用一

层纱布包好。1日用2个。5～7日痊愈。(费兰波 徐亮 主编·《外科病奇难顽症特效疗法》15)

★ 16. **治痈**:白芷。研末,撒于疮口上,贴盖膏药。(费兰波 徐亮 主编·《外科病奇难顽症特效疗法》17)

★ 17. **治痈疮已溃:【白芷散】**白芷一两,黄连一两(去须),地榆一两(锉)。用法:上为细末。每用以鸡子白调,涂布上贴疮,一日换三四次。(彭怀仁 主编·《中医方剂大辞典》3册736引《圣惠》卷六十一)

★ 18. **治初生痈肿:【一胜散】**白芷、紫荆皮各适量。用法:上药研为末。酒调外敷。功效:消痈。(彭怀仁 主编·《中医方剂大辞典》1册17引《仙传外科集验方》)

★ 19. **治颈痈**:用蛇蜕与鸡蛋混合,煎成蛋饼内服,治疗颈痈有显著的效果。(江苏新医学院 编·《中药大辞典》下册2119)

★ 20. **治疮痈初期**:蛇蜕1段(彝族方)。用法:微烤,涂上香油贴患处,每日1次。说明:本方具有消炎解毒功效。用于疮痈初期,用3～5次即显效。(张力群等 主编·《中国民族民间秘方大全》495)

★ 21. **治诸肿毒**:醋调大黄末涂。(江苏新医学院 编·《中药大辞典》下册2601引《随息居饮食谱》)

★ 22. **治痈肿疼痛**:虎杖根、土大黄为末。调浓茶外敷。(江苏新医学院 编·《中药大辞典》上册1330)

★ 23. **治疮毒痈肿痒痛**:鲜败酱草60克(或干品30克),水煎服,1日2～3次。(王学诗·《中国中医药报》2009年5月18日第十三版)

★ 24. **治疮毒痈肿**:败酱草15～30克,水煎服。或加地丁草30克,水煎服。(陈新谦 主编·《新编药物学》142)

★ 25. **治痈疮高肿**:白及二钱,生半夏二钱,冰片一钱,朱砂一钱。用法:共为极细末。冷水调涂患处,未成者即消,已成者即溃。(沈洪瑞 主编·《重订十万金方》374)

★ 26. **治痈肿验案**:《吴内翰备急方》云,其侄祖仁,一日急觉背疮,赤肿如碗大,急用此(取水蛭置肿上,令饮血,胀自落,别换,胀蛭以新水养之即活)治之(发背),至晚遂安。(杨鹏举 主编·《中医单药奇效真传》264引《是斋百一选方》)

★ 27. **治痈肿初起**:樟脑1钱,全蝎2个。用法:共研末,放膏药上,贴患处。功能:通络解毒,消肿止痛。(阳春林 葛晓舒 主编·《湖南省中医单方验方精选·外科》上册118)

★ 28. **治痈肿疼痛及溃疡**:三七适量。用法:磨汁,醋调涂(或研末干敷)。(徐明 编著·《民间单方》149)

★ 29. **治痈肿、毛虫蜇伤**:鲜三七叶适量。捣烂,敷患处;或用根磨酒,搽患处。(胡郁坤 陈志鹏 主编·《中医单方全书》168)

★ 30. **治痈肿初起,红肿无脓,疼痛者**:鲜蒲公英、鲜葱头各30克,蜂房15克。用法:将葱头、蒲公英洗净,蜂房研末,与前药共捣如泥。外敷患处,每日换药1次。功能:清热解毒,消肿止痛。(阳春林 葛晓舒 主编·《湖南省中医单方验方精选·外科》上册132)

★ 31. **治痈疮肿毒**:商陆15克,蒲公英60克。水煎洗患处。(杨仓良 主编·《毒药本草》513引《圣济总录》)

★ 32. **治热毒痈肿,血肿及扭伤**:赤小豆研粉,用蜜或冷开水调敷患处,日2次。(孟凡红等 编·《单味中药临床应用新进展》87)

★ 33. **治痈久不瘥**:马齿苋捣汁,煎以敷之。(江苏新医学院 编·《中药大辞典》上册290引《千金方》)

★ 34. **治一切痈肿溃烂流脓**:白降丹一钱,轻粉二钱,儿茶一钱,血竭一钱,冰片一钱,煅石膏五钱。用法:共研细末,香油调搽或干掺。(沈洪瑞 主编·《重订十万金方》384)

★ 35. **治久痈**:用斑蝥5枚(烧灰细研),巴豆5枚(烧灰令研细)。上为散。敷疮上。以绵贴之。日一。(电子版·《中华医典·普济方》卷二百八十七)

★ 36. **治手足背发,局部红肿疼痛,发热恶寒,尚未化脓**:生葱10克,猪胆(取汁)1枚。用法:捣成饼,外贴患处,1日3次。(吴素玲 李俭 主编·《实用偏方大全》296引《寿世保元》)

★ 37. **治足背痈**:百合、鸡蛋白各适量。用法:研细,用鸡蛋白调。敷患处。功能:清热养阴,解毒消痈。(阳春林 葛晓舒 主编·《湖南省中医单方验方精选·外科》上册117)

★ 38. **治痈疮大痛**:壁虎焙干研末,油调敷

之。(江苏新医学院 编·《中药大辞典》下册2667引《医方摘要》)

★ 39. **治痈疮肿痛,疮疡溃烂,或日久形成瘘管者**:痈疮肿痛,用壁虎粉油调外敷;疮疡溃烂,或日久形成瘘管者,可用壁虎粉撒于疮口,或用壁虎尾,插入管中,外盖膏药。(宋立人 总编·《中华本草》9册402引《医方摘要》)

蜂窝组织炎12方

★ 1. **治蜂窝组织炎**:五倍子、诃子、黄柏、青果、白矾各适量。用法:上药加水1000毫升煎煮15分钟,弃渣留汁。待药液温度适宜后外洗患处,直至疮口污物或脓液洗净为止,每次30分钟,每日3次。5天为1个疗程,连续外用1~2个疗程。功能:清热解毒,祛腐生肌。适用于热盛肉腐型痈,疼痛加剧,按之应指者。注意事项:本方只可外用,不可口服。(杨继军 赵建新 主编·《皮肤病实用偏方》129)

★ 2. **治急性蜂窝组织炎**:取纯净五倍子适量研细末,过100号筛,装瓶放阴凉干燥处备用。应用时将局部毛发剃光,用肥皂水洗擦患处,常规消毒,后视疮面大小取五倍子散加米醋调糊状为度,并均匀涂于敷料上(涂药3毫米厚),贴于患处固定即可。3天换药1次。(黄国健等 主编·《中医单方应用大全》447)

★ 3. **治痈疖(蜂窝组织炎)**:1五倍子。用法:五倍子研细末。用醋调成膏状,外敷患处,3日换药1次。疗效:共治疗156例,以体温恢复正常,肿块消失,经1次换药治愈者为痊愈。结果:痊愈79例,显效57例,有效14例,总有效率96%。疗程最短者3天,最长者9天,平均6.5日。(刘有缘 编著·《一两味中药祛顽疾》192引《中医杂志》1990年,第9期)

★ 4. **治蜂窝织炎**:蛇蜕、醋各适量。用法:将蛇蜕烧灰,研成极细末,以醋调匀。外敷患处,每天3次。功效:清热解毒,祛腐生肌。适用于毒去正复或正虚毒恋型痈,脓出黄稠者。疗程:连续外用5天为1个疗程,外用1~2个疗程。注意事项:本方只可外用,不可口服。(杨继军 赵建新 主编·《皮肤病实用偏方》134)

★ 5. **治蜂窝组织炎(已破溃者)**:马蜂窝1个(小的2个),胡椒7粒,麻油适量。用法:马蜂窝(窝内有幼虫者为佳)放瓦上焙枯,研粉,胡椒粉和匀,用麻油调成稀膏,清洗溃面后涂敷,每日1次。(洪国靖 主编·《中国当代中医名人志》510)

★ 6. **治蜂窝组织炎**:巴豆1味。先将巴豆放在清水中浸泡3~4天后与熬稠的糯米浆混拌,置强日光下暴晒,经4~5小时,巴豆皮即自裂。然后去皮取仁100克,加入淀粉160克,拌匀研磨至乳白色、细松之粉末,即为巴豆霜,装瓶密贮备用。用法:将巴豆霜直接撒于溃疡面一薄层,或先撒在外用膏药上一薄层,再盖贴于溃疡面上。如果溃疡较深者,也可将本霜撒于湿纱布条上适量,再纳入溃疡之深部。重者1日换药1次,一般隔日换药1次。功能主治:解毒散结、祛腐肉。主治蜂窝组织炎。临床疗效:治疗20例,用药2次后,脓腐脱尽,嫩肉新鲜红活,收效满意。按语:巴豆霜虽性温,但具解毒散结,祛恶肉之功。本方取其点痈处则解毒,涂瘀肉则自化。(胡熙明 主编·《中国中医秘方大全》中册26)

★ 7. **治蜂窝织炎**:鲜百合适量。洗净,加食盐少许共捣烂,敷患处,每日2次(至消退为止)。适用于痈疮未溃时。(胡郁坤 陈志鹏 主编·《中医单方全书》190)

★ 8. **治蜂窝织炎**:半夏末适量,鸡蛋1枚。用法:上药用蛋清搅匀备用。外敷患处,每天1~2次。功效:燥湿散结。适用于毒去正复或正虚毒恋型痈,脓出黄稠者。疗程:连续外用5天为1个疗程,外用1~2个疗程。注意事项:本方只可外用,不可口服。(杨继军 赵建新 主编·《皮肤病实用偏方》134)

★ 9. **治蜂窝织炎**:地骨皮适量。晒干,炒焦,研细,以香油调搽患处,连用数日。适用于痈疮未溃时,对颈部毛囊炎亦非常有效。(胡郁坤 陈志鹏 主编·《中医单方全书》190)

★ 10. **治蜂窝组织炎**:垂盆草。用法:内服用本药30~60克捣烂冲服;外用鲜垂盆草60~120克洗净,捣烂加干面少许调成糊状(或在夏天收全草,洗净捣烂加凡士林适量调和备用)外敷患处,每日或隔日1次。按语:内服外敷效果更佳。临床疗效:治疗痈21例。治愈19例,显

效2例;治蜂窝组织炎7例,治愈6例,显效1例。(胡熙明 主编·《中国中医秘方大全》中册25)

★ 11. **用于早期脓肿、蜂窝织炎等症**:刘寄奴50克。用法:将刘寄奴鲜草与红糖(适量)同捣为泥,外敷患处,每日1剂。备注:本方有清热解毒、通经活血、消肿散瘀之功效。适用于早期脓肿、蜂窝织炎等症。(吴静 陈宇飞 主编·《传世金方·民间秘方》171)

★ 12. **治背部蜂窝织炎**:鲜马鞭草、鲜马齿苋各3两,白糖适量。用法:捣烂,加冷开水少许,绞汁,加白糖调味。每日1剂,分2次服。功能:清热解毒,活血消肿。方解:鲜马鞭草活血散瘀消肿;鲜马齿苋清热解毒,散血消肿;白糖润肺生津。诸药合用,共奏清热解毒,活血消肿之功。(阳春林 葛晓舒 主编·《湖南省中医单方验方精选·外科》上册387)

发背疮41方

★ 1. **治发背初起**:鸡内金不落水者。阴干,用时温水润开。贴之,随干随润,以愈为度。(陆锦燧 辑·《鲟溪秘传简验方》208)

★ 2. **治发背已溃**:鸡内金,同棉絮焙末搽。(江苏新医学院 编·《中药大辞典》上册1204引《纲目》)

★ 3. **治初起发背:【二仙丹】**穿山甲7片,牛皮胶4两。用法:同放新瓦上烧存性,研为细末。好酒调下。任量饮醉,出汗为度。(清代·顾世澄 撰·《疡医大全》297)

★ 4. **治发背、痈疽、疔肿、瘰疬、便毒**:穿山甲(火煅存性,或炒)一两,白芷五钱(一半生,一半炒),川大黄五钱(一半生,一半煨)(一方有酒炙败龟板一两)。用法:上为细末。每服三钱,酒调下;重者,煎真人活命汤调下。觉腹中作疼,则脓毒从大便出矣。(彭怀仁 主编·《中医方剂大辞典》8册454引《松崖医经》)

★ 5. **治发背初起**:露蜂房、香灰各适量。用法:研细,香油调匀。外敷患处。功能:祛风消肿,攻毒敛疮。(阳春林 葛晓舒 主编·《湖南省中医单方验方精选·外科》上册179)

★ 6. **治发背疮**:蜂房焙焦、血余炭各等分,指甲焙黄少许,黄蜡,香油适量。用法:药研细面,用香油将黄蜡熔化,调药成糊涂纸上(纸用针刺许多小孔)。贴患处。(沈洪瑞 主编·《重订十万金方》371)

★ 7. **治发背搭手:【六藏丹】**自死龟1个,露蜂房60克。用法:上药共入香油内煮黄,不可焦,候冷为末。以香油调涂患处,以腐皮盖贴。(孙世发 主编·《中医小方大辞典》282引《良方汇录》)

★ 8. **治对口、发背**:露蜂房一两,人中白、轻粉各五钱,冰片二分。用法:蜂房焙焦,人中白煅,候冷研末,加入轻粉、冰片,研极细和匀,视疮面大小薄掺,上盖膏药。(中医研究院革命委员会 编·《常见病验方研究参考资料》258)

★ 9. **治发背痈疽,黑败之肉已去,遂生新肉者**:黄蜂巢一两,鱼胶四两。用法:上锉碎,炒黑为度,研细末,放地上一宿,退去火毒,次日取出,加冰片五厘和匀。疮口每用猪蹄汤洗净,拭干,方上药,以填满为佳。(彭怀仁 主编·《中医方剂大辞典》3册558引《飑后方》)

★ 10. **治发背疮肿,疼痛不可忍**:露蜂房一两半,甘草(生用)二两。上件药锉,以水三升,煎至二升,去滓,以绵浸汤中洗疮四面。(宋立人 总编·《中华本草》9册229引《圣惠方》)

★ 11. **治发背**:山甲珠、皂刺、天花粉、全蝎各3钱。用法:共为细末,每服2钱,酒送下。初服出透汗,再服不必出汗。(中医研究院革命委员会 编·《常见病验方研究参考资料》257)

★ 12. **治发背**:蜈蚣7条,生熟大黄各3钱。用法:新瓦焙燥研末,香油调涂。(中医研究院革命委员会 编·《常见病验方研究参考资料》257)

★ 13. **治发背**:五倍子研细面、蜂蜜120克。制用法:以砂锅炒起泡为度。将此药摊于白布上敷患处,每3日换药1次。(沈洪瑞 主编·《重订十万金方》396)

★ 14. **治发背:【拔毒膏】**五倍子30克,蜜炒成黄色,研细面。制用法:以成醋调和,涂青布上敷于疮上(中留一孔)。贴在患处,7日1换。(沈洪瑞 主编·《重订十万金方》396)

★ 15. **治发背**:五倍子、蜂蜜、陈醋、香油各120克。用法:将五倍子研细末,将蜂蜜、陈醋、香油放入砂锅内,火熬数开,再放入五倍子末,熬

数开即成膏样。待药膏温时，摊在青布上贴患处。1日1换，或2日1换，至疮愈为止。（沈洪瑞 主编·《重订十万金方》398）

★ 16. **治发背**：五倍子10克，蜂蜜20克，露蜂房1个。用法：五倍子、露蜂房瓦上焙焦，研细末过筛。蜂蜜入锅内加热化开过筛，重入锅内，加入2味，搅和均匀，如粥状（不可太稠或太稀），摊在生白布上，贴患处，干则更换。功效：解毒敛疮。按语：此方对未破溃疡的痈疽效果较好。一般敷2次可愈。重者可多敷几次，无不消散。（刘道清等 著·《秘验单方集锦·外科篇》21）

★ 17. **治发背、对口方**：五倍子、白及、大黄各1两，生杏仁四两。用法：共为末，和蜂蜜调匀摊布上，敷患处，1日换3次。若有疼苦者可加香油少许。（中医研究院革命委员会 编·《常见病验方研究参考资料》258）

★ 18. **治发背久不愈者**：川文蛤（捣碎）、香油半斤。用法：将文蛤入油内炸之，现色时取出，贴于疮口。七日去之，疮口自愈。（彭怀仁 主编·《中医方剂大辞典》10册1483引《外科十三方考》）

★ 19. **治敷湿痰肿痛，痈疽发背，无名肿毒**：五倍子（瓦焙黄色）、生半夏、生南星各等分。共研细，同滴醋熬数沸，加葱姜汁调敷，痛处留头，如药干，用醋不时润之，至重毒症，不过三四次即消。（清·顾世澄 撰·《疡医大全》1103）

★ 20. **治发背**：葱白七个，桃仁七个去皮尖。用法：捣如泥，蜜调。用纸七层包裹贴患处。（沈洪瑞 主编·《重订十万金方》395）

★ 21. **治发背**：**【五色膏】**陈石灰、东丹、铜绿各等分。用法：上加西黄一分，再入鸡子清调和，用旧黑伞纸将药摊夹，用银针伞纸上刺数眼，扎敷患处。如干，仍将药末拌鸡子清再扎上，如此三四次，可愈矣。（彭怀仁 主编·《中医方剂大辞典》2册319引《良方合壁》卷下）

★ 22. **治发背**：用白川椒末涂之，应验如响。（杜婕僡 主编·《传世单方大全》102引《永类钤方》）

★ 23. **治发背**：黄栝楼一枚（连皮子煅过），白矾一钱。用法：上为末。醋调敷，乳汁尤妙。（彭怀仁 主编·《中医方剂大辞典》6册661引《疮疡经验全书》）

★ 24. **治发背、诸恶疮**：栝楼5枚（取子细研），乳香5块（如枣子大，亦细研），以白砂蜜一斤。同熬成膏，每服二三钱，温酒化下，日进二服，无不立效。（宋立人 总编·《中华本草》5册584）

★ 25. **治发背、痈疽**：绿豆、甘草各半两（炙），大栝楼一个（取子，炒），乳香二钱（别研），没药三钱（别研）。用法：上为细末。用无灰酒三升，熬一升，顿服；毒未消再服。（彭怀仁 主编·《中医方剂大辞典》1册802引《魏氏家藏方》）

★ 26. **治发背已结成脓**：**【栝楼涂方】**生栝楼根，锉细，捣研如糊，涂之，每日三五次。即愈。（彭怀仁 主编·《中医方剂大辞典》8册148引《圣济总录》卷一三一）

★ 27. **治发背搭手**：**【白及膏】**白及5钱（炙、末），广胶一两（烊化），和匀，敷患处，空一头出气，以白蜇皮贴之。（江苏新医学院 编·《中药大辞典》上册668引《卫生鸿宝》）

★ 28. **治发背痈疽溃烂**：**【玉容膏】**香油二两，黄蜡一两（二味化开），黄丹末一钱，寒水石（火煅）一两。用法：上为细末，熔化为膏。纸摊，贴患处。功能：生肌止痛。（彭怀仁 主编·《中医方剂大辞典》3册90引《古今医鉴》）

★ 29. **治发背，毒肿紫黑，坚硬疼痛**：蛇蜕皮一尺，芸苔子五合，不中水砖末一升。用法：上为细散。以酽醋调，涂肿处，如干即易之。若脓出，更涂四边。（彭怀仁 主编·《中医方剂大辞典》9册73引《圣惠》）

★ 30. **治一切肿及发背、乳痈等**：风化石灰10克，小麦面20克，皂荚灰、白蔹各10克。用法：上药研为细散。以酽浆水和如面糊，涂贴，每日换3～4次。（孙世发 主编·《中医小方大辞典》1308引《圣惠》卷六十二）

★ 31. **治发背，对口疮不收口**：红粉四钱，乳香二钱（去油），没药二钱（去油），儿茶二钱，珍珠一钱（豆腐内煮）。用法：上为细末，先用酒洗疮，棉花拭净，将药掺上，温水蘸竹纸贴上，一日一洗。（彭怀仁 主编·《中医方剂大辞典》4册1001引《集验良方》卷六）

★ 32. **治发背、痈疽、疔疮**：**【巴豆油膏】**巴豆三两。用法：用麻油煎片时，勿令枯，再用棉料纸滚尽外面油，以擂盆打自然油，用夏布绞出，加入轻粉三分，搅匀，瓷瓶收贮，勿令出气。用时看

患大小以油照样涂抹膏药上贴之，日换三次。（彭怀仁 主编·《中医方剂大辞典》2 册 1119 引《外科方外奇方》卷二）

★ 33. **治发背中央肉死，及恶疮、臁疮内有毒根，久不收敛者：【巴豆膏】**巴豆（去壳，炒焦）。用法：研如膏。外涂。功能：肉死涂之即腐，未死涂之生肌。（彭怀仁 主编·《中医方剂大辞典》2 册 1112 引《东医宝鉴·杂病篇》卷七）

★ 34. **治发背对口有坏肉者：【去腐万金丹】**巴豆不拘多少。用法：先洗去白膜，再以好酒煮一枝香，取出去油，炙干，为细末。凡毒有坏肉处，以此药将药罗筛筛上，再贴黄金碧玉膏一昼夜，其腐肉尽去矣。（彭怀仁 主编·《中医方剂大辞典》3 册 123 引《发背对口治诀论》）

★ 35. **治发背，初作赤肿：**取活水蛭置肿上，令饮血。（水蛭吸血后腹）胀自落，以新水养之即活。（宋立人 总编·《中华本草》9 册 29 引《百一选方》）

★ 36. **治诸疮恶毒，发背痈疽，痛不可忍者：【加味蜡矾丸】**黄蜡一两，枯白矾一两，乳香一钱，没药一钱，雄黄二钱。用法：上为细末，用蜡熔化为丸，如梧桐子大，朱砂为衣。每服五十丸，视疮上下，蜜水送下。功能：卫护内膜，驱解诸毒。（彭怀仁 主编·《中医方剂大辞典》3 册 1184 引《寿世保元》）

★ 37. **治发背痈疽，诸般肿毒：**鲜鸭蛋三个（煮熟去皮，入锅内煎出油），蛤蟆头二个（炭火内烧存性，为末），银朱三钱（共搅蛋油内）。用法：瓷罐收贮，封口，勿令泄气。遇对口发背诸毒，疼痛不可忍者，用鹅翎涂疮周围，留顶以出毒气。功效：束紧疮根，出毒气止痛。（彭怀仁 主编·《中医方剂大辞典》10 册 1189 引《良朋汇集》）

★ 38. **治发背疔毒：【金蟾膏】**活蛤蟆 1 个（去骨）。用法：捣如膏，敷患上留头；如无头、都敷上，大有神效。1～2 日揭去，不过换敷 2 个全好。（清·顾世澄 撰·《疡医大全》356）

★ 39. **治发背、乳痈、疔疮：【蟾酥丸】**蟾酥一分（乳化开），麻黄末三分。用法：同酥调为丸，雄黄为衣，如黄豆大。每服三丸，酒送下。出汗即止痛散毒。其丸剩者，晒干可留。功能：止痛散毒。（彭怀仁 主编·《中医方剂大辞典》10 册 1558 引《虺后方》）

★ 40. **治诸恶毒发背：【蟾酥丸】**蟾酥、雄黄。用法：将活蛤蟆以手指甲挤白浆如乳汁者，逼板上取下，为蟾酥，于五月五日午时取者为佳，每一两用透明雄黄一两五钱，为细末，捣拌匀，为丸如小绿豆大，用辰砂为衣。每服三丸，用好酒三四盏吞下。毒在上，饱服；在下，空心服；年幼者只可一二丸。服后用棉被盖毒上，少睡一二时即散，三五日毛管黄水出即愈。（彭怀仁 主编·《中医方剂大辞典》10 册 1557 引《摄生众妙方》）

★ 41. **治发背肿毒未成者：**用活蟾一个，系放疮上，半日蟾必昏愦，置水中救其命，再易一个，如前法，其蟾必踉跄，再易一个，其蟾如旧则毒散矣，累验极效，若势重者，以活蟾蜍一个（或二三个）破开，连肚趁热合疮上，不久必臭不可闻，再易二三次即愈。慎勿以物微见轻也。（杨仓良 主编·《毒药本草》56 引《医林类证集要》）

瘩背疮 23 方

★ 1. **治瘩背疮：**五倍子。研末。醋调抹。（沈洪瑞 主编·《重订十万金方》395）

★ 2. **治瘩背疮：**五倍子、茜草、白蜜各适量制法：共研末，白蜜调匀。用法：外搽患处。（阳春林 葛晓舒 主编·《湖南省中医单方验方精选·外科》上册 190）

★ 3. **治瘩背疮：**五倍子炒 1 两，蜈蚣炒 2 条，蜂蜜 1 两，干醋 1 两。用法：五倍子、蜈蚣研面同蜂蜜调匀，放在碗内，以火炖之，炖至用筷子挑有长丝为度。布摊贴患处。（沈洪瑞 主编·《重订十万金方》370）

★ 4. **治搭背、对口、恶疮：**五倍子不拘量。用法：取五倍子，用蜂蜜薄薄滚和拌匀，置于铜锅内，放文火上加热，随炒随搅匀，莫停手。俟五倍子呈深黄色（勿待焦黑），即离火，仍继续搅拌，渐冷渐凝，蜜亦焦脆，随即研化为细粉。酌量疮口大小，取备好的五倍子散适量，用米醋调成软膏，敷患处，每日换药 1 次，至脓净时为止。至无脓而生新肉芽时，仅取五倍子散撒布于疮面，可逐渐收口愈合。作用：消肿毒，敛溃疮。疗效：治搭背、对口、恶疮，俱有良效。有高姓老翁，年逾八旬，所患搭背重症，年高症险，用此药敷治月

余，竟获愈。（张树生 高普等 编·《中药贴敷疗法》585）

★ 5. **治搭背恶疮溃烂后，贴之特效方**：五倍子4两，松香4两，蜂蜜4两，好干醋2斤。用法：用大碗1个，将五倍子研为细末，同蜜入碗内，用大钉子3个钉在地上（代替支炉子的办法）将碗架起来慢火熬成膏。摊布上贴之，只换1次。重者1料，轻者半料即愈。（沈洪瑞 主编·《重订十万金方》396）

★ 6. **治下搭背：【五倍子散】**五倍子面60克，大枣泥60克，红蜜90克。用法：共熬成膏。摊在油纸上贴在疮口，能化腐生肌，可见速效，每2日更换1次。（沈洪瑞 主编·《重订十万金方》398）

★ 7. **治手足搭背，红肿热痛难忍**：五倍子1两（研细末），蜂蜜1两，好醋12两。用法：新砂锅一个煎药熬膏，用槐树枝挑丝便妥，再加冰片1钱搅匀，备用。用时取青布一块比疙瘩稍大一圈，摊膏贴之。（沈洪瑞 主编·《重订十万金方》395）

★ 8. **治瘩背疮**：带子蜂房、山羊角各等分。用法：焙研成粉，每服6~9g，日服一次。治搭背及其它疮疡甚效。（朱良春 编·《朱良春虫类药的应用》160）

★ 9. **治搭背**：蜂房、白芷各一两。研细，醪糟调匀外敷治搭背。（中医研究院革命委员会 编·《常见病验方研究参考资料》258）

★ 10. **治瘩背疮**：猪苦胆二个，蜂窝一个，香油一两。用法：将香油同胆汁熬成滴水成珠，将蜂窝研面，混合一起。摊白布上，当中剪一小口贴患处，候自愈自掉，不要揭下。（沈洪瑞 主编·《重订十万金方》399）

★ 11. **治瘩背疮：【脱腐拔毒膏】**露蜂房五钱炒黑，百草霜一两，蜂蜜二两。用法：将前二味研为细末，加入蜂蜜调成糊，摊纸上，贴患处，每日换三四次。（沈洪瑞 主编·《重订十万金方》389）

★ 12. **治搭背，对口溃烂难长**：露蜂房、蛇蜕各等分。用法：烧灰存性，加干北瓜蒂一个，共为末，撒患处。（中医研究院革命委员会 编·《常见病验方研究参考资料》258）

★ 13. **治瘩背疮（蜂窝织炎）：【搭背灵膏药】**马蜂窝、酒制大黄各等份。**方法**：取马蜂窝用砂锅稍焙研细过箩，大黄用黄酒闷后经砂锅焙干研细过箩。2味药末用蜂蜜调成糊状，放置在4~6寸的黑布上敷患处，每24小时换药1次。功效：祛腐生肌，消肿止痛。方解：膏粱厚味或嗜食辛辣之品，血分易积热逆于肉理，乃生痈肿。大黄性味苦寒，除攻积导滞通瘀作用外，临床上常用于热证肿疡。马蜂窝甘平有毒，《别录》：“疗蜂毒，毒肿。”《本草汇言》：“驱风攻毒，散疔肿恶毒。”故二药同用可达凉血解毒，攻散痈肿恶毒之功效。（王明惠 杨磊 主编·《秘传中药外治特效方》130）

★ 14. **治搭背溃烂深陷**：蜂房三个，榆树嫩皮三两晒干。用法：共为细面。先把疮用开水洗净，用鸡蛋清调药面，涂平疮口，外用新白布（纱布亦可）盖好，固定不动。三天至五天换一次，一至两个星期即愈。（沈洪瑞 主编·《重订十万金方》397）

★ 15. **治对口、搭背**：对口、搭背属于“痈”的范畴，故对口又称“颈痈”，搭背亦称“背痈”。多由湿热蕴蒸、气血凝滞而致。初起未化脓时，用蝉衣6克，蜈蚣（焙干）2条，共研为细末，用醋调为糊状，外敷患处，盖以纱布，以胶布固定，每日换药1次，连用3~4日可消。蝉衣善于祛风除湿、泻热解毒，配蜈蚣能开瘀化毒，其效果显著。（梁栋·《中国中医药报》2009年5月28日）

★ 16. **治瘩背疮**：乌豆炒黑一两，独头蒜炭八钱。用法：共研面，香油调敷患处。（沈洪瑞 主编·《重订十万金方》398）

★ 17. **治瘩背疮（蜂窝组织炎）：【连花膏】**新石灰六钱，生槐花三钱，川连三钱。用法：共为细末，按疮大小定量，加飞罗面不拘多少（细白面亦可）。用时按疮大小调药，现用现调，鸡子清调糊状敷疮上，药布盖贴，夏一日二换，冬一日一换，换药时白开水烫洗，缓缓拭去旧药，再敷新药。（沈洪瑞 主编·《重订十万金方》372）

★ 18. **治搭背、对口**：马齿苋30克，青黛3克。用法：以上共为细末，加蜜调如糊状，敷于患处，每日早、晚各换药1次。同时用马齿苋1把，水煎服。（中医研究院革命委员会 编·《常见病验方研究参考资料》257）

★ 19. **治搭手**：全蝎、核桃共捣烂，酒冲服，一二次即愈。（清·丁尧臣 编·《奇效简便良

方》151)

★ 20. **治痈、搭手**:五倍子 30 克,雄黄 15 克,生石膏 3 克,蛇蜕 1 条。用法:同焙黄,研末,以醋调涂于患处。每日 4 次。(肖国士 潘开明 主编·《中医秘方大全》430)

★ 21. **治痈、搭手**:五倍子、冰糖各 60 克,蜂房 1 个,冰片 1 克。共研细末,以醋共调涂于患处(未溃者涂于疮面,已溃者涂于四周),每日 2~3 次。(易磊 编·《中国秘方大全》428)

★ 22. **治脓疱背痈**:五倍子 200 克,细辛 100 克,冰片 2.5 克。用法:前 2 药共研细末,加入后者研匀备用。先用苦参熬汁洗净患处,将药末敷满疮面即可,每日换药 1 次,治疗脓疱疮效果良好。(《沈绍功教授临床经验个人日记》27)

★ 23. **治脓疱背痈**:取五倍子 3 份,地榆 3 份,枯矾 1 份,冰片 1 份。用法:研末,用 3% 的双氧水清洗疮面后,将药末涂于皮损处。(《沈绍功教授临床经验个人日记》27)

诸恶疮 39 方

★ 1. **治一切恶疮:【小灵丹】**蟾酥不拘多少(阴干)、片脑、麝香各少许。用法:上为细末,和匀,用头首男子乳汁为丸,如黄米粒大,朱砂为衣。每服一丸、二丸、三丸至五丸,无根倒流水送下。后用米饮汤催出汗,立效;疔疮,将一丸按疮内,乳香膏药封之,视病上下服。(彭怀仁 主编·《中医方剂大辞典》1 册 1111 引《医方类聚》)

★ 2. **治一切诸恶疮,已发未发。疔疮恶毒,走黄疔,耳疔:【蟾酥解毒丸】**雄黄、乳香各一钱,蟾酥一厘。用法:共研细末,药用黄酒、熟面糊丸,如绿豆大。每服三丸,葱白汤送下。服之微汗即愈,不退再一服。(彭怀仁 主编·《中医方剂大辞典》10 册 1557)

★ 3. **治恶疮透,不觉疼痛**:铜绿一两,硇砂二钱,蟾酥一钱。上为细末,软米饭一处擦匀,捻作锭子,如粳米样,每用针刺之不觉痛者,但有血出,嵌一锭子在内,以膏药贴之,或作散,以纸捻蘸药衽之。(明·董宿 辑录·《奇效良方》401)

★ 4. **治一切恶疮**:五倍子、密陀僧(研)、白丁香各等分。用法:上为末。先以甘草二两,捶碎,以酢齑汁一升,煎五七沸,去滓,口含,洗疮上令净,拭干,将药末旋入麝香少许,以唾调作花子贴之。按语:五倍子收敛解毒,密陀僧攻毒燥湿敛疮,白丁香温中行气。三味配伍,更入麝香少许活血散结,贴于疮上,对恶疮肿硬者,可以消散也。(田代华 主编·《实用中医三味药方》577 引《鸡峰普济方》卷二十二)

★ 5. **治一切恶疮,初起坚硬如石,焮热如火:【拔毒散】**生半夏一两,文蛤(五倍子)、贝母各二钱半,朴硝一钱。用法:上为末。醋调敷。(彭怀仁 主编·《中医方剂大辞典》6 册 198 引《仙拈集》卷四)

★ 6. **治风毒恶疮:【神圣膏】**五倍子、乌蛇各 15 克,蛇蜕皮 0.3 克,巴豆 20 个,雄黄、牙硝各 3 克。用生油 120 克先煎,闻油香即入前 4 味,候巴豆焦黑色,漉出诸药不用,入雄黄、牙硝 2 味搅匀,别入黄蜡 30 克同熬,以蜡熔为度。用时贴患处。(曲京峰等 主编·《古今药方纵横》1212 引《鸡峰普济方》卷二十二)

★ 7. **治一切恶疮**:(追毒散)巴豆半两(去皮),雄黄三钱,豆粉三钱。用法:上为细末。量疮贴之。功能:追毒,去死肉。(彭怀仁 主编·《中医方剂大辞典》7 册 737 引《普济方》卷二七五)

★ 8. **治一切恶疮,打扑走注疼痛:【膏药】**真香油一斤,黄丹半斤,巴豆七十粒,木鳖子五枚,穿山甲五片。用法:香油用铁锅熬滚,下穿山甲,煎黄色取出,却下木鳖子,亦煎黄色取出,然后下巴豆熬黄色取出,用生绢滤去滓,将油入砂锅内浸;火再熬,下丹,用柳条三条不住手搅一时久,候沫高三寸可住手,将油滴水中不散成珠为度。(彭怀仁 主编·《中医方剂大辞典》10 册 1201 引《普济方》卷三一五)

★ 9. **治诸疮有恶肉,不能去者**:(雄黄散)雄黄一钱(研),巴豆一个(去皮研)。用法:二味同研如泥,入乳香、没药少许,再研细,少上,恶肉自去。(彭怀仁 主编·《中医方剂大辞典》10 册 252 引《保命集》)

★ 10. **治诸恶疮:【梅肉散】**梅肉、山栀子各 9 克,巴豆 3 克,轻粉少许。用法:上药研为细末。每次 3 克,开水调服。(孙世发 主编·《中

医小方大辞典》1561 引《名家方选》)

★ 11. **治一切久恶疮:**马齿苋一两(末),白矾一两(末),皂荚一两(末)。上件药,用好酥一升,慢火煎为膏。贴之。(宋立人 总编·《中华本草》2 册 756 引《圣惠方》)

★ 12. **治一切恶疮,脓水不收:【追毒散】**五灵脂、川乌头(炮)、僵蚕各一两,全蝎五钱。用法:上为末。掺之。(彭怀仁 主编·《中医方剂大辞典》7 册 738 引《青囊秘传》)

★ 13. **治一切恶疮及炙疮久不敛:**用瓦松不拘多少,阴干为末。先用槐枝、葱白汤洗过。掺之立效。疮久不敛者,掺贴更妙。(宋立人 总编·《中华本草》3 册 760 引《卫生易简方》)

★ 14. **治一切恶疮初起,暴胀不知重轻何名:【铁箍散】**白及、白芷、白蔹、青黛、五倍子各等分。用法:用醋一碗,熬至半碗,调药末,以笔蘸药,从未肿处圈起,至患处之当中,空一小孔,俟干再圈,连圈数次。肿即消。亦或肉腐已成,亦只出脓一点,就此即不致溃烂难收。(彭怀仁 主编·《中医方剂大辞典》8 册 415 引《易简方便医书》卷四)

★ 15. **治①一切诸恶疮,已发未发。②疔疮恶毒,走黄疔、耳疔:**雄黄、乳香各一钱,蟾酥一厘。用法:上药用黄酒、熟面糊丸,如绿豆大。每服三丸,葱白汤送下。服之微汗即愈,不退再一服。主治:①《丹溪心法附余》:一切诸恶疮,已发未发。②《惠直堂方》:疔疮恶毒,走黄疔、耳疔。(彭怀仁 主编·《中医方剂大辞典》10 册 1557 引《丹溪心法附余》卷十六)

★ 16. **治恶疮:**蜘蛛晒干,研末,入轻粉、麻油调涂。(杨仓良 主编·《毒药本草》732 引《仁斋直指方》)

★ 17. **治诸恶疮:**虎杖根,烧灰贴。(江苏新医学院 编·《中药大辞典》上册 1330 引《本草图经》)

★ 18. **治恶疮热疖:**土茯苓根 4 两。用法:水煎,每日 1 剂,分 2 次服。功能:除湿解毒,通利关节。(阳春林 葛晓舒 主编·《湖南省中医单方验方精选·外科》上册 417)

★ 19. **治诸恶疮:【赤小豆散】**槐白皮半斤(切),苦酒二升,赤小豆。用法:槐白皮以苦酒渍半日,刮去疮处以洗,一日五六次,末赤小豆以苦酒和,敷之,燥复易,小儿以水和。(彭怀仁 主编·《中医方剂大辞典》5 册 262 引《普济方》卷三〇八)

★ 20. **治恶疮及乳痈:**以露蜂房煎汤洗之。(电子版·《中华医典·普济方》卷二百七十五)

★ 21. **治恶疮:**鸡蛋清 1 个,石灰 3 克,与姜汁调敷患处。(杨仓良 主编·《毒药本草》1043)

★ 22. **治远年恶疮,枯瘤:**信一分,千年石灰二分。用法:上为细末。先利动,津调,贴之。(彭怀仁 主编·《中医方剂大辞典》8 册 183 引《普济方》卷二七五)

★ 23. **治恶疮:【雄黄散】**明雄黄、明信砒各半两。用法:上研细令匀。量疮上药少许。功能:追死肉,活血排毒。(彭怀仁 主编·《中医方剂大辞典》10 册 253 引《医方类聚》)

★ 24. **治恶疮:**雄黄一钱半,杏仁三十粒去皮,轻粉一钱。为末,洗净,以雄猪胆脂调上。二、三日即愈。百发百中,天下第一方。出武定侯府内。(陕西省中医药研究院 编·《本草纲目附方分类选编》378)

★ 25. **治身上诸恶疮:【雄黄膏】**雄黄一两,硫黄一两(并细研)。用法:上以猪脂四两,入铫内煎化成油,入鲫鱼两个,煎令肉烂了,又乱发两卷,煎焦烂去滓,用和上件雄黄、硫黄末。搽之。愈。(彭怀仁 主编·《中医方剂大辞典》10 册 259 引《普济方》)

★ 26. **治恶疮极痒:【金银散】**硫黄 60 克,银朱 15 克。用法:硫黄入铜器熔化,加银朱搅和,离火倒油纸上,冷取研细,醋调敷;如破溃,烂孔痒极者,白蜜调敷。(孙世发 主编·《中医小方大辞典》450 引《外科全生集》)

★ 27. **治一切恶疮,瘙痒难忍:**硫黄 30 克制法:入铜器内,在灯火上熔化,切忌放灶火及火炉,候冷研细末(以无声为度,如研不细敷之则痛)。用法:用好陈醋调敷,其痒立止。如溃烂孔内痒极者,用白蜜调敷。(许逸民 李庆峰 编著·《中国百年百名中医临床家丛书·许玉山》247)

★ 28. **治多年恶疮:**马齿苋捣敷之。(江苏新医学院 编·《中药大辞典》上册 290)

★ 29. **治多年恶疮及蛇螫肿毒:**蒲公英捣烂,贴。(江苏新医学院 编·《中药大辞典》下册 2461)

★ 30. **治丁杂恶疮,十年不效者:**蛇蜕皮全

用炒存性,猪膏和涂之,其验神效。(胡晓峰 主编·《中医外科伤科名著集成》148)

★ 31. **治恶疮似癞十年不瘥者:**蛇蜕一条烧灰,猪脂和傅。仍烧蛇蜕一条,温酒服;(明·李时珍 撰·《历代医学名著全书4册·本草纲目》3402引(《千金方》)

★ 32. **治恶疮:**乌贼鱼骨(不拘多少削去硬皮)上件为细末。用麻油调敷。(电子版·《中华医典·普济方》卷二百七十五)

★ 33. **治诸般恶疮.:**乌鱼骨半两,蜈蚣一对,雄黄三钱,朱砂一钱,胆矾、枯矾各三钱。用法:上为细末。每服一钱,温酒调下。汗出为效。(彭怀仁 主编·《中医方剂大辞典》2册573引《普济方》)

★ 34. **治一切恶疮:**紫花地丁根,日干,以罐盛,烧烟,对疮熏之,出黄水,取尽愈。(江苏新医学院 编·《中药大辞典》上册801)

★ 35. **治一切恶疮,多时不效,风寒久冷:【洗毒散】**麻黄、地骨皮、蛇床子、紫花地丁各等份。用法:上药研为粗末。每用15克,水煎,去渣温服。(孙世发 主编·《中医小方大辞典》1512引《普济方》)

★ 36. **治一切不测恶疮,年深不愈:**血竭一两,铅丹半两(炒紫色)。上二味,捣研为散,先用盐汤洗疮后贴之。(江苏新医学院 编·《中药大辞典》上册927引《圣济总录》)

★ 37. **治一切恶疮肿:【乌金膏】**香油500克,铅丹(冬月180克)、蜡各120克,血余(如鸡子大)1团。用法:先炒铅丹令黑,即下油及发,以柳木篦不住搅,滴水中,候可丸即止,便下蜡更煎,蜡熔后即盛瓷器内。随疮大小贴之。(孙世发 主编·《中医小方大辞典》1291引《圣济总录》)

★ 38. **治一切暴发恶疮及疔毒:【二虎追毒汤】**全蝎3克(炒),蜈蚣3条,核桃1个(剥开去仁)。制法:将前2味用手捻碎装核桃内用线缠紧,再用黄土泥包住用文火烧,烧至摇泥丸有响声为度,去泥皮用磁钵研细末。忌用铜铁器。服法:黄酒120克或150克煮开冲药末,乘热服下,出透汗就达到救急的目的。附注:此方系急救败毒之效方。(许逸民 李庆峰 编著·《中国百年百名中医临床家丛书·许玉山》245)

★ 39. **治恶疮肿痛不眠:【大蒜膏】**独头蒜数颗。用法:捣烂,香油拌和。厚敷疮上,干则换敷。功能:消毒止痛。(孙世发 主编·《中医小方大辞典》14引《中国医学大辞典》)

拔毒提脓、脱腐、蚀恶肉15方

★ 1. **治痈溃后腐肉不脱:**山甲珠3钱。用法:研细末,撒疮口上。(中医研究院革命委员会 编·《常见病验方研究参考资料》255)

★ 2. **提毒祛脓脱腐:【九转丹】**净红升丹60克,煅石膏120克,雄黄(水飞)6克,桃丹6克。用法:上药研为细末,研至无声。放膏药上贴之。功效:提毒祛脓脱腐。(孙世发 主编·《中医小方大辞典》1246引《内外验方秘传》)

★ 3. **拔毒去脓:**蛇蜕、蜈蚣各一条,头发(洗去油垢)、黄蜡各二两,香油四两。用法:上药同熬,滤清,用黄丹收膏,再下黄蜡熔化。摊贴。功能:拔毒去脓。(彭怀仁 主编·《中医方剂大辞典》4册1007引《疡医大全》)

★ 4. **化腐提脓,去瘀杀虫:【红粉药捻】**红粉不拘多少。用法:按需要长度剪成小段,用镊子夹持插入疮口内,于疮口外留0.5~1厘米长为度。(孙世发 主编·《中医小方大辞典》74)

★ 5. **提毒,去脓脱腐:【遇仙丹】**净红升30克,生石膏60克,水飞桃丹6克,银朱3克。用法:研至无声。外用。功效:提毒,去脓脱腐。(孙世发 主编·《中医小方大辞典》1616引《青囊立效秘方》卷一)

★ 6. **治死骨难出或腐肉未尽:**凡士林、猪油、红粉、轻粉各适量。用法:凡士林、猪油适量放在锅中加热溶化,然后加入红粉、轻粉各等量,再放纱布数条,搅拌,冷后将研末之冰片加入并拌匀,装瓶备用。用时将药纱条用探针送入空腔内,外贴黑膏药。功能:拔毒提脓,祛腐生肌。方解:猪油润燥解毒;红粉拔毒提脓,祛腐生肌;轻粉攻毒敛疮。诸药合用,共奏拔毒提脓,祛腐生肌之功。注意事项:红粉有大毒,轻粉有毒。(阳春林 葛晓舒 主编·《湖南省中医单方验方精选·外科》上册390)

★ 7. **拔毒长肉：【收功毒散】**黄升药 15 克，血竭 3 克，煅石膏 105 克拔。用法：上药研为极细末。外用。功效：拔毒长肉。（孙世发 主编·《中医小方大辞典》909 引《吉人集验方》）

★ 8 **提脓拔毒，退管生肌：**生石膏 9 份，白降丹 1 份。用法：上药研为极细末，用绵纸捻作药线，润以面糊，将丹拌上，插入脓管；或掺疮上，以膏贴之。（孙世发 主编·《中医小方大辞典》226 引《外科正宗》卷二）

★ 9. **治蚀恶肉：【降药条】**白降条 6 克，升药 4 克，石膏 18 克。用法：上药研为细末，糯米饭同药捣烂，作条。拔管用。功效：蚀恶肉。（孙世发 主编·《中医小方大辞典》997 引《青囊秘传》）

★ 10. **治痈溃后腐肉不脱：**巴豆。用法：在瓦上炙存性，研末外用。（中医研究院革命委员会 编·《常见病验方研究参考资料》255）

★ 11. **治疮内恶肉：【追毒乌金散】**巴豆半两，寒食面一两。用法：上用水和面做饼子，将巴豆包定，休教透气，以文武火烧深黑色，为细末。量疮口干贴之。功能：追毒排脓。（彭怀仁 主编·《中医方剂大辞典》7 册 745 引《普济方》卷二七二）

★ 12. **治死肌恶肉：**海浮石（研为粉）、黄丹（研）各一两，巴豆二十粒（去壳膜油）。用法：上为末。每用少许，外敷患处。死肌恶肉如推下也。（彭怀仁 主编·《中医方剂大辞典》8 册 729 引《医方类聚》卷一七九）

★ 13. **治胬肉：【益元散】**用白矾 120 克，研细后与巴豆（去壳）50 克混匀，倾于泥烧制的粗碗内，龙眼肉薄薄地覆盖整个药面，置于炉火上烘烤，待巴豆转为黑色，白矾成为枯矾，龙眼肉至枯焦即止，将冷却后的药物研细末装瓶备用。乌生散以乌梅肉 25 克，生地 50 克，焙干，共研细末，装瓶备用。治疗时对过于高出皮肤的胬肉宜剪去，根据局部辨证，对湿痰凝聚型和热毒结聚型分别用益元散及乌生散掺患处，一层生理盐水湿纱布贴于疮面，灭菌纱布覆盖，胶布固定，每日换药 1 次。42 例患者经上法治疗全部临床治愈。湿痰凝聚型胬肉平均治愈天数 7 天，热毒结聚型胬肉平均治愈天数 5 天。（滕佳林 米杰 编著·《外治中药的研究与应用》194）

★ 14. **治一切腐肉：【乌金膏】**巴豆二十粒（去壳及细皮，炒黑存性），雄黄二分。用法：上为细末。取少许掺腐肉上，一日一夜即去，麻油调涂亦可。功能：去腐生新。（彭怀仁 主编·《中医方剂大辞典》2 册 919 引《文堂集验方》卷四）

★ 15. **散瘀生肌，蚀恶肉，敛疮口：【桃花生肌散】**风化石灰（水澄过）半斤，大黄四两，栀子二两。用法：合炒至石灰呈红色取起，去大黄、栀子，用石灰。须退冷陈久而后用。（彭怀仁 主编·《中医方剂大辞典》8 册 195 引《医林纂要》卷十）

疮久不愈 27 方

★ 1. **治疮久不愈：**蛇皮一条，猪油适量。用法：蛇皮烧灰，用猪油和搽。（吴素玲 李俭 主编·《实用偏方大全》788 引清·黄伯垂，《经验良方大全》）

★ 2. **治疮久不愈，时常痛痒，皮缩肉消，黄汁脓血不断：**（如神散）天南星（炮，包）1 枚，草乌头（炒）30 克，矾石（煅）15 克。用法：上药研为散。先用热汤洗，次以生油调散涂纸上，贴之。（孙世发 主编·《中医小方大辞典》）

★ 3. **止痛生肌收口：【珍珠散】**珍珠三钱（生研），炉甘石一两（煅），石膏一两五钱（在童便内浸四十九日，朝晒夜露，不可经雨，煅研）。用法：上为极细末。掺之。（彭怀仁 主编·《中医方剂大辞典》7 册 9 引《疡科心得集》）

★ 4. **生肌长肉：**珍珠五钱，石膏（煅）五钱，西黄一分，冰片二分。上为细末。外掺疡面。（彭怀仁 主编·《中医方剂大辞典》7 册 9 引《外科传薪集》）

★ 5. **治疮口不收：**五倍子，焙，研末，以腊醋脚调涂四周。（宋立人 总编·《中华本草》5 册 89 引《纲目》）

★ 6. **治疮口不收：**五倍子（焙枯）、醋各适量。研末，以醋调膏，摊布上，贴患处。（阳春林 葛晓舒 主编·《湖南省中医单方验方精选·外科》上册 420）

★ 7. **治顽疮久不收口，内无余毒，用此收口：**五倍子面 1 钱，用大葱内之液汁（葱鼻涕）越多越好,冰片5分。用法:用一叶葱管将五倍子面装入内,瓦上焙干,成黑色为度,与冰片共为极细末,将疮口洗净,敷予药面,用膏药贴之,隔2天揭开,肉像凉粉样的为对症,即效。(沈洪瑞 主编·《重订十万金方》389)

★ 8. **治冷疮经久不愈**:雌黄、栝楼根、五倍子各等份。用法:上药研为散。先用温浆洗疮面,干贴。如疮口久不合者,洗了用巴豆1米粒大,纳疮内,待血出后敷此药。(孙世发 主编·《中医小方大辞典》981 引《圣济总录》卷一三三)

★ 9. **治疮口不收**:石灰1斤,清水8斤。用法:整块石灰放盆内,以清水烧滚倾入盆内,待石灰化开,用棍搅匀,俟水澄清,将水轻轻倾出,再用细布沥清,收贮瓶内听用。每日多次,外贴患处。功能:燥湿杀虫,生肌敛疮。注意事项:凡疮毒日久不能收口,或不能生肌,量疮大小剪新白布块,浸入水内1刻,即起贴患处,俟1~2时辰再换1块,每日换2~3次,数日收功。(阳春林 葛晓舒 主编·《湖南省中医单方验方精选·外科》上册708)

★ 10. **治长期不愈的顽疮,下肢毒疮**:马齿苋、石灰、大葱各等分。用法:共捣为泥。贴患处。(沈洪瑞 主编·《重订十万金方》418)

★ 11. **治痈溃后久不收口者**:露蜂房50克,猪油20克。用法:先将蜂房烧灰存性,研细末,再加入猪油调匀。外敷患处,每日换药1次。功能:祛风止痛,攻毒消肿。(阳春林 葛晓舒 主编·《湖南省中医单方验方精选·外科》上册120)

★ 12. **治疮溃不收口**:蜜蜂房适量。用法:烧存性,研粉。外用适量,外撒患处,每日1次。功能:解毒敛疮。(张金鼎 邹治文 编·《虫类中药与效方》50)

★ 13. **治疮溃不敛**:蜜蜂房烧存性,每日3~5克,分2次温开水冲服。同时用蜜蜂房细粉外敷。(宋立人 总编·《中华本草》9册226)

★ 14. **治痈久不收口**:生百合1只。用法:生百合洗净泥沙,捣烂。敷患处。功能:润肺养阴,收敛生肌。(阳春林 葛晓舒 主编·《湖南省中医单方验方精选·外科》上册121)

★ 15. **治疮不收口**:鳖甲适量。用法:瓦上焙枯存性,研细末。每日多次,外敷患处。功能:滋阴清热,解毒敛疮。(阳春林 葛晓舒主编·《湖南省中医单方验方精选·外科》上册708)

★ 16. **治疮疡久不收口**:人参,净口嚼烂,罨疮上自敛。(宋立人 总编·《中华本草》5册817引《疡医大全》)

★ 17. **治疮疡久溃不敛口**:海螵蛸4钱,冰片5分。用法:海螵蛸煅用,研细末。撒患处。功能:生肌收口,提脓祛腐。(阳春林 葛晓舒 主编·《湖南省中医单方验方精选·外科》上册376)

★ 18. **治疮口不收:【生肌红玉丹】**石膏(煅)三钱,黄丹(炒)二钱,白龙骨(煅)二钱。用法:上为末。掺之。(彭怀仁 主编·《中医方剂大辞典》3册636引《奇方类编》卷下)

★ 19. **治疮不收口**:蜈蚣1条,麻油适量。用法:焙干为末,麻油调。每日多次,外敷患处。功能:攻毒散结,清热敛疮。(阳春林 葛晓舒 主编·《湖南省中医单方验方精选·外科》上册708)

★ 20. **治疮疖久不收口**:瓦松适量,捣烂,敷患部。(胡郁坤 陈志鹏 主编·《中医单方全书》178)

★ 21. **治疮疡久不收口**:新鲜胎盘(不用水洗)焙干,研细末过150目筛,备用。胎盘粉30克,蛋黄油100毫升,三仙丹5克,混合。3厘米×2厘米纱条入药浸泡,高压灭菌备用。外用于疮口,深部疮疡或瘘管需将纱条送至疮口基底部。2天换药1次。李留纪等用上方治疗疮疡久不收口87例,均治愈,最短换药6次,最长换药30次。(王辉武 主编·《中药临床新用》606)

★ 22. **治疮疡久不敛口**:甘草二两,当归、蜂蜡各一两,香油四两。用法:涂于纱布上再外敷,或做成油纱条高压无菌备用。功能:祛脓长肉,和血生肌,收干固皮。(彭怀仁 主编·《中医方剂大辞典》3册174)

★ 23. **治疮疡久不收口**:珍珠5~6粒(或用珍珠母代),琥珀、青黛各3克,冰片0.5克,黄丹100克,麻油240克。用法:将珍珠粒纳入豆腐内加水煎2小时,取出晒干研末。麻油用瓦罐煎至浓黑,将黄丹慢慢撒入油中,并不断搅拌,勿令沸出罐外,文火熬至滴水成珠,加入珍珠粉、琥珀、青黛、冰片粉,搅匀即成。按疮口大小,用纸摊膏,贴于疮口上,每天换药1次。功效:治疮疡有奇效。验证:陈某某,女,20 岁,工人。1962 年患颈淋巴结核,到某医院治疗。患部破溃流脓血,伤口 1 年多不愈。用上药敷贴,20 多天即收口痊愈,至今 20 余年未复发。备注:本方为家传验方,适用于疮疡溃后,脓血淋漓,久不收口的疮面。本方以珍珠为主药,可获祛腐生肌之奇效。为使体内毒气能够尽泄,以琥珀散血解毒,青黛清热凉血解毒,冰片祛腐消肿止痛,黄丹解毒收敛生肌。诸药合用,共收活血化瘀、祛腐敛疮、拔毒生肌之功效。本方用于临床 50 余年,疗效肯定。(良石 主编·《名医珍藏·秘方大全》167)

★ 24. **治疮口不收,必有伏毒,周围皮肤紫黑,年深日久:【生肌散】**珍珠一钱,瓜儿竭一钱,乳香(箬上烘)一钱,没药(箬上烘)一钱。用法:上为极细末。先用猪蹄汤,或浓茶洗净,用少许掺之。功用敛疮。(彭怀仁 主编·《中医方剂大辞典》3 册 567 引《青囊秘传》)910 引《圣济总录》卷一二八)

★ 25. **治生肌收口:【生肌五宝丹】**制甘石一两,珍珠五钱,轻粉三钱,琥珀二钱,冰片二分。功能:生肌收口。(彭怀仁 主编·《中医方剂大辞典》3 册 634 引《外科方外奇方》)

★ 26. **治疮疡,疮痈溃后创口红肿不消、久不收口者:**用野百合的新鲜鳞茎捣烂外敷,疗效颇佳。(楼锦英 编著·《中药临床妙用锦囊》2360)

★ 27. **治痈疮破溃不愈合:**消毒、清疮后,在创面上均匀外涂三七粉适量。用法:用消毒纱布包扎,每日或隔日换药一次。王利敏以上方治疗痈疮不愈 8 例,1 ~2 周内全部愈合。(王辉武 主编·《中药临床新用》17)

对口疮 15 方

★ 1. **治对口疮初起:**公猪胆汁适量。用法:调匀。搽患处。功能:清热解毒,利湿敛疮。注意事项:治疗对口疮初起效果很好,即搽即消。(阳春林 葛晓舒 主编·《湖南省中医单方验方精选·外科》上册 395)

★ 2. **治对口疮:**乌梅不拘多少。用法:研细末,蜜调服。(沈洪瑞 主编·《重订十万金方》369)

★ 3. **治对口疮:**活蛤蟆三只,葱白三茎,蜜三两,飞盐五分。用法:共捣一处,敷之。(彭怀仁 主编·《中医方剂大辞典》10 册 1562 引《种福堂方》)

★ 4. **治对口疮:**马鞭草。用法:取鲜马鞭草叶 60 克,加冬蜜捣敷。(中医研究院革命委员会编·《常见病验方研究参考资料》256)

★ 5. **治对口疮:**推车虫 5 个,马齿苋 1 两。用法:共研末,水煎,洗搽患处。功能:清热解毒,燥湿敛疮。(阳春林 葛晓舒 主编·《湖南省中医单方验方精选·外科》上册 393)

★ 6. **治对口疮:**马齿苋 1 两,桃树浆 5 钱。用法:共捣烂,搽患处。功能:清热解毒,疗疮燥湿。(阳春林 葛晓舒 主编·《湖南省中医单方验方精选·外科》上册 393)

★ 7. **治对口疮:**五倍子 2 两,蜈蚣 2 条,雄黄 5 分,白矾 5 分。用法:好醋半斤锅内熬沸,加入蜂蜜 2 两,数沸化开,将药末放入,木棍搅之,见锅底为度,取下摊贴。敷贴患处。(沈洪瑞·主编《重订十万金方》365)

★ 8. **治对口、搭背,脓毒已尽,四边毫无红肿:【黑生肌散】**川文蛤炭、乌梅炭各 30 克,生石膏 90 克。用法:上药研为极细末,外用。功能:收口。宜忌:若毒未尽,误用过早,反致护毒,肿痛复作。(孙世发 主编·《中医小方大辞典》1174 引《青囊立效秘方》卷一)

★ 9. **治对口偏肋毒:**五倍子 1 两(炒),梅片 2 钱,大蜈蚣一条(炒)。用法:共为细末,醋熬成膏,摊在纸上,中间刺一小孔,敷患处。(沈洪瑞 主编·《重订十万金方》370)

★ 10. **治对口、偏口:**夏枯草 1 两。用法:加红糖少许拌匀,放石臼内打烂,敷患处,未出头者消散,已出头者收口。(中医研究院革命委员会编·《常见病验方研究参考资料》257)

★ 11. **治对口毒疮,已溃出脓:**蚯蚓,捣细,凉水调敷,日换三四次。(宋立人 总编·《中华本草》9 册 29)

★ 12. **治对口初起(不论偏正):**蛇蜕一条煅灰,好酒调服。(清代·丁尧臣 著·《奇效简便良方》151)

★ 13. **治对口初起,漫肿灼热,脓头小而未溃者:【蛇蜕散】**蛇蜕 20 克,嫩桃树叶 7 片,黄酒适量。用法:蛇蜕烧灰存性,将桃树叶捣烂,加入蛇蜕末拌匀,黄酒冲。每日1剂,顿服。方解:蛇蜕疏风清热;嫩桃树叶清热活血;黄酒活血止痛。诸药合用,共奏疏风清热,消肿敛疮之功。注意事项:蛇蜕最大剂量可用到30克。(阳春 葛晓舒 主编·《湖南省中医单方验方精选·外科》上册399)

★ 14. **用于对口痛不可忍**:用吴茱萸30克,雄黄9克,香油120毫升,先熬吴茱萸至焦去渣,待凉,调入雄黄末。外涂。(滕佳林 米杰 编·《外治中药的研究与应用》319引《理瀹骈文》)

★ 15. **治对口疼痛,诸药不效者:【雄黄散】**雄黄一钱,吴茱萸一两。用法:上为末,香油熬熟调搽。(彭怀仁 主编·《中医方剂大辞典》10册256引《仙拈集》)

痘疔5方

★ 1. **治痘疔:【珍珠膏】**珍珠十五粒,豌豆四十九粒,发余(烧灰)不拘多少。用法:上为末,用干胭脂,水调成膏。先用银簪拨开疔口,将药点入疔内,即皆变为红白色矣。(彭怀仁 主编·《中医方剂大辞典》7册9引《医统》)

★ 2. **治痘疔:【二圣散】**雄黄6克,紫草9克。用法:上药研为末。用油胭脂调下;痘疔挑破,以此点之。(孙世发 主编·《中医小方大辞典》209引《赤水玄珠》)

★ 3. **治痘疔:【拔毒膏】**雄黄、轻粉各适量。用法:上药研为末,用胭脂水调敷。(孙世发 主编·《中医小方大辞典》437引《种痘新书》)

★ 4. **治痘疔**:雄黄、朱砂、白芷各等分。用法:上为细末。油胭脂调,用银针挑破搓之。(彭怀仁 主编·《中医方剂大辞典》6册191引《疡医大全》)

★ 5. **治痘疔**:蒲公英二两。用法:水煎熬膏,载瓷器内,放水中一日一夜,冷去水气。俟挑破痘疔,吸尽紫血,即以此膏涂之。(彭怀仁 主编·《中医方剂大辞典》6册200引《不知医必要》)

皮肤炭疽(疫疔、鱼脐疔)5方

★ 1. **治皮肤炭疽**:内服蟾酥丸(成药),外涂10%的蟾酥软膏(蟾酥10克,硼酸软膏90克。混匀即可)。将药膏涂患处(涂抹中有疼痛现象),第2天即能见到效果。胥按:经用上法治疗1例皮肤炭疽患者,1月而愈。(蟾酥软膏是笔者经验方)

★ 2. **治炭疽病**:用干蟾蜍1只,加水300毫升,煎至200毫升,冷却后顿服;或以活蟾蜍1只,去净内脏,捣成糜状,开水冲服;或用蟾蜍1只,去内脏洗净,配合白菊花150克水煎当茶喝,或将蟾蜍、白菊花渣外敷皮肤炭疽溃疡处。用上述内服外敷法治疗皮肤炭疽26例,肺炭疽3例,肠炭疽1例;其中有全身中毒症状者18例,炭疽杆菌阳性者14例,均获痊愈。(宋立人 总编·《中华本草》9册359)

★ 3. **治鱼脐疔,春季患者:【黑云膏】**苍耳草(连茎叶子俱用,烧灰)适量。用法:用腊月猪肝研烂成膏。用厚皮纸摊贴疮上,其根自出。(孙世发 主编·《中医小方大辞典》650引《疮疡经验全书》卷四)

★ 4. **治鱼脐疮出水,四畔浮浆**:用蛇蜕烧存性研,鸡子清和涂。(陕西省中医药研究院 编·《本草纲目附方分类选编》357)

★ 5. **治疔肿鱼脐**:用蛇蜕鸡子大,水四升,煮三四沸,服汁立瘥。(陕西省中医药研究院 编·《本草纲目附方分类选编》357)

疔疮走黄5方

★ 1. **治疔毒走黄等症:【提疔散】**蜈蚣4条,雄黄1两,巴豆霜1钱,麝香1分。共研细末,米糊为米粒大小丸。用法:用针将患处刺透,流出鲜血,以药丸3粒敷于针刺流血处,少时觉疼痛,即将毒提出,能免性命危险。(沈洪瑞 主编·

《重订十万金方》356)

★ 2. **治疔疮走黄**:蟾酥一钱五分,银朱二钱,明雄黄二钱。用法:共为细末,大枣肉为丸,如绿豆大。每服七丸,黄酒送下。(沈洪瑞 主编·《重订十万金方》356)

★ 3. **治疔疮走黄**:【**蟾酥走黄丹**】蟾酥、朱砂(研)、黄丹(飞)、白面各等分。用法:研末,为丸如麦粒大。先刺疮口,次按一粒在疮口内,仍以水沉膏贴之;又以五七丸,葱汤吞下。发汗即愈。(彭怀仁 主编·《中医方剂大辞典》10 册 1564 引《准绳·疡医》)

★ 4. **治疔疮走黄**:土蜂房 1 两,蛇蜕 1 条。用法:土蜂房、蛇蜕泥裹,火煨,存性研末,外涂患处。功能:解毒消痈,活血止痛。注意事项:土蜂巢有子者佳。(阳春林 葛晓舒 主编·《湖南省中医单方验方精选·外科》上册 54)

★ 5. **治疔疮走黄(败血症)**:蜂房 30 克,蛇蜕(不经地者佳)1 条,泥裹煅存性,研细末,白开水送服,每次 6 克。(肖国士 潘开明 主编·《中医秘方大全》427)

唇疔 8 方

★ 1. **治唇疔**:苍耳虫、香油。把采到的苍耳虫浸泡在香油中,让它窒息死亡。每 40 毫升香油中浸泡 100 条苍耳虫,并加冰片 1 克,密封后备用。先用碘酒、酒精消毒患处,按照病变范围的大小,取出苍耳虫 4～6 条后,捣烂如泥敷在疮顶后,外边盖上纱布,一般每日换药 1 次。(吴大真等 主编·《灵验单方秘典》20)

★ 2. **治反唇疔**:苍耳虫 1 条,雄黄、白矾各 3 克。用法:共捣。外敷人中穴部。功能:清热解毒,活血消肿。方解:苍耳虫清热止痛解毒;雄黄疗疮退肿;白矾解毒。诸药合用,共奏清热解毒,活血消肿之功。注意事项:雄黄有毒。苍耳虫又名疔苍虫。禁忌服用辛温发散品。反唇疔又名龙泉疔。此方为家传方药、迄今相传历有 4 代,使用已逾百余年,其效果良好。(阳春林 葛晓舒 主编·《湖南省中医单方验方精选·外科》上册 86)

★ 3. **治翻唇疔毒**:蛔虫(焙燥)一钱(如无,用五谷虫代),白矾三分,蟾酥三分。用法:火酒化,共调匀。搽之。少刻疔破,流毒水即愈。(彭怀仁 主编·《中医方剂大辞典》1 册 338 引《外科方外奇方》)

★ 4. **治马口疔,生唇下者是**:新鲜鲢鱼血磨蟾酥涂之。(清·顾世澄 撰·《疡医大全》1276)

★ 5. **治重症口唇疔疮验案**:一位 30 岁左右的男人,鼻旁生一小疖,一夜之间,肿胀蔓延面颧。口唇坚硬紧张,疼痛高热,神志恍惚,人都知道这是疔疮将走黄。当时我急命采取野菊花 1 大把(约 250 克)煎汤,1 天连喝数大碗,当夜即安静,翌日退热,痛大减,不过 1 个星期而愈。(卢祥之 编著·《名中医治病绝招》45)

★ 6. **治疗发于唇**:【**缓唇汤**】紫花地丁一两,金银花八钱,桔梗三钱,生甘草三钱,白果肉二十枚,知母三钱。用法:水煎服。加减:已溃者,加当归。(彭怀仁 主编·《中医方剂大辞典》10 册 769 引《治疔汇要》)

★ 7. **治脾胃火毒所致之唇疔**:地丁一两,麦冬一两,玄参一两,夏枯草一两,甘草三钱。用法:水煎服。二剂效。功能:泻火毒。(彭怀仁 主编·《中医方剂大辞典》5 册 403 引《青囊秘传》)

★ 8. **用于唇疔热毒炽盛将溃时**:用硫黄、蟾酥等分。用法:将上药为末,葱汁和蜜捣丸如小米大,呈长形。插入疔疮内,每日换药 1～2 次。(滕佳林 米杰 编著·《外治中药的研究与应用》580 引《外科证治全书》)

红丝白疔 5 方

★ 1. **治红丝疔**:雄黄 3 克,白菊花叶适量,蛐蜒 2 条。共捣烂。从头敷至丝尽处为止,用绢条裹紧。(滕佳林 米杰 编著·《外治中药的研究与应用》97 引《本草纲目拾遗》)

★ 2. **治红线疔**:用肥大指甲花杆水煎洗患处。(吴静 陈宇飞 主编·《传世金方·民间秘方》166)

★ 3. **治红丝疔(急性淋巴管炎)**:夏枯草、紫花地丁各 1 两,连翘 3 钱。水煎服。(中医研究院革命委员会 编·《常见病验方研究参考资

料》252)

★ 4. **治红丝白疗:【枣矾丸】**生白矾一两(研极细)。用法:枣肉为丸,开水送下,后饮酒数杯,食生葱数根,覆被发汗。(彭怀仁 主编·《中医方剂大辞典》6 册 156 引《医门八法》卷三)

★ 5. **治红线疗:【三花二石汤】**金银花 30 克,野菊 30 克,红花 10 克,生石膏 60 克,寒水石 60 克。水煎服。二煎以纱布浸渍后敷患处。辨证加减:形寒发热等表证者,加苏叶 15 克,发热口渴者加知母 10 克,黑山栀 10 克,腋下、腹股沟淋巴结肿大者加桃仁 10 克,牛膝 10 克,大便秘结者,加番泻叶 5 克。临床疗效:治疗 30 例,全部治愈,平均治愈天数为 4.9 天。(胡熙明 主编·《中国中医秘方大全》中册 18)

疔疮 104 方

★ 1. **治疔疮:**取蟾酥油调封口。立效。(电子版·《中华医典·普济方》卷二百七十三)

★ 2. **疔肿:【蟾蜍丹】**蟾酥一枚,为末,以白面和黄丹,丸如麦粒状。针破患处,以一粒纳之。(宋立人 总编·《中华本草》9 册 365 引《济生方》)

★ 3. **治疔疮:**真蟾酥、飞罗面,用法:上为丸,如梧桐子大。可将一丸放在面前舌下。即时黄出。(彭怀仁 主编·《中医方剂大辞典》6 册 201 引《仙传外科集验方》)

★ 4. **治疔疮:**朱砂半钱,干胭脂一分,蟾酥。用法:上为末。用带根葱一根,破开将药放入,用火烧软,每服一钱,须嚼碎好酒下,汗出为妙。(彭怀仁 主编·《中医方剂大辞典》4 册 213 引《普济方》)

★ 5. **治疔疮:**硫黄、蟾酥各等分。用法:上为细末,葱汁和蜜为丸,如小米大,宜带长,以便插入疔疮内。主治:疔疮;烦躁闷乱,或憎寒头痛,或呕吐恶心,或肢体拘急。(彭怀仁 主编·《中医方剂大辞典》6 册 193 引《外科证治全书》)

★ 6. **治疔疮恶肿:【黄酥丸】**雄黄、蟾酥各 1.5 克,为末。葱、蜜捣丸小米大,以针刺破疮顶,插入,甚妙。(滕佳林 米杰 编著·《外治中药的研究与应用》97 引《积德堂方》)

★ 7. **治疔疮发背体虚,及妇人胎前产后毒浅者:【保生锭子】**蟾酥三钱,雄黄二钱。用法:上为末,用青桑皮二两同捣为丸,每丸六分重,捻作锭子,朱砂为衣,阴干。如疔疮,用冷葱汤磨服八分,仍用冷葱汤漱口咽下;外用针刺开疔头,将锭子一分,填入疔内,被盖出汗,二日烂出即愈。如发背,亦用冷葱汤磨服,再磨二分敷患处,被盖出汗,患者即愈。(彭怀仁 主编·《中医方剂大辞典》7 册 685 引《医学入门》)

★ 8. **治一切疔疮,肿毒,时毒初起:【小蟾酥丸】**蟾酥一分,明雄三分,蜈蚣一条。用法:上为细末,酒糊为丸,如梧桐子大。每服五丸,葱酒送下。功能:发汗消散。(清·顾世澄 撰·《疡医大全》304)

★ 9. **治疔疮危症,及身上四肢疼痛:【酥雄救命丹】**真蟾酥、明雄黄各等分。用法:上以银簪挑断疔脚,或身上四肢有痛处,用瓷锋砭破,将药敷上。恶血随流,毒气尽出,不致攻心。(彭怀仁 主编·《中医方剂大辞典》10 册 78 引《痘疹仁端录》)

★ 10. **治内疔:**蟾酥。取时用桑叶一小钱大,入蟾酥揉和得所,丸如念珠大,阴干,重病服二丸,轻病服一丸,着病人舌内噙化,用井花水灌嗽,再服雄黄丸 7 丸,凉茶水送服。(胡晓峰 编著·《虫蛇药用巧治百病》220)

★ 11. **治疔肿、背痛及一切痈肿初起时:**活蟾(即大壮蛤蟆,通身有块垒者,大者重五六两)不拘几个。用法:捉住后脚,以大桑叶或油单纸包掩其头,用铁钉一个,括取眉间白汁,溅于叶上,凝结如湿真粉,就丸如绿豆大,悬当风处阴干。如患疔肿者,以一二丸置舌尖上,仰卧片时,其苦水满口,咽下。或以铍针刺开疔肿头上,纳药一丸于中,外以薄皮纸贴护之,勿令药脱落。(彭怀仁 主编·《中医方剂大辞典》7 册 800 引《医学正传》)

★ 12. **治手足疔疮:**蟾蜍 1 只,将头切断,即取其头套入患指(趾)上,连套 1～3 次,隔日 1 次。(杨仓良 主编·《毒药本草》58)

★ 13. **治疔:**活癞蛤蟆 1 只,雄黄适量。用法:将雄黄灌入蛤蟆腹内,以腹满为度,再以绳捆扎,悬屋檐下阴干,用麻油磨蛤蟆取浓汁。搽敷,每日数次。功能:解毒散瘀,消肿止痛。注意事项:雄黄有毒。本方适用于疖子或无名肿毒末穿

溃。一般2～3天即愈。（阳春林 葛晓舒 主编·《湖南省中医单方验方精选·外科》上册64）

★ 14. **治疔毒**：蟾蜍一只，黑胡椒七粒，鲜姜一片。将上药装入蟾蜍腹内，再放砂锅或瓦罐内，慢火烧焦研细末。每次五厘，日服二次。（江苏新医学院 编·《中药大辞典》下册2718）

★ 15. **治疔疮初期**：五倍子粉适量，加入蜂蜜、原醋各半，调成糊状，敷于患处。本方适于疔疮初期。（刘道清 主编·《中国民间疗法》386）

★ 16. **治疔疮、疔肿**：五倍子、马齿苋、野菊花各等份。研末，加入蜂蜜，调成糊状，外敷。（唐汉钧 汝丽娟 主编·《中国民间外治独特疗法》22）

★ 17. **治疔疮肿毒**：五倍子、大黄、黄柏各30克。共为细末，凉开水调成膏。外敷患处，每日1～2次。每次适量。（张金鼎 邹治文 编·《虫类中药与效方》265）

★ 18. **治疔疮**：蜈蚣1条，雄黄2.5克，鸡蛋1枚。用法：将蜈蚣焙干和雄黄共研细末，鸡蛋开口取出蛋黄，将药放入，患指伸入蛋中。（吴静 主编·《祛百病醋蛋秘方》195）

★ 19. **治指头疔**：蜈蚣1条，雄黄12克。用法：共研细末，鸡子清调匀，贮蛋壳内，套于手指上。（沈洪瑞 主编·《重订十万金方》361）

★ 20. **治指头疮**：蜈蚣2条，雄黄8钱。用法：共研细末烧烟，熏三二次即愈，或用猪胆汁调涂亦可。（彭怀仁 主编·《中医方剂大辞典》8册641引《不知医必要》）

★ 21. **治疔疮**：蜈蚣1条，明雄黄2钱，白矾2钱，猪苦胆1个。用法：将前3味药共研细末，用胆汁调贴患处。（陕西省中医研究所革命委员会 编·《陕西中医验方选编》(修订本)345）

★ 22. **治指疔，手指红肿疼痛，化脓腐臭**：新鲜猪胆汁2个，雄黄6克，蜈蚣3条，全蝎3条，冰片2克。用法：除猪苦胆外，其余4味药共研细粉，装入猪胆内，然后将患指插入胆内，用线扎住（以苦胆不掉为宜，不可扎得过紧）。按：本方不但治疗指疔效高，而且用于治疗指端骨髓炎也有很好的疗效。（贾海生等 编著·《小处方治大病·走入家庭的偏方》）

★ 23. **治疔毒**：蜈蚣3条，栀子3钱。用法：共为细末。香油调敷。（沈洪瑞 主编·《重订十万金方》362）

★ 24. **治疔疮初期**：蜈蚣1条，雄黄0.9克，蟾酥0.3克。用法：上药研为末，酒糊为丸，如豌豆大。每服1丸，1日1次。适应证：疔疮初期，疮头如粟粒，或麻或痒，红肿疼痛，顶突根深坚硬。（吴素玲 李俭 主编·《实用偏方大全》293）

★ 25. **治疔疮**：蜈蚣1个。用法：蜈蚣放瓦上焙干研细。将鸡蛋打破去黄留清，再将蜈蚣末放入搅匀，套在指头上，可止痛。（吴静 陈宇飞 主编·《传世金方·民间秘方》160）

★ 26. **治手部疔疮灼痛难忍，红热肿甚者**：制蜈蚣3条，土鳖6只，雄黄9克，蛋清适量。用法：研细末，鸡蛋清调匀。敷患处，每日换药1次。功能：清热解毒，消肿止痛。方解：蜈蚣攻毒散结，通络止痛；土鳖活血消肿止痛；雄黄解毒杀虫；蛋清清热。诸药合用，共奏清热解毒，消肿止痛之功。注意事项：雄黄、蜈蚣有毒。（阳春林 葛晓舒 主编·《湖南省中医单方验方精选·外科》上册93）

★ 27. **治一切疔、疮、疖、痈、疽，红肿初起，未成脓者**：蜈蚣末10克，全蝎末10克，东丹30克。用法：上药研为极细末，和匀，撒在薄膏药上贴在患处，1～2次，即能全部发散。主治：一切疔、疮、疖、痈、疽，红肿初起，未成脓者。（洪国靖 主编·《中国当代中医名人志》852）

★ 28. **治疔疮恶肿**：先刺出血，以海螵蛸末掺之，其疔即出。（陕西省中医药研究院 编·《本草纲目附方分类选编》359）。

★ 29. **治疔疮**：鲜壁虎3个，冰片少量，捣敷患处。（胡晓峰 编著·《虫蛇药用巧治百病》197）

★ 30. **治蛇头疔**：捕捉活壁虎，将其头与颈部剪下，自其一侧口角处剪开，包贴于患处，3小时后更换新鲜壁虎头敷贴，直至治愈。冯州用上方治疗蛇头疔43例，治愈42例，治疗时间最短6小时，最长4天，平均3.2天，治愈率为97.7%，有效率达100%。（王辉武 主编·《中药临床新用》607）

★ 31. **治疔疮**：露蜂房1个，三黄末（黄连、黄柏、黄芩各等量研末）5克。露蜂房烧存性研末，与三黄末混匀，调茶油敷患处。若敷上药能持续保存，则不必换药。一般敷药后2天内化脓，3天后结痂痊愈。（《全国中草药汇编》编写组 编·《全国中草药汇编》上册944）

★ 32. **治疔疮**:蜂房一窠,蛇蜕一条。用法:上入罐中,盐泥固济,火煅存性,为末。每服一钱,空心酒调服。少顷腹中大痛,痛止疔疮化为黄水。体实者,后服五圣汤。(彭怀仁 主编·《中医方剂大辞典》10 册 899 引《医学入门》)

★ 33. **治疔肿**:露蜂房、乱发、蛇蜕、棘针各三两。用法:上药以绵帛裹,于熨斗内烧灰,细研为散。空心温酒调下一钱匕。日晚再服。根自出。(彭怀仁 主编·《中医方剂大辞典》10 册 1628 引《圣济总录》)

★ 34. **治疔**:巴豆子 5 粒,饭适量。用法:巴豆子去粗壳,合饭捣如泥。外敷患处。逐水退肿,蚀腐疗疔。注意事项:巴豆子有毒。(阳春林 葛晓舒 主编·《湖南省中医单方验方精选·外科》上册 48)

★ 35. **治诸疔不出者:【桃红散】**巴豆(去壳)半粒,磁石(研)适量。用法:上各为末,拌匀。用葱涎同蜜为膏,以敷疮上。疔自出矣。(彭怀仁 主编·《中医方剂大辞典》8 册 176 引《急救仙方》卷二)

★ 36. **治疔疮:【日本国专治疔疮涂方】**巴豆十粒,半夏一枚,附子半枚,蜣螂一枚。上各研为末,以人粪相和,看疮大小,作纸圈子围疮口,以药泥疮上,绢贴之,一日三易。(明·董宿 辑录·《奇效良方》396)

★ 37. **治疔疮:【疔疮塞鼻丹】**小枣(烧熟去核)3 枚,巴豆仁 3 个,银朱、雄黄各 1 克。用法:上捣为长丸。绵纸包裹,当中截开,塞两鼻孔,盖衣出汗。(孙世发 主编·《中医小方大辞典》1430 引《集成良方三百种》)

★ 38. **治疔疮不发疼痛**:巴豆 1 个研细末,用葱汁、蜂蜜调敷患处。(杨仓良 主编·《毒药本草》492)

★ 39. **治疔疮**:鸡一只,雄黄、巴豆。用法:上捣烂,放膏药上,贴而扎之。立刻能消。(彭怀仁 主编·《中医方剂大辞典》8 册 624 引《良方集腋》)

★ 40. **治疔毒:【神效疔毒丸】**巴豆、雄黄、生大黄各 3 钱。用法:杵烂,面糊为丸,如风仙花子大。轻者每服 9 丸,重者 21 丸,极重者 30 丸。宜忌:宜慎用。(彭怀仁 主编·《中医方剂大辞典》7 册 1222《青囊秘传》)

★ 41. **论痈疔百效丸:【痈疔百效丸】**原名疔疮丸,或名巴豆二黄丸,余常用之,百发百中。推而用之于一切痈毒、疖肿,皆获奇效。余以其治疗之效既彰,而治痈之效,由余经验而得,乃改以今名——痈疔百效丸。疔疮丸原为清代医家卢成琰氏方。陈修园医书亦附载。巴豆(去皮膜)三钱,明雄黄三钱,生大黄三钱。各研细末,加飞罗面,醋糊为丸如梧桐子大。轻者每服四五丸,重者每服七八丸。如极重或疔疮走黄者,可服十至十一二丸,白开水送下。务使患者得三五次之大泻,症乃可愈。体虚,俟泻二三次后,予以冷开水或稀薄粥以饮之,泻可立止。每泻一次,则痛苦与肿势必减轻一次。即已走黄者,亦可救治,真为疔疮之特效药方。(余瀛鳌 主编·《中医临床家丛书·余无言》117)

★ 42. **治疔**:蜂蜜一两,葱心七个。同熬,滴水成珠,摊绢帛上贴。(宋立人 总编·《中华本草》8 册 30 引《本草原始》)

★ 43. **治疔疮**:茜草阴干为末。重者 8 钱,轻者 5 钱,好酒煎服;如放黄者,冲酒服。渣敷疔上。(宋立人 总编·《中华本草》6 册 474 引《纲目拾遗》)

★ 44. **治疔疮**:茜草鲜嫩叶略加食盐,捣烂,敷疔疽疮头。(宋立人 总编·《中华本草》6 册 476)

★ 45. **治疔疮**:鲜曼陀罗果 2 ~ 3 个。捣烂,敷患处。(胡郁坤 陈志鹏 主编·《中医单方全书》184)

★ 46. **治疔肿**:白僵蚕半两(炒)。用法:上为散。刮开疮头上,敷之。根烂即出。一方水调封之。(彭怀仁 主编·《中医方剂大辞典》3 册 850 引《普济方》)

★ 47. **治疔疮**:白僵蚕 9 克。用法:将白僵蚕研细末调醋涂患处。(刘少林 刘光瑞 编著·《中国民间小单方》143)

★ 48. **治疔疮最有功效方**:白僵蚕、蝉蜕。上为末。酸醋调涂四围。留疮口。俟根出稍长。然后拔去。再用药涂疮。一方不用醋,用油调。(电子版·《中华医典·普济方》卷二百七十三)

★ 49. **治疔疮**:熊胆 1 个。取鲜胆汁少许搽患处,或将熊胆阴干研末(取少许)内服,每日 1 次。适用于红肿、发热等"热毒"型疮。(胡郁坤 陈志鹏 主编·《中医单方全书》181)

★ 50. **治疔疮**:蝉衣 7 个。用法:将蝉衣煅后研细末，用蜂蜜调搽患处。释解：因饮食不节或感受风邪火毒。症见患处红肿硬结，，疼痛发热。治宜清热解毒。（刘少林 刘光瑞 编著·《中国民间小单方》143）

★ 51. **治疔疮**：粪坑底泥、蝉蜕、全蝎各等分，捣作饼如钱大，香油煎滚，温服，以渣敷疔四周，疔自出。（杜婕偲 主编·《传世单方大全》110 引《圣济总录》）

★ 52. **治疔疮**：苍耳草内虫，炒黄色，白僵蚕、江茶各等分，为末，蜜调涂之。（杜婕偲主编·《传世单方大全》110 引《圣济总录》）

★ 53. **治疔疮**：苍耳草蠹虫（俗名疔虫）若干条，雄黄、冰片少许。用法：将疔虫及上药同放入菜油或麻油内浸泡（时间越长越好）。用时取出疔虫，以虫嘴对准疔头，外用小药膏贴好，每日或隔日 1 次。按语：疔虫生于苍耳草茎节内，一般在秋分到寒露之间采集备用。（王琦主 编·《王琦临床医学丛书》下册 1335）

★ 54. **治疔疖**：苍耳虫是寄生于苍耳草梗中的小虫，别名麻虫。用法：焙干，研末，备用。用常规生理盐水清洁患处以药粉敷患处，每日换药 1～2 次，3 天为 1 个疗程。作用：清热解毒，止痛，生肌，排脓。疗效：治疗疖疔 30 例、甲沟炎 10 例、乳腺炎 5 例，其中甲沟炎 1 例无效外，其余 44 例全部治愈。按语：苍耳虫治疗甲沟炎、乳腺炎，初期、中期疗效可靠。后期效果较差。（张树生 高普 主编·《中药贴敷疗法》575 引《四川中医》1985 年第 5 期）

★ 55. **治指疔（脓性指头炎）**：鲜苍耳子虫 40 条，铁锈粉 2.4 克，麝香 0.6 克，五倍子虫 3 克，朱砂 2.4 克。上药研碎成糊状，贮于瓶中备用。用时将上药涂于软膏或膏药上贴于患处。临床疗效：治疗 7 例，全部治愈，治疗时间最短 3 天，最长 9 天。（胡熙明 主编·《中国中医秘方大全》中册 17）

★ 56. **治疔疮**：鲜野菊花和黄糖捣烂贴患处。如生于发际，加梅片、生地龙同捣敷。（宋立人 总编·《中华本草》7 册 803）

★ 57. **治疔疮**：野菊花 1 大握。用法：捣烂，水煎。每日 1 剂，分 2 次服。功能：清热解毒，消肿止痛。注意事项：或用开水泡服一两碗，渣敷患处。（阳春林 葛晓舒 主编·《湖南省中医单方验方精选·外科》上册 46）

★ 58. **治疔疮**：野菊花、蒲公英各 1 斤。用法：洗净煎成膏，开水冲。频服。功能：清热解毒，消痈散肿。注意事项：疔疮，俗名箭疮。（阳春林 葛晓舒 主编·《湖南省中医单方验方精选·外科》上册 48）

★ 59. **治疔疮疖肿**：（1）野菊花根，煅存性，研末，加少量冰片混匀。用时将粉末调茶油敷患处，若敷上的药能持续保存，则不必换药，也不必配合内服其他药物。（2）野蜂房，煅存性后研末，用时调茶油敷之。临床疗效：治疗 50 例，均取得较好的疗效。一般 2～3 天内排脓、消肿，结痂而愈。（胡熙明 主编·《中国中医秘方大全》中册 14）

★ 60. **治疔：【菊花甘草汤】**白菊花四两，甘草四两。用法：水煎顿服，滓随即再煎。重者不过二剂即消。（彭怀仁 主编·《中医方剂大辞典》9 册 98 引《外科十法》）

★ 61. **治多种疔毒**：鲜菊花数棵连根带叶洗净，捣烂拧汁半茶盅，一次服下，疔毒自消。（沈洪瑞 主编·《重订十万金方》363）

★ 62. **治疔毒恶疮，小水不利**：（菊花酒）白菊花（连根茎叶）。用法：捣烂，入微水绞汁，热酒温服，滓敷患处。功能：止疼消肿。（彭怀仁 主编·《中医方剂大辞典》9 册 92 引《仙拈良方》）

★ 63. **治疔肿**：斑蝥一枚，捻破，然后以针画疮上，作米字，以封上。（江苏新医学院 编·《中药大辞典》下册 2281 引《备急方》）

★ 64. **治疔肿：【斑蝥薄敷方】**用斑蝥 1 枚，蒜皮 1 片。先以针破疮头，纳斑蝥于疮口内，以蒜皮盖定，每日 1 次，根出瘥。（滕佳林 米杰 编著·《外治中药的研究与应用》559 引《圣济总录》）

★ 65. **治疔毒，腐毒不透**：血竭一钱，月石（硼砂）一两。用法：上为末。敷之。（彭怀仁 主编·《中医方剂大辞典》5 册 252 引《外科传薪集》）

★ 66. **治疔疮**：白芷、丁香各等份。用法：共研末，用猪胆汁调，敷在疔疮上，露出疮头。（吴静 陈宇飞 主编·《传世金方·民间秘方》）160）

★ 67. **治疔疮**：2 个月前，我的腹部长出疼痛剧烈、来势甚凶的疔疮，肿得像乒乓球大。一老人受 1 单方，抓获几只家里常见的蜘蛛，把它

的腹子挤破涂在肿处，每天3~4次，结果：不到3天就好了。（李家强 编著·《民间医疗特效妙方》94）

★ 68. **治疗毒**：蜘蛛（去头），和乌糖捣烂贴患处。和醋饭粒及食盐捣贴亦可。（江苏新医学院 编·《中药大辞典》下册2555）

★ 69. **治疗疮初起，疼痛难忍**：活蜘蛛适量。用法：直接取用。先以针刺破疮头，将蜘蛛置其上，令吮其毒，连易3~5只。功能：祛风消肿，解毒疗疮。注意事项：大蜘蛛花者更佳。其毒自尽。（阳春林 葛晓舒 主编·《湖南省中医单方验方精选·外科》上册55）

★ 70. **用于疔肿恶疮：【草蜘蛛膏】**草蜘蛛1~3个，杵成膏。用法：外用，适量敷患处，日1次。功能：解毒消肿。（张金鼎 邹治文编·《虫类中药与效方》84）

★ 71. **治疗疮**：鲜鱼腥草适量。用法：将鲜鱼腥草用水洗净晒干，捣烂如泥，敷于疔疮上，每日更换1次。备注：用于疔疮，具有使初起者消退、成脓者溃破等功效。（吴静 陈宇飞 主编·《传世金方·民间秘方》162）

★ 72. **治疗疮**：蛇蜕皮如鸡子大，以水四升，煮三四沸，去渣，顿服。（江苏新医学院 编·《中药大辞典》下册2118引《千金方》）

★ 73. **治疗疮**：蛇蜕皮烧灰以鸡子清和涂之。（江苏新医学院 编·《中药大辞典》下册2118引《千金方》）

★ 74. **治疗肿：【蛇蜕散】**蛇蜕皮一两半（白者），露蜂房半两，乱发一团如鸡子大（童子者妙）。上三味，锉碎于熨斗内烧灰，细研为散。每服二钱匕，空心米饮调下，盖覆出汗，更服。（江苏新医学院 编·《中药大辞典》下册2118引《圣济总录》）

★ 75. **治疗肿恶疮骨疽**：以腹蛇皮作灰。敷之。（电子版·《中华医典·普济方》卷二百七十四）

★ 76. **治疗毒已笃者**：土蜂房一具，蛇蜕一条。黄泥固济烧存性为末，每空心烧酒服一钱，少刻大痛，痛止，其疮已化为黄水。（清·顾世澄撰·《疡医大全》1279）

★ 77. **治疗毒走黄，发肿神昏：【四疔散】**土蜂窠（有子者）一两，蛇蜕一条（泥裹，火煅存性）。用法：上为末，研和。每用二钱，白汤调下。少刻大痛，可救。（彭怀仁 主编·《中医方剂大辞典》3册405引《类证治裁》）

★ 78. **治疗疮**：雄黄一钱（研末），乌梅肉三个（打烂），蜒蚰二条。用法：上药共捣烂，涂疔上。根即拔出。（彭怀仁 主编·《中医方剂大辞典》8册624引《良方集腋》）

★ 79. **治疗疮**：信一钱，雄黄一钱五分，硼砂（炒）一钱五分。用法：上为末。拨开疮口敷之，不过数次愈。（彭怀仁 主编·《中医方剂大辞典》10册319引《明医指掌》）

★ 80. **治疗疮**：雄黄1钱，紫草3钱。用法：共为细末水调。敷患处。功能：解毒清热，凉血消肿。注意事项：雄黄有毒。（阳春林 葛晓舒 主编·《湖南省中医单方验方精选·外科》上册45）

★ 81. **治疗疮（翻花疔、面疔、蛇头疔）、无名肿毒、胬肉突出**：乌梅2份，轻粉1份。用法：将乌梅火煅存性，研为细粉。轻粉放在研钵内，研为极细末（以不见光亮为度），再入乌梅粉同研至极细末，贮瓶备用。用时以水调为糊状，敷于疮面（厚薄适中），用药膏（药店出售的黑膏药即可）或用消毒纱布盖之。每日换药1次，候其逐渐变小、干枯脱落、疮面痊愈为止。功效：拔毒化疔。（程爵棠 程功文 编·《单方验方治百病》464）

★ 82. **治疗毒、对口、发背，一切红肿**：鲜紫花地丁。用法：用花、根、叶捣汁服。毒重者愈多服愈妙，盖被出汗，其毒自解，并用滓敷患处。或加蒲公英、甘草末三钱调服更效。宜忌：疮色白、平坦者忌用。（彭怀仁 主编·《中医方剂大辞典》4册2引《治疔汇要》）

★ 83. **治疗毒初起，并治无名肿毒：【拔疔毒膏】**紫地丁二两，当归（酒洗，以盐踏烂）四两，大五倍子十个。用法：麻油十斤煎枯，滤清，以黄蜡收成膏。取少许涂疔毒上，以膏散盖之，半日即退。（彭怀仁 主编·《中医方剂大辞典》6册202引《千金珍秘方选》）

★ 84. **治疗疮**：鲜紫花地丁。捣烂敷患处，并用本药1两水煎服。（中医研究院革命委员会编·《常见病验方研究参考资料》250）

★ 85. **治疗疮**：紫花地丁、夏枯草各一两，连翘三钱。用法：水煎服。一剂即消。（彭怀仁主编·《中医方剂大辞典》10册83引《青囊秘诀》）

★ 86. **治疔疮**:紫花地丁一两,甘菊花一两。用法:水煎服。一剂红线除,二剂疔疮散,三剂痊愈,不必四剂,毒尽而肉生也。功能:消毒泻火。加减:若已溃烂,加当归二两。方论选录:《医林纂要》:此方主血分而兼气分。紫花地丁解毒泻火,以丁治疔,菊花泻火而兼辛散之义。(彭怀仁 主编·《中医方剂大辞典》6册192引《辨证录》)

★ 87. **治疔疮**:**【三花汤】**菊花、金银花、紫花地丁各等份。用法:水煎服。(孙世发 主编·《中医小方大辞典》736引《医学集成》)

★ 88. **疔毒,生手指部者最效**:雄猪胆一个。用法:套于患指上。(沈洪瑞 主编·《重订十万金方》356)

★ 89. **治痟疮疔毒**:蒲公英捣烂敷之,另取蒲公英捣烂绞汁,和酒煎服,取汗。(江苏新医学院 编·《中药大辞典》下册2461引《纲目》)

★ 90. **治各种疔疮**:蒲公英18~60克,紫花地丁12克,野菊花12克。水煎服。禁忌:脾胃虚寒、便溏者不宜服。(南京中医药大学 编·《方药传真》69)

★ 91. **治疔毒**:蒲公英2两,酒适量。用法:水煎,加酒兑入。每日1剂,分2次服。功能:清热解毒,消痈散结。注意事项:蒲公英用鲜者,渣捣敷患处。(阳春林 葛晓舒 主编·《湖南省中医单方验方精选·外科》上册57)

★ 92. **治疔毒初起、发冷发热**:蒲公英1两,地丁5钱,银花5钱,连翘4钱。用法:水煎服,服后取汗。(沈洪瑞 主编·《重订十万金方》362)

★ 93. **治手足疔疮**:白胡椒7粒,研细末放入猪苦胆内,然后将初患疔疮的手指或足趾装入猪苦胆中,用胶布固定猪苦胆,隔日换一次,一般2~3次可愈。疗效:本方系笔者四代家传秘方,30多年来,本人用此方治疗手足疔疮70例,均获良效,疗程最短4天,最长6天。(张俊庭 主编·《中国名医特技精典》533)

★ 94. **治手指急性化脓性感染**:鲜猪胆汁1个,雄黄2克。用法:将雄黄研末放入猪胆内搅匀,再将猪胆套在患指上,用线包扎固定,不必更换,直至痊愈,治疗期间不再使用抗生素。徐建华等以上方治疗手指急性化脓性感染28例,3~7日全部治愈。(王辉武 主编·《中药临床新用》564)

★ 95. **治马疔**:**【贝母散】**穿山甲(烧存性)、贝母各等份。用法:上药研为末。每次9克,酒调下。(孙世发 主编·《中医小方大辞典》264引《普济方》)

★ 96. **治诸疔疮,其硬如石,或发寒热,及腐肉不化**:**【拔疔散】**穿山甲一钱(炒),银朱五分,麝香三厘。用法:上为细末,收贮瓷瓶内,勿令泄气,临症用,一切痘疮不能化浆,将银簪挑破,将药点入,外用膏药贴之。其疔即化为水,毒气不入心矣。(彭怀仁 主编·《中医方剂大辞典》6册193引《同寿录》)

★ 97. **治疔疮肿毒及痈疽发背等红热疼痛者**:生大黄15克,赤小豆10克,雄黄5克。用法:共研细末,加适量麻油调匀,外敷患处,每日换药1次。功能:清热解毒,消肿止痛。注意事项:雄黄有毒。(阳春林 葛晓舒 主编·《湖南省中医单方验方精选·外科》上册83)

★ 98. **治手掌疔**:马鞭草根。用法:加入醋糟捣,贴于患处。(中医研究院革命委员会 编·《常见病验方研究参考资料》252)

★ 99. **治穿掌疔初起未溃**:大蒜1两,雄黄、白矾5钱。用法:共研细末,和大蒜捣烂如泥。外敷患处。每日1次。功能:解毒消肿,收湿敛疮。注意事项:雄黄有毒。(阳春林 葛晓舒 主编·《湖南省中医单方验方精选·外科》上册65)

★ 100. **治初起无名大疮,疔毒**:陈石灰(水飞,细末)500克,蜗牛50个,马齿苋(绞汁多些)适量。用法:晒干作锭,用水醋研,涂疮上。初觉便涂,5日后留顶圈上,干则又换。(孙世发 主编·《中医小方大辞典》735引《良朋汇集》卷五)

★ 101. **治寒毛疔**:大蒜5粒,明雄黄2钱。用法:共捣碎,阴阳水冲。每日1剂,分2次服。功能:清热解毒,消肿止痛。注意事项:雄黄有毒。渣外敷患处。(阳春林 葛晓舒 主编·《湖南省中医单方验方精选·外科》上册59)

★ 102. **治手指无名肿毒**:鳖头1个,蛇蜕9张,蜈蚣6条,红秆蓖麻仁50粒。将上药焙干研末,香油调敷患处。(宋立人 总编·《中华本草》9册395)

★ 103. **治疔疮**:**【臭椿胶方】**将新鲜臭椿根树胶适量,置于敷料或干净布上贴于患处。临床疗效:治疗疔疮 21 例,均获痊愈。按语:臭椿根味苦而涩,其性寒凉,苦能燥湿,涩能收敛,性寒能清热解毒。椿胶乃其精华也,其味浓,疗效佳,疔疮初起,能解毒消肿;脓成能消肿排脓;溃后能祛腐生肌。(胡熙明 主编·《中国中医秘方大全》中册 15)

★ 104. **治疔毒:**椿树油(椿胶)、大蒜各适量。捣烂外敷。(宋立人 总编·《中华本草》5 册 47 引《万县中草药》)

蛇头疔、蛇眼疔 29 方

★ 1. **治蛇头疔:**雄黄 3 钱,猪胆 1 个。用法:雄黄研细末,以胆汁调敷患处,1 日 3 次。(中医研究院革命委员会 编·《常见病验方研究参考资料》251)

★ 2. **治蛇头疔:**生半夏、猪胆一个。用法:将半夏研末放入猪胆内搅匀,插入患指紧缚。(中医研究院革命委员会 编·《常见病验方研究参考资料》251)

★ 3. **治指尖肿痛,俗名蛇头疔:**猪胆 1 枚,煅白矾 3 分,研雄黄 5 分。用法:将白矾、雄黄放入猪胆内。猪胆套指头上,扎好,疼痛可止。功能:解毒敛疮,消肿止痛。方解:雄黄解毒疗疮,白矾攻毒敛疮生肌;猪胆汁消肿止痛。诸药合用,共奏解毒敛疮,消肿生肌之功。注意事项:雄黄有毒。如胆汁已干,则另换 1 个。(阳春林 葛晓舒 主编·《湖南省中医单方验方精选·外科》上册 97)

★ 4. **治蛇头疔:**蟾酥 2 钱,明雄黄 5 钱,猪胆汁适量。用法:研末,用猪胆汁调匀。外涂患处。每日 1 次。功能:清热解毒,消肿止痛。方解:蟾酥解毒止痛;明雄黄解毒;猪胆汁清热泻火,解毒消肿。诸药合用,共奏清热解毒,消肿止痛之功。注意事项:蟾酥、雄黄有毒。(阳春林 葛晓舒 主编·《湖南省中医单方验方精选·外科》上册 110)

★ 5. **治蛇头疔:**雄黄 3 克,蟾酥 0.6 克。共研末,鸡子 1 个打一洞,将药放入,将患指插入鸡子内。(吴静 陈宇飞 主编·《传世金方·民间秘方》160)

★ 6. **治蛇头疔:**蟾蜍 1 只,冰片,明雄黄各适量。用法:将蟾蜍剖腹,内脏晒干,研末备用。对已去内脏之癞蛤蟆加冰片,明雄黄少许。用已去内脏之癞蛤蟆外敷患指,次日局部肿消。局部肿消后,溃疡处常有胬肉突起。其状类似蛇眼,再以内脏末少许,放胬肉上,以普通膏药帖之,一般 2 ~3 日可愈。功能:解毒消肿,除湿敛疮。注意事项:用腹有八字纹的蟾蜍。蟾蜍、雄黄有毒。(阳春林 葛晓舒 主编·《湖南省中医单方验方精选·外科》上册 110)

★ 7. **治蛇头疔:**病之初起,指端红肿疼痛,继则肿势扩大,疼痛剧烈(搏动性疼痛),穿破溃烂。蟾酥 1.5 克。用法:蟾酥压成细末,以茶油适量,调成稀糊状,备用。使用时,先将患部用浓冷之茶(苦丁香叶)洗净,揩干,然后用消毒棉签蘸药末上,外用消毒药布包好,每日 2 次。疗效:敷药后局部有清凉舒适感,疼痛显著减轻,3 ~4 日溃疡愈合,手指活动自如。(张树生 高普 等 编·《中药敷贴疗法》567)

★ 8. **治蛇头疔:**独蒜头、白矾、蟾酥各适量,猪胆 1 个。用法:前二味同研,放猪胆内,再加蟾酥。套在指上。功能:解毒疗疮,消肿止痛。方解:蟾酥解毒消肿止痛;白矾、独蒜解毒疗疮;猪胆汁消肿止痛。诸药合用,共奏解毒疗疮,消肿止痛之功。(阳春林 葛晓舒 主编·《湖南省中医单方验方精选·外科》上册 105)

★ 9. **治蛇头疔:**蜈蚣 1 条,雄黄 2 钱。共研细末,用鸡蛋清调敷。(江苏新医学院 编·《中药大辞典》下册 2474)

★ 10. **治蛇头疔:**蜈蚣 1 条。共研细末,纳入猪胆汁内,和匀搽患处。(中医研究院革命委员会 编·《常见病验方研究参考资料》252)

★ 11. **治蛇头疔:**蜈蚣 1 条。用法:蜈蚣瓦上焙干研细末,将鸡蛋打破去黄留清,再将蜈蚣末放入搅匀,套在指头上,可止疼。(中医研究院革命委员会 编·《常见病验方研究参考资料》252)

★ 12. **治蛇头疔:**蜈蚣 1 条,白芷、甘草各 1 钱。共研细末,用茶油调敷。(中医研究院革命委员会 编·《常见病验方研究参考资料》252)

★ 13. **治蛇头疔:**蜈蚣、雄黄各五分。研细。装入猪胆内,套指上扎紧,立愈。(清·顾世澄 撰·《疡医大全》727)

★ 14. **治蛇头疔**:蜈蚣一条(焙研),鸭蛋二个。将蜈蚣分装两蛋内搅匀,套指上候热,再换一个,即消。(清·顾世澄 撰·《疡医大全》727)

★ 15. **治蛇头疔、蛇眼疔**:大蜈蚣一条(生研),猪苦胆一个。用法:将蜈蚣研末装入猪胆内,套患疔的手指上,出黄水而愈。(沈洪瑞 主编·《重订十万金方》362)

★ 16. **治蛇头疔或其他手足疔疮初起,红肿灼热,疼痛剧烈者**:蜈蚣10克,雄黄5克,猪胆汁适量。用法:药晒干,研细末,以猪胆汁调匀。外敷患处,干后即换,每日换药3~4次。功能:清热解毒,消肿止痛。方解:蜈蚣攻毒散结,消肿止痛;雄黄解毒;猪胆汁清热解毒。诸药合用,共奏清热解毒,消肿止痛之功。注意事项:雄黄、蜈蚣有毒。(阳春林 葛晓舒 主编·《湖南省中医单方验方精选·外科》上册112)

★ 17. **治蛇眼疔**:蜈蚣1条,明雄3匙,樟脑1匙,麻油适量。用法:蜈蚣去头足焙枯,共研末,麻油调。搽患处。功能:攻毒散结,通络止痛。方解:蜈蚣攻毒散结,通络止痛;明雄解毒;樟脑温散止痛。诸药合用,共奏攻毒散结,通络止痛之功。注意事项:蜈蚣、明雄有毒。(阳春林 葛晓舒 主编·《湖南省中医单方验方精选·外科》上册113)

★ 18. **治蛇心疔,手足指(趾)患毒疮,如蛇眼,疼痛难忍,心烦缭乱**:蜈蚣20克(晒干生研),雄黄12克,冰片2克。制法:共研细末,用雄猪胆汁将药拌匀,套在指上立刻止痛。如溃后撒珍珠十宝膏。附注:此疮忌开刀,开刀即翻花,缠绵难愈。灸则痛苦异常。初起用飞龙夺命丹一二服汗之,如不愈,内服仙方活命饮。(许逸民 李庆峰 编著·《中国百年百名中医临床家丛书·许玉山》247)

★ 19. **治蛇头疔**:乌梅肉。用法:嚼烂敷,或将乌梅煎浓汁用纱布浸湿包患处。(中医研究院革命委员会 编·《常见病验方研究参考资料》251)

★ 20. **治蛇头疔**:雄黄、冰片、鸡蛋各适量。将药为末,放入蛋内。鸡蛋套患指上。功能:清热解毒,消肿疗疮。注意事项:雄黄有毒。(阳春林 葛晓舒 主编·《湖南省中医单方验方精选·外科》上册108)

★ 21. **治蛇头疔**:鱼腥草、蒲公英、野菊花各适量。用法:捣烂,外敷患处。功能:清热解毒,消肿散结。方解:鱼腥草清热解毒消痈;蒲公英清热解毒,消肿散结;野菊花清热解毒。诸药合用,共奏清热解毒,消肿散结之功。(阳春林 葛晓舒 主编·《湖南省中医单方验方精选·外科》上册107)

★ 22. **治蛇头疔**:蛋白、风化石灰、雄黄末各适量。用法:捣蛋白调风化石灰和雄黄末。涂患处。功能:清热燥湿,消肿止痛。方解:石灰燥湿蚀恶肉;雄黄解毒;蛋白滋阴润燥。诸药合用,共奏清热燥湿,消肿止痛之功。注意事项:雄黄有毒。(阳春林 葛晓舒 主编·《湖南省中医单方验方精选·外科》上册106)

★ 23. **治蛇头疔**:干蒲公英适量,甘油、75%的酒精(比例1:3)适量。用法:干蒲公英研为细末与甘油、75%的酒精调成糊状,装瓶密封备用。使用时将药糊摊于纱布上,敷于患处固定。每日换药1次。功效:清热解毒,消肿散结。验证:据《河北中医》1984年第4期载,赵某某,女,20岁,右侧食指化脓性指头炎(俗称蛇头疔),局部青紫发热剧痛,给予蒲公英糊剂外敷,当日肿痛减轻,2日后肿消痛止,4日后创面干燥而愈。备注:对已溃破的创面,将糊剂敷于四周,留下中间,以利脓液引流。(良石 主编·《名医珍藏·秘方大全》131)

★ 24. **治蛇头疔**:大蒜5头,葱白2寸左右,红糖6克。用法:上3味共捣烂涂敷料上,包敷患处。2日1次,一般3~5日即可愈。(吴静 主编·《祛百病大蒜秘方》141)

★ 25. **治蛇头疔**:凤仙花(指甲花)。用法:捣烂敷患处,一日二次。(中医研究院革命委员会 编·《常见病验方研究参考资料》251)

★ 26. **治蛇头疔无论已溃未溃**:生益母草适量。用法:捣烂。敷患处。功能:活血祛瘀,消肿生新。(阳春林 葛晓舒 主编·《湖南省中医单方验方精选·外科》上册100)

★ 27. **治蛇头疔,初起红肿发热,疼痛彻心者**:明雄二钱,轻粉五分,蟾酥(微焙)二分,冰片一分。共为末。新汲水调涂,纸盖,日用三次,极效。(清·顾世澄 撰 凌云鹏 点校·《疡医大全》726)

★ 28. **治蛇眼疔、蛇背疔、蛇节疔、蛇腹疔、泥鳅痈**:此五证,各虽殊而治一也。蛇眼疔生于指甲两旁,形如豆粒,色紫,半合半露,硬似铁钉。蛇背疔生于指甲根后,高肿色紫。蛇节疔(一名蛀节疔)生于中节,绕指俱肿,其色或黄或紫。蛇腹疔生指中节前面,肿如鱼肚,色赤疼痛。泥鳅痈一指通肿色紫,形如泥鳅,焮热痛连肘背。五证俱敷雄黄散,内服仙方活命饮,溃贴洞天膏即愈。**【雄黄散】**明雄黄一钱,轻粉五分,蟾酥二分,冰片一分。上共研细末,新汲水调浓,重汤炖温,敷于患指,用薄纸裹之,日三次。(胡晓峰 主编·《中医外科伤科名著集成》957 引《外科证治全书》)

★ 29. **治生螺丝眼疔:**老石灰适量,醋 0.5 盅。用法:调匀。搽患处。功能:敛疮生肌,收湿止痛。(阳春林 葛晓舒 主编·《湖南省中医单方验方精选·外科》上册 102)

蛇头疮、天蛇毒 10 方

★ 1. **治蛇头疮:**蜈蚣 1 条,雄黄 5 分。共研细末,香油调抹患处即愈。(沈洪瑞 主编·《重订十万金方》387)

★ 2. **治蛇头疮:**其形生时在手足上,疮旁一块,开如蛇口之状,痛而流血不止者,此药治之。雄黄、蜈蚣、全蝎各一钱。上为细末,看疮湿劈开入药,擦在疮上,却以小油抹,裁帛拴住,如干,小油调搽。(明·董宿 辑录·《奇效良方》401)

★ 3. **治手指头大蛇疮:**生鸭蛋二个,蜈蚣一条。焙干为末,分一半入蛋内,套在指上,候热,再换一个。(清·吴世昌 王远 辑·《奇方类编》65)

★ 4. **治手指头上生天蛇头疮:**用蜈蚣 1 条烧烟熏之,一二次即愈。或为末猪胆汁调敷之。(杨仓良 主编·《毒药本草》719 引《本草纲目》)

★ 5. **治天蛇毒:【雄蛎散】**牡蛎(煅)四钱,明雄二钱。用法:上研细。蜜水调浓,重炖温,涂患上,一日用五六次。功能:止痛。(彭怀仁 主编·《中医方剂大辞典》10 册 260 引《疡医大全》)

★ 6. **治天蛇毒初起,红肿发热,疼痛彻心者:【雄黄散】**雄黄(明亮者)二钱,蟾酥二分(微焙),冰片一分,轻粉五分。用法:上为细末,新汲水调涂,纸盖,日用三次。(彭怀仁 主编·《中医方剂大辞典》10 册 256 引《外科正宗》)

★ 7. **治天蛇毒:**雄黄一钱,蟾酥一分。研细末,用蚰蜒一条,共捣如泥,敷患处空顶,立愈。(清·顾世澄 撰·《疡医大全》726)

★ 8. **治天蛇毒(即手指疔疮):**大蜈蚣 1 条,全蝎 7 个,雄黄 10 克。用法:共研细末。用鸡子清调敷患处,外以猪胆皮套上,即愈。(彭怀仁 主编·《中医方剂大辞典》10 册 893)

★ 9. **治天蛇头(手中指头结毒,焮赤肿痛):**蒲公英取干与苍耳草二味等分为末,以好醋浓煎浸洗。(宋立人 总编·《中华本草》7 册 990 引《证治准绳》)

★ 10. **治天蛇头,乳痈:**蒲公英、忍冬藤。用法:蒲公英细研,以忍冬藤浓煎汤,入少酒佐之。随手便欲睡,睡觉已失之矣。(彭怀仁 主编·《中医方剂大辞典》10 册 851 引《医学纲目》)

泥鳅肚疔 3 方

★ 1. **治泥鳅肚疔:**马齿苋、蚯蚓泥各适量。用法:捣烂,外敷患处。功能:清热解毒,散血消肿。注意事项:指腹肿痛,名泥鳅肚。(阳春林 葛晓舒 主编·《湖南省中医单方验方精选·外科》上册 60)

★ 2. **治泥鳅肚疔:**乌梅 5 钱,醋适量。用法:去核捣碎,醋调。外敷患处。功能:清热解毒,消肿止痛。注意事项:适用于手指甲肿痛者。(阳春林 葛晓舒 主编·《湖南省中医单方验方精选·外科》上册 61)

★ 3. **治泥鳅肚疔:**老石灰 5 钱,生泥鳅 1 条。用法:捣烂。外敷患处。功能:燥湿杀虫,蚀腐通络。注意事项:石灰有毒。宜症状表现为在手指脚趾的中节,肿起发痒,尚未成脓者。(阳春林 葛晓舒 主编·《湖南省中医单方验方精选·外科》上册 61)

早期瘰疽 1 方

★ **治早期瘰疽:**蟾蜍,将其腹切开 1 厘米创口,不去内脏,放入少许红糖。将患指伸入其腹内,经2小时后,可另换一只蟾蜍,共用10只左右可愈。治其他炎症也有效。(江苏新医学院 编·《中药大辞典》下册2718)

鼻疔3方

★ 1. **治鼻疔:**蟾蜍胆3只,鲜人中白适量,梅片0.6克。共擂烂搽患处。(宋立人 总编·《中华本草》9册368)

★ 2. **治鼻疔:【九一丹】**熟石膏9克,升丹1克,共研极细末。用药线蘸药形成药捻,放入疮内,行药线引流。主治:毒邪外出,气阴不足型,用于切开排脓后。(滕佳林 米杰 编·《外治中药的研究与应用》36引《医宗金鉴》)

★ 3. **治鼻孔生疔:【石胡荽方】**石胡荽(又名鹅不食草)用法:将鹅不食草洗净阴干。用法:捣烂塞鼻孔中,热则换之。每日3~5次。作用:清热解毒,治疗消痈。疗效:连用3~5天,疗疮自愈。按语:生疗系肺经火毒蕴结所致。因肺开窍于鼻,肺经火毒上迫,致生疔毒。石胡荽属菊科植物,生于路旁,园隅湿地。辛寒无毒,能散结消肿,清热解毒。《本草纲目》谓治:鼻塞不通,又散疮肿。(张树生 高普等 编·《中药敷贴疗法》307)

耳疔5方

★ 1. **治耳内生疔:**全蜈蚣一个,焙干研末,用好酒拌涂耳内。(李德新等 编著·《祖传秘方大全》267)

★ 2. **治耳疔痈:**川连6克,蛇皮6克,枯矾6克,鸡内金3克。用法:上4味共为散,用茶油调涂患处。(吴静 陈宇飞 主编·《传世金方·民间秘方》339)

★ 3. **治耳疔,症见外耳道流脓、疼痛:**核桃油15克,冰片0.1克(研面),蝎子1条(焙干、研面)。用法:以上3味,用核桃油调和,将耳内脓液捻尽,用上药滴入耳内2~3滴,反复滴之。(唐大晅 张俐敏 主编·《传世金方·祖传秘方》313)

★ 4. **治耳疔、痈:**苦参1块,磨水,滴入耳内。亦可水煎服以治耳痈、耳疔。备注:用于小儿耳痈肿痛。(吴静 陈宇飞 主编·《传世金方·民间秘方》339)

★ 5. **治耳疔或急性中耳炎初起:**鲜白花益母草。用法:取汁滴耳。(中医研究院革命委员会 编·《常见病验方研究参考资料》488)

眉棱疔1方

★ **治眉棱疔验案:**陈某某,男,38岁。患者面部左眉棱骨外角粟粒样小泡初起,形如钉状,其根较深,红肿疼痛,并有麻感。全身恶寒发热,当即诊断为眉棱疔,予五倍子膏。治疗方法:将五倍子适量炒成焦黑色,候冷,研成细末过筛,取极细末,入适量蜂蜜、醋、米粉,调和成膏状,临用时将药膏敷于患处,敷料面积视患处面积大小而定,但要超出患处硬结红肿界外,厚度0.5厘米,敷后2小时左右局部即有瘙痒感,3~5天即肿消痊愈。外敷,至晚疼痛即见减轻,2天后红肿基本消失,又换药1次症状全消。(杨鹏举 主编·《中医单药奇效真传》261)

手指红肿生毒、脓肿7方

★ 1. **治指头红肿生毒:**活蟾蜍一只生剥皮,将皮外面向患处包好。明日其毒一齐拔出。或发背、对口等症,毒忽收,内如又起,再贴。切记不可将其皮里面着肉,即咬牢难揭。凡痘疹后回毒,亦可用此治。(江苏新医学院 编·《中药大辞典》下册2713引《行箧检秘》)

★ 2. **治毒疮生于手指,赤肿坚硬,俗呼为发指,彻骨疼痛不可忍者:**乳香少许(研),泥蜂窠(壁间,采之,研)。上为末,用酽醋调涂,干则以醋润之,痛立止。(明·董宿 辑录·《奇效良方》410)

★ 3. **手指脓肿:**生大黄大、硫黄粉各10克,鸡蛋1个。用法:鸡蛋开一个指头大之孔,将药粉放人蛋内搅匀。每日1次,外敷。功能:清热泻火,凉血解毒。注意事项:令患者将患指插入药蛋内,外用纱布包扎,膏布固定。连续1周。(阳春林 葛晓舒 主编·《湖南省中医单方验方精选·外科》上册695)

★ 4. **治指头炎:**生甘草4克,紫草2克,蜂蜡4克,麻油60克。用法:前2味入麻油中浸24小时,然后用文火熬枯去渣,次入蜂蜡化开即成。用时将油温热,熏洗患处,每天1~2次,每次20~30分钟。疗效:此方治疗脓性指头炎21例,其中属炎症早期者16例,全部未经切开引流而愈;属脓肿期者5例,行切开引流,熏洗后常规换药,减轻了痛苦,缩短了疗程。(史书达 编著·《中国民间秘验偏方大成》上册674)

★ 5. **治化脓性指头炎:**乌梅肉适量。用法:取上药,加适量食醋捣烂如泥;或用乌梅2份,凡士林1份,制成乌梅软膏。外搽患处,日换1次。功能:活血消炎。附注:据重阳报道,应用本方治疗效果满意。另对脉管炎所致之指(趾)头炎亦有良效。(薛建国 李缨 主编·《实用单方大全》600)

★ 6. **治手指忽肿痛,名为代指:【乌梅醋法】**乌梅仁。用法:杵,苦酒和。以指渍之。须臾愈。(彭怀仁 主编·《中医方剂大辞典》2册971引《证类本草》卷二十三)

★ 7. **治手指感染验案:**王某,男,36岁。1987年2月19日初诊。右手食指前端红肿痛热2天。曾服四环素,症状未减,痛仍如前,经30%的山楂膏外敷包扎,每天1次,2天后肿消痛止,屈伸自如。(黄国健等 主编·《中医单方应用大全》387)

褥疮39方

★ 1. **治褥疮:**三七。用法:研粉过110目筛,醋调成糊状备用。若为无感染创面,先用生理盐水清洁创面,再用碘酊,酒精消毒,然后以药膏涂疮面,不宜太厚。2天换药1次。有严重感染者,先用双氧水冲洗。卢菊凤以上方治疗褥疮36例,经4~10次换药,全部治愈。(王辉武 主编·《中药临床新用》17)

★ 2. **治褥疮:**用过氧化氢清洗创面,至泡沫消失为止。再将三七粉均匀敷于创面,每日2次。调整患者姿势或身下放置医用气垫使创面暴露。共治20例,均为长期卧床患者,其中Ⅰ度和Ⅱ度为多,共19例,治疗1~2星期痊愈;Ⅲ度褥疮1例,治疗3星期痊愈。(滕佳林 米杰 编著·《外治中药的研究与应用》117)

★ 3. **治褥疮:【复方五倍散】**五倍子3份,冰片、土霉素各1份。上药共研粉拌匀,然后用棉花蘸0.9%的生理盐水,洗净患处,均匀撒上药粉,每日2次。本方有解毒消炎、收敛生肌之功。据报道,运用其方治疗深度褥疮,一般1周即可痊愈。(徐三文等·《中国皮肤病秘方全书》267)

★ 4. **治褥疮:**(大黄生肌膏)大黄100克加水300毫升,煎沸20分钟,过滤,再加水300毫升,煎沸20分钟,过滤,两次滤液浓缩至100克,每100克凡士林中加入30毫升大黄浓缩液。再将轻粉1克、五倍子130克、铜绿1.5克研成细末,掺入大黄膏内,用2%碘酊消毒创面,将大黄生肌膏平摊子纱布上,贴于创面上。(唐汉钧 汝丽娟 主编·《中国民间外治独特疗法》225)

★ 5. **治褥疮:**马勃适量。用法:马勃研成极细粉末,经干热灭菌后备用。治疗时先以生理盐水清洗创面,剪除坏死组织,拭干后,视创面大小,将适量马勃末均匀撒在创面上,厚度约1毫米,敷上消毒纱布。每天应用4~6次为宜。疗效:35例经上述治疗后,治愈34例,1例无效,治愈率达97.14%。治愈病例疗程2—15天,平均5.8天。(刘有缘 编著·《一两味中药祛顽疾》196引《杨建中医药》1997年,第1期)

★ 6. **治褥疮:**白芷20克。用法:上药研成细粉备用。使用前先用0.5%碘酒彻底消毒褥疮面,然后用消毒棉签蘸白芷粉涂于患处。使用次数根据创面的轻重、范围大小而定。浅溃疡(4厘米~6厘米)×(3厘米~5厘米者),不分昼夜每2~3小时涂1次,1~2天即痊愈。重者3~7天即可痊愈。应避免创面继续受压。疗效:治疗14例,治愈率达100%。治愈时间最短为3天,最长者为15天。此外还有4名在基层医院住院和回家疗养患者应用此药后,也收到了显著效果。(刘有缘 编著·《一两味中药祛顽

疾》197 引《吉林中医药》2006 年,第 11 期)

★ 7. **治褥疮**:褥疮周围先用 2% 的碘酒、乙醇消毒,过氧化氢溶液、盐水冲洗,祛除坏死组织、结痂及附着物。用 75% 的乙醇调血竭粉呈糊状,置于凡士林纱布条上,外敷创面,再用无菌纱布包扎,每日换药 2 次。共治 30 例,痊愈 24 例,好转 6 例,治愈率为 80%。(滕佳林 米杰 编·《外治中药的研究与应用》267)

★ 8. **治褥疮、慢性皮肤溃疡、慢性湿疹**:鸡蛋 1 ~2 个,将鸡蛋放在锅内煎取蛋油。患处做常规消毒后,将蛋油涂在疮面,每日 1 ~ 2 次。(宋立人 总编·《中华本草》9 册 478)

★ 9. **治褥疮**:珍珠适量。加大黄、象皮各适量,共研成细末,制成治褥散;清疮后,将治褥散撒溃疡面,固定,每日 1 ~ 2 次。适用于深度褥疮。(胡郁坤 陈志鹏 主编·《中医单方全书》199)

★ 10. **治Ⅱ、Ⅲ 度褥疮:【生肌糊】**大黄 90 克,黄柏 60 克,血余炭 30 克,珍珠粉 30 克。用法:将上药前 3 味共研为极细末,过 7 号筛,再与珍珠粉配研均匀,鸡蛋清调成膏。创面消毒,抽吸水疱内渗液,剪除表皮,用生理盐水洗净。Ⅱ度用本品敷于创面,Ⅲ度感染甚、渗出多者用本品散剂撒于创面,无菌纱布覆盖包扎。均每日 2 ~4 次,7 日为 1 个疗程。疗效:共治疗 64 例,用药 2 个疗程,治愈 56 例,好转 6 例,无效 2 例,总有效率为 96.9%。(梁永才 梁杰圣 主编·《中国外治妙方》76)

★ 11. **治褥疮**:治疗步骤:用过氧化氢溶液清洗创面后,用 0.9% 的生理盐水清创。清创完毕后,取无菌干棉球将创面内的污血渗液及生理盐水擦净。取纯珍珠粉,每支 0.3 克,均匀覆盖在创面上。再取龙珠软膏用无菌棉签涂抹在已覆盖珍珠粉的创面上。取无菌敷料覆盖创面,用抗过敏透气胶布固定。伤口渗液多,肉芽不新鲜者,每日换药 1 次;创面呈粉红色,肉芽生长良好者,隔日或 2 天换药 1 次。疗效颇佳。(滕佳林 米杰 编著·《外治中药的研究与应用》544)

★ 12. **治褥疮**:紫草 200 克,加水 300 毫升煎取液 100 毫升,再加麻油 10 毫升制成紫草油。治疗时,先对褥疮部位进行外科消毒,再涂紫草油,然后外敷自制药散(青黛、黄连各 20 克,滑石 30 克,强的松片 100 毫克,扑尔敏 40 毫克,共研细末制成)。紫英勤等用上法治疗患者 30 例,1 ~3 周后全部治愈。(谭新华 陆德铭 主编·《中医外科学》447)

★ 13. **治褥疮**:紫草油合云南白药治疗早、中期褥疮 15 例,治愈率为 100%。(王辉武 主编·《中药临床新用》611)

★ 14. **治褥疮**:先用生理盐水清洗局部后,外敷云南白药适量,每日 2 ~3 次,用药后及时翻身,以促愈合。(汉羌 月兰 编著·《简方治百病》265)

★ 15. **治褥疮**:云南白药、冰硼散各等量。用法:均匀混合,涂撒在经盐水清洗过的疮面上,每天 1 次。(李川 主编·《民间祖传秘方》228)

★ 16. **治褥疮验案**:郑某,女,76 岁。因股骨、颈骨折卧床 1 个月而并发骶部及右臀部褥疮各 1 处,面积约 3 ×3 ×0.1 ~3 ×2 ×0.3 厘米,色灰暗,表面有少许稀薄分泌物,用蜂蜜外涂(取市售蜂蜜,用量视溃疡面积的大小、深浅而定。溃疡面积小而表浅者,先用双氧水或生理盐水清洗创面,待干,取蜂蜜适量直接涂于患处,外用敷料固定,每日更换 1 次。溃疡面积大、长久不愈、深达肌层者,先用毛白杨树叶煎汁冲洗或湿敷后,取适量蜂蜜加入云南白药 0.5 ~2 克,调成糊状,然后填入伤口或外涂创面,用无菌纱布块覆盖固定,隔日换药 1 次,至愈为止),每日换药,治疗 25 天,溃疡愈合。(杨鹏举 主编·《中医单药奇效真传》310)

★ 17. **治褥疮:【复方猪胆液】**新鲜猪胆汁 20 毫升,云南白药 1.2 克,麦迪霉素 0.5 克。调成糊状,外敷患处,每天 4 次,10 天为 1 个疗程。(谭新华 陆德铭 主编·《中医外科学》446)

★ 18. **治感染性褥疮**:取新鲜地龙 100 克,用清水洗净,捣烂,加入白糖 300 克,放入容器中拌匀,置于低温处备用。治疗时先将褥疮部位常规消毒洗净,清除坏死组织,然后用消毒棉签将制好的鲜地龙白糖合剂敷于褥疮处,外覆塑料薄膜,用消毒纱布包扎,每日更换 1 次。共治 25 例,换药 3 天,脓性分泌物减少;换药 5 天,溃疡表面长出新肉芽组织;换药 7 天,Ⅰ ~ Ⅲ期褥疮痊愈;Ⅳ期坏死性脓腔性褥疮,换药 30 天痊愈。(滕佳林 米杰 编著·《外治中药的研究与应用》532)

★ 19. **治褥疮**:鲜蚯蚓 10 条,黄连末 6 克,

共捣膏状,涂患处,每日 1 次。(金福男 编著·《古今奇方》125)

★ 20. **治浅度溃疡期褥疮:**海螵蛸极细末,高压消毒后备用。创面常规消毒后,将药粉撒在上面,以撒满为度,覆盖纱布,胶布固定,每隔2~3 天换药 1 次。共治 100 例,治愈 83 例,好转 11 例,总有效率 94%。(宋立人 总编·《中华本草》9 册 103)

★ 21. **治小儿褥疮:**五月五日取蟾蜍炙研末,敷之即瘥。(杨仓良 主编·《毒药本草》56)

★ 22. **治褥疮验案:**张某某,女,73 岁。1991 年 4 月就诊。患脑梗死后遗症 7 年,卧床不起年余。尾骶及股骨大粗隆处发生褥疮,溃腐流脓,疮面周围皮色紫、硬。尾骶部疮面腐肉深及骨。曾用多种药物外治,效果不好。改用冰片花生油治疗。治法:取上等花生油适量过滤,加入冰片少许溶化(100 毫升/1 克)。局部涂擦,每天 4 次,涂后疮面用纱布敷盖保护,涂至疮面愈合。一般用药 1 周,疮面即不再溃烂,并有新鲜肉芽长出,表浅溃疡者用药 3 周,溃腐入肌层者用药 3~4 周。疮面深及骨骼者,用药 4~5 周即可治愈。1 周脓液已净,继用 2 周后,腐肉脱落,新鲜肉芽长出,疮面红润,用药 5 周,全部疮面愈合如常。(杨鹏举 主编·《中医单药奇效真传》344)

★ 23. **治褥疮:**清洗创面,敷料加压止血,敷鸡蛋内膜,包扎,每天更换 1 次。(孟凡红 主编·《单味中药临床应用新进展》256)

★ 24. **治 Ⅲ 度褥疮:**清洗创面,然后用消毒干纱布加压片刻,选用庆大霉素湿敷创面,连续 2~3 日清疮、换药,局部切忌受压,待感染控制,疮周生出新生上皮,创面常规消毒,取新鲜凤凰衣贴敷在创面上,贴满整个创面即可,1~2 日换 1 次,直到创面愈合。(唐汉钧 汝丽娟 主编·《中国民间外治独特疗法》227)

★ 25. **治褥疮:**苦参 10 克(鲜苦参更好)。泡后捣烂,蛋清调糊,注意消毒清洗,敷于创面,敷料覆盖,日换药 2 次。(孟凡红 主编·《单味中药临床应用新进展》293)

★ 26. **治褥疮:**老南瓜瓤 200 克,苦参 80 克,将苦参研末,与南瓜瓤捣烂成膏状,涂患处,每日 1 次。(金福男 编著·《古今奇方》124)

★ 27. **治褥疮:**冰片 2 克,琥珀 20 克,共研末,香油调,涂患处,每日 1~2 次。(金福男 编著·《古今奇方》125)

★ 28. **治褥疮:**鲜栝楼 1 个,白糖 50 克,共捣烂,涂患处,每日 1~2 次。(金福男 编著·《古今奇方》125)

★ 29. **治褥疮:**茜草 15 克,黄芪 30 克,蒲公英 30 克,水煎服,每日 2 次。(金福男 编著·《古今奇方》125)

★ 30. **治褥疮:**地骨皮置青瓦片上焙干、焙黄,碾成极细粉,均匀撒于患处,暴露患处,每日 1 次。(孟凡红等 编著·《单味中药临床应用新进展》155)

★ 31. **治褥疮:**白矾加香油 1:3,拌匀,涂抹于褥疮疮面,日 2 次。(孟凡红等 编著·《单味中药临床应用新进展》16)

★ 32. **治褥疮:**白矾 15 克,儿茶 6 克,共研末,蜂蜜调,涂患处。每日 1 次。(金福男 编著·《古今奇方》125)

★ 33. **治褥疮:【黑木耳散】**黑木耳 30 克(研粉),白糖 30 克。二味混合,温开水调成糊,外敷患处,每天 1 次,10 天为 1 个疗程。(谭新华 陆德铭 主编·《中医外科学》446)

★ 34. **治褥疮:【青黛散】**青黛 1 份,石膏 2 份,黄柏 1 份,滑石粉 2 份。共研细末,外敷患处。共治疗早、中期褥疮 32 例,结果均治愈,用药最多者 6 次。(谭新华 陆德铭 主编·《中医外科学》447)

★ 35. **治褥疮:**卷柏、地榆、白矾按 1:2:1 的比例配方研成粉末,过筛后将细末装瓶密封,高温消毒后存阴凉干燥处备用。使用前先用生理盐水清洁创面,再用消毒液消毒创面,然后均匀涂洒本药粉,量以覆盖创面为宜,用无菌纱布覆盖固定。每 24 小时换药 1 次,创面结痂时不要强行剥离。临床疗效:治疗Ⅳ度及Ⅲ度褥疮 6 例,其中Ⅳ度褥疮面用药 2 天,分泌物坏死,组织消失,并结成痂盖,第 3 天部分结痂脱落,第 4~5 天痂盖全部脱落而痊愈;Ⅲ度褥疮面用药 3 天结痂脱落而痊愈。(胡熙明 主编·《中国中医秘方大全》中册 144)

★ 36. **治褥疮:**红花 500 克。加水 7000 毫升,煎 2 小时红花呈白色后,过滤取液,再用文火煎约 3~4 小时,使呈胶状,用时涂于纱布上贴患部,覆以消毒纱布固定。隔日换药 1 次。治疗

20例24处褥疮,5次以内治愈者8处,10次以内治愈者11处,10次以上者5处,其中有20～25次治愈的2例,病程达1～2年。(宋立人 总编·《中华本草》7册768)

★ 37. **治褥疮:【复方红花酒】**红花50克,黄芪30克,白蔹20克。上药加入75%酒精500毫升,浸泡7昼夜,去渣装瓶,外搽或用纱布蘸药水罨包。临床疗效:治疗2例;用药3～6天痊愈。(胡熙明 主编·《中国中医秘方大全》中册147)

★ 38. **预防褥疮:**紫草9克,红花15克,当归12克,赤芍16克,60%的乙醇500毫升。上药泡入乙醇内4～5天。用消毒棉签蘸药液涂搽。(滕佳林 米杰 编著·《外治中药的研究与应用》478)

★ 39. **防治褥疮:**红花30克,浸泡在100毫升自来水中,冬天浸泡2小时,夏天浸泡30分钟,待浸出液呈玫瑰红色后即可使用。用时每次取4毫升浸出液于手掌上,轻轻揉擦褥疮好发部位,每次揉擦10～15分钟。观察506例,无1例发生褥疮及其他并发症。(宋立人 总编·《中华本草》7册768)

毛囊炎17方

★ 1. **治头部毛囊周围炎:**熟石膏27克,升丹3克。用法:上药共研极细末。搽于疮口中,或用药线蘸药插入,外盖膏药或药膏。(张俊庭 编·《皮肤病必效单方2000首》17)

★ 2. **治鳝拱头(穿凿脓肿性头部毛囊炎及毛囊周围炎):**蛇蜕一片,唾沫润贴疮上,即出脓收口。(清·顾世澄 撰·《疡医大全》406)

★ 3. **治毛囊炎:**山楂片40克。用法:煎水烫洗患部,每日2次,2日1剂。马建国等用上方治疗毛囊炎,一般4天丘疹即消失。(王辉武 主编·《中药临床新用》55)

★ 4. **治毛囊疖肿:**五倍子适量。用法:五倍子适量烘干后研末,用醋调成糊状,备用。使用时先将病灶区毛发剪除,然后涂抹药糊,外用消毒纱布覆盖,每天换药1次,直至痊愈。功能:解毒消肿,收湿敛疮。(魏睦新 刘佳莅主编·《实用单方》391)

★ 5. **治单纯性毛囊炎:**五倍子60克(用蜂蜜搅拌后炒黄,研细),鹅粪60克(阴干,用新瓦焙至冒烟,研细末)。用法:将以上二药和匀,米醋调成糊状,外敷患处。(张俊庭 编·《皮肤病必效单方2000首》16)

★ 6. **治毛囊炎和蜂窝织炎:**1用五倍子适量,文火炒黑研末,食醋调成糊剂,治疗多发性化脓性毛囊炎83例,每日换药1次,全部治愈。治愈时间:5天以内69例,6～10天14例。2用醋调五倍子散外敷,3天换药1次,治疗蜂窝织炎156例,用药后体力恢复正常,肿块消失。换药1次治愈者79例,占50%;全身症状明显好转,局部肿块消失,无明显压痛,换药2次,6天内治愈者为显效,57例,占37%;症状好转,肿块消失在60%以上,局部压痛,有少量渗出,换药3次,9天治愈者为有效,14例,占9%;无效6例,占4%。总有效率为96%,平均疗程6.5天。(宋立人 总编·《中华本草》5册90)

★ 7. **治毛囊炎、脓疱疮或湿疹感染者:【发际散】**五倍子末310克,雄黄末30克,枯矾末30克。用法:先将雄黄及枯矾研细,后加五倍子末研和。毛囊炎用香油或醋调敷疮上,脓疱疮或湿疹感染时与湿疹粉用香油调搽。功能:灭菌止痒,收湿化毒。按语:本方重用五倍子清热散毒,收湿敛疮,以此为君药,伍以雄黄、枯矾解毒燥湿杀虫。3药外用,对毛囊炎、脓疱疮或湿疹感染者,可收热清湿除之效。备考:湿疹粉药物组成:煅石膏末、枯矾末、白芷末、冰片。(田代华 主编·《实用中医三味药方》654)

★ 8. **治毛囊炎:**五倍子10克,雄黄5克,冰片1克,熟鸡蛋5个。用法:前3味药共研细末。另将熟鸡蛋取出蛋黄捣碎,放在铁勺里以文火炒焦,然后用武火炒至出油,去渣。用蛋油调上药粉涂患处,每日2～3次。(肖国士 潘开明 主编·《中医秘方大全》419)

★ 9. **治毛囊炎:**五倍子、黄连粉各100克,冰片10克,蜂蜜300毫升。用法:将上药混匀,调和成膏状,贮瓶备用。用时先将患处洗净(若患处头发过长者可剃去)后,再用此膏涂擦患处,每日涂1～2次,直至治愈为止。一般用药1周即愈。功能:清热解毒,燥湿敛疮。(程爵棠 程功文 编著·《单方验方治百病》471)

★ 10. **治毛囊炎:**用苍耳子60克,白矾

30克,雄黄10克。上药水煎取液。剪短患病部位的毛发,冲水反复洗头。每日2~3次,每次15分钟。(滕佳林 米杰 编·《外治中药的研究与应用》307)

★ 11. **治单纯性毛囊炎:**土蜂窝30克,蛇蜕1条。用法:上药用泥裹,火煅存性,研末外用。(张俊庭 编·《皮肤病必效单方2000首》16)

★ 12. **治单纯性毛囊炎:**蛇皮1张,全蝎2个,蜂房1个。共泡入食醋中,24小时后取汁,外用。(郭爱廷 编著·《实用单方验方大全》655)

★ 13. **治头部毛囊周围炎:**天花粉。用法:上药焙干,研细末,用植物油调敷患处。(张俊庭 编·《皮肤病必效单方2000首》16)

★ 14. **治头皮毛囊周围炎:**夏枯草、知母各30克,日1剂,水煎2次,药液待冷湿敷患处,每日2次。治疗19例,其中11例脓性分泌物多,耳后淋巴结明显肿大者加服了复方新诺明。结果:全部治愈。其中9天治愈者4例,15天治愈者8例,21天治愈者7例。(李彬之等 主编·《现代中医奇效良方宝典》下册715)

★ 15. **治急性毛囊炎、急慢性湿疹:**苍耳子120克(打),苦参60克,野菊花60克。水煎2000毫升,洗渍患处,对皮肤增厚之瘙痒性损害,可酌加白矾30克,川芎15克。(宋立人 总编·《中华本草》7册1015引《疮疡外用本草》)

★ 16. **治毛囊炎渗水:**海螵蛸末90克,青黛30克,煅石膏末370克,冰片3克。先将青黛研匀,次加海螵蛸末研和,冰片研细,加入上药末研匀后,再加全部药末研细调匀。用时直接以药末扑患处。(滕佳林 米杰 编著·《外治中药的研究与应用》550)

★ 17. **治毛囊炎、疖等化脓性皮肤病:**鲜败酱草(洗净)10斤。用法:上用清水80斤煮,煎至3小时后过滤,再煎煮浓缩成膏50两,加蜜等量贮存备用。每服2钱,1日2次。功能:解毒清热、除湿消肿。(北京中医医院 编·《赵炳南临床经验集》304)

发际疮(多发性毛囊炎)6方

★ 1. **治发际疮:**大黄粉、硫黄粉各75克。用法:上药入饱和石灰水加至1 000毫升,外搽。(张俊庭 编·《皮肤病必效单方2000首》18)

★ 2. **治发际疮:**白僵蚕10克。用法:研细粉,温开水送服,每次2克。(张俊庭 编·《皮肤病必效单方2000首》18)

★ 3. **治发际疮:**生天南星1枚。用法:先取米醋适量,放入底面粗糙的瓷碗中,然后用拇、食指紧捏住天南星,在碗底中反复旋转磨汁成糊状。不拘时用棉签蘸搽患处。功效:解毒散结。主治:发际疮。表现为项后发际处灼热红肿疼痛,形如粟米颗粒,顶白肉赤,破流脓液,蔓延成片,头项俯仰疼痛加剧。附注:据张定洪报道,应用本方治疗多例,效果良好。一般4~5天内红肿痛痒症状改善,以至痊愈。本方简便有效,无副作用。(薛建国 李缨 主编·《实用单方大全》394)

★ 4. **治发际疮:**五倍子30克,蜈蚣1条,冰片少许。用法:共为细末,以食醋调和成糊,敷患处。功能:生肌除湿,祛风解毒。(刘道清等 著·《秘验单方集锦·外科篇》37)

★ 5. **治发际疮:**五倍子10克,五味子10克,醋适量。制用法:将上药焙焦,共研细末,用醋调敷患处,每日换1次,连用5~7日。用时先剪净局部头发。功能:解毒消肿,收敛生肌。适应证:发际疮和其他化脓性炎症。验案举例:王某某,男,40岁。多发性毛囊炎,此症经用青霉素、四环素等抗生素治疗多日无效,经用此方治疗1周痊愈。(刘道清等 著·《秘验单方集锦·外科篇》34)

★ 6. **治多发性化脓性毛囊炎:**五倍子3克,冰片1克,鸡子黄2个。将鸡蛋煮熟取蛋黄,捣碎放在铁勺内,先用文火炒至蛋黄变焦,然后用武火炒至出油,去渣取油,再把五倍子末、冰片研匀调入蛋黄油内,成粥状备用。用法:局部洗净,把配好的蛋黄油涂患处,每日1~2次至痊愈为止。治疗多发性毛囊炎3例，均获痊愈，疗程2～4天。一方五倍子用8克。（李彬之等 主编·《现代中医奇效良方宝典》下册714）

手足皲裂24方

★ 1. **治手足皲裂**：五倍子一味为细末．先以净拭干．麻油调敷。（电子版·《中华医典·普济方》卷三百）

★ 2. **治手足皲裂**：五倍子，猪油捣成膏，填入裂缝。（清·顾世澄 撰·《疡医大全》1344）

★ 3. **治手足皲裂**：五倍子末，同牛骨骨髓填纳缝中。（江苏新医学院 编·《中药大辞典》上册393引《医方大成论》）

★ 4. **治手足皲裂**：五倍子10克，紫草5克。用法：共研为细粉，撒于皲裂周围肤上，外用胶布贴住。（《沈绍功教授临床经验个人日记》啄木鸟空间下载23）

★ 5. **治手足皲裂**：清油半两，盏内慢火煎沸，入黄蜡一块同煎，候熔，入五倍子末少许，熬令稠，紫色为度。先以热汤洗，火上烘干，即用药敷，薄纸贴之。（元·危亦林 著·《世医得效方》712）

★ 6. **治手足皲裂**：五倍子、白及、阿胶（炒）各等分。用法：上为末，津调得所涂，羊髓调尤佳。又打银作铅糖加清油煎，入烧头发灰和匀，用水净洗却，入药疮缝内。（彭怀仁 主编·《中医方剂大辞典》10册531《永类钤方》卷二）

★ 7. **治冬月手足皲裂**：**【黄蜡膏】**香油15克，黄蜡30克，光粉、五倍子末各少许。用法：香油慢火煎沸，入黄蜡同煎候熔，即入光粉、五倍子末熬令稠紫色为度。先以热汤洗，火上烘干，即用药敷，薄纸贴之。其痛立止，入水亦不落，若合药入粉多则硬而成块，旋以火炙动，挑敷。（孙世发 主编·《中医小方大辞典》1572引《百一》卷十二）

★ 8. **治冻疮开裂**：五倍子、牛鼻中绳（煅灰）各等分。研末，填冻裂处。（清·顾世澄 撰·《疡医大全》1343）

★ 9. **治手足皲裂**：蛇蜕适量。烧灰为末。加适量凡士林调为软膏。将患处洗净后，用上药涂于患处，胶布固定。若无炎症，不必每天换药，一般7天左右可愈。（郭爱廷 编著·《实用单方验方大全》694）

★ 10. **治手足皲裂**：白及末，水调塞之，勿犯水。（江苏新医学院 编·《中药大辞典》上册668）

★ 11. **治手足皲裂**：白及适量，焙干，研为细末，加凡士林调成10%的软膏外用，早、晚各涂药一次。据原上海县华漕公社皲裂防治小组报道，应用本方治疗84例，显效83例，无效1例，总有效率为98.81%。（薛建国 李缨 主编·《实用单方大全》326）

★ 12. **治手足皲裂**：用白矾10克，白及15克，马勃6克。将上药煎3次，每次600毫升，然后将3次药液和匀，装入小瓶内备用。使用前先将药液加温，用温水洗净患手或患足后，再浸入药液内，早、晚各浸20分钟。（滕佳林 米杰 编·《外治中药的研究与应用》218）

★ 13. **治手足皲裂**：白及80克，冰片、五味子各12克。用法：上药共研细末和匀，加凡士林400克调成软膏，涂敷患处，外用纱布包扎，每3天换药1次，直至痊愈。备注：若皲裂处皮厚者，要先剪去茧皮再敷药。（张俊庭编·《皮肤病必效单方2000首》174）

★ 14. **治皮肤皲裂验案**：李某某，男，60岁，干部。双足底皲裂疼痛，脱皮已23年，每年夏季减轻，冬季加重，1986年12月27日来我科就诊，症见双足底粗糙，增厚，表面剥脱，两足底及足跟各有7条长短不齐的直线型裂缝，短者2.5厘米，长者4厘米，深达真皮部以下，半数裂缝露着红肉，活动受限。当即按下法涂药2次，每次相隔7分钟。第2天复诊，患者自诉“上药没过8小时就不疼了。又如法涂搽药2次，”3天后脱皮终止，裂缝变浅，皮肤显著变软，恢复原样，疼痛完全消除，活动如常，病告痊愈。治疗方法：白及粉50克，香蕉100克，加水1000毫升，煎2沸，置容器中浸泡72小时，过滤去渣，兑入乙醇100毫升，或白酒150毫升，以防腐装瓶备用，用时取1小棉球蘸药水涂搽患处，每天1～2次，以愈为度。一般2～3天就可痊愈。1料可用10～15人。（黄国健等 主编·《中医单方应用大全》26）

★ 15. **治手足皲裂**：猪油30克，煎汤待冷，加蜂蜜 70 克调匀,装瓶待用。先将患处用热水洗净,然后敷上药膏,每日 2 次。如有感染,可外敷白及粉,同时用药膏涂。据陈华显报道,应用本方治疗本病效果良好。(薛建国 李缨主编·《实用单方大全》528)

★ 16. **治手足皲裂:**花椒 120 克,水煮之,去滓。渍之半食顷,出令燥,须臾复浸,干涂羊、猪脑髓极妙。(滕佳林 米杰 编·《外治中药的研究与应用》298 引《僧深集方》)

★ 17. **治手掌脱皮裂口:**猪香脂油四两,黄蜡二两。慢火熔化,入黄蜡为胶。用法:搽抹患处。(沈洪瑞 主编·《重订十万金方》335)

★ 18. **治冬月足折皮裂,行走疼痛:【蜡香丸】**黄蜡一两,松香末三分。用法:上将黄蜡熔化,投松香末,搅匀。每用少许,安刀头上,熔化,滴入折中。经宿即愈。(彭怀仁 主编·《中医方剂大辞典》10 册 1170 引《赤水玄珠》)

★ 19. **治脚皲裂:【黄蜡膏】**植物油 30 克,黄蜡 15 克。用法:用油与男子发同化滤过,发渣再化,黄蜡同煎,以油黑为度,瓷器盛之。每用先以热汤洗去皮,药贴之。(孙世发 主编·《中医小方大辞典》595 引《普济方》)

★ 20. **治皮肤皲裂症:**以复方地龙护肤脂(广地龙粉、煅月石、珍珠粉、凡士林)涂擦患处,治疗 42 例皮肤皲裂症患者,有效率为 97.6%。(滕佳林 米杰 编著·《外治中药的研究与应用》532)

★ 21. **治冻伤破裂:**陈石灰 1 两,冰片 1 钱。用法:共研。撒溃烂处。功能:散瘀止痛,祛湿止血。(阳春林 葛晓舒 主编·《湖南省中医单方验方精选·外科》上册 1296)

★ 22. **治手足皲裂:**椿树油(椿树胶)适量。加温溶化后敷伤处,再用敷料包扎。(宋立人 总编·《中华本草》5 册 47 引《万县中草药》)

★ 23. **治手足皲裂:**三七 30 克。用法:研为细末,加麻油适量,充分调匀至糊状,装瓶密封备用。使用前,先用热水浸泡患处 10～20 分钟,角质层过厚需用刀片削去,然后每天擦 3～4 次,30 天为 1 个疗程。功能:活血润肤。据谢英模报道,应用本方治疗 68 例,痊愈 45 例,好转 23 例,平均治愈时间为 3.7 天.(薛建国 李缨 主编·《实用单方大全》335)

★ 24. **治皴裂疮:【皮矾散】**地骨皮 15 克,白矾 9 克。用法:煎汤洗之。至软后,用腊羊油 30 克熬熟,入轻粉 3 克,研为末,调匀搽之。(孙世发 主编·《中医小方大辞典》339 引《洞天奥旨》卷十二)

冻疮 49 方

★ 1. **治冻疮:**表现为局部红肿灼热,甚则溃破。鲜桑螵蛸适量。切成两段,用钳子夹紧,挤出黄色液汁,涂于冻疮红肿灼热处(疮面溃破也可用)。据汤文瀛报道,应用本方治疗 100 余例,3～5 次可痊愈。(薛建国 李缨 主编·《实用单方大全》624)

★ 2. **治冻疮:**取桑螵蛸切除一小块,后以小刀插入卵鞘中稍加搅动破坏卵子,再挖出卵液涂在冻疮疮口上,破溃而无感染者均可使用。涂药后不能水洗,可连续涂抹至痊愈。张丽珍以上方治疗冻疮 50 例,均治愈。(王辉武 主编·《中药临床新用》526)

★ 3. **治冻疮:**五倍子 1 两。用法:水煎洗患处。(阳春林 葛晓舒 主编·《湖南省中医单方验方精选·外科》下册 1299)

★ 4. **治冻疮:**五倍子(焙干),猪油。用法:五倍子为末,调成膏。填入裂缝内。冻耳,姜汁煎涂;冻脚,茄根煎洗;冻拆,油胭脂烘热敷之。(彭怀仁 主编·《中医方剂大辞典》2 册 1076《仙拈集》卷四)

★ 5. **治冻疮:**五倍子、黄柏炒各等分。共研细末。香油调涂患处。(沈洪瑞 主编·《重订十万金方》491)

★ 6. **治冻疮:**五倍子 9 克,荆芥 15 克。用法:煎汁洗浸患部。用于冻疮未破者,效果满意。(《沈绍功教授临床经验个人日记》啄木鸟空间下载 21)

★ 7. **治冻疮久烂不愈:**五倍子(焙黄研末),猪油捣成膏,填入裂缝。(清·顾世澄 撰·《疡医大全》1344)

★ 8. **治冻疮:**乌贼骨 3 钱,冰片、肉桂末各 1 分。用法:共研细末,用油调成膏搽患处。(中医研究院革命委员会 编·《常见病验方研究参考资料》197)

★ 9. **治冻疮**:乌贼骨、熟石膏各五钱,青黛二钱。用法:共研细末,加香油调搽患处。(中医研究院革命委员会 编·《常见病验方研究参考资料》293)

★ 10. **治冻疮溃烂**:精制樟脑 9 克,海螵蛸 6 克,凡士林 105 克。用法:调成软膏外敷。(吴静 陈宇飞 主编·《传世金方·民间秘方》196)

★ 11. **治冻疮**:鲜山楂适量,清水洗净后去核,捣成泥状敷于患处 2 厘米厚,然后用无菌纱布包扎,保持 3 天。溃疡者禁敷。郑万龙用上方治疗复发性冻疮 29 例,27 例敷 1 次痊愈,2 例敷 2 次痊愈,均无任何不适。(王辉武 主编·《中药临床新用》55)

★ 12. **治冻疮**:山楂若干枚,细辛 2 克。取成熟的山楂适量(据冻疮面积大小而定)。用法:用灰火烧烂,捣如泥状。细辛研成细末,合于山楂泥中,摊布于敷料上贴于患处,1 日换药 1 次。一般 4 ~ 5 次即可痊愈。治疗冻疮 60 余例,全部治愈。(李彬之等 主编·《现代中医奇效良方宝典》下册 617)

★ 13. **治冻疮**:山楂 1000 克。局部未溃烂者用山楂 120 克。用法:水 2500 毫升,煎半小时后去渣,温洗患处,每天 1 次,一般 3 天可愈。局部已溃烂者,将鲜山楂捣为糊状,或用干山楂水煎后捣为糊状,外敷患处,每天换药 1 次,7 天可愈。据富力等报道,应用本方治疗 100 余例,治愈率达 90% 以上。(薛建国 李缨 主编·《实用单方大全》270)

★ 14. **治冻疮验案**:翟某某,女,20 岁,农民。患者于 1975 年冬两足背和两手背冻疮,局部糜烂,多次治疗不愈。后改用山楂肉外敷,每天 1 次,7 天痊愈。2 年后随访,未见复发。(黄国健等 主编·《中医单方应用大全》387)

★ 15. **治冻疮验案**:薛某,男,16 岁,1987 年 1 月 6 日就诊。双手背冻伤月余,皮肤已破,有 3 处钱币样大小溃疡面,深约 0.3 厘米,上有黏液脓血附着。以 30% 的山楂膏(生山楂研极细粉,凡士林调膏)高压消毒后清洁疮面,外涂包扎,每天 1 次,7 天皮肤敛口变平获愈。(杨鹏举 主编·《中医单药奇效真传》267)

★ 16. **治冻疮**:白及 10 克。用法:将白及研细末,敷于患处。(刘少林 刘光瑞 编·《中国民间小单方》126)

★ 17. **治冻疮**:白及 10 斤。用法:将白及连煮 3 次,每次用 10 斤白及加 20 斤水的比例,每次过滤去渣子即成膏。涂患处。活血生肌,收敛止血。(阳春林 葛晓舒 主编·《湖南省中医单方验方精选·外科》上册 1297)

★ 18. **治冻疮**:蛋黄油涂患处。(宋立人 总编·《中华本草》9 册 478)

★ 19. **治冻疮疼痛**:**【如神散】** 川大黄为末,水调涂。(滕佳林 米杰 编著·《外治中药的研究与应用》122 引《卫生宝鉴》)

★ 20. **治冻疮**:**【独胜膏】** 独头大蒜。用法:将大蒜去皮捣烂,于六月初六、十六、二十六,日中晒热,涂于冻发之处,即于日中晒干。忌患处着水。(清代·吴谦 主编·《医宗宗金鉴·外科心法要诀》435)

★ 21. **治冻疮**:大蒜 15 克,猪油 85 克。用法:将大蒜去皮捣烂,放入炼好后冷却的猪油制成药膏。涂敷冻疮部位,用纱布棉花包好。每日 1 ~ 2 次换药。(吴静 主编·《祛百病大蒜秘方》154)

★ 22. **治冻疮**:大蒜 50 克。用法:将蒜压丝熬水洗搽患处,每日 1 次。备注:本方应用于局部有刺激作用,可促进血液循环,使冻疮渐愈。此为彝医独特用药经验。(吴静 陈宇飞 主编·《传世金方·民间秘方》196 引《彝医植物药》)

★ 23. **用于冻疮,寒冷性多形红斑**:用甘遂、甘草各 15 克。用法:加水煎煮 30 分钟。先熏后洗,每日 2 次,14 天为 1 个疗程。(滕佳林 米杰 编·《外治中药的研究与应用》200)

★ 24. **治新久冻疮,已溃未溃皆可用之**:甘草、甘遂各等分。用法:共为细末,以蜜调之。涂搽患处。(沈洪瑞 主编·《重订十万金方》491)

★ 25. **治冻疮**:山药少许,于新瓦上磨为泥,涂疮口上。(江苏新医学院 编·《中药大辞典》上册 167 引《儒门事亲》)

★ 26. **治冻疮**:蓖麻子仁 30 克,鲜山药 60 克。用法:先将山药用凉开水冲洗干净,削去外皮,然后与蓖麻子仁共捣如泥,敷于患处,每日换药 1 次。功效:解毒生肌。(刘道清 主编·《中国民间神效秘方》645)

★ 27. **治冻疮**:鲜山药、黑砂糖各适量。用法:捣如泥。敷患处。功能:益气养阴,活血止痛。(阳春林 葛晓舒 主编·《湖南省中医单方

验方精选·外科》上册 1302)

★ 28. **治冻疮**:猪骨髓油、蜂蜜各等分。用法:火化混合。搽患处。(沈洪瑞 主编·《重订十万金方》491)

★ 29. **治冻伤、冻疮**:对于Ⅱ度以上有炎症及有分泌物的冻伤,用熟蜂蜜与黄凡士林等量调成软膏,薄薄地涂于无菌纱布上,敷盖于创面,每次敷 2～3 层。敷盖前先将创面清洗干净,敷盖后用敷料包扎固定。一般用药 2～3 次后,疼痛及炎症渐趋消失,3～7 次可望痊愈。对于冻疮,先用温开水洗涤患部,然后涂蜜包扎,间日换药 1 次。如未破溃的,可不必包扎。(江苏新医学院 编·《中药大辞典》下册 2482)

★ 30. **适用于冻疮之局部肿硬:【冻疮膏】**猪油 30%,蜂蜜 50%,樟脑 20%。先将樟脑研细,然后诸药调匀。涂敷患处。有清热润肌止痛之功。(徐三文等 编·《中国皮肤病秘方全书》251)

★ 31. **治冻疮**:仙人掌去刺,捣烂成糊状,敷于患处,纱布包扎,5 天后去敷料。第Ⅰ、Ⅱ度冻伤一次可痊愈,Ⅲ度冻伤(已溃烂者不适用)敷药 3 天后换药 1 次,1 星期也可痊愈。宜忌:切勿入目。(江苏新医学院 编·《中药大辞典》上册 664)

★ 32. **治冻疮**:蜀椒、盐各 60 克。上 2 味以清酒 1000 毫升,煎至 400 毫升。数数蘸之,其药可用 5～6 天。(滕佳林 米杰 编·《外治中药的研究与应用》298 引《圣济总录》)

★ 33. **治冻疮未溃**:酒精四两,樟脑一两,花椒四两。用法:先将花椒浸酒精内,三日后取出,再加入樟脑溶化,用棉球蘸搽患处。(中医研究院革命委员会 编·《常见病验方研究参考资料》293)

★ 34. **治冻疮未溃**:花椒、硫黄各五钱。用法:共研末,油调,搽患处。(中医研究院革命委员会 编·《常见病验方研究参考资料》293)

★ 35. **治冻伤**:胡椒 10%,白酒 90%。把胡椒浸于白酒内,7 天后过滤使用。涂于冻伤处,每日 1 次。(江苏新医学院 编·《中药大辞典》下册 1540)

★ 36. **治冻疮**:雄鸡脑 1 枚,黄蜡 20 克,香油 100 克。用法:雄鸡脑捣烂,入黄蜡、香油中慢火熬膏,冷却,局部外涂,1 日 5 次。(吴素玲 李俭 主编·《实用偏方大全》343 引 宋代 赵佶等《圣济总录》)

★ 37. **治脚上冻疮**:浓煎黄蜡涂之。(历代医学名著全书 明·李时珍 撰·《本草纲目》4 册 3315 引《姚和众》)

★ 38. **治冻疮溃烂**:松香、黄蜡各五钱,生猪油一两。用法:捣烂敷患处。(中医研究院革命委员会 编·《常见病验方研究参考资料》293)

★ 39. **治冻疮**:生南星、桐油各适量。用法:生南星剖开,与桐油熬成膏。涂患处。功能:燥湿化痰,敛疮消肿。注意事项:南星有毒。(阳春林 葛晓舒 主编·《湖南省中医单方验方精选·外科》上册 1302)

★ 40. **治手足冻疮**:老丝瓜烧存性,和腊猪脂涂之。(宋立人 总编·《中华本草》5 册 552 引《纲目》)

★ 41. **治冻疮**:紫草适量。研末,敷患处。(胡郁坤 陈志鹏 主编·《中医单方全书》164)

★ 42. **治冻疮、烧伤**:紫草 25 克,米壳 25 克,黄蜡 15 克,冰片 15 克,香油 500 克。制法:将黄蜡置于容器内备用,香油入锅内熬开达 150℃,加入米壳和紫草炸枯,以米壳炙酥为度,将紫草、米壳油过滤去渣,倾入黄蜡容器内,使黄蜡溶化,略加冷却并及时放入冰片,稍加搅拌,凝结后即得。用药前先洗除水疱,消毒疱面,再外敷本膏。临床疗效:治疗冻伤、烧伤百余例,均获治愈。按语:使用本膏药,在接近痊愈时不能间断,否则易形成疤痕,同时须采取暴露疗法,勿用塑料薄膜包扎。(胡熙明 主编·《中国中医秘方大全》中册 159)

★ 43. **治冻疮**:蝉蜕、当归各等份。粉碎过 80 目筛,用胡桃油调成膏剂,均匀涂于冻疮皮损处,用凡士林纱布覆盖,纱布包扎,隔日 1 次,共 5 次。据报道,用上方治疗冻疮患者 53 例,其中男 17 例,女 36 例,病变在手部 20 例,足部 14 例,手足并患 9 例,耳部 6 例,面颊部 4 例。治愈 48 例,显效 3 例,有效 2 例,治愈率为 90.08%。总有效率为 100%。(王辉武 主编·《中药临床新用》653)

★ 44. **治冻疮**:先父周浩然常用浙贝母与冰片为伍外治手足耳部冻疮,屡获良效,简介如下。治疗方法:取浙贝母、冰片各研成粉末,按 9:1 比例混合均匀,加适量温开水调成糊状,敷于患处,用消毒纱布固定,24小时更换,一般2~4次可痊愈。

病例介绍:孙某某,女,32岁。患者每年进入冬季或气候寒冷时双手背开始呈现紫暗色大小不等圆形斑,继而肿胀,灼热,刺痛,奇痒及有麻感,在红肿严重处常出现水泡,经治疗无效,予上法治疗。敷药4小时左右自觉患处有热感,痛痒减轻,24小时后去纱布,肿胀缩小,无灼热感、痒感,水泡基本吸收,按上法更换1次后诸症消除,患处形成痂皮,约7天后痂皮脱落,露出粉红色柔嫩表皮,愈后无疤痕。浙贝母性微寒味苦甘,为止咳化痰、清热散结之品,与清热散结、去腐生肌之冰片为伍,研末外用,善治冻疮,屡获良效,且制用简便。[《中医杂志》编辑部整理·《中医杂志》专题笔谈文萃(1995—2004,第二辑)483]

★ 45. **治冻疮:**黄柏、芒硝各30克。用法:加水2500~3000毫升,泡30分钟,再用火煎30~45分钟。用煎液浸泡患处。每日3次,每次15~20分钟,3日为1个疗程。局部有溃烂者,亦可直接泡洗,然后再用消炎药。疗效:用本方治疗冻疮患者74例,全部治愈。(刘有缘 编著·《一两味中药祛顽疾》258引《陕西中医函授》1993年,第1期)

★ 46. **治冻疮溃烂:**马勃。用法:取脱皮马勃,拣去杂质,再经高压消毒备用。在清洗冻疮溃破面后,取消毒的马勃粉均匀撒在创面上。盖上消毒纱布,包扎固定,每2天换药1次,至创面愈合为止。疗效:治疗溃破冻疮患者132例,换药4~5次创面愈合,红肿消退者126例;15天以上未愈者仅4例。(刘有缘 编著·《一两味中药祛顽疾》257引《中成药研究》1982.12)

★ 47. **治冻疮溃烂:**河蚌适量。用法:将河蚌煅后研末敷患处。疗效:此方治疗冻疮溃烂患者126例,均在撒药1周内痊愈,治愈率100%。(刘有缘 编著·《一两味中药祛顽疾》257引《辽宁中医杂志》1988年,第3期)

★ 48. **治冻疮,冻疮溃烂,久不收口:**血竭3钱,桐油2两。用法:血竭研末,先将桐油熬开,再放血竭。外敷患处。功能:活血散瘀,行气定痛。注意事项:趁热外敷患处。(阳春林 葛晓舒 主编·《湖南省中医单方验方精选·外科》上册1304)

★ 49. **治冻疮溃烂:**白及三钱,柑子皮三钱。用法:共为末,桐油调敷。治冻疮已溃不收口。(中医研究院革命委员会 编·《常见病验方研究参考资料》293)

烧烫伤45方

★ 1. **治烧烫伤:**五倍子10克,鸡蛋清1只。用法:上2味调匀,敷患处。(吴静 主编·《祛百病醋蛋秘方》211)

★ 2. **治烧烫伤:**五倍子2两,冰片1钱。用法:将五倍子用沙土炒微黄色研末,加冰片,用香菜油调涂伤处。涂后立时止痛,少停再涂,不要去前药,不会感染也不留疤痕。(中医研究院革命委员会 编·《常见病验方研究参考资料》297)

★ 3. **治烧伤:**白矾、五倍子等量,芝麻油适量。用法:将白矾、五倍子。研成细末,麻油调成糊状。涂患处。(江苏新医学院 编·《中药大辞典》上册681)

★ 4. **治烧烫伤、接触性皮炎:**用五倍子研粉过细筛后,调麻油敷于烧烫伤的皮肤上,有止痛、防感染、生肌肤的作用,并能减轻接触性皮炎的痛感和分泌物。(网络下载)

★ 5. **治深Ⅱ度烧伤腐肉脱尽者:**五倍子、白及各等分。用法:共研极细末,经紫外线消毒后备用,直接撒于疮面。(王海亮等 主编·《皮肤病良方1500首》555)

★ 6. **治强酸强碱等灼伤的原发刺激性接触性皮炎:【五蜂石方】**五倍子9克,生炉甘石9克,分别碾碎,过筛。蜂蜜18~24克放入大烧杯内,置火上加热至沸,取下立即加入五倍子粉和生炉甘石粉,搅拌成膏。局部外搽,外敷纱布,每日换药1次,治疗30例均获良效 。(胡熙明 主编·《中国中医秘方大全》中册353)

★ 7. **治烧烫伤:**取活蜈蚣若干条,用麻油浸泡半个月,油以浸没蜈蚣面为度。1度烧伤用蜈蚣油擦患处,Ⅱ至Ⅲ度用纱布浸蜈蚣油敷患处,绷带包扎。治疗13例烫伤、4例烧伤,多数用药1~2次(最多3~4次)即愈。(江苏新医学院 编·《中药大辞典》下册2475)

★ 8. **治烧伤:**取活全蝎30~40个,放入一斤食油中浸泡,12 小时后即可使用(浸泡时间愈长,效力愈强)。用时将烧伤面水泡剪破,涂抹此油。据报道,用上方治疗烧伤 8 例,均很快止痛,短期结痂而愈。(王辉武 主编·《中药临床新用》278)

★ 9. **治烫火伤,皮肤臭烂者:**蛇蜕,烧存性为末,麻油调搽。二三次即愈。(宋立人 总编·《中华本草》9 册 412 引《顾体医话》)

★ 10. **治烫伤:**蛇蜕一条(烧灰存性),地榆末一两。共研细末,用香油或菜油调敷。(中医研究院革命委员会 编·《常见病验方研究参考资料》300)

★ 11. **治烧烫伤:**取熟石灰 500 克,加冷开水 1000 毫升,浸泡拌搅后,取澄清液与花生油 1∶1的比例配制,搅匀后外涂患处。按语:加冰片少许则效果更好。(江苏新医学院 编·《中药大辞典》上册 436)

★ 12. **治烧烫伤:【清凉膏】**用水泼开石灰末 600 克,加水 2000 毫升。搅浑澄清,取清汁 500 毫升,加香油 500 毫升,以筷顺搅数百遍转,其稠黏如糊。用鸡翎蘸扫患处。(胥)按:用本方治疗数例,疗效特佳。(滕佳林 米杰 编著·《外治中药的研究与应用》32 引《医宗金鉴》)

★ 13. **治烧烫伤:【石灰乳膏】**生石灰 500 克,鸡蛋清 200 克,香油 60 毫升。将生石灰放入杯中,加水 1250 毫升,搅拌,放置使石渣沉底,取无渣石灰乳 500 毫升,在搅拌下加入鸡蛋清,再加香油,搅匀即得。外用:涂患处。(宋立人 总编·《中华本草》1 册 314)

★ 14. **治烫伤:**白石灰、鸡蛋清。用法:鸡蛋清调石灰成糊状。外用涂患处。(沈洪瑞 主编·《重订十万金方》495)

★ 15. **治石灰烧伤:**根据酸碱中和的原理,试用 5% 的食醋溶液浸洗患部,获得良好效果,洗后患处的灼热刺痛及颜面潮红等症状能立即解除;如形成腐蚀性溃疡者,亦可自行结痂愈合。(江苏新医学院 编·《中药大辞典》下册 2601)

★ 16. **治烫伤:**蛋黄油适量。用法:将鸡蛋煮熟,取蛋黄(去蛋白不用),捣碎,放入铁勺内,以文火熬枯,即得蛋黄油,用棉签或毛笔蘸油外擦局部。1 天 3 ~ 4 次。按:上方一般用于小面积Ⅰ~Ⅱ度烫伤。伤口宜暴露,不宜包扎。(王琦 主编·《王琦临床医学丛书》下册 1335)

★ 17. **治烧伤、湿疹、脓耳:**蛋黄油加冰片少许,涂之。用法:将鸡蛋煮熟,取蛋黄(去蛋白不用),捣碎,放入铁勺内,以文火熬枯,即得蛋黄油,用棉签或毛笔蘸油外擦局部。(江苏新医学院 编·《中药大辞典》上册 1202)

★ 18. **治烧烫伤:**鲜大蓟根,洗净切细,捣烂取汁与食用菜油按比例调成糊状,装瓶备用。治疗时以此糊剂涂抹患处,聂德伦用上方治疗Ⅰ~Ⅱ℃烧烫伤患者 182 例,均在 10 ~ 30 天内痊愈。并有疗程短、止痛好、无感染、无疤痕之优点。(王辉武 主编·《中药临床新用》42)

★ 19. **治烫火伤:**大黄末。用法:蜜水调搽。(彭怀仁 主编·《中医方剂大辞典》1 册 21 引《古今医鉴》卷十六)

★ 20. **治火药烧伤、烫伤:**大黄 3 克。用法:将大黄研末与蛋黄油调匀,外擦患处。(王琦 主编·《王琦临床医学丛书》12)

★ 21. **治烧烫伤:**海螵蛸、生石膏各 15 克,大梅片 1.8 克。用法:共研细末,先用生理盐水洗净患处,然后将药粉和香油搅匀涂抹。如皮肤溃烂者,可将药粉撒于患处。(吴静 陈宇飞 主编·《传世金方·民间秘方》198)

★ 22. **治火烂疮:**白蜜一两,乌贼骨一两。用法:乌贼鱼骨治下筛,纳蜜中,搅令相得。薄涂疮上,一日二次。(彭怀仁 主编·《中医方剂大辞典》10 册 1224 引《医心方》)

★ 23. **治Ⅰ度至浅Ⅱ度烧伤:**生虎杖适量。用法:取上药,研为细粉,过 120 目筛,备用。烧伤创面用生理盐水冲洗干净,剪开水泡,清除渗出液及破损表皮,使整个创面暴露,清洁后,用干虎杖粉均匀撒于创面,以敷盖创面为宜。若遇创面无渗出液或伴有感染化脓者,可用蓖麻油将虎杖粉调成面糊状涂于创面上,每天 2 次,敷药后的创面不需包扎。创面结痂后,需保护创面结痂处,以防结痂裂开出血,一般 8 ~ 10 天涂香油(煎后)于结痂上,以利去痂。功能:清热利湿,散瘀定痛。附注:据王长江等报道,应用本方治疗蒸汽灼伤、热水烫伤、汽油烧伤、食油烫伤患者共 48 例,烧伤面积为 5% ~ 10%。Ⅰ度至浅Ⅱ度烧伤 42 例,8 ~ 10 天治愈;Ⅱ度合并深Ⅱ度烧伤 6 例,10 ~ 13 天治愈。无疼痛及不良反应,愈后不留瘢痕。(薛建国 李缨 主编·《实用单方大全》364)

★ 24. **治浅度烧烫伤:【黄杖散】**生大黄 100 克,虎杖 100 克。用法:将上药共研为细末,过 7 号筛。清创后取本品扑撒创面,每日 3 次。适用病证:浅度烧烫伤。按:共治疗 105 例,全部治愈。(电子版·《中华验方大全》光盘、烧烫伤篇)

★ 25. **治烧烫伤:【烫伤油】**虎杖 200 克,紫草 100 克,当归 60 克,香油 1000 毫升,冰片 60 克。用法:将上药前 3 味文火熬至香油溢出香味,油烟上升,熄火,浸泡 20 分钟,取文火加热,反复 5 次,去药渣,加冰片溶化。先清除脓性分泌物及脓痂,用 1‰的苯扎溴铵清创,用针管抽尽水疱渗液,取本品涂患处,每日 2 次,创面有渗出者用小灯泡照射。按:共治疗 50 例,经治 5 ~ 15 日,均治愈。(电子版·《中华验方大全》光盘、烧烫伤篇)

★ 26. **治烧伤:【烫伤灵】**熟石灰粉 3000 克,大黄 1500 克,地榆 1500 克,虎杖根 1500 克。用法:将熟石灰粉置于铁锅内,分别加入后 3 味,武火炒至七成焦黑,去石灰,分别研为细末,过 6 号筛,再混合均匀。清创(未溃创面用酒精消毒,有水疱者则放出疱液;已溃先用过氧化氢,再用生理盐水冲洗),用本品撒于稍大于创面涂约 2 毫米厚凡士林紫草油膏的消毒纱条上,贴敷创面,再固定,每 1 ~2 日 1 次,共治 5 日 ~4 周。按:共治疗 304 例,均愈。(电子版·《中华验方大全》光盘、烧烫伤篇)

★ 27. **治烧伤:【虎竭乳】**虎杖 400 克,紫草 160 克,生理盐水 1000 毫升,香油 1000 克,血竭末 30 ~40 克。用法:将上药前 2 味用生理盐水浸泡 15 日,取滤液约 500 毫升。锅内置香油,加入药渣炸枯,冷后去渣。将滤液、药油煎沸 3 ~5 分钟,加血竭末搅匀,放冷,过滤,制得乳剂 1100 毫升。清创后,取本品浸透纱布覆盖,包扎,隔日 1 次,第 2 日取本品直接滴于敷创面的纱布上。按:共治疗 44 例,均治愈。(电子版·《中华验方大全》光盘、烧烫伤篇)

★ 28. **治烧烫伤:**红蚯蚓数条,白糖、冰片各适量。用法:将蚯蚓洗净,放白糖中,待蚯蚓变黑,白糖溶化后,去蚯蚓残体,加冰片少许,留糖水备用。外擦患处。功能:活血通络,消肿止痛。(阳春林 葛晓舒 主编·《湖南省中医单方验方精选·外科》下册 1357)

★ 29. **用于烧伤、腮腺炎、下肢溃疡:【龙糖液】**鲜地龙适量,放入清水盆中,令排尽体内泥土,取出放容器内,加入白糖适量,待地龙全部溶化成液体。用法:外用,用无菌纱布浸泡溶液,外敷患处,每日 1 ~2 次,并固定或包扎。功能:清热消肿,收敛生肌。(张金鼎 邹治文·《虫类中药与效方》170)

★ 30. **治烧伤:**生石膏粉适量。用法:将上药装入纱布袋内,均匀地撒布于创面上。功效:消炎止痛,生肌敛疮。据方景光报道,应用本方治疗 53 例,治愈 51 例。此法能减少分泌物渗出,促进结痂,防止感染,加速创面愈合。(薛建国 李缨 主编·《实用单方大全》45)

★ 31. **治大面积烧伤后残余创面:【生肌油】**全蝎 45 只,蟾蜍 7 ~10 只,麻油 1000 毫升,鲜蛋黄 0.5 公斤,煎后去渣而成。治疗 450 例。致伤因素为:火焰 133 例,汽油或柴油 111 例,烫伤 62 例,电击伤 61 例,其他伤 83 例。创伤面积最小 0.2 厘米,最大 9 厘米 ×9 厘米;其中肉芽创面 400 例,脱痂创面 50 例。先后生理盐水洗净创面脓性分泌物,用生肌油纱布按创面大小敷贴,行半暴露或包扎疗法。对无脓性分泌物的创面,每日换药 1 次至痊愈为止。结果 450 例创面全部愈合,其中 9 厘米 × 9 厘米脱痂创面 7 天愈合,后期 8 厘米 ×4 厘米残余肉芽创面 21 天愈合。创面愈后很少形成瘢痕,即使有也很表浅。(滕佳林 米杰 编·《外治中药的研究与应用》536)

★ 32. **治烫伤验案:**张某某之子被茶水烫伤全手和半截胳膊,遍起水泡,将鸡蛋清 1 个与白酒 15 毫升一处调匀,敷患处,每日用 3 ~4 次,3 日痊愈。(杨鹏举 主编·《中医单药奇效真传》347 引《仙凡验方合刊》)

★ 33. **治烫伤:**仙人掌 10 克,清油 1 克。用法:将仙人掌捣烂取汁,再倾入清油,置乳钵中用力快速研磨,至完全乳化后,用洁净之鸡毛蘸之涂患处。待干后又涂。说明:此方对轻度烧、烫伤效果极好。用后 1 ~2 天即可结痂。宜忌:切勿入目。(张力群等 主编·《中国民族民间秘方大全》618)

★ 34. **治烧烫伤:**仙人掌加水磨汁,和蛋清调搽,或用仙人掌叶适量,捣烂敷。(吴静 陈宇飞 主编·《传世金方·民间秘方》199)

★ 35. **治烫火伤**:仙人球全草,捣烂取汁涂患处。宜忌:切勿入目。(江苏新医学院 编·《中药大辞典》上册 663)

★ 36. **治烫伤**:【**白糖散**】白糖 30 克,冰片 3 克。以砂锅将白糖炒黑,成块为度,加冰片细末。香油调涂伤处。(滕佳林 米杰 编·《外治中药的研究与应用》278)

★ 37. **治烧烫伤**:鲜垂盆草适量,捣汁涂患处;或用垂盆草 12 克,瓦松 9 克,共研细末,菜油调敷。(宋立人 总编·《中华本草》3 册 777)

★ 38. **治烫伤**:紫草粉 10 克,凡士林 11 克。用法:共调匀如膏状,敷涂患处。(顾伯华 主编·《实用中医外科学》300)

★ 39. **治消化道灼伤**:【**紫草油**】紫草 30 克,黄柏 15 克。加香油 500 毫升熬后加入冰片 3 克,口服,成人视灼伤程度不同每次予 10 ~ 20 毫升,每日 3 ~ 4 次,儿童酌减,余对症治疗。刘海军等用上法治疗消化道灼伤 12 例,痊愈 9 例(轻 3 例,中 4 例,重 2 例),有效 1 例(重度),无效 2 例(均为重度,1 例死亡)。(王辉武 主编·《中药临床新用》609)

★ 40. **治烧烫伤**:蜂蜡 1 两,豆油 9 两。熬成膏,清创后涂伤面,每日换药数次。(《全国中草药汇编》编写组 编·《全国中草药汇编》上册 880)

★ 41. **治烧烫伤**:蜂蜜 30 克,鸡蛋黄 2 个,白酒 10 克。以上 3 味调和成膏状,涂抹患处,每日 1 次。(李永明 张可堂·《中国中医药报》,2011 年 3 月 10 日)

★ 42. **治烧烫伤**:蜂蜜 250 克,冰片 10 克。2 者调匀,涂抹患部。(李永明 张可堂·《中国中医药报》2011 年 3 月 10 日)

★ 43. **治烫伤验案**:李某某,男,11 岁,住院号 12867。因左小腿烫伤,创面感染 1 周入院。经局部湿敷 1 周后,创面清洁,肉芽新鲜,随即在局麻下将 2 个约 4 厘米 ×2 厘米创面植自体皮,在 2 厘米 ×1 厘米创面上植壁虎皮。5 天后植自体皮创面渗出较多,成活约 1/3;植壁虎皮创面干燥,创面明显缩小,8 天后创面愈合。随即再将前面 2 个约 3 厘米 ×2 厘米创面改用壁虎皮换药,每天 1 次,10 天后创面愈合,病愈出院。(杨鹏举 主编·《中医单药奇效真传》348)

★ 44. **治烧伤**:猪胆一个,猪肾鞭一条。用法:取鲜猪胆汁与猪肾鞭混合煎煮,至稠膏状,放冷敷患处,每日一次。说明:本方对烧伤有特效,可加速创伤愈合。(张力群等 主编·《中国民族民间秘方大全》625)

★ 45. **治烫伤**:猪胆汁、冰片各适量。用法:取新鲜猪胆汁倾入瓷缸内加入冰片粉适量搅匀。用消过毒的鸭毛蘸上药搽伤面。功能:清热解毒,消肿止痛。(阳春林 葛晓舒 主编·《湖南省中医单方验方精选·外科》下册 1317)

瘢痕疙瘩 14 方

★ 1. **治疤痕疙瘩**:三七适量。用法:研为细末,以食醋调成糊状,外敷患处,敷药面宜大于伤面,每天 1 次,连用 7 天为 1 个疗程,连续用药 3 ~ 5 个疗程。用上药治疗疤痕疙瘩 25 例,均在用药 2 ~ 4 个疗程获得治愈。(李世文 康满珍 主编·《一味中药祛顽疾》22)

★ 2. **治疤痕疙瘩**:三七 40 克,乳香、没药各 15 克。用法:研细末混匀,用食醋适量,调成膏状外敷患处。每日 3 次,7 天为 1 个疗程,3 个疗程即可治愈。(李永明 等·《中国中医药报》第 5 版 2010 年 10 月 14 日)

★ 3. **治烧伤瘢痕疙瘩**:五倍子末 78 克,蜈蚣 1 条(研末),蜂蜜 18 克,黑醋 250 克。将药和蜂蜜、黑醋放入砂锅内,置于炭火上煎熬,边熬边用棒搅匀,熬成黑色稠膏。用时将创面用茶水洗净,将药涂于高出损伤面的范围内,每日换药 1 次。本方有收敛止痒止痛之功。有报道运用其方治疗烧伤瘢痕疙瘩 30 例,结果:瘢痕全部软化,突出瘢痕疙瘩变平,皮色正常。(北京中医医院 编·《赵炳南临床经验集》277)

★ 4. **治烧伤瘢痕**:五倍子 100 克,蜈蚣 1 条,蜂蜜 18 克,黑醋 250 毫升。用法:以上各药混合均匀,摊于黑布上,外敷瘢痕,3 ~ 5 天更换 1 次,至瘢痕软化变平,症状消失,功能恢复正常。(吴静 陈宇飞 主编·《民间祖传秘方大全》483 引河北保定市房文彬献祖传秘方)

★ 5. **治烧伤瘢痕**:五倍子 100 克,黑醋 250 克,蜂蜜 18 克。用法:以上各药混合拌匀,涂于纱布上,外敷瘢痕,3 ~ 5 日更换 1 次,至瘢痕软

化变平，症状消失，功能恢复正常。（李川 主编·《民间祖传秘方》132）

★ 6. **治瘢痕疙瘩**：蜈蚣10条，五倍子875克，黑醋2500克，蜂蜜187克。制成黑色稠膏，治疗时先将损害面用茶水擦洗后涂上此膏，须连须使用不可间断。共治25例，疗效优于组织疗法、X线照射、手术疗法、碘离子透入。（杨仓良 主编·《毒药本草》719）

★ 7. **治瘢痕疙瘩**：外洗法：落得打30克，五倍子15克。上药煎汤外洗患处，每日2次，每次30分钟。治疗各种原因所致的瘢痕。注意事项：本病治疗时应注意，不可妄行切除，以免原有皮损进一步增大。涂搽和外洗时注意不要损伤瘢痕组织的表皮。本病常复发，发生在烧伤瘢痕上的容易产生鳞癌，故应密切观察。（唐汉钧 汝丽娟 主编·《中国民间外治独特疗法》266）

★ 8. **治瘢疮疙瘩**：将鸦胆子去外壳，置乳钵中研成泥状，再加入适量凡士林搅拌均匀，制成20%～30%的软膏，放置48小时后涂用，隔2天换1次药。（杨仓良 主编·《毒药本草》316）

★ 9. **治瘢疮疙瘩**：**【鸦胆子丹参药膏】**将丹参焙干研末后加入去壳后捣烂如泥的鸦胆子仁，重量比为1:4，然后再加入适量的凡士林搅拌均匀，制成20%的软膏，放置1星期后备用。治疗该患处皮肤以75%的乙醇消毒，用胶布覆盖周边正常皮肤，再将软膏涂于患处，每隔2天换药1次，10天为1个疗程。共治12例，痊愈8例，有效3例，无效1例。（滕佳林 米杰 编著·《外治中药的研究与应用》417）

★ 10. **治增生性疤痕**：五倍子100克，氧化锌200克，地卡因1克。强的松0.1克。用法：研末过120目筛，拌匀，分次少量置于熔化的凡士大林650克，羊毛脂40克中，不断搅拌，制成本品。均匀地涂在疤痕表面，用绷带或纱布包扎，弹力绷带加压缠绕。3～5日换药1次，5次为1个疗程。疗效：验证76例，治疗3～9周，结果：临床治愈55例，好转9例，无效12例，总有效率为84.2%，未见有任何毒副反应。（雷一鸣 杨柱星 黄儒 主编·《中华名医顽症绝症秘方大全》990）

★ 11. **治面部瘢痕验案**：武某某，男，20岁，学生。1983年3月，因用手挤面部痤疮感染化脓，治愈后留一瘢痕。1983年8月求治余诊治，经用山楂粉调入黄酒外敷，半月后瘢痕消失，患处皮肤光润如常。（黄国健等 主编·《中医单方应用大全》387）

★ 12. **善消瘢痕**：乌梅外用善消因手术、烧伤、外伤、疮疡愈合期出现的瘢痕疙瘩。用法：大乌梅润透去核，焙干研细，加硫黄粉约1/4量混匀。取橡皮膏依瘢痕形状大小剪孔贴患处，使瘢痕外露，醋调药粉如软膏状约5毫米厚，外以4层纱布盖严包扎，待干时以醋滴纱布上润之，3日换药1次，至平复为止。如治刘某，女，工人，1996年春节被开水烫伤右股、膝、胫、足，面积约60平方厘米，经县医院治疗好转出院。患处出现不规则瘢痕疙瘩，微痛不适，日益突起，余用此法治疗，2个月后欣告平复。该法用于新鲜瘢痕效佳，日久老化者较差。曾治10余例，未发现明显毒副作用。[《中医杂志》编辑部整理·《中医杂志》专题笔谈文萃(1995—2004，第一辑)471]

★ 13. **治毒疮瘥后瘢痕不灭**：鸡子1枚（酒浸7日后取黄），白僵蚕21枚（捣末）。上药与鸡子相合令匀，先以布揩疮瘢赤痛，涂之。（江苏新医学院 编·《中药大辞典》上册1202引《圣惠方》）

★ 14. **治各种疮疤**：五倍子、淮盐各3钱，过灯桐油适量。用法：共研末，过灯桐油调，每日1次，外搽患处。（阳春林 葛晓舒 主编·《湖南省中医单方验方精选·外科》上册818）

毒蛇咬伤27方

★ 1. **治毒蛇咬伤**：白芷（适量）。用法：研末撒伤口或好醋调敷，亦可以白芷末6～9克，开水送服。备注：又方先于患处上部扎紧，用消毒器具刺伤处，用火罐拔出恶血，再用火柴20支，一支一支地向伤口燃射，后用白芷60克，煎水入酒1杯吃下，并用白芷末若干外敷布扎。（吴静 陈宇飞 主编·《传世金方民间秘方》223）

★ 2. **治毒蛇咬伤**：**【白芷散】**雄黄、香白芷各适量。用法：上药研为末。掺之。先用妇人扎髻绳扎定疮处。如无头绳，香油绳亦可用。用新汲水调末服之，或热酒送下皆良。（孙世发主编·《中医小方大辞典》321引《普济方》卷三〇七）

★ 3. **治毒蛇咬伤:【蛇咬丸】**(1)雄黄 2 份,白芷 4 份,细辛 2 份。共研细末,水泛为丸,每日 3～4 次,每次 3 克。首次加倍量,儿童减半。(2)母草(又名四方草)30～60 克,加水 400 毫升,煎取 200 毫升,分 2 次服完。(3)或将母草捣烂,冲入冷开水 150 毫升,去渣取药汁内服。辨证加减:伤处肿胀明显者用五色花 500 克,煎水外洗;伤口溃烂者加绿矾 30 克。疮口周围可用(1)方 10～20 克,冷开水调敷,日 3～4 次。临床疗效:本方治疗各种毒蛇咬伤 22 例(眼镜蛇咬伤 11 例,金环蛇咬伤 1 例,竹叶青蛇咬伤 6 例,其他 4 例),均获治愈。平均疗程 5.4 天。(胡熙明 主编·《中国中医秘方大全》中册 165)

★ 4. **治毒蛇咬伤:【蓍草蛇伤方】**药用鲜蓍草 60 克～120 克,洗净,捣汁冲服,每日 1 剂,分 2 次服;或干草 30 克～60 克煎服。重症每日可服 2 剂,并以适量鲜蓍草捣烂药渣敷于伤口周围,每日换药 1～2 次。临床疗效:治疗 106 例蝮蛇咬伤患者,均获痊愈,平均治愈天数 5.4 天。(胡熙明 主编·《中国中医秘方大全》中册 167)

★ 5. **治毒蛇咬伤:**蜈蚣 2 条,蝎子 2 个。共研末,白酒送服,每日 1 次。(金福男 编著·《古今奇方》288)

★ 6. **治毒蛇咬伤:**地龙 5 条,蜈蚣 1 条。用法:上药共研细末,香油调涂患处,1 日 3 次。(吴素玲 李俭 主编·《实用偏方大全》338 引《圣济总录》)

★ 7. **治蛇咬伤:**蜈蚣 3 条,雄黄 3 钱,旱烟油。用法:将蜈蚣放砂锅微炒黄,与雄黄共研细末,旱烟油调如稀糊,外涂蛇咬处。(中医研究院革命委员会 编·《常见病验方研究参考资料》316)

★ 8. **治毒蛇咬伤中毒:**蜈蚣是蛇医用治蛇伤中毒的主药之一,它善于克制蛇毒,并缓解因蛇毒而引起的局部剧痛、漫肿以及神经系统症状,如头目胀大如斗感、复视、四肢麻痹、抽掣、烦躁不宁,甚则昏糊谵妄等症。用蜈蚣粉每次 2～3 克,每日 4 次,多能转危为安。但如中毒严重者,尚需配合有关抢救措施始妥。病案举例:徐某某,男,46 岁,农民。在水稻田劳动,被蝮蛇咬伤左小腿,疼痛异常,并逐步漫肿至膝上,头胀目花,神烦不安。舌苔薄,脉细数。此蛇毒攻心,内风肆扰之征,治宜解毒祛风。予蜈蚣粉,每次 3 克,6 小时 1 次。同时在肿胀部以粗针穿刺数处,引流排毒。药后当日下午即痛减神安,次日肿势逐步消退,改为每次 2 克,每日 3 次,连用 4 日而愈。(何绍奇等整理·《朱良春用药经验集》187)

★ 9. **治毒蛇咬伤:**捣大蒜和胡粉涂之愈。(宋立人 总编·《中华本草》8 册 40 引《良方集液》)

★ 10. **治各种毒蛇咬伤,肿胀疼痛甚而无出血者:**大蒜 10 克、雄黄 6 克。用法:共捣烂如泥状,外敷患处。功能:燥湿解毒,消肿止痛。注意事项:待皮肤起疱时摘去,然后刺破疱壁,排去毒水。本方有毒,宜慎用。(阳春林 葛晓舒 主编·《湖南省中医单方验方精选·外科》下册 1418)

★ 11. **治毒蛇咬伤:**表现为蛇咬伤后疼痛难忍,继而肿胀。生鲜或干天南星约 5 克。用法:取上药,磨醋(10 毫升)成汁。涂搽患处及周围,涂搽范围越大效果越佳,每天 2～3 次,直至肿胀全部消失为止。功能:解毒消肿。附注:据庞荣光报道,应用本方治疗 3 例,均获痊愈。(薛建国 李缨 主编·《实用单方大全》395)

★ 12. **治毒蛇咬伤:**鲜仙人掌 60 克,捣烂取汁,甜米酒 15 克调服;另用药渣加雄黄粉适量,捣匀敷伤口周围。宜忌:切勿入目。(宋立人 总编·《中华本草》2 册 868)

★ 13. **治毒蛇咬伤:**山豆根一两,生半夏五钱。用法:浸糯米烧酒,外搽毒蛇伤口。(中医研究院革命委员会 编·《常见病验方研究参考资料》312.)

★ 14. **治毒蛇咬伤:【雄黄散】**雄黄、半夏(生)、干姜(生)各 10 克。用法:上为细末,外掺蛇咬伤处,1 日 3 次。[吴素玲 李俭 主编·《实用偏方大全》340 引(朝鲜)金礼蒙《医方类聚》]

★ 15. **治毒蛇、五步蛇、银环蛇咬伤:**生半夏 2 粒。用法:捣烂,用口水调匀。敷伤口周围。功能:清热解毒,燥湿消肿。(阳春林 葛晓舒 主编·《湖南省中医单方验方精选·外科》上册 1430)

★ 16. **治毒蛇咬伤:**天花粉根适量。用法:研细粉后水煎服,渣包患处,每日 1 剂。备注:本方共治 17 例毒蛇咬伤者,效果良好,天花粉有催产作用,孕妇忌用。(吴静 陈宇飞 主编·《传世

金方·民间秘方》223)

★ 17. **治毒蛇咬伤**:鲜白花败酱草30克。用法:将鲜全草加入唾液捣烂敷伤处,干后再换。备注:20年来共治百余例患者,无1例死亡。3日内禁忌注射各种药物。(吴静 陈宇飞 主编·《传世金方·民间秘方》223)

★ 18. **治毒蛇咬伤**:鱼腥草1握。用法:和盐少许捣烂,冲黄酒煎服。备注:又方鱼腥草30克,水煎服。渣捣烂敷患处。(吴静 陈宇飞主编·《传世金方·民间秘方》221)

★ 19. **治毒蛇咬伤**:鲜垂盆草60~120克,洗净捣烂外敷。据报道,用上方治疗毒蛇咬伤、痈疽、痄腮和无名肿毒等50例,结果治愈47例。(王辉武 主编·《中药临床新用》406)

★ 20. **治毒蛇咬伤**:鲜垂盆草捣汁1杯,加雄黄、烧酒各少量内服,每日1~2次。(宋立人总编·《中华本草》3册777)

★ 21. **治毒蛇咬伤**:先用食醋消毒被咬伤处,局麻下将表皮剪除并吸出血水,用酒冲服灵雄合剂(灵脂二份,雄黄一份)适量,并外敷被咬伤处少许,日三次,在最低处切口引流,勿令结痂。治疗毒蛇咬伤10例,均治愈。(杨仓良 主编·《毒药本草》1007)

★ 22. **治毒蛇咬伤**:穿山甲(炮)、广木香各一钱五分。研细末,热酒调下。(宋立人 总编·《中华本草》9册542引《疡医大全》)

★ 23. **治毒蛇咬伤**:鲜紫花地丁捣汁一酒杯,内服;药渣加雄黄少许,调敷患处。(江苏新医学院 编·《中药大辞典》上册802)

★ 24. **治毒蛇咬伤**:把活蜘蛛放在被咬伤处,蜘蛛便附于伤口处吸吮,昏醉后再换一个,如此反复多次。(杨仓良 主编·《毒药本草》733)

★ 25. **治毒蛇咬伤**:蜘蛛1只。用法:把蜘蛛捣烂。敷伤口。功能:祛风解毒,消肿散结。注意事项:蜘蛛有毒;蜘蛛入药前先放在伤口,吮出毒汁,然后用水1盆,将蜘蛛放水中,使蜘蛛吐出毒汁。(阳春林 葛晓舒 主编·《湖南省中医单方验方精选·外科》下册1428)

★ 26. **治毒蛇咬伤**:活壁虎2条,捣烂挤汁涂伤口上。(金福男 编著·《古今奇方》288)

★ 27. **治毒蛇咬伤**:马齿苋。用法:捣烂,敷于伤处。备注:又方马齿苋加盐少许捣烂外敷。马齿苋亦可捣汁内服,每服二至三杯。(中医研究院革命委员会 编·《常见病验方研究参考资料》312)

治毒蛇钻入体内1方

★ **治毒蛇钻入体内**:花椒10粒。用法:即刻将蛇尾用刀切开,将花椒研碎放入蛇尾内,用胶布封固。顿时毒蛇发酥,自动竭力向后退出。说明:1990年夏末,某5岁女孩,毒蛇钻入肛门。来所求治,试以此法,毒蛇顺利取出。1992年,当农民家畜猪羊3次毒蛇钻入阴道、肛门,采用本方均获效。(贾海生等 编·《小处方治大病·走入家庭的偏方》)

蛇咬伤22方

★ 1. **治蛇咬伤**:全蝎2只,蜈蚣1条(炙)。研末,酒下。(江苏新医学院 编·《中药大辞典》上册934)

★ 2. **治蛇咬伤**:【蜈蚣散】白芷30克,雄黄15克,樟脑9克,蜈蚣3条,研极细末,和香油调匀搽肿处,随干随扫。(滕佳林 米杰 编著·《外治中药的研究与应用》565引《洞天奥脂》)

★ 3. **治蛇咬,毒气攻心迷闷**:【二虫膏】地龙5条,蜈蚣(端午日收,赤足者)1条。用法:上药相和捣烂。敷患处。(孙世发 主编·《中医小方大辞典》210引《圣济总录》)

★ 4. **治蛇咬伤**:紫花地丁60克。与食盐30克共捣烂(留出伤口),敷患部周围。(胡郁坤 陈志鹏 主编·《中医单方全书》172)

★ 5. **治蛇咬伤**:败酱草250克,煎汤炖服。另取败酱草杵细外敷。(宋立人 总编·《中华本草》7册573)

★ 6. **治蛇咬伤**:雄黄一两,生五灵脂一两。共研细末,分成十包,每二小时服一包,每日四至八次,开水送下。另取雄黄二两,研细末,用香油一两调匀,涂于患处,每日更换2~3次。(江苏新医学院 编·《中药大辞典》下册2339)

★ 7. **治始觉中毒及蛇虫咬、痈疽发作**:将雄黄、上好青黛各等份。用法:上药研为细末。每次6克,新汲水调下。功效:令毒气不聚。(孙世发 主编·《中医小方大辞典》428引《三因》)

★ 8. **治毒箭所伤、毒蛇咬伤:【雄黄敷疮方】**雄黄。用法:上为细末。敷疮上,日四五度。汁出便愈。(彭怀仁 主编·《中医方剂大辞典》10册270引《圣济总录》)

★ 9. **治恶蛇咬伤,顿仆不可疗者:**香白芷。用法:上为末。水调下。顷,咬处出黄水尽,肿消皮合。(彭怀仁 主编·《中医方剂大辞典》3册737引《三因》卷十)

★ 10. **治蝮蛇咬伤:**临川有人以弄蛇货药为业,一日为蝮蛇所啮,即时殒绝,一臂忽大如股,少顷遍身皮胀作黑黄色,逆死,有道人方旁观,言曰:此人死矣,我有一药能疗,但恐毒气益深或不可治,诸君能相与证明,方敢为出力,众踊观之,乃求钱二十文以往,才食顷,奔而至,命新汲水,解裹中调一升,以杖扶伤者自灌之,药尽,觉腑中背背然,黄水自其口出,臭秽逆人,四肢应手消缩,良久复如故,其人已能起,与未伤时无异,遍拜见者,且郑重谢道人,道人曰:此药甚易辨,吾不惜传诸人,乃香白芷一物。(杨鹏举 主编·《中医单药奇效真传》249引《名医类案》)

★ 11. **治蝮蛇咬伤:【蛇伤消肿(散)糊】**生南星500克,白芷500克,生川柏600克,丹皮600克,夏枯草400克,雄黄300克。用法:将上药共研为细末,过6号筛,每取20~200克用温开水或食醋调糊。常规处理伤口,按照肿胀范围取本品敷于患处。伴全身中毒症状者配合中药内服。按:共治疗67例,均治愈。(电子版·《中华验方大全》光盘。毒蛇咬伤篇)

★ 12. **治蛇伤:**生半夏、生南星各五钱,捣为泥,敷伤口,外以布扎。(中医研究院革命委员会 编·《常见病验方研究参考资料》312)

★ 13. **治食着蛇余毒,腹中痛不可忍:【百足散】**赤足蜈蚣、甘草各等分。用法:上药研为末,每次3克,冷开水调下。(孙世发 主编·《中医小方大辞典》350引《医方类聚》)

★ 14. **治蛇咬伤:**三七适量。捣烂,敷患处。胡郁坤 陈志鹏 主编·《中医单方全书》173)

★ 15. **治蛇咬伤:【三七膏】**土三七不拘多少。用法:捣膏。先用童便洗净伤处,然后敷之。(孙世发 主编·《中医小方大辞典》9引《医极》卷八)

★ 16. **治蛇伤 :【石中黄散】**槐花头、五倍子(去虫)、石中黄粉各等分。用法:上为末。水调涂。(彭怀仁 主编·《中医方剂大辞典》3册240引《普济方》卷三O七)

★ 17. **治蛇咬伤:**凤仙花鲜花120~150克。捣烂,取自然汁服(孕妇禁服),渣敷伤口周围。(宋立人 总编·《中华本草》5册138)

★ 18. **治蛇咬伤:**凤仙花全草60克。水煎服,渣敷患处。(胡郁坤 陈志鹏 主编·《中医单方全书》169)

★ 19. **治蛇咬伤:**壁虎焙干研末,用香油调敷患处。(胡晓峰 编著·《虫蛇药用巧治百病》198)

★ 20. **治蛇虫咬伤:**仙人掌全草,捣汁搽患处。宜忌:切勿入目。(江苏新医学院 编·《中药大辞典》上册664)

★ 21. **治蛇咬伤:**鲜蟾蜍肝适量。用法:捣烂外敷伤口处。(宋立人 总编·《中华本草》9册245)

★ 22. **治蛇咬伤:**鲜虎杖90克。水煎,2次分服,服至腹泻。适用于毒蛇咬伤,视物模糊。(胡郁坤 陈志鹏 主编·《中医单方全书》169)

狂犬咬伤13方

★ 1. **治狂犬咬伤:**干蜈蚣(家藏者)一条(药店售者,毒性较低,可用二三条),甘草一斤。用法:先将蜈蚣焙枯研末,开水吞服,症状消失后,即用甘草水煎代茶常饮,以解蜈蚣之毒。(中医研究院革命委员会 编·《常见病验方研究参考资料》308)

★ 2. **治狂犬咬伤:**大黄30克,蜈蚣2条,甘草30克。用法:水煎,分3次服。服药期忌花椒。备注:大黄用量太大,用要注意。(吴静 陈宇飞 主编·《传世金方·民间秘方》220)

★ 3. **治狂犬咬伤:**大蜈蚣1条、大黄60克、甘草30克,共研细末,每服6克,开水送下,1日服2次。(吴静 陈宇飞 主编·《传世金方·民间秘方》220)

★ 4. **治狂犬咬伤:**蟾蜍2~3个。用法:煮熟食肉。功效：清热行湿，解毒消炎。验证：刘某，男，28岁，被狂犬所伤，用上方治愈。备注：《类说》引《北户录》云："张畅之弟，为狂犬（疯狗）咬伤，医劝其煮食蛤蟆，果愈。"（良石 主编·《名医珍藏·秘方大全》150）

★ 5. **治狂犬病：**虎杖根30克。煮猪肉食。或用根30～60克，水煎服。（胡郁坤 陈志鹏主编·《中医单方全书》136）

★ 6. **治狂犬咬伤：**红商陆二两。用法：与盐共捣敷患处。备注：本品有毒性，使用需注意。（中医研究院革命委员会 编·《常见病验方研究参考资料》306）

★ 7. **治狂犬病、蛇虫咬伤：**野金荞麦根15～30克。水煎服；或鲜根、叶捣烂外敷。（宋立人 总编·《中华本草》2册631引《青岛中草药手册》）

★ 8. **治狂犬咬伤：**野菊花（根茎叶并用）一斤。用法：将药洗净，取一半捣敷伤口，一半绞汁内服。（中医研究院革命委员会 编·《常见病验方研究参考资料》307）

★ 9. **治狂犬咬伤：**生天南星30克，与红糖同捣烂，敷患处（敷前须先用针划破）。每日换药1次；亦可用制南星15～30克，加白糖1酒杯，水煎服。连服2～3次。（滕佳林 米杰 编·《外治中药的研究与应用》170）

★ 10. **治狂犬咬伤：**刘寄奴1把。用法：用开水将药洗净，合红糖、饭粒捣碎，敷洗净之伤处。备注：又方用刘寄奴叶、花适量捣烂，共汁和米泔水冲糖服，其渣敷患处。（吴静 陈宇飞 主编·《传世金方·民间秘方》219）

★ 11. **治疯狗咬伤：**用雄黄、瓦松各适量，研贴。（滕佳林 米杰 编著·《外治中药的研究与应用》98引《生生编》）

★ 12. **治疯狗咬伤：**土鳖虫七个（去足，炒），生大黄三钱，桃仁七粒（去皮、尖），白蜜三钱，黄酒一碗，煎至七分服。（江苏新医学院 编·《中药大辞典》下册2685）

★ 13. **治疯狗咬伤：**斑蝥七个（去头足），杏仁四十九粒，大黄五钱，白芷三分，甘草三分。用法：上为末。先用葱白汤洗净疮口，再用蜜和药敷之。（彭怀仁 主编·《中医方剂大辞典》10册45引《慈幼新书》卷十一）

马、犬、猫咬伤5方

★ 1. **治马咬伤，红肿疼痛：**生半夏、黄柏各适量。用法：共研末，敷患处。功能：清热解毒，燥湿消肿。（阳春林 葛晓舒 主编·《湖南省中医单方验方精选·外科》上册1409）

★ 2. **治犬咬疮发：**以蜡炙熔，灌入疮中。（历代医学名著全书·李时珍 撰·《本草纲目》4册3315引《葛氏方》）

★ 3. **治犬咬伤：**夏枯草50～100克。用法：以上药全草入药，捣茸敷患处。备注：本方是彝医疗疯狗咬伤的独特方剂。具有清热解毒、清肝散瘀等功效，彝医、汉医应用广泛，唯疗疯狗咬伤为汉医未载。（吴静 陈宇飞 主编·《传世金方·民间秘方》219）

★ 4. **治狗咬：**蚯蚓数条（捶烂）敷之。再用蒜捶烂敷于外即好。葱捣贴亦可。（清代·丁尧臣 著·《奇效简便良方》144）

★ 5. **治猫咬伤：**凤仙花不拘量。用法：捣烂敷患处。（中医研究院革命委员会 编·《常见病验方研究参考资料》321）

下肢静脉高位栓塞1方

★ **治下肢静脉高位栓塞：**将生水蛭4份，地龙1份。用法：烘干，研粉，每次3～5克，1日3次，饭后温开水送服。治疗11例下肢静脉高位栓塞，均获痊愈。（杨仓良 主编·《毒药本草》606）

血栓性静脉炎3方

★ 1. **治血栓性静脉炎：**生水蛭适量。用法：干燥后研为细粉，每次1～2克，每日2次，温开水吞服。15日为1疗程。功能：破血逐瘀，通脉止痛。（徐明 编著·《民间单方》156）

★ 2. **治血栓性静脉炎:【通脉散】**水蛭、壁虎等量。用法:研末,每次 6 克,每日 2 次,60 日为 1 疗程。(胡晓峰 编·《虫蛇药用巧治百病》30)

★ 3. **治血栓性静脉炎:**水蛭、大黄各 20 克,地龙 15 克,泽兰、苏木各 10 克,土茯苓 30 克。上药加水 500 毫升浸泡 20 分钟,煎沸后置于盆中,先熏后洗患部。药液温度以 40 ~ 45℃ 为宜。每次浸泡 15 ~ 20 分钟,每日 2 次,隔日更换中药 1 剂。每次浸洗完毕后,用芒硝 30 克装入布袋敷于红肿处,并用绷带固定,10 天为 1 个疗程。治疗期间注意休息,抬高患肢。共治 13 例,临床治愈 9 例。其中,第 1 疗程治愈 4 例,第 2 疗程治愈 5 例,6 例随后复查证实,血栓消失,血流恢复正常。好转 3 例,无效 1 例。(滕佳林 米杰 编著·《外治中药的研究与应用》533)

静脉炎 4 方

★ 1. **治静脉炎:**三七适量。用法:研为细粉。每次 2 克,每天 2 次,口服。或用酒调成糊状,涂于患处,每日换药 2 次。(李川 主编·《民间祖传秘方》149)

★ 2. **治静脉炎:**将紫草提取物制片,每次服 2 片(每片相当于生药 0.8 克),每日 3 次。据报道,用上方治疗静脉炎 25 例,其有效率为 100%。(王辉武 主编·《中药临床新用》610)

★ 3. **治浅层静脉炎:**三七适量。用法:研为细粉。每次 2 克,每天 2 次,口服。据段乐静报道,应用本方治疗本病疗效颇佳。如有复发可再用本方,同样获效。(薛建国 李缨 主编·《实用单方大全》333)

★ 4. **治下肢静脉炎:**赤小豆 500 克。用法:取上药,研为细末,备用。用时取赤小豆粉适量,加入食醋及水各等份;将鸡蛋清 1 ~ 3 个调成膏状,涂于纱布上,厚度约 1 厘米;涂药范围略大于肿胀部位,于每晚饭后敷于患处,外附一层塑料薄膜,每天 1 次。功能:消肿止痛。附注:据孙奂明报道,应用本方治疗本病,有较满意的疗效。一般外敷 10 多天可获愈。(薛建国 李缨 主编·《实用单方大全》223)

注射或输液所致局部感染证 9 方

★ 1. **治注射性浅静脉炎:**仙人掌捣烂与鸡蛋清调糊,敷于患处,纱布覆盖或包扎,日更换 1 次。宜忌:切勿入目。(孟凡红等 编著·《单味中药临床应用新进展》553)

★ 2. **治注射所致局部感染:**仙人掌去毛刺洗净擦干捣烂敷于感染部位,厚度 0.5 厘米,薄塑料覆盖,胶布固定。宜忌:切勿入目。(孟凡红等 编著·《单味中药临床应用新进展》553)

★ 3. **注射感染症验案:**白某某,女,2 岁。于 1974 年 6 月底因患中耳炎,在农村合作医疗站注射油剂青霉素,每天 30 万单位臀部肌肉注射,连续 7 次,中耳炎痊愈。但是,其母发现患儿哭闹不休,两侧臀部皮肤红晕,热而烫手,肿硬隆起,痛之难忍,故来求医。检查:体温 38.8℃,在左臀部注射区有肿物 7.6 厘米 ×7 厘米,在右臀部注射区有肿物 6.3 厘米 ×5.7 厘米,左重右轻,两臀之肿物皮肤红晕,热甚烫手,疼痛拒按,患儿坐卧爬行站立活动受限,视痛苦至极。诊断:注射感染症。同年 7 月 9 日上午 9 点 40 分,用活癞蛤蟆皮急贴于两侧臀部肿物上,左侧贴 23 小时其皮自落,右侧贴 13 小时 30 分,其皮自落。体温降至正常,两臀炎症消失,活动自如,精神良好,自由玩要,临床告愈。(黄国健等 主编·《中医单方应用大全》76)

★ 4. **治注射感染症验案:**李某,女,35 岁。1987 年 2 月 22 日初诊。右臀部上外侧肌注庆大霉素 5 日后,有一核桃大硬结,略高出皮面,色红,痛不可触。服复方新诺明 3 天,局部多次热敷无效。经 30% 的山楂膏摊于患处包扎,每天 1 次,2 天疼痛大减,6 天后硬结消散而愈。治疗方法:取生山楂研极细粉,凡士林调膏,外敷多种皮肤病变如冻疮、疖肿、疮疡等,疗效极佳。(黄国健等 主编·《中医单方应用大全》387)

★ 5. **治肌注部位发炎:**生石膏 15 ~ 30 克研粉,鸡蛋 1 枚打洞取蛋清,搅糊,摊纱布上,贴患处固定,日换 1 次。(孟凡红等 编著·《单味中

药临床应用新进展》473)

★ 6. **治静脉炎、肌注局部红肿热痛**:将鲜垂盆草洗净捣烂,加 70% ~75% 的酒精 3 ~4 毫升调拌后敷于患处,外用塑料薄膜覆盖,绷带绑扎固定,干后更换。治因静脉滴注引起的静脉炎及肌肉注射引起的局部硬结肿痛 20 余例,用药 1 ~3 次后均使红肿疼痛消失。(宋立人 总编·《中华本草》3 册 777)

★ 7. **治献血后静脉炎**:赤小豆粉加入蜂蜜(另等量水)调为糊状,置于双层纱布上(厚度 0.5 ~1 厘米),包裹严密后置于患处,药量视患处面积大小而定,持续 2 小时/次,每日 1 ~2 次,一般 24 小时消除肿痛,2 天可痊愈。笔者用此法治疗 30 例,有效率达 100%。(滕佳林 米杰 编·《外治中药的研究与应用》引《圣济总录》293)

★ 8. **治输液后静脉炎方**:雄黄 50 克,白矾 30 克,冰片 1 克。研末,以 60 度白酒调成糊,外涂患处。陈欣等用上方治疗输液后静脉炎 57 例,总有效率为 97.5%。(王辉武 主编·《中药临床新用》602)

★ 9. **治输液外渗:【石膏大黄散】**用石膏、大黄用仙人掌捣烂或蜂蜜调敷患处,1 日 1 次,3 天为 1 疗程。据报道用上方治疗输液外渗而至的局部炎症 102 例,痊愈 94 例(92.2%),有效 7 例,无效 1 例。(王辉武 主编·《中药临床新用》176)

肌注硬结 6 方

★ 1. **治肌注硬结**:取冰片 1 克,加 75% 的乙醇 100 毫升,加温后外擦局部,每日 4 ~5 次。共治肌内注射后出现的局部硬结 50 例,平均 3 ~5 天消散,总有效率为 100%。(宋立人 总编·《中华本草》3 册 553)

★ 2. **治肌注硬结**:取白芷 20 克,加食醋 25 ~30 毫升,调成糊状,以不流液为度。直接涂于硬结部位 20 ~30 分钟,每日 2 ~3 次。根据患者皮肤反应的程度决定用药时间长短和次数多少。共治 76 例,用药后 1 星期硬化消失者 48 例,占 63%;2 星期硬化消失者 24 例,占 31%。总有效率为 94%。(滕佳林 米杰 编·《外治中药的研究与应用》226)

★ 3. **治注射所致局部硬结**:仙人掌 100 克去针刺洗净,食盐 50 克,混合,捣烂外敷于硬结部位,包扎固定,日换药 1 次。宜忌:切勿入目。(孟凡红等 编著·《单味中药临床应用新进展》553)

★ 4. **治肌肉注射致硬结**:大蓟适量,研粉,与淀粉按 1:1 的比例拌匀,加开水适量调成糊状。将药糊平铺于 3 ~4 层纱布块上,待温度降到 40℃时敷于患处,纱布外盖油纱布或塑料薄膜,以防干结。一般 6 ~8 小时后更换新品。据潘淑敏等报道,应用本方治疗 500 余例,经 2 ~8 次换药后,硬结软化、消失,疼痛消失,无 1 例失败,治愈率为 100%。(薛建国 李缨 主编·《实用单方大全》302)

★ 5. **治局部硬结验案**:患者,女,38 岁,半年前患病注射不明药物,左臀产生硬结。经久不化。自此,每患病即注射右臀。此次因肺炎入院。需注射抗菌药物,单侧注射显然会增加病人痛苦。我采用了仙人掌外敷的方法连续治疗 2 次,每次 24 小时,深部硬结消失。患者终于可以两侧臀部交替注射药物接受治疗了。宜忌:切勿入目。(杨鹏举 主编·《中医单药奇效真传》308)

★ 6. **治局部硬结验案**:高某,男,26 岁,因左肩部疤痕增生,伴痒痛 6 年。经手术切除及疤痕内注射药物治疗均无效,于 1991 年 5 月 20 日来我院就诊,查体:左肩部有一 4 ×2.1 厘米大小的疤痕疙瘩,局部隆起呈瘤样增生,表面光滑,色红润而发亮,质硬如软骨,有压痛,形如蜈蚣。应用三七粉 40 克,食醋适量,调成膏状外敷患处,1 日 2 ~3 次。共治疗 20 天,疤痕变软变平,痛痒消失。(杨鹏举 主编·《中医单药奇效真传》308)

血栓闭塞性脉管炎(脱疽)23 方

★ 1. **治血栓闭塞性脉管炎**:五倍子 12 克,

土茯苓 30 克，壁虎 1 条。水煎服，每日 1～2 次。（金福男 编著·《古今奇方》104）

★ 2. **治血管闭塞性脉管炎：【脉管炎方】**蜈蚣、全蝎、冰片各等分。研粉，制散。用法：①局部外搽法：每日 2～4 次。②敷贴法：将适量药粉撒于油条上敷疮面，每 1～2 日 1 次。使用注意：急性渗出性皮肤病如急性湿疹及过敏性皮肤病慎用。（张金鼎 邹治文 编·《虫类中药与效方》144）

★ 3. **治闭塞性脉管炎：【全蝎膏】**全蝎 21 个，蜈蚣 3 条，冰片 6 克，凡士林 375 克。先将凡士林熔化，然后放入全蝎、蜈蚣，炸焦为度，凉后过滤，再将冰片研细，放入油内搅匀，凝膏后外敷，或制成全蝎膏油纱条备用。消除感染、止痛有明显效果。（西安医学院第一附属医院中医教研组 编·《常见病的中医治疗研究》348）

★ 4. **治血栓闭塞性脉管炎、淋巴结结核、骨关节结核：**全蝎、地龙、土元、蜈蚣各等分，研为细末，或水泛为丸。每次服八分，每日三次。（江苏新医学院 编·《中药大辞典》上册 934）

★ 5. **治血栓闭塞性脉管炎：**僵蚕、土鳖、地龙各半斤，蜈蚣 50 条，虫蜕 4 两，蜂蜜适量。用法：共碾细末，以蜜为丸。每日 3 次，每次 1～2 钱。功能：活血散瘀，通络止痛。方解：僵蚕化痰通络；土鳖活血消肿止痛；地龙通络止痛；蜈蚣搜风通络；虫蜕祛风通络；蜂蜜调药和中。诸药合用，共奏活血散瘀，通络止痛之效。（阳春林 葛晓舒 主编·《湖南省中医单方验方精选·外科》下册 1271）

★ 6. **治血栓闭塞性脉管炎：**蜈蚣 4 条，鹿茸 5 克，全蝎 3 克，大蒜 5 克，白酒 100 毫升。用法：将 4 味药放在酒中，至少浸泡 2 周后饮用，每次热饮一盅（约 40 毫升），半月为 1 个疗程。（吴静 主编·《祛百病大蒜秘方》146）

★ 7. **治血栓闭塞性脉管炎：**有人从活壁虎近尾部剪下一块稍大于溃疡面的带皮壁虎肌肉，以 75% 的酒精洗去血迹后敷于溃疡处，然后用消毒纱布包扎，治 1 例左下肢Ⅲ期Ⅰ级血栓闭塞性脉管炎，1 次即愈。（杨仓良 主编·《毒药本草》71）

★ 8. **治血栓闭塞性脉管炎：**穿山甲 15 克。水煎服。适用于脉管炎血瘀阻滞证。（胡郁坤 陈志鹏 主编·《中医单方全书》218）

★ 9. **治血栓闭塞性脉管炎：**水蛭 15 克，山甲珠 15 克。水煎服，每日 1～2 次。（金福男 编著·《古今奇方》104）

★ 10. **治血栓闭塞性脉管炎：**鸡冠花 30 克，藕节 30 克，红花 10 克。水煎服，每日 1～2 次。（金福男 编·《古今奇方》104）

★ 11. **治血栓闭塞性脉管炎，日久不愈或年老体弱者：**鲜山药 60 克，大枣 5 枚，粳米 50 克。用法：先将鲜山药洗净，去皮，切成碎块；再将大枣洗净，然后与粳米共煮成粥，1 次温服。每日 1～2 次。功效：补肾健脾，益肺养阴。（刘道清 主编·《中国民间神效秘方》741）

★ 12. **治血栓闭塞性脉管炎：**生石膏 250 克。用法：取上药，研为细末，加桐油 100 毫升，调成糊状。均匀地涂于患处，包扎，每天换药 1 次。如有溃破须将伤口敷平。换药时先用 15% 的温盐水洗净患处。冬季桐油黏稠，需与生石膏粉多次搅拌，切勿加热熔化，以免变质影响疗效和引起急性皮炎。功能：清热活血。据张樟进报道，应用本方治疗本病有效，对破溃者效果尤佳。（薛建国 李缨 主编·《实用单方大全》44）

★ 13. **治血栓闭塞性脉管炎，缺血期及营养障碍期：**丝瓜络 30 克，鸡血藤 30 克，马蜂窝 10 克，红花 6 克。用法：上药加水共煎，煮沸 10 分钟，滤取药液；药渣加水再煎，煮沸 20 分钟，滤取药液。合并 2 次药液。分早、晚 2 次温服，每日 1 剂。功效：活血通络，解毒止痛。医师嘱咐：孕妇忌服。（刘道清 主编·《中国民间神效秘方》739）

★ 14. **治血栓闭塞性脉管炎验案：**顾某某，男，40 岁，农民。于去年 11 月发现右下肢疼痛发作，继则漫肿发紫，当时未能及时医治，延至今年 1 月份因疼痛继续加重，且小趾发黑，因而延医诊治，当时诊断为脱骨疽，旋即至启东人民医院治疗，诊断为闭塞性脉管炎。注射链霉素 5 瓶，且中医科加四妙勇安汤 20 剂，未能获效。惟于用药期间疼痛稍减，继用某中医处阳和汤 10 剂，亦未获效，继续恶化，小趾溃破流黑水，后因治疗无效而停止治疗，自己用活蟾蜍去肠杂洗净，入锅煮烂去骨，和于面粉，做成丸药，不拘分量时时服之，1 个月后病势顿减，因此增加了痊愈信心，继续服食，2 个月后疼痛全除，服至 3 个月后，溃破之小趾脱落 1 节而收口痊愈，于 9 月

份已能参加劳动，前后共服蟾蜍200只左右。（黄国健等 主编·《中医单方应用大全》74）

★ 15. **治脉管炎**：干蟾一只，白花蛇一条，金银花90克，牛膝60克，附子30克。用酒1公斤，浸3天后，水浴加热1.5小时，放冷过滤。每次服1小盅，每日2次。（宋立人 总编·《中华本草》9册359）

★ 16. **治血栓闭塞性脉管炎**：露蜂房一个烧灰研细，加香油一杯调匀，用鸡翎毛蘸涂。治脚趾生疮，逐节脱落。（中医研究院革命委员会编·《常见病验方研究参考资料》288）

★ 17. **治血栓闭塞性脉管炎**：土蜂房。用法：煅研细末，以醋调搽。同时用苡仁三两，茯苓二两，桂心一钱，白术一两，车前子五钱，水煎服，连服十剂。（中医研究院革命委员会编·《常见病验方研究参考资料》288）

★ 18. **治脱疽**：本病相当于血栓闭塞性脉管炎，此症发于脚趾，渐上至膝，色黑，痛不可忍，逐节脱落而死。亦有发于手上者。土蜂窠研末，用陈醋调搽，应手而愈。（长春中医学院 选注·《串雅内编》203）

★ 19. **治脱骨疽**：初起时，觅天竹枝上胡蜂窝1个，用阳阴瓦炙灰研末，和冰片0.6克，滴醋少许，调匀敷患处，奏效如神。（杜婕偲 主编·《传世单方大全》104引《瑞竹堂方》）

★ 20. **治脱疽**：土蜂房1个，半夏120克，云苓60克，桂心3克，炒白术30克，生车前子15克。用法：先把土蜂房焙焦醋调和，敷患处，后再服下药，以余药水煎服。疗效：轻者1剂，重者10剂即愈。（李德新等 编著·《祖传秘方大全》415引净云观道人献方）

★ 21. **治脉管炎**：鹿角胶（鹿角煎熬浓缩而成的胶物）15克，熟地黄50克，肉桂5克，麻黄2克，白芥子10克，姜炭2克，生甘草5克。用法：水煎服。每日1剂。（李川 主编·《民间祖传秘方》138）

★ 22. **治脱疽**：【血竭膏】用血竭30克，当归60克，紫草9克，轻粉3克，三七3克，黄蜡60克，麻油250毫升，将当归、紫草入油浸1天，炸枯，去滓滤净。入血竭、轻粉煎熬5分钟，入三七粉、黄蜡，黄蜡熔化后收膏。用时摊消毒纱布上贴敷患处。（滕佳林 米杰 编·《外治中药的研究与应用》265）

★ 23. **治脱疽验案**：脉管炎，中医称为脱疽，甚者溃烂发臭，临床颇觉棘手。《傅青主秘方》顾步汤甚效。曾在某医院会诊一患者，脚趾发黑，长期不愈，投以此方而瘳。后又治愈多人。药用紫花地丁、连翘茎、乳香、没药、防风、白蔹叶、白芷、蒲公英各四钱，葱头十个，痒者蜀椒三钱，煎洗极效，亦治臁疮。方歌曰："地丁公英连翘茎，乳没蔹叶芷防风，葱头十个煎熟洗，能治烂脚臭烘烘。"（陈可冀 主编·《岳美中全集》上编232）

结节性动脉周围炎1方

★ **治结节性动脉周围炎**：炮山甲研细末，每次1.5～3克，冲服，每天3次。（楼锦英 编著·《中药临床妙用锦囊》397）

早期雷诺氏病1方

★ **治早期雷诺氏病**：壁虎50克，丹参50克。用法：焙干研极细末，拌匀装胶丸内。每日3次，每次10丸。功效：活血搜络。治疗14例，痊愈11例。（庞国明 编著·《当代中国名医高效验方1000首》158）

瘰疬83方

★ 1. **治瘰疬初起**：生南星1个，醋磨成糊状，以新笔涂搽患处。（杨仓良 主编·《毒药本草》774）

★ 2. **治瘰疬初起**：生南星、生半夏、昆布各等分为末，调蜜，醋敷。（杨仓良 主编·《毒药本草》774）

★ 3. **治瘰疬**：南星、半夏等分为末，米醋或鸡子清调敷。（宋立人 总编·《中华本草》8册510引《潜斋简效方》）

★ 4. **治瘰疬初起**：夏枯草500克，猪胆汁2

个。用法:夏枯草熬膏,与猪胆汁调匀涂于布上。贴患处。(阳春林 葛晓舒 主编·《湖南省中医单方验方精选·外科》上册 350)

★ 5. **治瘰疬初起**:夏枯草半斤,何首乌 2 两。用法:浓煎去渣,熬成膏,开水调服 1 汤匙,1 日 2 次,并可用作外敷。(中医研究院革命委员会 编·《常见病验方研究参考资料》286)

★ 6. **治瘰疬初起**:夏枯草 2 斤。用法:水煎去渣,加红糖 4 两收膏。每日 4 次,每次 1 汤匙,开水冲服。(中医研究院革命委员会 编·《常见病验方研究参考资料》286)

★ 7. **治瘰疬初起**:夏枯草为末或熬膏敷患处。(中医研究院革命委员会 编·《常见病验方研究参考资料》286)

★ 8. **治瘰疬初起**:夏枯草 1 两。水煎,加入去壳的鸡蛋煮熟,去药渣服。(中医研究院革命委员会 编·《常见病验方研究参考资料》286)

★ 9. **治瘰疬:【夏枯草散】**夏枯草末六钱,甘草末一钱。用法:上为末。每服二钱,茶清调下。功能:散结气,补养厥阴血脉。(彭怀仁 主编·《中医方剂大辞典》8 册 274 引《东医宝鉴·杂病篇》)

★ 10. **治瘰疬,溃烂日久不愈**:夏枯草 2 两,鸡蛋 5 个。用法:每日煮鸡蛋时先放夏枯草,将鸡蛋同煮至半熟时将蛋轻轻敲损仍放药内煮约 3 小时取出。每日 1 剂,分 2 次吃蛋。功能:清热解毒,活血消肿。注意事项:连服 2 次其疡即消。(阳春林 葛晓舒 主编·《湖南省中医单方验方精选·外科》上册 313)

★ 11. **治瘰疬,溃烂日久不愈**:夏枯草 1 斤。用法:熬膏。涂搽患处。功能:清热泻火,散结消肿。(阳春林 葛晓舒 主编·《湖南省中医单方验方精选·外科》上册 314)

★ 12. **治瘰疬或破或未破,外敷内服,效力显著**:夏枯草一大捆。用法:水煎过滤,熬成膏。外用,摊青布上,贴患处。内服:每日二次,每次服一匙,白水送下。(沈洪瑞 主编·《重订十万金方》426)

★ 13. **①治瘰疬马刀、不问已溃未溃,或日久成漏。②治痈疽发背,无名肿毒:【夏枯草散】**夏枯草六两。用法:上作一服。水二盅,煎七分,食远温服;虚甚当浓煎膏服,并涂患处。功能:化瘀止痛,解热散结。(彭怀仁 主编·《中医方剂大辞典》8 册 273)

★ 14. **治瘰疬马刀、不问已溃未溃:【夏枯草汤】**夏枯草三钱,大黄三分,甘草二分。用法:水煎,顿服。宜忌:宜节食肉物,饮醇酒。(彭怀仁 主编·《中医方剂大辞典》8 册 274)

★ 15. **治瘰疬初起**:夏枯草、金银花、蒲公英各 5 钱。酒、水各半煎服。(中医研究院革命委员会 编·《常见病验方研究参考资料》286)

★ 16. **治瘰疬初起**:凤仙花。用法:熬膏涂敷患处。(中医研究院革命委员会 编·《常见病验方研究参考资料》284)

★ 17. **治瘰疬初起**:炮山甲四两。用法:研末,用米糊为丸,如豌豆大,每日早、晚各服三钱,夏枯草五钱煎汤送下。(中医研究院革命委员会 编·《常见病验方研究参考资料》284)

★ 18. **治瘰疬初起**:山甲珠一两,皂角刺四两。用法:共为末,混匀备用,每晚服五钱,黄酒送下。(中医研究院革命委员会 编·《常见病验方研究参考资料》284)

★ 19. **治瘰疬初起,颈部两侧结核,肿势宣浮,皮色不变**:穿山甲 7 片,牛皮胶 120 克。用法:瓦上烧灰为细末。每次 3 克,酒调服,出汗为度,一日 2 次。(吴素玲 李俭 主编·《实用偏方大全》306 引《疡医大全》)

★ 20. **治瘰疬溃坏**:穿山甲二十一片。烧研敷之。(江苏新医学院 编·《中药大辞典》下册 1727 引《姚僧坦集验方》)

★ 21. **治瘰疬溃坏**:穿山甲(土炒)、斑蝥、熟艾等分为末。敷之。外以乌桕叶贴上,灸 4 壮,效。(滕佳林 米杰 编著·《外治中药的研究与应用》545 引《寿域方》)

★ 22. **治瘰疬初起**:壁虎一枚,焙研,每日服半分,酒服。(宋立人 总编·《中华本草》9 册 402 引《纲目》)

★ 23. **治瘰疬**:壁虎(炙)50 条,菜油 750 克浸之,或放铜锅内以炭火煎熬,至壁虎化尽为度,再将油露 5 夜,退去火性,用此油搽瘰疬患处,未溃可消,已溃能敛。(杨仓良 主编·《毒药本草》72)

★ 24. **治瘰疬**:笔者亲见一农村小姑娘,16 岁。颈间左右肿核累累,大者如鸡子,小者如栗子,穿溃后脓水涓涓不绝,面黄肌瘦,发育障碍,犹如 12 岁左右之女孩,嘱服鱼肝油,因家贫无力购买,隔了2年余,见此女已手抱小孩,俨然一少妇,几不信其为颈疬的患者。据云前年得一单方,生吞壁虎7~8条而愈,去年结婚,今春已生初胎男孩了。如此单方,如此服法,骤听之下,甚感稀奇。(黄国健等 主编·《中医单方应用大全》50)

★ 25. **治瘰疬**:壁虎焙干研末,装入胶囊。每天3次,每次3粒,用黄酒送服。已溃的可用壁虎干燥粉,掺于疮口上,外以普通膏药贴敷。临床治疗4例(3例未溃,1例已溃),均获治愈。(江苏新医学院 编·《中药大辞典》下册2667)

★ 26. **治瘰疬**:【**化核膏**】壁虎14条,蜘蛛20余只,焙干研末,菜油调敷。或用红紫草6克,生壁虎1条捣烂敷患处,治淋巴结肿大有效。颈淋巴结核兼服消瘰丸加壁虎;腋下淋巴结肿大兼服僵蚕6克,知母9克,栝楼9克,全虫5个,大黄15克,蜈蚣2条,3天服1剂;颌下淋巴结肿大兼服下方:将壁虎1条,装于鸡蛋内,用纸将口封好,泥裹,于炭火上炙焦,研末,米汤送服。(杨仓良 主编·《毒药本草》72)

★ 27. **治瘰疬破后化脓者**:壁虎一个,人言二分,鸡蛋一个。配制:将鸡子打一孔,把前二味药装入,用慢火烧至出黄烟为度,共研细面。用法:香油调搽患处。(沈洪瑞 主编·《重订十万金方》435)

★ 28. **治瘰疬破溃或结核性溃疡**:壁虎、蜈蚣各15克,黄柏、冰片各3克。共研为细粉。外敷患处,日1次。(张金鼎 邹治文 编·《虫类中药与效方》310引《瘰疬证治》)

★ 29. **治鼠疮瘰疬(淋巴结核)**:田间蝎虎一个,鸡蛋一个。制用法:将鸡蛋打一个孔,将蝎虎装内,另用纸封固,放火内烧热。取出去皮,连清带黄同蝎虎一次服之。服后无反应,轻者服三个即愈,重者七八个即愈。(沈洪瑞 主编·《重订十万金方》427)

★ 30. **治瘰疬**:用五倍子末,醋调贴敷。如已破,以蜜调敷硬处。消肿软坚。(明·龚廷贤 编·《鲁府禁方》135)

★ 31. **治瘰疬**:五倍子15克,蜂蜜50克。同入锅中,以炭火焙干为细末,陈醋调药末成膏,敷患处。(胡晓峰 编著·《虫蛇药用巧治百病》19)

★ 32. **治瘰疬**:文蛤(五倍子)1个,蜈蚣1条,生半夏、生南星、僵蚕各适量。用法:将文蛤挖一孔,把蜈蚣放孔内,架火上烧存性,再将生半夏、生南星、僵蚕共研细末,与前者混匀,醋调敷患处。备注:本方对瘰疬有较好的疗效,仅供外用,不可内服。(吴静 陈宇飞 主编·《传世金方·民间秘方》171)

★ 33. **治瘰疬初起**:生南星、文蛤(五倍子)各9克,共为末,调白蜜敷患处,1日1换,连敷7日。(杨仓良 主编·《毒药本草》774)

★ 34. **治瘰疬已取下**:五倍子一两,矾石半两。用法:上二味,为末。每用二钱匕,沸汤一碗,调匀令洗,汤温即止,每淋洗了,用软帛裹干,用生肌药掺于疮口上。(江苏新医学院 编·《中药大辞典》上册681引《圣济总录》)

★ 35. **治瘰疬未破者**:大五倍子一个,挖一孔,入蜈蚣一条,切作数段,装入五倍子内,以醋面裹作一球,用麸子半碗内炒,以麸焦为度,剥去外面面球,取去内裹蜈蚣,只用五倍子研细,醋调敷。(清·顾世澄 撰·《疡医大全》689)

★ 36. **治瘰疬以及诸结核**:【**五倍散**】五倍子数个,蜈蚣末二条。用法:每个一小孔,分入蜈蚣末,用纸封固,取荞壳拌炒烟尽为度,候冷取荞壳,研倍子为极细末。临用将真麻油抹瘰疬,旋以末药敷上,如干,仍如此敷之。以清消为度。(彭怀仁 主编·《中医方剂大辞典》2册321引《医钞类编》卷二十一)

★ 37. **治耳后项上生块核**:五倍子、香白芷。研末。蜜调敷。(元代·朱丹溪·《丹溪手镜》295)

★ 38. **治瘰疬**:炙全蝎14个,炙蜈蚣10条,炮山甲15克,火硝1克,核桃仁14枚。共研细末,每晚服6克,陈酒送下,前2周每晚服1次,以后间日服1次,治1例颈部淋巴结结核,历35日痊愈。(杨仓良 主编·《毒药本草》712)

★ 39. **治瘰疬**:全蝎一个(制),鸡蛋一个。用法:将蛋开一小孔,把全蝎放入蛋内,用纸封好,放饭上蒸熟,食时去蛋壳和全蝎,食一个月。(中医研究院革命委员会 编·《常见病验方研究参考资料》285)

★ 40. **治瘰疬**:全蝎三钱(烘干为末),核桃仁一两。用法:合捣成泥,一日白酒吞服三次,每服二钱。(中医研究院革命委员会 编·《常见病验方研究参考资料》285)

★ 41. **治瘰疬**:全蝎为末,放于普通膏药上,贴于患处。(中医研究院革命委员会 编·《常见病验方研究参考资料》285)

★ 42. **治瘰疬**:全蝎(去勾,酒洗净,阴阳瓦焙为末)一两,黑枣(去核)四两,核桃二两。共捣成丸,分数次服,神效。(清·丁尧臣 编·《奇效简便良方》171)

★ 43. **治多年瘰疬**:活蝎1只,麻油一盏,浸3天,以鹅毛蘸油搽上。初起者为母疬,每日多搽几次,3~5天即愈。(滕佳林 米杰 编·《外治中药的研究与应用》534 引《潜斋简效方》)

★ 44. **治多年瘰疬**:**【全蝎丸】**全蝎三两(焙干、去勾足)为末,用油核桃肉捣为丸,绿豆大。每日二服,清晨用六分,晚用七分,火酒送下。看人大小加减服之。(宋立人 总编·《中华本草》9册133 引《外科启玄》)

★ 45. **治瘰疬已溃**:红升15克,血竭15克,冰片3克。用法:共研细末,用香油调敷患处。(中医研究院革命委员会 编·《常见病验方研究参考资料》288)

★ 46. **治瘰疬**:癞蛤蟆1只,鸡蛋1枚。用法:于秋冬之交取癞蛤蟆剖开去内脏,置入鸡蛋并缝合其皮,用清水煮熟后,去壳食蛋。7天服1次,连服3次。一般3次即告痊愈。功效:扶正、拔毒、散结。(程爵棠 程功文 编著·《单方验方治百病》475)

★ 47. **治瘰疬溃烂**:黑色蛤蟆一枚。去肠,焙研,油调敷之。忌铁器。(宋立人 总编·《中华本草》9册370 引《纲目》)

★ 48. **治瘰疬验案**:朱某某,女,46岁。患淋巴结核10多年,溃脓6年多,颈部、胸部、腋下均有溃口流脓,腋下有鸡蛋大的1个脓腔,并有瘘管,经中西医治疗数年无效。笔者采用鲜蟾酥注入脓腔内治疗,10天后脓液排净,溃口长平,再以蟾酥搽患处1次,1个月内痊愈,至今未复发。治疗方法:将75%的酒精消毒癞蛤蟆的耳腺及眉中,后用2毫升的注射器套8号针头吸取蟾酥注入脓腔内(未溃脓者搽患部)。剂量视患部面积而定,一般不超过1.5毫升。(黄国健等 主编·《中医单方应用大全》77)

★ 49. **治瘰疬验案**:刘某某,女,16岁,学生。患者于1975年3月突然高热,体温40℃,住入某院。诊断:结核性腹膜炎。6月份病人又反复出现高烧,右侧腹股沟部出现肿物,后自行破溃,经窦道碘油造影发现有18厘米深、3.5厘米宽的瘘管,经该院应用大量抗痨药物治疗,病情未见好转,同年9月转我院。检查:一般情况尚可,体温38.5℃,右侧腹股沟部有长10厘米、宽6厘米溃烂面,周围红肿,内有瘘管深18厘米,宽3厘米,右下肢活动受限,疼痛剧烈。局部触诊较硬。心肺、腹部(-),X线胸片正常。用蟾酥香油治疗后,2周体温逐渐恢复正常,2个月后瘘管消失,伤口愈合,右下肢活动自如,于11月26日出院。随访观察5年未复发。治疗方法:蟾酥0.1克,香油100毫升。先将蟾酥研细,过120目筛,加入香油搅拌均匀后,装瓶备用,治疗时先用消毒的细导尿管插入瘘管内,顺其体位引流,再用蟾酥香油纱布条填充伤口,保留1~2小时,最初每天局部换药1次,以后隔天局部换药1次,病人未配合其他疗法。(黄国健等 主编·《中医单方应用大全》77)

★ 50. **治瘰疬**:**【蟾酥膏】**蟾酥如大豆,白丁香15枚,寒水石少量(煅),巴豆5粒。上药研为细末,炼蜜为丸如绿豆大,每次用1~3丸,纳入针孔中。(胡晓峰 编著·《虫蛇药用巧治百病》220)

★ 51. **治瘰疬**:夏枯草3两,昆布、海藻各5钱。用法:水煎,每日1剂,分2次服。功能:消痰软坚,散结消肿。注意事项:忌辛辣刺激物。(阳春林 葛晓舒 主编·《湖南省中医单方验方精选·外科》上册326)

★ 52. **治瘰疬**:川芎一两,白僵蚕(直者,炒)、甘草(炙,锉)各半两。用法:上三味,捣罗为散。每服一钱匕,蜜水调下,食后服,日三。(宋立人 总编·《中华本草》5册981 引《圣济总录》)

★ 53. **治瘰疬**:地胆、斑蝥、硫黄、雄黄各等分。用法:上为细末。揩破患处,醋调搽。(彭怀仁 主编·《中医方剂大辞典》1册26 引《普济方》)

★ 54. **治瘰疬**:**【内消瘰疬应验方】**土贝母、白芷各15克。用法:上药研为末。每次9克,糖霜调陈酒下。(孙世发 主编·《中医小方大辞典》264 引《种福堂方》卷二)

★ 55. **治瘰疬**:蚂蟥5条,香油适量。用法:烧灰存性,香油调匀。涂患处。功能:破血逐瘀,

通经止痛。(阳春林 葛晓舒 主编·《湖南省中医单方验方精选·外科》上册 308)

★ 56. **治瘰疬**:陈醋适量,生半夏末 1 钱。用法:陈醋熬至滴水成珠,加生半夏末调匀敷患处。敷患处,过夜再换。功能:燥湿化痰,散结消肿。注意事项:生半夏有毒;两日即消。(阳春林 葛晓舒 主编·《湖南省中医单方验方精选·外科》上册 311)

★ 57. **治瘰疬**:鲜地鳖虫、陈瓦花(在屋上来年者佳,瓦上煅存性)。同捣烂。用膏药贴上,未溃即消,已溃即敛。(江苏新医学院 编·《中药大辞典》下册 2685)

★ 58. **治瘰疬**:猫儿眼草 3 克,鸡蛋 2 个。用法:鸡蛋煮熟去壳,将猫儿眼草切成 3 厘米长,插入蛋内,再煮沸后除去猫儿眼草。每日早晚各服鸡蛋 1 个。功能:化痰散结,消肿利尿。注意事项:猫儿眼草为泽漆全草。连服 7 天为 1 疗程。猫儿眼草最多用至 10 克。(阳春林 葛晓舒 主编·《湖南省中医单方验方精选·外科》上册 311)

★ 59. **治瘰疬坚硬,难消难溃**:整文蛤(五倍子)1 个,金头蜈蚣(研粗末)1 条。用法:将蜈蚣末装入文蛤内,纸糊封口,外再用西纸糊 7 层,晒干,面麸拌炒,以纸黑焦为度;去纸研细末,加麝香 0.3 克,再研匀。陈醋调稠,温敷坚硬核处,外用薄纸盖之,每日 1 换。(孙世发 主编·《中医小方大辞典》449 引《金鉴》卷六十四)

★ 60. **治瘰疬**:蜈蚣 1 条,焙干研末,鸡蛋 1 个打入碗内,入上药 1/3,蒸熟。每天 2 次,饭后服,连服 3 个月可愈。(范其云 编著·《家用偏方二佰三》51)

★ 61. **治瘰疬**:蜈蚣 2 条,鸡蛋 2 个,夏枯草 30 克。用法:蜈蚣在瓦上焙干研末。分别将鸡蛋一端破一小口,流出蛋清少许,将蜈蚣末分别倒入 2 个鸡蛋内,用纸或面饼糊住小口。早上用夏枯草煮 1 个蛋,吃蛋喝汤;晚上用数层湿纸包裹另一蛋,置火中煨熟食之。功能:攻毒散结,消肿止痛。方解:蜈蚣攻毒散结,通经止痛;夏枯草化痰散结消肿。诸药合用,共奏攻毒散结,消肿止痛之功。注意事项:服药期间禁服辛辣刺激之品,禁房事。蜈蚣有毒,小儿及体弱者用量宜减。10 日为 1 疗程。(阳春林 葛晓舒 主编·《湖南省中医单方验方精选·外科》上册 335)

★ 62. **治鼠疮未破者**:蜈蚣一条(去头足),山甲(炒)各五钱,全蝎(炒,去毒)十四个,火硝三分。用法:上为末。每服一钱,黄酒调下,随嚼核桃肉二枚。服完一料愈。(彭怀仁 主编·《中医方剂大辞典》3 册 401 引《仙拈集》)

★ 63. **治瘰疬初起**:蜈蚣、僵蚕各 5 钱,全蝎 1 两。用法:焙干研末糊丸,如梧桐子大,每次 3 ~ 5 分,饭前服,1 日 2 次,玄参 6 钱煎汤送下。(中医研究院革命委员会 编·《常见病验方研究参考资料》286)

★ 64. **治瘰疬未溃者**:全蝎、蜈蚣、地龙、土鳖虫各等份。用法:上药共研为极细末,贮瓶备用。每次服 3 克,以温开水送服。或水泛为丸,如上法用之。功效:搜风通络,解毒散结。(程爵棠 程功文 编著·《单方验方治百病》477)

★ 65. **治瘰疬溃疮**:茶、蜈蚣,二味炙至香熟,捣筛为末,先以甘草汤洗净,敷患处。(滕佳林 米杰 编著·《外治中药的研究与应用》564 引《神枕方》。

★ 66. **治瘰疬已破,脓水不止者:【血竭散】**血竭(炒)二钱半,大枣二十个(烧为灰),干地黄半两(研为末)。上三味,都细研如粉,以津唾调贴疮上。(江苏新医学院 编·《中药大辞典》上册 927 引《博济方》)

★ 67. **治瘰疬溃烂,延至肩胸胁下,不堪之极,四五年不能愈者:【雄樟散】**雄黄、樟脑各等分。用法:上研末,麻油调,频扫患处。(彭怀仁 主编·《中医方剂大辞典》10 册 262 引《外科证治全书》)

★ 68. **治瘰疬成瘘孔者**:上取露蜂房二枚。炙为末。腊月猪脂和涂孔上即瘥。(电子版·《中华医典·普济方》卷二百九十三)

★ 69. **治瘰疬脓汁不干:【白及散】**白及、贝母、净黄连各半两,轻粉三十贴。前三味,锉焙为末,仍以轻粉乳钵内同杵匀,抄一钱至二钱,清油调擦患处,用时先以槲皮散煮水候温,洗净拭干,方涂药。(江苏新医学院 编·《中药大辞典》上册 668 引《活幼心书》)

★ 70. **治(1)瘰疬,发背,杖疮蛇伤。(2)对口发背,鱼口便毒,及瘰疬初起,一切肿毒之症:【凤仙膏】**凤仙花连根茎叶不拘多少。用法:洗净风干,取自然汁,入铜锅内不可加水,将原汁熬稠敷患处,一日一换。主治:(1)《降囊撮要》:治瘰疬，发背，杖疮蛇伤。(2)《不知医必要》:对口发背，鱼口便毒，及瘰疬初起，一切肿毒之症。(孙世发 主编·《中医小方大辞典》38 引《降囊撮要》)

★ 71. **治瘰疬验案:**刘某，女，6 岁。2 岁时颈部起一黄豆大肿块，不红不肿，以后逐渐增多，状如串珠且渐增大，当地医院诊为颈淋巴结核，并予抗痨治疗，如是数月，肿块未消，反益增大破溃，流出豆渣样脓和清稀液体。继续抗结核治疗，病无起色，自颈至胸，此处稍愈，彼处又溃。疮面奇臭难闻，分泌物秽浊。即以鲜紫皮大蒜、生姜各半，冷开水洗净，切片捣烂于容器中，加 95% 的酒精适量，搅拌成稀糊状，密封，置阴凉处浸渍 3～5 小时，以单层纱布滤取汁。用生理盐水清疮，消毒纱布浸透药液，拧半干湿敷疮面，次日疮面已无臭味，且洁净干燥。第 3 次换药时患部色泽转红。共换药 4 次，疮面结疤告愈。迄未复发。(杨鹏举 主编·《中医单药奇效真传》319)

★ 72. **治瘰疬及一切顽疮溃烂久不愈，并杖疮、臁疮、小儿头疮:【紫云膏】**黄蜡一两，松香五钱，黄丹三钱，香油四两。用法:上药共入铁锅内，用柳条去皮搅之，文武火熬至半炷香尽为度。摊油纸贴之，或搽涂患处。(彭怀仁 主编·《中医方剂大辞典》10 册 295 引《古今医鉴》)

★ 73. **治瘰疬:**蛇蜕 1 条(白者佳)，锅内炒脆，研末，临卧、食后酒调服。在膈上取汗，次早，溃者脓少，未溃者消;其溃者一时难收口，须用花椒汤洗，再用黄连末掺之。(清代·顾世澄 撰·《疡医大全》699)

★ 74. **治瘰疬:**用乌梢蛇皮数块，大小根据肿块而定，先用第 2 次淘米水浸泡软化，然后贴于肿核上，用胶布固定，待皮干后，另换一块，连贴 7 天为 1 个疗程，一般用药 2～3 个疗程，肿块即可消散。可用于治疗瘰疬，但瘰疬溃烂者不宜。(王辉武 主编·《中药临床新用》132)

★ 75. **治瘰疬溃后:【蛇蜕膏】**蜜蜂二十一个，蛇蜕七分半，蜈蚣二条(端午前收者佳)。上用香油四两，将前三味入油，用文武火煤枯，捞去渣，入定粉二两，用如箸粗桑枝七条，急搅候冷，出火气七日夜，方用纸摊贴患处。(江苏新医学院 编·《中药大辞典》下册 2119 引《医宗金鉴》)

★ 76. **治瘰疬:**白僵蚕一两，麒麟竭、没药各半两。用法:上为散。每服一钱匕，麝香温酒调下。(彭怀仁 主编·《中医方剂大辞典》3 册 772 引《圣济总录》)

★ 77. **治瘰疬:**雄猪胆数 10 个。用法:在铜锅内熬煎，煎成膏药样，摊在油纸上，贴在患处。如有脓，旋贴旋换，遂得治愈，奇效。(杜婕僡 主编·《传世单方大全》106 引《应验良方》)

★ 78. **治瘰疬验案:**石家庄市南小街郭某，30 岁，患瘰疬已七八年，时常溃破流污水，屡经注射、吃药无效。取猪苦胆 10 个(用胆汁)、陈醋 1 斤，放在新砂锅中慢火熬之，熬至稀稠适度如膏药状。先用花椒熬水洗患处，然后将药膏摊黑布上贴患处，每日换 1 次，贴至 3 个月，患处发软，脓水外流，至 10 余日腐肉已净，开始生出新肉，渐渐痊愈，至今未犯。(杨鹏举 主编·《中医单药奇效真传》318)

★ 79. **治瘰疬验案:**晋县董某，36 岁，患瘰疬 3 年之久，已破，经中西医治疗无效。用猪胆汁膏(制作方法同前案)贴三四天后，流毒水很多，半月即愈。(杨鹏举 主编·《中医单药奇效真传》319)

★ 80. **治瘰疬已溃:**猪胆汁 3 个，倾入铜勺内，慢火熬至滴水成珠，再加轻粉 1 钱，冰片 3 分，搅匀摊贴。(清代·顾世澄 撰·《疡医大全》689)

★ 81. **治痰核瘰疬，不拘何等疬串结核初起者:**用金荞麦(须鲜者)，将根捣汁冲酒服;其茎叶用白水煮烂，和米粉做饼饵食之，不过二三服立消。(宋立人 总编·《中华本草》2 册 631 引《纲目拾遗》)

★ 82. **治鼠疮:**明雄黄(为细末)3 钱，鸡子黄用火煎炼取油。用蛋黄油调雄黄末。涂患处。(沈洪瑞 主编·《重订十万金方》434)

★ 83. **治诸毒瘰疬，痘疮疔疮:**蒲公英十数斤。用法:上熬，用香油半斤收成膏。外贴。(彭怀仁 主编·《中医方剂大辞典》10 册 849)

颈淋巴结核 27 方

★ 1. **治颈淋巴结核:**五倍子适量。用法:研

末，醋调敷。（吴静 陈宇飞 主编·《民间祖传秘方大全》409）

★ 2. **治颈淋巴结核**：醋 300 克，蜂蜜 60 克，共煮沸，加入五倍子粉 150 克，拌匀，敷于患处。（汉羌 月兰 编著·《简方治百病》198）

★ 3. **治颈淋巴结核**：五倍子、蜂房、重楼等分。研末，醋调外敷患处。每日换药 1 次，连用 1 周。（费兰波 徐亮 主编·《外科病奇难顽症特效疗法》48）

★ 4. **治颈淋巴结核、淋巴结炎**：雄黄、白矾、枯矾各等分，共研细末，凡士林调膏，置于纱布上贴患处，每日换药 1 次，据报道，用上方治疗颈淋巴结核 9 例，淋巴结炎 42 例，均治愈。（王辉武 主编·《中药临床新用》601）

★ 5. **治颈淋巴结结核**：壁虎 16 个，黄酒 1000 毫升。用法：先将壁虎洗净，焙干，研成细末，然后与黄酒一起同放玻璃瓶中浸泡，每日摇晃 1 次，7 日后即可使用。每次口服 30 毫升，每日 2 次。功效：解毒散结。禁忌：孕妇忌服。（刘道清 主编·《中国民间神效秘方》569）

★ 6. **治颈淋巴结结核**：【蛋黄油】鸡蛋黄 3～5 个，壁虎 3～4 条。将蛋黄炼油，把壁虎放置油内炸枯弃去。用蛋黄油每日涂患处 2～3 次。（费兰波 徐亮 主编·《外科病奇难顽症特效疗法》47）

★ 7. **治颈淋巴结结核已溃破者**：雄黄 6 克，壁虎 3 只，樟脑 3 克，芝麻油适量。用法：先将壁虎焙干，然后共研细末，瓶装密封备用。每取药粉适量（依疮口大小而定），用香油调和，敷于破溃之疮口上，每日换药 1 次。功效：杀菌解毒，敛疮生肌。医师嘱咐：每次换药前需清洁疮口。（刘道清 主编·《中国民间神效秘方》570）

★ 8. **治颈淋巴结核窦道**：天龙（即壁虎）（清水洗净，焙干研细末，过 6 号筛，高压消毒）30 克，煅珍珠 3 克（磨末），冰片 1～2 克。用法：将上药共研为细末，过 6 号筛。视窦道大小，选适当引流条与本品拌匀，置入窦道，每日更换 1 次。共治疗 102 例，均治愈。其中颈淋巴结核窦道 84 例，20～30 日治愈；其余 1～3 个月治愈。（梁永才 梁杰圣 主编·《中国外治妙方》57）

★ 9. **治颈淋巴结核**：炙蜈蚣 5 条，焙干，去头足研末，放入桐油 120 克内浸泡 5～7 天。用棉签或毛笔蘸药油外涂患处，每天 2 次，连用 5～7 天为 1 个疗程。如局部已破溃者也可用。据江苏省高邮县医药科研组报道，应用本方治疗本病有效。（薛建国 李缨 主编·《实用单方大全》470）

★ 10. **治颈淋巴结核**：蜈蚣 1 条或全虫 1 个或壁虎 1 条均可，研末。鸡蛋 1～2 个，打 1 小孔，将药末入内，湿纸包住，蒸熟或火中烧熟食之。每日 1 次，连服 1 个月。（费兰波 徐亮 主编·《外科病奇难顽症特效疗法》45）

★ 11. **治颈淋巴结核**：炙蜈蚣 30 条，全蝎 100 克，白芥子 15 克。用法：共为细末，分为 30 包。每包均分为 2 份，每份装入 1 个鸡蛋，搅匀，蒸熟后将药蛋共食之。如此药蛋，每日早、晚各 1 个，30 天为 1 疗程。临床效果：应用结核散配鸡蛋，30 年来治愈淋巴结核 100 余例，一般用药 1 个疗程，肿大淋巴结即消散。（李文亮 齐强等 编·《千家妙方》下册 17）

★ 12. **治颈淋巴结核**：炙蜈蚣 10 条，炙全蝎 30 只，穿山甲 10 片，火硝 1 克，核桃 10 个（去壳）。共研细末，每晚服 4.5 克，陈酒送下，见效后改间日 1 次。（吕执政等 主编·《常见病最新疗法》171）

★ 13. **治颈淋巴结核**：蜈蚣（去头，足）、穿山甲各 15 克，全蝎（炒，去毒）10 克。共研细末，黄酒调服，每次 3 克，随嚼核桃仁 2 枚。（肖国士 潘开明 主编·《中医秘方大全》444）

★ 14. **治颈淋巴结核**：全蝎 30 只，蚕蛾 30 克，蜈蚣 15 条，黄酒适量。用法：上药前 3 味去除杂质，洗净晒干，焙黄，共研细末，分作 16 包，每次 1 包，用黄酒 60 毫升冲服，每日 2 次。功效主治：解毒散结。主治颈淋巴结结核未溃者。医师嘱咐：全蝎及蜈蚣均有毒，孕妇忌服。（刘道清 主编·《中国民间神效秘方》569）

★ 15. **治颈淋巴结核**：蜈蚣 1 条，鸡蛋 1 个。冰片 0.6 克，香油适量（彝族方）。用法：将鸡蛋顶端开一小孔，把蜈蚣装入蛋内用胶布封固，放入水中煮熟后置瓦上煅烧存性，加冰片共研细末，香油调敷患处，每日 2 次。说明：本方为贵州彝族民间习用单方，专治颈淋巴结核。贵州省大方县医院丁诗国献方。（张力群等主编·《中国民族民间秘方大全》554）

★ 16. **治颈淋巴结核**：蜈蚣数条。浸入茶油中 20 日左右，取油涂患处 4 周。注意不可内服，

供外用。或以蜈蚣1条,瓦上烧灰为末,香油调搽患处。适用于淋巴结结核。(胡郁坤 陈志鹏 主编·《中医单方全书》210)

★ 17. **治颈淋巴结核**:猫爪草10克,蜈蚣1条。用法:分别研末后混匀,以上为1日量。口服,将上次1日量于早晨空腹1次顿服。儿童减半,温开水送下。疗程最短20天,最长90天,平均疗程30~40天。疗效:治疗210例,均治愈。验案:郑某某,女,15岁。左颈淋巴结肿大如红枣4个,右颈部有一寒性窦道,流米泔样脓液6年。经服本散2个月,肿大的淋巴结消退,窦道愈合。一年后随访未复发。按语:猫爪草内服、外敷,均有抗结核、消瘰疬的作用。蜈蚣攻毒散结,《本草纲目》明确指出可治瘰疬。颈淋巴结核属中医瘰疬,2药相伍为用,散结消瘰作用更加显著。(刘有缘 编著·《一两味中药祛顽疾》208)

★ 18. **治颈淋巴结核**:夏枯草、紫花地丁各30克。各用6克捣烂包患处;各用24克煎汤服,每日1剂。(吴静 陈宇飞 主编·《传世金方·民间秘方》172)

★ 19. **治颈淋巴结核**:鲜夏枯草30~60克,甘草6克。水煎服。药渣捣烂外敷。(吴静 陈宇飞 主编·《传世金方·民间秘方》172)

★ 20. **治颈淋巴结核**:夏枯草60克,柴胡6克,鲜鸡蛋14枚(煮熟)。用法:先以水5碗,煮草药成汁,去渣,再将熟鸡蛋去壳,放入药汁内同煮,以汁尽为度。每次吃1枚,每日服2次,饭后用温水送下,连服7日为1个疗程,1~3个疗程。无论男女、新久皆宜。(洪国靖 主编·《中国当代中医名人志》114)

★ 21. **治颈淋巴结核**:仙人掌茎剖开两片,剖面撒上煅牡蛎粉,合紧烤热后,将剖面敷患处,胶布固定。宜忌:切勿入目。(宋立人 总编·《中华本草》2册868)

★ 22. **治颈淋巴结核**:槐花2份,糯米1分,炒黄研末,每天早上空腹服10克。服药期间禁止食糖。据报道以上方治疗颈淋巴结核30多例,均获痊愈。(宋立人 总编·《中华本草》4册646)

★ 23. **治颈淋巴结结核**:全蝎6个,黑蜘蛛6个,蛇蜕1克。上药焙干捣末后,调入2个去壳的生鸡蛋内,用芝麻油煎成鸡蛋饼。每晨空腹食用1剂,7天为1疗程。曾用此方治疗18例,有10例7天后获效,8例因病程长15天左右获效。(高允旺 编·《偏方治大病》42)

★ 24. **治颈淋巴结结核**:内服水蛭粉,每次3克,1日3次。对已溃者,还可将水蛭焙干,加冰片少许研末撒于溃疡面上;对未溃者,也可用40%水蛭软膏(水蛭、冰片等量研末,凡士林调配)每日换药1次。(杨仓良 主编·《毒药本草》607)

★ 25. **治项后结核,或赤肿硬痛**:生山药一挺(去皮),蓖麻子二个。同研贴之。(江苏新医学院 编·《中药大辞典》上册167引《救急易方》)

★ 26. **治颈淋巴结核**:露蜂房30克,米醋适量。将露蜂房用阴阳瓦焙干研末,以米醋(陈米醋)熬膏,调敷患处。(费兰波 徐亮 主编·《外科病奇难顽症特效疗法》47)

★ 27. **治颈淋巴结结核**:**【瘰疬药捻】**陈醋500毫升,猪胆汁500毫升,红粉5克,轻粉2克。制法:将上药前2味装入搪瓷盆内,以火煎熬至黏膏状,煎时需不断搅拌,再放入红粉、轻粉,混合揉匀后搓成长2~5厘米如火柴杆粗的药捻,焙干后放入装有红丹的容器中密贮。用法:局部消毒后,用酒精灯将火针(直径1.5~1.8毫米的不锈钢丝制成的长8~12厘米,前端磨尖后端有柄的钢针)烧红,刺入已液化的淋巴结核中央,如为窦道,沿其窦道刺入,以不刺至正常组织为度。待脓液排出后,将药捻放入孔道内,外敷纱布,每日或隔日换药1次。疗效:共治疗280例,全部治愈,平均疗程30~35日。(梁永才 梁杰圣 主编·《中国外治妙方》602)

淋巴结结核28方

★ 1. **治淋巴结核**:壁虎焙干,研粉,每日服3次,每次服2分。(《全国中草药汇编》编写组 编·《全国中草药汇编》下册692)

★ 2. **治淋巴结化脓**:壁虎一条,放入去清的鸡蛋内封口蒸熟食,或用壁虎焙干为细末,每服二至三分,一日三次,或将药粉用清油调敷患处。(中医研究院革命委员会 编·《常见病验方研究

参考资料》287）

★ 3. **治淋巴结核**：用全蝎、七星蜘蛛各6个（均用滚水烫死后，阴干），蛇蜕1个（剪碎），共捣碎后，调入2只生鸡蛋内，用芝麻油煎成鸡蛋饼，每晨空腹食用1次，7天为1疗程。共治疗淋巴结核12例，7例1个月痊愈，5例2个月见效，3～5年未见复发。（杨仓良 主编·《毒药本草》732）

★ 4. **治淋巴结结核**：鸡蛋3个打小孔，流去蛋白留下蛋黄，每个鸡蛋内装入蛇蜕2克，纸糊口，烤熟，去壳内服，每服1个，每日3次。（胡晓峰 编著·《虫蛇药用巧治百病》24）

★ 5. **治淋巴结结核**：用控涎丹（红大戟、甘遂、白芥子、朱砂）加味，制蜜丸，成人每次服1～2丸，病重或体质好者服3丸，日服3次，饭后服，治疗淋巴结结核95例，结果治愈86例，好转4例，无效5例。（杨仓良 主编·《毒药本草》496）

★ 6. **治淋巴结核**：地丁15克，夏枯草12克，元参9克，大贝母9克，牡蛎15克。水煎服。（宋立人 总编·《中华本草》5册467）

★ 7. **治淋巴结核**：夏枯草50克，水煎或沸水浸泡当茶饮。病常伴破溃不愈、反复发作者可加白头翁100克，陈皮10克。廖有业用上方治疗50例，全部治愈。（王辉武 主编·《中药临床新用》503）

★ 8. **治淋巴结核：【黄精夏枯草膏】**鲜黄精100克，鲜夏枯草200克（系1帖量）。将2药切碎，加水500毫升水煎浓缩成膏，根据患部大小，将膏匀摊于消毒纱布上贴于患处；日换1次。邓朝纲报道，用上方治疗颈淋巴结核39例，痊愈26例，好转11例，无效2例。（王辉武 主编·《中药临床新用》503）

★ 9. **治淋巴结核，一切化脓性感染**：鲜紫花地丁、鲜野菊花各2两。共捣汁，分2次服。药渣外敷。体质虚寒者忌服。（江苏新医学院 编·《中药大辞典》上册801）

★ 10. **治淋巴结核，一切化脓性感染**：紫花地丁、蒲公英、半枝莲各5钱。煎服。药渣外敷。（江苏新医学院 编·《中药大辞典》上册801）

★ 11. **治淋巴结核久不收口验案**：胡某某，女，40岁，工人。1972年3月9日来诊。主诉：左腋下患淋巴结核破溃已2个月余，流脓水，左上肢活动时疼痛加重。曾肌注链霉素2个疗程及局部换药，效果不显。取五倍子250克研极细末，另取蜂蜜250克，置锅内用文火熬熟，将五倍子面倾入蜂蜜中，不停地搅匀，以不焦糊为度，取出晾干，研面，收贮瓶内备用。用时加适量米醋，调成膏，涂敷患处。每日换药1次，脓汁逐渐减少。其后据疮面情况，改隔日或3日换药1次。于4月1日疮面愈合。（杨鹏举 主编·《中医单药奇效真传》309）

★ 12. **治淋巴结核**：用二丑30～60克，壁线若干个（1岁1个，成人20个），糯米500克。将糯米炒黄，壁线、二丑在米炒烫放入，等米冷后一同加工成粉。每次用粉30克，煮糊吃，每日2次，服完上药为1个疗程。共治疗30余例，轻者1个疗程治愈，重者2个疗程即可。（宋立人 总编·《中华本草》6册521）

★ 13. **治淋巴结结核**：包括颈部淋巴结结核、腋下淋巴结结核、鼠蹊淋巴结结核、颌下淋巴结结核。有瘘管者、无瘘管者均可。药物：石灰、大黄。制法：选质地较好的生石灰1 000克，加适量水，待热松散后过120目筛，即得熟石灰粉。称取400克，放干净砂锅中，炒至烫手后，加入大黄（研细）100克，拌炒至石灰微红色时，取出放凉，再过120目筛，装瓶备用。用法：用前加香油适量，调成糊状，用纱条浸药后敷在伤口。功能：活血散结，软坚化瘀，解毒清热。疗效：临床治愈181例，占患者总数的87%。无瘘者临床治愈为3个月，有瘘者临床治愈期平均为4～5个月。按语：大黄清热，解毒，活血化瘀，生新去腐；锻石灰能解毒杀虫，消炎去腐。（张树生 高普 主编·《中药贴敷疗法》529）

★ 14. **治淋巴结结核**：取全蝎、蜈蚣各1只，研成细粉，打入鸡蛋1个搅拌，用食油炒熟（忌铁锅）服用，每晨1次。约30余次即可收到效果。（江苏新医学院 编·《中药大辞典》上册518）

★ 15. **治淋巴结核**：活蜘蛛、活蜈蚣各数个，菜油浸泡20余天，外擦患处。（杨仓良 主编·《毒药本草》733）

★ 16. **治淋巴结核验案**：唐某某，男，干部。因肺结核入院，查体时发现颈部淋巴结肿大如核桃，压痛明显。给外敷蜈蚣油膏（取蜈蚣1条，焙干，去头足，研成细末，用植物油20毫升搅拌均匀，外敷于肿大之淋巴结处，每日1次，10次为1个疗程）8次，肿大之淋巴结缩小至黄豆大，疼痛

消失。(杨鹏举 主编·《中医单药奇效真传》318)

★ 17. **治淋巴结核**:炙蜈蚣1条,去头足,焙干研末,用植物油20毫升拌匀,外敷于患处,每日1次,经治2例,10次左右痊愈。(徐学春编著·《瘰疬证治》43)

★ 18. **治淋巴结核**:蜈蚣1条(研末),鸭蛋1个,将蜈蚣末放入鸭蛋内,用纸封好,在文火中烧热为度,每日吃1个,痊愈为止。高建昌用之治疗淋巴结核,轻者11天痊愈,重者44天痊愈。(王辉武 主编·《中药临床新用》638)

★ 19. **治淋巴结核**:炙蜈蚣2条,焙干研末。分装入2枚鸡蛋内,用纸或面饼将鸡蛋开口处封固,每早用夏枯草30克煮1个鸡蛋,吃蛋喝汤,每晚将1枚蜈蚣蛋用数层湿纸包裹置灰火中煨熟食之,10日为1个疗程。治疗淋巴结核13例,12例症状消失,随访5例未见复发。(杨仓良 主编·《毒药本草》718)

★ 20. **治淋巴结核**:蜈蚣10条,蓖麻子10克。共捣烂,涂敷患处,每日1次。(全福男 编著·《古今奇方》91)

★ 21. **治淋巴结结核**:蜈蚣2条,全虫1个(去头足),僵蚕3条,土虫4个。为1剂共研末口服,每日2剂。治疗淋巴结结核效佳。(洪国靖 主编·《中国当代中医名人志》625)

★ 22. **治肺门淋巴结核**:蜈蚣2条,鸡蛋2个。用法:先将蜈蚣研为细末,再将鸡蛋打开倒入碗中,入蜈蚣细面调匀,再用铁锅加麻油30克炒熟即可。每日1剂,口服1次,1个月为1个疗程,一般一个疗程即可痊愈。验案:徐某某,女,4岁。时犯干咳,晚上低烧,微有汗出,身体消瘦,精神倦困。经X光胸片检查,诊为肺门淋巴结核,因对抗痨药物过敏,吃汤药困难,改用此方。1个月后复查,肺门淋巴结核消失。治疗期间宜增加营养,忌食辛辣刺激之品,并保持心情舒畅,并适当休息。(刘有缘 编著·《一两味中药祛顽疾》205)

★ 23. **治未溃的淋巴结核**:凤仙花全草熬膏外敷。(北京、沈阳、兰州、新疆部队编·《北方常用中草药手册》496)

★ 24. **治淋巴结肿大**:夏枯草15克,玄参15克,浙贝母10克,生牡蛎25克。水煎服。(谢海洲 编著 杨增良 整理·《谢海洲用药心悟》131)

★ 25. **治淋巴结核**:穿山甲、蛇蜕、乳香、没药各9克,鱼鳔31克,鸡蛋5个,香油半斤。用法:香油炸药,先下穿山甲、蛇蜕、鱼鳔、鸡蛋,后下乳香、没药,炸至黄焦为度,共捣泥。上为1剂药,每次服1匙,每日3次,1周服完。疗效:治疗28例,早期25例,晚期(已成瘘管)3例,均治愈(硬结消散,瘘管愈合)。用药1剂治愈者13例,其余2~3剂治愈。随访26例,无复发。(史书达 编著·《中国民间秘验偏方大全》89)

★ 26. **治颈淋巴结结核结节型**:大蒜50克,陈醋100毫升,海带250克。用法:上3味共煮汤服食。隔天1次,可常服食。(吴静 主编·《祛百病大蒜秘方》151)

★ 27. **治淋巴结结核**:选用优质无破损生巴豆仁,将液化的蜂蜡均匀包裹在巴豆仁上即成,每仁为1丸,每次服2粒,每日3次,33天为1疗程。每疗程间隔1周,兼服抗痨药。严禁咬破服。卢庆忠等用上方治疗淋巴结结核20例,全部治愈,其中2个疗程治愈15例,3个疗程治愈5例。(王辉武 主编·《中药临床新用》149)

★ 28. **治淋巴结结核溃疡久不收口**:炙穿山甲5克,鸡蛋2个。用法:将鸡蛋打一小孔,倒出少许蛋清,穿山甲研细末,由小孔将药粉分装入2个蛋内,用竹筷搅匀,用牛皮纸封住小孔。再用浸湿纸包裹鸡蛋,置柴火灰中烧熟,去壳吃蛋,每日1次,每次2个。说明:用此方一般吃20余个鸡蛋即可收口,不再复发。(张力群等 主编·《中国民族民间秘方大全》547)

结核病14方

★ 1. **治结核病**:炮山甲45克,蜈蚣2条,僵蚕15克,火硝1克,守宫2只,全蝎2只,白附子45克。将上药研成细末,分装在“0”号或“1”号胶囊内,每次服3~4粒,1日3次(成人量),30天为1个疗程。儿童及体弱者酌减。崔鸿喜用上方治疗淋巴结核、骨结核、腹膜结核共93例,结果症状好转,局部病灶愈合的有80例,占86%。淋巴结核患者如病灶已溃破,亦可用此药粉局部外敷,可促使其早日愈合。(王辉武 主编·《中药临床新用》482)

★ 2. **治结核病**：鸡内金炒研为末，每日3次，每次9克，空腹温黄酒送服。（孟凡红 主编·《单味中药临床应用新进展》249）

★ 3. **治结核性脓肿验案**：胡某某，男，1岁半，住院号16433。因左腹股沟部囊性包块，某院诊断为结核性脓肿，切开引流，术后4天转来我院治疗。发现脓腔约5厘米×4厘米，有大量米汤样渗出物，胸透发现肺门感染。入院后在全身用药的同时，给脓腔内塞入壁虎尾2条，2天后渗出液明显减少，脓腔缩小为2厘米×2厘米。每天壁虎尾换药，5次伤口愈合，1周后痊愈出院。治疗方法：将活壁虎浸入75%的酒精中浸泡半小时后备用。治疗时可根据创面情况，选用壁虎的不同部位。宽长敞开创面选用壁虎皮，剪取适当大小的1块或数块，将其表面贴于清洗后的创面上，盖上敷料，使其密切接触。对较深的窦道可选用壁虎尾，置插入窦道中；也可选用四肢置于狭窄创面内。根据创面分泌物多少，可每天或隔天换药。（杨鹏举 主编·《中医单药奇效真传》368）

★ 4. **治结核性溃疡**：壁虎30克，冰片1~2克，煅珍珠3克。用法：将壁虎用清水洗净，焙干研末，过40~60目筛，高压消毒，再将冰片、煅珍珠磨碎拌匀即得。用时根据窦道大小，选适当引流条与药散搅拌，置入窦道，每日更换1次。治疗结核性窦道102例，全部治愈。治愈时间为1~2个月。（张力群等 主编·《中国民族民间秘方大全》1162）

★ 5. **治胸椎结核验案**：靳某某，男，49岁。3个月前摄片确诊为胸椎结核，用抗结核药无效，腰痛不能站立已3个月余，大小便失禁，双下肢瘫痪，用壁虎粉（治疗方法：壁虎放瓦上焙干研细，装入胶囊，每天3次，每次3~4粒，小儿1~2粒，如小孩服用胶囊有困难，则每次用壁虎1只，剁碎炒鸡蛋食用，每天2次，连服3个月为1个疗程，治疗期间不加用任何抗结核药）20天后，腰痛明显减轻，下肢能活动，40天后能下床走路，连服3个月，症状消失，追访3年未见复发。（杨鹏举 主编·《中医单药奇效真传》368）

★ 6. **治结核性瘘管及慢性感染性瘘管**：鲜壁虎或干壁虎焙干，研粉，局部消毒，用壁虎粉填满瘘管，或用盐水纱条沾壁虎粉塞入瘘管基底，包扎固定。2~3日换药1次。同时用壁虎粉每次1克，每日3次口服。久不收口者，加等量蜈蚣粉。（孟凡红 主编·《单味中药临床应用新进展》59）

★ 7. **治结核性溃疡久不愈**：壁虎、蜈蚣各15克，黄升、冰片各3克。先将壁虎、蜈蚣晒干研末，后加研细之黄升、冰片共研匀，过100目筛。外用。（宋立人 总编·《中华本草》9册402）

★ 8. **治早期淋巴结结核**：蟾蜍胆几个，取胆汁涂患处。（宋立人 总编·《中华本草》9册368）

★ 9. **治结核初起**：夏枯草20克，龙骨、牡蛎各30克，玄参15克。水煎，每日2次分服。（金福男 编著·《古今奇方》91）

★ 10. **治结核病**：巴豆去壳，去皮，保留整仁不碎，把黄蜡化开，用针尖将巴豆扎上，在已熔开的黄蜡中蘸一下，取出旋转冷却，使黄蜡将巴豆均匀全部包住，不留缺损即可。每日早饭前吞服7粒，病情严重者，可早、晚各服7粒。治肺结核3例，肠结核3例，关节结核5例，淋巴结核2例，共计13例，其中痊愈8例，显效4例，无效1例。（杨仓良 主编·《毒药本草》489）

★ 11. **治腋窝结核**：全蝎7只，蝉蜕14个，煎，内服。（江苏新医学院 编·《中药大辞典》上册934）

★ 12. **治结核性脓胸**：以苍耳子25克，水煎服或制成10%浸膏溶液，每次10毫升，每日3次口服，治疗3例经西药治疗无效的结核性脓胸，均基本治愈。疗程一般需1~3个月。（胡熙明 主编·《中国中医秘方大全》上册185）

★ 13. **治结核性溃疡**：用鳖甲50克，制成细粉，在清洁饭盒底放入适量医用凡士林，上撒少许鳖甲粉，放入纱布条100块，再撒入所余鳖甲粉，蒸沸灭菌30分钟。用时将结核性溃疡病灶常规消毒，清除坏死组织，用探针将鳖粉油纱条填塞于病灶底部，隔日换药1次。以此治疗结核性溃疡50余例，均收到满意疗效。（宋立人 总编·《中华本草》9册392）

★ 14. **治结核性漏管**：蟾酥0.1克研细粉，加香油100毫升搅匀，再用消毒纱布条制成蟾酥香油纱条填充伤口，保留1~2小时。开始每日，以后隔日换药1次。治疗40例，临床痊愈36例，好转4例。（滕佳林 米杰 编著·《外治中药

的研究与应用》582)

淋巴结炎17方

★ 1. **治慢性淋巴结炎:**以生甘遂50克研末,鸡蛋20枚煮熟去壳,用筷子从中穿透再将甘遂与鸡蛋入水中同煮15分钟捞出,每次进食鸡蛋1个,日2次。据报道,用此法治疗1例患者8天后痊愈。(王辉武 主编·《中药临床新用》168)

★ 2. **治急性淋巴管炎和淋巴结炎:**穿山甲适量。切片,砂炒松泡后研粉,开水或少量白酒送服,每次2克,每日3次,连服3~5日。适用于急性淋巴结炎,亦可用于急性乳腺炎。(胡郁坤 陈志鹏 主编·《中医单方全书》194)

★ 3. **治急性化脓性淋巴结炎:**穿山甲60克,蜂蜜适量。用法:用砂子炒穿山甲至胖大呈黄色后,研为极细末。每次取适量加入蜜少许调成糊状。敷于创面上,以干净纱布覆盖,胶布固定,每日换药1次。功能:消痈排脓,活血消癥。注意事项:如创面脓液分泌过多,1日可换2次。一般创面分泌物越多越易愈合。如换药后创面分泌物很少,可给予益气、养血、健脾中药每日1剂,分2次服。(阳春林 葛晓舒 主编·《湖南省中医单方验方精选·外科》上册352)

★ 4. **治淋巴管炎:【淋巴管炎膏】**雄黄15克,大黄15克,冰片3克。用法:将上共研细末,凡士林调膏。敷贴红线发源处,1日换药2次。作用:清热解毒,祛瘀消肿。疗效:用药后3小时左右,患者疼痛,寒热大减,24时局部淋巴管及其周围组织炎症逐渐消失。连续用药3天痊愈。近1年来用此法治疗18例,全部有效。按语:此病由热毒壅塞脉络所致,方中雄黄长于解毒;冰片能够消肿止痛;川军则能泻火祛瘀。(张树生 高普等 编·《中药敷贴疗法》649)

★ 5. **治急性淋巴管炎和淋巴结炎:**紫花地丁30克。水煎服,每日1剂。适用于淋巴结炎、疔疮痈肿。(胡郁坤 陈志鹏 主编·《中医单方全书》194)

★ 6. **治淋巴管炎:**鲜败酱草200克。水煎,2次分服,每日1剂。(胡郁坤 陈志鹏 主编·《中医单方全书》194)

★ 7. **治慢性淋巴结炎:**20年前,笔者见同诊室的宫老先生诊治一患者,症见颌下部位肿大,皮色正常,触之有硬结,不热,微痛,经久不愈。诊为阴疽(慢性颌下淋巴结炎)。处方:鹿角霜90克,研极细末,用麻油调涂患处,日涂2次,不日即愈。乃请教其医理,宫先生曰:鹿角霜性味咸温,咸能软坚散结,温能通络消肿,故治阴疽有效。后来笔者在临床上试用此法治疗慢性淋巴结炎10余例,均收到良效。如治马某,女,12岁。1990年3月10日初诊。诉右腮下触及肿块半年,不红,不热,触之稍痛,曾用消炎药物治疗,疗效不佳。遂请中医诊治。观其右颌下部位肿大,皮色不变,触及1厘米×1厘米大硬结,触之微痛,不热,舌淡苔白,脉细。初诊:慢性淋巴结炎。处方:鹿角霜100克,研极细末备用。每次取10克,用麻油调涂患处,敷料包扎,每日换药1次。7日后复诊,患处肿消大半,继用上方治疗3天,病愈。(《中医杂志》编辑部 整理·《中医杂志》"专题笔谈"文萃【1995—2004,第一辑】336)

★ 8. **治颈部淋巴结炎:**生半夏粉3份与面粉1份混合,加陈醋半匙及温开水调匀,每晚敷患处,次晨取下。(孟凡红等 编著·《单味中药临床应用新进展》52)

★ 9. **治颌下淋巴结炎:**仙人掌去刺洗净,100克加白矾25克捣糊,铺于清洁软布上,外敷颌下,早、晚各1次;牙龈炎和口腔溃疡者餐后彻底刷牙。宜忌:切勿入目。(孟凡红等 编著·《单味中药临床应用新进展》553)

★ 10. **治颌下淋巴腺炎:**取干蜈蚣2条,水煎分3次服,每天1剂,一般3~4天即可痊愈。治疗6例皆有效果。本药对急性与早期效果好。(江苏新医学院 编·《中药大辞典》下册2475)

★ 11. **治慢性淋巴结炎性肿块:**蜈蚣4条研粉,鸡蛋2枚,将蜈蚣粉纳入蛋中搅匀,隔水蒸熟,去壳食蛋,日1枚,夏枯草10克煎水服食,小儿酌减,15日为1疗程。吴建华用之治愈本病51例,有效7例,无效2例。(王辉武 主编·《中药临床新用》638)

★ 12 **治淋巴结炎等:**生石膏100克研末,过筛,桐油调匀,涂油纸上敷患处,纱布包扎,每日换药1次,重者每日换药2~3次。(孟凡红等

编著·《单味中药临床应用新进展》473)

★ 13. **治淋巴结溃疡:**露蜂房、猪板油各适量。用法:露蜂房煅末,调猪板油。外敷患处。功能:解毒消肿,敛疮生肌。注意事项:不用蜜蜂房。(阳春林 葛晓舒 主编·《湖南省中医单方验方精选·外科》上册352)

★ 14. **治急性化脓性淋巴结炎后期,红肿疼痛,痛不可忍:**露蜂房15克,生甘草20克。用法:上为粗末,水煎,去渣。以消毒棉浸药水中。洗疮四周。祛风止痛,攻毒消肿。(阳春林 葛晓舒 主编·《湖南省中医单方验方精选·外科》上册352)

★ 15. **治急性化脓性淋巴结炎,红肿剧痛者:**活蟾蜍1只。用法:将活蟾蜍用剪刀从其下唇开始,剪到下腹腔,分开腹腔。将蟾蜍外敷于红肿部,用绷带固定,每日换1次。功能:清热解毒,消痈排脓。注意事项:蟾蜍俗称癞蛤蟆,有毒。(阳春林 葛晓舒 主编·《湖南省中医单方验方精选·外科》上册352)

★ 16. **治急性淋巴结炎(未溃期),慢性淋巴结炎:【金素膏】**雄黄、白矾、枯矾等分,研为细末,用凡士林油膏适量调匀成膏,用时将油膏置于纱布上贴患处。每日换药1次。临床疗效:治疗淋巴结炎42例,用药3~4天肿块全部消退而愈;治疗淋巴结核9例,用药5~10天内全行消退。(胡熙明 主编·《中国中医秘方大全》中册28)

★ 17. **治小儿急慢性颈部淋巴结炎:**取干蜈蚣若干条,去头足,80℃烘干,研细末,过4号筛,密闭封装。用时取鸡蛋一个,将蜈蚣末搅入鸡蛋内,用面糊封口,蒸熟口服,早、晚各服1次,7天为1个疗程,4~7岁每次用蜈蚣粉0.6克,个别患儿视病情递增至每次1克。8~12岁每次1克。李清泉治疗本病45例,连服4日痊愈12例;7日内痊愈24例;10日内痊愈6例;14日内痊愈3例。治愈率100%。(王辉武 主编·《中药临床新用》638)

恶核1方

★ **治恶核:**蟾酥、蜗牛。以针挑破贴之。(电子版·《中华医典·普济方》卷二百七十七)

痰核6方

★ 1. **治痰核:**(消痰消核丸)甘遂、南星、半夏各一两。用法:麻油熬,下麻黄、大戟、僵蚕各四钱,白芥子五钱,藤黄六钱,朴硝七钱,黄丹收。贴患处。(彭怀仁 主编·《中医方剂大辞典》8册701引《理瀹》)

★ 2. **治痰核:**整五倍子入砂锅炒黄为末,以好醋调膏,摊敷患处,易六七次即愈。不论新旧俱验。(长春中医学院 选注 赵学敏 编·《串雅内编》213)

★ 3. **治痰核:**捉取不断尾壁虎,置砖瓦上炙灰,和熬熟菜油涂核上,累验。(杜婕僡 主编·《传世单方大全》108引《经验良方》)

★ 4. **用于痰核红肿寒热,状如瘰疬:**将石灰火煅为末,以白果肉同捣贴之,蜜调亦可。(滕佳林 米杰 编著·《外治中药的研究与应用》31引《活人心统》)

★ 5. **治痰核、气核、痄腮、疙瘩及吹乳:**南薄荷三钱,斑蝥(去翅足)三分(炒)。用法:上为细末,每服三分,烧酒调下。备考:服之后,小便频数,服益散。(彭怀仁 主编·《中医方剂大辞典》2册566引《寿世保元》)

★ 6. **治皮肤结核:【蜂房膏】**炙露蜂房、炙蛇蜕、玄参、蛇床子、黄芪各0.9克。锉细,用酒浸泡24小时,芝麻油240克,放入杏仁45克,乱发如鸡子大1团炸之,待发消尽后下铅丹60克,蜡60克及浸泡的药液,再煎沸多次,放入瓷药缸备用。用此药膏外贴治疗3例经抗痨药治疗无效的皮肤结核,贴药32~37次全部治愈。(杨仓良 主编·《毒药本草》1002)

骨结核23方

★ 1. **治骨结核:**芫花、牛膝各15克,大枣(去核)60克。用法:先将芫花、牛膝共研细末,再加枣及蜂蜜适量做成丸药,每丸重6克,每日早、晚各服1丸,服后常有大便泄泻。本品有毒

性,使用需注意。(吴静 陈宇飞 主编·《传世金方·民间秘方》202)

★ 2. **治骨结核:【黄蜡巴豆丸】**巴豆(子仁饱满,去硬壳)、黄蜡(亦蜂蜡,纯净而不含杂质)。用法:取其铜勺,放火上,勺内加黄蜡适量,使其熔化,后离火稍凉,使其不凝固,入巴豆仁后不爆裂为度。将其巴豆仁入黄蜡后用竹筷搅拌,使每粒巴豆着蜡均匀,然后将巴豆拨出,摊于瓷盘上,粒粒分开,不使其相互粘连,冷凝后,收入瓶内,备用。每日2次,早、晚空腹服用,每次5~7粒,温开水送下。须囫囵吞下,切勿咬破,免招腹泻。临床效果:经用"黄蜡巴豆丸"治疗各部骨结核35例,均获痊愈。一般病人服至3~5日后,即感食欲增加,体力增强,患部疼痛减轻。服10余日后,患处情况可有明显好转,疼痛可基本消失;一般多数病例连服月余即可痊愈。总之,要坚持服用,此药无不良反应。坚持服至痊愈为止。

曹某某,男,27岁,农民。1978年3月10日诊治。患者骨瘦如柴,重病容,卧床不起。其腹股沟及腋前均见溃破,常流脓水。第四、第五腰椎溃破两口,脓水不断,周身皮肤甲错,舌体瘦小质淡,脉细弱。此病已七载,十分痛苦,曾经某医院X线照片,诊为4、5腰椎骨结核,采用多方治疗不见好转,且病情逐渐恶化。诊后,嘱其坚持服用"黄蜡巴豆丸"。月余完全治愈,随访已能参加一般劳动。按:巴豆辛温有毒,能补虚排脓消肿,毒杀虫疾;蜂蜡微温无毒,能补中益气,生肌生血补虚。二药相辅,共收捷效。(李文亮 齐强等 编·《千家妙方》上册65)

★ 3. **治骨结核:**蛋黄油涂患处。(宋立人 总编·《中华本草》9册478)

★ 4. **治骨结核:**鹿角霜30克,蜈蚣2条,猪皮50克,水煎服,每日1~2次。(金福男 编著·《古今奇方》100)

★ 5. **治骨结核:**鸡蛋顶上挖一小洞,加入斑蝥7只,隔水蒸熟,去斑蝥吃蛋,每日1只。孕妇及肾脏疾患者忌服。(孟凡红 主编·《单味中药临床应用新进展》43)

★ 6. **治骨结核:**斑蝥3克,青蒜3克,樟脑12克,花椒12克。用白酒360毫升和醋120毫升混匀,将上药放入浸泡7天即可。用时以棉签蘸药汁涂擦患处。每日1次。(滕佳林 米杰 编著·《外治中药的研究与应用》559)

★ 7. **治骨结核:**壁虎10只,焙干,研为细末,每次服1克,每日3次,长期服用。(金福男 编著·《古今奇方》99)

★ 8. **治骨结核:【三生散】**露蜂房炭、蛇蜕炭、乱发炭各等分,研末,温酒调服5.4克,亦可调入普通敷药中,外敷患处。治骨结核有效,亦可治诸疮大疼,皮色不变或漫肿光亮,名附骨疽,又治顽疮久不合口。(杨仓良 主编·《毒药本草》1002)

★ 9. **治骨结核:**活蟾蜍一个,捣烂敷患处,隔日一次。(金福男 编著·《古今奇方》100)

★ 10. **治骨结核瘘管:**①蟾蜍一个,白胡椒10克,硫黄10克。将蟾蜍腹部划一小口,把药塞入,黄泥包裹,炭火烧干,去泥后研细末,同时加蒸馏水将药调稀,用纱布蘸药液,塞入孔中,经常更换。②蟾酥,每次5毫克,每日3次,饭后服。(胡晓峰 编著·《虫蛇药用巧治百病》221)

★ 11. **治骨关节结核:**先服煎剂,后服散剂,患处可用散剂冷水调敷,方为:煎剂:将蟾蜍一只洗净装入新鲜猪膀胱内,使蟾蜍头部露出膀胱口外,用细麻绳捆住,淹入盛有清水2000毫升的药罐内,使蟾蜍口吐白沫,然后提出水面片刻,再次淹入,反复多次,使蟾蜍白沫吐净。然后加入黄豆20粒,用文火炖至猪膀胱熟为度(约3~4小时),得煎液约500毫升。每服40毫升,一日三次。散剂:将洗净的蟾蜍剖腹,除去内脏,装入雄黄、胡椒各6克,用线缝合,泥裹后置炭火上烘干,去泥研成粉剂,每服1~2克,一日三次,温水送服。(杨仓良 主编·《毒药本草》57)

★ 12. **治骨结核、骨髓炎、关节炎:【四味解毒丸】**炙蜂房、地鳖虫、全蝎、蜈蚣等份,研细末,水泛为丸如绿豆大,每服3克,1日2次。按语:本方有较好的疗效。南京铁道医学院附院外科使用多年,甚感满意。(朱良春 编·《朱良春虫类药的应用》161)

★ 13. **治髋关节结核:**全蜈蚣1条剪碎,加鸡蛋2个,炒后1次食下,每日2次。(杨仓良 主编·《毒药本草》720)

★ 14. **治胸椎骨结核,属阴毒内泛证者:**蜈蚣12克,全蝎56个,火硝6克,甘草6克。共研细末,分作28包。每日早、晚各1包,白凉开水送下。功能:化腐生肌,解毒消肿。(彭怀仁 主

编·《中医方剂大辞典》10册893)

★ 15. **治骨结核**:蜈蚣4条,全蝎1两,地鳖虫9钱。用法:各味均微焙干为细末,每服3钱,小儿酌情减量,用时将每剂药混入鸡蛋内,蒸熟,饭前用,1日3次。(中医研究院革命委员会编·《常见病验方研究参考资料》288)

★ 16. **治骨结核**:蜈蚣、全蝎各40克,地鳖虫50克。用法:研末每次3克,加入鸡蛋中搅匀蒸食或炒食,每日2次,20天为1疗程。一般治疗3~6个疗程。据报道,治疗骨结核10例,治愈8例,显效1例。(王辉武 主编·《中药临床新用》638)

★ 17. **治骨结核、骨髓炎:【四味解毒丸】**蜂房、地鳖虫、全蝎、蜈蚣各等分,研极细末,水泛为丸如绿豆大,每服3克,1日2次。对骨结核、骨髓炎有解毒疗疮、散肿定痛及抗结核之功,故收效满意。(朱良春 主编·《中国百年百名中医临床家丛书·朱良春》194)

★ 18. **治脊柱结核肾虚湿热型:【脊柱结核方】**蜈蚣5克,黄连、续断、甘草各10克,骨碎补、补骨脂各12克。水煎剂。用法:口服,1剂每日水煎服2次。功能:补肾抗痨。本方治疗197例,其中治愈188例,好转6例,无效3例。使用注意:孕妇禁用。(张金鼎 邹治文编·《虫类中药与效方》144)

★ 19. **治结核病,如骨结核,肺结核,淋巴结结核等:【骨劳胶囊】**蜈蚣60条,全蝎30克,守宫30条,甲珠30克。用法:共研细粉,装入胶囊,每粒0.5克,每次服6粒,每日2~3次,每3个月为1疗程。功效:祛风镇痉,攻毒散结。(洪国靖 主编·《中国当代中医名人志》526)

★ 20. **治骨结核、肠结核**:鸡内金炒焦研末,每次三钱,日服三次,空腹用温黄酒送下。(江苏新医学院 编·《中药大辞典》上册1204)

★ 21. **治骨结核并发寒性脓肿**:骨关节结核形成寒性脓肿,常迁延数月或经年。其成脓期有低热起伏,患处微红,按之有波动感。切开排脓后,脓液稀薄夹杂有干酪样败絮组织,应用药线引流祛腐,须蘸以祛腐力较强的五五丹或七三丹,治疗时间3~6月不定,待创口脓水纯清有黏稠感,方可停用药捻,以生肌收回。(唐汉钧 汝丽娟 主编·《中国民间外治独特疗法》66)

★ 22. **治一切骨结核初起**:鹅不食草四两。用法:生用捣汁,用米酒或米醋、白糖各一两,分二次开水送服。患儿减半。外用一般用药四两至一斤。用酒或醋炒热,敷患处。用绷带扎好,一小时除药,敷后如皮上出红疹切勿抓破,可用炉甘石水搽上,等疹消退,一二日后再敷。(中医研究院革命委员会 编·《常见病验方究参考资料》288)

★ 23. **治胸、腰椎结核**:将壁虎放在瓦片上焙干研细,装入胶囊,每丸1克。每次口服3~4粒,每日3次,小儿每次1~2粒。如小孩服胶丸有困难,则每次用壁虎1条,剁碎炒鸡蛋食,每日2次,连服3个月为1疗程。服中药期间,不加任何抗痨西药。临床疗效:本方治疗胸椎结核15例,痊愈10例,好转4例,无效1例,治疗腰椎结核10例,痊愈8例,好转2例。一般均服1个疗程。(胡熙明 主编·《中国中医秘方大全》中册947)

附骨疽12方

★ 1. **治附骨疽**:蛇皮、露蜂房、乱发各等分。用法:烧存性为末。每服半钱,黄酒下。(清·丁尧臣 著·《奇效简便良方》170)

★ 2. **治附骨疽。久不愈,脓汁败坏,或骨从疮孔出:【蟾蜍膏】**大蛤蟆一个,乱发一块(鸡子大),猪脂油一斤。用法:同煎二药略尽,滤去滓,凝如膏。贴之。凡欲贴疮,须先以桑白皮、乌豆煎汤,淋洗,拭干,以龙骨煅为粉,掺疮四边令易收,然后方用贴药。(彭怀仁 主编·《中医方剂大辞典》10册1562引《三因》)

★ 3. **治附骨疽初起:【穿山甲散】**露蜂房30克,蛇蜕7.5克,血余炭7.5克,穿山甲7.5克。用法:上药为末。每次6克,温酒调服,1日1次。适应证:附骨疽初起,寒战高热,患肢剧痛、肿胀、功能受限,尚未成脓。(吴素玲 李俭 主编·《实用偏方大全》299引《外科大成》)

★ 4. **治阴疽,附骨疽**:露蜂房一个(去内蛹子),蛇蜕一条去头尾焙黄,血余炭三钱。用法:共研细末。日服二次,每次四分,黄酒送下。忌食生冷。(沈洪瑞 主编·《重订十万金方》369)

★ 5. **治附骨疽**:楸叶(阴干)一两,猪胆半

两。用法:上相和,捣烂。涂于疮上,封之。(彭怀仁 主编·《中医方剂大辞典》10 册 785 引《圣济总录》)

★ 6. **治附骨疽验案:**季明杨,男,28 岁,会计,右胯患"附骨疽",由于失治而形成"窦道"近 2 年不愈,后单用"蜈蚣散"(蜈蚣 1 至数条干鲜不拘,焙黄,研末)掺药捻透入,1 周后碎骨排出,2 周伤口愈合,未服任何药而告愈,迄今 6 年未复发。(杨鹏举 主编·《中医单药奇效真传》266)

★ 7. **治多骨疽、诸疮出脓后,久不收口、内有多骨:【一甲散】**炙蜈蚣 1 钱,炙鳖甲 1 钱。用法:上为末,每服 3 分,酒下。四五服,骨自出矣。(彭怀仁 主编·《中医方剂大辞典》1 册 3 引《仙拈集》)

★ 8. **治附骨疽经久不愈,伤口常流脓水,间出死骨,肿痛者:**鲜蒲公英 60 克,鸡蛋 1 个。用法:洗净,加清水 200 毫升煎煮至 100 毫升,去药渣后再加入去壳鸡蛋再煎 15 分左右,每剂煎 2 次。每日 1 剂,早、晚各服 1 次,食其蛋与药汁。功能:清热解毒,利尿消肿。注意事项:连服 60 天为 1 疗程。(阳春林 葛晓舒 主编·《湖南省中医单方验方精选·外科》上册 194)

★ 9. **治附骨痈:【甘草汤】**甘草(炙)60 克,露蜂房 30 克。用法:上药锉。水煎,去渣,以故帛 2 片浸汤中。更互洗疮上,每日 3 次。(孙世发 主编·《中医小方大辞典》296 引《圣济总录》)

★ 10. **治流痰、附骨疽、瘰疬、有头疽等溃后腐肉难脱,脓水不尽者:【七三丹】**熟石膏 21 克,升丹 9 克。用法:上药研为细末。掺于疮口上;或用药线蘸药插入疮口,外用膏药或油膏贴盖。功效:提脓祛腐。(孙世发 主编·《中医小方大辞典》223)

★ 11. **治流痰、附骨疽、瘰疬等溃后腐肉难脱,脓水不尽者:【五五丹】**熟石膏、升丹各 15 克。用法:上药研为细末,掺于疮面;或制成药线,插入疮中,外盖膏药或油膏,每日换药 1 ~ 2 次。功效:提脓拔毒。(孙世发 主编·《中医小方大辞典》254)

★ 12. **治附骨疽经久不愈,伤口常流脓水,间出死骨,肿痛者:**巴豆 60 克,猪脚 250 克。用法:巴豆不去油,置砂罐内炖煮,1 小时后去巴豆。每日 1 剂,分 2 次食肉喝汤功能:利湿敛疮,祛腐生肌。注意事项:连服 5 ~ 7 剂为 1 疗程。本方内巴豆有剧毒,宜慎用;若食后腹泻等中毒较剧者,可用绿豆 120 克煎服解毒。猪脚最大剂量可用到 500 克。(阳春林 葛晓舒主编·《湖南省中医单方验方精选·外科》上册 194)

骨髓炎 25 方

★ 1. **治骨髓炎:**蒲公英 60 克,全蝎 1 条,蜈蚣 1 条。研粗末,白酒 250 毫升浸泡 3 ~ 5 天。分数次服用。(宋立人 总编·《中华本草》7 册 990)

★ 2. **治化脓性骨髓炎:**蜂房 30 克,蛇蜕、头发(烧存性)、穿山甲各 7.5 克。共为末,每服6 ~ 9 克,加乳香末 1.5 克,温酒调服。(肖国士 潘开明 主编·《中医秘方全书》514)

★ 3. **治慢性骨髓炎:【蟾蜍涎油】**每日取活蟾蜍 7 ~ 10 只。先将香油或其他植物油 60 ~ 100 毫升倾入锅中,置炉火上煎熬,火力不宜过猛,必须文火慢熬,同时将蟾蜍足缠扎起来,倒悬在油锅上。蟾蜍受油烟熏蒸,口中便有涎液流出,滴入油锅内。待每只口中流尽涎液时,应立即将油锅离火。不可熬之过久,以免影响药效。上述蟾蜍涎油为成人 1 日药量,分 2 次服,小儿用量酌减,15 天为 1 疗程。有死骨者宜配合手术或中药外治。治疗 7 例,均获痊愈,疗程最长 45 天,最短 20 天。(李彬之等 主编·《现代中医奇效良方宝典》下册 653)

★ 4. **治急性骨髓炎验案:**周某某,男,16 岁,学生。左腿胫骨有约 3 厘米面积大持续性剧痛 5 天,附近肌肉时而出现痉挛。高热,寒战,全身不适。曾在某医院外科诊断为"急性血源性骨髓炎。"经用大量抗生素、中药治疗,疗效不明显。后找余治疗。诊见:体温 39℃,脉洪数,舌苔黄腻。实验室检查:白细胞总数 $20 \times 10^9/L$,中性粒细胞数增多。在靠近关节的干骨端有深压痛,患部皮温较高。即告诉用癞蛤蟆皮在患处外敷。1 疗程后疼痛及其他症状减轻,3 疗程后诸症悉除,白细胞总数 $9 \times 10^9/L$,其他正常而告愈。2 周后随访,一切正常。治疗方法:捕捉较大癞蛤蟆1只,将身体表面洗净,晾干体表水分后,剖腹去内脏连同下颚及腹部一并去掉,据患部位置的不同及疼痛面积的大小,将以耳后腺及其周围的皮肤腺为主的癞蛤蟆皮,切割一圆形块,用竹刀将圆形块上的腺体剖开,当白色乳状液流出时,即将此面接触患者皮肤敷于患部,同时用玉米面加水制作1个内径同已敷蛤蟆皮等大,厚约0.5厘米的圈饼套敷于蛤蟆皮外围,然后用手轻轻压平,再用纱布包扎。24小时换1次,3次为1疗程,第1个疗程后,间隔1天,再行下1个疗程,一般需要1~3个疗程。(黄国健等 主编·《中医单方应用大全》76)

★ 5. **治骨髓炎**:壁虎、野菊花、地骨皮各5钱,青蒿4钱,蟾蜍1钱。排脓期加铁杆蒿1钱,每日1剂,水煎服。对脓多、肿著者并用煎液外洗,药渣外敷。有大脓肿及死骨者配合西医手术。个别病例加服雷米封,急性期使用少量抗生素。(《全国中草药汇编》编写组 编·《全国中草药汇编》下册692)

★ 6. **治慢性骨髓炎**:以壁虎为主内服;外用方为:壁虎30份,冰片1份,先将壁虎烘干研细,高压消毒后加入冰片粉末,根据窦道大小及深度,取适当无菌纱布放入生理盐水中浸泡后蘸上药植入,每日更换1次。内服方为:壁虎40份,丹参、丹皮,公英、地丁各20份,人工牛黄1份。共研细末,装入胶囊,每服4~6克,每日2~3次,根据中医辨证可选用对症汤药送服。治疗慢性骨髓炎49例,治愈41例(83.7%),显效5例,好转2例,无效1例。(杨仓良 主编·《毒药本草》71)

★ 7. **治骨髓炎**:三七45克,金银花6克,蜈蚣100条。用法:研极细末混合均匀后,分为60包,每次服1包,日2次。慢性骨髓炎用蜈蚣,1次1克研末,米纸包,1日服3次,服1周显效,服1月治愈,有效率几乎达到百分之百。(金福男 编著·《古今奇方》102)

★ 8. **治骨髓炎**:蜈蚣3克,象皮6克,白糖30克。用法:焙干为末,撒于患处,每天换药1次。适应症:本方具有消炎、排脓、收敛、促进肉芽生长的良效。(吴静 编·《祛百病祖传秘方》106)

★ 9. **治骨髓炎**:蜈蚣5条。用法:将蜈蚣焙干研末,取1克温开水送服,每日1次。备注:本方长期流传于彝族民间。(吴静 陈宇飞 主编·《传世金方·民间秘方》203)

★ 10. **治慢性骨髓炎**:蜈蚣10条,研粉,分为7等份,装入胶囊,每日服1份;外用将凡士林纱布条蘸上蜈蚣粉末,填入瘘管内,每日换药1次。(《全国中草药汇编》编写组 编·《全国中草药汇编》上册882)

★ 11. **治慢性骨髓炎**:蜈蚣100条,三七45克,金银花60克。将上药研为极细末混合均匀后分装为60包,每日2次,每次1包内服。治疗慢性骨髓炎2例,均痊愈。(李彬之等 主编·《现代中医奇效良方宝典》下册650)

★ 12. **治慢性骨髓炎**:**【复方蜈蚣散】**蜈蚣60条,淫羊藿30克,肉桂10克。研成细粉过100目筛备用。每日20~30克,分2~3次温开水送服。于德刚等用蜈蚣散加味治疗慢性骨髓炎52例,痊愈20例,显效16例,好转11例,无效5例,总有效率为90.4%。(王辉武 主编·《中药临床新用》636)

★ 13. **治骨髓炎、骨关节结核**:蜈蚣1条,全蝎1.5克,土鳖虫1.5克,大蒜2头,鸡子1枚。将前3味焙干研末,大蒜捣泥,再与鸡蛋搅匀,入锅蒸熟即可。每日早、晚空腹服食。(吴静 主编·《祛百病大蒜秘方》166)

★ 14. **治慢性骨髓炎窦道**:蜈蚣10克,全蝎5克。研末,消毒备用。取油纱条蘸二虫粉少许,塞入窦道,外敷纱布固定,2天换药1次。同时内服中药及抗生素治疗。吴庆福用此方治疗本病12例,皆在2~3周内痊愈。(王辉武 主编·《中药临床新用》279)

★ 15. **用于血虚寒凝型骨髓炎**:蜈蚣5条,乳香、没药、山甲珠、白鲜皮、全蝎各20克,上药研末,加入已煮开的麻油500毫升内,以文火熬煎后再入樟丹250克调成膏备用。施治时取适量涂于牛皮纸上贴患处,每日1~2次。(滕佳林 米杰 编著·《外治中药的研究与应用》565)

★ 16. **治骨髓炎**:**【巴蜡丸】**黄蜡90克,加热熔开后,加入巴豆仁500克,用小火煮15分钟左右,以巴豆崩裂为度。成人每次吞服5丸,日服三次,老幼酌减,治疗急慢性骨髓炎564例,治愈562例。(杨仓良 主编·《毒药本草》490)

★ 17. **治骨髓炎**:**【黄连液】**黄连65克。用法:将上药研为粗末,加水2000毫升,煎沸3次,每次15分钟,冷却备用。取本品浸泡患处3小时后拭干,以黄连纱条换药,每日1次,至愈为度。甲沟炎肉芽形成以硝酸银棒烧灼(不拔甲,不刮除),使肉芽萎缩成灰白色,以无菌纱布包扎,次日按上法处理。指骨骨髓炎者取本品浸泡,每日1次,每次1~3小时,浸毕,按常规换药至愈。适用病证:指(趾)化脓性感染,指骨骨髓炎。按:共治疗196例,治愈195例,显效1例。(电子版·《中华验方大全》骨髓炎篇)

★ 18. **治指骨骨髓炎:**取黄连65克,捣成粉末,置烧瓶中,加水至2000毫升,煮沸3次,每次15分钟,冷却备用。使用时注药液于小瓷杯,患指除去敷料后伸入浸泡。瓷杯大小以能使药液浸没全部病灶为度。每日1次,每次1~3小时。共治87例,全部治愈。(宋立人 总编·《中华本草》3册221)

★ 19. **治指骨骨髓炎:**黄连50克加水800毫升,煎取600毫升药液置消毒瓶备用,用时另取小瓶药液浸泡手指,每次30~50分钟,每日2次,用过的药液不再使用,10天为1个疗程,一般2~3个疗程。夏世平用此方治疗指骨骨髓炎43例,治愈37例,好转5例。(王辉武 主编·《中药临床新用》549)

★ 20. **治慢性骨髓炎:**用红粉外敷治疗,对于病灶内瘘管较深,有游离死骨形成者,可用红粉药线插入瘘管中,腐蚀瘘管,使瘘管附近的坏死组织溶解脱落,死骨与骨干分离,如病灶内无明显的瘘管及坏死组织,可将红粉附于纱布上外敷伤口处,以提毒拔脓。治疗慢性骨髓炎7例,平均治疗90天,全部治愈,治愈时间最长135天,最短48天,治愈率达100%。(李彬之等 主编·《现代中医奇效良方宝典》下册650)

★ 21. **治窦道、瘘管、慢性骨髓炎窦道、压疮、手术后伤口感染,以及其他感染创面,脓肿破溃:【拔脓净】**红升丹、乳香、没药、穿山甲各适量。用法:上药研为末。撒患处。功效:排脓止痛,祛腐生新。(孙世发 主编·《中医小方大辞典》1453引《上海市药品标准》)

★ 22. **治化脓性骨髓炎秘方:【去腐散】**白降丹2克,云南白药10克;生肌散:红升丹2克,云南白药10克。用法:化脓期,先将白降丹与云南白药研匀,敷于疮上,盖上药棉纱布,3天换1次药。待疮不向外流脓水时,改换生肌散。将红升丹与云南白药研匀外敷,待新肉芽长出,疮口已长痂自落即痊愈。(洪国靖 主编·《中国当代中医名人志》505)

★ 23. **治慢性骨髓炎:**土茯苓、甘草、大青盐等。用法:研末制成散剂,浸泡患处。郭振芳等用此方治疗慢性骨髓炎311例,治愈260例,显效26例,有效20例,无效5例。(王辉武 主编·《中药临床新用》22)

★ 24. **治慢性化脓性骨髓炎:【骨炎祛腐散】**轻粉10克,五倍子100克,炉甘石50克,血竭30克,象皮50克,红升丹20克,冰片30克。用法:将上药共研为极细末,过7号筛。手术切除死骨,清除脓液,暴露窦口周围创面,用纱布条填塞、包扎创口24小时后,用生理盐水清创,再取本品撒入创面深部,外敷骨炎拔毒膏,以高出皮肤1厘米为度,每日换药1次。无脓液后,停用本品。创面出现新鲜肉芽时,行Ⅱ期缝合。疗效:共治疗60例,全部痊愈。(梁永才 梁杰圣 主编·《中国外治妙方》66)

★ 25. **治急慢性骨髓炎:**鲜萍全草30克,活泥鳅2条。泥鳅用水养24小时,保留体表黏滑物质,洗后用冷水浸洗1次。将萍、泥鳅一起捣烂敷患处,每日1次,2周为1疗程。临床疗效:治疗56例,痊愈51例,治愈率占91.07%;无效5例。疮口愈合最早12天,最长43天。(胡熙明 主编·《中国中医秘方大全》中册47)

一切流注7方

★ 1. **治一切流注,痈毒,有脓水:【代刀散】**斑蝥一钱,巴豆一钱,白信石一分。用法:上为末。取如大米少许,放疡头上,膏药盖之。以代开刀。(彭怀仁 主编·《中医方剂大辞典》3册494引《青囊秘传》)

★ 2. **治流注、咬骨流注及一切无名肿毒:**炙龟板3两,净全蝎10只,大蜈蚣10条,炙乳香、炙没药、血竭各1两。用法:共研细末,水泛为丸,每服2钱,早、晚各1次。(中医研究院革命委员会 编·《常见病验方研究参考资料》289)

★ 3. **治流注及瘀血顽痰结成肿块:【琥珀散】**将大黄为末,捣大蒜调敷,即痛一二时无妨。

至次日去药，发斑或起疱，挑破流水。用月白珍珠散掺之即干。或用西圣散贴之以消余肿。（滕佳林 米杰 编著·《外治中药的研究与应用》129引《外科大成》）

★ 4. **治流注初起，漫肿无头，不红不痛者：**生姜十斤，雄猪胆一百个，葱五斤，乳香十两，没药十两。用法：先将葱、姜打烂，同猪胆搅和，再将乳香、没药研细，一并搅匀，置钵内，烈日中晒之，俟晒月余则稀稠得宜而成膏。用此外贴。（彭怀仁 主编·《中医方剂大辞典》7册1037引《疡科遗编》）

★ 5. **治流注，无论初起已溃，有脓无脓：**露蜂房1个，鸡蛋1个。用法：水煮至浓时，滤净渣。取蛋和汤食用。功能：清热解毒，消肿排脓。注意事项：露蜂房愈大愈好。（阳春林 葛晓舒 主编·《湖南省中医单方验方精选·外科》上册212）

★ 6. **治髂窝流注：【仙冰膏】**鲜仙人掌叶180克，大蒜仁30克，芒硝30克，冰片15克。用法：将上药共捣如泥成膏。取本品涂敷患处，每日2～3次。按：共治疗33例，经治3～10日，治愈31例，转手术治疗2例。宜忌：切勿入目。（电子版·《中华验方大全》光盘、深部脓肿篇）

★ 7. **治流注（寒性脓疡）、结核性疾患、骨髓炎：**红升丹5分，儿茶1分，冰片、朱砂各3分，雄黄1分。用法：共研细末，以秫米糊1钱，炼成药线，将药线塞入流注疮口内。（中医研究院革命委员会 编·《常见病验方研究参考资料》289）

跌打损伤90方

★ 1. **治跌打损伤：**三七末9克，黄酒90克。用法：用温开水与热黄酒睡时吞服，重则1日2次，轻则1日1次。（中医研究院革命委员会 编·《常见病验方研究参考资料》434）

★ 2. **治跌打损伤：**三七适量。用法：用白酒适量每次送服1克，1日2～3次。（徐明 编著·《民间单方》240）

★ 3. **治跌打损伤：**友人某患伤痛10余年，屡经伤科医师治疗皆无效。余给凤尾川三七根1块约30克重，嘱其和鸡肉煮食之，1服而愈。（杨鹏举 主编·《中医单药奇效真传》289）

★ 4. **治跌打损伤：**取三七10克，赤芍12克，甘草6克。用法：研末混匀，每次5克饭后用温开水冲服，每日2次，连服5～7天。（李永明等·（《中国中医药报》第5版2010年10月14日）

★ 5. **治跌打肿痛：**以三七捣烂敷之，特效。（清·田间来是庵 辑·《灵验良方汇编》117）

★ 6. **治颅脑外伤：**三七适量。用法：研为细粉，每次3克，每天2～3次，口服（昏迷者鼻饲）。功能：化瘀通络。据广西医学院第一附院神经外科报道，应用本方治疗40例，总有效率为75%。对轻、中度疗效较好，重度疗效不佳。病人用药后自觉头晕、头痛缓解，对自觉症状的改善和意识恢复较好，在用药2～3天后即有改善。（薛建国 李缨 主编·《实用单方大全》333）

★ 7. **治男妇被打伤，青肿不消：**三七一钱，嚼细，涂患处即消。（宋立人 总编·《中华本草》5册845引《医便》）

★ 8. **治陈伤疼痛10余年：**三七30克左右1头，与鸡肉煮食。（楼锦英 编著·《中药临床妙用锦囊》12）

★ 9. **用于杖伤瘀血及跌打伤：【散青膏】**用三七鲜茎叶。用法：捣敷，瘀血即消。如皮破者亦可用三七粉敷。（滕佳林 米杰 编著·《外治中药的研究与应用》114）

★ 10. **治碰伤、摔伤、伤处肿痛：**用水蛭30克，研细末，每服2克，1日2次，黄酒送服。有化瘀、消肿、止痛之效。（杨仓良 主编·《毒药本草》607）

★ 11. **治损伤出血后，血瘀肿痛，伤口久未愈合：**水蛭7条，大蜘蛛3个。用法：焙枯研末。敷于伤口，外用凡士林膏盖之。功能：祛瘀生新，活血消肿。（阳春林 葛晓舒 主编·《湖南省中医单方验方精选·外科》上册1078）

★ 12. **治折伤：**水蛭，新瓦上焙干，为细末，热酒调下一钱，食顷，痛可，更一服，痛止。便将折骨药封，以物夹定之。（江苏新医学院 编·《中药大辞典》上册518）

★ 13. **治外伤出血：**蚂蟥1条。用法：破开敷上伤口，1日0.6～0.9克，数日可痊愈。备注：用于刀斧断血筋症。忌食公鸡、鲤鱼等发物。（吴静 陈宇飞 主编·《传世金方·民间秘方》

219)

★ 14. **治跌扑损伤:【夺命散】**红蛭(石灰炒黄)25克,大黄、黑牵牛各100克。分别研细末,每次服6克,温酒调服。(胡晓峰 编·《虫蛇药用巧治百病》31)

★ 15. **治跌打损伤:**地鳖虫,焙干研末,内服祛瘀血,每服3克,和酒冲服。孕妇忌服。伤处未破者取用活虫捣烂外敷。(中医研究院革命委员会 编·《常见病验方研究参考资料》433)

★ 16. **治跌打损伤:**地鳖虫、血竭末各10克。共研细末,分6次服,白酒送下,1日2次。(中医研究院革命委员会 编·《常见病验方研究参考资料》434)

★ 17. **治跌打损伤:**地鳖虫5克,大黄、当归各15克。水煎服,或研末水调外敷。(胡晓峰 编·《虫蛇药用巧治百病》214)

★ 18. **治跌打损伤:**地鳖虫10克,泽兰、鹅不食草各25克。水煎,冲酒服。(胡晓峰 编·《虫蛇药用巧治百病》214)

★ 19. **治跌打损伤:**五加皮五钱,地鳖虫二十个,白公鸡一只(去头尾)。用法:共捣烂敷患处。(沈洪瑞 主编·《重订十万金方》780)

★ 20. **治跌打损伤:**土鳖五个,乳香、没药、血竭、儿茶各一钱。研细末,米糊为丸,如黄豆大。用法:大人每服八丸,黄酒送下。(沈洪瑞 主编·《重订十万金方》786)

★ 21. **治跌打损伤:**土鳖虫二十一枚,丹皮二两。用法:炒后同捣末,每晨温酒送服一钱。(中医研究院革命委员会 编·《常见病验方研究参考资料》434)

★ 22. **治跌打损伤:**活土鳖虫五钱,当归五钱,红花四钱。用法:共捣如泥,敷于皮未破青肿处,一日一次。(中医研究院革命委员会编·《常见病验方研究参考资料》436)

★ 23. **治外伤肿痛:**月季花、地鳖虫等量研细末,每次4.5克,每日2次,温酒少许冲服;另用鲜花捣烂敷患处。(宋立人 总编·《中华本草》4册217)

★ 24. **治外伤血肿:**取活土鳖虫(干品亦可,但活的好。用量视肿块大小而定)放冷水中漂洗2次,置容器中捣烂,再加热黄酒250毫升左右,加盖放饭锅内焖15分钟左右,取出用纱布过滤,渣敷患处,绷带固定。滤下之黄酒趁热饮之,以醉为度,卧床盖被,微汗为佳。治疗50例,均获卓效。(宋立人 总编·《中华本草》9册155)

★ 25. **治外伤血肿验案:**地鳖虫外敷治疗外伤血肿。某男,14岁,因行车不慎撞伤左腿,当即来诊。见左股骨上端1/3至胫腓骨下端1/3处明显肿大,皮肤表面青紫,红斑密布,压之波动,刺痛胀麻,X线提示未发现骨质受损。即嘱用冷开水拌赤豆粉外敷。1小时后改用活地鳖虫渣热敷,地鳖虫黄酒滤液治疗方法:活地鳖虫适量(视肿块大小而定)冷开水漂洗2次,置容器中捣烂,再加入热黄酒(250克左右),然后加盖放入饭锅中焖15分钟左右,取出用纱布过滤,渣敷肿块处,然后用绷带固定。滤下之黄酒趁热饮下,以醉为度。卧床盖被,微汗为佳。一般病程短的只需敷药1次,病程长的不超过2~3次就可治愈。内服药,卧床盖被得微汗。一觉醒来,刺痛若失,1天后肿块消退,行动自如。(杨鹏举 主编·《中医单药奇效真传》287)

★ 26. **治切伤:**取蜈蚣装瓶,加香油制成蜈蚣油备用。手脚切伤时,用此油涂伤口,可不化脓,促愈合。本方对烧伤也有特效。(金福男 编著·《古今奇方》280)

★ 27. **治跌打损伤:**川蜈蚣2条,川羌活9克(10岁左右小儿减半)。用法:研面,用白酒120克、水半碗煎好冲药面1次服之。备注:主治创伤红肿疼痛破皮流血水。忌辛燥。1~2日消肿,再服1剂即愈。(吴静 陈宇飞 主编·《传世金方·民间秘方》212)

★ 28. **治跌打损伤:**蜈蚣3条,龙胆草10克,冰片0.5克。研细,酒醋各半调成糊状,外敷患处,药干则取下,加酒醋拌匀再敷。(杨仓良 主编·《毒药本草》7520)

★ 29. **治外伤血肿:**赤小豆、五倍子等量。用法:上药共研为细末,加入酸醋适量调糊状,局部外敷。每日1次,重者增敷2~3次。主治:治疗外伤性瘀血肿,皮肤有破溃者忌敷。疗效:一般外敷1~2日内即可肿痛消除。验案:韩某,男,27岁,矿工。右脚第二蹠骨闭合性完全骨折。患处高度肿胀瘀紫、疼痛。注射杜冷丁2次,痛暂减。但药性过后又痛作如故。于是改用上方,只敷2次,翌日查房,喜告“肿全消,疼痛已大减”。(刘有缘 编·《一两味中药祛顽疾》361引《上海中医药杂志》1983年,第4期)

★ 30. **治局限性瘀肿，适用于跌打损伤所致：**五倍子。制法：选取发亮而中空的五倍子，研细末密封入瓷瓶或玻璃瓶中贮存，备用。用法：用适量的药物末和米醋调成糊状，均匀地涂在肿处，盖上稍大点的塑料薄膜。加压包扎，1～2天更换1次，一般1～2次即痊愈。作用：消肿止痛。疗效：一般1～2次而愈，最多不超过4次。100例中1例无效，99例痊愈。疗效占99%。按语：用本药时如见皮肤发痒或出现小水泡不退，可用消毒针刺破，流出清水后涂龙胆紫预防感染，未见任何副作用。如瘀肿处疼痛剧烈的，针对局部穴位以活血止痛，对瘀肿时间较久的，可用消毒三棱针刺去少量血再敷药，但对关节已发生僵硬的瘀肿，效果不大。（张树生 高普 等编·《中药敷贴疗法》320）

★ 31. **治外伤：**五倍子500克（用量视敷药范围大小而定），放铁锅内炒至深黄色，再研成极细末，放入有盖的药罐内，加适量的醋和蜜（各等量），调成糊状备用。敷时面积要大于伤痛面积，敷药厚度要均匀，不必用纱布包扎，一般5天左右换药1次。治疗外伤620例，其中单用五倍子膏外敷1～2治愈者357例，敷药2～3次治愈者198例，敷药4～5次治愈者65例。（《沈绍功教授临床经验个人日记》30）

★ 32. **治闭合性急性软组织损伤：**取生半夏、黄柏、五倍子各等量，加食醋制成膏。涂于患处皮肤上，1～2天换药1次，至愈为止。治疗60例，治愈45例，显效12例，好转3例。（滕佳林 米杰 编·《外治中药的研究与应用》247）

★ 33. **治软组织损伤验案：**黄某，男，23岁，白云区新市墟肖岗某制衣厂工人。2003年6月18日来诊。主诉昨晚走路不慎“鲤鱼反掌”，扭伤左踝关节，当时仅觉疼痛。今晨醒来左踝肿胀如馒头状，剧痛不可及地。予五倍子调膏外敷，3天后来复诊肿消过半，疼痛亦减，可跛行。再敷1贴而告愈。（邓铁涛 审定·《中医简便廉验治法》131 引《彭善本》）

★ 34. **治软组织损伤：**五倍子、生大黄各一份，生栀子二份，鲜韭菜二份，食醋适量。用法：将前三味药研细末混合，装瓶备用。鲜韭菜洗净捣烂，与药末混合，再用食醋调成糊状，直接撒于伤部，约3毫米厚，绷带或干净布包扎，每日一次，3天为1个疗程，一般一个疗程即可治愈。（李家强 编著·《民间医疗特效妙方》76）

★ 35. **治闭合性软组织挫伤：**五倍子、生半夏、黄柏、面粉各等分，食用醋适量。用法：先将面粉将五倍子置锅内炒黄，置冷后与余药共为细末，过筛即成，贮瓶备用。使用时取药粉适量，用醋调成糊状，或煮熟即泥膏。将本膏涂于损伤的皮肤上，其上盖以白麻纸4～5层，再用胶布或绷带固定。1～2天换药一次。治疗本病60例，治愈45例，好转3例，全部有效。见效最短1天，最长9天，疼痛明显者效果好。（张树生 高普等 编·《中药贴敷疗法》319）

★ 36. **治闭合性软组织损伤，带状疱疹，流行性腮腺炎，血栓性静脉炎等：【消肿痛醋膏】**黄柏、生半夏、五倍子（面炒，去虫）、伸筋草各125克。用法：制成膏剂。外用，涂于患处，约1.5毫米厚，其上盖5～6层纱布。功能：清热解毒，活血祛瘀，消肿止痛。宜忌：开放性软组织损伤及颜面损伤禁用；用药后出现红痒小丘疹或小水疱，应暂停药，并用冷开水清洗，皮肤反应消失后，可继续服药。（孙世发 主编·《中医小方大辞典》1547）

★ 37. **治跌打损伤：**茜草根30～60克，水酒各半炖服；或茜草根和地鳖虫各15克，酒水各半炖服。（宋立人 总编·《中华本草》6册474）

★ 38. **治跌打损伤：**茜草适量。捣烂，酒炒，敷患处。（胡郁坤 陈志鹏 主编·《中医单方全书》364）

★ 39. **治跌打损伤：**茜草5钱，红花3钱，赤芍4钱。水煎服。（《全国中草药汇编》编写组·《全国中草药汇编》上册605）

★ 40. **治跌打损伤：**茜草根120克，红花20克，川芎30克，白酒1000毫升。将上药置白酒中浸泡7日，每次服30毫升，每日2次。（李永明 张可堂·《中国中医药报》2011年3月11日）

★ 41. **治跌打损伤：**凤仙捣汁一杯，黄酒冲服。（杨仓良 主编·《毒药本草》422）

★ 42. **治跌打损伤：**透骨草（凤仙花梗）、当归、赤芍各9克。水煎服（孕妇禁服），如伤处未破，并可用鲜凤仙花梗适量，捣烂敷伤处，1～2天后，局部皮肤起小泡时，立即除去敷药。（宋立人 总编·《中华本草》5册138）

★ 43. **治跌打损伤：**透骨草（凤仙花梗）、茜草、大黄各9克。用法:共研末,酒调敷伤处,1日1次。红肿者加蒲黄6克(生炒各半)。(吴静 陈宇飞 主编·《传世金方·民间秘方》)210)

★ 44. **治跌打损伤:**凤仙花10克,泽兰10克。用法:水煎,白酒冲服,每日3次。备注:另用上药鲜品各20克,捣烂加热敷患处。(吴静 陈宇飞 主编·《传世金方·民间秘方》)215)

★ 45. **治跌打青肿:**凤仙花叶,捣如泥,涂肿处。干则又换,一夜血散,即愈。冬月收取干者,研末水和涂患处。(吴大真等 编著·《灵验单方秘典》199引《世医通变要法》)

★ 46. **治跌打外伤、红肿紫瘀、溃烂:**凤仙根、茎捣敷。(宋立人 总编·《中华本草》5册139)

★ 47. **治跌打损伤肿痛:**鲜凤仙花,捣如泥涂肿处,干后再上,血散肿愈。(宋立人 总编·《中华本草》5册138)

★ 48. **治跌打损伤筋骨,并血脉不行:**凤仙花3两,当归尾2两。浸酒饮。禁忌:孕妇禁服。(江苏新医学院 编·《中药大辞典》上册486)

★ 49. **治跌打损伤,阴囊入腹疼痛:**凤仙花子、沉香各5分。研末冲开水送服。(江苏新医学院 编·《中药大辞典》下册1716引《闽东本草》)

★ 50. **治跌打损伤:**刘寄奴60克。用法:取鲜刘寄奴洗净、捣烂外敷或捣汁,加少量黄酒送服。本方可治疗软组织损伤,效果显著。然皮肤溃破、过敏及孕妇忌用。(吴静 陈宇飞主编·《民间祖传秘方大全》510)

★ 51. **治跌打损伤:**刘寄奴30克,生羌活、生独活各15克,骨碎补9克。用法:水煎服,服后再饮1杯好酒以助药力。(吴静 陈宇飞 主编·《传世金方·民间秘方》212)

★ 52. **治被打伤破,腹中有瘀血:**刘寄奴、延胡索、骨碎补各一两。上三味细切,以水三升,煎取七合,复内酒及小便各一合,热温顿服。(宋立人 总编·《中华本草》7册668引《千金要方》)

★ 53. **治跌打损伤:**鲜仙人掌,与酒同捣敷患处。宜忌:切勿入目。(中医研究院革命委员会 编·《常见病验方研究参考资料》435)

★ 54. **治跌打损伤:**仙人掌,去刺,洗净,捣烂取汁,加面粉适量,调敷患处。宜忌:切勿入目。(吴大真等 编著·《灵验单方秘典》197)

★ 55. **治外伤性红肿:**仙人掌、生石膏(各药用量比例为:1:2)。用法:新鲜仙人掌去皮、刺洗净,切碎捣烂,合生石膏(研末)调成糊状装瓶备用。将药外敷于红肿处,以绷带包扎,8~12小时换药1次。功能:消炎消肿,退热止痛。疗效:经使用本方观察治疗,对外伤性红肿确有疗效。宜忌:切勿入目。(张树生 高普主编·《中药贴敷疗法》350)

★ 56. **跌打损伤:**川芎(或三七)30克。与白酒500毫升共浸泡7日,口服,每日2~3次,每次10~20毫升。适用于跌打损伤疼痛者。(胡郁坤 陈志鹏 主编·《中医单方全书》362)

★ 57. **治跌打损伤:**苦参适量。用法:研末外敷。备注:本药适用于皮破溃烂者。(吴静 陈宇飞 主编·《传世金方·民间秘方》211)

★ 58. **治跌打损伤:**金荞麦根60克,算盘子根30克,菊叶三七15克。水、酒各半煎服。(宋立人 总编·《中华本草》2册631引《湖南药物志》)

★ 59. **治跌打损伤,瘀血作痛:**大蓟汁,和热酒饮。(江苏新医学院 编·《中药大辞典》上册116引《本草汇言》)

★ 60. **治跌打损伤验案:**苏某某,男,43岁。1985年3月2日就诊。述其1天前被拖拉机碰破右足,疼痛难步。查:自右踝关节至脚面青紫肿胀,表皮有擦破痕迹。经用半夏药(治疗方法:生半夏30克,研极细面,陈醋适量调糊敷患处,包扎固定,每天换药1次。主治:内挫伤筋及跌打损伤表皮未破者)3天肿消痛止而愈。(杨鹏举 主编·《中医单药奇效真传》289)

★ 61. **治枪刀伤:**生半夏一钱,冰片一分。用法:研末敷伤口,用布外扎。(中医研究院革命委员会 编·《常见病验方研究参考资料》303)

★ 62. **治打扑伤痕紫黑,有瘀血流注,无热者:【一白散】**半夏。研细末,姜汁调敷。(彭怀仁 主编·《中医方剂大辞典》1册3引《准绳、疡医》卷六。

★ 63. **治颜面外伤性红肿青紫:**生半夏。用法:生半夏研细末。取药末,冷开水调成糊状涂于患处(适宜未破创面)。半夏糊干后时时用棉棒蘸冷开水湿润之,每日3~4次,夜间敷药不必洗净,一般3~4天可愈。功能:消痈肿止痛。疗效:经观察治疗,本方对颜面外伤性红肿青紫,确

有疗效。(张树生 高普 主编·《中药贴敷疗法》340)

★ 64. **用于软组织闭合性急性损伤和慢性劳损:【舒康贴膏】**山楂核不拘多少。用法:制成贴膏。贴患处。功效:活血,化瘀,止痛。宜忌:局部皮肤破损或过敏者禁用。(孙世发 主编·《中医小方大辞典》175)

★ 65. **治皮下血肿:**花粉、香白芷、赤芍、姜黄各等份,研细末,95%乙醇或食醋调敷患处,纱布包扎固定。葛智慧报道用上方治疗损伤所致皮下血肿18例,经2~3天均获治愈。(王辉武 主编·《中药临床新用》95)

★ 66. **治跌打青肿不破口:**生大黄1块,用老生姜汁调敷患处;每日1换。紫者转黑,黑即转白,甚效。(杨建宇等 主编·《灵验单方秘典》196)

★ 67. **治急性炎症:**取生姜10克,仙人掌(洗净,去刺去皮)20克,共捣成稀泥状。用时将药泥均匀地摊在塑料薄膜上或凡士林布块上,外加敷料,贴敷在炎症部位,用宽胶带沿周边固定,使其保持湿润状态,每日换药1次。共治82例,其中急性淋巴结炎29例,急性乳腺炎21例,急性腮腺炎14例,疖肿12例,外伤肿胀6例。就诊距发病时间最短者1天,最长者3天,均未形成脓肿。结果在5天内治愈76例,占92.7%;其余6例加抗生素于7天内治愈。宜忌:切勿入目。(滕佳林 米杰 编·《外治中药的研究与应用》238)

★ 68. **治外伤性血肿及疔疮:**赤小豆研细末,加鸡蛋白调成糊状,涂满患处,再用棉垫固定,每日1~2次。治疗皮下组织、肌腱等闭合性外伤及疔疮86例,其中疔疮18例,外伤68例,结果临床效果良好。86例除3例疔疮因并发感染加用抗生素外,其余83例,均在3~6天内收功。(宋立人 总编·《中华本草》4册701)

★ 69. **治跌打损伤,瘀肿疼痛:**马鞭草30克。水煎,兑少量白酒服。外用鲜茎叶适量,捣烂,加酒少许,炒热敷伤处。(薛建国 李缨 主编·《实用单方大全》125)

★ 70. **治跌打损伤:**鹅不食草四钱(干的二钱)。用法:捣烂敷伤处,一日一次。(中医研究院革命委员会 编·《常见病验方究参考资料》435)

★ 71. **治跌打损伤:**鹅不食草(全草)9~15克,加黄酒、红糖适量。用法:水煎服;同时用鲜全草捣烂敷患处。(宋立人 总编·《中华本草》7册772)

★ 72. **治跌打青肿:**将鲜鹅不食全草适量。用法:洗净切碎,加少许酒捣烂如泥,敷于患处,每日1次。(杨建宇等 主编·《灵验单方秘典》198)

★ 73. **治跌打损伤:**曼陀罗子3克,泡酒180毫升。每次服10毫升。(宋立人 总编·《中华本草》7册261)

★ 74. **治跌打损骨节,伤脏腑,积瘀血:**白及适量。用法:上药研为散,开水冲服。功能:敛正气,散瘀血。(孙世发 主编·《中医小方大辞典》125引《医林纂要》卷十)

★ 75. **治跌打损伤:**鲜地龙洗净,焙干,研末,每服6克,用黄酒送下,每日1~2次。(胡晓峰 编著·《虫蛇药用巧治百病》131)

★ 76. **治打伤将死,痛风:【土龙散】**白颈蚯蚓不拘多少。(去土洗净,焙干研末)。用法:每服二钱,葱、姜煎汤调下,衣被盖暖,出汗即愈。(孙世发 主编·《中医小方大辞典》11引《伤科汇纂》)

★ 77. **止痛:【麻药】**细辛、天南星、半夏、牙皂各等份。用法:上药研为细末。用少许放患处,便不知痛,可用刀针。(孙世发 主编·《中医小方大辞典》1588引《咽喉经验秘传》)

★ 78. **治外伤肿痛验案:**杨某某,女,17岁,学生。被爆竹炸伤左脚背表皮,经口服抗生素和伤口换药处理后,表皮结痂,但脚背患处仍红肿灼痛。1980年6月10日来我处诊治;患者除具前述症状外,伴髂窝有线状疼痛,左下肢活动受限。内服五味消毒饮加减(银花12克,野菊花10克,蒲公英10克,紫花地丁10克,穿心莲8克),外以1只活壁虎打烂敷于左脚背患区。翌晨脚背红肿灼痛消退,结痂脱落,肿大之髂窝淋巴结已消,患肢活动自如。(黄国健等 主编·《中医单方应用大全》51)

★ 79. **治风入疮口肿痛:**刘寄奴为末,掺之。(江苏新医学院 编·《中药大辞典》上册944引《圣惠方》)

★ 80. **治跌打昏迷:**熊胆汁1.5~3克。冲酒服。(宋立人 总编·《中华本草》9册576)

★ 81. **治跌扑闪挫,面伤青黑,伤重者:【补肉药】**香油一两,黄蜡八钱,密陀僧五分,乳香、没药各一钱。用法:熬膏。外贴。手脚骨被压碎者,取大片桑皮,将补肉膏、定痛膏糊在桑皮上,夹贴骨肉上。(彭怀仁 主编·《中医方剂大辞典》5 册 820 引《杂病源流犀烛》)

★ 82. **治被殴或跌伤:**荆芥、黄蜡、鱼鳔(炒黄色)各五钱,艾叶三片。入无灰酒一碗,重汤煮一炷香,热饮之。(宋立人 总编·《中华本草》9 册 223 引《药笼小品》)

★ 83. **治跌打损伤,筋骨疼痛:**鹿角霜适量。用法:焙干研粉,每次 3 ~6 克,每日 2 次,热黄酒送服。(徐明 编著·《民间单方》241)

★ 84. **治扑伤金疮:**夏枯草捣烂,敷上。(江苏新医学院 编·《中药大辞典》下册 1828)

★ 85. **治劳伤跌损:** 黄精 60 克,泡酒服。(宋立人 总编·《中华本草》8 册 146)

★ 86. **治一切肿痛:**陈石灰二两(炒粉红色),大黄、五倍子各一两。用法:上为末。醋调涂。(彭怀仁 主编·《中医方剂大辞典》3 册 199)

★ 87. **治跌打愈后,筋骨酸痛:**干茜草头,每次 8 钱,合猪脚节炖服。(江苏新医学院 编·《中药大辞典》下册 1567)

★ 88. **治跌打:**商陆研末,调热酒擂跌打青黑之处,再贴膏药更好。(宋立人 总编·《中华本草》2 册 742 引《滇南本草》)

★ 89. **治瘀血证:**曾游东海之滨,见海岸茜草蕃生。其适有膈上瘀血者,俾剖取茜草鲜根,煮汁,日日饮之,半月而愈。(黄国健等 主编·《中医单方应用大全》352 引《医学衷中参西录》)

★ 90. **治跌打损伤,瘀血肿痛:**菊叶三七茎叶捣汁,每服 12 ~15 克,白酒兑服;或鲜叶捣烂,外敷患部。(宋立人 总编·《中华本草》7 册 856 引《四川中药志 1979 年》)

杖疮 10 方

★ 1. **治杖疮:**用五倍子去瓤,米醋浸一日,慢火炒黄,为末,干掺。不破肿痛者,以醋调敷。(明·胡濙 撰·《卫生易简方》257)

★ 2. **治杖疮:**文蛤(五倍子)三斤。用法:用柳木层甑子内蒸软,晒干,如此三蒸三晒,干为细末。用熟桐油调摊油纸上贴之。(彭怀仁 主编·《中医方剂大辞典》10 册 49 引《外科启玄》卷十二)

★ 3. **治杖疮:【黄白散】** 大黄、白芷各 30 克。用法:水煎浓汁,揉洗伤处。以痒至痛,痛至痒,瘀散见红为度。(滕佳林 米杰 编著·《外治中药的研究与应用》123 引《外科大成》)

★ 4. **治杖疮:【杖疮丹】**刘寄奴末六钱,马鞭草末四钱。蜜调敷,如湿者干掺。(宋立人 总编·《中华本草》7 册 668 引《证治准绳》)

★ 5. **治杖疮:**石灰七升,新猪血一斗。用法:上为丸,熟烧之,破,更丸,烧三遍至,为末。敷上。(彭怀仁 主编·《中医方剂大辞典》4 册 616 引《济阳纲目》卷八十九)

★ 6. **治杖疮:**陈石灰八两,黄柏末一两,商陆根(去筋,净末)二两。用法:去为末,和匀。油调敷。(彭怀仁 主编·《中医方剂大辞典》3 册 199 引《疡科选粹》卷七)

★ 7. **用于杖伤肿痛:**用石灰 600 克,以水 1000 毫升和匀。候 1 小时许,用灰上面清水倾入碗内,加麻油等分和匀,以竹筋搅百遍转,自成稠膏。调前药,稀稠得所,听取杖伤后带血,不用汤洗。(滕佳林 米杰 编著·《外治中药的研究与应用》32 引《普济方》)

★ 8. **治杖疮:【黄白散】**大黄、白芷各 30 克。用法:水煎浓汁,揉洗伤处,以痒至痛、痛至痒、瘀散见红为度,拭干贴药。(孙世发 主编·《中医小方大辞典》586 引《外科大成》卷四)

★ 9. **治杖疮夹伤:**血竭四两,大黄一两二钱,自然铜(醋煅七次)二钱。用法:上为细末,以生姜汁调涂。(彭怀仁 主编·《中医方剂大辞典》4 册 620 引《疡科选粹》)

★ 10. **治杖疮,打着不疼:**地龙(去土,炒)。用法:上为细末。每服三钱,温酒调下。后用黄蜡为丸,如梧桐子大,每服三十丸,细嚼,以温酒一盏送下。手握生葱白三五根,临决时吃了生葱后,打不疼。(彭怀仁 主编·《中医方剂大辞典》7 册 754 引《医方类聚》)

外伤出血82方

★ 1. **治刀斧伤**:用五倍子一味为末。干贴疮上效。(电子版·《中华医典·普济方》卷三百二)

★ 2. **治金疮**:方1:五倍子、紫苏各等分。为末,敷之。(王树泽 编·《金元四大家医学全书》下册1397)

★ 3. **治金疮**:五倍子、灯芯草烧灰存性等分,敷之。(王树泽 编·《金元四大家医学全书》下册1397)

★ 4. **治刀斧伤**:五倍子、降真香(锉碎,炒见油)各等分。上为末,贴患处。功能:止血,定痛,生肌。(彭怀仁 主编·《中医方剂大辞典》1册32)

★ 5. **治金疮:【撒合散】**五倍子、真降香、制松香各等份。用法:上药研为细末,收贮待用。外用。(孙世发 主编·《中医小方大辞典》1213引《外科证治全书》卷四)

★ 6. **治刀斧伤**:五倍子(微炒)、真降香(炒存性)、头发灰各等分,为末,搽之,将干,箬叶护住,以软帛扎住,2日1换敷。功能:(止血,定痛,生肌)。(陆士谔 编·《叶天士手集秘方》210)

★ 7. **治损伤出血**:五倍子5钱,白矾2钱。研细末敷患处。(中医研究院革命委员会 编·《常见病验方研究参考资料》304)

★ 8. **治损伤出血**:五倍子4两,棉花4两,乌药8两,石榴皮1斤。用法:先煎五倍子、石榴皮,煎20分钟后,再入乌药煎20分钟,除去药渣,把棉花放入,将药汁吸干,晒干备用。将药棉敷创口,外加包扎。注意伤处不着冷水。(中医研究院革命委员会 编·《常见病验方研究参考资料》305)

★ 9. **治损伤出血**:五倍子、生石灰各50克,大黄45克。用法:将上述药品合烧成粉色。每100克加0.5克白矾,再加160毫升水,煮沸加活性炭脱色,过滤即得澄清液,备用。用纱布蘸药水,涂于患处加压止血。(滕佳林 米杰 编·《外治中药的研究与应用》182)

★ 10. **治外伤出血不止**:五倍子生用为散。干贴。血立止。(电子版·《中华医典·普济方》卷三百三)

★ 11. **治外伤出血不止**:用五倍子、海螵蛸、枯矾各等份。用法:研为细末,敷于患处。(杨建宇 等主编·《灵验单方秘典》196)

★ 12. **治外伤出血不止:【三神散】**五倍子末、降真香末、铜末(铸镜面上刮下者,于乳钵内研细)各等分。用法:上和匀,敷损处。(彭怀仁 主编·《中医方剂大辞典》1册571引《医统》)

★ 13. **治出血如泉**:五倍子、白胶香、牡蛎糁。(元代·朱丹溪·《丹溪手镜》205)

★ 14. **治刀斧跌磕,一切损伤:【胜三七散】**五倍子(炒枯)、枯白矾各等份。为细末。撒患处,包裹。功能:止血定痛。(曲京峰等 主编·《古今药方纵横》1214引《济阴纲目》卷八十七)

★ 15. **治箭头、铁针并竹木刺入肉:【蝼蛄散】**蝼蛄、五倍子适量。用法:面包火煨,研为末。凉水调敷患处,用纸盖其上,其针自出。(彭怀仁 主编·《中医方剂大辞典》10册1303引《仙拈集》卷四)

★ 16. **治止血定痛,箭伤亦妙**:五倍子、降香节各5钱,广三七2.5钱,研极细,掺之,止血定痛,箭伤亦妙。(清·顾世澄 撰·《疡医大全》1416)

★ 17. **治刀伤成疮,脓水不干,肌肉不生:【生肌散】**五倍子、炉甘石、儿茶、龙脍皮各等分。用法:上为末。瓷器贮用。备考:《跌损妙方校释》:方中龙脍皮,疑为芦荟。(彭怀仁 主编·《中医方剂大辞典》3册561引《跌损妙方》)

★ 18. **治生肌收口**:川文蛤(五倍子炒)二钱,乳香(去油)、没药各一钱,枯矾五分。功能:生肌收口。(彭怀仁 主编·《中医方剂大辞典》3册568引《外科方外奇方》卷二)

★ 19. **治外伤出血**:三七研末外敷,加压包扎。(杨仓良 主编·《毒药本草》601)

★ 20. **用于刀斧箭镞、瓷锋伤:【胜金散】**将参三七磨粉,米醋调敷,溃者干敷。(滕佳林 米杰 编著·《外治中药的研究与应用》115引《外科证治全书》)

★ 21. **治刀伤出血**:乌贼骨、生龙骨各等分。用法:研细末,敷患处。(中医研究院革命委员会 编·《常见病验方研究参考资料》303)

★ 22. **治外伤出血**:海螵蛸、煅猪皮、人中白各一两,石灰一两半。共研细粉。消毒,敷于创面处,包扎即可。(江苏新医学院 编·《中药大辞典》下册 1946)

★ 23. **治外伤出血**:用骨粉、海螵蛸、蒲黄炭各等分,研细末,过 150 目筛,混匀。撒于创面,稍加压即可凝固止血。(滕佳林 米杰 编著·《外治中药的研究与应用》550)

★ 24. **治外伤出血、内出血**:海螵蛸(去硬骨)五分,生蒲黄三分,白及二分。用法:共研细末,外伤出血以药末掺患部。内伤出血,每服1～2 钱,开水送下。(中医研究院革命委员会 编·《常见病验方研究参考资料》305)

★ 25. **治破皮伤,创伤久不愈合**:海螵蛸、生石膏(甘草水浸)各等分。用法:共研细末,将伤口洗净,取药粉撒伤口上,或将上药合成 30% 的凡士林油膏敷用。(中医研究院革命委员会 编·《常见病验方研究参考资料》438)

★ 26. **治刀斧伤出血**:乌贼骨适量。用法:为末,敷伤口。备注:又方用乌贼骨煅存性,研末外敷。(中医研究院革命委员会 编·《常见病验方研究参考资料》304)

★ 27. **治跌破出血,亦治烫火伤烂**:乌贼骨(用不经盐腌者)。用法:上为细末。敷患处。(彭怀仁 主编·《中医方剂大辞典》10 册 1492 引《普济方》)

★ 28. **治损伤流血验案**:单某某,男,20 岁。因不慎刀伤左食指,伤口长 2 厘米,血流不止。擦洗伤口后,用刀刮取海螵蛸粉撒于刀口上,纱布包扎,其后,未做任何处理,1 周后,打开纱布,刀口愈合。(杨鹏举 主编·《中医单药奇效真传》290)

★ 29. **治外伤性出血**:生半夏、乌贼骨各等分,研细末,撒患处。(江苏新医学院 编·《中药大辞典》上册 778)

★ 30. **治刀伤出血**:土鳖虫,浸入烧酒内约半小时,焙干为末,用时以药末掺敷伤处。(中医研究院革命委员会 编·《常见病验方研究参考资料》303)

★ 31. **治金疮出血,瘰疬漏疮,肠风血痔,嵌甲疼痛**:血竭不拘多少。用法:上药研为末。敷之。(孙世发 主编·《中医小方大辞典》139 引《证类本草》卷十三)

★ 32. **治误用刀针,流血不止:【万一丹】**乳香(去油)、血竭、没药(去油)、硼砂各 3 克。用法:上药研为末。吹入口内。其血即止。(孙世发 主编·《中医小方大辞典》1264 引《喉科指掌》卷一)

★ 33. **治刀伤出血**:血竭。用法:研末敷患处。(中医研究院革命委员会 编·《常见病验方研究参考资料》302)

★ 34. **治金疮**:血竭末敷之,血与疼痛立止。(明·胡濙 撰·《卫生易简方》243)

★ 35. **治刀剪外伤,出血疼痛**:姜石 5 份,血竭 1 份。用法:共为极细末,撒伤口。功效:止血止痛,生肌敛疮。(洪国靖 主编·《中国当代中医名人志》801)

★ 36. **治外伤出血**:紫花地丁、鲜酸浆草各适量。共捣烂。敷患处,用纱布扎。(滕佳林 米杰 编著·《外治中药的研究与应用》486)

★ 37. **治外伤出血**:生半夏。用法:研末敷伤处。(中医研究院革命委员会 编·《常见病验方研究参考资料》302)

★ 38. **治刀伤出血**:刘寄奴全草适量。捣烂,敷伤口。(胡郁坤 陈志鹏 主编·《中医单方全书》366)

★ 39. **敛金疮口,止疼痛:【刘寄奴散】**刘寄奴一味为末,掺金疮口,裹。(江苏新医学院 编·《中药大辞典》上册 944 引《本事方》)

★ 40. **用于出血:【桃红散】**用石灰 300 克,大黄 15 克(用沸水 150 毫升浸泡 1 小时,取水溶液用),麻油 100 毫升,将石灰炒红,先将大黄汁与麻油和匀,即淋入石灰内,继续加热炒为桃红色。石灰已干燥,再研细。临用时摊在创伤出血处。(滕佳林 米杰 编著·《外治中药的研究与应用》123 引《证治准绳》)

★ 41. **治外伤性出血**:陈石灰 60 克,冰片 6 克,枯矾 6 克。将石灰炒黄,加入冰片及枯矾,研成细末,撒于创面包扎即可。(滕佳林 米杰 编著·《外治中药的研究与应用》32)

★ 42. **治破伤**:陈石灰(炒)。用法:研细末。掺伤外,干则以香油调涂之。(彭怀仁 主编·《中医方剂大辞典》3 册 199)

★ 43. **治外伤出血:【外伤灰七散】**石灰 50 克,三七粉 6 克,儿茶 6 克,鸡蛋清 1 个。石灰研细与鸡蛋清拌匀为饼,煅过研细,与三七、儿茶末

和匀。根据伤口适当掺敷之，每日 1 次。（滕佳林 米杰 编著·《外治中药的研究与应用》115）

★ 44. **治刀斧初伤**：千年石灰（研细）六月六日捣韭汁拌成饼，阴干收贮，腊月复细研，以牛胆汁拌匀，装入胆中，悬挂阴干。临阵时，每用灰六钱，血竭四钱，研极细，遇有伤者，虽皮开肉裂，敷之包裹。罔不即联。（彭怀仁 主编·《中医方剂大辞典》3 册 575）

★ 45. **治金疮伤破出血并狗咬**：矿石灰（炒研）、生韭菜（连根）各适量。用法：同捣作饼，阴干为末。掺上。功能：止血生肌。（孙世发 主编·《中医小方大辞典》370 引《回春》卷八）

★ 46. **治刀伤出血**：石灰 60 克，大黄 30 克，血竭 15 克。用法：先将前 2 味药同炒至石灰呈桃花色，去大黄用石灰，再加血竭，共研细末，密贮备用。凡有外伤出血，用药包封，1 日 1 次。（吴素玲 李俭 主编·《实用偏方大全》372 引《青囊秘传》）

★ 47. **治金疮**：风化石灰六两，雄黄二两。用法：上为细末，却以莴苣自然汁拌和做饼子，阴晾干。（彭怀仁 主编·《中医方剂大辞典》3 册 558 引《医方类聚》卷一八五）

★ 48. **治金疮出血**：石灰 240 克，大黄（切片）120 克。用法：同炒至石灰呈桃花色，去大黄，研为细末，收贮。遇伤敷上，即时止血。功效：止血。（孙世发 主编·《中医小方大辞典》260 引《绛囊撮要》）

★ 49. **治外伤出血**：腊月新鲜猪苦胆 1 个，生石灰适量。将生石灰装入猪苦胆内，以吸尽胆汁为度，悬挂于凉处。风干后，将石灰粉装瓶备用。用时把石灰末撒在带血的伤口上，纱布包好。（吴大真等 编著·《灵验单方秘典》199）

★ 50. **治刀斧金疮**：白矾、黄丹各等分。用法：为末敷之。（江苏新医学院 编·《中药大辞典》上册 681 引《急救仙方》）

★ 51. **治外伤出血**：大蓟根，研成极细末，敷患处。（宋立人 总编·《中华本草》7 册 779）

★ 52. **刀伤出血**：煅石膏一两，冰片一分。用法：研末撒于伤口上。（中医研究院革命委员会 编·《常见病验方研究参考资料》303）

★ 53. **刀伤出血**：煅石膏一两，雄黄五厘。用法：研细末敷伤处。（中医研究院革命委员会 编·《常见病验方研究参考资料》303）

★ 54. **金刃所伤，止血收口，定痛护风：【刀伤药】**上白石膏一斤（煅），净板松香一斤（水滤过），珍珠五钱。豆腐煮上三味，共研细末，和为一处，瓷瓶收贮备用。（宋立人 总编·《中华本草》1 册 298 引《伤科汇篡》）

★ 55. **诸金刃所伤，出血不止**：石膏、槟榔、黄连（去须）各一两，黄柏半两。上为细末，随多少掺敷疮上，血定，便入水不妨。（江苏新医学院 编·《中药大辞典》上册 593 引《小儿卫生总微论方》）

★ 56. **治刀伤跌打，皮肉破烂**：煅石膏、白及各五钱，冰片 4 分。共研细末，撒敷伤口。（中医研究院革命委员会 编·《常见病验方研究参考资料》304）

★ 57. **用于金石刀刃并一切损伤**：用白及、煅石膏，共为末掺上，亦可收口。（滕佳林 米杰 编·《外治中药的研究与应用》218 引《卫生易简方》）

★ 58. **治刀斧损伤肌肉、出血不止**：白及，研细末掺之。（江苏新医学院 编·《中药大辞典》上册 668）

★ 59. **治刀伤出血不止**：白及、龙骨各等分，研为细末，敷伤处。（中医研究院革命委员会 编·《常见病验方研究参考资料》304）

★ 60. **治刀斧折伤及一切金疮**：用蛇蜕全捣。敷之佳。（电子版·《中华医典·普济方》卷三百二）

★ 61. **治止血收疮口方**：上以鸡内金，焙为末敷之。立止。（电子版·《中华医典·奇效良方》卷五十六）

★ 62. **治破口伤**：月季花适量。用法：将月季花捣烂。敷患处。功能：解毒消肿，行气止痛。（阳春林 葛晓舒 主编·《湖南省中医单方验方精选·外科》上册 1365）

★ 63. **治止血**：穿山甲油炸成黄色，经日晒自然挥发除去油质研末。将出血处沾干，迅速把粉均匀地撒在出血部位上（包括动脉出血），轻轻加压包扎。用于疝气修补、阑尾切除、胃次全切除、骨瘤、脊椎骨折钢板固定、截肢等手术，可获满意的止血效果。（孟凡红 主编·《单味中药临床应用新进展》97）

★ 64. **治创口出血**：穿山甲适量。研末，撒伤口；亦可用开水送服。（胡郁坤 陈志鹏 主

编·《中医单方全书》366)

★ 65. **治一切金疮及刀斧伤:**白僵蚕炒黄研末,敷之立愈。(历代医学名著全书 明代·李时珍 撰·《本草纲目》4 册 3330)

★ 66. **治外伤性皮损:**白芷研细末,高压灭菌备用。伤口先常规消毒,再以白芷粉均匀薄涂一层。俞建梅等用上方治疗外伤性皮损 76 例,均用药一次而愈。(王辉武 主编·《中药临床新用》208)

★ 67. **治外伤出血:**香白芷不拘数(蒙古族方)。用法:共研细面,敷于伤处。说明:本方止血效果良好。齐某某,13 岁,在夏季打猎被枪误伤动脉出血不止,用此药敷伤处,出血立止。(张力群等 主编·《中国民族民间秘方大全》636 引《辽宁省蒙医验方》)

★ 68. **治新鲜外伤出血:**白芷、羌活各等分。用法:共为细末,过 80 目筛,装入瓷瓶备用。新鲜创口(创口损伤在 4 小时内)消毒后,敷上止血粉,盖上敷料,纱布包扎。3 ~ 4 天后更换 1 次,直到伤口愈合。疗效:本方为祖传外伤秘方止血粉,有消炎、止血、生肌之功效,临床试用屡用屡效。(刘有缘 编著·《一两味中药祛顽疾》260)

★ 69. **治刺伤红肿疼痛:**周某,28 岁,左手食指被针刺伤后 2 天,该指红肿疼痛明显。将白芷研细末,用醋调敷患处,每日敷药 3 次。经用上方敷药 3 天,肿消痛止。(杨鹏举 主编·《中医单药奇效真传》256)

★ 70. **治刀箭伤疮:**香白芷嚼烂涂之。(江苏新医学院 编·《中药大辞典》上册 678 页引《濒湖集简方》)

★ 71. **治金疮烦闷:【白芷散】**白芷二两,川芎二两,甘草二两(炙)。用法:上药熬令变色,捣为散。每服方寸匕,水调下,日五次夜二次。功能:止烦。(彭怀仁 主编·《中医方剂大辞典》3 册 736 引《鬼遗》卷二)

★ 72. **治金铁所伤,及破伤风:【白芷散】**黄连、槟榔、木香、白芷各等分。用法:上为细末。掺所伤处,便血止,如妇人血晕,以童便调一钱;如脏毒诸血,以水煎服。(彭怀仁 主编·《中医方剂大辞典》3 册 737 引《鸡峰》卷二十二)

★ 73. **治外伤出血:**茜草根适量,洗净,焙干研末,外撒患处。按:我县周山公社练沟大队卫生室以本品外用,治疗外伤出血效果显著。近据陈玉存报道亦证实有效。(王琦 主编·《王琦临床医学丛书》下册 1326)

★ 74. **治外伤出血:**茜草根、三七各适量。研细末,外敷伤处,每日 1 次。(李永明 张可堂·《中国中医药报》2011 年 3 月 11 日)

★ 75. **治竹木针刺,入肉不出;恶疮:**(蒜豆膏)大蒜一颗,巴豆七枚(去皮)。用法:上同研成膏。敷之,一日一易。(彭怀仁 主编·《中医方剂大辞典》10 册 813 引《圣济总录》卷一四 O)

★ 76. **治针铁箭头等锋刃器,入皮肉、筋骨不能出:**(催潮散)天南星、半夏(生)各 30 克。用法:上药研为细末。每次 3 克,热酒调下,先嚼生姜少许,饮后再嚼生姜少许。(孙世发 主编·《中医小方大辞典》673 引《医方类聚》卷一八五引《施圆端效方》)

★ 77. **治创伤:**蟾蜍(活)1 只,挖其两只眼珠,对准伤口外敷,用绷带包扎。(孟凡红 主编·《单味中药临床应用新进展》79)

★ 78. **血积成块:**用壁虎一枚,白面和一鸭子大,包裹研烂,做饼烙熟食之,当下血块,不过三五次即愈,神验。(杨仓良 主编·《毒药本草》72)

★ 79. **治外伤感染验案:**董某某,男,41 岁。因车祸致右小腿外侧划破,伤口长约 20 厘米,表皮裂开约 4 厘米,基底部已见腓骨。经清创缝合 7 天拆线。因伤口中有异物存留(清创不彻底),故拆线后中段伤口(长约 7 厘米)全部裂开,并有脓性分泌物。自行换药治疗 40 余天,伤口化脓感染加重。来诊时见伤口约 6 厘米 ×2 厘米大小,局部伤口形成溃疡,两侧表皮形成高出皮肤的瘢痕组织。常规消毒后,填塞与伤口等长的消毒壁虎尾巴两截包扎。2 天后换药,见伤口两端与基底层已愈合。再敷壁虎尾巴一截,3 天后拆开,裂口已全部结痂愈合。(黄国健等 主编·《中医单方应用大全》51)

★ 80. **治外伤延迟愈合:**常规消毒患处后填塞与伤口等长的消毒壁虎尾 1 ~ 2 截,用药后伤口两侧有向内收缩牵引的感觉,伤口很快得到愈合。(杨仓良 主编·《毒药本草》72)

★ 81. **治跌打刀伤:【金不换】**藤黄一两(研细末),麻油四两,白蜡五钱,黄蜡一两。用法:将二蜡入麻油内,铜勺熬化,取起,放地上,一人徐徐下藤黄末,一人不住手搅匀,以尽为度,即成

膏，用油纸摊贴。敷于患处；绸帕敷好，一二日即愈。（彭怀仁 主编·《中医方剂大辞典》6册500引《纲目拾遗》）

★ 82. **治外伤出血**：菊叶三七根研粉，撒布患处；或鲜叶捣烂外敷。（宋立人 总编·《中华本草》7册856引《四川中药志》1979年）

软组织损伤10方

★ 1. **治软组织损伤**：茜草根、生大黄、土鳖虫各等量。用法：将上药研末，用凡士林调成糊状，外用敷料和纱布固定。每日换药1次。验证：治疗软组织损伤76例，4～5次获愈。（良石 主编·《名医珍藏·秘方大全》138）

★ 2. **治急性软组织损伤**：露蜂房160克，镇江恒顺食醋适量。露蜂房拣净，切碎，缝制50厘米×30厘米棉布纱袋1只，将露蜂房碎片纳入袋中，封口备用。用法：将纱袋1只，镇江恒顺食醋适量，放入砂锅内，袋上放一小瓷盆，使袋没入醋中，文火煮沸，然后温度降至50～60℃左右，中途不得揭锅盖，勿使气味走失。充分暴露损伤部位，取放松姿势，将纱袋从锅中取出，稍拧，以不滴水为度，趁热平铺或包裹病变部位，冷后则将袋放锅内热药液中浸烫再敷，每次热敷约0.5小时，气温低可在纱袋上加盖棉垫，早、晚各1次。煎煮过程药液挥发减少，可再加适量食醋，1只纱袋可连续使用1周。（唐大晅 张俐敏 主编·《传世金方·祖传秘方》194）

★ 3. **治软组织损伤**：以花生油适量调紫草粉外敷患处，药厚约0.6厘米，范围超过创伤面4厘米，外盖纱布并包扎，每天换药1次。卢业轩报道用上方治疗软组织损伤37例，3天内治愈29例，好转8例。（王辉武 主编·《中药临床新用》610）

★ 4. **治软组织损伤**：笔者自1993—1998年以白芷为主治疗软组织损伤102例，效果满意，现报道如下。

治疗方法：取白芷适量干燥，研末过80目筛备用（也可随时加工）。用时将适量白芷粉（根据软组织损伤面积增量或减量）与醋搅匀成糊状，加少许冰片搅匀敷于患处，用敷料覆盖，胶布固定，每天换药1次。表皮损伤者忌用。如治王某，男，25岁。于1994年5月6日初诊；患者因骑摩托车不慎摔伤右大腿部，右大腿外侧可见8×4厘米范围之肿胀，皮下青紫，局部疼痛拒按，无表皮损伤，活动不利，X线片示无骨质破坏。诊为右大腿软组织损伤，如上法治疗，共换药4次，局部肿痛消失，活动正常。临床中取得满意效果。本法在应用中未发现毒副作用，值得在基层医院推广应用。[《中医杂志》编辑部整理·《中医杂志》专题笔谈文萃（1995—2004，第一辑）493]

★ 5. **治一切软组织急性炎症**：生石膏100克，生桐油35克，樟脑10克，冰片2克。用法：将石膏、樟脑、冰片研细，然后加入桐油，调匀成糊状，敷患处。（中医研究院革命委员会编·《常见病验方研究参考资料》255）

★ 6. **治软组织损伤**：取茜草根200克、川军100克，共锉粗末，布包煮20分钟，先洗，温后敷患部，冷后放置，可再次加热使用。共治300例，用药3～8天，以肿胀全消，活动功能恢复为痊愈，反之为无效，仅肿消仍疼痛者为好转。结果：痊愈260例，好转16例，无效2例，不明者22例，治愈率为86.67%。（宋立人 总编·《中华本草》6册474）

★ 7. **治软组织感染**：蜈蚣2条，地龙6克，大黄12克，冰片0.6克，制成软膏，外敷患处。（胡晓峰 编著·《虫蛇药用巧治百病》152）

★ 8. **治皮肤化脓性感染和软组织损伤**：将生半夏适量干燥，研末过80目筛。袋装备用（也可以随时加工）。然后用生半夏粉适量（根据患者疮疡或软组织损伤部位面积大小增加或减量），与醋适量搅匀湿润敷于患处，用敷料盖上，胶布固定。每日换药1次。用本法治疗无任何不适或副作用，共治疗16例，1星期内治愈10例，2星期内治愈6例，治愈率为100%。（滕佳林 米杰 编·《外治中药的研究与应用》247）

★ 9. **治皮肤和软组织缺损**：生理盐水或3%的过氧化氢清洁消毒伤口，周围皮肤用75%的酒精消毒，神灯照射伤口20分钟，珍珠末涂在创面，厚约0.2厘米，纱布、胶布包扎固定。（孟凡红 主编·《单味中药临床应用新进展》632）

★ 10. **治急性软组织炎性疾病（丹毒、疖肿、痈疽）**：鲜仙人掌（去刺洗净）30克，紫花地丁（去泥洗净)30 克,龙脑冰片(研为极细末)0.5 克。用法:将上药前 2 味共捣烂如稀糊状,再入冰片搅拌均匀。取本品均匀摊于凡士林纱布上,面积大于患处 3~5 厘米,敷于患处,胶布固定,每日换药 1~2 次。高热者对症治疗。疗效:共治疗 132 例,均治愈。宜忌:切勿入目。(梁永才 梁杰圣 主编·《中国外治妙方》214)

关节扭挫伤、筋骨疼痛 19 方

★ 1. **治关节扭挫伤**:鲜败酱草 200 克,鲜葱 30 克,洗净,共捣泥,以白酒(30 毫升)调敷患处(范围略大于损伤面积,厚约 2 厘米,上盖塑料薄膜,用胶布或绷带固定),每日 1 次,一般轻者 2 日,重者 3~5 日即能痊愈。本方可清热解毒、祛瘀散结。(胡郁坤 陈志鹏 主编·《中医单方全书》368)

★ 2. **治手足筋扭伤**:月季花整株(洗净)。用法:打烂成糊状,敷患处,一日一次,连用数日。(中医研究院革命委员会 编·《常见病验方研究参考资料》439)

★ 3. **治筋骨疼痛,脚膝肿痛,跌打损伤**:月季花瓣干研末,每服 1 钱,酒冲服。(江苏新医学院 编·《中药大辞典》上册 478)

★ 4. **治急性扭挫伤**:三七鲜叶 100 克。用法:将上药洗净,捣烂如泥状,备用。每取此膏 15~20 克贴敷于创面上,再用大片三七鲜叶盖在上面,用绷带包扎固定。每日换药 1 次。一般用药 2~5 天即愈。功效:化瘀、消肿、止痛。(程爵棠 程功文 编著·《单方验方治百病》441)

★ 5. **治急性扭挫伤**:鲜三七叶(土三七)适量,捣烂敷患处。每日换药 1 次,一般敷药 3~7 次即痊愈。治 110 例,痊愈 85 例,进步 23 例,无效 2 例。(宋立人 总编·《中华本草》7 册 856)

★ 6. **治急性关节扭伤**:新鲜景天三七全草适量。用法:取上药,洗净,放入 75% 酒精中浸泡 15 分钟,取出捣烂备用。扭伤 36 小时内就诊者以食醋调敷;有皮损者按常规清创消毒后调敷。一般 24 小时换药 1 次。疗效:据郑长宏报道,应用本方治疗 180 例,其中踝关节 114 例,膝关节 40 例,腕关节 26 例,结果全部治愈,平均治愈时间 62.5 小时。(周学海 李永春编著·《实用中医单方》206)

★ 7. **治外伤胁痛**:余女可贞,因翻车跌伤,轮辗左胁,吐血,经南平医院治疗,血止而伤痛未愈。余取家中所载之凤尾三七之茎(因根未长)煮鸡与服,亦 1 次而愈。(黄国健 等主编·《中医单方应用大全》376)

★ 8. **治扭伤**:血竭 3 钱,土鳖虫 5 钱。共研细粉,每服 2 钱,每日 3 次。(《全国中草药汇编》编写组 编·《全国中草药汇编》下册 263)

★ 9. **治急性扭挫伤**:炒土鳖虫、血竭各 15 克,白及 60 克。共研细末,分装 30 包,每次一包(3 克),1 日 3 次,用酒送服,以愈为止,孕妇禁服。结果治疗扭挫伤患者 100 例,痊愈 85 例,显效 12 例,有效 3 例。疗程最短者 2 天,最长者 8 天,平均 4 天。(杨仓良 主编·《毒药本草》624)

★ 10. **治踝关节扭伤**:赤小豆适量。用法:取上药,磨成细粉,用酒调成糊状。将药均匀涂敷于受伤部位,厚约 0.2~1.0 厘米,外用纱布包扎,24 小时后解除。未愈者再敷第 2 次。功能:消肿止痛。附注:据吕长青报道,应用本方治疗数例,疗效满意。一般 6 次即愈。(薛建国 李缨 主编·《实用单方大全》224)

★ 11. **治急性单纯性关节扭伤**:生栀子、生大黄各等份。用法:将 2 味药碾碎,洗净扭伤部位后,取药粉适量,24 小时内,就诊者以醋调外敷。24 小时后,就诊者以酒精调敷。敷药范围以直径大于肿痛区 2 厘米为度,药厚 0.5 厘米,用塑料薄膜及绷带包扎固定,一般 24 小时换药 1 次。有外伤者按常规清创消毒后调敷上药。说明:用本方治疗急性单纯性关节扭伤 150 例,全部治愈。用药 12 小时即可止痛。(张力群等 主编·《中国民族民间秘方大全》592)

★ 12. **治闪颈**:硼砂研末,以灯芯蘸点眼内四角,泪出即松。续行三次,当愈。(宋立人 总编·《中华本草》1 册 278 引《华佗神医秘传》)

★ 13. **治扭伤验案**:倪某某,男,52 岁。患者于 1959 年 4 月 1 日担粪,突感左腿疼痛,行走不便,卧时亦难转侧,痛处无红肿现象,其他无异常。诊断:闪伤。治疗经过:用硼砂粉点两眼后,患者称痛处有颤抖感觉,很舒服(约 3 分钟抖止），痛势即减，点至5次后，疼痛消失，行动正常。治疗方法：硼砂研极细末，瓷瓶贮备用。用消毒过的探针，蘸硼砂粉如米大，点于两眼内角，每隔5分钟点药1次，连续点4～5次。（黄国健等 主编·《中医单方应用大全》338）

★ 14. **治折伤，血瘀不散：【虎杖散】**虎杖（锉）二两，赤芍药（锉）一两。上二味，捣罗为散。每服三钱匕，温酒调下，不拘时候。（宋立人 总编·《中华本草》2册656引《圣济总录》）

★ 15. **治从高坠下，，痛不可忍：【接骨散】**硼砂一钱半，水粉、当归各一钱。上为末，每服二钱，煎苏木汤服讫，时时但饮苏木汤。（宋立人 总编·《中华本草》1册278引《理伤续断方》）

★ 16. **①治从高处堕下，为重物所顿，而得瘀血。②折伤疼痛，坠作瘀血：【乌梅煎】**乌梅五升（去核）。用法：以饴糖五升煮，稍稍食之。自消。主治：①《外台》引《肘后方》：从高堕下，为重物所顿，而得瘀血。②《普济方》：折伤疼痛，坠作瘀血。（彭怀仁 主编·《中医方剂大辞典》2册942引《外台》卷二十九）

★ 17. **治折伤筋骨，遇天阴则痛：**益母草不拘多少，用水煎膏，随病上下，病在下，饭前服；病在上，饭后服，酒化下。（宋立人 总编·《中华本草》7册64）

★ 18. **治筋骨疼痛：**生丝瓜切片晒干，研末。每次3克，用酒吞服。（宋立人 总编·《中华本草》5册552）

★ 19. **治从高堕下，若为重物所顿迮，得瘀血者：【鹿角散】**鹿角。用法：上为散，每服方寸匕，酒调下，一日三次。（彭怀仁 主编·《中医方剂大辞典》9册592引《千金》）

腰扭伤24方

★ 1. **治急性腰扭伤：**地鳖虫、红花各10克。2药混入水，加白酒200毫升，用文火煎15～30分钟，分3次服；慢性腰扭伤者，将2药共研细末用白酒或黄酒分2次冲服。治疗急慢性腰扭伤49例。均获痊愈。（赵勇 主编·《中国骨伤方药全书》144）

★ 2. **治急性腰扭伤：**症见腰部疼痛难忍，活动受限。地鳖虫适量，研细末。每次1.5克，用红花酒或白酒15～30克送服，每天1次．一般3～5次痊愈。一般每次用量不宜超过1.5克，孕妇禁用。据陈友宏报道，应用本方治疗55例，收效良好。（薛建国 李缨 主编·《实用单方大全》380）

★ 3. **治急性腰扭伤：**地鳖虫4个。焙黄，研细末，黄酒送服，早、晚各1次。治疗腰扭伤40余例，一般2～3天即愈。（杨仓良 主编·《毒药本草》624）

★ 4. **治急性腰扭伤：**西大队大同生产队队长鲍某某，在兴修水利时，不慎将腰扭伤，不能活动，疼痛1夜。第2天用土鳖虫治疗（取鲜土鳖虫大的七八只，小的十四五只，用温开水洗净，在碗内捣烂，绞汁去渣，用白酒冲服。每日1～2次），治1次病愈，疼痛消失。（杨鹏举 主编·《中医单药奇效真传》287）

★ 5. **治闪挫腰痛：**土鳖虫8～15只（大的8只，小的15只），用温开水洗净，在小碗内捣烂，绞汁去渣，取汁用白酒冲服。每日1～2次，一般服1～3日见效。如用干品，用量减半，研成细粉，用酒冲服。（杨建宇等 主编·《灵验单方秘典》120）

★ 6. **治闪挫腰痛：**土鳖虫4个，葱白5根。先在一起粉碎，睡前及早饭前温开水各冲服1份，一般服2份即愈。（杨建宇等 主编·《灵验单方秘典》200）

★ 7. **治闪腰岔气：**紫草10克，地鳖虫3个。共研细末，用白酒100克拌匀，趁热温服，服药后发汗，疗效更明显。（杨建宇等 主编·《灵验单方秘典》121）

★ 8. **治闪腰岔气：**地鳖虫、红花、全蝎各15克。共研细末，用黄酒冲服，每次10克。（杨建宇等 主编·《灵验单方秘典》121）

★ 9. **治腰扭伤：【活血止痛散】**土鳖虫30克，血竭6克。研细末，每日3次，1次6克，黄酒冲服。（杨仓良 主编·《毒药本草》625）

★ 10. **治腰扭伤：**苏木、土鳖虫、延胡索各30克。用法：上药共研细末，贮瓶备用。每次服3～6克，日服2次，早晚用黄酒送服。功效：活血化瘀、理气止痛。主治：腰扭伤。（程爵棠 程功文 编·《单方验方治百病》446）

★ 11. **用于急性腰扭伤：**用珍珠粉2克，煅紫贝齿 3 克,制硼砂 9 克,龙脑冰片 1 克。先将上药共研极细粉,再与后 2 味药共同研匀,贮备。取灯芯草一段,剪平一头,湿并令闭目至泪出,便嘱患者起立、踏步并行弯腰运动 3 ~ 5 次。冷开水少许,蘸上药粉,点入患者眼内眦。(滕佳林 米杰 编著·《外治中药的研究与应用》542)

★ 12. **治急慢性腰扭伤:**生、炒牵牛子各 45 克。兑在一起粉碎,分成 2 份。晚上睡前及早饭前用温开水各冲服 1 份。据吴明志报道,应用本方治疗本病,一般服 2 份即愈。(薛建国 李缨 主编·《实用单方大全》164)

★ 13. **治急性腰扭伤:**仙人掌 100 克,花椒 6 克。用法:仙人掌去刺去皮,捣烂如泥;花椒研为细末。二者混合,敷于患处,包扎固定,每日换药 1 次。功效:解毒消肿,温经止痛。医师嘱咐:上为四川某人所传秘方,效佳。(刘道清 主编·《中国民间神效秘方》732)

★ 14. **治急性腰扭伤:**取大黄粉,用生姜汁调成软膏状。平摊于扭伤处,厚约 0.5 厘米,盖以细纸或塑料布,再覆以纱布,胶布固定,12 ~ 24 小时未愈者再敷。经治 110 例(病程最短数小时,最长 25 天),全部治愈,敷药 1 次而愈者 86 例,2 次者 22 例,3 次者 2 例。(宋立人 总编·《中华本草》2 册 719)

★ 15. **治闪腰疼痛:**取野生栝楼根 3.3 厘米左右,鲜者切细,干者锉末,以米酒送服 1 ~ 3 次即可见效。据报道,朱庚甫应用天花粉治疗闪腰疼痛,效果卓著。(李世文 康满珍 主编·《一味中药祛顽疾》91)

★ 16. **治腰部扭挫伤:**杜仲适量,与等量补骨脂,酒煎服,每日 2 次。(胡郁坤 陈志鹏主编·《中医单方全书》370)

★ 17. **治闪挫腰痛:**杜仲、石榴皮各 15 克,三七 6 克,白酒 500 毫升。用法:将上药入白酒中浸泡半月后即可取服。每日早、晚各服 15 毫升。功效:温经补肾,活血散瘀。(程爵棠 程功文 编·《单方验方治百病》446)

★ 18. **治急性腰扭伤:**干槐花 50 克,赤小豆 50 克,食醋 300 毫升。用法:前 2 味药共研细末,用食醋调和成糊状,纱布蘸之搽涂患处,每日 3 次。功效:清热解毒,消肿止痛。医师嘱咐:此为外治法,无特殊禁忌证。个别病人如出现皮肤药物过敏,应停用此药,改用他法治疗。(刘道清 主编·《中国民间神效秘方》733)

★ 19. **治腰扭伤:**生硼砂、海螵蛸各等分。用法:研为细末,并清水调点眼眦角,临睡时点。如腰骨闪疼不愈,再用一二次。(中医研究院革命委员会 编·《常见病验方研究参考资料》439)

★ 20. **治急性腰扭伤:**煅硼砂适量,研为细末或配成 3% 的月石眼药水。取少许药粉或数滴眼药水点入患者内外眼角处,适当活动约 20 分钟,每日 1 ~ 2 次,连续 2 ~ 3 天或至痊愈。共治 50 例,1 次治疗后,30 分钟内显效 46 例,好转 2 例,无效 2 例。总有效率为 96%。(滕佳林 米杰 编著·《外治中药的研究与应用》108)

★ 21. **治腰胁引痛不可忍:**凤仙花,研饼,晒干,为末,空心每用酒服 3 钱。(江苏新医学院 编·《中药大辞典》上册 486)

★ 22. **治腰胁扭痛:**凤仙花 9 克。用法:研细末。每次 1.5 克,白酒送下,每日服 2 次。使用注意:体虚者及孕妇禁服。(宋立人 总编·《中华本草》5 册 138)

★ 23. **治腰肌扭伤:**大蓟根 15 克,红花 9 克,鬼针草 15 克,毛姜 9 克,桃仁 9 克。水煎服。(宋立人 总编·《中华本草》7 册 780)

★ 24. **治坠堕闪挫,腰痛不能屈伸:【子和益肾丸】**甘遂为末三钱。以猪腰子劈开,用盐椒腌去水,掺药三钱于内,荷叶包,文火烧熟,细嚼酒送下。(宋立人 总编·《中华本草》4 册 796 引《古今医统》)

落枕 1 方

★ **治落枕:**取活蟾蜍 2 只,置于 20℃温水中待用。先将 2 块砖放于炉上加温至炙手,再将蟾蜍背部贴在砖上,使蟾酥溢出。待砖冷却至不能灼伤皮肤时(要有热感),将有蟾酥的一面紧贴在痛剧处,至完全冷却时取下换上另一块,每日 1 次,2 次为 1 个疗程。共治 62 例,经 1 ~ 2 个疗程治愈者 60 例,3 个疗程治愈者 2 例。(滕佳林 米杰 编著·《外治中药的研究与应用》583)

关节脱臼、筋断骨折35方

★ 1. **治折伤、接骨**:土鳖虫焙存性,为末,每服二三钱。(《本草单方》曰:接骨神效)。(宋立人 总编·《中华本草》9册154引《医方摘要》)

★ 2. **接骨**:土鳖虫(焙干)十余个。用法:土鳖虫生捣绞汁,用沸黄酒冲服。(孙世发 主编·《中医小方大辞典》12引《仙拈集》卷四)

★ 3. **接骨**:①土鳖虫七个,火上焙干研末,黄酒冲服。②土鳖虫五钱,水煎服。(中医研究院革命委员会 编·《常见病验方研究参考资料》440)

★ 4. **接骨**:土鳖(焙干)30克,黄酒100毫升。用法:上药研末。1次3克,热黄酒冲服,1日3次。(吴素玲 李俭 主编·《实用偏方大全》366引清代《仙拈集》)

★ 5. **接骨**:土鳖虫七个。用法:用葱叶将虫装上七个。一次吃下。(沈洪瑞 主编·《重订十万金方》780)

★ 6. **治骨折**:煅自然铜五钱,土鳖虫七个。用法:研末,加酒服。(中医研究院革命委员会编·《常见病验方研究参考资料》440)

★ 7. **治跌打伤骨**:土鳖虫六钱(隔纸,砂锅内焙干),自然铜二两(火煅醋淬七次)。为末。每服二钱,温酒调下,病在上,食后服;病在下,食前服。(江苏新医学院 编·《中药大辞典》下册2685引《袖珍方》)

★ 8. **治跌打伤骨**:【**麦兜散**】半两钱(煅,醋淬7次)、自然铜(煅,醋淬7次)、土鳖虫(焙干)各等份。用法:每次6克,酒调下。功效:接骨。宜忌:不可多服,多则骨高起矣。(孙世发 主编·《中医小方大辞典》915引《准绳。疡医》卷六)

★ 9. **治跌打伤骨**:将地鳖虫、血竭、龙骨各等分。研末。水调敷患处。中医研究院革命委员会 编·《常见病验方研究参考资料》441)

★ 10. **治骨折中、后期**:【**接骨六一散**】五加皮6份,土鳖虫1份。用法:上药研为细末。蜜调外敷。功效:接骨、活血、止痛。(孙世发主编·《中医小方大辞典》601引《外伤科学》)

★ 11. **接骨**:生半夏一两,土鳖虫二两,自然铜四两,醋少许。用法:将土鳖虫与半夏同炒,待半夏炒成黄色,去半夏,另将自然铜放铁瓢内炒红,醋淬七次,二味研细末,瓷瓶收贮备用。一日二至三次,每服二钱。(中医研究院革命委员会编·《常见病验方研究参考资料》440)

★ 12. **接骨**:土鳖虫六钱,生半夏、自然铜各一两。上药醋炒为末,酒调外敷。(中医研究院革命委员会 编·《常见病验方研究参考资料》440)

★ 13. **接骨**:土鳖虫(酒炙)十个,蚯蚓(瓦上焙干去土)十条,自然铜(醋煅)、骨碎补、乳香各三钱。用法:共为细末,用苏木适量煎汤送下,每服三钱。(中医研究院革命委员会 编·《常见病验方研究参考资料》441)

★ 14. **接骨**:土鳖虫、五加皮、全蝎、鸡子清各三钱。用法:共研细末,鸡子清加水调匀,用麻纸摊抹,七天换药一次。(中医研究院革命委员会 编·《常见病验方研究参考资料》441)

★ 15. **接骨**:自然铜煅一分,麝香五厘,生半夏一分,活土鳖虫一个。用法:将上三味药为面,装入土鳖内,砂锅焙干,黄酒送下。(沈洪瑞 主编·《重订十万金方》781)

★ 16. **治跌打损伤,骨折,经手术将骨折处整复好,捆缚固**:土鳖虫、乳香、朱砂、没药、全当归、血竭、串姜各等分。用法:共研细面。每服八厘,黄酒送下。(沈洪瑞 主编·《重订十万金方》791)

★ 17. **治骨折**:鸡肉250克,三七粉15克,冰糖(捣细)适量。用法:将三七粉、冰糖与鸡肉拌匀,隔水密闭蒸熟。1日内分2次食用,连服3~4周。(李川 主编·《民间祖传秘方》176)

★ 18. **治骨折**:三七10克~30克,白酒500毫升。用法:三七泡酒,7日后服用,每次5~10毫升,每日2~3次。(李川 主编·《民间祖传秘方》176)

★ 19. **治骨折**:五倍子5钱,人中白5钱,冰片5钱,飞罗面4两,陈醋一斤。用法:上药为末和飞罗面、陈醋一起,共合成膏,摊于布上贴患处。(沈洪瑞 主编·《重订十万金方》783)

★ 20. **治金疮骨断**:五倍子(炒)、生半夏、降香节、红铜屑各等分。共为末,搽上扎好。(陆士谔 编·《叶天士手集秘方》209)

★ 21. **治骨折**:生南星、生半夏、生草乌、樟脑各四两。用法:共研细末,用药粉一至三两,加三分之一白糖和适量烧酒调和摊油纸上,敷贴患部,隔七天换药一次。(中医研究院革命委员会 编·《常见病验方研究参考资料》441)

★ 22. **治骨折**:生半夏、生黄柏、生大黄各等分。用法:研末,和酒敷在伤处包扎。同时用螃蟹焙枯研末,用酒调服。(中医研究院革命委员会 编·《常见病验方研究参考资料》442)

★ 23. **治跌打鼻梁骨,并疗金疮**:生半夏、白芷、白及各等分。用法:共研末,敷伤处。(中医研究院革命委员会 编·《常见病验方研究参考资料》442)

★ 24. **治骡马踢伤引起骨折**:生半夏、黄柏各二钱。用法:接骨手术后,生捣敷七日。(中医研究院革命委员会 编·《常见病验方研究参考资料》442)

★ 25. **治骨折**:鲜地龙数十条清水洗净,1/3的白糖捣糊,加冰片少许即可。纱布涂敷患处,整复前每日更换1次,应避开伤口。或干地龙为末,水泡为丸如绿豆大,山药粉为衣。每次6克,日2次。(孟凡红 主编·《单味中药临床应用新进展》424)

★ 26. **治骨折**:大红月季花瓣。用法:阴干为末,每服数分至一钱,好酒调服。(中医研究院革命委员会 编·《常见病验方研究参考资料》440)

★ 27. **治骨折**:【阵王丹】大黄30克,石灰180克。用法:同炒,灰紫色为度,去火毒,筛过。敷患处。(孙世发 主编·《中医小方大辞典》370引《医学入门》卷八)

★ 28. **治骨折**:白芷、升麻各15克。用法:泡酒服或水煎服均可。附注:用于骨折损伤,手术后局部青紫或红肿不消。(吴静 陈宇飞 主编·《传世金方·民间秘方》208)

★ 29. **治骨折疼痛异常,不能动手术投接,可先服本方酒药止痛**:干凤仙花1钱(鲜者3钱)。用法:泡酒,内服1小时后,患处麻木,便可投骨。禁忌:孕妇禁服。(江苏新医学院 编·《中药大辞典》上册486)

★ 30. **治骨折瘀血滞结**:血竭研成细粉,过100目筛,装入胶囊(每粒0.5克)分装备用。口服,每日3次,每次4~6粒。观察32例,均于用药后30分钟至1小时开始有止痛作用,24~36小时基本消肿。一般在10~28天内均可见有不同程度骨痂生长。(胡熙明 主编·《中国中医秘方大全》中册789)

★ 31. **治骨折伤口感染溃疡**:山楂片。用法:研极细末,凡士林加热熔化,调成30%的软膏,高压消毒,清洁伤口,外涂包扎,每日换药1次。马建国等用上方治疗本病,一般20天伤口愈合。(王辉武 主编·《中药临床新用》55)

★ 32. **治四肢骨碎筋伤蹉跌**:鹿角为散,酒服方寸匕,日三。(宋立人 总编·《中华本草》9册655引《千金要方》)

★ 33. **治接骨不知疼**:骨节伤损脱臼接骨者,用凤仙花根,酒磨服半寸,最多一寸,然后揉托而上,则不知疼。但多服伤人,以一寸为极。(清·王梦兰 纂集·《秘方集验》130)

★ 34. **下颌关节脱臼**:乌梅1个。用法:口含之疗效:此方简易而效验,运用治疗下颌脱臼患者数例,乌梅入口须臾,即能咀嚼自如。(刘有缘 编著·《一两味中药祛顽疾》370)

★ 35. **治骨折,脱臼**:土三七根(鲜)适量,甜酒糟少许。捣烂外敷,隔日换药一次。(宋立人 总编·《中华本草》7册856引《江西草药》)

局部麻醉止痛7方

★ 1. **治表面麻醉**:1%的蟾酥溶液2~3毫升作黏膜涂布,和0.5毫升局部喷雾,麻醉力不低于的卡因。(胡晓峰 编著·《虫蛇药用巧治百病》221)

★ 2. **用于表面麻醉**:【表面麻醉剂三号】用花椒30克,蟾酥0.0167克。选择大而成熟的花椒压碎,置于75%的乙醇100毫升中浸泡36小时。取上清液加已研碎的蟾酥,再浸24小时,取棕红色上清液密封备用。用棉球蘸药液涂于手术部位(或塞入鼻腔手术处)。5分钟后,当刺激无痛觉时即可手术。(滕佳林 米杰 编·《外治中药的研究与应用》300)

★ 3. **治外科手术麻醉**:川乌尖、草乌尖、生半夏各15克,胡椒30克,蟾酥12克,(一方加荜茇15克,一方加细辛30克)。共研细粉。用法:用烧酒调敷。功能:麻醉止痛。(张树生 高普等

编·《中药敷贴疗法》668 引《医宗金鉴》)

★ 4. **外科手术,局部麻醉**:川乌尖、草乌尖、胡椒、细辛、蟾酥各 3 钱,白酒 4 两。用法:将上药浸酒内,搽手术处。禁忌内服。(中医研究院革命委员会 编·《常见病验方研究参考资料》443)

★ 5. **外科手术,局部麻醉**:川乌 6 钱、草乌、南星各 5 钱,胡椒 1 钱,蟾酥 4 钱。用法:共研细末,白酒调敷患处。(中医研究院革命委员会编·《常见病验方研究参考资料》443)

★ 6. **用于局部麻醉**:生南星、生半夏、生狼毒、生川乌各等分,共研细末。施手术前,取适量,以酒水各半调和,外敷患部。(滕佳林 米杰编·《外治中药的研究与应用》171)

★ 7. **麻醉**:曼陀罗花 8 分(陈旧者佳,新者发呕),草乌头 2 分,白芷 2 分,当归 2 分,川芎 2 分。制用法:上为粗末,空心服之。须臾,心气昏晕,手足顽痹,或沉眠不觉,或闷乱发狂,乘时施治。既而饮之以浓茶,又与黄连解毒加石膏汤,二三时乃醒。如目眩咽干神气不复者,用黑豆汤即解。倘其不醉者,更饮温酒。或乘辇动摇必醉。主治:乳岩结毒,淋漏便毒,附骨疽及跌打脱臼。(彭怀仁主编·《中医方剂大辞典》9 册 625)

腱鞘囊肿 4 方

★ 1. **治腱鞘囊肿**:水蛭适量。用法:研粉,每日少则服 6 克,多则 9 ~ 18 克,分 3 次服用。少则 5 ~ 7 天,多则 8 ~ 12 天,囊肿均消疗效甚好。(楼锦英 编著·《中药临床妙用锦囊》154)

★ 2. **治腱鞘囊肿**:蛇蜕 6 克,洗净,切成细丝,取鸡蛋 1 枚搅匀,用油料炒熟食之,每早晚各食 1 次,有止痛消肿作用,坚持服之可以消散。(朱良春 主编·《中国百年百名中医临床家丛书·朱良春》194)

★ 3. **治腱鞘囊肿**:芒硝 30 克,大蒜子 5 粒,生大黄粉 3 克。用法:将芒硝溶于温开水内,再将大蒜子捣烂,纳大黄粉,3 者调匀糊状敷于患部,每天 1 次。备注:此法具有疗效明显、疗程短、复发率低、痛苦小等优点。(吴静 陈宇飞 主编·《传世金方·民间秘方》182)

★ 4. **治腱鞘囊肿**:芒硝 60 克,大蒜 60 克。用法:将大蒜剥皮后与芒硝加入铁钵内捣如泥备用,先在囊肿皮肤处搽上一层凡士林防止损害皮肤,然后将药敷囊肿处,用布包扎。如敷 2 ~ 4 小时后皮肤觉有发热灼痛者,去除外敷药,抹去凡士林,隔半小时重新敷药。备注:腱鞘囊肿在腕关节及手背者,芒硝分量大于大蒜(6:4);发生在腘窝处及膝关节者,芒硝分量小于大蒜(4:6)。(吴静 陈宇飞 主编·《传世金方·民间秘方》182)

脚生疮 4 方

★ 1. **治脚上生恶疮**:鹿角。用法:烧存性,研为细末,入轻粉,油调,涂疮上。(彭怀仁 主编·《中医方剂大辞典》9 册 612 引《普济方》)

★ 2. **治足心痈**:赤梗、红花、蜈蚣。用法:水煎,浸洗之。(彭怀仁 主编·《中医方剂大辞典》8 册 762 引《准绳·疡医》)

★ 3. **治脚底心烂**:【冰熊散】辰砂一两,冰片二钱,熊胆二钱。用法:上为细末。鸡子白调搽,每日洗三次搽三次。(彭怀仁 主编·《中医方剂大辞典》4 册 703 引《玉案》卷二)

★ 4. **治癞疾,足心等腐蚀者**:【石碱膏】石碱、密陀僧、黄蜡各 36 克,冰片 3 克。用法:上药前 3 味文火炼和,下火而俟稍冷,加冰片、香油少许,研和为膏。贴患部。(孙世发 主编·《中医小方大辞典》1309 引《经验良方》)

腿肚抽筋 3 方

★ 1. **治腿肚抽筋**:生大蒜适量。用法:平时每日用大蒜擦脚心涌泉穴 2 ~ 3 次,令其发热。(吴静 主编·《祛百病大蒜秘方》106)

★ 2. **治腿抽筋**:黄芪 15 克。与鸡脚爪 10 对、猪蹄子 1 只共煮食。(胡郁坤 陈志鹏 主编·《中医单方全书》386)

★ 3. **治抽筋**:地龙一条,胡黄连一钱。水煎,日服三次。(江苏新医学院 编·《中药大辞典》下册 2113)

皮肤科病证

漆疮(漆性皮炎)15 方

★ 1. **治漆疮**:大蓟鲜根一握。洗净,加些桐油捣烂,用麻布包,炖热,绞汁,涂抹,日三四次。(宋立人 总编·《中华本草》7 册 780)

★ 2. **治漆疮**:**【石粉散】**石膏、轻粉各 9 克。用法:上药研末,韭汁调敷,水调亦可。(孙世发 主编·《中医小方大辞典》301 引《仙拈集》卷四)

★ 3. **治漆疮**:初起,取猪胆 1 个,针刺破胆取汁,涂搽患处,每日 2~3 次,连续 2~3 日,症状可明显好转或愈。如漆疮已溃烂者,用消毒药棉清洗患处,以白矾研细面,猪胆汁调匀,敷患处。每日 2~3 次,连续数日可好转或愈。(王惟恒 编著·《皮肤病千家妙方》100)

★ 4. **治漆疮**:**【石粉散】**杭粉一两,石膏三钱,轻粉五钱。用法:上药各为末,韭汁调敷,纸盖;如无韭菜汁,凉水调敷亦可。(明·陈实功 编著·《外科正宗》259)

★ 5. **漆疮**:白矾 5 钱。用法:水煎。每日多次,外洗患处。功能:清热解毒,祛湿敛疮。(阳春林 葛晓舒 主编·《湖南省中医单方验方精选·外科》上册 714)

★ 6. **治漆疮**:夏枯草 2 两。用法:水煎,每日多次,外洗患处。功能:清热解毒,祛湿敛疮。,注意事项:并用生南星磨汁外擦。(阳春林 葛晓舒 主编·《湖南省中医单方验方精选·外科》上册 714)

★ 7. **漆疮**:用蜀羊泉捣烂涂搽。(宋立人总编·《中华本草》7 册 315 引自《纲目》)

★ 8. **治漆过敏**:土茯苓、苍耳子各 15 克。水煎,泡六一散服。(宋立人 总编·《中华本草》8 册 164)

★ 9. **治漆疮(漆性皮炎)**:花椒 40 克,共研细末,加水 200 毫升,充分浸泡后,煮沸取滤液,待药液稍凉后,用毛巾蘸药液浸洗患处,每天早、晚各 1 次,每次 30 分钟。用药过程中忌用肥皂,热水洗涤沐浴,忌食油腻、辛辣刺激及鱼腥等食物。据林有王报道,采用上法治疗 9 例,分别在 2~5 天内痊愈。(薛建国 李缨 主编·《实用单方大全》252)

★ 10. **治漆疮(漆性皮炎)**:川椒适量。用法:研末,水调。每日多次,外涂患处。功能:活血止痒,除湿敛疮。(阳春林 葛晓舒 主编·《湖南省中医单方验方精选·外科》上册 716)

★ 11. **治卒得漆疮**:**【鸡蛋涂方】**鸡蛋黄不拘多少。用法:涂患处。干即易之,不过 3~5 次即愈。(孙世发 主编·《中医小方大辞典》91 引《外台秘要》卷二十九)

★ 12. **治漆疮肿痒不安**:石灰水适量。用法:患处用适量石灰水澄清。;每日多次,外洗患处。功能:清热生津,解毒敛疮。(阳春林 葛晓舒 主编·《湖南省中医单方验方精选·外科》上册 716)

★ 13. **治漆疮遍身,疼痛**:**【四和膏】**香油、松脂各 60 克,黄蜡、肉桂(去粗皮,研为末)各 30 克。用法:上药同熬成膏。涂之。(孙世发 主编·《中医小方大辞典》1324 引《圣济总录》)

★ 14. **治生漆接触性皮炎(漆疮)**:取活蟹 5~10 只,洗净捣烂,用布包之绞汁,以汁涂搽患处,早晚各 1 次。临床疗效:治疗生漆接触性皮炎(漆疮)69 例,涂搽 6~8 次均告治愈。(胡熙明 主编·《中国中医秘方大全》中册 352)

★ 15. **治接触性皮炎(漆性皮炎)**:笔者用石膏治疗接触性皮炎取得较好疗效,现介绍如下。接触性皮炎多因接触某些化学物质或昆虫螫伤所致。其症状有不同程度瘙痒、红肿、丘疹或水泡,局部有烧灼或胀痛感。严重者可有头痛、恶寒、发热等全身症状。治法:取石膏 100

克，水煎取液 1000 毫升，待温，浸泡患处，每日 2 次，每次 15 分钟。一般治疗 1 天可见效，3 ~ 5 天可治愈。治疗期间禁食辛辣及刺激性食物。

如治连某，女，26 岁，干部。1991 年 10 月 2 日就诊。自诉 2 天前因家具上油漆，双手指沾上油漆，当时用肥皂、汽油将双手洗净。当晚自觉手指、手掌发痒，自用皮康霜软膏外搽无效。次日双手红肿灼热，有小丘疹，瘙痒难忍。诊为接触性皮炎，嘱以上方浸泡双手，治疗 3 天，诸症消失。[《中医杂志》编辑部整理·《中医杂志》专题笔谈文萃(1995—2004，第一辑)456]

接触性皮炎 5 方

★ 1. **治接触性皮炎湿盛**：五倍子 125 克，白矾 50 ~ 100 克，白酒 500 毫升。用法：前 2 味研细末，混匀，置容器中，加入白酒，密封，浸泡 7 日后去渣即成。外涂患处。(廖新华等 主编·《常见病验方集锦·皮肤病验方 600 首》221)

★ 2. **治接触性皮炎反复发作**：文蛤 30 克，蜈蚣 9 克。用法：上药共研细末，加黄蜡 90 克，用文火熬成丝状，再隔水蒸成膏，外涂患部。(张俊庭 编·《皮肤病必效单方 2000 首》126)

★ 3. **治接触性皮炎**：紫花地丁、麻黄、甘草各 20 克。将上药水煎。擦洗患处，每日数次。(滕佳林 米杰 编著·《外治中药的研究与应用》486)

★ 4. **治接触性皮炎**：鲜蒲公英 120 克，雄黄 6 克，冰片少许。用法：将蒲公英捣为泥状，雄黄及冰片研极细末，与蒲公英混合均匀即成。将其摊于不吸水的纸上，外敷患处。(张俊庭 编·《皮肤病必效单方 2000 首》126)

★ 5. **治化疗药物外溢所致局部病变**：活蟾蜍。用法：取活蟾蜍皮。取皮的内面外敷患处，再用薄塑料布包裹，每日 2 次，夏季每日 3 次。作用：清热解毒，利水消肿。(张树生 高普 等 编·《中药敷贴疗法》655)

脂溢性皮炎 4 方

★ 1. **治脂溢性皮炎**：瓦松。用法：上药曝干，烧灰淋汁，热洗。(张俊庭 主编·《皮肤病必效单方 2000 首》231)

★ 2. **治脂溢性皮炎**：苦参 31 克，野菊花 31 克，白鲜皮 31 克，硫黄 15 克。上药加水煎煮。洗患处。(滕佳林 米杰 编·《外治中药的研究与应用》343)

★ 3. **治脂溢性皮炎验案**：高某，男，50 岁。1990 年 12 月 3 日初诊。主诉：头皮多量脱屑，伴瘙痒 9 年余。检查：头皮散在大量白色糠秕状皮屑，头皮油腻。诊断：脂溢性皮炎。治疗给予硼砂 10 克，3 日 1 次外洗，1 次即有效，头白屑减少，瘙痒减轻，共外洗 6 次，头皮屑消失，已无瘙痒，临床治愈。(黄国健等 主编·《中医单方应用大全》339)

★ 4. **治小儿脂溢性皮炎**：猪胆 1 只。将胆汁倒入半盆温水中，搅拌后洗患处，把油脂状鳞屑清除干净，再用清水清洁 1 次，每日 1 次。临床疗效：治疗 31 例，痊愈 25 例(连续洗 10 次，头皮作痒、鳞屑油脂均消失)，好转 6 例(连续清洗 9 次，作痒、鳞屑油脂明显减少)。(胡熙明 主编·《中国中医秘方大全》中册 416)

其他皮炎 6 方

★ 1. **治皮炎**：土茯苓 60 ~ 90 克。水煎，当茶饮。(宋立人 总编·《中华本草》8 册 164)

★ 2. **治皮炎，对过敏性皮炎及湿疹等**：用蜂蜜 100 毫升，加氧化锌 10 克，淀粉 20 克，制成软膏外搽。用药后可使红疹消退，渗出物减少，痒感消失。治疗尿布皮炎，先用温水洗净患部，而后用蜂蜜涂搽，每日 1 ~ 2 次。(江苏新医学院 编·《中药大辞典》下册 2482)

★ 3. **治渗液性皮肤病**：赤小豆、当归各 30 克，水煎服。成人每次服 300 毫升，每日服 2 ~ 3 次。儿童每日服 20 ~ 30 毫升，分 5 ~ 6 次服，药液于傍晚再兑温开水全身洗浴,每日1剂。一般疗程3~4天。梅恒享用上方治疗渗液性皮肤病28例,均获痊愈。(王辉武 主编·《中药临床新用》321)

★ 4. **治剥脱性皮炎:【紫草油膏】**紫草根20克,当归20克,胡麻油200毫升。用法:上药用文火煎枯,去滓,再加黄蜡30~40克成膏。外用。按语:紫草凉血解毒,当归养血活血,胡麻润肤止痒。3药相合,凉润肌肤,养血止痒,对剥脱性皮炎有良效。(田代华 主编·《实用中医三味药方》657)

★ 5. **治多型红斑:【二甘汤】**甘遂、甘草各9克,加水1500~2000毫升煮沸10分钟后,对患部先熏后洗,各15分钟。每日1次,连续2星期为1个疗程。治疗本病(冬春季出现肢端不温,手足部出现红斑、丘疹、水疱,自觉灼热、疼痛、瘙痒)42例,30例原发性皮损全部消退,可残留色素沉着斑片,未见新发皮损;7例原发性皮损大部分消退,未见新发皮损;5例皮损部分消退,但续有发生;平均见效7天。(滕佳林 米杰 编·《外治中药的研究与应用》201)

★ 6. **治皮肤花粉过敏:**花椒25粒。用法:用100毫升开水焖泡4~6小时,装入干净瓶中备用。每日多次,外涂患处。功能:活血祛风,杀虫止痒。注意事项:皮肤上有花粉过敏瘙痒时,以花椒水擦拭可止痒。(阳春林 葛晓舒 主编·《湖南省中医单方验方精选·外科》上册727。

风疹、疱疹、瘾疹、疮疹等11方

★ 1. **治风疹痒不止:**白蜜1份,酒2份。上2味和暖,空心服之。(宋立人 总编·《中华本草》9册214)

★ 2. **治风疹、风癣:**(蜜酒) 沙蜜一斤,糯饭一斤,面曲五两,熟水五升。同入瓶内封七日成酒,寻以蜜入酒代之,亦良。(江苏新医学院 编·《中药大辞典》下册2482引《纲目》)

★ 3. **治风疹:**祖杰(鬼针草)20~500克(彝族方)。用法:以全草入药,水煎,内服或外洗,每日2次。说明:本方具清热解毒、散瘀消肿、止痒抗炎之功。现代药理研究表明,鬼针草有抗炎、抑菌作用,故彝医用此方治疗风疹,疗效肯定。(张力群等 主编·《中国民族民间秘方大全》748《彝医植物药》)

★ 4. **治张力性疱疹:**紫草80克,当归40克,冰片5克,菜油1000克。先将菜油烧开,待其冷至70~80℃时将紫草、当归用纱布包好后悬吊在油内,当油冷至40~50℃时再下冰片,并充分搅匀,浸泡3天后便可使用。使用时先将局部做常规消毒,然后用消毒的三棱针或剪刀从疱疹下方将其挑破,把疱内渗出液放净,用紫草油涂搽患处,或用纱布浸紫草油外敷局部,用消毒敷料包扎,小夹板固定,但必须注意束带的松紧度,每隔1~2天换药1次,直至痊愈。经治疗后,38例患者全部治愈,治疗时间最短3天,最长7天,平均4天左右。(宋立人 总编·《中华本草》6册530)

★ 5. **治大疱松解性药疹:**乌贼骨粉末30克,白蜜调敷,治磺胺类或解热镇痛类药物过敏引起的大疱松解性药疹。效果迅速,不留瘢痕。(楼锦英 编著·《中药临床妙用锦囊》446)

★ 6. **治汗疱疹:**白及、白鲜皮、王不留行各30克,白矾(后下)10克。将上药加水2000毫升,浸泡30分钟,然后煎至水沸后20分钟,加入白矾,再煎10分钟,双层纱布过滤取汁。趁热泡洗患处,每日泡洗2次,每次15~20分钟。再泡时加温即可,每日1剂,3天为1疗程。共治56例,痊愈41例,好转12例,无效3例。总有效率为94.6%。(滕佳林 米杰 编·《外治中药的研究与应用》220)

★ 7. **治瘾疹风疮疼痛:**白僵蚕。焙研,酒服一钱,立瘥。(历代医学名著全书 明·李时珍 撰·《本草纲目》4册3330)

★ 8. **治瘾疹、偏正头痛,并夹脑风,连太阳头痛者:**白僵蚕适量。用法:上药直者,去嘴,焙尽丝令黄,研为末。好茶清,入些姜汁调服。主治:①瘾疹。②《赤水玄珠》:偏正头痛,并夹脑风,连太阳头痛者。(孙世发 主编·《中医小方大辞典》190引《直指》)

★ 9. **治发疮疹:【丝瓜汤】**丝瓜连皮烧炭存性,百沸汤调下。(宋立人 总编·《中华本草》5册552引《直指小儿方》)

★ 10. **治玫瑰糠疹**:紫草 15 克,甘草 15 克。水煎,每日 1 剂,早、晚分服,服药期间忌用热水肥皂浴,可用温水淋浴。共治 154 例,结果痊愈 124 例(80.5%),显效 26 例,无效 4 例,总有效率为 97.3%。(宋立人 总编·《中华本草》6 册 530)

★ 11. **治发斑疹:【紫草散】**钩藤钩子、紫草茸各等分。上为细末,每服 5 分~1 钱,温酒调下,无时。(江苏新医学院 编·《中药大辞典》下册 2345 引《小儿药证直诀》)

稻田皮炎 11 方

★ 1. **治稻田皮炎**:五倍子、蛇床子各 50 克。水煎外洗患处,每日 1~2 次,连用 3~5 剂。(郭爱廷 编·《实用单方验方大全》626)

★ 2. **治稻田皮炎**:五倍子、白蜡各适量。用法:五倍子研为粉,与白蜡各一半,溶匀拌成膏状。下田前涂搽四肢入水部位。(阳春林 葛晓舒 主编·《湖南省中医单方验方精选·外科》上册 732)

★ 3. **治稻田皮炎**:五倍子 250 克,白矾 90 克,白酒 1 公斤,混合浸泡 1~2 天备用,每天外搽 3~4 次。(李彬之等 主编·《现代中医奇效良方宝典》下册 779)

★ 4. **治稻田皮炎**:五倍子、石榴皮、地榆、白矾各 60 克。用法:将上药共水煎,取汤,并浓缩成膏,外涂患处。(王洪涛 张曰明 主编·《皮肤病单验方大全》665)

★ 5. **治防治水田皮炎**:五倍子 250 克,加白醋 2000 毫升,溶解备用。预防:下水田前涂四肢水浸处,即形成一薄层黑色药膜,3 日后再涂 1 次。治疗:患水田皮炎后,立即涂抹,半至 1 天内,即愈。(杨仓良 主编·《毒药本草》874)

★ 6. **治水田皮炎,丘疹**:白矾 3 两,甘草 2 两。用法:加水 3~4 公斤,煎 1~2 小时,过滤去渣,涂患处,每日 2~3 次。(《全国中草药汇编》编写组 编·《全国中草药汇编》上册 291)

★ 7. **预防稻田皮炎**:白矾 250 克。用法:将白矾研为细末,加醋搅拌均匀即可。下水田前涂擦手脚等处。功效:杀虫止痒。(郭志杰 吴琼等主编·《传世金方·一味妙方》125)

★ 8. **治稻田皮炎**:用风化石灰 600 克,清水 4 碗,将石灰与水搅浑。待澄清后,吹去水面浮衣,取中间清水,每 1 份水加麻油 1 份,搅调百遍,即以鸡翎擦洗伤处。(滕佳林 米杰 编著·《外治中药的研究与应用》32 引《医宗金鉴》)

★ 9. **防治水田皮炎**:取墨旱莲搓烂涂擦手脚下水部位,擦至皮肤稍发黑色,略干后,即可下水田劳动。每天上工前后各擦 1 次,可预防手脚糜烂。对已经糜烂的也可使用。据 2000 余例的试用,有一定效果。(江苏新医学院 编·《中药大辞典》下册 2616)

★ 10. **治水毒**:烟屎 5 钱,五倍子粉 1 两。用法:混合调匀。每日多次,外擦患处。(阳春林 葛晓舒 主编·《湖南省中医单方验方精选·外科》上册 517)

★ 11. **治外伤受水浸润,漫延全身,甚者皮肤脱落或皮黑紫硬**:马齿苋不拘多少。用法:将马齿苋煮熟热敷,轻者三四次,重者七八次即愈。(沈洪瑞 主编·《重订十万金方》391)

癣 24 方

★ 1. **治癣**:生半夏、斑蝥各五分。用法:研面。香油调匀涂患处。(沈洪瑞 主编·《重订十万金方》762)

★ 2. **治癣**:将半夏捣为末,陈酱油调为糊。摩涂癣上,每日 2~3 次。(滕佳林 米杰 编·《外治中药的研究与应用》245 引《疡医大全》)

★ 3. **治癣**:大蒜、香油各适量。用法:将大蒜去皮捣烂如泥,加入少许香油,将 2 味调匀后涂沫患处。每日 1 次。说明:本方主要用来治疗头癣,敷后局部会有灼热感,属于正常反应。(王富春 段明鲁 主编·《葱姜蒜治百病》139)

★ 4. **治癣**:大蒜 150 克,陈醋 200 毫升。先将大蒜捣烂,放在广口瓶内,加陈醋浸泡半日。将患指或患趾放进药液中浸泡 1~2 分钟,每日浸 4~6 次。一般连用 3~5 日即愈。(唐汉钧 汝丽娟 主编·《中国民间外治独特疗法》261)

★ 5. **治癣**:大蒜适量,生锈的铁器一件。用法:将铁器洗净,用蒜瓣涂抹铁锈再擦患部及边缘,擦后甚痛且热,连抹2日,即告痊愈,日抹3次。说明:铁器清洗时,铁锈不可洗去。(王富春 段明鲁 主编·《葱姜蒜治百病》139)

★ 6. **治癣**:大蒜去皮捣烂,加凡士林少许拌匀,敷患处,每日2次。说明:本方治疗各种癣症,但以体癣效果为佳。(王富春 段明鲁 主编·《葱姜蒜治百病》139)

★ 7. **治癣**:活蜘蛛压破,涂患处。(杨仓良 主编·《毒药本草》733)

★ 8. **治癣**:五倍子60克,枯矾30克,硫黄15克。共研为细末,用香油调成糊状,敷患处。本方适用于干癣。(刘道清 主编·《中国民间疗法》387)

★ 9. **治癣**:鸡内金1个,五倍子1个。用法:鸡内金与五倍子均炒后,研细末,用麻油调匀。涂患处。主治:癣不论生于额面耳侧及手足各部,初起痒甚,抓破则流水作痛。(阳春林 葛晓舒 主编·《湖南省中医单方验方精选·外科》上册573)

★ 10. **治癣**:五倍子、密陀僧各等分,研细蜜调搽。(清·顾世澄 撰·《疡医大全》1085)

★ 11. **治癣**:五倍子、轻粉各等份。用法:共研为细面,香油调涂。(沈洪瑞 主编·《重订十万金方》763)

★ 12. **治癣**:五倍子30克,枯矾15克,硫黄、土槿皮各10克。共研细末,香油调成糊状,外敷。(唐汉钧 汝丽娟 主编·《中国民间外治独特疗法》22)

★ 13. **治癣**:凤仙花梗、土大黄、枯白矾(水飞)。共捣麻布包扎,蘸醋擦之。(宋立人 总编·《中华本草》5册138)

★ 14. **治癣**:【白矾酊】白矾粉10克,酒精90毫升。用法:混合外用。(彭怀仁 主编·《中医方剂大辞典》3册748)

★ 15. **治癣**:鲜鹅不食草适量。揉擦患处,每日2次,连用至愈。适用于花斑癣。(胡郁坤 陈志鹏 主编·《中医单方全书》328)

★ 16. **治癣**:白及一两。用法:研为细末,用醋调抹患处。(中医研究院革命委员会 编·《常见病验方研究参考资料》411)

★ 17. **治癣**:【碧玉散】铜绿、硼砂、白矾各等分。研匀,香油调搽。(宋立人 总编·《中华本草》1册277引《疡医大全》)

★ 18. **治癣**:鳖甲1两,茶油渣适量。用法:烧存性,研成细末,加茶油渣适量合成膏备用。涂患处,每日1次。功能:软坚散结,利湿止痒。(阳春林 葛晓舒 主编·《湖南省中医单方验方精选·外科》上册566)

★ 19. **治癣**:干蟾蜍烧灰,以猪脂和涂之。(江苏新医学院 编·《中药大辞典》下册2718引《僧深集方》)

★ 21. **治癣**:黑矾、煅石膏、花椒各等分。用法:共为细末,用香油调搽患处。(中医研究院革命委员会 编·《常见病验方研究参考资料》411)

★ 22. **治癣**:雄黄粉,大酢和。先以新布拭之,令癣伤,敷之。(江苏新医学院 编·《中药大辞典》下册2338引《千金翼方》)

★ 23. **治诸癣**:将吴茱萸、贯众、官桂各等分。用法:研为细末。先擦破,用药擦之。(滕佳林 米杰 编·《外治中药的研究与应用》319引《证治准绳》)

★ 24. **治诸癣**:【二仙散】轻粉、硫黄各等份。用法:上药研为末。蜂蜜调搽。(孙世发 主编·《中医小方大辞典》204引《仙拈集》)

面癣1方

★ **治面癣**:全蝎3个,金头蜈蚣2条,白酒适量。用法:将前二味药浸泡白酒中1~2天,搽洗患处,,每日1次。(张俊庭 编·《皮肤病必效单方2000首》19)

头癣30方

★ 1. **治头癣**:活的大蜈蚣3条,植物油60毫升。用法:将活的大蜈蚣在植物油中浸泡4~5天。外敷患处,每天3次。功效:解毒杀虫,祛风止痒。适用于头癣。疗程:连续外用5天为1个疗程,外用1~2个疗程,疗程之间间隔2~3天。注意事项:蜈蚣有毒,外用适量,不可超过5克。本方只可外用,不可口服。(杨继军 赵建新 主编·《皮肤病实用偏方》47)

★ 2. **治头癣**:大蜈蚣1条,加盐0.3克,共入桐油内浸7日,取油搽患处。(胡郁坤 陈志鹏 主编·《中医单方全书》329)

★ 3. **治头癣**:白芷9克,蜈蚣5条。用法:首先将蜈蚣和白芷用菜油浸数日,然后取油,抹患处。(竭宝峰 江磊 主编·《中华偏方大全》588)

★ 4. **治癞头顽癣**:【**蜈蚣膏**】大蜈蚣1条,香油适量。用法:蜈蚣用青布包好,浸香油内七日,用筷子夹起,火烧,取滴下油。涂搽患处。功能:活血生发,祛风止痒。(阳春林 葛晓舒 主编·《湖南省中医单方验方精选·外科》上册451)

★ 5. **治头癣**:蜈蚣10条,雄黄12克,香油适量。用法:将蜈蚣焙黄,与雄黄同研细末,以香油调成软膏。用时先将患者头发剃光,以淘米水洗净患部,然后涂药,每日1次。(张俊庭 编·《皮肤病必效单方2000首》31)

★ 6. **治头癣**:蜂房一个,蜈蚣二条,白矾适量。将白矾研末,入蜂房孔中,连同蜈蚣置瓦片上文火烤焦,共研细末,麻油调匀外擦。治头癣93例,其中49例痊愈,近期有效率为90%。(杨仓良 主编·《毒药本草》100)

★ 7. **治白癣(头白癣)**:紫皮独头大蒜适量。用法:大蒜去皮洗净,捣烂成浆,过滤取汁,患处剃头后,用温水肥皂洗头,揩干,由癣区四周向内涂搽大蒜汁,每日早、晚各1次,一般7~10天见效,40天内痊愈,15天为1个疗程。治疗45例,痊愈39例,有效6例。(李彬之等 主编·《现代中医奇效良方宝典》下册726)

★ 8. **治头癣**:生南星、生半夏、白芷各三钱。用法:为末,敷患处。(中医研究院革命委员会 编·《常见病验方研究参考资料》406)

★ 9. **治头癣验案**:生半夏15克,斑蝥5克。用200毫升白酒浸泡1周后用棉签蘸药水,日涂2~3次,注意不得涂到好皮肤上。验证病案:2009年5月的一天,我所在坐诊的药房之房东,饮食服务公司经理赵某,看到一老年妇女拿了一盒西湖龙井茶叶对我表示感谢,因为我用药治好了她的头癣时,问我,你还能治这病?说完把帽子一摘,叫我看他满头的瘌痢子,说是遗传的,一直治不好,药店里卖的各种治癣药水膏都用遍了,包括激素类药膏,也只是时好时坏,不能除根,曾到各大医院皮肤科治疗过,还是这样,甚是苦恼。一年四季剃个光头戴个帽子,冬天还好说是装饰,夏天捂个帽子能把人热死,其父亲亦患此症至死未愈,甚为遗憾。说你能帮我治好,我一定请你吃饭,好好感谢你。我说好办,并开玩笑说,君子一言,驷马难追,你一定要请我喝酒呵!随即开出上方,令其用上方将百老泉70度白酒浸泡1周后外用。半月后,赵经理不失其约专程来请我喝酒,第一次脱了帽,整个头光净无疵,神采奕奕,只有个别几个地方留疤无毛,系毛囊根被破坏所致。此方不仅可以治头癣而且亦可以治局限性牛皮癣,医者不可小视。特别要注意药水安全存放,因斑蝥有剧毒,以防误服入口。(《网络下载》特效专方)

★ 10. **治头癣验案**:1杨某,男,12岁。1997年4月13日初诊。患者头顶百会穴至前额发际有3.5厘米×5厘米鳞屑增生团块。患处瘙痒,头发稀疏脱落。‘西医诊断:皮炎。曾用肤轻松、达克宁治疗1年多,时愈时发。中医辨证:头癣。治疗方法:生半夏15克,斑蝥5克,将2种药浸泡白酒中,1周后用酒涂擦患处,每日2~3次。5天后鳞屑团块变薄,范围缩小,2周后头癣全部脱落,头发更新复原。随访近2年未再复发。[《中医杂志》编辑部整理·《中医杂志》专题笔谈文萃(1995—2004,第一辑)650]

★ 11. **治头癣**:用五倍子5克,米醋120克。共煎汁,搽患处,每日3~4次。(胡郁坤 陈志鹏 主编·《中医单方全书》329)

★ 12. **治头癣**:五倍子30克,蛇床子15克。煎取浓汁。将头剃光,涂患处,每日数次。(郭爱廷 编·《实用单方验方大全》659)

★ 13. **治头癣**:五倍子15克,木鳖子、大枫子各30克。上药置入香油内煎焦,去药渣,加入枯矾5克,和匀备用。用时,令患者将头部毛发剃光,洗净涂患处,每日1~2次。适用于各种头癣、体癣、经久不愈的顽癣。(金福男 编著·《古今奇方》229)

★ 14. **治头癣**:五倍子20克,土槿皮20克。研为细末,用香油调敷患处。注:用肥皂洗头后再擦药。(杨毅玲 编·《特效验方3000例》19)

★ 15. **治头癣**:五倍子、石灰粉、法半夏、香白芷、胡黄连各20克。用法:将上药共研极细末,用鸡蛋清或香油调成稀糊,外涂患处。(王洪涛 张曰明 主编·《皮肤病单验方大全》223)

★ 16. **治头癣**:雄黄 50 克(研),猪胆 5 个。调匀涂患处,每日 4~5 次。(肖国士 潘开明 主编·《中医秘方大全》511)

★ 17. **治头癣**:(雄黄膏)雄黄 10 克,硫黄 10 克,氧化锌 10 克,凡士林加至 100 克。用法:调膏外用。(彭怀仁 主编·《中医方剂大辞典》10 册 260)

★ 18. **治头癣(赤秃)**:硫黄 60 克,雄黄 30 克,猪油适量。用法:将二黄共研细末,调猪油成膏,每日涂患处一次。(张俊庭 编·《皮肤病必效单方 2000 首》26)

★ 19. **①治头癣;②治疥疮,玫瑰糠疹**:硫黄 20 克,猪脂(或凡士林)80~100 克。用法:将硫黄研细,与猪油或凡士林调匀成膏。搽擦患处。功能:杀虫止痒。主治:①《中医皮肤病学简编》:头癣;②《中医外伤科学》:疥疮,玫瑰糠疹。(彭怀仁 主编·《中医方剂大辞典》10 册 223)

★ 20. **治头癣,脓疥,下部寒湿疮,胎疮,奶癣:【乌云膏】**松香末 60 克,硫黄末 30 克。用法:上药和匀,香油拌如糊,摊南青布条上,少半指厚,卷成条线扎之,再用油浸 1 日,取出,刮去余油,以火点着一头,下以粗碗接之,其布灰陆续剪去,取所滴药油浸冷水内 1 宿,出火毒。搽用。(孙世发 主编·《中医小方大辞典》271 引《外科大成》)

★ 21. **治头癣**:紫草、黄蜡各 60 克,百部 125 克,麻油 370 毫升,朴硝 50 克,硫黄 15 克,樟脑 6 克。先将麻油加入铜锅内,然后加入百部、紫草熬至半枯去渣。离火,逐渐加入朴硝,后加入硫黄、樟脑搅和,最后加入黄蜡调和成膏。先剃光患者头发,然后将药敷在患处,每日 1 次。当头发长出时,再剃光,再上药。(滕佳林 米杰 编著·《外治中药的研究与应用》479 引《外科正宗》)

★ 22. **治头癣**:乌梅。用法:火煅存性为末,生芝麻油调搽。(中医研究院革命委员会编·《常见病验方研究参考资料》406)

★ 23. **治头癣**:取刚风化的石灰半碗,加水至 1 碗,搅拌后沉淀 3 分钟,取上层乳状液加入桐油约 4 滴,用力搅拌,去多余水分使成膏状外搽患部,治疗 60 余例,一般只搽数次即见效。(江苏新医学院 编·《中药大辞典》上册 583)

★ 24. **治头癣久不愈**:石灰、马齿苋适量。用法:石灰泡水,澄清后洗头,再用马齿苋捣烂,外敷患处,每日 1 次。(张俊庭 编·《皮肤病必效单方 2000 首》23)

★ 25. **治头癣:【轻冰雄苦汤】**轻粉 3 克,冰片 5 克,硼砂、苦参各 30 克,白鲜皮、土茯苓、黄柏、雄黄各 20 克,蜈蚣 1 条。将后 6 味药加水 2500 毫升,煎至 2000 毫升去火,再加入前 3 味药搅匀,先熏后洗头皮 30 分钟,每日 1 次。治疗 12 例头皮白癣,均治愈。最快者 11 天,最慢者 15 天,平均 13 天治愈。(滕佳林 米杰 编·《外治中药的研究与应用》280)

★ 26. **治头癣**:苦参子 200 克,黄柏末 100 克。用法:将苦参子煎浓汁去滓,调黄柏末,厚敷患处。(吴静 陈宇飞 主编·《传世金方·民间秘方》399)

★ 27. **治头癣**:患部头发剪去洗净,蘸猪胆汁涂擦患处,日 2 次。(孟凡红 主编·《单味中药临床应用新进展》638)

★ 28. **治头癣:【小蛤蟆膏】**活小蛤蟆 100 个。用法:将蛤蟆杵如膏。煎热洗米水擦破患处并揩干,将该药涂患处,外用布包裹,翌早去膏,再用米汤洗净再涂。功效:止痒脱屑,清热解毒。疗效:无毒、无副作用。典型病例:林某某,男,18 岁,系患瘤型麻风弥漫性支型入院,主诉其头癣,由理发刀不洁感染所致,初发 1 块白屑,后因热痒难堪,用手指抓破致蔓延全发际,缠绵 3 年。仅用此药 2 次,效果满意,数月后,自觉新发重生如旧。按语:头癣之病,较为难治,患之则头部发热,其痒难忍。日久则蔓延,缠绵不已。用此药则简便易行,疗效满意。(张树生 高普 等编·《中药敷贴疗法》416)

★ 29. **治头癣**:白及、川椒各五钱。用法:研为细末,上患部。(中医研究院革命委员会编·《常见病验方研究参考资料》406)

★ 30. **治头皮黄癣**:巴豆一枚去壳,菜油适量,倒入碗底,用手紧捏巴豆,用碗底反复碾转,磨尽备用。将头发全部剃光,用棉签蘸上药涂抹患处,后用油纸覆盖并固定之,七日后揭去油纸,待痂壳自行脱落,一般涂一次,即可治愈。(杨仓良 主编·《毒药本草》492)

钱儿癣5方

★ 1. **治钱儿癣**:蛋黄油涂患处,数次可愈。(范其云 编·《家用偏方二佰三》58)

★ 2. **治钱儿癣**:斑蝥十个,江米三钱,法半夏三钱。用法:共为面。醋调搽患处。副作用为烧疼起泡。(沈洪瑞 主编·《重订十万金方》761)

★ 3. **治钱儿癣**:生半夏1个。用法:醋磨搽患处。(中医研究院革命委员会 编·《常见病验方研究参考资料》413)

★ 4. **治钱儿癣**:白凤仙花12克,白矾6克。用法:研细调匀,涂在患处。(张俊庭 编·《皮肤病必效单方2000首》48)

★ 5. **治荷钱癣疮**:巴豆仁3个。用法:巴豆连油杵呢,用生绢包搽,每日1~2次,3日即愈。(张俊庭 编·《皮肤病必效单方2000首》21)

体癣8方

★ 1. **治体癣**:用川椒(焙干)、硫黄各32克。共研细末,过120目筛,以生姜片蘸药粉搓擦患处,每次3~5分钟,每天早、晚各1次,治疗体癣72例,全部治愈。(杨仓良 主编·《毒药本草》696)

★ 2. **治体癣**:黄连25克,花椒10克,70%的酒精100毫升。用法:浸泡3日后,外用。(彭怀仁 主编·《中医方剂大辞典》9册163)

★ 3. **治体癣**:五倍子、蚌壳(煅)各60克,冰片少许。用法:共研细末,用香油调敷患处。(王洪涛 张曰明 主编·《皮肤病单验方大全》171)

★ 4. **治体癣、股癣**:蛇蜕1条,全蝎2克,露蜂房1个。用法:上药用食醋300毫升泡24小时后,外搽患处,每日2次,连用1个月可愈。(唐汉钧 汝丽娟 主编·《中国民间外治独特疗法》258)

★ 5. **治体癣、股癣**:刘寄奴6克。研末,与豆腐渣、白糖各30克共调敷患处,干时取下;再将刘寄奴末以醋调搽患处。(胡郁坤 陈志鹏 主编·《中医单方全书》328)

★ 6. **治体癣、股癣**:鸭胆子适量。研末,以凡士林调搽患处。(胡郁坤 陈志鹏 主编·《中医单方全书》328)

★ 7. **治各种体癣、股癣,奇痒丘疹者**:鹅不食草50克,食盐5克。用法:洗净与食盐共捣烂。外擦患处,每日2~3次。功能:清热除湿,祛腐止痛。(阳春林 葛晓舒 主编·《湖南省中医单方验方精选·外科》上册572)

★ 8. **治体癣**:砒霜0.5克,枯矾5克,斑蝥3克,白醋50毫升。用法:上将前3味药入醋泡7天,备用。用时震摇,以棉花蘸药液涂患处,3天1次,连续3次。复发时再用。(彭怀仁 主编·《中医方剂大辞典》10册40)

皮癣4方

★ 1. **治皮癣**:半夏、斑蝥各等分。制用法:共研细末,用蛋黄油调涂患处。(沈洪瑞 主编·《重订十万金方》761)

★ 2. **治皮肤癣**:仙人掌50克。用法:洗净后捣烂,取汁,涂于患处,每日搽3~4次。注意事项:连搽4~5天。功能:清热除湿,祛风止痒。(阳春林 葛晓舒 主编·《湖南省中医单方验方精选·外科》上册571)

★ 3. **治皮癣**:活壁虎5只,活蜈蚣5条。用65度白酒浸泡,取上清液搽患处。(杨仓良 主编·《毒药本草》72)

★ 4. **治皮癣**:白矾10克,硫黄30克,大蒜10克,炉甘石、氧化锌各6克。将前3味药研细末,与后2味药混合,加食醋适量调匀。煮沸10分钟,待冷后涂擦患处,每日2次。治疗皮癣30例,均于用药3~5天内获愈。(滕佳林 米杰 编·《外治中药的研究与应用》44)

股癣3方

★ 1. **治股癣**:冰硼散适量,食醋适量,共调糊。于每晚临睡前将患部洗净擦干,用干棉球或鸡尾毛之类蘸药搽涂患处,5 天为 1 个疗程。共治 30 例,全部获效。生效时间最短 3 天,最迟 7 天。(滕佳林 米杰 编著·《外治中药的研究与应用》109)

★ 2. **治股癣**:生半夏、醋适量。用法:用生半夏适量,加醋少许,磨汁外涂,每天 2 ~ 3 次。(张俊庭 编·《皮肤病必效单方 2000 首》57)

★ 3. **治癣验案**:男性,14 岁,患脚癣及股癣,外生殖器根部周围有脱屑型损害,臀部除肛门附近及股外侧全部有炎性脱屑性损害,边缘增厚,有两三个月之久,同时也患手癣。相当长的时间用过 5% 的水杨酸酒精涂搽无大效,停用时臀部损害仍不断向外发展。后用黄精粗制液涂搽(从药店购到的经九蒸九晒的制品捣碎,以酒精浸制黄精液,蒸馏去大部分酒精使浓缩,加 3 倍水,沉淀,取其滤过液,蒸去其余酒精,浓缩至稀糊状。用粗制液直接涂搽患处,每日 2 次),每日 2 次,2 日止痒,4 日改善,10 日大部痊愈。以后臀部癣复发,约以前 1/3 大,再用黄精治疗,损害 4 日即愈。(杨鹏举 主编·《中医单药奇效真传》298)

干癣、湿癣、风癣 18 方

★ 1. **治干癣:【五倍子癣方】**五倍子适量,研粉,或煎汤。湿癣:散剂外敷;干癣,五倍子 60 ~ 90 克,煎汤,外洗用。(张金鼎 邹治文编·《虫类中药与效方》263)

★ 2. **治干癣**:五倍子(炒黑)、花椒各 50 克,轻粉、木鳖子各 6 克,斑蝥 10 个。用法:共为细末,香油调搽。(吴静 陈宇飞 主编·《传世金方·民间秘方》403)

★ 3. **治干癣**:斑蝥七枚(去翅足),草乌头、狼毒各三钱半。上生用为末,津唾调敷。用竹篦子乱破涂药．熟揩肉上．候出黄水．三两日瘥(电子版·《中华医典·普济方》卷二百八十)

★ 4. **治干癣积年生痂,搔之黄水出,每逢阴雨即痒**:斑蝥半两。微炒为末,蜜调敷之。(江苏新医学院 编·《中药大辞典》下册 2281 引《外台秘要》)

★ 5. **治干癣**:川芎 3 钱,草乌 4 钱,狼毒 1 两,斑蝥 12 个。共研细末,用醋调和,外涂患处,连用数次。胥按语:本方有毒,用时注意,只宜外用,脸部不宜。斑蝥有剧毒,谨慎从之。按:笔者用本方治疗一例老夫人,全身干癣患者,敷药数次后,即获痊愈。(中医研究院革命委员会 编·《常见病验方研究参考资料》412)

★ 6. **治干癣、风癣、牛皮癣,多年迁延不愈者:【顽癣敌软膏】**柳蘑 320 克,蜂蜡 400 克。用法:擦抹患处。功效:消炎解毒,止痒。(孙世发 主编·《中医小方大辞典》537)

★ 7. **治干癣积年生痂,搔之黄水出,每逢阴雨即痒方**:巴豆十枚(肥者)。上于炭火烧之,令油出尽,即于乳钵内以少许酥和研如膏,薄涂之,不过一二度愈。(电子版·《中华医典·奇效良方》卷五十四)

★ 8. **治干癣**:天南星、草乌头各一枚(生用)。用法:上为细散。用羊蹄根捣绞自然汁调涂。不过三两上,愈。(彭怀仁 主编·《中医方剂大辞典》1 册 13 引《圣济总录》卷一三七)

★ 9. **治湿癣,痒痛不可忍:【硫黄散】**硫黄半两,斑蝥半两(去翅足),龙脑一两,腻粉一分。用法:上药细研如粉,以面脂调如泥。痒痛时,抓破后以药揩之。(彭怀仁 主编·《中医方剂大辞典》10 册 220 引《圣惠方》)

★ 10. **治湿癣、疥瘙、风疮久不愈:【如神膏】**斑蝥 30 个,巴豆 30 粒。用法:上药入芝麻油或菜油半盏许,和盏坐慢火上,入甘草 3 厘米,同熬黑色,滤去 3 味药,入黄蜡 1 块,轻粉 15 克,凝冷成膏。涂疮上。(孙世发 主编·《中医小方大辞典》373 引《鸡峰》)

★ 11. **治干湿癣**:夏枯草根适量。用法:上药捣烂,以醋浸,涂癣疮上。(吴素玲 李俭 主编·《实用偏方大全》766 引《鸡峰普济方》)

★ 12. **治干湿癣:【梅实膏】**乌梅(取肉)14 枚,大蒜(去皮,切)14 头,屋尘(细筛)、食盐各 90 克。用法:先研乌梅,次下大蒜、屋尘、食盐,和研令细,以醋调成膏,取涂癣上,每日 3 ~ 5 次,即愈。(孙世发 主编·《中医小方大辞典》1562 引《圣济总录》一三七)

★ 13. **治一切干湿癣**:白矾一两(研为末)。用法:用醋调如糊,涂摩癣上。(彭怀仁 主编·《中医方剂大辞典》3 册 829 引《圣济总录》卷一

三七）

★ 14. **治一切新干湿癣：**白僵蚕（炒去丝）四十枚，斑蝥二十个（全者，生用），腻粉一钱。用法：上为细末。干癣用清油调涂，湿癣只干揩贴之。并候黄水出，及数数痒痛，永除根本，亦无瘢痕。（彭怀仁 主编·《中医方剂大辞典》10 册 1332 引《圣济总录》）

★ 15. **治干湿疮癣延生，或如钱成圈晕，久不愈者：【白蔹散】**天南星一两，蝎一钱，大草乌半两，白矾五文。用法：上为细末。先以手于癣处抓动，将药掺贴。每用药二钱许，入烧蟹壳灰一钱，和生油、好粉贴疮。备考：本方名白蔹散，但方中无白蔹，疑脱。（彭怀仁 主编·《中医方剂大辞典》3 册 782 引《百一》卷十六）

★ 16. **治风癣：**大蜈蚣 1 两，乌梢蛇 2 两。共焙研细末，体强者每服 1 钱，弱者每服 5 分，日 2 次，开水下。（江苏新医学院 编·《中药大辞典》下册 2474）

★ 17. **治风癣久不愈，皮肤痒痛：【硫黄散】**硫黄一分，硝石半两，腻粉半两，白矾半两（烧灰）。用法：上细研如粉，以生麻油调膏涂之。（彭怀仁 主编·《中医方剂大辞典》10 册 220 引《圣惠方》）

★ 18. **治遍身风癣、风癞、风核、风毒、风麻、风痛、风瘫、风痒、风痰流痛诸疾：**蛇蜕一条（去头尾），酒浸炙黄，为末。每早晚各服五分，和雄黄末二分，白汤调服。（宋立人 总编·《中华本草》9 册 411 引《本草汇言》）

其他癣疾 14 方

★ 1. **治各种癣：**蛇蜕适量。用法：浸泡于食醋中，7 天后取醋液外涂患处，每日数次。（徐明 编著·《民间单方》274）

★ 2. **治各种癣疾：**紫皮大蒜数头。用法：大蒜捣泥涂擦患部，日 2 ~ 3 次。（孟凡红 等编·《单味中药临床应用新进展》125）

★ 3. **治各种癣：**五倍子粉 陈米醋各适量用法：将上药共熬成膏，外涂患处。功效：燥湿止痒。（王洪涛 张曰明 主编·《皮肤病单验方大全》209）

★ 4. **治癣积年不瘥者：**上用斑蝥一个（去头足翅）以针扎灯焰上烧，米醋内淬，如此三两次，就烧成存性，黑灰研为细末，红枣一枚，汤泡剥去皮核，与斑蝥一处同研烂，先以手抓或生布擦动癣，然后搽药，不可浸好肉，恐有毒。（电子版·《中华医典·奇效良方》卷五十四）

★ 5. **治一切癣：**大黄如枣大一块，斑蝥（全者）七个。用法：上为细散。以酽醋调如糊，先揩破癣疮，然后涂药，候干洗之。（彭怀仁 主编·《中医方剂大辞典》1 册 769 引《圣济总录》）

★ 6. **治一切癣：**陈皮二钱，斑蝥三十个，烧酒半斤。用法：上入瓶内，浸二七日。取汁搽癣上，频涂勿令干。以患处觉痛为则，随起白泡，破流清水，水净结薄皮，三二日脱愈。甚者三二次，除根不发。按语：斑蝥有大毒，杀虫止痒，宣散结毒，为治癣良药；陈皮味辛，理气散滞；二药相伍，杀虫止痒之力尤甚，以烧酒浸之更助药力。用治一切癣证，患处皮肤当热痛起疱为佳。（田代华 主编·《实用中医三味药方》662 引《外科大成》）

★ 7. **治一切癣：**（马蹄膏）用白马蹄适量，鲜马齿苋酌定，将白马蹄煅存性，为末。预取马齿苋杵烂，加水煎成膏，与前药末调匀，涂搽之。（滕佳林 米杰 编·《外治中药的研究与应用》162 引《外科大成》）

★ 8. **治遍身生癣，日久不愈，上至头癜风：【白矾散】**独角羊蹄根（锉，捣）、白矾（为末）。用法：二药一处以极酸米醋调匀，抓破涂药，觉痒极至痛即止，隔日再搽，不过三次即愈。又治癜风，以苎麻刮热，以药擦之。三四度绝根。（彭怀仁 主编·《中医方剂大辞典》3 册 751 引《袖珍》卷三）

★ 9. **治黄癣：**用茵陈浸膏和灰黄霉素治疗黄癣 48 例，治愈率为 95.8%，可使黄霉素减少 33% ~ 50% 的剂量，对灰黄霉素有增效作用。（王辉武 主编·《中药临床新用》452）

★ 10. **治鲤鱼癣：**鲤鱼头 1 个，五倍子 3 个。用法：上药俱烧灰研细，用青油调，鹅翎涂，不拘遍数。（吴素玲 李俭 主编·《实用偏方大全》769 引《急救广生集》）

★ 11. **治蛀发癣：【蜈蚣油】**活蜈蚣三条浸于菜油内三四天。用时先取生木鳖片用水浸数日，入锅煮透，取汤洗发，洗后取蜈蚣油搽头，至

愈方止。(彭怀仁 主编·《中医方剂大辞典》10册892引《外科全生集》)

★ 12. **治癞癣:【蜈蚣硫黄膏】**川蜈蚣2条,硫黄2钱,水银1钱,雄黄1.5钱,熟鸡蛋黄2个。用法:共为细末,鸡蛋煮熟去白,将蛋黄入锅内炒出油调药末。外搽患处。功能:解毒散结,杀虫疗癣。方解:蜈蚣解毒散结,通络止痛;硫黄、雄黄、水银解毒杀虫;鸡蛋黄解毒润燥。诸药合用,共奏解毒散结,杀虫疗癣之功。(阳春林 葛晓舒 主编·《湖南省中医单方验方精选·外科》上册457)

★ 13. **治阴癣:**鲜旱莲草揉成团,用穿山甲将癣刮破擦癣上,奇验。(宋立人 总编·《中华本草》7册820引《疡医大全》)

★ 14. **治阴癣:**蚯蚓10条。用法:将蚯蚓放新瓦上焙黑后研细末,调茶油抹患处。(刘少林 刘光瑞 编著·《中国民间小单方》171)

斑秃(俗称"鬼剃头")14方

★ 1. **治斑秃(俗称"鬼剃头"):**当归10克,百部10克,斑蝥5克。用法:白酒或酒精60毫升将药物浸泡3天即可;取汁,外用。用脱脂棉早、晚涂擦患处各1次。1个月后脱发可复生。说明:斑秃俗称"鬼剃头",为临床常见的一种皮肤病。用此方曾治疗45例,有效率达90%。(张力群等 主编·《中国民族民间秘方大全》443)

★ 2. **治斑秃:**斑蝥2个(去头、足、翅),加醋500毫升浸1昼夜,涂搽患处。(杨仓良 主编·《毒药本草》998)

★ 3. **治斑秃:**斑蝥6个,丁香15克,石炭酸3毫升,75%的酒精100毫升。前2味药研细装瓶,放入石炭酸、酒精即成,6天后可用。用时以棉签蘸擦患处,连续用药1周后。患处起泡结痂后用生姜汁外搽患处,局部有灼热感即可。一般擦3次。张和平用上方治疗斑秃62例,治愈56例,显效4例,无效2例。一般20天开始有绒毛生出,后渐生黑发。(王辉武 主编·《中药临床新用》585)

★ 4. **治斑秃:**取斑蝥40只,闹羊花40朵,骨碎补40片(每片约2分厚)。浸于95%的酒精500毫升内,5天后澄清液涂擦患处,每天1次。擦药前,先用土大黄、一枝黄花煎洗患处。据24例经1个月以上的治疗观察,其中显效及好转者9例,控制发展者11例。(江苏新医学院 编·《中药大辞典》下册2282)

★ 5. **治斑秃:**斑蝥10克,百部酒100毫升。用法:浸泡后外搽患部。(张俊庭 编·《皮肤病必效单方2000首》215)

★ 6. **治斑秃:【益肾生发】**旱莲草20克(鲜品加倍),清水洗净,加热蒸20分钟,取出候冷,放入75%的酒精200毫升内浸泡(冬春浸3天,夏秋浸2天),然后过滤,去渣,即成酊剂,装瓶备用。先用棉签蘸本药涂擦患处,待干后用七星针如鸡啄米样在脱发的皮肤上连续轻轻叩打,手法要均匀,不宜忽快忽慢,忽轻忽重,针尖要平起平落,不能歪斜。以免划破皮肤。每次叩打至皮肤潮红为度,开始每天涂搽本药3次(早、中、晚),叩打七星针2次,不宜间断。待新生头发日见增加时,可改为每天搽药2次,叩打1次,直至痊愈。据张有芬报道,应用本方治疗11例,痊愈10例,有效1例。(薛建国 李缨 主编·《实用单方大全》560)

★ 7. **治鬼舐头:**砖末和蒜捣敷,日1次。(宋立人 总编·《中华本草》8册40引《千金方》)

★ 8. **治斑秃:**雄黄30克,硫黄60克。用法:上药共为细末,和匀,调猪油外敷患处,用力揉擦,使药透入,每日换药1次。(张俊庭 编·《皮肤病必效单方2000首》218)

★ 9. **斑秃(气血亏虚型):**生姜6克,生半夏(研末)15克。用法:先将生姜搽患部1分钟,稍停,再搽1~2分钟,然后用生半夏细末调香油涂搽之,连续应用一个时期,有刺激皮肤生长头发之效。(张俊庭 编·《皮肤病必效单方2000首》215)

★ 10. **治斑秃:**花椒适量。研碎,以麻油调搽患处,每日3次。(胡郁坤 陈志鹏 主编·《中医单方全书》345)

★ 11. **治斑秃(俗称"鬼剃头"):**五倍子、百部、黄柏、蛇床子、藜芦各4.5克,斑蝥3克。用法:95%酒精100毫升浸泡1周后,用棉签蘸搽病损处(可先试搽一片,如反应不严重,可搽较大范围),每日1~2次。(王海亮等 主编·《皮肤病良方1500首》543)

★ 12. **治斑秃**:紫河车3具,烘干研粉,每日早、晚空腹各服12克,效佳。(王辉武 主编·《中药临床新用》605)

★ 13. **治斑秃(鬼剃头)验案**:一男性患者,38岁。自8岁起即患斑秃,少时仅以生姜或大蒜切片外擦,或有小效,然时愈时发,缠绵不断。后增服过《医宗金鉴》神应养真丹及多种斑秃验方,并配以局部熏洗、梅花针局部叩刺、三棱针局部创刺放血等法,仍效不如意,随愈随脱。诊时面色黄黑无光,毛发枯干不泽,形体消瘦,目黯神疲,舌暗红,有瘀点,舌下静脉粗胀,苔根黄腻。自述冬时四末冰冷,夏时手足烦热,夜寐多梦,梦遗早泄,轻度健忘,脉虚大微数。头发有多处脱落,或见局部光亮低平,或见绒毛初生,其态不一,此乃精血不足,湿热内蕴,兼夹瘀血,虚实夹杂之证。治宜固精止遗,补益精血,清利湿热,活血化瘀。处方:鸡内金(炒研)100克,每服1.5克,日3次,饭前温开水送下。20天后,患者告曰:"自服药后遗精未发,早泄减轻,精神转佳,食欲增进,头发脱落明显减轻。"效不更方,再处以鸡内金300克,服法同上。2个月之后,数处斑秃均已长出长短不一的新发,余处未见再脱。且全部头发初现光泽,面色略见红润,梦遗、早泄并愈。舌稍暗红,瘀点不显,舌下静脉轻度粗胀,苔薄根微黄腻,脉缓较前有力,记忆力明显提高。为巩固疗效,嘱其继续服用。1年多来,其人体健发泽,面润神爽。(杨鹏举 主编·《中医单药奇效真传》362)

★ 14. **治斑秃与脱发**:紫草9克。先将麻油烧热,放入紫草炸焦,冷后取油搽于患处。按:斑秃俗称鬼剃头。(胡郁坤 陈志鹏 主编·《中医单方全书》345)

秃疮35方

★ 1. **治秃疮**:蜈蚣5条,白芷9克。用法:用菜油浸数日,取油,抹患处。(张俊庭 编·《皮肤病必效单方2000首》30)

★ 2. **治秃疮**:蜂房1个,蜈蚣2条,白矾10克。用法:将白矾研末,放蜂房孔中,连同蚣蜈置瓦上文火烤焦,共研,加入麻油调匀外擦。日用1次,连用1月为1疗程。(张俊庭 编·《皮肤病必效单方2000首》32)

★ 3. **治秃疮**:蜈蚣3条,茶油90克。;用法:蜈蚣用茶油浸泡4~5天,油滤过备用,用此药外搽患处,每日2次。(张俊庭 编·《皮肤病必效单方2000首》216)

★ 4. **治秃疮**:蜈蚣二条(焙焦),凤凰衣(即出小鸡蛋壳)3个。火焙焦黄色。用法:共为细末。外用;用香油调涂患处。(沈洪瑞 主编·《重订十万金方》747)

★ 5. **治秃疮**:干蜈蚣不拘多少,入瓶内真麻油浸一七日,将头剃净,用油搓之。(清·顾世澄 撰·《疡医大全》1127)

★ 6. **治秃疮**:蜈蚣1条,紫草5钱。用法:陈菜油浸透涂患处。(中医研究院革命委员会 编·《常见病验方研究参考资料》407)

★ 7. **治秃疮,癞头疮**:活蜈蚣1条,醋适量。用法:醋浸蜈蚣火上煎开,候冷。用鸭毛涂患处。功能:清热解毒,除湿止痒。(阳春林 葛晓舒 主编·《湖南省中医单方验方精选·外科》上册463)

★ 8. **治秃疮(头癣)**:五倍子、枯矾各3钱。明雄2钱,麻油适量。用法:共研末,用麻油调。每日多次,外搽患处。(阳春林 葛晓舒主编·《湖南省中医单方验方精选·外科》上册469)

★ 9. **治秃疮(头癣)**:五倍子1两,苦参6钱,枯矾3钱,香油适量。用法:共研细末,香油调之。每日多次,外搽患处。(阳春林 葛晓舒 主编·《湖南省中医单方验方精选·外科》上册470)

★ 10. **治秃疮(头癣)**:五倍子、苦参、藜芦、枯矾各3钱。用法:共研细末,香油调擦。(沈洪瑞 主编·《重订十万金方》747)

★ 11. **治秃疮(头癣)**:闹羊花、川花椒、五倍子、硫黄各2钱,茶油适量。用法:共研极细末,茶油调。外涂患处。(阳春林 葛晓舒主编·《湖南省中医单方验方精选·外科》上册484)

★ 12. **治黄癣(秃疮)**:松香2钱,五倍子1钱,枯矾5分。共研细末,猪胆汁调搽。又治小

儿烂头癣。(中医研究院革命委员会 编·《常见病验方研究参考资料》406)

★ 13. **治黄癣(秃疮)**:文蛤、白芷、花椒各9克。用法:为末,调菜油擦患处。(吴静 陈宇飞 主编·《传世金方·民间秘方》413)

★ 14. **治白秃头疮**:雄黄、猪胆汁。和敷之。(江苏新医学院 编·《中药大辞典》下册2338引《圣济总录》)

★ 15. **治秃疮(黄癣)**:猪胆一个,黄丹四两。用法:调匀涂擦患处。(中医研究院革命委员会 编·《常见病验方研究参考资料》407)

★ 16. **治秃疮(黄癣)**:猪胆一个,雄黄三钱。用法:雄黄为末,用胆汁调成糊状,涂擦患处。忌辛辣等物。(中医研究院革命委员会 编·《常见病验方研究参考资料》407)

★ 17. **治秃疮(黄癣)**:白矾1两,葱白20个,猪胆汁适量。用法:共捣溶盛碗内,以火煮溶,候冷将碗倒放,用艾叶火熏,使碗内矾葱结成齿状粉末,取出研细,用猪胆汁调匀。每日多次,外搽患处。功能:解毒消肿,燥湿止痒。方解:白矾解毒杀虫,燥湿止痒;葱白散寒通阳;猪胆汁润肺补脾,解毒消肿。诸药合用,共奏解毒消肿,燥湿止痒之功。(阳春林 葛晓舒 主编·《湖南省中医单方验方精选·外科》上册465)

★ 18. **治秃疮**:硫黄、鸡蛋黄各适量。用法:将蛋黄放锅内慢火熬黑出油去渣,用油调硫黄末。外擦患处,每天1次。功能:收湿敛疮,祛风止痒。注意事项:搽患处但必先剃去头发,然后搽药,1星期可愈。(阳春林 葛晓舒 主编·《湖南省中医单方验方精选·外科》上册461)

★ 19. **治秃疮(黄癣)**:蛋黄油半匙,硫黄5分。用法:将鸡蛋4个煮熟,去蛋白,蛋黄放于铜勺内,炭火上炒,蛋黄转至焦黄色即可出油,用汤匙压榨挤出油,再把硫黄粉倾入调匀,涂擦疮上。(中医研究院革命委员会 编·《常见病验方研究参考资料》407)

★ 20. **治秃疮、肥疮:【黄香油】**松香一两,雄黄一两。用法:上为末,放竹纸上,卷成条子,用菜油浸一宿,取出倒吊烧之,用一粗碗盛滴下之油。搽上。立愈。(彭怀仁 主编·《中医方剂大辞典》9册204引《绛囊撮要》)

★ 21. **治秃疮、癞头疮**:雄黄、硫黄各5钱,菜油适量。用法:用布包裹雄黄、硫黄浸菜油内1宿,火烧取油,滴碗内,放冷水中去火气。每日多次,用消毒鸭毛蘸,涂搽患处。功能:解毒化痰,杀虫疗疮。(阳春林 葛晓舒 主编·《湖南省中医单方验方精选·外科》上册471)

★ 22. **治癣、秃疮**:生半夏二两,雄黄二两,斑蝥一两。用法:共研细末。香油调涂。(沈洪瑞 主编·《重订十万金方》761)

★ 23. **治头上疮癣**:蜂房,研末,腊猪脂和,涂之效。(历代医学名著全书 明代·李时珍 撰·《本草纲目》4册3318)

★ 24. **治秃疮**:露蜂房20克。用法:将露蜂房研细末,用猪油调敷。症见发枯脱落,有瘙痒感等。(刘少林 刘光瑞 编著·《中国民间小单方》129)

★ 25. **治秃疮:【蜗蜂丹】**蜗牛10个,黄蜂窠6克,生甘草、白矾各3克。用法:将蜗牛捣烂,涂遍透;再将后3味研为细末,以猪油调敷,如用熊油调搽更妙。(孙世发 主编·《中医小方大辞典》1630引《洞天奥旨》)

★ 26. **治秃疮(黄癣)**:枯矾一两,胡椒十五粒。用法:共研细末,芝麻油调匀,搽患处。(中医研究院革命委员会 编·《常见病验方研究参考资料》407)

★ 27. **治秃疮**:川椒120克。浸酒,日以搽。(宋立人 总编·《中华本草》4册980引《外科证治全书》)

★ 28. **治头上白秃**:花椒末,猪脂调敷。(杨仓良 主编·《毒药本草》696引《普济方》)

★ 29. **治秃疮**:紫草3钱,片糖3片。用法:紫草研成末,将片糖蒸融和药末。涂患处。功能:收湿敛疮,祛风止痒。注意事项:先将头发剃光,再涂药,到愈为止。(阳春林 葛晓舒 主编·《湖南省中医单方验方精选·外科》上册461)

★ 30. **治秃疮**:黄柏末、马齿苋、清油各适量。用法:共捣烂,以清油调匀。每日多次,外搽患处。功能:清热燥湿,解毒疗疮。方解:黄柏清热燥湿,泻火解毒;马齿苋清热解毒;清油消肿毒,散火丹。三药合用,共奏清热燥湿,解毒疗疮之功。注意事项:方中黄柏末与马齿苋等量。(阳春林 葛晓舒 主编·《湖南省中医单方验方精选·外科》上册468)

★ 31. **治秃疮**:海螵蛸二两,轻粉一两,松香三两。共研末,油调。搽。(陆锦燧 辑·《鲟溪

秘传简验方》171）

★ 32. **治秃疮奇痒者：**陈石灰、马齿苋各适量。用法：陈石灰炒黄，地上摊冷，马齿苋捣汁，二者调匀。外敷患处。功能：滋阴止痒，活血生发。注意事项：搽药后药汁干后就需换药。方中2药等量。（阳春林 葛晓舒 主编·《湖南省中医单方验方精选·外科》上册463）

★ 33. **治顽癣秃疮：**活壁虎不拘多少。用法：捣烂如泥。敷患处。（沈洪瑞 主编·《重订十万金方》745）

★ 34. **治秃疮、肥疮、黄水疮、旋耳疮：【四圣散】**雄黄、枯矾、松香（一方作定粉）、五倍子各等分。用法：上为末，香油调搽。（彭怀仁 主编·《中医方剂大辞典》3册401引《仙拈集》卷四）

★ 35. **治白秃疮：【龙粉散】**干地龙500克，轻粉20克。用法：将地龙为末。入轻粉再研，加麻油调涂之，治疗白秃以愈为止。（张俊庭 编·《皮肤病必效单方2000首》32）

小儿秃疮6方

★ 1. **治小儿秃疮：**冷泔洗净，以羊角葱捣泥，入蜜和涂之。（江苏新医学院 编·《中药大辞典》下册2317引《纲目》）

★ 2. **治小儿秃疮方：**用猪蹄甲七个。每甲中放白矾一块。枣儿一个。同烧存性。研为极细末。加轻粉得宜研细。用清油调搽。不过三五上即瘥。（电子版·《中华医典·普济方》卷三百六十三）

★ 3. **治小儿白秃疮：**用蛇蜕皮烧灰。细研，猪膏调敷。（电子版·《中华医典·普济方》卷四百八）

★ 4. **治小儿白秃疮：**凡头上团团然白色，取蒜捣汁涂白处。（宋立人 总编·《中华本草》8册40引《普济方》）

★ 5. **治小儿白秃：**马齿苋煎膏涂之，或烧灰猪脂涂。（宋立人 总编·《中华本草》2册756引《圣惠方》）

★ 6. **治小儿烂头癣方：**松香6克，五倍子3克，枯矾1.5克。共为末，猪胆汁调搽。（吴静 陈宇飞 主编·《传世金方·民间秘方》413）

花斑癣8方

★ 1. **治花斑癣：【复方密陀僧方】**密陀僧30克，乌贼骨30克，硫黄5克，川椒30克。上药共研细末，瓶装密封，以防漏气。取生姜1块，斜行切断，以切口蘸药粉少许擦患处，每日早、晚各搽1次（晚上洗澡后搽），每次5～10分钟，搽后勿用水洗去。一般用药1～3周即愈。临床疗效：治疗369例，全部治愈，病程最长者15年，最短3个月。（胡熙明 主编·《中国中医秘方大全》中册297）

★ 2. **治花斑癣：**轻粉、海螵蛸各等分，先将海螵蛸置瓦片上焙干研粉，再入轻粉和匀，装瓶备用。用时先洗患部，再扑擦该粉适量。（滕佳林 米杰 编著·《外治中药的研究与应用》550）

★ 3. **治花斑癣：**紫皮蒜2枚。用法：捣成泥状，外搽患处，以局部发热拌轻度刺激痛为限。治疗17例，1～3次即愈。（胡熙明 主编·《中国中医秘方大全》中册299）

★ 4. **治花斑癣：**五倍子、白及各50克。共研为细末，取食醋500克调和后，文火煎熬成糊状冷却后即可使用。每日睡前涂搽患处，次晨即应清洗干净，连用3～5日即可见效。（郭爱廷 编·《实用单方验方大全》669）

★ 5. **治花斑癣：**斑蝥适量，凡士林少许。用法：将斑蝥研细末，用凡士林调匀。外敷患处，每天3次。功效：解毒杀虫止痒。适用于花斑癣。疗程：连续外用7天为1个疗程，外用2～4个疗程，疗程之间间隔2～3天。注意事项：斑蝥有毒，且具有腐蚀性，外用时涂搽面积仅限患处，切勿损伤正常皮肤。本方只可外用，不可口服。（杨继军 赵建新 主编·《皮肤病实用偏方》74）

★ 6. **治花斑癣（汗斑）：**斑蝥3个，硫黄、密陀僧、海螵蛸各9克。用法：共研细末，用米醋少许调成糊状，或用凡士林调成膏状，涂搽患处，每日1～2次。疗效：家传验方，颇有良效，多者1个月以内即愈。【来源】李德新等 编著·《祖传秘方大全》305引辽宁杨子正献方

★ 7. **治花斑癣：【三黄酊】**硫黄100克，雄黄

200 克,密陀僧 200 克,75% 的乙醇 1000 毫升。制法:将上药前 3 味共研为极细末,过 6 号筛,加入乙醇混匀。用法:取本品涂擦患处,每日 3 次,1 周为 1 个疗程。疗效:共治疗 96 例,经治 3 个疗程后,治愈 91 例,显效 5 例,总显效率为 100%。(梁永才 梁杰圣 主编·《中国外治妙方》667)

★ 8. **治花斑癣**:茄子一个(约 80 克),硫黄 15 克。先将茄子挖一个小孔,将硫黄灌入孔内后封口,用草木灰火烤,将茄子烤软,硫黄渗透到茄肉内,再将茄子在患处轻轻地摩擦 3 ~5 分钟,一般 3 ~5 次可治愈。但需要注意的是:黑色汗斑用紫色茄子,白色汗斑用白色茄子。(金福男 编著·《古今奇方》221)

汗斑 12 方

★ 1. **治汗斑**:取五倍子 50 克,白及 50 克。共研末,取食醋 500 克,调和均匀后,置于砂锅内以文火煎煮成糊状,冷却后,于每日睡前将患处涂搽之,次日洗干净,连用 3 ~5 天,白斑即消退。(汉羌 月兰 编著·《简方治百病》21)

★ 2. **汗斑**:蛇蜕烧灰,加醋少许,涂于患部。(良石 主编·《名医珍藏·秘方大全》352)

★ 3. **治汗斑**:密陀僧 18 克,雄黄 9 克,硫黄 9 克。用法:先以姜擦斑,次用药末搽之。次日即愈,永不发。(张俊庭 编·《皮肤病必效单方 2000 首》62)

★ 4. **治汗斑**:硫黄 150 克,好醋一斤。用法:将硫黄浸泡于醋中,放置一周后即可使用。每日 3 次外搽,7 ~10 天可愈。(张俊庭 编·《皮肤病必效单方 2000 首》63)

★ 5. **治汗斑**:**【汗斑散】**密陀僧 15 克,硫黄 30 克。用法:上药研为末。醋调姜擦。(孙世发 主编·《中医小方大辞典》367 引《仙拈集》)

★ 6. **治汗斑**:硫黄、蛇床子、密陀僧各研、生姜汁调,将茄蒂蘸药擦之。(清代·王梦兰 纂集·《秘方集验》52)

★ 7. **治赤白汗斑**:白附、硫黄各等分。用法:上为末。姜汁调稀,茄蒂蘸擦。(彭怀仁 主编·《中医方剂大辞典》5 册 251 引《仙拈集》)

★ 8. **治汗斑**:硼砂 15 克,茶叶 30 克。用法:上 2 味药用布包好放入茶杯中,拿开水浸泡几分钟,待浓度稍微转黑,拿起布包涂擦患处,每日数次(要等干后再涂)。涂 7 ~9 天即愈。说明:该方经治 35 例,有效率为 92%。(张力群等 主编·《中国民族民间秘方大全》724 引江西省信丰县刘德来献方)

★ 9. **治汗斑**:取硼砂 10 克,老黄瓜 1 枚。黄瓜去瓤后撒上硼砂,待溶化出现露珠后,将黄瓜切成小块外擦患处,每日 3 次,7 天为 1 个疗程,不愈者继续治疗 1 个疗程。共治 15 例,经治疗 1 个疗程痊愈者 10 例,2 个疗程痊愈者 4 例,无效 1 例,总有效率为 93.3%。(滕佳林 米杰 编著·《外治中药的研究与应用》109)

★ 10. **治汗斑**:硼砂 150 克,老姜 2 片。用法:研成末,水调匀。涂擦患处。功能:温中散寒,除湿收涩。(易法银 喻斌 主编·《湖南省中医单方验方精选·内科》下册 1950)

★ 11. **治汗斑**:用补骨脂 40 克,加入 95% 的酒精 300 毫升中浸泡,将其碘酒色即可。每天涂患处 4 ~5 次,连涂 2 ~3 天。附注:据崔相波报道,应用本方治疗 14 例,均获痊愈。(薛建国 李缨 主编·《实用单方大全》583)

★ 12. **治汗斑白点**:夏枯草煎浓汁,日日洗之。(宋立人 总编·《中华本草》7 册 138)

神经性皮炎 45 方

★ 1. **治神经性皮炎**:用蒜头适量。用法:蒜头捣烂,以纱布包裹,外敷患处。另用艾条隔蒜灸患处到疼痛为止。隔日 1 次。(滕佳林 米杰 编著·《外治中药的研究与应用》129)

★ 2. **治神经性皮炎反复发作**:大蒜头 3 个,雄黄少许,米醋适量。用法:大蒜去衣,捣烂,用纱布包好,浸入米醋片刻,加入雄黄少许,取纱布包搽患处,每天早晚 2 次,连搽 1 个星期。(张俊庭 编·《皮肤病必效单方 2000 首》141)

★ 3. **治神经性皮炎**:表现为局部瘙痒难忍。天南星适量。用法:取上药,研为细粉,加煤油调成糊状。涂搽患处,每天 1 ~2 次。功效:祛风止痒。(薛建国 李缨 主编·《实用单方大全》394)

★ 4. **治神经性皮炎：**生南星 12 克，生半夏 12 克，斑蝥 3 克。用法：上药浸于 75% 酒精 100 毫升中，7 天后取少许外涂。（张俊庭 编·《皮肤病必效单方 2000 首》143）

★ 5. **治神经性皮炎：**大水蛭 30 克，硫黄 30 克，冰片 3 克。用法：将水蛭放开水中烫死晒干，焙存性，再加入硫黄、冰片，共研细末，加菜油拌成糊状，外敷患处，覆盖不吸水纸。一般治疗1～3 次可愈。（张俊庭 编·《皮肤病必效单方 2000 首》142）

★ 6. **治神经性皮炎（局限性）：**生半夏 10 克，蟾酥 1 克，50% 的酒精 100 毫升，浸泡 3～5 日后过滤备用。用法：用毛笔蘸药水涂于神经性皮炎表面，日 2～3 次。继发感染时禁用。功能：止痒疗顽癣。（洪国靖 主编·《中国当代中医名人志》191）

★ 7. **治神经性皮炎（即牛皮癣）：**取蟾蜍皮肤腺体精制而成的溶液。先用梅花针在皮损处捶打后再涂蟾蜍液，每日 2 次，有时用药后局部红肿，停药后即消失。治疗 98 例，痊愈 78 例（79.6%），好转 18 例，无效 2 例。（胡熙明 主编·《中国中医秘方大全》中册 425）

★ 8. **治神经性皮炎：**苦参 30 克，斑蝥 4 克，雄黄、铜绿、冰片各 6 克。共研细末，加酒精 500 毫升，密封 7 天即可，用时蘸搽患处，每日 2～3 次。用治神经性皮炎 21 例，疗效满意。（王辉武 主编·《中药临床新用》385）

★ 9. **治神经性皮炎：【雄黄斑蝥酊】**斑蝥 6 克，雄黄 2 克，鲜山楂 31 克，95% 的酒精 260 毫升。用法：上药浸于酒精内 1 周后，过滤，外用。（彭怀仁 主编·《中医方剂大辞典》10 册 268）

★ 10. **治神经性皮炎：【斑蝥碘酊】**用斑蝥 3 克。放入 3% 的碘酊 100 毫升中，浸泡 4～10 天即成。先将患部消毒，外涂药液，每日 3～4 次，直至痊愈。共治 10 例，病程最长者 12 年，最短 3 年，全部治愈。治疗时间最短 17 天，最长 48 天。（滕佳林 米杰 编著·《外治中药的研究与应用》562）

★ 11. **治神经性皮炎：**斑蝥 15 克。浸入 75% 的酒精 100 毫升中，1 周后取浸液涂患处。涂药后数小时，局部即发生水泡，用针刺破，敷料包扎，3～4 天后即结痂脱落而愈。如病灶部仍有苔藓样变，可再次涂药，直至病变组织脱尽为止。一般涂药 1～3 次。（江苏新医学院 编·《中药大辞典》下册 2282）

★ 12. **治神经性皮炎：【斑砒散】**斑蝥粉 2 份，砒霜 1 份。加白醋调成糊状，涂患处，约半小时，刺破所起之泡，吸干液体，涂消炎药膏。唐德湘用斑砒散治疗本病 37 例，除 1 例中断治疗外，余均经治 1～2 次，约 7 天左右而愈。（王辉武 主编·《中药临床新用》582）

★ 13. **治神经性皮炎：【灰硷膏】**斑蝥 5 个，山楂肉 3 克，生石灰 90 克，碱面 30 克，凡士林 7.5 克。用法：将药研成细末，用冷开水搅拌成糊状，再加入凡士林即成。将配制的药膏敷贴患处，5 分钟左右即感疼痛，10 分钟后疼痛稍增或加剧，如患处有渗出液即用冷开水洗掉药膏，用消毒纱布包扎。一般 20 天上药 1 次。作用：解毒燥湿，消瘀止痛。（张树生 高普等编·《中药敷贴疗法》444）

★ 14. **治神经性皮炎：【复方斑蝥酊】**斑蝥 4 克，雄黄、铜青各 6 克，苦参 30 克，冰片 6 克，75% 的酒精 500 毫升。用法：将前 5 味药共研细末，泡在酒精中，密封容器，7 天后即成。以毛笔或棉签蘸药液搽患处，1 日 2～3 次。作用：消炎，止痒，润肤。疗效：治疗神经性皮炎 21 例，取得较满意的疗效。（张树生 高普等 编·《中药敷贴疗法》436）

★ 15. **治神经性皮炎：**花蚂蚁 60 克，斑蝥 4 克，薄荷脑 15 克，樟脑 10 克，雄黄 20 克。用法：95% 的酒精 500 克，浸泡 30 天，外搽患处，不拘时。备注：本方具有消炎、止痒快的特点，主治神经性皮炎，在彝族地区流传应用很广。按语：斑蝥有剧毒，谨慎从之。（吴静、陈宇飞 主编·《传世金方·民间秘方》410）

★ 16. **治神经性皮炎：**土槿皮 6 克，樟脑 6 克，斑蝥 1.5 克，酒精 60 毫升。用法：先将土槿皮、斑蝥研成粉，加入酒精浸 3 天。过滤后，滤液加樟脑备用。每日外搽 1 次，用消毒纱布包，以起水疱结痂自愈。（彭怀仁 主编·《中医方剂大辞典》10 册 1270）

★ 17. **治神经性皮炎：**生南星 12 克，生半夏 12 克，斑蝥 3 克。用法：上药浸于 75% 的酒精 100 毫升中，7 天后取少许外涂。（张俊庭 编·《皮肤病必效单方 2000 首》143）

★ 18. **治神经性皮炎（顽癣），皮肤瘙痒症**

(瘾疹):全虫十六个,斑蝥十二个,皮硝四钱,乌梅肉一两,米醋一斤。用法:上药入醋内浸泡七昼夜,过滤备用。涂于患处。功能:杀虫止痒。(彭怀仁 主编·《中医方剂大辞典》10 册 45)

★ 19. **治牛皮癣:【斑蝥酒】**斑蝥 30 个,青皮 6 克,白酒 250 克。制法:将药及酒装入瓶内浸 2~7 天。用法:以棉签蘸取药液,反复擦癣,直至患部感到发热及痛痒并起白疱时,然后刺破白疱,用清水洗去脱皮。如不易脱去,可再搽药液 2~3 次,皮脱乃愈。典型病例:余某,男,47 岁。尾椎部患"牛皮癣"已 10 余年,大小约 4.5 厘米×4.5 厘米,发痒难忍,终日搔抓。曾多处医院医治无效,经用上法治疗 3 次痊愈。随访 6 年未复发。按语:牛皮癣见《世医得效方》。由风湿热毒蕴郁肌肤所致,或因营血不足,血虚风燥肌肤失养而成。与情志失调有一定的关系。(张树生 高普 等编·《中药敷贴疗法》420)

★ 20. **治局限性神经性皮炎:**生半夏 50 克,白狼毒 50 克,斑蝥(去翅去足)20 克,食醋适量。用法:上药分别去除杂质,研为细末,瓶装备用。每取药粉适量,用醋调和成糊状,搽涂患处,每日 3 次。功效:解毒,祛风,止痒。禁忌:此药有毒,仅供外用,严禁内服。近口、鼻、眼处慎用。(刘道清 主编·《中国民间神效秘方》619)

★ 21. **治局限性神经性皮炎:**全蝎 7 只,斑蝥 20 只,大黄 15 克,白酒(60 度)300 毫升。用法:前 3 味药共研粗末,放入白酒中,密封浸泡 7 日,滤出药酒,搽涂患处,每日 3 次。功效:解毒杀虫,祛风止痒。禁忌:此药有毒,仅供外用,严禁内服。近口、鼻、眼处慎用。(刘道清 主编·《中国民间神效秘方》621)

★ 22. **治神经性皮炎:**黄精适量。切片,九蒸九晒。早晚嚼服,每次 15~30 克。(宋立人 总编·《中华本草》8 册 146)

★ 23. **治神经性皮炎:【蜂巢膏】**新鲜露蜂房 1 个(约 9~15 克),白矾 30 克,樟脑 15 克,米酒 250 克(75% 的酒精亦可)。用法:将蜂巢火烤存性,加入白矾共研成粉。将樟脑放入米酒中浸泡 1 周后,再将这些药物混合,微火煮成半糊状即成蜂巢膏。将患处洗净,刮去皮屑,涂蜂巢膏,每日换药 1 次,直至痊愈。功能:祛风,攻毒、杀虫。(张树生 高普 等编·《中药敷贴疗法》436)

★ 24. **治神经性皮炎(干癣):**巴豆适量。将食醋适量倒入大碗内,将上药去壳留仁磨浆,以稠为度。患处先用 100% 的食盐水或冷开水洗净,擦干,用棉签蘸药浆擦,每周 1 次。据徐如恩报道,应用本方治疗本病疗效显著。(杜婕傯 主编·《传世单方大全》170)

★ 25. **治神经性皮炎(干癣):【巴黄散】**巴豆(去外壳)15 克,雄黄 1 克。用法:上为细末,用三四层纱布包装,每日涂患处三四次,每次一二分钟,直至痒感减退为止。(彭怀仁 主编·《中医方剂大辞典》2 册 1112)

★ 26. **治神经性皮炎:**雄黄 3 克,巴豆(去外壳)30 克。捣碎拌和即成。用纱布包裹后,擦患部。每日 3~4 次,每次 1~2 分钟,直到痒感消退为止。(杨仓良 主编·《毒药本草》1008)

★ 27. **治神经性皮炎(干癣):**雄黄 6 克,川乌 1 个,巴豆 7 粒,醋适量。用法:研末加醋。每日多次,外搽患处。功能:蚀腐祛癣,温经止痛。方解:雄黄攻毒解毒;巴豆蚀腐肉,疗疮毒;乌头温经活血止痛;醋活血止痛。诸药合用,共奏蚀腐祛癣,温经止痛之功。(阳春林 葛晓舒 主编·《湖南省中医单方验方精选·外科》上册 806)

★ 28. **治神经性皮炎:**花椒 10 克,白酒 50 克。用法:花椒浸泡于白酒中 1 周。每日多次,用消毒棉签蘸酒液,外搽患处。功能:活血化瘀,解毒止痒。(阳春林 葛晓舒 主编·《湖南省中医单方验方精选·外科》上册 804)

★ 29. **治神经性皮炎:**食醋 500 克,花椒 30 克,生鸡蛋 2 枚(去壳)。浸泡 1 周,搅匀,蘸涂患处,每日 3 次。(孟凡红 等编·《单味中药临床应用新进展》216)

★ 30. **治神经性皮炎:【苦参搽剂】**苦参 400 克,陈醋 1000 毫升。用法:将上药浸 5 日取滤液。患处先用温水洗净,再用消毒棉签蘸药搽患处,每日早、晚各 1 次。按:共治疗 52 例,一般搽药 3~5 日见效,治愈 45 例,显效 7 例。无不良反应及副作用。(电子版·《中华验方大全》光盘、神经性皮炎篇。神经性皮炎篇)

★ 31. **治神经性皮炎:**食醋 500 克,苦参 20 克,花椒 15 克。用法:将醋放入铁锅内用火煮沸浓缩成 50 克,装入干净大口瓶内,把苦参、花椒洗净后放入瓶内,浸泡 1 周可用(浸泡时间越长越好)。温开水清洗患部,用消毒棉球蘸食醋糊剂涂擦病变部位。功能：清热解毒，除湿止痒。疗效：经观察使用本方治疗神经性皮炎多例，疗效较佳。（张树生 高普等 编·《中药敷贴疗法》446）

★ 32. **治神经性皮炎：**鸦胆子适量。去硬壳，取肉研烂，调酒搽患处；或用鸦胆子熬油，调黄柏粉搽患处。适用于神经性皮炎反复发作者。（胡郁坤 陈志鹏 主编·《中医单方全书》340）

★ 33. **治神经性皮炎，慢性湿疹，阴囊湿疹：**硫黄粉一两，止痒药膏九两。用法：上药调匀，外敷患处。功能：止痒杀虫，润肤收敛。宜忌：急性湿疹，及新鲜肉芽疮面勿用。（彭怀仁 主编·《中医方剂大辞典》10 册 223）

★ 34. **治神经性皮炎：**硫黄 30 克。用法：用好醋 60 克煮硫黄，以醋干为度，研末，用菜油调搽。（张俊庭 编·《皮肤病必效单方 2000 首》143）

★ 35. **治神经性皮炎：**紫草末加麻油，按1:2的比例浸泡 15 天，涂于患处，每日 3～6 次。对颈部后、外阴、双臀部病变疗效好。（王辉武 主编·《中药临床新用》611）

★ 36. **治神经性皮炎：**自然铜（煅，末）31克，硼砂末 15 克，凡士林 156 克。用法：调软膏。外用。（彭怀仁 主编·《中医方剂大辞典》4 册 613）

★ 37. **治神经性皮炎（干癣），角化过度类皮损：**（搽绿药粉）硼砂 90 克，自然铜 30 克。用法：同搽黄药粉。功效：杀虫，止痒。宜忌：溃疡疮面勿用。（孙世发 主编·《中医小方大辞典》642）

★ 38. **治局限性神经性皮炎：**活蜘蛛 6 只。用法：将蜘蛛用清水冲洗干净，去头，挤出体内浆液，搽涂患处，每日 3 次。功效：解毒，祛风，止痒。禁忌：此药有毒，仅供外用，严禁内服。莫入口眼。（刘道清 主编·《中国民间神效秘方》620）

★ 39. **治神经性皮炎（干癣）、慢性湿疹：**栀子一两，雄黄四钱，朱砂四钱，轻粉四钱。用法：上药细研。用黄瓜蒂、茄子皮或生姜片蘸药外搽；或配成 10% 的软膏外用。功能：驱风止痒，剥脱上皮。（彭怀仁 主编·《中医方剂大辞典》10 册 273）

★ 40. **治全身性及局限性神经性皮炎：**蝉蜕20 克，白茅根 30 克。用法：上药加水共煎，煮沸15 分钟，滤取药液；药渣加水再煎，煮沸 30 分钟滤取药液。合并 2 次药液，分早、晚 2 次温服，每日 1 剂。功效：清热利尿，疏风止痒。禁忌：孕妇慎服。（刘道清 主编·《中国民间神效秘方》617）

★ 41. **治神经性皮炎（即牛皮癣）：**将青蒿蒸馏分离而得青蒿油。每日外搽 2 次。临床疗效：治疗 30 例，28 例局限型损害病例均获痊愈。2 例播散型损害病例，疗效较差。（胡熙明 主编·《中国中医秘方大全》中册 426）

★ 42. **治神经性皮炎（即牛皮癣）：**青蒿 60克。煎水，洗脚；另以水杨酸加乙醇搽患处。（胡郁坤 陈志鹏 主编·《中医单方全书》341）

★ 43. **治局限性神经性皮炎：**巴豆 30 克，雄黄 15 克。用法：上药共研细末，用 4 层纱布包裹，推擦患处，至局部痒感减退或消失为度，每日3 次。功效：杀虫，解毒，止痒。医师嘱咐：此药有毒，仅供外用，严禁内服。接近口、鼻、眼处慎用。（刘道清 主编·《中国民间神效秘方》618）

★ 44. **治神经性皮炎、荨麻疹、急慢性湿疹、接触性皮炎、药疹、女阴瘙痒疹，尤宜于湿疹疮面：**赤小豆 60 克，苦参 60 克，煎水 1000 毫升。冷渍患处，作冷湿敷亦可，每日 2～3 次，每次持续 30 分钟。（宋立人 总编·《中华本草》4 册701 引《疮疡外用本草》）

★ 45. **治神经性皮炎、牛皮癣、湿疹、痤疮等：**胡椒粉与紫皮大蒜（1:2）捣糊，三棱针耳背静脉点刺放血，耳轮脚凹隆处划破表皮（1～2 厘米长的竖切口），取椒蒜泥米粒大放于胶布，在切口处固定。每 4 日治疗 1 次，10 次为 1 个疗程，疗程间停 10 日。（孟凡红 主编·《单味中药临床应用新进展》207）

牛皮癣 24 方

★ 1. **治牛皮癣：**活蜈蚣 5 条（回族方）。用法：生菜油 200 克浸泡 15 日外擦。每日 3 次。说明：活蜈蚣不能损伤。干蜈蚣或有破损者无效。本方有毒，严禁口服。（张力群等 主编·《中国民族民间秘方大全》719）

★ 2. **治牛皮癣**:蜈蚣 3 条,斑蝥 2 条。用法:将干燥蜈蚣与斑蝥一起泡酒,涂擦患处,每日 3 次,只限外用,严禁内服。备注:蜈蚣入药,彝、汉医书均有论述,其功效十分广泛。彝医的多数用法与汉医基本一致,唯配方不同。本方为彝族民间验方,对牛皮癣有特效。现代研究证实,蜈蚣对真菌和肿瘤均有一定的抑制作用。按语:斑蝥有剧毒,谨慎从之。(张力群等 主编·《中国民族民间秘方大全》722)

★ 3. **治牛皮癣**:五倍子 30 克,米醋 120 克。用法:将五倍子捣碎,置米醋内共煎取浓汁,外涂患处。(竭宝峰 江磊 主编·《中华偏方大全》625)

★ 4. **治牛皮癣(银屑病)**:五倍子 60 克,白芷 30 克,老陈醋适量。用法:将 2 药分别研成细末,先将五倍子粉与陈醋调匀,小火煎熬,待稍稠后入白芷粉,调成糊状备用。外敷患处,每天 2 次。5 天为 1 个疗程,外用 1～2 个疗程 功能:清热凉血,养阴润燥。适用于血燥型银屑病,皮疹色鳞屑减少,伴有色素减退斑者。注意事项:有皮损者禁用。(杨继军 赵建新 主编·《皮肤病实用偏方》273)

★ 5. **治牛皮癣**:五倍子 15 克,枯矾 10 克,冰片 9 克。共为细末,用食醋浸泡 7 天,用棉棒蘸取药液擦患处,每日 3～5 次,5 天为 1 个疗程。主治:牛皮癣。[李永明 张可堂·《中国中医报》2010;(11):8]

★ 6. **治牛皮癣**:黄牛皮、花椒、五倍子各适量。用法:黄牛皮烧存性,共研末调油。每日多次,外敷患处。(阳春林 葛晓舒 主编·《湖南省中医单方验方精选·外科》上册 800)

★ 7. **治牛皮癣**:五倍子(炒黑)、花椒各 30 克,轻粉、木鳖子(去油)各 6 克,斑蝥 10 克,麻油 50 毫升。用法:将上药共研细末,用麻油调成糊状,外涂患处。主治:牛皮癣。注:本方有大毒,切勿入口,小儿及孕妇慎用。(王洪涛 张曰明 主编·《皮肤病单验方大全》448)

★ 8. **治牛皮癣**:五倍子 20 克,雄黄、轻粉各 15 克,香油适量。用法:3 药共研细末,香油调涂患处。(方源丢失)

★ 9. **治牛皮癣**:鹅不食草捣涂。(江苏新医学院 编·《中药大辞典》下册 2401)

★ 10. **治牛皮癣**:用清香油一两,入全蝎 7 枚,巴豆 20 枚,斑蝥 10 枚同熬,候先焦者先去之,去了入黄蜡一钱,候熔收起。朝搽暮愈,不损皮肉。(宋立人 总编·《中华本草》9 册 133 引《证治准绳》)

★ 11. **治牛皮癣**:土茯苓 60 克。用法:研粗末包煎,每日 1 剂,2 次分服,15 剂为 1 个疗程。治 50 例,痊愈 25 例,显效 14 例,有效 7 例,无效 4 例,总有效率为 92%。一般服药 2 个疗程时皮鳞屑变薄,皮疹减少;3～4 个疗程皮疹开始消退。(宋立人 总编·《中华本草》8 册 164)

★ 12. **治牛皮癣:【红冰散】**红升丹 1.5 克,冰片 0.5 克。共研细末。用刀片轻刮患处皮肤,将药末用清油相拌后,外搽患处。(杨仓良 主编·《毒药本草》1024)

★ 13. **治牛皮癣**:吴茱萸 10 克研末,过 100 目筛,加凡士林 90 克制膏,涂于患处并按摩局部片刻,日 2 次,日更换 1 次。(孟凡红等 编·《单味中药临床应用新进展》532)

★ 14. **治牛皮癣**:取鲜鱼腥草、土大黄、土槿皮、博落回各等份,切碎共捣烂,纱布包紧,以药包揉擦患处,擦至发热为度,每日数次或十余次。(胡献国·《中国中医药报》2011 年 2 月 28 日)

★ 15. **牛皮癣**:穿山甲 30 克,蜈蚣 3 条,鸡蛋 9 个。用法:穿山甲炮炙、研细,蜈蚣焙、研细,2 味混匀,分成 9 等份;将鸡蛋打 1 小孔,每蛋装入 1 份药末,放锅内煮熟。每日 1 剂,分 3 次吃蛋。功能:活血消癥,通络止痒。方解:穿山甲活血消癥,消肿排脓;蜈蚣攻毒散结,通络止痛。诸药合用,共奏活血消癥,通络止痒之功。注意事项:此系 1 个疗程的剂量,一般须 5 个疗程。用药期间忌辛辣刺激性食物及腥凉等食物。连用 3 天,停 3 天后再用。同时肌注维生素 B_{12},每日 1 次,1 次 250 微克;654－2 每日 1 次,1 次 5 毫升,连用 3 天,停 3 天再用,共用 3 个疗程。(阳春林 葛晓舒 主编·《湖南省中医单方验方精选·外科》上册 796)

★ 16. **治牛皮癣:【三黄膏】**雄黄、硫黄、大黄各 15 克。用法:上药共研细末,用清油(麻油)或凡士林调和成软膏状,涂擦患处,日涂 3 次。功效:清热解毒,燥湿止痒。(程爵棠 程功文 编著·《单方验方治百病》390)

★ 17. **治牛皮癣(神经性皮炎)、松皮癣(银屑病)、扁平苔藓**:外科曾有一句谚语:会打白降红升，吃遍南北二京。升丹、降丹之功，于兹可见。关于升丹，清祈坤曾誉为"去腐灵药"，今人化裁而成五五丹、八二丹、九一丹，要皆不离乎以去腐为主旨。笔者于临床中不囿于藩篱，以升丹一味治疗多种疾病，诸如牛皮癣（神经性皮炎）、松皮癣（银屑病）、扁平苔藓、原发性皮肤淀粉样变等等。用法甚简单，将升丹与凡士林软膏以1:9之比例调匀涂于患处即可。少则3次，多则半月，必见功效。唯是须防体质特异者过敏，先应选定小面积较重部位试验，遇有发红、起水疱、瘙痒增剧等症状出现，切勿使用。神而明之，存乎其人，为医者何可少忘。（夏洪生 主编·《北方医话》392）

★ 18. **治牛皮癣：【生蛇皮方】**生蛇皮、桐油各适量。用法：两者混合，捣烂。每日多次，外敷患处。功能：祛风除湿，润肤疗疮。（阳春林 葛晓舒 主编·《湖南省中医单方验方精选·外科》上册792）

★ 19. **治牛皮癣验案：**李某某，女，60岁。在前臂外侧近肘处患牛皮癣多年，屡经中西药治疗，时轻时重，未能根除。1976年3月25日来诊，患处皮肤坚厚燥裂，状如牛颈，面积较5分硬币大些，自感阵发性奇痒。嘱用下法治之。初敷药时，热麻难忍，然颇解痒，共敷2次，竟获痊愈。随访2年，未见复发。治疗方法：独头蒜1枚，红胶泥1块，共捣成泥，外敷患处，隔天敷1次，3次可效。（杨鹏举 主编·《中医单药奇效真传》325）

★ 20. **治牛皮癣（银屑病）：**生南星20克，生半夏20克，斑蝥3克。用法：研细末，调敷患处。（张俊庭 编·《皮肤病必效单方2000首》179）

★ 21. **治牛皮癣：**生商陆适量。用法：生商陆置高压锅中蒸2小时后烤干，研成细粉。每日服3次，每次3克。功能：清热除湿，杀虫止痒。（阳春林 葛晓舒 主编·《湖南省中医单方验方精选·外科》上册794）

★ 22. **治牛皮癣：**斑蝥一个，甘遂一钱。共研细末，以醋调和，日擦数次。（江苏新医学院 编·《中药大辞典》下册2281引《吉林中草药》）

★ 23. **治牛皮癣：**南星、半夏、斑蝥各1个。用法：研细醋调敷患处。（中医研究院革命委员会 编·《常见病验方研究参考资料》413）

★ 24. **治牛皮癣：**紫荆皮、生半夏各三钱，斑蝥一钱。用法：共为粗末，烧酒浸透，用新棉蘸搽患处。（中医研究院革命委员会 编·《常见病验方研究参考资料》413）

银屑病12方

★ 1. **治银屑病：【豆青软膏】**巴豆油4毫升，白降丹3克，青黛10克。用法：上药加凡士林100克，调匀。外用。（孙世发 主编·《中医小方大辞典》918）

★ 2. **治银屑病：**以地鳖虫2份，全蝎1份，蜈蚣5份，蛇2份的比例。混合，烘干，研细，每次服3克，1日3次，白酒或开水送服。（杨仓良 主编·《毒药本草》625）

★ 3. **治银屑病：**成人每次全蝎7克（活蝎，野生更佳，11~16岁5克），香油100克煎黄，睡前嚼碎食下，喝黄酒250毫升，必须发汗。每隔7天服1次。（孟凡红等 编·《单味中药临床应用新进展》431）

★ 4. **治银屑病：**紫皮蒜20克，白糖20克，葱白7个，冰片1克，蓖麻仁15个。用法：将上5味捣烂如泥状，擦患处，每天1次。（吴静 主编·《祛百病大蒜秘方》179）

★ 5. **治银屑病：**用土茯苓60克。用法：研粗末后包煎，每日服1剂，早、晚各1次，连服15剂为1个疗程。王凤岭用上方治疗牛皮癣50例，其中痊愈（皮损全部消退）25例，显效14例，有效7例，无效4例，总有效率为92%。（王辉武 主编·《中药临床新用》21）

★ 6. **治银屑病：**生商陆高压锅蒸2小时，烤干研粉压片。成人每日9克，分3次服。儿童减半。妊娠及溃疡病、活动性肺结核、感染性疾病患者慎用。（孟凡红 主编·《单味中药临床应用新进展》457）

★ 7. **治银屑病：【硫椒蛋油】**生硫黄9克，花椒9克，鸡蛋1个。用法：将鸡蛋一头打开，去蛋清，留蛋黄，将药装入鸡蛋内，混合搅拌，放瓦上慢火焙干，连壳研成细粉，以细罗罗去渣滓，用香油拌和，成竭色糊状软膏。外用。（彭怀仁 主编·《中医方剂大辞典》10册224）

★ 8. **治银屑病（牛皮癣）：**硫黄、地肤子、苍

耳子各30克，露蜂房10克。煎水外洗患部，每日2~3次。(金福男 编著·《古今奇方》220)

★ 9. **治银屑病**：活蟾蜍1只去内脏煮沸水约20分钟，将蟾蜍(除骨)及汤一并服下。可加调味品。隔日服1次，每2周为1个疗程。如尚未愈，间隔1周后继续下1个疗程，直至痊愈。如服5个疗程尚未见效，则应放弃本疗法。(孟凡红 主编·《单味中药临床应用新进展》79)

★ 10. **治银屑病**：枯矾、川椒各120克，朴硝500克，野菊花250克。上药加水10公斤，煮沸过滤。趁热洗浴，每日1次。(滕佳林 米杰 编·《外治中药的研究与应用》297)

★ 11. **治银屑病**：单某某，男，35岁，工人。患银屑病3年，全身泛发鳞屑性斑状损害，数年来，历经各医院用多种治疗方法，疗效不显著，或暂效而复发。此次来诊共注射补骨脂溶液20次，获临床治愈，但局部见有色素沉着。治愈后随访数月，仍保持原来的疗效。治疗方法：用药为100%的补骨脂溶液，每天肌肉注射1次，每次2.5~3毫升。制剂为淡黄色无味澄清液。平时宜放在常温以下较冷处，如发现溶液混浊，不宜再用。(黄国健等 主编·《中医单方应用大全》58)

★ 12. **银屑病验案**：五倍子100克，在瓦片上煅后研末，取其粉末10克，在器皿中用醋调匀后涂于患处，每天2次，7天为1个疗程。用上方治疗本病30例，其中女18例，男12例，年龄28~65岁，病程1月至5年。结果：短者3天即可见效，长者4个疗程即可消失。30例全部治愈，随访5年无1例复发。(金风玉露 编著·《古今单验方选评》371)

顽癣23方

★ 1. **治顽癣**：花椒(去籽)25克，研为细末，与紫皮大蒜100克共捣成药泥，装入瓶内备用。用时先用温水浸泡、洗净、擦干患处，再以棉签敷上薄薄一层药泥涂患处，用棉球反复揉搓，使药物渗透入皮肤，每天1~2次，10天为1个疗程。据阮育民报道，采用上法治疗顽癣45例，其中头癣3例，手足癣18例，体癣11例，甲癣13例，经1~3个疗程全部治愈(皮损消失，半年内无复发)。(薛建国 李缨 主编·《实用单方大全》251)

★ 2. **治顽癣**：露蜂房一两。白矾五钱。用法：放罐中，文火熔化，取出，研细，用醋调搽。(中医研究院革命委员会 编·《常见病验方研究参考资料》412)

★ 3. **治顽癣**：五倍子50克，米醋200克。用法：用烧瓶放米醋煮五倍子数沸，去五倍子渣，用药汁涂患处。(吴静 陈宇飞 主编·《民间祖传秘方大全》942)

★ 4. **多年顽癣**：【五倍膏】五倍子不拘多少，研碎，以陈米醋熬成膏。遇多年顽癣；先抓破；以膏敷上，干则加敷，以不痒为度，然后去药，则其患处之皮一同粘起，尽除根矣。(胡晓峰 主编·《中医外科伤科名著集成》984)

★ 5. **治顽癣**：五倍子(煅)、王不留行各等分。用法：研末，醋调敷。(中医研究院革命委员会 编·《常见病验方研究参考资料》412)

★ 6. **治顽癣**：五倍子5钱，斑蝥7个，硫黄1两。用法：共研细末，好醋调搽(稍疼出黄水)。(沈洪瑞 主编·《重订十万金方》764)

★ 7. **治顽癣**：巴豆、马钱子各五个(均烧灰存性)。用法：醋调涂患处。(中医研究院革命委员会 编·《常见病验方研究参考资料》412)

★ 8. **治顽癣**：生半夏500克，斑蝥50克。用法：上2药共研细末，香油调匀外用，少许涂搽患处，每日1次。有毒，不能入口。(唐大晅 张俐敏 主编·《传世金方·祖传秘方》381)

★ 9. **治顽癣**：荆皮六钱，斑蝥二十个。用法：用酒精六两浸七日后，搽患处。但局部溃腐者禁用。(中医研究院革命委员会 编·《常见病验方研究参考资料》412)

★ 10. **治顽癣**：信石1两，枯矾、斑蝥各5钱，白醋1斤。将前3味药装瓶内，用醋泡7天，以棉花蘸药液搽患处，3日1次(用时摇动瓶子)。(《全国中草药汇编》编写组 编·《全国中草药汇编》下册627)

★ 11. **治一切顽癣**：大斑蝥7个(小者10个，去头足)，巴豆5个(去油)，川槿皮9克(为末)。上药3味共研细末，用醋调搽，稍时作痛起泡，泡落即愈。(彭怀仁 主编·《中华名医方剂大全》72引《鲁府禁方》)

★ 12. **治顽癣:**枯矾、硫黄各一两八钱,雄黄、胆矾、轻粉各一钱,川椒三钱。用法:用生猪板油去皮入药,擦破。数次愈。(彭怀仁 主编·《中医方剂大辞典》2 册 1040 引《仙拈集》)

★ 13. **治顽癣:**破故纸二钱。用法:用酒二两,浸三日后涂患处。(中医研究院革命委员会 编·《常见病验方研究参考资料》411)

★ 14. **治顽癣、脚气:**石灰水加浓盐水擦患处,早、晚各 1 次,擦好为止。(杨仓良 主编·《毒药本草》1043)

★ 15. **治顽癣、脚气:**硫黄、石灰、红辣椒各 15 克,水 1 碗,熬至半碗,贮瓶备用。搽患处,每日 1 次。(杨仓良 主编·《毒药本草》1043)

★ 16. **治顽癣(夏季发作,秋季渐愈):**麻黄 15 克(成人量)。用法:麻黄、清水 1 小碗,武火煎沸后 5 分钟,温服,每天服 2 次,连续服至痒止停药。素有鼻衄及高血压者忌用。功效:疏风解表,发汗止痒。(郭志杰 吴琼等 主编·《传世金方·一味妙方》129)

★ 17. **治多年顽癣:**硫黄一两,朴硝、白砒各一钱。用法:先将硫黄入倾银锅化开,再入硝、砒末搅匀,土内作锭样,倾入内埋七日。醋磨搽三五次。(彭怀仁 主编·《中医方剂大辞典》1 册 544 引《仙拈集》)

★ 18. **治顽癣、牛皮癣、脚癣:**雄黄、轻粉各等分。用法:研末,调清油或生猪油涂擦。(中医研究院革命委员会 编·《常见病验方研究参考资料》414)

★ 19. **治阴阳顽癣,无论远年近日诸般癣疮:【神效癣药】**斑蝥五钱,百部二两,槟榔、土荆皮、枫子肉、白及、川椒各一两。用法:烧酒浸透,每日用鹅毛搽敷七八次即愈,擦之亦可。(彭怀仁 主编·《中医方剂大辞典》7 册 1161 引《饲鹤亭集方》)

★ 20. **治顽癣奇痒,皮肤干燥:**花椒 1 两,轻粉、木鳖子各 2 钱,斑蝥 10 只,五倍子、麻油各适量。用法:五倍子炒黑,前 5 味共研末,麻油调之。搽患处。功能:攻毒敛疮,消肿止痒。方解:花椒杀虫止痒;轻粉杀虫消积;木鳖子散血消肿;斑蝥攻毒散结;五倍子收湿敛疮;麻油润肤生肌。诸药合用,共奏攻毒敛疮,消肿止痒之功。(阳春林 葛晓舒 主编·《湖南省中医单方验方精选·外科》上册 455)

★ 21. **治顽癣验案:**刘某某,男,25 岁。项后耳边,患癣疮二处,经久不愈。初起很痒,抓时落白屑,4 天后,患部蔓延如钱大,起红圈。曾内服及外敷荆防散、甘露等,时瘥时愈,已有 3 年,缠绵不愈,后耳又发一处,用鲜土大黄根擦搽,亦无效,经用鲜生半夏加醋三四滴,置碗底内磨取汁,擦搽患部,1 日 3 次,7 天痊愈。(杨鹏举 主编·《中医单药奇效真传》299)

★ 22. **治顽癣验案:**吴某某,男,22 岁。面部额角前患顽癣一处,痒甚,抓破水出,2 天后,眉心也蔓染一处,时隐时发,半年来逐渐增大,经用半夏醋磨敷,1 天 3 次,6 天痊愈,未再发。治疗方法:挖取生半夏后,剥去外皮,用醋 3 ~ 4 滴,置碗内磨取汁,涂患处,每天 3 次,磨好后两手洗净,以免入口中毒。(黄国健等 主编·《中医单方应用大全》46)

★ 23. **小儿顽癣久不愈:**白矾 15 克,羊蹄根(制)120 克。用法:上药研为末。入米醋同擦,不住擦之。后觉癣极痒,至痛即止。隔日洗去再擦。(孙世发 主编·《中医小方大辞典》369 引《卫生宝鉴》卷十九)

手掌脱皮 2 方

★ 1. **治手掌脱皮:**取适量蒜瓣,剥去外皮,将其捣成糊状。把蒜糊涂抹在患处,早晚各 1 次,一般几天后见效。(李家强 编·《民间医疗特效妙方》90)

★ 2. **治手掌脱皮:**葱须 100 克,柳枝 100 克,花椒 100 克。用法:将上药放砂锅内加水 500 毫升,用慢火熬十几分钟,然后用药液洗手,一直洗到药液凉了为止。说明:坚持用药,一般 7 天即可治愈。(王富春 段明鲁 主编·《葱姜蒜治百病》144)

手癣(鹅掌风)31 方

★ 1. **治手癣:**将仙人掌适量,洗净后捣烂,拧汁,取汁涂于患处,每天 2 ~ 3 次。治疗结果:

用上药治疗手癣患者25例，均获治愈。一般在用药5～7天痊愈。随访未见复发。宜忌：切勿入目。（李世文等 编·《一味中药祛顽疾》168）

★ 2. **治手癣：【东矾散】**生白矾100克，飞黄丹10克。用法：上药研为细末，取25克，用米醋500毫升，放入瓷面盆（切不可用铜、钢、无瓷面盆）。滚开后，放入药粉，用棍棒搅，即取下面盆，用纱布浸洗。（孙世发 主编·《中医小方大辞典》299）

★ 3. **治手癣：**苦参30克，狼毒10克，黄柏、冰片各5克。共研细末。加入凡士林油50克，混匀。患处温水洗净后，将药膏薄敷于患处摊平，用塑料薄膜或油纸将敷药处密封包紧。10天为1个疗程。治疗手癣100例，治愈96例，未愈4例。（李彬之等 主编·《现代中医奇效良方宝典》下册727）

★ 4. **治手癣：**芜荑、五倍子各50克。用法：上药为末，醋调。搽7日，勿下水，1日搽2～3次。（吴静 陈宇飞 主编·《传世金方·民间秘方》401）

★ 5. **治手癣：**用生百部50克，鸦胆子10克。上药加白酒、陈醋各250克，浸于其中，泡10天后用。每日外擦2次。（滕佳林 米杰 编著·《外治中药的研究与应用》415）

★ 6. **治手癣：**蜂房60克，醋500毫升。用法：上药煎煮至250毫升。外涂患处，每天2次。功效：清热解毒，杀菌止痒。适用于湿热蕴结型手癣，自觉瘙痒者。疗程：连续外用3～4次为1个疗程，外用1～2个疗程。注意事项：本方只可外用，不可口服。（杨继军 赵建新 主编·《皮肤病实用偏方》57）

★ 7. **治手癣验案：**白某某，女，48岁。1977年4月因患尿结石病而住院。因手脱皮严重而要求治疗，患者两手掌心和手指、皮肤粗糙脱皮，冬天裂口已5年，曾用过灰黄霉素等多种药物，暂好几天，后又复发，后用地骨皮30克，甘草15克煎水外洗，每天1剂，每天洗3～5次，用药1天，两手裂口已起硬痂，用药2天，脱皮已止，裂口基本长平。随访半年未复发。（黄国健等 主编·《中医单方应用大全》128）

★ 8. **用于鹅掌风：**用土槿皮60克，花椒、白矾各12克，大蒜3只，生姜1块，米醋300毫升，高粱酒各90克，上药浸入醋、酒内2天。涂擦患处。（滕佳林 米杰 编·《外治中药的研究与应用》298）

★ 9. **治数十年鹅掌风：**熊油一两，瓦松三钱，轻粉一钱，樟脑一钱。各为末。先以甘草三钱，桂枝三钱煎汤洗之，烘干，以熊油调各末，搽而烘，一日三次。（宋立人 总编·《中华本草》9册577引《洞天奥旨》）

★ 10. **治鹅掌风，痛痒难当者：**蜈蚣1条，雄黄1钱，花椒2钱，艾叶1两。用法：前3药研细末，艾叶捶研成绒，纸卷成筒，点燃。每日1次，外熏患处。功能：解毒散结，杀虫止痒。方解：蜈蚣解毒散结；雄黄解毒杀虫止痒；花椒杀虫止痒；艾叶祛风活血。诸药合用，共奏解毒散结，杀虫止痒之功。（阳春林 葛晓舒 主编·《湖南省中医单方验方精选·外科》上册598）

★ 11. **治鹅掌风验案：**文某某，女，23岁，社员。患鹅掌风2年。初起皮下起小水泡日久疱破，叠起白皮，掌面皮肤粗糙变厚，有鳞屑，脱皮，边界清楚，有轻微瘙痒感，每到冬季发生皲裂，屈伸不利，影响劳动，诊断为手癣（鳞屑角化型）。嘱取新鲜仙人掌适量，洗净，捣烂，用生白布拧汁，取汁涂于患处，每日2～3次，外涂5日痊愈。随访2年未复发。宜忌：切勿入目。（杨鹏举 主编·《中医单药奇效真传》298）

★ 12. **用于鹅掌风：**苍耳子、地肤子、黄柏、白矾各15克，煎水。泡手，每次15分钟，每日2次。（滕佳林 米杰 编·《外治中药的研究与应用》307）

★ 13. **治鹅掌风：**用瓦松与鹅子粪等量，在大火上烧至焦黄，研细，用菜油调涂患处。（宋立人 总编·《中华本草》3册760）

★ 14. **治鹅掌风：**大蒜、葱白、鱼腥草各等量。用法：共捣成1丸，两手频搓。（吴静 主编·《祛百病大蒜秘方》175）

★ 15. **治鹅掌风：**硫黄、五倍子各2钱，川椒1钱，水银3分，油适量。用法：共研细末，油调。每日多次，外搽患处。注意事项：适宜手掌奇痒，红肿脱皮者，可加藤黄。（阳春林 葛晓舒 主编·《湖南省中医单方验方精选·外科》上册597）

★ 16. **治鹅掌风（手癣）：**乌梅60克，贯众60克。功效：清热解毒，护皮止痒。用法：用陶器盛药，加水高出药面2横指，煎沸20分钟后，将药液倾入瓷盆内,先熏后浸,待药液欠温始停。1日2次,2日1剂,一般10天左右可愈。禁忌:忌用肥皂类洗手,忌食发物。(洪国靖 主编·《中国当代中医名人志》165)

★ 17. **治鹅掌风:【二矾汤】**白矾加皂矾四两,儿茶五钱,侧柏叶半斤。用法:用水十碗,煎数沸候用。先以桐油调搽患处,将油纸点着,以烟焰向患处熏之。片时方将前药汤乘滚贮桶内,手架上以布盖手于汤气上熏之,勿令泄气,待微温倾入盆内洗之良久。七日忌下汤水。(宋立人总编·《中华本草》1册330引《万氏秘传外科心法》)

★ 18. **治鹅掌风:**鱼腥草、葱各半。用法:捣成一丸,两手频搓。(中医研究院革命委员会编·《常见病验方研究参考资料》408)

★ 19. **治鹅掌风:**斑蝥(去头、足、翅)2个,花椒10个,土槿皮15克。加醋1市斤浸泡1夜,次日煮沸后倒入瓷锅内。待温浸泡患手,多在1周左右痊愈。(杨仓良 主编·《毒药本草》998)

★ 20. **治鹅掌风:**用斑蝥、木鳖子、蓖麻子、大风子、轻粉各等分,上药共为细末,用姜醋调匀。涂搽患处。(滕佳林 米杰 编著·《外治中药的研究与应用》560引《外科大成》)

★ 21. **治鹅掌风:**艾叶4两 雄黄、穿山甲、五倍子各5钱。用法:水煎。每日1次,熏泡患处。(阳春林 葛晓舒 主编·《湖南省中医单方验方精选·外科》上册597)

★ 22. **治鹅掌风:**白凤仙花(连根)二大棵,白矾4两。用法:加醋8两共捣烂搽患处。大伏天治疗为宜。(中医研究院革命委员会编·《常见病验方研究参考资料》408)

★ 23. **治鹅掌风:**鲜凤仙花外擦。(《上海常用中草药》编写组 编·《上海常用中草药》216)

★ 24. **治手癣:**凤仙花(全草)60克,土槿皮60克,花椒30克,米醋2斤。用法:上药浸泡一周后取滤液备用。用时,用此药浸泡患处,每次浸泡15分钟,每天1次。如有甲癣,浸泡5分钟后,刀片刮除灰指甲,再行浸泡。(张俊庭 编·《皮肤病必效单方2000首》35)

★ 25. **治鹅掌疯、灰指甲:**凤仙花茎、一枝黄花各60克。煎汤温洗患处,每天3~5次,每次半小时,连浸7~10天。(《上海常用中草药》编写组 编·《上海常用中草药》216)

★ 26. **治鹅掌风:【鹅掌风膏】**狼毒20克,黄柏60克,苦参60克,冰片10克,凡士林100~1000克。用法:将上药共研为细末,过6号筛,加入凡士林调成膏。温水洗净患处,低浓度涂抹患处后双手对搓至发热为度,每日3次;高浓度薄敷患处,10日为1个疗程。按:共治疗100例,治愈无复发80例,复发20例。(电子版·《中华验方大全》光盘、神经性皮炎篇。湿疹篇)

★ 27. **治鹅掌风:**苦参30克,甘草30克,地肤子10克,冰片5~10克(粗糙皲裂者,加白及15克;潮红湿润肿胀者加山慈姑10克)。用法:除冰片外,将其余中药加水适量,入锅中煎沸30分钟,停火后加入冰片,痒轻者加入5克,痒甚者冰片加入10克。待温后,泡洗患处,每次30分钟,早、晚各1次,5天为1个疗程。疗效:7例患者全部治愈。(良石 主编·《名医珍藏外治秘方》238)

★ 28. **治鹅掌风:**槐枝花熬煎汤,以手熏之,及热后将瓦松擦之,过一会以水洗之,又熏又擦,每日三五次,不过三二日痊愈,神效。(宋立人总编·《中华本草》4册646引《洞天奥旨》)

★ 29. **治鹅掌风:**苦参30克,乌梅15克,雄黄10克,蒲公英、白鲜皮各30克。水煎30分钟,倒入盆中放温。将患部放入药液内浸30分钟,每剂可泡2次。(滕佳林 米杰 编·《外治中药的研究与应用》343)

★ 30. **治鹅掌风:**大黄鳝一条,穿山甲(烧存性,研末)少许。用法:黄鳝去头、尾、肠,切一寸长,以香油一两入锅内,将鳝鱼竖起,熬至鱼枯取油放磁盏内,调山甲末搽患处,以炭火炙至手痒面痛,又搽又炙,三次自愈。(清·顾世澄 撰·《疡医大全》737)

★ 31. **治鹅掌风:**雄黄15克,穿山甲15克。用法:上药共研末,将药末卷筒内,火熏患处数次。(吴素玲 李俭 主编·《实用偏方大全》772引《绛囊撮要》)

手足癣12方

★ 1. **治手足癣:**取新鲜绞股蓝头部嫩茎叶

适量,用于搓揉至汁出,而后用纱布包裹,使汁液从纱布缝中渗出,再用力反复擦涂患部,每日3~4次。治疗手足癣100例(其中手癣56例,足癣44例),病程最长6年,最短3个月。经治5~7天,全部病例均获痊愈。报道认为,凡属浅部真菌性皮肤病,本品均有确切疗效。(宋立人 总编·《中华本草》5册538)

★ 2. **治手足癣(角化型手足癣):**大蜈蚣9条,全蝎63个,凡士林1000克。调匀外涂。(吕执政等 主编·《常见病最新疗法》405)

★ 3. **治手足癣:**全蝎63条,蜈蚣9条,梅片20克,凡士林1000克。调匀外涂。主治:角化型手足癣。(吕执政等 主编·《常见病最新疗法》171)

★ 4. **治手足癣:**大蜈蚣10条,全蝎30克,苦参100克,冰片20克,凡士林500克。用法:先将苦参、全蝎、蜈蚣研成细末,再将凡士林加热溶化,再放入冰片,倒入药粉共调匀,放冷后成膏。将药膏涂患处,皴裂严重者可包扎固定,每日换药1次。功能:清热燥湿,解毒杀虫。方解:苦参清热燥湿,祛风杀虫;冰片清热止痛;全蝎攻毒散结,通络止痛;蜈蚣解毒散结,通络止痛。诸药合用,共奏清热燥湿,解毒杀虫之效。注意事项:先用温热水浸泡患处20分钟,使角化层软化,刮除角化层,然后擦干皮肤。一般2~3天均取效。(阳春林 葛晓舒 主编·《湖南省中医单方验方精选·外科》上册591)

★ 5. **治手足癣:**五倍子、海螵蛸各等份。研末,洗脚后,撒患处。(李彬之等 主编·《现代中医奇效良方宝典》下册729)

★ 6. **治手足癣:**五倍子粉20克,枯矾粉10克。将二药置乳体中混匀,慢慢加入50%醋酸溶液,随加随研,直到全量为100毫升,研匀备用。先用热水将脚洗净,擦干,以药棉蘸取搅匀的药液少许,涂于患处,待干即可,轻者每日1次,重者早、晚各1次。主治:足癣。共治疗500例,结果痊愈386例(占77.2%),有效112例(占22.4%),无效2例(占0.04%),总有效率为99.6%。轻者3~5次痊愈,重者一般10~14次治愈。(宋立人 总编·《中华本草》5册90)

★ 7. **治手足癣:**五倍子、枯矾各15克。研成细粉,睡前将脚洗净擦干,药粉外撒,每日1次。(郭爱廷 编·《实用单方验方大全》660)

★ 8. **治手足癣:**用鲜败酱草、鲜蒲公英各500克,洗净切碎,放盆内加水1500毫升,煮沸后再煎10分钟。待温,浸泡患足,以不烫伤皮肤为度。凉后再加热浸泡,每剂使用3次,每日1~2次。治疗10余例,效果满意。(滕佳林 米杰 编·《外治中药的研究与应用》361)

★ 9. **治手足癣:**椒15克。加盐1.5克共研末,以醋调搽患处。适用于鹅掌风见掌痛者。(胡郁坤 陈志鹏 主编·《中医单方全书》330)

★ 10. **治手足癣:**鸦胆子15克(打碎),生百部60克(切碎),60度白酒、食醋各500毫升。将上药、酒、醋装入广口瓶内密封,在室温下浸泡7~10天,去除液面上之油滴,倒入双层食品塑料袋内,,用线扎住上口,浸泡30~60分钟,共泡12天。共治疗21例,除1例发生皮肤炎症外,余均获满意疗效。(滕佳林 米杰 编著·《外治中药的研究与应用》417)

★ 11. **治手足癣:**黄精100克。用法:取上药,加入75%的酒精250毫升,密封浸泡半个月,过滤取汁,与普通米醋150毫升和匀,即成黄醋醇醋液。用时将患处用温水洗净,擦干,以棉签蘸药液涂擦患处,每天3次。注意避免重复感染。功能:杀菌疗癣。附注:据戴为群报道,应用本方观察67例,痊愈55例,好转12例。(薛建国 李缨 主编·《实用单方大全》551)

★ 12. **治手足癣:**土三七叶捣烂外擦。(宋立人 总编·《中华本草》7册856引《广西实用中草药新述》)

足癣25方

★ 1. **治脚癣:**花椒15粒炒焦碾粉,生大蒜头5~6瓣,捣糊,敷在患处,隔1天换药。(孟凡红 等编·《单味中药临床应用新进展》216)

★ 2. **治足癣:**紫皮大蒜100克,川椒(去籽)25克。用法:先将川椒研粉,再与大蒜混合捣成药泥装瓶备用。温水洗脚,擦干患处,涂一薄层药泥,用棉球反复揉搓,使药物渗入皮肤,每日1~2次,10天为1个疗程。皮损基本痊愈,即用土大黄煎液(每50克土大黄加水煎成1000毫升)洗擦患处,每星期2~3次,坚持2~3个月,巩固疗效。皮损处如有糜烂,先用黄连煎液(黄连20克加水煎成500毫升)湿敷,待疮面愈合后再用上法敷药。共治45例足癣患者,全部有效。(滕佳林 米杰 编著·《外治中药的研究与应用》131)

★ 3. **治脚癣**:大蒜若干,红霉素软膏适量。用法:将蒜去皮捣泥敷于患处,10分钟后把蒜泥洗去,再涂上红霉素软膏。隔日1次,连续3次见效。(吴静 主编·《祛百病大蒜秘方》173)

★ 4. **治脚癣**:五倍子数枚,置一铁片上烤焦,冷却后研末。每晚洗脚后撒于患趾缝内,一周内即可见效。(金福男 编著·《古今奇方》230)

★ 5. **治足癣**:鲜蒲公英、鲜败酱草各500克。洗净切碎,放入盆内加水1500毫升,煎至沸后10分钟,待温浸泡患部。每剂如此反复3次即可。共治10余例,均获良效。(滕佳林 米杰 编著·《外治中药的研究与应用》501)

★ 6. **治脚癣**:蟾酥研末,加入适量白蜜调成糊状,消毒后取适量涂敷患部。治疗脚癣小疱型及湿烂型38例,疗程最短7天,最长14天。19例基本治愈,9例显效,7例好转,3例无效。(滕佳林 米杰 编著·《外治中药的研究与应用》583)

★ 7. **治足癣**:蜂房60克,醋500毫升。用法:上药煎至一半。以药液外涂患处,轻者2次,重者3~4次为1个疗程。(张俊庭 编·《皮肤病必效单方2000首》43)

★ 8. **治足癣、体癣**:黄精30克,丁香10克,百部10克。煎水外洗。(宋立人 总编·《中华本草》8册146)

★ 9. **治脚癣**:鲜凤仙草100~200克,加白矾少许,水煎洗患处。(杨仓良 主编·《毒药本草》423)

★ 10. **治脚癣**:透骨草、川椒各15克。用法:上药用水2000毫升浸泡后煎煮30分钟,弃渣留汁。熏洗患足,每天2~3次,每次30分钟,每天1剂。功能:解毒杀菌。适用于湿热蕴结型足癣,皮损糜烂潮红瘙痒者。疗程:连续外用5天为1个疗程,外用1~2个疗程。注意事项:本方只可外用,不可口服。禁食辛辣等刺激之品。(杨继军 赵建新 主编·《皮肤病实用偏方》69)

★ 11. **治脚癣:【苍耳子外洗方】**苍耳草30克,蛇床子、蜂房、苦参各15克。水煎取药液于临睡前浸泡癣脚15~20分钟,每晚1次,一般用药3次可愈。用此方治疗脚癣50例,近期疗效颇佳。(杨仓良 主编·《毒药本草》195)

★ 12. **治脚癣:【苦参洗剂】**苦参50克,蛇床子、生百部、川花椒、土槿皮、白鲜皮各25克,白矾30克。煎水浸泡双足。治疗足癣240例,一般5~7日痊愈。(谭新华,陆德铭 主编 中医药学高级丛书·《中医外科学》712)

★ 13. **治脚癣**:海螵蛸研极细末,待足洗净拭干后直接涂撒外用。陈芳瑜用上方治疗足癣53例,总有效率为92.5%。平均用药9天。(王辉武 主编·《中药临床新用》135)

★ 14. **治脚癣**:蛇床子二钱,海螵蛸五钱,枯矾一钱。研末,撒患处。(中医研究院革命委员会 编·《常见病验方研究参考资料》409)

★ 15. **治脚癣**:密陀僧60克,硫黄30克,硼砂75克。用法:上药共研细末,加凡士林适量调匀。先将足用温开水洗净,然后涂敷上药,每日2次。作用:解毒,杀虫,止痒。(张树生 高普等 编·《中药敷贴疗法》425)

★ 16. **治脚癣验案**:女性,17岁,患脚癣,继发严重化脓感染。约3年以前有过1次发作,经注射青霉素才把炎症控制住;这次未注射青霉素,试用黄精涂搽(从药店购到的经十蒸九晒的制品捣碎,以酒精浸制黄精液,蒸馏去大部分酒精使浓缩,加3倍水,沉淀,取其滤过液,蒸去其余酒精,浓缩至稀糊状,用粗制液直接涂搽患处,每日2次),2日见效,1星期痊愈。(杨鹏举 主编·《中医单药奇效真传》299)

★ 17. **治皲裂性足癣**:鲜马齿苋250~500克,洗净,加水煎取药液2500~3000毫升,先熏后洗。每次30~60分钟,每天1~2次。一般连用15天可治愈。据笔者临床经验,用鲜马齿苋治疗皲裂性手足癣,效果显著。(李家强 编·《民间医疗特效妙方》99)

★ 18. **治水泡型脚癣**:苦参、地榆、胡黄连、地肤子各200克。用法:将上药切碎后放入75%的酒精1000毫升中浸泡1周,过滤后再加75%的酒精至1000毫升,外搽患处,每天3次。(唐大晅 张俐敏 主编·《传世金方·祖传秘方》380)

★ 19. **治湿烂型足癣**:张某,男,32岁,大连造船厂司机。两足患湿烂型脚癣10余年,1979年6月加重而住职工医院治疗,经用中西药治疗,不见好转。笔者接诊时,查两足各趾间、趾背、足底糜烂红肿,渗出严重,右足甚于左足,并用马齿苋轻擦脚趾后晒太阳10分钟,用药1周后明显见效,浸洗至临床症状全部消失,至今10年追访未复发。(杨鹏举 主编·《中医单药奇效真传》298)

★ 20. **治足癣湿烂**:五倍子、陈石灰、枯矾各9克。用法:将上药共研为极细末,外撒患处,一日一次。(王洪涛 张曰明 主编·《皮肤病单验方大全》218)

★ 21. **治脚癣脚气、足趾缝湿烂**:用五倍子20克,枯矾10克,研末调匀加50%醋酸100毫升调匀,洗脚擦干后涂药液于患处,每晚1次。(有问必答网)

★ 22. **治脚癣**:【**五倍苦矾散**】五倍子、枯矾各10克。为细末,外用。(曲京峰等 主编·《古今药方纵横》1216)

★ 23. **治脚癣**:五倍子15克,枯矾10克,冰片9克。共研细末,以香油调涂患处。(易磊 编·《中国秘方大全》514)

★ 24. **治足癣趾缝湿烂方**:五倍子、乌贼骨、黄柏、枯矾任选一种研末备用。洗净脚后,撒于患处。(李彬之等 主编·《现代中医奇效良方宝典》下册729)

★ 25. **治足癣,奇痒难忍,甚则溃烂**:多见于脚趾处。五倍子(煅)、黄丹各等分。用法:将黄丹研成细末,再将五倍子用微火烤干研成末,将两药混合即成,装瓶备用。将脚洗净擦干,以适当温度,立即上此药粉,而需包扎。经治50多例,一般在2~3天内治愈。敷药后会感到刺痒,愈后不留任何疤痕。(张树生 高普等 编·《中药贴敷疗法》429)

脚气27方

★ 1. **治脚气**:蜈蚣一条,拔毒膏一张,将蜈蚣焙黄研面,撒在膏药上,敷患处。(沈洪瑞主编·《重订十万金方》331)

★ 2. **治足烂痒**:五倍子5钱。制法:五倍子有油性,应缓炒枯焦,待冷后,研末。用法:每日多次,外搽患处。(阳春林 葛晓舒 主编·《湖南省中医单方验方精选·外科》上册597)

★ 3. **治脚丫痒烂**:五倍子、枯矾各适量。用法:研末,每日分3次搽于趾间。注意事项:治脚趾缝起小孔,瘙痒流水。流水干掺,干枯的用桐油搽。数次即愈。(阳春林 葛晓舒 主编·《湖南省中医单方验方精选·外科》上册683)

★ 4. **脚趾缝烂**:五倍子(煅)三个,冰片五厘,茶油调敷。(清·邹存淦 著·《外治寿世方》122)

★ 5. **治脚气**:五倍子、海螵蛸各20克,研细末,撒足缝。(郭旭光·《中国中医药报》2010年12月16日)

★ 6. **治脚气**:用赤小豆和鲤鱼煮食,甚良。(明·胡濙 撰·《卫生易简方》76)

★ 7. **治脚气**:适量白矾水中溶解,将脚浸泡30分钟,擦干后患处外敷枯矾粉。日2次。(孟凡红等 编·《单味中药临床应用新进展》16)

★ 8. **治脚气**:枯矾15克,石膏(煅)、轻粉、黄丹各9克。用法:共研为末。温汤洗净,搽之即愈。(张俊庭 编·《皮肤病必效单方2000首》45)

★ 9. **治脚气**:破故纸200克,丁香100克,水杨酸10克,酒精40毫升,食醋200毫升。浸泡2天后,泡脚,时间不限。张和平用上方治疗脚气224例,总有效率为98%。(王辉武 主编·《中药临床新用》348)

★ 10. **治脚气**:在夏季,当脚气发作时,患部会因为炎症而糜烂,药物极难发挥作用;而冬季不易出汗,脚部很干燥,此时治疗具有事半功倍的效果。可用大蒜汁涂擦患处,或用生半夏加醋浸泡1周后涂患处,有很好的效果。(李家强 编·《民间医疗特效妙方》101)

★ 11. **治脚气(癣)**:成熟无花果汁局部涂擦。(宋立人 总编·《中华本草》2册486)

★ 12. **治寒湿脚气**:用川椒600~800克,疏布囊盛之。日以踏脚。(滕佳林 米杰 编·《外治中药的研究与应用》299 引《本草纲目》)

★ 13. **治烂脚趾,绣球风(阴囊湿疹)**:硫黄20克,青黛10克,花椒10克,木鳖子5克,五倍子20克。用法:共为细末,撒患处,每日2~3次。功能:燥湿散结,祛毒消肿。(刘道清等

著·《秘验单方集锦·外科篇》201)

★ 14. **治脚气溃烂:**乌贼骨适量,研末备用。洗净患处,撒布上药,每晚一次,可治疗脚气溃烂。(王辉武 主编·《中药临床新用》135)

★ 15. **治脚丫痒烂:**海螵蛸5钱,樟脑1钱。用法:研细末。每日多次,将药末搽之。功能:清热燥湿,解毒敛疮。注意事项:治脚起水疱,生沙虫。(阳春林 葛晓舒 主编·《湖南义省中医单方验方精选·外科》上册683)

★ 16. **治脚气验方:**苦参20克,干姜6片,加水煎煮30分钟,待温度适宜时,泡足15分钟。(《中国中医药报》2010年12月16日)

★ 17. **治脚气、烂脚丫:**生黄柏一两,新猪胆一个,冰片5分。用法:先煮黄柏汁一碗,熬成稀膏,加入猪胆汁继续熬,离火后,俟稍冷加入冰片搅匀。患足洗净,药膏涂搽,一天一次。(沈洪瑞 主编·《重订十万金方》331)

★ 18. **治脚气验案:**孙某,女,27岁,1988年6月4日初诊。5年前夏季因外出住宿而染脚气,自此每于夏季即发,秋凉后好转,轻时痛痒,重时渗出伴糜烂、恶臭,行走困难。曾用多种外敷剂不效。查右足3、4趾间湿烂,1、2趾间脱皮,前足部红肿,痛痒难忍,心烦少寐,口苦,舌红,苔黄腻,脉沉细数。嘱先用温开水清洗患足,然后外敷猪胆汁加冰片药液,每天3~4次。3天后局部变干,部分结痂,10天获愈,2年未复发。治疗方法:先用温开水清洗患处,然后外敷胆汁。对无渗出或有渗出伴糜烂者皆效。(杨鹏举 主编·《中医单药奇效真传》305)

★ 19. **治脚气发肿:**马鞭草煎汤,洗二三次愈。粘米饭,同陈年好酒糟,捣烂,裹在患处,上露出脚指头。(盐酒炒黑色),为末,空心米汤下,治脚疮亦效。(清·王梦兰 纂集·《秘方集验》94)

★ 20. **治香港脚:**蜡烛油适量。用法:将上药滴至香港脚患部,待其冷却凝固即可剥下硬蜡,任何蜡烛都可以用。如滴时疼痛,表示已快好了,五六只蜡即可治好。(张俊庭编·《皮肤病必效单方2000首》45)

★ 21. **治脚癣:**樟脑15克,黄蜡30克。用法:将黄蜡加热,摊在消毒的纱布上。樟脑为末,撒在黄蜡上,贴患处。每日或隔日换1次。(张俊庭 编·《皮肤病必效单方2000首》45)

★ 22. **治脚上臭疮:**熟鸡子黄1个,黄蜡1钱。煎油涂之。(江苏新医学院 编·《中药大辞典》上册1202引《纲目》)

★ 23. **治脚气肿胀:**鲜凤仙(捣烂)、鲜紫苏茎叶各等分。水煎,放盆或小桶内,先熏后洗。(杨仓良 主编·《毒药本草》423)

★ 24. **治脚湿气:**黄连10克,用开水250毫升浸泡,冷却备用。洗净患脚,用消毒棉签蘸药液搽之,每天早、晚各1次。如有剧痒,可用药液棉签擦洗,不得以手指乱搔。治疗期间,必须保持患处清洁干燥,不穿胶鞋,多穿布底鞋。据李国呈报道,应用本方治疗23例,治愈22例,显效1例。用药时间5~11天。(薛建国 李缨·《实用单方大全》62)

★ 25. **治烂脚丫,症见趾端刺痒:**百部200克,雄黄50克,苦参10克,食醋1500毫升。用法:浸泡2日。晚上洗净双脚置药液中浸半小时,勿擦干,待自然干后再就寝。功能:清热燥湿,杀虫止痒。方解:百部杀虫止痒;雄黄解毒;苦参清热燥湿杀虫;食醋解毒。诸药合用,共奏清热燥湿,杀虫止痒之效。注意事项:雄黄有毒。用原液连浸1周。(阳春林 葛晓舒 主编·《湖南省中医单方验方精选·外科》上册697)

★ 26. **治脚趾丫痒烂:**西硫黄5钱,松香、五倍子各1钱。用法:研细末。每日多次,干粉擦之。(阳春林 葛晓舒 主编·《湖南省中医单方验方精选·外科》上册698)

★ 27. **治脚趾叉臭烂:**五倍子3钱 轻粉1钱 枯矾3分 黄丹6分 茶油适量。用法:研末,兑茶油。每日多次,外涂患处。(阳春林 葛晓舒 主编·《湖南省中医单方验方精选·外科》上册688)

脚汗症2方

★ 1. **治汗脚:**五倍子、枯矾各20克,丁香10克。用法:将上药浸泡在50%的酒精200毫升中,一周后滤渣,用药液外搽患处,每天2~3次。涂后再撒布以下药粉:滑石粉、浮海石各50克,密陀僧30克,冰片3克,混合均匀,1日2~3次。(金福男 编著·《古今奇方》260)

★ 2. **治脚汗症**：取白矾(打碎，或用枯矾)、干葛(即葛根，打碎)各 25 克，水煎 2 次混合，共约 1500 毫升放盆内。将脚浸泡在药液内，每日 3 次，每次不少于 30 分钟，6 天为 1 个疗程。共治疗脚汗症 74 例，结果 67 例痊愈，4 例好转，3 例无效。(宋立人 总编·《中华本草》1 册 330)

甲癣(灰指甲)9 方

★ 1. **治甲癣(灰指甲)**：大蒜(去皮)、鲜凤仙花、白矾各 10 克。用法：将上述 3 种药共捣泥，外敷病甲上，每日换药 1 次。为防止正常皮肤灼伤，病甲周围需用胶布保护。(吴静 主编·《祛百病大蒜秘方》175)

★ 2. **治甲癣(灰指甲)**：大蒜、糯米饭各适量。用法：捣烂拌和，涂于指甲上。每 24 小时更换 1 次。(吴静 主编·《祛百病大蒜秘方》175)

★ 3. **治甲癣**：五倍子 30 克，桐油 150 克。用法：五倍子研粗末与桐油合炒，炒黄为度。外涂患处，每日 2 次。(郭爱廷 编·《实用单方验方大全》665)

★ 4. **治灰指甲(甲癣)**：鸦胆子适量。贮于玻璃瓶中备用。先将病趾或指甲用温热盐水浸泡 20～30 分钟，使其发软，再用小刀将病趾或指甲的萎缩松软部分刮净(不要刮破好的皮肤)，擦干；再把鸦胆子去壳取仁，放在病甲上，并用另一拇、食指隔以塑料薄膜捏住鸦胆子仁，用力挤压，以压出的油涂敷整个病甲，每个病甲 1～2 粒，每天 1 次，外用胶布或伤湿止痛膏固定，连续治疗 2～3 个月。据方选书报道，应用本方治疗 6 例，痊愈 5 例，无效 1 例。(薛建国 李缨 主编·《实用单方大全》110)

★ 5. **治灰指甲(甲癣)**：鸦胆子 10 克。用法：研末。每日 1 次，敷于灰指甲上，用胶布固定。功能：清热除湿，杀虫解毒。(阳春林 葛晓舒 主编·《湖南省中医单方验方精选·外科》上册 599)

★ 6. **治灰指甲**：先用小刀将患指指甲刮去一层，再用凤仙花捣烂敷患处，纱布包扎，每日换 2～3 次。(宋立人 总编·《中华本草》5 册 138)

★ 7. **治灰指甲**：白凤仙花根叶。用法：捣烂或加白矾末少许，敷指甲上，用纱布包扎。一般在敷药三至四天后见效。(中医研究院革命委员会 编·《常见病验方研究参考资料》409)

★ 8. **治灰指甲**：凤仙花 30 克，盐适量。用法：先把患甲用热水泡软，用小刀将上层朽甲刮去，再用凤仙花和盐捣烂敷患处，塑料薄膜包扎，每日换 1 次。连用 1 月可愈。(胥氏验方)

★ 9. **治灰指甲**：凤仙花 90 克，蜂蜜 90 克。共调搽患甲，外用油纸盖、纱布包扎，每日 1 次，连用至愈。适用于甲癣。(胡郁坤 陈志鹏 主编·《中医单方全书》328)

狐臭 11 方

★ 1. **治腋下狐臭**：3 年陈醋 50 毫升，石灰 20 克。用法：上药调和，敷患处。(吴素玲 李俭 主编·《实用偏方大全》827 引唐代·《外台秘要》)

★ 2. **治腋气**：【绿银散】铜绿、密陀僧各 9 克，白及(烧存性)27 克。用法：上药研为细末。每次 1.5 克，津唾调涂腋下，3～5 日 1 次。以效为度。(孙世发 主编·《中医小方大辞典》1152 引《卫生总微》卷十七)

★ 3. **治腋下狐臭**：大蜘蛛 1 个，冰片 1 钱，黄泥适量。用法：黄泥包囊，火上焙枯，去泥加冰片，共研细末。每日 1 剂，分 3～4 次，擦腋下。功能：清热解毒，止汗辟秽。(阳春林 葛晓舒 主编·《湖南省中医单方验方精选·外科》上册 843)

★ 4. **治腋下狐臭**：矾石绢袋盛之。用法：常粉腋下。(江苏新医学院 编·《中药大辞典》上册 681 引《纲目》)

★ 5. **治腋臭**：热尿搽洗后涂白矾粉。(金凤 玉露 编著·《古今单验方选评》173)

★ 6. **治狐臭**：白矾 60 克，轻粉、冰片各 3 克。用法：上药共研为极细末，过 120 目筛，贮瓶备用，勿泄气。每日取本散少许揉擦 2 次或 3 次，每次 3～5 分钟。1 周为 1 个疗程。一般用药 1～2 个疗程即治愈。功效：收敛止汗，解毒除臭。(程爵棠 程功文 编·《单方验方治百病》418)

★ 7. **治狐臭**：生大蒜 3 份，密陀僧 1 份。用法:取密陀僧(煅研细末)、大蒜(去皮),共捣烂如泥,每次取5克左右,平摊于纱布上,贴于腋下,用胶布固定。每日换药1次,7天为1个疗程,一般2~4周即可获效。(吴静 主编·《祛百病大蒜秘方》181)

★ 8. **治狐臭:【腋臭擦剂】**密陀僧15克,红粉9克。用法:上药研为细末,用指头蘸药,擦于腋下。(孙世发 主编·《中医小方大辞典》656引《朱仁康临床经验集》)

★ 9. **治狐臭,即腋臭:**冰片3克。用法:取上药,置于50%的酒精20毫升中,让其自行溶解(注意密封),即成冰片酒精溶液。先将腋部用温肥皂水洗净、擦干,再将上药涂搽于腋部即可。10天为1个疗程,一般用1~2个疗程即可。功能:活血通络,解毒除臭。据吴创新报道,应用本方治疗本病,一般无不良反应。(薛建国 李缨 主编·《实用单方大全》490)

★ 10. **治腋臭:**雄黄、石膏各半斤,白矾一斤。石膏研末;放锅内煅成白色,再将雄黄、白矾研细过筛,混合搅匀,密闭保存。用时将手指沾水湿润后,沾适量药粉(约1钱)使成糨糊状(勿过稠或过稀),涂于腋窝部,每日1次,连续涂药至愈。(江苏新医学院 编·《中药大辞典》下册2338)

★ 11. **治狐臭:**活蜘蛛数只,黄泥包,烧存性,去泥研粉,加入密陀僧或轻粉适量,扑擦腋部,每日2~3次。(杨仓良 主编·《毒药本草》733)

汗臭1方

★ **治汗臭:**张志安采用驱臭粉治疗汗臭患者34例,经用药5~16天后,治愈者30例,无效者4例(有复发)。治疗方法:取白矾3份,轻粉1份,研为极细末,混合均匀后装入瓶内备用。出汗时,将药粉涂于腋窝处揉擦片刻,每天数次;不出汗时,每天早晚各1次,20天为1个疗程。间隔3~5天行下1个疗程。(李世文等 编·《一味中药祛顽疾》178)

眉毛脱落、眉毛不生3方

★ 1. **治眉毛脱落:**蛋油适量。用法:先将蛋制成蛋油。涂患处,早、晚各1次。功能:补肾益精,生新养发。(易法银 喻斌 主编·《湖南省中医单方验方精选·外科》下册2535)

★ 2. **用于眉毛不生:**用半夏、芥菜子各等分,为末。生姜自然汁调,搽数次。(滕佳林 米杰 编·《外治中药的研究与应用》245引《简易良方》)

★ 3. **治癞风眉落:**生半夏,羊屎烧焦等分,为末,自然姜汁日调涂。(杨仓良 主编·《毒药本草》769引宋代·《圣济总录》)

脱发11方

★ 1. **治脱发、斑秃:**活蜈蚣12条,浸入200克豆油中。7天后用棉球蘸取该油涂搽患处,每日2次,连用7~14日。(李永明·《中国中医药报》,2010年8月18日第5版)

★ 2. **治脱发:**斑蝥7只,骨碎补、破故纸各12克,鲜侧柏叶30克。将上药浸于75%的酒精250~500毫升内,1周后,每日搽脱发区2~3次。(金福男 编著·《古今奇方》253)

★ 3. **治脱发:**布俄里(斑蝥)1只,食醋20毫升(彝族方)。用法:将斑蝥置食醋中浸泡7日,以生姜片蘸醋涂擦脱发处。每日1次。说明:斑蝥具有强烈的生理活性,作用甚烈。彝族民间普遍使用斑蝥治疗各种疾病,多有疗效。本方专治头癣脱发症,疗效较好。斑蝥剧毒,应慎用。(张力群等 主编·《中国民族民间秘方大全》446引《彝医动物药》)

★ 4. **治发脱:**花椒、侧柏叶各适量,白酒500毫升,浸泡5~7日,外擦患处。甚效。(友人传)

★ 5. **治发脱:**川椒四两。浸酒。密室内日日涂之。(陆锦燧 辑·《鲟溪秘传简验方》173)

★ 6. **治毛发脱落:**大皂角、鹿角、松毛各等

分。用法:上烧炭存性,为末。姜汁调擦,立出。(彭怀仁 主编·《中医方剂大辞典》7 册 1303 引《青囊秘传》)

★ 7. **治头发脱落、头皮痒、头屑多:**陈醋 200 毫升。用法:陈醋加水 500 毫升,烧热洗头,每早 1 次,宜常洗。(易磊 编著·《中国秘方大全》427)

★ 8. **治脱发:**女贞子 30 ~50 克,生地 20 克或熟地 30 克。日 1 剂,水煎服,连服五天;再以上方加猪骶骨 0.25 ~0.5 公斤炖服,3 天一次,3 次为一疗程．林金宝用上方治疗脱发 8 例,痊愈 7 例。(王辉武 主编·《中药临床新用》73)

★ 9. **治斑秃脱发症:【生发酊】**闹羊花 60 克,补骨脂、生姜各 30 克。用法:制成酊剂。涂擦患处,每日 2 ~3 次。功效:温经通脉。宜忌:外用药。本品有毒,切勿入口。(孙世发 主编·《中医小方大辞典》839)

★ 10. **治脂溢性脱发:**女贞子 10 克,何首乌 10 克,菟丝子 10 克,当归 10 克。水煎服。(宋立人 总编·《中华本草》6 册 186)

★ 11. **治脂溢性脱发:**透骨草 45 克。用法:取透骨草煎汤熏洗头发,每天 1 次,熏洗 1 次,每次 20 分钟。洗后勿用水冲洗头发,用药 4 ~12 天。功效:止脱发,止痒,去头屑。(郭志杰 吴琼等 主编·《传世金方·一味妙方》139)

白发 12 方

★ 1. **治白发:**五倍子 150 克,酸石榴 100 克,黑芝麻叶 50 克。用法:上药共制成粗末,加水 1500 毫升,煎至汁黏稠为度,,贮瓶备用。用时,取此药液外涂白发处。每日 1 次。功能:乌须黑发。附记:或取桑白皮 30 克,五倍子 15 克,青葙子 60 克。水煎取汁,外洗头部。每日 1 次。用治白发,效果显著。(程爵棠 程功文 编著·《单方验方治百病》417)

★ 2. **治白发:**女贞子、五倍子各 15 克,青葙子 60 克。水煎取汁,外洗。(网络下载)

★ 3. **治白发:**桑白皮 30 克,五倍子 15 克,菖蒲适量。蜜丸或水煎服。(网络下载)

★ 4. **治白发:【一醉散】**槐角四钱,旱莲草四分,生地黄半两。上为细末,无灰酒一瓶,将药投入酒内,密封之,浸二十日。取酒饮一醉后,觉来须发尽黑。(宋立人 总编·《中华本草》4 册 648 引《普济方》)

★ 5. **治少年白发:**黑牛苦胆一个,槐角要一串四个豆的。槐角装于胆内以满为度,挂阴凉处候干。用法:每个胆的豆分五次,茶水煎服,隔一天服一次。(沈洪瑞 主编·《重订十万金方》299)

★ 6. **治乌须生发:**蒲公英 4 两(炒),血余洗净 4 两,青盐 4 两(研)。上用瓷罐 1 个,盛蒲公英一层,血余一层,青盐一层,盐泥封固,淹,春秋五日,夏三日,冬七日,桑柴火煅,令烟尽为度,候冷取出,碾为末。每服一钱,清晨酒调服。(宋立人 总编·《中华本草》7 册 990)

★ 7. **治白发症:**女贞子 500 克,黑芝麻 250 克。用法:将上药以水煎煮,取药汁。每次服用 20 毫升,每日 2 ~3 次,温开水送下。(李川 主编·《民间祖传秘方》222)

★ 8. **治美发:**五倍子 30 克,铜绿 9 克,炒红用醋淬之,醋不宜多,再炒再淬,如此 3 次,研碎。青矾 6 克炒研,生盐 1.5 克炒。先将五倍子研碎,同铜绿炒至出油,成团放地上摊冷,再将各药研碎,用好烧酒调成面糊样,蒸至镜面为度。不宜久蒸,先用皂角水洗须 1 次,将液趁热浓浓染之,俟干用热水洗去,其须光润如漆,可保 2 个月不白。(杜婕德 主编·《传世单方大全》203 引《医方摘要》)

★ 9. **治白发:**何首乌 100 克,鸡蛋 2 枚。用法:上 2 味加水同煮,蛋熟去壳加调料,再煮片刻。吃蛋喝汤。每日 1 服。(吴静 主编·《祛百病醋蛋秘方》231)

★ 10. **治青少年白发:**枸杞子 62 克(以宁夏产为佳,其他地方产者效力稍逊)核桃 12 个,小黑豆 250 克。用法:将核桃大者去外壳取仁,炒香切碎。先将枸杞子煎浓汁去渣,再将核桃仁、小黑豆放入枸杞子的煮汁中同煎,至核桃仁稀烂,全部为黑豆吸收为度。取出放在细筛上(或低温干燥),再用 7 岁健康的小孩童便(去头去尾,取中段尿)适量拌浸 1 ~2 天,以干燥为度,即可服用。以上处方分量为一剂药量。每次服6 ~9 克(约 50 粒)黑豆,每日 2 次,早晚空腹时服,或在饥饿时均可随时服用。疗效:治疗 3 例,服

用两料，均使头发由间白转全黑，且精神及记忆力显著增强。（刘有缘 编著·《一两味中药祛顽疾》308）

★ 11. **延年益寿，填精补髓。久服发白变黑，返老还童：【金水煎】**枸杞子（红熟者）不拘多少。用法：用无灰酒浸之，冬 6 日，夏 3 日，于砂盆内研令极细，然后以布袋绞取汁，与前浸酒一同慢火熬成膏，于净瓷器内封贮，重汤煮之。每次 1 匙，入酥油少许，温酒调下。功效：延年益寿，填精补髓。久服发白变黑，返老还童。（孙世发 主编·《中医小方大辞典》103 引《遵生八笺》）

★ 12. **治须发黄赤，一染即黑：**用五倍子、酸石榴、芝麻叶同杵碎，绢袋盛，于铁器内盛浸，染发自黑。（明·胡濙 撰·《卫生易简方》201）

头风，搔之白屑起 4 方

★ 1. **治头风，搔之白屑起：【鸡蛋沐汤】**新生乌鸡蛋 3 枚。用法：上以 5000 毫升开水沸起，破鸡蛋纳中，搅令匀，分为 3 次洗发。功效：令发生，去白屑风痒。（孙世发 主编·《中医小方大辞典》91 引《外台秘要》卷三十二）

★ 2. **治白屑风：**用大麻子 90 克，川椒 30 克，皂荚 30 克，熟研。纳米泔水中渍 1 夜，去滓。用木片搅百遍，温热后用以洗头。（滕佳林 米杰 编·《外治中药的研究与应用》298 引《千金药方》）

★ 3. **治头风白屑：**用王不留行、香白芷各等分，用法：为末。干掺 1 夜，篦去。（滕佳林 米杰 编·《外治中药的研究与应用》223 引《太平圣惠方》）

★ 4. **治头部瘙痒及黄色油脂状鳞屑验案：**肖某某，男，11 岁。头部瘙痒及黄色油脂状鳞屑 3 年余，经抗敏及其他治疗无效。告某，取猪胆 1 个，将胆汁放入温水中搅拌后洗头，把油脂状鳞屑消除干净，清洗 7 次后痊愈，2 年余未见复发。（杨鹏举 主编·《中医单药奇效真传》332）

癣疮 7 方

★ 1. **治癣疮：**烧蛇蜕一具，酒服。（江苏新医学院 编·《中药大辞典》下册 2119 引《千金方》）

★ 2. **癣疮：【圣金散】**石膏、黄芩各 30 克。用法：上药研为细末。每用适量，干掺在疮上，复以降玉散掺。（孙世发 主编·《中医小方大辞典》339 引《普济方》卷四〇七）

★ 3. **治一切癣疮：**五倍子（去虫）、白矾（烧过）各等分，研末，搽之，干则油调。（何清湖·《历代医学名著全书·本草纲目》4 册 3324 引《简便方》）

★ 4. **治癣疮：【蜈蚣油】**生蜈蚣 3 条。用法：上浸香油内，俟生霉，略熬，使虫化。外涂患处。（孙世发 主编·《中医小方大辞典》180 引《疡科选粹》）

★ 5. **治癣疮，痔漏：**露蜂房（大者，连子）一个。用法：将白矾研细末，填满蜂房之内，仰置瓦上，炭火炙（存性），研细收贮听用。治牛皮癣，以酸醋调敷；痔漏拔管，以油调敷。（彭怀仁 主编·《中医方剂大辞典》10 册 897 引《良方集腋》）

★ 6. **治癣疮似疥，奇痒难忍，常脱白皮：**生姜汁 3 钱 猪胆汁 5 钱。用法：调匀。搽患处。功能：收湿敛疮，祛风止痒。（阳春林 葛晓舒 主编·《湖南省中医单方验方精选·外科》上册 453）

★ 7. **治诸般癣疮：**藜芦、硫黄各半钱（别研），斑蝥十枚（去头足翅），腻粉一钱。用法：上为细末，以清油调和。候癣痒发，先以布揩擦动，次用药涂之。（彭怀仁 主编·《中医方剂大辞典》10 册 1517 引《魏氏家藏方》）

疥癣 13 方

★ 1. **治风疳、疥癣，或痒或疼，经年不效者，及一切恶疮：【如圣膏】**清油半斤，巴豆三钱（去皮),当归半两,轻粉一钱,黄蜡三两。用法:上先将清油文武火熬,次下巴豆,当归熬黑焦,又下轻粉、黄腊熔开,冷定,盒子内盛顿。每用量疮大小搽之。(彭怀仁 主编·《中医方剂大辞典》4册960引《医方类聚》)

★ 2. **治诸般疥癣必效:**雄黄(通明手可碎)、熟硫黄、黑狗脊、蛇床子(炒)各半两,寒水石六钱,斑蝥三个(去翅足,研碎)。用法:上另研,雄黄、硫黄、寒水石如粉,次入斑蝥和匀,蛇床、黑狗脊另为细末,同研匀,洗疥癣,令汤透去痂,油调手中擦热,鼻中嗅三两次,擦上可,一上即愈。如痛甚肿满高起者,加寒水石一倍。如不苦痒,只加狗脊,如微痒只加蛇床子。如疮孔中有虫,加雄黄。如喜火炙汤烫者,加硫黄,只嗅不止,亦可愈。(明代·董宿 辑录·《奇效良方》416)

★ 3. **治疥癣血风,诸疮瘙痒难当:**硫黄不拘多少,人言少许。用法:上为末,入白萝卜内,火烧存性,取出为细末听用;另用香油四两,入鸡子三个煎熟,去鸡子不用;再用花椒四两,油内煎至焦黑,去椒不用。用香油调药搽患处。(彭怀仁 主编·《中医方剂大辞典》8册399引《古今医鉴》)

★ 4. **治疥癣:**鲜鱼腥草捣烂外敷患处。(宋立人 总编·《中华本草》3册417)

★ 5. **治一切疥癣:【三神散】**白僵蚕二十四枚(炒去丝、嘴),蝎梢五枚(去毒,微炒),地龙三条。上件研令极细,分作二服,小儿作五服,温酒调下。服药了,然后澡浴。(宋立人总编·《中华本草》9册181引《杨氏家藏方》)

★ 6. **治癣疥:**藜芦10克,硫黄20克,凡士林加至100克。用法:外用。(彭怀仁 主编·《中医方剂大辞典》10册1519)

★ 7. **治癣疥:**大腹子半两,硫黄四两。用法:上为细末。每用以清油涂手心内,摊嗅之。(彭怀仁 主编·《中医方剂大辞典》3册547引《鸡峰》)

★ 8. **治风疳疥癣,或痛经年不效者,及一切恶疮:【四圣膏】**清油250克,巴豆(去皮)9克,当归15克,轻粉3克。用法:将油慢火熬,次下巴豆、当归,熬至黑焦,去渣,又下黄蜡、轻粉。每用量疮搽之。(孙世发 主编·《中医小方大辞典》1318引《普济方》卷二七九)

★ 9. **治疥癣:**五倍子适量,研细末,米醋熬膏,先抓破患处,后以膏涂抹之。(张俊庭 主编·《皮肤病必效单方2000首》258)

★ 10. **治疥癣诸疮:【天棚散】**干瓦松(经霜者)。用法:烧灰为末,不拘多少,用鸡蛋黄,煎取自然油,调搽患处。(彭怀仁 主编·《中医方剂大辞典》2册58引《鲁府禁方》卷四)

★ 11. **治疥癣、皮肤瘙痒:**蛇蜕2钱,苦参5钱,蛇床子一两,白矾三钱。水煎烫洗。(《全国中草药汇编》编写组 编·《全国中草药汇编》上册784)

★ 12. **治疥癣诸疮:【天棚散】**蛋黄油,干瓦松(经霜者)。用法:烧灰为末,不拘多少,用鸡蛋黄,煎取自然油,调搽患处。(彭怀仁 主编·《中医方剂大辞典》2册58引《鲁府禁方》卷四)

★ 13. **治皮肤瘙痒或疥癣:**五倍子1斤,蜈蚣2两,黄醋3斤。用法:先将3味药共煮成黑色,然后蒸至发粘即成。每日多次,涂搽患处。注意事项:若系牛皮癣,加五虎丹少许,涂擦患处。黄醋是米谷酒尾水。(阳春林 葛晓舒 主编·《湖南省中医单方验方精选·外科》上册757)

疥疮41方

★ 1. **治疥疮:**红枣30克(烧成灰),水银3克。用法:上两药合研末,调鸡蛋黄(熬油)油搽患处,治干湿疥疮均有效。(张俊庭 编·《皮肤病必效单方2000首》248)

★ 2. **治疥疮:【吴茱萸泥膏】**将吴茱萸风干,粉碎过筛,配成10%~15%的泥膏备用。将患部皮肤洗净,然后搽以膏药。共治26例,全部治愈。疗程1~7天。(滕佳林 米杰 编·《外治中药的研究与应用》321)

★ 3. **治疥疮验案:**李某某,男,15岁。1986年4月26日就诊。全身皮肤奇痒、长丘疹已两个月余,以腹部、会阴、指丫为多。曾用硫黄软膏等治疗,仍反复发作。经用10%的吴茱萸泥膏外搽1次症愈。半年无复发。(杨鹏举 主编·《中医单药奇效真传》329)

★ 4. **治疥疮验案:**王某某,男,37岁。1986

年3月28日就诊。全身皮肤瘙痒、起丘疹5个月多,尤以腹部、会阴、腿部为多。夜间瘙痒尤剧。皮肤上有脱屑、流水,曾用西药治疗仍反复发作。诊断疥疮。经用10%的吴茱萸泥膏外搽1次即愈,至今无复发。(杨鹏举 主编·《中医单药奇效真传》329)

★ 5. **治疥疮**:硫黄3分,水银1分,五倍子5分,桐油适量。用法:共研细末,用桐油和成丸,烘热。每日1次,外搽患处。(阳春林 葛晓舒 主编·《湖南省中医单方验方精选·外科》上册645)

★ 6. **治疥疮**:五倍子、乌梅、花椒各15克,,硫黄、枯矾各30克。用法:水煎。每日2~3次,外洗患处。注意事项:硫黄、白矾后下。(阳春林 葛晓舒 主编·《湖南省中医单方验方精选·外科》上册638)

★ 7. **治疥疮**:五倍子15克,枯矾、硫黄、花椒各20克。用法:将上药共研为细末,加麻油调成软膏,外涂患处。(王洪涛 张曰明 主编·《皮肤病单验方大全》646)

★ 8. **治疥疮**:巴豆二十一粒去皮,枣肉三十枚。共捣为一丸。用法:在患者胸口上滚,百发百中。(沈洪瑞 主编·《重订十万金方》470)

★ 9. **治疥疮**:取巴豆仁30克,香油5克,酸醋10毫升。用法:先将巴豆仁研极细末,放入瓶内与香油充分拌匀后加入酸醋进一步搅拌成糊状,涂于双侧膝部,并以手掌揉擦至双膝皮肤潮红、发热。每晚临睡前用药1次。5~7次为1个疗程,治疗47例均愈。(杨仓良 主编·《毒药本草》491)

★ 10. **治疥疮**:巴豆9克,水银5滴。制法:巴豆去壳捣烂,加入水银和匀如泥即成。用法:用净布将药泥包紧。蘸麻油少许在患者的两手腕部、肘弯内、腋下、两足弯等处(这些部位先用生姜擦一遍)轻轻揩擦,每日洗澡后擦1次,3次即愈。注意事项:慎勿入口,粘在手上要及时洗净。(李德新等 编·《祖传秘方大全》308)

★ 11. **治疥疮**:大蒜100克、花椒10克、苦参30克。用法:上3味加水1000毫升煎汤外洗患处,每天1次。(吴静 主编·《祛百病大蒜秘方》194)

★ 12. **治疥疮**:大蒜30克,丝瓜、马齿苋各15克。用法:大蒜、丝瓜、马齿苋加水500毫升煎水饮服,每天1次。(吴静 主编·《祛百病大蒜秘方》193)

★ 13. **治疥**:花椒、枯矾、硫黄各等分。用法:上为末。香油调搽,若棉油、柏油更好,蘸末火烤,频搽即愈;或倾成锭,用油磨搽更便。(彭怀仁 主编·《中医方剂大辞典》7册843引《仙拈集》)

★ 14. **治疥**:硫黄、川椒、石膏、白矾各等分。用法:上为细末。以生油调搽。(彭怀仁 主编·《中医方剂大辞典》10册221引《卫生宝鉴》)

★ 15. **治疥**:硫黄不以多少。用法:上用熨斗烊熔成汁,以荆芥穗手拈碎投之,候干冷,研为细粉。用时以手抓破,擦药在上。即愈。(彭怀仁 主编·《中医方剂大辞典》10册221引《普济方》)

★ 16. **治疥疮。多年不愈,多致瘦弱,一家皆相染为患:【硫黄丸】**硫黄(精,明的)一两。用法:上为细末,用米糕为丸,如梧桐子大。每服五六十丸,上体疥,食后荆芥汤送下;下体疥,食前服。不必搽药。(彭怀仁 主编·《中医方剂大辞典》10册224引《洞天奥旨》)

★ 17. **治疥**:硫黄、水银各一钱,油核桃肉一两,生猪板油一两。用法:上药共捣如泥。闻嗅及擦患处。(彭怀仁 主编·《中医方剂大辞典》7册843引《外科方外奇方》)

★ 18. **治疥**:硫黄、荆芥穗、黑狗脊、蛇床子。用法:上为末,油调成膏。先以火炙疮令痒,抓破,用麻油涂敷于手心,擦热嗅了,再擦疮上。(彭怀仁 主编·《中医方剂大辞典》10册221引《普济方》)

★ 19. **治疥**:硫黄、雄黄、白芷、轻粉各3克。用法:共研细末,过细罗,分成2包。用时先洗澡,洗后用120克香油兑6克药面调匀,放手心内在患处来回搓之,将皮肉微微搓出血来,连洗2次搓2次。(李德新等 编著·《祖传秘方大全》308)

★ 20. **治疥**:硫黄、川椒各五钱。用法:上为末,加生姜、葱头各五钱,和生猪板油捣融,用布包好。烘热,时时擦之,其效甚速。(彭怀仁 主编·《中医方剂大辞典》9册204引《验方新编》)

★ 21. **治疥**:硫黄10克,雄黄10克,樟脑3克,麻油适量。前药研成细末,用麻油调匀,擦患处。此方适于湿热而致疥疮者。(金福男 编

著·《古今奇方》237)

★ 22. **治诸疥**:石硫黄一钱(研),蜀椒(去目及闭口者)、吴茱萸、黄柏各一两。用法:上为散,用生油调如糊。涂敷疥上,一日二三次。(彭怀仁 主编·《中医方剂大辞典》10 册 225 引《圣济总录》)

★ 23. **治疥疮、湿疮痒者:【独炼硫】**明净硫黄适量。用法:入铁锅,文火熔化,倾入盐卤中,凝定取出,再熔再淬数十次,俟硫色深紫为度,为细末。熬鸡蛋黄成油调敷。先须洗涤净,挹干敷药,每日一洗,再敷。(孙世发 主编·《中医小方大辞典》129 引《疮科纲要》)

★ 24. **治不论轻重或经年不愈之干湿疥疮**:(灭疥膏)硫黄粉、石灰块各四两。用法:以上药入砂锅内加水二升,共煮一小时,随煮随添水,并搅拌之,然后取下,用滤纸取 500 毫升,得深红色之澄明液,随即徐徐加入花生油,随加随搅至呈黄色之稠厚液,不现出红色水珠为止,并滴少许杏仁油作为矫味剂。搽抹患处。功能:杀菌,消毒,止痒,灭疥。(彭怀仁 主编·《中医方剂大辞典》3 册 44)

★ 25. **治疥疮经久不愈:【立效散】**朴硝(细研如粉)60 克,硫黄(别研极细)7.5 克。用法:上药和匀,清油调。临卧敷疮上,1 夜 3 次。(孙世发 主编·《中医小方大辞典》331 引《医方类聚》)

★ 26. **用于一切疥疮有虫,时作瘙痒:【巴豆膏】**用巴豆(去皮研)7 粒,硫黄(细研)、白矾(烧灰)、芜荑各 15 克,猪脂 90 克。上药捣罗为末,炼猪脂成油,入前药末,调和令匀。每用莲子大,于手掌内搓涂之。(滕佳林 米杰 编著·《外治中药的研究与应用》92 引《医方类聚》)

★ 27. **治疥疮,症见身起黑斑,形如蛇皮,甚痒,脱白屑:【蛇蜕雄黄散】**蛇蜕 1 张,雄黄、硫黄各 5 钱,麻油适量。用法:蛇蜕切碎焙焦,共研细末,麻油调。每日 1 次,外涂患处。功能:祛风止痒,解毒燥湿。方解:蛇蜕祛风止痒;雄黄、硫黄解疮毒,燥湿止痒;麻油润燥。诸药合用,共奏祛风止痒,解毒燥湿之功。(阳春林 葛晓舒 主编·《湖南省中医单方验方精选·外科》上册 639)

★ 28. **治疥疮**:蟾蜍 2 只。用法:将蟾蜍养五六天,使其粪排清,活放入酒内煎,待脱皮去渣取酒,外搽。(张俊庭 编·《皮肤病必效单方 2000 首》252)

★ 29. **治疥疮**:蟾酥粉、硫黄粉。用法:上药与油(或凡士林)调拌成膏。洗澡时,尽量地搔抓,将疥疱抓破,再以此膏涂抹患处,每天一次。轻者 3 天,重者 5 天即愈,(张俊庭编·《皮肤病必效单方 2000 首》249)

★ 30. **治疥疮**:蝉蜕、露蜂房各 30 克,僵蚕、姜黄各 15 克,大黄 10 克。共研细末,分为 18 包,以土茯苓 100 克煎水约 100 毫升送服 1 包,日三次,小儿酌减。外用硫黄 12 克,水银 3 克,熟石膏,枯矾各 10 克,共研细末,以凡士林 100 克调匀,每日早、晚各涂擦患处 1 次,1 周为 1 个疗程。贺遵讽用上方治疗疥疮患者 150 例,病程 1 月或大于 1 年,用上法 1 周后全部获愈。(王辉武 主编·《中药临床新用》655)

★ 31. **治疥疮**:老露蜂窝一只。用法:焙枯研末,茶油调涂。(中医研究院革命委员会编·《常见病验方研究参考资料》427)

★ 32. **治疥疮**:制半夏末,蜂窝(焙干研末)。用法:茶油调搽。(中医研究院革命委员会 编·《常见病验方研究参考资料》427)

★ 33. **治疥疮**:干蜈蚣 3 克,冰糖 10 克,隔水蒸 30 分钟,去虫取汁口服,2 日 1 次。治疗后洗澡换洗、消毒衣被。(孟凡红 主编·《单味中药临床应用新进展》536)

★ 34. **治疥疮**:马鞭草捣汁半盏(忌铁器),饮尽,十日内愈。(杨仓良 主编·《毒药本草》236 引《卫生易简方》)

★ 35. **治疥疮**:生南星 50 克,陈醋 500 毫升。浸泡 1 周,温水清洗患部,蘸本品外搽。化脓感染者用双氧水消毒清洗,日 2 次。(孟凡红等 编·《单味中药临床应用新进展》503)

★ 36. **治疥疮**:苦参 50 克 ,花椒 9 克。用法:煎汤洗。(吴静 陈宇飞 主编·《传世金方·民间秘方》415)

★ 37. **治疥疮:【苦参汤】**苦参、蛇床子、白矾、荆芥穗各等分。上四味煎汤,放温洗。(宋立人 总编·《中华本草》4 册 639 引《济生方》)

★ 38. **治疥疮:【麻黄膏】**猪油四两,斑蝥三个,麻黄五钱,蓖麻子(去壳研烂)一百粒,大枫子(去壳研烂)一百粒。先将猪油化开,下斑蝥煎数沸,随去斑蝥,再下麻黄,煎枯滤去渣,将大

枫、蓖麻肉和匀听搽。（宋立人 总编·《中华本草》2册355引《医学心悟》）

★ 39. **治卒得疥疮：**麻油摩硫黄涂之。（宋立人 总编·《中华本草》1册424引《肘后方》）

★ 40. **治干湿疥疮，皆以湿热而生，通身奇痒不休：**薄荷一两，百部一两，地肤子一两。每日煎水洗一二次。（宋立人 总编·《中华本草》7册83）

★ 41. **治遍身风痒生疥疮：**茵陈不计多少，煮浓汁洗之。（江苏新医学院 编·《中药大辞典》下册1590引《千金方》）

头部癞头疮6方

★ 1. **治头部癞头疮：**乌梅、生麻油各适量。用法：乌梅火煅存性为末，生麻油调之。搽患处。功能：清热解毒 除湿止痒。（阳春林 葛晓舒 主编·《湖南省中医单方验方精选·外科》上册450）

★ 2. **治满头癞疮及手足身上、阴器肤囊瘙痒，抓烂淋漓：**五倍子1.25钱，轻粉25贴，蛇床子各2.5钱，黄连5钱。用法：共研为细末，先用荆芥、葱白煎汤洗，拭干，清油调搽。（清·顾世澄 撰·《疡医大全》1327）

★ 3. **治白癞风疮：**鲜马鞭草为末，每服3克，食前荆芥、薄荷汤下，日3次，忌铁器。（杨仓良 主编·《毒药本草》236引《太平圣惠方》）

★ 4. **治痢疮并肥疮：【四贤散】**五倍子、枯矾、松香、雄黄各等份。用法：上药研为末。香油调敷。（孙世发 主编·《中医小方大辞典》1320引《千金珍秘方选》）

★ 5. **治癞头软疖及热疮：**五倍子七个研末，香油四两熬至一半，布绞去滓，搽之三四遍即可，勿以水洗之。（明·缪仲淳 编撰·《本草单方》417）

★ 6. **治风癞湿烂：**五倍子末，津调涂之。（何清湖·《历代医学名著全书·本草纲目》4册3324）

白癜风（白驳风）39方

★ 1. **治白癜风：**大蒜、生姜各适量。用法：大蒜、生姜切片，交替频擦，每天2次。（吴静 主编·《祛百病大蒜秘方》193）

★ 2. **治白癜风：**大蒜20克，无花果叶、烧酒各适量。用法：将无花果叶洗净，切细，大蒜去皮，用烧酒浸泡7日。用酒涂擦患处，1日3次。（吴静 主编·《祛百病大蒜秘方》192）

★ 3. **治白癜风：**补骨脂15克，肉桂15克，吴萸3克，密陀僧、五倍子、雄黄各10克。用法：共研极细末，用酒、冷开水各一半调成糊状后外搽患处，每天2～3次。（金福男 编著·《古今奇方》233）

★ 4. **治白癜风：【玉粉膏】**白矾、石硫黄各半两。用法：上二味研为末，米醋调为膏，涂患处。（宋立人 总编·《中华本草》1册330引《圣济总录》）

★ 5. **治白癜风：**乌梅60克，补骨脂30克，毛姜10克。用法：取上药各1份入80%～85%酒精中，浸泡两周，过滤去渣，备用。用时以棉花或纱布蘸药液均匀地涂搽于患处，直到局部皮肤发热为止，每日次数不限。（张俊庭 编·《皮肤病必效单方2000首》207）

★ 6. **治白癜风：**硫黄、雄黄各等量。用法：将上药共研为细末，用黄瓜切片蘸药末涂擦患处，1日数次。（王洪涛 张曰明 主编·《皮肤病单验方大全》543）

★ 7. **治白癜风：**白芷25克，雄黄3克。用法：将上药共研为细粉，用鲜白茄蒂蘸药粉搽擦患处。（王洪涛 张曰明 主编·《皮肤病单验方大全》547）

★ 8. **治白癜风：**白芷、补骨脂各等量，煎汤。外洗皮损处，同时适当内服。（滕佳林 米杰 编·《外治中药的研究与应用》223引《奇法妙方》）

★ 9. **治白癜风：**细辛6克，白芷3克，雄黄3克，米醋适量。用法：前3味药共研细末，用米醋调和，搽涂患处，每日2次。功效：解毒祛风。禁忌：此药有毒，严禁内服。接近口、鼻、眼处慎用。

(刘道清 主编·《中国民间神效秘方》633)

★ 10. **治白癜风**:轻粉15克,大黄10克,雄黄10克。用法:将上药共研为细末,用食醋调涂患处。功效:清热燥湿。(王洪涛 张曰明 主编·《皮肤病单验方大全》545)

★ 11. **治白癜风**:水银6克,雄黄9克,麻油30克。用法:共搅匀。每日1次,外擦患处。功能:杀虫解毒,滋润生肌。方解:水银杀虫攻毒;雄黄解毒杀虫止痒;麻油滋润生肌。诸药合用,共奏杀虫解毒,滋润生肌之功。注意事项:水银、雄黄有毒。(阳春林 葛晓舒 主编·《湖南省中医单方验方精选·外科》上册790)

★ 12. **治汗斑,白癜风**:乌梅7个,斑蝥5只。用法:将上药共置白酒内浸泡7日后,取药液涂患处,1日3次。功效:滋阴止痒。(王洪涛 张曰明 主编·《皮肤病单验方大全》544 引《河南民间验方》)

★ 13. **治白癜风**:生法夏、醋各适量。用法:磨醋。每日多次,外搽患处。功能:清热燥湿,解毒止痒。注意事项:须连续搽半月以上。(阳春林 葛晓舒 主编·《湖南省中医单方验方精选·外科》上册786)

★ 14. **治白癜风**:补骨脂30克,白蒺藜20克,95%的酒精200毫升。用法:前2味药分别去除杂质,淘洗干净,晒干研末,放入酒精中密封浸泡,7日后即可使用。用棉签蘸取药液,搽涂患处,每日3次。功效:活血祛风。(刘道清 主编·《中国民间神效秘方》632)

★ 15. **治白癜风**:【熄风酊】补骨脂375克,菟丝子563克,蜂房281克,斑蝥(炒)0.3克。以上4味,用乙醇浸泡回流提取,收集提取液,加75%乙醇使全量成6000毫升,滤过即得。本品为棕黄色澄清液体。乙醇含量应为50%~60%。功能:活血祛风,荣养肌肤。用于白癜风。涂于白斑处,每日2次,涂后日光或紫外光灯照射。(宋立人 总编·《中华本草》4册607)

★ 16. **用于白癜风、汗斑**:【白癜风散】补骨脂600克,雄黄250克,密陀僧250克。以上3味,粉碎成细粉,过140目筛,混匀,即得。本品为灰黄色的粉末,味苦辛。功能:清热除湿。用于白癜风、汗斑。外用,醋调涂患处。(宋立人 总编·《中华本草》4册607)

★ 17. **治白癜风、扁平疣、斑秃、神经性皮炎、瘙痒症**:补骨脂六两,75%的酒精十二两。用法:将补骨脂碾碎,置酒精内,浸泡七昼夜,过滓去渣,用棉球蘸药涂于患处,并摩擦五至十五分钟。功能:调和气血,活血通络。润肤止痒,生发祛白斑。(彭怀仁 主编·《中医方剂大辞典》5册870)

★ 18. **治白癜风**:苦参五斤,露蜂房五两,刺猬皮一个。上药咀片,水三斗煮一斗去渣用汁,细酒曲五斤,炊黍米三斗作饭,拌曲同药汁,如酿成酒法,酒成榨去糟,食前温服一二杯。(宋立人 总编·《中华本草》4册639 引《疡医大全》)

★ 19. **治白癜风**:乌贼骨60克,硫黄30克。用法:将上药中的硫黄以醋煮1日,同乌贼骨共为细粉。用时需先浴身,后以鲜姜片蘸药热搽患处,反复多次,见皮肤潮红。日日用之,治紫白癜风可断根。(张俊庭 编·《皮肤病必效单方2000首》208)

★ 20. **治白癜风**:海螵蛸40克,硫黄30克,蛇皮20克。用法:上药共研细粉,用时以醋和姜汁调匀,涂搽患处,每日1次。日日用之,治白驳风效果良好。(张俊庭 编·《皮肤病必效单方2000首》203)

★ 21. **治白癜风**:苦参50克,丹参、当归尾各25克,川芎15克,防风20克。75%的酒精500毫升制成酊剂外擦患处,每日3次。范存伟用上方治疗白癜风20例,仅用14~21天,均获满意疗效,轻者2周显效,重者月余病除。(王辉武 主编·《中药临床新用》385)

★ 22. **治白癜风**:穿山甲、水银各1两,轻粉5分。穿山甲炒存性为末,与其他药研末调匀,加入麻油,外擦患处,每日2~4次。(《全国中草药汇编》编写组 编·《全国中草药汇编》上册572)

★ 23. **治白癜风**:取五分钱大的生穿山甲1片,得用其自然边缘,刮白斑处,顺经络循行之方向,由轻到重刮60次,发红为度,不能出血。刮完后敷以红霉素软膏润泽皮肤,防止感染。每日2次,刮1周后白斑完全消失。阚金铭用上方治疗白癜风6例,全部治愈,无1例复发。(王辉武 主编·《中药临床新用》485)

★ 24. **治白癜风**:硫黄(生,研)、黄丹(研)各15克。用法:上药用生绢袋盛,紧缚定。蘸生姜自然汁于白癜上搽之,日夜十次。(孙世发 主

编·《中医小方大辞典》227 引《准绳·疡医》)

★ 25. **治白癜风:**硫黄、矾石各等份。用法:上药研为末,蜡和,敷之。(孙世发 主编·《中医小方大辞典》293 引《千金》)

★ 26. **治白癜风:【石硫黄膏】**硫黄、墨各 45 克。用法:上药研为细末。先以布揩患处令赤,再调上药成膏涂之。若作疮,预后再涂。主治:白癜风,皮肤斑白,毛发亦变。(孙世发 主编·《中医小方大辞典》302 引《圣济总录》)

★ 27. **治白癜风:**硫黄和密陀僧各适量。共研细末,搓擦患部。日 2 次。(金福男 编著·《古今奇方》233)

★ 28. **治白癜风:**未成熟核桃青皮 1 个,和其半量的硫黄混合,捣烂,外涂,日 2 次。(金福男 编著·《古今奇方》233 引《圣济总录》)

★ 29. **治白癜风:**用生硫黄末,以生姜蘸擦之,随手去。(滕佳林 米杰 编著·《外治中药的研究与应用》92 引《百一选方》)

★ 30. **治赤白癜风:**附子、硫黄、姜汁、茄蒂。用法:上将附子、硫黄研末,姜汁调匀,白癜用白茄蒂擦;紫癜用紫茄蒂擦。(彭怀仁 主编·《中医方剂大辞典》10 册 218 引《奇效良方》)

★ 31. **治白癜风验案:**陈某某,男,27 岁,营业员,1979 年 7 月 3 日来我所就诊。左眉上白斑已 4 个月余,3×2.5 厘米大小,无任何异常感觉,诊为白癜风。用马齿苋法治疗:鲜马齿苋适量,洗净,切碎捣烂,用纱布包好,挤出液汁,瓶装备用。每 100 毫升中加入硼酸 2 克,可久贮备用。使用时,棉签蘸液体少许搽患部,每日 2 次。5 个月后,皮损基本恢复正常,续用 4 个月。3 年后随访,未见复发。(杨鹏举 主编·《中医单药奇效真传》242)

★ 32. **治白癜风:**蛇蜕 50 克,用水 150 毫升煎汁,瓶贮,以棉球蘸药汁外搽白斑部,1 日 3～4 次,坚持搽涂 2～3 个月可以见效,因蛇蜕有祛风、通络、解毒之功。(朱良春 主编·《中国百年百名中医临床家丛书·朱良春》192)

★ 33. **治白驳方:**用蛇蜕烧末,醋调敷上,神效。(胡晓峰 主编·《中医外科伤科名著集成》748)

★ 34. **治白癜风:**露蜂房一个(以生盐筑满诸孔眼,火烧存性,去盐),胆矾、天花粉、蝉蜕各等分。用法:上后三味为细末,用纸包三分,与蜂房同活鲫鱼一对以酒煮至鱼熟。于无风处细嚼,连刺饮酒,后痒自上而下,赶入四肢。(彭怀仁 主编·《中医方剂大辞典》10 册 898 引《古今医鉴》)

★ 35. **治白癜风:**海螵蛸 40 克,硫黄 30 克,蛇皮 20 克。用法:上药共研细粉,用时以醋和姜汁调匀,涂搽患处,每日 1 次。日日用之,治白驳风效果良好。(张俊庭 编·《皮肤病必效单方 2000 首》203)

★ 36. **治白癜风经久不愈:**大蒜。用法:用刀将大蒜瓣一剖为二,用剖面在患处来回搓擦一分钟左右,每日 2～3 次。此法对新生白癜风疗效良好,一般用大蒜搓擦 20 天左右即愈。如果患处已有数年病史,用此法亦可控制不再发展。面积大的白斑,可增加治疗时间和次数,并在擦大蒜时把搓擦面扩大到白斑外一厘米的范围,方能控制患处不再发展,并可使皮肤色素改善。(张俊庭 编·《皮肤病必效单方 2000 首》202)

★ 37. **治白驳风:**石硫黄、矾石各 9 克。用法:上药研为末,用好醋调和如膏,涂之。(孙世发 主编·《中医小方大辞典》436 引《圣济总录》)

★ 38. **治白驳方:**雌黄(一分),硫黄(一分)蛇蜕皮灰(二条),上件药。捣研令细。用醋调如膏。先以巴豆汁截磨白处。令皮起。然后敷药。三两遍即瘥(电子版·《中华医典·普济方》卷二十四)

★ 39. **治面项身体白驳风:**蛇蜕皮一条(大者,烧作灰用),石硫黄(研)、槲皮(烧作灰)各二钱。用法:上为极细末,以清熟漆调和,勿令稠硬,薄涂白驳处。欲涂药时,先以巴豆一粒中截,用平处摩,令皮微起,然后敷药。(彭怀仁 主编·《中医方剂大辞典》1 册 920 引《圣济总录》)

紫白癜风 9 方

★ 1. **治紫癜风:【独黄散】**硫黄(研细)适量。用法:上药以茄蒂蘸药少许,擦良久,以温汤洗去。(孙世发 主编·《中医小方大辞典》129 引《杨氏家藏方》)

★ 2. **治紫白癜风:**用生硫黄末,以生姜蘸擦

之,随手去。(宋立人 总编·《中华本草》1 册 424 引《百一选方》)

★ 3. **治紫癜风**:硫黄 30 克,海螵蛸 3 个。用法:硫黄用醋煮 1 日,同海螵蛸研为细末。沐浴后以生姜蘸药,热擦患处。(吴素玲 李俭 主编·《实用偏方大全》781 引《仙传外科秘方》)

★ 4. **治紫白癜风:【消斑散】**用密陀僧、樟脑、硫黄、煅硼砂、枯矾各 15 克,冰片 3 克,轻粉 15 克。配制时先将前 6 种药物研细后,再加入轻粉,充分调匀备用。治疗方法:先将皮损处用清水洗净、揩干。而后将生姜切成片,蘸药粉稍加力涂擦患处。每日 1~2 次,连用 2 星期以后,每隔 2 天外用药 1 次,连用 10 天即可。共治 88 例,结果治愈 81 例,占 92.1%;好转 6 例,占 6.8%;无效 1 例。总有效率达 98.9%。(滕佳林 米杰 编著·《外治中药的研究与应用》109)

★ 5. **治紫癜风、白癜风:【四神散】**雄黄、雌黄、硫黄、白矾各等分。上为末,先以汤浴汗出,肥皂擦癜处洗净,次用生姜切断尽碎,蘸药擦患处,过三日又洗又擦,五次愈。(宋立人 总编·《中华本草》1 册 390 引《简明医彀》)

★ 6. **治紫白癜风**:苦参五斤,露蜂房五两,刺猬皮一个。用法:上药切碎。以水三斗,煮一斗,去滓用汁,细酒曲五斤,炊黍米三斗,做饭拌曲,同药汁,如酿酒法,酒成榨去糟。食前温服一二杯。(彭怀仁 主编·《中医方剂大辞典》3 册 851 引《疡医大全》)

★ 7. **治紫白癜风**:紫皮蒜(2 个)24 克。用法:将蒜去皮捣烂成泥状,外搽患处,以局部发热伴轻度刺痛为限。(吴静 主编·《祛百病大蒜秘方》179)

★ 8. **治紫癜风:【除风散】**防风(去叉)、蝎梢(炒)各 30 克,白花蛇头(酒浸,炙)2 个。用法:上药研为散。每次 3 克,温酒调下。(孙世发 主编·《中医小方大辞典》1065 引《圣济总录》卷十八)

★ 9. **治紫癜风:【桑枝煎】**桑枝(锉)5000 克,益母草(锉)1500 克。用法:慢火水煎,滤去渣,入小铛内,熬为膏。每次 15 克,夜卧时以温酒调服。(孙世发 主编·《中医小方大辞典》575 引《圣惠方》)

疬疡风 9 方

★ 1. **治疬疡风**:雄黄一钱,蛇蜕一条(煅存性)。用法:上共为末。麻油调敷。(彭怀仁 主编·《中医方剂大辞典》10 册 260 引《外科证治全书》)

★ 2. **治疬疡(即疬风)**:黄连 150 克,五倍子 30 克。用法:上药研为末。唾津调涂。功效:清热解毒。(孙世发 主编·《中医小方大辞典》590)

★ 3. **治疬疮初起**:白颈蚯蚓适量。用法:于盆内捣烂,加水研淘,澄清,取其清水,涂患处,每日 1 次。二三日即愈。(彭怀仁 主编·《中医方剂大辞典》9 册 115 引《解围元薮》)

★ 4. **治疬疡风:【硫黄膏】**硫黄不拘多少。用法:上为末,以酱和作泥。先以生布揩破患处,然后敷之;或以醋磨敷;或以硫黄熏之。备考:治紫白癜风,用生姜汁数滴调润硫黄末,却以生附子或生乌头截作两段,蘸药搽患处;或用生姜同煎成膏,浴罢以药搽之;或用白面脂调涂;或用米醋将硫黄化开,以蒂蘸磨患处。(彭怀仁 主编·《中医方剂大辞典》10 册 222 引《普济方》)

★ 5. **治疬疡风:【硫黄涂方】**硫黄一两半,雄黄半两,硇砂(研)、附子(生)各一两。用法:上为细末,以苦酒调涂之,干则易。(彭怀仁 主编·《中医方剂大辞典》10 册 224 引《圣济总录》)

★ 6. **治疬疡风,面颔颈项忽生斑驳,其状如癣**:(雄黄散)雄黄、硫黄、白矾(并研如粉)各一分。用法:和研令匀。以炼成猪脂调和,涂疮上。(彭怀仁 主编·《中医方剂大辞典》10 册 249 引《圣济总录》)

★ 7. **治疬疡风,面颊颈项忽生斑驳如癣**:巴豆(去皮,生用)一分,酽醋一合。用法:上药先以新布揩令赤,于故砂盆内,用醋磨巴豆如稀膏。涂于患上。(彭怀仁 主编·《中医方剂大辞典》2 册 1119 引《圣济总录》卷十八)

★ 8. **治疬疡风**:用五月收赤足蜈蚣。烧灰。醋调涂之。(电子版·《中华医典·普济方》卷一百七)

★ 9. **治疠风**:(祛风散) 蝎虎一条(焙干),大蚕沙五升(筛净,水淘二遍,晒干),白面四斤或五斤,拌蚕沙为络索,晒干。上为末,每服一二合,熬柏叶汤调服,食前,日三服。(江苏新医学院 编·《中药大辞典》下册 2667 引《卫生宝鉴》)

风瘙瘾疹 5 方

★ 1. **治风瘙瘾疹疼痛成疱**:赤小豆、荆芥穗,晒为末。鸡子清调薄敷。(宋立人 总编·《中华本草》4 册 701 引《世医得效方》)

★ 2. **治风瘙瘾疹,皮肤肿痒**:茵陈蒿一两,荷叶半两。上二味共研细末为散。每服一钱,冷蜜水调下,食后服。(江苏新医学院 编·《中药大辞典》下册 1590 引《圣济总录》)

★ 3. **治皮肤隐疹不透,瘙痒**:薄荷 10 克,荆芥 10 克,防风 10 克,蝉蜕 6 克。水煎服。(宋立人 总编·《中华本草》7 册 83)

★ 4. **治风气瘙痒及瘾疹**:蜂房(炙)、蝉蜕各等分。为末。酒服一钱,日三服。(历代医学名著全书 明代·李时珍 撰·《本草纲目》4 册 3318)

★ 5. **治风瘾疹**: 以水煮蜂房取二升,入芒硝傅上,日五度。即瘥。(宋立人 总编·《中华本草》9 册 230 引《梅师集验方》)

风疹 6 方

★ 1. **治风疹瘙痒不止:【蛇蜕散】** 蛇蜕(洗,炙焦)、露蜂房(洗,过蜜,炙焦)。共研细末,温酒调下一钱,日二服。(宋立人 总编·《中华本草》9 册 411 引《古今医统》)

★ 2. **治风疹瘙痒不止**: 用蛇蜕皮一条。以水一升。煎取半升。以鸡翎一茎。热汤时。蘸药揩上即瘥。(电子版·《中华医典·普济方》)

★ 3. **治风疹肿痒:【蛇蜕朱砂散】**蛇蜕 1 条,朱砂 1 钱。用法:蛇蜕烧灰存性,与朱砂研末,醋调。每日 1 次,搽患处。功能:活血透疹,祛风止痒。(阳春林 葛晓舒 主编·《湖南省中医单方验方精选·外科》上册 763)

★ 4. **风疹**:五倍子 2 克,生蒲黄 1 克,生甘草 1 克。水煎服,每日 1 ~ 2 次。(金福男 编著·《古今奇方》138)

★ 5. **治风疹**:白鸡冠花适量。用法:上药煎汤,用水洗。(竭宝峰 江磊 主编·《中华偏方大全》607)

★ 6. **治风疹**:白鸡冠花、向日葵各 10 克,冰糖 30 克。用法:开水炖服。(江苏新医学院编·《中药大辞典》上册 1212)

湿疹 47 方

★ 1. **治湿疹**:五倍子 30 克,加水 500 ~ 600 毫升,砂锅内煎煮 1 小时,去渣后滤液浓缩成 50 毫升,冷却后加甘油 5 毫升,用时均匀涂擦患处,每日 3 ~ 4 次,直至痊愈。(汉羌 月兰 编著·《简方治百病》33)

★ 2. **治湿疹**:五倍子、黄柏各 9 克。用法:将上药共研为细末,用香油调涂患处。(王洪涛 张曰明 主编·《皮肤病单验方大全》290)

★ 3. **治湿疹**:五倍子 15 克,冰片 1.5 克。用法:上药共研细末,加香油调为糊状,涂于患处。一般每日擦 2 ~ 3 次,可迅速减轻症状。(唐大晅 张俐敏 主编·《传世金方·祖传秘方》370)

★ 4. **治湿疹**:五倍子 1 两,生白矾、郁金各 3 钱,胆矾 3 分。用法:共研细末,先将患部洗净,用醋调敷。(中医研究院革命委员会 编·《常见病验方研究参考资料》417)

★ 5. **治湿疹:【炉倍油膏】** 五倍子、炉甘石各 9 克,冰片 3 克,黄连 15 克。用法:上药研为细末,油调成膏。外用。(孙世发 主编·《中医小方大辞典》1466)

★ 6. **治湿疹**:五倍子 30 克,滑石 30 克,枯矾 15 克,梅片 10 克。用法:将上药与四环素 4 片(0.25 克/片)研成细末,用凡士林调和诸药,装瓶备用。用前将生甘草适量煎水,温热洗患处,洗后涂上薄薄一层药,用纱布盖上。3 天涂药 1 次,涂药期间忌吃辛辣食物等。(李川主

编·《民间祖传秘方》212)

★ 7. **治湿疹**:丝瓜络 60 克。水煎,熏洗患处。(宋立人 总编·《中华本草》5 册 554)

★ 8. **治湿疹**:鱼腥草 20 克,威灵仙 10 克,防风 10 克,水煎服。(楼锦英 编著·《中药临床妙用锦囊》358)

★ 9. **治湿疹**:土茯苓一两,苡米五钱,生地四钱,银花三钱,甘草二钱。用法:水煎服。(中医研究院革命委员会 编·《常见病验方研究参考资料》415)

★ 10. **治湿疹**:瓦松晒干,烧灰研末,合麻油调抹,止痛止痒。(杨仓良 主编·《毒药本草》665 引《泉州本草》)

★ 11. **治湿疹**:白凤仙花、车前子、白矾各等分。用法:煎汤洗。(中医研究院革命委员会 编·《常见病验方研究参考资料》416)

★ 12. **治湿疹**:黄柏末、红枣肉(煅研)各等份。用法:共研细末,用香油调敷。(吴静 陈宇飞 主编·《传世金方·民间秘方》395)

★ 13. **治湿疹**:石灰粉、香油各适量。用法:将石灰粉放入碗中,加香油调和成软膏状备用。用时,取药膏涂在患处,日涂 3 次。2~3 天可痊愈。功效:消炎敛疮生肌。(程爵棠 程功文 编·《单方验方治百病》380)

★ 14 **治湿疹**:煅石膏 60 克,白及 30 克,密陀僧 21 克,轻粉 15 克,枯矾 9 克,共研极细末,用香油或凡士林调成 50% 的软膏涂患处。如有脓水渗出者,可用药粉干撒,每日 3~5 次。用药时忌用温水或肥皂水洗涤。(宋立人 总编·《中华本草》1 册 298)

★ 15. **治湿疹**:苍耳子膏。用法:每次二钱,冲开水服。并用鲜苍耳子二两,煎汤洗患处。(中医研究院革命委员会 编·《常见病验方研究参考资料》414)

★ 16. **治湿疹**:苍耳子一株(茎叶全用),浮萍、薄荷各二钱。用法:煎汤洗。(中医研究院革命委员会 编·《常见病验方研究参考资料》416)

★ 17. **治湿疹**:炒吴茱萸一两,乌贼骨七钱,硫黄二钱。共研细末备用。用法:湿疹患处渗出液多者撒干粉;无渗出液者用蓖麻油或猪板油化开调抹,隔日一次,上药后用纱布包扎。(江苏新医学院 编·《中药大辞典》上册 1120)

★ 18. **治湿疹**:苦参 100 克,蛇床子 50 克。用法:煎汤洗患处。(吴静 陈宇飞 主编·《传世金方·民间秘方》395)

★ 19. **治湿疹**:海螵蛸、炮山甲各 6 克,梅片 0.3 克。用法:上药研细末,装瓶密封备用。用时将药粉涂撒患处。(张俊庭 编·《皮肤病必效单方 2000 首》112)

★ 20. **治湿疹**:蒋某某,男,41 岁,工人。四肢透布痒疹,继现水泡,抓之则破流津水,迭治未瘥。苔薄黄,舌质红,脉动微数,此湿热蕴于营分,外泄肌肤,而成湿疹之候,治宜祛风胜湿,凉血活血。用紫草茸 100 克,研极细末,外搽湿疹部,1 日 3 次。搽药末后,肤痒即缓,破处结痂,4 日而愈。(杨鹏举 主编·《中医单药奇效真传》354)

★ 21. **治湿疹**:蜂巢三个,黄连二钱。用法:将黄连研细末,蜂巢研末,再加凡士林 80 克,文火熔化,搅拌成油膏,先用 2% 的温盐水洗净患处,后涂油膏。注意不可用热水烫,越烫越坏。(中医研究院革命委员会 编·《常见病验方研究参考资料》415)

★ 22. **治湿疮**:吴茱萸 80 克研末,醋精 50 毫升调膏,外涂患处,日 2~3 次。(孟凡红等 编·《单味中药临床应用新进展》532)

★ 23. **治湿疹**:紫草 30~60 克,蛇蜕 15~30 克。将上药入纱布袋中加清水 2~3 公斤煮沸 30 分钟,取药液以不烫手为宜,用软毛巾蘸药洗患部 30 分钟,每日洗 2~3 次,每日 1 剂,6 天为 1 个疗程。共治 89 例,痊愈 80 例,好转 8 例,无效 1 例,总有效率为 98.6%。(滕佳林 米杰 编著·《外治中药的研究与应用》554)

★ 24. **治湿疹**:我的女儿满百天后就长了湿疹,脸上、身上几乎没有一寸平方的皮肤是好的。皮肤烂了,肌肉的红色暴露出来,流出来的是黄色的水。就这样,我曾经四处求医,用过市面上出售的各种皮肤膏药,又用过消炎片(ST)碾成细粉撒在患处,又曾经遵照医嘱注射过 10 次青霉素,均不见效,反而小孩子越来越厉害。这样足足有一年多,当时我和我爱人都以为孩子没有希望了,十分悲哀。后来在路上碰了一位老太太,蒙她介绍用雄黄粉治疗湿疹的方法。我按照单方去调配使用,每天涂抹 10 多次,1 星期后湿疹便干了,再过 1 星期,便见烂肉上长出皮肤来了。现在小女儿的湿疹全部好了,脸上没有留下疤痕。现将雄黄治疗湿疹的方法介绍如下。药物：雄黄粉、香油约 9 克，火纸 1 张。治疗方法：用火纸把雄黄包好，灌以香油，使渗透后，用火燃着火纸，即滴下雄黄油来。用温热的雄黄油涂抹患处，每天 10 次左右。连续 2 周，便见功效。（黄国健等 主编·《中医单方应用大全》468）

★ 25. **治湿疹：**庞某，男，3 岁。头、面、颈、胸、上肢等处，患湿疹数月，经中西药多方治疗无效，用此方治疗，2 次即愈。治疗方法：雄黄 3 克（研末），鸡蛋 1 个，将一端打一小孔，纳入雄黄，用纸将孔封好，外用泥糊包裹，文火烧成炭，去泥研细末，用香油调敷患处。（黄国健等 主编·《中医单方应用大全》468）

★ 26. **治湿疹：**蝉蜕、黄芩、白芍各 30 克，生地、蛇床子 20 克。用法：煎水外洗患处。（唐大晅 张俐敏 主编·《传世金方·祖传秘方》370）

★ 27. **治湿疹：**猪胆汁、黄柏末各适量。用法：用猪胆汁拌黄柏末，晒干，再研细，外搽患处。（张俊庭 编·《皮肤病必效单方 2000 首》114）

★ 28. **治湿疹验案：**张某某，24 岁。1962 年 8 月诊。患湿疹 1 个月余，瘙痒明显，痛苦不堪，求诊于我。令患者用活蟾蜍数只，以竹片轻刮其背部，然后以蟾蜍背皮擦患处，每天擦 3 ~ 4 次。用该方法治疗 5 天告愈，共用蟾蜍皮 8 张，6 年未复发。（黄国健等 主编·《中医单方应用大全》75）

★ 29. **治湿疹验案：**有一妇人患脐下腹上，下连二阴，遍满生湿疮，状如马瓜疮，他处并无，热痒而痛，大小便涩出黄汁。食亦减，身面微肿。医作恶疮治，用鳗鲡鱼、松脂、黄丹之类药涂上，疮愈热痛甚。治不对，故如此。问之，此人嗜酒贪啖，喜鱼蟹发风等物。急令用温水洗拭去膏药；烂研马齿苋入青黛，匀涂疮上，即时热减痛痒皆去；仍服八正散。如此五日，减三分之二，自此二十日愈。医曰："此中下焦蓄风热，毒气若不出，当作肠痈内痔，仍常须禁酒及发风物。"然不能禁酒，后果然患内痔。（黄国健等 主编·《中医单方应用大全》301）

★ 30. **治湿疹验案：**徐某，男，21 岁，工人。患病已 8 ~ 9 年，开始在两前臂，继延至上臂，两臂均有浅层炎性症状，并有渗出液、鳞屑、皮肤变厚和瘙痒等症，曾在某医院用多种方法治疗，时好时发，总未治愈。来诊时即用蛋黄油。蛋黄油制法：将鸡蛋煮熟，去壳与蛋白，用之蛋黄。将蛋黄在铁勺内搅碎，用火烤炼，待其熬成黑色，即见蛋黄油流出，每个蛋黄可炼 4 ~ 5 毫升油。将油盛入消毒容器内，冷后即可取用。治疗方法：用生理盐水将疮面洗净，除去痂皮，待水分蒸发后，即将该油厚涂于创面及创缘。用 4 层纱布敷盖，每天或隔天换药 1 次。搽敷，2 次后痒止，继续治疗 10 余次而痊愈。（杨鹏举 主编·《中医单药奇效真传》352）

★ 31. **治慢性湿疹：**五倍子（研粉），局部潮湿者可加胡椒粉外扑。（单书健 陈子华 编著·《古今名医临证金鉴·外科卷》赵炳南 206）

★ 32. **治慢性湿疹：【倍冰软膏】**五倍子 30 克，冰片 3 克。用法：先将五倍子研细末过筛成散剂，另以凡士林按 7:3 配成软膏外搽患处。用于慢性湿疹，临床治愈率达 80 ~ 90%。（徐三文等 编·《中国皮肤病秘方全书》338）

★ 33. **治慢性湿疹：【复方五倍子膏】**五倍子、枯矾、青黛等。共治 70 例，总有效率为 84.29%。（李世文 康满珍 主编·《一味中药祛顽疾》106）

★ 34. **治慢性湿疹：【全虫散】**全蝎 15 克，白矾 62 克，冰片 3 克。用法：将白矾入锅内化开后，加入全蝎煅枯，待冷后，与冰片共研细末即成。用于小面积奇痒不止，撒播，外敷藤黄软膏。（彭怀仁 主编·《中医方剂大辞典》4 册 635）

★ 35. **治慢性湿疹：**10% 的补骨脂酊，外搽患处，每日 3 ~ 4 次，7 天为 1 个疗程。杨素华等用上方治疗慢性湿疹 34 例，结果痊愈 23 例，显效 9 例，有效 2 例。（王辉武 主编·《中药临床新用》350）

★ 36. **治慢性湿疹：**枯矾、熟石膏各 20 克，雄黄 7 克，冰片 1 克。用法：上药研细末，加凡士林 200 克调匀，擦患处。（《全国中草药汇编》编写组 编·《全国中草药汇编》上册 291）

★ 37. **治顽固性湿疹：**用凡士林调虎杖粉，制成 20% 的软膏，涂于患部治疗顽固性湿疹。（王辉武 主编·《中药临床新用》397）

★ 38. **治顽固性湿疹：**蜈蚣三条。焙干研末，用猪胆汁调敷患处。（金福男 编著·《古今奇方》226）

★ 39. **治顽固性湿疹：**蜈蚣三条，瓦上焙干研细，用猪胆汁、鸡蛋清混匀。调搽患处，并内服

以蜈蚣为主的汤剂，治愈一例患病二年的顽固性湿疹。（杨仓良 主编·《毒药本草》719）

★ 40. **治湿疹，皮肤瘙痒，灼热肿起**：黄柏、公猪胆汁。用法：将黄柏与猪胆汁拌，浸透黄柏，阴干。研末，用香油或菜油调敷患处。（沈洪瑞 主编·《重订十万金方》753）

★ 41. **治湿疹、黄水疮**：仙人掌茎适量。烘干研粉，外敷患处。宜忌：切勿入目。（江苏新医学院 编·《中药大辞典》上册 664）

★ 42. **治湿疹、神经性皮炎**：吴茱萸研末，用凡士林调成 30% 的（甲种）和 20%（乙种）两种软膏；再取 30% 的吴茱萸软膏和等量氧化锌软膏调匀，配成复方吴茱萸软膏（丙种）。亚急性和一般慢性湿疹及阴囊湿疹在亚急性期和早期者用乙种软膏。多年慢性阴囊湿疹用甲种软膏。婴儿湿疹采用丙种软膏。局部搽药每日 2 次。对神经性皮炎先搽甲种软膏，再配合电热吹风，每日 1 次，每次 20 分钟。据报道，用上述方法治疗湿疹和神经性皮炎 82 例，对湿疹初期及亚急性湿疹疗效较好。婴儿湿疹 11 例，除 2 例无效外，均在 7～15 天内临床治愈。（王辉武 主编·《中药临床新用》326）

★ 43. **治前庭湿疹**：吴茱萸（微炒）50 克，舶上硫黄 10 克，乌贼骨 35 克，研细按 5∶1 调凡士林涂患处，同时用中药（黄芩、知母、寸冬、荆芥、桑白皮各 10 克，升麻 7.5 克）。金明珠用上方治疗前庭湿疹 10 例，全部治愈。（王辉武 主编·《中药临床新用》329）

★ 44. **治湿疹、脓疱疮**：野菊花草。水煎二次，滤取汁，慢火浓缩成膏，涂搽或贴敷患处。（宋立人 总编·《中华本草》7 册 805）

★ 45. **治皮肤湿疹**：虎杖、算盘子根各 24 克。水煎服。（宋立人 总编·《中华本草》2 册 657）

★ 46. **治皮肤湿疹，疮肿**：鲜月季花捣烂，加白矾少许，外敷。（宋立人 总编·《中华本草》4 册 217）

★ 47. **治皮肤湿疮、湿疹**：炒僵蚕一钱，薄荷八分，大黄一钱，食盐二钱，六一散一钱。用法：上为细末，装布袋，擦患处。方论选录：此方辛凉散风，苦寒泻热。滑石配大黄可治疮疡。药面擦敷，可以渗湿吸脓。（彭怀仁 主编·《中医方剂大辞典》10 册 1485 引《慈禧光绪医方选议》）

急性湿疹 5 方

★ 1. **治急性湿疹：【花椒油】**红点花椒三钱，芝麻油一斤。用法：将油放于铜锅内数开后离火，将花椒放入锅内，待油凉后，将花椒取出，贮瓶备用。涂敷患处。功能：解毒，润肤，清洁消毒疮面。（彭怀仁 主编·《中医方剂大辞典》5 册 150）

★ 2. **治急慢性湿疹**：先用生理盐水将创面洗净，除去痂皮。待水蒸发后，将蛋黄油涂患处，每日 1 次，用 4 层纱布覆盖。治疗 24 例，痊愈 20 例，接近痊愈 2 例，显效 2 例。（宋立人 总编·《中华本草》9 册 479）

★ 3. **治急慢性湿疹**：鲜马鞭草 90 克，洗净，置砂锅中（忌金属性容器），加水 500 毫升，煮沸，待温后外洗患处，每天数次。据薛维报道，应用本方治疗本病疗效满意，一般治疗数日即愈。（薛建国 李缨 主编·《实用单方大全》125）

★ 4. **治浸淫疮（急性湿疹）**：苦瓠一两，蛇蜕皮、蜂房各半两，梁上尘一合。用法：上药治下筛，以粉为粥和，敷纸上贴之三日。（彭怀仁 主编·《中医方剂大辞典》6 册 130 引《千金》）

★ 5. **治浸淫疮验案（急性湿疹）**：徐某某，男，7 岁，1987 年 7 月 11 日初诊。患儿 3 个月前，始见右臀部起约 2 厘米 ×2 厘米红色丘疹、水疱，瘙痒，抓破后有黄水流出，渐浸淫成片，至整个臀部及外阴部，痛痒难忍，渗出颇多，湿黏衣褥，曾几度注射抗生素、聚肌胞，口服清热解毒、利湿祛风中药及多种外洗剂月余，偶有痛减渗少，始终未愈。查舌质红，苔黄腻，脉滑数。诊断为浸淫疮。药用新鲜猪胆 1 具，取汁约 30 毫升，加冰片 3 克，溶化后外敷，每天 2 次。敷药 2 次后即无渗出唯有痒感；1 周后痊愈。治疗方法：以痛痒为主者，加冰片少许，溶于胆汁内，外敷患处；以渗出为主者，先用生理盐水擦洗净患处，而后敷猪胆汁，收效甚佳。（黄国健等 主编·《中医单方应用大全》521）

荨麻疹 36 方

★ 1. **治荨麻疹**：蜈蚣 1 条，鸡蛋 1 个。用法：取去头、去足的蜈蚣，放入顶端开口的生鸡蛋内，鸡蛋插入要蒸的饭中，一同蒸熟。每日 1 剂，食鸡蛋。注意事项：连吃 3 ~ 5 日。儿童视年龄，3 岁以内每次放 1/3 条蜈蚣，3 ~ 10 岁放半条蜈蚣，蒸熟后只吃鸡蛋，不吃蜈蚣。（阳春林 葛晓舒 主编·《湖南省中医单方验方精选·外科》上册 740）

★ 2. **治丘疹性荨麻疹**：活蟾蜍 3 ~ 4 只，去内脏，洗净后，放在药罐内煮烂，用布滤去渣，留汤外用，皮疹多的部位，每日用药汤淋洗 1 次，如皮疹数目少，用棉花蘸汤外搽，每日 3 ~ 4 次，当日就能止痒。连用 3 ~ 4 天全部消退。（宋立人 总编·《中华本草》9 册 359）

★ 3. **治荨麻疹** ：甲鱼 1 只，生地 18 克，苏叶适量。用法：将甲鱼洗净，与生地炖熟，放苏叶稍煮片刻即成。喝汤吃肉，每日 1 剂，连服 8 ~ 10 剂。（李川 主编·《民间祖传秘方》206）

★ 4. **治荨麻疹**：干花椒皮 100 克入沸水 500 毫升浸泡 24 小时，取汁，涂于患处。（孟凡红 等 编·《单味中药临床应用新进展》216）

★ 5. **治荨麻疹**：鲜鱼腥草捣烂，揉搓患处。（宋立人 总编·《中华本草》3 册 417）

★ 6. **治荨麻疹**：茜草根 20 克，地肤子、蛇床子各 10 克。用法：水煎，黄酒送服，每日 1 剂。（李永明 张可堂·《中国中医药报》2011 年 3 月 11 日）

★ 7. **治荨麻疹**：夏枯草 15 克，水煎内服，药渣另煎，外洗患处。（郭旭光·《中国中医药报》2011 年 2 月 25 日）

★ 8. **治荨麻疹**：夏枯草、银花、蒲公英各 1 两。水煎服。（中医研究院革命委员会 编·《常见病验方研究参考资料》425）

★ 9. **治荨麻疹验案**：叶某某，女，13 岁。躯干出现椭圆形红斑已半个月，伴有痒感，经用多种抗过敏药物、维生素治疗无效。后用紫草 5 钱煎服，每日 1 剂，3 天后皮疹明显消退，止痒，共服 8 剂治愈。（杨鹏举 主编·《中医单药奇效真传》334）

★ 10. **治荨麻疹验案**：黄某某，女，24 岁。躯干部出现淡红卵圆形斑已半个月，有痒感，经服西药无效。后服用紫草，每天 5 钱煎服，服药 6 天，皮疹大部消退、止痒，服药 7 天治愈。（杨鹏举 主编·《中医单药奇效真传》335）

★ 11. **治荨麻疹**：土茯苓 30 克，薏苡仁 15 克，米醋适量。用法：煎服，每日 1 剂。（郭旭光·《中国中医药报》2011 年 2 月 25 日）

★ 12. **治荨麻疹**：新鲜马齿苋全草 100 ~ 200 克，除去根上的泥污，手搓成团状，在荨麻疹处反复揉擦 5 ~ 10 分钟。轻者片刻消失，重者每日按法治疗 2 ~ 3 次，一般 2 天可愈。共治 12 例，效果明显。（滕佳林 米杰 编·《外治中药的研究与应用》163）

★ 13. **治荨麻疹**：马齿苋全草 200 ~ 300 克，加水约 1500 毫升，煎沸浓缩至 1000 毫升左右，内服 100 毫升（小儿酌减）；余下药液再加水适量煎沸，待药液稍温，用其频频擦洗患处。共治 56 例，于 1 ~ 6 天内治愈 41 例 ，显效 7 例，好转 5 例，无效 3 例。（滕佳林 米杰 编·《外治中药的研究与应用》165）

★ 14. **治荨麻疹**：鸡冠花全草适量。水煎内服并外洗；风丹苍白者用白鸡冠花；红色者用红鸡冠花。（胡郁坤 陈志鹏 主编·《中医单方全书》337）

★ 15. **治荨麻疹**：白矾 10 克，花椒 5 克，食盐 10 克。用法：水煎，早、晚各擦洗 1 次。（孟凡红等 编·《单味中药临床应用新进展》16 ）

★ 16. **治荨麻疹**：将全蝎 1 个洗净，放入鸡蛋内蒸熟，弃蝎食蛋，1 日 2 次，5 日为 1 疗程。治疗慢性荨麻疹 73 例，痊愈 58 例，显效 13 例，无效 2 例。疗程 5 ~ 34 天。（杨仓良 主编·《毒药本草》712）

★ 17. **治荨麻疹**：苍耳子、槐角各三钱。水煎服。（中医研究院革命委员会 编·《常见病验方研究参考资料》424）

★ 18. **治荨麻疹**：苍耳子、苍术各八钱。水煎洗患处。（中医研究院革命委员会 编·《常见病验方研究参考资料》424）

★ 19. **治荨麻疹**：将白矾 50 ~ 150 克打碎，与炒苍耳子 30 ~ 90 克相合，加水 1000 ~ 1500 毫升，文火煎沸 30 分钟。用药液温洗丘疹及瘙痒处,轻者每日煎洗1次,重者每日煎洗2次,一般煎洗3~5天即可痊愈。共治疗23例,经2~5天治疗,均获痊愈。(滕佳林 米杰 编·《外治中药的研究与应用》309)

★ 20. **治荨麻疹:**苦参100克。用法:水煎洗,1日1次。(吴静 陈宇飞 主编·《传世金方·民间秘方》408)

★ 21. **治荨麻疹:**苦参50克,甘草50克,皮硝15克。用法:水煎洗。(吴静 陈宇飞 主编·《传世金方·民间秘方》408)

★ 22. **治荨麻疹:**蛇蜕15克,金银花50克,防风25克,白鲜皮25克。用法:水煎服。功效:清热燥湿,解毒止痒。(王洪涛 张曰明 主编·《皮肤病单验方大全》381)

★ 23. **治荨麻疹:**蒲公英15克。水煎服,连服2次。(中医研究院革命委员会 编·《常见病验方研究参考资料》424)

★ 24. **治湿疹:**蜂蜡四两,香油六两。用法:用砂碗慢火将香油熬开,再下蜂蜡化开,等凉透凝如膏即得,将膏涂患处,每日搽换。(中医研究院革命委员会 编·《常见病验方研究参考资料》415)

★ 25. **治荨麻疹:**蜀羊泉30克,甘草9克。用法:水煎服。功效:燥湿止痒。(王洪涛 张曰明 主编·《皮肤病单验方大全》371)

★ 26. **治荨麻疹:**僵蚕9克。用法:水煎,1日服3次。(吴静 陈宇飞 主编·《传世金方·民间秘方》)407)

★ 27. **治荨麻疹:**僵蚕12克,蝉蜕6克,苦参6克,姜黄3克。用法:将上药共用水煎药取汤,兑黄酒15毫升,内服,1日1剂。功效:疏风燥湿。(王洪涛 张曰明 主编·《皮肤病单验方大全》363)

★ 28. **治荨麻疹:**蝉蜕、麻黄各6克。水煎服。(杨仓良 主编·《毒药本草》181)

★ 29. **治荨麻疹验案:**患者,女,30岁。1992年10月初诊。患瘾疹2个月,发作有时,以早晚或遇冷则剧。伴失眠、头晕、头痛、心烦易怒。曾在陆军某医院诊断为慢性荨麻疹。先后静注氯化钙,口服息斯敏,时好时发,且为其副反应所困扰。刻诊:颜面潮红,周身片状瘾疹可见,满布抓痕,舌淡红苔薄白,两脉浮缓。诊断瘾疹,属营卫不和,风湿之邪客于肌卫。投桂枝汤4剂,疗效欠佳,乃投蜂蜡12克,温开水溶化送服,每天2次,连服5天诸证全消。随访5个月无复发。治疗方法:蜂蜡12克,温开水溶化送服,每天2次。(黄国健等主编·《中医单方应用大全》147)

★ 30. **治荨麻疹属风热型者:**鲜大蓟适量。刮去表皮并抽心,留中间层为药用。每次100克,水煎服。小儿酌减。服药期间禁食辛臭及刺激性食物。据报道,治疗44例,痊愈42例,无效2例,总有效率为95.5%。(薛建国 李缨 主编·《实用单方大全》302)

★ 31. **治荨麻疹:**蝉蜕(焙酥或日光曝晒研细末)10克,黄酒20毫升左右(此剂量为3岁患儿用量,可随岁龄及体质酌情增减)。服法:取1个搪瓷缸,加水150毫升左右置火炉待水沸,将蝉蜕及黄酒加入缸内。一次服,盖被微汗效更佳,每晚临睡前服1次。疗效:1~2次可愈,速效。(李德新等 编著·《祖传秘方大全》205)

★ 32. **治荨麻疹验案:**李某,女,3岁。由其母抱来就诊。患儿夜间下床小便,未曾穿衣。约半小时后,突然哭闹不休,呼唤周身瘙痒,其母查看患儿,片状疹块遍及全身。因住处条件有限,未曾作任何处理。次日就诊,诊为急性荨麻疹。蝉蜕(焙酥或日光曝晒酥研细末)10克,黄酒20毫升左右。取一个搪瓷缸,加水150毫升左右置火炉待水沸,将蝉蜕末及黄酒加入缸内,再用武火煎1~2分钟。待温度适宜时1次饮服,嘱盖被出微汗。1剂后未见再出疹块。为巩固疗效,再投1剂而愈,随访未见复发。(杨鹏举 主编·《中医单药奇效真传》335)

★ 33. **治荨麻疹、皮肤瘙痒:**蝉蜕3钱,金银花1两,防风、白鲜皮各5钱。水煎服。(《全国中草药汇编》编写组 编·《全国中草药汇编》908)

★ 34. **治荨麻疹:**蝉衣5克。用法:将蝉衣研末,加白糖适量,米酒少许,冲开水服用,每日1剂。(张俊庭 编·《皮肤病必效单方2000首》101)

★ 35. **治荨麻疹、皮肤瘙痒症:**白僵蚕10克,荆芥穗10克,蝉蜕5克。用法:水煎服,每日1剂,分2次服。(唐大晅 张俐敏 主编·《传世金方·祖传秘方》378)

★ 36. **治慢性荨麻疹:**蝉蜕2份,刺蒺藜

1份,蜂蜜适量。炼蜜为丸,每丸10克,每次1丸,每日服2~3次。(胡晓峰 编著·《虫蛇药用巧治百病》124)

单纯疱疹3方

★ 1. **治单纯疱疹**:新鲜大蒜捣泥或切片。用法:贴敷患处,25~30分钟后洗去,2小时后再敷1次,可连续贴敷2~3次,间隔6~8小时在重复上述治法,贴敷后患处可有2~3分钟的烧灼样的疼痛,无须处理。(孟凡红等编·《单味中药临床应用新进展》125)

★ 2. **治单纯疱疹**: 鲜三七叶片。用法:捣糊,清洁病损处,疱疹较大者消毒针头刺破放出渗液,保留疱皮,蘸取三七液糊点病灶处。日3~4次。(孟凡红等 编·《单味中药临床应用新进展》440)

★ 3. **治单纯疱疹**:鱼腥草60克。用法:上药用水1000毫升浸泡后煎煮30分钟,弃渣留汁。待药液温度适宜后外洗患处,每天1~3次。功效:清热,泻火,利湿。适用于肺胃风热型单纯疱疹,皮损周围绕以红晕者。疗程:连续外用7天为1个疗程,外用2~3个疗程。注意事项:避免烫伤。本方只可外用,不可口服。(杨继军 赵建新 主编·《皮肤病实用偏方》5)

带状疱疹89方

★ 1. **治带状疱疹**:独头大蒜2瓣,雄黄粉10克。用法:将大蒜去皮后与雄黄同捣烂,外涂患处。(王富春 段明鲁 主编·《葱姜蒜治百病》143)

★ 2. **治带状疱疹**:大蒜、雄黄、米醋各适量。用法:大蒜去皮捣烂,雄黄研末,醋调敷患处。(吴静 主编·《祛百病大蒜秘方》163)

★ 3. **治带状疱疹**:大蒜500克切碎,浸泡于65克食醋中,24小时后取汁外涂病变部位,日5~6次。朱家琼用上方治疗带状疱疹22例,3~4天全部治愈。(王辉武 主编·《中药临床新用》159)

★ 4. **治带状疱疹**:乌贼骨烧焦研末,香油调匀,羽毛涂患处,日3~4次。(孟凡红 主编·《单味中药临床应用新进展》525)

★ 5. **治带状疱疹**:海螵蛸。用法:研末,醋调敷。(中医研究院革命委员会 编·《常见病验方研究参考资料》428)

★ 6. **治带状疱疹**:蛇蜕(蛇退蜕的全皮)。制法:用小火炒存性,研为细末,加香油调成糊状。用法:以棉签蘸药涂患处,每天2~3次。3~4天后结痂痊愈。(张树生 高普等 编·《中药敷贴疗法》387)

★ 7. **治带状疱疹验案**:苏某某,男,战士。1974年8月,自觉左侧背部灼热,疼痛,来所就诊。检查:发现左侧背部有群集性黄豆大小水泡,基底潮红,呈带状分布,腋下淋巴结肿大,有压痛,诊为"带状疱疹",即用蛇蜕油膏(蛇蜕研细末,用橄榄油调成40%的油膏,以小毛笔或棉签蘸油膏涂布病变部位,每日2~3次;为防止油膏污染衣服,亦可用纱布包扎)涂搽。用药1天后,水泡萎缩,自感疼痛消失,继续治疗2天后,水泡结痂痊愈。(杨鹏举 主编·《中医单药奇效真传》246)

★ 8. **治蛇缠丹(腰)**:蛇蜕(烧存性)、童便各适量。用法:共研细末。童便调敷。(阳春林 葛晓舒 主编·《湖南省中医单方验方精选·外科》上册540)

★ 9. **治带状疱疹**:**【蜈蚣散】**蛇蜕10克,蜈蚣3条,冰片5克。先将蜈蚣和蛇蜕分别用文火炒存性,研成极细粉,再将研好的冰片加入混匀备用。用适量香油将蜈蚣散细粉调成糊状,制成药饼(1厘米厚即可),湿敷患处,外用纱布、胶布固定,每日换药1次。3~5天即痊愈结痂。共治32例,痊愈21例,有效8例,好转3例。(滕佳林 米杰 编著·《外治中药的研究与应用》554)

★ 10. **治带状疱疹**:蛇蜕1条,雄黄1.5克。将蛇蜕煅末和雄黄调醋涂患处,每日数次。神经性皮炎用肉桂研末,和酒精调成糊状,用胶布保护健康皮肤,取药涂患处。涂药后局部有灼热感,1~2小时后将药膏去掉,去药后患处皮肤发黑,几天后脱痂而愈。(黄宗勖 著·《中国百年百名中医临床家丛书·黄宗勖教授》240)

★ 11. **治带状疱疹:** 蛇蜕2克焙干研成细末,细食盐5克,茶油12克。用法:将蛇蜕粉末和食盐混匀,先在患处涂茶油,再撒上药粉,外用纱布包扎。2~3天换药1次。疗效:一般3次痊愈。(雷一鸣 杨柱星 黄儒 主编·《中华名医顽症绝症秘方大全》952)

★ 12. **治带状疱疹:** 蛇蜕1条,雄黄4.5克,朱砂3克,冰片0.6克。用法:共为细末,以鸡蛋清调匀,敷患处。(吴静 陈宇飞 主编·《传世金方·民间秘方》386)

★ 13. **治带状疱疹:** 蜈蚣1条(活者更佳),浸于75%的酒精50毫升内,密封1个月后备用。用时以药棉签蘸药液涂患处,1日5~6次。黄中平用此法治疗带状疱疹58例,全部有效。(王辉武 主编·《中药临床新用》637)

★ 14. **治带状疱疹:** 蜈蚣适量。置于瓦片上,用文火焙干,研细,加适量香油调成糊状。外搽患处,一般每天搽3~5次。带状疱疹又称缠腰火丹。腰部出现大小不等的丘疹、水疱,局部胀痛,有烧灼感,难以忍受。据李茂源报道,应用本方治疗20余例,均获痊愈。本方见效快,疗程短,无后遗症。(薛建国 李缨 主编·《实用单方大全》468)

★ 15. **治带状疱疹验案:** 刘某,男,18岁,学生。1985年6月27日就诊。因到河塘洗澡,2日后,左胁处起不规则的红斑,继则出现成群的粟粒至绿豆大小的丘疹,速即变为水泡,透明澄清,疱壁紧张发亮,周围红晕,患部胀痛,有灼热感,难以忍受。我院皮肤科诊为"带状疱疹"。给"炉甘石洗剂"外搽,肌注维生素B_6,不效,遂来我科就诊。余嘱用"蜈蚣粉"外搽患处。1日痛减,3日水泡消,5日结疤痊愈。治疗方法:将蜈蚣(适量)置于瓦片上,用文火焙干,研为细末。加适量香油调为糊状,外搽患处,每日一般3~5次。(黄国健等 主编·《中医单方应用大全》446)

★ 16. **治带状疱疹:** 蜈蚣3条(瓦上焙干),雄黄9克。用法:分别研细,混合均匀,以香油调涂患处,每日3次。说明:此方为山东王洁昌提供的家传方。曾治百余例均收到速效。[张力群等 主编·《中国民族民间秘方大全》750引《浙江中医杂志》1989(1):45]

★ 17. **治带状疱疹:** 蜈蚣7条,青黛20克。用法:将蜈蚣研成细末,与青黛混合后用醋调匀待用。根据疱疹大小确定剂量,先用新洁尔灭局部消毒,然后将药涂上,每日1次,保持局部湿润。治疗期间忌烟酒及辛辣食物;伴有发热或疱疹感染者适当给予抗炎、抗病毒治疗。疗效:18例患者,均于4~7天内治愈。其中4~5天内治愈者13例,5~7天治愈者5例。其中有9例用过西药效果不佳者,均用该药3~7天内痊愈。(刘有缘 编著·《一两味中药祛顽疾》272)

★ 18. **治蛇窠疮,亦治蛇咬伤(本病相当于带状疱疹兼有溃破感染的情况):** 蜈蚣10条(为末,不可经火),白芷3钱(为末),雄黄3钱(为末),生甘草3钱。将后3味药浸于香油2两内3日。再以油调蜈蚣末涂搽患处,随浸随调外搽亦可。(彭怀仁 主编·《中医方剂大辞典》10册892引《洞天奥旨》)

★ 19. **治带状疱疹:** 蜈蚣10克,朱砂6克,冰片0.5克。研细末,麻油调涂患处。[杨仓良主编《毒药本草》720引蒋立基《陕西中医》1983;(4):37]

★ 20. **治带状疱疹:【加味蜈蚣膏】** 蜈蚣20条,马齿苋、大青叶各60克。诸药各捣罗成粉,混合调匀,用香油调膏。用法:外用,涂患处,每日1~2次。功能:清热,解毒,止痛。(张金鼎 邹治文 编·《虫类中药与效方》144)

★ 21. **治带状疱疹:** 白及9克(炒黄),雄黄4.5克,大蜈蚣1条(炒)。用法:共研细末,用鸡蛋清调匀。涂患处,如疼痛不止,将原药加人冰片少许。(张俊庭 编·《皮肤病必效单方2000首》76)

★ 22. **治带状疱疹:【雄蜈散】** 用蜈蚣、雄黄、青黛、儿茶各等分,各研细末。以浓茶调成糊状,外涂于皮损及疼痛处。痛轻者,每日1~2次,痛甚者,每日3~4次;有大疱者,先用无菌注射器抽其疱内容物,再行外用。治疗组30例,疼痛解除时间最短1天,最长10天,平均5.6天,无后遗神经痛。皮疹消退时间,最短7天,最长15天,平均11.7天。较西药对照组均有显著差异。(滕佳林 米杰 编著·《外治中药的研究与应用》567)

★ 23. **治带状疱疹:** 蜈蚣1条,雄黄、枯矾各3钱。共研细末,用酒调匀,搽患处。(中医研究院革命委员会 编·《常见病验方研究参考资料》

430)

★ 24. **治带状疱疹:**雄黄 20 克,白矾 20 克,蜈蚣 4 条。用法:将蜈蚣焙干,3 味药共研细末,混合均匀,瓶装密封备用。用香油调成稀粥状;涂于患处,日 2 次。(张俊庭 编·《皮肤病必效单方 2000 首》74)

★ 25. **治带状疱疹:**蜈蚣 1 条,雄黄、龙骨各 1.5 钱。研细末,抹患处。(中医研究院革命委员会 编·《常见病验方研究参考资料》430)

★ 26. **治带状疱疹:**蜈蚣 1 条,雄黄、白芷各 1 钱。共研细末,和茶油敷患处,1 日数次。(中医研究院革命委员会 编·《常见病验方研究参考资料》430)

★ 27. **治带状疱疹:**蜂房、雄黄各三钱,梅片一钱,大枣五枚(去核焙黄)。用法:共研细末,香油调涂。(中医研究院革命委员会编·《常见病验方研究参考资料》430)

★ 28. **治带状疱疹:**带幼虫的蜂房 100 克,剪成小块;置于容器中,加入 75% 的酒精 500 毫升,密封浸泡 5 ~ 7 日,过滤后即得蜂房醇茶剂,外用涂患处。宋天恩用上方治疗带状疱疹 15 例,一般都在用药的第 2 天疱疹萎缩形成结痂,第 3 ~ 4 天结痂脱落,第 5 天治愈;治疗渗出性皮炎 10 例,在 3 ~ 5 天治愈;治疗接触性皮炎 12 例,用药 1 ~ 3 天治愈。(王辉武 主编·《中药临床新用》641)

★ 29. **治带状疱疹:**雄黄粉适量(按患处大小定),醋调成糊状,敷患处,每日 1 次。陈诗堂等用上方治疗带状疱疹 82 例,4 天治愈 75 例,5 天治愈 7 例。一般用药第 2 天疼痛消失,水泡不再增加,第 3 天水泡开始干瘪,第 4 天结痂,愈后无疤痕出现。(王辉武 主编·《中药临床新用》600)

★ 30. **治带状疱疹:**雄黄 50 克,加入 75% 的酒精混合,涂搽小水泡及(或)束状初发小红疹处,不拘次数,以局部创面湿润为度,夏季出汗多者可酌加涂搽次数。配合内服泰胃美。黄逸玲用上方治疗带状疱疹 26 例,结果治愈 24 例(占 92%),好转 2 例。大多用药 6 小时 ~ 1 天疼痛基本消失,2 ~ 3 天疼痛及不适感均消失,平均治愈时间为 5 天。(王辉武 主编·《中药临床新用》600)

★ 31. **治蛇盘疮(即带状疱疹):【雄黄酒】**雄黄 50 克,2% 的普鲁卡因 20 毫升,75% 的乙醇 100 毫升。将雄黄末置于普鲁卡因和乙醇混合液中,用时振摇均匀。治疗蛇盘疮(即带状疱疹)。外涂患处。用消毒纱布蘸取药液,敷于患处,以无菌纱布覆盖,胶布固定。开始每日换药 1 次,1 星期后如未治愈可隔日换药 1 次。如病变皮肤有坏死及溃疡,则不宜应用。(宋立人 总编·《中华本草》1 册 390)

★ 32. **治带状疱疹:【雄黄油方】**棉油 100 克,沸雄黄 5 ~ 8 克。现调现用,涂于疱疹处,第 1 天 5 ~ 10 次,次日涂搽次数可减少。一般用药 4 ~ 7 天。杨丁林以上方治疗带状疱疹 216 例,均痊愈,治愈时间平均为 5.9 天。(王辉武 主编·《中药临床新用》601)

★ 33. **治带状疱疹:**雄黄、白矾等分研末,茶水调敷患处。宋喜英以上方治疗带状疱疹 47 例,均获临床痊愈。(王辉武 主编·《中药临床新用》601)

★ 34. **治带状疱疹:**用雄黄、白芷各等份,研细末,浓茶调搽患处。(杨仓良 主编·《毒药本草》189)

★ 35. **治带状疱疹:【雄白散】**雄黄、白芷各 10 克,面粉 20 克,食醋适量。用法:将雄黄、白芷研成细末,与面粉一起用食醋调成糊状。用药外敷患处,每日 2 ~ 3 次。作用:清热解毒,燥湿止痛。按语:治愈 10 例均在 24 小时内控制现症,3 ~ 5 天脱痂痊愈。故本方见效快,疗程短,方便宜行,适宜基层推广使用。(张树生 高普等编·《中药敷贴疗法》381)

★ 36. **治带状疱疹:**雄黄、白芷、大黄各二钱。用法:研细末,香油调抹患处。(中医研究院革命委员会 编·《常见病验方研究参考资料》430)

★ 37. **治带状疱疹:**雄黄、大黄、炙地龙各等分。用法:共研细末,以好醋调涂患处。(中医研究院革命委员会 编·《常见病验方研究参考资料》430)

★ 38. **治带状疱疹:**小飞雄黄、青黛各 10 克,冰片 8 克。用法:分别研细末,过 100 目筛,混合后浸入 75% 的乙醇 175 毫升中,每日涂患处 3 次。功效:清热,消疹,止痛。疗效:治疗 50 例,1 ~ 5 日疼痛消失,疱疹涸缩,4 ~ 8 日皮损均消失告愈。(王洪涛 张曰明 主编·《皮肤病单

验方大全》55)

★ 39. **治带状疱疹:**雄黄 20 克,白矾 20 克,蜈蚣 4 条。用法:将蜈蚣焙干,3 味药共研细末,混合均匀,瓶装密封备用。用香油调成稀粥状,涂于患处,日 2 次。(张俊庭 编·《皮肤病必效单方 2000 首》74)

★ 40. **治带状疱疹:**雄黄 10 克,白矾 10 克,蜈蚣 1 条。研细以香油或其他植物油浓调外搽,每天 5～10 次。杨树成以上方治疗带状疱疹 57 例,全部治愈,且最长疗程小于 7 天。(王辉武 主编·《中药临床新用》601)

★ 41. **治带状疱疹:**雄黄、白矾各 100 克,黄连、黄柏各 50 克,冰片 10 克,75%的乙醇 1000 毫升。将雄黄、白矾研成细粉,黄连、黄柏碎成粗末,加冰片浸泡于密闭容器中,7 日后过滤,取滤液备用。涂抹患处,每日 6 次。倪宋涛等用上方治疗带状疱疹 36 例,一般 2～3 日痊愈。疗效满意。(王辉武 主编·《中药临床新用》601)

★ 42. **治带状疱疹:**雄黄、枯矾、青黛各 10 克,冰片 2 克。用法:共研细末,用普鲁卡因注射液 10 支(2 毫升/支),加 75%的酒精 100 毫升混匀,加上药调拌成糊状,外涂疱疹处,1 日 2 次。功效:清热止痛。疗效:治疗 41 例,全部治愈。[王洪涛 张曰明 主编·《皮肤病单验方大全》54 引《甘肃中医学院学报》1994;11(4):25]

★ 43. **治带状疱疹:**雄黄、五倍子、枯矾、黄连各等分。研成粉,香油调成稀糊状备用。直接将药涂于患处,纱布覆盖,贴固,每日 3～4 次,皮损为糜烂面时,也可将药粉直接撒于患处。吴明亮用上方治疗带状疱疹 30 例,均治愈。最快的只需 10 小时,最慢的 5 天,平均疗程为 2.5 天。(王辉武 主编·《中药临床新用》601)

★ 44. **治带状疱疹:【雄白醋糊剂】**雄黄 9 克,白及粉 9 克。用法:上药与食醋调成糊状,外涂。(彭怀仁 主编·《中医方剂大辞典》10 册 265)

★ 45. **治带状疱疹:**朱砂 5 克,雄黄 7.5 克,蛇蜕 3 克,冰片 1.5 克。用法:上药共研细末,用鸡蛋清调匀。外敷患处,隔天 1 次。功效:清热泻火,解毒杀虫。适用于肝火炽盛型带状疱疹,布于胸胁色焮红者。疗程:连续外用 5 次为 1 个疗程,外用 1～3 个疗程,疗程之间间隔 2～3 天。注意事项:雄黄有毒,不宜久用,不宜大面积使用,防止砷中毒。朱砂有毒,不宜久用,不宜大面积使用,防止汞中毒。本方只可外用,不可口服。(杨继军 赵建新 主编·《皮肤病实用偏方》13)

★ 46. **治带状疱疹、单纯疱疹:【雄黄酊】**雄黄粉 50 克,冰片 0.5 克,酒精 100 毫升。用法:混合外用。(彭怀仁 主编·《中医方剂大辞典》10 册 245)

★ 47. **治面部带状疱疹:**雄黄 5 克,冰片 0.5 克,白酒 100 毫升。用法:将上药振荡后外搽。(张俊庭 编·《皮肤病必效单方 2000 首》68)

★ 48. **治带状疱疹:**鲜旱莲草 90～120 克,洗净捣汁。外涂患处。每天数次。据报道,应用本方治疗 12 例,均于用药后 2～5 天内痊愈。(薛建国 李缨 主编·《实用单方大全》560)

★ 49. **治带状疱疹:**五倍子、枯矾各 3 克,冰片 0.3 克。用法:将上药共研为细末,用麻油调成稀糊,外涂患处。功能:清热,燥湿,止痒。(王洪涛 张曰明 主编·《皮肤病单验方大全》69)

★ 50. **治带状疱疹:**大黄、五倍子、蛇蜕、麻油各适量。用法:共研末,麻油调。每日多次,搽患处。(阳春林 葛晓舒 主编·《湖南省中医单方验方精选·外科》上册 654)

★ 51. **治带状疱疹:**五倍子 10 克,雄黄 15 克,乳香 5 克,没药 3 克(2 味去油)。用法:共碾成细末,每日敷药前用温水清洗患处,白酒适量将药粉调成糊状,涂于患处,用无菌纱布覆盖于表面,胶布固定,轻者每日 1 次,重者每日 2 次。治疗 27 例全部治愈。(雷一鸣 杨柱星 黄儒 主编·《中华名医顽症绝症秘方大全》952)

★ 52. **治带状疱疹:**五倍子 1 份,生大黄 2 份,黄柏 2 份,芒硝 1 份。共为细末。加凡士林调成 30%的软膏备用。常规消毒破损处,将药膏平摊于纱布或麻纸上约 0.2 厘米厚,贴敷患处,隔日换药 1 次。临床疗效:用本方治疗带状疱疹 150 例,全部治愈,最多用药 4 次,最少敷药 2 次,平均 3 次。一般敷药后 24 小时症状明显好转,敷药 1 次,灼烧刺痛显著减轻,水疱混浊变暗,小水疱趋向萎缩。3 次后水疱干涸结痂,自觉症状消失。平均治疗 6 天痊愈。(胡熙明 主编·《中国中医秘方大全》中册 225)

★ 53. **治带状疱疹:**表现为腰部灼热疼痛,有红色丘疹,或水泡。冰片 15 克,生石灰 15 克。

共研细末,用100毫升食醋拌成糊状。将药糊平摊于大块纱布敷于疮疹上,以胶布固定,每天1次。据姜国峰报道,应用本方治疗数10例,确有良效,3次即可治愈。(薛建国 李缨 主编·《实用单方大全》490)

★ 54. **治带状疱疹:**取石灰30克,浸入盛有50%乙醇100毫升之瓶内,密贮24小时,摇荡后外敷患处,每日4~6次,待干包扎。治疗100例,多在3天左右疼痛缓解,疱疹干涸,结痂而愈。(宋立人 总编·《中华本草》1册314)

★ 55. **治带状疱疹:**苍耳子30克,土炒黄褐色,研末,加冰片2克,用香油调成糊状,抹患处,早、晚各1次。宗桂揭用上方治疗带状疱疹46例,均获满意疗效。(王辉武 主编·《中药临床新用》312)

★ 56. **治带状疱疹:【大黄虎杖冰片酊】**大黄、虎杖、冰片各15克。用法:将上药浸入300毫升95%的乙醇24小时后,取澄清液,备用,使用时用药棉蘸取药液,涂布于带状疱疹发生处及疼痛存在区域,每日数次不限,溃烂处禁止使用。疗效:验证155例均全部治愈。(雷一鸣 杨柱星 黄儒 主编·《中华名医顽症绝症秘方大全》952)

★ 57. **治带状疱疹:**菟丝子50~100克,焙干后研成细末,加麻油调成糊状。先用生理盐水棉球将患处洗净,然后涂上菟丝子膏,每天早、晚各1次。据牛晃明等报道,应用本方治疗98例,均在5天内全部治愈。(薛建国 李缨 主编·《实用单方大全》593)

★ 58. **治带状疱疹:**用紫草100克,加水1000毫升,文火煎取500毫升,滤净药液,加入芒硝20克,儿茶粉15克,青黛10克,大黄10克,调为糊状。均匀地涂于患处,脱落后再涂,每日4~5次。孔祥梅等报道用上方治疗带状疱疹出疹期88例,3天疱疹均全部干燥结痂。(王辉武 主编·《中药临床新用》610)

★ 59. **治带状疱疹:**紫草100克,放锅中用文火炒焦,研细末过60目筛。治疗时将紫草粉敷在出水疱疹上,如疱疹不破,可用消毒针头刺破,敷上紫草粉;若疱疹干燥,可在患处涂香油后再敷紫草粉,早、晚各敷1次。共治38例,结果敷3天治愈者12例,敷5天治愈者16例,敷7天治愈者6例,敷10天治愈者3例,效果不显者1例。总有效率为97.4%,愈后没有出现感染及并发症。(滕佳林 米杰 编著·《外治中药的研究与应用》481)

★ 60. **治带状疱疹:**生大黄、生黄柏、黄芩、黄连各2份,生乳没、五倍子各1份。用法:研细末备用。用细茶汁将药调成糊状敷患处,干则易之,4~5次后,用芝麻油调敷。功能:清热解毒,收湿敛疮,活血止痛。按语:经使用观察,本方对带状疱疹确有佳效。(张树生 高普等 编·《中药贴敷疗法》390)

★ 61. **治带状疱疹:**大蓟、小蓟各适量。用法:捣汁调茶油抹,或磨烧酒抹。(中医研究院革命委员会 编·《常见病验方研究参考资料》429)

★ 62. **治带状疱疹:【表麻酊】**用蟾酥12克,白芷10克,生胆南星10克,半夏10克,冰片4克,共研粗末,放入75%的乙醇200毫升内7天,去渣滤液即可。用法:皮疹处外搽,每日4次。共治30例,治愈26例,显效3例,好转1例。治愈率为86.7%,总有效率达100%。(滕佳林 米杰 编著·《外治中药的研究与应用》582)

★ 63. **治带状疱疹:**鲜马齿苋120克,洗净切碎,捣烂成糊状。外敷患处,每天换药2次。据田新贵报道,应用本方治疗10例,均在2天内获愈。(薛建国 李缨 主编·《实用单方大全》107)

★ 64. **治带状疱疹:**马齿苋60克,大青叶15克,蒲公英15克。水煎服,每日1剂。共观察144例。在1~10天内皮损大部分结痂脱落,疼痛消失者125例,平均治愈日5.3天;10天以上治愈者19例。本方在缩短疗程、减轻疼痛方面疗效较佳。(宋立人 总编·《中华本草》2册757)

★ 65. **治带状疱疹:**天花粉30克,冰片3克。用法:上2味药共研细末,以生理盐水调成糊状外敷患处。疗效:共治6例,均获痊愈。(刘有缘 编著·《一两味中药祛顽疾》267)

★ 66. **治带状疱疹:**鲜无花果叶数片。用法:将鲜无花果叶洗净擦干,切碎捣烂,置瓷碗中,加适量食醋调匀成稀糊状,敷于患处,待药干后更换。疗效:治疗21例带状疱疹患者,均于1~2天痊愈。(刘有缘 编著·《一两味中药祛顽疾》270)

★ 67. **治带状疱疹:**取新鲜仙人掌适量,去刺并刮去硬皮,加冰片1~2克,捣成糊状外敷患处,每日早、晚各1次,连续外敷。姜道平等用上方治疗眼部带状疱疹12例,全部治愈。柴之均用上方治疗带状疱疹11例,疼痛在敷药后6小时明显减轻,用药3~5天皮疹痊愈。宜忌:切勿入目。(王辉武 主编·《中药临床新用》186)

★ 68. **治带状疱疹**:取仙人掌适量,去皮刺,洗净,切碎捣烂,加冰片1克,雄黄1克,共捣匀成糊状,外敷患处,敷料覆盖,胶布固定。每日换药,早、晚各1次,连用3~5日可痊愈。宜忌:切勿入目。(《中国中医药报》2010年9月2日)

★ 69. **治带状疱疹验案**:王某某,男,52岁,农民。带状疱疹后遗神经痛3月余,左胸部有散在片状色素减退斑,刺痛而惧怕触及,夜间为重,舌质暗红、苔白,脉细涩。予败酱草鲜品捣敷患处,每日3~4次,6日痊愈。[《中医杂志》编辑部整理·《中医杂志》专题笔谈文萃(1995—2004,第一辑)473]

★ 70. **治带状疱疹**:表现为腰部灼热疼痛、痛苦异常、有水泡。桑螵蛸适量。用文火焙焦,研为细末,加香油适量调匀。用羽毛涂患处,每天3~4次。据范永祥等报道,应用本方治疗30例,全部治愈。(薛建国 李缨 主编·《实用单方大全》624)

★ 71. **治带状疱疹:【复方桑马浸剂】**桑螵蛸100克,马齿苋300克,蜂房150克,升麻200克。均碎,另取留行子200克研粉,加入75%的乙醇浸泡密封,每日搅拌1遍,1周后外搽,每日3次,5日为1个疗程。刘荔红等用上方治疗带状疱疹21例,3~7天全部治愈。(王辉武 主编·《中药临床新用》526)

★ 72. **治带状疱疹**:冰片15克,生石灰15克。用法:上药共研为细末,用100毫升食醋拌成糊状。将药糊平摊于大块纱布敷于疱疹上,以胶布固定,每天1次。功能:清热解毒,燥湿止痛。主治:带状疱疹。表现为腰部灼热疼痛,有红色丘疹,或水泡。据姜国峰报道,应用本方治疗数十例,确有良效,3次即可治愈。(薛建国 李缨 主编·《实用单方大全》489)

★ 73. **治带状疱疹**:冰片60克,朱砂10克。共研极细末,加麻油100毫升,调成糊状备用。先用3%的双氧水100毫升反复擦洗疱疹区皮肤,挑破水疱使液流尽,然后将药物均匀涂于患部,每天2~3次。吴启海用上方治疗带状疱疹30例,全部治愈。其中3天痊愈者13例,5天痊愈者10例,7天痊愈者3例。(王辉武 主编·《中药临床新用》288)

★ 74. **治带状疱疹**:冰片粉5~20克。用陈醋调糊,用棉签蘸药液外涂部位及周围1~1.5厘米范围,每日涂2次或数次。(孟凡红 等编·《单味中药临床应用新进展》63)

★ 75. **治带状疱疹**:冰片50克。用法:取冰片50克和入75%的酒精100毫升内,使用时用灭菌棉签或脱脂棉球蘸药液外擦手术切口周围(保留敷料),或烫伤、带状疱疹红晕及水泡周围疼痛明显处,皮肤无破损者可直接涂于患处,视疼痛程度可反复多次涂擦,直至疼痛明显减轻或完全消失为止。功效:开窍醒神,止痛消翳。主治:带状疱疹、烫伤等造成的剧烈锐性疼痛,对于肿瘤转移引起的疼痛作用也较显著。按语:5分钟内可以起效,药效可维持30~60分钟。冰片易溶于酒精,局部涂擦后有非常显著的清凉感,对皮肤无刺激性。本方局部涂擦后止痛迅速、可靠,唯一不足之处为作用时间短,为此,除反复涂擦外,尚可用脱脂纱布浸药液外敷患处,以延长作用时间,增强透皮吸收。(郭志杰 吴琼等 主编·《传世金方·一味妙方》130)

★ 76. **治带状疱疹**:虎杖15克,板蓝根20克,丹皮、赤芍各13克,蝉蜕10克,甘草5克。用法:每日1剂,水煎服。按语:本方治疗带状疱疹13例,全部治愈。(唐大晅 张俐敏 主编·《传世金方·祖传秘方》376)

★ 77. **治带状疱疹**:鲜地龙20克,鲜韭菜根30克。用法:将上药捣烂,加少量香油调匀,置瓶内放凉处备用,用药液外涂患处,每日2次,外用纱布固定。用上方治疗带状疱疹26例,均于2~3天内用药,2~5内天痊愈。按语:用本方治疗简单易行,疗程短,见效快,治愈后局部不留任何疤痕,无毒性及副作用。适合基层、农村推广使用。(张树生 高普 等编·《中药敷贴疗法》376)

★ 78. **治带状疱疹**:大活地龙10条,清水洗净后加入白糖60克拌,放置24小时后取黄色地龙浸出液,涂于疱疹表面,日5~6次。陶云卿用上方治疗带状疱疹64例,全部治愈。疼痛消失时间平均为6天。皮损恢复时间平均为9天。(王辉武 主编·《中药临床新用》236)

★ 79. **治带状疱疹验案**:葛某某,男,8岁。

1980 年 3 月初诊。右侧胸腹及大腿内侧处起簇集状水疱疹，小如米粒，大如绿豆，疱液澄清透明，自觉灼痛。诊断为带状疱疹。给予下药治疗6 分钟疼痛基本消失，1 天后疱疹干缩，3 天痊愈。治疗方法：活蚯蚓 3 ~5 条，洗去泥土放入一干净瓶内，加白糖适量而成，用干棉棒蘸取渗液涂患处，每日 2 ~3 次，不需包扎，疱疹未破或已破者均可应用。疗效：4 年来笔者共治疗 35 例，一般患者 5 ~15 分钟疼痛即明显减轻，1 ~2 天疱疹干缩，3 ~5 天脱屑痊愈，无不良反应。（黄国健等 主编·《中医单方应用大全》359）

★ 80. **治缠腰火丹验案：**陈某某，男，37 岁。1 周前与友饮酒后即感周身不适，时有低热，肋部皮肤灼热刺痛，继之出现成簇水泡如绿豆大小，疼痛尤甚，夜不能寐。经口服病毒灵、维生素、注射维生素 B_{12}、板蓝根注射液等无效，遂来中医治之。诊断为蛇窜疮，余用活蚯蚓 10 条左右，放入细盐 2 克，捣烂如泥，加蛋清 1 只，调敷患处，1 日 1 换。次日告之，敷后凉爽舒适，一夜安寐，疼痛减轻。如法又敷 2 次即愈。（杨鹏举 主编·《中医单药奇效真传》245）

★ 81. **治带状疱疹：**大菟丝藤（瓦上炒炭存性）、蛇蜕、冰片分别研细末。用法：据疱疹面积大小，按(4:1:1)重量取大菟丝藤、蛇蜕、冰片并混匀，以适量芝麻油拌成膏状，均匀涂布患处，晾干，每日 1 次。（唐大晅 张俐敏 主编·《传世金方·祖传秘方》375）

★ 82. **治缠腰蛇：**雄黄三分，红粉二分，轻粉一分，枯矾二分，冰片一分。用法：共为细末，香油调匀。疮头用针刺破后，涂药。（沈洪瑞 主编·《重订十万金方》377）

★ 83. **治缠腰火丹：**生地龙三钱，冰片五分。用法：共研细末。先刺破疮顶，然后将药撒布患处。（沈洪瑞 主编·《重订十万金方》400）

★ 84. **治缠腰火丹：**垂盆草 50 克。用法：鲜品捣烂取汁，涂患处。干则再涂。病重者亦可取汁口服，每次 100 毫升，每日 2 次。功能：清热解毒，利湿消肿。按语：共享此方治疗带状疱疹 8 例，均 3 ~4 日痊愈。（刘道清等 编·《秘验单方集锦·外科篇》48）

★ 85. **治缠蛇丹：【缠蛇丹】**蜈蚣 3 条，黄柏 3 钱，麻油适量。用法：蜈蚣炕焦，共研末。麻油调。搽患处。功能：清热燥湿，攻毒疗疮。方解：蜈蚣攻毒疗疮；黄柏清热燥湿，泻火解毒；麻油润燥解毒。三药合用，共奏清热燥湿，攻毒疗疮之效。（阳春林 葛晓舒 主编·《湖南省中医单方验方精选·外科》上册 545）

★ 86. **治蛇串疮红热刺痛，见丘疹水泡者：**生穿山甲 1 片，食醋 30 毫升。用法：将穿山甲片用食醋磨浓汁。外涂患部，每日 3 ~4 次。功能：清热解毒，活血止痛。（阳春林 葛晓舒 主编·《湖南省中医单方验方精选·外科》上册 536）

★ 87. **治蛇串疮红热灼痛，丘疹疱疹密集者：**穿山甲 15 克，麻油 20 克。用法：将穿山甲炮制，研末，加麻油调成糊状。外涂患处，每日涂药 3 ~4 次。功能：清热解毒，活血止痛。注意事项：麻油最大剂量可用到 30 克。（阳春林 葛晓舒 主编·《湖南省中医单方验方精选·外科》上册 536）

★ 88. **治缠腰火丹后遗疼痛：**全蝎 30 克，研末分为 10 包，早晚各服 1 包。名医朱仁康早年在家乡行医，曾遇七旬老翁患缠腰火丹，经前医用龙胆泻肝汤治疗，疮疹虽平而痛如锥刺，经久不除，乃求治于其。遂拟全蝎 30 克，研末分为 10 包，早、晚各服 1 包。药后遣子来告，疼痛逐渐缓解。又嘱继服前药 30 克，仅服 2 料，痛止病愈。后又治疗多例，均获显效。后遗疼痛与 69 方互参。（卢祥之编·《名中医治病绝招·续编》124）

★ 89. **治砍头疮（带状疱疹）：**露蜂房一个，龙衣三钱。用法：炒黄为末。香油调涂患处。（沈洪瑞 主编·《重订十万金方》394）

痤疮 18 方

★ 1. **治痤疮：**大蒜适量。用法：将大蒜切片，每天擦脸上粉刺部位，可使粉刺消退而不留疤痕。但此法不能防止新的粉刺发生。（吴静 主编·《祛百病大蒜秘方》190）

★ 2. **治痤疮：**大蒜适量。用法：将蜂蜜倒入装有去皮蒜瓣的广口瓶中，因为蜂蜜黏稠，完全充满蒜瓣间的空隙需要一定时间，所以必须慢慢地将蜂蜜倒入盛满蒜瓣的瓶中。2 ~3 天后，蜂蜜充满瓶中。然后将瓶子在暖和的窗台上放置

2 周或 1 个月,直至蒜瓣变为暗色,即蒜味全部被蜂蜜吸收,每次 10 毫升,每日 2 次。(吴静 主编·《祛百病大蒜秘方》191)

★ 3. **治痤疮(粉刺)**:马齿苋。用法:用马齿苋,每次 15 ~30 克,煎汤外洗。(张俊庭 编·《皮肤病必效单方 2000 首》234)

★ 4. **治痤疮**:五倍子、黄连、黄柏各 15 克,枯矾、硫黄各 12 克。共为细末,用醋和香油调成糊状。外涂患处,每日 3 次。(郭爱廷编·《实用单方验方大全》704.

★ 5. **治痤疮**:冰片 1.5 克,五倍子末 3 克,鸡蛋黄 2 个。用法:将鸡蛋煮熟取黄,捣碎放在铁勺内,先用温火炒至蛋黄变焦,然后用武火炒至出油,取油去渣。再把五倍子研末、冰片研匀调入蛋黄油内,成粥状备用。患部涂抹,每日 2 次。(张俊庭 编·《皮肤病必效单方 2000 首》235)

★ 6. **治痤疮**:白牵牛子 200 克,白酒(60 度)500 毫升。用法:将牵牛子去除杂质,研为细末,装入玻璃瓶中,注入白酒浸泡,密封瓶口,3 日后即可使用。用消毒棉签蘸药酒搽涂患处,每日 2 ~3 次。功效:解毒消肿。(刘道清 主编·《中国民间神效秘方》638)

★ 7. **治粉滓面皯,令人面色好**:用白僵蚕、黑牵牛(细研)各等分。为末。如澡豆,日用之。(历代医学名著全书 明代·李时珍撰·《本草纲目》4 册 3330)

★ 8. **治痤疮**:大黄 15 克(后下),夏枯草 15 克,竹叶 10 克,甘草 6 克。用法:上药加水共煎,煮沸 12 分钟,滤取药液;药渣加水再煎,煮沸 20 分钟,滤取药液。合并 2 次药液,分早、晚 2 次温服,每日 1 剂。功效主治:清热泻火,解毒散结。主治痤疮,属于火热内盛,伴见大便干结、小便黄赤者。医师嘱咐:孕妇忌服。(刘道清 主编·《中国民间神效秘方》635)

★ 9. **治痤疮**:野菊花 240 克,朴硝 480 克,花椒 120 克,枯矾 120 克,上药共做 7 份,每次 1 份,加适量水煎沸后倾入容器内。乘热将病损部位于盛药容器之上,使蒸气直达患处,周围的空隙以布单包绕严密。俟水变温时,即以药水浸洗患处,每日 1 ~2 次,每次 20 分钟。(滕佳林 米杰 编著·《外治中药的研究与应用》462)

★ 10. **治痤疮**:生大黄、硫黄各 30 克。共研细末,用温开水调。敷患处,每日 2 次。(郭爱廷编·《实用单方验方大全》703)

★ 11. **治面粉渣**:菟丝子苗一握。用法:上捣,绞取自然汁,涂面上。(孙世发 主编·《中医小方大辞典》153 引《圣济总录》)

★ 12. **治一切疱疹、湿疹、痤疮**:制蟾蜍皮 12 克,甘草 3 克。水煎服。(宋立人 总编·《中华本草》9 册 361)

★ 13. **治面上皯皰(类似囊肿痤疮)**:鹿角尖。磨浓汁。厚敷,效。(陆锦燧 辑·《鲟溪秘传简验方》174)

★ 14. **治面皯皰:【麻黄散】**麻黄、甘草、杏仁各三两。用法:上为末。以酒调下一钱,每日三次。(彭怀仁 主编·《中医方剂大辞典》9 册 664 引《普济方》)

★ 15. **治男女皰面生疮**:黄连二两,牡蛎二两。用法:上为细末。以粉疮上,频敷之。(彭怀仁 主编·《中医方剂大辞典》9 册 163 引《外台》)

★ 16. **治痤痱疮,痒疼难睡:【苦参汤】**苦参 120 克,大菖蒲 60 克。用法:水煎数滚,临洗和入 4 ~5 枚公猪之胆汁,淋洗患处。禁忌:愈后避风,忌食发物。(彭怀仁 主编·《中华名医方剂大全》381 引《外科正宗》卷四)

★ 17. **治粉刺** :枯矾一两,生硫黄二钱,白附子二钱。用法:上共为末,唾津调搽。临晚上药,次早洗去。(宋立人 总编·《中华本草》1 册 330 引《万病回春》)

★ 18. **治面上风刺:【五倍子膏】**漏芦(去芦头,生用)二两,五倍子半两(微炒),黄柏一两(去粗皮,蜜涂炙五七次)。用法:上为细末。临卧蜜调涂;如微赤疮,以面油调敷。按语:面上风刺俗名粉刺,即痤疮。多由肺胃蕴热上熏颜面,血热郁滞,或由湿热夹痰凝滞颜面所致。本方漏芦清热解毒化痰,五倍子清热收湿止痒,黄柏清热燥湿解毒。三药相伍,具有清热解毒、燥湿杀虫之功,外涂粉刺确有良效。(田代华 主编·《实用中医三味药方》653 引《杨氏家藏方》卷二十)

坐板疮 9 方

★ 1. **治坐板疮**:丝瓜皮焙干为末,烧酒调搽。(吴大真等 编·《灵验单方秘典》253 引《摄生众妙方》)

★ 2. **治坐板疮**:三仙丹、鸡蛋油各适量。用法:鸡蛋油调匀三仙丹。外搽患处。功能:拔毒除脓,去腐生肌。(阳春林 葛晓舒 主编·《湖南省中医单方验方精选·外科》上册 365)

★ 3. **治坐板疮**:花椒子、白矾各适量。用法:花椒研末,与白矾融入开水中。冲洗患处。功能:止痛散瘀,活血收敛。(阳春林 葛晓舒主编·《湖南省中医单方验方精选·外科》上册 364)

★ 4. **治坐板疮**:【**松黄散**】松香(研细)15 克,雄黄(研细)3 克。用法:上药各为末。绵纸捻成条,腊、猪油浸透,烧取油。搽患处。加减:湿痒,加苍术 6 克。(孙世发 主编·《中医小方大辞典》429 引《洞天奥旨》)

★ 5. **治坐板疮**:白矾、雄黄各一钱,黄柏、轻粉各五分。用法:上为末。入猪油捣匀敷。(彭怀仁 主编·《中医方剂大辞典》3 册 439 引《仙拈集》)

★ 6. **治坐板疮**:用川蜈蚣 1 条,雄黄适量,纸裹,麻油浸透、烧滴,冷敷。任其自落,永不再生。(清·田间来是庵 辑·《灵验良方汇编》83)

★ 7. **治坐板疮**:白芷、雄黄各 3 钱,细辛 2 钱,蜈蚣 2 条。用法:用青布包裹,放人桐油内浸透,火燃一端,油滴碗内,取油。每日多次,外搽患处。功能:祛风除湿,解毒散结。方解:白芷祛风利湿;细辛祛风除湿;雄黄燥湿解毒;蜈蚣活血散结。诸药合用,共奏祛风除湿,解毒散结之功。(阳春林 葛晓舒 主编·《湖南省中医单方验方精选·外科》上册 366)

★ 8. **臀部坐板疮**:石膏三钱,硫黄一钱半,槟榔三钱。用法:共研末,清油调搽患处。(中医研究院革命委员会 编·《常见病验方研究参考资料》421)

★ 9. **治臀部坐板疮**:风化石灰一两,黄柏末二钱,用香油调涂患处。(中医研究院革命委员会 编·《常见病验方研究参考资料》421)

面皮黑浊、黑变病 3 方

★ 1. **治面皮黑浊**:半夏、米醋各适量。用法:半夏焙研末,米醋调之。每日 1 次,外敷患处。功能:祛湿活血,润颜消斑。注意事项:敷药后不可见风,自晨至晚,不计次数,3 日后,用皂角汤洗下,即白。(阳春林 葛晓舒 主编·《湖南省中医单方验方精选·外科》上册 814)

★ 2. **治黑变病**:本病以 30~50 岁妇女为多,好发生在额、颞、耳后、颈部双侧,皮损表现为弥漫性、褐色或紫褐色色素沉着斑。除内服某些药物外,治疗取白芷 50 克,配山药 50 克,共研细粉,入凡士林中按 15% 比例调匀,外搽患处(最好是现调现用),每日 2~3 次。(《中国中医药报》2011 年 4 月 20 日)

★ 3. **治面上黑黯**:白僵蚕末,水和搽之。(历代医学名著全书 明代·李时珍 撰·《本草纲目》4 册 3330)

雀斑 5 方

★ 1. **雀斑**:苍耳子适量。焙干,研末,饭后米汤调服,每次 3 克,每日 3 次。(胡郁坤 陈志鹏 主编·《中医单方全书》348)

★ 2. **治雀斑**:醋、石灰各少量,以醋调石灰涂抹面部。(杨仓良 主编·《毒药本草》1043)

★ 3. **治雀斑**:黑牵牛粉适量。以鸡蛋清调和,夜敷日洗。(胡郁坤 陈志鹏 主编·《中医单方全书》348)

★ 4. **治雀斑**:鹿角。烧灰,猪油调搽。(陆锦燧 辑·《鲟溪秘传简验方》175)

★ 5. **治雀斑、粉刺、酒渣鼻**:干夏枯草 60 克,红豆 60 克。用法:夏枯草除去杂质,烧灰;红豆去壳研为粉。2 药混合再研为极细,过筛备用。用粉洗脸或搽酒渣鼻上,早、晚各 1 次。(吴素玲 李俭 主编·《实用偏方大全》821 引《古今图书集成·医部全录》)

黄褐斑7方

★ 1. **治黄褐斑:**土茯苓100克。用法:水煎分2次服用,2天1剂。治疗期间避免日晒。(宋立人 总编·《中华本草》8册164)

★ 2. **治黄褐斑:**面部颧、鼻、额呈现黄褐色或咖啡色斑片,夏重冬轻。取白芷研细粉50克,配青滑石粉50克,混匀,加入蒸馏水、甘油各半调成糊状,涂于患处。每晚一次,次日早晨洗去。(《中国中医药报》2011年4月20日)

★ 3. **治黄褐斑:**僵蚕15克,白芷12克,透骨草12克,红花10克,珍珠粉3克。上药研细粉,用蜂蜜调成糊状,敷于清洁的面部,30分钟洗净即可,隔日1次。(李永明 张可堂·《中国中医药报》2011年1月7日)

★ 4. **治黄褐斑:**露蜂房1个。用法:将上药置于漆杯中渍,取其汁重滤绞之,和胡粉涂之。(张俊庭 编·《皮肤病必效单方2000首》190)

★ 5. **治面部黄褐斑、蝴蝶斑:**天花粉、鸡蛋清各适量。用法:将天花粉研细,用鸡蛋清调匀成膏。用药前先用热水将脸洗净,并用热毛巾将面部皮肤捂热,随即对着镜子搽药膏于面斑上药涂一层,每日午休和夜睡前各1次,起床后将药洗去,连用1~3个月,功能:祛斑、增白。禁忌:用药期间,忌食辛辣及烟酒。疗效:治疗面斑200例,治愈85例,显效55例,有效37例,无效23例,有效率为88.50%。(洪国靖 主编·《中国当代中医名人志》725)

★ 6. **治老年黄斑变性:**枸杞子30克。每日3次,蒸熟嚼食。(孟凡红 主编·《单味中药临床应用新进展》184)

★ 7. **治棕褐斑验案:**王某,女,23岁,未婚,1990年春,颧颊部发现片状淡褐色色素沉着,即刻前去多家医院治疗,半年未见好转。色素日渐加深,范围扩大到前额和鼻梁,来我院治疗,用生山楂300克研细末,患者先用温水洗面,毛巾揩干,取山楂粉5克,鸡蛋清适量,调成糊状,薄薄覆盖于面部。保留1小时,早晚各1次。2个月后,上述部位色素沉着消失。(杨鹏举 主编·《中医单药奇效真传》375)

面生黑斑1方

★ **治面生黑斑,并治雀斑面生黑点:**黑牵牛子60克,北细辛60克,白僵蚕6克。用法:将上药和为蜜丸,如弹子大,每日洗数次。(竭宝峰 江磊 主编·《中华偏方大全》580)

黑痣9方

★ 1. **治黑痣:**水蛭1条,鸡蛋1枚。用法:开鸡蛋小头,纳水蛭,以皮儿盖合封之,直至水蛭食尽鸡清,干尽自死,频点痣上。(张俊庭 编·《皮肤病必效单方2000首》199)

★ 2. **去痣:【神手膏】**石灰一两,斑蝥七个。蘸麻油少许捣和令匀,入酽醋少许搅和。先用刀剔破痣头,入药子内涂之。(宋立人 总编·《中华本草》1册313引《普济方》)

★ 3. **治痣:**五倍子、皮硝、胆矾各15克。煎浓汁,以笔蘸点痣,自落。(张俊庭 编·《皮肤病必效单方2000首》198)

★ 4. **取痣:【取痣饼】**粟米100粒,石灰拇指大,巴豆(去壳,研)3粒。用法:上药研为末,入瓷瓶,同窨3日。每以竹签挑粟许点上,自然蚀落。(孙世发 主编·《中医小方大辞典》963引《医学纲目》卷二十)

★ 5. **点痣去斑:【四白散】**糯米三百五十粒,巴豆(取肉)五个。用法:用夏布包之扎之,取石灰鹅卵大一块,冲滚水一碗泡化,以水煮米包成饭,取出,乘热加硇砂末一钱,杵匀,仍加灰水,研如糊,瓷罐收之,听用。(彭怀仁 主编·《中医方剂大辞典》3册393引《外科大成》卷三)

★ 6. **治面上黑痣:【冰螺散】**田螺一个(去壳晒干),白砒二分(用面裹煨熟),冰片二厘,硇砂四厘。用法:上为末。将痣挑损点之,糊纸盖之,三日自脱。(彭怀仁 主编·《中医方剂大辞典》4册703引《嵩崖尊生》卷六)

★ 7. **治色素痣、疣、鸡眼等:**糯米、石灰水各适量。用法:将糯米泡入石灰水中1天,取出糯米捣烂成膏。点涂患处。功效：腐蚀赘疣。（郭志杰 吴琮等 主编·《传世金方·一味妙方》132引《医宗金鉴·外科心法要诀》）

★ 8. **治去痣：【神手膏】**石灰一两，斑蝥七个。用法：上蘸苦竹、麻油少许，却和匀，石灰揭调，然后入酽醋少许搅和。用时先用刀剔破痣，再取药适量入于内涂之。（彭怀仁 主编·《中医方剂大辞典》7册1084引《普济方》）

★ 9. **用于腐蚀黑痣：**用石灰15克，浓碱水适量，糯米50粒。用水化开石灰，将其浸于浓碱水中，以碱水高出石灰2指为度，再用糯米50粒，撒入灰上。如碱水渗下陆续添之。泡24小时，冬天泡36小时，将米取出捣烂成膏，用时取少许点于痣上。（滕佳林 米杰 编著·《外治中药的研究与应用》32引《医宗金鉴》）

寻常疣41方

★ 1. **治寻常疣：**生大蒜1～2瓣。用法：生大蒜同茅檐雨水磨汁，涂赘瘤处，1日3～4次。（吴静 主编·《祛百病大蒜秘方》182）

★ 2. **治寻常疣：**紫皮大蒜2瓣。用法：将大蒜捣成糊状备用。先将胶布中间剪一孔套贴患处，露出疣体，以保护周围健康皮肤，75%的酒精消毒疣体后，用无菌刀或剪刀剪破疣的头部，以见血为度，随即用适量蒜泥贴敷于疣体及破损处，然后用胶布包盖。一般4～5天后疣体即落脱。不愈者可再治1次。一般20多天疣体自行脱落。临床治疗100多例，均获愈。（金福男 编著·《古今奇方》240）

★ 3. **治寻常疣、皮肤瘤、溃破的疮痈：**生大蒜适量。用法：将生大蒜掰开沾唾液涂擦赘瘤，每日2～3次。（吴静 主编·《祛百病大蒜秘方》183）

★ 4. **治寻常疣验案：**郭某某，男，29岁。左额上长有一粒如绿豆大小角质突起，界限清楚，扪之坚硬，表面粗糙，无痛痒，诊断为寻常疣，曾经服西药病毒灵及木贼、香附煎水外洗，疗效不显。改用此法，先用公英根部浆液外搽皮损1分钟，继用全叶揉成团状，在患处擦拭3分钟，每日1次，共外搽6次，停药3天后，皮损尖部出现硬壳，1周后，硬壳脱落，皮损痊愈。（杨鹏举 主编·《中医单药奇效真传》373）

★ 5. **治寻常疣：**三七粉16克。用法：每次2克，每日2次，白开水送服。毛春学以上方治疗寻常疣17例，疗效满意。（王辉武 主编·《中药临床新用》17）

★ 6. **治寻常疣验案：**汪某，女，18岁，学生。面部生有绿豆大小赘生物数颗，两下肢膝盖部亦生有数十颗，不仅影响美观，而且给正常活动和衣着带来不便。曾经皮肤科诊断为寻常疣，治疗无明显效果；后因服红花等较多，致使月经淋沥不尽，转来治疗。即以三七粉12克，每服1.5克，日2次，白开水送下。药后，经尽正常，周后欣告，所生疣不知不觉地消失无迹。（杨鹏举 主编·《中医单药奇效真传》371）

★ 7. **治寻常疣：**土茯苓100克，煎汤代茶顿服。（楼锦英 编著·《中药临床妙用锦囊》29）

★ 8. **治寻常疣验案：**陈某某，男，待业青年。自诉右手背部长有黄豆大的赘生物2个，中间有凹，质硬粗糙，呈灰褐色，曾用鸦胆子外敷、用化学药物烧灼等方法均未消除，反而在其周围又长出一些赘生物，微痒，诊为“寻常疣”，治以土茯苓每日100克，煎汤代茶顿服。连续用药1000克后，全部“疣赘”自行脱落，除原来经药物烧灼损伤的部分残留痕迹外，均如正常皮肤。（杨鹏举 主编·《中医单药奇效真传》373）

★ 9. **治寻常疣：**蟾蜍1～2只。用法：蟾蜍1只，置开水中煮沸10分钟，去蟾蜍，用煎液洗疣，1日数次，每只蟾蜍煎液可用2～3天。轻症者用1只，重症者用2只。（张俊庭 编·《皮肤病必效单方2000首》82）

★ 10. **治寻常疣和扁平疣：**白胡椒30粒，五倍子20克，薄荷冰5克。3药共为细末，过100目筛备用。用药时最好先搓热局部，然后用醋或维生素B_6霜调涂于皮损上，也可以用药粉干擦于局部，每日1至数次，停用其他治疣疗法和药物。张述文用上方治疗寻常疣40例中，33例治愈，2例有效，5例无效；扁平疣79例中，治愈67例，有效4例，无效8例；寻常疣疗程平均18.7天，扁平疣疗程平均25天，疗程、疗效与每日用药次数及是否坚持用药有关。（王辉武 主编·《中药临床新用》445）

★ 11. **治寻常疣：**马鞭草鲜品适量。将马鞭草洗净捣汁备用。或晒干切碎用75%的乙醇适量浸泡7天后过滤取汁备用。用药汁直接涂搽疣体,每日2次。直至疣体萎缩脱落消失为止。每次治疗前先将疣体表面枯槁层用温水泡软刮除后再涂药,效果更佳。功效:清热解毒,活血消肿。临床治疗23例,治愈23例。治愈率100%。疗程最短7天,最长50天。随访1年,未复发。(姜春燕 编·《皮肤病奇效良方》121)

★ 12. **治寻常疣**:新鲜小蓟茎叶适量,洗净,捣烂绞汁,装瓶备用。用时蘸药汁涂搽疣体,每天5~10次。据张景君报道,应用本方治疗本病有良效。一般用药1~2周疣体便自行脱落。(薛建国 李缨 主编·《实用单方大全》305)

★ 13. **治寻常疣**:【**复方乌梅酊**】乌梅、黎芦、千金子、急性子各30克,加入75%酒精500毫升浸泡1周。用时将疣体表面粗糙刺状物拔除,以出血为度,用棉签蘸药液涂患处。乔成林用上方治疗寻常疣100例,治愈率为92%。(王辉武 主编·《中药临床新用》130)

★ 14. **治寻常疣**:乌梅4~6克。用法:取上药,与食醋20~30毫升放入玻璃瓶内,浸泡1周。令患者洗净患处,用刀削去病变处角化组织,以渗血为度;取胶布1块,中间剪1小孔,贴在皮肤上,暴露病变部位,取乌梅肉研成糊状,敷贴在病变处,外用胶布固定,3天换药1次。功能:腐蚀赘疣。(薛建国 李缨 主编·《实用单方大全》599)

★ 15. **治寻常疣**:按鸦胆子仁25%、血竭25%、生石灰50%的比例配制。用法:先将血竭、生石灰分别碾碎并筛为粉末后混合,然后与捣为泥状的鸦胆子仁充分混合,贮瓶备用。用时以左手拇指将疣周围之皮肤向外伸展固定,右手取药粉一小撮置于疣上,用右手拇指或食指在疣上来回或旋转揉搓,施加一定压力,约1~2分钟疣即脱落,比时患处有少量血渗出,用药粉压迫片刻即可止血。备注:此方对高出的或茎细的寻常疣疗效最好。对头部寻常疣有头发贯穿者,应先拔去头发。如疣比较扁平不易揉搓,可用植物油将药粉调糊涂敷疣上。(张俊庭 编·《皮肤病必效单方2000首》80)

★ 16. **治寻常疣**:生石灰250克,鸦胆子仁30克,血竭15克。用法:将三者混合研碎,细罗过筛,粉末呈淡红色,瓶装备用。将少许药粉放在疣的顶端,用拇指轻轻揉搓,边搓边加药粉,直至将疣体完全搓落为止。搓时如有血出,不必介意,可加少许药粉继续揉搓。疣体搓落后,基底略出血,以药粉按压之,片刻血即止,搓时注意保护健康皮肤,用力不宜过大,应一次将全部疣体搓落,以免复发。(张俊庭 编·《皮肤病必效单方2000首》82)

★ 17. **治寻常疣**:鸦胆子适量。将鸦胆子剥去外壳,置小瓶内,高压消毒后备用。患部常规消毒后,以小刀轻刺患部皮肤,以见血为止。将消毒好的鸦胆子仁轧碎,敷患处,用纱布、胶布固定。患部勿沾水,8天后将胶布揭下,病变即可脱落。治寻常疣不留疤痕。(金福男 编著·《古今奇方》242)

★ 18. **治寻常疣**:鸦蛋子仁捣烂如泥,外敷并包扎,3~5日换1次。(《中国中医药报》2009年1月8日)

★ 19. **治寻常疣**:先将皮肤常规消毒,用三棱针或粗毫针把寻常疣皮肤挑开(疣多者,选生长最早、体积大者1~2个),取鸦胆子仁3~5个,去壳捣烂,以油汁外渗为度,敷在疣上,用消毒纱布包好。5~7天换药1次,换药时先将结痂湿润,轻轻刮除,用上法第2次敷药。共治110例,结果痊愈92例,好转18例。1次用药治愈者32例,2次治愈者41例,3次治愈者19例。(滕佳林 米杰 编著·《外治中药的研究与应用》416)

★ 20. **治寻常疣、扁平疣**:将鸦胆子捣成细末,加水调成糊状,涂于疣上,每日早、晚各1次,涂止结痂为止。一般2周左右即可结痂而愈。(江苏新医学院 编·《中药大辞典》下册1466)

★ 21. **治寻常疣、扁平疣**:可先用小刀将疣体表皮轻轻刮破(不宜刮得太深及损伤周围皮肤),将鸦胆子劈开直接在患部摩擦,或蘸少许鸦胆子油滴于疣上,每4~7天1次,10次为1个疗程。涂油后5~6小时内切勿用水或毛巾洗擦,以免擦去药油或波及周围皮肤;面部用药须防止滴入眼内;再次用药如遇皮损结有痂膜时,须先将痂膜轻轻刮除再涂药油。用上法治疗扁平疣47例,治愈39例,大多在5次以内治愈。多数病人用药后皮损及健康皮肤出现红肿、瘙痒及灼热感等炎症现象,但对治疗无效病例则此现象很少出现。(江苏新医学院编·《中药大辞典》下册

1644）

★ 22. **治寻常疣**：将疣用温水泡 10～20 分钟，以刀片轻轻刮去表面角化层，取鲜半夏洗净，去皮，在寻常疣局部涂擦 1～2 分钟，每日 3～4 次，一般只涂擦初发疣即可，若继发疣较大、较多时，逐个进行涂擦效果更好。治疗 215 例，结果：15～30 天共治愈 208 例，无效 7 例；治愈率为 96.74%。经研究，寻常疣为乳头状瘤空泡病毒（属双链 DNA 病毒），鲜半夏可杀死疣体中病毒，使疣消退。局部涂擦，无毒副反应。（宋立人 总编·《中华本草》8 册 518）

★ 23. **治寻常疣**：板蓝根、山豆根各 60 克，加水 3000 毫升，煮沸 10 分钟后，待凉时浸泡患处 30 分钟，每日 1 次。李枫用上方治疗足底寻常疣 54 例，结果治愈 43 例，无效 11 例。（王辉武 主编·《中药临床新用》375）

★ 24. **治寻常疣**：鼠妇 1～2 只，用手指压鼠妇使其成糨糊状，完全涂在疣体上，令其自然干燥，勿洗涤，每天如法抹 2～3 次。临床疗效：治疗百余例，疗效尚佳，一般于 1 周后疣体自行脱落，局部不留瘢痕，不出血。（金福男 编著·《古今奇方》240）

★ 25. **治寻常疣**：冰片。用法：取一块胶布，中间剪 1 小孔，孔的大小与疣体相适应。将胶布贴在皮肤上，保护疣体周围皮肤，疣体从小孔中露出。取半粒米大小的冰片放入疣顶上，点燃冰片至冰片燃尽。如疣体较大，可用 2～3 粒冰片重复燃尽，至疣体变白为止。2～3 天疣体自然脱落，创面涂以紫药水，或用创可贴敷贴，1 周左右结痂愈合。疗效：治疗 21 例病人，均 1 次治愈，有 2 例半年后复发。经用冰片再次烧灼而愈，未再复发。头面部疣忌用本法，本法适用于四肢部位。（刘有缘 编著·《一两味中药祛顽疾》312）

★ 26. **治寻常疣**：补骨脂 30 克，打碎后放入 70% 的乙醇 100 毫升中浸泡 1 周，滤过备用。用干净木质梗蘸少许补骨脂滴于疣表面，每日数次直至痊愈为止。赵继英用上方治疗寻常疣 56 例，结果痊愈 51 例，好转 5 例。（王辉武 主编·《中药临床新用》349）

★ 27. **治寻常疣**：鲜败酱草适量，洗净，捣烂，敷贴患处（或取汁涂擦患处），每日 2 次，1～2 星期皮疹可完全消退。（唐汉钧 汝丽娟 主编·《中国民间外治独特疗法》253）

★ 28. **治寻常疣、扁平疣、传染性软疣、掌跖疣等**：败酱草、马齿苋、大青叶各 30 克，紫草 9 克，水煎。擦洗患处，每日数次。（滕佳林 米杰 编·《外治中药的研究与应用》359）

★ 29. **治寻常疣**：先用 75% 的乙醇或肥皂水将疣清洗后，再刮疣体表面的角质层，刮至见血为度。将活斑蝥去其头，用其流出的水珠样黄色分泌物，外涂于疣顶部皮肤（1 个斑蝥可涂 1～2 个疣），勿用敷料覆盖，12～24 小时后，可见涂药的疣变成如烫伤后的小泡，48～72 小时后水泡自行消失，不留疤痕。疣数目较多则选择较大及发病时间长者先治，其余可自行消退。项朝吉用上方治本病 100 例，全部治愈，其中 5 例双手、双足共 100 余颗，治疗后完全消失。（滕佳林 米杰 编著·《外治中药的研究与应用》562）

★ 30. **治寻常疣**：菊花 30 克，于 30 度白酒 100 毫升中浸 3 日后去渣，浸出液可加适量水，白糖炖服，每日 1 次。（孟凡红 主编·《单味中药临床应用新进展》585）

★ 31. **治寻常疣**：鲜茄子、雄黄各适量。用法：鲜茄子切片，雄黄研末备用。用时将刚切好的茄片，蘸雄黄末外擦 2～3 分钟，每天 1 次至全部脱落（但用前应先将患部用温水浸泡洗净，用消毒刀将寻常疣蓬松面修平，以不出血为度）。

典型病例：张某某，女，10 岁，学生。左手背及下肢长瘊子 30 多个。小如粟米，大如黄豆，表面蓬松，形似花蕊，有触痛感。曾用鸦胆子仁外敷，因疼痛而停用。经用上药 2 次，半月后瘊子全部脱落而愈。至今未复发。按语：本病好发于手背、指背、头皮等处。初起小如粟米，渐大如黄豆，高出皮面，色灰白或污黄，蓬松或枯槁，状如花蕊，数目多少不一。挤压时多有疼痛，碰撞或摩擦时易出血，即寻常疣，又名瘊子。（张树生 高普等 编·《中药敷贴疗法》502）

★ 32. **治寻常疣、扁平疣**：苍耳子 10 克。用法：取上药，浸泡于 75% 的酒精 50 毫升内，密封 7 天，滤渣取液备用。或此药仍浸泡于药液中。用棉球蘸药液涂抹患处，每天数次。寻常疣用药 10 天，扁平疣用药 7 天，停药 15～20 天，其疣可自行落脱。据王兰柱等报道，就用本方治疗 104 例，痊愈 98 例，好转 5 例，无效 1 例。（薛建国 李缨 主编·《实用单方大全》13）

★ 33. **治寻常疣**:①疣部浸软消毒,鲜鸡内金内层紧贴疣部固定4~12小时。②鸡内金摩擦疣面7~10天,痂体脱落。(孟凡红 主编·《单味中药临床应用新进展》249)

★ 34. **治疣症验案**:胡某,男,3岁。左眼下睑内眦侧生有一颗绿豆大赘生物,其面部也长有绿豆、芝麻大小等10余颗,且有长大趋势,家长带往医院皮肤科诊疗,诊断为"寻常疣"。先后注射次柳酸铋、板蓝根,内服薏苡仁等药,均无明显效果,转来中医科索方。予生三七粉9克,嘱其1日3次,6天服完,停药1周后,寻常疣全部消失,不留痕迹。(杨鹏举 主编·《中医单药奇效真传》371)

★ 35. **治疣目(寻常疣)**:鸡内金。擦之自落。(陆锦燧 辑·《鲟溪秘传简验方》185)

★ 36. **治疣目**:以苦酒浸石灰6~7天,取汁滴点疣上。(江苏新医学院 编·《中药大辞典》上册583引《千金方》)

★ 37. **治疣目及痣**:硫黄一两(细研)。以醋调涂疣目上,六七度即瘥。(宋立人 总编·《中华本草》1册424引《圣惠方》)

★ 38. **治刺瘊(寻常疣)**:鸦胆子(去皮)不拘多少。用法:捣烂。敷患处,外用胶布贴盖,四五日即脱落。(沈洪瑞 主编·《重订十万金方》769)

★ 39. **治刺瘊**:鸦胆子一个打碎。用法:将刺瘊刺破见血,用药面擦揉,胶布贴之,十天即落。(沈洪瑞 主编·《重订十万金方》770)

★ 40. **治刺瘊**:鸦胆子(去皮)2钱,冰片5分。用法:共捣如泥。涂抹患处。(沈洪瑞 主编·《重订十万金方》770)

★ 41. **治丝状疣(又称刺疣)**:西医常用电烧,腐蚀,手术切除等治疗。石灰5克,龙骨粉25克,冰片2克。用法:将生石灰浸入水中,混合液以2~4层纱布过滤。滤液沉降片刻后,将上层水弃去,留沉降之石灰呈半固体状,放在铁锅内用文火炒成微黄色为度(约炒1小时),然后取炒石灰粉5克,加龙骨粉25克,奴弗卡因2克,冰片2克,混匀,共研细末,密贮瓶内待用。将药粉倒少许在疣面上,以拇指反复揉搓,直至疣动为止。再以拇指加压扭转,疣即脱落。以硝酸银棒涂抹后,敷消毒纱布,24时取下。血痂7~10天脱落。作用:脱疣止痛,止血。疗效:12例全部治愈。按语:方便简便,无大出血,无继发感染及创面愈合不良等。(张树生 高普 主编·《中药贴敷疗法》500)

扁平疣22方

★ 1. **治扁平疣**:取大蒜1枚,去皮切开后将切面置于扁平疣上摩擦5~10分钟,每日3~4次,一般10~15天可愈。(李家强 编·《民间医疗特效妙方》238)

★ 2. **治扁平疣**:大蒜、酒精各适量。用法:将大蒜捣烂放酒精中浸泡,1周后将上清液倒出,用脱脂棉球蘸药液涂患处,每日2次,注意保护正常皮肤,若出现皮肤发红起水泡,可暂停一二日再用,以愈为度。(吴静 主编·《祛百病大蒜秘方》183)

★ 3. **治扁平疣验案**:门诊号:96-1985,女,14岁。于1981年6月14日来诊,主诉面部起小疙瘩逐渐增多,累及手背等处已3个月,有痒感,个性急躁,家中无类似患者。检查:面部满布弥漫性针头或米粒大、浅褐色扁平丘疹,高出皮肤约1~3毫米,有成群倾向,部分损害表面有角化性皮屑。诊断:扁平疣。治疗方法:将1枚蒜瓣切断,断端放在扁平疣的表面来回或旋转法摩擦3~6分钟,每日3次揉擦,10日痊愈。(杨鹏举 主编·《中医单药奇效真传》373)

★ 4. **治扁平疣**:将患处消毒后,用梅花针叩打疣的顶端,使其微出血,再涂半斑膏。生半夏、斑蝥各等分,研极细末,用10%的稀盐酸调成糊状备用。1周后可使疣脱落。治疗28例,涂药1次后25例痊愈。(杨仓良 主编·《毒药本草》997)

★ 5. **治扁平疣**:鲜败酱草适量(春、夏、秋叶为佳),洗净、捣烂,外敷患处或取汁涂搽患处,也可将叶中的乳白汁涂患处。每日2次。疗效:采用此法治疗患者52例,痊愈51例,1例为继发性病症,因未找到继发性病源而未见效。一般用药3~7天见效,1~2周皮损皮疹完全消退,自觉症状消失。(良石 主编·《名医珍藏·外治秘方》143)

★ 6. **治扁平疣**:鲜败酱草榨汁,外涂,或同

木贼 50 克、香附 15 克,水煎外洗。(王学诗·《中国中医药报》2009 年 5 月 18 日第十三版)

★ 7. **治扁平疣**:扁平疣好发于脸、手背部,青春期多见。笔者在临床中常使用单味鲜败酱草榨汁外涂,或与木贼、香附煎水外洗,治疗扁平疣,效果较佳。例 1:林某,女,33 岁。额部及左眼下有多个粒状扁平疣,时值夏季,嘱取鲜败酱草,榨汁,用药棉蘸汁揉搓患处,每次 2~5 分钟,半小时后洗净,每日数次,连用 2 周。1 个月后扁平疣基本消失。

例 2:范某某,女,25 岁,右眼上睑有密集针状扁平疣,取败酱草 30 克,木贼 30 克,香附 30 克,加水浓煎,用药棉蘸洗数次,每次 3~5 分钟。10 天后,疣体逐渐脱落,15 日后停止用药,1 个月左右扁平疣基本消失。中医认为,扁平疣为由外感风热之毒,风火上扰所致。现代医学认为为感染人类乳头瘤病毒引起。败酱草能清热解毒,祛瘀散结,有促进微循环、抗病毒作用,故能取效。本方也可内服。[《中医杂志》编辑部整理·《中医杂志》专题笔谈文萃(1995—2004,第一辑)473]

★ 8. **治扁平疣**:生南星 15 克,香附 30 克,红花 10 克,冰片 5 克,分别研末,过 120 目筛,米醋 500 毫升浓缩至 300 毫升,趁热加前 3 味药末,凉后加入冰片混匀备用。75%的乙醇擦净创面,每日外擦 3 次,每次 2~5 分钟,以局部皮肤潮红,稍有热感为度。首次擦药前手术刀片轻刮母疣表面,每次 2~3 个,局部点状出血为度。(孟凡红等 编·《单味中药临床应用新进展》503)

★ 9. **治肛门扁平疣**:风化石灰(研细末),黄丹,楠皂自然水。用法:将石灰粉装入小酒杯内,加入黄丹少许,再加入楠皂自然水调成稀糊状。将药膏涂在病灶上,药厚 0.1 厘米,经过 5~10 分钟,药涂之病灶变为灰黑色,去药膏。然后涂消炎止痛膏。功能:消炎,脱疣。疗效:5 天左右脱疣,12 天创面愈合。按语:湿疣效果良好,亦可治疗先天性梅毒扁平湿疣。(张树生 高普 主编·《中药贴敷疗法》499)

★ 10. **治扁平疣**:地肤子 100 克,白矾 30 克。用法:先用 1000 毫升水煎地肤子,滤过后浓缩至 200 毫升,将白矾研细后投入,待凉后装瓶备用。用手指蘸药液揉搽疣,每日 3 次,每次揉摸 15 分钟,见局部红润为度,治疗期间忌用化妆品。备注:地肤子为藜科植物老扫帚之花,为皮肤湿热痒疹之要药,此方优点为治疗时无不适或疼痛之感。(吴静 陈宇飞 主编·《传世金方·民间秘方》423)

★ 11. **治扁平疣**:生鸡内金 100 克,浸泡于白米醋 300 毫升内,装广口瓶,浸泡 30 小时后即得"金醋消疣液"。用消毒棉球蘸药液涂擦患处,每天 3 次,10 天为 1 个疗程。据刘耀报道,应用本方治疗 126 例,1 个疗程后治愈 50 例,2 个疗程后治愈 30 例,好转 20 例,无效 26 例,总有效率为 79.4%。(薛建国 李缨 主编·《实用单方大全》279)

★ 12. **治扁平疣**:生鸡内金 20 克,加水 200 毫升,浸泡 2~3 天,外搽患处,每日 5~6 次。陈长江等用上方治疗扁平疣 10 例,均获良效。一般外擦 10 天,扁平疣即干涸缩小并脱落。一方治脸疣。(王辉武 主编·《中药临床新用》363)

★ 13. **治扁平疣**:炮穿山甲 30 克。研末,每次 6 克,每日 1 次,用米酒适量调服。连服 30 日即可。(楼锦英 编著·《中药临床妙用锦囊》397)

★ 14. **治扁平疣、掌跖疣、泛发性湿疹**:地骨皮制成 10% 的注射液,每次用 2~3 毫升,加自血 2 毫升,肌注,每周 2 次,10 次为 1 个疗程。(孟凡红等 编·《单味中药临床应用新进展》155)

★ 15. **治扁平疣**:发于颜面、手背的多数粟粒至高粱粒大小扁平丘疹,浅褐色,表面光滑,微有痒感。取白芷 50 克,配苦参 30 克,板蓝根 30 克,赤芍 30 克,水煎,用纱布蘸药液频洗患处。每日 2 次,2 日 1 剂。(《中国中医药报》2011 年 4 月 20 日)

★ 16. **治扁平疣**:半夏粉少许。用法:加少量白糖,以冷开水调敷患处。(张俊庭 编·《皮肤病必效单方 2000 首》88)

★ 17. **治扁平疣**:板蓝根 15 克。煎服。(宋立人 总编·《中华本草》3 册 711)

★ 18. **治扁平疣**:先用消毒针头轻磨疣体表面,后用新鲜鱼腥草榨汁外搽,1 日 2 次,1 周为 1 个疗程。如 1 周末痊愈则继用 1 周。疗效:16 例患者中,经 1 个疗程痊愈者 10 例,其余均用药 2 个疗程。2 个疗程后,痊愈 12 例,显效 2 例,有效 1 例,无效 1 例。皮疹脱落的最短时间为 2 天,最长10天。12例曾经治疗者,11例痊愈,1例无效。治愈率为75.0%。有效率87.5%。(楼锦英 编著·《中药临床妙用锦囊》362)

★ 19. **治扁平疣**:鸦胆子50克,研成极细末,加醋浸泡7天后,再加雄黄20克,凡士林30克,调成软膏状,每天早、晚各搽1次。方龙超用上方治疗扁平疣,搽5天后,疣凸起成水泡状,7天后自行脱落,皮肤呈紫红色,20天左右肤色还原。(王辉武 主编·《中药临床新用》465)

★ 20. **治扁平疣**:鸦胆子50克,蛇床子10克,大黄10克,苡仁10克。将上药研末用75%的酒精250毫升浸泡1周,用药液外洗患处,每日3~5次,连续外洗7~14天。吴凤海用上方治疗扁平疣10例,全部治愈。7日以内疣体消失者9例,用药10天疣体消失者1例。(王辉武 主编·《中药临床新用》465)

★ 21. **治扁平疣验案**:刘某,男,4岁。其母代诉患儿于半年前右耳前及颧部有绿豆大赘生物10余个,因生于面部没敢轻易外治用药,近1周来逐日增多,簇集成群。诊为"扁平疣",试投土茯苓300克,每日50克煎服代茶饮,加白糖少许,服用2个月以后,患儿母亲欣然告知笔者,疣疾全除。(杨鹏举 主编·《中医单药奇效真传》373)

★ 22. **治扁平疣验案**:徐某某,女,30岁。1987年9月15日就诊。半月前面部及手背出现米粒样扁平丘疹,表面光滑,淡红色,发痒,搔抓后皮损呈串状,用西药治疗后,疹子有增无减。经用补骨脂酊治疗,用药第3天,疹色更红,患部皮肤肿胀。继续用药2天,肿胀消退,丘疹逐渐剥落,疣体全部消失,肤色恢复正常。随访1年,未复发。治疗方法:将补骨脂30克,加95%的酒精100毫升密封浸泡1周即可使用。用时以消毒棉签蘸取药液涂在疣体上,每天3~5次,涂搽后不洗脸。若疣色素沉,表面有角化现象,病程较长者,每天涂搽4~6次,疗程1周左右。(黄国健等 主编·《中医单方应用大全》58)

疣(千日疮、猴子)19方

★ 1. **治疣**:鸦胆子去皮,取白仁之成实者,杵为末,以烧酒和涂少许,小作疮即愈。(宋立人 总编·《中华本草》5册11引《医学衷中参西录》)

★ 2. **治瘊子**:鸦胆子(去皮)、冰片、红粉、轻粉各等分。共研细面。用酒或油调抹均可。(沈洪瑞 主编·《重订十万金方》769)

★ 3. **治疣子**:巴豆5粒,鸦胆子3钱。用法:上药去壳捣烂。将疣子用消毒针挑破,将药敷上。功能:泻热解毒,消肿止痛。注意事项:两次即愈。(阳春林 葛晓舒 主编·《湖南省中医单方验方精选·外科》上册559)

★ 4. **治疣子**:【**磨坚丹**】鸡肫内黄皮(不下水,只去渣渣)1个。用法:擦数次,自消。(孙世发 主编·《中医小方大辞典》193引《疡科选粹》卷七)

★ 5. **治疣、痣**:蟾蜍1只,置开水中煮沸10分钟,去蟾蜍,用其煎液洗患处,日数次。每只蟾蜍液可用2~3天,轻者用1只,重者2只。(金福男 编著·《古今奇方》245)

★ 6. **治疣病**:鲜菟丝子(或藤)适量捣烂,外敷患处,日换药1次。一般2~3天可愈。(王辉武 主编·《中药临床新用》529)

★ 7. **治疣**:笔者将其制成酊剂,外用治疗扁平疣、传染性软疣,经临床验证效佳。消疣1号(75%的医用酒精100毫升加补骨脂10克,僵蚕10克,浸泡1周),外涂,共治疗150例。发病部位:面部52例,手背部45例;颜面及颈部、手部同时发病53例。大多经西药治疗无效。按以上方法外涂,一般2周痊愈。

传染性软疣:本病多发于儿童及青年。初起为粟粒至绿豆大半球形丘疹,呈灰白、乳白、微红或正常皮肤色。表面有蜡样光泽,中央有脐窝,可以从中挑出或挤出白色奶酪状物质,即软疣小体。笔者用消疣Ⅱ号(75%医用酒精100毫升加补骨脂10克,鸦胆子10克,浸泡1周,外涂)治疗230例。其中男150例,女80例;平均年龄(20.5±3.2)岁,病程(2.3±1.2)年。曾治贾某,男,36岁,1998年7月初诊。自诉洗澡后,全身出现大小不均的小丘疹。经抗病毒治疗无效而就诊。诊为传染性软疣,给予消疣Ⅱ号外涂,1周而愈。[《中医杂志》编辑部整理·《中医杂志》专题笔谈文萃(1995—2004,第二辑)470]

★ 8. **治疣**:疣尚小时,取无花果树枝折断处

渗出的汁液，搽患处，可消除。（金福男 编著·《古今奇方》245）

★ 9. **治赘疣鸡眼**：未成熟的无花果1枚。用法：捣烂，敷于患处，每日换药2次，数日见效。（膳书文化 主编·《中华偏方单方大全》387）

★ 10. **去疣、痣**：水调矿灰（石灰）一盏，好糯米全者，半插灰中，半在灰外，经宿米色变如水精。先以针微拨动，点少许于上，经半日汁出，剔去药，不得着水，二日而愈也。（杨仓良 主编·《毒药本草》1040引《集玄方》）

★ 11. **去疣、痣**：糯米5粒，巴豆3粒，石灰20克。用法：上药共研为末，入瓷瓶中3日。每日用竹签挑少许点患处，自然蚀落。（吴素玲 李俭 主编·《实用偏方大全》813引明代·《证治准绳》）

★ 12. **治疣痣黑子**：斑蝥三个，人言少许。以糯米五钱，炒黄去米，入蒜一个，捣烂点之。（江苏新医学院 编·《中药大辞典》下册2281引《纲目》）

★ 13. **治身面疣子**：醋调南星末涂之。（江苏新医学院 编·《中药大辞典》上册332引《简易方论》）

★ 14. **治千日疮**：用蛇蜕擦之，即落。（清代·顾世澄 撰·《疡医大全》1353）

★ 15. **治满颈生小瘊子**：【羽泽散】生矾、地肤子各适量。用法：煎水外洗。（孙世发 主编·《中医小方大辞典》375引《古今医鉴》卷十六）

★ 16. **治瘊子**：蒲公英自然汁，频点之，自落。（清·吴世昌 王远 辑·《奇方类编》59）

★ 17. **治深部真菌病、疣类等**：马齿苋干粉50克。用法：取蜂蜡10克，熟猪油40克共同熔化，兑入马齿苋干粉，调匀成为膏剂。换药用，每天1～2次，或外擦。功效：杀虫灭菌。（郭志杰 吴琼等 主编·《传世金方·一味妙方》134引明 王肯堂《证治准绳》）

★ 18. **治各种疣赘**：用鲜活鼠妇研烂至汁出，直接涂抹患处，每日1次。平均每个扁平疣用1～2枚，寻常疣、鸡眼每个用1～5枚，反复涂擦至汁尽为止。治寻常疣45例，痊愈38例，好转4例，无效3例，总有效率为92.8%。治扁平疣30例，痊愈19例，好转6例，无效5例，总有效率为83.3%。治鸡眼80例，痊愈68例，好转8例，无效4例，总有效率为95%。其中用药1～5次痊愈45例，5～10次痊愈18例，10次以上痊愈5例。（宋立人 总编·《中华本草》9册112）

★ 19. **治各种赘疣及鸡眼**：乌梅肉捣烂，加少许醋，和盐水调匀，外涂患部，日数次。（金福男 编著·《古今奇方》242）

跖疣2方

★ 1. **治跖疣**：白矾100克，艾叶200克。艾叶加300毫升水，煎至200毫升时，加白矾溶化即成。日2次用40℃煎液浸泡患处30分钟。（孟凡红等 编著·《单味中药临床应用新进展》16）

★ 2. **治跖疣**：纯碱、生石灰各等量，糯米粉适量。用法：上药加水适量，放置12小时后调成糊状备用。用时洗净患足，将上药直接敷于患处。局部有灼热或疼痛感时停敷，并用小刀将疣的松软部分刮除，用上方治疗137例，最少敷1次，最多12次，一般2～3次即愈，经3～6个月观察，均未复发。（杨仓良 主编·《毒药本草》1041）

传染性软疣7方

★ 1. **治传染性软疣**：【倍雄散】五倍子5份，乌梅1份，雄黄2份，大黄1份。用法：共研细末，用香醋调成软膏，敷贴患部。共治93例，3～12天全部治愈。（宋立人 总编·《中华本草》5册90）

★ 2. **治传染性软疣**：【倍雄散】五倍子5份，雄黄2份，大黄、乌梅、枯矾各1份。用法：共研末，用适量香油调成膏。单个疣体用点涂法，群体存在的软疣用铺面法，即用膏药广泛敷布在软疣存在部位，然后用塑料纸覆盖，3天换药1次。江苏李加坤用本方治疗传染性软疣93例，经治疗3～12日，均治愈。（梁永才 梁杰圣 主编·《中国外治妙方》85）

★ 3. **治传染性软疣**：五倍子、冰片（兑入）川椒、大青叶各适量。用法：将上药共研细末，过120目筛。将软疣用热毛巾逐个擦洗至潮红，用醋调本品为糊状,逐个涂在软疣上,每日1~2次,7日为1个疗程。结果:验证30例,痊愈27例,好转3例。本品对扁平疣、尖锐湿疣亦有较好的疗效。(雷一鸣 杨柱星 黄儒 主编·《中华名医顽症绝症秘方大全》1013)

★4. **治传染性软疣**:常规以镊子夹除全部皮损的白色酪状软疣小体,外涂碘酊,并每日用野菊花5克,250~300毫升开水冲泡代茶饮。(孟凡红 主编·《单味中药临床应用新进展》585)

★5. **治传染性软疣等**:取鸦胆子40克,连壳打碎,装烧瓶内加水80毫升,置酒精灯上煮沸,5~10分钟后去渣,取煎液约40毫升,即成100%的鸦胆子煎液。上有浮油,用时摇匀,以棉签蘸药液点擦疣,每日2次。徐诚用100%的鸦胆子液治疗传染性软疣11例,均痊愈。涂药后,红晕加重,但无痛感,3日后软疣萎缩,逐个脱落,不留疤痕,暂有色素沉着,较其他方法好。(王辉武 主编·《中药临床新用》464)

★6. **治传染性疣**:先用手术刀将疣顶角化层削去,以碘酒消毒后敷斑蝥膏(斑蝥12.5克,雄黄2克,研细,蜂蜜半匙混拌),以胶布固定,10~15小时后患部即起水泡,将疣浮离皮肤。共治10例皆愈。(杨仓良 主编·《毒药本草》997)

★7. **治疗小儿传染性软疣**:野菊花、金银花、白鲜皮、赤芍各20克,蒲公英、板蓝根、苦参各30克,紫草15克。上药加水1000毫升,浸泡1小时,然后煮沸20~30分钟,倒入盆内,趁热熏洗患处。1剂药可熏洗2~3天,每日2~3次,每次20~30分钟,7天为1个疗程。共治12例,1个疗程治愈者8例,2个疗程治愈者4例,愈后不留瘢痕。治愈率为100%。(滕佳林 米杰 编著·《外治中药的研究与应用》463)

尖锐湿疣12方

★1. **治尖锐湿疣**:五倍子、鸦胆子各5克,白矾10克,冰片1克,乌梅肉20克。共研为泥,加醋20毫升调匀,于补骨脂酊封闭后外敷于患处(注意不要敷在正常组织上)。(徐三文等编·《中国皮肤病秘方全书》755)

★2. **治尖锐湿疣**:紫草、薏苡仁、马齿苋各10~20克。用法:水煎服。每日1剂,日服2次。功效:清热利湿,凉血解毒。(程爵棠 程功文编·《单方验方治百病》432)

★3. **治尖锐湿疣**:板蓝根、野菊花各30克,木贼、枯矾、地肤子各20克,苏木15克。用法:水煎,每日1剂,分3~4次外洗。功能:清热除湿,凉血解毒。方解:板蓝根清热凉血,解毒散结;野菊花清热解毒;木贼疏散风热;枯矾燥湿解毒;地肤子清热利湿;苏木活血通经。诸药合用,共奏清热除湿;凉血解毒之功。(阳春林 葛晓舒 主编·《湖南省中医单方验方精选·外科》上册865)

★4. **治尖锐湿疣**:苦参100克。用法:苦参100克加水至1500毫升,先浸泡半小时加温煮沸15分钟,过滤去渣,先局部熏疗,待温度适宜后再用药液清洗,每晚1次,每次30分钟。每个疗程2周。合并感染者用抗生素治疗,并注意每天更换内衣。疗效:共治20例;全部治愈。疣体脱落,无残留,无新生疣复发。治愈时间,7天2例,10天11例,14天7例,治疗期间无任何痛苦和不适。(刘有缘 编著·《一两味中药祛顽疾》325)

★5. **治尖锐湿疣**:外用方:苦参60克,鲜蒺藜50克,去皮大枫子10克,百部10克。共捣碎,加水200毫升,取汁100毫升,用棉棒蘸药涂擦湿疣表面,每日3次,连用7~10天。内服方:苦参10~12克,刺蒺藜15克,大青叶30克,水煎服,每日1次,分2次服用,连服7~10天。通过上述内服外用结合治疗尖锐湿疣,3日后显效,即能控制其发展,外阴瘙痒症状减轻,1周后疣干枯,继而消退,愈合再服药1周,以巩固疗效。(王辉武 主编·《中药临床新用》388)

★6. **治尖锐湿疣**:斑蝥素乳膏,每日1次,外涂患处。(孟凡红 主编·《单味中药临床应用新进展》43)

★7. **治尖锐湿疣**:斑蝥干品5克,浸入75%的酒精100毫升中,1周后备用。用时暴露病灶,分泌物多者用棉签拭去,用小头棉签蘸药少许(不滴为准),直接点涂在疣面上,注意避开正常皮肤或黏膜,5分钟后再重复点涂1次,数量多者可分次治疗,每次3~5个,1~2日1次,涂药后待其自然干燥,无须冲洗。王润用上方治疗尖锐湿疣5例,病变小者治疗3~5次后疣组织消失,极小者1次即消,基底黏膜正常,不留疤痕,疣体稍大者上药7~10次,涂药时稍加压力,以利药液渗透,加压者疣消失基底部可出现表浅小溃疡,局部涂2%的龙胆紫后自愈,5例患者均治愈,3个月后随访3例无复发。(王辉武 主编·《中药临床新用》585)

★ 8. **治女性尖锐湿疣**:采用三黄膏外涂加中药内服治疗。三黄膏组成:黄柏、大黄、硫黄、鸦胆子、五倍子各等分共研极细末,加入适量冰片粉,与香油调成糊状,棉棒蘸药点敷于患处。点敷方法:棉棒蘸药膏适量点涂患处,敷盖病灶,停留15分钟,观察患者无反应后起床离开。内服中药以解毒利湿药物为主组成,按常规煎煮分次服。共治130例,分次局部点药及中药内服,一般3~5天点敷1次。点敷1次治愈者103例,点敷2次治愈者12例,3个月后随访复查,复发2例。(滕佳林 米杰 编·《外治中药的研究与应用》95)

★ 9. **治尖锐湿疣验案**:尖锐湿疣属中医"臊瘊"范畴。尖锐湿疣在治疗上有一定难度,尤其难以控制其复发。近年来我们应用中医洗剂加乌梅治疗,收效明显。

例1:王某某,男,26岁,司机,未婚。由不洁性行为引起阴茎龟头、包皮部及肛门周围尖锐湿疣1年余,无明显不适,忧心忡忡,担心影响结婚及生育。曾行局部蚀疣、电灼、激光、手术等法治疗,结合口服干扰素、阿昔洛韦等药仍未控制,经手术切除肛周湿疣之后已有肛门狭窄之象。方用:马齿苋60克,蜂房15克,生薏苡仁30克,紫草20克,生黄芪15克,枯矾10克,水煎外洗。1周后未见明显变化,上方加乌梅15克,又连用2周,阴茎部疣体全部脱落,又继用1周,肛门周围疣体也脱落,经查肛管内也未见疣体,随访未复发。

例2:贺某某,女,28岁,工人,已婚。以妊娠38周伴尖锐湿疣8月余来诊。患者离预产期2周。其丈夫行为不检,将该病染及其身。8个多月以来,用电灼、激光、冷冻等治疗均未奏效,屡治屡发。现临产在即,恐遗患婴儿,而求治于中医。查阴蒂、小阴唇、阴道均有疣体分布,最大者约0.5厘米×0.5厘米×0.8厘米,有蒂,宫颈光。对疣体较大者蒂部用1号丝线结扎,结合中药外洗。方用:马齿苋45克,蜂房15克,乳香、没药各2克,急性子8克,重楼18克,黄芪15克,乌梅15克,7剂,每2日1剂,水煎外洗。药后疣退,于妊娠周顺产一女婴,随访半年多未复发。

乌梅一药,《本草求真》有"酸涩而温,似有类于木瓜,但入肺则收,入肠则涩,入筋与骨则软,入虫则伏,入于死肌、恶肉、恶痣则除,刺入肉中则拔"的记载,可见其力甚宏。我们近几年来用中药外洗加入乌梅,有时甚至单用乌梅治疗尖锐湿疣或其他病毒性增生性疾病,均取得了较好疗效。[《中医杂志》编辑部整理·《中医杂志》专题笔谈文萃(1995—2004,第一辑)470]

★ 10. **治顽固性尖锐湿疣**:雪花散(含白矾20克,轻粉15克,冰片3克)适量,加醋调糊,涂患处,每日2~3次;1周为1个疗程,并用黄芪注射液30毫升,加5%的葡萄糖液250毫升,静脉滴注,每日1次;15天为1个疗程。结果:76例中,治愈72例,有效3例,无效1例,总有效率为98.7%。(李世文等 编·《一味中药祛顽疾》179)

★ 11. **治尖锐湿疣**:用鸦蛋子仁、花生油各适量,将鸦胆子仁浸泡在花生油中备用。取浸泡后的花生油涂搽患处。(滕佳林 米杰 编著·《外治中药的研究与应用》415)

★ 12. **治男性性病疣**:取鸦胆子捣碎成粉末状,均匀撒布于疣表面,外覆盖凡士林纱布保护,防药粉脱落,纱布包扎固定(尿道外口处留一小孔排尿),每日换药1次,至疣赘消失,创面红润,再以凡士林纱布换药5~7天,创面完全愈合。荆志强用上方治疗男性性病疣15例,5~7天炎症消退,痊愈12例,复发3例,未见不良反应,复发者可能与包皮过长、肛门皮赘、局部阴暗潮湿有关,予相应根治后再以本法治疗即愈,1~2个月未见复发。(王辉武 主编·《中药临床新用》465)

黄水疮(脓疱疮)49方

★ 1. **治黄水疮**:黄柏150克,枯矾150克,

冰片15克。用法:上药共外用散剂,清洁疮面后,用麻油调敷患处。(张俊庭 编·《皮肤病必效单方2000首》4)

★ 2. **治湿毒疮疡,红肿溃烂,痛痒不止,破流黄水:【黄水疮药】**黄柏50克,枯矾50克,冰片5克。用法:上药共研细末,撒患处。(中医研究院中药研究所 编·《中药制剂手册》460)

★ 3. **治黄水疮(脓疱疮):**五倍子6克,炒黄研细末。撒于患处。(刘少林 刘光瑞 编·《中国民间小单方》122)

★ 4. **治黄水疮(脓疱疮):**五倍子3钱,大黄1两,冰片少许。先将前2味药研细末,后入冰片再研。香油调敷患处。(沈洪瑞 主编·《重订十万金方》347)

★ 5. **治黄水疮(脓疱疮):**五倍子、枯矾各50克,黄柏100克。用法:研极细末,瓶贮备用。用时先用野菊花或马齿苋煎水洗净局部,用麻油调药和匀涂局部,每天1次。功能:清热解毒、燥湿敛疮。(膳书文化 主编·《中华偏方单方大全》337)

★ 6. **治黄水疮,奇痒难忍:**五倍子1两,生白矾、郁金各3钱 胆矾3分 醋适量。用法:共研细末,用醋调。搽患处。(阳春林 葛晓舒 主编·《湖南省中医单方验方精选·外科》上册531)

★ 7. **治黄水疮,兼治磺胺药过敏反应流黄水不止:**五倍子一两(煅),冰片一钱。用法:共为细末。外敷用。(沈洪瑞 主编·《重订十万金方》350)

★ 8. **治黄水疮:**马齿苋50克,五倍子25克,枯矾25克。将上药加水1000毫升文火煎煮30分钟,取药液晾至37℃备用。用消毒纱布蘸药液涂擦事先消毒过的病损处,每次30分钟,每日2~3次,一般3天为1个疗程。共治212例,总有效率为98.11%。(滕佳林 米杰 编著·《外治中药的研究与应用》164)

★ 9. **治黄水疮:**黄柏末三两,猪胆一个。用法:搅匀焙焦,香油调搽。(中医研究院革命委员会 编·《常见病验方研究参考资料》395)

★ 10. **治黄水疮:**吾节(猪胆)一个。用法:取鲜胆汁外搽。每日2~3。(张俊庭 编·《皮肤病必效单方2000首》7)

★ 11. **治黄水疮:**槐米20克,猪胆一个。将槐米纳入猪胆内,置阴凉通风处晾干,研细备用。用时以香油调末涂患处,每日2次。李书信等以上方治疗黄水疮24例,总有效率为100%。(王辉武 主编·《中药临床新用》620)

★ 12. **治黄水疮:**大枣50克(炒成炭),枯矾7.5克。用法:共研细末,湿者干敷患处;干者香油调涂患处。备注:又方加黄丹,共研细末敷。(吴静 陈宇飞 主编·《传世金方·民间秘方》390)

★ 13. **治黄水疮:**黄柏末、大枣(煅成炭)各15克。用法:将2味研细末,调香油抹患处。单用黄柏末调搽亦可。(吴静 陈宇飞 主编·《传世金方·民间秘方》390)

★ 14. **治黄水疮:**黄柏末、大枣肉各12克,轻粉1.5克。用法:将黄柏、枣肉烧存性研末,加轻粉和匀,香油调搽。(吴静 陈宇飞 主编·《传世金方·民间秘方》390)

★ 15. **治黄水疮:**马齿苋适量,水煎服。(中医研究院革命委员会 编·《常见病验方研究参考资料》395)

★ 16. **治黄水疮:**牛胆汁、石灰面拌成膏,涂之可愈。(杨仓良 主编·《毒药本草》1043)

★ 17. **治黄水疮:**用生石灰160克,硫黄250克,粉碎过筛,加水1250毫升,文火煎2小时,煎至1000毫升,静置取上清液,装瓶备用。以棉球蘸药液涂患处,每日3~5次。共治疗50余例,均获痊愈,且不留疤痕。(宋立人 总编·《中华本草》1册314)

★ 18. **治头部黄水疮:**五倍子、青黛各3钱,冰片1.5钱。用法:共研细末,香油调搽患处。7日后用干净白布蘸热开水敷患处以去疮痂。(沈洪瑞 主编·《重订十万金方》346)

★ 19. **治脓疱疮:**风化石灰1升。用法:将石灰与水搅混,待澄清后,吹去水面浮衣,取中间清水。每水1份加麻油1份,搅调百遍,外涂患处。(张俊庭 编·《皮肤病必效单方2000首》7)

★ 20. **治黄水疮:**取鲜丝瓜汁20克,六一散1袋(10克),调成糊状,均匀涂在患处,每日数次,有水泡合并感染者适当应用氯霉素注射液配合外擦效果更佳。张淑香等用上方治疗黄水疮109例,经3~5天治疗,全部治愈。(王辉武 主编·《中药临床新用》234)

★ 21. **治黄水疮:**红粉5克,官粉3克,冰片

1.5克,黑矾5克。用法:以上4味药粉碎成细粉,过筛,混合,即得。撒敷患处,每日1~2次。用量可视患处面积而定。备注:本方治疗头部、四肢及躯干部的各种黄水疮。在临床上第1次撒敷,几分钟内可出现渗水,有的还会滴出水,并稍有疼痛感。这时可用干棉球擦除水样物后立即再撒药,不一会儿患处开始干燥。少则1次,多则几次,就会治愈。本方有毒,只限外用,不可内服。(吴静 陈宇飞 主编·《传世金方·民间秘方》引内蒙古阿拉善盟阿拉善左旗蒙医院斯别立格献方。391)

★ 22. **治黄水疮**:轻粉、黄柏、梅片,共研细,香油调搽。(吴静 陈宇飞 主编·《传世金方·民间秘方》391)

★ 23. **治黄水疮**:将吴茱萸研粉用凡士林调制成10%的软膏,局部涂擦,每日1~2次。擦药前先用温水洗净患处,治疗12例,一般4~6次即愈。(江苏新医学院 编·《中药大辞典》上册1120)

★ 24. **治黄水疮**:青蒿适量。用法:研末调菜油搽。(中医研究院革命委员会 编·《常见病验方研究参考资料》395)

★ 25. **治黄水疮**:枯白矾、熟松香、黄丹。用法:三味等分,研极细末,真芝麻油调涂患处。(宋立人 总编·《中华本草》1册329引《本草原始》)

★ 26. **治黄水疮**:地骨皮。用法:炒黄研细末,香油调搽患处。(中医研究院革命委员会 编·《常见病验方研究参考资料》395)

★ 27. **治黄水疮**:冰片3克,乌贼骨30克。用法:研细,菜油调搽。(张俊庭 编·《皮肤病必效单方2000首》3)

★ 28. **治黄水疮**:乌贼骨、枯白矾、黄柏各等分。用法:以上三味,共研细末,撒患处。(中医研究院革命委员会 编·《常见病验方研究参考资料》396)

★ 29. **治黄水疮**:大黄10克,黄柏3克,黄连0.6克,煅石膏6克。用法:共研成细粉,菜油90克调匀。备注:脓疱渗液处去脓痂洗净,外搽患处,每日3次,约3~5天即见创面干洁。(吴静 陈宇飞 主编·《传世金方·民间秘方》392)

★ 30. **治黄水疮**:生川连30克,黄柏60克,梅片6克,薄荷冰0.5克。用法:共研细末,香油调搽。(唐大晅 张俐敏 主编·《传世金方·祖传秘方》374)

★ 31. **治脓疱疮**:全蝎10克,黄柏30克,土霉素10片,共研末。清疮面待干,香油调后敷患处,渗出液较多时直接将药粉撒患处,日2~3次。(孟凡红等 编·《单味中药临床应用新进展》431)

★ 32. **治黄水疮**:蛇蜕一条,芝麻油15克,蓖麻杆适量。用法:将蛇蜕浸入油中,再用蓖麻杆烧蛇皮,烧时滴下的油用瓷碗盛之,与蛇皮灰研在一起,涂患处,每日2~3次。功能:祛风解毒,祛瘀止痛。(刘道清等 编·《秘验单方集锦·外科篇》76)

★ 33. **治黄水疮**: 防风15克,雄黄15克。上2药加水2000毫升,煎数沸去渣,取汁洗患处,日洗2次。(杨仓良 主编·《毒药本草》1009)

★ 34. **治脓疱疮验案**:患儿,男,9岁。双膝以下及双足背散在脓疱疮10余个。已部分结痂。其妹7岁。双足背已发生脓疱疮7个,外敷消炎油膏等治疗半月多不愈。用本法治疗7日,全部结痂治愈。治疗方法:先用75%的酒精消毒病损及周围皮肤,已成脓疱者剪破疱壁除去脓液;已结痂者,去痂后用生理盐水清洁糜烂面。根据病损多少,取适量75%的酒精或饮用白酒加入雄黄末适量,调成稀糊状,用棉签涂敷于患处,覆盖消毒纱布(亦可不盖纱布),每天1次,直至痊愈。(注:因雄黄遇热可分解为剧毒的三氧化二砷,故应存放阴凉处备用。)(黄国健等 主编·《中医单方应用大全》469)

★ 35. **治黄水疮**:紫草30克,冰片3克。用法:上药放入碗中或大口瓶中,加入菜油100克浸泡半日即成。用时先用淡盐水将疮面洗净,再将此浸泡的紫草冰片油搽患处,每日3次。疗效:本方临床应用20余年,运用此方治疗黄水疮均收到满意疗效。(刘有缘 编著·《一两味中药祛顽疾》281)

★ 36. **治黄水疮、湿疹**: 露蜂房、白矾各等分,将白矾装入蜂房孔中,微火烤至白矾变枯,共研细末,香油调涂患处。(杨仓良 主编·《毒药本草》1003)

★ 37. **治脓疱疮**:患部先以1:5000高锰酸钾液清净,外涂1%的甲紫溶液。睡前内服5%

的水蛭煎剂300毫升,疗程1~3天。范桂友以上方治疗脓疱疮92例,经1个疗程全部治愈。(王辉武 主编·《中药临床新用》154)

★ 38. **治脓疱疮**:败酱草适量。煎水,洗患处。按:本病中医学属于"黄水疮""黄疱疮""浸淫疮"等范畴。(胡郁坤 陈志鹏 主编·《中医单方全书》327)

★ 39. **治脓疱疮**:吴茱萸、地龙等份为末,取20~30克以蛋清调敷涌泉穴,每日换药1次,3~7次可愈。(王辉武 主编·《中药临床新用》328)

★ 40. **治脓疱疮**:鱼腥草15克,黄柏9克,白鲜皮9克。加水适量,煎取药液晾至适温时外洗患处,每日3~4次。共治28例,年龄最大者6岁,最小者1岁。全身散在者4例,头部24例。病程1天有25例,2天以上3例。全部治愈,平均治愈时间3~7天。(滕佳林 米杰编·《外治中药的研究与应用》382)

★ 41. **治脓疱疮验案**:谢某,女,8岁。头部患脓疱疮已3年余,且每至夏秋季节加重,过则稍有减轻。曾多方求治,服中西药无数,均无疗效。取鲜鱼腥草250克,洗净,加水3000毫升,煮取2000毫升,倾入脸盆内。先趁热熏蒸疮面,然后用毛巾蘸药液趁热外敷,待不烫头时,反复清洗疮面。每次熏洗20分钟左右(夏季可适当延长),每日1剂。仅熏洗6次,就初见成效。坚持半月,便获痊愈。随访至今,未见复发。(杨鹏举 主编·《中医单药奇效真传》254)

★ 42. **治脓疱疮**:蒲公英30克,地丁30克,苦参15克,黄芩15克。加水适量煎煮,去渣。洗涤患处。如周身皆有,可将上方药量加倍,煎水洗涤。洗后勿用清水或肥皂水再洗。(滕佳林 米杰 编著·《外治中药的研究与应用》343)

★ 43. **治脓疱疮**:硫黄15克,花椒15克,鸡蛋1个。用法:将鸡蛋打一小孔去黄留清将硫黄、花椒装鸡蛋里,放火里烧糊研细末,疮面有渗出液者用于末;无渗出者用麻油调搽,每日2次。(张俊庭 编·《皮肤病必效单方2000首》8)

★ 44. **治脓疱疮**:青黛、黄连各6克,滑石粉、煅石膏各12克。用法:上药研细末,用麻油调成糊状。用冷开水将患处洗净去痂,将药涂于患处,棉纸外贴。作用:清热解毒,除湿止痛。疗效:经使用本方治疗脓疱疮数例,疗效显著。(张树生 高普等 编·《中药敷贴疗法》628)

★ 45. **治脓疱疮**:黄连3克。用法:将黄连3克研成细末,加入凡士林15克,混匀备用。局部外敷。功效:清热解毒,消肿止痛。治疗:脓疱疮(黄水疮),丘疹样荨麻疹(水疱湿疮),单纯性疱疹(火燎疮),带状疱疹(缠腰火丹),多发性毛囊炎(发际疮),疖、痈、丹毒等及皮肤烫伤。按语:凡阴疮瘘管禁用。(郭志杰 吴琼等 主编·《传世金方·一味妙方》106)

★ 46. **治脓疱疮,急性湿疹**:黄连、松香、海螵蛸各三钱。共研细末。加黄蜡二钱,放入适量熟胡麻油内溶化,调成软膏。涂于患处,每日三次。涂药前用热毛巾湿敷患处,使疮痂脱落。(江苏新医学院 编·《中药大辞典》下册2027)

★ 47. **治红脚黄水疮**:炒文蛤4钱,雄黄3钱。用法:共研细末,撒患处。功能:解毒凉血,敛疮止痒。(阳春林 葛晓舒 主编·《湖南省中医单方验方精选·外科》上册525)

★ 48. **治儿童脓疱疮(即黄水疮)**:马齿苋适量,洗净晒干,研细末。每次3~5克,加葡萄糖(或白糖)适量调味,于饭前用温开水送服,每日3次,连服3~5日可愈。(李家强 编·《民间医疗特效妙方》183)

★ 49. **治小儿黄水疮**:绿茶和五倍子各等量,冰片少许。用法:将上二药共研细末,再加少许冰片。洗净疮面后,将其敷上。(张俊庭 编·《皮肤病必效单方2000首》9)

天疱疮16方

★ 1. **治天疱疮**:大黄1两,五倍子5钱。研末,鸡蛋清调搽。(中医研究院革命委员会 编·《常见病验方研究参考资料》397)

★ 2. **治小儿天疱疮**:硫黄、五倍子各等分。用法:上为细末。麻油调搽。(彭怀仁 主编·《中医方剂大辞典》2册369引《疡科遗编》卷下.)

★ 3. **治天疱湿疮**:生百合捣涂,一二日即安。(宋立人 总编·《中华本草》8册116页引《濒湖集简方》)

★ 4. **治天疱疮**:龙骨、鳖甲灰各一两,冰片

少许。用法:共研细末,扑敷患处。(中医研究院革命委员会 编·《常见病验方研究参考资料》398)

★ 5. **治天疱疮**:生大黄5钱。用法:研末,清水调。敷患处。功能:清热燥湿,解毒疗疮。(阳春林 葛晓舒·《湖南省中医单方验方精选·外科》上册511)

★ 6. **治天疱疮**:【**黄金散**】大黄一两(为末),海金沙半两。用法:用新汲水调涂疮上。(彭怀仁 主编·《中医方剂大辞典》9册193引《医统》卷八十一)

★ 7. **治天疱疮**:马齿苋适量,加食盐捣烂敷。(中医研究院革命委员会 编·《常见病验方研究参考资料》397)

★ 8. **治天疱疮**:天花粉、滑石粉各等分为末。用法:水调匀,搽于患处。(中医研究院革命委员会 编·《常见病验方研究参考资料》398)

★ 9. **治天疱疮**:天花粉1两,黄丹5钱。用法:研细和匀,牛乳调涂患处。(中医研究院革命委员会 编·《常见病验方研究参考资料》398)

★ 10. **治小儿天疱疮**:鲜无花果100~150克,洗净,水煎去渣,用药棉蘸药液擦洗患处,每日3~5次,一般用药3~5天可愈。(李家强 编著·《民间医疗特效妙方》184)

★ 11. **治天疱疮**:多见于夏季,发于周身,状如水泡,大如蚕豆。海螵蛸适量。用法:研末,茶油调抹。(中医研究院革命委员会 编·《常见病验方研究参考资料》397)

★ 12. **治天疱疮**:蚯蚓泥略炒研末,蜜调敷。(清代·顾世澄 撰·《疡医大全》1335)

★ 13. **治天疱湿疮**:丝瓜汁调辰粉频搽之。(江苏新医学院 编·《中药大辞典》上册792引《纲目》)

★ 14. **治天疱疮日久作烂,疼痛不已,脓水淋漓者宜用**:【**石珍散**】石膏(煅)、轻粉各一两,青黛、黄柏末各三钱。共研细末。甘草汤洗净,以此药掺之,其疼即止。(明·陈实功 编著·《外科正宗》254)

★ 15. **治天疱疮,瘙痒疼痛,脓水浸淫,皮肤灼热难忍者**:紫皮大蒜头20克。用法:将大蒜头去皮,捣烂取汁,加适量开水。外涂患处,每日涂药5~6次。功能:清热燥湿,解毒疗疮。注意事项:连用3~4日可愈。大蒜最大剂量可用到30克。(阳春林 葛晓舒 主编·《湖南省中医单方验方精选·外科》上册509)

★ 16. **治天疱疮,脓窠疮,急性湿疹,丹毒,缠腰火丹,漆疮,疖肿等**:大黄、黄芩、黄柏、苦参各等量。用法:共研细末,用冷水调成糊状,涂于患处,每日4~5次。干后用药汁润之。亦可用香油调涂。(宋立人 总编·《中华本草》2册717)

一切湿疮、水疮13方

★ 1. **治一切湿疮**:蟾蜍烧灰,猪脂和敷。(杨仓良 主编·《毒药本草》56引 唐·孙思邈·《千金方》)

★ 2. **治全身湿烂流水**:吴茱萸、硫黄各等份。用法:研为细末、干面上患部。注意事项:上药时可去掉疮痂与烂肉。(李德新等 编著·《祖传秘方大全》303)

★ 3. **治急性渗出性皮肤病**:【**马齿苋煎剂**】马齿苋60克。用法:加水200~300毫升,煮沸15分钟后,冷却备用。湿敷。(张作舟 主编·《中国现代百名中医临床家丛书——张作舟》245)

★ 4. **治皮肤红肿痛痒,湿疹,黄水疮,秃疮**:【**拔毒散**】雄黄50克,白矾50克。以上2味,雄黄水飞成极细粉,白矾粉碎成细粉,2药粉混匀,过筛,即得。本品为棕黄色的粉末,味淡。功能:消肿解毒,收敛止痒。外用,用茶水调和,敷患处,干再以茶水湿润。(宋立人 总编·《中华本草》1册390)

★ 5. **治形如水泡,皮薄而泽,或生头面,或生遍身**:雄黄、枯矾各3钱。用法:共研末。外涂患处。功能:清热燥湿,解毒疗疮。注意事项:先挑破,去净水,然后搽药。(阳春林 葛晓舒 主编·《湖南省中医单方验方精选·外科》上册509)

★ 6. **治全身生水疱,黄疱疮**:陈石灰、桐油各适量。用法:共调匀。敷患处。功能:收湿敛疮,解毒止痒。(阳春林 葛晓舒 主编·《湖南省中医单方验方精选·外科》上册522)

★ 7. **治水疮验案**:丙寅春月,余有晋阳之行,下榻于山西出版总社招待所,同室侯水宝云:他从1953年始,两手合谷部位对称性水疮,发病原因不明,初起局部奇痒,流清水,冬轻夏重,至1960年夏季加重,局部皮肤溃烂奇痒,流清水,边缘清楚,大如鸡卵。无脓血。经多方求治无效。曾在长治市烤电数月,不仅无效,反而加重。1968年在陵川县医院就医时,病情更剧,痛苦之状,惨然难叙。说来凑巧,在该院候诊室里,遇一老者,询问其故,侯仍述之。老者见其双手挎绷带,且不时搔痒,清水外渗,怜其痛苦,随献此方。斑蝥3~5个,鸡蛋清1个,香油适量。用法:斑蝥研末(不加炒制),加入鸡蛋清、香油调匀,涂于疮面。侯君遵嘱如法配制,涂于疮面,涂后剧痛难忍,亦不忍复涂,然仅此1次,历时15年的水疮旋即告愈。侯君津盛赞祖国医学之高妙,随伸出两手,供于室内诸人面前,笔者亲视,皮肤正常,局部无瘢痕,遂亦赞叹不已。(杨鹏举 主编·《中医单药奇效真传》255)

★ 8. **治胎毒,小儿初生浑身湿烂:【胎毒散】**五倍子(焙黄)、白芷、花椒(炒,去子)各9克,枯矾3克。用法:上药研为细末。香油调搽,湿则干敷。(孙世发 主编·《中医小方大辞典》1511引《揣摩有得集》)

★ 9. **治病毒性疱疹:**蜈蚣10克,研细末,麻油调搽,每日2~3次。(胡晓峰 编著·《虫蛇药用巧治百病》152)

★ 10. **预防疮疹:**服茜草汁。治时行温毒,疮痘正发。煎茜草根汁,入酒饮之。(江苏新医学院 编·《中药大辞典》下册1569)

★ 11. **治寒湿疮:**鸡子煮熟,去白用黄,慢火炒出油,加黄柏末于油内,掺上立效。或烟胶(即皮市熏皮烟煤)为末,掺上。若疮燥,加香油调敷。(清·王梦兰 纂集·《秘方集验》118)

★ 12. **治湿疮发痒:【石黄散】**熟石膏、黄柏各等份。用法:上药研为细末,和匀。可掺,可油调涂。(孙世发 主编·《中医小方大辞典》301引《青囊秘传》)

★ 13. **善治病毒性疱疹:**30年前,笔者在农村基层卫生院工作,对带状疱疹等皮肤病,常用鲜马鞭草捣汁外涂,每获良效。现介绍近年典型病例如下。

例1:患者周某,女,54岁。患者有类风湿病史。1999年8月患带状疱疹,皮疹如带状分布于腰肋间,灼热刺痛,经用抗菌抗病毒并肌内注射丙种球蛋白治疗1周余,未见明显减轻,且部分疱疹感染化脓。遂嘱家属寻来鲜马鞭草若干,以500克洗净捣取汁,加入鲜丝瓜叶汁少许外涂。另用鲜品100克,加水300毫升,煎至100毫升,分次口服,每日1剂,连服7日。患者用药2天即痛止,1周后结痂痊愈,未留后遗症。

例2:陈某,男,53岁。1998年5月因感冒发热后面颊出现疱疹,后遍及臀部及会阴等处,灼热刺痒,诊为单纯性疱疹。始服疏风清热除湿中药,并以龙胆紫外涂罔效,遂嘱家属寻马鞭草鲜品,取500克加鲜丝瓜叶少许洗净共捣汁外涂。患者痊愈后来院告知,涂药当日症状大减,5日痒痛止,渗出物消失,1周后结痂而愈。

带状疱疹和单纯性疱疹均为病毒性皮肤病。前者中医学有“缠腰火丹”“蜘蛛疮”之称,后者中医称为“热疮”“火燎疮”。以上2例均以马鞭草鲜品为主,取其苦凉之性,有清热解毒、活血消肿之功,又得丝瓜叶甘凉之助,其效更佳。此外,对非病毒性如湿疹性皮肤病、水火烫伤等,亦可用之,均有效验。[《中医杂志》编辑部整理·《中医杂志》专题笔谈文萃(1995—2004,第一辑)465]

臁疮73方

★ 1. **治臁疮方:**五倍子研末撒之,亦妙。(明·张时彻 辑·《急救良方》50)

★ 2. **治臁疮:**五倍子《烧灰存性》5钱,轻粉2钱。上为末。小油调涂。仍先洗净。(电子版·《中华医典·普济方》二百七十六卷)

★ 3. **治臁疮方,臁疮并诸疮不收口:**五倍子、百草霜各等分。研细。入黄蜡化匀,摊隔纸膏贴。(清·顾世澄 撰·《疡医大全》977)

★ 4. **治疮臁骬内外疮:**五倍子醋调敷。留疮勿遮。以车前草去脉贴之。汗自出。(电子版·《中华医典·普济方》卷二百七十六)

★ 5. **治臁疮:**五倍子、熟石膏各4钱,黄柏1钱。用法:研细末,香油调搽。(中医研究院革命委员会 编·《常见病验方研究参考资料》404)

★ 6. **治臁疮:**五倍子(焙)、降真香火烧过

存性各1两，麝香少许焙。为末。疮以浆水洗净，干敷药末。以帛裹之。（明·胡濙 撰·《卫生易简方》233）

★ 7. **治臁疮**：五倍子（烧灰存性）、黄连、枯矾各2钱，青黛、冰片各3钱，石膏1钱。用法：共研为细末，搽患处。［陕西省中医研究所革命委员会 编·《陕西中医验方选编》（修订本）374］

★ 8. **治臁疮**：鲜蒲公英、白矾末。共捣敷患处。（中医研究院革命委员会 编·《常见病验方研究参考资料》403）

★ 9. **治臁疮**：马齿苋2两。用法：捣烂，敷患处，每日1次。功能：清热解毒，利湿敛疮。注意事项：适宜臁疮，溃烂者。（阳春林 葛晓舒 主编·《湖南省中医单方验方精选·外科》上册1273）

★ 10. **治臁疮**：马齿苋。用法：捶烂取汁，服汁敷渣。连用几次。（中医研究院革命委员会编·《常见病验方研究参考资料》402）

★ 11. **治臁疮**：瓦松（新瓦上焙焦黄）一两，轻粉一钱。用法：用清油蜡调膏，摊麻纸上贴患处，三日更换。（中医研究院革命委员会 编·《常见病验方研究参考资料》403）

★ 12. **治臁疮**：将鸡蛋二个煮熟，取出鸡蛋黄熬油，再入壁虎一条熬之，以油涂患处，每日1～2次。（杨仓良 主编·《毒药本草》72）

★ 13. **治臁疮**：蛋黄油、花椒。将花椒煎汤洗疮，再以蛋油抹于疮上，1日抹3次。（中医研究院革命委员会编·《常见病验方研究参考资料》402）

★ 14. **治臁疮**：海螵蛸50克，鸡蛋黄10个。用法：先将鸡蛋煮熟，剥取蛋黄，微火烤出油，将海螵蛸研细末，和蛋黄油共调成膏。将疮面清洗干净，用消毒棉签蘸药膏涂于患处，每日1次。疗效：用此方治疗臁疮患者50例，均全部治愈。验案：蔡某，患臁疮10年，反复发作，久治不愈。用此方1剂未用完，病便痊愈，至今15年未见复发。（刘有缘 编著·《一两味中药祛顽疾》246引《中华汇海》）

★ 15. **治臁疮不合**：血竭末敷之，以干为度。（江苏新医学院 编·《中药大辞典》上册927引《济急仙方》）

★ 16. **治臁疮**：红枣1枚，血竭3克。用法：枣劈开去核，加血竭，烧透为末，调香油抹。（吴静 陈宇飞 主编·《传世金方·民间秘方》417）

★ 17. **治臁疮**：松香一两（火上化开，倾入水中，取起）乳香、血竭各三钱。用法：上为末，香油调，摊贴纸上，用针刺数百孔。反贴疮上，贴时先用米泔水温洗净，三日一换。按语：臁疮多因湿瘀经络，气血凝滞而成。方中松香祛风燥湿，生肌止痛；乳香辛香走窜，活血散瘀，消肿定痛；血竭行瘀止痛，敛疮生肌。三味配伍，共除湿瘀，通经络，活气血，敛疮肿，则臁疮自愈。（田代华 主编·《实用中医三味药方》614引《文堂集验方》卷四）

★ 18. **治臁疮不敛**：**【敛疮丹】**马屁勃一两，轻粉一钱，三七根末三钱。各为细末。先用葱盐汤洗净拭干，次敷药末。（宋立人 总编·《中华本草》第1册610引《洞天奥旨》）

★ 19. **治臁疮**：大葱白头一个，蜂蜜一两，共捣一处，敷于患处。（中医研究院革命委员会编·《常见病验方研究参考资料》403）

★ 20. **治臁疮不愈**：冬青叶（洗净）不拘多少。用法：同黄米煮沸，取汁。待冷贴上，用帛束定，每日2次换贴。久则收敛为愈。（孙世发 主编·《中医小方大辞典》107引《杏苑》卷七）

★ 21. **治臁疮**：祖父张玉珠，花甲之岁患臁疮，诸医无效，阅年3年余。右小腿胫骨下端部一铜钱大溃疡面，四周皮肤乌黑肿胀，疮口凹陷，疮面内色灰白，时流污水，腥臭难闻，若无良图。幸遇一老走方医，其言易治，半月可愈。药物及用法：生巴豆（不去皮心），晨起囫囵吞下1枚，随即嚼服洗净的生葱（去须）6棵，日1次，连服10天后，疮面污水锐减，肉色淡红而暗，四周皮肤暗红，肿胀消，疮面变坦变小如1分人民币大小，又5日而平复，果如其言。（杨鹏举 主编·《中医单药奇效真传》316）

★ 22. **治臁疮**：乌梅肉。用法：新瓦焙干研末，撒于疮口外贴以膏药。（中医研究院革命委员会 编·《常见病验方研究参考资料》402）

★ 23. **治臁疮**：苍耳子60～120克。研为细末，生猪油120～180克，置清洁石板上捣如糊状，将药粉掺入，捣拌均匀，备用。用药前用1∶8之生石灰水洗净疮面，然后将药膏敷贴于患处，外用绷带固定。夏3天，冬日7天后取下。据报道，用上方治疗臁疮患者1例，男性，病程年余，

用上方2剂治愈,数月后未见复发。(王辉武 主编·《中药临床新用》312)

★ 24. **用于臁疮:【臁疮方】**用白及、白蔹、黄柏、黄丹(另研)各等分,共为极细末。入轻粉少许研匀,以炼蜜合成剂,捏作饼子。贴疮上,深者填满,以帛片包扎,每日1剂。疮渐干,或有裂处只须干掺,以瘥为度。(滕佳林 米杰 编·《外治中药的研究与应用》218引《证治准绳》)

★ 25. **治臁疮:**花椒二两,香油四两。用法:用香油将花椒炸焦,取花椒研末撒,或和油涂。(中医研究院革命委员会 编·《常见病验方研究参考资料》403)

★ 26. **治臁疮:**鸡蛋壳30克,车前子30克,共研细末,蜂蜜调,涂患处,每日1~2次。(金福男 编·《古今奇方》111)

★ 27. **治臁疮:**石膏二两。用法:以茶叶煎浓汁调石膏粉摊膏药上贴患处。(中医研究院革命委员会 编·《常见病验方研究参考资料》403)

★ 28. **治臁疮:**煅石膏一两,黄丹一钱。用法:共研末,香油调之即成,将药涂患处,二日换一次。(中医研究院革命委员会 编·《常见病验方研究参考资料》403)

★ 29. **治臁疮:**石灰10克,凡士林6克,冰片1.5克。搅匀涂患处。(滕佳林 米杰 编著·《外治中药的研究与应用》32引《矿物药浅说》)

★ 30. **治臁疮:**乌梢蛇、珍珠粉、冰片按3:2:1比例,加麝香少许,研极细粉末,装瓶备用。用法:先用黄柏水煎外洗疮面,然后根据疮面大小,取本品适量撒于疮面,厚约1毫米,用纱布覆盖并加压包扎,隔日换药1次,2周为1个疗程。敷用本品后,局部可有灼痛感,约2小时灼痛感消失,不必处理。(唐大晅 张俐敏 主编·《传世金方·祖传秘方》198)

★ 31. **治臁疮:**地骨皮,去粗皮,以竹刀刮粉,焙干为细末,贴之。(宋立人 总编·《中华本草》7册276引《普济方》)

★ 32. **治臁疮:**苦参四两。用法:煎汤频频熏洗。(中医研究院革命委员会 编·《常见病验方研究参考资料》404)

★ 33. **治臁疮:**乌贼骨适量,烤干,至淡黄色为止,研细末。撒于溃疡面,纱布包扎,二天换药一次。(薛建国 李缨 主编·《实用单方大全》627引《百病良方》)

★ 34. **治臁疮:**蛇蜕适量。瓦上烘干,研粉,用香油调敷患处。(汉羌 月兰 编著·《简方治百病》263)

★ 35. **治臁疮:**乌鸡子壳(已抱出鸡子儿者)、蛇蜕各半两(烧灰),乌贼鱼骨(去硬皮)一两,龙骨一分。用法:上为细末。每用入腻粉少许,湿即干掺,干即油调敷之。(彭怀仁 主编·《中医方剂大辞典》3册445引《杨氏家藏方》)

★ 36. **治臁疮:**一患者左下肢有3×2厘米溃疡面,呈暗红灰色,脓性分泌物有臭气,伤口周围皮肤紫黑,病经7月,曾用奴夫卡因封闭及局部外撒消炎粉等疗法,疮面岂不缩小,经笔者用蚯蚓水疗法每日换药1次,5日后疮面即缩小2/5,且分泌物已止,继续隔日换药治疗,20余日完全结痂,又观察10余日痊愈出院。治疗方法:取大条活蚯蚓30~50条,以凉水洗净放入杯内任其吐出泥土。约2~3小时后,再经水洗放入洗净之玻璃杯内,然后撒白糖25克,放在冷暗处经12~15小时,蚯蚓体内水分即全部渗出与糖溶化,遂成一种淡黄色黏性液,然后去蚯蚓将溶液过滤消毒(煮沸或高压蒸汽消毒)即成蚯蚓水(注意放于冷暗处或冰箱内以防腐臭)。先以食盐水洗净患部,然后按疮面之大小剪纱布放蚯蚓水内浸透,以消毒后的镊子敷于疮面上(或以脱脂棉球蘸蚯蚓水涂搽疮面亦可),同时再外敷纱布5~6层,用绷带固定即可,每日或隔日换药1次。(黄国健等 主编·《中医单方应用大全》360)

★ 37. **治臁疮:【蛋黄紫油】**鸡蛋10枚,麻油250克,紫草50克,炉甘石30克,冰片15克,血竭20克,轻粉20克。用法:将所有鸡蛋煮熟,壳取蛋黄,共置铜锅内加水淹没蛋黄为度,以文火加热,待水分蒸发后再用大火,即熬出蛋黄油,再加入麻油、紫草加热至沸,冷却后放置1昼夜,用纱布过滤,再加入研细的炉甘石、冰片、血竭、轻粉,调匀装瓶,高压灭菌备用;常规消毒清洗疮面后,以蛋黄紫油直接涂在经清疮处理的疮面上,以暴露疗法为佳,药干再涂,每日数次。治疗期间,嘱患者抬高患肢,一般不需用抗生素。疗效:经临床治疗40余例,患者全部治愈,溃疡愈合。换药最少18次,最多76次,平均37次;疗程最长3个月,最短3周。(良石 主编·《名医珍藏·外治秘方》99)

★ 38. **治臁疮:【臁疮膏】**百草霜不拘多少,黄蜡一小块。用法:将黄蜡熔开,与百草霜和匀,制成饼。先以醋水洗净,贴上,以片帛裹之。(彭怀仁 主编·《中医方剂大辞典》6 册 783 引《普济方》)

★ 39. **治臁疮:【隔纸膏】**香油、铜绿各四两,黄蜡一两。用法:共熔化,微温用毡片摊,贴。避风,次日即换。(彭怀仁 主编·《中医方剂大辞典》10 册 750 引《集成良方三百种》)

★ 40. **治臁疮:【二蜡膏】**黄蜡、白蜡各九两,百草霜五钱,铜绿二两。用法:用香油十二两,慢火熬油黑,滴水成珠为度,先下二蜡熔尽,次下铜绿、百草霜,不住手搅匀,离火再搅,候凝方止,作隔纸膏,二面轮贴。三日内服黄耆丸。(彭怀仁 主编·《中医方剂大辞典》1 册 104 引《疡科选粹》)

★ 41. **治臁疮:【黄白膏】**黄蜡七钱,铜绿一分,轻粉、白石膏各六分。用法:用麻油二钱五分,与蜡熬化,入铜绿等三味,将油纸摊膏。先一日以豆腐作片子,甘草水煮,候温封疮口,以布系定,次早去腐换膏。(彭怀仁 主编·《中医方剂大辞典》9 册 117 引《疡科选粹》)

★ 42. **治臁疮:【万灵膏】**脂麻油二两,黄蜡二两,乳香、龙骨。用法:上将乳香、龙骨为末,先将油煎过,次下二味搅匀,冷,摊油纸上。贴之。备考:方中乳香、龙骨用量原缺。(彭怀仁 主编·《中医方剂大辞典》1 册 958 引《普济方》)

★ 43. **治臁疮:**熊油涂搽患处。(宋立人总编·《中华本草》9 册引 577)

★ 44. **治臁疮:**绿豆 60 克,老陈醋适量。用法:绿豆用文火略炒,研末,用陈醋调成糊状。敷于患处,3 天换药 1 次。药膏在用时调配,不能久存,以免影响效力。一般敷药 10 周可愈。功效:清热解毒,收敛愈合,用治臁疮(即小腿溃疡)。验证:肖某,女,32 岁,经用上方疾患消除。备注:臁疮是生在胫部内臁或外臁的溃疡。疮口深陷,肉色暗红或紫黑,边缘高,有时足及小腿浮肿。(良石 主编·《名医珍藏·秘方大全》133)

★ 45. **治臁疮:**鳖甲、硫黄、冰片、枯矾。用法:鳖甲焙存性,研末,放冰片、硫黄、枯矾一起溶化,用茶油抹搽患处。(中医研究院革命委员会编·《常见病验方研究参考资料》)405)

★ 46. **治臁疮:**马蜂窝(露蜂房)一个,白矾适量。用法:将白矾装在马蜂窝内,放在火上烧焦,取出制成粉末,用菜油调成稀糊状,搽疮面,一日一次。(中医研究院革命委员会编·《常见病验方研究参考资料》403)

★ 47. **治臁疮:**龟板(炙研)、炉甘石(醋煅)各 3 钱,轻粉 2 钱,冰片 3 分。用法:共研细末,香油半酒杯,铜勺内滚,入白蜡、黄蜡各 2 钱熔化,离火将凝固时,入前药末搅匀,用油纸摊贴患处,先以葱、椒、甘草煎汤洗净疮口,然后贴。一日一换。(中医研究院革命委员会 编·《常见病验方研究参考资料》405)

★ 48. **治臁疮:**龟板 1 个,黄蜡 3 钱,葱白 3 个,真麻油 3 匙。用法:龟板煅研末,共捣成饼。外贴疮。功能:通阳解毒,收敛生肌。方解:龟板养阴收涩;黄蜡解毒生肌;葱白辛温通阳;真麻油润燥解毒止痛。诸药合用,共奏通阳解毒,收敛生肌之功。(阳春林 葛晓舒 主编·《湖南省中医单方验方精选·外科》下册 1280)

★ 49. **治臁疮溃烂、经久不愈:**活鳖 1 只。用法:把鳖头砍下,取其血滴在毛边纸(或宣纸)上。将纸贴于患处。(竭宝峰 江磊 主编·《中华偏方大全》627)

★ 50. **治臁疮(时时流水,经久不愈):**鳖甲 100 克,雄黄 15 克。用法:取鳖甲放在新瓦上,用火炙黄色,再用醋煅,研成细末,与雄黄拌匀后再研极细末,用植物油调涂患处,每日数次。验案:李某,双腿下 1/3 处尽肿破裂,时值夏季,臭水时流不止,疼痛难忍。经用上方涂敷,3 日见效,1 周痊愈。(刘有缘 编著·《一两味中药祛顽疾》246)

★ 51. **治下肢溃疡:**将活蟾蜍 7 只焙干研成粉,分 4 次用白酒冲服,早晚空腹时服,7 日为 1 个疗程。(杨仓良 主编·《毒药本草》58)

★ 52. **治有虫痒臁疮:【止痒散】**活蛤蟆 1 只。用法:剥去皮,趁热贴之,连换 2～3 次,其虫自出。(彭怀仁 主编·《中医方剂大辞典》2 册 519 引《洞天奥旨》)

★ 53. **治臁疮溃烂:【三圣膏】**川椒、松香、黄蜡各四分。用法:共研,用连根葱白十四段,捣烂,作夹纸膏。贴之。(彭怀仁 主编·《中医方剂大辞典》1 册 544 引《仙拈集》)

★ 54. **治臁疮日久不愈:**黄丹、黄蜡各 1 两,麻油5钱。用法:上药熬膏揩油纸上。外贴。功能:清热燥湿,拔毒生肌。注意事项:先用葱椒汤洗净患处,再贴上膏药。(阳春林 葛晓舒 主编·《湖南省中医单方验方精选·外科》下册1286)

★ 55. **治臁疮、裙褊、杖疮、松皮烂等疮:【四应膏】**桐油二两,黄蜡七钱,煅石膏七钱,生大黄七钱。用法:先以桐油、黄蜡煎化,入石膏、大黄,搅匀开膏。每用此膏一日一换,不用水洗,不见风处贴;如脓水干及肉满,再不必换药,上用原膏贴老皮;若四弦作痒,用生姜自然汁或搽痒处,或入膏药;如臁疮,用姜、葱煎汤洗后方贴。(彭怀仁 主编·《中医方剂大辞典》3册404引《外科百效》)

★ 56. **治诸般疮毒、臁疮、金疮、烫火等疮:**用黄蜡一两,香油二两,黄丹半两,同化开,顿冷,瓶收。摊贴。(明·李时珍 撰·《本草纲目》4册3315引《经验方》)

★ 57. **治一切湿疮、臁疮:**黄蜡一两,头发一拳大,香油一两,轻粉二钱(另研),猪胆二个。用法:上先将香油熬四五沸,次下黄蜡又熬四五沸,再后下头发文火熬,用槐柳条不住手搅,候发消化,滤净后下轻粉略熬一时,取起放瓷碗内,冷水浸少顷即成膏。贴半日黄水流出,拭干,加药再贴。(彭怀仁 主编·《中医方剂大辞典》6册792引《医便》)

★ 58. **治臁疮日久:**雄黄二钱,陈艾五钱。青布卷作大捻,烧烟熏之。(宋立人 总编·《中华本草》1册389引《纲目》)

★ 59. **治臁疮久溃不敛:【白玉膏】**巴豆十二两,蓖麻子十二两,人发二钱,蛤蟆五个,活鲫鱼十尾(约三十二两),麻油三斤。用法:上药先将巴豆、蓖麻子二味打碎,入麻油内浸三宿,再入蛤蟆浸一宿,临熬时入活鲫鱼、人发共同煎枯,去滓滤清,文火煎至滴水不化,离火候至微温,方入铅粉二斤八两,制乳香末五钱,陆续下锅,徐徐搅匀成膏,约四斤十两。贴患处。功能:祛腐生新。(彭怀仁 主编·《中医方剂大辞典》3册674《中药成方配本》)

★ 60. **治蛀脚臁疮:**干马齿苋研末,蜜调敷上,一宿,其虫自出。(江苏新医学院 编·《中药大辞典》上册290引《海上方》)

★ 61. **治胫部臁疮:**马齿苋阴干。研细末。用法:香油调敷患处。(沈洪瑞 主编·《重订十万金方》421)

★ 62. **治多年臁疮:**海螵蛸三钱,龙骨二钱,没药四钱。用法:共研细末,用香油一两调成膏,敷患处,每日一次。(沈洪瑞 主编·《重订十万金方》418)

★ 63. **治臁疮、疔疮及一切恶毒疮疖:**葱白、马齿苋、石灰各一斤。用法:共捣为饼,阴干为细末,香油调敷。(中医研究院革命委员会 编·《常见病验方研究参考资料》405)

★ 64. **治臁疮,湿毒疮:【二味隔纸膏】**石膏(煅)、枯矾各等份。用法:上药研为细末,用桐油调成膏,作隔纸膏贴之。更服荆芥败毒散,如数剂不愈,再服黄芪人参汤。(孙世发 主编·《中医小方大辞典》221引《景岳全书》卷六十四)

★ 65. **治下臁疮:**鹿角(烧灰)。用法:入麝香少许。干掺。(彭怀仁 主编·《中医方剂大辞典》9册611引《魏氏家藏方》)

★ 66. **治冷臁疮:**鹿角灰、发灰、乳香为末,清油调敷。(宋立人 总编·《中华本草》9册655引《世医得效方》)

★ 67. **治臁疮,鳝漏等症:【黄蜡膏】**用血竭、赤石脂(煅)、龙骨(煅)各9克,共为细末。香油30毫升,入血余栗子大一团,熬枯去滓。再入黄蜡30克,白胶香9克,熔化尽。离火,入药末,搅匀,候冷。瓷罐收贮。用时捏作药片贴疮上,覆盖纱布,3天后换药。(滕佳林 米杰 编·《外治中药的研究与应用》266引《医宗金鉴》)

★ 68. **治臁疮,及诸疮久远不收口者:【冰炉膏】**炉甘石(火煅)二两(为末),冰片二分。用法:上药以猪棕油捣成膏。先以茶汁加盐少许洗净疮口,敷药,以膏盖之。(彭怀仁 主编·《中医方剂大辞典》4册698引《惠直堂方》卷三)

★ 69. **治内臁:**桑螵蛸一两,枯矾五分。共为末。以椒、茶、盐水洗净敷之。(宋立人 总编·《中华本草》9册158)

★ 70. **治臁疮多年,黑腐臭烂作疼,诸药不效者:**桐油二两,独活、白芷、甘草、蜈蚣各一钱。用法:上药入桐油内煎滚。将臁疮洗净,用白面水调作圈,围在疮之四边,毋令泄气走油,将脚放平,以茶匙挑油趁热渐渐加满,待油温取去,腐肉、风毒自然脱下。再用解毒紫金膏搽上,纸盖绢扎，三日一换。宜忌：《灵验良方汇编》：愈后忌发物、煎炒一年。（彭怀仁 主编·《中医方剂大辞典》10 册 891 引《外科正宗》）

★ 71. **治伤手疮、臁疮、顽疮**：真蜂蜜 1 两，真黄蜡 1 两，猪脂 5 钱（另熬成油）。用水 1 碗入勺内共煮化，油蜡具在上，以好棉纸拖之，看疮大小贴之。（宋立人 总编·《中华本草》9 册 214）

★ 72. **治金疮、臁疮、一切破伤，血流不止**：腊月黑牛胆一个（装入石灰四两，白矾一两，阴干取出），黄丹（炒）一两。上为末。敷之。（彭怀仁 主编·《中医方剂大辞典》1 册 31）

★ 73. **治黄鳝漏（臁疮流水不止）**：大红枣酌量，烧灰研末撒患处。（吴静 陈宇飞 主编·《传世金方·民间秘方》417）

下肢溃疡 34 方

★ 1. **治下肢溃疡**：10% 的蜜汁洗涤疮口，再用纯蜂蜜浸渍的纱布条敷于创面包扎，间日换药。（孟凡红 主编·《单味中药临床应用新进展》174）

★ 2. **治下肢溃疡验案**：兰某某，男，79 岁，退休工人。两个市级医院均诊断："左下肢Ⅲ期Ⅰ级血栓闭塞性脉管炎。"经西医治疗无效，今年 4 月转来我科。检查：左膝关节以下有典型的脉管炎改变，第 2 趾背侧有 1.2 厘米 ×1.0 厘米溃疡面，边微红，内有少许白色分泌物。中药采用补气养血，活血通脉，佐以清热解毒之法治疗。趾部溃疡，我们在《四川医学》1981 年第 1 期"壁虎外用治疗三例"的启发下，选用活壁虎 1 只，在近尾部剪下一块稍大于溃疡面的带皮肌肉，以 75% 的酒精洗去血迹敷于溃疡面上，然后用消毒纱布包扎，当晚病人自觉疼痛减轻。3 天后壁虎肌肉与溃疡面紧紧粘连在一起，表面呈褐色，已干缩，极像一个痂壳，原溃疡周围无红肿也无分泌物，压之基本不痛，故未再作处理，半月后，左下肢已完全不痛，脉管炎的其他症状明显好转。50 天后，"痂壳"自行脱落，原溃疡处的皮肤除色素稍减少外，与周围完全一样。（黄国健等 主编·《中医单方应用大全》50）

★ 3. **治下腿溃疡：【龙衣粉】** 蛇皮 100 克。用法：微炒黑后，研细粉外用。（孙世发 主编·《中医小方大辞典》46）

★ 4. **治下肢溃疡**：海螵蛸 180 克，熟石膏 90 克，赤石脂 60 克，制甘石 30 克。研细末，瓶贮备用。如疮口局部肌肉乌紫者，取上药百分之八十，加入肉桂粉百分之二十。将上药撒入疮口以不见肉为度，每早、晚各换药 1 次，外贴适当软膏。第 2 次换药时，疮口不要用水洗涤，用消毒棉球揩去陈药。或用油料将陈药涂湿擦去。（宋立人 总编·《中华本草》9 册 102）

★ 5. **治下肢溃疡**：溃疡面经用高锰酸钾溶液洗净后，撒上乌贼骨粉，纱布覆盖固定。每隔 2～3 日换药 1 次。12 例用药后创面渗出液减少，肉芽生长，最后结痂而愈。（江苏新医学院 编·《中药大辞典》下册 1946）

★ 6. **治下肢溃疡：【乌珠散】**用乌贼骨 50 克，珠黄散 5 克。将乌贼骨研成细粉过 100 目筛后与珠黄散混合均匀，高压灭菌，备用。先将患部用温开水洗净，再用 3% 的过氧化氢溶液清洗消毒后，用药棉拭干，使疮面干燥。取乌珠散撒于疮面，剂量视疮面大小而定，一般将疮面完全覆盖为度，用纱布包扎。每日上药 1 次，直至疮面无渗出液停止上药，但须继续用纱布包扎，直至结痂全干。共治 14 例，痊愈 12 例，2 例中断治疗而无效。（滕佳林 米杰 编著·《外治中药的研究与应用》551）

★ 7. **治下肢溃疡**：取活地龙 100 克，置水中 1 小时左右，让其吐尽体内泥土，洗净后放干净瓶内，加入白糖 30 克。3 小时左右即可得渗出液约 50 毫升，然后用纱布过滤，装瓶内，加入适量黄连素，高压消毒后备用。每日纱布条换药 1 次。薛勇宏用上方治疗下肢溃疡 21 例，结果全部治愈。时间最短 8 天，最长 40 天，治愈率达 100%。（王辉武 主编·《中药临床新用》238）

★ 8. **治下肢溃疡**：蚯蚓若干条。清水吐净泥土，吸净体外水分，加白糖（2:1），静置 1～2 小时，滤取液，置冰箱或阴凉处。纱布 2～3 层浸湿，隔数日换纱布 1 次。或鲜地龙 100 克清水吐净泥土，蜂蜜 200 克，静置 10～12 小时，滤取液，高压消毒。清洁创面及外围，蘸敷溃疡面，日 3～6 次。（孟凡红 主编·《单味中药临床应用新进展》424）

★ 9. **治湿毒疮烂腿**：商陆一斤，用大麻油

煎,收成膏,加铅粉,熬厚,用油纸摊膏,贴上患处即愈。(陆士鄂 编·《叶天士手集秘方》176)

★ 10. **治下肢溃疡:【珠矾散】**三七20克,枯矾10克,珍珠粉10克,冰片10克。用法:将前2味药共研为极细粉,过7号筛,再依次与后2味药配研均匀。将创面四周常规消毒,清创,干棉球拭净,用本品撒布患处,每平方厘米2~4克,每日1~2次。若有合并症者配服清热利湿饮(金银花、连翘、蒲公英、紫花地丁、赤芍、赤苓皮、泽泻、丹皮等)7~10剂。窦道深、瘘管及特异性感染的溃疡禁用。适用病证:下肢溃疡。按:共治疗50例,治愈48例,好转2例,总有效率为100%。(电子版·《中华验方大全》溃疡篇)

★ 11. **治下肢溃疡或多年经治不易收口的顽疮:**鲜公英500克。用法:将鲜公英用水洗净,入小锅中,加水适量,以浸没蒲公英为度,如水太少,可酌加,煎至水剩一半时,取出公英,过滤,再收成膏,约1饭碗左右,即成。将膏涂布患处,每日1次,不用包扎,连涂2~4日。作用:清热解毒。按语:公英性味苦、甘,寒。长于清热解毒,敷诸疮肿毒,可收卓效。(张树生 高普等 编·《中药敷贴疗法》487)

★ 12. **治小腿慢性溃疡:**取鸡蛋10只煮熟去白,将鸡蛋黄放入小铁锅中用文火炒煎至油出,然后用勺子挑出蛋黄,投入数小块纱布炒拌均匀即成,置于清洁容器中备用。应用时,根据溃疡面大小选用鸡蛋黄油纱布局部包扎,每日1次。临床疗效:本方治疗小腿慢性溃疡22例,疗程短者20余天;长者月余,结果痊愈20例,无效2例。按语:治疗小腿溃疡,开始几天尚可用炒焦的蛋黄末适量与油纱共敷之,有去腐肉作用,继而用蛋黄油纱布,有生肌长皮之效,治疗期间抬高患肢,在换药前配合红外线照射15分钟,以助疗效。(胡熙明 主编·《中国中医秘方大全》中册135)

★ 13. **治下肢溃疡,痔瘘漏管:**清洁患部后,涂以蛋黄油,可促使愈合。(宋立人 总编·《中华本草》9册478)

★ 14. **治静脉曲张性溃疡:**将煮熟的鸡蛋,去白留黄,研碎,置铜锅内加热熬出蛋黄油,贮于无菌瓷器中备用。用时先清理创面,然后用浸有蛋黄油的棉片平敷于上,外加包扎。隔日或隔2日换药1次,至痊愈为止。(江苏新医学院 编·《中药大辞典》上册1202)

★ 15. **治小腿静脉曲张溃疡:**生水蛭适量。用法:干燥后研为细粉,每次1~2克,每日2次,温开水吞服。15日为1个疗程。(徐明 编著·《民间单方》163)

★ 16. **治下肢慢性溃疡:**患处用紫金牛煎水洗后,撒上蜈蚣末适量,外用膏药覆盖,日换一次,十天为一疗程。(江苏新医学院 编·《中药大辞典》下册2474)

★ 17. **治下肢慢性溃疡验案:**毕少元,男,33岁,社员,患下肢溃疡多年不愈,多方治疗无效后采用"蜈蚣散"(蜈蚣1至数条,干鲜不拘,焙黄,研末密封备用)撒于创面,每日1次,约3周痊愈。(杨鹏举 主编·《中医单药奇效真传》310引《江苏中医》1965年第2期)

★ 18. **治下肢顽固性溃疡:**用3%的双氧水和生理盐水先后冲洗创面,周边用75%的酒精消毒,取血竭粉高压消毒敷于溃疡面,用凡士林纱布覆盖,无菌纱布包扎,胶布固定,每3~5天更换1次,6~8次后,本组30例全部治愈。溃疡时间1~3年;溃疡面1~2厘米大小。12例做过大隐静脉抽剥术,其余18例均为大隐静脉曲张伴深静脉血栓形成的下肢溃疡。(《中国民间疗法》杂志2007年9月、第9期22)

★ 19. **治下肢皮肤慢性溃疡:【祛腐生肌散】**用生石膏200克,血竭10克,冰片10克,煅龙骨20克,朱砂10克,硼砂10克,甘草20克。加减:溃疡面渗液多时,生石膏易煅石膏,并适当加大煅龙骨用量;腐肉脱净,肉芽生长缓慢者或久不敛口者,加入炙内金适量。先将生石膏加水300毫升,煎取150毫升,去渣,以甘草水浸泡生石膏,至水分挥发、石膏干燥为止。将其余诸药研细末,称准,混合均匀即成,装瓶备用。先将患者创面以生理盐水清洗干净,将配制药面撒布均匀,盖无菌纱布,外以绷带加压包扎。渗液多时1天换药1次,渗液少时2~3天换药1次,共治66例,结果治愈65例,无效1例。在65例治愈患者中,1星期以内治愈者18例,1~2星期治愈者33例,2~3星期治愈者11例,3星期以上治愈者3例。(滕佳林 米杰 编·《外治中药的研究与应用》266)

★ 20. **治下肢溃疡:**地骨皮瓦上文火烤干研

细粉，均匀撒在溃疡面上。如溃疡面有大量脓性分泌物，可适当加马勃粉及地榆粉。（孟凡红等编·《单味中药临床应用新进展》155）

★ 21. **治下肢溃疡：**鲜女贞子叶 50 片。洗净，放在陶瓷器皿内，加水适量，煎取汁液，熏洗患处（慎防烫伤）。再将煎过的女贞子叶贴于溃烂处，外加盖纱布，胶布固定，每日换洗 2～3 次。慢性下肢溃疡者，一般连用 4～7 日可愈。本方治疗下肢溃疡 50 余例，效果颇佳。（李家强编·《民间医疗特效妙方》236）

★ 22. **治下肢溃疡：【消疡膏】**用生石膏 60 克，煅滑石 60 克，生黄柏 30 克，血竭 6 克，生月石 6 克，冰片 2 克，共研细末，过 120 目筛。以凡士林烊化 500 克，调匀成消疡膏。根据溃疡面积，选用大于创面的消毒纱布，用竹片挑起药膏涂在纱布上，药膏分布要均匀，大于创面，贴在经过消毒的创口处，并加压贴紧。每日换药 2 次或每日 1 次。共治 60 例，痊愈 46 例，好转 12 例，无效 2 例。总有效率 96.7%。（滕佳林 米杰编·《外治中药的研究与应用》37）

★ 23. **治下肢溃疡验案：**钱某某，患下肢溃疡，病起已 6 年。取鲜枸杞根半斤，洗净泥沙，加水 3000 毫升，煎熬成 2000 毫升药液，倾入木桶内，趁热熏蒸疮面；药汁减温后，反复清洗疮面。每次熏洗半小时左右，冬季适当缩短。熏洗完毕，待患肢晾干后，用宽胶布粘贴；以肉眼看不到疮面为度。若无胶布，伤湿止痛膏亦可代用。每天 1 次，冬季可间日 1 次。熏洗后有短暂麻痛不适，活动十几分钟自瘥。经熏洗 26 次后，除遗留紫黑斑未退外，全部治愈。（杨鹏举 主编·《中医单药奇效真传》311）

★ 24. **治慢性下肢溃疡久不收口：**穿山甲适量，与砂子同炒至胖大呈黄色后，研成极细粉末，加入蜜少许调成糊状。将其敷于创面上，以干净纱布覆盖，胶布固定，每天换药 1 次。如创面脓液分泌过多，每天可换药 2 次，一般来说，创面脓液分泌越多，创面越易愈合。如经过一段时间换药，创面分泌物仍很少，此时可根据全身情况进行辨证施治，给予益气养血、健脾中药内服。据钱焕祥报道，应用本方治疗 5 例，均在换药 10～30 天内创面痊愈。（薛建国 李缨 主编·《实用单方大全》379）

★ 25. **治下肢慢性溃疡：**耿振江等以蜈蚣 50～100 条研粉外敷，3 日 1 次，治愈 108 例。（楼锦英 编著·《中药临床妙用锦囊》501）

★ 26. **治下肢慢性溃疡：**五倍子、蜈蚣各等份。分别研成细面，混匀贮瓶备用。将溃疡面用淡盐水洗净，外周皮肤用 0.1% 的新洁尔灭消毒。疮面上的痂不必除去。在创面撒布药面，以消毒纱布覆盖。隔日换药 1 次。治疗 15 例，除 1 例外，全部治愈（楼锦英 编著·《中药临床妙用锦囊》501）

★ 27. **治下肢慢性溃疡：**五倍子 50 克，硫黄 30 克，共为细末，以香油调敷于患处，每日早、晚各 1 次。（易磊 编·《中国秘方大全》453）

★ 28. **治下肢溃疡：**乌梅 4 枚，乌贼骨 3 钱，梅冰 1 钱，密陀僧 2 钱。用法：乌梅煅存性后与其他药混匀，研末，过筛，混匀，包装，即得。疮面有液体渗出者撒干粉。功能：消肿止痛，收敛防腐。方解：乌梅敛肺涩肠；乌贼骨收敛止血；梅冰消肿止痛；密陀僧消肿收敛。诸药合用，共奏消肿止痛，收敛防腐之功。注意事项：忌鹅肉、羊肉等腥臊刺激物。密封在阴凉干燥处保存。（阳春林 葛晓舒 主编·《湖南省中医单方验方精选·外科》上册 1288）

★ 29. **治下肢溃疡：**取陈石灰去浮污后研成细末，撒布创面。用时先将创面清洗干净，上药后再用硼酸油膏敷料外贴。如创面湿水淋漓，单用药粉即可。对久不收口的外伤，破烂的冻伤、烫伤等亦有疗效。经治 200 余例，均有效果。（江苏新医学院 编·《中药大辞典》上册 583）

★ 30. **治疮（下肢溃疡），兼治各类风湿黄水疮：**生石灰 1 公斤，生大黄 200 克。共炒成石灰成桃花色，大黄，加甘石粉 50 克，瓶贮待用。每天或间 1 天用药 1 次，先用食盐水洗净患处脓液，再以消毒棉球揩于水液，然后撒布药粉。臁疮为顽固性病变，病在下肢外侧足三阳经，治愈较快；病在下肢内侧是三阴经，治愈较难，须坚持用药 2～3 个月可愈，湿疹、黄水疮，先用沸水洗净，撒干药粉，1 日 1 次或 2 次。（洪国靖 主编·《中国当代中医名人志》489）

★ 31. **治男妇烂腿：【冰硝散】**皮硝一两（炒），冰片一钱。用法：上为细末。麻油调涂。（彭怀仁 主编·《中医方剂大辞典》4 册 700 引《疮科遗编》卷下）

★ 32. **治下肢溃疡（臁疮）：**猪蹄甲（洗净，

焙至焦黄研末)、取植物油将猪蹄甲粉调成糊状,将患处洗净消毒,药糊敷于患处,5~7天1次。疗效:经治疗9例,病程半年到30年。全部病例均用各种疗法未愈。经用上述方法治疗均获痊愈。治疗次数2~7次,随访8个月~1年,仅复发1例,再用上法治愈后2年未复发。(金风玉露 编著·《古今单验方选评》145)

★ 33. **治下肢溃疡**:紫草、猪蹄甲粉(洗净,焙至焦黄研末)、松香各30克,植物油250毫升。用法用量:将紫草置植物油中煎沸5分钟后,去掉紫草,离火后,再加入松香,待松香熔化,加入猪蹄甲粉,搅拌均匀,贮瓶备用。用时,按常规清洁创面,再将上药膏摊涂于消毒纱布上敷于创面,包扎,2~5天换药1次。病例验证:用上药治疗下肢溃疡及其他皮肤溃疡患者30例,均获治愈。(《名医验方》138)

★ 34. **治下肢溃疡**:取新鲜猪蹄甲放锅内炒黄研成粉,按枯矾1份,猪蹄甲3份,海螵蛸1份,冰片少许。用法:诸药共研粉和匀,装瓶备用。创面用过氧化氢清洗,去除脓性物;用麻油或蜂蜜将药粉调成糊状,均匀敷于创面上,外用纱布包扎。1周后换药,此时可见新鲜肉芽组织,其后每3天换药1次,再后每天1次至痊愈。一般5~10次即可。首次换药局部可见疼痛,不需做其他处理。疗效:用此方治疗下肢溃疡,治愈16例,均未复发。(金风玉露 编著·《古今单验方选评》145 引《新医学》1989年第3期)

下肢象皮肿1方

★ **治下肢象皮肿**:五倍子、生黄柏、生半夏、伸筋草、面粉各等量。用法:研细末,使用时加食醋适量调成糊状,大火煮熟外敷患处。功能:活血祛瘀,疏通经络,清热除湿。(王海亮等 主编·《皮肤病良方1500首》310)

溃疡32方

★ 1. **治溃疡**:王某某,住院号635390。右足背患营养性溃疡1年,溃面如小枣大,染及肌腱,脓液很多,周围炎症浸润如鸽蛋大。用紫草油(将紫草1~2两浸于适量乙醚中,待乙醚完全挥发后取出,再放于花生油中浸泡6~7天,用纱布滤出浸液即成。如无乙醚,亦可把紫草直接浸泡于花生油中6~7天,用纱布滤出浸液即可)外敷,5日即愈。(杨鹏举 主编·《中医单药奇效真传》311)

★ 2. **治溃疡**:作者本人,足跟被铁屑烫伤,引起溃烂,用过多种药物,历时1个月,疮口不见缩小,改敷巴豆膏后不到1个月,疮口愈合。治疗方法:取巴豆肉24克,略压碎,植物油1升(麻油、豆油均可),黄腊90克,白蜡30克。先将油及巴豆肉放入锅中,在火上熬至巴豆肉焦黑色(中心黑透),滤去巴豆,入二蜡加热熔化,冷却后即可应用。把巴豆膏摊于纱布块上,覆盖于创面,每天换药1次,换药时必须清洗疮口。(杨鹏举 主编·《中医单药奇效真传》312)

★ 3. **治溃疡**:生石膏1两,黄丹6钱,冰片4分。用法:研末和匀。每日1次,洗净患处,将药末撒上已溃部分,外贴白膏药或敷料。功能:清热解毒,敛疮生肌。方解:生石膏清热泻火;黄丹拔毒生肌;冰片清热消肿,敛疮生肌。诸药合用,共奏清热解毒,敛疮生肌之功。(阳春林 葛晓舒 主编·《湖南省中医单方验方精选·外科》上册384)

★ 4. **治溃疡难收口**:熟石膏1两,黄丹3钱。用法:共研细末。撒患处。功能:敛疮生肌,排脓收口。(阳春林 葛晓舒 主编·《湖南省中医单方验方精选·外科》上册373)

★ 5. **治溃疡久不收口**:熟石膏5钱,冰片1钱。用法:共研细成粉,撒患处。功能:收敛生肌,排脓去腐。注意事项:用食盐水将疮口洗净,撒药。(阳春林 葛晓舒 主编·《湖南省中医单方验方精选·外科》上册374)

★ 6. **治溃疡久不愈**:马齿苋、雄黄各适量。用法:捣烂。敷患处。功能:收敛生肌,排脓去腐。(阳春林 葛晓舒 主编·《湖南省中医单方验方精选·外科》上册374)

★ 7. **治溃疡日久**:凤仙、冰片。研末共擦。(杨仓良 主编·《毒药本草》423)

★ 8. **治慢性溃疡**:活壁虎浸入75%的酒精中治疗创伤感染34例,其中化脓性感染伤口10

例，肠瘘1例，结核性疮疡2例，慢性溃疡21例。用法：局部先用利凡诺液常规消毒，根据创面情况，选用壁虎的不同部位，宽长按敞开创面，剪取壁虎皮1块或数块，将其表面贴于创面上，盖上材料，使其密切接触；对较深窦道，用壁虎尾插入窦道中；也可用四肢置于狭窄创面内。根据创面分泌物多少，每日或隔日换药1次。疗效：10天内治愈22例，20天内治愈7例；3例无效，总有效率为90.7%。本方法对慢性溃疡或结核性疮疡效果尤佳。（宋立人总编·《中华本草》9册402）

★ 9. **治慢性溃疡：【紫草膏】**用紫草30克，当归30克，穿山甲9克，川椒3克，香油300毫升。用香油浸紫草、当归、川椒1天，加热至油沸加山甲片，炸至药枯，滤去渣。加黄蜡60克放冷成膏。局部涂抹。（滕佳林 米杰 编著·《外治中药的研究与应用》478引《疮疡外用本草》）

★ 10. **治溃疡：**取山楂粉与凡士林调成20%的软膏，高压消毒后，清洁疮面，涂于患处，纱布覆盖，每日1次，至皮肤溃疡面愈合。（李永明 张可堂·《中国中医药报》2011年1月19日）

★ 11. **治溃疡，腐烂生蛆：【蛇皮散】**蛇皮适量。用法：在新瓦上焙焦研末，开水冲。每日1剂，分2次服。功能：清热解毒，排脓去腐。（阳春林 葛晓舒 主编·《湖南省中医单方验方精选·外科》上册374）

★ 12. **治一切溃疡症：**蛋白、蜈蚣虫各适量。用法：蛋白加研碎的蜈蚣虫调匀。搽患处。功能：清热解毒，活血化瘀。（阳春林 葛晓舒主编·《湖南省中医单方验方精选·外科》上册372）

★ 13. **治体表溃疡：**蜈蚣适量，研细末。撒布溃疡面，或用该药粉制成药捻儿捻入窦管内。（薛建国 李缨 主编·《实用单方大全》469）

★ 14. **治顽固性体表溃疡：**蜈蚣适量。用法：蜈蚣烧焦存性研末，开水冲兑。每日1剂，分2次服。功能：攻毒散结，通络止痛。（阳春林 葛晓舒 主编·《湖南省中医单方验方精选·外科》上册373）

★ 15. **治顽固性皮肤溃疡：**蜈蚣50～100条，白天研末过细筛后装瓶备用。清洁皮肤溃疡面，撒本品厚约1毫米，3日换药1次，换药时见到溃疡面有灰绿色薄膜，不可当作脓液擦去，可清洁溃疡面周围，重新撒上药粉；若见溃疡面有分泌物，可留出部分溃疡面不予撒药以利引流，待撒药部分愈合后再撒留下部分。上药后半小时内可出现轻微疼痛，无妨。共治疗顽固性皮肤溃疡108例，均痊愈。（李彬之等 主编·《现代中医奇效良方宝典》下册529）

★ 16. **治一切溃疡，症见常流脓水，不生肌肉者：**蜈蚣1条，麻油1两，红升丹2钱，冰片1钱。用法：蜈蚣焙研，与红升丹、冰片末调油。每日1次，外涂患处。功能：拔毒消肿，敛疮生肌。方解：蜈蚣攻毒散结；红升丹拔毒祛腐排脓；冰片、麻油解毒消肿，敛疮生肌。诸药合用，共奏拔毒消肿，敛疮生肌之功。（阳春林 葛晓舒 主编·《湖南省中医单方验方精选·外科》上册379）

★ 17. **治慢性溃疡，放射性皮肤溃疡：**茶叶15克，艾叶15克，女贞子叶15克，皂角针15克。加水250毫升，煎至100～150毫升，纱布过滤，取其煎液外洗或湿敷局部溃疡面，每日3次。临床疗效：本方治疗放射性皮肤溃疡12例，全部治愈，治疗时间最短21天，最长480天，平均250天。（胡熙明 主编·《中国中医秘方大全》中册135）

★ 18. **治慢性溃疡、疖肿、外伤感染：**活蜈蚣2条，浸于2两菜油中，时间越长越好，外搽患处，每日1次。（《全国中草药汇编》编写组 编·《全国中草药汇编》上册882）

★ 19. **治一切溃疡，脓流不畅，腐肉不化。前庭大腺炎：**煅石膏八钱，升丹二钱。用法：将药粉掺入疮口中，或贴附在药线上，插入疮口中。功能：提脓拔毒。（彭怀仁 主编·《中医方剂大辞典》1册85）

★ 20. **治溃疡与外伤年久不愈的慢性溃疡：**可试用10%的蜜汁洗涤疮口，然后用纯蜜浸渍的纱布条敷于创面，敷料包扎，间日换药1次。曾试治2例下肢溃疡，1周后即有肉芽新生，约2个月即愈。另试治1例梅毒性溃疡，结果无效。皮肤与肌肉的外伤，可用10%的蜜汁洗涤伤口，然后涂蜜包扎，能防止感染，获得一期愈合。（江苏新医学院 编·《中药大辞典》下册2482）

★ 21. **治溃疡、窦道、伤口：**纯蜂蜜200毫升。用法：将蜂蜜煮沸，过滤存汁，将消毒小纱布条浸泡3天，备用。创面用双氧水清洁后，用蜂蜜纱条换药,每天 2 ~3 次,效果甚佳。功效:润泽、生肌。按语:蜂蜜纱布可润泽肌肤,助养新生,且可起到引流脓液外出通畅的作用。(郭志杰 吴琼等 主编·《传世金方·一味妙方》113)

★ 22. **治创伤性溃疡**:蜂蜜外涂无菌纱布上,常规消毒创面,包扎创面,每日一次,至愈为止。据报道,用上方治疗创伤性溃疡 108 例,全部治愈。(王辉武 主编·《中药临床新用》644)

★ 23. **治外科感染等**:外科常规伤口处理后,用灭菌浸蜜纱布覆盖伤口,固定,1 ~3 日换药 1 次。(孟凡红 主编·《单味中药临床应用新进展》174)

★ 24. **治溃疡,气血俱虚,发热恶寒,失血**:人参 1 ~2 两,金银花 1 ~2 两。用法:加生姜、大枣,水煎服。(彭怀仁 主编·《中医方剂大辞典》6 册 878 引《洞天奥旨》卷十四)

★ 25. **治创面感染**:鲜地骨皮适量。用法:取上药,洗净捣烂。外敷患处,每天换药 1 次。一般经 2 ~3 次换药后,坏死组织就能全部去掉,然后再按外科常规换药。附注:据牛德兰报道,应用本方治疗外伤感染不愈创面 37 例、蜂窝组织炎切开引流术后不愈创面 13 例,全部治愈。(薛建国 李缨 主编·《实用单方大全》137)

★ 26. **治化脓性溃疡**:生地骨皮 100 克研成细末,另取生地骨皮 100 克放入砂锅文火炒至黄色,凉后研末,生熟两种地骨皮末分装后高压消毒 30 分钟。根据溃疡大小深浅用药。溃疡浅、肉芽红润、表面没有脓性分泌物者,单用熟地骨皮末,常规消毒后将药末撒于患处;无菌纱布包扎,48 小时换药 1 次。若溃疡深、脓液多或引流不畅者,可只用生地骨皮末,待溃疡内脓液消失后可改用熟地骨皮末。若是脓液消失慢,新生肉芽组织生长慢,可用生熟两药各半兑匀使用。5 天为 1 个疗程。孟祥文用上方治疗化脓性溃疡 30 例,总有效率 100%。凡是化脓性炎症经过抗感染治疗未得到控制而化脓者或手术切开引流者均可使用。(王辉武 主编·《中药临床新用》241)

★ 27. **治慢性溃疡验案**:罗某某,男,12 岁,因静脉点滴所致右手背及右内踝局部组织坏死溃疡。经全身治疗和局部一般换药,月余不愈,创面继续加深达 2 ~3 厘米。经改用胎盘,间隔换药,用过 2 ~3 次,局部即有新生肉芽生长,以后渐次好转,共用 10 次,肉芽长平,创面愈合。(黄国健等 主编·《中医单方应用大全》529)

★ 28. **治慢性溃疡验案**:冯某某,女,78 岁。1983 年 6 月 4 日初诊。患者自述左内踝处溃烂已 3 年,初为抓伤引起。西医疹为慢性溃疡,反复使用抗生素,不仅无效,反而溃疡渐大。查左足内踝溃疡 5 ~6 厘米,深近至骨,疮口淡红,凹陷,表面布满一层脓膜状腐败分泌物,患者面白唇淡,声低体瘦,舌质淡红、苔少,脉弦细。脉证合参乃属气血不足。拟紫河车液外敷法治疗,方法是用温开水清洁疮口,再以消毒药棉约 7 厘米 ×7 厘米,厚度为 0.5 厘米,将胎盘组织液 10 毫升,均匀注入药棉中外敷,外用消毒塑料纸包扎,保留 2 日。随着病情好转,胎盘组织液逐渐减至 4 毫升、2 毫升。2 周后复查伤口愈合。(杨鹏举 主编·《中医单药奇效真传》310)

★ 29. **治慢性溃疡验案**:王某某,男,26 岁。右足部因火焰烧伤Ⅲ度,在外院曾用烫伤药及抗生素治疗近 1 个月,创面感染,来我院时仍有 12 厘米 ×6 厘米溃疡面,呈灰白色,有少许分泌物。用下述方法换药,1 周后创面即出现健康的新生肉芽组织,新生上皮沿肉芽表面迅速向创面中心生长,20 天后创面愈合。治疗方法:在病因治疗的同时,溃疡处依次用双氧水、生理盐水、新洁尔灭清洁创面,拭净分泌物,依创面大小取胎盘组织液适量浸透纱布块填塞或覆盖创面,外盖 1 层凡士林纱条及敷料固定,一般 2 ~3 天换药 1 次。(黄国健等 主编·《中医单方应用大全》529)

★ 30. **治慢性溃疡,烫伤创面,各部位之瘘管**:鸡蛋黄油、冰片。用法:取鸡蛋 10 个,煮熟去蛋白,用蛋黄干炸炼油,每鸡蛋油一两加入冰片 5 分至 1 钱,密封贮存备用。外搽皮损疮面,或滴入瘘管内。宜忌:化脓性创面及有腐败组织之创面勿用。(彭怀仁 主编·《中医方剂大辞典》4 册 704)

★ 31. **治溃疡不敛**:**【红油膏】**凡士林 300 克,九一丹 30 克,东丹 4.5 克。用法:先将凡士林烊化,然后徐徐将两丹调入,和匀成膏。用时将药膏匀涂纱布上,贴患处。功效:防腐生肌。(孙世发 主编·《中医小方大辞典》912)

★ 32. **治顽固性创面**:鲜花椒叶 20 ~50 克加水 500 毫升,煎煮 15 ~20 分钟,降至 50℃,擦

洗创面,干洁后纱布包盖,日 3~4 次。(孟凡红等 编·《单味中药临床应用新进展》216)

皮肤溃疡 14 方

★ 1. **治皮肤溃疡**:枯矾、活性炭各 30 克,珍珠粉 6 克。用法:共研细末。清洁疮面后外敷药粉并包扎,一般 2~3 天换药 1 次,疮面较小者可 4~6 天换药 1 次。治疗 50 例,痊愈 49 例。(滕佳林 米杰 编·《外治中药的研究与应用》44)

★ 2. **治皮肤溃疡**:乌贼骨若干,打成粉末,贮入瓶中备用。用药前将溃疡面用盐水擦洗干净,再将乌贼骨粉撒在患处,用消毒纱布包扎。据刘洁报道,应用本方治疗本病有良好的效果。(薛建国 李缨 主编·《实用单方大全》628)

★ 3. **治皮肤溃疡**:先用生理盐水洗净溃疡面,外围皮肤以 1% 新洁尔灭溶液消毒,再将蜈蚣、五倍子各等份研极细末制成的散剂撒在溃疡上。治疗 15 例,痊愈 14 例,无效 1 例。(《沈绍功教授临床经验个人日记》28)

★ 4. **治皮肤溃疡**:鱼腥草 30 克,食盐 5 克。用法:捣细。每日多次,外涂患处。功能:清热燥湿,生肌敛疮。(阳春林 葛晓舒 主编·《湖南省中医单方验方精选·外科》上册 376)

★ 5. **治皮肤溃疡**:乌梅 3 枚,轻粉、油各适量。用法:乌梅煅存性,共研末,油调。每日多次,外搽患处。功能:解毒消肿,敛疮生肌。方解:乌梅收湿敛疮;轻粉祛腐生肌;油解毒润肤。诸药合用,共奏解毒消肿,敛疮生肌之功。(阳春林 葛晓舒 主编·《湖南省中医单方验方精选·外科》上册 884)

★ 6. **治皮肤溃疡**:取轻粉、红粉(红升药)、铅粉、冰片各等份,混匀后加适量菜籽油或麻油搅拌如膏状,装瓶密封备用。用时洗净患处,常规消毒,外敷上药。若溃烂面有渗出液,可直接用混匀的药粉撒在患处。每日 1 次。对多种顽固不愈的皮肤溃疡均有效。(录文·《中国中医药报》2009 年 7 月 31 日)

★ 7. **治表皮囊肿继发感染**:石膏 15 份,红升 15 份,青黛 10 份,冰片 1 份,没药 9 份的比例分别研极细末,混匀备用。用专用棉纸制成药捻,长短、粗细根据病灶确定。继发感染初期未溃破者,用电离子手术治疗机火焰在顶部打一小孔,排出内容物,将蘸有中药粉末的药捻插入囊腔内,直至底部,药捻尾部留在疮口外 2 毫米,疮口敷药末,并以凡士林纱布覆盖;已化脓溃破者,直接从破溃处排出内容物,并且插入带有药面的药捻至底部,再敷药面并纱布覆盖。每日更换药捻 1 次,10 天为一 1 个疗程。共治 200 例,其中,1 个疗程治愈 113 例,其余患者在第 2 个疗程全部治愈。(滕佳林 米杰 编·《外治中药的研究与应用》30)

★ 8. **治皮肤溃疡验案**:王某某,女,62 天。1987 年 6 月 23 日就诊。患儿 4 天来,颈前、腹股沟处皮肤潮红、糜烂,有浆液渗出,且有疱疹数枚,啼哭,吮乳减少,大便正常。其面色红润,形体肥胖,舌淡红,苔薄白,体温 36.9℃,证属褶烂,予下方如法使用,3 天后皮肤如常。治疗方法:取冰片 8 克,研成细末,与粉 20 克拌匀(化妆粉、痱子粉皆可),反复涂在患处,1 天数次,直至痊愈。若洗澡,洗后续涂。(黄国健等 主编·《中医单方应用大全》56)

★ 9. **治皮肤溃疡,久不收口**:血竭适量。用法:血竭研为细末,外撒在疮面上,隔日 1 次,直至痊愈。(刘有缘 编著·《一两味中药祛顽疾》247)

★ 10. **治皮肤溃疡**:紫草 50 克,芝麻油 500 克。用法:把精选的紫草入芝麻油内浸泡 3 天,以文火(必要时以武火煎开)煎至药物微枯为度,药用 4 层纱布过滤去渣,装瓶备用。用时将紫草油涂敷在病灶上及周围,1 日 3~5 次,保持药物湿润,可用无菌纱布包盖。主治:慢性溃疡,尿布性皮炎,神经性皮炎,化脓性中耳炎,外伤及烧伤,褥疮等病。疗效:曾用紫草油治愈上述多种病症 300 余例次,均获良效。一般 1~2 天即可取效,最长者不超过 1 周。(刘有缘 编著·《一两味中药祛顽疾》338)

★ 11. **治皮肤表浅溃疡**:用壁虎焙干研粉撒于疮(创)面上,视情况包扎或暴露,3~4 天换药一次,治疗 12 例表浅溃疡,皆获痊愈。其中 1 例因砍伤踝关节后感染,6 个月不愈且有绿脓杆菌感染,用壁虎粉换药 4 次而愈。另用此法治疗裂伤 2 例,擦伤 4 例亦愈。(杨仓良 主编·《毒药本草》71)

★ 12. **治皮肤溃疡**:蜂蜜 50 克。用法:直接取用。每日多次,外涂患处。功能:润肤养阴,生肌敛疮。(阳春林 葛晓舒 主编·《湖南省中医单方验方精选·外科》上册 376)

★ 13. **治皮肤慢性溃疡:【蛇皮麻油膏】**蛇皮子、麻油各适量。用法:蛇皮用火焙干,研成细粉末后,用小麻油调成糊状备用。敷药,纱布覆盖,1~2 天换药 1 次。注意事项:创面消毒后再敷药。功能:清热燥湿,生肌敛疮。(阳春林 葛晓舒 主编·《湖南省中医单方验方精选·外科》上册 376)

★ 14. **治糜烂及溃疡性皮肤病**:紫草油制法:紫草、植物油(6:100),蜂蜡适量。植物油沸腾后加用水湿润的紫草,微火炸干,油出现紫红色时捞出残渣,加蜂蜡熔化后过滤,冷却。或用浸渍法:紫草置植物油(占总量的 1/3)浸渍 1 周,捞出,过滤,滤液备用。剩余植物油加热加蜂蜡熔化,过滤,升温后与滤液合并搅匀。每 10 克植物油加蜂蜡 0.4 克。先用 0.2% 的呋喃西啉液冲洗消除污物,敷盖浸泡的紫草纱布,或直接涂抹紫草油后纱布包扎,渗出不多者每日换药 1 次,渗出较多者换药前 TDM 神灯烤 30 分钟,并将创面暴露。(孟凡红 主编·《单味中药临床应用新进展》644)

甲沟炎 15 方

★ 1. **治甲沟炎**:取斑蝥末少许(如米粒大一小撮),均匀撒于患处薄层,然后用黑膏药烘软贴上,8~20 小时后患处有微黄色液体渗出,即可揭去膏药,清除药泥,外涂 2% 的龙胆溶液。胡明灿等用上方治疗甲沟炎 105 例,1 次用药 3~4 天后全部治愈。(杨仓良 主编·《毒药本草》996)

★ 2. **治急性甲沟炎**:取珍黄散适量(以覆盖病灶为度),扑粉包扎局部,每日 2~3 次,最多用药 1 星期。治疗期间嘱停服其他一切抗生素。治疗 11 例,12 只靶甲,红肿全部消退,疼痛消失,干燥无分泌物。平均疗程 3 天,最快 2 天。1 星期后 8 只有甲上皮生长。(滕佳林 米杰 编著·《外治中药的研究与应用》543)

★ 3. **治甲沟炎**:蜈蚣 1 条,雄黄、枯矾各 5 分。共研细末。另取新鲜鸡蛋 1 个,一端打破,倾出部分蛋白以手指插入不溢出为标准,然后将药粉装入鸡蛋内搅匀,患指即从蛋孔处插入,用小火沿着蛋壳围烘 1 时以上,以患指有温热感为度,根据病情轻重每日烘烤 1~2 次,烘治后用无菌纱布包扎。治疗 12 例,均获满意效果。一般烘治后疼痛很快消失,炎症亦随即消退。多数病例治疗 1~5 次症状即可痊愈。如围烘后局部迅速形成脓肿,可以无菌操作切开排脓。(江苏新医学院 编·《中药大辞典》下册 2475)

★ 4. **治甲沟炎**:生大黄、米醋各适量。用法:取生大黄,捡净,烘干,研末备用。临用时以醋调匀(如系小儿可将醋稀释使用),外敷于患处,每日或隔日清洗后更换。备注:大黄粉调醋外敷具有活血化瘀、抑菌消炎、收敛和消除局部炎性水肿的作用。以本方治疗甲沟炎 15 例,痊愈 14 例。(吴静 陈宇飞 主编·(《传世金方·民间秘方》169)

★ 5. **治甲沟炎**:乌梅 1~2 枚置瓦上文火焙酥,去核研粉,以生理盐水彻底清创后再洒乌梅粉,纱布包扎,用药时间 2~5 天。李嫔用上方治疗甲沟炎 30 例,痊愈 29 例,好转 1 例,治愈率达 96.7%。(王辉武 主编·《中药临床新用》130)

★ 6. **治甲沟炎**:指甲花适量。用法:将花及叶捣烂,调酒外敷患处。备注:指甲花即凤仙花的别名,具有活血化瘀、软坚解毒之功。适用于手足指甲旁及甲根部溃烂疼痛。轻者敷 1 次,重者 2~3 次即愈。(吴静 陈宇飞 主编·《传世金方·民间秘方》169)

★ 7. **治甲沟炎:【灰醋膏】**用陈石灰 15~30 克,过 100 目筛,以米醋适量调成膏状,外敷患处,每日换药 2 次。共治 50 例,经敷药 2~5 天,40 例获得痊愈,6 例症状显著减轻,4 例无效。(滕佳林 米杰 编著·《外治中药的研究与应用》33)

★ 8. **治甲沟炎**:鲜仙人掌 1 叶去刺,捣糊外敷患处,日换药 1 次。宜忌:切勿入目。(孟凡红 等 编·《单味中药临床应用新进展》553)

★ 9. **治慢性甲沟炎**:患指于鲜猪胆汁之间浸泡几次,每次 10~15 分钟,隔日 1 次。(孟凡红 主编·《单味中药临床应用新进展》638)

★ 10. **治甲沟炎验案**:何某某,男,48 岁。左食指头出现红肿发胀,疼痛难忍,甚至通宵不得眠。用鲜猪胆汁。用法:取新鲜猪胆囊 1 枚,将患指从胆管处放入胆囊内即可(如用线束,注意不要过紧,不束亦可),2 天更换 1 次,直至痊愈。外敷,用至 2 枚,指头肿消痛止而痊愈。(杨鹏举 主编·《中医单药奇效真传》303)

★ 11. **治甲沟炎:【青黄膏】**用青黛、黄柏、猪胆汁各 1 份,凡士林 10 份。用法:将黄柏洗净,晒干研末。加入青黛、猪胆汁、凡士林拌匀成膏。用时先洗净疮面,用消毒剪剪去甲沟炎处部分指(趾)甲,将药膏敷于患处,再用无菌敷料包扎,隔日换药 1 次,直至痊愈。(滕佳林 米杰 编著·《外治中药的研究与应用》557)

★ 12. **治甲沟炎:**鲜蒲公英全草适量。用法:取鲜蒲公英全草,用凉开水洗净晾干,捣烂成糊状。将患处用生理盐水洗净,如已化脓用消毒棉球擦洗干净,然后将捣烂蒲公英敷患处,外用消毒纱布包好,每日换药 1 次。疗效:治疗甲沟炎患者 26 例,取得较好疗效,一般 3 ~ 5 次痊愈。(刘有缘 编著·《一两味中药祛顽疾》193)

★ 13. **治甲沟炎验案:**黄某,女,36 岁,教师。右足拇趾甲沟炎,保守治疗 1 个月未愈,准备拔甲,因惧怕手术,遂用仙人掌外敷。将仙人掌鲜品 1 小块,剪去皮和刺,剩肉质取适量,放少量食盐(约米粒大两粒,太多则痛),捣烂,外敷于患处,外包无菌塑料纸以防干燥过快,再用纱布包扎,1 日 1 次,5 次治愈,随访 6 年未复发。宜忌:切勿入目。(杨鹏举 主编·《中医单药奇效真传》304)

★ 14. **治甲沟炎:**鲤鱼适量。烧成灰,以醋调敷患处,每日 1 次,至愈为度。(胡郁坤 陈志鹏 主编·《中医单方全书》197)

★ 15. **治指甲炎:**凤仙花枝、盐各适量。用法:捣汁。擦涂患处。功能:清热解毒,活血散瘀。注意事项:凤仙花枝或叶、花均可。3 ~ 5 次即愈。(阳春林 葛晓舒 主编·《湖南省中医单方验方精选·外科》上册 1513)

甲疽、嵌甲 14 方

★ 1. **治甲疽:【黄芪散】**黄芪(锉)、蛇蜕(炙令焦)各 30 克。用法:上药研为散。敷疮上,每日 3 ~ 5 次。(孙世发 主编·《中医小方大辞典》594 引《圣济总录》)

★ 2. **治甲疽肿烂:**蜈蚣 1 条,南星 2 钱,醋适量。用法:蜈蚣焙枯研末;南星研末;用醋分别调匀。先将醋与蜈蚣调敷患处,再将南星末醋调敷周围。注意事项:蜈蚣有毒。(阳春林 葛晓舒 主编·《湖南省中医单方验方精选·外科》上册 204)

★ 3. **治手足甲疽:**雄黄、蛇皮等分为末,以泔洗净,割去甲,入肉处敷之,一顷痛定,神效。(缪仲淳 编撰·《本草单方》371 引《近效方》)

★ 4. **治甲疽肿烂,生脚指甲边,赤肉努出;嵌甲入肉,时常出血,痛不可忍:【黄蛇散】**雄黄五分,蛇蜕(烧存性)一分。用法:上为细末。温泔水洗疮,以利刀去甲角,拭干,敷药,绢帛裹半日许,药湿即换,敷数次即愈。(彭怀仁 主编·《中医方剂大辞典》9 册 267)

★ 5. **①治一切恶肉出。②甲疽多年不愈,胬肉脓血疼痛:【乌梅散】**乌梅。用法:烧为灰,为末。敷上,恶肉立尽。功能:《青囊秘传》:收敛嫩肉,去胬肉。(彭怀仁 主编·《中医方剂大辞典》2 册 939 引《证类本草》卷二十三)

★ 6. **治甲疽(症见足趾甲旁,胬肉高突,时流黄水,疼痛难忍):【乌倍散】**草乌五钱,白芷一两,龙骨一钱五分,五倍子四两。用法:先将前三味捶碎,入五倍子同炒焦,只用五倍子研面,香油调涂患处。(李经纬 余瀛鳌 蔡景峰 张志斌 编·《中医大辞典》363 引《外科真诠》)

★ 7. **治嵌甲疼痛(即甲疽):**血竭末调敷之。(江苏新医学院 编·《中药大辞典》上册 927 引《医林集要》)

★ 8. **治嵌甲;脚汗臭:【陀僧散】**白矾(飞过)、密陀僧各等份。用法:上药研为细末。干掺疮上。如掺不定,以片帛裹之。(孙世发 主编·《中医小方大辞典》418 引《百一》卷十二)

★ 9. **治嵌甲:**上以五倍子碎。瓦上焦炒,研以姜汁调敷。如疮湿。入少许面。水调敷。甚奇妙。(电子版·《中华医典·普济方》卷三百)

★ 10. **治嵌甲:【乌倍散】**草乌头 15 克,白牵牛子 45 克,五倍子(全者)120 克,龙骨 7.5 克。用法:3 物捶碎,炒五倍子令焦黑色,去三物不用,只取五倍子为末。疮干用香油调涂,湿即干贴。(孙世发 主编·《中医小方大辞典》1291 引

《百一》卷十二)

★ 11. **治嵌甲溃脓,经久不愈:【诃子散】**诃子二枚(烧存性),降真香一钱,青黛一钱(别研),五倍子半两(炒黑色)。用法:上为细末,次入青黛一处研匀。先用葱盐汤洗净,剪去指甲或挑起指甲,用药干贴缝内;或用麻油调敷之。(彭怀仁 主编·《中医方剂大辞典》5 册 778 引《杨氏家藏方》卷二十)

★ 12. **治嵌甲:【雄蝉散】**雄黄(通明者)12 克,蝉蜕三枚(酥炙)。用法:上各为细末,和匀,湿者干掺,干者用津入轻粉少许调涂。(孙世发 主编·《中医小方大辞典》641)

★ 13. **治趾甲内嵌者:**五倍子、黄柏各 100 克,藕节炭 50 克,冰片 10 克。用法:将上述诸药分别研末,过 100 目筛,然后和匀装瓶密封备用。先用双氧水及生理盐水蘸湿棉球对局部作常规消毒,趾甲内嵌者,须剪除部分趾甲,然后将药末撒在甲沟及胬肉处,外敷消毒纱布包扎,隔日 1 次。治疗 40 例中,治疗及时症状较轻者敷药 1 ~ 2 次即获愈;症状较重者,换药 2 ~ 3 周后痊愈。(良石 主编·《名医珍藏·外治秘方》64)

★ 14. **治指甲痈(即代指):**凤仙花鲜花捣红糖敷患处,日换二次。(宋立人 总编·《中华本草》5 册 138)

筋疙瘩 2 方

★ 1. **治筋疙瘩:**五倍子一两,密陀僧一钱,共研末,陈醋调敷,外以膏药贴之。(清·龚自璋辑·《家用良方》434)

★ 2. **治筋疙瘩,日久赤硬肿痛者:**生山药一个(去皮),蓖麻二个。共研匀摊布上贴之。(清·丁尧臣 著·《奇效简便良方》41)

胼胝 5 方

★ 1. **治胼胝:**蜈蚣 2 条,无名异 2 克。用法:上药共研细末,撒于胶布中心处,贴患处即可。胶布不掉,不需换药。局部疼痛止后,再坚持用药一段时间,旬日疼痛消失。疗效:本方先后治疗 80 余例,均获痊愈。(刘有缘 编著·《一两味中药祛顽疾》345)

★ 2. **治脚上生茧:**蜈蚣 1 条,硼砂适量。用法:上药放瓶内拌匀,埋地 7 日取出。每日 1 次,银簪点少许于患处。功能:解毒散结,凉血化瘀。注意事项:上药点上即脱。(阳春林 葛晓舒 主编·《湖南省中医单方验方精选·外科》上册 808)

★ 3. **治脚底生硬磴(牛程蹇)疼痛:**全黄芩(根叶苗)三钱,香油一两,黄蜡适量。用法:将黄芩根叶苗切碎,用香油炸焦后取出,掺入黄蜡外敷。(中医研究院革命委员会 编·《常见病验方研究参考资料》432)

★ 4. **治脚底生硬磴(牛程蹇),疼痛:**将五倍子浸醋,炖化涂。(中医研究院革命委员会 编·《常见病验方研究参考资料》432)

★ 5. **治脚底生硬磴(牛程蹇),疼痛:**五倍子(炒)五钱。用法:研末调醋贴患处,连贴 3 ~ 4 次。(中医研究院革命委员会 编·《常见病验方研究参考资料》432)

鸡眼 37 方

★ 1. **治鸡眼:**乌梅肉适量。用法:取上药,捣烂,加少许醋调成糊状。外敷鸡眼上,以胶布固定之。功能:去腐生肌。(薛建国 李缨 主编·《实用单方大全》600)

★ 2. **治鸡眼:**乌梅肉、荔枝肉各等分。用法:捣膏敷贴。(宋立人 总编·《中华本草》4 册 89 引《疡医大全》)

★ 3. **治鸡眼:**乌梅肉、蓖麻子。用法:将上药一起捣烂敷。(吴静 陈宇飞 主编·《传世金方·民间秘方》419)

★ 4. **治鸡眼、脚垫:【乌梅膏】**乌梅一两,食糖三钱。用法:先将糖溶于 15 毫升水中,再入乌梅,浸 24 小时,取出,加醋 15 毫升研和。敷患处。功能:腐蚀鸡眼。(彭怀仁 主编·《中医方剂大辞典》2 册 943)

★ 5. **治鸡眼、脚垫:**乌梅 1 两,食盐 3 钱,醋 15 毫升,温开水 50 毫升。先将食盐溶在温水中,放入乌梅浸24小时(新鲜乌梅可浸12小时),然后将乌梅核去掉,取乌梅肉加醋捣成泥状,即可外用。涂药前,患处用温开水浸泡,用刀刮去表面角质层。每日换药1次,连续3~4次。(《全国中草药汇编》编写组 编·《全国中草药汇编》上册212)

★ 6. **治鸡眼验案**:蓉市羊市街叶某某,女,足掌生肉刺,在医院治疗无效,后用乌梅肉入醋少许捣烂,加盐水调成软膏,洗脚后用小刀挖去胼皮黑刺,取膏贴之,外裹纱布,用胶布绷住,贴3次即愈。(杨鹏举 主编·《中医单药奇效真传》302)

★ 7. **治各种赘疣及鸡眼**:乌梅肉捣烂,加少许醋,和盐水调匀,外涂患部,日数次。(金福男 编著·《古今奇方》242)

★ 8. **治鸡眼**:大蒜适量。用法:大蒜切成1~2宽环状大蒜片。将上述大蒜片盖在患处,然后用艾绒施灸,每日施行2次,以鸡眼的硬物脱落为止。(张俊庭 编·《皮肤病必效单方2000首》169)

★ 9. **治鸡眼**:用大蒜1头,葱白10厘米,花椒3~5粒。用法:共捣烂如泥,视鸡眼大小取不同量药泥敷于鸡眼上。用卫生纸搓一细条围绕药泥,以便药泥集中于病变部位。胶布包扎,密封,24小时后去胶布及药泥。3天后鸡眼开始发黑,逐渐脱落,最多半月即完全脱落。本法最多使用2次。共治158例,192个鸡眼,结果全部治愈,且无副反应及后遗症。(宋立人 总编·《中华本草》4册981)

★ 10. **治鸡眼**:石灰、碱面各10克,加水稀释,涂鸡眼上,每日1次。(金福男 编·《古今奇方》249)

★ 11. **治鸡眼**:生姜适量,生石灰、碱面各等份。用法:先用2%的碘酒和75%的酒精消毒,然后用生姜捣烂取汁与其他2药共捣。取适量涂在鸡眼上,再用胶布覆盖固定,3日换1次药,一般1~3次鸡眼脱落。备注:本方治疗鸡眼效果极佳。(吴静 陈宇飞 主编·(传世金方《民间秘方》)419引河南省遂平县卫生职业中等学校)

★ 12. **治鸡眼**:先将鸦胆子仁外壳剥去,把仁取出,用火柴烤一下,放在胶布上粘住后用手捏扁贴在病灶上,像膏药一样贴上即可,每天1次,约20天痊愈。(杨仓良 主编·《毒药本草》316)

★ 13. **治鸡眼**:鸦胆子3粒。用法:将上药去壳取仁,捣烂如泥,敷于患处。敷药前先将患部用温水浸泡20分钟,用刀片削去鸡眼角化组织,敷药时要注意保护好患部周围健康皮肤,可用胶布块,中央剪1小孔,贴于患处,然后取药膏适量敷患处。3日换药1次,直至痊愈。功效:祛腐生新。(刘道清 主编·《中国民间神效秘方》623)

★ 14. **治鸡眼、胼胝**:先用热水洗净患处,发软后用刀削去隆起及表面硬的部分,贴上剪孔的胶布,孔的大小与病变相等,而后将捣烂的鸦胆子盖满患处,再次胶布覆盖,每隔6天换药1次,一般3次即可。(宋立人 总编·《中华本草》5册11)

★ 15. **治鸡眼、胼胝**:鸦胆子仁11~13粒。捣碎,用水杨酸粉1.5克拌匀,置胶布上,另取一胶布中间剪一孔洞,贴于患处周围(以保护健康皮肤),使患处刚好露出,然后将有药胶布正对患处贴上,10天换药1次,避免下水、出汗,以防感染。据陆金囡报道,应用本方治疗2040例,经2周后鸡眼、胼胝均告脱落,效果满意。(薛建国 李缨 主编·《实用单方大全》110)

★ 16. **治鸡眼**:**【鸡眼酊】**骨碎补90克,补骨脂90克,巴豆30克,鸦胆子20克。上药入95%的乙醇1000毫升中浸泡7天,去渣,装瓶备用。用时以药棉蘸鸡眼酊涂搽患处,每次4~6分钟,每日2~4次,一般3~7天即可痊愈。共治40例,结果痊愈32例,好转8例,总有效率100%。(滕佳林 米杰 编著·《外治中药的研究与应用》194)

★ 17. **治肉刺(鸡眼)**:用针拨破,以蟾酥5分(汤化),调铅粉一钱,涂之裹之。(宋立人总编·《中华本草》9册365引《外科大成》)

★ 18. **治肉刺(鸡眼)**:**【薰硫散】**蟾酥五片(汤浸湿),腻粉一钱。上将蟾酥于盆子中,以腻粉同和令匀,先用针拨破头边,然后涂药,密裹之。(明·董宿 辑录·《奇效良方》411)

★ 19. **治鸡眼**:凤仙花适量。用法:先将鸡眼剪破,用花搽数次即可。(吴静 陈宇飞 主编·《传世金方·民间秘方》419)

★ 20. **治鸡眼**:鲜鹅不食草(全草)适量。用法:先用小刀割平患处,再将全草连枝叶捣烂

敷患处。据报道,应用本方治疗6例,均获痊愈。一般三至五天即可。(薛建国 李缨 主编·《实用单方大全》18)

★ 21. **治鸡眼**:蜂胶适量。用法:于每晚热水泡洗脚后,将蜂胶敷贴于患处表面,用纱布包扎,每天换药1次,10天为1个疗程。(唐大晅 张俐敏 主编·《传世金方·祖传秘方》403)

★ 22. **治鸡眼**:鸡眼,洗净患处,用清洁水消毒后用手术刀削去鸡眼角化组织,呈一凹面,放入半夏末,外贴胶布。(孟凡红等 编·《单味中药临床应用新进展》52)

★ 23. **治鸡眼**:地骨皮6克,红花3克。共研细末。加适量麻油、面粉调成糊状,密封备用。外敷时先把患部老皮削掉,然后把药摊于患部,用纱布包扎好,2日换药1次。赵先敏用上方治疗鸡眼25例,均痊愈。敷1次即愈者19例,3次者2例,5次者1例。(王辉武 主编·《中药临床新用》240)

★ 24. **治鸡眼**:将冰片少许置于鸡眼上,用火点燃,至感觉疼痛时将火吹灭。每日治疗1~2次,每次约半分钟,1个疗程5~7天。愈后局部无瘢痕,治疗期间可照常行动。(江苏新医学院 编·《中药大辞典》上册952)

★ 25. **治鸡眼**:补骨脂40克,95%的酒精60毫升。用法:混合摇匀,涂患处。(中医研究院革命委员会 编·《常见病验方研究参考资料》431)

★ 26. **治鸡眼**:补骨脂40克,乌梅肉10克。浸泡于95%的酒精80毫升内,48小时后过滤浸出液备用。用法:先用热水将鸡眼洗泡数次,待柔软后用小刀将鸡眼外层角化厚皮削去(不要削伤出血),用酒精消毒后,将上药液涂搽患处,每日3次,连搽3~5次可愈。(洪国靖 主编·《中国当代中医名人志》907)

★ 27. **治鸡眼**:蛇蜕一条(瓦焙存性),乌梅一个。用法:先将蛇蜕研末,再与乌梅共捣成饼,敷患处,以细布扎紧,一天一夜即可。(中医研究院革命委员会 编·《常见病验方研究参考资料》431)

★ 28. **治鸡眼**:蜂蜡60克,骨碎补(研细末)30克。将蜂蜡放盛器内熬化,加入骨碎补细末拌匀成膏状即成。用药前先将患部以温水浸洗干净,用刀片将病变部位削去,然后取一块比病变部位稍大软膏捏成饼,紧贴患部后以胶布固定。用药后避免水洗或浸湿,1周后洗净患部。疗效:治疗120例,均治愈。一般鸡眼可在6~7天内从穴窝中脱落,此后再贴1次,待皮肤长好后即为治愈。若1次未脱落者,应继续重复治疗,一般2次可获痊愈。(史书达 编著·《中国民间秘验偏方大成》上册721)

★ 29. **治鸡眼验案**:张某,男,右手中指患鸡眼2年,用蜘蛛网(治疗方法:先将患鸡眼的部位浸泡在温水中15分钟,擦干后用剪刀削去角化过度的皮肤;取蜘蛛网揉捏成饼状,大小同病变部位,放到鸡眼处,用胶布固定,24小时后去掉胶布及蜘蛛网,鸡眼即萎缩,1周左右脱落消失。一般1次可获痊愈,如1次未愈者,可如前法再行1次。)外贴治疗1次痊愈。(杨鹏举 主编·《中医单药奇效真传》302)

★ 30. **治鸡眼**:干燥蜈蚣数条。用法:干燥蜈蚣放在清洁瓦上,缓火焙枯,冷却后研细末,加少量菜油调匀,装瓶内密封备用。先用温水将鸡眼角质浸软,用消毒小刀割除浸软之角层,至见血少许,再将调好的药膏敷鸡眼处,1日2~3次,用胶布固定。疗效:治疗多例,一般3天就可见硬结脱落,不留痕迹。(刘有缘 编著·《一两味中药祛顽疾》343)

★ 31. **治鸡眼**:蜈蚣、生南星各1钱。共为末,以膏药贴敷7天,可连根拔出。(中医研究院革命委员会 编·《常见病验方研究参考资料》431)

★ 32. **治鸡眼**:取蜈蚣30条、乌梅9克。共研细末,装入瓶内。加入茶油或香油浸泡7~10天,和匀成膏。先以1%的温盐水浸泡患部15~35分钟,待粗皮软化后剪去(以见血丝为度),取药膏适量外敷,纱布包扎,每12小时换药1次,3天为1个疗程,可连用3个疗程。治疗87例,结果痊愈(10天内治愈,3年内未复发)71例,有效(10天内治愈,3年内有复发)15例;无效1例。总有效率为98.9%。(宋立人 总编·《中华本草》9册146)

★ 33. **治鸡眼**:取蜈蚣粉加冰片3克,敷于鸡眼上,无菌纱布覆盖。以胶布封固,数日后可软化脱落。(李永明·《中国中医药报》,2010年8月18日第5版)

★ 34. **治鸡眼**:蜈蚣一条,紫草三钱。麻油一两熬至药枯去渣,入净锅内,加枯矾一钱,东丹

一钱，熬至滴水不散，投白蜡、黄蜡各五钱，每用少许摊贴。（清·顾世澄 撰·《疡医大全》1028）

★ 35. **治鸡眼：**蜈蚣一条，硼砂等分。放瓷盅内拌匀，埋地下七日取出，银簪点上即落。（清·顾世澄 撰·《疡医大全》1029）

★ 36. **治鸡眼：**蜈蚣 2 条，蚯蚓粪 30 克。用法：蚯蚓粪用韭菜地上者，同蜈蚣用油浸 10 日，将药点鸡眼上，2～3 日即退出。（吴素玲 李俭 主编·《实用偏方大全》824）

★ 37. **治鸡眼验案：**年某某，男，60 岁。几年来，右脚跟生鸡眼，行走不便，经各种治疗未愈，用盆盛热水，投入白矾少许，洗泡患脚。待鸡眼软则用镊子拔取之。洗拔 3 次而鸡眼落，追访数年未再生。右手中指甲内侧角外，亦生一刺猴，写字不便，几年来，两手共生 9 处，经医院检查必须割除，亦同样用白矾水浸泡，洗 6 次而脱落，亦未复发。（黄国健等 主编·《中医单方应用大全》20）

皮肤瘙痒证 19 方

★ 1. **治老年性皮肤瘙痒症：**蜈蚣 3 条，瘦猪肉 100 克。用法：先将蜈蚣用酒洗净去泥，然后用水约 1 市斤煮沸，15 分钟后，取出蜈蚣，将 100 克瘦猪肉剁碎，清水调匀，放入煮好的蜈蚣煎液中，1/3 的水直至将猪肉煮熟为止。每日 1 次，顿服肉汤。功能：补虚润燥，透疹止痒。注意事项：忌韭菜及酒。隔日服 1 次。（阳春林 葛晓舒 主编·《湖南省中医单方验方精选·外科》上册 752）

★ 2. **治皮肤瘙痒症：**乌梢蛇、蜈蚣、全蝎各 15 克。用法：上药共研极细末，备用。每晚临睡前服 4.5 克，开水冲服。日服 1 次。功效：搜风止痒。（程爵棠 程功文 编著·《单方验方治百病》410）

★ 3. **治皮肤瘙痒症：**大蒜 20 克，花椒 30 克，白矾 15 克。用法：共煎汤，待稍凉后，洗患部，每天 1～2 次。（吴静 主编·《祛百病大蒜秘方》197）

★ 4. **治皮肤瘙痒：**大风子 12 克，木鳖子 10 克，山慈姑 12 克，五倍子 4 克。用法：将前味去皮，然后与诸药共捣烂，开水调敷患处。（吴静 陈宇飞 主编·《传世金方·民间秘方》422）

★ 5. **治皮肤瘙痒：**苦参一两，川椒三钱。煎汤洗。（中医研究院革命委员会 编·《常见病验方研究参考资料》414）

★ 6. **治遍身瘙痒：**猪胆 1 枚，苦参 4 两。用法：将 2 味入大砂锅内以水煎之。每临睡时熏洗，3 天洗 1 次。（沈洪瑞 主编·《重订十万金方》750）

★ 7. **治皮肤瘙痒：**苦参、川栋子、甘草各二两。用法：煎汤洗。（中医研究院革命委员会 编·《常见病验方研究参考资料》414）

★ 8. **治皮肤瘙痒：**苦参 1000 克，猪胆（鲜品）4 枚。用法：将苦参放入大锅内，加水煮沸 30 分钟，滤取药液；药渣加水再煎，煮沸 40 分钟，滤取药液。合并 2 次药液，放入浴盆内，加入猪胆汁，调至适宜温度，沐浴全身，每次 30 分钟。功效：清热祛湿，杀虫止痒。注意：避免烫伤，浴后避免受凉。（刘道清 主编·《中国民间神效秘方》601）

★ 9. **治皮肤瘙痒：**苦参 30 克，蛇床子 30 克，广百部 30 克，川椒 100 粒。用法：将上方加水 200 毫升，煎汁外洗，每日 1 剂，分早、晚 2 次洗。备注：本方对皮肤真菌有抑制作用，故治疗皮肤瘙痒有特效。经临床观察数百例，均获良效。皮肤溃烂者禁用。（吴静 陈宇飞 主编·《传世金方·民间秘方》422）

★ 10. **治皮肤瘙痒：【苦参洗剂】**苦参 30 克，地肤子、蛇床子、白矾各 25 克，白鲜皮 20 克，白芷 15 克，花椒 10 克。治疗顽固性皮肤病 110 例，其中慢性湿疹 43 例，外阴瘙痒 35 例，局限性神经性皮炎 22 例，角化性手足癣 10 例，总有效率为 96.36%。（滕佳林 米杰 编·《外治中药的研究与应用》346）

★ 11. **治皮肤瘙痒症验案：**朱某某，女，39 岁，工人。患皮肤瘙痒症 6 年余，中西医多方治疗均无效。于 1990 年 3 月 24 日来我处诊治，按下法服药 1 个疗程病告痊愈，随访至今未复发。治疗方法：蛇蜕 3 克，鸡蛋 2～3 个，香油 15 克。鸡蛋打烂，蛇蜕制碎后放鸡蛋内调匀，用香油在锅内炒黄（忌盐）。早上空腹 1 次服完，5 天为 1 个疗程。适用于各种皮肤瘙痒症。（黄国健等 主编·《中医单方应用大全》392）

★ 12. **治皮肤瘙痒病验案**:张某某,女,48岁。1976年起连续5年夏季发病。发于两小腿胫前,约10厘米×8厘米,极痒;抓后反而加剧,渗黄液,结血痂,色素沉着。每次发作持续2~3个月,曾用多种方法治疗无效。此次正值盛夏,皮炎发作严重,接受斑蝥酊发泡治疗。取药用斑蝥全虫10克加95%的乙醇100毫升,密封浸泡2周,取其上清液即为斑蝥酊。治疗时,取直径1.5~1.8厘米的滤纸片2张,蘸过斑蝥酊后,贴于一侧前臂内侧皮肤上,外覆盖一片稍大于滤纸的塑料片或有机玻璃。加压固定3小时后,皮肤有灼热感,除去覆盖物,可见皮肤发红、起皱,用纱布轻轻包好以防破裂。36~48小时后,形成一完整的皮疱。用消毒针筒沿水疱边缘抽出全部泡液。抽毕,涂少许龙胆紫于针眼处,用消毒纱布包好,防止感染。48小时后,表皮逐渐结痂脱落。发泡后第2天即止痒,3天后全部消退,痊愈。(杨鹏举 主编·《中医单药奇效真传》331)

★ 13. **治风气瘙痒**:薄荷、蝉蜕等分为末,每温酒调服一钱。(江苏新医学院 编·《中药大辞典》下册2650)

★ 14. **治瘙痒症**:青蒿全草50克。煎水,洗患处。(胡郁坤 陈志鹏 主编·《中医单方全书》340)

★ 15. **治风气客于皮肤,瘙痒不已**:蜂房(炙过)、蝉蜕各等分。为末,酒调一钱匕,日三服。(江苏新医学院 编·《中药大辞典》下册2737引《姚僧坦集验方》)

★ 16. **治遍身瘙痒难忍**:生车前子30克,蜜50毫升。用法:生车前子研为末,蜜调,搽患处。(吴素玲 李俭 主编·《实用偏方大全》820引《验方新编》)

★ 17. **治遍身发痒**:【**救割全生汤**】人参(或用黄芪60克代之)30克,当归90克,荆芥9克。用法:水煎服。(孙世发 主编·《中医小方大辞典》1130引《石室秘录》卷四)

★ 18. **用于遍身瘙痒**:用苍耳子适量,水煎,去渣,外洗。(滕佳林 米杰 编·《外治中药的研究与应用》307引《外治寿世方》)

★ 19. **治皮肤瘙痒症**:取夏枯草200克,加水5000毫升煎40分钟,去渣取汁再加入樟脑25克,搅拌溶化,在药液温度适宜时洗澡。每日晚上睡前洗1次,连洗3~5天可愈。笔者用本方治疗皮肤瘙痒症60例,均获较满意疗效。(李家强 编著·《民间医疗特效妙方》88)

蜂、蝎螫伤及虫类咬伤42方

★ 1. **治蜂、蝎蜇伤及虫类咬伤**:蜗牛2~3个,捣烂敷患处。临床疗效:治疗蜂、蝎蜇伤19例,均痊愈。一般用药后10分钟痛即止,次日红肿消退。(胡熙明 主编·《中国中医秘方大全》中册171)

★ 2. **治蜂蜇伤或蝎蜇伤**:鲜瓦松15克,冰片1克。用法:将鲜瓦松用清水冲洗干净,沥尽水液,然后与冰片一起,共捣如泥,涂敷患处。功效:解蜂毒、蝎毒。医师嘱咐:人被蜂、蝎蜇伤后,应尽快将上药涂敷患处,越早越好。(刘道清 主编·《中国民间神效秘方》656)

★ 3. **治蝎蜇毒**:用生半夏、白矾等分为末,以醋和,敷伤处。(宋立人 总编·《中华本草》8册517引《景岳全书》)

★ 4. **治蝎蜇伤**:半夏一字(生用,为细末),雄黄一字(另研),巴豆一个(去皮,研如泥)。用法:上三味,同和匀。上之。(彭怀仁 主编·《中医方剂大辞典》1册1引《洁古家珍》)

★ 5. **治蝎刺蜇伤**:大蒜适量。用法:大蒜捣烂如泥,敷患处。(吴静 主编·《祛百病大蒜秘方》119)

★ 6. **治蜈蚣咬伤人,痛不止**:独头蒜,摩螫处,痛止。(江苏新医学院 编·《中药大辞典》上册113页引《梅师集验方》)

★ 7. **治蜈蚣咬伤症**:独头蒜1头(新鲜独头蒜为佳,剥去蒜衣),切除蒜肉一层,对咬伤处周围反复擦,每小时擦1次,每次擦10~15分钟,直至痛止肿消为止。(孟凡红等 编著·《单味中药临床应用新进展》125)

★ 8. **治蝎子蜇伤**:蝎子1只。用法:捣碎,搽伤处。功能:活血化瘀,消肿止痛。注意事项:亦可煎水洗伤处。(阳春林 葛晓舒 主编·《湖南省中医单方验方精选·外科》上册600)

★ 9. **治蝎蜇人**:蜘蛛研汁,敷之。(宋立人 总编·《中华本草》9 册 137 引《广利方》)

★ 10. **治蝎蜇人**:活大蜘蛛一个。用法:把蜘蛛放在受蜇周围,蜘蛛自寻蜇处吮吸其毒,疼痛立止。又方:蜘蛛,按伤处,效,急将蜘蛛投水中,以活其命。(沈洪瑞 主编·《重订十万金方》801)

★ 11. **治蜈蚣咬伤**:活蜘蛛吮吸患处。(杨仓良 主编·《毒药本草》733)

★ 12. **治蝎、蜂蜇伤肿痛,亦治无名肿毒**:将壁虎一条放入鸡蛋内封好,一周后壁虎除骨骼外均化为液体,用此液体涂搽被蝎蜂蜇伤处,观察20 例,均一次治愈。无名肿毒亦效。(杨仓良 主编·《毒药本草》606)

★ 13. **治蝎、蜂蜇伤及疮痈疔肿**:壁虎一条,碱 10 克,鸡蛋 60 克。将上药共装入瓶内,密封,待壁虎完全溶化后,即可应用。以本方少许涂患处。蜂蜇伤者,应先检查皮内有无毒刺,如有应先拔出毒刺,挤出毒汁。丁文学用上方治疗蝎、蜂蜇伤及疮痈疖痛(包括无名肿毒)早期尚未成脓、皮肤未破溃者 18 例,全部治愈。一般只涂 1 次,有全身症状者,需治疗 2 次(每天 1 次),无副作用。(王辉武 主编·《中药临床新用》663)

★ 14. **治蝎蜇伤,局部疼痛、肿胀**:活蝎 6 只。用法:取上药,酒精 500 毫升,浸泡 2 天,后即可使用。外搽蝎蜇处。功能:解毒疗伤。缓解局部疼痛、肿胀。附注:据何有水报道,应用本方治疗蝎蜇伤,一两分钟疼痛即可减轻。愈早涂药,效果愈好。(薛建国 李缨 主编·《实用单方大全》464)

★ 15. **治蜂蜇人**:露蜂房末,猪脂和敷之。(江苏新医学院 编·《中药大辞典》下册 2737 引《千金方》)

★ 16. **治蜂蜇疼痛**:蜂房(锉)、苍耳各半两。用法:上为末,用蓝青汁调。厚涂螫处。(彭怀仁 主编·《中医方剂大辞典》10 册 899 引《圣济总录》)

★ 17. **治黄蜂蜇伤**:新鲜景天三七叶 60 克。用法:取上药,捣烂。外敷被蜇处。疗效:据刘云报道,应用本方治疗 50 例,均获痊愈。(周学海 李永春 编著·《实用中医单方》206)

★ 18. **治蜈蚣咬伤**:胡椒,研末调敷。(江苏新医学院 编·《中药大辞典》下册 1540 引《多能鄙事》)

★ 19. **治蜈蚣伤,蛇蝎蜇人**:【吴茱萸散】吴茱萸不拘多少。用法:嚼烂擦之。(孙世发 主编·《中医小方大辞典》82 引《是斋百一选方》卷十七)

★ 20. **治蜈蚣咬伤**:陈某某,女,成年,劳动时不慎被蜈蚣咬伤手部,疼痛难忍,令以蚯蚓 3 条,白糖少许捣烂敷患处,经敷此药,疼痛立止。(杨鹏举 主编·《中医单药奇效真传》250)

★ 21. **治蜘蛛咬,遍身成疮**:青葱叶一茎(去尖头,作孔子),地龙一条(置葱叶中,紧捏两头,勿令透气,候化为水)。用法:涂患处。(彭怀仁 主编·《中医方剂大辞典》4 册 5 引《圣惠》)

★ 22. **治毒虫咬伤**:生白矾。用法:磨水涂于咬伤处。(中医研究院革命委员会 编·《常见病验方研究参考资料》318)

★ 23. **治蜜蜂蜇伤中毒**:取出蜂刺,开水冲蜂蜜 9 克,服后盖被出汗。(孟凡红 主编·《单味中药临床应用新进展》174)

★ 24. **毒虫咬伤**:大葱、蜂蜜。用法:捣成泥状,擦于咬伤处。(中医研究院革命委员会编·《常见病验方研究参考资料》318)

★ 25. **治五毒虫蜇,赤痛不止**:马齿苋叶(洗,切)。用法:上药烂研,厚敷之。(彭怀仁 主编·《中医方剂大辞典》1 册 1218 引《圣济总录》)

★ 26. **治蜂蜇人**:青蒿捣敷之。(江苏新医学院 编·《中药大辞典》上册 1229 引《补缺肘后方》)

★ 27. **治蜂蜇伤**:鲜鱼腥草适量。用法:将鲜鱼腥草洗净捣烂。外敷伤口周围,每天 3 次,每次 30 分钟。功效:清热解毒。适用于蜂蜇伤。疗程:连续外用 5 天为 1 个疗程。注意事项:本方只可外用,不可口服。(杨继军 赵建新 主编·《皮肤病实用偏方》149)

★ 28. **治虫类咬伤**:鱼腥草 1 把。用法:捣汁搽于患处。(吴静 陈宇飞 主编·《传世金方·民间秘方》227)

★ 29. **治蜂蜇伤,痈肿疮毒等**:野菊花(鲜品)30 克。用法:上药洗净,沥干捣烂,敷于伤口。功效:解毒,消肿,止痛。医师嘱咐:人被蜂蜇伤后,应尽快将上药涂敷患处,越早越好。(刘道清 主编·《中国民间神效秘方》658)

★ 30. **治黄蜂蜇伤,毛虫或毛虫丝状物落在**

身上引起的皮肤过敏,蜈蚣咬伤,蜘蛛及其他毒虫咬伤亦可用此药:蜈蚣10条。用法:蜈蚣液外治虫伤。取500毫升广口瓶1个,盛满95%的酒精,将活蜈蚣10条放入瓶中,盖严,浸泡1周后即可使用,浸泡时间越长,药效越佳。外擦伤处。功效:息风止痉,解毒止痛。(郭志杰 吴琼等 主编·《传世金方·一味妙方》266)

★ 31. **治黄蜂蜇伤验案:**闭某某,女,8岁。在山边玩耍被黄蜂蜇伤头部、面部,肿痛剧烈,哭叫不止。取蜈蚣酒涂抹患处。药物及制法:活蜈蚣1~2条,置于250毫升米酒中浸泡1周备用(浸泡时间越长越好,注意密封保存)。涂抹10分钟后痛止,次日红肿全消而愈。(杨鹏举 主编·《中医单药奇效真传》250)

★ 32. **治蜘蛛咬伤:**蜈蚣1条,猪胆汁适量。用法:蜈蚣研末,调猪胆汁。涂患处。功能:清热解毒,消肿止痛。(阳春林 葛晓舒主编·《湖南省中医单方验方精选·外科》上册599)

★ 33. **治蜂蜇伤及蝎蜇伤:**雄黄3克,白酒30毫升。用法:先将雄黄研成细面,然后用白酒同置玻璃瓶中,摇荡使之混合均匀,用棉签蘸药液少许涂搽患处。功效:解蜂毒、蝎毒。医师嘱咐:人被蜂、蝎蜇伤后,应尽快将上药涂敷患处,越快越好。(刘道清 主编·《中国民间神效秘方》659)

★ 34. **①治一切虫兽所伤。②疮疖疔毒、疥癣及虫蛇咬伤等:【雄矾散】**雄黄、矾。用法:上为细末。涂之。主治:①《普济方》:一切虫兽所伤。②《慈禧光绪医方选议》:疮疖疔毒、疥癣及虫蛇咬伤等。方论选录:《慈禧光绪医方选议》:方中雄黄解毒杀虫止痒;白矾外用解毒杀虫,燥湿止痒。二味合用能治湿疹疥癣。备考:今人有以此方治疗湿疹及带状疱疹百余例者。结果疗效甚好。(彭怀仁 主编·《中医方剂大辞典》10册231引《普济方》)

★ 35. **治蜂虿蜇伤:**薄荷挼贴之。(江苏新医学院 编·《中药大辞典》下册2650)

★ 36. **治蜂蜇、虫咬伤:**鲜苍耳子适量。捣烂,敷患处。(胡郁坤 陈志鹏 主编·《中医单方全书》332)

★ 37. **治蜂类蜇伤:**先用镊子清除遗留在伤处的毒刺和毒囊,再挤压伤口周围组织,将毒液挤出。采用鲜垂盆草20克,去根,洗净,在螫伤处反复涂擦约30次。李少华等用上方治疗蜂类蜇伤54例,有较好疗效。为巩固疗效,2小时后可再涂擦。(王辉武 主编·《中药临床新用》406)

★ 38. **治毒虫蜇伤:**蒲公英60克,金银花30克。捣烂成糊状,加适量冰片,用麻油调成糊状即可。先将患处用生理盐水和3%的过氧化氢液洗净,尔后将药涂于患处,包扎,每日1次。治疗9例,均在3~5天内痊愈。(滕佳林 米杰 编著·《外治中药的研究与应用》500)

★ 39. **治恶虫咬:**油浸紫草涂之。(江苏新医学院 编·《中药大辞典》下册2345引《医学入门》)

★ 40. **治蚊虫咬伤:**生枸杞子或枸杞叶适量。用法:取上药,放入洁净的容器中捣烂,用洁净纱布绞取汁液,装瓶备用。用棉签蘸药液涂于患处,每天2~3次。功能:消肿止痒。附注:据高普选等报道,应用本方治疗1853例,用药3~5次后痊愈1703例,显效135例,有效5例,无效10例。(薛建国 李缨 主编·《实用单方大全》555)

★ 41. **治毒虫咬伤:**土三七鲜叶捣烂外敷。(宋立人 总编·《中华本草》7册856引《浙江民间常用草药》)

★ 42. **治蚊虫、毒虫咬伤及阴囊湿痒:【马应龙麝香痔疮膏】**用此膏外涂,治疗阴囊湿痒或蚊虫、毒虫咬伤有特效。(胥氏验方)

麻风11方

★ 1. **治麻风:**全蝎3~6克,水煎服。或研末吞服,每次1克,每日2次。(胡晓峰 编·《虫蛇药用巧治百病》63)

★ 2. **治麻风:【坎离丹】**明雄黄30克,白矾60克。用法:上药研为末。每次1.5克,热酒下,如难服,用黄米糊为丸,如梧桐子大。(孙世发 主编·《中医小方大辞典》379引《解围元薮》)

★ 3. **治麻风:**大黄100克,黄芩100克,雄黄100克。用法:上药共研为末,用樟树叶浓煎汤,入药蒸洗。(吴素玲 李俭 主编·《实用偏方大全》805引《丹溪心法》)

★ 4. **治大麻风:【全甲散】**穿山甲一个(要头尾四足并耳目口鼻俱全者),生漆一斤。用法:每日将山甲漆数次,漆完用瓦器炙灰。如患人要头身先好,即服山甲头身起;要手足先好,即服山甲四足起;对陈酒服完即愈。(彭怀仁 主编·《中医方剂大辞典》4 册 633 引《仙拈集》)

★ 5. **治大麻风:**穿山甲一副,全明雄黄四两(为末)。用法:将雄黄末用真生漆和匀,刷在甲上,微炙微刷,以尽为度。将穿山甲分记上中下左右共分六块,各另研细末,用四年陈醋冬米饭为丸。每服五钱,白滚汤送下。患左用左,患右用右,患上服上,中服中,下服下,如在通身,一起制服。(彭怀仁 主编·《中医方剂大辞典》10 册 1208 引《洞天奥旨》)

★ 6. **治大麻风:**用大蛤蟆一个,重半斤者,酒煮烂,去蛤蟆,饮酒醉出汗,连食三个立效。(清·吴世昌 王远 辑·《奇方类编》58)

★ 7. **治大麻风,眉落脚烂底穿者:【再造散】**苦参八两半(油炒),干漆一两,甘草五钱,穿山甲(炒)二两。用法:上为末。每服五分,用鲜蟹二只,杵烂取汁,加酒调服,每日二次。至十日,则长肉生眉。(彭怀仁 主编·《中医方剂大辞典》4 册 202 引《外科大成》)

★ 8. **用于大麻风眉毛须发脱落作痒:【雄硫散】**用雄黄、硫黄、凤凰衣(烧存性)各 15 克,山甲(炒黄)10 片,滑石 30 克,各为细末,和匀。将油核桃肉 30 克捣烂,加公猪胆汁 1 个同前药和匀,布包擦之。日用 3 次,其发渐生如旧。(滕佳林 米杰 编著·《外治中药的研究与应用》546 引《证治准绳》)

★ 9. **治麻风性溃疡验案:**余某某,男,35 岁。少年时患瘤型麻风,右手中指 2、3 结节溃疡已 4 个多月,溃疡面糜烂,恶臭难闻,肿胀似脚拇指大,并有大量黄色渗出物,经外科常规换药及大量抗生素类治疗无效。患者要求做截指手术,但经服用珍珠粉 2 个疗程 14 天后(每天 0.1 克),肿胀减轻,渗出物减少,停药 1 天观察,5 天后该指溃疡全部愈合。(黄国健等 主编·《中医单方应用大全》518)

★ 10. **治麻风初起、癣疮、皮肤粗厚或脱皮:**蜈蚣 10 条,雄黄末 9 克。用法:先将蜈蚣卷入掺有雄黄的火纸内,蘸香油后取出,放在火上燃烧;把滴下之油盛在碗中,将油涂于患处。(张俊庭 编·《皮肤病必效单方 2000 首》48)

★ 11. **治白癞(类似结核型麻风):**症见初起皮色逐渐变白,四肢顽麻,肢节发热,手足无力,患部肌肉如针刺样疼痛,声音嘶哑,两眼视物不清,类似结核型麻风。斑蝥二七枚(糯米炒黄),大蝮蛇一条(干者,头尾全,炙黄)。用酒七升,入瓷瓶中,糠火煨酒及一升,去渣。薄涂于癞上。(宋立人 总编·《中华本草》9 册 201 引《圣惠方》)

眼科病证

麦粒肿(针眼)20 方

★ 1. **治麦粒肿:**初起用清凉膏(鲜薄荷叶 10 克,冰片 2 克,捣为膏)。涂敷。(王袭祚 李中玉 主编·《中医外科病诊治彩色图谱》44)

★ 2. **治麦粒肿:**黄连 15 克,并用乳汁适量。把黄连放入瓶内,然后将乳汁挤入,以浸没药物为度,浸泡 1 天,滤出乳汁,点涂患处,每天 3 ~ 4 次。据梁兆松报道,应用本方治疗 30 例,获得满意疗效,多在 2 ~ 3 天内治愈。(薛建国 李缨 编·《实用单方大全》62)

★ 3. **治针眼:**蛇蜕适量。贴患处。(胡郁坤 陈志鹏 主编·《中医单方全书》388)

★ 4. **治麦粒肿:**将完整的蛇蜕置于陈酸醋内浸泡,数日后取出剪成约 5 × 8 毫米的小块,贴敷局部,上盖浸有酸醋的棉片,固定,24 小时换药 1 次,至痊愈为止。30 例患者(30 只眼)经1 ~

3次治疗后,27例痊愈。经1年多随访,尚无1例复发。(江苏新医学院 编·《中药大辞典》下册2119)

★ 5. **治麦粒肿**:鲜蒲公英100克。用法:将蒲公英用水煎服或洗眼。(刘少林 刘光瑞 编著·《中国民间小单方》243)

★ 6. **治麦粒肿**:紫花地丁15~30克。水煎服。外用鲜草适量,洗净,捣烂敷患处。(《上海常用中草药》编写组 编·《上海常用中草药》114)

★ 7. **治麦粒肿及各种疮疖肿毒**:全蝎,是虫类中药,辛平有毒,为熄风镇痉之药,同时有化瘀解毒、医疮之功效,尾功尤捷。如治痔疮发痒,以全蝎烧烟熏之;还有治诸疮肿痛,用麻油煎之加黄蜡为膏,敷于患处,一般多外用。而少有人单独用全蝎治疗疮毒。

余得已故中医外科好友马氏所传,用全蝎在瓦上焙干,细研为末,每服3克,治疗各种疮疖肿毒,每收效应。尤其对西医所称的毛囊炎或多发性麦粒肿等病,疗效亦佳。一位年方20岁的男患,双眼反复生针眼(麦粒肿),久治不愈,经服全蝎粉,每服3克,每日2次,共治4天,服药24克,痊愈后未再复发。(陈彤云 主编·《燕山医话》276)

★ 8. **治麦粒肿**:取大片生大黄,置温开水中浸泡片刻,使之软化,临睡时平敷于患眼上,以防脱落,次日早晨除去。如发现眼睑黏附眼屎,用温开水洗去,连用3~5日可愈。(杨建宇等 主编·《灵验单方秘典》267)

★ 9. **治麦粒肿**:生南星适量。研末,放膏药中贴太阳穴。(胡郁坤 陈志鹏 主编·《中医单方全书》388)

★ 10. **治麦粒肿**:生南星、生地各等分,研末过筛,各取15克,加凡士林拌匀后涂于胶布上,贴两侧太阳穴上方0.5厘米处,每日1次。治疗109例,痊愈99例,无效10例。如能配合局部湿热敷则疗效更显著。(杨仓良 主编·《毒药本草》773)

★ 11. **治麦粒肿**:天南星、天花粉、生地、蒲公英各等分,共研细末,加食醋和石蜡油调成软膏,组成双天膏,局部敷贴,每日换药1次。治疗143例,均用药1—5次获痊愈。(杨仓良 主编·《毒药本草》774)

★ 12. **治麦粒肿**:食盐三钱,白矾二钱。用法:开水冲泡一大碗,澄清,分三份洗眼。(中医研究院革命委员会 编·《常见病验方研究参考资料》455)

★ 13. **治麦粒肿**:鲜蒲公英60克,野菊花15克。用法:水煎,头次煎液内服,2次煎液熏洗患眼,每日数次。疗效:共治疗67例(62只眼);除4例(5只眼)未能追访到外,其余53例(53只眼)全用本法治愈。(刘有缘 编著·《一两味中药祛顽疾》532)

★ 14. **治麦粒肿**:赤小豆6克,鲜生地15克,米醋6克,鸡蛋清1个。用法:将前2味药捣烂,以米醋、蛋清调和涂抹患处。功效:清热解毒,活血消肿。适用于后期麦粒肿。验证:据《山西中医》介绍,该方治疗麦粒肿疗效确切,值得临床推广。(良石 主编·《名医珍藏·秘方大全》277)

★ 15. **治麦粒肿**:白菊花三钱。用法:水煎,头煎内服,二煎洗眼,一日二次。(中医研究院革命委员会 编·《常见病验方研究参考资料》455)

★ 16. **治麦粒肿**:河北省医科院医学情报研究所办公室主任张茂生同志,原系军医转业至此。1981年9月,余借调该所任职,由于饮水不便,经常夜班,左眼患针眼(麦粒肿)。痛痒不适,且来势凶猛,其苦不堪。张云1夜即愈,不可忧虑。晚饭后,张从家中带来1小瓶黄红色药水,并1支秃笔。亲自为我涂在左眼皮外面,痛痒立止,过1夜,肿势大减,继之痊愈。余询何物,张云将雄黄研粉,溶于75%的酒精内即可,以备应用。其效甚速。张云:其侄子患麦粒肿,后天结婚,非常着急。若此症不愈,有失雅观。张予涂之,次日即消。随录之。(黄国健等 主编·《中医单方应用大全》468)

★ 17. **治早期麦粒肿**:鱼腥草根。用法:取鲜鱼腥草根1~2根,每根长约5厘米,将鸡蛋圆顶部戳一个小孔,把草根1~2根塞进蛋内,用胶布封住小孔,将蛋煎或蒸熟,即可食用。根据食量大小,1日2次,每次1~2只。以2天为1个疗程,对反复发作病例,可以增加服用次数与治程。疗效:治疗100例,全部治愈。治愈是指不通过排脓而炎症消退。其中2天治愈25例,4天治愈73例,6天治愈2例,治愈率100%。100例于3年内皆随访,有25例于1年内复发,皆用上法治疗而愈,以后未复发。2年内复发治愈者74例,有1例于3年内复发,通过治疗而愈。以上复发病例经查询,在应用本法前已多次复发,很多是在几个月内反复发作,有的一次发2~3颗。验案:某男,5岁。右眼红肿痛4天。检查:右眼下睑中央指压硬、触痛,已见脓点乃切排而愈。孰知于3个月后,右眼上睑又生一硬肿块,触痛感,未见脓头,外侧睑结膜呈暗红色充血,球结膜不充血。治疗:单服鲜鱼腥草根蒸蛋4只,1日2次,1次1只,服后炎症减退,4天治愈。后来未见复发。(刘有缘 编著·《一两味中药祛顽疾》533引《中西医结合眼科杂志》1995年,第1期)

★ 18. **治麦粒肿、暴发火眼,昼夜疼痛不止:**枯矾2~3克,鸡蛋清1只。用法:将枯矾研细末,用鸡蛋清调匀,涂患处。每日2~3次,保持湿润。(吴静 主编·《祛百病醋蛋秘方》236)

★ 19. **治多发性麦粒肿验案:**患儿,女,4岁。左眼睑反复红肿半月,内外眼睑可见4个大小不同的麦粒肿,其上眼睑睫毛旁皮肤出现黄点,在眼科切开排脓,同时予以0.25%的氯霉素眼药水及红霉素眼膏治疗,1周后未见好转。笔者以吴茱萸粉敷双侧涌泉穴,晚贴晨取,5天后红肿消失,1周后小硬结消失。体会:吴茱萸始载于《神农本草经》,其功能温中散寒,降逆止呕,是厥阴肝经之主药。其性虽属大热,但在气血郁滞且有热象的情况下亦可配合寒凉之品而用之。咽炎、麦粒肿均系风热外袭,热毒炽盛,循经上扰,气血郁滞所致。涌泉穴系足少阴肾经之井穴。临床观察吴茱萸粉敷涌泉穴后,双下肢温暖,从而使邪热去,气血降,药穴相合,乃上病下治,引火下行而奏效。[《中医杂志》编辑部整理·《中医杂志》专题笔谈文萃(1995—2004,第一辑)406]

★ 20. **治针眼(即麦粒肿):【眼敷膏】**五倍子、黄芩、冰片各适量。用法:制成软膏。取适量涂敷于外眼病变部位,每日3次。功能:清热解毒,消肿止痛,化瘀散结,除湿收敛。(孙世发 主编·《中医小方大辞典》1131)

沙眼10方

★ 1. **治沙眼:**鲜车前草适量。洗净,以井水浸30分钟,捣汁,加白糖调服。适用于双目白珠上有红丝、流泪、涩痛、痒胀者。(胡郁坤 陈志鹏 主编·《中医单方全书》397)

★ 2. **治沙眼:**水蛭30克,紫草30克。水煎,洗眼,每日3~4次。(金福男 编著·《古今奇方》151)

★ 3. **治沙眼:**将白矾1克煎水澄清后点眼内2滴,治眼流泪微痒者等。(杨仓良 主编·《毒药本草》882)

★ 4. **治沙眼:**赤小豆10克,黄连10克,冰片2克。用法:共研末,用少许点眼角内,每日2~3次。(唐大晅 张俐敏 主编·《传世金方·祖传秘方》361)

★ 5. **治沙眼:**川赤小豆(阴阳赤小豆)一至二钱,琥珀适量。用法:先将赤小豆用开水候冷浸湿去皮,晒干研细粉过筛,后加琥珀百分之一,共研极细粉,密封,临睡前以少许点眼角内。(中医研究院革命委员会 编·《常见病验方研究参考资料》463)

★ 6. **治沙眼:**白颈蚯蚓数条洗净,加1/10份药用氯化钠,体液过滤,再在60℃温水中进行间歇的水浴加温,每次30分钟,反复3~4次,冷却后置低温处或冰箱中。浸沾药液,在充分暴露的结膜上轻轻涂抹,或放在眼药瓶内点眼,每日滴眼或涂抹2~3次。(孟凡红 主编·《单味中药临床应用新进展》424)

★ 7. **治沙眼:**将蒲公英洗净捣汁,点眼内1滴。(刘少林 刘光瑞 编著·《中国民间小单方》252)

★ 8. **治沙眼:**取新鲜猪胆液。用法:洗净,取滤过清亮胆液,用生理盐水稀释至10%,过滤,灭菌,每日滴眼3次,每次每眼1滴。(中医研究院革命委员会 编·《常见病验方研究参考资料》463)

★ 9. **治沙眼:**鲜猪胆一个,冰片、硼砂各五分,黄连一钱。用法:将后三味共研细末,装入胆内,阴干,再研极细末,装瓶,勿使泄气,每用少许点眼,一日二、三次。(中医研究院革命委员会 编·《常见病验方研究参考资料》463)

★ 10. **治沙眼:**蝉蜕9克,菊花6克。水煎。洗患处。(滕佳林 米杰 编著·《外治中药的研究与应用》573)

眼缘炎8方

★ 1. **治眼缘炎**:五倍子3克,炼蜜15克。用法:五倍子研细末,加蜜调匀,涂患处,1日2~3次(为防药物飞散,可加蜜再研)。(吴静 陈宇飞 主编·《民间祖传秘方大全》870)

★ 2. **治眼缘炎**:荸荠粉二钱,梅片二分,香油适量。用法:前二味共研极细末,香油调匀,涂患处,1日2~3次。(中医研究院革命委员会 编·《常见病验方研究参考资料》454)

★ 3. **治眼缘炎**:炉甘石(水飞)二钱,冰片二厘。用法:共研极细末,至入口无渣为度,每取少许粉末搽患处,一日二、三次。(中医研究院革命委员会 编·《常见病验方研究参考资料》455)

★ 4. **治眼缘炎**:胆矾0.2克,冰片1克,蛋黄油适量。用法:将胆矾、冰片共研细末,入蛋黄油调匀。涂患处,每日2~3次。(吴静主编·《祛百病醋蛋秘方》238)

★ 5. **治眼缘炎**:黄连。用法:用人乳润透,贴患处,一日一二次。(中医研究院革命委员会编·《常见病验方研究参考资料》455)

★ 6. **治眼缘炎**:黄连15克,杏仁15克,黄柏15克。将上药共置一处,捣末碎。用布裹,入生地汁中浸。取药汁频洗患眼。(滕佳林 米杰 编著·《外治中药的研究与应用》449)

★ 7. **治眼缘炎**:制炉甘石二钱,黄连一钱,铜绿五分。用法:共研细末,开水一大碗冲泡,澄清,待凉,一日分三次洗。(中医研究院革命委员会 编·《常见病验方研究参考资料》454)

★ 8. **治眼缘炎**:胆矾三钱,黄连一钱半,鸡子黄油适量。用法:前二味共研细末,用油调制成膏,涂患处,一日二三次。(中医研究院革命委员会 编·《常见病验方研究参考资料》454)

睑缘炎(烂眩风眼)22方

★ 1. **治睑缘炎**:乌梅、皮硝、炉甘石各二钱。用法:水煎,澄清洗眼,一日三次。(中医研究院革命委员会 编·《常见病验方研究参考资料》454)

★ 2. **治睑缘炎**:用青黛5分,煅石膏1钱,香油适量,前2味共研极细末,加香油调膏。涂患处,每日2~3次。(中医研究院革命委员会编·《常见病验方研究参考资料》454)

★ 3. **治睑缘炎**:用野菊花15克,蒲公英60克。上药加水煎煮。头煎药液内服,2煎熏洗患眼,每日数次。(滕佳林 米杰 编著·《外治中药的研究与应用》461)

★ 4. **治眼缘炎**:纯净蜜蜂适量。外涂睑缘,每天3次。据叶家俊报道,应用本方治疗76例,平均3~5天治愈。(薛建国 李缨 主编·《实用单方大全》529)

★ 5. **治睑缘炎炎块**:**【野菊花洗剂】**用野菊花30克,芒硝30克,紫草15克,荆芥15克。上药加水适量煮沸20分钟。先用热气熏患眼,待降温后滤去药渣,温洗患眼。每日1剂,10天为1个疗程。经1个疗程治疗,92例96只患眼中,治愈84例88只患眼,治愈率为91.7%;好转8例8只眼,占8.3%。总有效率为100%。(滕佳林 米杰 编著·《外治中药的研究与应用》463)

★ 6. **治睑腺炎、眼睑炎**:将蛇蜕浸于醋中备用。用时将蛇蜕捞出,贴患处,一日一换,1~3日可消。早期红肿,用之最宜。(朱良春 主编·《朱良春·虫类药的应用》246)

★ 7. **治睑腺炎**:白及1只。磨水,搽患处。按:本病中医学属于"针眼""土疳""土疡""偷针"等范畴。(胡郁坤 陈志鹏 主编·《中医单方全书》388)

★ 8. **治眦部睑缘炎**:鸡蛋黄油5毫升,雄黄粉少许,冰片粉少许,熊胆少许。用法:将上药搅匀即成。先滴一般抗生素类眼药水于结膜囊内以清洁局部,再用消毒的玻璃棒蘸本品少许,涂于患处,勿溅入结膜囊内,闭目片刻,每日1次,3~5日为1个疗程。疗效:共治疗30例,均治愈。(梁永才 梁杰圣 主编·《中国外治妙方》261)

★ 9. **治眼睑赤烂**:黄连、黄柏各一钱。用法:上为末。奶汁浸一宿,焙,绵裹,荆芥汤浸,乘热洗。(彭怀仁 主编·《中医方剂大辞典》1册85引《幼幼新书》)

★ 10. **用于烂睑眼**:用五倍子、蔓荆子各等

分,水煎。外洗患处。(滕佳林 米杰 编·《外治中药的研究与应用》181 引《普济方》)

★ 11. **治烂眩风眼:**五倍子、铜青、白墡土各等分。为末。热汤泡开,闭目淋洗。冷即再热洗之。眼弦不可入汤。一方用治眼中胬肉方。(何清湖·《历代医学名著全书·本草纲目》4 册 3323)

★ 12. **治烂眩风眼:**铜青 15 克,五倍子 3 克,白矾 12 克,海螵蛸 3 克,薄荷 1.5 克。用法:将上药俱研成末,用老姜汁搅和为丸,如龙眼核大。要用时将 1 丸用淡姜汤 50 毫升泡散,洗眼眩,次日再洗。依次洗 3 ~4 次即可愈。(竭宝峰 江磊 主编·《中华偏方大全》4 册 522)

★ 13. **治烂眩风眼:**用五倍子煅存性,为末,入飞过黄丹少许,敷之,日三上,甚良。(明·缪仲淳 编撰·《本草单方》220)

★ 14. **治烂眩风眼:【拜堂散】**用五倍子研末,敷之。(明·缪仲淳 编撰·《本草单方》220)

★ 15. **治烂弦风眼:**白矾(煅)一两,铜青三钱。用法:研末,汤泡澄清,点洗。(江苏新医学院 编·《中药大辞典》上册 681 引《永类钤方》)

★ 16. **治烂风眼:**五倍子、黄连各 15 克,铜青 6 克。用法:上药研为极细末。贴于烂皮上,立效。(孙世发 主编·《中医小方大辞典》1034 引《医方类聚》卷六十七)

★ 17. **治赤眼烂弦:**五倍子内虫,同炉甘石末乳细,点之。(何清湖·《历代医学名著全书·本草纲目》4 册 3326)

★ 18. **治烂眼弦,眼疹:【红矾散】**大红枣(去核)5 枚,白矾适量,麝香少许。用法:将白矾纳入枣内,瓦上煅存性,研末。开水泡,炖热,时时润之。(孙世发 主编·《中医小方大辞典》376)

★ 19. **治眼弦赤烂:**薄荷,以生姜汁浸一宿,晒干为末,每用一钱,沸汤泡洗。(江苏新医学院 编·《中药大辞典》下册 2650)

★ 20. **治风沿烂眼:**大黑枣二十枚(去核),白矾末五分,和枣肉捣成膏,湿纸包,火内煨二刻,取出,去纸,水二碗,将枣膏煎汤,去滓,将汤洗眼。(江苏新医学院 编·《中药大辞典》上册 102 引《本草汇言》)

★ 21. **治烂眼:**海螵蛸。入冰片,敷。(近代·陆锦燧 辑·《鲟溪秘传简验方》184)

★ 22. **治目赤烂:【雄黄散】**雄黄半两(细研),细辛一分,龙脑半钱(细研)。用法:上研令匀。每至夜卧时,以铜箸点之。(彭怀仁 主编·《中医方剂大辞典》10 册 254 引《普济方》)

流泪证 13 方

★ 1. **治流泪症:**地骨皮适量。与鸡蛋内白膜共研末,吹鼻内。适用于风眼痒痛、流泪畏光者。(胡郁坤 陈志鹏 主编·《中医单方全书》392)

★ 2. **治流泪症:**五倍子适量。加枯矾适量煎水,洗眼。适用于迎风目痒流泪者。(胡郁坤 陈志鹏 主编·《中医单方全书》392)

★ 3. **治迎风流泪:**花椒 9 克。研末,炒黄牛肉食。(胡郁坤 陈志鹏 主编·《中医单方全书》392)

★ 4. **治流泪症:**枸杞 30 克。与瘦肉 120 克共煮食。适用于迎风流泪、泪液清冷、腰痿肢软、两尺脉弱者。(胡郁坤 陈志鹏 主编·《中医单方全书》392)

★ 5. **治目中热泪:**上用乌贼鱼骨,为极细末,点目中。(电子版·《中华医典·奇效良方》卷五十七)

★ 6. **治用于风泪不止:**用海螵蛸 1.5 克,冰片少许,绿炉甘石 3 克。上研极细末。点大眦角,泪即收。(滕佳林 米杰 编著·《外治中药的研究与应用》549 引《景岳全书》)

★ 7. **治风眼流泪不止:【止泪散】**炉甘石 30 克,海螵蛸 10 克,冰片 1.5 克。用法:上药研为细末。点眼大眦头。泪自收。(孙世发 主编·《中医小方大辞典》794 引《准绳·类方》)

★ 8. **治冷泪:**夏枯草 12 克,香附子 12 克。用法:上药研为细末。以麦门冬汤调下。(吴素玲 李俭 主编·《实用偏方大全》656 引《类方准绳》)

★ 9. **用于流泪症:【珍珠散】**珍珠、丹砂、干姜、贝齿各适量,研极细末。点眼。(滕佳林 米杰 编著·《外治中药的研究与应用》541)

★ 10. **治老人冷泪不止:**菊花、川芎、细辛、白芷、白术各等分。用法:上为细末,炼蜜为丸,

如梧桐子大。每服三十丸,食后白滚水送下。(彭怀仁 主编·《中医方剂大辞典》9册96引《葆光道人眼科龙木集》)

★ 11. **治肝虚或当风眼泪**:枸杞二升。捣破,纳绢袋中,置罐中,以酒一斗浸之,密封勿泄气,三七日。每日饮之,醒醒勿醉。(江苏新医学院 编·《中药大辞典》下册1519引《圣惠方》)

★ 12. **治目中常流泪者(一方治老人冷泪不止)**:用胡椒一味。为末,黄蜡熔化为丸,如绿豆大。每服五七丸,食后茶清下。(宋立人 总编·《中华本草》3册442引《秘传眼科龙目论》)

★ 13. **治肝虚,风毒气眼目昏,多泪涩痛**:菊花半两,牛蒡子半两(炒),甘草半两(炙微赤,锉)。用法:上为末。每服2钱,温水调下。(彭怀仁 主编·《中医方剂大辞典》9册94引《圣济总录》)

泪囊炎6方

★ 1. **治泪囊炎**:用鲜蒲公英60克(干者30克)。用水3茶杯,煎取2茶杯,过滤。用消毒棉球蘸药汁洗眼,每日早、晚各1次。(滕佳林 米杰 编著·《外治中药的研究与应用》499)

★ 2. **治急性泪囊炎**:板蓝根、夏枯草、金银花各20克。用法:水煎服。每日1剂,日服3次。5剂为1个疗程。一般服药1~2个疗程即获痊愈。功效:清热解毒,消肿散结。(程爵棠 程功文 编·《单方验方治百病》489)

★ 3. **治急、慢性泪囊炎**:板蓝根20克。用法:将上药洗净,加清水500毫升,用文火煎40分钟,去渣后用纱布过滤,装入无菌瓶内备用,可用3天。将配好的药液抽入注射器内,冲洗泪道。每日冲洗1次,7天为1个疗程。一般用药1个疗程,最多2个或3个疗程即效。功效:清热解毒,消肿止痛。(程爵棠 程功文 编·《单方验方治百病》489)

★ 4. **治泪囊漏管**:文蛤(五倍子)1枚。用法:研极细粉,茶油调膏,抹患处,1日2~3次,不得入眼。(中医研究院革命委员会 编·《常见病验方研究参考资料》456)

★ 5. **治泪囊炎验案**:孙某某,女,33岁,工人。患者于1982年6月28日在某医院行右侧泪囊摘除术。术后1周,该侧泪囊区复又红肿、疼痛,于1982年7月8日来我院就诊,诊断为“复发性泪囊炎合并蜂窝组织炎。”当时,本拟用抗生素治疗,但患者不愿接受,故改用全虫(即全蝎)治疗。经用下述方法治疗后,红肿迅速消退,疼痛减轻,1周后痊愈,随访3年,至今未复发,泪溢症状也消失。治疗方法:全虫(即全蝎)适量在瓦片上焙干,研末备用。成人每次6~9克,小儿减半,以温白酒或黄酒送服(依其人酒量而定),每次15~50毫升不等;儿童或不饮酒者,改用温开水,每日1~2次,3天为1个疗程。(黄国健等 主编·《中医单方应用大全》364)

★ 6. **治泪道阻塞验案**:王某某,女,20岁,农民。主诉:迎风流泪5年。患者发病后,先后用中西药及滴眼剂、滴鼻剂及泪道探通、冲洗,治疗均无效。1983年3月11日来我科就诊。检查:视力双眼均为1.2;上、下睑皮肤因频繁拭泪,呈暗褐色色素沉着;睑缘无鳞屑及脓性分泌物;上下泪小点位置正常,按压泪囊无分泌物流出;睑、球结膜、角膜无异常。诊断:泪道阻塞。经接受全虫剂治疗,1周后泪溢消失,随访2年未复发。治疗方法:全虫(即全蝎)适量在瓦片上焙干,研末备用。成人每次6~9克,小儿减半,以温白酒或黄酒送服(依其人酒量而定),每次15~50毫升不等;儿童或不饮酒者,改用温开水,每日1~2次,3天为1个疗程。(黄国健等 主编·《中医单方应用大全》364)

翼状胬肉、眼内瘀肉15方

★ 1. **治胬肉瘀突:【南硼砂散】**南硼砂(黄色)、脑子各少许。研细,上以灯草蘸点其上。(宋立人 总编·《中华本草》1册277引《直指方》)

★ 2. **治翼状胬肉**:鲜鹅不食草适量,冰片少许。用法:将草捣汁,煎沸,澄清,加冰片调匀,点胬肉所在之眼角内,一日一二次。(中医研究院革命委员会 编·《常见病验方究参考资料》461)

★ 3. **治翼状胬肉**:乌梅肉一只,轻粉、冰片各少许。用法:同研无渣,每用少许,点胬肉上,一日一二次。(中医研究院革命委员会编·《常

见病验方研究参考资料》462）

★ 4. **治翼状胬肉**：水蛭、蜂蜜各适量。用法：将活水蛭置于清水中2～3天，在去掉身上泥土，吐出腹内垢质后取出以蒸馏水冲洗2～3次，滤去水分后放入纯蜂蜜中，蜂蜜与水蛭比例为2.5∶1，水蛭与蜂蜜接触后1小时即死亡，出现浑浊液体，浸泡8小时左右过滤后即得棕色透明液，装入耐高温玻璃瓶内高压蒸气消毒后备用。每次1滴，每日2次滴眼。（唐大晅 张俐敏 主编·《传世金方·祖传秘方》360）

★ 5. **治翼状胬肉**：硼砂一钱，冰片少许。用法：共研极细末，点眼，一日一二次。或加胆矾一钱，制用如上。（中医研究院革命委员会编·《常见病验方研究参考资料》462）

★ 6. **治翼状胬肉**：取雄黄3分，生矾1钱。共研细粉末装入有色瓶内，置阴凉处备用。患者取仰卧位，先做眼科常规麻醉及消毒。用开睑器撑开眼睑，瞩患者斜视健侧，以使胬肉部分暴露，以消毒小棉棒蘸取少量药粉，涂于胬肉表面，待1～2分钟（过长无效）后用有齿小镊子将胬肉头部挟起，逆胬肉伸展方向揭扯，待撕至半月皱襞处，用无菌小剪从胬肉根部剪下，再在根部涂少量药粉。待渗血停止，将残留之胬肉提净，并将多余之药粉加以清除，敷以眼药膏，外加包扎，次日揭去敷料，点眼药水数天即愈。（江苏新医学院 编·《中药大辞典》下册2339）

★ 7. **治眼内瘀肉，浮膜侵睛：【佛手膏】**硼砂不拘多少。用法：用硼砂放在盆子内一日，纸封定，至午刻取出硼砂，以冷水浮洗过，研为粉，点入眼中。浮膜立退。凡点时，先将温水洗眼，然后点，又洗再点，不过三四次立验。（孙世发 主编·《中医小方大辞典》83引《普济方》）

★ 8. **治胬肉赤白膜**：蛇蜕。麻油炒，勿焦，人乳调。点。（陆锦燧 辑·《鲟溪秘传简验方》182）

★ 9. **治胬肉攀睛**：白牵牛10克，白及10克，白丁香3克。用法：将上药共研为极细末，每天点3次。（竭宝峰 江磊 主编·《中华偏方大全》536）

★ 10. **治眼生赤脉胬肉，急痛不开，如芥子在眼**：黄连二两（去须，捶碎），淡竹叶五十片。用法：以水三大盏，加大枣五枚，煎至一盏半，去滓，食后分温四服。（彭怀仁 主编·《中医方剂大辞典》9册155引《圣惠》卷三十二）

★ 11. **治目中生肉，稍长欲满目，及生珠管**：珍珠、贝齿各等分。上二味并研如粉，拌令和，以注肉上，日三四度。（宋立人 总编·《中华本草》9册72引《外台》）

★ 12. **治目中生息肉、肤翳，稍长，欲满目闭瞳子，及生珠管；亦治眯目不出：【贝齿散】**贝齿（烧末）7枚，珍珠适量。用法：上药研为细末。以注翳肉上，每日3次。（孙世发 主编·《中医小方大辞典》265引《千金》）

★ 13. **治眼中胬肉**：蛇蜕1条，绿豆30克，砂糖30克，麻油少许。用法：蛇蜕以麻油炒黄色，加绿豆、砂糖，用水250毫升煎成，饭前服。（吴素玲 李俭 主编·《实用偏方大全》660引清·《古方汇精》）

★ 14. **治眼生赤脉息肉，急痛不开，如芥在眼碜痛：【大枣膏子】**大枣五枚（取肉），竹叶两握（洗），黄连（去须，捣末）半两。用法：上三味，以水三盏，于铜器中，煎取一盏，澄滤极清，又煎取半盏，瓷器盛。旋取以铜箸点之。（宋立人 总编·《中华本草》5册259引《圣济总录》）

★ 15. **治眼有白翳息肉**：取马齿苋一大握洗，和朴硝少许，以绢裹安眼上，数易之。（宋立人 总编·《中华本草》2册757引《普济方》）

火眼、暴发火眼9方

★ 1. **治火眼**：车前草根三钱，青鱼草、生石膏各二钱。水煎服。（江苏新医学院 编·《中药大辞典》上册402）

★ 2. **治火眼赤痛**：穿山甲一片为末，铺白纸上，卷作绳，烧烟熏之。（宋立人 总编·《中华本草》9册542引《纲目》）

★ 3. **治风火眼病**：苍耳子30克。用法：开水泡。每日熏眼数次。（吴素玲 李俭 主编·《实用偏方大全》663引清代 汪廷楷等《医方择要》）

★ 4. **治一切暴发火眼，疼痛昼夜不止：【神仙拈痛散】**生白矾（拣上白明透者佳）。用法：上药研极细，如粉样，用鸡蛋清共矾粉调匀。以鹅翎毛蘸药搽肿眼泡疼痛之处。如干再搽数次，其

痛即止。(孙世发 主编·《中医小方大辞典》136引《审视瑶函》)

★ 5. **用于一切暴起火眼:【攻明汤】**用五倍子12克,白矾3克,皮硝3克,黄丹1.5克。用法:上为细末。入铜盆中,开水冲。患眼者,口含笔杆,入水内吹之,上用衣覆盖,眼看水面,热气上蒸,汗出即愈。(滕佳林 米杰 编·《外治中药的研究与应用》181引《眼科切要》)

★ 6. **治暴发火眼,红肿作痛,怕日羞明:**黄连二十五两。用法:将黄连熬汁过滤,反复三次,用文火煎熬浓缩成膏,以不渗纸为度,每两清膏兑炼蜜一两。用温开水将眼洗净,以药膏少许点入眼角,静卧十至二十分钟,一日二至三次。功能:清火止痛。(彭怀仁 主编·《中医方剂大辞典》9册186)

★ 7. **治暴发赤眼,肿痛:【通天散】**芒硝15克,雄黄9克。用法:研细末,贮瓶备用。每取本散少许,随左右吹入鼻中,每日吹2次。(滕佳林 米杰 编著·《外治中药的研究与应用》97引《万病回春》)

★ 8. **治暴赤眼痛:【大黄膏】**将大黄末、解毒子、木香各等分。用法:捣罗为散。水调如膏,布上或纸上摊匀。用时贴眼睑上频频换之。(滕佳林 米杰 编著·《外治中药的研究与应用》122引《普济方》)

★ 9. **治暴赤眼:**干姜(净洗)、黄连、杏仁各半两。用法:上为粗末。绵包之,沸汤泡,闭目趁热洗之。(彭怀仁 主编·《中医方剂大辞典》9册158引《普济方》)

目赤肿痛、风热赤眼27方

★ 1. **治目赤肿痛:**紫花地丁、菊花、薄荷各9克,赤芍6克。水煎服。(宋立人 总编·《中华本草》5册467)

★ 2. **治眼赤痛:**雄黄五钱,细辛一分,龙脑半分。研令匀,每至夜卧时点之。(杨仓良 主编·《毒药本草》1008引宋·许叔微《普济本事方》)

★ 3. **治目赤肿痛:**羊胆1具,蜂蜜6克。用法:蜜入胆内,搅匀,点两眼角,或研发冰片0.3克加入。(孙世发 主编·《中医小方大辞典》488引《医级》)

★ 4. **治目赤肿痛:**蒲公英120克。用法:水煎,头煎内服,2煎外用洗眼。(沈洪瑞 主编·《重订十万金方》674)

★ 5. **治赤眼:**(冬青方)新砖2块,冬青叶500克。用法:以冬青叶捣自然汁,浸砖数日,令透取出,掘地坑架砖于内,四下空,覆之日久,后砖上粉霜起,取霜,入冰片少许,无亦得。点眼。(孙世发 主编·《中医小方大辞典》312引《普济方》卷七十三)

★ 6. **治赤眼,十分重者:**三七根磨汁涂四围。(江苏新医学院 编·《中药大辞典》上册55)

★ 7. **治眼赤痛,后生肤翳,远视不明,痒涩:【乌贼骨散】**冰片6克,乌贼骨3克。用法:上药入铜器中研为末。以铜箸取少许点之,每日3~4次。(孙世发 主编·《中医小方大辞典》278引《杂病源流犀烛》)

★ 8. **治赤眼生疮肿痛:【搐鼻散】**苍耳子90克,乳香3克。用法:上药研为末。每用3克,于香饼子上烧灰,搐鼻内。(孙世发 主编·《中医小方大辞典》668引《圣济总录》卷一一O)

★ 9. **治目赤肿痛:**车前草自然汁,调朴硝末。卧时涂眼泡上,次早水洗去。(江苏新医学院 编·《中药大辞典》上册402引《圣济总录》)

★ 10. **治眼珠红肿,云翳不退:**蒲公英6钱、蒺藜各3钱。用法:水煎服。大便干燥加大黄2钱,效果良好。(沈洪瑞 主编·《重订十万金方》683)

★ 11. **治初生眼目红赤肿烂:**蚯蚓泥捣敷囟门,干则再换。或人乳蒸川连点。(清·丁尧臣著·《奇效简便良方》114)

★ 12. **治目赤病及胎赤:**猪胆和绿盐五分,点眦。(江苏新医学院 编·《中药大辞典》下册2195引《广济方》)

★ 13. **治时行目赤暴肿痒痛:【地骨皮汤】**地骨皮(切)三斤。以水三斛,煮取三升,绞去渣,更内盐二两,煎取一升,洗目。(江苏新医学院 编·《中药大辞典》上册820页《圣济总录》)

★ 14. **治风热眼中生赤脉,冲贯黑睛,及有花翳:【珍珠散】**珍珠一分,龙脑半分,琥珀一分,朱砂半分,硼砂二豆大。同细研如粉。每日三五

度,以铜箸取少许,点在眦上。(江苏新医学院 编·《中药大辞典》下册1494引《圣惠方》)

★ 15. **治眼赤,眶睑赤烂:【泻肝散】**大黄、黑牵牛各二两,白芷一两。用法:上为细末。每服二钱,空心临卧温酒调下。(彭怀仁 主编·《中医方剂大辞典》6册731引《普济方》)

★ 16. **治眼赤痛,除热:【黄连煎】**黄连半两,大枣一枚(切)。上二味,以水五合,煎取一合,去滓,展绵取如麻子注目;日十夜再。(江苏新医学院 编·《中药大辞典》下册2027引《僧深集方》)

★ 17. **治眼赤疼痛:**甘草二钱,泽泻五钱,黄连五钱,草决明一钱。用法:上为末。每服二钱,灯芯汤调下。(彭怀仁 主编·《中医方剂大辞典》6册721引《玉案》)

★ 18. **治眼睛红肿热痛流泪:**夏枯草120克。水煎服,日2次。(金福男 编著·《古今奇方》149)

★ 19. **治眼目赤肿翳痛:**鲤鱼胆10个。用法:用鲤鱼胆点眼睛。(竭宝峰 江磊 主编·《中华偏方大全》4册526)

★ 20. **治目中痒急赤痛,及目中百病:**黄连(去须,锉碎)半两。用法:以人乳汁浸,点目眦中。(彭怀仁 主编·《中医方剂大辞典》9册164引《普济方》)

★ 21. **治风热目赤肿痛:**野菊花、夏枯草、千里光各15克,桑叶9克,甘草3克。水煎服。(宋立人 总编·《中华本草》7册804)

★ 22. **治风热赤眼:**黑丑仁为末,调葱白汤敷患处。(江苏新医学院 编·《中药大辞典》下册1627引《泉州本草》)

★ 23. **治风热赤眼:**女贞子不拘多少,捣汁成汤熬膏,净瓶收固,每用点眼。(宋立人 总编·《中华本草》6册186)

★ 24. **治风赤眼:**地龙10条(炙干)。捣细罗为散。夜临卧时,以冷茶调下两钱服之。(宋立人 总编·《中华本草》9册24引《圣惠方》)

★ 25. **用于风热眼:【清凉膏】**苏薄荷、生南星各15克,荆芥、百药煎各3克,共为末,井水调成膏。贴眼角上,自然清凉。(滕佳林 米杰 编著·《外治中药的研究与应用》511引《春脚集》)

★ 26. **治赤热风眼:**五倍子末,蜜水调敷眼胞。(清·丁尧臣 编·《奇效简便良方》12)

★ 27. **治风赤眼:【拜堂散】**五倍子。用法:上为细末。干贴赤处便可。(彭怀仁 主编·《中医方剂大辞典》7册521引《医方类聚》卷七十)

结膜炎6方

★ 1. **治结膜炎:**五倍子15克,蜜适量。用法:五倍子研末,用蜜调匀,敷眼,1日2次。(吴静 陈宇飞 主编·《民间祖传秘方大全》876)

★ 2. **治结膜炎、角膜炎:**鲜鱼腥草10~15克洗净,加糖10~15克开水泡服或煎服;鱼腥草滴眼液滴眼。5%葡萄糖液500毫升加鱼腥草注射液30毫升,每日1次静滴。(孟凡红 主编·《单味中药临床应用新进展》610)

★ 3. **治结膜炎:**车前草适量。捣烂,外敷。适用于眼红肿痛者。(胡郁坤 陈志鹏 主编·《中医单方全书》393)

★ 4. **治结膜炎:**夏枯草15克,蒲公英15克,野菊花10克。水煎服。(谢海洲 编 杨增良 整理·《谢海洲用药心悟》131)

★ 5. **治眼结膜炎、咽炎:**鲜紫花地丁1~2两,水煎服。(《全国中草药汇编》编写组 编·《全国中草药汇编》上册838)

★ 6. **治学龄儿童患结膜炎:【羊胆汁方】**鲜羊胆1个。用法:鲜羊胆1个,洗净,以碗盛之,加蜜糖1匙,隔水炖1小时,用小刀将羊胆刺破,使胆汁流出,饮其胆汁,3天服1次,可服3次。功效:清胆明目。主治:学龄儿童患结膜炎,反复发作者。无副作用。(洪国靖 主编·《中国当代中医名人志》749)

急性结膜炎23方

★ 1. **治急性结膜炎:**夏枯草3钱。用法:开水冲泡,澄清,分三四次洗眼。(中医研究院革命委员会 编·《常见病验方研究参考资料》458)

★ 2. **治急性结膜炎:**菊花、当归尾、黄芩各

9克。水煎服。(杨建宇等 主编·《灵验单方秘典》262)

★ 3. **用于急性结膜炎:**用巴豆、大蒜、毛茛,上药任选一种,选择贴于太阳、印堂、太渊三穴发泡。皮肤红晕去掉,左右交替敷,每日2~3次,病愈止。(滕佳林 米杰 编著·《外治中药的研究与应用》192引《俞穴敷贴疗法》)

★ 4. **治急性结膜炎:**以冰扫滴眼液(冰片、扫粉各5克,生蜂蜜50毫升)滴眼,共治226例,一般3天内即愈。(宋立人 总编·《中华本草》3册554)

★ 5. **治急性结膜炎:**败酱草一两,柴胡、黄芩各五钱。用法:水煎,三煎三服。(中医研究院革命委员会 编·《常见病验方研究参考资料》458)

★ 6. **治急性结膜炎:**蒲公英、金银花。将2药分别水煎,制成2种点眼水。每日点眼3~4次,每次2~3滴。(江苏新医学院 编·《中药大辞典》下册2461)

★ 7. **治急性结膜炎:**蒲公英2两(干者1两)。用法:头煎内服,2煎洗眼,1日2次。或以鲜者捣汁冲服,1日2次。(中医研究院革命委员会 编·《常见病验方研究参考资料》459)

★ 8. **治急性结膜炎:**蒲公英30克,菊花9克,薄荷6克,车前子12克(布包)。水煎服。(宋立人 总编·《中华本草》7册990)

★ 9. **治急性结膜炎:**车前草10~15克。布包入砂锅内加水200毫升共煎至100毫升,去车前子,加粳米50克、水400毫升共煮为稀粥,温热服食,每日2次。本方可清热明目,适用于急性结膜炎风热外侵、目赤肿痛、小便黄赤、淋漓涩痛者。(胡郁坤 陈志鹏 主编·《中医单方全书》395)

★ 10. **治急性结膜炎:**用活水蛭3条置于6毫升生蜂蜜中,6小时取浸液装瓶备用。每日点眼2次,每次1~2滴。治疗本病380例,用药1~2天,全部治愈。对慢性结膜炎也有一定疗效。(杨仓良 主编·《毒药本草》606)

★ 11. **用于急性结膜炎:**用吴茱萸、附子各等分,研为细末。用醋调为膏状,敷足心涌泉穴。(滕佳林 米杰 编·《外治中药的研究与应用》319)

★ 12. **治急慢性结膜炎:**嫩野菊花头一把。用法:捣汁,每服二匙。或用水淘净,加糖捣烂,取汁内服,每次一小杯,一日三次,并将渣敷眼皮上。(中医研究院革命委员会 编·《常见病验方研究参考资料》457)

★ 13. **治急性结膜炎:**①猪胆汁(牛、羊、鸡等之胆汁均可)。用法:和人乳同量,点眼,每次一滴,一日二至三次。②将胆汁在勺内微煎,然后放冰片少许,溶后,取出,待冷,点眼,每用少许,一日二次。③将胆汁与白矾少许和匀,同上点眼。(中医研究院革命委员会 编·《常见病验方研究参考资料》458)

★ 14. **治慢性或急性结膜炎复发:**鲜紫花地丁草适量。用法:洗净,捣烂取汁,点眼,一日二次。或捣烂加鸡蛋清少许,敷眼皮上,一日二次。(中医研究院革命委员会 编·《常见病验方研究参考资料》460)

★ 15. **适用于急性结膜炎:**硼砂30克,冰片1克。用法:上药共研细末,用玻璃棒蘸药末点眼,每日3次。功效:芳香开窍,祛瘀明目,消肿止痛。适用于急性结膜炎。验证:李某,男,18岁,因与他人共用毛巾后发病,目赤,红肿,流泪畏光,用本方3日后好转,1周后痊愈。(良石 主编·《名医珍藏·秘方大全》273)

★ 16. **治急性结膜炎:**新鲜蚯蚓3~5条,白糖10~15克。将蚯蚓洗净放入碗内,加白糖,用锅盖覆盖,用其化成的水点眼,每日3次。(杨建宇等 主编·《灵验单方秘典》262)

★ 17. **急性结膜炎症状较重:**黄连一钱,冰片四分,白菊花七朵。用法,加水20毫升,蒸取液汁,滤过,点眼,一日三次。(中医研究院革命委员会 编·《常见病验方研究参考资料》459)

★ 18. **治急性结膜炎较重者:**黄连一钱。用法:将黄连剪碎,加水500毫升,用慢火煎二十至三十分钟,放冷,过滤后再煎二十至三十分钟,点眼,每日三四次。(中医研究院革命委员会 编·《常见病验方研究参考资料》459)

★ 19. **治急性结膜炎较重者:**黄连一钱,人乳适量。用法:将黄连捣碎,放干净杯中,加人乳,盖好,放锅内蒸透,取汁点眼,一日三次。或加冰片少许,用法同。(中医研究院革命委员会 编·《常见病验方研究参考资料》459)

★ 20. **治急性结膜炎较重者:**用鲜牛奶10毫升,黄连末一分,在低温处浸一昼夜,滤过,点

眼,每日3~4次,每次2~3滴。(中医研究院革命委员会 编·《常见病验方研究参考资料》459)

★ 21. **治急性结膜炎较重者**:黄连一分,鸡蛋一个。用法:将黄连研极细末,与鸡蛋清共入碗内久搅,点眼,一日三四次。每次一二滴。(中医研究院革命委员会 编·《常见病验方研究参考资料》459)

★ 22. **治急性结膜炎较重者**:黄连一钱,冰片四分,白菊花七朵。用法:加水20毫升,蒸取液汁,滤过,点眼,一日三次。(中医研究院革命委员会 编·《常见病验方研究参考资料》459)

★ 23. **治急性结膜炎较重者**:生大黄、金银花各三钱,川连二钱,甘草一钱。用法:水煎服。(中医研究院革命委员会 编·《常见病验方研究参考资料》459)

流行性结膜炎(红眼病)12方

★ 1. **治流行性结膜炎:【夏珠银汤】**夏枯草、伍谷精珠、金银花、野菊花等。邹少华报道,以上方治疗流行性结膜炎126例,痊愈125例,其中1天而愈者16例,2天愈者65例,3天愈者44例。(王辉武 主编·《中药临床新用》504)

★ 2. **治流行性出血性结膜炎**:取板蓝根注射液(每支5毫升相于生药1克)点眼。每日4次,每次2~4滴。治疗75例141只,全部治愈。平均治愈天数3天。优于西药。(宋立人 总编·《中华本草》3册711)

★ 3. **治红眼病**:用板蓝根注射液点眼。周明华用上方治疗红眼病82例,全部治愈,平均用药2天。(王辉武 主编·《中药临床新用》377)

★ 4. **治红眼病**:野菊花40克,菠菜籽30克。加水600毫升,煎至300毫升,每次服150毫升,每日2次。(杨建宇等 主编·《灵验单方秘典》263)

★ 5. **治红眼病**:桑叶30克,野菊花50克,金银花15克。将上药放入砂锅内,加水煎煮,等药微温熏洗患眼,每日2次。(杨建宇等 主编·《灵验单方秘典》261)

★ 6. **治红眼病**:菊花30克,水煎。头煎内服,二煎熏洗,每日2次。(杨建宇等 主编·《灵验单方秘典》263)

★ 7. **治红眼病**:蒲公英50克。加水煎煮,头煎洗眼,2煎代茶饮用。(杨建宇等 主编·《灵验单方秘典》263)

★ 8. **治红眼病**:蒲公英、朴硝各20克。水煎后先熏后洗患眼,每日1~2次,连用2~3天。(李家强 编著·《民间医疗特效妙方》201)

★ 9. **治红眼病**:蒲公英、桑叶各60克。煎水代茶饮。药液冷却后也可用来洗眼睛。(李永明 张可堂·《中国中医药报》2011年3月16日)

★ 10. **治红眼病**:猪胆汁(鸡胆汁亦可)。用法:将胆汁微煎,放入冰片少许,溶后,取出,待冷,点眼少许,每日2次。(杨建宇等 主编·《灵验单方秘典》263)

★ 11. **治红眼病**:1975年夏秋之季,故里有"红眼病"流行。一同仁荐用已故名中医蒲老之验方。用新鲜蚯蚓化水点眼,而取良效。方法:挖取鲜蚯蚓数条,洗净泥土,放在碗中,加糖少许,上盖一碗,待24小时后,蚯蚓化为水液,用其水点眼,每小时点1次。曾遇一张姓,一家4口,3天之内先后发红眼病,故将该法介绍用之,分别先后各点2~3次,均痊愈。据患者称,用蚯蚓水点眼自觉清爽舒适,且有止痛退红的效果。考"红眼病",即天行赤眼症,是由于感受时气邪毒而造成的一种白睛疾病。

蚯蚓又称地龙,性咸寒,体滑。善清肺经风热,走肝经,其性下行降泄,而善走窜。古籍载有蚯蚓有很多方面的疗效。本方用于治疗红眼病,既取其寒凉抑火之性,又取其屈伸活络之用,达同气相求之功。(陈彤云 主编·《燕山医话》311)

★ 12. **治天行赤眼**:金银花、龙胆草、白芍各15克,蝉蜕、冰片各10克,共研粗茶状。装入约500毫升茶缸内,加入白开水,再用无菌纱布蒙住茶缸口,将双眼置于茶缸口上方,距离以不发生烫伤为度。使药液蒸汽熏双眼,待温度降至适宜时,将纱布浸入药液中,再捞出拧至干湿适中,然后敷于双眼上。待患者闭目休息30~60分钟后将纱布取下即可。每日1剂,用2次。共治87例,1剂治愈58例,2剂治愈23例,最多7剂,全部治愈。(滕佳林 米杰 编著·《外治中药的研

究与应用》575)

翳膜24方

★ 1. **治赤白翳**:用乌贼鱼骨30克,去皮为末,入龙脑少许,点眼,每日2次。(杨建宇等 主编·《灵验单方秘典》265引《太平圣惠方》)

★ 2. **治翳膜**:(猪胆膏) 猪胆一只,硇砂(细研)。用法:硇砂穰在猪胆中成膏,系定,悬当风处,候白衣如霜出,扫下收瓷盒子内,旋用柱子点入眦中,觉痒乃罢,便无翳膜,未尽再点之。(江苏新医学院 编·《中药大辞典》下册2195引《鸡峰普济方》)

★ 3. **治眼生翳膜:【点眼猪胆膏】**猪胆不拘多少(取汁)。用法:猪胆汁入银石器中,慢火熬,以少浆水调如膏。每点眼少许,每日3~5次。主治:①眼生翳膜。②飞血赤脉及疼痛。(孙世发 主编·《中医小方大辞典》120引《圣济总录》)

★ 4. **治目翳**:大蜘蛛一枚。去头、足,入乳汁研匀,饭上蒸三次,点之。(宋立人 总编·《中华本草》9册136引《王氏医存》)

★ 5. **治眼目翳障**:五倍子十二个,铜绿、白矾各五分。用法:水煎洗。(彭怀仁 主编·《中医方剂大辞典》1册177引《慈幼新书》卷二)

★ 6. **治眼生花翳**:龙脑一钱,川朴硝半两。上件药同研如粉。每以铜箸取如大豆大,点之。(宋立人 总编·《中华本草》3册552引《圣惠方》)

★ 7. **治眼赤痛,卒生浮白翳:【龙脑膏】**龙脑0.3克,雄雀粪0.3克。上件药,研如粉,以人乳汁40毫升相和,调匀成膏。每以铜筷取少许点之。(滕佳林 米杰 编·《外治中药的研究与应用》277引《太平圣惠方》)

★ 8. **治目赤生翳**:枸杞子捣汁,日点三五次。(江苏新医学院 编·《中药大辞典》下册1519引《肘后方》)。

★ 9. **治赤眼,去翳膜:【春雪膏】**南硼砂三钱,脑子半钱,蕤仁二钱(去壳)。上研细烂,奶汁调成膏,以铜箸点之。(宋立人 总编·《中华本草》1册277引《卫生家宝》)

★ 10. **治眼久积顽翳,盖覆瞳仁**:珍珠一两,地榆三两(锉)。以水二大盏,同煮至水尽,取出珍珠,以醋浸五日后,用热水淘令无醋气,即研令极细。每以铜箸,取少许点翳上,以瘥为度。(江苏新医学院 编·《中药大辞典》下册1494引《圣惠方》)

★ 11. **治目中有翳,目痒或闷:【菊花煎】**菊花、菖蒲、白矾(生用)。用法:上药煎汤,浸真青绢搽之。(彭怀仁 主编·《中医方剂大辞典》9册96引《眼科阐微》)

★ 12. **治害眼上翳**:用五倍子煎汤,以厚纸中剪如眼大一孔覆汤盏上,以眼就孔令汤气蒸眼,冷则再热,蒸数遍愈。(明·胡濙 撰·《卫生易简方》171)

★ 13. **治眼中翳膜血丝:【二妙散】**文蛤(五倍子)30克,黄柏6克。用法:煎水熏洗。(孙世发 主编·《中医小方大辞典》213引《慈幼新书》)

★ 14. **治痘毒目翳**:蛇蜕二钱(为末),栝楼仁五钱(研烂)。上用羊肝一片批开,入药末二钱,线扎紧,用米泔煮沸熟,须与儿食。(江苏新医学院 编·《中药大辞典》下册2118引《小儿痘疹方论》)

★ 15. **治病后生翳**:蝉蜕、白菊花各等份,共研细末。每次6~9克,入蜜少许,水煎服。(杨建宇等 主编·《灵验单方秘典》266引《眼科龙目论》)

★ 16. **治诸障翳:【开障散】**蛇蜕(洗焙,剪细)、蝉蜕(洗焙)、黄连(去须)各半两,绿豆一两,甘草(生)二钱。上锉细,每服二钱,食后、临卧新水煎服。(宋立人 总编·《中华本草》9册411引《直指方》)

★ 17. **用于目翳**:用蛇蜕、凤凰衣、蝉蜕各等分,研极细末。点眼,每日2次。(滕佳林 米杰 编著·《外治中药的研究与应用》553)

★ 18. **治眼暴赤涩痛。眼翳:【黄柏膏】**黄柏(去粗皮,研为末)、蛇蜕(微炒,细研为末)各30克。用法:上药用醋浆水于铜器内煎,稀稠似乳,绵滤待冷,瓷盒盛,点眼大眦。(孙世发 主编·《中医小方大辞典》592引《圣济总录》)

★ 19. **治目中生翳**:用鹅不食草适量。用法:贴目。(滕佳林 米杰 编著·《外治中药的研究与应用》488引《回生集》)

★ 20. **治目赤后暴生翳**：鹅不食草适量。用法：塞鼻中。（孙世发 主编·《中医小方大辞典》180 引《得效》）

★ 21. **治乳石发目翳**：雄黄（研）、干蓝各半两。用法：上为散。每用一米大，翳上贴之，三五度即愈。（彭怀仁 主编·《中医方剂大辞典》10 册 251 引《圣济总录》）

★ 22. **治久患目盲，白翳遮睛**：公猪胆一个。用法：入银铫内，微火煎成膏，候冷，入冰片末二三厘。点入眼中。渐觉翳轻，又将猪胆白膜皮晒干，合作小绳如钗，火烧灰存性，点翳。（彭怀仁 主编·《中医方剂大辞典》9 册 414 引《一草亭》）

★ 23. **治白膜遮睛**：蝉花一两，粉花四两，白蒺藜二两。用法：上为末。每服三钱，清水调下。（彭怀仁 主编·《中医方剂大辞典》10 册 1177 引《葆光道人眼科龙木集》）

★ 24. **治黑子遮目**：用鸡蛋 2 个，煮熟去壳，同桑寄生 12～15 克，清水 3 碗，煎至 1 碗，加冰糖适可。连食数次，功效甚速。（杨建宇 等主编·《灵验单方秘典》264 引《爱竹谈薮》）

疮疹入眼成翳 5 方

★ 1. **治斑疹入眼，翳膜侵睛成珠子：【蛇蜕散】**马勃一两，皂荚子二七个，蛇蜕皮（全者）一条。上入小罐子内，封泥烧，不得出烟，存性，研为末。温水调下一钱，食后。（江苏新医学院 编·《中药大辞典》下册 2118 引《小儿斑疹备急方论》）

★ 2. **治疮疹入眼成翳：【羊肝散】**蝉蜕末。用法：每服二、三钱，羊子肝汤调服。（彭怀仁主编·《中医方剂大辞典》4 册 785 引《小儿药证直诀》）

★ 3. **治小儿痘后目翳**：天花粉、蛇蜕（洗焙）各等份，共研为末。另将羊肝批开，入药在内，米泔水煮熟，切食。（杨建宇等 主编·《灵验单方秘典》244 页《齐东野语》）

★ 4. **治疮疹入眼成翳**：栝楼根半两，蛇皮二钱。用法：上同为细末，用羊子肝一个，批开，入药末二钱，麻缠定，米泔煮熟，频与食之。小儿未能食肝，令乳母多食。（宋立人 总编·《中华本草》5 册 591 引《阎氏小儿方论》）

★ 5. **治斑疮入目，或病后生翳障**：蝉蜕（净，先去尘土）、白菊花各等分。用法：上为末。每服二钱，水一盏，入蜜少许同煎，乳食后量儿大小服之。（彭怀仁 主编·《中医方剂大辞典》10 册 1179 引《朱氏集验方》卷九）

角膜炎 8 方

★ 1. **治角膜炎**：蛋黄油 2.5 克，硼酸粉 0.5 克，凡士林 50 克，薄荷少许。用法：将薄荷研细末，与蛋油、硼酸粉、凡士林调匀制成 5% 的蛋黄油膏。每日搽患处 3 次，2～3 日可愈。（吴静 主编·《祛百病醋蛋秘方》237）

★ 2. **治角膜炎**：蛇蜕 1 条。洗晒细剪，以白面和作饼，炙焦黑色，研末，饭后以温开水送服，每次 3 克，每日 2 次。适用于猝生翳膜。（胡郁坤 陈志鹏 主编·《中医单方全书》398）

★ 3. **治角膜炎**：蛇蜕皮适量。用醋洗净，加入适量黑豆水煎，片糖兑服，每日 2 次；或趁热熏蒸患眼。适用于眼生翳膜云障。（胡郁坤 陈志鹏 主编·《中医单方全书》398）

★ 4. **治角膜炎**：蛇蜕适量。以生姜水洗净，加糯米煮粥服；或与鸡蛋同煮服。适用于黑珠上起白膜云翳。（胡郁坤 陈志鹏 主编·《中医单方全书》398）

★ 5. **治角膜炎**：蒲公英 30 克，白蒺藜 10 克。水煎服。（杨建宇等 主编·《灵验单方秘典》265）

★ 6. **治角膜炎**：紫河车适量。烧灰研细末，调水点眼。适用于目赤生翳。（胡郁坤 陈志鹏 主编·《中医单方全书》399）

★ 7. **角膜炎**：刘寄奴适量。捣烂，塞鼻。适用于目翳。（胡郁坤 陈志鹏 主编·《中医单方全书》399）

★ 8. **治角膜炎**：枸杞子适量，捣烂，取汁，过滤，点眼，每日 3～5 次。适用于赤翳。（胡郁坤 陈志鹏 主编·《中医单方全书》399）

角膜溃疡13方

★ 1. **治角膜溃疡:**猪胆一个。用法:取胆汁放铜勺内,在文火上煮干,取出做小粒如芝麻子大,早、晚各一粒,纳入眼角内。(中医研究院革命委员会 编·《常见病验方研究参考资料》464)

★ 2. **治细菌性角膜溃疡:**冰片1克研末,加入新鲜猪胆汁内,溶解过滤,装入瓶中,高压消毒,即成2%的冰胆滴眼剂,放凉处保存。每次1~2滴,每天4~6次。经治疗本病50例70只眼,结果治愈68只。治愈率达97.1%,2只伴有前房积脓者,经治疗3天症状无改善为无效;平均治疗时间为8天。(王辉武 主编·《中药临床新用》288)

★ 3. **治角膜溃疡:**菊花10克,炉甘石3克,乌梅2个。加水1000毫升煎汤,趁热先熏后洗,每日3次。(杨建宇等 主编·《灵验单方秘典》265)

★ 4. **治角膜溃疡:**石膏一两,淡竹叶八十片。用法:水煎服。(中医研究院革命委员会编·《常见病验方研究参考资料》465)

★ 5. **治角膜溃疡:**南星一个,生大黄等量。用法:共为末,醋调贴足心。(中医研究院革命委员会 编·《常见病验方研究参考资料》465)

★ 6. **治角膜溃疡:**车前叶适量。用法:捣烂,取汁,滴眼,一日三四次。(中医研究院革命委员会 编·《常见病验方研究参考资料》464)

★ 7. **治角膜溃疡:**春季可采鲜蒲公英吃,1日3次,每次50克;或干蒲公英50克,水煎服,1日服3次。(王凤岐 主编·《中华名医特技集成》213)

★ 8. **治角膜溃疡:**蛇蜕1条,马勃1两,皂角子14粒。用法:共研装罐中,口用干荷叶封好。再盖盐泥封固,烧红,勿令泄气,候冷,研末。每服3钱,开水冲服,1日2次。(中医研究院革命委员会 编·《常见病验方研究参考资料》466)

★ 9. **治角膜溃疡:**夏枯草、野菊花、柏叶各30克。水煎服,每日2次。(金福男 编著·《古今奇方》152)

★ 10. **治角膜溃疡:**风化硝三钱,炉甘石粉一钱,硼砂、冰片各五分,蜜五钱。用法:共研制成细腻之糊状,每用少许点眼,一日三四次。(中医研究院革命委员会 编·《常见病验方研究参考资料》465)

★ 11. **治角膜溃疡:**天南星、生大黄各25克。用法:共研细末,醋调,贴脚心,每日睡前贴,晨起去掉,连用7天。(杨建宇等 主编·《灵验单方秘典》265)

★ 12. **治角膜溃疡:**白蜜适量,点眼,每日3次。(杨建宇等 主编·《灵验单方秘典》265)

★ 13. **治角膜溃疡及睑缘炎:**用蜂蜜制成5%的滴眼液滴眼,治疗角膜溃疡29例,治愈22例,进步4例,无效3例。一般在用药1~2天后,溃疡即由进行性转为静止,基底清洁,透明度增加,浸润边缘消失。奏效的原因可能是增强机体防御能力,或影响病变部位的新陈代谢。用蜂蜜外涂,每日3次,治疗睑缘炎76例,平均3.5天治愈。(江苏新医学院 编·《中药大辞典》下册2482)

角膜云翳6方

★ 1. **治角膜云翳:**乌贼骨一个,龙脑少许。用法:将骨漂洗干净,去硬皮,研细末,再加入龙脑共研极细末。每用少许点眼,一日二三次。(中医研究院革命委员会 编·《常见病验方研究参考资料》466)

★ 2. **治角膜云翳:**乌贼骨粉5克,蜂蜜100毫升。共研磨细腻,每用少许点眼,1日3次。(中医研究院革命委员会 编·《常见病验方研究参考资料》466)

★ 3. **治泡性角膜结膜炎:**鲜鹅不食草。用法:捣烂,搓成小丸,临睡塞在鼻孔内,至翌晨取出。左患塞右,右患塞左。(中医研究院革命委员会 编·《常见病验方究参考资料》461)

★ 4. **治角膜云翳,诸翳障:**蛇蜕(焙)、蝉蜕(焙)、黄连各15克,生甘草6克,绿豆30克。共捣罗成细粉。用法:口服。每日1次,每次6克。功能:退翳明目。(张金鼎 邹治文编·《虫类中药与效方》177引《直指方》)

★ 5. **治角膜云翳:**蝉蜕3钱,柴胡、白蒺藜、

菊花各4钱,黄芩3钱。水煎服。(《全国中草药汇编》编写组 编·《全国中草药汇编》上册908)

★ 6. **治角膜软化症**:夏枯草9克。研末,加鸡肝1只蒸食。适用于小儿疳积入目者。(胡郁坤 陈志鹏 主编·《中医单方全书》402)

青光眼12方

★ 1. **治青光眼**:车前草9克,大枣5~7枚,细辛(后下)1克,共加水煎汤,加入羚羊粉0.5克,搅匀分1~2次服。每日1剂,连冲服3~6剂,或将车前子15~30克,加水煎煮服用。(吴大真等 编·《灵验单方秘典》268)

★ 2. **治青光眼**:杜仲10克(纱布包)。与甲鱼1只(约250克,活杀去内脏)共入碗,以料酒、精盐调味,隔水蒸熟,去杜仲服。适用于开角型青光眼伴耳鸣、腰酸、舌红少苔者。(胡郁坤 陈志鹏 主编·《中医单方全书》404)

★ 3. **治青光眼**:女贞子15克,翻白叶10克。用法:研细末炖羊肝服,日服2次。备注:服药期间用鲤鱼胆汁1~2滴,滴入眼内。每日1次,连用10日。(吴静 陈宇飞 主编·《传世金方·民间秘方》382)

★ 4. **治急性充血性青光眼**:车前子60克。用法:取上药,加水300毫升,水煎分作2次服,每天1剂。功能:清肝泻火,渗湿利水。主治:急性充血性青光眼。症见双目胀痛、头痛,痛甚则呕吐、视物不清、巩膜充血、瞳孔散大色绿、口干、尿赤便秘、脉滑数。附注:据严学群报道,曾用本方治疗1例,取得较满意疗效。(薛建国 李缨 主编·《实用单方大全》214)

★ 5. **治青光眼**:鸡冠花30克,丝瓜1个,玄参15克。每日1剂,水煎分3次服。主治:风热型青光眼。(杨建宇等 主编·《灵验单方秘典》268)

★ 6. **治青光眼**:夏枯草、菊花各15克,黄芩10克。每日1剂,水煎分3次服。(杨建宇等 主编·《灵验单方秘典》268)

★ 7. **治眼睛青盲:【鱼脑点方】**鲤鱼脑一枚,鲤鱼胆一枚。用法:上药相和调匀。日三四度点之。(彭怀仁 主编·《中医方剂大辞典》6册649引《圣惠》)

★ 8. **治青盲不见**:鲤鱼胆、雄鼠胆各1个。和匀点眼。(清代·龚自璋辑·《家用良方》12)

★ 9. **治青盲眼:【蛤膜脑方】**蛤蟆脑2~4个。用法:炖熟,食用,每日1次。(张金鼎 邹治文 编著·《虫类中药与效方》280引《名医别录》)

★ 10. **治青盲(视神经萎缩)**:苍耳子15克。水煎取汁,与大米240克放砂锅内煮粥食。(胡郁坤 陈志鹏 主编·《中医单方全书》405)

★ 11. **治眼青盲,不见物:【真珠煎】**真珠末一两,白蜜二合。用法:合和,微火煎二沸,绵滤取汁。每日三四度点之。(彭怀仁 主编·《中医方剂大辞典》8册214引《圣惠方》)

★ 12. **真阴不足,阴涸内热,内障青盲:【珠参散】**真珠、人参各等分。用法:上为末。人参汤送下,或莲肉汤亦可。(彭怀仁 主编·《中医方剂大辞典》8册1引《银海指南》)

白内障8方

★ 1. **治白内障**:蝉蜕适量。每天取上药9只,研成细粉。用开水或黄酒送服。据王贵森报道,应用本方治疗51例,发现有明显提高视力的作用。(薛建国 李缨 主编·《实用单方大全》31)

★ 2. **治白内障**:枸杞子500克。与米酒2000毫升共密封浸15日,随意服用。本方可益精明目,适用于老年白内障肝肾阴精不足症见视物不清、头晕乏力、腰酸腿软者。(胡郁坤 陈志鹏 主编·《中医单方全书》403)

★ 3. **治白内障**:蛇蜕1个,冰片0.6克,银朱0.3克。先将蛇蜕烧存性,后和其他药物共研细末。每日3次,每次放眼内少许。(滕佳林 米杰 编著·《外治中药的研究与应用》553)

★ 4. **治早期白内障**:枸杞子50克,黑豆500克。用法:上药洗净混合倒入砂锅,加水1000毫升,煮沸至水干,取出分为20份。每天起床后和睡前各服1份,咀嚼后咽下。10天为1个疗程,连续服3个疗程,有效者可继续服用。验案:徐某,男,退休干部。患老年白内障,服用此方前,

查双目视力均为0.8。服用本方3个疗程后，双目视力均提高到1.2。(刘有缘 编著·《一两味中药祛顽疾》535)

★ 5. **治内障:【五退散】**蛇皮、蝉蜕、凤凰退(即花鸡卵壳)、人退(即人指甲)、蚕退。上等分，不以多少，一处同烧作灰，研为细末。每服一钱，热猪肝吃，不拘时候，日进三服。(宋立人 总编·《中华本草》9册168引《眼科龙木论》)

★ 6. **治久患内障:**车前子、干地黄、麦门冬各等分。为末，蜜丸如梧桐子大。服之。(江苏新医学院 编·《中药大辞典》上册404)

★ 7. **治内障眼:**蝉蜕、蛇蜕、蚕纸、乌鸡卵壳、男子发。用法:上药烧存性，研为末。每用一钱，和羊肝汤吃，不拘时候常服。(彭怀仁 主编·《中医方剂大辞典》1册1125引《得效》)

★ 8. **治肾脏虚，水不上升，眼目昏暗，远视不明，渐生内障:【枸苓丸】**白茯苓八两，真枸杞子四两(酒浸蒸)，当归二两(酒洗)，青盐二两(别研)，菟丝子二两(酒蒸)。用法:上为细末，炼蜜为丸，如梧桐子大。每服七十丸，空心白汤送下。(彭怀仁 主编·《中医方剂大辞典》7册114引《普济方》)

老年性白内障3方

★ 1. **治老年性白内障:【珍珠末】**珍珠末(1克)。用法:口服珍珠末每次1克，每日3次，2周为1个疗程。视力提高再服2周，以后改为每次1克，每日1次维持半年。适用病证:老年性白内障。〔医案〕某男，65岁，双眼渐进性视物模糊1年，视力右0.4，左0.5，用1%的新福林散瞳检查，双眼晶体赤道部轮辐混浊伸向瞳孔区，眼底双眼视网膜小动脉轻度硬化，无其他异常。给予珍珠末1克，日3次服，2周后查视力右0.7，左0.8，继续再服两周后视力右1.0，左1.0，以后改为1克，日1次，追踪半年，视力仍维持1.0。按:珍珠末的化学成分主要含碳酸钙(93%)、角蛋白、多种微量元素、肽类、非蛋白氮，珍珠末能够治疗白内障机制有待进一步研究。(电子版·《中华验方大全》光盘，白内障篇)

★ 2. **治未熟期老年性白内障:【鹅冰散】**鹅不食草5份，冰片1份。用法:将上药共研细末，装瓶备用，使用时经鼻给药，以干净棉棒蘸少许塞入鼻中，轻轻转动棉棒，药末即自动留于鼻内，然后取出棉棒即可。每日3~5次，30天为1个疗程，3个疗程即可进行疗程评价。功效:通鼻利窍。(郭志杰 吴琼等 主编·《传世金方·一味妙方》261)

★ 3. **治肝肾阴虚型老年性白内障:**枸杞子500克。用法:将枸杞子泡入5000毫升黄酒中，共装入瓷坛，密封浸泡60天，每日2次，晚饭后饮用适量，30天为1个疗程，连服2~3个疗程见效。功效:养肝明目。(郭志杰 吴琼等 主编·《传世金方·一味妙方》261)

目障8方

★ 1. **治外障眼，赤翳贯瞳入攀睛等:【海螵蛸丸】**海螵蛸(竹刀子刮下软者，研细，水飞过，晒干)30克，丹砂(研细，水飞)7.5克。用法:上药熔好蜡为丸，如绿豆大。每用1丸，安在大眦上。立奔障翳所。如无翳，即在眼眦不动，神效。(孙世发 主编·《中医小方大辞典》568引《圣济总录》)

★ 2. **治聚星障:**野菊花、板蓝根、金银花各等分，水煎。熏洗患眼，或湿热敷，每日3次，每次10~15分钟。(滕佳林 米杰 编著·《外治中药的研究与应用》461)

★ 3. **治疳积初起，眼生红障:【鸡肝散】**雄黄3克，石膏(煅)30克。用法:上药研为细末。雄鸡软肝1个，酒酿炖熟，蘸药食之。(孙世发 主编·《中医小方大辞典》420引《冯氏锦囊·杂症》)

★ 4. **治长年目障:**鹅不食草、川芎、青黛各等份。用法:共研为末，嗃鼻取嚏。(杨建宇等 主编·《灵验单方秘典》266)

★ 5. **治内外障眼:【嗃药麻黄散】**麻黄一两，当归身一钱。上二味，同为粗末，炒黑色，入麝香、乳香少许，共为细末。含水，鼻内嗃之。(宋立人 总编·《中华本草》2册355引《兰室秘藏》)

★ 6. **治目瘴:**蜘蛛七个，日晒夜露七天，为

末,拌乳搽。(杨仓良 主编《毒药本草》733)

★ 7. **治目赤障翳:【熊胆丸】**熊胆少许。化开,入冰片一二片,铜器点之。或泪痒,加生姜粉些许。(江苏新医学院 编·《中药大辞典》下册2585 引《齐东野语》)

★ 8. **治目赤障翳:**熊胆 0.3 克,黄连 3 克,冰片 0.9 克,加冷水 12 克,调匀,贮在瓶内备用。常点患处。孕妇慎用。(宋立人 总编·《中华本草》9 册 576)

夜盲证 7 方

★ 1. **治夜盲症:**枸杞子 6 克,白菊花 6 克。共泡茶饮服。(胡郁坤 陈志鹏 主编·《中医单方全书》99)

★ 2. **治夜盲:**夏枯草 3 钱。用法:泡开水当茶饮,连服 7 天。(中医研究院革命委员会 编·《常见病验方研究参考资料》198)

★ 3. **治夜盲:**夏枯草 7 个。与瘦肉 120 克共炖服,每日 1 剂。(胡郁坤 陈志鹏 主编·《中医单方全书》99)

★ 4. **治夜盲症:**夜明砂 15 克,蝉蜕 12 克,菟丝子 9 克。用法:以上各药微火炒焦,共研极细末,共分 4 份。每次用猪肝 60 克,将药置于猪肝中用线缝固,外用面包烧之,候 3 小时后,取出,将面壳取掉其余尽吃之,方可愈。(李德新等编著·《祖传秘方大全》246)

★ 5. **治雀目:【煮肝方】**石决明一个(煅,研),黄蜡二两(熔化)。用法:上药为丸。用驴肝(或猪羊肝)一叶,竹刀刮开,将丸纳肝内,以线扎紧煮熟,露一宿。清晨炖热食之。(彭怀仁 主编·《中医方剂大辞典》10 册 197 引《疡医大全》)

★ 6. **治肝虚雀目:**黄蜡适量,熔化,入蛤粉调匀,取 10 克,将 100 克猪肝切开,掺药在中间,用麻绳捆扎,放入锅中,加水 1 碗,煮至肝熟,取肝出,用热汤熏蒸眼部,食肝,每日 2 次,治愈为止。(胡晓峰 编著·《虫蛇药用巧治百病》181)

★ 7. **治雀盲:**石膏末一钱,猪肝薄切一片,拌匀,蒸熟食之。不效再服。(宋立人 总编·《中华本草》1 册 298)

眼目昏花 9 方

★ 1. **治眼目昏花:**枸杞 250 克,甘菊 120 克。用法:上 2 味入白蜜,用瓷罐盛之,重汤炖 1 日,取起出火气。每晨调滚汤食数匙。(吴素玲 李俭 主编·《实用偏方大全》678 引《订补简易备验方》)

★ 2. **治目昏:**枸杞子 120 克。与黑豆 1000 同煮,晒干研末,每日早晨空腹以盐汤送服 9 克。适用于眼目昏花。(胡郁坤 陈志鹏 主编·《中医单方全书》409)

★ 3. **治目昏:**车前草适量。煎水,煮糯米饭食。适用于眼睛昏矇。(胡郁坤 陈志鹏 主编·《中医单方全书》409)

★ 4. **治读书劳目力,年过四十,阴气半衰,神光渐减,两目昏花:【枸杞膏】**枸杞二三斤(肥大赤色者)。用法:上药以乳汁拌,蒸烂,捣膏,加水煎,拧出浓汁,去滓,加蜜,又熬成膏,贮瓷器内。每服四五茶匙,早上以温开水或龙眼肉汤、参汤调下。(彭怀仁 主编·《中医方剂大辞典》7 册 115 引《眼科阐微》)

★ 5. **治视物不清:**蜀羊泉 6 克。水煎服。(宋立人 总编·《中华本草》7 册 315)

★ 6. **治目热昏暗:【明目槐丸子】**槐子、黄连(去须)各二两。捣罗为末,炼蜜丸如梧桐子大。每于食后以温浆水下二十丸,夜临卧再服。(宋立人 总编·《中华本草》4 册 645 引《圣惠方》)

★ 7. **治目暗、耳鸣:**苍耳子半分。捣烂,以水二升,绞滤取汁,和粳米半两煮粥食之,或作散煎服。(宋立人 总编·《中华本草》7 册 1015 引《圣惠方》。

★ 8. **明目:【枸杞茶】**枸杞子(深秋摘红熟者)不拘多少。用法:同干面拌和成剂,擀作饼样,晒干,研为细末,每红茶 30 克,枸杞子末 60 克,同和匀,入炼化酥油 90 克,或香油亦可,旋添汤搅成膏子,用食盐少许,入锅煎熟饮之。(孙世发 主编·《中医小方大辞典》1011 引《遵生八笺》)

★ 9. **明目:【枸杞煎】**枸杞,白茯苓(末),白沙蜜,黄蜡少许。用法:生取枸杞自然汁,于银石器内熬成膏,入白茯苓末、白沙蜜、黄蜡少许。每服一匙,温酒盐汤化下。(彭怀仁 主编·《中医方剂大辞典》7册115引《传信适用方》)

近视6方

★1. **治近视:**枸杞子100克。洗净,将猪瘦肉300克(洗净,切成6厘米左右的细丝),青笋(或玉兰片)10克(洗涤,切丝)。将猪油100克烧至七成热时,加入肉丝、笋丝煸炒,加入料酒、酱油、食盐、味精,放入枸杞子,翻炒几下,淋入麻油即可。(胡郁坤 陈志鹏 主编·《中医单方全书》406)

★2. **治近视眼:**枸杞子15~30克,枣6~8枚,鸡蛋2枚。用法:将枸杞子、枣、鸡蛋加适量清水同煮。蛋熟去壳再煮半小时,吃蛋饮汤。每日或隔日服1次。(吴静 主编·《祛百病醋蛋秘方》238)

★3. **治近视:**黄精45000克,黑豆5000克,白糖7500克,按中药糖浆制作程序,制成每毫升含1克的糖浆,装瓶备用。每人每次20毫升,口服,每日2次。李光远用上方治疗年龄小、近视不深的学生75名,150只眼,并设对照组(不用药物)治疗12~25天,有效率为81.57%,治疗组与对照组有显著性差异($P<0.05$)(王辉武 主编·《中药临床新用》557)

★4. **治能近视,不能远视者:【菊花散】**菊花4两,甘草5钱,生地黄4两,白蒺藜(去刺,炒)2两。用法:上为末。每服2钱,食后米泔水下。(彭怀仁 主编·《中医方剂大辞典》9册88引《银海精微》)

★5. **治视力减退:**鸡蛋2枚,枸杞子30克。用法:将鸡蛋、枸杞子加适量清水共煎煮,蛋熟去壳再煮。喝汤吃蛋,连服3~5天。(吴静 主编·《祛百病醋蛋秘方》238)

★6. **治视力减退:**取女贞子30克,枸杞子15克,菊花6克,水煎2次,把药液混合一起,去渣,分早、晚2次服,每日1剂。(周止敬·《中国中医药报》2011年2月2日)

目痒、目痛证10方

★1. **治眼风痒赤急:**黄连半两(去须),蕤仁半两(去赤皮),秦皮半两。上件药,捣碎,以绵裹,于铜器中,用乳汁一合半,浸一复时,捩去滓。每日三五度,点目眦头。(宋立人 总编·《中华本草》3册220引《圣惠方》)

★2. **治目痒极难忍:【三霜丸】**姜粉、枯矾、白硼砂。上为末,口津调和如粟米大,要用时将一丸放于大眦上。(宋立人 总编·《中华本草》1册277引《银海精微》)

★3. **治炎性睑肿,暴发赤痒:【三白散】**白矾9克,硼砂6克,冰片1.5克,秋梨1个。用法:前3味药研为细末。秋梨去皮核,和捣匀涂之。(孙世发 主编·《中医小方大辞典》1247引《眼科临症笔记》)

★4. **治目痒:**用蝉蜕、菊花各适量。水煎。洗眼。(滕佳林 米杰 编著·《外治中药的研究与应用》573引《理瀹骈文》)

★5. **治目睛疼:**夏枯草半两,香附1两。用法:共研细末,每服1钱,腊茶调下(一方用麦冬煎汤送下),不拘时候。主治:肝虚目睛疼,冷泪不止,筋脉痛及眼羞明怕日。(彭怀仁 主编·《中医方剂大辞典》5册833)

★6. **治风毒攻眼,赤肿痒疼:【涤风散】**黄连(去须)、蔓荆子各半两,五倍子三钱。上锉细。分三次新水煎滤清汁,以手沃洗。(宋立人 总编·《中华本草》3册220引《直指方》)

★7. **治目珠至晚疼甚:**夏枯草、香附各二两。共为末,每服一钱五分,清茶调下。服三四日,顿愈。(清·王梦兰 纂集·《秘方集验》76)

★8. **治眼暴发疼痛:【羽泽散】**枯矾末9克。用法:生姜自然汁调如膏,抹纸上,令患者闭目,将药贴眼上。烧一炷香,痛即止,温水洗去。(孙世发 主编·《中医小方大辞典》73引《古今医鉴》卷十六)

★9. **治目飞血赤脉及痛:**鲤鱼胆一枚,黄连(去须,捣为末)半两。用法:上药胆汁调黄连末,纳瓷盆中,于饭上蒸一次取出,如干即入少许蜜,调以膏。日五七度,涂敷目眦。(彭怀仁 主

编·《中医方剂大辞典》6册648引《圣济总录》)

★ 10. **治眼赤痛:【鱼胆点眼膏】**鲤鱼胆七个,黄连半两(去须,捣为末),川大黄半两(捣罗为末)。用法:取鱼胆汁调药末,以瓷瓶盛,于饭下蒸之,饭熟为度,取出,如干,即入少许熟水,调似膏。涂于帛上,贴在眼睑。(彭怀仁 主编·《中医方剂大辞典》6册648引《圣惠》)

睫毛倒卷3方

★ 1. **治眼毛倒睫拔去卷毛:**五倍子、穿山甲(炮)、地龙(去土)、蝉壳各等分为末。先摘去卷毛,用药一字,随放左右鼻内嗜之,次日目下如线样微肿是验也。(明·胡濙 撰·《卫生易简方》174)

★ 2. **治睫毛倒卷:**五倍子15克,大白及9克。用法:上2药分别碾成极细末再和匀,用糯米粉或炼蜂蜜少许调成糊状,涂敷于眼皮上,待干。(《沈绍功教授临床经验个人日记》啄木鸟空间下载)

★ 3. **治睫毛倒卷验案:**张某,女,34岁,护士。患者曾于某院门诊检查为两眼沙眼,并发睫毛倒退入。平时自觉燥痒,迎风流泪,犹有砂感。检视两眼上下睫毛排列紊乱,下睑睫毛倒卷较多,结膜滤包乳头肥大,穹隆角膜血管模糊,有少量瘢痕。自述每隔1周,需要拔除倒入睫毛1次,移时症状依旧。1964年5月6日用五倍子膏(五倍子1两,研成细末,加入适量蜂蜜均匀调拌,调至稠糊为度)涂布于距睑缘2毫米处,日1次,敷后自觉睑皮紧缩,连涂4次,倒卷的睫毛矫正如常,迄今未发。(杨鹏举 主编·《中医单药奇效真传》467)

眼外伤5方

★ 1. **治眼外伤:**白及60克。用法:白及加水500毫升,煎30分钟,取汁200毫升,2煎加水300毫升,取汁200毫升备用。另用10平方米的多层纱布,放入白及液中,浸泡30分钟,纱布以湿润为度,仰卧位,将纱布敷罩在眼眶之上,亦可按上法,外戴眼罩,不影响活动。功效:收敛止血,消肿生肌。(郭志杰 吴琼等 主编·《传世金方·一味妙方》261)

★ 2. **治蟾酥入眼:**紫草素制成滴眼剂治疗蟾酥入眼有效。(王辉武 主编·《中药临床新用》611)

★ 3 **治眼灼伤:**月季花20克,桃叶10克。水煎服,每日2次。(金福男 编·《古今奇方》155)

★ 4. **治木刺入眼:**白头颈蚯蚓一条,捻断滴血入眼即出。(清代·丁尧臣 著·《奇效简便良方》108)

★ 5. **治目受外伤,油膜突出:【收膜散】**乌梅一两(去核),五倍子五钱,绿矾三钱。用法:上为末。醋调敷上。按语:本方三味皆具酸涩之性,有收敛解毒止血之功,三药相须为用,力专效宏,醋调外敷,目受外伤自愈。(田代华 主编·《实用中医三味药方》685引《伤科补要》卷三)

视神经炎2方

★ 1. **治视神经炎:**女贞子、草决明、青葙子各30克。水煎服。(宋立人 总编·《中华本草》6册186)

★ 2. **治急性视神经炎:**珍珠为主研末,成人每次3克,每日3次。(孟凡红 主编·《单味中药临床应用新进展》630)

巩膜炎1方

★ **治巩膜炎:**夏枯草、野菊花各1两。水煎服。(中医研究院革命委员会 编·《常见病验方研究参考资料》466)

虹膜睫状体炎 2 方

★ 1. **治虹膜睫状体炎:**炒夏枯草、醋炒香附各 2 两,炙甘草 4 钱。共研细末,1 日 2 次,每次 3 钱,清茶调服。(中医研究院革命委员会 编·《常见病验方研究参考资料》466)

★ 2. **用于虹膜睫状体炎:**薄荷 10 克,柴胡 10 克。上药煎汤,过滤去渣备用。取药液趁热熏洗患眼,每日 3 次。(滕佳林 米杰 编著·《外治中药的研究与应用》511)

中心性视网膜脉络膜炎 2 方

★ 1. **治中心性视网膜脉络膜炎:**益母草(干品)120 克。加水 1000 毫升,暴火煎 30 分钟后取头汁,药渣再加水 500 ~ 700 毫升,煎 30 分钟,2 次药液混合,分早、晚 2 次空腹服。一般 15 天左右见效。治疗本病 24 例,均有不同程度的疗效。(王辉武 主编·《中药临床新用》520)

★ 2. **治中心性视网膜脉络膜炎:**菊花 30 克塞入猪心 1 只内,不用佐料慢煲,去渣吃肉喝汤。(孟凡红 主编·《单味中药临床应用新进展》585)

其他眼疾 30 方

★ 1. **治目疾:**钮兰畹说,湖城某妪,年四十余,目昏不能拈针黹,得一方:七月七日采旱莲草捣汁,入食盐拌匀,日晒夜露,每日早起洗沐,以汁少许点目中,初微痛,后乃如常,目光遂渐明。嗣后至七十余岁,犹能于灯下缝纫。(杨鹏举 主编·《中医单药奇效真传》473 引《冷庐医话》)

★ 2. **治一切眼疾:**(普济方)冬青叶适量。用法:研烂,入朴硝贴之。(孙世发 主编·《中医小方大辞典》176 引《李氏医鉴》卷一)

★ 3. **治一切眼疾:【菊花丸】**菊花 4 两,乌头(生,去皮脐)2 两,黑豆二合(生,去皮,为末,滴盐水烂研成膏)。用法:上药,先将前 2 味为末,入黑豆膏内和捣为丸,如梧桐子大,每服 30 丸,空心温酒或盐汤送下。(彭怀仁 主编·《中医方剂大辞典》9 册 89 引《圣济总录》)

★ 4. **治眼病七十二疾:【二百味草花膏】**山羊胆汁、蜂蜜各等份,加冰片少许,共调研。密封备用。用法:每点眼少许,日点 2 ~ 4 次。注意事项:点上药后,有点刺痛,片刻即止。羊吃百样草,蜂采百花,故名二百味草花膏。疗效:临床应用数百人次,均有良效。(李德新等 编著·《祖传秘方大全》250)

★ 5. **治一切风眼及风攻头系:【菊花丸】**甘菊花、人参、白茯苓(去黑皮)山芋各等分。用法:上为细末,炼蜜为丸,如梧桐子大。每服三十丸,食后、临卧熟水送下。(彭怀仁 主编·《中医方剂大辞典》9 册 88 引《圣济总录》)

★ 6. **治目赤脑热:【通脑散】**寒水石(烧通赤,研细)6 克,冰片(另研细)、南硼砂(另研)各 3 克,盆硝(另研细)1.5 克。用法:上药研为极细末。每用少许,嗃鼻,不拘时候。(孙世发 主编·《中医小方大辞典》1557 引《御药院方》)

★ 7. **治眼珠忽然肿胀突出:【平崇散】**黄连末 0.6 克,甘草末、冰片各 0.3 克,硼砂 1 克。用法:人乳调,点两眼角。(孙世发 主编·《中医小方大辞典》1298 引《医学心悟》)

★ 8. **治眼生珠管:**生蜜涂于目内,仰卧 6 小时,乃可洗下。每日 1 次,良效。(杨建宇等主编·《灵验单方秘典》266 引《肘后方》)

★ 9. **用于泡睑肿核:**五倍子 7.5 克,半夏 7.5 克,蟾酥 0.3 克。共研细末,用醋调成糊状。每用适量涂外眼皮。(滕佳林 米杰 编·《外治中药的研究与应用》244)

★ 10. **用于眼皮生珠:**以白及适量,磨水。点眼。(滕佳林 米杰 编·《外治中药的研究与应用》218 引《外治寿世方》)

★ 11. **治眼胞痰核:**生南星,蘸醋磨浓汁,频涂眼皮。常涂令皮薄,微微拨损,以手指甲挤出白粉汁即消。贴贝叶膏收口。(滕佳林 米杰 编·《外治中药的研究与应用》170 引《医宗金鉴》)

★ 12. **治双目不痛，瞳神日虽紧小，口干舌苦：【菊女饮】**女贞子 1 两，甘菊花 5 钱，麦冬 5 钱。用法：水煎服。（彭怀仁 主编·《中医方剂大辞典》9 册 87 引《辨证录》）

★ 13. **治霰粒肿：**生南星末一两，冰片五分，米醋适量。用法：共研调如粥状，每晚临卧，敷外眼皮，可连用一二周。备注：不可误食或进入眼内。（中医研究院革命委员会 编·《常见病验方研究参考资料》455）

★ 14. **治眼疾：**此方（女贞子阴干，按岁服，风烂可除，至老不花）宗丞徐公试服甚验。年七十，而目力如少年时。（杨鹏举 主编·《中医单药奇效真传》473 引《救生集》）

★ 15. **治复视：**白附子、僵蚕、全蝎各等分。用法：共为末，每用黄酒调服二钱，一日二次。（中医研究院革命委员会 编·《常见病验方研究参考资料》457）

★ 16. **治眼出血：**1% 的三七液点眼，日 3～6 次。或 0.5% 的丁卡因点眼，再加少量 2% 的普鲁卡因于 1% 的三七液内，一同注入结膜下，每次 0.1～0.3 毫升，每日 1 次。（孟凡红等 编·《单味中药临床应用新进展》439）

★ 17. **治眼睛上生晕，不问久新：**鲤鱼胆（鲤鱼一头，长一尺二寸者，取胆用）。用法：上药刺破，滴汁在铜照上阴干，用竹刀子刮下，为细末。每用少许，时时点眼。（彭怀仁 主编·《中医方剂大辞典》4 册 412 引《圣济总录》）

★ 18. **治目皮艰涩：【菊花延龄膏】**鲜菊花瓣。用法：用水熬透，去滓再熬浓汁，少兑炼蜜收膏。每服 3～4 钱，白开水送下。功能：益寿。（彭怀仁 主编·《中医方剂大辞典》9 册 98 引《慈禧光绪医方选议》）

★ 19. **治眼风肿：**枸杞根白皮、鸡蛋白皮各等份。用法：上药研为极细散。每日 3 次吹鼻内。（孙世发 主编·《中医小方大辞典》395 引《圣济总录》卷一〇六）

★ 20. **治积热眼涩：**三月三日，或五月五日，采青蒿花或子，阴干为末。每次井水，空腹服 6 克，久服明目。（杨建宇等 主编·《灵验单方秘典》264 引《十便良方》）

★ 21. **治肝劳，面目青口苦，精神不守，恐畏不能独卧，目视不明者：**枸杞子一斗，酒二斗。用法：上同煎，或渍之。随量饮三五杯。方论选录：肝为劳伤，故令目视不明。经曰：味为阴，味厚为阴中之阴。枸杞味厚，故足以养厥阴之阴，煮以纯酒，取其浃洽气血而已。（彭怀仁 主编·《中医方剂大辞典》7 册 113 引《医方考》）

★ 22. **治男子肾脏虚弱，眼目昏暗，或见黑花：【甘菊花丸】**甘菊花二两（去土），枸杞四两，熟地黄三两，干山药半两。用法：上为细末，炼蜜为丸，如梧桐子大。每服三五十丸，空心、食后各一服，温水送下。功能：明目，暖水脏，活血驻颜，壮筋骨。（彭怀仁 主编·《中医方剂大辞典》3 册 168 引《普济方》）

★ 23. **治眼疾验案：**又治奉天商埠局旁吕姓幼童。年五六岁，每年患眼疾六七次，皆治于东人医院。东人谓此关于禀赋，不能除根。后患瘟疹，毒热甚恣，投以托毒清火之品。每剂中用生石膏两半，病愈后，其眼疾亦从此不再反复。（张锡纯·《张锡纯医学全书之二·中药亲试记》19）

★ 24. **治痘风眼：**冰片、铜绿各五分，共研极细末，名碧云散。用蜜调粘钟子内，以柏木板一小块，艾一小丸，安放饭上烧烟。将钟子内药，向烟熏之。俟烟尽，再取井水滴数点，入药调匀。用新笔蘸抹眼皮红处数次。勿见风。（宋立人 总编·《中华本草》3 册 552 引《普济方》）

★ 25. **治漏睛出脓：【解毒丸】**大黄五两，栀子十两，杏仁（去皮尖）二两（另研）。用法：上为末，炼石蜜一斤为丸，如梧桐子大。每服二三钱，茶汤送下。（彭怀仁 主编·《中医方剂大辞典》10 册 963 引《外科大成》卷三）

★ 26. **治睛漏疮，目大眦出脓汁有窍：**龙脑、马牙硝各半钱，绿豆粉一钱。同研极细。用灯芯粘药点之，日四五次。（宋立人 总编·《中华本草》3 册 552 引《圣济总录》）

★ 27. **治睑板腺囊肿：**急性子、生南星各等份。用法：共研为极细末，混合，用麻油适量调成糊状，敷贴患处，每日 1 次，并用热毛巾或热水袋敷患处，每日 3 次，每次 15～20 分钟。（李川 主编·《民间祖传秘方》257）

★ 28. **用于虚寒，茫茫不见物：**珍珠（细研）0.3 克，鲤鱼胆 2 枚，白蜜 60 克，和合铜器中，微火煎取一半。新绵滤过，瓷瓶中盛。每以铜箸点如黍米，点目眦，即泪出，频点取瘥。（滕佳林 米杰 编著·《外治中药的研究与应用》541）

★ 29. **治眼癣:**明雄黄适量。用法:涂碗上,以牙皂、荆芥、薄荷、艾叶卷纸捻。将纸捻点燃,熏眼。(滕佳林 米杰 编著·《外治中药的研究与应用》97 引《理瀹骈文》)

★ 30. **治白眼珠生一红颗,顷刻头面皆肿验案:**有人白眼珠生一红颗,顷刻头面皆肿,用真熊胆二粒米大,开水调服,立刻平复。(杨鹏举 主编·《中医单药奇效真传》473)

五官科病证

耳聋 44 方

★ 1. **治耳聋:【真珠粉】**珍珠适量。用法:绵裹,塞耳中。(孙世发 主编·《中医小方大辞典》140 引《证类本草》)

★ 2. **治耳聋:**大蒜一瓣,巴豆一粒(去皮膜,慢火炮极热)。用法:将大蒜中挖一孔,纳入巴豆,用新绵包定,塞耳中。三次效。(彭怀仁 主编·《中医方剂大辞典》2 册 1111 引《仙拈集》卷二)

★ 3. **治耳聋:**巴豆 2 分(0.6 克),石菖蒲 1 克。用法:上药共研细末,做丸塞入耳孔内。(刘少林 刘光瑞 编·《中国民间小单方》254)

★ 4. **治耳聋:【巴豆丸】**用巴豆(去皮心,炒)10 粒,松脂 15 克,上 2 味,捣烂。搓如枣核大,塞耳中,汁出,即愈。(滕佳林 米杰 编著·《外治中药的研究与应用》192 引《圣济总录》)

★ 5. **治耳聋:【鸡卵膏】**鸡子、小蛤蟆各 1 个,巴豆(去皮)2 个。用法:于鸡子头旁打一眼子,纳入小蛤蟆(以麻缠脚)、巴豆,蜡纸封合,炮鸡子,候熟研细,点入耳中。(孙世发 主编·《中医小方大辞典》955 引《鸡峰》卷十八)

★ 6. **治三十年聋方:**巴豆 14 枚,鹅脂 15 克。用法:巴豆捣末,鹅脂火熔,纳巴豆和,取如小豆,绵裹纳耳中,1 日 1 易。(吴素玲 李俭 主编·《实用偏方大全》256 引《肘后备急方》)

★ 7. **治耳聋:**巴豆一粒(去心皮),斑蝥一枚(去翅足)。用法:上药治下筛。绵裹塞耳中。(彭怀仁 主编·《中医方剂大辞典》2 册 1108 引《肘后方》卷六)

★ 8. **治耳卒聋:**斑蝥二枚(去翅、足,炒黄),巴豆一枚(去心、皮,生用)。同研令匀,绵裹塞耳中。(江苏新医学院 编·《中药大辞典》下册 2281 引《圣惠方》)

★ 9. **治耳聋:【松脂条】**巴豆、石菖蒲、松脂、黄蜡各适量。用法:上药研为末,和调。纳耳中,抽之。(孙世发 主编·《中医小方大辞典》1449 引《仙拈集》卷二)

★ 10. **治耳卒聋闭:**巴豆一粒。蜡裹,针刺孔通气。塞之,效。(陆锦燧 辑·《鲟溪秘传简验方》177)

★ 11. **治肾气虚,耳内如风水鸣,或如钟磬声,卒患耳聋:【巴豆方】**巴豆、石菖蒲、松脂各等份。用法:上药以蜡熔为筒子,纳耳中,每日 1 易。(孙世发 主编·《中医小方大辞典》815 引《普济方》卷五十四)

★ 12. **治耳鸣:**巴豆二枚(去皮,炒)。桃仁(去皮,炒)二枚,松脂大豆许。用法:上药捣为二丸。绵裹塞耳中。(彭怀仁 主编·《中医方剂大辞典》2 册 1110 引《普济方》卷五十四)

★ 13. **治耳鸣耳聋:**将巴豆、川椒、菖蒲各等分,加全蝎、松香各少许,共研细末。用黄蜡为条,放耳内抽之,两耳交替。每日 1 次,每次抽 10 下。(滕佳林 米杰 编·《外治中药的研究与应用》298)

★ 14. **治耳聋:【椒目丸】**椒目四十九粒,巴豆二粒(和皮用)。用法:上为细末,饭为丸,如枣核大。绵裹,夜后塞在聋耳内。(彭怀仁 主编·《中医方剂大辞典》10 册 57 引《圣济总录》)

★ 15. **适于神经性耳聋,链霉素所致的耳聋等:**鸡蛋 1 枚,巴豆 1 粒。用法:鸡蛋开一小孔,将巴豆去皮，去心膜，研成粉，放入鸡蛋中搅匀，取汁滴耳。每日2~3次。连续3个月。按：此方来自清官医案。（高允旺 编·《偏方治大病》37）

★ 16. **治耳聋**：大葱汁2滴。用法：将葱汁滴入耳内。说明：本方具有散瘀开窍之功效。主治：外伤瘀血结聚而致耳聋。（王富春 段明鲁 主编·《葱姜蒜治百病》158）

★ 17. **治耳聋**：五倍子7.5克，地骨皮15克。共研细末，每次用少许掺入耳中，日2~3次。（汉羌 月兰 编著·《简方治百病》114）

★ 18. **治耳聋**：生甘草（大片）一片，甘遂一块。用法：口含甘草片，将甘遂塞入耳内，自觉砰砰作响自通。（沈洪瑞 主编·《重订十万金方》723）

★ 19. **治耳聋**：益母草一握（洗）。捣烂取汁，少灌耳中。（宋立人 总编·《中华本草》7册64引《圣济总录》）

★ 20. **治耳聋、耳痛**：干百合为末，温水服二钱，日二服。（宋立人 总编·《中华本草》8册116引《千金要方》）

★ 21. **治耳聋**：小蛇皮（要头尾全）一条（煅灰），冰片、麝香各三厘。共研细。鹅毛管吹耳内，即通。（清·顾世澄 撰·《疡医大全》524）

★ 22. **治耳暴聋**：甘遂末吹左耳，甘草末吹右耳，立效。或用甘遂末绵裹，插耳内，口中嚼甘草亦好。（宋立人 总编·《中华本草》4册797引《仁术便览》）

★ 23. **治耳聋：【蝎梢膏】**蝎梢7枚（焙），淡豆豉21粒（大者，焙），巴豆7粒（去心膜，去油）。先研蝎梢、淡豆豉2味令细，别研巴豆成膏，入前2味同研细，捏如小枣核状。用葱白小头取孔，以药1粒在内，用薄棉裹定，临卧时置于耳内，来早取出。未通再用，以通为度。（滕佳林 米杰 编·《外治中药的研究与应用》534引《杨氏家藏方》）

★ 24. **治耳聋**：冰片半分（细研），椒目半两（捣末），杏仁一分（浸去皮尖）。捣研令匀，绵裹似枣核大，塞耳中，日二易之。（宋立人 总编·《中华本草》3册552引《圣惠方》）

★ 25. **治耳暴聋方**：用全蝎去钩足，为末，用酒调，滴耳中愈。（清·姚俊 辑·《经验良方全集》55）

★ 26. **治耳暴聋闭**：全蝎去毒，研末，酒服3克，至耳中闻水声止。（胡晓峰 编·《虫蛇药用巧治百病》62）

★ 27. **治耳聋耳闭：【利窍通耳方】**木通3克，全蝎（去毒）1.5克，胭脂边0.6克，麝香0.15克。用法：上药研为细末。每次少许，用棉包裹，纳于耳中。方论：方中麝香芳香通窍；木通通九窍；全蝎有毒，可疗疮疡肿毒；胭脂亦芳香通窍，合用之当具利窍通耳之功。（孙世发 主编·《中医小方大辞典》1427引《慈禧光绪医方选议》）

★ 28. **治药物中毒性耳聋**：黄精10克。用法：取上药，水煎服，每天1剂，连续用药2个月以上。可同时应用10%的黄精注射液和黄精片口服。功能：补肾解毒聪耳。附注：据刘鋋等报道，应用本方观察100例，发现黄精对中毒性耳聋早期患者有一定疗效，对年幼者、病程短者疗效较好，但对伴强噪声损伤者预后较差。（薛建国 李缨 主编·《实用单方大全》551）

★ 29. **治耳聋日久，不闻声响：【通耳法】**磁石（用紧者）如豆大1块，穿山甲（烧存性，为末）1克。用法：上药用新绵包裹，塞所患耳内，口中衔少许生铁，觉耳中如风雨声即愈。（孙世发 主编·《中医小方大辞典》576引《奇效良方》）

★ 30. **治耳鸣、耳聋**：针砂30克，穿山甲3克。用法：同拌，养1周夜，拨出穿山甲，以酒将针砂浸3~4日，噙酒口内，外用磁石一块，绵裹塞耳。宜忌：忌怒戒色。（孙世发 主编·《中医小方大辞典》398引《古今医鉴》）

★ 31. **治大疱性鼓膜炎**：肌内注射板蓝根注射液，每次2毫升，5~10岁每日2次，11~17岁每日3次，18~41岁每日4次。应利安用上方治疗大疱性鼓膜炎42例，经5~13天全部治愈。（王辉武 主编·《中药临床新用》376）

★ 32. **治耳鸣**：苍耳子15克，猪脑子1个。用法：以上2味药同煎至大半碗，喝汤吃脑子，每日服1次。说明：此方系祖传几世秘方，临床应用疗效较好。例1：塘底下村李世纯耳鸣半年，服1次就痊愈。例2：吴营村张干云耳鸣半年，服2次就痊愈。（张力群等 主编·《中国民族民间秘方大全》437）

★ 33. **治耳鸣耳聋**：苍耳子15克。研末，白酒泡服。（胡郁坤 陈志鹏 主编·《中医单方全书》417）

★ 34. **治耳聋脓出,久不愈:**地龙一条(盛在白葱管内,当门挂阴干)。用法:上一味,同麝香少许,研为细散。掺在耳中。(彭怀仁 主编·《中医方剂大辞典》8 册 251 引《圣济总录》)

★ 35. **治耳聋立效:**上以干地龙入盐,贮在葱尾内。为水点之。一方为末,用绵裹如枣核大,塞耳中三五日,即瘥。一方用白颈者,安葱叶中,面封头蒸熟,化为水,以滴耳中。(电子版·《中华医典·奇效良方》卷五十八)

★ 36. **治耵聍塞耳聋,强坚挑不可得出者:**地龙五七条湿者,捣取汁,数数灌之,即轻挑自出。(孙世发 主编·《中医小方大辞典》197 引《圣惠方》)

★ 37. **治耳聋气闭:**蚯蚓、川芎各两半。为末,每服二钱,麦门冬汤下,服后低头伏睡,一夜一服,三夜,效。(江苏新医学院 编·《中药大辞典》下册 2113 引《圣济总录》)

★ 38. **治耳聋:**老鼠胆汁,滴入耳中,二三次即愈。(陆士谔 编·《叶天士手集秘方》87)

★ 39. **治耳聋:**雄黄一分,硫黄一分。用法:上为末,以绵裹纳耳中。以愈为度。(彭怀仁 主编·《中医方剂大辞典》10 册 1041 引《圣惠》)

★ 40. **治耳聋久不愈:【鲤鱼粥】**鲤鱼脑髓二两,粳米三合。用法:煮粥,以五味调和,空腹食之。(彭怀仁 主编·《中医方剂大辞典》10 册 1338 引《圣惠》)

★ 41. **治耳聋:**煅黄鱼脑 30 克。用法:上研细末,用菜油调少许滴入耳内。(吴素玲 李俭 主编·《实用偏方大全》260 引 清·汪廷楷等《医方择要》)

★ 42. **治耳聋:**鲤鱼胆 1 枚。用法:将鲤鱼胆汁取出滴耳内。(竭宝峰 江磊 主编·《中华偏方大全》1 册 45)

★ 43. **治耳虚聋 :**①白茯苓二两,山药(炒)三两,杏仁(去皮、尖,炒)一两半,黄蜡二两。上以前三味为末,研匀,熔蜡为丸,如弹子大。盐汤嚼下。②蜡和栗肉,每服三钱。同嚼细,津液咽下。③蜡并干枣,入粳米中煮稀粥,乘热而啜。以上三方于食后、临卧,相间服之,久而耳聪矣。(宋立人 总编·《中华本草》9 册 222 引《宝庆本草折衷》)

★ 44. **治劳聋经久:【硫黄散】**石硫黄、雌黄各一分。用法:上为细末。每次一钱匕,以绵裹塞耳中,数日即闻人语声。功能:塞耳治聋。(彭怀仁 主编·《中医方剂大辞典》10 册 220 引《圣济总录》)

中耳炎 23 方

★ 1. **治中耳炎:**仙人掌(去皮)、鲜蒲公英各等分。洗净捣烂取汁,滴入耳内,每日 2 ~ 3 次,每次 2 ~ 4 滴。袁桂芳用上方治疗化脓性中耳炎 32 例,在 2 ~ 5 天内全部治愈。宜忌:切勿入目。(王辉武 主编·《中药临床新用》186)

★ 2. **治中耳炎:**以枯矾、五倍子各等分研细末,并加少许冰片而成倍枯散。用法:先用 3% 的过氧化氢溶液滴于耳中清洗脓液,然后用消毒棉签拭干耳内分泌物,将药粉适量吹入耳中。治小儿脓耳 49 例,除 1 例改用他法治疗外,48 例均在 3 日内治愈。(宋立人 总编·《中华本草》1 册 330)

★ 3. **治中耳炎:**王凤仙报道用配制的单味紫草油滴耳,滴耳前用 3% 的双氧水把耳内脓液及分泌物洗净,然后滴入药液 3 ~ 4 滴,每日 4 ~ 5 次,3 ~ 7 天痊愈,治疗 136 例,每获佳效。(王辉武 主编·《中药临床新用》610)

★ 4. **治中耳炎:**将胆矾放入猪苦胆内,浸泡一夜,取出晒干,研末。用时先把耳内脓液吸干,然后吹入药粉。(宋立人 总编·《中华本草》9 册 616)

★ 5. **治中耳炎:**鲤鱼胆。用法:将鱼腹内的苦胆轻轻取出,把胆汁挤入小碗内。用双氧水将耳内脓水擦洗干净,滴入鲜鱼胆汁,然后以棉花球堵塞耳孔。每日滴 1 次,3 次可治愈。(李川 主编·《民间祖传秘方》263)

★ 6. **治中耳炎:**蜀羊泉叶适量。绞汁,滴耳。适用于中耳化脓者。(胡郁坤 陈志鹏 主编·《中医单方全书》413)

★ 7. **治中耳炎:**五倍子(炒)50 克,冰片 10 克。先将五倍子研细粉,过 120 目筛,再将冰片研细,用等量递加法与五倍子粉配研混匀,装瓶备用。外用,先将耳内洗净,擦干,用药少许吹入。(宋立人 总编·《中华本草》5 册 89)

★ 8. **治中耳炎:**取五倍子 30 克(烧炭存

性)，枯矾6克，共研细末，吹耳。每日1次。适用于非化脓性中耳炎。(唐汉钧 汝丽娟 主编·《中国民间外治独特疗法》47)

★ 9. **治中耳炎**:五倍子五钱，蝎子二钱。用法:同焙后加冰片，研细，外用。(中医研究院革命委员会 编·《常见病验方研究参考资料》486)

★ 10. **治中耳炎**:苦参1.5克，冰片0.3克，麻油(或用菜油)9克。将麻油煎沸，加入苦参，炸焦变黑捞出，稍冷加入冰片细粉，冷后使用。用时用药棉蘸尽耳内脓液，再用药油滴耳，每日2~3次。(宋立人 总编·《中华本草》4册639)

★ 11. **治中耳炎**:茵陈蒿全草适量。捣烂，以棉裹，纳耳内。适用于耳内流脓。(胡郁坤 陈志鹏 主编·《中医单方全书》414)

★ 12. **治中耳炎**:刘寄奴、桑寄生、代赭石各15克。用法:水1碗半煎至1碗，1日分3次服。(吴静 陈宇飞 主编·《传世金方·民间秘方》342)

★ 13. **治中耳炎**:**【蜂房散】**露蜂房30克，枯矾6克，黄柏15克，冰片3克。将露蜂房、黄柏放瓦上焙黄，研末，再加冰片、枯矾研细，加入混合均匀，装瓶，备用。功能:攻毒，燥湿。用于治疗中耳炎。治疗时，将内耳浓汁用过氧化氢溶液(双氧水)拭净，然后将药末吹入耳内。或用麻油调匀，滴入3~5滴，每日2次。一般用药2~3天炎症即可消散而愈，慢性者5~10天可愈。(杨仓良 主编·《毒药本草》1003)

★ 14. **治中耳炎**:取鱼腥草、鹅不食草各半，捣烂为糊取汁，加白矾少许，用吸管取药汁滴耳，每次1~2滴，每日2次。(胡献国·《中国中医药报》2011年2月28日)

★ 15. **治中耳炎**:用黄连15克，冰片1克，75%的乙醇100毫升，制成醇浸滴耳液。先用3%的过氧化氢溶液冲洗外耳道，拭净，将滴耳剂滴入患耳，每日2次，每次2滴，至痊愈。共治53例，治愈率达92.5%，一般7天痊愈。(宋立人 总编·《中华本草》3册221)

★ 16. **治中耳炎**:蛋黄油适量，冰片1.2克。用法:将冰片研细末，与蛋黄油和匀，滴耳。每日3~4次，每次3~4滴，一般4天为1疗程。(吴静 主编·《祛百病醋蛋秘方》250)

★ 17. **治中耳炎**:蜈蚣(鲜活大者)2~3条。玻璃瓶内装入食盐20克，陈醋100克，将蜈蚣用钳子夹入盛有盐醋的瓶中紧盖瓶口，摇动瓶子，14天后可用，久浸更好。用棉蘸生理盐水，把患耳洗净拭干，用注射器吸取蜈蚣浸出液，每个患耳滴0.5毫升，每天早、晚各滴1次，连用3~5天即愈。(李家强 编著·《民间医疗特效妙方》198)

★ 18. **治耳底疮(中耳炎)**:蜈蚣1条，香油1酒杯，冰片0.3克，研细面。用法:先将香油熬去沫，再将蜈蚣炸黑取出，候冷兑入冰片面搅匀，先用药棉将耳脓擦净，将油滴入耳中少许，1日滴2~3次。(沈洪瑞 主编·《重订十万金方》723)

★ 19. **治中耳炎**:蛇蜕30克，冰片0.5克。用法:将蛇蜕放在瓦片上焙黄，研细面，加冰片吹患耳。功效:清热解毒，消肿止痛。适用于急性中耳炎。验证:屡用效佳。(良石 主编·《名医珍藏·秘方大全》291)

★ 20. **治中耳炎**:蛇蜕三钱，冰片二分。用法:将蛇蜕焙或煅存性，与冰片共研细面，吹耳内，或用菜油调滴。又方加五倍子用。(中医研究院革命委员会 编·《常见病验方研究参考资料》486)

★ 21. **治中耳炎**:将蛇蜕烧灰研末，调以麻油。用时先以双氧水洗净患耳，擦干后用棉棒蘸药涂于患部，每日或隔日1次。治疗21例，19例痊愈。(江苏新医学院 编·《中药大辞典》下册2119)

★ 22. **治中耳炎**:用蛇蜕、蜂房各3钱，浸于95%的酒精300毫升中，7天后过滤滴耳，每日3~4次。治疗慢性化脓性中耳炎4例，均于1周内见效。(江苏新医学院 编·《中药大辞典》下册2119)

★ 23. **治中耳炎**:蛇蜕97克，小蜘蛛2克，冰片1克。共研细末，瓶贮。先将耳内脓液洗净，吹入药粉，每日1次。(江苏新医学院 编·《中药大辞典》下册2119)

急、慢性中耳炎15方

★ 1. **治急、慢性中耳炎**:鲜蒲公英2两(捣汁)，冰片少许。用法:调匀滴入耳内。(中医研

五官科病证

究院革命委员会 编·《常见病验方研究参考资料》484)

★ 2. **治急、慢性中耳炎:**鱼腥草一两。用法:水煎,上、下午分服。(中医研究院革命委员会 编·《常见病验方研究参考资料》487)

★ 3. **治急、慢性中耳炎:**鲜车前草。用法:捣汁,加冰片少许和匀,滴入耳内。(中医研究院革命委员会 编·《常见病验方研究参考资料》484)

★ 4. **治急、慢性中耳炎:**夏枯草、粉草各3钱。水煎服。(中医研究院革命委员会 编·《常见病验方研究参考资料》484)

★ 5. **治急、慢性中耳炎:**夏枯草30克,龙胆草15克,粉草6克。水煎,分2次服,连服7~15天。(宋丽华·《中国中医药报》第5版2010年7月2日)

★ 6. **治急、慢性中耳炎:**猪胆1个(其他动物胆汁亦可)。用法:取胆汁,1日在耳内滴2次,每次3~5滴,或加冰片少许调匀滴入耳内。备注:或将猪胆汁放勺内焙干,每钱加1分冰片研匀,吹入耳内。(中医研究院革命委员会 编·《常见病验方研究参考资料》486)

★ 7. **治急、慢性中耳炎:**硼砂二钱,冰片二分。用法:研细末,吹入耳中,一日一次。(中医研究院革命委员会 编·《常见病验方研究参考资料》486)

★ 8. **治急、慢性中耳炎:**蜂房一个。用法:烧灰,研末和菜油调匀,滴入耳内。(中医研究院革命委员会 编·《常见病验方研究参考资料》485)

★ 9. **治急慢性中耳炎:**全蜈蚣一个,香油1两,冰片1分。用法:把蜈蚣用香油炸黑,再入冰片搅匀,滴耳内。(中医研究院革命委员会 编·《常见病验方研究参考资料》486)

★ 10. **治急、慢性中耳炎:**取完整蜈蚣若干,文火焙焦研末,按一定比例放入香油中,振荡混匀后静置,取其上清液备用。首先用无菌干棉球擦拭外耳道分泌物(忌用过氧化氢溶液、注射用水或生理盐水等),然后嘱患者头倾向一侧,向后上方轻拉耳郭,用滴管向外耳道滴入3~5滴。在让患者做吞咽动作的同时,用手指轻压耳屏数次即可,每日用药1次。共治82例,大部分患者在用药1~3天后痊愈。其中急性患者3~5天,慢性患者6.6天。(滕佳林 米杰 编著·《外治中药的研究与应用》567)

★ 11. **治急、慢性中耳炎:**蛇蜕(煅存性)1两,枯矾3钱,冰片1钱。共研细末,吹耳。(中医研究院革命委员会 编·《常见病验方研究参考资料》488)

★ 12. **治慢性中耳炎:**猪胆、枯矾、冰片。用法:取新鲜猪胆数枚,将枯矾末纳入(视猪苦胆大小,每只内装25~40克枯矾末),以胆汁浸透枯矾为宜。用线绳扎紧胆囊口,悬于阴凉通风处晾干。取胆内物,每10克中加入冰片0.6克,共研细末,瓷瓶密贮备用。局部外用,先用3%的双氧水洗净患耳,拭干。取上药适量,喷入患耳鼓膜穿孔处,每日1次,直至痊愈。治疗60例,临床治愈56例,好转4例,治疗1~6次而痊愈者53例,7~12次而痊愈者3例。(朱复南等 编·《当代中药散剂验方精选》232)

★ 13. **治慢性中耳炎:**五倍子、冰片。用法:将五倍子敲破剔去其中杂物,刷净后,研细,每钱加冰片1分。用时先将棉花把耳内脓液拭净,然后吹入药粉,或用香油调匀摘入,1日1次。换药时,须将耳内的药拭净,再上新药。(中医研究院革命委员会 编·《常见病验方研究参考资料》87)

★ 14. **治慢性中耳炎:**五倍子2钱,枯矾3分,冰片2分,共研细末,用香油调匀,滴入耳内。(中医研究院革命委员会 编·《常见病验方研究参考资料》488)

★ 15. **治慢性中耳炎:**胡桃油5毫升,冰片1.5克,黄连粉1克。先将胡桃仁晒干研末,蒸熟加压取油,再将冰片、黄连粉研成细末,加入胡桃油内拌匀,装瓶备用。用法:先将耳内脓液用棉花签拭净,再用滴管将药油滴入耳内。每次滴入约2~3滴,每日1~2次。临床疗效:治疗80例,全部治愈,先后追访1年末见复发。(胡熙明 主编·《中国中医秘方大全》中册692)

化脓性中耳炎41方

★ 1. **治化脓性中耳炎:**10%的黄连浸液,加3%的硼酸水(100毫升溶液含黄连10克),蒸沸过滤2次。按常规洗净患耳，每日滴耳3~4次。据报道，用上方治慢性中耳炎12例，急性化脓性中耳炎63例，弥散性外耳道炎2例，均有良好疗效。另外，用黄连10克，加冰片1克，研细末，贮瓶备用。先取药棉拭净耳内脓液，再滴入少量双氧水，擦干，将药末吹入耳内，每日2~3次。治疗小儿单纯性中耳炎有效。（王辉武 主编·《中药临床新用》549）

★ 2. **治化脓性中耳炎**：鲜蒲公英全草适量。用法：按年龄大小取上药（3~5岁每天用3棵，6~12岁每天用5棵，10岁以上每天用7棵），用清水洗净后置阴凉通风处阴干，剪碎捣成糊状，用消毒纱布二层包裹，用力拧挤液汁于净容器内。治疗前将耳内脓血清洗干净，用滴管吸取药汁滴耳，每日早、中、晚各滴1次。据谷正本报道，应用本方治疗5例，均愈。（薛建国 李缨 主编·《实用单方大全》90）

★ 3. **治化脓性中耳炎**：用冰片1份，菜籽油10份，浸泡1星期，装入滴耳药瓶，洗净耳道分泌物后，每日滴3次，每次3滴。共治82例，病程最短3天，最长半月。结果治愈77例，无效5例，总有效率为93%。77例治愈者中，2天内治愈者12例，3天内治愈者50例，4~7天内治愈者15例。（宋立人 总编·《中华本草》3册553）

★ 4. **治化脓性中耳炎**：**【吹耳散】**用黄连、白矾末各20克，冰片5克，猪胆汁1枚。黄连研末，冰片研细。先将黄连粉装入猪苦胆内浸透，然后倒入一安瓿内，加入白矾末，置酒精灯上加热至水分完全蒸发后，冷却研细末，再掺入冰片混匀。用时取少许药面用细管吹入耳内，2~3天1次。一般连用3~5次即愈。共治10余例，皆获捷效。（滕佳林 米杰 编著·《外治中药的研究与应用》557）

★ 5. **治慢性单纯性中耳炎**：猪苦胆数个，等量或2倍的白矾。用法：将胆汁倒入消毒杯，用文火焙干，研粉过100目筛，加入白矾粉拌匀，装瓶备用。洗净外耳道分泌物，将胆矾散均匀喷入鼓膜穿孔处，每日1次，量勿过多，以免妨碍中耳引流。治疗149例，经3次喷药干耳者，达75.2%，全部病例干耳率达96%。平均3.21次。（胡熙明 主编·《中国中医秘方大全》中册690）

★ 6. **治慢性化脓性中耳炎**：用鲜猪苦胆一枚。将黄连粉1克，冰片0.3克，研细装入苦胆内搅匀，浸泡24小时后备用。用法：治疗时先用双氧水冲洗耳道，后滴入猪苦胆汁数滴，每日2~3次。共治疗123例，2~7天均获痊愈。（宋立人 总编·《中华本草》9册618）

★ 7. **治慢性化脓性中耳炎**：白矾10两，猪胆汁400毫升，青牛胆1两（研粉）。用法：将猪胆汁加热，放入白矾溶解，冷却后研粉，与青牛胆粉混匀即成。将耳内脓液拭净，放入上药。2日1次，重者1日1次。（《全国中草药汇编》编写组 编·《全国中草药汇编》上册291）

★ 8. **治耳肿痛或流脓汁**：猪苦胆一个，白矾面3钱，冰片少许。用法：猪胆内装入白矾面焙干，与冰片共研细。吹入耳内。（沈洪瑞 主编·《重订十万金方》722）

★ 9. **治耳中流水或流脓**：猪苦胆一个，枯矾研面。用法：将枯矾装入猪胆内，以满为度，晒之使干，把胆皮剥去，将矾研细面备用。用法：先把耳内用新棉花拭净，再吹此药。（沈洪瑞 主编·《重订十万金方》718）

★ 10. **化脓性中耳炎**：五倍子、黄连各15克，枯矾10克。用法：上药共研极细末，混合装瓶备用。用时以细管将药粉吹入耳道深部。每日2次。吹药前先用棉棒蘸双氧水将耳道内的分泌物清除，然后再向耳内吹药。（王明惠 杨磊 编·《秘传中药外治特效方》295）

★ 11. **化脓性中耳炎**：五倍子9克，枯矾3克，苦参18克（慢性者改用9克），冰片10.5克，麻油适量。用法：将五倍子烧存性，苦参烘干与枯矾、冰片共研细末，贮瓶备用。临用时取上药粉1~3克，用麻油调成稀糊状即成倍矾油，1日1调，备用。先用药棉将耳内脓液和旧药油拭擦干净后，用竹棍棒蘸倍矾油滴耳内，日3次，一般3~5天后即可见效，治疗急性或慢性化脓性中耳炎多例，无论病程久暂，均获满意疗效。（李彬之等 主编·《现代中医奇效良方宝典》下册1029）

★ 12. **化脓性中耳炎**：五倍子、枯矾各6克，雄黄2克，冰片1.5克。共研细末，贮瓶备用。先将外耳道用生理盐水（或淡盐水）清洗干净，然后用细纸管或塑料管把药末缓缓地吹入耳内，每日换药1次，5日为1个疗程。（唐汉钧 汝丽娟 主编·《中国民间外治独特疗法》94）

★ 13. **治耳中出脓**：五倍子1钱（烧存性），

枯矾 3 分。用法:共研为细末,吹耳中。[陕西省中医研究所革命委员会 编·《陕西中医验方选编》(修订本)487]

★ 14. **治耳有脓出不止:**五倍子(焙干)1 两,全蝎(烧灰存性)3 钱。为末,掺耳中。(明·胡濙 撰·《卫生易简方》195)

★ 15. **治化脓性中耳炎:**取全蝎 6 克(焙干),白矾 60 克(煅枯),冰片 3 克。共研细末。先用过氧化氢溶液洗净患耳分泌物,棉球拭干,将药粉吹入耳道内,每日 2 次。治疗 30 余例,一般用药 3~5 天即可治愈。(宋立人 总编·《中华本草》9 册 134)

★ 16. **治化脓性中耳炎:**蛋黄油加冰片少许,先用药棉蘸双氧水将患耳脓液擦净,将药油滴入耳内,每日早、晚各 1 次,每次 3~4 滴。(宋立人 总编·《中华本草》9 册 478)

★ 17. **治化脓性中耳炎:**蝉蜕 1 个,焙干,研细,加冰片 0.5 克、轻粉 0.4 克,调匀备用,先用双氧水清洗患耳,吹入适量蝉蜕粉,每日 1 次。(胡晓峰 编著·《虫蛇药用巧治百病》124)

★ 18. **治化脓性中耳炎:**肥大活蚯蚓 30~40 条,清水洗净后置消毒容器内,加白糖 30 克,用镊子轻轻搅拌约 30 分钟,白糖溶化,蚯蚓萎缩,渗出黄色稠液,纱布过滤,瓶装备用(存放时间不宜过长)。使用前先用 3% 的双氧水清洗耳内脓性分泌物 2 次,用药棉球擦干,滴入本液 3~4 滴,滴药后在外耳道塞入干棉球。每日 2~3 次,一般 4~5 天即可痊愈。治疗急慢性化脓性中耳炎 50 例,1 星期内全部治愈。(滕佳林 米杰 编著·《外治中药的研究与应用》531)

★ 19. **治急、慢性化脓性中耳炎:**生半夏研末溶于米酒或 60% 酒精中(1 份半夏,3 份酒精),浸泡 24 小时以上,取上层澄清液滴耳。用时先用双氧水洗涤外耳道,然后滴入药液数滴,每天 1~2 次。据 10 例观察,对急性中耳炎效果较好,一般 1~2 天见效,1 周内可治愈。(江苏新医学院 编·《中药大辞典》上册 778)

★ 20. **治急、慢性化脓性中耳炎:**枯矾二钱,冰片四分,五倍子五分。用法:共研细末。将外耳道脓性分泌物用棉棒擦干后,吹入上药,一日三次。(江苏新医学院 编·《中药大辞典》上册 681)

★ 21. **治慢性化脓性中耳炎:**乌贼骨 60 克,冰片 30 克。用法:将上药研成细末,过 120 目筛,装瓶备用。用时用纸卷成细筒吹耳,每日 3 次,1 个疗程 20 天。功效:清热解毒,止痛止痒。(郭志杰 吴琼等 主编·《传世金方·一味妙方》236)

★ 22. **治慢性化脓性中耳炎:**黄连适量。用法:将黄连研末,去渣消毒后备用,先用 3% 的过氧化氢及生理盐水清洁耳道,再用无菌棉球拭干,取一干净白纸做成细筒状,蘸少许黄连粉末吹入耳道。功效:清热解毒。(郭志杰 吴琼等 主编·《传世金方·一味妙方》236)

★ 23. **治慢性化脓性中耳炎:**20% 的大蒜乳剂滴耳。(孟凡红等 编·《单味中药临床应用新进展》124)

★ 24. **治耳脓经年不愈:**白矾七分五厘,黄连五分,冰片半分。用法:上为末。绵裹纳耳中。(彭怀仁 主编·《中医方剂大辞典》9 册 179 引《疡科选粹》)

★ 25. **治中耳炎,累年脓水不绝,臭秽:【红花散】**红花 7.5 克,白矾(烧灰)30 克。用法:上药研为细末。每用少许纳耳中。(孙世发 主编·《中医小方大辞典》375 引《圣惠》卷三十六)

★ 26. **治耵耳出脓:**蜈蚣末吹之。(江苏新医学院 编·《中药大辞典》下册 2474)

★ 27. **治中耳炎出脓水日久不愈:**蜈蚣 2 条(鲜品、干品均可)。用法:将其用 70% 的酒精 200 毫升浸泡半个月后,过滤,密封。用时以棉签蘸少许捻耳内,每日 1 次。(徐明 编著·《民间单方》317)

★ 28. **治聤耳:**地龙(微炒)、乌贼骨各等分,上件药,捣罗为散。每取 1.5 克,用绵裹,塞耳中。此法用治耳脓水出,日夜不止。(滕佳林 米杰 编著·《外治中药的研究与应用》529 引《太平圣惠方》)

★ 29. **治脓耳:**蛇蜕卷条插入耳内,其脓吸尽自愈。(清·顾世澄 撰·《疡医大全》518)

★ 30. **治脓耳:**蛇蜕焙黑存性,研末,吹入耳中。(宋立人 总编·《中华本草》9 册 411 引《片玉心专》)

★ 31. **治脓耳验案:**黄某某,男,8 岁,象州县寺村公社王院大队人。两耳经常流青黄脓液,耳内稍感胀痒不适,无其他全身症状。西医诊为中耳炎，曾用磺胺、抗生素、滴耳油等治疗，效果不好，反复发作，历时1年多不愈。后用蛇蜕末（将蛇蜕烧存性，研细末。临用时，先用75%的酒精棉签把患者耳道清洁干净，然后用细小筒管将药粉少许缓缓吹入耳内，每日1次，严重者每日2次。每次用药前，务必要把耳道内清洁干净。一般用药1～2天即可见效），3天即愈。随访6年未见复发。（杨鹏举 主编·《中医单药奇效真传》416）

★ 32. **治中耳炎流脓：【冰龙散】**冰片、龙衣（烧存性，各等量）。制法：上药按病情酌量，混合研成粉末，贮瓶备用。用法：先用脱脂棉清理出耳内脓水，再将药面吹入耳内。每日1～2次。作用：收敛，止痛，消炎。疗效：重者5～6日，轻者2～3日即愈。例如：姜某某，女，3岁。耳内流脓2年，屡治无效，经用上方治疗，每日吹药2次，6日治愈。经2年来随访观察，未见复发。（张树生 高普等 编·（中药敷贴疗法）275）

★ 33. **治耳内出脓：**白矾半斤，蛇壳一条。用法：将白矾放在铜勺内烧烊，将竹箸子在中间搅一孔，用蛇壳一条捏一团，入矾孔内，同烧枯，研末。吹之。（彭怀仁 主编·《中医方剂大辞典》9册464引《千金珍秘方选》）

★ 34. **治小儿脓耳：**五倍子、枯矾各等分，冰片少许。将五倍子焙干研细末，与枯矾搅拌均匀，加入少许冰片，贮瓶备用。先用3%的双氧水滴于耳内清洗脓液，然后用消毒棉签拭干耳内分泌物，将药面用竹管吹入耳中。共治疗49例，48例均在3天内治愈。（宋立人 总编·《中华本草》5册90）

★ 35. **治耳湿流脓：**五倍子烧灰为末，吹入即愈。（清·龚自璋 辑·《家用良方》11）

★ 36. **治聤耳出脓：**用五倍子末吹之。（明·缪仲淳 编撰·《本草单方》227）

★ 37. **治聤耳，脓出不止：【蝎倍散】**五倍子（炒）30克，全蝎（烧存性）9克，白矾（枯）3克。用法：上药研为末，入麝香少许。吹入耳中。（孙世发 主编·《中医小方大辞典》1643引《普济方》卷五十五）

★ 38. **治耳出脓臭：**五倍子、蛇蜕（焙干或煅存性为末）三钱，冰片二分。用法：共研细末，吹耳内，或用菜油调滴。（中医研究院革命委员会 编·《常见病验方研究参考资料》487）

★ 39. **治慢性脓耳：**五倍子、黄连、枯矾、龙骨、海螵蛸各6克，冰片0.6克。用法：先将五倍子研碎，白矾文火煅后，海螵蛸去皮，与黄连、龙骨、冰片共研成极细末。治疗时，用棉花卷条蘸药塞入耳窍中，每日3～5次。第二次上药时先将耳道内外的脓液用生理盐水或双氧水冲洗，再用干棉签将旧药和水液卷净后方可上药。（唐大晅 张俐敏 主编·《传世金方·祖传秘方》313）

★ 40. **治脓耳验案：**路某某，45岁，患中耳炎已数年，流脓腥臭，听力减退。取乌贼骨少许，研为细末，加入适量芝麻油调成稀糊状，每次治疗前将油糊滴入耳内1～3滴，每天2次，3～7天即愈。1个月后随访，患耳内未见流脓，听力也有所改善。（杨鹏举 主编·《中医单药奇效真传》414）

★ 41. **治湿热诸疮，耳内出脓，耳痒：**海螵蛸、朱砂、梅片各等分。用法：上为末。吹入；或香油调敷耳外。（彭怀仁 主编·《中医方剂大辞典》10册1492引《药奁启秘》）

耳痛6方

★ 1. **治耳痛：**薄荷绞汁滴入。（江苏新医学院 编·《中药大辞典》下册2650）

★ 2. **治耳干痛：**蛇皮烧灰吹之，耳痒，烧酒一点洗之。（清·丁尧臣 著·《奇效简便良方》7）

★ 3. **治耳内大痛，或至流血：**用蛇蜕。焙末，吹入即止。（陆锦燧 辑·《鲟溪秘传简验方》178）

★ 4. **治耳内突作大痛：**蛇蜕（火烧存性）适量或酌加冰片。用法：上药研为末。鹅管吹入耳内。主治：耳内突作大痛，如有虫在耳内奔走，殊痛，或出血，或出水，或干痛，不可忍者。（孙世发 主编·《中医小方大辞典》56引《疡医大全》）

★ 5. **治耳痛不止：【比金散】**雄黄不拘多少。用法：上药研为细末。随左右痛处，以宛耳子送入耳中。功效：祛风。（孙世发 主编·《中医小方大辞典》22引《圣济总录》）

★ 6. **治耳内痛引脑项：【军持露】**熊胆0.3克，冰片少许。用法：凉水化开，滴入耳内，其冷

如冰,其痛立止。少时倾出,2～3次痊愈。(孙世发 主编·《中医小方大辞典》369引《外科大成》)

旋耳疮12方

★ 1. **治外耳湿疹(又名旋耳疮)**:五倍子炒黄研末撒患处。(中医研究院革命委员会 编·《常见病验方研究参考资料》420)

★ 2. **用于旋耳疮**:用蒲公英、菊花各60克。将上药水煎微温后,湿敷局部。每日2次,适用于血虚风热型。(滕佳林 米杰 编著·《外治中药的研究与应用》499)

★ 3. **治旋耳疮**:【**生肌散**】煅石膏、血竭、乳香、轻粉、冰片,共研细末。用黄连膏纱布撒上生肌散,敷贴疮面,每日换药1次,治愈为止。(滕佳林 米杰 编·《外治中药的研究与应用》35引《医宗金鉴》)

★ 4. **治旋耳疮**:黄柏30克,石膏30克,枯矾15克。用法:共研细末。和匀吹耳,每日1次,用至痊愈。(滕佳林 米杰 编·《外治中药的研究与应用》42)

★ 5. **治旋耳疮(又名月蚀疮),初起在耳轮上或耳后,耳垂处发一黄色米粒样疙瘩,周围发红,顶白透脓,奇痒难忍,破后脓水外溢,蔓延传染**:苦参、黄柏各五钱,苍术、海螵蛸各三钱。各研极细,和匀。用温开水调敷患部,每日早、晚各换药一次。(江苏新医学院 编·《中药大辞典》上册1284)

★ 6. **治旋耳疮(耳根后部黄水疮)**:猪蹄甲一双,白矾适量。制法:将白矾研末,装入猪蹄甲内,令满为度。以草木火烧存性、待凉,研细末收贮瓶中。用法:用温开水将患处洗净,取香油适量,将药末调成糊状,涂患处,一日二次。(李德新等 编·《祖传秘方大全》264)

★ 7. **治外耳湿疹(又名旋耳疮)**:地骨皮。用法:烧炭存性,研极细末,用香油调成膏涂患处。(中医研究院革命委员会 编·《常见病验方研究参考资料》420)

★ 8. **治耳旋及黄水疮**:【**川粉散**】将穿山甲(炒)、铅粉(炒)、轻粉(隔纸微炒)等分为末。掺之;干用麻油调敷。(滕佳林 米杰 编著·《外治中药的研究与应用》546引《外科大成》)

★ 9. **治耳旋疮;外耳湿疹,黄水疮**:轻粉(研,隔纸微炒)、穿山甲(炙)、铅粉、黄丹(水飞过)各三钱。用法:上为极细末。香油调敷。主治:①《金鉴》:旋耳疮。②《中医皮肤病学简编》:外耳湿疹,黄水疮。(彭怀仁 主编·《中医方剂大辞典》7册1025引《金鉴》)

★ 10. **治月蚀疮(即旋耳疮)**:矾石(研)、石硫黄(研)各半两,蛤蟆一枚(五月五日自死者,烧作灰)。用法:上为细末。先以盐汤洗疮,涂敷,每日三五次,以愈为度。(彭怀仁 主编·《中医方剂大辞典》6册169引《圣济总录》)

★ 11. **治月蚀疮(即旋耳疮)**:用蟾酥烧灰为末。猪脂和敷之。(电子版·《中华医典·普济方》卷四百七)

★ 12. **治耳道湿疹**:乌贼骨30克,朱砂3克,冰片1克。用法:上为极细末。外用撒布。(彭怀仁 主编·《中医方剂大辞典》2册970引《中医皮肤病学简编》)

耳息肉5方

★ 1. **治耳息肉**:取鸦胆子适量,去壳捣烂如泥。轻点息肉上(不要碰到好肉),少顷息肉可化为液体自行流出。(杨仓良 主编·《毒药本草》316)

★ 2. **治耳息肉、外耳道乳头瘤**:硼砂、冰片各一分。用法:研末,点入耳内。(中医研究院革命委员会 编·《常见病验方研究参考资料》489)

★ 3. **治外耳道息肉、耳痔**:用鸦胆子仁9份,凡士林1份,研为膏,每日涂药1～2次。形小者3～5天,形大者6～7天,即可完全脱落。又法:将鸭胆子研为泥状,加甘油1小滴,调匀,外敷。(滕佳林 米杰 编著·《外治中药的研究与应用》415引《疮疡外用本草》)

★ 4. **治耳息肉、外耳道乳头瘤**:鸦胆子仁。用法:研成糊状,于耳道底塞棉花,然后放药于局部(勿涂至正常组织),一日换药一次,连用三五次。又可榨油或浸水涂;研末用香油或菜油、茶油、甘油、凡士林等任择一种调涂。也有加入少

量冰片用的。(中医研究院革命委员会 编·《常见病验方研究参考资料》489)

★ 5. **用于耳息肉**:苍耳子适量,捣汁。滴入耳内。(滕佳林 米杰 编·《外治中药的研究与应用》307)

耳廓血肿 7 方

★ 1. **治耳廓血肿**:鲜鱼腥草 30 克,洗净泥沙,再用一道淘米水洗 1 次,取出捣烂如泥。敷于血肿部位,再用纱布包稳即可,每天换药 1 次。据李尧报道,应用本方治疗 5 例,均于敷药 2 ~ 3 天后痊愈。(薛建国 李缨 主编·《实用单方大全》102)

★ 2. **治耳郭血肿**:三七 50 克,大黄 100 克。用法:将上药共研为极细末,贮瓶备用。每取此散 15 ~ 30 克,用黄酒调和成软膏状,外敷于耳郭血肿局部,再用敷料和胶布固定。每日换药 1 次。一般用药 3 ~ 5 次即愈。功效:凉血活血、清热消肿。(程爵棠 程功文 编著·《单方验方治百病》510)

★ 3. **治耳郭囊肿**:将露蜂房 3 克焙黄研末,与冰片 0.3 克混匀。先温开水将患处洗净,再用生姜片擦一遍。取上药粉适量,加陈醋少许,调糊,做成比囊肿稍大、厚约 0.3 厘米的药饼贴于患处,加以固定,早、晚各热敷 1 次。2 天换药 1 次,一般 2 次见效。5 ~ 7 次即可治愈。(滕佳林 米杰 编著·《外治中药的研究与应用》586)

★ 4. **治耳边腮肿**:五倍子湿纸包烧存性研末,鸡子白调糊遍敷,立消。(清·顾世澄 撰·《疡医大全》493)

★ 5. **治耳疮肿痛**:五倍子末,冷水调涂,湿则干掺之。(明·缪仲淳 编撰·《本草单方》229)

★ 6. **治耳痈**:蝉蜕、蛇蜕各一钱,血余(煅)二钱,硼砂七分,冰片五分。共研细末,吹患处。(清·丁尧臣 著·《奇效简便良方》8)

★ 7. **治外耳道皮肤肿胀、表皮糜烂、耳痛难忍**:五倍子适量用法:取上药,焙干研粉备用。将外耳道用双氧水擦净,尔后用纸筒把五倍子粉吹入耳内,每天 2 次。功能:清热解毒、消炎止痛。(薛建国 李缨 主编·《实用单方大全》607)

耳内胀闷 2 方

★ 1. **治耳内胀闷**:将鹅不食草、辛夷各等分。用法:煎水制成滴液。每次滴入 5 ~ 8 滴。(滕佳林 米杰 编著·《外治中药的研究与应用》488 引《中医耳鼻喉科学》)

★ 2. **用于耳胀耳闭**:木鳖子仁 30 克,赤小豆、大黄各 15 克,为末。以少许生油调匀,棉棒蘸之涂耳内。(滕佳林 米杰 编·《外治中药的研究与应用》引《圣济总录》291 引《太平圣惠方》)

虫入耳 2 方

★ 1. **治虫入耳**:花椒适量。研末,醋调,滴耳;或吹药末入耳(均不宜过多)。(胡郁坤 陈志鹏 主编·《中医单方全书》412)

★ 2. **治蚂蚁入耳**:穿山甲(炒)。用法:上药研面,水调滴入耳内。(李德新等 编著·《祖传秘方大全》264)

其他耳疮 14 方

★ 1. **治各型耳疮(一方治耳有恶疮)**:雄黄 21 克,曾青 15 克,黄芩 7.5 克。用法:将上药捣为细末,研匀。每用少许纳入耳中,有脓出,即以棉杖子拭干用之,每日 1 次。(滕佳林 米杰 编著·《外治中药的研究与应用》97 引《疡科汇粹》)

★ 2. **治耳有恶疮**:马齿苋一两(干者),黄柏半两(锉)。上药研细,每取少许,绵裹纳耳中。(宋立人 总编·《中华本草》2 册 756 引《圣惠方》)

★ 3. **①治耳有恶疮。②治耳痛有脓**:黄连半两,白矾二分(烧令汁尽)。用法:上为末。每

取少许,绵裹纳耳中。(彭怀仁 主编·《中医方剂大辞典》9册166引《圣惠》)

★ 4. **治耳疮**:鸡蛋黄油1个,冰片2厘。用法:鸡蛋黄炼出之油与冰片混合。凉后滴耳内。用脱脂棉塞耳。上药前用棉花拭净耳内脓汁,再滴油。(沈洪瑞 主编·《重订十万金方》720)

★ 5. **治耳生烂疮**:指耳部生疮溃烂。多因局部擦伤或湿疹等继发感染所致。由于疮面多不平整,不易愈合。治宜大枣去核,包青矾煅研,香油调敷。(《中医辞典》编辑委员会 编·《简明中医辞典》294引《杂病源流犀烛》)

★ 6. **治耳上生疮**:鸡子白。敷。(陆锦燧 辑·《鲟溪秘传简验方》179)

★ 7. **治断耳疮**:用轻粉、穿山甲(煨)、铅粉、黄丹各9克,香油少许。前4味药研末,香油调。涂患处,每日1次。(滕佳林 米杰 编著·《外治中药的研究与应用》546)

★ 8. **治耳疖**:【**耳疖散**】雄黄、老生姜各5克。用法:将老生姜挖一洞,然后装进雄黄粉末,再用挖出的生姜封紧洞口,放在陈瓦上,用炭火慢慢焙干,约8小时成金黄色,研粉,过80目筛子,将粉装瓶备用。用75%的酒精清洁外耳道,3%的过氧化氢水清除干痂,用棉签涂药入外耳道,每日1次。(孙世发 主编·《中医小方大辞典》348)

★ 9. **用于各种耳疖**:【**虎蒲散**】虎杖500克,蒲公英150克,紫花地丁100克,冰片50克。上药共研细末,装瓶备用。用时敷于患处,每日换药1次。(滕佳林 米杰 编·《外治中药的研究与应用》355)

★ 10. **治外耳疖肿**:乳香15克,没药15克,血竭15克,儿茶15克。用法:上药共研细,加蜂蜜适量调和,瓶装保存。耳疖初起,每日涂患处1次,2~3日可愈。(唐大晅 张俐敏 主编·《传世金方·祖传秘方》313)

★ 11. **治先天性耳瘘管感染**:先将耳瘘管及周围皮肤消毒,再将白及条(白及研细末调糊搓成线条状)插入管内,外敷一效膏(朱砂、冰片、炉甘石、滑石粉研末调糊),见分泌物及瘘管内容物排出通畅为度。治疗21例,其中10例已形成脓肿,自溃或切开后形成创面和漏孔,5~21天均获愈合;11例无创面和漏孔者,3~18天肿消。(滕佳林 米杰 编·《外治中药的研究与应用》220)

★ 12. **治耳疮瘘**:地骨皮刮去外皮膜,取第二层皮,在铁锅内或瓦上焙干(勿焦),研末调麻油糊,敷于疮口上或瘘管口上,12小时换药1次,连用1周可愈。(孟凡红等 编·《单味中药临床应用新进展》155)

★ 13. **治鼓膜穿孔验案**:林某某,男,25岁,干部。自诉:在3月28日,右耳受到气枪冲击,当时感到麻木,不疼痛,但伴有耳鸣,接电话时感到右耳听力减退,当即到卫生院检查,诊断为鼓膜破裂,未作处理。4月4日到我科检查治疗,见右耳鼓膜后下方,有如绿豆大的穿孔,内无脓汁,鼓膜稍充血。音叉试验右耳传导性耳聋。4月5日用鸡蛋内皮进行鼓膜修补。经30天,鼓膜长好,听力恢复,耳鸣消失。适应证:①中耳炎所引起的鼓膜穿孔。患者无全身症状。局部检查:中耳腔内光滑,无肉芽,已2个月无脓,咽鼓管通气功能正常。最好是选择中央性穿孔,成效较大。②外伤所致的鼓膜穿孔,无感染即可修补。治疗方法:取一新鲜鸡蛋,打破蛋壳,用消毒剪刀剪取鸡蛋内皮1块,与鼓膜等大,放于0.1%的雷佛奴尔液中浸泡10分钟待用。患者外耳道消毒,用棉卷纸蘸10%的硝酸银液涂抹鼓膜穿孔的四周后(目的是刺激组织生长),立即将剪下的鸡蛋内皮紧贴于鼓膜上,外耳道内则用浸有雷佛奴尔液的细小纱条堵塞,以防鸡蛋内皮移动。将鸡蛋内皮贴在鼓膜上,主要是起桥梁作用,使耳膜得以生长。(黄国健等 主编·《中医单方应用大全》217)

★ 14. **治耳被挖伤**:金头蜈蚣1条,焙存性研末,吹入。(清·丁尧臣 著·《奇效简便良方》148)

鼻炎16方

★ 1. **治鼻炎**:鹅不食草5克,冰片少许。用法:采鹅不食草洗净(鲜品),加少许冰片适当搓揉成团,塞鼻,左侧患病塞左,右侧患病塞右,每日1次,连用7天。(张力群等 主编·《中国民族民间秘方大全》1004)

★ 2. **治鼻炎**:【**鹅苍油**】苍耳子(文火焙成

深棕色，去壳）5 克，鹅不食草 5 克。制法：将上药制成散剂，加香油 10 毫升浸泡 1 周，取上清液。用法：取本品滴鼻，每侧鼻孔 1～2 滴，每日 4～5 次，10 日为 1 个疗程。疗效：共治疗 54 例，经治 7～10 日，临床治愈 52 例，显效 2 例。1 年后随访 32 例，偶有喷嚏、流涕 20 例，用本品仍能治愈。轻微头痛 2 例。（梁永才 梁杰圣 主编·《中国外治妙方》520）

★ 3. **治鼻炎**：天南星 1 个。微炮研末，以淡醋调涂红布上，贴囟门处（炙热手频熨）。适用于小儿鼻塞。（胡郁坤 陈志鹏 主编·《中医单方全书》419）

★ 4. **治鼻炎**：黄连 4 克，白芷 4 克，辛夷 6 克，苍耳子 6 克。煎煮 15 分钟后取汁，澄清过滤，装入滴瓶内备用。用时病人仰卧，滴液于鼻中 5～7 滴。刘小炳等报道以上方治疗鼻炎，疗效较好。（王辉武 主编·《中药临床新用》549）

★ 5. **治鼻炎方**：苍耳子、辛夷花各 10 克，细辛 3 克，冰片 2 克，花生油 250 克。先将前 3 味药放入花生油内浸泡 3 天，然后加热，把药物炸黄为度，用纱布过滤去掉药渣，再把冰片（研末）倒入油内，装瓶。用时倒入小滴瓶内，每次滴2～3 滴于鼻内，每日 2～3 次。治疗急慢性鼻炎有较好的疗效。（李家强．编·《民间医疗特效妙方》199）

★ 6. **治鼻炎**：取蜂巢如核桃大，放口中慢慢咀嚼，至鼻塞缓解为生效时间，继续咀嚼 15 分钟，吐出其残渣为 1 次量。鼻黏膜炎症及鼻变态反应病，每日咀嚼 1～2 次；鼻旁窦炎每日 3～4 次，7 天为 1 个疗程。用治鼻炎 103 例，据观察，蜂巢咀嚼后至开始通气时间最快 15～20 秒钟，最迟 16 分钟，平均 55 秒钟至 5 分钟。经治后，绝大多数患者急性发作次数减少，发作间隔时间延长。本方法对变态反应性鼻炎比其他炎症性鼻炎较为敏感，单纯性鼻炎较肥大性鼻炎、鼻旁窦炎显效要快。（宋立人 总编·《中华本草》9 册 230）

★ 7. **治鼻炎、鼻窦炎、鼻息肉、鼻出血**：鹅不食草、辛夷花各 3 克。用法：研末吹入鼻孔，每日 2 次；或加凡士林 20 克，做成膏状涂鼻。（宋立人 总编·《中华本草》7 册 771）

★ 8. **治鼻炎、鼻窦炎**：辛夷花 4 份，鹅不食草 1 份。用法：用水浸泡 4～8 小时后蒸馏。取芳香水，滴鼻。（滕佳林 米杰 编著·《外治中药的研究与应用》489 引广西《中草药处方选编》）

★ 9. **治急性鼻炎**：用少许斑蝥粉贴印堂穴，外用胶布固定，晚贴早揭。（杨仓良 主编·《毒药本草》997）

★ 10. **治急性鼻炎**：斑蝥粉少许，置于两眉中间（阙庭穴），外用胶布固定，晚贴早揭，揭处起小水泡。（孟凡红 主编·《单味中药临床应用新进展》43）

★ 11. **治急性鼻炎、慢性单纯性鼻炎、肥厚性鼻炎、变态反应性鼻炎**：鹅不食草适量。用法：取上药，研为细末。让患者自行吸入少许，每天 2～3 次；或用消毒棉花包裹塞鼻，20～30 分钟取出，每天 1 次。功能：祛风寒，通鼻窍。主治：急性鼻炎、慢性单纯性鼻炎、肥厚性鼻炎、变态反应性鼻炎。附注：据报道，应用本方治疗急性鼻炎 12 例，慢性单纯性鼻炎 23 例，肥厚性鼻炎 16 例，变态反应性鼻炎 11 例，在 62 例中，用药 2～9 天后有 35 例症状消失，25 例症状减轻，2 例效果较差。（薛建国 李缨 主编·《实用单方大全》19）

★ 12. **治慢性鼻炎**：将鸦胆子油涂于双鼻腔下、鼻腔黏膜前后端和游离缘，2～4 天 1 次。（宋立人 总编·《中华本草》5 册 11）

★ 13. **治慢性鼻炎**：40% 的蜂蜜行游子透入法治疗，每日 1 次，电流强度 1～1.5mA，时间 15～20 分钟。（孟凡红 主编·《单味中药临床应用新进展》174）

★ 14. **治慢性鼻炎**：鱼腥草 30 克，麻黄 3 克，杏仁 12 克。用法：水煎服，每日 3 次。功效：宣肺，清热，解毒。适用于慢性鼻炎。验证：临床治疗 32 例，痊愈 18 例，好转 13 例，无效 1 例。（良石 主编·《名医珍藏·秘方大全》288）

★ 15. **治慢性鼻炎**：苍耳子 30～40 个，轻轻捶破，加麻油 1 两，文火煎开，冷后用棉签蘸油少许涂于鼻腔内，每日 2～3 次，2 周为 1 个疗程。据报道，用上方治疗慢性鼻炎 207 例，仅 3 例无效。随访时间最长为 3 年，未见复发。（王辉武 主编·《中药临床新用》311）

★ 16. **治慢性鼻炎，鼻窦炎**：蜜蜂房 1500 克，蔗糖适量。制成颗粒冲剂 1000 克。每袋 12 克。用法用量：开水冲服，每次 12 克，日 2～3 次。（张金鼎 邹治文 编·《虫类中药与效方》50）

鼻窦炎15方

★ 1. **治鼻窦炎:**鲜大蓟根90克,鸡蛋2~3个。2味同煎,吃蛋喝汤。忌吃辛辣等刺激性食物。(宋立人 总编·《中华本草》7册780)

★ 2. **治鼻窦炎:**蛋黄油适量,冰片少许。用法:将冰片研细末,与蛋黄油和匀,滴鼻。每日1~2次,每次1~2滴。(吴静 主编·《祛百病醋蛋秘方》248)

★ 3. **治鼻窦炎:**败酱草60~90克,同炒苍耳子30克。同煎服,1日3次;(王学诗·《中国中医药报》2009年5月18日第十三版)

★ 4. **治鼻窦炎:**取鲜鱼腥草、野菊花、辛夷花各等份,捣烂为糊,将药糊布绞汁,用吸管取药汁滴入鼻腔。每次2~3滴,每日2~3次。(胡献国·《中国中医药报》2011年2月28日)

★ 5. **治鼻窦炎:**鱼腥草50克,藿香叶100克,苍耳子50克。用法:研末,开水送服。每日3次,每次10克,连服16日为1个疗程。备注:本方辛香通窍,对鼻窦炎头昏、神志不清等疗效甚佳。(吴静 陈宇飞 主编·《传世金方·民间秘方》348)

★ 6. **治鼻窦炎:**鹅不食草3克。用法:将上药研为细末,纱布包成圆柱形,白酒浸透。塞入患侧鼻孔,2小时后取出,每日1次,以愈为度。(吴静 陈宇飞 主编·《传世金方·民间秘方》347)

★ 7. **治鼻窦炎:**蜂巢大小约4.5厘米×15厘米×21厘米,每次嚼3厘米~6厘米。(孟凡红 主编·《单味中药临床应用新进展》174)

★ 8. **治鼻窦炎:**白芷30克。研末服,每次3克,每日3次;另取少许吹鼻,每日1~2次。适用于急性鼻窦炎、慢性鼻旁窦炎。(胡郁坤 陈志鹏 主编·《中医单方全书》425)

★ 9. **治急性鼻窦炎:**蜂房不拘量。用法:将蜂房洗干净,撕成小块,放于口中嚼烂,吐渣咽液。每日3次,每次嚼1小块即可。功效:清热解毒。验证:杨某某,患急性鼻窦炎,经用本方后治愈。(良石 主编·《名医珍藏·秘方大全》285)

★ 10. **治慢性鼻窦炎:**鲜鱼腥草捣烂,绞取自然汁,每日滴鼻数次。另用鱼腥草21克,水煎服。(宋立人 总编·《中华本草》3册417)

★ 11. **治慢性鼻窦炎:**冰片适量,鸡蛋5个。用法:将鸡蛋煮熟取出蛋黄,放锅内文火熬出蛋黄油加入冰片少许搅匀。待凉后滴鼻,每日1~2次,每次1~2滴。功能:消炎开窍。(薛建国 李缨 主编·《实用单方大全》492)

★ 12. **治慢性副鼻窦炎:**苍耳子适量。用法:取上药研为细末,炼蜜为丸,每丸重3克。每次服1~2丸,每天3次,连服2周。(薛建国 李缨 主编·《实用单方大全》14)

★ 13. **治慢性副鼻窦炎:**蜈蚣5克、穿山甲5克。研细末,黄酒冲服,每日2次。(李永明·《中国中医药报》,2010年8月18日第5版)

★ 14. **治慢性副鼻窦炎:**瓦松一棵。用法:捣烂塞鼻孔中。(中医研究院革命委员会 编·《常见病验方研究参考资料》478)

★ 15. **治副鼻窦炎:**白芷、辛夷各等分装入枕芯,睡时枕之。每日1~2次,每日最少枕用时间不少于6小时。(滕佳林 米杰 编·《外治中药的研究与应用》222)

萎缩性鼻炎9方

★ 1. **治萎缩性鼻炎:**鱼腥草切碎加热蒸馏;再重蒸使每毫升含原生药1克,收蒸馏液。每100毫升加0.8克氯化钠溶解,再加适量吐温—80使溶液澄明,用—G_3垂熔玻璃漏斗过滤,滤液灌装,流通蒸气灭菌30分钟。上药滴鼻,每日3次,每次5~8滴。(孟凡红 主编·《单味中药临床应用新进展》610)

★ 2. **治萎缩性鼻炎:**活水蛭5~6个浸清水2~3天吐尽杂物,于10毫升蜂蜜中浸泡10小时,过滤取液,高压蒸气消毒放阴凉干燥处。或用注射器吸装无毒塑料瓶内用酒精灯加热封口以备用。每侧滴入3~4滴,日2次。(孟凡红等 编·《单味中药临床应用新进展》487)

★ 3. **治萎缩性鼻炎:**鱼脑石一钱,青黛五分,冰片二分,同研嗅鼻。(中医研究院革命委员会 编·《常见病验方研究参考资料》477)

★ 4. **治萎缩性鼻炎：**鱼脑石一两，川芎五钱，冰片一钱，同研吹鼻。（中医研究院革命委员会 编·《常见病验方研究参考资料》477）

★ 5. **治萎缩性鼻炎：**鱼脑石、青果炭各二钱，冰片四分。同研吹鼻。（中医研究院革命委员会 编·《常见病验方研究参考资料》477）

★ 6. **治萎缩性鼻炎：**鼻腔洗净，蘸生蜂蜜涂鼻腔处。每日早、晚各涂1次。（孟凡红 主编·《单味中药临床应用新进展》174）

★ 7. **治萎缩性鼻炎：**用40%的大蒜液或50%的大蒜甘油涂布鼻腔，每天3次，一般3～4天即获显效。或以50%大蒜甘油用消毒棉花制成大蒜油棉栓，均匀铺盖鼻腔各个部分。半小时后取出，6～12次为1个疗程。须坚持进行3个疗程。（李世文 康满珍 主编·《一味中药祛顽疾》34）

★ 8. **治萎缩性鼻炎：**消毒纱布条，长6厘米，宽0.5厘米，浸于10%的黄连液中24小时，以之填塞于患侧鼻腔内，每日1次，10次为1个疗程。据报道，用上方治疗萎缩性鼻炎10例，用药后对轻度或中度萎缩病变者效果较好，对嗅觉恢复、结痂、鼻分泌物减少等方面效果显著。（王辉武 主编·《中药临床新用》549）

★ 9. **治萎缩性鼻炎：**用独角莲100克，蟾酥1.5克，麝香1克，冰片2克，清油或甘油适量。用法：上药配成膏剂。分成小块塞入鼻腔，亦可制成油剂，滴入鼻孔或涂布。（滕佳林 米杰 编著·《外治中药的研究与应用》580）

过敏性鼻炎14方

★ 1. **治过敏性鼻炎：**乌梅10克，防风5克，甘草1克，每日1剂，开水200毫升泡1小时后送服中成药，早晨补中益气丸10克，刺五加糖浆10毫升；晚上补肾强身片8片，刺五加糖浆10毫升；清涕特多似水时，加服金锁固精丸，早晚各1粒；鼻痒喷嚏独重加服干柏鼻炎丸。陈安凤用上法治疗过敏性鼻炎12例，症状全部消失。（王辉武 主编·《中药临床新用》130）

★ 2. **治过敏性鼻炎：**斑蝥、白芥子各20克。将药研极细末，以50%的二甲基亚矾调成软膏状。用时取麦粒大一团置于2厘米×2厘米的胶布中心，贴于穴位上，取穴为内关、外关（均为双侧），交替贴治。每星期1次，4次为1个疗程。必要时可连贴2～3个疗程。一般贴后3小时（儿童2小时）揭去。治疗64例，显效39例，有效19例。（滕佳林 米杰 编著·《外治中药的研究与应用》561）

★ 3. **治过敏性鼻炎：**秋冬是过敏性鼻炎的高发季节。现为大家介绍单味中药——鹅不食草内服、外用结合治疗，有良效。用法：用新鲜的鹅不食草10克，清水一碗半，煎成大半碗，取少许滴鼻，两边各2～3滴，剩下的内服。每日1次，连用3～5天，就有不错的效果。功效：鹅不食草味辛、性温，有通窍散寒、祛风利湿、散瘀消肿、止咳的功能。《本草纲目》记载："鹅不食草，上达头脑，而治顶痛目病，通鼻气而落瘜肉。"适宜人群：患有过敏性鼻炎或慢性鼻炎者，有鼻塞、喷嚏、流涕等不适的人也可以试用。（王娟 整理·《中国中医药报》2009年11月25日）

★ 4. **治过敏性鼻炎：**蜂蜜少许。将蜂蜜滴入鼻腔内。（洪国靖 主编·《中国当代中医名人志》7）

★ 5. **治过敏性鼻炎：**鹅不食草适量。用法：取上药，制成鹅不食草点鼻液，用药加水煎煮成1%的溶液，每天3次点鼻。（薛建国 李缨 主编·《实用单方大全》19）

★ 6. **治过敏性鼻炎、慢性鼻炎：**鹅不食草。用法：取鲜者捣烂，塞入鼻中，或挤汁滴入鼻中。（中医研究院革命委员会 编·《常见病验方究参考资料》477）

★ 7. **治过敏性鼻炎、慢性鼻炎：**苍耳子、去壳研细末，每服1钱，1日2～3次。（中医研究院革命委员会 编·《常见病验方研究参考资料》477）

★ 8. **治过敏性鼻炎验案：**甄某某，女，16岁。1992年8月2日初诊。患过敏性鼻炎6年余，时发时止，反复无常。发作时鼻塞流清涕、鼻痒，喷嚏，前额痛。常以西药对症治疗，未能根除。舌质淡红，舌苔薄白，脉细弱。用斑蝥粉醋调成膏，取如绿豆大小2粒，用风湿膏贴敷于双侧肺俞穴，2小时后去掉，发起之水泡无须挑破，使其自行吸收。1周后重复1次，连续3次告愈。（杨鹏举 主编·《中医单药奇效真传》423）

★ 9. **治过敏性鼻炎验案**:陈某某,女,47岁,干部。患过敏性鼻炎20余年,每年多于冬季频繁发作,且伴发支气管哮喘。经抗过敏药物、激素、封闭、脱敏等法治疗,效果不明显;1979年12月5日,患者因阵发性鼻痒,接连不断地喷嚏、大量清水样鼻涕外溢、鼻阻塞并伴发头胀、头痛、耳鸣、畏光、流泪,深感痛苦而来本科门诊治疗。给予斑蝥灸治,取内关穴。贴1次后即觉鼻内舒适,症状缓解。连贴5次,一冬未发。支气管哮喘也有减轻。(黄国健等 主编·《中医单方应用大全》43)

★ 10. **治慢性过敏性鼻炎**:鹅不食草10克,凡士林90克。用法:将上药研为极细末,加凡士林调成软膏。取本品涂布于棉片上,填入双侧鼻腔,每次30分钟,每日1次,15次为1个疗程。疗效:共治疗105例,治愈45例,有效38例,好转22例,总有效率为100%。(梁永才 梁杰圣 主编·《中国外治妙方》235)

★ 11. **治慢性过敏性鼻炎**:鹅不食草30克,川芎30克,细辛6克,辛夷6克,青黛3克。用法:共为细末,患者口噙冷水,让人将药粉吹入鼻孔内,取嚏为效。(唐大晅 张俐敏 主编·《传世金方·祖传秘方》319引《医宗金鉴》)

★ 12. **治过敏性鼻炎**:旱莲草30克,每日水煎取100毫升,早、晚分服。(孟凡红 主编·《单味中药临床应用新进展》385)

★ 13. **治过敏性鼻炎:【甘草干姜汤】**炙甘草2份,干姜1份。水煎服。疗效:我(胥)用上方治疗过敏性鼻炎(属肺气虚寒证)3例,均愈。(中医研究院 编·《伤寒论语译》20)

★ 14. **治鼻流清涕不止:【白芷丸】**白芷为细末,以葱白捣烂为丸,小豆大。每服二十丸,茶水送下。(宋立人 总编·《中华本草》5册886引《证治准绳》)

鼻渊、脑漏14方

★ 1. **治鼻渊、脑漏**:鱼腥草五钱。用法:水煎服。(中医研究院革命委员会 编·《常见病验方研究参考资料》478)

★ 2. **治鼻渊、脑漏**:用鲜鱼腥草捣汁,滴入鼻内。(中医研究院革命委员会 编·《常见病验方研究参考资料》478)

★ 3. **治鼻渊流涕**:苍耳子。炒,末。每白汤点服一二钱。(陆锦燧 辑·《鲟溪秘传简验方》23)

★ 4. **治风寒鼻渊**:苍耳子、辛夷花各9克。水煎服。(吴大真等 主编·《灵验单方秘典》258引《朱肱活人书》)

★ 5. **治鼻渊**:紫草20克,莱菔子12克,杏仁12克。以此为基本方,随证加减。王长珍报道用此方治疗鼻渊152例,有效率为82%,一般服药3~15剂。另报道,《本经》载紫草"利九窍"。故以紫草20克,莱菔子15克,苍耳子10克,甘草6克。治疗急慢性鼻渊73例;有效率为86%。(王辉武 主编·《中药临床新用》610)

★ 6. **治鼻渊验案**:邹某,男,40岁,干部。患鼻炎3年多,平日鼻塞,浊涕多,头痛,经用中西药治疗效果不显著,故取斑蝥1.5克研为细末备用,把胶布剪成铜钱大,中间挖绿豆大的小孔,将此胶布贴于印堂穴,患者仰卧于床上,然后取半粒绿豆大的斑蝥粉于胶布孔中,后用小胶布覆盖其上,保留1昼夜,揭去胶布,局部可见1小水泡,用消毒针刺破后,用消毒棉球拭干渗液,再涂龙胆紫。3次即愈,随访2年未见复发。(杨鹏举 主编·《中医单药奇效真传》421)

★ 7. **治鼻渊验案**:兰某某,女,19岁,1983年3月28日就诊,半年前出现发热,前额痛,鼻塞,不辨香臭、流脓涕,经忠县县医院检查诊断为"急性副鼻窦炎"。经用西药穿刺疗法好转。1周前因感冒而上述症状加重,服西药效差。查:舌苔薄黄,脉浮数。证属热壅肺窍。取鲜鱼腥草全草捣烂,绞汁滴鼻,每日3~5次,每次2~3滴,并取全鱼腥草鲜者150~200克或干品50~60克煎水,每天早、晚各服1次。15天为1个疗程,治疗2个疗程后,症状全部消失。服3个疗程后(每1个疗程间隔5天),经检查正常,嘱再服1个疗程以巩固疗效,随访至今未复发。(杨鹏举 主编·《中医单药奇效真传》421)

★ 8. **治脑漏**:独蒜。捣烂。左鼻涂左足心,右鼻涂右足心,越日去蒜,三四日而愈。(陆锦燧 辑·《鲟溪秘传简验方》172)

★ 9. **治脑漏、鼻渊**:大蒜切片,贴足心,取效止。(宋立人 总编·《中华本草》8册40引《摘

玄方》)

★ 10. **治鼻渊：【白及丸】**白及，研末，酒糊丸，每服三钱，黄酒下，半月愈。(江苏新医学院 编·《中药大辞典》上册 668 引《外科大成》)

★ 11. **治鼻渊：**鹅儿不食草(一名地胡椒。采取阴干，晒燥，研末收贮)鼻窍中时流黄色浊涕，用鲜鹅不食草塞鼻；治鼻渊久不愈，鼻中淋沥腥秽血水，头眩虚晕而痛者，用鲜鹅不食草塞鼻数次，内服补中益气汤。(彭怀仁 主编·《中医方剂大辞典》7 册 221 引《集验良方》)

★ 12. **治脑漏：**鲜鹅不食草捣烂，塞鼻孔内。(江苏新医学院 编·《中药大辞典》下册 2401)

★ 13. **治脑漏，鼻流臭涕：**野薄荷不拘多少。水煎，点水酒服。(宋立人 总编·《中华本草》7 册 83)

★ 14. **治鼻病，流臭水气，脑冷漏下：【二黄散】**硫黄、黄丹(炒)、白芷各等分。用法：上为末，少许吹鼻中。3～5 次即愈。(彭怀仁 主编·《中医方剂大辞典》1 册 102 引《普济方》)

鼻瘜肉(鼻痔)23 方

★ 1. **治鼻瘜肉：**乌梅一两，枯矾五钱。同捣，用适量做成药条塞入鼻中。(中医研究院革命委员会 编·《常见病验方研究参考资料》479)

★ 2. **治鼻瘜肉(又名鼻痔)：**乌梅肉炭、硼砂各 3 钱，冰片 3 分。共研细末，撒患处，或用香油调搽。(《全国中草药汇编》编写组 编·《全国中草药汇编》上册 212)

★ 3. **治鼻瘜肉：**乌梅适量。用法：取个大肉多的乌梅适量用清水浸泡浸透，把肉剥下，焙干研为极细末，加冰片混匀贮瓶备用。用时以消毒棉签或棉球蘸药末敷撒患处，每天 3～4 次，直到息肉脱落为止。验案：某女患鼻息肉。曾在医院做过手术，现又复发。息肉堵塞鼻腔，造成呼吸困难。花了 1000 多元也未治好，后用本方治疗，用药后呼吸通畅，鼻腔舒适，连用 1 星期后，鼻息肉脱落痊愈，共花 2.5 元钱。(刘有缘 编著·《一两味中药祛顽疾》585)

★ 4. **治鼻息肉及耳息肉：**硼砂、乌梅炭各三钱，冰片三分。用法：同研细末，涂患部或以香油调搽。(中医研究院革命委员会编·《常见病验方研究参考资料》480)

★ 5. **治鼻息肉：**冰片。用法：研细点。(中医研究院革命委员会 编·《常见病验方研究参考资料》479)

★ 6. **治鼻中息肉垂下者：**片脑点之。(江苏新医学院 编·《中药大辞典》上册 952 引《濒湖集简方》)

★ 7. **治鼻息肉：**松花粉一钱，梅片一分。用法：共研末，吹入鼻中。(中医研究院革命委员会 编·《常见病验方研究参考资料》479)

★ 8. **治鼻息肉：**白矾末一钱，冰片一分。用旱莲草汁调成糊状涂。(中医研究院革命委员会 编·《常见病验方研究参考资料》479)

★ 9. **用于鼻息肉：**青蒿灰、石灰各等分，熬膏点之。(滕佳林 米杰 编著·《外治中药的研究与应用》31)

★ 10. **治鼻息肉：**枯矾、鸦胆子仁等分同研搽。(中医研究院革命委员会 编·《常见病验方研究参考资料》479)

★ 11. **治鼻息肉：**雄黄(细研如粉)150 克。用法：每次 6 克，温开水调下，每日 2 次。不出半个月息肉自出。(孙世发 主编·《中医小方大辞典》170 引《圣济总录》)

★ 12 **治鼻息肉：**雄黄六分，硼砂五分，枯矾二分，冰片一分。同研塞患处。(中医研究院革命委员会 编·《常见病验方研究参考资料》480)

★ 13. **治鼻息肉：**白矾。用法：生、枯各半用熬熟猪油调匀，棉球粘药塞鼻中。(中医研究院革命委员会 编·《常见病验方研究参考资料》479)

★ 14. **治鼻中息肉，不闻香臭：**烧矾石末。用法：以面脂和，绵裹着鼻中，数日息肉随药消落。(江苏新医学院 编·《中药大辞典》上册 681 引《千金方》)

★ 15. **治鼻瘜肉(又名鼻痔)：**硼砂一钱，白矾五分，共研细末，搽入鼻息内。(中医研究院革命委员会 编·《常见病验方研究参考资料》480)

★ 16. **治鼻中肉赘，臭不可近，痛不可摇：**枯矾、硼砂少许。用法：上为末。吹鼻。(彭怀仁 主编·《中医方剂大辞典》4 册 997 引《古今医鉴》卷十六)

★ 17. **治鼻息肉：**蜘蛛、红糖各适量。共捣

烂,涂鼻息肉上。(宋立人 总编·《中华本草》9册136)

★ 18. **治鼻息,鼻痔:【化瘾丹】**雄黄五分,枯矾五分,苦丁香三钱(鲜仍取汁)。上为末,调稀搽在患处。(宋立人 总编·《中华本草》1册390引《洞天奥旨》)

★ 19. **治鼻中息肉:【敷鼻蚯蚓散】**白颈蚯蚓一条(韭园内者),猪牙皂荚一挺。用法:上纳于瓷瓶中,烧熟,研细。先洗鼻内令净,以蜜涂之,敷药少许在内,令清水下尽。(彭怀仁 主编·《中医方剂大辞典》10册1280引《圣惠》)

★ 20. **治鼻息肉:**鲜鹅不食草。用法:取鲜鹅不食草适量捣烂取汁;滴于鼻息肉上,每日数次,连续治疗1~2周。直至息肉变小乃至消退。(刘有缘 编著·《一两味中药祛顽疾》585)

★ 21. **治鼻痔:**用巴豆(去壳)12粒,阳起石3克,石莲心30枚,上为末。每用1克,嗃入鼻中,又用棉块子蘸药塞入鼻中,其痔肉化烂自出。(滕佳林 米杰 编著·《外治中药的研究与应用》192引《医学纲目》)

★ 22. **治鼻痔:【三妙散】**轻粉二钱,白矾五钱,杏仁七粒(去皮)。用法:上为末。吹鼻中。(彭怀仁 主编·《中医方剂大辞典》1册554引《仙拈集》卷二)

★ 23. **治鼻痔臭不可近,痛不可摇:【白矾散】**白矾(煅枯)二钱,硇砂五分。用法:共为细末,每用少许点上。(江苏新医学院 编·《中药大辞典》上册681引《医学心悟》)

鼻塞不通5方

★ 1. **治鼻塞不通:**苍耳子10克,捣如泥。用渣贴于头顶(百会穴)。(滕佳林 米杰 编·《外治中药的研究与应用》307引《验方汇集》)

★ 2. **治鼻塞不通:**用小蓟一把,水二升,煮一升,去滓,分服。(明·胡濙 撰·《卫生易简方》190)

★ 3. **治鼻塞不闻香臭:**川芎、辛夷各一两,细辛(去苗,叶)三分,木通(锉)半两。用法:上四味,捣罗为散。每以少许,绵裹塞鼻中,湿即易之。(宋立人 总编·《中华本草》5册981引《圣济总录》)

★ 4. **用于鼻塞:**硼砂3克,薄荷10克,檀香2克,冰片1克。先将薄荷、檀香研末,后入硼砂、冰片研匀,装入密闭瓶中贮存备用。每取1小匙放入烧瓶中,用酒精灯烤烧,趁热用烟熏鼻,每日1次。(滕佳林 米杰 编著·《外治中药的研究与应用》106)

★ 5. **治伤风鼻塞验案:**巫某某,女,30岁。开始伤风感冒,鼻流清涕,鼻旁肿胀,频频喷嚏,嗅觉不敏,用滴鼻净2日无效。取斑蝥1只,研细粉,取少许,置于两眉中间(阙庭穴),外用胶布贴紧固定,翌日揭去,眉心中有一小水泡,泡破拭去水液,涂紫药水,第2天鼻部症状完全消失。(杨鹏举 主编·《中医单药奇效真传》430)

酒糟鼻12方

★ 1. **治酒糟鼻:**马齿苋煎汤,日洗,极效。(杨建宇等 主编·《灵验单方秘典》247引《太平圣惠方》)

★ 2. **治酒渣鼻:**生石膏适量。用法:取上药和生石灰各等分,研细末,过筛,用乳钵研匀,装瓶备用。用时先将患处用清水洗净,取药粉适量,加烧酒调成糊状,外敷,每天1次,一般连用3次。局部皮损者禁用。功能:清胃降火。据张桂宝报道,应用本方治疗12例,均获痊愈。(薛建国 李缨 主编·《实用单方大全》46)

★ 3. **治酒渣鼻:【参归丸】**苦参净末四两,当归身末二两。用酒糊丸,如梧桐子大,每服七八十丸,食后热茶下。(宋立人 总编·《中华本草》4册639引《古今医鉴》)

★ 4. **治酒糟鼻:**牵牛花子适量。研成细粉,用蛋清调匀。每晚涂敷于患处,白天洗去。孕妇禁用。(杨毅玲 编·《特效验方3000例》30)

★ 5. **治酒渣鼻:【麻黄宣肺酒】**麻黄、麻黄根各二两,头生酒五壶。将药入酒内煮三炷香久,露一宿,每早、晚各饮3~5杯。(宋立人 总编·《中华本草》2册355引《医宗金鉴》)

★ 6. **治酒渣鼻:**大黄、硫黄各等分,研为细末,组成颠倒散。将药面拌匀,量出5克放入酒盅中,加凉水适量调成糊状。每晚临睡前用毛笔或毛刷涂鼻部，次晨洗脸时洗去，每晚1次，2星期为1个疗程，一般需2~3个疗程。共治20例，痊愈10例，显效7例，好转2例，无效1例。（滕佳林 米杰 编著·《外治中药的研究与应用》95）

★ 7. **治酒渣鼻及妇人鼻上生黑粉刺：**生硫黄一钱，轻粉一钱，杏仁二七个（去皮）。用法：上为末。生饼药调，临卧时涂，早则洗去。（彭怀仁 主编·《中医方剂大辞典》10册221引《得效》）

★ 8. **治酒渣鼻：**生石灰、生石膏各等分，研细为末过筛，用乳钵研匀装瓶备用。用时先将患处用清水洗净，取药粉适量，加烧酒调成泥糊状，外敷，每日一次，一般连用三次。局部皮损者禁用。张桂宝用上方治疗酒渣鼻12例，均获痊愈。（王辉武 主编·《中药临床新用》175）

★ 9. **治酒渣鼻，赤疱注上面脸者：**脑子，真酥调涂敷。（江苏新医学院 编·《中药大辞典》上册952引《海上方》）

★ 10. **治肺风酒渣鼻：【白矾散】**白矾（生用）、硫黄（生用）、乳香各等分。用法：上为细末。每用手微抓动患处，以药擦之。（彭怀仁 主编·《中医方剂大辞典》3册752引《奇效良方》卷五十九）

★ 11. **用于风刺赤鼻：**大风子仁、硫黄、轻粉、木鳖子仁各适量。为末。夜夜水调涂之。（滕佳林 米杰 编著·《外治中药的研究与应用》93引《本草纲目》）

★ 12. **治赤鼻：**雄黄五钱（用透明成块，无石，红色者为佳），硫黄五钱，陈小粉（真正者）适量。共研细末，和一处，用乳汁调敷。（宋立人 总编·《中华本草》1册390引《摄生众妙方》）

鼻疳7方

★ 1. **治鼻疳：**用乌贼骨、白及各3克，轻粉1克，上药同研末。敷布于患处，每日2次。适用于流脓痂之湿热症。（滕佳林 米杰 编·《外治中药的研究与应用》218引《本草纲目》）

★ 2. **治鼻孔穿烂（名鼻疳）：**五倍子烧存性研末，黄蜡猪油和匀敷。（清·丁尧臣 编·《奇效简便良方》19）

★ 3. **治鼻疳：**鼻疳是鼻中发痒，连唇生疮，脓液浸淫，痒而不痛。五倍子15克。用法：上药以好酸醋煲，乘热气熏鼻。每日熏3~4次，连熏3~4日。（李德新 编·《祖传秘方大全》274）

★ 4. **治鼻疳牙疳：**用五倍子烧存性，为末，贴。（电子版·《中华医典·普济方》卷六十六）

★ 5. **治疳蚀口鼻：**五倍子，烧存性，研末，掺之。（何清湖·《历代医学名著全书·本草纲目》4册3324）

★ 6. **治鼻疳（烂通其孔者）：**用鹿角一两（剉碎焙焦），白矾一两（煅过），头发五钱（灯上烧过）。共研为末。先用椒水洗净疳孔，然后搽之。如不收口，可用瓦松烧存性，为末搽之。（清代·吴世昌 王远 辑·《奇方类编》13）

★ 7. **治鼻疳鼻腔溃疡：**瓦松。用法：瓦松烧灰研末，渗患处，每日3次。验案：某男，50岁。鼻中生疮多日，疼痛奇痒难忍。用上方治疗几分钟就感到舒服了，继而疼痛消失。（刘有缘 编著·《一两味中药祛顽疾》596）

鼻部杂证12方

★ 1. **治变态反应性鼻炎：**独头大蒜及轻粉各少许。用法：共捣如泥（现用现配）。将约20毫米见方的胶布中央剪个直径约6毫米的圆孔，然后将胶布贴在两眉中间，圆孔对准印堂穴，取蒜泥如绿豆大放入孔内，再贴上一层胶布。15~20分钟（或时间更长）后，穴位处感觉灼热不可忍时去掉贴敷物，可见起一小水疱。经3~4天让水疱吸收愈合后，再行第2次贴敷治疗，3次为1个疗程。必要时隔10天再行第2个疗程。如果不慎疱破，用甲紫药水涂搽即可。一般不会感染，愈后不留瘢痕，仅有色素加深，不久自行消退。史正耀用大蒜治疗变态反应性鼻炎120例，痊愈57例，显效38例，好转18例，无效7例，总有效率为94%。（李世文 康满珍 主编·《一味中药祛顽疾》37）

★ 2. **治慢性鼻腔炎：**将冰片溶于热液状石蜡中，配成2%的透明液体。每日滴鼻3~4次，每次1~2滴。据10余例观察，对慢性单纯性鼻炎疗效较好,对慢性肥厚性鼻炎亦有效,对萎缩性鼻炎可改善症状。滴药后鼻塞症状消失,分泌物由黄绿色变成白色,分泌量渐趋减少。(江苏新医学院 编·《中药大辞典》上册952)

★ 3. **治鼻前庭炎:**硫黄80克,雄黄20克,樟丹10克。共研细末,加凡士林200克,调匀成膏。外涂疮面,治疗45例,全部有效。(滕佳林 米杰 编著·《外治中药的研究与应用》95)

★ 4. **治鼻肿痛:**天花粉2两。用法:研成末,蜂蜜2两,拌匀分4份,1日服2份。(中医研究院革命委员会 编·《常见病验方研究参考资料》483)

★ 5. **治鼻臭而痛:**用鱼腥草熬浓汁加白糖收膏,每早、晚各服一酒杯。(中医研究院革命委员会 编·《常见病验方研究参考资料》478)

★ 6. **治鼻中生红线一条,少动之则痛如死:【冰砂丹】**硼砂一分,冰片一分。用法:上为末。以人乳调之,轻轻点在红线中间。(彭怀仁 主编·《中医方剂大辞典》4册699引《石室秘录》卷四)

★ 7. **治鼻痈:【杏仁细辛膏】**杏仁(水浸,去皮,焙)、细辛、白芷各3克,全蝎(焙)2个。用法:上药研为末,香油调敷。(孙世发 主编·《中医小方大辞典》1417引《直指》卷二十一)

★ 8. **治鼻中隔糜烂:**白矾细末,香油调糊,均匀地涂于糜烂面,每天1次,5天为1个疗程。(孟凡红 等·《单味中药临床应用新进展》16)

★ 9. **治鼻腔手术中止血:**乌贼骨粉13克,淀粉等量。加水200毫升混匀后加温20分钟,冷却后置冰箱冻结12小时,取出融化后即成乌贼骨止血海绵,贮于75%的酒精中。药于盐水中浸10分钟,轻压排净酒精即可用。(孟凡红 主编·《单味中药临床应用新进展》524)

★ 10. **治鼻疮,阴囊湿痒,阴浊肿痛,疮多脓汁,溃疡不敛,蝎螫痛楚:【海蛸散】**乌贼骨(焙为黄色,去壳)。用法:上为细末,外用。(彭怀仁 主编·《中医方剂大辞典》8册713)

★ 11. **用于鼻内流脓:**硼砂3克,薄荷1.5克,共研细末。嗃鼻。(滕佳林 米杰 编著·《外治中药的研究与应用》106)

★ 12. **治鼻梁生疮:**七星蜘蛛一个捣烂。用法:敷于患处,再以蜘蛛网盖之即愈。(沈洪瑞 主编·《重订十万金方》388)

口疮55方

★ 1. **治口疮:**用五倍子末掺之,便可饮食。(明·胡濙 撰·《卫生易简方》181)

★ 2. **治天行口疮:【五倍子散】**五倍子(炒)。上为末。敷之。涎出吐去,以愈为度。(彭怀仁 主编·《中医方剂大辞典》2册410引《伤寒总病论》卷三)

★ 3. **治口疮:【螺青散】**五倍子(去蛀末,拣净)10克,螺儿青100克。用法:上药研为细末。每用少许,掺之。(孙世发 主编·《中医小方大辞典》706引《普济方》卷二九九)

★ 4. **治口疮:**五倍子、黄连各20克,冰片4克。用法:将上药共研极细末,过120目筛后,贮瓶备用,勿泄气。每取此药粉涂搽患处,日搽3~4次。一般用药2~4天后即可治愈。功能:清热解毒,敛疮生肌。(程爵棠 程功文 编著·《单方验方治百病》538)

★ 5. **治口疮:**五倍子10克,白矾3克。用法:将五倍子烘干,与白矾共研细末,每次用少量药末涂在患处。(杨建宇 著·《灵验单方秘典》25)

★ 6. **治口疮:**五倍子粉10克,冰片3克,扑尔敏8毫克。先将五倍子研为细末,过100目筛,然后将3药同研调匀,装入消毒的密闭容器内备用。取少许药粉用香油调成糊状,再用棉签蘸药膏点涂患处,每日2次。(唐大晅 张俐敏 主编·《传世金方·祖传秘方》342)

★ 7. **治口疮:**五倍子5个,槐米3钱。用法:共研细末,搽之有效。(中医研究院革命委员会 编·《常见病验方研究参考资料》449)

★ 8. **治口疮:**五倍子、远志(去心)各半两。用法:上为末。掺少许于舌上。吐出而疮已效。(元·危亦林 著·《世医得效方》637)

★ 9. **治口疮:**五倍子9克,苍术15克,甘草3克。用法:每日1剂,水煎,分3次口服。加减:舌质红,苔黄腻者,加黄柏;食少纳呆者,加砂仁。病例验证:用此方治疗口疮患者7例,均获治愈。其中最快者服药3剂,最慢者服药9剂。(《名医验方》324)

★ 10. **治口疮:【复方五倍子散】**用五倍子15克,挖空,加硇砂0.3克,黄连1.5克,湿纸包好,置铁锅内,文火炙酥,去灰纸,加冰片0.3克,共研细末,加西瓜霜15克。每取0.2克喷患处,每天3次。同时,急性期用黄连解毒汤加减;慢性期用二陈汤和四君子汤加减。每天1剂,水煎服,结果:治疗126例中,显效106例,有效20例,总有效率为100%。(李世文 康满珍 主编·《一味中药祛顽疾》106)

★ 11. **治口疮:**五倍子八分,黄柏二钱,密陀僧四分,铜青一分。用法:上为细末,干掺之。(彭怀仁 主编·《中医方剂大辞典》7册390引《鸡峰》卷二十五)

★ 12. **治口疮:**百草霜、五倍子各10克,细辛1克,冰片3克。用法:上药先将细辛、五倍子研细,再加入百草霜、冰片重复研为细末,混合均匀,装瓶备用,勿泄气味。先用淡盐开水漱口,然后将药末敷于疮面,每日2~3次。疗效:治疗患者50例,治愈(用药2~3天,疮面愈合)45例,好转(用药2~3天后疼痛减轻,疮面缩小)5例。(史书达 编著·《中国民间秘验偏方大成》1027)

★ 13. **治口疮:**五倍子、黄连、地骨皮、黄柏、生甘草各30克。用法:共研细末,吹患处。(吴素玲 李俭 主编·《实用偏方大全》757引《喉科集液》)

★ 14. **治口疮:**绿茶1克,五倍子10克,蜂蜜25克。用法:五倍子加水400毫升,煮沸10分钟,加入绿茶、蜂蜜,再煮5分钟,分2次徐徐饮之。(李川 主编·《民间祖传秘方》297)

★ 15. **治红白口疮:【柏倍散】**五倍子6克(炒),炒黄柏6克,冰片2克。用法:共研细末,撒患处,日数次。附注:用上药后流涎即愈。此系家传秘方。(许选民 李庆峰 主编·《中国百年百名中医临床家丛书——许玉山》239)

★ 16. **治口疮:**红枣10枚,梅花冰片少许。用法:红枣烧灰存性,与冰片和匀。吹患处。(吴素玲 李俭 主编·《实用偏方大全》761引 清代·王梦兰 编·《秘方集验》)

★ 17. **治口疮:【青矾散】**生白矾、铜青各等份。用法:上药研为细末。用倒流水调药少许,口内噙,少时即吐。(孙世发 主编·《中医小方大辞典》425引《普济方》卷二九九)

★ 18. **治口疮:【羽泽散】**白矾6克,硼砂3克。用法:上药研为末。蜜调,敷患处。(孙世发 主编·《中医小方大辞典》375引《古今医鉴》卷十六)

★ 19. **治口疮:**白矾适量。用法:研细过筛,于猪胆上部剪一开口,将白矾沿口塞入,以塞满为度。用线将猪胆开口扎紧,悬挂于屋檐下自然晾晒,待猪胆表面出现一层白霜时(至少1年)取下研成细末,装瓶备用。用时每次取药末少许涂于患处,每日3次。(宋立人 总编·《中华本草》1册329)

★ 20. **治口疮:【羽泽散】**白矾、甘草各等份。用法:上药研为末。掺口。(孙世发 主编·《中医小方大辞典》375引《古今医鉴》卷十六)

★ 21. **治口疮:**白矾6克,白糖4克。加热熔化成矾糖膏(气候寒冷易凝固,需加温熔化),用棉签蘸涂于患处,每日1次。共治顽固性口腔溃疡95例,结果用药1次治愈者达90%以上,一般不超过3次。使用后溃疡处疼痛增剧,口流涎水,3~5分钟后即可消失。(宋立人 总编·《中华本草》1册330)

★ 22. **治口炎:**冰片1.5克,煅白矾6克,黄柏6克,小麦面(烧灰)10克。用法:上为细末。吹入小儿口腔。(彭怀仁 主编·《中医方剂大辞典》4册697)

★ 23. **治口糜:【必效散】**白矾、大黄各等份。用法:上药研为细末。临卧干贴。沥涎尽,温水漱之。(孙世发 主编·《中医小方大辞典》335引《卫生宝鉴》)

★ 24. **治口疮、鹅口疮:**白猪胆一个,白矾。用法:把白矾入胆中,悬在阴处,经过冬夏,将矾研极细,吹患处。(沈洪瑞 主编·《重订十万金方》715)

★ 25. **治口疮:**乌梅一个。用法:火煨后,加冰片五厘,同研极细末,吹入口中患处。(中医研究院革命委员会 编·《常见病验方研究参考资料》449)

★ 26. **治口疮:**川黄连6克,蛋黄油适量。用法:将黄连研细末,与蛋黄油调和,涂溃疡处。适应证:用于心脾积热复感火、热、燥邪及阴虚火旺所致的口疮。(吴静 主编·《祛百病醋蛋秘方》242)

★ 27. **治口疮:【青冰粉】**青黛、冰片各等量,研末。取药粉适量撒于溃疡面上,闭口10分

钟,每日 3~5 次。治疗 350 例,用药 2~5 天后全部痊愈。(宋立人 总编·《中华本草》3 册 552)

★ 28. **治口疮**:向日葵秆内芯。用法:烧成炭,用香油调匀,搽于患处。(中医研究院革命委员会 编·《常见病验方研究参考资料》449)

★ 29. **治口疮**:鲜板蓝根 30~60 克(若无鲜品,用干药 10~30 克亦可)。用法:水煎汁,将 1/3 涂擦患处,1 天涂 7~8 次,另 2/3 内服。验案:陈某某,女,30 岁。牙龈、口腔黏膜溃疡,充血、水肿,表面有不规则白色丝绒状膜,饮食时疼痛。曾服维生素 B_2、维生素 C、黄连素,疗效不显。遂用上方治疗,2 天即愈。(刘有缘 编著·《一两味中药祛顽疾》560)

★ 30. **治口疮**:茵陈 20 克,加水 150 毫升,文火煮沸 10 分钟代茶饮,3 天 1 个疗程。张彩琴用上方治疗口疮 23 例,总有效率为 96%。(王辉武 主编·《中药临床新用》452)

★ 31. **治口疮**:珍珠、牛黄各适量。用法:将上药适量研细末,取少许吹于患处,每日 2~3 次。(唐大晅 张俐敏 主编·《传世金方·祖传秘方》341)

★ 32. **治口疮**:【**黄连朴硝散**】黄连、朴硝、白矾各五钱,薄荷叶一两。上为粗末,放入腊月黄牛胆内,风前挂两月,取下。如遇口疮,旋将药研细敷之,去其热涎即愈。(宋立人 总编·《中华本草》3 册 220 引《景岳全书》)

★ 33. **治口疮**:蜘蛛(檐下)7 个,白矾 30 克,冰片 3 克。用法:生白矾放在瓦上加热熔化成液体,投入活蜘蛛,待白矾由液体变成固体后,去火,剔除蜘蛛遗体,再加入冰片,共研成极细粉末,贮瓶密封备用。先用 0.9% 的氯化钠溶液清洗口腔,用纸管撮其药末,对准吹入患处,均匀撒布于疮面上,1 日 3~4 次。治疗 200 例,全部治愈,除鹅口疮 2~3 日治愈,其他各型均在 1 日内治愈。(张俊庭 主编·《中华名医特技精典》810)

★ 34. **治口疮**:【**速效散**】吴茱萸、赤芍药各等份。用法:上药研为粗、细末。每于临卧,先用粗末 12 克,开水泡,淋洗腿脚,拭干;以细末 6 克,米醋调匀,摊两脚心,用软纸贴定,再以帛子系定,天明再易则愈。(孙世发 主编·《中医小方大辞典》552 引《普济方》卷二九九)

★ 35. **治口疮口疳**:茱萸末,醋调涂足心。亦治咽喉作痛。(宋立人 总编·《中华本草》4 册 932 引《濒湖集简方》)

★ 36. **治虚火上浮型口疮**:吴茱萸 15~30 克。用法:研成细末,用醋调成糊状,睡前敷于双侧涌泉穴,并用胶布固定。第 2 日清晨去除。功效:滋阴降火,引火归元。按语:虚火上浮型口疮表现为:口腔溃烂或糜烂,稀散,周围红色不显著,疼痛不明显,反复发作或迁延不愈。(郭志杰 吴琼等 主编·《传世金方·一味妙方》203)

★ 37. **治老人、虚人口疮**:【**二圣散**】吴茱萸(去浮者,炒)、地龙(去土,炒)不拘多少。用法:上药研为细末。每次用药面各 15 克,醋调,涂两脚心,油单隔,片帛系定,临卧用,次日便见效。(孙世发 主编·《中医小方大辞典》209 引《医方类聚》卷七十七)

★ 38. **治口疮**:【**二物散**】白僵蚕、黄连各等份。用法:上药研为末。临卧掺口内。(孙世发 主编·《中医小方大辞典》214 引《圣济总录》)

★ 39. **治口疮**:【**愈疡散**】枯矾 20 克,黄柏 20 克,蛇蜕 1 条,晚蚕蛾 10 只,冰片 15 克,朱砂适量。将蛇蜕、晚蚕蛾焙干,与诸药共研细末,密封贮存。用药少许敷于疮疡面,每日涂药 1~3 次,前 2 次间隔 30 分钟。共治 528 例,痊愈 465 例,显效 63 例,总有效率为 100%。(滕佳林 米杰 编著·《外治中药的研究与应用》554)

★ 40. **治口疮**:蜜浸大青叶含之。(江苏新医学院 编·《中药大辞典》下册 2482《药性论》)

★ 41. **治口疮疼痛**:【**赴筵散**】五倍子(小嫩者)1 两,黄柏(蜜涂,炙紫色)、滑石(研)各半两。用法:上为末,和匀。每服半钱许,干掺疮上,良久可饭食,奇效。(元·危亦林 著·《世医得效方》636)

★ 42. **治口疮验案**:李某某,女,29 岁。近 3 年来下口唇反复溃疡出血,出血后见精神萎靡、肢软无力、头昏等。最近口腔溃疡出血加剧,几乎半月出血 1 次,出血量增多,经多次治疗,效果不佳。特来求治,诊时正值出血,张老(张介安)当即用鲜旱莲草 1 把(约 30~50 克)洗净,用干净纱布包好捣烂取汁,将药汁涂于出血处,片刻血止。嘱回去照前法用之,并服清胃火、泻肝热中药 3 剂,此后病人未来复诊,以为无效。4 个月后,病人因他病求治,问口唇出血如何?回答

已愈。(杨鹏举 主编·《中医单药奇效真传》453)

★ 43. **治口疮**:薄荷、黄柏各等分,为末,入青黛少许搽之。(宋立人 总编·《中华本草》7册 83)

★ 44. **治口疮、口角炎**:红枣炭、黄柏末各等分。用法:共研末,用香油调敷患处。(中医研究院革命委员会 编·《常见病验方研究参考资料》450)

★ 45. **治赤口疮:【白矾散】**白矾(枯)、没药、乳香、铜绿各等分。用法:上为细末。掺之。(彭怀仁 主编·《中医方剂大辞典》3 册 752 引《医统》卷六十三)

★ 46. **治老幼口疮**:蛇蜕皮水浸软,拭口内一二遍即愈,仍以药贴足心。(缪仲淳 编撰·《本草单方》235 引《婴孩宝鉴》)

★ 47. **治一切口疮**:鸡内金烧灰,敷之。(江苏新医学院 编·《中药大辞典》上册 1204 引《活幼新书》)

★ 48. **治口疮**:硼砂末。用法:研极细,用喷筒吹入口中。或同蜂蜜调涂;或用甘油调涂;或用冰片为散撒布;或冲开水作含漱剂。(中医研究院革命委员会 编·《常见病验方研究参考资料》448)

★ 49. **治口疮**:硼砂、生石膏各等分。用法:共研极细末,愈细愈好,撒患处自化,不拘时候,撒后,勿立即吃奶。(中医研究院革命委员会编·《常见病验方研究参考资料》449)

★ 50. **治口疮**:蓬砂、青黛、脑子、石膏各等分。用法:上为末,抄半钱,临卧敷口内。(彭怀仁 主编·《中医方剂大辞典》10 册 858 引《普济方》)

★ 51. **治口疮验案**:方某某,女,2 岁,舌尖上有多个白色溃疡面,外周红润,舌伸唇外,流涎不止,不能饮乳,曾敷冰硼散和中药外敷无效,于 10 月 5 日,用蜂房散(露蜂房 1 两,剪碎炒焦,枯矾 3 钱共为细末)敷患部,3 天即愈。(杨鹏举 主编·《中医单药奇效真传》450)

★ 52. **治口疮咽燥**:龙脑三钱,黄柏三两。为蜜丸梧子大,每麦门冬汤下十丸。(宋立人 总编·《中华本草》3 册 552 引《摘玄方》)

★ 53. **治口疮**:干蟾(炙)一枚。用法:上为散。绵裹半钱匕,含吐津。(彭怀仁 主编·《中医方剂大辞典》1 册 659 引《圣济总录》)

★ 54. **治口疮,多痰涎,久不愈者:【含化雌黄丸】**雌黄(细研)10 克,蟾酥 5 克。用法:上药相和,以瓷器盛,于饭甑内蒸,熟久候冷,看得所,丸如粟米大。绵裹 1 丸,含化咽津。(孙世发 主编·《中医小方大辞典》401 引《圣惠》)

★ 55. **治红白口疮、搭背**:取活蟾蜍皮焙干成粉,加少许冰片吹口疮处;治疗搭背可外敷患处,破溃者佳。(杨仓良 主编·《毒药本草》58)

复发性口疮 6 方

★ 1. **治复发性口疮**:服用珍珠粉治疗复发性口疮。或珍珠粉外涂。(孟凡红 主编·《单味中药临床应用新进展》630)

★ 2. **治复发性口疮**:蛋黄油适量。先用生理盐水将患处洗净,然后用消毒棉签蘸蛋黄油涂搽患处,每日 3 次,连用 4 日可愈。用此方治疗复发性顽固性口腔溃疡患处 10 余例,疗效颇佳。(李家强 编·《民间医疗特效妙方》203)

★ 3. **治复发性口疮**:症见口疮反复发作,口腔黏膜溃疡、糜烂。疼痛难忍,饮食刺激时痛苦更甚。每次取新鲜女贞子叶 7 片,为 1 剂量。水煎服。每天 3 剂。据蒋中文报道,应用本方治疗 54 例,效果极佳。一般 1 次即效,多则服药 3 天即愈。(清·丁尧臣 著·《奇效简便良方》558)

★ 4. **治复发性口疮:【五矾散】**五倍子 36 克,枯矾 24 克,白糖 10 克。用法:先将五倍子炒黄加入白糖完全熔化后冷却,和枯矾共研极细末,装瓶备用。根据口疮面积的大小,取药面适量用香油调成糊状涂患处,每日 2~3 次。(蔡福养 著·《蔡福养临床经验辑要》242)

★ 5. **治复发性口疮**:复发性口腔溃疡,其病缠绵,治疗颇为棘手,用干燥的五倍子细粉局部涂敷,治疗 112 例,一般 1 周收效。如徐某某 1986 年 7 月来诊。口腔溃疡反复 5 年,此次发作 1 月余,疼痛较甚,影响进食和睡眠。检查见舌、牙龈、口腔内颊黏膜均有溃疡,遂取五倍子粉用干棉签敷于溃疡面,每日 5~6 次,疼痛逐渐减轻,1 周即愈。[《中医杂志》编辑部整理·《中医杂志》专题笔谈文萃(1995—2004,第一辑)610]

★ 6. **治复发性口疮**:蒲公英(鲜品)150 克。用法用量:将上药煎浓汁,漱口兼口服,每日 1 次。功能:主治复发性口疮。病例验证:张某,女,45 岁。口腔糜烂多年,面和口唇各有赤小豆样大小溃疡点多个,舌边及上腭黏膜有糜烂点多个,口臭。曾外擦青梅散、冰硼散,内服维生素 B_2、维生素 C 均无效。嘱其采蒲公英鲜品,每次用 125 克煎浓汁,按上方服用。治疗 5 日即痊愈。1 年后随访,未见复发。(《名医验方》323)

口腔溃疡 46 方

★ 1. **治口腔溃疡**:茵陈每日 30 克,煎汤内服或漱口。经治本病 40 例,3 ~ 4 天均愈,其中对单纯性口腔黏膜溃疡效果较好。(宋立人 总编·《中华本草》7 册 691)

★ 2. **治复发性口腔溃疡:【蜈蚣冲剂】**蜈蚣适量,制成冲剂。用法:口服 6 克,每日冲服 2 次。1 周为 1 个疗程。治疗 231 例,显效 104 例,有效 102 例,无效 25 例。(张金鼎 邹治文编·《虫类中药与效方》148)

★ 3. **治溃疡性口腔炎**:怀山药 20 克,冰糖 30 克。置容器内,兑入少量温水,用武火煮沸后,再用文火煎 30 分钟,渣重复煎 1 次,2 次药液混匀。分早晚 2 次服,每天 1 剂,连服 2 ~ 3 天。据周仓珠报道,应用本方治疗 50 例,一般服 2 剂即愈。(薛建国 李缨 主编·《实用单方大全》523)

★ 4. **治口腔溃疡**:天花粉 30 克,生蒲黄 10 克,蝉蜕 6 克,蜂蜜 30 毫升。水煎服,每日 2 次。(金福男 编·《古今奇方》164)

★ 5. **治口疮溃疡验案**:徐某某,男,21 岁。口疮溃疡 1 周余,舌尖部 2 × 3 厘米,下唇内侧 3 × 5 厘米,疼痛剧烈,口干,烦躁,舌质红,脉微弦。曾用核黄素、维生素 C 等,无明显好转。用海螵蛸粉适量,撒于病灶上。日 3 次,每次 10 分钟漱口,用药后,1 天痛减,能安然入睡,3 天病愈。(杨鹏举 主编·《中医单药奇效真传》451)

★ 6. **治口腔溃疡验案**:保某某,男,40 岁。因患原发性肝癌用 VCR、ADM、5 - FU 抗癌药治疗后,舌上及口腔黏膜出现大小不等糜烂面,部分相互融合,并有少许灰白色渗出物,烧灼样疼痛,流涎不能进食,夜间不能入睡,用锡类散等疗效不显,改用珍珠粉外敷糜烂面,每天 4 次,3 天后即痊愈。(黄国健等 主编·《中医单方应用大全》518)

★ 7. **治口腔溃疡验案**:郑某某,男,64 岁。食管中段癌切除术后,伴有右前第 4 肋转移,肺转移。患者用 AT1258、VCR、MTX 等治疗后,口腔出现糜烂,范围波及舌、腭颊和口唇黏膜,张口困难不能进食,遂用珍珠粉每天 4 次,治疗 4 天即愈。(黄国健等 主编·《中医单方应用大全》518)

★ 8. **治口唇溃疡**:将冬青叶 1 小撮洗净,放在干净的木板上,用干净的锤子打碎,把锤好的药敷在患处,一般敷药 5 ~ 6 小时即可见效。(李家强 编·《民间医疗特效妙方》69)

★ 9. **治口腔溃疡**:取新鲜女贞子叶 2 ~ 3 片,洗净放在嘴里咀嚼成泥状,然后将其用舌尖抵于溃疡面停留 10 ~ 20 分钟即可止痛,3 日内溃疡面即愈合。治疗 50 例,优良率达 68%。按语:此法疗效确切,无副作用,是治疗口腔溃疡的良药。(《中国民间疗法》2007 年 2 月第 2 期 19 日)

★ 10. **治口腔溃疡**:将吴茱萸捣碎,过筛,取细末加适量好醋调成糊状,涂在纱布上,敷于双侧涌泉穴,24 小时取下。用量:1 岁以下用 0.5 ~ 2 钱,1 ~ 5 岁用 2 ~ 3 钱,6 ~ 15 岁用 3 ~ 4 钱,15 岁以上用 4 ~ 5 钱。治疗 256 例,有 247 例治愈。一般敷药 1 次即有效。(江苏新医学院 编·《中药大辞典》上册 1120)

★ 11. **治口腔溃疡验案**:王某某,男,4 岁。1978 年 6 月 7 日就诊。患儿素有消化不良,口腔溃疡反复发作,中西医治疗无效,日趋严重,住院治疗,当日用吴茱萸 20 克,研末,醋调,敷于双侧涌泉穴,4 次而愈。(杨鹏举 主编·《中医单药奇效真传》453)

★ 12. **治顽固性口腔溃疡**:吴茱萸 10 克研末,米醋调糊,贴于双足涌泉穴,胶布固定,每日 1 次。(孟凡红等 编·《单味中药临床应用新进展》532)

★ 13. **治口腔溃疡**:取黄连 5 克,吴茱萸 3 克,共捣末。以米醋适量调成糊状,每晚敷患儿双侧涌泉穴,白天取下。治疗小儿口腔溃疡 13

例,均获治愈。最快者2剂,最慢者5剂。(滕佳林 米杰 编·《外治中药的研究与应用》322)

★ 14. **治口腔炎、口腔溃疡:**吴茱萸18克,肉桂12克。研成细末,醋调,捏成小饼状敷于双足底涌泉穴,用绷带固定,1天1次。庄胤伦用上方治疗小儿口腔炎70例,其中50例应用3次以下痊愈,最长不超过1周。(王辉武 主编·《中药临床新用》326)

★ 15. **治急性溃疡口腔炎:**蛋黄油适量,1:5000高锰酸钾溶液及淡盐水适量。用法:先用高锰酸钾溶液洗净溃疡(疮)面,再用淡盐水把局部坏死组织及高锰酸钾溶液洗干净,然后用蛋黄油涂患处。每日1~2次。(吴静 主编·《祛百病醋蛋秘方》242)

★ 16. **治口腔溃疡:**五倍子适量。研末,搽患处;或煎汤漱口;或煎汤泡白矾(或胆矾),漱口。(胡郁坤 陈志鹏 主编·《中医单方全书》449)

★ 17. **治口腔溃疡:**五倍子38克,枯矾25克。用法:取五倍子洗净晾干,置于铁锅中加入小许白糖(约3克)微火共炒,至表面呈黄色为度。将五倍子与枯矾共研为细面,贮入瓶中备用。先用生理盐水洗净溃疡表面的污秽,用棉签蘸干创面,用五倍子散少许撒布于创面上,每日1次。疗效:验证56例中,用药1日治愈者12例,用药2日治愈者38例,用药3日治愈者5例,用药3日以上治愈者1例。治愈率达100%。(雷一鸣 杨柱星 黄儒 主编·《中华名医顽症绝症秘方大全》1104)

★ 18. **治口腔溃疡、牙龈炎:**取五倍子12克,加水200毫升,煎取汁100毫升,每天分3次口噙,每次10~15分钟,7天为1个疗程。用药期间,禁食辛辣刺激性及多油食物,无论是虚火或实火均可治疗。用于治疗口腔溃疡96例,84例轻型溃疡者痊愈,12例重型溃疡有2例好转未坚持,有10例用药2个疗程全部痊愈。牙龈炎68例,用药1个疗程痊愈者62例,明显好转者5例,无效者1例。(李世文 康满珍 主编·《一味中药祛顽疾》104)

★ 19. **治口腔溃烂:【硼柏散】**炒五倍子9克,炒黄柏9克,硼砂9克,川黄连6克,冰片2克。用法:共研细末,装入小瓶备用。撒患处流涎,日数次。(许逸民 李庆峰 编著·《中国百年百名中医临床家丛书·许玉山》240)

★ 20. **治口腔溃疡:**五倍子、青黛各30克。先将五倍子用文火炒黄,碾碎过100目筛。然后将两药同在乳体内研细均匀,贮瓶备用。用时将药粉撒在口疮溃疡面上(不痛)。每日3次,一般3天见效。(王辉武 主编·《中药临床新用》372)

★ 21. **治口腔溃疡,疼痛时流涎水:**五倍子3克(炒),冰片0.9克,米醋少许,将五倍子用砂锅炒黄,加冰片研为极细末,滴入米醋调成稀糊,用鸡翎蘸涂于患处。(周洪范 编·《祖传秘方全书》1036)

★ 22. **治口腔溃烂:【硼柏散】**炒五倍子9克,炒黄柏9克,硼砂9克,川黄连6克,冰片2克。用法:共研细末,装入小瓶备用。撒患处流涎,日数次。(许逸民 李庆峰 编著·《中国百年百名中医临床家丛书·许玉山》240)

★ 23. **治复发性口腔溃疡:**五倍子18克,冰片6克。用法:共研极细末,早、中、晚三餐漱口后及临睡前各搽一次,搽药后暂禁食。治1例10天而愈。(良石 主编·《名医珍藏·外治秘方》390)

★ 24. **治复发性口腔溃疡:**五倍子、青黛各30克,硼砂5克,冰片1克。用法:前2味药研为极细末,过100目筛,然后于乳体中加硼砂、冰片,共研末,取适量药末撒敷患处,每日3~4次。(廖新华等 主编·《常见病验方集锦·口腔病验方600首》248)

★ 25. **治复发性口腔溃疡(阴虚湿热型):**五倍子5克,白矾3克。用法:五倍子煎汤后泡白矾,待白矾融化后,以药汁含漱,每日3次。(廖新华等 主编·《常见病验方集锦·口腔病验方600首》281)

★ 26. **治复发性口腔溃疡(阴虚湿热型):**五倍子、青黛各30克,枯矾20克,冰片10克。用法:上药研为细末,和匀,过120目筛。治疗时用无菌棉签蘸药末涂抹疮面,每日3次。(廖新华等 主编·《常见病验方集锦·口腔病验方600首》243)

★ 27. **治复发性口腔溃疡(阴虚湿热型):**五倍子、干地龙、吴茱萸各等分。用法:上药研为细末,和匀,用醋调成膏状。治疗时取药膏少许敷于足心涌泉穴,每日1次。(廖新华等 主编·

《常见病验方集锦·口腔病验方600首》269)

★ 28. **治复发性口腔溃疡(阴虚湿热型)**:柏叶炭6克,五倍子、冰片各0.6克。用法:上药研为细末,加生蜂蜜30毫升,调和成膏状。每于饭后漱口后将药膏涂于患处。(廖新华等 主编·《常见病验方集锦·口腔病验方600首》261)

★ 29. **治复发性口腔溃疡(心火上炎型)**:五倍子、儿茶各30克,冰片3克。用法:上药研为细末,和匀。治疗时取药末适量吹入患处,每日2~3次。(廖新华等 主编·《常见病验方集锦·口腔病验方600首》260)

★ 30. **治复发性口腔溃疡(心火上炎型)**:五倍子6克,黄连、薄荷(后下)、甘草各2克。用法:上药加水煎成浓汁。治疗时蘸药汁少许涂于患处,每日2次。(廖新华等 主编·《常见病验方集锦·口腔病验方600首》253)

★ 31. **治复发性口腔溃疡(脾胃湿热型)**:五倍子10克,金银花、白残花各15克,佩兰、薄荷(后下)各6克。用法:水煎,药汁用冷开水稀释成1∶1溶液后含漱,每日1剂,日3次,每次1分钟。(廖新华等 主编·《常见病验方集锦·口腔病验方600首》245)

★ 32. **治复发性口腔溃疡(脾胃湿热型)**:五倍子12克,枯矾6克,白糖3克。用法:上药炒微黄,研末备用。用0.5%地卡因把上末调成糊状,饭后涂擦患处,每日3次。(廖新华等 主编·《常见病验方集锦·口腔病验方600首》240)

★ 33. **治复发性口腔溃疡(脾胃湿热型)**:紫草15克,黄柏10克,五倍子7.5克,青黛3克,冰片1克,植物油50毫升。用法:把前3味压成粗末,待植物油加热冒烟后,把药面放入油中,再加热10分钟,把药渣滤出再加青黛、冰片。治疗时取少许涂擦患处,日1次。(廖新华等 主编·《常见病验方集锦·口腔病验方600首》237)

★ 34. **治复发性口腔溃疡(脾胃湿热型)**:五倍子9克,苍术15克,甘草3克。用法:浓煎,每日1剂,分3次服。(廖新华等 主编·《常见病验方集锦·口腔病验方600首》214)

★ 35. **治口腔溃疡**:板蓝根30~60克(干品10~30克)煎汁,用1/3涂擦患处,每日7~8次,2/3内服。柿正松用上方治疗口腔黏膜溃疡51例,均在2~3天内治愈。(王辉武 主编·《中药临床新用》376)

★ 36. **治口腔溃疡**:板蓝根50克,加水700毫升,煎水450毫升,再取煎液1/3浓缩为50毫升,涂擦患处;2/3药液分次含漱,每天5~6次,每天1剂。据王连芬报道,应用本方治疗15例,多数病人用药3~4天痊愈。(薛建国 李缨 主编·《实用单方大全》96)

★ 37. **治口腔破溃:【冰硼散】**硼砂90克,冰片、白僵蚕各15克。用法:上药研为末,每包1.5克,分3次搽用。敷搽患处,或泡水漱口。(孙世发 主编·《中医小方大辞典》902)

★ 38. **治口腔溃疡验案**:王某某,女,28岁。1985年2月10日初诊。患者8年多来,经常口腔溃烂,有时发于上下唇内,有时发于颊膜、舌缘、咽部,常因情绪紧张或月经周期,或食物机械损伤而诱发,或发1处,或2~3处不等。此次发于饮食之后,历时已4天,右颊及下唇内各发溃疡1处,大如黄豆,覆盖黄色脓液,溃疡周围组织红肿,焮痛,只能进食流汁,伴右下颌淋巴结肿大,压痛。患者平素常心烦少寐,头晕,面色红,舌红,苔薄腻,脉细数。经用本法治疗,2天后患处焮痛消失,4天后溃疡愈合,坚持使用此法,口疮不复发生。治疗方法:每天以硼砂适量,溶于冷开水中,配制2%~3%的溶液,患者以此溶液于饭后漱口或刷牙,坚持长期使用,每天至少2次,最好不间断。(黄国健等 主编·《中医单方应用大全》339)

★ 39. **治口腔溃疡**:茜草20克,黄连5克。水煎,每日1剂,连服14日。(李永明 张可堂·《中国中医药报》2011年3月11日)

★ 40. **治溃疡性口腔炎**:取冰片0.3克,加入1个鸡蛋的蛋白混合(宜临时配制,不宜久贮)。用时先嘱患者用0.02%的呋喃西林溶液漱口,用棉卷擦干患部后涂以冰片蛋白,每日4~5次。初步观察,对某些溃疡性或糜烂性口腔炎有较好疗效。止痛作用明显,加速炎症消除,促进口腔黏膜剥脱、糜烂和溃疡的愈合。特别对物理因素所引起的黏膜损害效果良好,而对细菌或其他复杂因素所致的黏膜损害,亦能发挥辅助治疗作用。(江苏新医学院 编·《中药大辞典》上册952)

★ 41. **治口腔溃疡:**用消毒棉签蘸 30% 的蜂胶乙醇浸液直接涂擦溃疡面,或将蘸药的棉签压患处 2 分钟。每日用药 2 次,直至痊愈。治疗 52 例,其中单发溃疡 32 例,多发溃疡 20 例。涂药一次疼痛明显减轻,4 次疼痛消失。溃疡治愈最长 4 天,最短 1 天,平均 2 天。(宋立人 总编·《中华本草》9 册 224)

★ 42. **治溃疡性口炎:** 蜂房 30 克,白矾 9 克,香油适量。用法:将蜂房剪碎炒焦,同白矾共研细末,贮瓶备用。每取此散适量,用香油适量调和成糊状,外涂敷患处。直至痊愈为止。功效:清热解毒,敛疮止痛。附记:本方无刺激性,止痛快,效果好。(程爵棠 程功文. 编著·《单方验方治百病》538)

★ 43. **治口腔溃疡:【五倍子饮】**蜂蜜 25 克,绿茶 1 克,五倍子 10 克。将五倍子加水 400 毫升,煮沸 10 分钟,加入绿茶和蜂蜜。5 分钟后分 2 次徐徐饮下,连续 3 日。(袁立霞 主编·《秘方偏方治百病》199)

★ 44. **治口腔溃疡验案:**徐某某,女,64 岁。患者口唇溃疡已 2 年,经中西医长期治疗无效。1982 夏,笔者以夏枯草 1 味,每天 30 克,煎汤代茶饮。服至 1 个月后,口唇红肿消退,溃疡面显著缩小,3 个月后溃疡面基本愈合,患者信心更足,连续坚持服用 5 个月。跟踪观察 1 年,未见复发。(黄国健等 主编·《中医单方应用大全》454)

★ 45. **治口腔炎,口腔溃疡,咽喉炎等;对小儿口腔炎症有特效:【口腔炎喷雾剂】**露蜂房 750 克,蒲公英 1500 克,皂角刺 750 克,忍冬藤 1 500 克。用法: 制成雾剂。口腔喷雾用。每次向口腔挤喷药液适量,每日 3 ~ 4 次,小儿酌减。功效:清热解毒,消炎止痛。(孙世发 主编·《中医小方大辞典》1266)

★ 46. **治口腔黏膜病:**白及末 40 克,白糖 60 克。搅拌均匀备用。患处用双氧水、盐水洗净,然后搽涂白及糖粉,用棉球压迫 15 ~ 30 分钟。(孟凡红等 编·《单味中药临床应用新进展》24)

口糜生疮 9 方

★ 1. **治口糜生疮:【大黄蜜煎方】** 大黄一两(切如指头大),以蜜煎五七沸,候冷取出。每含一块,咽津。(宋立人 总编·《中华本草》2 册 717 引《圣济总录》)

★ 2. **治口糜生疮:**白矾、大黄各等分。用法:为细末。临卧干贴,沥涎尽,温水漱之。(宋立人 总编·《中华本草》2 册 717 引《济生拔萃》)

★ 3. **治口糜生疮:**黄柏(蜜涂炙干,去火毒)、白僵蚕(直者,置新瓦上,下以火、蚕丝断,出火毒)各等份。用法:上药研为细散。掺疮及舌上,吐涎。(孙世发 主编·《中医小方大辞典》592)

★ 4. **治口疮糜烂:**生蜜一味。频涂疮上。三五次愈。(宋立人 总编·《中华本草》9 册 214)

★ 5. **治化疗后口腔糜烂:**珍珠粉。用法:取市售珍珠粉适量,涂于口腔溃烂处,每天 4 次,至痊愈为止。功效:解毒生肌。(郭志杰 吴琼等 主编·《传世金方·一味妙方》253)

★ 6. **治口糜口苦:**五倍子、青黛、黄丹各等分,研末,口内噙化。(王树泽·《金元四大家医学全书·朱震亨医学文集》下册 1588)

★ 7. **治口糜:**五倍子、苦参、黄丹、青黛各等分。(王树泽·《金元四大家医学全书》下册 1413)

★ 8. **治糜烂性口角炎:【冰胆液】**用冰片 2 克,西咪替丁片 0.4 克。用法:共研极细末溶入 5 毫升猪胆中,混合均匀。用棉签将药液涂搽患处,每日 2 ~ 3 次。共治 20 例,3 天治愈 9 例,5 天治愈 10 例,6 天治愈 1 例。治愈率为 100%。(滕佳林 米杰 编著·《外治中药的研究与应用》557)

★ 9. **治单纯性疱疹性口炎:** 取板蓝根 1 两,制成 60 毫升煎液,1 ~ 3 岁小儿每次 10 ~ 20 毫升,日服 3 次。治疗 11 例,均于第 2、第 3 天热退、流涎停止、充血消失、坏死上皮脱落。(江苏新医学院 编·《中药大辞典》上册 1252)

口腔炎 12 方

★ 1. **治口腔炎:【胃祥宁颗粒】** 女贞子 9

克,金银花 12 克。煎服。(宋立人 总编·《中华本草》6 册 186)

★ 2. **治口腔炎**:马鞭草 30 克。水煎服,每日 1 剂,早、晚各 1 次,3 日为 1 个疗程。芮仲三用上方治疗口腔炎 110 例,其中感染牙周膜炎 56 例,经用药 2 个疗程均治愈;智齿寇周炎 33 例,口腔炎 21 例,经 2 个疗程均治愈。(王辉武 主编·《中药临床新用》88)

★ 3. **治口腔炎**:蒲公英适量(焙炭存性),枯矾、冰片各少许。共研极细末,取少许吹入患处,每日数次。(宋立人 总编·《中华本草》7 册 990)

★ 4. **治口腔炎**:五倍子制成 5% ~10% 溶液,作含漱剂,每日 3 ~4 次漱口。亦可用于溃疡洗涤剂。(《全国中草药汇编》编写组 编·《全国中草药汇编》上册 153)

★ 5. **治口腔炎**:五倍子 0.5 克,加水 10 毫升,煎至一半,过滤,备用。漱口用,每次 5 毫升,日 2 ~3 次。(张金鼎 邹治文编·《虫类中药与效方》263)

★ 6. **治霉菌性口腔炎**:五倍子 3 枚,各切一小口,分别纳红糖、白糖各半少许,封口,以面团包裹,煨至面团为焦黄色为度,阴干后,除去面团,将五倍子研极细末,搽涂患处。共治疗 159 例,结果:治愈 150 例,占 95%。(宋立人 总编·《中华本草》5 册 90)

★ 7. **治口腔炎**:五倍子 5 克,青黛 7.5 克,人中白 12.5 克,月石 10 克,冰片 7.5 克。用法:将上药共研细末贮存。局部外敷,每日 2 ~3 次。(王海亮等 主编·《皮肤病良方 1500 首》462)

★ 8. **治急慢性口腔炎、齿龈炎、风火牙疼。此外,对急慢性咽炎和扁桃体炎也有一定的疗效:【漱口方】**取五倍子适量煎水,每天用以漱口 3 ~4 次。(网络下载)

★ 9. **治口腔炎**:鱼腥草 500 克。用法:蜂蜜适量,做成蜜丸,每次服 10 克,每日服 2 次,14 日为 1 个疗程。备注:此方法主要用于治疗白斑周围发红,毒热明显者。戒烟。(吴静 陈宇飞 主编·《传世金方·民间秘方》363)

★ 10. **治口腔破溃:【冰硼散】**硼砂三两,冰片五钱,僵蚕五钱。用法:上为末,每包五分,分三次搽用。敷搽患处,或泡水漱口。(彭怀仁 主编·《中医方剂大辞典》4 册 703)

★ 11. **治口腔炎、扁桃体炎**:取活鼠妇 30 ~40 个,置瓦上焙干研末,加冰片少许,装瓶密封。取药末吹患处(尽量不吞下),每日 2 ~3 次。治口腔炎、扁桃体炎、牙龈炎等共 250 余例,一般在 3 ~5 日内治愈。(江苏新医学院 编·《中药大辞典》下册 2499)

★ 12. **治口腔炎、齿龈炎**:常由胃热火升而致,除予清胃降火之品内服外,另用五倍子、青黛等份研末外搽,有消炎散肿、收敛止痛之功,可以加速治愈。

验案举例:颜某,男,42 岁,工人。长期劳累过度,虚火上炎。以致口腔炎经常发作伴见齿龈肿胀,苔微黄、质红,脉动细数,治宜倍黛散外搽,另以决明子、知母各 10 克,泡汤代茶饮之。药后 3 日好转,5 日痊愈。(朱良春 主编·《朱良春—虫类药的应用》379)

口臭 6 方

★ 1. **治口臭**:黄连 3 克,白矾 3 克,食盐 3 克。将上药加水 200 毫升,煎开待凉。时时漱口,至口臭消失。(滕佳林 米杰 编著·《外治中药的研究与应用》449)

★ 2. **治口臭**:黑枣数枚。食大蒜时先食。(胡郁坤 陈志鹏 主编·《中医单方全书》451)

★ 3. **口臭**:川芎适量。水煎,含服。(胡郁坤 陈志鹏 主编·《中医单方全书》451)

★ 4. **治口臭**:马鞭草 30 克。用法:水煎分 2 次服。对口臭效果较好。(郭旭光·《中国中医药报》第 5 板,2009 年 10 月 28 日)

★ 5. **治口臭**:香白芷 21 克。研末,饭后以井水送服 3 克。适用于口中气臭。(胡郁坤 陈志鹏 主编·《中医单方全书》451)

★ 6. **治口臭**:白梅适量。常含服(可以香口)。(胡郁坤 陈志鹏 主编·《中医单方全书》451)

口舌生疮 22 方

★ 1. **治口舌生疮**:五倍子 5 克,冰片 2 克,

共为细末，撒布于患处，每日 3 次，2 ~ 3 天即可治愈。[李永明 张可堂·《中国中医报》2010；(11)：8]

★ 2. **治口舌生疮：【赴筵散】**用五倍子、密陀僧等分。为末。酱水漱过，干贴之。(院方)加脱蚕蛾。(何清湖·《历代医学名著全书·本草纲目》4 册 3324)

★ 3. **治口舌生疮：【黄芩丸】**黄芩一分，五倍子一分，蟾酥半分。用法：上为末，炼蜜为丸，如鸡头子大。每取一丸含，吐津。以愈为度。按语：方中黄芩清热泻火，五倍子敛疮生肌，蟾酥拔毒散结。三药相伍，蜜丸含化，对口舌生疮有奇功。(田代华 主编·《实用中医三味药方》735 引《圣惠方》卷三十六)

★ 4. **治口舌生疮：【青黛散】**青黛(淘净)15 克，硼砂 1.5 克，冰片少许。用法：上药研为末。干掺。验案：阴道炎(福建中医药，1994，5：26)：以本方外用治疗真菌性阴道炎 300 例，结果用药后 1 ~ 3 天症状、体征消失者 177 例；7 天前恢复正常者 289 例；14 天以上症状、体征仍在者为无效，只有 1 例。(孙世发 主编·《中医小方大辞典》960 引《疡科选粹》)《本草纲目》4 册 3456)

★ 5. **治口舌生疮：【蟾矾散】**干蟾(炙)、胆矾等分，研末，取小豆大敷在疮上，1 ~ 2 小时后，用新汲水漱口。(胡晓峰 编著·《虫蛇药用巧治百病》219)

★ 6. **治口舌生疮烂痛：**蟾酥适量。用法：取时以线趁温染之，晒干。用时剪少许含之，有涎即吐出。(孙世发 主编·《中医小方大辞典》196 引《古今医统大全》)

★ 7. **治口舌生疮：**黄连煎酒。时含呷之。(江苏新医学院 编·《中药大辞典》下册 2027 引《肘后方》)

★ 8. **治口舌破碎：**薄荷五分，儿茶八分，黄连四分，青黛三分，冰片一分。用法：上为细末。先用蔷薇根汤漱口，后吹之。(彭怀仁 主编·《中医方剂大辞典》7 册 122 引《青囊秘传》)

★ 9. **治口舌生疮，久不愈：**白芷一钱，铜绿一钱，白僵蚕四枚，干烟脂半钱。用法：上为末。每用少许，以鸡翎子扫疮。有涎吐之，不得咽津。(彭怀仁 主编·《中医方剂大辞典》3 册 736 引《圣济总录》卷一一七)

★ 10. **治舌上生疮或苔干涩，语言不真：**白蜜、薄荷自然汁各等分。先以生姜蘸水揩净，然后敷上。(宋立人 总编·《中华本草》9 册 214)

★ 11. **用于口舌溃烂：**用干地龙 10 条，吴茱萸、巴豆各 6 克，共研细末。和面粉少许，醋调如糊状。敷两足心，外加纱布包扎，每日 1 ~ 2 次。(滕佳林 米杰 编著·《外治中药的研究与应用》529 引《穴位疗法聚方镜》)

★ 12. **治口舌生疮，两唇肿裂：**五倍子、密陀僧、晚蚕蛾各 1 两为末。每用少许干敷疮上，有津吐出。(明·胡濙 撰·《卫生易简方》182)

★ 13. **治口舌糜烂，及走马牙疳等证：【冰白散】**人中白倍用之，冰片少许，铜绿(用醋制者)、杏仁各等分。用法：上为细末。敷患处。(彭怀仁 主编·《中医方剂大辞典》4 册 697 引《景岳全书》卷五十一)

★ 14. **治口舌生疮、溃疡等症：**五倍子、绵白糖等量混合搽于患处，每日 3 次。治疗口舌生疮、溃疡等症颇有良效。[陈景胜·《中国中医药报》2010；(9)：16 日 193]

★ 15. **治口舌生疮，疼痛流涎：**五倍子(焙)3 克，冰片 1 克，共为末，加醋调搽患处，每日 2 ~ 3 次。(周洪范 编·《祖传秘方全书》865)

★ 16. **治口舌生疮：【二神散】**干姜 30 克，雄黄 9 克。用法：上药研为极细末，瓷瓶装盛。吹痛处。(孙世发 主编·《中医小方大辞典》217 引《喉科枕秘》)

★ 17. **治口舌疮，不能食：【白绿散】**白芷、铜绿各等份。用法：上药研为细末。掺舌上，以温醋漱之。(孙世发 主编·《中医小方大辞典》325 引《医统》卷六十三)

★ 18. **治口舌生疮，日有虫食：**鸡内金(焙干)、好黄连(焙干)各适量。用法：上药研为末。香油调敷尤妙。(孙世发 主编·《中医小方大辞典》421 引《普济方》卷二九九)

★ 19. **治口疮舌肿，咽喉糜烂，牙痛齿衄，舌干唇裂：【冰硼散】**生石膏一两，硼砂七钱，白僵蚕一钱，梅片三分。用法：上为极细末。每用少许吹擦皆效。先用冷茶漱口，漱净擦药，每日用五六次。功能：清毒化腐。(彭怀仁 主编·《中医方剂大辞典》4 册 703)

★ 20. **治舌炎：**夏枯草、金银花各 3 钱，甘草 5 分。用法：加清水适量，水煎代茶饮。(中医研究院革命委员会 编·《常见病验方研究参考资

料》450)

★ 21. **治口疮、舌炎:**石膏、寒水石各一两。用法:共为极细末,和匀。每服一钱,水煎去渣服。(中医研究院革命委员会 编·《常见病验方研究参考资料》450)

★ 22. **治口疮、舌炎:**生蒲公英1两。水煎服。(中医研究院革命委员会 编·《常见病验方研究参考资料》450)

口疳4方

★ 1. **治口疳:【吹口丹】**黄连、青黛、孩儿茶、冰片各等份。用法:上药研为末,吹之。(孙世发 主编·《中医小方大辞典》1421引《赤水玄珠》卷二十八)

★ 2. **用于口疳、喉痛:【珠黄散】**西牛黄1.5克,冰片15克,珍珠18克,煨石膏150克,共研极细末。盛瓷瓶内,勿令泄气。用时吹入。(滕佳林 米杰 编著·《外治中药的研究与应用》542引《绛囊撮要》)

★ 3. **治小儿口疳,大人疳疮:**五倍子(炒黄)四分,儿茶一两,黄柏(蜜炙)五分,冰片二分。研细吹搽。(清·顾世澄 撰·《疡医大全》553)

★ 4. **治唇上生羊须疳疮:【一味红油散】**红枣不拘多少。用法:瓦上锻存性,为细末。麻油调敷。(彭怀仁 主编·《中医方剂大辞典》1册40)

茧唇6方

★ 1. **治茧唇:**蛇蜕烧成粉末,先搽拭患处以后敷在唇上。(杨建宇等 主编·《灵验单方秘典》21)

★ 2. **治茧唇:**五倍子炒黄。研细末,香油调搽患处。数次即愈。(沈洪瑞 主编·《重订十万金方》665)

★ 3. **治茧唇:**五倍子、枯矾各等分。用法:五倍子煅透同枯矾研极细面。撒少许,一二次即愈。(沈洪瑞 主编·《重订十万金方》714)

★ 4. **治茧唇:**五倍子2钱,枯矾2钱,冰片3分。用法:共研为细面。用香油调药面,涂患处,轻者3次,重者6次即愈。(沈洪瑞 主编·《重订十万金方》713)

★ 5. **治茧唇:**五倍子、诃子肉等分为末。香油调敷。(清·丁尧臣·《奇效简便良方》20)

★ 6. **治茧唇:【黄柏散】**黄柏30克,五倍子6克,密陀僧、甘草各少许。用法:除黄柏外,均研为末,水调匀,敷于黄柏上,火炙3~5次,炙尽药末为度。将黄柏薄片,临睡贴之,天明即愈。主治:茧唇。(孙世发 主编·《中医小方大辞典》1570引《普济方》卷三00)

唇紧3方

★ 1. **治紧唇:**蛇皮(烧灰)适量。用法:上药研为细末。生油调,涂疮上。(孙世发 主编·《中医小方大辞典》159引《圣济总录》)

★ 2. **治唇紧痛及疮:**五倍子、诃子各等份。上药研为末。用少许干末粘唇上。(孙世发 主编·《中医小方大辞典》365引《卫生宝鉴》卷十一)

★ 3. **治沺唇紧裂:**用鳖甲及头,烧研敷之。(历代医学名著全书 明代·李时珍 撰·《本草纲目》4-3456)

唇疮10方

★ 1. **治唇裂生疮:**瓦花、生姜。入盐少许捣涂。(江苏新医学院 编·《中药大辞典》上册399引《摘元方》)

★ 2. **治唇烂裂口:**五倍子、黄柏等分。用法:共研细末,香油调。外用涂患处。(中医研究院革命委员会 编·《常见病验方研究参考资料》450)

★ 3. **治唇烂裂口:**五倍子、诃子肉等分。研末,水调搽。(中医研究院革命委员会 编·《常见病验方研究参考资料》450)

★ 4. **治唇痛**：五倍子、诃子肉各适量。用法：共研末，水调。每日多次，外搽患处。（阳春林 葛晓舒 主编·《湖南省中医单方验方精选·外科》上册833）

★ 5. **治口唇生疮**：【**五倍散**】五倍子（去心中虫）、槐花（择）各等份。用法：上药研为细散。每用蜜调敷唇上。如疮口干，以葱涎调涂之。（孙世发 主编·《中医小方大辞典》257引《圣济总录》卷一一八）

★ 6. **治唇疮**：取干蟾蜍烧灰细研，敷之。（宋立人 总编·《中华本草》9册359引《圣惠方》）

★ 7. **治唇口生疮，声哑**：【**绛雪**】龙脑一钱二厘半，硼砂一钱，珍珠三钱。用法：上研匀。每服一字，掺于舌上，津咽之。（彭怀仁 主编·《中医方剂大辞典》7册1308引《医统》）

★ 8. **治嘴唇烂久不愈**：五倍子面1钱。用法：香油调抹少许即效，日抹一二次。（沈洪瑞主编·《重订十万金方》712）

★ 9. **治中焦热结，唇口生疮**：【**五倍子散**】五倍子、羌活（去芦头）、防风（去叉）各等分。用法：上并生用为散。每服一钱匕，食后蜜汤调下。按语：方中五倍子味酸性寒，解毒敛疮；羌活、防风辛香升散，散寒除湿，开中焦热结。诸药相伍，开热结，解疮毒，使邪散毒出，疮肿自平。（田代华 主编·《实用中医三味药方》729）

★ 10. **治口吻疮**：用白矾适量，猪胆1个。用法：将白矾研细末过筛，于猪胆上部剪开一口，将白矾从口塞进。用线将猪胆开口扎紧，悬挂于屋檐（至少1年左右）。取下研成细粉，装消毒瓶中备用。用时以药末少许涂于口腔患处，每日3次。（贯一江等主编·《当代中药临床外治大全》555）

唇炎4方

★ 1. **治唇炎**：五倍子（炒黄）30克，白芷6克。用法：共研极细末，用时每取2克药粉，调入油脂中，搽口唇患处。疗效：治疗数十例，均获良效。（刘有缘 编著·《一两味中药祛顽疾》562引《浙江中医杂志》1991年，第1期）

★ 2. **治剥皮性唇炎**：五倍子、黄柏、苦参各20克，煎水后湿敷局部。（徐三文等 编·《中国皮肤病秘方全书》700）

★ 3. **治慢性唇炎**：【**唇炎洗方**】青黛0.5克，川黄连10克，五倍子10克，白头翁15克，苦参15克，白鲜皮15克。用法：将上药水煎3次，取滤液。每日1剂，熏洗患处10～15分钟，隔10～20分钟后，用四环素眼膏涂于患处，每日2～3次。2周为1个疗程。疗效：共治疗47例，经治1～2个疗程，治愈43例，基本治愈3例，无效1例，总有效率97.9%。（梁永才 梁杰圣 主编·《中国外治妙方》429）

★ 4. **治干裂脱屑型唇炎和唇疱疹**：【**石膏蜂蜜糊**】熟石膏47克，蜂蜜50克，冰片3克。1日取药1克涂患处2～3次。据报道，用上方治疗干裂脱屑型唇炎200例，和唇疱疹100例，均痊愈。（王辉武 主编·《中药临床新用》176）

重舌、木舌16方

★ 1. **治重舌、木舌**：黄连蜜炙二钱，白僵蚕一钱。共乳细。掺舌上，涎出即好。（宋立人 总编·《中华本草》3册220引《疡医大全》）

★ 2. **治重舌肿痛**：露蜂房炙研细末，酒调和敷舌上，每日3～4次。（杨建宇等 主编·《灵验单方秘典》28）

★ 3. **治重舌口中涎出**：蜂房烧灰细研，以好酒和，薄敷喉下。（江苏新医学院 编·《中药大辞典》下册2737引《圣惠方》）

★ 4. **治重舌**：用黑枣一枚，去核留肉，包青矾一钱。用法：火煨熟，研细，取清水浓调，以笔蘸点舌下，数次即消。（宋立人 总编·《中华本草》5册259引《医方一盘珠》）

★ 5. **治重舌**：五倍子、黄丹飞过、生白矾等分为末。蜜调涂舌上，少顷以水漱之，再涂，以瘥为度。（明·胡濙 撰·《卫生易简方》184）

★ 6. **治重舌**：蛇蜕烧灰，研极细末，用少许敷在舌上。（杨建宇等 主编·《灵验单方秘典》29引《胜金方》）

★ 7. **治重舌验案**：缪氏子年十六，舌上重生小舌，肿不能食，医以刀割之，敷以药，阅时又生，屡治不痊,精力日惫。向余求药,检方书用蛇蜕烧灰研末敷之(不用刀割),立愈,后不复发。(杨鹏举 主编·《中医单药奇效真传》457 引《冷庐医话》)

★ 8. **治舌肿强硬:**蛇蜕(烧存性)、全蝎各等分。用法:上为细末。每用少许,敷舌上。(彭怀仁 主编·《中医方剂大辞典》9 册 469 引《医统》)

★ 9. **重舌满口,不得语:**地鳖虫七枚(微炒),盐一两半。以水一大盏,同煎五七沸。含令吐,勿咽,日三五上。(江苏新医学院 编·《中药大辞典》下册 2685)

★ 10. **用于重舌:**用生薄荷 5 克,地鳖虫 2 个。上药共研成汁。纱布包敷舌下肿处。(滕佳林 米杰 编著·《外治中药的研究与应用》511)

★ 11. **治重舌、木舌:**僵蚕,为末,吹之,吐痰甚妙。(历代医学名著全书 明·李时珍撰·《本草纲目》4 册 3331)

★ 12. **治重舌、木舌:**僵蚕一钱,黄连(蜜炒)二钱。为末,掺之,涎出为妙。(江苏新医学院 编·《中药大辞典》上册 740 引《积德堂经验方》)

★ 13. **治重舌验案:**黄某,男,5 岁,1985 年 7 月 6 日就诊。舌下长有一肿物已半个月,症见言语不清,口流涎沫,不思饮食,西医诊为"舌下囊肿",拟手术治疗,于是其父亲邀余诊治,检查舌下见一实质性肿物,状若莲花,形如小舌,触之即痛,中医病名曰"重舌"。乃心脾蕴热,复感风邪,邪气相搏,循经上结于舌而成。经用僵蚕末少许,趁幼儿啼笑之际,吹入舌根,每天 3 次,连续 3 天,舌下肿物自行开为两瓣,再继续吹药数次,舌下肿物消失而愈,1 年后随访,未见复发。(杨鹏举 主编·《中医单药奇效真传》457)

★ 14. **治重舌木舌,肿大塞口:**半夏煎醋,含漱之。(江苏新医学院 编·《中药大辞典》上册 777 引《纲目》)

★ 15. **治木舌肿强:【螵蛸散】**桑螵蛸炙黄,研末。每服半钱,莱菔汁调下。(宋立人 总编·《中华本草》9 册 158 引《圣济总录》)

★ 16. **治木舌肿痛:**蚯蚓一条。以盐化水涂之,良久渐消。(宋立人 总编·《中华本草》9 册 24 引《圣惠方》)

舌裂 2 方

★ 1. **舌破裂:**五倍子、蒲黄。上研末,蜜和胭脂丸弹大,噙化。(王树泽·《金元四大家医学全书·朱震亨医学文集》下册 1590)

★ 2. **治裂纹舌验案:**李某,女,52 岁,工人,1994 年 8 月 3 日就诊。诉舌痛 5 个月余,口干,纳差,大便干结,有萎缩性胃炎、慢性胆囊炎、缺铁性贫血病史,查舌质嫩红肿,少津,无苔,状如蚕状细小裂纹 6 条,脉沉细。证属胃阴不足,虚火上炎所致舌裂舌炎。经用吴茱萸膏外敷涌泉穴(具体方法:将吴茱萸研末装瓶盖严备用,临用时取药末 10 克以陈醋调成糊状涂敷于患者两侧涌泉穴,外盖 1 层塑料薄膜,再用直径约 10 厘米大的胶布固定,每天换 1 次)。次日则痛减,继敷 6 次痊愈。(杨鹏举 主编·《中医单药奇效真传》455)

长舌过寸 4 方

★ 1. **治长舌过寸:**冰片敷即效。(清代·王梦兰 纂集·《秘方集验》64)

★ 2. **治长舌过寸:【缩舌散】**冰片 6 克,朱砂 9 克。用法:上药研为细末。猪胆汁调敷。(孙世发 主编·《中医小方大辞典》692 引《玉案》卷三)

★ 3. **治热甚舌出不收:【龙珍散】**珍珠末、冰片各等分。用法:敷之。(彭怀仁 主编·《中医方剂大辞典》3 册 312 引《嵩崖尊生》)

★ 4. **治伤寒后,不能转摄。舌出不收者:**上用巴豆一枚,去油去霜,用纸捻卷之,内入鼻中,舌自收。(电子版·《中华医典·奇效良方》卷六十)

舌衄 10 方

★ 1. **治舌衄:**血液从舌体渗出名曰舌衄。

多因心火炽盛所致。某年，一杨姓妇女，70余岁，患舌衄，舌上有小出血点，每流血辄盈碗不止，已半年，久治无效，专科治之，效亦不显，用小蓟根捣汁，饮之，服3日后血竟止。（杨鹏举 主编·《中医单药奇效真传》210引《医林椎旨》）

★ 2. **治舌衄**：大小蓟捣汁和酒饮。（清·顾世澄 撰·《疡医大全》575）

★ 3. **治热壅，舌衄出血：【文蛤散】**五倍子末9克，白矾12克。水煎洗之。（曲京峰等 主编·《古今药方纵横》1213引《三因极一病证方论》卷十六）

★ 4. **治舌上出血：【清心散】**大蓟一握。研绞取汁，以酒半盏调服，如无生汁，只捣干者为末，冷水调下三钱匕，兼治大衄。（宋立人 总编·《中华本草》7册779《圣济总录》）

★ 5. **治舌上出血**：用紫金沙（即露蜂房顶上实处）一两，贝母四钱，芦荟二钱，为末，蜜和丸如雷丸大，每用一丸，水一小盏煎至五分，温服，吐血，温酒调服。（杨仓良 主编·《毒药本草》1002引《圣济总录》）

★ 6. **治舌上出血不止（名曰舌衄）**：槐花晒干研细末，敷舌上，或火炒，出火毒，研细末敷。（宋立人 总编·《中华本草》4册645引《奇效良方》）

★ 7. **治热病，舌上出血如泉**：五倍子、白及、牡蛎粉各等分，上研末，以少许掺患处。（王树泽·《金元四大家医学全书·朱震亨医学文集》下册1589）

★ 8. **治舌肿出血**：蒲黄（炒黑）、海螵蛸各等分。用法：上为细末。涂患处。另用石膏三钱，薄荷五分，煎汤含之。按：一方治卒肿舌疮。（彭怀仁 主编·《中医方剂大辞典》1册81引《绛囊撮要》）

★ 9. **治舌上忽出血**：黄连半两（去须），黄柏半两，栀子仁二七枚。上件药，细锉。以酒一大盏，浸一宿，早晨煮三五沸，去滓。放温，顿服之。（宋立人 总编·《中华本草》3册220引《圣惠方》）

★ 10. **治舌上突出血如簪孔者**：干地黄90克，鹿角胶（捣碎，炒令黄燥）30克。用法：上药研为细散。每次6克，食后以糯米粥饮调下。（孙世发 主编·《中医小方大辞典》342引《圣惠》）

其他舌证6方

★ 1. **治卒肿舌疮：【乌黄散】**乌贼骨、蒲黄各等份。用法：上药研为末。敷舌上。（孙世发 主编·《中医小方大辞典》277引《普济方》）

★ 2. **治吐舌验案**：高某某，男，9岁。患者发热数天，经治疗后热退，但发生吐舌。舌吐至颏下不能缩入，口角流涎。某医院曾给中西药治疗不瘥，皆认为奇病，请汪老治疗。即嘱家属掘取白颈蚯蚓5条，水煎调白冰糖，令患孩仰卧床上慢慢灌入。因为舌不能缩，汤药不能全部吞下，约有一半从口角流出。服药不久，患者入睡。几个钟头患者醒来舌已缩入，观察数日无其他所苦。（黄国健等 主编·《中医单方应用大全》361）

★ 3. **治舌上生核，强硬作痛**：及咽喉肿痛：**【冰硼散】**冰片五分，硼砂五分。用法：上为细末，瓷瓶密贮。每用少许，涂搽患处；或用衣针点破擦之。（彭怀仁 主编·《中医方剂大辞典》4册702引《外科证治全书》卷二）

★ 4. **治舌痛、舌红、舌大片剥脱或舌苔鲜红无苔：【倍连梅含漱液】**五倍子12克，黄连12克，乌梅12克。用法：上药加水500毫升，煎至250毫升，含漱5～10分钟，每日4～6次。功效：泻火解毒，敛阴生津。临床应用：本方除对舌痛治疗外，对西医认为的口腔炎，口腔溃疡均可运用。对于阴虚火旺症状明显者，可配合内服知柏六味地黄汤（丸），效果更佳。（王明惠 杨磊 编·《秘传中药外治特效方》305李新妹献方）

★ 5. **治舌下囊肿（舌下痰核）：【控涎丹】**甘遂、大戟、白芥子各等分，研细末，炼蜜和匀，作成小丸如黄豆粒大，每次2粒，日服2次，白开水送下。治1例4岁男孩舌下囊肿，用上方剂量服用，结果共服药不到20克，囊肿即消无芥蒂，以后也未再复发。一后余曾用此方治疗过3例膝关节囊肿和1例胸腔积液患者，俱系成年人，令其每次服1克，日2次，热姜汤送服。结果，3例囊肿皆消失，积液患者经X光透视，积亦全部吸收。服药期均未超过1个月。（卢祥之 编著·《名中医治病绝招》91引李克绍方）

★ 6. **治舌疔、喉痛、痘疮入喉，结毒内府，及一切要害之毒：**珍珠（生研极细，粗恐伤肠胃）一钱，牛黄五分。用法：上为极细末。以此散或五分或三分蜜水调下。（彭怀仁 主编·《中医方剂大辞典》7册8引《疮科正宗》）

麦芒误入咽喉1方

★ **用于麦芒误入咽喉：**用生蒲公英适量，洗干净。放口中生嚼即没。（滕佳林 米杰 编著·《外治中药的研究与应用》499）

咽喉肿痛27方

★ 1. **治咽喉肿痛：**鸡胆2个。用法：取鲜鸡胆1个，划破兑水含漱口腔，每日数次。同时，另取1个干鸡胆研末，以温开水送服，每日1次。备注：彝医用鸡胆治咽喉疼痛之法，历代本草未载。主治：咽喉肿痛，尤其对咽喉红肿所致的失音，疗效显著。（吴静 陈宇飞 主编·《传世金方·民间秘方》355）

★ 2. **治咽喉肿痛：**蒲公英15克。水煎服。（刘少林 刘光瑞 编著·《中国民间小单方》238）

★ 3. **治咽喉肿痛：**蜀羊泉60克。水煎服，日服3次。（宋立人 总编·《中华本草》7册315）

★ 4. **治咽喉肿痛：**垂盆草15克，山豆根9克。水煎服。（宋立人 总编·《中华本草》3册777）

★ 5. **治咽喉肿痛：**大蒜2个。用法：大蒜捣烂后贴鱼际穴、大椎穴。功能：泻热清肺。（王富春 段明鲁 主编·《葱姜蒜治百病》36）

★ 6. **治咽喉肿痛：**鲜马鞭草茎叶捣汁，加人乳适量，调匀含咽。（江苏新医学院 编·《中药大辞典》上册304）

★ 7. **治咽喉肿痛：**板蓝根9～30克。水煎服。（胡郁坤 陈志鹏 主编·《中医单方全书》437）

★ 8. **治咽喉肿痛：**金荞麦12克。水煎服。（宋立人 总编·《中华本草》2册631引《湖北中草药志》）

★ 9. **治咽喉肿痛：【交泰散】**大南星。用法：以酽醋磨涂涌泉穴。（彭怀仁 主编·《中医方剂大辞典》4册671引《疡科选粹》卷三）

★ 10. **治咽喉肿痛：【甘露散】**白僵蚕（炒）、天南星各等份。用法：上药研为细散。每次3克，生姜薄荷汤调下。（孙世发 主编·《中医小方大辞典》297引《圣济总录》）

★ 11. **治咽喉肿痛：【梅砂丸】**霜梅肉一个，硼砂少许。用法：将砂纳梅，含口中。酸水下，毒自解。或为丸如龙眼大，口中噙化更妙。（彭怀仁 主编·《中医方剂大辞典》9册36引《仙拈集》卷二）

★ 12. **治咽喉肿痛：**商陆3～9克。水煎服。（胡郁坤 陈志鹏 主编·《中医单方全书》437）

★ 13. **治伤寒咽喉肿痛：【商陆散】**商陆根。用法：上切，杵烂炒熟。用手帕裹之，熨肿处，冷即易之。（彭怀仁 主编·《中医方剂大辞典》9册585引《卫生总微论》）

★ 14. **治咽喉肿痛：【破棺丹】**蓬砂、白梅各等分。捣丸芡子大，每噙化一丸。（宋立人 总编·《中华本草》1册277引《纲目》）

★ 15. **治喉肿痛：**用直白僵蚕、白梅。不以多少。研为末。入米醋少许。和蚕末含化。须臾所肿即破矣。（电子版·《中华医典·普济方》卷六十一）

★ 16. **治咽喉肿痛：【清咽散】**明雄黄（飞净）6克，月石9克，枯矾1.5克，薄荷（研粉）6克，共研细末。用粉少许，以喉枪喷入咽中，每日3次。（滕佳林 米杰 编著·《外治中药的研究与应用》98）

★ 17. **治咽喉肿痛，语声不出者：**大硼砂半铢。用法：上为细末。用笔管吹入喉中。（彭怀仁 主编·《中医方剂大辞典》3册904引《魏氏家藏方》）

★ 18. **治痧疹，咽喉肿痛：**苦参9克，白僵蚕3克。用法：上药研为细末。吹入。（孙世发 主编·《中医小方大辞典》209引《活幼心法》）

★ 19. **治咽喉红肿疼痛：**青鱼胆末一钱，冰片一分。用法：同研吹入喉中。亦可用鲤鱼胆、黑鱼胆。（中医研究院革命委员会 编·《常见病验方研究参考资料》471）

★ 20. **治咽喉红肿、生疮**:青黛二分,制硼砂五分,冰片一分。用法:共研细末,吹涂患处。亦可以黄柏易青黛、冰片。(中医研究院革命委员会 编·《常见病验方研究参考资料》471)

★ 21. **治咽喉红肿、生疮**:元明粉一钱,硼砂二钱,甘草粉一钱,冰片四分。用法:研细末,吹患处。又可以滑石二钱易甘草用。(中医研究院革命委员会 编·《常见病验方研究参考资料》471)

★ 22. **治咽喉红肿,以防娥患**:白头蚯蚓7条。用滚水泡澄,候冷去泥,和荸荠汁饮之。(宋立人 总编·《中华本草》9册24)

★ 23. **治咽喉肿塞**:雄黄半分(研末),巴豆一粒(去油)上作一服,用生姜自然汁调灌下,或吐或利,皆愈。一方细研,每遇急患,不可针药者,用酒瓶装灰,坐瓶嘴下,装火一炷焚之,侯烟起,将瓶嘴入一边鼻中,以纸覆瓶口熏之愈。(电子版·《中华医典·奇效良方》卷六十一)

★ 24. **治咽喉刺痛**:鲜无花果晒干,研末,吹喉。(江苏新医学院 编·《中药大辞典》上册341)

★ 25. **治咽痛**:无花果7个,金银花15克。水煎服。(宋立人 总编·《中华本草》2册486)

★ 26. **治咽喉肿痛,咽物不得**:蛇蜕皮一条(烧令烟尽),马勃7.5克。用法:上药研为细散。以绵裹一钱,含咽津。(孙世发 主编·《中医小方大辞典》605引《圣惠》)

★ 27. **治伤寒热病后,口干喜唾,咽痛**:大枣二十枚,乌梅十枚。用法:上药合捣,炼蜜为丸,如杏核大,含咽其汁。(彭怀仁 主编·《中医方剂大辞典》1册636引《千金》卷十)

咽炎15方

★ 1. **治咽炎**:鲜无花果洗净后去皮,用水煮烂,加适量冰糖或白糖,调成糊状含服即可。[陈景胜·《中国中医药报》2010;(9):22]

★ 2. **治咽炎**:鲜无花果2片,咸柠檬1个。用法:咸柠檬切薄片,与无花果同放入大茶杯中,加沸水,盖好,温浸15分钟。代茶饮用,饮完可再浸泡1次。(李川 主编·《民间祖传秘方》280)

★ 3. **治急慢性咽炎**:天花粉、麦冬各15克,茜草10克。用法:每日1剂,水煎内服,日服2次。备注:本方能较快消除咽部疼痛,并逐渐消除咽部发红的症状,疗效可靠。(吴静 陈宇飞 主编·《传世金方·民间秘方》351)

★ 4. **治慢性咽炎**:鱼腥草10毫升行雾化吸入,每日1次,期间注意休息勿食辛辣及烟酒。取曲池穴快速直刺达一定深度,有明显麻胀感后抽无回血,缓慢注入鱼腥草,出针后棉球压片刻,每日1次。(孟凡红 主编·《单味中药临床应用新进展》611)

★ 5. **治慢性咽炎**:鱼腥草10~15克,石斛6~10克。用法:用沸水浸泡代茶饮,1日1次,疗程7天。发热者适当加用抗生素。主治:急性上呼吸道感染所致咽炎。疗效:治疗122例,均为上呼吸道感染者,其中痊愈86例,有效32例,无效4例,总有效率96.7%。(刘有缘 编著·《一两味中药祛顽疾》591引《浙江中西医结合杂志》2006年,第11期)

★ 6. **治慢性咽炎**:我们根据民间验方,用夏枯草冲泡代茶饮治疗慢性咽炎疗效可靠,现介绍如下。将夏枯草(以色紫褐果穗大而整为佳)每次取10克放于大茶杯中,沸水200毫升浸泡,15分钟后饮用,可重复浸泡,每天3~5杯,10天为1个疗程。治疗慢性咽炎32例,女22例,男10例,按以上方法治疗1~6个疗程均治愈。[《中医杂志》编辑部 整理·《中医杂志》专题笔谈文萃(1995—2004,第一辑)553]

★ 7. **治慢性咽炎**:五倍子10克,冰片1克,冰糖6克。共研细末,吹患处,每日1~2次。(金福男 编著·《古今奇方》172)

★ 8. **治慢性咽炎**:参三七15克,紫金锭30克,米醋适量。用法:上药共研极细末。分3次醋调敷于颈前喉结上方凹陷处,以纱布覆盖,胶布固定。并用醋经常保持湿润,隔日换药1次。治疗7例,用药2~6次后,痊愈5例,显效2例。(滕佳林 米杰 编著·《外治中药的研究与应用》116)

★ 9. **治慢性咽炎(一方治急性咽炎)**:半夏(砸碎)500克,醋2500毫升。用法:将醋、半夏入锅内,浸泡24小时,煮沸捞弃半夏,加入苯甲酸钠(量按药液的0.5%加),过滤,分装100毫升瓶备用。每次服10毫升,每日1~2次。功能:燥湿化痰,活血去瘀,消肿止痛。病例验证:杨某,男,41岁,工人。患慢性咽炎3年。诊见:咽后壁黏膜充血,胀痛,天突穴处自觉有如黏痰堵塞,饮食下咽无阻。舌苔腻白。诊为慢性咽炎(痰湿型),按本方治疗10天后,咽后壁充血消失,疼痛已除,痰塞感减轻。舌苔薄白。又服6天,诸证皆除而愈。(《名医验方》332)

★ 10. **治咽中生疮属痰热伤咽者:**半夏14枚,鸡蛋1枚,醋适量。用法:将半夏洗净,破如枣核大,鸡蛋去黄,把醋和半夏纳鸡蛋壳中,放火上滚3沸,去渣,少少含咽之。(吴静主编·《祛百病醋蛋秘方》246)

★ 11. **治慢性咽炎:**将商陆根煨熟,布包后热煨头部、颈部。药袋冷则更换,每日2次,每次20分钟。(滕佳林 米杰 编著·《外治中药的研究与应用472)

★ 12. **治咽峡炎:**黄连粉装胶囊,每粒0.4克,成人每次1粒,每日4次,口服,儿童酌减。并用1%的黄连溶液含漱。据报道,用上方治疗卡他性咽炎19例,急性咽峡炎33例,溃疡性咽炎4例,以及咽部红肿和颌下淋巴结肿大,均在服药1~4日内恢复正常。(王辉武 主编·《中药临床新用》549)

★ 13. **治溃疡性咽炎验案:**患儿,男,3岁多。发热3天,咽痛拒食。查体:体温38.6℃,舌质红、苔薄黄,咽充血明显,并见数个溃疡面,心肺-余无异常,因服药困难未治疗。笔者采用吴茱萸粉2克,用醋调成糊状,敷双侧涌泉穴,外用胶布固定,贴12小时,次日清晨热退喜饮食。查体:咽部仍充血,但溃疡面明显缩小,连贴5日痊愈。[《中医杂志》编辑部整理·《中医杂志》专题笔谈文萃(1995—2004,第一辑)406]

★ 14. **治梅核气:【斑蝥膏】**斑蝥3克,全虫、蜈蚣各1克,冰片0.5克。共研细末,加凡士林调成糊状。取火柴头大小置胶布上,贴天突和曲池穴上,3天后取下,未效者,水泡结痂后再贴敷。据报道,用本方治疗梅核气100例,有效率为92%。(王辉武 主编·《中药临床新用》584)

★ 15. **治梅核气:**取露蜂房80克,鸡内金40克,黄蜡、蜂蜜各120克。将蜂房、鸡内金研成细粉,与炼蜜熔黄蜡制成"蜂蜡丸",每丸重9克,每次1丸,每日3次,空腹口服,上方1付为1个疗程。治疗21例,治愈(症状及体征消失,1年内未发)16例;显效(症状消失,1年内又发者)3例;有效(症状明显减轻)2例。全部有效,治愈和显效率为90%。一般用药1个疗程即可治愈,未愈可继续治疗。(宋立人 总编·《中华本草》9册223)

喉炎15方

★ 1. **治咽喉炎:**取经霜老丝瓜一条,洗净,去籽切碎;加水适量,煮沸1小时,去渣。继续以小火煎至较稠黏时停火,拌入白砂糖500克,混匀后起锅,晒干压碎,装瓶。每次取15克,开水冲服,每日3次。本方治急慢性咽炎、喉炎、扁桃体炎等病,疗效显著。(李家强 编·《民间医疗特效妙方》64)

★ 2. **治慢性喉炎:**乌梅肉60克,硼砂3克,食盐3克。用法:上药共捣如泥,揉成药丸,如莲子大,瓶装备用。每次1丸,放口内含化,每日6次。功效:滋阴降火,清利咽喉。医师嘱咐:忌烟酒及辛辣刺激性食物。孕妇慎服。(刘道清 主编·《中国民间神效秘方》1074)

★ 3. **治急慢性喉炎:**蝉蜕10个。用法:水煎,加白糖服。亦可研末水调服。(中医研究院革命委员会 编·《常见病验方研究参考资料》474)

★ 4. **治急性咽喉炎:**三七1~3克。用法:切成小碎块,开水泡当茶饮。(徐明 编著·《民间单方》299)

★ 5. **治急慢性喉炎:**蝉蜕6克,桔梗3克。用法:煎汤代茶。或加枇杷叶9克同用亦可。备注:急性喉炎,咳嗽声哑。(吴静 陈宇飞 主编·《传世金方·民间秘方》352)

★ 6. **治急慢性喉炎:**蝉蜕3克,诃子9克。水煎服。(吴静 陈宇飞 主编·《传世金方·民间秘方》352)

★ 7. **治急慢性喉炎:**蝉蜕3克,僵蚕4.5克。水煎服。(吴静 陈宇飞 主编·《传世金方·民间秘方》352)

★ 8. **治急慢性喉炎:**大乌梅5枚。用法:打碎,开水冲或炖服。(吴静 陈宇飞 主编·《传世

金方·民间秘方》353)

★ 9. **治急慢性喉炎**:地骨皮 60 克。用法:水煎服。备注:亦治喉头炎。(吴静 陈宇飞 主编·《传世金方·民间秘方》352)

★ 10. **治急性及慢性喉炎**:夏枯草 50 克,山豆根 30 克。用法:上药加水共煎,煮沸 30 分钟,滤取药液,装入保温瓶内,令患者口鼻对准瓶口,吸入药物蒸汽。每次 30 分钟,每日 2 次。功效:清肝散结,清利咽喉。医师嘱咐:此为"蒸汽吸入疗法",副作用小,没有痛苦,可配合其他方法使用。但应注意避免烫伤。(刘道清 主编·《中国民间神效秘方》1075)

★ 11. **治急性喉炎**:巴豆 2 个。用法:将巴豆研细末,用纸包裹,用火点燃后吸入喉部。释解:因外感风邪燥火。症见音哑咽痛喉肿。治宜泻火通窍。(刘少林 刘光瑞 编·《中国民间小单方》240)

★ 12. **治喉头炎**:地骨皮一两。用法:水煎服。(中医研究院革命委员会 编·《常见病验方研究参考资料》475)

★ 13. **治肺热喉炎**:无花果干品 25 克,冰糖适量,水煎服,每日 2~3 次。[陈景胜·《中国中医药报》2010;(9):22]

★ 14. **适用于慢性咽喉炎**:木鳖子 1 克,鸡蛋 1 枚。用法:把木鳖子焙干研末,与鸡蛋相合,蒸熟,1 次服下,每日早、晚各 1 次。(吴静 主编·《祛百病醋蛋秘方》245)

★ 15. **治咽喉炎**:生石膏、鲜生地各一两,牛膝三钱。用法:水煎服。本方用于咽炎、齿龈炎。(中医研究院革命委员会 编·《常见病验方研究参考资料》470)

放射性食管炎 1 方

★ **治放射性食管炎**:苦参 100 克。水煎,不拘频服。(孟凡红 主编·《单味中药临床应用新进展》293)

时气疙瘩,肿塞咽喉 1 方

★ **治时气疙瘩,肿塞咽喉,水米不下**:**【夺命丹】**川大黄 30 克,白僵蚕 15 克。用法:上药研为细末,生姜汁为丸,如弹子大,阴干。生姜汁磨化下。(孙世发 主编·《中医小方大辞典》349 引《施园端效方》)

喉痹(喉闭)56 方

★ 1. **治喉痹乳蛾**:蟾酥为末,用筋头点入对嘴上,即时消散。(清·顾世澄 撰·《疡医大全》641)

★ 2. **治喉痹乳蛾**:癞蛤蟆眉酥,和草乌尖末、猪牙皂角末等分,丸小豆大。每研一丸点患处。(宋立人 总编·《中华本草》9 册 365 引《纲目》)

★ 3. **治咽喉诸症,双单乳蛾**:**【冰硼散】**火消一钱五分,白月石五分,冰片三厘。用法:上为细末。吹之。(彭怀仁 主编·《中医方剂大辞典》4 册 705 引《外科方外奇方》卷三)

★ 4. **治喉痹验案**:江某,女,35 岁,营业员。喉部微痛声嘶干涩作痒伴干咳 10 余天,检查见声带红肿充血,室带肿胀。给予板蓝根注射液 4 毫升雾化吸入,每日 2 次,共 5 天,症状全部消失,声带、室带充血肿胀消退。(杨鹏举 主编·《中医单药奇效真传》434)

★ 5. **治喉痹**:地龙一条,细研,用白梅去核,以皮裹之,重着薄绵再裹,含咽津。(江苏新医学院 编·《中药大辞典》下册 2113 引《圣惠方》)

★ 6. **治喉痹、失音**:制半夏 500 克,入食醋 2500 毫升内浸泡 24 小时,再入锅加热,捞出半夏加入苯甲醇分装 100 毫升瓶内备用,制成咽炎乐。每次服 10 毫升,每日 2~3 次。治疗喉痹 564 例,结果痊愈 342 例,好转 170 例,无效 52 例。(杨仓良 主编·《毒药本草》769)

★ 7. **治喉痹肿塞**:生半夏末,嗃鼻内,涎出效。(江苏新医学院 编·《中药大辞典》上册

777 引《濒湖集简方》)

★ 8. **用于喉痹,呼吸困难者**:蜈蚣半条,明雄黄少许,用纸裹定。卷成条,点燃,令烟气通入患者鼻内熏之。(滕佳林 米杰 编著·《外治中药的研究与应用》565)

★ 9. **治喉痹:【喉症开关散】**牙皂、巴豆各等份。用法:上药研为末,米汤调刷纸上,晒干作捻子,以火点着烟熏鼻孔。立即开口。(孙世发 主编·《中医小方大辞典》648 引《外科集腋》卷三)

★ 10. **治急喉痹:【白矾散】**白矾三钱,巴豆二个(去壳,作六瓣)。用法:上将矾于铫内,慢火熬化为水,置巴豆其内,候干,去巴豆,取矾研为末。每用少许吹入喉中。(宋立人 总编·《中华本草》1 册 329 引《玉机微义》)

★ 11. **治喉痹已死。有余气者**:巴豆一枚。去皮心研碎。分二丸。绵裹纳两鼻孔。约至眉间。专把余绵。良久大喘勿怪。吐则拔去之。(电子版·《中华医典·普济方》卷六十一)

★ 12. **用于咽喉不通,牙关紧闭,不省人事**:用巴豆(捣烂绵纸包压取油作捻,点燃吹灭)熏鼻中,使气入喉取涎血。(滕佳林 米杰 编著·《外治中药的研究与应用》192 引《奇效简便良方》)

★ 13. **治喉痹**:雄黄 1.5 克,巴豆 5 粒。用法:共研细末,贮瓶备用。每遇喉科急症,不可针药治之,用酒瓶装药,坐瓶嘴下装炷焚之。烟起即将瓶口对准患鼻熏之,同时用纸封瓶口,以免泄烟。(滕佳林 米杰 编著·《外治中药的研究与应用》98 引《类编朱氏集验医方》)

★ 14. **治喉闭:【一字散】**白矾一两(火上熔开,入巴豆肉十个,以矾沸定为度,去巴豆)。用法:研矾为末。每用一字,新汲水调下,觉喉痛甚,服之未效者,更服。吐泻即愈。如牙噤,用指甲挑入喉中,或以竹管吹。(彭怀仁 主编·《中医方剂大辞典》1 册 8 引《医方类聚》卷七十四)

★ 15. **治缠喉风痹**:苍耳子 30 克,老姜 1 块。用法:上 2 药研汁,入酒服。(吴素玲 李俭 主编·《实用偏方大全》725 引清代《奇效简便良方》)

★ 16. **治风喉痹,深肿连颊,吐气数者,名马喉痹**:苍耳子三七枚,烧末,水服之。(宋立人 总编·《中华本草》7 册 1015 引《千金要方》)

★ 17. **治风热喉痹**:灯芯一钱,黄柏五分(并烧存性),白矾七分(煅过),冰片脑三分。为末。每以一二分吹患处。(宋立人 总编·《中华本草》3 册 552 引《濒湖集简方》)

★ 18. **治风热喉痹**:茜草 1 两,作一服。降血中之火。(宋立人 总编·《中华本草》6 册 474)

★ 19. **治喉痹肿痛:【太仓公蜂房散】**露蜂房(烧灰)10 克,冰片 2 克,白僵蚕 1 条,乳香 20 克。用法:上药研为细末。吹喉。(孙世发 主编·《中医小方大辞典》1280 引《洞天奥旨》)

★ 20. **治喉痹猝不得语**:用商陆。苦酒熬令浓。热敷之。(电子版·《中华医典·普济方》卷六十一)

★ 21. **治喉痹、乳蛾、喉风:【吹喉散】**白矾二两,胆矾五钱。用法:上研为极细,吹患处。(江苏新医学院 编·《中药大辞典》上册 681 引《普济方》)

★ 22. **治风痰火毒、喉痹,及小儿痰搐惊风:【珠黄散】**珍珠三分,牛黄一分。上研极细,或吹或掺,以灯芯调服二三分。(江苏新医学院 编·《中药大辞典》下册 1494 引《医极》)

★ 23. **治五种喉痹:【五痹散】**大黄、白僵蚕(炒)各等分。用法:上为细末。每服五钱,生姜自然汁、蜜各半盏,一处调服,以利为度。(宋立人 总编·《中华本草》2 册 716 引《医垒元戎》)

★ 24. **治喉痹肿痛:【露蜂房散】**露蜂房灰、白僵蚕各等份。上药研为细末。吹入喉内;或用乳香 1.5 克煎服。(孙世发 主编·《中医小方大辞典》250 引《李氏医镜》)

★ 25. **治喉风喉痹:【开关散】**用白僵蚕(炒)、白矾(半生半烧)各等分。为末。每以一钱,用自然姜汁调灌,得吐顽痰,立效。小儿加薄荷、生姜少许,同调。一方用白梅肉和丸,绵裹含之,咽汁也。(历代医学名著全书 明代·李时珍 撰·《本草纲目》4 册 3330)

★ 26. **治喉风喉痹**:用白僵蚕(炒)半两,生甘草一钱。为末。姜汁调服,涎出立愈。(历代医学名著全书 明代·李时珍 撰·《本草纲目》4 册 3330)

★ 27. **治喉风喉痹**:用白僵蚕三七枚,乳香一分。为末。每以一钱烧烟,熏入喉中,涎出即愈。(历代医学名著全书 明代·李时珍撰·《本

草纲目》4 册 3330)

★ 28. **治喉痹口疮，腮颊肿痛：【消毒丸】**白僵蚕(炒去丝、嘴)、牛蒡子(微炒)各等分。为细末，炼蜜为丸，每一两作一十五丸。每服一丸，含化，食后。(宋立人 总编·《中华本草》9 册 181 引《杨氏家藏方》)

★ 29. **治喉痹、喉风项肿：**僵蚕 60 克，葱 2 把。用法：水煎，熏洗项间。(吴素玲 李俭 主编·《实用偏方大全》722 引《喉科集腋》)

★ 30. **治喉痹及喉咽肿痛闭塞：【牙硝散】**白僵蚕(生，去丝嘴)、马牙硝各 6 克。用法：上药研为末。每次 1.5 克，生姜汁调下，不拘时候。(孙世发 主编·《中医小方大辞典》258 引《普济方》)

★ 31. **治喉闭：**僵蚕、天南星(并生用)等分。为末，以生姜自然汁调一字许，用笔管灌在喉中，仍咬干姜皂子大，引涎出。(江苏新医学院编·《中药大辞典》上册 332 引《中藏经》)

★ 32. **治牙喉关闭：【开关散】**牙皂 3 克，白僵蚕 2.4 克。用法 上药研为末。吹之。(孙世发 主编·《中医小方大辞典》250 引《囊秘喉书》)

★ 33. **治喉痹：**炒白僵蚕 6 克，诃子 6 克，薄荷 3 克，甘草 3 克。用法：上药研细末，以管吹入喉中。(吴素玲 李俭 主编·《实用偏方大全》719 引《各家方选》)

★ 34. **治风热喉痹，缠喉风：【玉钥匙】**焰硝 45 克，硼砂 15 克，冰片 22.5 克，白僵蚕 7.5 克。用法：上药研为末，和匀。以竹管吹 1.5 克入喉中。立愈。(孙世发 主编·《中医小方大辞典》1300 引《三因》)

★ 35. **1 治急喉痹，缠喉风，兼主重舌，咽喉肿塞；2 软疮：【白矾散】**白矾半两(飞过)，朴消一钱(飞过)。用法：上为末。铜箸点肿处，再点疮，如疮软，则用药点穿，硬则用针。主治：1《朱氏集验方》：治急喉痹，缠喉风，兼主重舌，咽喉肿塞。2《普济方》：软疮。(彭怀仁 主编·《中医方剂大辞典》3 册 752 引《朱氏集验方》卷九)

★ 36. **治马喉痹，喉痹深肿连颊，吐气数者：**马鞭草根一握，截去两头，捣取汁服。(宋立人 总编·《中华本草》6 册 594 引《千金方》)

★ 37. **治急喉痹，颈项肿痛，面赤口红，头痛身疼，气促痰鸣，牙关紧闭，语言不出，汤水不下：**鲤鱼胆、伏龙肝。用法：共和。涂咽外。(彭怀仁 主编·《中医方剂大辞典》2 册 612 引《喉科种福》)

★ 38. **治咽喉红肿，吞咽困难，呼吸不利之喉痹：**活蚯蚓 1 条，鸡蛋清 1 枚。用法：先把蚯蚓浸泡洗净捣烂，与鸡蛋清调和，1 次服下。(吴静 主编·《祛百病醋蛋秘方》245)

★ 39. **治喉闭：**大蜘蛛一个，要活捉放银罐内，用白矾末 8 钱置罐内蜘蛛上，另盖小银罐于上，火煅存性，取起稍冷，除去蜘蛛，将枯矾研细为末，吹入喉内。(宋立人 总编·《中华本草》9 册 136)

★ 40. **治喉闭：**蛇蜕。烧末。吹。(陆锦燧 辑·《鲟溪秘传简验方》202)

★ 41. **治喉闭：**青黛三两，芒硝二两，白僵蚕一两，甘草四两。用法：上为细末，用腊月内牛胆汁儿有黄者盛药其中，荫四十九日，多时为妙。(彭怀仁 主编·《中医方剂大辞典》7 册 488 引《卫生宝鉴》)

★ 42. **治喉闭牙关不开者：**白僵蚕，微炒为末，生姜自然汁调下一钱。(江苏新医学院 编·《中药大辞典》上册 740 引《中藏经》)

★ 43. **治咽喉闭塞不通：**白僵蚕(直，用生者)、蛇蜕皮(烧灰)各等分。用法：上为细散。每用半钱匕，掺咽内，咽津无妨，不拘时候。(彭怀仁 主编·《中医方剂大辞典》2 册 4 引《圣济总录》)

★ 44. **治咽喉闭不通：**蛇蜕皮一分，白梅肉一分(微炒)，牛蒡子半两，甘草一分(生用)。用法：上为细末。每用绵裹一钱，汤浸少时，含咽津。(彭怀仁 主编·《中医方剂大辞典》9 册 473 引《圣惠》)

★ 45. **治咽喉闭塞：【吹喉散】**铜绿、胆矾、白僵蚕、朴硝各等份。用法：上药研为细末。吹在喉中。(孙世发 主编·《中医小方大辞典》1421 引《鸡峰》)

★ 46. **治喉闭不通者：【硼砂散】**硼砂、枯矾、蛇皮、皂角刺(火烧)各半两。用法：上为细末。每用少许吹入喉中。血出是效。(彭怀仁 主编·《中医方剂大辞典》10 册 858 引《鸡峰》)

★ 47. **治急喉塞闭方：**露蜂窠烧灰，上用竹筒吹入喉内。或烧巴豆闻之立效。(电子版·《中华医典·普济方》卷六十一)

★ 48. **治喉闭肿痛，汤水不下诸急证：【立马开关饮】**生鸡蛋(去壳，倾入碗内，不搅)1 枚，生白矾(研细末，挑入鸡蛋黄内，勿搅)3 克。用法：将病者扶起正坐，囫囵灌下。立效。(孙世发 主编·《中医小方大辞典》332 引《喉证指南》卷四)

★ 49. **治喉闭肿痛：**益母草捣烂，新汲水一碗，绞取汁顿饮；随吐愈，冬月用根。(宋立人 总编·《中华本草》7 册 64 引《卫生易简方》)

★ 50. **治急咽喉肿闭：【小箸头散】**生白矾不拘多少。用法：上药研为细末。箸头点咽喉内。吐涎妙。(孙世发 主编·《中医小方大辞典》20 引《医方类聚》卷七十五)

★ 51. **治喉闭、喉肿：【一点雪】**焰硝(研细如粉)90 克，白矾(熔飞过称)30 克。用法：上药拌匀。以 3 克掺口中。口噤不开者，用 1.5 克入小竹筒内，吹入鼻中；如口内血出，即用新水漱之。宜忌：忌热面。(孙世发 主编·《中医小方大辞典》199 引《传信适用方》卷二)

★ 52. **治喉闭，并吹乳、痈疽、恶疮：【二生散】**生白矾、生雄黄各等份。用法：上药研为极细末。喉闭吹入，吐出毒水，每日 3 次；疮毒醋调，或凉水调服。(孙世发 主编·《中医小方大辞典》205 引《疡医大全》卷十七)

★ 53. **治咽喉闭壅，一时不能言语，痰涎壅盛：【碧雪散】**灯芯草灰 6 克，硼砂 3 克。用法：上药研为细末。每用少许，吹入喉中，有涎吐出。(孙世发 主编·《中医小方大辞典》680 引《奇效良方》)

★ 54. **治喉闭，双单蛾：【青冰散】**胆矾、硼砂各 6 克。用法：上药研为末，取青鱼胆 1 个，将药末入胆内，阴干去皮，再研极细，加冰片 0.6 克，收固。每遇喉闭、双单蛾等症，以男左女右吹入鼻中。(孙世发 主编·《中医小方大辞典》425 引《玉钥》)

★ 55. **治喉闭乳蛾：**鸡内金勿洗，阴干烧末，用竹节管吹之。(宋立人 总编·《中华本草》9 册 471)

★ 56. **治喉痹验案：**胡某，女，1 岁。1974 年 11 月 3 日初诊。舌尖糜烂，咽痛近旬，形瘦神萎，四肢清冷，舌淡脉细，指纹淡青，用吴茱萸 4.5 克，研末加醋，面粉适量，调敷两涌泉穴，1 日 1 次，敷药 3 次，诸症皆除。(杨鹏举 主编·《中医单药奇效真传》433)

扁桃体炎(喉蛾)47 方

★ 1. **治扁桃体炎：**猪胆 1 个。用法：取鲜胆汁兑水含漱口腔，每日数次。或内服猪胆(鲜、干均可)。每日 1 次，每次服 1 克。备注：本方具有解毒消肿、清热润燥之功效。彝族常用其治咽喉肿痛，疗效较好。(吴静 陈宇飞 主编·《传世金方·民间秘方》354)

★ 2. **治扁桃体炎：**将大蒜去皮捣碎烂擦颈部并塞鼻。另外还可用大蒜泥敷经渠穴，效均佳。(吴静 主编·《祛百病大蒜秘方》250)

★ 3. **治扁桃体炎：**大蒜、巴豆各适量。用法：将上二味同捣烂；塞耳鼻。(吴静 主编·《祛百病大蒜秘方》250)

★ 4. **治扁桃腺炎：**巴豆 6 克，细辛 6 克。用法：2 味药同研细末，以草纸将药卷包成筒状，筒口封闭扎紧。用火点燃药筒一头，置于口鼻前，令烟气随呼吸进入咽喉部，上半身微汗即止。功效：有镇痛解热、祛痰利咽作用。(洪国靖 主编·《中国当代中医名人志》7)

★ 5. **治扁桃体炎：**五倍子 50 克。用法：加白糖 3 克，炒片刻待完全熔化为度，倒出晒干，和枯矾共研为细末，用香油调为糊状。涂患处。(郭爱廷 编·《实用单方验方大全》779)

★ 6. **治扁桃体炎：**鹅不食草适量。捣汁，加米醋少许调搽患处。(胡郁坤 陈志鹏 主编·《中医单方全书》430)

★ 7. **治扁桃体炎：**百合 15 克，去皮香蕉 2 个，冰糖适量。用法：以上 3 味料加水同炖，服食之。(李川 主编·《民间祖传秘方》282)

★ 8. **治扁桃体炎：**百合 20 克，桑叶 9 克。用法：百合去衣，加桑叶所煎出的汁，2 味料合煮为羹，每日食 1 小碗。(李川 主编·《民间祖传秘方》285)

★ 9. **治扁桃体炎验方：**取蛇蜕(即蛇皮，中药店有售)3～5 克，瘦猪肉 100 克，置锅中，加水煎取汁 200～250 毫升，饭后一次服下。每日 1 剂。可连服 2～3 剂。病情较重伴发热者，加鬼针草 10～15 克同煎。注：煎取的药汁，小儿可分

2～3 次服完。(《中医培训网》)

★ 10. **治扁桃体炎**:夏枯草性寒,味苦、辛。笔者根据其苦寒清热,辛能散结的作用,治疗急慢性扁桃体炎,收效颇佳。中医认为急性扁桃体炎是由风热邪毒搏结于咽喉所致,称之为"风热乳娥"。取夏枯草之苦寒以清泄热毒;取其辛苦味,以发散风热、消散郁结,使乳娥自消。临床应用时,将夏枯草 30～60 克,水煎 2 次,混合后 1 日内频频服完,服时徐徐咽下,以延长药液在咽部的滞留时间,使药液持久地直接作用于病灶处,增强其抗菌消炎的作用。

如李某某,男,33 岁。14 天前出现咽部疼痛、干燥灼热、吞咽困难,并发热恶寒。检查见扁桃体红肿明显,表面有黄白色脓点,舌边尖红、苔薄黄、脉浮数。即予夏枯草 60 克,水煎频服。次日,症状明现减轻,继服 2 日痊愈。慢性扁桃体炎多由急性扁桃体炎反复发作所致。治疗时,在辨证的基础上加夏枯草 15～30 克,对肿大的扁桃体有很好的消散作用。[《中医杂志》编辑部整理·《中医杂志》专题笔谈文萃(1995—2004,第一辑)553]

★ 11. **治扁桃体炎**:有一次,我感冒了,喉咙疼痛难忍,咽唾沫嗓子也痛,吃东西更难了。一天,我听一个同学说,蚯蚓可治扁桃体炎。我开始不太相信,回家后我怀着试试看的心理,到石底下找到了一条蚯蚓,然后用水把它冲净,再放到盛有糖的碗里,进行搅动,搅了一会儿,蚯蚓慢慢死了,而糖化了。这时,我把蚯蚓挑出来,加入开水把糖冲稀,然后喝下了。过了一下午,喉咙觉得好受多了。回家后,我又喝了一次,不知不觉第二天全好了。后来,我才知道,蚯蚓又名地龙,是很好的药材。(杨鹏举 主编·《中医单药奇效真传》440)

★ 12. **治扁桃腺炎**:大肚蜘蛛 1 只,乌梅 7 个(去核)。焙酥研细末,吹喉中。(胡晓峰 编著·《虫蛇药用巧治百病》173)

★ 13. **治扁桃腺炎**:蜘蛛 7 个,螳螂 1 个,蛇蜕 1 个,人指甲 3 克。同焙脆研末。吹咽喉内。(宋立人 总编·《中华本草》9 册 136)

★ 14. **治扁桃腺炎**:蜘蛛 1 个,白矾 6 克。将 2 味药放铲上,焙干后研成细末,用鸭毛管吹喉,1 日 1～2 次。(杨仓良 主编·《毒药本草》733)

★ 15. **治扁桃体炎**:白僵蚕 1 条。研细末,以生姜汁调服(吐涎出即愈)。适用于急性扁桃体炎。(胡郁坤 陈志鹏 主编·《中医单方全书》429)

★ 16. **治扁桃体炎**:鲜金荞麦 30 克(干品 15 克)。水煎服,每日 3 次。适用于急性扁桃体炎。(胡郁坤 陈志鹏 主编·《中医单方全书》428)

★ 17. **治急性扁桃体炎、急性咽喉炎**:斑蝥适量,研末,取少许放在膏药中心,扁桃体炎贴患侧颈外压痛处,咽、喉炎贴双侧人迎穴,贴在皮肤上起泡(约 3～4 小时)即可揭去,消毒后放出泡内液体,勿使感染。(杨仓良 主编·《毒药本草》998)

★ 18. **治急性扁桃体炎**:蒲公英 30～120 克(干品),病重者每日 180 克,水煎分 4 次服。治疗 88 例,痊愈 82 例,无效 6 例,治愈率为 93.18%。(宋立人 总编·《中华本草》7 册 993)

★ 19. **治急性扁桃体炎、颈淋巴焮肿**:蒲公英 5 钱～1 两。用法:米泔水或清水煎服。(中医研究院革命委员会 编·《常见病验方研究参考资料》472)

★ 20. **治急性扁桃体炎(喉蛾)**:朴硝二钱,冰片一分。用法:同研末,吹入喉中。也可加甘草五分同用。也可单用朴硝一小块,含口中化咽。(中医研究院革命委员会 编·《常见病验方研究参考资料》472)

★ 21. **用于急性扁桃体炎**:用吴茱萸、黄连各适量,上药共研细末,用醋调成膏状。于睡前敷于双足涌泉穴,油纸覆盖,胶布固定。次晨去药,每日 1 次。(滕佳林 米杰 编著·《外治中药的研究与应用》450)

★ 22. **治急性扁桃体炎**:鲜马鞭草 100 克(干品 50 克),加水 500 毫升,慢火浓煎成 300 毫升,每日 1 剂. 每次取药液 100 毫升加食盐少许,候冷,含口中缓缓咽下,每剂分 3 次含服,共治疗 60 例,经服药 3～4 天痊愈 58 例,无效 2 例。(宋立人 总编·《中华本草》6 册 595)

★ 23. **治急性扁桃体炎**:土茯苓 100～150 克,研细末,用酒醋调敷同侧涌泉穴至足心处,若双侧喉蛾(即扁桃体炎),则包敷双侧,一般晚上敷、晨取之,次日重复。另用土茯苓 20～50 克煎水,频服。杨树成应用土茯苓治疗急性扁桃体炎患者,一般轻者1天愈,重者3~5天愈。本病多因肺胃素有郁热,加之外感风热,毒热搏结于咽喉所致。《本草正义》曰:“土茯苓疗咽肿,喉痹,除周身寒浊恶疮。”故土茯苓内服或外敷均有较强的清热解毒之功。涌泉为足少阴经穴位,是全身感应较强的大穴,酒醋辛酸,有升发和收敛作用。上法治疗,既合涌泉穴发挥其治疗咽喉肿痛的作用,又增强土茯苓“疗咽肿、喉痹”之效。(李世文 康满珍 主编·《一味中药祛顽疾》53)

★ 24. **治急性扁桃体炎**:鸡内金96克,青黛2克,冰片2克。用法:上药共研极细末,贮瓶备用,勿泄气。每取蚕豆大小之药粉,分别吹两侧咽喉。每日吹4~6次。功效:消食化积,消肿利咽。(程爵棠 程功文 编·《单方验方治百病》527)

★ 25. **治急性扁桃体炎**:生大黄每9~12克,入沸水150毫升中浸泡,待温顿服;隔2小时左右泡服2汁。用于61例患者,于1~2天内全部治愈。随后予桔梗4.5克,生甘草4.5克,鲜芦根1尺,煎汤代茶饮以清理余邪。范积建等用以治疗小儿化脓性扁桃体炎40例,其中以能坚持服药的34例计算,有效率为100%。(宋立人 总编·《中华本草》2册719)

★ 26. **治急性扁桃体炎**:马齿苋干根烧灰存性,每3克加冰片3克,共研末。吹喉,每日三次。(宋立人 总编·《中华本草》2册756)

★ 27. **治急性扁桃体炎**:全蝎取1节置橡皮膏中,贴于下颌角下方正对肿大的扁桃体外面皮肤。(孟凡红等 编·《单味中药临床应用新进展》431)

★ 28. **治急性扁桃体炎**:全蝎尾部。用法:研为细末,以3厘米×3厘米胶布2块,撒上一层蝎尾粉,贴于双侧天容穴(即下颌下1厘米处)。24小时换药1次,不需打针或服消炎药物。疗效:用此法治疗64例,经1~3次贴敷药物,体温、白细胞降至正常,脓点消失,症状完全消除。治疗率达98.44%。(刘有缘 编著·《一两味中药祛顽疾》587)

★ 29. **治急性扁桃体炎,咽喉疼痛**:鲜夏枯草全草2~3两。水煎服。(江苏新医学院 编·《中药大辞典》下册1828)

★ 30. **治单、双喉娥**:白凤仙花子研末,用纸管取末吹入喉内,闭口含之,日作二三次(孕妇禁服)。(江苏新医学院 编·《中药大辞典》下册1716)

★ 31. **治双单喉蛾:【提痰药】**白矾(瓷器盛水少许化开)9克,巴豆仁3粒。用法:将巴豆分作6块,投入白矾内,用罐盛煅,白矾取起,去豆研细密贮。每用少许,醋水调匀,鹅毛蘸扫喉内。其痰自出,然后用药吹之。(孙世发 主编·《中医小方大辞典》643引《惠直堂方》卷二)

★ 32. **治单双喉蛾**:鹅不食草一两,糯米一两。用法:将鹅不食草捣烂,取汁浸糯米磨浆,给患者徐徐含咽。(江苏新医学院 编·《中药大辞典》下册2401)

★ 33. **治喉蛾**:冰片二分,僵蚕五厘,硼砂二钱五分,牙硝七钱五分。用法:上为末。用苇管吹喉内患处。(彭怀仁 主编·《中医方剂大辞典》5册439引《奇方类编》)

★ 34. **治单双喉蛾**:鸡内金五钱,冰片五分,硼砂一分。共为细末。吹喉部。(沈洪瑞 主编·《重订十万金方》729)

★ 35. **治喉闭单双蛾**:腊月鸡内金(阴干,研为细末)3克,绿豆粉9克。用法:上2味用生蜜和作3丸。噙化。(孙世发 主编·《中医小方大辞典》422引《医部全录》卷一六二)

★ 36. **治双单娥:【蟾酥丸】**蟾酥二钱(人乳化),雄黄一两,人指甲不拘多少(焙,研),麝香二分。用法:上为极细末,入蟾酥内,和匀成丸,如粟米大。噙化一丸。恐口舌麻木,用人乳化开,鸡翎扫患处更妙。如治疮毒,量症大小,多则五六丸,酒煎葱白二寸送下。外用葱汤调敷。(彭怀仁 主编·《中医方剂大辞典》10册1558引《惠直堂方》)

★ 37. **用于咽痛、喉蛾**:用薄荷末6~10克,白蜜调和。用鸡毛挑擦咽喉2~3次,吐出痰涎即愈。(滕佳林 米杰 编著·《外治中药的研究与应用》512)

★ 38. **治乳蛾:【撒豆成兵方】**巴豆一粒,葱白一个。用法:捣烂,塞鼻孔。或用醋调巴豆末灌鼻中。(彭怀仁 主编·《中医方剂大辞典》10册1288引《喉科种福》卷四)

★ 39. **治乳蛾:【香粉散】**白矾三钱,巴豆二粒(去皮),轻粉少许,麝香少许(研)。用法:上于铁器内飞白矾,至沸,入巴豆在上,矾枯,去巴豆不用,只用三味,为细末,和合吹喉。(彭怀仁

主编·《中医方剂大辞典》7 册 598 引《瑞竹堂方》卷五)

★ 40. **治双乳蛾:【玉锁匙】**白矾 1 两,巴豆 21 粒。用法:白矾于银罐内溶化,即下巴豆,候矾枯取起,放在地上越宿,次早去巴豆,用矾研末,每用少许吹患处。注意:孕妇忌用。(彭怀仁主编·《中医方剂大辞典》3 册 98)

★ 41. **治单双乳蛾:**五倍子粉,吹敷咽喉。危急之刻可用五倍子 2 ~5 克焙干研末,放入干燥注射器内,去掉针头,将此粉注入喉中,患儿可感酸涩干呛,令其用力咯出脓血,可使咽喉立畅。效果极佳。(王凤岐 主编·《中华名医特技集成》142)

★ 42. **治乳蛾:**雄黄 3 克,鸡内金(焙脆存性)3 个,生白矾 3 克。用法:上药共研成细末。患者先用凉水漱口,而后将药吹入喉中少许,即吐口水为止,其痛立消。注意:孕妇忌用。(吴素玲 李俭 主编·《实用偏方大全》716 引清代 陈杰《回生集》)

★ 43. **治乳蛾验案** :徐某某,男,28 岁,工人。宿有慢性扁桃体炎,受寒即作,扁桃体肿大,疼痛,微有白腐,已作 4 日,因发热不甚,乃径予此药末(取活鼠妇 30 克,洗净,置瓦上焙干研末,加冰片少许,瓶装密封。用时取药粉吹患处,不宜咽下,可随上涎唾出,每日 2 ~3 次)。外吹,1日见效,3 日悉复。(杨鹏举主编·《中医单药奇效真传》438)

★ 44. **治急性乳蛾验案:**朱某,女,5 岁,1979 年 9 月 6 日初诊,发热 3 天,咳嗽,喉痛,吞咽痛增,曾呕吐 1 次,诊为急性乳蛾,治用吴茱萸研末,加少量面粉蛋清,调成两小饼,敷双侧涌泉穴,1 日 1 换。另用生老蒜 1 瓣捣泥,取黄豆大 1 块,敷贴乳蛾相对的颈部皮肤,1 日 1 换。1 日而诸症减轻、恢复正常。(杨鹏举 主编·《中医单药奇效真传》440)

★ 45. **治单蛾:**苍耳子头二层皮 10 克,盐适量,槌杵搓成丸。含之,热时更换。(滕佳林 米杰 编·《外治中药的研究与应用》307)

★ 46. **治单乳蛾、喉癣、喉痈肿痛,吞咽不下,命在须臾者:【猪胆丸】**雄猪胆一个(腊月八日取)。用法:上装入白矾末,阴干,为末;次年腊月八日再取猪胆,入前猪胆末,如此三四次。每用一二分吹之。(彭怀仁 主编·《中医方剂大辞典》9 册 544 引《梅氏验方新编》)

★ 47. **治咽喉诸症,双单乳蛾:**火硝一钱五分,白月石(硼砂)五分,冰片三厘。用法:上为细末,吹之。(彭怀仁 主编·《中医方剂大辞典》4 册 705 引《外科方外奇方》)

化脓性扁桃体炎 7 方

★ 1. **治化脓性扁桃体炎:**苦参 15 克,用沸水 300 毫升浸泡,待温凉时频频饮用,药物可重复浸泡 1 ~2 次饮用,成人每次约饮 700 ~1000 毫升,小儿酌减。史爱国用上方治疗化脓性扁桃体炎 92 例,结果显效 77 例(81.5%),有效 13 例(14.1%),无效 2 例(2.2%)。(王辉武 主编·《中药临床新用》387)

★ 2. **治化脓性扁桃体炎:**鲜败酱草 100 克(干品 50 克)。水煎服,1 日 3 次。(王学诗·《中国中医药报》2009 年 5 月 18 日第十三版)

★ 3. **治急性扁桃腺炎已成脓和一切痈肿成脓未溃者:**皂刺 10 克,紫花地丁 30 克。用法:上药加水煎煮,煮沸 20 分钟,滤取药液;药渣加水再煎,再煮沸 20 分钟,滤取药液。合并 2 次药液。分 2 次 1 日内服完,连服 3 ~5 日可愈。功效:清热解毒,搜风消肿。禁忌:孕妇忌服。(刘道清 主编·《中国民间神效秘方》21)

★ 4. **治急性咽喉症:**取活蜘蛛 1 个,大蒜去皮 1 瓣,冰片 0.3 克,共捣烂如泥状,敷于一侧合谷穴。如未愈可再敷另一侧合谷穴。当敷后 1.5 ~5 小时,敷处发热,麻辣起泡,即除药,其泡勿弄破,如泡已破溃则可涂龙胆紫。适用于咽喉炎、急性扁桃体炎或脓肿等咽喉症。治疗 65 例,其中痊愈 40 例,显效 6 例,好转 9 例,无效 10 例,总有效率为 84.63%。(杨仓良主编·《毒药本草》732)

★ 5. **治扁桃体周围脓肿(喉痈):**牙硝一钱,硼砂六分,雄黄、僵蚕各三分,冰片一分。用法:共研细末吹喉,两小时吹一次,若去僵蚕用亦可。(中医研究院革命委员会 编·《常见病验方研究参考资料》474)

★ 6. **扁桃体切除麻醉:**将蟾酥溶于 75% 的乙醇中,制成 1% ~4% 酊剂备用。用消毒棉球蘸 2.5 ~3 毫升,涂咽后壁、咽前弓、咽后弓及扁桃体,共涂 2 次。涂药 3 ~5 分钟后行扁桃体切除术,每次用量相当于 25 ~50 毫克生药。观察 150 例,麻醉优良率达 98%。(滕佳林 米杰 编著·《外治中药的研究与应用》582)

★ 7. **治乳蛾成脓不穿:**(代针散) 胆南星 1 克,指甲、冰片、朱砂各少许。用法:将指甲用双红纸卷好,灯上烧炭存性,研为末,入朱砂、冰片、胆南星研和。吹入喉中。少顷即出脓血自愈。(孙世发 主编·《中医小方大辞典》1337 引《囊秘喉书》卷上)

扁桃体角化证 1 方

★ **治扁桃体角化证:**穿山甲、鸡内金各一钱,冰片二分。用法:研细末,吹患处。亦可不用鸡内金。(中医研究院革命委员会 编·《常见病验方研究参考资料》473)

悬雍垂长,红肿 2 方

★ 1. **治悬雍垂下垂:**蒲黄末二钱,冰片三分。用法:共研,吹患处,三小时吹一次。(中医研究院革命委员会 编·《常见病验方研究参考资料》472)

★ 2. **①治悬雍垂长,咽中妨闷。②一切急风,口噤不开:【白矾散】**白矾一两(烧灰),盐花一两。用法:上为细散。以箸头点药在悬壅上愈。主治:①《圣惠》:治悬雍垂长,咽中妨闷。②《普济方》:一切急风,口噤不开。(彭怀仁 主编·《中医方剂大辞典》3 册 749 引《圣惠》卷三十五)

缠喉风、锁喉风 7 方

★ 1. **治缠喉风:**活地龙(白颈者)五条,白梅肉二个,朴硝二钱。用法:上同研成膏,挑入喉中,含化。(彭怀仁 主编·《中医方剂大辞典》4 册 7 引《普济方》)

★ 2. **治缠喉风,咽中如束,气不通:**蛇蜕(炙黄)、当归等分。为末,温酒调一钱匕,得吐愈。(江苏新医学院 编·《中药大辞典》下册 2118 引《医准》)

★ 3. **治缠喉风,单、双蛾:【喉闭饮】**巴豆 7 粒(3 生,4 炒存性),雄黄 9 克,郁金 1 个。用法:上药研为末,每次 3 克,茶调细呷。如口噤咽塞,以竹筒吹药入喉中,须臾吐痢即醒。(孙世发 主编·《中医小方大辞典》1171 引《仙拈集》卷二)

★ 4. **治缠喉风及狗咽:【石胆散】**石胆(烧,研)4.5 克,白芷(研为末)3 克。用法:上药再研匀细。每次 1.5 克,温开水调下。(孙世发主编·《中医小方大辞典》300 引《圣济总录》卷一二三)

★ 5. **治缠喉诸风,满口牙齿血烂者:【雄黄散】**蜈蚣(去足并去头,研为末)1 个,雄黄(研)3 克。用法:上药研为细末。每用 1 ~1.5 克,冷水调,鸡翅扫在喉中。(孙世发 主编·《中医小方大辞典》640 引《鸡峰》)

★ 6. **治锁喉风,胀闷不通:**土牛膝捣汁半碗,加入真米醋半碗,用鹅毛翎尖挑少许入喉中,随吐涎痰,连挑十余次,吐痰碗许即通。(江苏新医学院 编·《中药大辞典》下册 2601 引《本草汇言》)

★ 7. **治锁喉瘴。又名朴蛇瘴。项大肿痛连喉:**蜈蚣(赤足者),上研水下一二节。或酒下。愈。(电子版·《中华医典·普济方》卷六十一)

急喉风 4 方

★ 1. **治急喉风:**巴豆(去油)十四个,雄黄一两,郁金一钱。用法:为末,醋糊丸如绿豆大。茶清下七丸,吐出顽痰即苏。如口噤,以物斡开灌之。(杨仓良 主编·《毒药本草》1008 引《丹溪心法》)

★ 2. **治急喉风验案:**张某之女,15 岁。得喉症,延医多人,越治越重,渐至滴水不入,痰声漉漉,人皆云死,脉搏紊乱无序,喘无定息,急用手法,针少商穴出血,继用吴茱萸生、炒各 12 克,共为细末，用好醋熬滚，与药末合匀，做成两个药饼，贴患者两脚心（涌泉穴），着手奏效，次日能食，病虽愈，但精神困惫，又用养阴清火之剂，1服而安。（杨鹏举 主编·《中医单药奇效真传》438）

★ 3. **治急喉风：【夺命散】**白矾（枯）、僵蚕（炒去丝）、硼砂、皂角（末）各等分。用法：上为末。少许吹喉中。痰出愈。（彭怀仁 主编·《中医方剂大辞典》4册222引《袖珍》）

★ 4. **治急喉风：**僵蚕30克，南星30克，生白矾30克。用法：上药研为细末，每服0.3克许，生姜自然汁调下。小儿服0.15克。（吴素玲 李俭 主编·《实用偏方大全》724引《卫生家宝》）

喉风8方

★ 1. **治喉风：【夺命散】**胆矾（另研）、白僵蚕（研为末）、乌龙尾（另研）各30克，天南星（研为末）15克。用法：上药和匀。每用少许，以鸡羽湿点药扫喉中，涎出，再点药入喉。候涎化为黄水出，方用温水漱口。（孙世发主编·《中医小方大辞典》1378引《普济方》）

★ 2. **①治喉风。②痰盛急喉闭：【僵蚕丸】**白僵蚕（炒）、明白矾（生）、白梅肉各适量。用法：上药研为末，以白梅肉为丸，如皂子大。每次1丸，薄绵包入喉。少顷涎水出而愈。主治：①《直指》：喉风。②《杂病源流犀烛》：痰盛急喉闭。（孙世发 主编·《中医小方大辞典》1214引《直指》）

★ 3. **治弄舌喉风：【铁箍散】**多年陈小粉（炒黑）四两，五倍子末一两，龟板一两（火煅存性）。用法：上为细末。醋、蜜调敷颈项，常用余醋润之，以助药力。（彭怀仁 主编·《中医方剂大辞典》8册413引《疮疡经验全书》卷一）

★ 4. **治喉肿，喉风，食刺，骨鲠：【一捻金散】**郁金三钱，藜芦二钱，巴豆一钱（炒）。用法：上为末。喉肿及食刺，热茶点一钱；骨鲠，干咽；喉风，薄荷茶下。（彭怀仁 主编·《中医方剂大辞典》1册32引《医方类聚》卷七十四）

★ 5. **治喉风喉毒：**金荞麦，用醋磨，漱喉，涎痰去而喉闭自开。（宋立人 总编·《中华本草》2册631引《纲目拾遗》）

★ 6. **治喉风：【石膏汤】**石膏一两，知母三钱，甘草一钱，元参五钱，天花粉三钱。水煎服。（宋立人 总编·《中华本草》1册298引《喉科秘诀》）

★ 7. **治喉风，心烦口烧作渴：**（银锁匙）天花粉、薄荷叶各60克。用法：上药研为末。每次6克，食后井花水调下；热甚西瓜汁调下。（孙世发 主编·《中医小方大辞典》607引《外科百效》卷二）

★ 8. **治喉风，牙关紧闭：**（银钥匙）天花粉、薄荷、嫩艾叶为末。每服二钱，茶下，甚者西瓜汁下或井水，夜间服。（宋立人 总编·《中华本草》5册591引《国医宗旨》）

喉中溃烂7方

★ 1. **治喉中溃烂：【子药】**明朱砂2克，硼砂15克，冰片1.5克，延胡索粉（制）15克。用法：上药研为末。吹喉。功效：生新去腐。（孙世发 主编·《中医小方大辞典》1271引《咽喉秘集》）

★ 2. **治喉中溃烂：【元朱丹】**硼砂、玄明粉（制）各15克，朱砂2克，冰片1.5克。用法：上药研为细末。吹之。功效：长肌肉，生新去腐。（孙世发 主编·《中医小方大辞典》1272引《增订治疗汇要》）

★ 3. **治咽喉腐烂疼痛：**雄黄、硼砂、人中白各三分，冰片一分。用法：共研末，吹喉中。也有单用煅人中白、冰片作吹药的。（中医研究院革命委员会 编·《常见病验方研究参考资料》474）

★ 4. **治咽喉腐烂疼痛：**寒水石一钱，冰片一分。用法：共研末，分数次吹喉部。（中医研究院革命委员会 编·《常见病验方研究参考资料》474）

★ 5. **治咽喉腐烂疼痛：**鸡内金、孩儿茶各一钱，冰片一分。用法：共研细末，吹喉中患处。备注：这是调治善后之方。（中医研究院革命委员会 编·《常见病验方研究参考资料》474）

★ 6. **治孕妇咽喉破烂疼痛：【吕雪丹】**冰片1.8克，硼砂30克。用法：用萝卜1个，同煮熟，入冷水内1夜,水底沉结如冰者佳,取出,加青黛3克,研为极细末,收瓶内。用时吹患处。(孙世发 主编·《中医小方大辞典》358 引《温氏经验方》)

★ 7. **治疫喉腐烂忒甚:【冰白散】**梅花冰片五分,人中白五钱,粉儿茶五钱,粉甘草一钱,玄明粉五分,鸡内金(要不落水者,瓦上焙干)五钱。用法:上为细末。吹之。(彭怀仁 主编·《中医方剂大辞典》4 册 697 引《疫喉浅论》卷下)

喉证6方

★ 1. **治喉症:**冰片一钱,硼砂一钱,山豆根二钱。用法:吹患处。(彭怀仁 主编·《中医方剂大辞典》4 册 702 引《咽喉脉证通论》)

★ 2. **①治喉症红肿者。②咽喉肿痛、胀痛者:【清阳散】**月石 60 克,飞朱砂 6 克,冰片 1.5 克。用法:上药研为细末。吹口。主治:①《青囊秘传》:喉症红肿者。②《外科传薪集》:咽喉肿痛、胀痛者。(孙世发 主编·《中医小方大辞典》1147 引《青囊秘传》)

★ 3. **治喉证:【治喉散】**冰片 22.5 克,白僵蚕 15 克,硼砂 7.5 克,芒硝 22.5 克。用法:上药研为末。用苇管吹喉内患处。(孙世发主编·《中医小方大辞典》1471 引《同寿录》)

★ 4. **治急喉证:**老蒜 1 瓣(独头者佳)。用法:捣如泥。用梧桐子大许,敷经渠穴,约 5 ~ 6 小时即起水泡,用银针挑破,揩尽毒水。功能:拔毒。(彭怀仁 主编·《中医方剂大辞典》10 册 815 引《喉证指南》卷四)

★ 5. **治九种喉证:【如圣丸】**白僵蚕、天南星、马勃各等份。用法:上药研为细末,用盐梅生姜汁为丸,如弹子大。噙化。(孙世发 主编·《中医小方大辞典》1401 引《普济方》)

★ 6. **咽喉十八症:**大黑枣一个(去核,装入下药),五倍子一个(去虫,研),象贝一个(去心研)。用法:用泥裹,煨存性,共研极细末,加薄荷末少许、冰片少许,贮瓷瓶内。临用吹患处。任其呕出痰涎,数次即愈。(彭怀仁 主编·《中医方剂大辞典》5 册 439 引《经验广集》卷二)

喉毒1方

★ **治喉毒(喉内生毒堵塞颈项肿胀危急):**癞蛤蟆一个,白矾三钱。同捣烂敷喉外,干再换。(清·丁尧臣 著·《奇效简便良方》21)

咽喉结核1方

★ **治咽喉结核:**先将生鸡蛋打一小孔,分别倒出蛋清、蛋黄,把 10 毫升酒稀释至 30 毫升,倒满蛋壳的三分之一,再放半夏 2 克,另以细铁丝制成刀环状,把鸡蛋壳直于其中,然后加火煮3 ~ 4 分钟,取出半夏,随后加入该鸡蛋清的一半,加火煮二三沸备用。病人将上汁一口一口地喝,就像漱口一样,慢慢地湿润咽喉。按:蛋夏酒对咽喉部结核特效,对喉头结节及声音嘶哑皆有良效,教师、播音员、演员经常服用可以保护嗓音,而对咽喉癌有治疗作用,亦可帮助喉癌术后的声音恢复。(高允旺 编·《偏方治大病》40)

声带息肉1方

★ **治声带息肉:**乌梅肉 20 克,元明粉、诃子肉各 15 克,胆南星、百药煎各 10 克,梅片 1.5 克,西月石 20 克。上药共为细末,用乌梅肉捣如泥,打和为丸,如龙眼核大,每用 1 丸含化,1 日服 2 ~ 3 丸。赵兴周用上方治疗声带息肉 11 例,其中 5 例属痰湿积滞者,单用上方噙化而治愈,其余 6 例在用噙化丸同时辨证论治加服中药煎剂,亦获痊愈。(王辉武 主编·《中药临床新用》128)

喉息肉1方

★ **用于喉息肉、肠息肉:【济生乌梅丸】**僵蚕250克，乌梅250克，红花50克，莪术100克。以上4味，僵蚕、红花粉碎成细粉，粗头与其余二味加水煎煮2次，滤过，合并滤液，浓缩成清膏，加细粉拌匀，用10%的淀粉浆制粒，干燥，压制成1000片。每片重0.3克。口服，每次2～4片，每日3次。功能：化痰散结，活血化瘀。（宋立人 总编·《中华本草》9册181）

喉疳3方

★ 1. **治喉疳**：珍珠3克，朱砂0.3克，冰片0.3克。用法：上药研极细末，和匀。吹喉。（吴素玲 李俭 主编·《实用偏方大全》734引《喉科集腋》）

★ 2. **治阴虚喉疳，失声，大便干**：猪脂（切碎，炼油，去渣）、白蜜（炼）各500克。用法：搅匀候凝，挑服2匙，每日3～5次。功效：滋阴清金。（孙世发 主编·《中医小方大辞典》238引《金鉴》）

★ 3. **治结毒喉疳腐烂**：【三仙丹】轻粉3克，朱砂1克，冰片0.6克。用法：上药研为细末。吹喉中。（孙世发 主编·《中医小方大辞典》729引《外科真诠》卷上）

喉痈3方

★ 1. **用于喉痈**：用蒲公英、金银花、菊花各适量，煎取药液。将药汁含漱，每日数十次。（滕佳林 米杰 编著·《外治中药的研究与应用》499）

★ 2. **治咽中悬痈，舌肿塞痛**：五倍子末、白僵蚕末、甘草末各等分，白梅肉捣和丸，如弹子大噙咽，其痈自破。（宋立人 总编·《中华本草》5册89引《朱氏集验医方》）

★ 3. **治一切喉症，喉娥，喉痈**：【乌龙胆】白矾末（盛猪胆中，风干，研末）适量。用法：每吹3克。取涎立效。（孙世发 主编·《中医小方大辞典》272引《串雅外编》卷三）

咽喉生疮6方

★ 1. **治喉中生疮，久患积劳，不下食，日渐羸瘦**：黄连（去须）半分，豉半合，薤白（切）四茎，猪胆半个。用法：上先以童便八合煎黄连、豉、薤白，取四合，去滓，下猪胆，煎至三合，空腹顿服，每隔日依法再服。（彭怀仁 主编·《中医方剂大辞典》9册158引《圣济总录》卷一二三）

★ 2. **治咽喉生疮**：石膏（碎）、升麻、牡丹皮、甘草各一两（炙）。用法：上切。以水七升，煮取三升，每服七合，一日三次。（彭怀仁 主编·《中医方剂大辞典》2册795引《外台》卷二十三）

★ 3. **治咽喉内生疮，鼻孔俱烂，名天白蚁疮**：白霜梅（烧存性）一个，枯矾一钱，穿山甲（炒）、雄黄各五分。用法：共研细末。吹喉中。立效。（彭怀仁 主编·《中医方剂大辞典》7册1027引《疡医大全》）

★ 4. **治喉疮日久不愈**：【石击散】白矾、巴豆。用法：共烧灰。吹喉中。（彭怀仁 主编·《中医方剂大辞典》3册197引《喉科种福》卷四）

★ 5. **治肿喉疮**：吴茱萸末。醋调，涂足心。（陆锦燧 辑·《鲟溪秘传简验方》202）

★ 6. **治咽中生疮属痰热伤咽者**：半夏14枚，鸡蛋1枚，醋适量。用法：将半夏洗净，破如枣核大，鸡蛋去黄，把醋和半夏纳鸡蛋壳中，放火上滚3沸，去渣，少少含咽之。（吴静主编·《祛百病醋蛋秘方》246）

喉癣2方

★ 1. **治喉癣**：垂盆草捣汁，加陈京墨磨汁，和匀漱喉，日咽四五次，甚者半月。（宋立人 总编·《中华本草》3册777）

★ 2. **治喉癣**：【穿山甲散】山甲片五分（炙），白霜梅一个（炙），雄黄五分，枯矾一钱。共研细末。吹喉内。（江苏新医学院 编·《中药大辞典》下册1727引《疡科遗编》）

骨鲠12方

★ 1. **治鸡鱼骨鲠方:**五倍子、细茶各等分为末。吹入咽喉。(清·顾世澄 撰·《疡医大全》666)

★ 2. **治诸鲠:【二白散】**白芷、白蔹各等份。用法:上药研为散。每次3克,水调下。(孙世发 主编·《中医小方大辞典》205引《圣济总录》卷一二四)

★ 3. **治诸鱼骨鲠:**半夏五两(洗),白芷五两。上二物,捣筛。服方寸匕,则呕出。忌羊肉,饧。(宋立人 总编·《中华本草》5册887引《外台》)

★ 4. **治骨鲠:**鹿角适量。用法:上药研为末,含津咽下;或掺舌上,咽津。(孙世发 主编·《中医小方大辞典》162引《证类正草》)

★ 5. **治诸骨鲠,垂危者:**乌梅肉、五倍子(取净),或加硼砂,各等份。用法:共打成膏为丸,如龙眼大。含之。(孙世发 主编·《中医小方大辞典》272引《疡科选粹》卷七)

★ 6. **治小儿诸般骨鲠,致咽喉肿痛:【备急散】**五倍子末一两,先春茶末半两。用法:上为末。每抄一钱,温汤半盏调化,少与咽下,不拘时候。依此法服饵,不过三五次即效。如骨出或刺破处血来多者,硼砂末六钱,水煎消毒饮调服。血止痛住,肿退食进。(彭怀仁 主编·《中医方剂大辞典》6册652引《活幼心书》卷下)

★ 7. **治鸡鱼骨鲠喉:**凤仙花子(即急性子)二十粒,白汤送下,立效。(清代·顾世澄 撰·《疡医大全》666)

★ 8. **治鸡鱼骨鲠喉:**凤仙花子4.5克,水煎服(虚弱者及孕妇禁服)。(北京 沈阳 兰州 新疆部队 编·《北方常用中草药手册》498)

★ 9. **治骨鲠在喉中不出:【象牙丸】**象牙屑、乌贼骨(去甲)、陈皮(汤浸,去白,焙)各9克。用法:上药研为末,用寒食稠饧为丸,如鸡头实大。含化咽津。(孙世发 主编·《中医小方大辞典》1139引《圣济总录》)

★ 10. **治误吞鱼刺:**山楂10克。用法:将山楂研末内服。(刘少林 刘光瑞 编著·《中国民间小单方》21)

★ 11. **治诸鱼骨鲠在喉中:**鲤鱼皮鳞不拘多少。用法:烧灰研细。每服6克,新汲水调下。未出更服。(孙世发 主编·《中医小方大辞典》107引《圣济总录》)

★ 12. **治咽喉骨鲠:**桑螵蛸,醋煎呷之。(江苏新医学院 编·《中药大辞典》下册1974)

失声,嘶哑27方

★ 1. **音哑:**乌梅五个。用法:将乌梅煎水服。释解:因虚火上窜。症见咽喉干燥,红肿疼痛,音哑语轻。治宜生津润喉。(刘少林 刘光瑞 编·《中国民间小单方》258)

★ 2. **治慢性咽喉肿痛,声音嘶哑:**醋70毫升,制半夏6克,鸡蛋2个。用法:将半夏研为细粉,与蛋清及醋搅匀,煮沸待温时含于口内1~2分钟后吞咽,或将半夏加水400毫升煎20分钟,去渣,将醋加入煎汁,待药稍冷时加入鲜鸡蛋清搅匀即可服用。每日1剂,不拘时间,服时徐徐咽下。(吴静 主编·《祛百病醋蛋秘方》236)

★ 3. **治少阴病,咽中伤,生疮,不能言语,声不出者:【苦酒汤】**鸡蛋55克(去黄),半夏(洗,破如枣核)10克,醋10克。用法:将半夏洗净,破如枣核大的小颗粒14枚,备用。将鸡蛋顶开大孔,去黄留白,然后放入半夏及醋少许,置于刀环中,置火上加热,待3沸后去渣,即可食用。每取少许含咽,若无效,再进3剂。说明:半夏为辛燥之品,不可久煎,否则助火伤阴。(吴静 主编·《祛百病醋蛋秘方》247引《伤寒论》)

★ 4. **治实证失音:【苦酒汤】**治疗实证失音33例,一般服药2~3天即愈。组方:制半夏15克。用法:水煎煮,后加入米醋70毫升,待半冷再加入鸡子清2个,搅匀即成。徐徐含咽,不拘于时,每日1剂。(杨仓良 主编·《毒药本草》769)

★ 5. **治失音:**鸡蛋1个,陈醋半盏。用法:先将蛋和醋共煮片刻,将蛋取出去壳,再用醋煮一刻钟食之。病减再服二副。(李德新等编·《祖传秘方大全》277引陕西陈汉卿祖传秘方)

★ 6. **治失音不语:【百合丸】**百合、百药煎、杏仁(去皮、尖)、诃子、薏苡仁各等分。上为末，鸡子清和丸弹子大。临卧噙化一丸。(宋立人 总编·《中华本草》8册116引《古今医统》)

★ 7. **治失声，嘶哑:【百合桔梗鸡子汤】**百合9克，桔梗7.5克，五味子3克，鸡蛋1个。用法:前3味药水煎，去渣，入鸡蛋清，热服。(孙世发 主编·《中医小方大辞典》1379引《四圣心源》卷九)

★ 8. **治音哑症:**蝉蜕15～20克，桔梗6克，胖大海、桑叶、麦冬各9克，甘草5克。水煎服或代茶饮。(张金鼎 邹治文 编著·《虫类中药与效方》156)

★ 9. **治突然声音嘶哑:**蛇蜕1条。煅存性，与白矾1.5克共研细末，吹喉，连用1～2次。(胡郁坤 陈志鹏 主编·《中医单方全书》435)

★ 10. **治声音嘶哑:**青蒿干品60克(鲜者120克)。用法:以上药材加清水1000毫升，大火急煎，或用开水冲泡代茶饮用，每日1剂，分2～3次服用。(李川 主编·《民间祖传秘方》286)

★ 11. **治声音嘶哑:**青蒿15克，童便2茶杯。用法:以水1碗煎青蒿10余沸，冲童便服。小儿酌减。备注:此方治病后失音、感冒失音、咳嗽失音。曾愈10余人，献方人之子黄凤祺，因病久失音，半年不能言语，以此方治疗，服药后1小时即能出声。沙塘乡善洛村林树交，病后失音2月余，服此方1剂而愈。(吴静 陈宇飞 主编·《传世金方·民间秘方》355引广西柳城县，黄启暄献)

★ 12. **治声音嘶哑:**雪梨1个，贝母末3克，蜂蜜30克。用法:雪梨去核，填入贝母，加蜂蜜同蒸。分2次服下。功效:清肺化痰。适用于声音嘶哑，伴有轻微咳嗽者。验证:屡用效佳。(良石 主编·《名医珍藏·秘方大全》281)

★ 13. **治暴失声嘶:【蜜脂煎】**猪油1000克，白蜜500克。用法:猪油熬，去渣，就与白蜜再炼少顷，滤净，入瓷器内，俟成膏。每次15克，不拘时候。功效:常服润肺。主治暴失声嘶。(孙世发 主编·《中医小方大辞典》690引《医学入门》)

★ 14. **治音声障碍:**白僵蚕10克，白萝卜100克。水煎服。适用于声音嘶哑。(胡郁坤 陈志鹏 主编·《中医单方全书》434)

★ 15. **治言语障碍:**僵蚕9克，薄荷9克。水煎服。适用于病后感受风邪哑不能言者。(胡郁坤 陈志鹏 主编·《中医单方全书》436)

★ 16. **治大热病后音哑:**生南星粉60克，猪苦胆10个。用法:取胆汁，把南星粉浸入胆汁20小时取出，晒干研末。青少年每次服1.2～1.5克，成人服2.4克，每日服3次，6小时服1次，用老姜60克煎水冲服。备注:本方对大热病后音哑，不超过半年者有效。用于病后而致口哑不能言语者。(吴静 陈宇飞 主编·《传世金方·民间秘方》355)

★ 17. **治声哑、失音:**新槐花子少许。用法:放新瓦上，微火炒熟，嚼咽数粒，令喉中常有此味。(中医研究院革命委员会 编·《常见病验方研究参考资料》476)

★ 18. **治失音、咯血:【独行散】**槐花(炒香熟)。用法:二更后床上仰卧，随意服。(彭怀仁 主编·《中医方剂大辞典》7册770引《得效》)

★ 19. **治语声不出:【白及散】**白及20枚(研为末)。用法:用猪肺1个，生姜数片，煮熟，切成片子，点尽白及末。食之。(孙世发 主编·《中医小方大辞典》319引《普济方》卷六十四)

★ 20. **治暴音(即骤然声音嘶哑):**蝉蜕3克，胖大海3枚。水煎服。(范其云 编著·《家用偏方二佰三》32)

★ 21. **治声带息肉、声音嘶哑:**焦山楂24～30克。用法:水煎2次，得汁1500毫升。凉后慢慢服完。服药期间勿大声喊唱，以使声带充分休息。据报道，应用本方治疗10例，均在10～15天内消除息肉，发音正常。(薛建国 李缨 主编·《实用单方大全》271)

★ 22. **治弄舌、喉风、哑不能言:【一字散】**白矾一两，巴豆二十一粒。用法:将白矾火上熬滚，随下巴豆仁，即取出待冷，研末。干吹。(彭怀仁 主编·《中医方剂大辞典》1册10)

★ 23. **治外感所袭之音哑:**蝉蜕二钱，滑石一两，麦冬四钱，胖大海五个，桑叶、薄荷叶各二钱。水壶泡之代茶饮。一日音响，二日音清，三日痊愈。(宋立人 总编·《中华本草》9册167引《医学衷中参西录》)

★ 24. **治感冒咳嗽失音:**蝉蜕一钱，牛蒡子三钱，桔梗一钱五分，甘草一钱。煎汤服。(江苏新医学院 编·《中药大辞典》下册2558)

★ 25. **治久咳失声:**(清肺汤)五味子、五倍子、黄芩、甘草各等份。用法:水煎服。(孙世发主编·《中医小方大辞典》1594 引《杂病源流犀烛》卷一)

★ 26. **治肺热声嘶:**无花果 15 克,水煎调冰糖服。(江苏新医学院 编·《中药大辞典》上册 341)

★ 27. **治喉痹失音:**栝楼皮(炒)、僵蚕(炒)、甘草(炒)各二钱。共为末。每服三钱,姜汤下。(宋立人 总编·《中华本草》9 册 181 引《疑难杂症简方》)

牙疳 20 方

★ 1. **治牙疳(牙龈炎):**本症轻者牙龈红肿,重者溃烂。大红枣 1 枚,正片梅 0.6 克。制法:将红枣入火内烧过存性,以不见烟为度,取起入盐内埋之候冷,取出后加入正片梅捣成细粉。用法:先用薄荷叶煎水洗患处,然后用棉蘸药搽患处,日搽数次。注意事项:忌辛辣、鱼腥等物。(李德新等 编著·《祖传秘方大全》286)

★ 2. **治牙疳(牙龈炎):**大红枣(去核),人中白。用法:将人中白填入枣内烧焦,加麝香二厘共研细末,搽之。(彭怀仁 主编·《中医方剂大辞典》8 册 572 引《绛囊撮要》)

★ 3. **治牙疳:**用白矾(枯)五钱,鸡肫黄(烧存性)五个。用法:为末,擦之。(宋立人 总编·《中华本草》1 册 329 引《鲁府禁方》)

★ 4. **治牙疳:【牙疳散】**人中白(煅存性)、绿矾(烧红)、五倍子(炒黑)各等分,冰片少许。用法:上为极细末。先用水拭净牙齿,再以此散敷之。加减:有虫者,加槟榔。(孙世发 主编·《中医小方大辞典》1278 引《金鉴》卷五十二)

★ 5. **治牙疳:【柳绿散】**五倍子、青黛、蒲黄、枯白矾各等分。用法:上为细末。贴患处。加减:慢牙疳,敷此药少加信。(彭怀仁 主编·《中医方剂大辞典》7 册 124《普济方》卷六十七)

★ 6. **治牙疳:【牙疳散】**蜘蛛大者一个,白矾三钱,人中白少许,银朱少许。配制:将蜘蛛裹在矾内,加入人中白、银朱,研成粉红色为度。用法:每日早晚二次,敷满患处。三日即愈。(沈洪瑞 主编·《重订十万金方》697)

★ 7. **治牙疳:【椒硼散】**川椒(去白,炒出汗)一钱半,铜青、硼砂各一钱。用法:上研末。搽患处。(彭怀仁 主编·《中医方剂大辞典》10 册 69 引《仙拈集》卷二)

★ 8. **治牙疳:**(雄黄散)雄黄二钱,黄柏二钱,蛇床子一钱。用法:上为细末,先以艾叶煎汤洗净患处,然后用此药末敷上。(彭怀仁 主编·《中医方剂大辞典》10 册 256 引《种痘新书》)

★ 9. **治牙疳:**雄黄一钱,铜绿二钱。为末。搽。(陆锦燧 辑·《鲟溪秘传简验方》201)

★ 10. **治牙疳臭烂:【除疳散】**煅人中白、煅文蛤(五倍子)、烧蚕退纸、铜青各适量。用法:上药研为散。用米泔水洗净敷之,以平为度。(孙世发 主编·《中医小方大辞典》1522 引《麻症集成》卷三)

★ 11. **治牙疳痛:**白矾末盛五倍子内合烧为末涂。(清·丁尧臣 编·《奇效简便良方》106)

★ 12. **治牙疳:**大女伯韫年三四岁时,于除夕陡患牙疳,顷刻黑四齿,予惊曰此走马牙疳也,少迟延殆矣。觅生石膏一块,约重五六两,捶碎煎水与服,尽一器,呜之使睡,天明启口视之,已变白而愈。(黄国健等 主编·《中医单方应用大全》400 引《着园医药合刊》)

★ 13. **治牙疳:【止血血竭散】**血竭 6 克,龙骨 7.5 克,食盐不拘多少,多年石灰不拘多少。用法:上药研为末。贴牙疳。(孙世发 主编·《中医小方大辞典》1282 引《普济方》卷六十七)

★ 14. **治牙疳:**蛤蟆一只(小者背绿眼光者是用),白矾二钱,红枣二枚(去核)。上共捣成膏作一丸,火煅存性,研细末,笔尖蘸药点患处。(宋立人 总编·《中华本草》9 册 370 引《松厓医经》)

★ 15. **治一切牙疳,齿龈蚀烂,口臭出血:【必胜散】**蟾酥、轻粉(别研),淀粉、人中白各一钱,麝香一字(别研)。上件为细末。临卧,盐汤漱口后,贴药末在患处,用薄纸盖之。(宋立人 总编·《中华本草》9 册 365 引《杨氏家藏方》)

★ 16. **治牙龈疳蚀:**百药煎、五倍子、青盐(煅)各一钱半,铜绿一钱。为末。日掺二三次。(宋立人 总编·《中华本草》5 册 91 引《普济方》)

★ 17. **治恶牙疳蚀腐臭:【雄绿散】**雄黄、铜

绿各半两。用法：上研匀。荆芥水洗漱渫净，上之。（彭怀仁 主编·《中医方剂大辞典》10册260引《医方类聚》）

★ 18. **治牙疳，牙痛，口疮，齿衄，喉痹**：生石膏一两，月石七钱，冰片三分，僵蚕一钱。用法：上为极细末，小瓷瓶盛贮。敷之，吹之。（彭怀仁主编·《中医方剂大辞典》4册697引《景岳全书》卷五十一）

★ 19. **治牙疳。痘后牙齿龈肉溃烂：【雄黄散】**雄黄、枯矾各一钱，麝香一分半，人中白五分。用法：上为末。吹入鼻中。如吹不入，用麻油润使进。（彭怀仁 主编·《中医方剂大辞典》10册255引《准绳·幼科》）

★ 20. **治痘疮后牙疳口臭，或走马疳龈颊蚀烂，或肢体成痘疳凹陷不愈：【雄黄解毒散】**雄黄一两，铜绿二钱五分。用法：上为末。用米泔水洗净，干掺患处。（彭怀仁 主编·《中医方剂大辞典》10册270引《明医杂著》）

走马牙疳23方

★ 1. **治走马牙疳：【枣砒丹】**大黑枣、白砒。用法：用白砒嵌入枣内，火煅，研细。搽患处，立即见功。（彭怀仁 主编·《中医方剂大辞典》6册156引《青囊秘传》）

★ 2. **治走马牙疳**：鸡内金（不落水者）五枚，枯矾五钱。研搽。（江苏新医学院 编·《中药大辞典》上册1204引《经验方》）

★ 3. **治走马牙疳：【三妙丹】**雄黄、巴豆霜各适量。用法：研细为丸，如绿豆大。贴两眉中间1宿，将膏药盖之。（孙世发 主编·《中医小方大辞典》227引《幼幼指掌》）

★ 4. **治走马牙疳**：雄黄五钱，乌梅肉（煅存性）一钱，梅片五分。用法：共研末，用时加米饭调成糊状，敷齿龈部，每隔一小时许换一次。（中医研究院革命委员会 编·《常见病验方研究参考资料》452）

★ 5. **治走马牙疳**：雄黄五钱，绿矾（火煅）二两，冰片二钱。用法：共研细末，先用米泔水漱口，再以药末涂搽患处。（中医研究院革命委员会 编·《常见病验方研究参考资料》452）

★ 6. **治走马牙疳**：雄黄一钱，焰硝一钱半，甘草三分，冰片二分。用法：共研细末，先用盐水漱口，搽患处。使涎水流出。（中医研究院革命委员会 编·《常见病验方研究参考资料》452）

★ 7. **治走马牙疳**：雄黄一小块约五分至一钱，大红枣（去核）一枚，冰片少许。用法：将雄黄放入枣内，火煅，以烟尽存性为度，候冷加冰片（亦可再加入枯矾少许，或青黛二分）研粉，搽患处，一日二次。亦有不加冰片用者。（中医研究院革命委员会 编·《常见病验方研究参考资料》452）

★ 8. **治走马牙疳**：鲜紫花地丁草2两。用法：捣汁加冰片少许，用棉签蘸搽患处。（中医研究院革命委员会 编·《常见病验方研究参考资料》451）

★ 9. **治走马牙疳**：用蟾酥0.75克，加麝香和匀敷之。（滕佳林 米杰 编著·《外治中药的研究与应用》580引《小儿药证直诀》）

★ 10. **治走马牙疳**：枣（去核、包信石，烧）、黄柏。同为末，敷患处。（江苏新医学院 编·《中药大辞典》上册102引《海上方》）

★ 11. **治走马牙疳：【枣矾散】**大枣1枚，胆矾1片。用法：将胆矾入枣肉内，湿纸包裹，烧存性，研为末。吹患处。（孙世发 主编·《中医小方大辞典》433引《仙拈集》卷三）

★ 12. **治走马牙疳**：马齿苋5～10斤。用法：将马齿苋洗净，切碎，用纱布包着压出原汁。1次饮1小杯，1日2～3次。（中医研究院革命委员会 编·《常见病验方研究参考资料》453）

★ 13. **治走马牙疳**：大蜘蛛一枚。以湿纸裹，外用荷叶包，火中煅焦存性，研细，入麝香敷之。（宋立人 总编·《中华本草》9册136引《百一选方》）

★ 14. **治走马牙疳**：僵蚕24克，苦参60克。用法：共研细末，吹入患处及齿缝，1日3次。（吴静 陈宇飞 主编·《传世金方·民间秘方》362）

★ 15. **治走马牙疳**：巴豆1粒。黑枣2枚（去核），冰片0.06克。用法：同捣烂，用膏药贴眉心。亦可单用巴豆捣烂贴。（吴静 陈宇飞 主编·《传世金方·民间秘方》363）

★ 16. **治走马牙疳出血作臭**：蜘蛛一枚，铜绿半钱，麝香少许，杵匀擦之。（杨仓良 主编·

《毒药本草》733)

★ 17. **治走马牙疳,臭烂出血:**雄黄豆大七粒。每粒以淮枣去核包之,铁线串于灯上烧化为末。每以少许掺之,去涎,以愈为度。(江苏新医学院 编·《中药大辞典》下册 2339 引《全幼心鉴》)

★ 18. **治走马牙疳,牙落鼻崩,久不愈者:【再生散】**地鳖虫(煅存性)49 个,山豆根、人中白(煅)、辰砂(飞)各 6 克,上为细末。先割净腐肉,用麻油通口噙漱,觉无油气吐之,如此六七次;次以百沸汤入盐,醋漱吐三四次;再次以棉胭脂拭干,然后掺之。(滕佳林 米杰 编·《外治中药的研究与应用》577 引《外科大成》)

★ 19. **治实火走马牙疳,腐烂臭肉浮起:**铜绿一钱,腰黄五分,冰片一分五厘,炒食盐六分,炙山甲一钱。用法:上为末。吹患处。候腐臭烂肉脱落后,再用地骨散吹之。(彭怀仁 主编·《中医方剂大辞典》9 册 975 引《囊秘喉书》)

★ 20. **治走马牙疳,延肿穿腮,不堪危险:【赤霜散】**枣一枚(去核),红砒(如黄豆大)一粒。用法:红枣去核,入红砒扎好,放瓦上炭炙,烟尽为度,闷熄冷透,研细,加入冰片一分,再研。吹之。久烂之孔,生肌亦速。宜忌:不可咽下。(彭怀仁 主编·《中医方剂大辞典》5 册 260 引《外科全生集》卷四)

★ 21. **治走马牙疳,黑腐不去,近腮穿肿,危险不堪:**北枣三个,白砒二分,雄黄五分,胆矾三分。用法:将枣去核,三味研,入枣内,湿纸包,炭火煨脆,冷定研细,加梅片二分为末。吹患处。(彭怀仁 主编·《中医方剂大辞典》1 册 565 引《外科传薪集》)

★ 22. **治麻毒入胃,牙肉黑烂出血走马疳症:【雄黄散】**雄黄一钱,黄柏二钱,麝香一分。用法:上为细末,先用艾汤净洗,后搽药。(彭怀仁 主编·《中医方剂大辞典》10 册 255 引《赤水玄珠》)

★ 23. **治走马牙疳,脾胃虚弱:**(人参茯苓粥)人参 3 克,白茯苓 18 克。用法:上药研为末,同粳米熬成粥。先以盐汤将口漱净,后再食粥。功能:善扶脾,理胃虚。(孙世发 主编·《中医小方大辞典》226 引《金鉴》卷六十五)

牙痛 70 方

★ 1. **治牙痛:**大蒜适量。用法:将蒜捣碎,取一块置牙痛点上,用齿科充填器烧至微红,迅灼蒜泥,稍压几分钟,痛感即消。或用适当大小的蒜块塞入龋洞中也可止痛消肿。(吴静 主编·《祛百病大蒜秘方》252)

★ 2. **治牙痛:**大蒜瓣中的芽芯捣烂敷养老穴,一般一次牙痛即止。(王辉武 主编·《中药临床新用》159)

★ 3. **治牙痛:**老蒜 2 瓣,轻粉 5 克。用法:二者捣烂贴经渠穴,用小蚌壳盖住,或以他物盖上亦可,捆好,少时觉微辣时揭下,内起一泡,用针挑破,流净黄水即愈。说明:经渠穴在两手大拇指根上,脉下小窝处。(王富春 段明鲁 主编·《葱姜蒜治百病》152)

★ 4. **治牙痛:**大蒜适量。用法:将蒜捣如泥,敷足心涌泉穴,数小时后取下。(吴静 主编·《祛百病大蒜秘方》253)

★ 5. **治牙痛:**大蒜 1 瓣,巴豆 1 粒。用法:将上 2 味同捣为膏,取膏少许,以适量棉花包裹塞于耳中。左牙痛塞左耳,右牙痛塞右耳,8 小时换 1 次。一般 3 ~ 5 分钟即可止痛,连用 2 ~ 3 次痛可痊愈。(吴静 主编·《祛百病大蒜秘方》252)

★ 6. **治牙痛:**用巴豆 1 粒,煨至黄熟,去壳;以蒜 1 瓣,切 1 头作盖,剜去中心,可安巴豆在内,以盖子合之,用绵裹,随患处左右塞耳中。(滕佳林 米杰 编著·《外治中药的研究与应用》192 引《太平圣惠方》)

★ 7. **治牙痛:【巴豆丸】**巴豆(去皮心,熬,研如膏)10 枚,大枣(取肉)20 个,细辛(研末)30 克。用法:上药相和,研为丸。以绵裹着所痛处咬之,每日 3 次。如有涕唾,吐却,勿咽入喉中。(孙世发 主编·《中医小方大辞典》815 引《外台》卷二十二引《广济》)

★ 8. **治牙痛:**昔率为乐靖主簿者,蛀牙疼不可忍,号呼之声彻于四邻,用药不效,有丐者献一方,用之即安。以汉椒为末,及巴豆一粒同研成膏,饭为丸如绿豆大,以绵裹安在蛀牙孔处,立

效。(黄国健等 主编·《中医单方应用大全》193)

★ 9. **治牙疼**:五倍子适量。用法:煎浓汁,每次含口中15分钟。(李川 主编·《民间祖传秘方》293)

★ 10. **治牙疼**:【**神应膏**】全蝎二十一个,五倍子五钱,土狗六个,地龙二十一条(去土)。用法:上为细末,葱白二根,烂捣取汁,调成膏。纸花贴太阳左右穴上。(彭怀仁 主编·《中医方剂大辞典》7册1120引《普济方》卷六十五)

★ 11. **治风火牙痛**:五倍子末冷水调敷腮颊。(清·丁尧臣 编·《奇效简便良方》29)

★ 12. **牙疼及小儿口疮**:五倍子三钱,冰片五分。共为细末。水调为膏,摊在白棉布上,贴患处。小儿口疮撒此药面。(沈洪瑞 主编·《重订十万金方》711)

★ 13. **治牙疼**:五倍子研细,每用3钱,火酒半碗和匀,重汤炖一炷香,漱患处。立时定痛,永远不发。(清·顾世澄 撰·《疡医大全》597)

★ 14. **治牙疼**:五倍子适量。用法:焙干研末,放入牙洞内,即止痛。亦可加冰片用。(中医研究院革命委员会 编·《常见病验方研究参考资料》445)

★ 15. **治牙疼**:先父赵平恕系铜山名医,笔者年轻时随父临诊,目睹每见其治牙痛,无论龋齿、风热、胃火诸牙痛,皆用一味五倍子外治,一般用量10~30克不等。遂疑而问之。他说:"五倍子最能治牙痛。特别是龋齿牙痛,外用水煎噙漱或研粉频频擦牙痛处,或贴敷腮颊红肿处,皆有即刻止痛的作用。百治百效,妙不可言。"后经笔者余年的临床运用,反复验证,屡试屡效,每年皆治愈多人。[《中医杂志》编辑部整理·《中医杂志》专题笔谈文萃(1995—2004,第一辑)570]

★ 16. **治牙疼验案**:王某某,女,23岁。1979年5月6日就诊。5年多来,双侧上下牙反复剧烈疼痛。诊见牙上有小孔。治疗方法:五倍子15克,煎浓汁含漱口,2天后痛全止。现已6年多未见复发。(杨鹏举 主编·《中医单药奇效真传》444)

★ 17. **治风牙肿痛**:五倍子一钱,黄丹、花椒各五分。为末,掺之即止也。五倍末,冷水调,涂颊外,甚效。(何清湖·《历代医学名著全书·本草纲目》4册3324)

★ 18. **治牙疼**:五倍子、防风、青盐各等分,研末,火煅存性擦之,后以醋或盐水漱去涎。(清·顾世澄 撰·《疡医大全》588)

★ 19. **治牙疼**:五倍子、川椒各60克,雄黄6克。用法:共研细末,用纱布包成黄豆粒大小,酒泡装瓶备用。痛时取1粒置痛牙上咬之,10分钟即可。(唐大晅 张俐敏 主编·《传世金方·祖传秘方》335)

★ 20. **治牙痛**:荜茇、石膏各适量。用法:上药研为末,掺入。(孙世发 主编·《中医小方大辞典》258引《青囊秘传》)

★ 21. **治牙痛**:石膏、生地各一两,知母三钱,升麻一钱。用法:水煎服。(中医研究院革命委员会 编·《常见病验方研究参考资料》444)

★ 22. **治牙痛**:生半夏30克,捣碎,90%的酒精150毫升中浸泡1天后即可使用。用时以棉球蘸药液塞于龋齿洞中,或涂擦痛牙周围。治疗100余例,95%以上患者获效。(杨仓良 主编·《毒药本草》769)

★ 23. **治牙痛**:地骨皮30~60克。日1剂,煎2次混匀,不停吸饮,一般1~2天便愈。(孟凡红等 编·《单味中药临床应用新进展》157)

★ 24. **治牙痛**:地骨皮三钱,细辛一钱。用法:清水煎汤,含于口中作漱剂。(中医研究院革命委员会 编·《常见病验方研究参考资料》445)

★ 25. **治牙痛**:地骨皮20克,怀牛膝20克。用法:上药加水共煎,煮沸30分钟,滤取药液;药渣加水再煎,煮沸40分钟,滤取药液。合并2次药液,分早、晚2次温服,每日1剂。功效:活血祛瘀,养阴清热。禁忌:孕妇忌服。(刘道清 主编·《中国民间神效秘方》1087)

★ 26. **治牙痛验案**:刘某,男,36岁,近日饮酒,食肥甘之味致牙龈肿痛甚剧,此属实热。用地骨皮50克,煎水代茶饮,1天后痛止肿减。(杨鹏举 主编·《中医单药奇效真传》442)

★ 27. **治牙痛**:冰片0.3克,雄黄、白矾各0.9克,牙硝3克,共为细末。以0.15克搽患处,流涎即愈。(滕佳林 米杰 编·《外治中药的研究与应用》277引《经验良方全集》)

★ 28. **治牙痛**:花椒9克,荜茇6克,樟脑6克。水200毫升浓煎,蘸取涂患处,或置患处上下牙齿间,15~30分钟。(孟凡红等编·《单味中药临床应用新进展》216)

★ 29. **治牙痛**:白芷 100 克,冰片 2 克。用法:将白芷、冰片浸泡于75%的酒精500 毫升中,加盖密封 10 天左右,用干棉签蘸药液涂于疼痛处,即可止痛,能保持 1 ~ 2 小时,无副作用。功效:发散风寒,通窍止痛。(郭志杰 吴琼等 主编·《传世金方·一味妙方》258)

★ 30. **治牙痛**:地龙 20 克,加蜂蜜 50 克,水一碗,煎开后去掉地龙,将蜂蜜水服下,其痛立止。(吴素玲 李俭 主编·《实用单方大全》481)

★ 31. **治牙齿疼痛**:地龙(去土)、延胡索、荜茇各等分。用法:上为散。如左牙疼,用药一字入左耳内;右牙疼,入右耳内。(彭怀仁 主编·《中医方剂大辞典》4 册 6 引《圣济总录》)

★ 32. **治牙疼:【失笑散】**雄黄、干姜各等份。用法:上药研为末。口噙水,嗃少许入鼻中。(孙世发 主编·《中医小方大辞典》315 引《医方类聚》)

★ 33. **治牙疼**:雄黄、没药各一钱,乳香半钱。用法:上为末。每用少许,如左侧疼,嗃入左鼻,又吹入左耳;如右侧疼,嗃右鼻,吹入右耳。(彭怀仁 主编·《中医方剂大辞典》10 册 873 引《得效》)

★ 34. **治牙疼不止**:雄黄不拘多少。用法:上为细末。随左右疼处,以剜耳子送入耳中。功能:去风肿。(彭怀仁 主编·《中医方剂大辞典》2 册 3 引《圣济总录》)

★ 35. **治各种牙疼**:蜀羊泉(全草)25 克 ~ 30 克,水煎服,每日 1 剂。笔者(胥)试治 5 例牙疼,一般 2 剂即愈,治牙疼确有特效。(陈仓区西秦村一组李金娃献方)

★ 36. **治一切牙痛**:将蝎梢、胡椒各等分,为末。揩痛处。(滕佳林 米杰 编·《外治中药的研究与应用》534 引《卫生家宝》)

★ 37. **治各种牙痛**:川花椒一钱,北细辛一钱,香白芷一钱二分,青防风二钱。用法:上药用水一茶杯,煎八分,漱之,频含频吐。即止。(彭怀仁 主编·《中医方剂大辞典》1 册 26 引《喉科心法》卷下)

★ 38. **治顽固性牙痛**:苍耳子 6 克,焙黄去壳,研细末,与鸡蛋 1 个和匀,不放油、盐,炒熟食之,每日 1 次,连服 3 剂。用此法治疗包括龋齿、齿髓炎、牙周脓肿在内的牙痛患者 50 例,仅 2 例无效外,其余均 1 次止痛,3 剂痊愈。长期随访观察,未复发。(宋立人 总编·《中华本草》7 册 1016)

★ 39. **治牙痛**:苍耳子、花椒各五钱。用法:合捣放在大碗内,用开水冲之,候温漱口。亦可单用苍耳子煎汤作漱剂。(中医研究院革命委员会 编·《常见病验方研究参考资料》445)

★ 40. **治风火牙疼:【椒石散】**川椒、生石膏各一钱,荜茇二钱,青盐八分。用法:共研细。点疼处。(彭怀仁 主编·《中医方剂大辞典》10 册 57 引《鸡鸣录》)

★ 41. **治牙痛验案**:李某某,男,50 岁。牙痛 5 天,经中西医治疗效果欠佳,疼痛难忍,不能进食,晚间不能入睡,用下法治疗,1 次牙痛消失。治疗方法:取鲜仙人掌大约 35 克,将刺除去,加水 1 碗,煎 10 分钟左右,把汤和仙人掌同时服下,每天 2 次,早晚服。(杨鹏举 主编·《中医单药奇效真传》442)

★ 42. **治牙痛**:仙人掌捣烂鸡蛋清拌调,敷于牙痛处外部脸上,每次敷 3 ~ 5 小时。宜忌:切勿入目。(孟凡红等 编·《单味中药临床应用新进展》552)

★ 43. **治牙痛验案**:牙痛时,取 1 块鲜嫩肥大的仙人掌,用水洗净,剪去表面的针刺,再对剖成同样厚的两片,把带浆一面贴在牙痛部位的脸上,对治牙痛有特效,我曾牙痛红肿,用此法贴了 1 天,牙痛就好了。(杨鹏举 主编·《中医单药奇效真传》442)

★ 44. **治牙疼**:蜂房、好醋。用法:蜂房以好醋煮之,备用。何处疼,将蜂房咬何处,疼立止。(沈洪瑞 主编·《重订十万金方》705)

★ 45. **治牙痛**:全蝎 20 克,露蜂房 20 克。用法:上药共研细面,先取少许擦牙,再取适量置于牙痛处含之,停 5 分钟吐出,不要咽下,每日 3 次。功效:解毒抗炎,祛风止痛。(刘道清 主编·《中国民间神效秘方》1091)

★ 46. **治牙疼**:露蜂房、天仙藤各等分。用法:上切碎。每用二钱,水半盏,煎数沸,去滓漱之。(彭怀仁 主编·《中医方剂大辞典》10 册 1628 引《杨氏家藏方》)

★ 47. **治牙疼验案**:严某某,男,50 岁。1980 年 3 月 2 日初诊。多年来反复牙痛,时有牙龈红肿疼痛,寝食俱废。方用露蜂房 20 克,煎浓汁含漱口,几次即愈。几年来,未见复发。(杨鹏

举 主编·《中医单药奇效真传》443）

★ 48. **治牙齿疼痛：**（乳蜂散）露蜂房1枚，乳香3块。用法：上药锉。同煎漱口。（孙世发 主编·《中医小方大辞典》447 引《普济方》）

★ 49. **治牙齿疼痛：**露蜂房半两，川椒半两（去目及闭口者，微炒去汗），白盐一两。用法：上为散。每用五钱，以醋浆水二大盏，煎十余沸，去渣，热含冷吐。（彭怀仁 主编·《中医方剂大辞典》10册1627 引《圣惠》）

★ 50. **治牙齿疼痛：**蜂房二钱炒，全蝎二个焙。上为末敷。（电子版·《中华医典·普济方》卷六十六）

★ 51. **治牙齿肿痛：【露蜂房汤】**露蜂房（大者，炙）、矾石（烧灰）各一两。用法：上为粗末。每用二钱匕，水一中盏。煎十余沸，热渫冷吐。（彭怀仁 主编·《中医方剂大辞典》10册1627 引《圣济总录》）

★ 52. **治风热牙肿，连及头面：**露蜂房。烧存性，研末，以酒少许调，噙漱之。（江苏新医学院 编·《中药大辞典》下册2737 引《十便良方》）

★ 53. **治一切牙痛，风热肿痛尤妙：**薄荷、樟脑、花椒各等分。上为细末，擦患处。（宋立人 总编·《中华本草》7册83）

★ 54. **治胃火牙疼：**防风15克，荆芥15克，陈皮15克，石膏200克。用法：上药水煎，早晚各服1次。备注：一般服3剂即可痊愈，屡试屡验。（吴静 陈宇飞 主编·《传世金方·民间秘方》357）

★ 55. **治胃火上升引起的牙齿疼痛，口舌糜烂，牙龈出血：**石膏60克，冰片3克。用法：制成散剂，每瓶装3克，密封。每次取药粉少许，敷患处。功能：清热祛火，消肿止痛。（孙世发 主编·《中医小方大辞典》302）

★ 56. **治牙痛便秘：**生石膏、生大黄各五钱。用法：水煎服。体弱者，大黄可减量用。（中医研究院革命委员会 编·《常见病验方研究参考资料》446）

★ 57. **治面肿牙疼不可忍：【川芎散】**川芎、白芷、细辛各等份。用法：上药研为末。擦2～3次，盐汤漱，立止。（孙世发 主编·《中医小方大辞典》768 引《得效》卷十一）

★ 58. **治风寒牙痛：【穿牙散】**全蝎7个（去毒），细辛（洗净）9克，草乌（去皮）2个，乳香（别研）9克。上为细末。每用少许擦患处，须臾，以温水盥漱。（滕佳林 米杰 编·《外治中药的研究与应用》534 引《济生方》）

★ 59. **治牙痛（智牙冠周炎）：**斑蝥一只去头、翅、足，研细末，置于伤湿止痛膏中间，贴于牙痛侧颊车穴，24小时揭去，可见一水泡，出尽黄水即可。（孟凡红 主编·《单味中药临床应用新进展》43）

★ 60. **治牙痛：**新鲜蟾酥的耳后腺浆液。1个耳后腺浆液可涂2只痛牙1次，每日3次，疼痛不止时，可半小时涂1次。涂上药后10分钟吐出较多的分泌黏液，则疼痛渐止。（孟凡红 主编·《单味中药临床应用新进展》79）

★ 61. **治牙痛：**蟾酥一字（汤浸，研）。上药和研为丸如麻子大，每用一丸。以棉裹于痛处咬之，有涎即吐却。（江苏新医学院 编·《中药大辞典》下册2716 引《圣惠方》）

★ 62. **治牙痛出血：**蟾酥1分（30毫克）。用法：将蟾酥研细末，用纸蘸患处。（刘少林 刘光瑞 编著·《中国民间小单方》237）

★ 63. **治牙痛：**胡椒末一钱，蟾酥一字（浸过）。用法：上药同研令相得，丸如麻子大。以绵裹于痛处咬之。有涎即吐却。（彭怀仁 主编·《中医方剂大辞典》7册140 引《圣惠》）

★ 64. **治各种牙痛：【牙痛一粒丸】**蟾酥120克，朱砂25克，雄黄3克，甘草120克。共研细粉，水泛为丸，重0.3克。用法：每次取1～2丸，填入龋齿洞内或肿痛处的齿缝处，外塞一块消毒棉花，防止药丸脱落。功能：镇痛消肿。主治：用于各种风火牙痛，牙龈肿痛，龋牙引起的肿痛。（张金鼎 邹治文 编·《虫类中药与效方》296）

★ 65. **治胃火牙痛：**大黄5克，蜈蚣1条。共研细末。温开水冲服，1次服完。孕妇忌服。功效：泻火解毒。（易磊 编著·《中国秘方大全》393）

★ 66. **治风牙疼痛：**鼠妇、巴豆仁、胡椒各一枚，研匀，饭丸绿豆大。绵裹一丸咬之，良久涎出吐去，效不可言。（历代医学名著全书 明代·李时珍 撰·《本草纲目》4册3367）

★ 67. **治牙疼：**陈醋四两，花椒二钱。水煎，去椒含漱。（江苏新医学院 编·《中药大辞典》下册2601）

★ 68. **治牙痛验案**:刘某,男,30 岁。左侧牙痛连及腮颊,牙床肿胀,面红目赤,烦躁易怒,口苦,自感耳鸣头胀。服消炎止痛药无好转,用蛇蜕每天 1 次塞耳,3 天后疼痛消失。治疗方法:取干净蛇蜕 2 ~ 4 克,塞于患侧耳中,约 5 分钟后,患者自感有冷气向里吹。(黄国健等 主编·《中医单方应用大全》393)

★ 69. **治齿风,疼痛不可忍**:蛇蜕皮半两(炙黄),吴茱萸半两(洗三遍),蚕沙(微炒)、柳枝、槐枝各一分。用法:上细锉。每服五钱,以水一大盏,煎至七分,净盥漱,稍热含之,冷即吐之。(彭怀仁 主编·《中医方剂大辞典》9 册 473 引《圣惠》)

★ 70. **治牙痛效方(吃冷饭热饭牙均痛)**:蛇蜕 2 克,烧酒 1 大盅。用法:将酒点着,将蛇蜕置酒内,5 分钟以后把火吹灭,去蛇蜕,用酒漱口,痛即止。痛时再漱。(许逸民 李庆峰 编著·《中国百年百名中医临床家丛书·许玉山》30)

风虫牙痛(龋牙)14 方

★ 1. **治牙痛(龋牙)**:白降丹。用法:用针把虫牙窝的秽物拨净,再用米饭一粒粘白降丹,用针扎住药米粒,对定牙虫窝咬紧抽针,牙龈麻痛半日即愈,永不再发。注意事项:严禁涎痰咽下。(李德新等 编·《祖传秘方大全》282)

★ 2. **治牙痛(龋牙)**:大蒜 2 瓣,轻粉适量。用法:将大蒜捣烂,拌匀后贴于牙痛的脸皮外,用布包紧,脸皮觉得辣痛或痒痒的。这是药效发挥作用。到痛痒无法忍耐时,再将药物揭下,过一会儿,必有水泡凸起,急将水泡挤破,牙痛即愈。(吴静 主编·《祛百病大蒜秘方》251)

★ 3. **治虫牙**:五倍子、胡椒研末为丸,塞虫蚀孔中,即止。(清·顾世澄 撰·《疡医大全》588)

★ 4. **治风虫牙痛**:鼠妇一枚,绵裹咬之,勿令人知。(历代医学名著全书 明代·李时珍 撰·《本草纲目》4 册 3367)

★ 5. **治风蛀诸牙痛**:【**蟾酥膏**】蟾酥少许,巴豆(去油、研如泥)、杏仁(烧焦)。上共研如泥,以绵裹如粟米大。若蛀牙塞入蛀处,风牙塞牙缝中,吐涎尽。(宋立人 总编·《中华本草》9 册 365 引《景岳全书》)

★ 6. **治风虫牙疼**:蟾酥(热汤少许化开)。用法:上用新绵少许,蘸药粟米大,塞痛处。(彭怀仁 主编·《中医方剂大辞典》3 册 1364 引《杨氏家藏方》)

★ 7. **治虫牙痛**:龙衣少许。用法:烧灰入酒内,漱之即愈。(沈洪瑞 主编·《重订十万金方》708)

★ 8. **治风虫牙痛**:胡椒、巴豆仁、鼠妇各 1 枚,研匀。饭丸绿豆大,绵裹 1 丸咬之,良久涎出吐去。(滕佳林 米杰 编著·《外治中药的研究与应用》406 引《经验济世良方》)

★ 9. **治风虫牙疼、痛不可忍**:【**一笑丸**】汉椒七粒(为末),巴豆一粒(研成膏)。用法:饭为丸,如蛀孔大。绵裹,安于蛀孔内。(彭怀仁 主编·《中医方剂大辞典》1 册 20)

★ 10. **治风虫牙痛**:熊胆三钱,片脑四分。上为末,用猪胆汁调搽患处。(江苏新医学院 编·《中药大辞典》下册 2585 引《摄生众妙方》)

★ 11. **治龋齿疼痛**:蜂房 15 克,细辛、乳香各 2 克,研细末,取适量填入龋洞中治龋齿疼痛。(杨仓良 主编·《毒药本草》1003)

★ 12. **治龋齿牙痛**:用胆南星末和麻油,左痛则投入左耳,右痛投入右耳中。(滕佳林 米杰 编·《外治中药的研究与应用》170)

★ 13. **治龋牙疼痛**:乌贼骨,研细末。醋调擦在牙痛上。(沈洪瑞 主编·《重订十万金方》710)

★ 14. **治龋牙痛、胃火牙痛、伤风牙痛**:独头蒜 1 个(或去膜蒜瓣 5 克),轻粉少许。用法:2 药同捣膏备用。取少许敷合谷穴处(男左女右),用贝壳盖上,并用绷带固定。候敷上略有烧灼感时,揭去贝壳和药膏。随即起一水泡(可用针刺破不必敷药)分别在半小时一 1 小时半即有效果。按语:治一例胃火牙痛痊愈。(吴静 主编·《祛百病大蒜秘方》253)

牙龈出血 10 方

★ 1. **治齿龈出血**:五倍子、干地龙、生姜。

用法：二药研末，先以生姜搓过，后敷之数次。（李德新 编·《祖传秘方大全》288）

★ 2. **治各种牙龈出血**：用大黄炭 90 克，地骨皮 150 克。两药置砂壶内加水 1000 毫升，浸泡 2 小时，加热煮沸 15 分钟后倾取药液，药渣再加水 500 毫升，煮沸 10 分钟将药液倾出。合并 2 次药液并用纱布过滤，再加食醋 200 毫升，混匀备用。每用 40 毫升含漱，每日 3～5 次。朱天忠报道，共治疗各种牙龈出血 96 例，其中治愈 75 例，好转 18 例，无效 3 例，总有效率为 96.9%；一般 1～3 天出血明显减少，5～7 天后完全止血。（张伯讷 主编·《1984 年·中医年鉴》139）

★ 3. **治牙缝出血不止**：五倍子。烧存性，研末敷之。（江苏新医学院 编·《中药大辞典》上册 392《卫生易简方》）

★ 4. **治牙根肿痛及牙缝出血不止**：五倍子一两，烧存性为末，搽之。（清·丁尧臣编·《奇效简便良方》28）

★ 5. **治牙龈出血**：鹿角胶 30 克，栀子 15 克。水煎服，每日 1～2 次。（金福男 编著·《古今奇方》170）

★ 6. **治齿衄验案**：宁晋县大安村铃某某，束鹿县南魏家口村雷某某、吴某某，均患齿衄，予生石灰研细面，白砂糖等分，混匀，取少许敷患处，敷 2 次痊愈。（杨鹏举 主编·《中医单药奇效真传》446）

★ 7. **治牙龈出血**：乌梅 9 克。用法：取上药，与 1 片生姜水煎半小时后，去渣，加入 15 克白糖服之。功效：收敛止血。（薛建国 李缨 主编·《实用单方大全》60）

★ 8. **治牙龈出血，百方不效**：用乌梅。煮，去核取肉，捣成丸。噙患处，数丸即愈。（清·王梦兰 纂集·《秘方集验》200）

★ 9. **治牙缝出血**：苦参一两，枯矾一钱。为末，日三揩之。（江苏新医学院 编·《中药大辞典》上册 1284 引《普济方》）

★ 10. **治牙宣出血或痛：【荆芥散】**槐花、荆芥穗各等分。为末，擦牙，仍煎点服。（宋立人 总编·《中华本草》4 册 645 引《直指方》）

牙龈炎 2 方

★ 1. **治牙龈炎**：石膏 12 克，白芷、知母各 9 克。用法：水煎，1 日分 3 次服。（吴静 陈宇飞 主编·《传世金方·民间秘方》360）

★ 2. **治牙龈炎**：石膏 30 克，天花粉 12 克，甘草 3 克。用法：加水煎服。（吴静 陈宇飞 主编·《传世金方·民间秘方》361）

牙龈肿痛 7 方

★ 1. **治牙龈肿痛**：五倍子一两，瓦焙研末。每以半钱傅痛处，片时吐去涎。（何清湖·《历代医学名著全书·本草纲目》4 册 3324）

★ 2. **治牙龈肿痛**：瓦花、白矾等分。水煎漱之。（江苏新医学院 编·《中药大辞典》上册 399 引《摘元方》）

★ 3. **治牙龈肿痛**：土茯苓 60 克，薏苡仁 20 克，生石膏 30 克，川牛膝 30 克，黄芩 10 克。用法：水煎服，每日 1 剂，3～5 天即可治愈。[《中国中医药报》2011，(3)：2]

★ 4. **治牙龈肿痛及口腔黏膜溃疡**：马鞭草 50～100 克。用法：取新鲜马鞭草 100 克（干品 50 克）洗净，加水 300 毫升，置砂锅中煮沸 5～10 分钟（不能用铁锅）。待药液温度稍降后，用以含漱或含服，每日 6～8 次。每日 1 剂，一般 2～5 天可愈。功效：清热解毒。（郭志杰 吴琼等 主编·《传世金方·一味妙方》257）

★ 5. **治牙龈肿痛，牙缝出血，口舌生疮，咽喉肿痛：【冰硼散】**生硼砂、玄明粉各一两，冰片一钱五分。用法：上为细末，得匀，一钱重瓶装。将散少许，擦在痛处；咽喉肿吹于患处，待口涎徐徐流出，一日数次。功能：消炎止痛。宜忌：忌烟、酒、辛辣食物。（彭怀仁 主编·《中医方剂大辞典》4 册 703）

★ 6. **治风热牙龈肿痛：【牙龈肿痛方】**大黄 3 克，薄荷 6 克，羌活 9 克。用法：水煎。温漱吐出。（滕佳林 米杰 编著·《外治中药的研究与

应用》123 引《济世方》)

★ 7. **治脾经火盛,口齿牙龈肿痛:**天花粉五钱,白芍药、薄荷各三钱,甘草一钱。水煎服。(宋立人 总编·《中华本草》5 册 591 引《本草汇言》)

齿龈脓肿 4 方

★ 1. **治齿龈脓肿、流脓:**五倍子 1 钱,雄黄 5 分。用法:将雄黄入五倍子内,以火煅之,研末,抹在患处,亦可加冰片 1.5 分同用。(中医研究院革命委员会 编·《常见病验方研究参考资料》448)

★ 2. **治齿龈脓肿、流脓:**天花粉、蒲公英各四钱。用法:水煎,洗患处。(中医研究院革命委员会 编·《常见病验方研究参考资料》448)

★ 3. **治牙龈脓肿:**多由阳明经蕴热,随经熏灼于上,治宜清热降火,解毒消痈;而肾主骨,齿为骨之余,又已兼以益肾。炙蜂房、玄参、骨碎补各 9g,水煎服,每日一帖。连服 3 ~ 5 帖可愈。又用露蜂房一小块,加水一小碗。煮沸待温,含漱,治牙痛甚效。对于走马牙疳,牙根腐烂者,用蜂房加冰片少许,研细末,吹数次可效。(朱良春 编·《朱良春虫类药的应用》161)

★ 4. **治牙周炎、牙髓炎、牙槽脓肿:**马鞭草 30 克。水煎服,每天 1 剂。(杨仓良 主编《毒药本草》236)

齿龈肉烂 5 方

★ 1. **治坏死性龈口炎:**夏枯草 100 克。水煎浓汁,每日数次分服。适用于牙龈脓肿、流脓者。(胡郁坤 陈志鹏 主编·《中医单方全书》445)

★ 2. **治牙根臭烂、黑色,有虫:**鸡内金(焙干)30 克,白芷 15 克,铜绿 3 克,麝香 0.3 克。用法:上药研末。搽患牙。(孙世发 主编·《中医小方大辞典》1462 引《仙拈集》卷二)

★ 3. **治齿痛宣露,涎血臭气:**用川芎、竹叶、盐、细辛各少许。用法:水 600 毫升,煎 2 煎。热含漱,冷吐。(滕佳林 米杰 编·《外治中药的研究与应用》151 引《普济方》)

★ 4. **治口内生疮,齿龈肉烂:**用蟾酥 1.5 克,硼砂、冰片、麝香各 0.3 克。用法:共研细末,用温水 100 毫升化令匀尽,入红棉 1.5 克,蘸药汁晒干,再浸。俟药汁尽,将棉寸截。每用 1 片贴患处,有涎即吐之,每日 3 ~ 5 次。(滕佳林 米杰 编著·《外治中药的研究与应用》580 引《外科大成》)

★ 5. **治溃疡性牙龈炎:**青黛 2 份,冰片 1 份,五倍子 1.5 份,黄柏 3.5 份,胆矾 2 份,共为细末,用流动石蜡或食用植物油调和为糊状备用。用法:局部清洁处理后,用镊子或棉球蘸药涂布于患者溃疡面上,勿令漱口。1 日 3 次。临床疗效:治疗 68 例,用药次日即见效,表现为出血减或停,甚至有的患者用药次日即有龈组织新生恢复现象,绝大部分治疗 2 ~ 3 次即痊愈,其中除极少数感染严重、全身症状明显者配合青霉素肌注外,余均用本方及漱口剂即可。(胡熙明 主编·《中国中医秘方大全》中册 722)

牙周炎 4 方

★ 1. **治急性牙周炎:**取大枣 10 枚去核,置入雄黄共 10 克,在瓦片上文火煅烧,出烟存性,与冰片、硼砂、青黛各 3 克共研细末,用药棉蘸药末少许塞患处,待口角流涎,吐出药末。治疗急性牙周炎 75 例,效果满意。(杨仓良 主编·《毒药本草》1008)

★ 2. **治急性智齿冠周炎:【口炎净液】**白矾末 40 克,五倍子末 60 克,蒸馏水 300 克,无水乙醇 100 克。制法:将上药浸泡 15 日后,取上清液。用法:用生理盐水冲洗盲袋,拭干患处,再用蘸有本品的棉签置入盲袋,再置入 2% 的碘甘油棉签,均每日 1 次。扩散型均用红霉素每次 0.25 克,每日 4 次口服。疗效:共治疗 43 例,经治 3 日,治愈 21 例,好转 22 例,总有效率 100%。(梁永才 梁杰圣 主编·《中国外治妙方》518)

★ 3. **治牙周炎余热伤阴型:**五倍子、真珠黄各 30 克,炒再制食盐 90 克。用法:先将前 2 味分别烘脆研成极细末，再同炒食盐研匀，瓶贮勿受潮。每日早、中、晚各以牙刷取适量药粉刷牙，逐日刷之，牙齿渐固。（廖新华等 主编·《常见病验方集锦·口腔病验方600首》138）

★ 4. **治急性冠周炎，牙周膜炎：**马鞭草30克，水煎服。3剂为1疗程。如炎症未全部消失，可继续服第2和第3疗程。临床疗效：治疗急性智齿冠周炎33例，服药2个疗程，并配合朵贝尔液漱口，均获治愈。（胡熙明 主编·《中国中医秘方大全》中册763）

牙质过敏2方

★ 1. **治牙质过敏：**大蒜适量。用法：用大蒜在患牙处擦一擦，或在酸痛处嚼大蒜，牙酸即可解除。（吴静 主编·《祛百病大蒜秘方》255）

★ 2. **治牙质过敏性疼痛：**大蒜捣烂，取少量敷药在双手合谷穴上。（吴静 主编·《祛百病大蒜秘方》255）

其他牙龈、牙根证3方

★ 1. **治根尖炎、龋齿等牙痛：**虎杖25克，生甘草5克，75%的乙醇500毫升，共合一起装瓶内，密封，放置干燥处。半月后，滤去药渣，装瓶备用。使用前先用温开水漱口，后用消毒棉签蘸取药液，搽于患齿的牙床上。每日3次，最多6次而愈。共治牙痛213例，治愈211例，占99.1%，其中1～2次治愈148例，3～4次治愈41例，5～6次治愈22例；无效2例。（滕佳林 米杰 编·《外治中药的研究与应用》357）

★ 2. **治根管疾患：**用10%的黄连浸液（经高压处理）冲洗根管，治疗24例，最短1次，最多5次，共治愈22例。据观察，本品不仅有较强的灭菌作用，还有收敛作用，能促使根管早日封闭愈合，且黄连对牙齿根尖牙周组织无有害刺激作用。（宋立人 总编·《中华本草》3册221）

★ 3. **治牙动欲脱：**五倍子开一孔，以白矾填满，煅过为细末擦之。能乌发固齿，动摇将落者，即坚牢。神效不能尽述。（清·顾世澄 撰·《疡医大全》596）

牙髓炎7方

★ 1. **治牙髓炎、牙周炎：**仙人掌30克，洗净后去刺，捣烂呈稀糊状，加冰片适量，均匀地涂在纸张上，贴敷于炎症部位，每日换药1次，一般不再用其他药物。陈晓秋等用上方治疗急性牙髓炎、牙周炎96例，一般在敷药3～5次后局部明显消肿，症状体征消失，全部在5天内治愈。宜忌：切勿入目。（王辉武 主编·《中药临床新用》185）

★ 2. **治牙髓炎：**地骨皮30克。用法：取上药，加水500毫升，煎至50毫升，过滤。以棉球蘸药液填入已清洁的窝洞内。功能：消炎止痛。附注：据谭家齐等报道，应用本方治疗11例，均能立即止痛，并可连续止痛数日之久。（薛建国 李缨 主编·《实用单方大全》137）

★ 3. **治牙髓炎：【田樟散】**三七5克，黄柏10克，樟脑3克，冰片2克，硼砂3克。用法：先将三七、黄柏研细末，再将樟脑、冰片、硼砂共研细末，拌匀，装入棕色玻璃瓶内备用。用时先清洁患牙，然后用生理盐水棉球蘸上药粉，塞入患牙龋洞内，5～10分钟后疼痛减轻，每日换药1次，一般2～3天炎症即可消除。（滕佳林 米杰 编著·《外治中药的研究与应用》116）

★ 4. **治牙髓疾病：**应用三仙丹（水银、火硝、白矾炼制而成（即红粉））制成糊剂，放置在已感染的牙髓内，治疗牙髓疾病482例，有效率达83%。（杨仓良 主编·《毒药本草》1024）

★ 5. **治牙髓炎：**红升丹四钱，白面糨糊一两。用法：调匀后捻成如火柴的细条，将药捻填入深部漏管内。（中医研究院革命委员会编·《常见病验方研究参考资料》289）

★ 6. **治急性牙髓炎：【巴豆斑蝥散】**巴豆一个去皮，斑蝥一个去翅，研为细末，加冰片3克配制而成。用法：用小棉球蘸药末置龋洞处，或以绢包药末放患牙处咬紧，不可吞下。不痛后以冷水漱口。治疗112例，止痛有效率达99.1%。止痛持续时间多在2～6小时之间，且显效迅速，一般5～10分钟。（胡熙明 主编·《中国中医秘方

大全》中册 717)

★ 7. **治牙髓失活**:蟾酥 4 克,白砒 5 克,樟脑 0.5 克,以细辛酊、甘油按 1:1 滴入调成糊状,置密闭小瓶内即可应用。用时取小米粒大小直接放于穿髓孔处,上盖一小棉球,以水门汀或牙胶暂封,隔 48 小时后复诊,一般均已失活,不出血,开髓、切髓均无疼痛。据报道,上方应用于牙髓失活 190 例,失活成功 188 例(98.95%)失败 2 例。(王辉武 主编·《中药临床新用》676)

拔牙 2 方

★ 1. **拔牙**:急性子(即凤仙花子)。用法:研细末,和酒点在坏牙根处。注意勿点好牙。(中医研究院革命委员会 编·《常见病验方研究参考资料》446)

★ 2. **治牙齿欲取**:凤仙花种子研细末,入信石少许,点于痛牙根上,取除极易。(《华佗神医秘传》242)

拔牙止血 6 方

★ 1. **用于拔牙止血**:可用五倍子粉末适量撒于创面(避免唾液浸入),3 ~5 分钟内拔牙创面即覆盖一层黄白色薄膜,无须咬药棉压迫,即可达到止血效果。用此法拔牙止血 54 人,止血效果均满意。(杨仓良 主编·《毒药本草》874)

★ 2. **用于拔牙止血**:以乌贼骨粉与淀粉制成胶性海绵,用于拔牙止血,分别经 50 例和 233 例的观察,一般在 1 ~3 分钟即可止血。效果快、可靠,未见其他不良反应。(江苏新医学院 编·《中药大辞典》下册 1946)

★ 3. **治拔牙后血流不止**:三七粉适量。用法:先用药棉拭净创口的血,然后敷上三七粉,即用纱布压住创口。(吴静 陈宇飞 主编·《传世金方·民间秘方》356)

★ 4. **治干槽症(拔牙创口发生感染)**:牙槽窝常规冲洗后,以棉丝裹包血竭粉适量。置牙槽窝内,每日 1 次。酌情放 3 ~5 次。刘汝平等以上方治疗干槽症 17 例,9 例优,7 例良,1 例一般。(王辉武 主编·《中药临床新用》276)

★ 5. **治干槽症**:白及 98 克,冰片 2 克。分别研为细末,用蒸馏水调拌呈面团状。用此糊剂将拔牙窝内上部填满,轻轻按压。谷松年用上方治疗干槽症 100 例,治疗 1 次痊愈者 89 例,2 次痊愈者 7 例,3 次痊愈者 4 例。用药后一般能很快止痛,约 4 小时后即可见新生岛状肉芽组织,约 3 天拔牙窝表面即充满新生的牙龈黏膜。(王辉武 主编·《中药临床新用》201)

★ 6. **用于拔牙止血**:紫草、白及和磺胺粉,用量按 3:2:1 混匀,用水调成较硬的面团样,切成 1 厘米大小的锥形块,外面再蘸一层紫草粉,煮沸消毒,凉后加入少许香精矫味。拔牙后用多贝尔氏液漱口,取一块紫草栓放在拔牙创口上,用棉球轻按。耿瑞增将紫草止血栓用于临床,共观察 440 例,88% 可在 3 分钟内止血。(王辉武 主编·《中药临床新用》608)

古今度量衡对照

<table>
<tr><td colspan="3"></td><td colspan="2">尺度</td><td colspan="2">容量</td><td colspan="3">重量</td></tr>
<tr><td>年代</td><td colspan="2">朝代</td><td>1 尺/市尺</td><td>1 尺/厘米</td><td>1 升/市升</td><td>1 升/毫升</td><td>1 斤/市两</td><td>1 两/市两</td><td>1 两/克</td></tr>
<tr><td>公元前 1046 年—前 221 年</td><td colspan="2">周</td><td>0.5973</td><td>19.91</td><td>0.1937</td><td>193.7</td><td>7.32</td><td>0.46</td><td>14.30</td></tr>
<tr><td>公元前 221 年—前 206 年</td><td colspan="2">秦</td><td rowspan="2">0.8295</td><td rowspan="2">27.65</td><td rowspan="2">0.3425</td><td rowspan="2">34.25</td><td rowspan="2">8.26</td><td rowspan="2">0.52</td><td rowspan="2">16.13</td></tr>
<tr><td>公元前 206 年—公元 25 年</td><td colspan="2">西汉</td></tr>
<tr><td>公元 25—220 年</td><td colspan="2">东汉</td><td>0.6912</td><td>23.04</td><td>0.1981</td><td>198.1</td><td rowspan="3">7.13</td><td rowspan="3">0.45</td><td rowspan="3">13.92</td></tr>
<tr><td>公元 220—265 年</td><td colspan="2">魏</td><td>0.7236</td><td>24.12</td><td rowspan="2">0.2023</td><td rowspan="2">202.3</td></tr>
<tr><td>公元 265—420 年</td><td colspan="2">晋</td><td>0.7335</td><td>24.45</td></tr>
<tr><td rowspan="4">公元 420 年—589 年</td><td rowspan="4">南朝</td><td>刘宋</td><td rowspan="4">0.7353</td><td rowspan="4">24.51</td><td></td><td></td><td></td><td></td><td></td></tr>
<tr><td>南齐</td><td>0.2972</td><td>297.2</td><td>10.69</td><td>0.67</td><td>20.88</td></tr>
<tr><td>梁</td><td rowspan="2">0.1981</td><td rowspan="2">198.1</td><td rowspan="2">7.13</td><td rowspan="2">0.45</td><td rowspan="2">13.92</td></tr>
<tr><td>陈</td></tr>
<tr><td rowspan="3">公元 386—581 年</td><td rowspan="3">北朝</td><td>北魏</td><td>0.8853</td><td>29.51</td><td rowspan="2">0.3963</td><td rowspan="2">396.3</td><td>7.13</td><td>0.45</td><td>13.92</td></tr>
<tr><td>北齐</td><td>0.8991</td><td>29.97</td><td>14.25</td><td>0.89</td><td>27.83</td></tr>
<tr><td>北周</td><td>0.7353</td><td>24.51</td><td>0.2105</td><td>210.5</td><td>8.02</td><td>0.50</td><td>15.66</td></tr>
<tr><td rowspan="2">公元 581—618 年</td><td rowspan="2">隋</td><td>（开皇）</td><td>0.8853</td><td>29.51</td><td>0.5944</td><td>594.4</td><td>21.38</td><td>1.34</td><td>41.76</td></tr>
<tr><td>（大业）</td><td>0.7065</td><td>23.55</td><td>0.1981</td><td>198.1</td><td>7.13</td><td>0.45</td><td>13.92</td></tr>
<tr><td>公元 618—907 年</td><td colspan="2">唐</td><td rowspan="2">0.9330</td><td rowspan="2">31.10</td><td rowspan="2">0.5944</td><td rowspan="2">594.4</td><td rowspan="6">19.10</td><td rowspan="6">1.19</td><td rowspan="6">37.30</td></tr>
<tr><td>公元 907—960 年</td><td colspan="2">五代</td></tr>
<tr><td>公元 960—1279 年</td><td colspan="2">宋</td><td rowspan="2">0.9216</td><td rowspan="2">30.72</td><td>0.6641</td><td>664.1</td></tr>
<tr><td>公元 1279—1368 年</td><td colspan="2">元</td><td>0.9488</td><td>948.8</td></tr>
<tr><td>公元 1368—1644 年</td><td colspan="2">明</td><td>0.9930</td><td>31.10</td><td>1.0737</td><td>1073.7</td></tr>
<tr><td>公元 1644—1911 年</td><td colspan="2">清</td><td>0.9600</td><td>32.00</td><td>1.0355</td><td>1035.5</td></tr>
</table>

古代斤两之间多为 16 进制，即 1 斤 = 16 两

特殊计量		
单位	涵　义	折　算
方寸匕	量器，古尺 1 平方寸，形如刀匕	容量约 2.7 毫升；重量约：金石药 2 克，草木药 1 克
钱匕	计量单位。即汉代五铢钱，抄取药物不落为度	为方寸匕的 6/10—7/10
钱五匕	同上。但仅将药末盖住钱上的“五”字	为 1 钱匕的 1/4
刀圭	量器。形如刀头的圭角，端尖，中低	约一方寸匕的 1/10。
字	计量单位。即古铜钱“元通宝”之四个铸字，计量时以药末填没一字	
铢	重量单位	汉代为 100 粒黍米的重量，24 铢为 1 两。晋代为 10 粒黍米的重量，6 铢为 1 分，4 分为 1 两

主要参考资料

[1] 江苏新医学院编.《中药大辞典》(上、下册). 上海人民出版社出版.1977年10月
[2] 中华本草编委会,宋立人总编.《中华本草》(1-10册). 上海科学技术出版社.1999年9月
[3] 《全国中草药汇编》编写组编.《全国中草药汇编》(上、下册). 人民卫生出版社.1986年7月
[4] 杨仓良主编.《毒药本草》中国中医药出版社.1993年12月
[5] 中华人民共和国卫生部药典委员会编.《中华人民共和国药典》. 人民卫生出版社.1985年8月
[6] 彭怀仁主编.《中医方剂大辞典》(1-11册). 人民卫生出版社.1979年11月
[7] 孙世发主编.《中医小方大辞典》. 金盾出版社.2009年11月
[8] 中医研究院革命委员会编.《常见病验方研究参考资料》. 人民卫生出版社.1970年5月
[9] 西安医学院第一附属医院中医教研组编.《常见病中医治疗研究》. 陕西人民出版社.1975年2月
[10] 胡熙明主编.《中国中医秘方大全》(上、中、下册). 文匯出版社.1989年10月
[11] 李德新等编著.《祖传秘方大全》. 北京科学技术出版社.1990年1月
[12] 易磊林敬编著.《中国秘方大全》. 上海科学技术出版社.2010年6月
[13] 肖国士,潘开明主编.《中医秘方大全》. 湖南科学技术出版社.2013年3月
[14] 周范洪编著.《中医秘方全书》. 科学技术出版社.2015年10月第3版
[15] 雷一鸣,杨柱星,黄儒主编.《中华名医顽症绝症秘方大全》. 广西科学技术出版社.1999年7月
[16] 竭宝峰,江磊主编.《中华偏方大全》. 黑龙江科学技术出版社.2011年7月
[17] 王辉武主编.《中药临床新用》. 人民卫生出版社出版.2001年1月
[18] 杨鹏举主编.《中医单药奇效真传》. 学苑出版社.2005年2月
[19] 滕佳林,米杰编著.《外治中药的研究与应用》. 上海科学技术出版社.2004年7月
[20] 胡郁坤,陈志鹏主编.《中医单方全书》. 湖南科学技术出版社.2012年6月
[21] 沈洪瑞主编.《重订十万金方》. 中国中医药出版社.2000年6月
[22] 孟凡红主编.《单味中药临床应用新进展》. 人民卫生出版社.2007年5月
[23] 黄国健等主编.《中医单方应用大全》. 中国医药科学技术出版社.1998年8月
[24] 《中医杂志》编辑部整理.《中医杂志》专题笔谈文萃(上、下册). 人民卫生出版社.2009年8月
[25] 《中华验方大全》. 光盘. 湖南电子音像出版社
[26] 《中华医典·普济方》. 光盘(升级版). 湖南电子音像出版社
[27] 阳春林,葛晓舒等编.《湖南省中医单方验方精选·外科》(上、下册). 人民卫生出版社.2016年2月。
[28] 易法银,喻斌等主编.《湖南省中医单方验方精选·内科》(上、中、下册). 人民卫生出版社.2015年7月。
[29] 薛建国,李缨主编. 南京中医药大学《实用单方大全》. 江苏科学技术出版社.2002年5月
[30] 吴素玲等主编.《实用偏方大全》. 江苏科学技术出版社.2006年1月
[31] 程爵棠,程功文编著.《单方验方治百病》. 人民军医出版社.2007年3月

[32] 张金鼎,邹治文《虫类中药与效方》. 中医古籍出版社 . 2002 年 8 月
[33] 胡晓锋编著 .《虫蛇药用巧治百病》. 辽宁科学技术出版社 . 2000 年 10 月
[34] 郭爱廷编 .《实用单方验方大全》. 北京科学技术出版社 . 2011 年 7 月第 3 版
[35] 张树生,高普等编 .《中药敷贴疗法》. 中国医药科技出版社 . 1999 年 9 月
[36] 朱良春主编 .《朱良春一虫类药的应用》. 人民卫生出版社 . 2011 年 6 月
[37] 陕西省中医研究所革命委员会编 .《陕西中医验方选编》(修订本). 陕西人民出版社 . 1972 年 4 月
[38] 李彬之等主编 .《现代中医奇效良方宝典》(上、下册). 上海科学技术出版社 . 1996 年 3 月
[39] 吴静,陈宇飞主编 .《传世金方 · 民间秘方》. 北京科学技术出版社 . 2007 年 1 月
[40] 唐大晅,张俐敏主编 .《传世金方 · 祖传秘方》. 北京科学技术出版社 . 2007 年 3 月
[41] 郭志杰,吴琼等主编 .《传世金方 · 一味妙方》. 北京科学技术出版社 . 2007 年 2 月
[42] 良石主编 .《名医珍藏 · 秘方大全》. 北京科学技术出版社 . 2006 年 7 月
[43] 良石主编 .《名医珍藏 · 外治秘方》. 北京科学技术出版社 . 2006 年 10 月
[44] 刘道清主编 .《中国民间神效秘方》. 河北科学技术出版社 . 2004 年 5 月
[45] 唐汉钧,汝丽娟主编 .《中国民间外治独特疗法》. 上海科学技术出版社 . 2004 年 8 月
[46] 刘少林,刘光瑞编著 .《中国民间小单方》. 科学技术文献出版社重庆分社 . 1986 年 5 月
[47] 李家强编著 .《民间医疗特效妙方》. 广东科技出版社 . 2003 年 7 月
[48] 李川主编 .《民间祖传秘方》. 江西科学技术出版 . 2014 年 11 月
[49] 吴静,陈宇飞主编 .《民间祖传秘方大全》. 北京科学技术出版社 . 1993 年 6 月
[50] 梁永才,梁杰圣主编 .《中国外治妙方》. 科学技术文献出版社 . 2007 年 3 月
[51] 史书达编著 .《中国民间秘验偏方大成》(上、下册). 内蒙古科学技术出版社 . 2009 年 1 月 . 第 2 版
[52] 张力群等主编 .《中国民族民间秘方大全》. 山西科学技术出版社 . 1992 年 2 月
[53] 邓铁涛主审 .《中医简便廉验治法》. 人民卫生出版社 . 2009 年 10 月
[54] 范其云编著 .《家用偏方二佰三》. 山西科学技术出版社 . 1986 年 9 月。
[55] 陕西省中医药研究院编 .《本草纲目附方分类选编 .》. 人民卫生出版社 . 1985 年 8 月 2
[56] 汉羌月兰编著 .《简方治百病》. 山东科学技术出版社 . 2005 年 1 月第 2 版
[57] 吴静主编 .《祛百病大蒜秘方》. 中国医药科技出版社 . 1994 年 11 月
[58] 王富春段明鲁主编 .《葱姜蒜治百病》. 吉林科技出版社 . 1993 年 1 月
[59] 徐三文等《中国皮肤病秘方全书》. 科学技术文献出版社 . 2004 年 5 月
[60] 王洪涛,张曰明主编 .《皮肤病单验方大全》. 中国中医药出版社 . 1998 年 9 月
[61] 张俊庭编 .《皮肤病必效单方 2000 首》. 中国中申医药出版社社出版 . 2012 年 1 月。
[62] 杨继军,赵建新主编 .《皮肤病实用偏方》. 人民军医出版社 . 2008 年 8 月
[63] 姜春燕编 .《皮肤病奇效良方》. 人民军医出版社 . 2010. 5
[64] 北京中医医院编 .《赵炳南临床经验集》. 人民卫生出版社 . 1975 年 6 月
[65] 上海常用中草药编写组编 .《上海常用中草药》. 上海市出版组 . 1970 年 5 月 .
[66] 北京、沈阳、兰州、新疆部队编 .《北方常用中草药手册》. 人民卫生出版社 . 1971 年
[67] 姚巧林等主编 .《中药外用治百病》. 人民军医出版社 . 2008 年 1 月
[68] 卢祥之编著 .《名中医治病绝招》. 续编 . 中国医药科技出版社 . 1992 年 7 月
[69] 卢祥之编著 .《各中医治病绝招》. 中国医药科技出版社 . 1988 年 12 月
[70] 高允旺编著 .《偏方治大病》. 山西科学技术出版社 . 1988 年 1 月
[71] 高允旺编著 .《偏方治大病续编》. 山西科学技术出版社 . 2005 年 1 月
[72] 曲京峰,赵兴连,韩涛主编 .《古今药方纵横》. 人民卫生出版社 . 2010 年 7 月

[73] 孟凡红,刘从明等主编.《单味中药临床应用大全》. 人民卫生出版社.2007年5月
[74] 陈可冀主编.《慈禧光绪医方選议》. 中华书局.1981年11月
[75] [清] 赵学敏著.《串雅外编选注》. 人民卫生出版社.1977年6月
[76] [清] 赵学敏著.《串雅内编选注》. 人民卫生出版社.1980年3月
[77] [清] 顾世澄著.《疡医大全》. 人民卫生出版社.1987年12月
[78] [清] 丁尧臣著《奇效简便良方》. 学苑出版社.1990年5月
[79] [清] 吴世昌,王远辑《奇方类编》. 中医古籍出版社.2004年5月. 第2版
[80] [清] 田间来是庵辑《灵验良方汇编.》. 中医古籍出版社.1986年10月
[81] [清] 王梦兰纂集.《秘方集验》. 中医古籍出版社.2004年5月. 第2版
[82] [清] 姚俊辑.《经验良方全集》. 中国中医药出版社.2008年12月. 第2版
[83] 陆士鄂编.《叶天士手集秘方》. 中国中医药出版社.1999年1月
[84] [明] 胡濙著.《卫生易简方》. 人民卫生出版社.1984年3月
[85] [清] 鲍相璈编辑.《验方新编》. 中国中医药出版社.1994年9月
[86] [明] 董宿辑录.《奇效良方》. 中国中医药出版社.1995年9月
[87] 李时珍著.《本草纲目》.河南国际新闻出版中心
[88] 张锡纯著.《张锡纯医学全书之二·中药亲试记》. 学苑出版社.2007年3月
[89] 陆锦燧辑.《溪秘传简验方》. 中国古籍出版社.2004年9月. 第2版
[90] 杨建宇等主编.《灵验单方秘典》. 中原农民出版社.2008年4月
[91] 金福男编著.《古今奇方》. 延边人民出版社.1999年10月
[92] 主编. 田代华《实用中医三味药方》. 人民卫生出版社.2009年12月
[93] 贾海生等编著.《小处方治大病——走入家庭的偏方》. 山西出版传媒集团.2014年7月
[94] 王明惠,杨磊主编.《秘传中药外治特效方》. 化学工业出版社.2006年6月
[95] 胡明灿《一味妙方治百病》. 北京科学技术出版社.1999年的
[96] 文忠,刘改凤编著.《一味中药巧治病》. 中国中医药出版社.2012年6月第2版
[97] 李世文,康满珍,黄永华主编.《一味中药祛顽疾》. 人民军医出版社.2010年12月. 第4版
[98] 刘有缘著.《一两味中药祛顽疾》. 山西科学技术出版社.2016年8月
[99] 费兰波,徐亮主编.《外科病奇难顽症特效疗法》. 科学技术文献出版社.2004年7月
[100] 北京中医研究院广安门医院编.《朱仁康临床经验集》. 人民卫生出版社.2005年
[101] 王惟恒.《皮肤病千家妙方》. 人民军医出版社.2010年
[102] 杨毅玲编.《特效验方3000例》. 化学工业出版社2010年
[103] 谭新华,陆德铭主编. 高级丛书《中医外科学》. 人民卫生出版社.1999年10月
[104] 黄芳.《中国中医药报》.2008年4月11日
[105] 舒忠民.《中国中医药报》.2008年4月24日
[106] 柑露.《中国中医药报》.2008年9月5日
[107] 叶忠孝.《中国中医药报》.2008年11月19日
[108] 梁栋.《中国中医药报》.2009年8月20日
[109] 东健.《中国中医药报》.2009年9月10
[110] 止敬.《中国中医药报》.2011年1月24日
[111] 牛忻群.《中国中医药报》.2011年3月3日
[112] 李永明,张可堂.《中国中医药报》.2011年3月11日
[113] 陈景胜.《中国中医药报》2010;(9):16日
[114] 张俊庭总主编.《中国名医特技精典》
[115] 王树泽主编.《金元四大家医学全书》下册

[116] 周洪范编著.《祖传秘方全书》. 新疆人民出版社. 2004 年
[117] 杨巨才等编.《云南白药治百病》. 北京科学技术出版社. 1995 年
[118] 贾一江等主编.《当代中药临床外治大全》. 中国中医药出版社出版. 1997 年
[119] 陈明等主编.《刘渡舟临证验案精选》. 学苑出版社. 1996 年
[120] [日]水嶋昇著. 公孙毅译.《单味草药巧治病》

索引

索引

C

D

E

F

G

H

J

K

L

M

N

P

Q

R

S

T

W

X

Y

Z

索引